ONCOLOGIA MÉDICA
FISIOPATOGENIA E TRATAMENTO

ONCOLOGIA MÉDICA – FISIOPATOGENIA E TRATAMENTO
José de Felippe Junior

Sarvier 1ª edição, 2019
Sarvier 2ª edição, 2022

Capa
Ana Carolina Xavier

Direitos Reservados
Nenhuma parte pode ser duplicada ou
reproduzida sem expressa autorização do Editor

Sarvier Editora de Livros Médicos Ltda.
Rua Rita Joana de Sousa, nº 138 – Campo Belo
CEP 04601-060 – São Paulo – Brasil
Telefone (11) 5093-6966
sarvier@sarvier.com.br
www.sarvier.com.br

Dados Internacionais de Catalogação na Publicação (CIP)
(Câmara Brasileira do Livro, SP, Brasil)

Felippe Junior, José de
  Oncologia médica : fisiopatogenia e tratamento :
volume 1 / José de Felippe Junior. -- 2. ed. --
São Paulo, SP : Sarvier Editora, 2022.

  Bibliografia.
  ISBN 978-65-5686-029-9

  1. Oncologia – Enfermagem 2. Oncologia médica –
Métodos – Manuais I. Título.

22-123884   CDD-616.992
                                   NLM-QZ 200

Índices para catálogo sistemático:

  1. Oncologia médica : Fisiopatologia : Tratamento :
       Medicina   616.992

Eliete Marques da Silva – Bibliotecária – CRB-8/9380

ONCOLOGIA MÉDICA
FISIOPATOGENIA E TRATAMENTO

Tomo I

JOSÉ DE FELIPPE JUNIOR MD PhD

Médico graduado pela Faculdade de Ciências Médicas da Santa Casa de São Paulo em 1971. Doutor em Ciências pela Universidade de São Paulo – USP. Livre-Docente em Clínica Médica – Setor Medicina Intensiva pela Universidade Federal do Rio de Janeiro – UNIRIO. Fundador da Associação Brasileira de Medicina Intensiva e seu primeiro Secretário Geral. Fundador da Associação Brasileira de Medicina Complementar e Estratégias Integrativas em Saúde e seu primeiro Presidente. Fundador da Associação Brasileira de Medicina Biomolecular e Nutrigenômica e seu primeiro e atual Presidente. Estruturou, dirigiu e coordenou o Internato de 5º e 6º anos e a Residência do 1º e 2º anos de Clínica Médica, Pronto-Socorro e Medicina Intensiva da Fundação Universitária do ABC. Ex-Professor Assistente de Clínica Médica da Fundação Universitária do ABC. Ex-Diretor do Departamento de Fisiologia – Bioquímica – Farmacologia da Faculdade de Ciências Médicas da Santa Casa de São Paulo. Ex-Presidente do Comitê Multidisciplinar de Medicina Biomolecular da Associação Paulista de Medicina. Consultor em Medicina Biomolecular do Conselho Federal de Medicina nas Resoluções 1500/1998 e 1938/2010 que regulamentou a Medicina Biomolecular e Ortomolecular no Brasil. Autor do livro Pronto-Socorro – Fisiopatologia – Diagnóstico – Tratamento. Ed. Guanabara Koogan, Rio de Janeiro. 2ª edição 1990. Autor do livro "A Medicina 50 Anos Depois – Advento da Medicina Biomolecular"– Ed. Novo Livro, São Paulo, 2ª edição 2016. Autor do livro: Nutrição Inteligente no Tratamento e na Prevenção do Câncer. Agosto/2017, e-book. Autor do livro: Oncologia Médica. Fisiopatogenia e Tratamento, Editora Sarvier, São Paulo, 1ª edição Jan/2019. Autor do livro: Integrative Medical Oncology. E-book, USA, Amazon, Jannuary/2020. Primeiro trabalho científico da literatura médica mundial:

a) Reversão do choque hipovolêmico refratário ao tratamento clássico com cloreto de sódio hipertônico a 7,5%.
b) O imunoestimulante glucana diminuiu drasticamente a incidência de pneumonia e septicemia, ao lado de diminuir a mortalidade em pacientes politraumatizados com insuficiência respiratória em UTI.
c) Aumento sustentado da acuidade visual em pacientes com degeneração macular utilizando a estratégia biomolecular.
d) Mesotelioma maligno com carcinomatose peritoneal. Sobrevida mais longa da literatura médica mundial até jan/2020, 6 anos e seis meses.

Especialidades: Medicina Intensiva, Nutrologia e Clínica Médica.
www.medicinabiomolecular.com.br
www.integrativemedicaloncology.com
dr.felippe2020@gmail.com
clinicajfj@gmail.com

sarvier

ONCOLOGIA MÉDICA
FISIOPATOGENIA E TRATAMENTO

Tomo I

JOSÉ DE FELIPPE JUNIOR MD PhD

DEDICATÓRIA

Dedico este livro que demorei 21 anos escrevendo:

Aos cientistas de bancada, que estudam profundamente a intimidade das células; pesquisadores que trabalham com afinco nos solitários laboratórios e descobrem um pedacinho de cada vez do quebra-cabeça da **VIDA***.*

Aos médicos de saber, corajosos e éticos, que não desistem e ousam empregar outras estratégias para cuidar de doentes graves que não responderam ao melhor da medicina convencional.

O respeito e reconhecimento aos médicos de consultório que sofrem junto com a família, ao lado de pacientes desejosos de **VIVER***.*

E todo louvor aos pacientes que não desistem da **VIDA***.*

Dedico também com todo carinho às minhas filhas Daniela, Gisele e Ana Paula, aos meus netos Luiz Henrique, Fernanda e Davi, que adoro, e à minha querida esposa Montserrat.

Na arte de curar deixar de aprender é omitir socorro e postergar tratamentos esperando por maiores evidências científicas é ser cientista, e não médico. Nós somos médicos e necessitamos que os nossos pacientes sejam felizes.

Câncer não são células malignas e sim células doentes que necessitam de cuidados e afastamento das causas, não extermínio.

Apresentamos 842 pacientes com câncer, grande parte refratários ao tratamento convencional, cujos tumores regrediram totalmente com as estratégias baseadas em trabalhos científicos da literatura médica descritas neste livro.

PREFÁCIO

Nunca desista de tratar porque câncer não são células malignas e sim células doentes necessitando de cuidados e afastamento das causas, não extermínio. **Felippe Jr, 2004**

Se a causa permanece continuam os efeitos. **Vários autores**

Nossas células querem apenas três coisas: servir, viver e no momento certo morrer. **Felippe Jr, 2004**

A medicina biomolecular baseada em evidências científicas e em resultados pode e deve ser utilizada em conjunto com a medicina convencional ou quando não se obtêm desta os resultados esperados. O médico não pode simplesmente dizer que não há mais nada a fazer, sem antes tentar todas as armas disponíveis no Planeta de modo ético, científico, firme, sensato rigoroso e principalmente humano. **Felippe Jr, 2006**

A presença de deficiências nutricionais aliadas à contaminação com metais tóxicos ou agrotóxicos ou radiações ou ainda infecções crônicas em evolução, junto com o adormecimento de genes supressores de tumor fazem a peça teatral chamada câncer entrar no palco e persistir em cena. E Atualmente temos todas as condições de impedir que esta peça teatral entre no palco (prevenção) e persista em cena (tratamento). **JFJ**

O ser humano está no Planeta para compor o elenco do espetáculo da vida, não para sofrer. **JFJ**

A melhor estratégia para ganhar a batalha contra o câncer é a prevenção. **Vários autores**

A humildade objetiva, a vontade de aprender e a ética devem nortear aqueles que cuidam da saúde. **JFJ**

Não existe doença sem causa. **Médicos que raciocinam**

A verdadeira causa das doenças e a Medicina ainda não fizeram as pazes. É porque a Medicina ainda é muito jovem. E o que dizer dos tratamentos. **JFJ**

O efeito placebo é poderoso elemento que o médico deve saber colocar em prática. **JFJ**

O médico cresce no coração e o fundamento mais valioso de sua arte de curar é o amor. **Paracelso**

Este livro foi elaborado pensando nos médicos clínicos, nos oncologistas e nos pacientes que estão à procura de soluções, para que todos eles nunca desistam do tratamento. Para o médico clínico e o oncologista exaltamos a integração de ambas as disciplinas para aumentar a eficácia terapêutica, e alcançarmos o definitivo controle e com a aquisição de mais conhecimentos almejar a cura desta doença crônica que chamam de câncer.

Para os pacientes, os oncologistas e os clínicos rogo meditarem sobre os 842 pacientes, sendo, na maioria, refratários à melhor terapia da medicina convencional, e que ainda conseguiram se livrar da doença empregando as estratégias aqui descritas.

Os médicos clínicos agora se sentirão não somente mais seguros ao acompanhar e tratar pacientes com câncer, mas sentirão a responsabilidade que lhes cabe na orientação nutricional e na busca dos fatores causais, ambos tidos como deveres absolutos que jamais poderão deixar de cumprir.

Os oncologistas sentirão a importância de ter a seu lado um clínico cuidando do corpo em geral e com visão dirigida para aumentar a eficácia do tratamento oncológico mais atual.

De fato, o oncologista coloca em prática todo o seu excelente arsenal terapêutico com ciência e arte. O clínico contribui com o tratamento geral do paciente cuidando de todos os órgãos e sistemas, ao lado de em comum acordo com o oncologista empregar estratégias que agem diretamente no tumor propriamente dito, as quais diminuem a proliferação mitótica, aumentam a apoptose e diminuem a neoangiogênese tumoral. Estratégias que além de diminuirem os efeitos colaterais aumentam a eficácia do tratamento oncológico. Em futuro próximo esperamos aprender mais sobre as estratégias de diferenciação celular, para transformar células neoplásicas em células normais e saudáveis.

A eficácia do tratamento oncológico moderno será muito maior quando houver esta integração, ambos trabalhando juntos, nas suas respectivas áreas de atuação com o mesmo propósito.

Colocamos no capítulo 17 tópicos muito bem estudados e que o médico clínico não pode esquecer: os antioxidantes diminuem a eficácia da quimioterapia anticâncer. Sim, os antioxidantes durante a quimioterapia diminuem e até abolem os efeitos colaterais, porém, à custa de tornar ineficaz o tratamento oncológico.

A Organização Mundial da Saúde – OMS, a International Agency for Research on Cancer – IARC e o Instituto Nacional do Câncer Brasileiro – INCA orientam os médicos sobre a importância da nutrição durante e após a quimioterapia. Nos capítulos 29 e 30 encontram-se as orientações aceitas pelas três entidades.

Importante são as estratégias de prevenção do câncer, medidas de mudança de estilo de vida que serão orientadas pelos médicos clínicos. Para isso dispomos no capítulo 29 das mais recentes pesquisas fundamentadas em meta-análises de trabalhos prospectivos, randomizados e controlados com placebo obtidas do PubMed, Medline e recomendadas pela OMS, IARC e INCA.

No capítulo 30 temos a dieta inteligente carcinostática e anticarcinogênica que poderá ser empregada durante o tratamento e também na prevenção do câncer. Nas 88 maneiras de ficar longe dos médicos do capítulo 33 os pacientes dispõem de frases de impacto, resumo autoexplicativo de orientações para se manter saudável e diminuir o risco de doenças para o futuro.

Para o médico clínico cabe ainda a grande responsabilidade de estudar o paciente que foi pego de surpresa com uma neoplasia. Ele deve conhecer o funcionamento de todos os órgãos e sistemas com prioridade para o sistema digestório e imunológico. O apoio bioquímico/fisiológico do organismo enfermo proporcionará maior conforto e amenizará sofrimentos provocados pelos citotóxicos e radioterapia, ao lado de promover o aumento da probabilidade de cura, pois agora o oncologista poderá administrar as doses realmente necessárias: capítulo 27.

O clínico, ao receber o paciente com neoplasia, deve estar apto para cuidar do organismo em geral e colocar em ação a orientação nutricional. E na mesma consulta e com verdadeiro afinco ir à busca das causas do câncer, pois sabe ele que 95% delas estão no meio ambiente e tem a certeza que não há doença alguma sem uma ou mais causas. E se as causas não forem abolidas fatalmente haverá recorrência, metástases e nunca conseguiremos a almejada cura. O capítulo 5, sobre as causas do câncer, merece toda atenção.

Na faculdade de medicina os médicos são treinados para diagnosticar e tratar de doenças. E fazem isso com maestria. Entretanto, o dia a dia do consultório e hospital nos ensina que também podemos prevenir doenças, e estou falando das doenças com alto índice de mortalidade.

Em consulta de rotina ao descobrir metais tóxicos com valência variável o paciente estará correndo maior risco de apresentar aterosclerose ou câncer. Ao retirarmos os metais diminuímos este risco. Estaremos colocando em movimento a prevenção no sentido mais amplo da palavra. Ao descobrir IgG elevada e em ascensão de vírus ou bactérias intracelulares, os cuidados que implementaremos na administração destes agentes biológicos diminuirá o risco de os pacientes apresentarem câncer, reumatismo, doenças autoimunes etc.

Na parte IV temos os compostos naturais, fitoterápicos, nutrientes e agentes químicos utilizados no tratamento dos pacientes. São mais de 100 substâncias da mãe Natureza onde destacamos seus **alvos moleculares** nos complexos mecanismos e processos da carcinogênese. Estas substâncias funcionam como verdadeiras **drogas-alvo**, porém sem apresentarem efeitos colaterais ou quimiorresistência. Essas **drogas-alvo** servem para diminuir o efeito de massa dos tumores e são empregadas logo na primeira consulta, enquanto procuramos o fator causal.

Nas últimas décadas, muitas pesquisas foram desenvolvidas a fim de descobrir compostos naturais com potencial atividade anticâncer e vários agentes derivados de plantas (por exemplo, paclitaxel, docetaxel; vinblastina, vincristina; topotecano, irinotecano, etoposídeo etc.) foram usados com sucesso no tratamento do câncer. Entre os medicamentos anticâncer, 70% dos medicamentos aprovados entre 1940 e 2002 são produtos naturais ou desenvolvidos com base no conhecimento adquirido com produtos naturais, mas, infelizmente, com o intuito de aniquilar.

Na oncologia convencional, o emprego das drogas-alvo, chamadas de moléculas imunoinibitórias, como PD-1 (*programmed cell death protein 1*) e CTL-4 (*proteins cytotoxic T-lymphocyte-associated-4*), infelizmente com o tempo acabam provocando resistência apoptótica e assim na prática somente 10 a 30% dos pacientes respondem plenamente. Apesar dos benefícios significativos, esses medicamentos afetam vários sistemas orgânicos e seu uso pode estar associado a eventos adversos relacionados ao sistema imunológico, como artrite inflamatória, miosite, vasculite, alveolite e outras síndromes, que requerem tratamento adequado em longo prazo. Geralmente, a eficácia clínica desta terapia anticâncer geralmente é acompanhada de efeitos colaterais que afetam a qualidade de vida do paciente e podem levar à interrupção do tratamento, ao lado do baixo índice de resposta.

Dispomos na mãe Natureza de plantas, árvores e arbustos que também possuem efeito semelhante às sintéticas, as drogas-alvo PD-1 e CTL-4, entretanto, sem apresentarem efeitos colaterais: ácido gálico, antocianidinas, alcaçuz, azul de metileno, berberina, curcumina, EGCG, *Ganoderma lucidum*, beta-glucana, hesperidina, luteolina, metformina, resveratrol, *Rhus verniciflua*, *Scutellaria baicalensis* e lítio.

Na parte V descrevemos várias estratégias terapêuticas para controlar, administrar e almejar a cura do câncer: anticarcinogênicos e carcinostáticos.

A parte VI com 7 capítulos é de inestimável valor. Refere-se às drogas do arsenal farmacêutico clínico comum que sabidamente aumentam a proliferação mitótica, diminuem a apoptose e aumentam o risco de câncer e, portanto, estão proscritas. Muitas, mas, não todas drogas perigosas estão aqui elencadas e devemos evitá-las. Como exemplos frequentes do uso indiscriminado e errado não podemos deixar de citar os bloqueadores de canais de cálcio na hipertensão e das estatinas mantendo o LDL-colesterol abaixo de 100mg%, ambos usados de rotina pelos cardiologistas. Os dois medicamentos cardiológicos aumentam drasticamente o risco de câncer.

Na parte VII estão as fórmulas com as doses para cada tipo de câncer. Em geral são muito parecidas entre si, somente com algumas modificações.

A parte VIII nos convence para nunca desistir de tratar os pacientes com câncer mesmo aqueles que não se livraram dos tumores com o melhor da medicina convencional. São 842 relatos clínicos de pacientes com os tumores sólidos mais frequentes, sendo, em grande parte, refratários à abordagem convencional e que ainda responderam completamente utilizando o que neste livro foi exposto. Foram pacientes submetidos ao melhor da medicina convencional, cirurgia, quimioterapia, radioterapia ou drogas-alvo, mas, infelizmente, não responderam e assim foram encaminhados para morrer de modo humano, junto aos familiares. Aconteceu que em vários locais do planeta esses pacientes não se conformaram com tal destino e procuraram outras estratégias e felizmente conseguiram se livrar completamente dos seus tumores e terem uma sobrevida longa e digna.

Em 1999 iniciamos uma série sistematizada de estudos sobre a intimidade bioquímica e fisiológica das células cancerosas. Nesta época, eu pensava nas células cancerosas como malignas e, assim sendo, deveriam ser exterminadas. A minha preocupação era matá-las sem interferir na fisiologia das células normais. Estávamos à procura dos pontos fracos das células malignas e os possíveis alvos estratégicos para aniquilá-las por completo.

Eu escrevia "sempre é necessário o concurso de várias estratégias para aniquilar por completo esse inimigo tão astuto, tão traiçoeiro, com tanta vontade de sobreviver a qualquer custo, que chega a ser insano, pois a sua vitória significa o seu próprio desaparecimento".

Passados 4 anos de estudos intensos e conhecendo melhor o que é uma célula cancerosa chegamos à conclusão que o câncer é constituído por células doentes que necessitam de cuidados e não extermínio. Não são células malignas e sim células doentes tentando sobreviver a qualquer custo e doentes por alguma razão, alguma causa. Não podem ser chamadas de câncer e sim de células neoplásicas, neoformadas.

A neoplasia só começa a existir em um terreno, em um organismo preparado para aceitá-la. São pessoas que por muitos anos não respeitaram as suas próprias células. Abusaram do fumo, das gorduras saturadas artificialmente, dos alimentos enlatados, embutidos e defumados, se contaminaram com metais tóxicos e agrotóxicos, foram infectadas por vírus, bactérias e fungos e se intoxicaram com o medo, a inveja, a raiva e a depressão.

Desta forma, podemos afirmar que o câncer é uma doença crônica e sistêmica que vai além do tumor visível ou do crescimento de células sem controle. O tumor propriamente dito não pode ser considerado por si só diagnóstico e sim mais um dos sintomas da doença. É o corpo que está doente, e assim devemos cuidar do organismo que contém o tumor.

A raça humana começou a existir há muito tempo. A Terra surgiu há 4,5 bilhões de anos e a primeira célula nela chegou há 3,8 bilhões de anos. Esta célula é o ancestral comum de todos os seres vivos. Na Evolução esta célula sofreu os mais terríveis momentos de estresses químico, físico e biológico e sobreviveu. Ao mesmo tempo teve a grata oportunidade de continuamente lapidar o seu genoma e evoluir.

Em dado momento surgiu um grande acontecimento: o primeiro salto da Evolução e ela foi infectada por bactéria aeróbia; ganhou maior capacidade de gerar energia eletrônica e continuou evoluindo e sobrevivendo. Veio o segundo grande salto e saímos do oceano. Continuamos evoluindo, lapidando o genoma e sobrevivendo. Surgiram os seres humanos.

Agora em pleno século XXI, quando um grupo de células do nosso corpo é agredido por estresse químico, físico ou biológico este grupo de células sofre. Se este estresse for moderado e duradouro as células continuarão sofrendo por anos, até chegar a um "estado de quase-morte". Neste momento crucial elas colocam em ação mecanismos adquiridos nos últimos bilhões de anos guardados no genoma lapidado e não morrem; começam a se reproduzir, a proliferar. Não são células malignas. São células doentes tentando sobreviver para não perder o seu mais precioso patrimônio, o genoma. E conseguem sobreviver, porque fazem isso há muito tempo.

Foi assim que nossas células conseguiram ultrapassar os bilhões de anos. Elas estão muito aptas a sobreviver e sempre cuidam muito bem de proteger o que lapidaram.

Nós consideramos que o câncer é constituído por células doentes por alguma causa e que estão tentando sobreviver. E creia, sendo carne da nossa própria carne, tais células têm guardado no genoma tudo que é preciso para proliferar e sobreviver.

No genoma humano e dos mamíferos existe uma enormidade de genes silenciados cuja função é a proliferação mitótica redentora da vida. Erroneamente chamados de oncogenes ou proto-oncogenes, eles são na verdade genes que serão colocados em ação por mecanismos epigenéticos rápidos de demetilação e acetilação quando a célula atinge o "estado de quase-morte". Este estado, caracterizado por alta entropia e baixo grau de ordem-informação do sistema termodinâmico aberto celular, está sempre pronto a disparar o processo de sobrevivência: força maior da Natureza.

Seja qual for o método empregado na erradicação do tumor é de suma importância, além de afastar o crucial fator causal, cuidar do terreno, do corpo. Devemos retirar do organismo todos os metais tóxicos e agrotóxicos, administrar os agentes biológicos, suprir as células com os 45 nutrientes essenciais, afastar intolerâncias e alergias alimentares, afastar o paciente de campos eletromagnéticos prejudiciais, orientar para não dormir e não trabalhar em zonas geopatogênicas e orientar a dieta com alimentos anticarcinogênicos e carcinostáticos. Procedemos a tudo isso com a finalidade de diminuir drasticamente a possibilidade de recidiva, metástases ou o início de um novo grupo de células transformadas. Ao não afastar os agentes causais fatalmente virá as recidivas, as metástases ou novo tumor.

Desde tempos remotos as preparações de plantas e ervas têm sido empregadas na cura de muitos males. Atualmente com técnicas aprimoradas foram encontrados no reino vegetal princípios ativos onde se estudou *in vitro* e *in vivo* os efeitos moleculares que explicam as atividades antiproliferativa, apoptótica, antiangiogênica e principalmente facilitadoras da diferenciação celular. E a literatura de bom nível é vasta em demonstrar os mecanismos moleculares anticâncer de nutrientes e fitoterápicos.

Na cura do câncer é imperativa uma atitude positiva do paciente perante a doença. A pessoa deve querer se ajudar, querer lutar e viver. Se ela quiser morrer, difícil existir no mundo algo capaz de salvá-la. Neste momento deve entrar em cena o médico humano. Porque o verdadeiro médico tem um poder enorme de incutir a força de viver e assim provocar um tremendo efeito placebo benéfico que vai melhorar a qualidade de vida e creio firmemente ajudará na recuperação do paciente.

Nunca é demais escrever sobre o cuidado que nós devemos ter ao explicar para o paciente sobre a sua doença. É do médico junto com a família a decisão de contar ou não o que está acontecendo. Pessoas há que lutarão com todas as suas forças para se curarem, outras cairão por terra, arrasadas com a notícia. Não é fácil esta decisão.

O impacto da notícia pode ser extremamente doloroso. Muitos deprimem, outros ficam mais fortes e alguns se suicidam. Saber quem deve conhecer a verdade e quem não deve é importante, entretanto, mais importante é sempre incutir esperança. Uma esperança criativa e honesta. Uma firme explanação que a doença vai ser controlada totalmente. O médico deve usar toda a sua capacidade de provocar o efeito placebo. É placebo sim e devemos usá-lo a favor do paciente. De maneira alguma pode ser chamada de mentira piedosa. O que realmente importa é melhorar o ânimo e a vontade de vencer. Dar forças para ele continuar lutando. O que não podemos é dar falsas esperanças; mas o que isto realmente significa?

Na consulta nós olhamos nos olhos do paciente e falamos:

"Olhe nos meus olhos"
"Vamos lutar juntos e vencer esta batalha"
"A sua vontade de se curar vai acelerar o processo de cura"
"Já vi pessoas em estado muito ruim que venceram"
"Você está com apetite e sem cansaço: está ganhando a luta"
"Essa dor vai passar logo e você se sentirá melhor"
"Vamos usar tudo que existe de melhor na medicina convencional e na medicina integrativa". "Uma medicina ajuda a outra".
"Faça a dieta com alegria e não se esqueça de tomar Sol e fazer atividade física, e por favor não abuse do sal". "Esqueça a carne, o leite e os queijos por 6 meses".

Entretanto, é frequente recebermos pacientes contando que o oncologista lhe disse:

"Não se iluda, a sua doença não tem cura" e "Não adianta fazer dieta vegana"
"Você tem 3 meses de vida, cuide para deixar tudo em ordem para a família"
"Quase nada podemos fazer por você"
"Você me procurou muito tarde"
"Não tem cura" "Não vamos nos enganar"
"Infelizmente seu marido tem apenas 48 horas de vida"
Para a filha caçula: "Sinto te dizer, mas seu pai não tem mais de 48 horas de vida"

Tais oncologistas, felizmente raros, não são médicos, são apenas técnicos vestidos de branco. São aplicadores de protocolos.

No site oficial da Associação Brasileira de Medicina Biomolecular escrevemos, até o final de 2021, 244 revisões da literatura médica sobre as diferenças bioquímicas, fisiológicas, farmacológicas, anatômicas e biológicas, entre as células normais e as células transformadas. Células transformadas devido ao sofrimento externo, em vias de morrer, que colocaram em ação mecanismos para sobreviver: células moribundas tentando não morrer.

Nós escolhemos referências bibliográficas entre as mais de 20 mil estudadas; 50 anos de experiência clínica, 20 dos quais dedicados exclusivamente à oncologia; 4 anos estudando a fisiologia e bioquímica normais das células em geral na pós-graduação de doutorado que culminou no PhD em Ciências e, após observação clínica árdua e cansativa do dia a dia, concebemos esta teoria da carcinogênese: "O câncer não são células malignas, mas células doentes que requerem cuidados e remoção das causas, não extermínio" (Capítulo 4 – Hipótese da carcinogênese). Além disso, acreditamos que os 842 casos clínicos de câncer são, em grande parte, refratários ao tratamento convencional, que regrediram completamente de acordo com essa teoria são forte evidência que a hipótese esteja próxima da verdade. Ainda temos muito que aprender sobre as células.

Os estudos estão em andamento e muito temos ainda que aprender, porém, o conhecimento das diferenças entre a célula normal e a transformada por sofrimento provocado por alguma causa nos permitirá elaborar estratégias cada vez mais eficazes.

Tais estratégias nos possibilitarão cuidar das células doentes transformando-as em normais, diferenciação, e deste modo fazerem parte novamente do corpo ao qual pertencem para trilhar o caminho inexorável das células normais: morte celular programada. Tais estratégias podem também provocar diretamente apoptose: morte sem alarde, sem inflamação. Por outro lado, se as células estão extremamente indiferenciadas, com grau máximo de entropia e mínimo de ordem-informação teremos que aniquilá-las com drogas citotóxicas, drogas-alvo e/ou radioterapia. A cirurgia é questionável e pode piorar o quadro clínico, ao lado da possibilidade de recrudescer metástases a distância.

O emprego dos vários tipos de estratégias descritas neste livro, cada uma atuando em alvos moleculares distintos da célula doente e do seu ambiente, têm proporcionado muita alegria a nós médicos, porque é frequente observarmos o desaparecimento total de tumores das mais diversas localizações e longa sobrevida sem recidivas.

O sucesso está na união da **oncologia moderna** exterminando as células de entropia máxima utilizando as drogas da medicina convencional, com a **biologia molecular** recuperando as células transformadas e o **médico clínico biomolecular ou integrativo** cuidando das células do organismo e colaborando ativamente no tratamento do câncer.

Atualmente, com a integração da oncologia e a medicina interna, temos visto aumentar drasticamente o número de pessoas que se livraram totalmente da doença metabólica crônica que chamam de câncer.

As fórmulas das estratégias carcinostáticas e anticarcinogênicas aqui sugeridas foram testadas por muitos anos e somente devem ser utilizadas por médicos.

Os pacientes de maneira alguma podem se automedicar baseados neste livro, no máximo seguir os conselhos sobre nutrição e medidas preventivas.

Sempre lembrar que o objetivo do livro é cuidar dos pacientes com a medicina convencional em conjunto com a medicina biomolecular ou integrativa.

Deus colocou as plantas *em nossas vidas... E, assim, em todos os lugares, úmidos ou secos, na terra ou no mar, crescem* plantas e ervas *para a cura de males, tanto físicos* (Isaías 41:19; Reis 20:7; Salmos 51:7), como emocionais (Gênesis 43:11; Salmos 45:8; Cantares 2:5).

Enquanto eu tiver um sopro de vida, continuarei em busca da verdade. **Buda**

A cura é benvinda seja lá de onde venha. **Médicos e tão somente médicos**

Se a causa permanece continuam os efeitos. Não está longe a cura, a verdadeira cura desta doença metabólica crônica. É a esperança de todos nós. **JFJ**

Erra-se menos quanto mais valorizarmos as queixas de nossos pacientes e menos diagnosticarmos distúrbio neurovegetativo. Livro: Pronto Socorro. **Felippe Jr, 1983**

Na arte de curar, deixar de aprender é omitir socorro, e retardar tratamentos esperando maiores evidências científicas é ser cientista e não MÉDICO; e MÉDICOS que somos, não nos contentamos apenas em curar o nosso paciente: necessitamos também que ele seja feliz. Livro: Pronto Socorro. **Felippe Jr, 1990**

Médico como remédio: devemos aprender. **JFJ**

José de Felippe Junior MD PhD

CONTEÚDO

Tomo I

PARTE I

Considerações iniciais

CAPÍTULO 1 3

    Todos nós temos o poder de curar a nós mesmos

CAPÍTULO 2 5

    O médico desenganou e deu quatro meses de vida

CAPÍTULO 3 6

    Câncer: população de células doentes esperando por compaixão, reabilitação e não extermínio

PARTE II

Fisiopatologia: desvendando os segredos do câncer

CAPÍTULO 4 13

    Desvendando os segredos do câncer

    A água desestruturada promove a carcinogênese e a água estruturada restaura a fisiologia e a bioenergética celular transformando as células cancerosas em células normais. Hipótese da carcinogênese. 2005, JFJ

CAPÍTULO 5 28

    Desvendando as causas do câncer

CAPÍTULO 6 .... **70**

Pesticidas: uma das causas esquecidas do câncer. Esquecidas por quê?

CAPÍTULO 7 .... **73**

Câncer e tuberculose seriam faces de uma mesma moeda. Elo perdido, mas encontrado?

CAPÍTULO 8 .... **78**

Desvendando os segredos do câncer: água desestruturada

No citoplasma das células neoplásicas predomina a água desestruturada de alta mobilidade

CAPÍTULO 9 .... **83**

Desvendando os segredos do câncer

Os osmólitos cosmotropos estruturam a água intracelular e fazem cessar a proliferação celular mitótica

CAPÍTULO 10 .... **91**

Desvendando os segredos do câncer

Nutrientes cosmotropos estruturam a água intracelular e provocam inibição da proliferação, da invasividade e das metástases do câncer de cérebro, pulmão, mama, próstata, pâncreas, bexiga, testículo, mesotelioma, melanoma e fibrossarcoma.
A saga de Roomi

CAPÍTULO 11 .... **96**

Desvendando os segredos do câncer. Osmolalidade

A hiperosmolalidade intersticial retira água osmoticamente ativa da célula neoplásica, aumenta a concentração intracelular de osmólitos cosmotropos, fortalece as pontes de hidrogênio do citoplasma e provoca diminuição da proliferação mitótica com aumento da diferenciação celular das células doentes que chamam de câncer, as quais caminham placidamente para a vida e depois para apoptose

CAPÍTULO 12 .... **108**

Desvendando os segredos do câncer: pH

A alcalinização citoplasmática propicia e a acidificação faz cessar a proliferação celular neoplásica. As duas faces de Judas

CAPÍTULO 13 .... **120**

Desvendando os segredos do câncer. Semelhanças das células cancerosas entre si

As células cancerosas de várias origens são muito parecidas entre si, assemelham-se às células embrionárias na morfologia e na constituição bioquímica e possuem em comum mecanismos arcaicos de sobrevivência da nossa espécie: metabolismo anaeróbico e proliferação celular contínua

CAPÍTULO 14 .... **125**

Desvendando os segredos do câncer. ATP glicolítico é o motor da mitose

Os genes do núcleo funcionam com o ATP gerado na glicólise anaeróbia, porque o ATP celular é compartimentalizado: no câncer o impedimento da fosforilação oxidativa polariza o metabolismo para o ciclo de Embden-Meyerhof, verdadeiro motor do ciclo celular proliferativo

CAPÍTULO 15 .... **139**

Desvendando os segredos do câncer. GSH e GS-SG

A drástica queda celular do GSH com subsequente elevação do GS-SG aumenta a oxidação intracelular e provoca parada da proliferação celular neoplásica, aumento da apoptose e antiangiogênese

CAPÍTULO 16 .... **148**

Desvendando os segredos do câncer. Oxidação intracelular

Oxidação intracelular tumoral com nutrientes pró-oxidantes provoca inibição da proliferação celular e da neoangiogênese, ao lado de induzir a apoptose

CAPÍTULO 17 .... **152**

Desvendando os segredos do câncer. Antioxidantes

Os antioxidantes diminuem a eficácia da quimioterapia anticâncer

CAPÍTULO 18 .... **155**

Desvendando o potencial transmembrana – Em – das células normais e neoplásicas

CAPÍTULO 19 .... **163**

Desvendando a fluidez da membrana celular: possivelmente o ponto mais fraco das células cancerosas

CAPÍTULO 20 .... **168**

Desvendando a substância fundamental: elo esquecido no câncer

CAPÍTULO 21 .... **172**

Epigenética no câncer: METILAÇÃO

Ao chegar no estado de quase-morte as células em sofrimento metilam a zona CpG do DNA e promovem proliferação celular e diminuição da apoptose. Devemos demetilar, retirar radical metila (CH3) da zona promotora CpG para provocar inibição da proliferação celular neoplásica e aumentar a apoptose e a diferenciação celular

CAPÍTULO 22 .... **177**

Epigenética no câncer: DESACETILAÇÃO

Ao chegar no estado de quase-morte as células em sofrimento desacetilam a zona CpG do DNA e promovem proliferação celular e diminuição da apoptose. Devemos acetilar, colocar radical acetila (H3C-C=O) na zona CpG para provocar inibição da proliferação celular neoplásica e aumentar a apoptose e a diferenciação celular

CAPÍTULO 23 .... **182**

IGF-I – Fator de Crescimento Semelhante à Insulina faz o que sabe fazer: proliferar células. Nas neoplasias impede a apoptose, promove angiogênese tumoral e aumenta as metástases, além de proliferar células: efeito carcinocinético

CAPÍTULO 24 .... **190**

Fator de transcrição nuclear NF-kappaB: importante elemento de sobrevivência de células normais ou neoplásicas em sofrimento

CAPÍTULO 25 .... **197**

Pão branco, farinha branca e açúcar provocam hiperinsulinemia e facilitam a proliferação das células neoplásicas: efeito carcinocinético

CAPÍTULO 26 .... **205**

Célula cancerosa é célula doente em sofrimento lutando para sobreviver e necessitando de cuidados, não extermínio

PARTE III

Integração da oncologia com a medicina interna

CAPÍTULO 27 .... **213**

Integração do oncologista com o médico clínico

CAPÍTULO 28 .... **232**

Vamos diminuir o risco do câncer – vamos investir na prevenção

CAPÍTULO 29 .... **239**

Prevenção do câncer com dieta, atividade física, Sol, sal normal com potássio e magnésio elevados

CAPÍTULO 30 .... **271**

Dieta inteligente: carcinostática e anticarcinogênica

CAPÍTULO 31 .... **278**

Dieta de Budwig

CAPÍTULO 32 .... **282**

Dieta cetogênica – restrição de carboidratos com cetose como estratégia anticâncer

CAPÍTULO 33 .... **283**

88 maneiras de prevenir doenças e se manter saudável, cuidados que dependem somente de você ou 88 maneiras de ficar longe dos médicos

PARTE **IV**

Substancias fitoterápicas e químicas utilizadas no tratamento do câncer – agentes anticarcinogênicos e carcinostáticos

CAPÍTULO 34 .... **289**

Ácido alfalipoico no câncer

Antimicobactérias; inibe a PDH quinase, a qual ativa o complexo PDH e abre as portas da fosforilação oxidativa mitocondrial; inibe a ATP-citratoliase; inibe NF-kappaB; regula para baixo a proteína beta-catenina e o marcador de células-tronco Oct-4; diminui a fosforilação do EGFR, ErbB2 e Met; enquanto induz a acetilação da zona CpG e diminui a função dos genes de sobrevivência celular – efeito epigenético

CAPÍTULO 35 .... **295**

Ácido dicloroacético e dicloroacetato de sódio conhecidos há muitos anos e agora utilizados como antineoplásicos

Estruturador da água citoplasmática, ativador do complexo piruvato desidrogenase e via fosforilação oxidativa aumenta drasticamente a apoptose e diminui a proliferação celular neoplásica

CAPÍTULO 36 .... **305**

Ácido gálico é o "rival molecular do câncer"

Anti-EBV, CMV, HPV, HSV1-2, *H. pylori*; forte inibidor das células Treg e da via Akt; aumenta o IGFBP-3 e diminui IGF-I; inibe NF-kappaB, COX-2 e a ribonucleotídeo-redutase; gera ERTOs e diminui o GSH intracelular; fosforila várias proteínas relacionadas à parada do ciclo celular; inativa as vias de sinalização PI3K/Akt e Ras/MAPK; inibe TKIs e inativa EGFR; abole a via EGFR/Src/Akt/Erk; efeito epigenético duplo, demetilação e acetilação - epigenética; além de ser forte anti-PD-L1 e ativar linfócitos T citotóxicos

CAPÍTULO 37 .... **316**

Ácido docosa-hexaenoico (DHA) e eicosapentaenoico (EPA), ácidos graxos ômega-3 dos peixes

Anti-EBV-EA, HPV; aumentam a geração do radical superóxido e do peróxido de hidrogênio, o que diminui GSH citoplasmático; polarizam a membrana celular; inibem COX/LOX, NF-kappaB, proteína retinoblastoma e subunidade IF2; diminuem a atividade dos oncogenes erbB2 (HER-2/neu), Ras, AP-1; aumentam beclin-A e assim a diferenciação; inibem PKC; diminuem hTERT e c-myc RNA, o que reprime a telomerase, e no final provocam diminuição da proliferação celular, aumento da apoptose, diminuição da neoangiogênese, aumento da autofagia tumoral e, muito importante, induzem a diferenciação celular

CAPÍTULO 38 .... **332**

Ácidos alfalinolênico e gamalinolênico, ácidos graxos ômega-3 e ômega-6 do reino vegetal

Anti-HPV, *H. pylori, Mycobacterium tuberculosis*; aumentam a geração do radical superóxido e do peróxido de hidrogênio, o que diminui o GSH intracelular; aumentam a expressão dos genes E-caderina, MASPIN e Mn-23, enquanto aumentam a proteína 13-HODE e assim diminuem a invasão e as metástases; aumentam a expressão da alfa-catenina; inibem a ornitina descarboxilase; diminuem a fosforilação do p27Kip1 e do p52Kip2, o que bloqueia o ciclo celular; aumentam PGE1 que aumenta AMP-cíclico e provoca diferenciação celular; reduzem a expressão do IGF-I, EGFR e a via Akt; inibem FASN e ACLY; suprimem COX-2, LOX4, VEGF, MAPK e diminuem a expressão do p38, pERK1/2, c-JUN, NF-kappaB, BRCA1

CAPÍTULO 39 .... **346**

Ácido linoleico conjugado (CLA) no câncer: inibição da proliferação celular, aumento da apoptose e diminuição da neoangiogênese tumoral

CAPÍTULO 40 .... **352**

Ácido ursólico de hepatoprotetor a poderoso antineoplásico

Anti-CMV, HSV, Vírus da Hepatite B, Coxsackie vírus B1, Adenovírus, Enterovírus 71, *Mycobacterium tuberculosis*; inibe oncogene erbB2 (HER-2/neu); inibe COX-2; estruturador da água citoplasmática e potente ativador do complexo piruvato desidrogenase que via fosforilação oxidativa provoca: aumento drástico da apoptose, diminuição da proliferação celular e inibição da migração celular e das metástases. Aumento da diferenciação celular via inibição da transcriptase reversa endógena

CAPÍTULO 41 .... **366**

Ácido valproico de antiepiléptico a antineoplásico

Anti-EBV, HSV, Mycobacterium tuberculosis; inibe NRF2, potente agente redutor, e atenua seu efeito carcinocinético; inibe oncogene erbB2 (HER-2/neu); inibe a via Notch 1; suprime a glicólise ao reduzir o fator de transcrição E2F1 e reprimir Glicose-6-fosfato isomerase e Fosfoglicerato-quinase 1; atenua a função imunossupressora das células MDSC; suprime a autorrenovação das células-tronco; e é o inibidor padrão-ouro das histonas desacetilases classe I: induz acetilação da zona CpG com diminuição da função dos genes de sobrevivência celular – efeito epigenético

CAPÍTULO 42 .... **378**

Acetazolamida de diurético leve a agente antineoplásico

Anti-*H. pylori, Mycobacterium tuberculosis*, diminui o pH intracelular, inibe a proliferação celular neoplásica, aumenta a apoptose, inibe a neoangiogênese e diminui a invasão tumoral e as metástases

CAPÍTULO 43 .... **385**

Alcaçuz (*Glycyrrhiza glabra*) de uma iguaria adocicada a antineoplásico

Anti-EBV, CMV, HPV, HSV1, H1N1, Vírus da Hepatite C, *H. pylori, Mycobacterium tuberculosis*; diminui a expressão da COX-2 e LOX; inibe PKC; inibe EGF e EGFR; inibidor natural do c-Jun N-terminal kinase1; inibe a proliferação celular com aumento drástico da apoptose, ao lado de ser anti-PD-1/PDL-1 e ativar linfócitos T citotóxicos

CAPÍTULO 44 .... **399**

Álcool perílico e limoninas no câncer: diminuem a proliferação celular, aumentam a apoptose, diminuem a neoangiogênese e induzem a diferenciação celular

CAPÍTULO 45 .... **404**

Aloe vera e *Aloe arborescens* no câncer

Poderoso efeito sobre o sistema imune aumentando o número e função dos linfócitos T, macrófagos, GM-CSF, IFN-gama, IL-2 e TNF; diminui Her/Neu; inibe EGF, ciclinas A e E, JAK2, MMP2 e as vias PI3K/Akt/mTOR, β-catenina, MAPK, ERK1/2, STAT3; ativa p53, p21, Bax, Fas/APO-1 e a autofagia

CAPÍTULO 46 .... **409**

Amiloride de diurético poupador de potássio a potente antineoplásico

Inibe NHE1 e diminui o pH intracelular; inativa a via Akt; inibe uPAR (receptor do ativador do plasminogênio tipo uroquinase); inibe NF-kappaB e IGFI/IGFI-R; diminui a expressão do gene erbB2 (HER-2/neu); e ativa drasticamente a apoptose pelo TRAIL: efeitos semelhantes ao trastuzamabe

CAPÍTULO 47 .... **417**

Antocianinas: os pigmentos multicoloridos anticâncer

Ativam AMPK e inibem mTOR; inibem COX-2, u-PA, vias PI3K/Akt, ERK1/ERK2 e RAS-RAF-MAPK; diminuem a ativação do NF-kappaB, AP-1, TNF-alfa; CDK-1, CDK-2, ciclina B1 e D1, MMPs; induzem DR5; estimulam a via p38MPK. É anti-PD-1/PDL-1 ativador de linfócitos T citotóxicos

CAPÍTULO 48 .... **423**

Artemisinina de antimalárico a potente agente antineoplásico

Anti-CMV, EBV, HPV, HSV-1, HHV6, Hepatite B, Hepatite C, *H. pylori*, *Mycobacterium tuberculosis* e *bovis*; diminui e normaliza o potencial transmembrana mitocondrial; aumenta a geração de ERTOS; ativa células *natural killer*, diminui células MDSC e Treg, aumenta T CD4+ IFN-γ+ T e os CTL, o que polariza o sistema imune para M1/Th1; provoca ferroptose; anti-NF-kappaB, COX-2, Wnt/β-catenina e HIF-alfa; diminui a expressão da piruvato quinase II, do GLUT1 e de várias enzimas envolvidas na glicólise; aumenta a expressão de p53 e de genes apoptóticos; diminui a expressão de genes antiapoptóticos, os relacionados com o ciclo celular, os relacionados com a angiogênese; inibe a via de sinalização PI3K/AKT, EGFR/PI3K/AKT, Akt/mTOR/STAT3, JAK2/STAT3, PTEN/AKT; induz drasticamente a expressão do antiproliferativo miR-34a; inibe survivina; inibe o receptor de andrógeno (AR) e inibe as histonas desacetilases: induz acetilação da zona CpG *com* diminuição da função dos genes de sobrevivência celular – efeito epigenético

CAPÍTULO 49 .... **441**

Azul de metileno de corante a antineoplásico

Anti-*Mycobacterium tuberculosis*; inibe NADPH e provoca estresse oxidativo; aumenta a beta-oxidação mitocondrial e eleva a geração de ATP; ativa marcantemente AMPK, CPT-1, PPAR-alfa e PGC-1 alfa; reverte o efeito Warburg no câncer e é potente inibidor do PD-1/PDL-1 e assim ativa linfócitos T citotóxicos

CAPÍTULO 50 .... **451**

BCG no tratamento de vários tipos de câncer

Polariza o sistema imune para M1/Th1, diminui a proliferação celular e a angiogênese, aumenta a apoptose, além de ser potente antiviral via imunidade treinada

CAPÍTULO 51 .... **463**

Benzaldeído no câncer – oxidante e estruturador forte da água citoplasmática com efeito em várias neoplasias

Leucemia mielocítica aguda, linfoma maligno, mieloma múltiplo, leiomiossarcoma e carcinomas de língua, parótida, pulmão, mama, esôfago, estômago, fígado, pâncreas, cólon, reto, rins, cérebro, bexiga e seminoma de testículo

CAPÍTULO 52 .... **472**

Berberina, de antidiabético a potente agente antineoplásico: "uma epifania, a manifestação divina contra o câncer"

Anti-EBV, CMV, HSV, HPV, H1N1, Covid-19, Chikungunya, HIV, vírus das Hepatites B e C, *H. pylori*, *M. tuberculosis*; antiviral inespecífico; inibe NF-kappaB, COX-2, GSK-3 e NRF2; inibe as principais vias de proliferação e as proteínas do ciclo celular; aumenta a autofagia; inibe hTERT e assim a telomerase. Anti-PD-1/PDL-1 e ativa linfócitos T citotóxicos

CAPÍTULO 53 .... **487**

Boswellia serrata de antirreumático a antineoplásico

Aumenta a expressão do DR4 e DR5; inibe NF-kappaB, COX-2, STATs, ciclina D1, PCNA, survivina, c-Myc, MMP-2-7, ERK, beta-catenina, LTB4, topoisomerases I e II, ativa p21 (Waf1/Cip1), p53, GSK3beta. Diminui edema cerebral

CAPÍTULO 54 .... **490**

Cannabis sativa, canabidiol e THC nas neoplasias

Aumenta o apetite e o estado geral; regula para baixo a expressão dos genes Id-1 e IG1, do receptor de quimocinas CXCR4 e da glicoproteína CD147; suprime várias vias proliferativas de sinalização, inibe COX-2, topoisomerase II, MMP-1; inibe a síntese de DNA; inibe a molécula de adesão-1 e MAPK p38; diminui a expressão do VEGF; ativa TRPV2, Bcl-2, PPAR-gama, estimula a apoptose e/ou a morte por autofagia, inibe a proliferação, a angiogênese, a migração celular e aumenta o fator pró-diferenciação Id-2; ENTRETANTO, cuidado: perigo de trombose, pode diminuir os linfócitos T e B, os linfócitos T Helper e os linfócitos T citotóxicos, pode diminuir a produção de IL-8, MIP-1alfa, MIP-1 beta e a produção de TNF-alfa, GM-CSF e IFN-gama nas células NK

CAPÍTULO 55 .... **497**

Carnosina e beta-alanina: de suplementos para aumentar o desempenho físico a agentes antineoplásicos

Antiglioma: diminui a atividade da DHL-A; inibe as vias proliferativas PI3K/Akt, p38 MAPK, ras/MAPK, ERK1/2; inibe a fosforilação do Akt, erbB-2, EGFR, anidrase carbônica CAIX, o início da translação do RNA via eIF4E; diminui a expressão do HIF-1 alfa; aumenta a expressão da ciclina D1; inibe a aldeído desidrogenase e diminui células-tronco provocando diminuição da proliferação, aumento da apoptose e aumento da diferenciação celular

CAPÍTULO 56 — 501

Chelidonium majus no câncer

Anti-*H. pylori* e *Mycobacterium tuberculosis*; inibe as 12 isoformas da proteína quinase C (PKC); inibe a DHL-A; indutor seletivo da morte celular neoplásica via TSC2; inibe a bomba NHE1 e anidrase carbônica e acidifica o protoplasma; diminui hTERT e inibe a telomerase; regula para baixo a expressão do VEGFA, BCL2 e KRAS; polariza o sistema imune para M1/Th1, inibe COX-2, NF-kappaB, HIF-1, ornitina descarboxilase, EGF; inibe ciclinas A, B, CDK1, CDK2, ativa p27 e cessa o ciclo; inibe as vias de sinalização PI3K/Akt, Ras/Raf-1/MEK1, 2/ERK1,2, ERKs/JNK/MAPK; diminui a expressão do c-myc; inibe Bcl-X(L) e ativa Bcl-2 e diminui a proliferação, aumenta a apoptose e a almejada diferenciação

CAPÍTULO 57 — 505

Chenopodium ambrosioides – mastruz – de regulador menstrual a poderoso agente anticâncer

Anti-*Helicobacter pylori* e *Mycobacterium tuberculosis* resistentes; forte agente oxidante

CAPÍTULO 58 — 508

Cimetidina de antiulceroso a antineoplásico

Anti-EBV; inibe a bomba NHE1, acidifica o intracelular e lentifica a glicólise; diminui a síntese de GSH; inibe E-caderina, E-selectina, NCAM, EGF; aumenta o número de linfócitos T intratumoral, aumenta CD4 e neutrófilos no sangue; ativa monócitos e diminui Treg; diminui a concentração intracelular do AMPc e inibe a autofosforilação do EGFR

CAPÍTULO 59 — 512

Citrato no câncer: uma grande promessa e não dispendioso

Ativa a citrato-sintase; aumenta o oxaloacetato que inibe DHL-A, ACLY, IGF1R, GLUT-4, Mcl-1 e via PI3K/Akt; inibe várias enzimas glicolíticas, PFK-1, PFK-2, frutose-bifosfato, PK, DHL-A, HK2 e lentifica a glicólise; acetila a zona CpG e diminui a função dos genes de sobrevivência celular – efeito epigenético

CAPÍTULO 60 — 518

Cloroquina de antimalárico a potente antineoplásico e antiviral, além de aumentar drasticamente a autofagia tumoral

Anti-EBV, HPV, HSV, Hepatites A, B e C, vírus influenza, coronavírus, flaviviroses, vírus da raiva, Poliovírus, HIV, Influenza A e B vírus, Influenza A H5N1 e H5N vírus, Chikungunya vírus, Dengue vírus, Zika vírus, Lassa vírus, Hendra e Nipah vírus, Vírus da febre hemorrágica Crimean-Congo e Ebola vírus, *Mycobacterium tuberculosis*; aumenta a autofagia da célula tumoral e inibe a autofagia das células do estroma peritumoral; internaliza dois receptores altamente proliferativos, do IGF-I e da insulina; estabiliza o gene p53; inibe a via PI3K/Akt/mTOR, a p-glicoproteína; inibe a expressão mRNA de NF-kappaB, COX 2, MMP 2, MMP 7; aumenta expressão do Beclin-A e assim a almejada diferenciação

CAPÍTULO 61 — 528

Clotrimazol de antifúngico a antineoplásico

Destaca a HK2 da mitocôndria e inibe a PFK1 e a via PI3K/Akt; inibe o canal cálcio-potássio tipo IK que inibe o fator proliferativo bFGF; polariza a membrana celular

CAPÍTULO 62 .... **530**

Crisina como antineoplásico

Anti-HSV1-2, EBV, Covid-19, Vírus da dengue, *H. pylori*; potente inibidor da aromatase CYP19A1 da família P450; induz diminuição do GSH citoplasmático; inibe NRF2, STAT3, HI1-alfa, MMP-10, EMT, ciclina D1, hTERT e assim a telomerase e as vias proliferativas PI3K/Akt/mTOR/NF-kappaB, PI3K/Akt/P70S6K/S6/P90RSK, ERK1/2/Nrf2 e MEK/ERK/c-Fos; aumenta a razão Bax/Bcl-2; ativa AMPK e inibe mTOR; regula para cima a expressão do miR-132 e miR-502c; aumenta E-caderina e diminui a vimentina; acetila a zona CpG e diminui a função dos genes de sobrevivência celular – efeito epigenético

CAPÍTULO 63 .... **541**

Curcuma longa de um delicioso tempero a potente antineoplásico

Anti-HPV, HIV, *H. pylori*, *M. tuberculosis*; inibe várias vias de sinalização, transdução e transcrição; diminui bcl-2 e bcl-x e aumenta bax; induz a expressão do gene p53 e p21; diminui hTERT e inibe telomerase; aumenta oxidação intracelular e diminui GSH; inibe as vias PI3K/Akt/PTEN/mTORC1/GSK3; inibe PTK, PKC, PKA, PhK, NF-kappaB, STAT3, COX-2/LOX, EGF, Egr-1, AP-1, PAK-1, MMPs, aldeído desidrogenase, Notch e ErbB2; suprime a formação de citocinas inflamatórias, TNF-alfa, IL-1, IL-12 e quimocinas; inibe o fenótipo células-tronco; efeito epigenético duplo – demetila e acetila a zona CpG e reativa genes supressores de tumor – epigenética. Anti-PD-1/PDL-1 e ativa linfócitos T citotóxicos

CAPÍTULO 64 .... **561**

Digitálicos de cardiotônico a antineoplásico

Acidificam o citoplasma e diminuem a glicólise, inibem G6PD, NF-kappaB, (Cdk)5, p35, p25, EGFR; ativam Apo2L/TRAIL, DR4 e DR5; diminuem a proliferação celular e induzem a apoptose no câncer de pulmão, mama, próstata, leucemias, linfomas, glioblastoma, rins e outros, ENTRETANTO, inibem a *de novo* síntese do p53

CAPÍTULO 65 .... **568**

Dissulfiram de tratamento do alcoolismo a agente anticâncer – oxidante e estruturador da água intracelular

CAPÍTULO 66 .... **573**

DHEA, o mais abundante hormônio esteroide do organismo é também poderoso antineoplásico

Inibe a Glicose-6-fosfato desidrogenase e inibe a geração de NADPH, suprime o efeito de vários fatores de crescimento tumoral; ativa o complexo piruvato desidrogenase e aumenta a fosforilação oxidativa; ativa a AMPK e inibe mTOR, polariza o sistema imune para M1/Th1; aumenta a autofagia tumoral; inibe a via PI3K/Akt e diminui a proliferação e aumenta a apoptose no câncer. Ativa o gene supressor de tumor p53

CAPÍTULO 67 .... **584**

Euforbiáceas no câncer: Avelós (*Euphorbia tirucalli*) e Chorona (*Synadenium umbellatum*)

CUIDADO: ambos reativam, recrudescem o EBV e o Avelós possui substâncias anticâncer e substâncias que podem promover o câncer (ingenol)

CAPÍTULO 68 589

Epigalocatequina galato como poderoso antineoplásico

Anti-EBV, HPV, HSV, Adenovírus, HIV, Influenza A, vírus das Hepatites B e C, Retroviridae, Orthomyxoviridae, *H. pylori*, *M. tuberculosis*; inibe significativamente as atividades e os níveis de mRNA das enzimas glicolíticas HK, PFK, DHL-A e PK; diminui a expressão da PDH; inibe NF-kappaB, COX-2, STAT3, FASN, EGFR, PDGFR, IGF-1R, 67LR, AP-1, Pin1,c-Jun, HIF1α, GLUT1; ciclina D1, VEGF, survivina, GRP78, PEA15, P-gp e MMPs; ativa p53; inibe as vias PI3K/Akt/mTOR/ MAPK/ ERK1/2; diminui a glicólise e aumenta a fosforilação oxidativa. Anti-PDL-1 e ativa linfócitos T citotóxicos. Acetila a zona CpG e diminui a função dos genes de sobrevivência celular – efeito epigenético

CAPÍTULO 69 602

Fibratos – Nova função para uma droga antiga:
excelente anticâncer

Inibe a transcetolase e diminui a geração de ribose, coluna dorsal do DNA e RNA; inibe a glicólise; aumenta a beta-oxidação mitocondrial; ativa AMPK e inibe mTOR; inibe Akt e NF-kappaB; aumenta a eficácia dos linfócitos T CD8+ infiltrados no tumor; aumenta o beta-hidroxibutirato que acetila e a zona CpG e diminui a função dos genes de sobrevivência celular – efeito epigenético

CAPÍTULO 70 614

Fosfoetanolamina: não no câncer

CAPÍTULO 71 620

Fucoidans das algas marrons são potentes anticâncer

Anti-EBV, CMV, HSV, HPV, HIV, Hepatite B vírus, Hepatite C vírus, *H. pylori*; polariza sistema imune para M1/Th1; bloqueia VEGFR2/Erk/VEGF; diminui a transcrição de MMP-2 e KIF4A; inibe PI3K-Akt-mTOR; ativa o eixo de estresse TLR4/ERTOs/ER; inibe a expressão do PTEN, AKT, IGF-IR, Shc, Ras, SOS, Raf, MEK, proteína Retinoblastoma (pRb) e da proteína fator E2; induz a supressão do ID-1 e facilita a diferenciação, além de demetilar a zona CpG e diminuir a função dos genes de sobrevivência celula – Epigenética

CAPÍTULO 72 633

Ganoderma lucidum possui triterpenoides que estimulam a fosforilação oxidativa e beta-glucana que polariza o sistema imune para M1/Th1

Anti-EBV, HSV1-2, HPV, Hepatite B vírus, vírus da estomatite vesicular, vírus da influenza, *H. pylori*, *M. tuberculosis* e *bovis*, anti-RAS; é antiproliferativo, apoptótico e antiangiogênico no câncer, além de ser anti-PD-1/PD-L1 e ativar linfócitos T citotóxicos

CAPÍTULO 73 645

Genisteína, um derivado da soja de alta potência antineoplásica

Inibe PTK, inibe a transcetolase e diminui a geração de ribose, coluna dorsal do DNA e RNA; inibe parcialmente a G6PD; aumenta a concentração do colecalciferol e, portanto, de calcitriol; inibe Akt, NF-kappaB, COX-2 e telomerase; reduz a expressão de uPAR; diminui a proliferação celular, aumenta a apoptose, suprime a neoangiogênese e abole o efeito de vários fatores de crescimento tumoral: IGF-I, EGF e TGFβ, ao lado de demetilar e acetilar zona CpG, reativando genes supressores de tumor – Efeito epigenético duplo

CAPÍTULO 74 .... **659**

Ginseng Indiano – *Withania somnifera* (Ashwagandha) potente antineoplásico, enquanto aumenta a qualidade de vida

Anti-HPV, Covid-19, *H. pylori*, *M. tuberculosis*; inibe Notch-1, 2, 3, 4; inibe células-tronco por 4 mecanismos; diminui DHL-A; ativa AMPK e inibe mTOR; inibe o complexo III mitocondrial e aumenta ROS; suprime o gene AKT; inibe PI3K/Akt/mTOR, EGFR, NF-kappaB, EMT, Cdc25C, beta-tubulina, STAT3, ER-alfa, vimentina; ativa autofagia, MAPK, mortalina, receptor da morte 5; induz p53 e Bax enquanto diminui Bcl-2 e Bak; impede o alongamento e a ativação dos telômeros; inibe as enzimas anabólicas dos ácidos graxos (ACLY, ACC1, FASN, CPT1A); e aumenta a almejada por todos, diferenciação celular

CAPÍTULO 75 .... **674**

Glicose-6-fosfato desidrogenase (G6PD) e câncer

A inibição da enzima: diminui NADPH poderoso agente redutor; diminui a síntese de ribose coluna dorsal do DNA e RNA; diminui drasticamente a proliferação celular neoplásica; aumenta a apoptose e suprime os efeitos de vários fatores de crescimento tumoral, IGF-I, EGF e PDG

CAPÍTULO 76 .... **684**

Glucana: imunoestimulante mais potente da natureza

Protótipo e potente indutor da imunidade treinada contra agentes biológicos; estimula células dendríticas, monócitos, linfócitos, sendo o único imunoestimulante que, enquanto polariza o sistema imune para M1/Th1, diminui Treg, MDSC e TAMs; ativa AMPK e inibe mTOR; sendo poderoso antiproliferativo, apoptótico e antimetastático no câncer. É anti-PD-1/PDL-1 e ativa linfócitos T citotóxicos

CAPÍTULO 77 .... **699**

Graviola, *Annona muricata*: acetogeninas anonáceas no câncer

Anti-HPV, HSV; poderoso inibidor do Complexo I mitocondrial provocando forte ativação da AMPK com inibição do mTOR; ativa p21 e p27; inibe COX-2, HIF-1alfa, ciclina D1, Bcl-2, JNK, STAT3, EGFR, GLUT1, GLUT4, DHL-A, HKII, NF-kappaB, proteínas XIAPs e múltiplas vias proliferativas de sinalização; inibe atividade da NADPH oxidase; inibe as bombas de sódio/potássio (NKA) e ATPase do retículo sarcoplasmático (SERCA); aumenta TNF-alfa e IL-1 beta de macrófagos; reverte a queda da caveolina-1 e provoca autofagia tumoral

CAPÍTULO 78 .... **706**

Hesperidina e bioflavonoides da casca dos cítricos como potentes antineoplásicos

Anti-EBV, HSV1, HPV, vírus da Hepatite C, SARS-Cov-2, Poliovírus tipo 1, Parainfluenza vírus tipo 3, Vírus sincicial respiratório, *H. pylori*; diminui a resistência à insulina; inibe COX-2, NF-kappaB, matriz-metaloproteinases-2-9 e vias P13K/Akt, Wnt3a/β-catenina, Wnt5a, Hedgehog; aumenta a razão Bax:Bcl-2; ativa AMPK e PPAR-gama; polariza sistema imune de M2/Th2 para M1/Th1; demetila a zona promotora CpG e diminui a função dos genes de sobrevivência celular – epigenética. É anti-PD-1/PDL-1 e ativa linfócitos T citotóxicos

CAPÍTULO 79 .... **723**

Hidrogênio atômico e molecular no câncer

Hidrogênio atômico é o único capaz de neutralizar os RL-O_2 gerados na intimidade dos *clusters* Fe-S da mitocôndria; inibe o radical hidroxila (HO*–) e o radical peroxinitrito (ONOO*–); único antioxidante que não interfere na quimioterapia; inibe NF-kappaB e as vias proliferativas Ras-ERK1/2-MEK1/2 e Pi3K/Akt, p38MAPKinase e JNK; reduz as citocinas inflamatórias TNF-alfa, a IL-1 beta, IL-6, IL-12 e o IFN-gama

CAPÍTULO 80 .... **726**

Hipoglicemia induz citotoxicidade no carcinoma de mama resistente à quimioterapia

Hipoglicemia aguda provoca diminuição da proliferação celular neoplásica e aumento da apoptose via estresse oxidativo

CAPÍTULO 81 .... **732**

Indol-3-Carbinol/Di-indolil-metano nas neoplasias

Anti-HPV; inibem drasticamente a CYP19 – aromatase; inibem NF-kappaB, Akt, SP1, ER-alfa, ER-beta, AR, Nrf2, EGFR, Src, GSK3-beta, mTOR, c-myc, FASN, P-glicoproteína e inibem as vias PI3K/Akt, ERK/MAPK e o eixo NF-kappa B/Wnt/Akt/mTOR; diminuem as D1, E, CDK2, CDK4 e CDK6 e aumentam as p15, p21 e p27; diminui Bcl-2, Bcl-xL, survivina, IAP, XIAP, FLIP e aumentam Bax; diminuem e normalizam o Delta-psimt; potencializam o TRAIL; aumentam TGF-alfa; induzem drasticamente a expressão do antiproliferativo mdR-34a; ativa p53, Fas/FasL

CAPÍTULO 82 .... **744**

Inositol hexafosfato (IP6) mais inositol nas neoplasias

Reduzem a proliferação, induzem apoptose e promovem a almejada diferenciação celular neoplásica inibindo vias de sinalização intracelular, como PI3K/Akt, MAPK, PKC, AP-1, NF-kappaB; induzem drasticamente a expressão do gene supressor tumoral, FOXO3a; polarizam o sistema imune para M1/Th1; aumentam a atividade das células *natural killer*; inibem NF-kappaB, COX-2, LOX, VEGF, telomerase, FGFs, iNOS, MMPs, β-catenina; regulam para cima ou para baixo inúmeros miRNAs promovendo efeito antineoplásico; aumentam a relação Bax/Bcl-2; aumentam p27Kip1 dependente de PKC-delta e da diminuição da pRb; regulam para cima p53, Bax, Caspase-3 e 9 e para baixo o gene Bcl-2

CAPÍTULO 83 .... **754**

Insulina exógena aumenta a eficácia da quimioterapia no câncer:
IPT – *Insulin Potentiation Therapy*

CAPÍTULO 84 .... **759**

Iodo no câncer

Provoca antiproliferação e apoptose em vários tipos de câncer; inibe a ornitina descarboxilase enzima-chave limitante da geração das poliaminas proliferativas; aumenta PPAR-gama que ativa AMPK e inibe mTOR; diminui a expressão de genes responsáveis pelo aumento do estradiol e estrona; induz regulação para baixo do CD44+/CD24+ e E-caderina+/vimentina+; aumenta a razão BAX/BCL-2; inibe MMP-2 e -9 e provoca despolarização do Delta-psimt

CAPÍTULO 85 .... **763**

Isotiocianatos no câncer: sulforafane e seus irmãos

Anti-EBV, HIV, Vírus de Marburg, Vírus da dengue, Herpes vírus associado ao sarcoma de Kaposi (KSHV) e *Helicobacter pylori*; inibem NF-kappaB, TNF-alfa, IL1-beta, survivina, VEGF via FOXO1/AKT, MMP2, BCl-2; ativam p27, STAT5; ativam NRF-2 potente antioxidante; inibem telomerase; acetilam e diminuem a função dos genes de sobrevivência celular – epigenética

CAPÍTULO 86 .... **775**

Ivermectina, de antiparasita de largo espectro a potente antiviral de largo espectro e inusitado efeito anticâncer

Anti-EBV, CMV, HPV, HIV, Covid-19, vírus da Dengue, *Mycobacterium tuberculosis*; normaliza a polarização mitocondrial e aumenta a geração de radicais livres; anti-PAK-1 e inibe a via de sinalização PI3KAkt/mTOR; inibe diretamente o mTOR; inibe ERK1/ERK2/MAPK, NS3, YAP1, Wnt-TCF; inibe a RNA-helicase; diminui a expressão do DDX23; antitubulina; cliva PARP e induz apoptose; inibe células-tronco tumorais; inibe angiogênese e inibe a P-glicoproteína

CAPÍTULO 87 .... **783**

O Kefir possui efeito antitumoral, e o leite bovino pasteurizado, efeito estimulante no câncer de mama

CAPÍTULO 88 .... **786**

Lactoferrina do colostro – um quelante do ferro com efeito anticâncer

CAPÍTULO 89 .... **788**

Lítio em alta dose no tratamento do câncer

Inibe GSK-3beta; inibe a via Wnt-beta-catenina; ativa AMPK e inibe mTOR; aumenta a biogênese mitocondrial ao ativar PPAR-gama (PGC-1alfa); inibe a atividade da enzima ornitina descarboxilase; potencia TNF-alfa; aumenta os níveis de IL-2 e Interferon-gama e polariza o sistema imune para M1/Th1 e diminui IGF-1, sendo antiproliferativo e apoptótico no câncer, além de inibir PD-1/PDL-1 ativando linfócitos T citotóxicos

CAPÍTULO 90 .... **800**

Luteolina e apigenina os mais potentes flavonoides anticâncer

Anti-EBV, HPV, Covid-19, *H. pylori* e *M. tuberculosis*; inibem a glicólise anaeróbia e o ramo oxidativo do ciclo das pentoses (G6PD); inibem NF-kappaB, NRF2, GSK-3beta, Bcl-2, Bcl-xL, IGF-1, VEGF, GSK-3β, p70S6K1 e FKHR, EMT, fator de crescimento de hepatócitos/c-Met (HGF/c-Met); iNOS, MMP-2, MMP-9 e vias de sinalização PI3K/Akt/mTOR/c-Myc e Raf/PI3K; reduzem a expressão do ER-alfa; ativa p53, STAT3, Fas/FasL, DR4, DR5, TRAIL, E-caderina, aumentam a autofagia das células tumorais. São anti-PD-1/PDL-1 e ativam linfócitos T citotóxicos

CAPÍTULO 91 .... **818**

Mebendazol, albendazol e flubendazol de anti-helmínticos a antineoplásicos

Potente antimicrotúbulo; inibe VEGF, HIF1-alfa, EMT, STAT3, MMP2, MMP9; ativa p53; inibe vias de sinalização Wnt/β-catenina, JAK/STAT-3, JNK, MEK/ERK e Hedgehog; induz autofagia; tem como alvo as células semelhantes às células-tronco e a sinalização de HER2; regula para baixo o GPX4, gene mais importante na indução da ferroptose

CAPÍTULO 92 .... **824**

Melatonina no câncer

Anti-Covid-19, HSV1-2, Vírus sincicial respiratório, Vírus da influenza, Vírus da encefalite, Vírus indutor de neuropatogênese, Vírus Ebola, *H. pylori* e *M. tuberculosis*; único hormônio do corpo antiproliferativo; protege o DNA nuclear e mitocondrial; junto com T3 protege as mitocôndrias do estresse oxidativo, ativa os complexos I, III e IV da cadeia de elétrons mitocondrial, aumenta a geração de ATP e do consumo de O_2 e diminui o potencial de membrana mitocondrial; inibe NF-kappaB, COX-2, HIF1-alfa, VEGF, AP-2beta/hTERT e inibe atividade da telomerase, proteína Príon, aromatase, 13-HODE, endotelina-1(ET-1), GLUT1, ERK1/2, Wnt-betacatenina, MAPKs e TGF-beta e a via de sinalização do eixo PI3K/Akt/mTOR/EZH2/STAT3; bloqueia AR (*androgen receptor*); aumenta a razão p53/MDM2p e regula para baixo o Sirt1; diminui proteínas antiapoptóticas, survivina e Bcl-2 e ativa DR5; estimula ERbeta-1 que suprime a proliferação tumoral; aumenta a atividade dos linfócitos T citotóxicos e de células *natural killer*, aumenta a produção de IFN-γ, IL-2, IL-6 e IL-12, diminui Treg e polariza sistema imune de M2/Th2 para M1/Th1; inibe a síntese de DNA e aumenta a diferenciação das células-tronco; demetila a zona CpG do DNA e diminui a função de genes de sobrevivência celular: efeito epigenético

CAPÍTULO 93 .... **844**

Metformina: efeito potente antineoplásico

Ativa a via AMPK e inibe mTOR/S6K1/NF-kappaB; diminui a glicemia e a insulinemia; inibe receptores das tirosinoquinases HER1 e HER2; diminui células-tronco; mimetiza a restrição calórica; suprime a expressão de proteínas envolvidas na glicólise; inibe o NRF2 potente agente redutor e assim carcinocinético; inibe células MDSCs e ainda inibe PD-1/PDL-1 que ativa linfócitos T citotóxicos

CAPÍTULO 94 .... **859**

Molibdênio provoca diminuição do cobre tumoral e consequente antiangiogênese

CAPÍTULO 95 .... **864**

Momordica charantia de antidiabético a antineoplásico

Anti-HIV, EBV, CMV, HSV, Hepatite B, *Helicobacter pylori* e *Mycobacterium tuberculosis*; diminui a glicemia; ativa AMPK e inibe mTOR; inibe PAK-1, GSK3beta, NF-kappaB; modula as vias de sinalização PI3K/Akt/mTOR/p70S6K e p38MAPK-MAPK-APK-2/HSP-27; inibe topoisomerases do DNA; inativa ribossomo; ativa PPAR-gama e inibe ERK1/2; aumenta a expressão do PPAR-gama, p21, Bax, p53, caspase-3 e pPTEN; diminui a expressão da ciclina B1 e D1; aumenta a atividade das células NK e inibe FoxP3+ que diminui a infiltração tumoral de células Treg, o que contribui na polarização do sistema imune de M2/Th2 para M1/Th1; reverte fenótipo MDR. Cuidado: provoca autofagia peritumoral, provoca aborto

CAPÍTULO 96 .... **875**

Moringa oleífera, a "árvore maravilhosa" anticâncer

Anti-EBV, HSV, Hepatite B, *M. tuberculosis*; inibe COX-2, iNOS; inibe a via de sinalização PI3K/Akt/mTOR, MAPK, JAK-STAT; ativa p53, p21, Bax, enquanto inibe Bcl-2; diminui Hsp70, Skp2, c-myc mRNA; reduz a expressão do JNK e p38

CAPÍTULO 97 880

Naltrexone em baixa dose é excelente antineoplásico

Aumenta a produção de metaencefalina, uma endorfina que ativa os receptores delta-opioides, os quais produzem o fator de anticrescimento tumoral e provocam diminuição da síntese de DNA e diminuição da mitose via inibição do ciclo celular; o aumento de metaencefalinas mata as células cancerosas durante sua reprodução; estimula a produção de OGF e OGFr para subsequente interação e bloqueio do receptor e diminui a proliferação mitótica; aumenta a expressão de genes pró-apoptóticos BAK1 e BAX; polariza sistema imune de M2/Th2 proliferativo para M1/Th1 antiproliferativo; aumenta o número e a atividade das células *natural killer* e dos linfócitos, particularmente o CD8 citotóxico, aumenta a maturação de células dendríticas da medula óssea

APÊNDICE – fotos coloridas

Tomo II

CAPÍTULO 98 887

Neem. *Azadirachta indica* como antineoplásico

Anti-HPV, HSV1, Coxsackievírus B, *H. pylori*, *M. tuberculosis*; aumenta a expressão dos genes supressores de tumor p53 e PTEN; diminui a expressão do oncogene c-Myc; anti-COX-2/LPO; diminui os fatores de transcrição NF-kappaB e STAT3; inibe PI3K/Akt e VEGF; aumenta Bcl2 e diminui Bax e survivina

CAPÍTULO 99 901

Nerium oleander – oleandro: de uma bela planta de jardim a agente anticâncer

CAPÍTULO 100 903

Niclosamida: de anti-helmíntico a poderoso antineoplásico

CAPÍTULO 101 907

Nicotinamida – relevante papel na prevenção e no tratamento da carcinogênese humana, porque regula o NAD+ celular e mantém ativa a fosforilação oxidativa mitocondrial

CAPÍTULO 102 915

Nigella sativa – cominho negro: de delicioso tempero a agente anticâncer

Inibe *Helicobacter pylori* e *Mycobacterium tuberculosis*; inibe PAK1, NF-kappaB, COX-2, c-MYC, FAK, MMP2, MMP9, VEGF, telomerase e as vias proliferativas PI3K/Akt/mTOR e Ras/Raf/MEK/ERK1/2; bloqueia a atividade da cdk2, cdk4 e cdk6; aumenta a expressão do mRNA do p53 e do p21-WAFI e inibe drasticamente a proteína antiapoptótica Bcl-2, demetila e acetila a zona CpG e diminui a função de genes de proliferação neoplásica - efeito epigenético duplo

CAPÍTULO 103 .... **932**

Oleuropeína. Azeite de oliva, azeitonas e folhas de oliveira na prevenção e tratamento do câncer

Anti-HSV, Hepatite B, Rotavírus, vírus Ebola, HIV, VHSV, *H. pylori*; diminui a velocidade do ciclo de Embden-Meyerhof ao reduzir a expressão do GLUT-1, MCT-4 e PKM2; inibe a expressão do HER2; ativa Bax e inativa Bcl-2; inibe NF-kappaB, COX-2, MMP2, MMP9, VEGF; reduz a atividade da via HIF1α-miR-519d-PDRG1; aumenta a expressão do gene p21$^{Cip/WAF1}$; demetila e acetila a zona CpG – efeito epigenético duplo

CAPÍTULO 104 .... **939**

Ozônio no câncer – administra agentes biológicos e é antiproliferativo

CAPÍTULO 105 .... **942**

Pao pereira, um antineoplásico da floresta amazônica

CAPÍTULO 106 .... **949**

Pimenta-do-reino, pimenta-preta. *Piper nigrum*: o delicioso tempero que nos ajuda a tratar o câncer

Anti-*H. pylori* e *M. tuberculosis*; aumenta ERTOS; inibe as vias PI3K/Akt/GSK3beta, STAT3/NF-kappaB e Wnt/beta-catenina, ERK1/2, p38, MAPK; inibe NF-kappaB, HER2, c-Fos, CREB, ATF-2, E2F1, pRb, XIAP, Bid, MMP-2/9; diminui Bcl-2 e aumenta Bax; ativa o checkpoint da kinase 1; reduz a expressão da IL-1beta, IL-6, TNF-α, GM-CSF e genes IL-12p40 e Mcl-1; aumenta a expressão de p21 Waf1/Cip1; induz apoptose, inibe proliferação, migração e invasão de tumores e sensibiliza tumores para radioterapia e quimioterapia

CAPÍTULO 107 .... **955**

Pfaffia paniculata, a raiz brasileira anticâncer

Aumenta a função dos macrófagos: fagocitose, espraiamento, produção de peróxido de hidrogênio e NO; aumenta a expressão da p27kip21 e diminui a CDK2 e ciclina E, ao lado de ativar a caspase-3, e aumenta a apoptose sem afetar a integridade do DNA

CAPÍTULO 108 .... **958**

Plantago major ou tansagem no câncer

Rico em baicalaína e ácido ursólico

CAPÍTULO 109 .... **961**

Polietilenoglicol – PEG – no câncer: estruturador da água citoplasmática e antiproliferativo

CAPÍTULO 110 .... **964**

Príon: proteína príon no câncer

CAPÍTULO 111 — 968
Procaína: de um simples anestésico local a antineoplásico

Polariza a membrana celular; ativa o complexo piruvato desidrogenase e aumenta a geração de ATP mitocondrial; inibe a via Wnt/beta-catenina; inibe EGFR; inibe a HMG-CoA redutase e o dbc-AMP, o que reduz o colesterol; reduz cortisol e polariza o sistema imune de M2/Th2 proliferativo para M1/Th1 antiproliferativo; aumenta a produção de anticorpos e a fagocitose de monócitos; diminui a expressão das ciclinas D1 e E; diminui p-ERK, p-p38MAPK e p-FAK; reativa os genes H3K4(Me)3 e H3K9Ac/S10P; aumenta a expressão do MicroRNA-133b e provoca apoptose e diminuição da proliferação em vários tipos de câncer, sendo o inibidor padrão-ouro das DNA metiltransferases que metila a zona CpG e diminui a função dos genes de sobrevivência celular – efeito epigenético

CAPÍTULO 112 — 976
Propranolol bloqueador beta-adrenérgico não seletivo no tratamento das neoplasias

Impede ativação da EMT, da via de sinalização p38 MAPK/ERK/COX-2, diminui Treg, regula para baixo fatores de transcrição Snail/Slug, NF-kappaB/Rel e AP-1, diminui a expressão dos marcadores pró-proliferativos Ki-67 e dos pró-sobrevivência Bcl-2, todos acima provocados pela dor, cirurgia, medo e depressão; inibe AMPc, impede ativação da PKA que impede a transcrição CREB/ATF, GATA e BARK; impede ativação mediada por Rap1A da via de sinalização B-Raf/MAPK; aumenta a expressão pró-apoptótica do p53 e no geral inibe o crescimento, invasividade, migração, angiogênese e aumenta a apoptose no câncer

CAPÍTULO 113 — 989
Rauwolfia vomitoria no câncer

CAPÍTULO 114 — 991
Resveratrol no câncer

Cuidado pode piorar Covid-19; Anti-EBV, HSV, HHV-8, HPV-16-18-E6-E7, retrovírus, Vírus da influenza A, Poliomavírus DNA, *H. pylori* e *M. tuberculosis*; inibe G6PD; cuidado ativa NRF2 forte antioxidante carcinocinético; ativa AMPK e inibe TOR; inibe GSK-3; inibe a via proliferativa PI3K/Akt/PTEN/mTORC1/GSK3; aumenta sensibilidade à insulina; reduz IGF-I; inibe fortemente a piruvato quinase (PK) e a desidrogenase láctica (DHL), enquanto aumenta a atividade da citrato-sintase sendo sinérgico com o ácido cítrico na inibição do ciclo de Embden-Meyerhof; cessa o ciclo celular ao regular para cima o p21Cip1/WAF1, p53 e Bax e para baixo a survivina, ciclina D1, ciclina E, Bcl-2, Bcl-xL e cIAPs; suprime a ativação de vários fatores de transcrição: NF-kappaB, Ap-1, Egr-1, c-Jun, e c-Fos; inibe várias proteinoquinases: JNK, MAPK, Akt, PKC, PKD e Caseína quinase II; regula para baixo vários produtos de genes: COX-2, 5-LOX, VEGF, IL-1, IL-6, IL-8, PSA, AR (receptor de androgênio); ativa SIRT1 em baixa dose e induz o gene mestre da biogênese mitocondrial PGC-1alfa; induz genes da fosforilação oxidativa, induz os genes supressores de tumor p53 e Retinoblastoma; inibe telomerase, em baixa dose polariza o sistema imune para M1/Th1; induz a almejada diferenciação celular. É demetilador da zona CpG – efeito epigenético. É anti-PD-1/PDL-1 e ativa linfócitos T citotóxicos

CAPÍTULO 115 .... **1004**

Rhus verniciflua, agora *Toxicodendron vernicifluum* potente antineoplásico

Anti-*Helicobacter pylori*; inibe NF-kappaB, ERK 1/2, telomerase, MMP-9, AP-1, aromatase, iNOS, COX-2, PGE2, TNF-α, IL-1β, VEGF, PKC-α; quela íons ferro; reduz os níveis de cdc25C; diminui Bcl-2 e aumenta Bax; ativa Sp1, DR-5; além de bloquear os *checkpoints* imunes PD-1/PDL-1/CTLA-4 e ativar linfócitos T citotóxicos

CAPÍTULO 116 .... **1012**

Ruibarbo no câncer

CAPÍTULO 117 .... **1014**

Sanguinarina ou Pseudocheleritrina no câncer

Anti-*Helicobacter pylori*, Anti-EBV, HIV, *Mycobacterium bovis*; inibidor seletivo da MAPK1; inibe via PI3K/Akt, NF-kappaB, COX-2, HIF-1, EMT, MMP-2, MMP-9, VEGF, telomerase, NHE1, anidrase carbônica IX, DHL-A, microtúbulos, CYP1A1, CYP1A2, CYP2C8 e CYP3A4; inibe iNOS e mesmo assim polariza sistema imune para M1/Th1, aumentando a proliferação e a atividade dos monócitos do sangue periférico e a produção de citocinas IL-2, IL-10, TNF-alfa e IL-1-beta; normaliza Delta-psimt; diminui a expressão das ciclinas E, D1, D2 e as CDKs: 2, 4 e 6 e induz p21 e 27; diminui Bcl-2 e aumenta Bax, Bid, Bak; aumenta a expressão de DR5/TRAILR2, E-caderina

CAPÍTULO 118 .... **1021**

SAP/MAPK (JNK/MAPK-ERK/MAPK-p38/MAPK) e seus inibidores: resveratrol, tangeritina e ligustilide

CAPÍTULO 119 .... **1026**

Scutellaria baicalensis e *Scutellaria barbata* no câncer

Anti-EBV, HPV, HIV-1, HTLV-1; inibidor específico da via MAPK; quela o ferro intracelular; inibe COX-2 e LOX, autofagia via ativação da AMPK/ULK1 com diminuição do mTORC1; aumenta DDIT4 e inibe o mTOR; ativa SIRT1-AMPK; ativa a sinalização Ras-Raf-MEK-ERK e p16^{INK4A}; aumenta a expressão do receptor da morte-5; liga-se ao DNA das *MMR-cells* e provoca apoptose; ultrapassa a resistência do TRAIL; polariza sistema imune para M1/Th1; inibe TAMs; aumenta linfócitos; reduz a expressão do HIF-1-alfa, VEGF e VEGFR2; modula p53, PTEN, Beclin 1, c-Myc, CD24, uPA, PDK1, p38, N-caderina, FOXO3a, MEK, ERK1/2, Wnt/beta-catenina, MMP2 e MMP9, caveolin-1, mTOR, CYP1A1; inibe NF-kappaB; inibe marcantemente securina; aumenta a diferenciação celular. É anti-PD-1/PDL-1 e ativa linfócitos T citotóxicos

CAPÍTULO 120 .... **1040**

Selênio diminui a proliferação celular neoplásica, inibe a angiogênese tumoral e provoca apoptose

CAPÍTULO 121 .... **1047**

Silibinina de hepatoprotetor a poderoso antineoplásico

Anti-Hepatite viral C, Hepatite viral B, vírus Chicungunha; inibidor direto da pSTAT3; ativa AMPK e inibe mTOR; inibe DHL-A; normaliza Delta-psimt; diminui as ciclinas D1/D3/E/AE e aumenta os inibidores das CDKs Cip1/p21, Kip1/27e p38; aumenta DR5; inibe hTERT e diminui os telômeros; inibe COX-2, NF-kappaB, GLUT-1, GLUT-4, EMT, HIF-1, STAT3, IGF-1, IGF-1Rbeta, MEK/ERK1/2; inibe as vias PI3K/Akt, Notch-1/ERK/Akt, WNT/beta-catenina; diminui iNOS, VEGF, BAX, MMP-2, MMP-9, uPAR; regula para baixo o receptor ER-alfa; aumenta JNK/SAPK e induz autofagia tumoral; aumenta a expressão do gene p53 e p43; aumenta a atividade da HDAC, acetila a zona CpG e diminui a função dos genes de sobrevivência celular neoplásico – Epigenética

CAPÍTULO 122 .... **1059**

Sistema renina-angiotensina-aldosterona. A importante função dos bloqueadores da Angiotensina II nas neoplasias

ARBs (bloqueadores do receptor AT1 da angiotensina II) promovem apoptose, diminuição da proliferação, da angiogênese, das metástases e da fibrose/desmoplasia, ao lado de ativar vias de imunoestimulação e promover a tão almejada diferenciação celular

CAPÍTULO 123 .... **1073**

Somatostatina: efeitos anticâncer por suprimir o GH, inibir as enzimas glicose-6-fosfato desidrogenase e transcetolase e por acidificar o intracelular

CAPÍTULO 124 .... **1078**

STAT3 e seus inibidores: curcumina, partenolide, resveratrol, epigalocatequina-3-galato, silibinina e ácido ursólico

CAPÍTULO 125 .... **1084**

Sulfeto de hidrogênio no câncer. O H_2S em baixa concentração promove e em alta diminui a proliferação, aumenta a apoptose e é antiangiogênico e antimetastático

CAPÍTULO 126 .... **1087**

Tanacetum parthenium de antienxaqueca a potente antineoplásico

Anti-EBV, HSV-1, HSV-2; primeiro fitoterápico seletivo anticélulas-tronco; intenso efeito anti-NF-kappaB/COX-2; ativa AMPK e inibe mTOR; inibe NRF2, aumenta o potencial redox intracelular e reduz GSH; induz apoptose via estresse oxidativo; ativa o gene supressor tumoral p53; inibe STAT3 e as vias MAPK e Wnt/beta-catenina; induz autofagia via depleção do 4E-BP1; demetila e acetila a zona CpG do DNA e reativa genes supressores de tumor. Efeito epigenético duplo

CAPÍTULO 127 .... **1097**

Tiossulfato de sódio no câncer: forte estruturador de água intracelular que diminui a proliferação do carcinoma epidermoide humano

CAPÍTULO 128 .... **1099**

Triptofano: não no câncer

CAPÍTULO 129 .... **1102**
    Vanádio: inibe a proliferação celular neoplásica

CAPÍTULO 130 .... **1104**
    Venus flytrap, planta carnívora. Contém muitos agentes eficazes para prevenir e tratar o câncer

CAPÍTULO 131 .... **1105**
    Viscum album no tratamento do câncer

CAPÍTULO 132 .... **1112**
    Vitamina B_1 administrada em baixa dose está contraindicada no câncer porque aumenta a proliferação celular neoplásica. Em alta dose ativa o complexo piruvato desidrogenase e diminui a proliferação celular

CAPÍTULO 133 .... **1116**
    Vitamina B_{12} induz apoptose em células neoplásicas

CAPÍTULO 134 .... **1118**
    Vitamina A – aumenta a diferenciação celular, antiproliferativa, apoptótica e antitelomerase

CAPÍTULO 135 .... **1126**
    Vitamina D_3 (colecalciferol) se transforma em hormônio D3 (calcitriol), inibe a telomerase, suprime a proliferação celular neoplásica e induz diferenciação celular, apoptose e antiangiogênese. Controla e administra vírus e bactérias intracelulares

CAPÍTULO 136 .... **1136**
    Vitamina E – tocotrienol: efeito anticâncer

CAPÍTULO 137 .... **1139**
    Vitamina K: inibição da proliferação celular neoplásica, indução de apoptose e diferenciação celular

CAPÍTULO 138 .... **1148**
    Vitamina C nas neoplasias

    Dose elevada induz estresse oxidativo e o equilíbrio da oxidorredução tende para oxidação que provoca queda do GSH citoplasmático com aumento da geração de GS-SG e H_2O_2 com parada do ciclo celular e apoptose; anti-*Mycobacterium tuberculosis*; ativa p53, cascata das caspases e deoxirribonuclease; inibe NF-kappaB, pRb, PTK, Cdc25 fosfatase, cdK1, MAPK e fatores de transcrição Sp; diminui Bcl-2 e aumenta Bax; diminui atividade da fosfofrutoquinase com diminuição do NADH; regula para baixo a expressão de subunidades translacionais das tRNA-sintetases e genes cruciais para a progressão do ciclo celular

CAPÍTULO 139 .... **1155**

Zinco nutriente esquecido no tratamento das neoplasias

Anti-HSV, Hepatite C, antiverrugas HPV, aumenta CD4, CD8, Th1, NK; inibe NF-kappaB e vias proliferativas Wnt/beta-catenina, ERK e Akt; aumenta a expressão do p21(waf1); reduz a expressão do Bcl-2, BclxL, survivina e aumenta Bax; inibe o reparo do dano ao DNA das células transformadas e diminui os níveis da E-caderina e da alfa-tubulina. Inibe a telomerase

PARTE V

Estratégias terapêuticas para controlar, administrar e se possível curar o câncer se conseguirmos afastar definitivamente o fator causal

CAPÍTULO 140 .... **1165**

Resumo dos eventos fundamentais acontecendo na célula neoplásica e possíveis estratégias terapêuticas.

Células neoplásicas são células em sofrimento lutando para sobreviverem e necessitando de cuidados e afastamento das causas, não extermínio

CAPÍTULO 141 .... **1220**

Quimioterapia citotóxica aumenta a sobrevida de 5 anos no câncer sólido maligno de adultos em apenas 2,3% na Austrália e 2,1% nos Estados Unidos da América

CAPÍTULO 142 .... **1225**

Cirurgia melhora ou piora a evolução do câncer? Ela é realmente necessária?

Geralmente a cirurgia piora a evolução do câncer e favorece as metástases

CAPÍTULO 143 .... **1237**

Estratégias para polarizar o sistema imune de M2/Th2 para M1/Th1

Macrófagos associados a Tumores (TAMs), Células Supressoras Derivadas de Mielócitos (MDSCs) e Células T reguladoras (Treg)

CAPÍTULO 144 .... **1243**

Antimicrobianos: antibióticos e fitoterápicos no tratamento do câncer

CAPÍTULO 145 .... **1250**

Bactérias sem parede L-formas: administrar e conviver pacificamente

CAPÍTULO 146 .... **1253**

EBV – Epstein-Barr vírus. Agente carcinogênico classe I – administrar e conviver pacificamente

CAPÍTULO 147 .... **1259**
CMV – Citomegalovírus humano. Agente carcinogênico classe I: administrar e conviver pacificamente

CAPÍTULO 148 .... **1262**
HPV – Papilomavírus humano. Agente carcinogênico classe I: administrar e conviver pacificamente

CAPÍTULO 149 .... **1271**
HSV – Vírus do herpes simplex. Agente carcinogênico classe I: administrar e conviver pacificamente

CAPÍTULO 150 .... **1277**
Metais tóxicos: retirar com EDTA

CAPÍTULO 151 .... **1279**
Estratégia geral

CAPÍTULO 152 .... **1283**
Estratégia oxidante nutricional

CAPÍTULO 153 .... **1285**
Estratégia M1/Th1, acidificação intracelular e proteção mitocondrial

CAPÍTULO 154 .... **1289**
Estratégia anticâncer: ativar p53, inibir telomerase, ativar AMPK etc.

CAPÍTULO 155 .... **1291**
Estratégias para inibir a glicólise anaeróbia

CAPÍTULO 156 .... **1293**
Estratégias para inibir DHL-A

CAPÍTULO 157 .... **1294**
Estratégia epigenética para demetilar e acetilar a zona CpG do DNA

CAPÍTULO 158 .... **1295**
Acidificação intracelular com alcalinização peritumoral

CAPÍTULO 159 .... **1296**
Estratégia para ativar AMPK e inibir mTor

CAPÍTULO 160 .... **1297**
Estratégias para controlar o IGF-I/IGF-R

CAPÍTULO 161 .... **1298**
Estratégias para ativar PTEN e estratégias com agonistas do PPAR-gama

CAPÍTULO 162 .... **1300**
Estratégias para ativar o p53-SH-SH

CAPÍTULO 163 .... **1301**
Estratégias para destacar a hexoquinase II da mitocôndria para aumentar a fosforilação oxidativa

CAPÍTULO 164 .... **1302**
Estratégias para inibir a via PI3K/Akt e a via Wnt/beta-catenina

CAPÍTULO 165 .... **1303**
Estratégia para inibir a telomerase

CAPÍTULO 166 .... **1304**
Estratégias para inibir EGF/EGF-R (fator de crescimento epitelial e seu receptor)

CAPÍTULO 167 .... **1305**
Estratégia para inibir invasão e metástases – fórmula de Roomi

CAPÍTULO 168 .... **1306**
Estratégias para inibir autofagia da célula neoplásica e do estroma peritumoral

CAPÍTULO 169 .... **1308**
Hipertermia no câncer

CAPÍTULO 170 .... **1320**
Radiofrequência Harmônica. Tratamento do câncer com o Oscilador de Múltiplas Ondas – MWO – de Georges Lakhovsky em conjunto com a Medicina Biomolecular

CAPÍTULO 171 .... **1325**
Eficácia da indução oxidante intracelular e da aplicação de radiofrequência no tratamento do câncer: Estratégia Química e Física

CAPÍTULO 172 .... **1329**
Chi Kung ou Qi Qong no câncer

PARTE VI

Drogas comuns usadas em clínica que aumentam a proliferação neoplásica e/ou impedem a apoptose e, portanto, contraindicadas

CAPÍTULO 173 .... **1335**
Bloqueadores dos canais de cálcio impedem a apoptose e aumentam drasticamente o risco de contrair câncer

CAPÍTULO 174 .... **1348**
Estatinas – O LDL colesterol abaixo de 100mg% aumenta o risco de câncer

CAPÍTULO 175 .... **1351**
Uso de diuréticos por longo tempo em pacientes com doença coronariana aumenta a mortalidade por câncer colorretal e carcinoma renal

CAPÍTULO 176 .... **1352**
Amiodarona: outro medicamento cardiológico que aumenta o risco de câncer

CAPÍTULO 177 .... **1353**
A morfina favorece o vírus da hepatite C, o vírus da AIDS e o câncer por vários mecanismos, incluindo ativação do NF-kappaB

CAPÍTULO 178 .... **1356**
Mortalidade por câncer é maior nos diabéticos tipo 2 que usam sulfonilureia ou insulina quando comparados com a metformina

CAPÍTULO 179 .... **1357**
Drogas comuns que não podem ser usadas nos pacientes com câncer porque aumentam a proliferação mitótica, diminuem a apoptose ou bloqueiam a diferenciação

PARTE VII

Arsenal terapêutico geral e específico

CAPÍTULO 180 .... **1365**
Arsenal terapêutico geral

CAPÍTULO 181 .... **1377**
Câncer tratamento inespecífico. ESTRATÉGIAS

CAPÍTULO 182 .... **1380**
Glioblastoma multiforme – astrocitomas. ESTRATÉGIAS

CAPÍTULO 183 1383
    Carcinoma de cabeça e pescoço. ESTRATÉGIAS

CAPÍTULO 184 1386
    Câncer de pulmão. ESTRATÉGIAS

CAPÍTULO 185 1389
    Câncer de mama usual. ESTRATÉGIAS

CAPÍTULO 186 1392
    Câncer de mama triplo negativo. ESTRATÉGIAS

CAPÍTULO 187 1395
    Câncer de próstata. ESTRATÉGIAS

CAPÍTULO 188 1398
    Câncer de esôfago. ESTRATÉGIAS

CAPÍTULO 189 1401
    Câncer gástrico. ESTRATÉGIAS

CAPÍTULO 190 1404
    Câncer colorretal. ESTRATÉGIAS

CAPÍTULO 191 1407
    Câncer de fígado. ESTRATÉGIAS

CAPÍTULO 192 1410
    Carcinoma de vias biliares. ESTRATÉGIAS

CAPÍTULO 193 1413
    Câncer de pâncreas. ESTRATÉGIAS

CAPÍTULO 194 1416
    Carcinoma neuroendócrino. ESTRATÉGIAS

CAPÍTULO 195 1419
    Câncer de endométrio. ESTRATÉGIAS

CAPÍTULO 196 1422
    Câncer de colo uterino. ESTRATÉGIAS

CAPÍTULO 197 1425
    Câncer de ovário. ESTRATÉGIAS

CAPÍTULO		Página
198	Câncer renal. ESTRATÉGIAS	**1428**
199	Câncer de bexiga urinária. ESTRATÉGIAS	**1431**
200	Câncer de tiroide. ESTRATÉGIAS	**1434**
201	Linfoma de Hodgkin. ESTRATÉGIAS	**1437**
202	Linfoma não Hodgkin. ESTRATÉGIAS	**1440**
203	Sarcomas. ESTRATÉGIAS	**1443**
204	Osteossarcoma. ESTRATÉGIAS	**1446**
205	Melanoma maligno. ESTRATÉGIAS	**1449**
206	Mieloma múltiplo. ESTRATÉGIAS	**1452**
207	Hipertrofia prostática. ESTRATÉGIAS	**1455**
208	EBV – ESTRATÉGIAS para administrar o EBV	**1457**
209	CMV – ESTRATÉGIAS para administrar o CMV	**1459**
210	HPV – ESTRATÉGIAS para administrar o HPV	**1461**
211	HSV – ESTRATÉGIAS para administrar o HSV	**1464**
212	*Helicobacter pylori*. ESTRATÉGIAS	**1466**

CAPÍTULO 213 .... **1468**
    Índice Glicêmico de 0 A 100

CAPÍTULO 214 .... **1472**
    Mantenha a ingestão de FRUTOSE abaixo de 25 gramas ao dia

PARTE VIII

Câncer não são células malignas e sim células doentes que necessitam de cuidados e afastamento das causas, não extermínio. 842 casos clínicos de câncer, sendo, em grande parte, refratários ao tratamento convencional que regrediu totalmente com as estratégias descritas neste livro

CAPÍTULO 215 .... **1475**
    Radiofrequência (434MHz) e oxidação sistêmica (GS-SG) no tratamento do câncer avançado

CAPÍTULO 216 .... **1479**
    Glioblastoma multiforme – astrocitoma em adultos: 71 pacientes

CAPÍTULO 217 .... **1507**
    Glioblastoma multiforme controlado com vários antibióticos e a inibição do sistema EGFR/PI3K/Akt/mTOR. Desaparecimento total do tumor em 50 dias

CAPÍTULO 218 .... **1515**
    Astrocitoma e glioma em crianças – 15 pacientes

CAPÍTULO 219 .... **1525**
    Carcinoma de cabeça e pescoço: 39 pacientes

CAPÍTULO 220 .... **1536**
    Câncer de Pulmão: 58 pacientes

CAPÍTULO 221 .... **1559**
    Câncer de mama: 60 pacientes

CAPÍTULO 222 .... **1578**
    Câncer de próstata: 38 pacientes

CAPÍTULO 223 .... **1591**
    Câncer de esôfago: 9 pacientes

CAPÍTULO 224	**1594**
Câncer gástrico: 22 pacientes	
CAPÍTULO 225	**1600**
Câncer colorretal: 42 pacientes	
CAPÍTULO 226	**1611**
Câncer hepático: 18 pacientes	
CAPÍTULO 227	**1620**
Câncer de vias biliares – colangiocarcinoma: 10 pacientes	
CAPÍTULO 228	**1622**
Câncer de pâncreas: 33 pacientes	
CAPÍTULO 229	**1634**
Carcinoma neuroendócrino metastático de pâncreas não responsivo ao tratamento convencional onde desapareceram as metástases hepáticas e o tumor pancreático em 4 meses após estratégia biomolecular	
CAPÍTULO 230	**1636**
Adenocarcinoma de pâncreas com metástases hepáticas e carcinomatose peritoneal tratado com a integração da oncologia e a medicina biomolecular. Desaparecimento dos tumores em 4 meses	
CAPÍTULO 231	**1640**
Câncer de endométrio: 13 pacientes	
CAPÍTULO 232	**1643**
Câncer de colo de útero ou vagina: 6 pacientes	
CAPÍTULO 233	**1646**
Câncer de ovário: 22 pacientes	
CAPÍTULO 234	**1652**
Câncer de bexiga urinária: 14 pacientes	
CAPÍTULO 235	**1655**
Câncer de tiroide: 7 pacientes	
CAPÍTULO 236	**1658**
Linfoma de Hodgkin: 54 pacientes	
CAPÍTULO 237	**1665**
Linfoma não Hodgkin: 22 pacientes	

CAPÍTULO		
CAPÍTULO **238**		**1675**
Leucemia – Mieloma – Síndrome mielodisplásica: 27 pacientes		

CAPÍTULO **239** **1681**

Sarcomas: 20 pacientes

CAPÍTULO **240** **1688**

Tumor desmoide – fibromatose – schwannoma – neuroblastoma: 13 pacientes

CAPÍTULO **241** **1693**

Carcinoma basocelular e espinocelular: 23 pacientes

CAPÍTULO **242** **1699**

Melanoma maligno: 22 pacientes

CAPÍTULO **243** **1707**

Mesotelioma maligno: 7 pacientes

CAPÍTULO **244** **1710**

Mesotelioma. Carcinomatose peritoneal por mesotelioma maligno em estado terminal tratado com sódio hipertônico e biomolecular. Desaparecimento total do tumor em 4 meses e sobrevida de 6 ½ anos, a maior sobrevida descrita na literatura médica até maio/2020

CAPÍTULO **245** **1714**

Câncer renal: 9 pacientes

CAPÍTULO **246** **1717**

Carcinoma de suprarrenal: 2 pacientes

CAPÍTULO **247** **1718**

Câncer – diversos: 153 pacientes

CAPÍTULO **248** **1725**

Hipertrofia benigna de próstata

CAPÍTULO **249** **1728**

Hemangioma hepático

Hemangioma de fígado que regrediu 100% com aminoácidos e betabloqueador (LIVRO – A medicina 50 anos depois – Advento da Medicina Biomolecular – JFJ)

CAPÍTULO **250** **1730**

Auto-hemoterapia. Casos não computados

APÊNDICE – fotos coloridas

PARTE I

Considerações iniciais

CAPÍTULO 1

Todos nós temos o poder de curar a nós mesmos

José de Felippe Junior

Para o médico, deixar de aprender é omitir socorro; para o paciente, deixar de se amar é omitir a própria cura. **JFJ**

*Porque,
O amor é a força mais poderosa do mundo.* **Gandhi**

Possuímos em nós mesmos, pelo pensamento e a vontade, um poder de ação que se estende muito além dos limites de nossa esfera corpórea. **Allan Kardec**

O primeiro passo na sua cura é a vontade de se curar. É de fundamental importância colocarmos em ação o nosso próprio poder de cura.

A natureza humana é provida de mecanismos muito sensíveis, eficientes e eficazes no combate a todos os tipos de moléstias, desde o resfriado comum até o câncer.

Nós todos, independentemente de crença ou religião, somos capazes de nos curar. A dificuldade é que nem todos conseguem colocar em ação tais mecanismos de cura.

Está cientificamente comprovado que é o nosso subconsciente que controla este poder. O subconsciente está localizado em uma parte do cérebro, na substância cinzenta do lobo frontal em uma região de difícil acesso para muitas pessoas. A dificuldade de acesso depende da maior ou menor quantidade de neurônios de interconexão funcionantes. Esses neurônios são elos entre o consciente-subconsciente e o subconsciente-representação do órgão doente.

Todos nós possuímos os neurônios de interconexão, porém, eles necessitam de ativação ou de estimulação para se tornarem funcionantes.

Até hoje não se conseguiu estimular os neurônios de interconexão por meio de medicamentos, porém, descobriu-se algo muito interessante: é que a maneira de colocá-los em funcionamento depende unicamente de nós mesmos, de nossos sentimentos mais humanos.

Existem sentimentos que facilitam a nossa entrada no subconsciente (estimulam os neurônios de interconexão) e sentimentos que dificultam a nossa entrada (inibem os neurônios de interconexão).

Isto quer dizer que o subconsciente de cada um de nós pode trabalhar a nosso favor ou contra nós. Alimentá-lo com pensamentos negativos como o medo, o ódio, a derrota, a tristeza, os sentimentos exagerados de culpa, os complexos de inferioridade, a inveja, a vingança, a ingratidão etc. levam o indivíduo à doença ou dificultam a sua cura. Os pensamentos ruins e negativos preenchem o subconsciente e não permitem que ele funcione bem.

É fácil fazer o subconsciente trabalhar a nosso favor. Primeiramente precisamos limpar a casa, mandar embora os sentimentos e pensamentos ruins. Depois, aos poucos, vamos plantando os pensamentos construtivos, vamos cultivando uma boa imagem pessoal, vamos nos relacionando melhor com as pessoas seja no âmbito profissional, seja no social ou familiar; vamos aprendendo a ter mais confiança em nós mesmos, a pensar na alegria, no amor, na felicidade e na saúde.

Qual é o principal sentimento que permite a nossa entrada no subconsciente e coloca em ação os poderosos mecanismos que vão nos curar?

A resposta é: **o desejo de se curar, a firme determinação de se curar.** Sim é isso mesmo, é o desejo e a firme vontade de ter saúde e de se curar.

Para isso, precisamos:

1º) **Gostar de nós mesmos.**
2º) **Crer sinceramente que merecemos a cura.**

Ora, isto é perfeitamente possível, basta que realmente nos respeitemos como pessoa:

1º) Todos os pensamentos e atos corretos que praticamos nos fazem ser respeitados perante nós mesmos.
2º) Todos os pensamentos e atos incorretos que praticamos nos desrespeitam como pessoa, perante nosso próprio julgamento.

Não se trata aqui de ser bom ou mau, mas de ser honesto e correto, primeiro consigo mesmo e segundo com as outras pessoas.

Algumas maneiras de nos respeitarmos como pessoa

1º) **Seja escandalosamente honesto consigo mesmo e com os outros.**

2º) **Não nutra sentimentos de ódio ou de vingança.** Tais sentimentos provocam ansiedade, inquietude e perda inútil de energia. Se for possível perdoar as pessoas alvo destes sentimentos muito que bem, senão afaste-se delas, ou simplesmente ignore-as deixando ao destino a função de julgá-las ou condená-las.

3º) **Fique de bem consigo mesmo.** Nós precisamos ficar de bem com nós mesmos, encontrarmos um equilíbrio dentro de nós, aceitando como parte da vida as glórias e os fracassos, os momentos bons e os momentos ruins, eliminando os sentimentos exagerados tanto de superioridade como de inferioridade.

4º) **Não sinta medo.** Nós estamos neste mundo para viver e sermos felizes. Para isto dispomos de toda nossa inteligência, firmeza e perseverança. É só arregaçarmos as mangas e irmos em frente. Nós devemos compreender que conseguiremos tudo aquilo que quisermos, sendo necessário, tão somente, querermos. Siga o lema: **" Eu quero logo eu consigo"**.

5º) **Não pense que está sendo castigado.** Até do ponto de vista religioso este pensamento não tem sentido ou lógica. Sempre é tempo de consertar os erros ou deslises, sejam materiais, sejam morais. Lembre-se que a perfeição não é apanágio dos seres humanos.

6º) **Elimine o sentimento exagerado de autocrítica.** Nós todos somos passíveis de errar e realmente erramos muitas vezes em nossas vidas, sendo nossa obrigação reconhecer e consertar o que fizemos de errado. Entretanto, somente isto não basta, nós precisamos reconhecer as nossas limitações e perdoar a nós mesmos. Quero dizer, a autocrítica é importante, porém, sem exageros.

7º) **Acabe com as mágoas mal resolvidas.** Procure conversar com as pessoas mais experientes e com a própria pessoa razão da mágoa, para compreender melhor o que está se passando, tentando assim resolver tais questões. Procure eliminar, um a um, todos os problemas pendentes.

Esta forma que acabamos de descrever para atingirmos o nosso subconsciente e assim ativar o nosso poder de cura é uma das coisas mais lindas que o ser humano é dotado: o amor. O amor próprio combinado com o amor aos nossos semelhantes.

Não cabe aqui descrevermos os inúmeros casos de cura ocorridos através dos tempos pelas pessoas que acreditaram que poderiam se curar, importa é você saber que a natureza humana é dotada deste poder fortíssimo de cura, pois se assim não fosse a raça humana já não existiria, teria sucumbido aos poucos recursos da medicina de outrora.

Pois bem, o que acabamos de expor, você pode fazer por você mesmo: é a essência da sua própria existência que está te pedindo isto.

CAPÍTULO 2

O médico desenganou e deu quatro meses de vida

Silvia Schmidt

Outro dia foi o aniversário da partida de uma senhora conhecida por muitos e muito querida.

Algum tempo antes, chegando de uma das dezenas de consultas médicas que já fizera, ela disse aos familiares:

Pedi franqueza à junta médica que me examinou. Pedi-lhes que não me poupassem de saber a verdade sobre meu estado de saúde. Eu sinto que me resta pouco tempo.

Diante dos olhares ansiosos, ela continuou:

Eles me revelaram que sou portadora de uma moléstia incurável e que minha previsão de vida é de aproximadamente 4 meses.

E a senhora nos conta isso com esta naturalidade? Perguntou uma das filhas, em prantos.

Continuou a senhora, com muita serenidade:

Ora, eu tenho um bom tempo para fazer tudo que já devia ter feito há muito.

Arrumarei todos os meus armários, guardarei o que eu uso e o restante jogarei fora ou doarei a quem precisa.

Colocarei belas cortinas em todas as janelas e elas impedirão de ficar olhando a vida alheia.

Todos os dias eu vou tirar o pó da casa e durante esse trabalho pensarei:

Estou me livrando das sujeiras que guardei no passado.

Evitarei ouvir e assistir más notícias e alimentarei o meu espírito com leituras saudáveis e conversas amigáveis, dispensarei fofocas e não criticarei mais ninguém.

Pensarei naqueles que me magoaram e, com sinceridade, os perdoarei.

Todas as noites agradecerei a Deus por tudo que estarei conseguindo fazer nestes últimos 4 meses que me restam.

Todas as manhãs, ao acordar, perguntarei a mim mesma:

O que posso fazer para tornar o dia de hoje um dia melhor?

E farei de tudo para transmitir felicidade àqueles que de mim se aproximarem.

E a cada dia que passar farei pelo menos uma boa ação.

Quatro meses são mais de 120 dias, portanto, quando eu fechar os olhos para nunca mais abri-los, terei feito no mínimo 120 boas ações.

Todos que a ouviam pouco a pouco se retiraram dali, indo cada um para um canto, para chorar sozinho.

A mulher ali ficou e nos seus olhos havia um brilho de alegria. Pensava consigo mesma:

"Não posso curar o meu corpo, mas posso mudar a vida que me resta"

Ela tinha uma grande tarefa: transformar seu mundo interior tornar-se uma pessoa totalmente diferente do que já fora e em apenas 4 meses ela conseguiu cumpri-la plenamente.

O mais curioso dessa história é que, após a notícia dada aos familiares, ela viveu mais 23 anos.

Ela curou a sua própria alma e sua moléstia desapareceu.

Ela morreu de velhice.

Somos o que fazemos repetidamente. Por isso o mérito não está na ação e sim no hábito. **(Aristóteles)**

Os homens que tentam fazer algo e falham são infinitamente melhores do que aqueles que não tentam. **(Martin Lloyd Jones)**

Se o seu navio não chega, nade até ele. **(Jonathan Winters)**

Amor é a força mais poderosa do mundo. **(Mahatma Gandhi)**

CAPÍTULO 3

Câncer: população de células doentes esperando por compaixão, reabilitação e não extermínio

José de Felippe Junior

O câncer já foi vencido em culturas de tecido e em animais de experimentação, o próximo passo é vencê-lo no homem e estamos muito perto. JFJ

Vencer o câncer é cuidar das células doentes que maldosamente chamam de células malignas. JFJ

As células do corpo humano vivem em uma sociedade peculiar. Elas respeitam o território sagrado das suas vizinhas e são altruístas a tal ponto que ao perderem a capacidade de ajudar a sociedade onde vivem se sacrificam pela comunidade em um mecanismo chamado: morte celular programada – apoptose. Tudo em prol de um bem maior que é a manutenção do organismo vivo e saudável.

Cada célula funciona em perfeita harmonia e desempenha as suas funções através da produção de energia via glicólise anaeróbia e via fosforilação oxidativa.

A glicólise anaeróbia, pobre geradora de energia (2ATP/mol de glicose) e residente no citoplasma, de maneira semelhante a muitas pessoas de baixa renda se incomodam com a falta de recursos dos que vivem ao seu redor e distribuem o que geram para célula inteira: citoplasma e núcleo.

A fosforilação oxidativa, rica geradora de energia (36 ATP/mol de glicose) residente na mitocôndria, representa o lado rico e poderoso da célula e somente distribui seus recursos para o meio imediato onde estão inseridas e no qual sobrevivem.

O núcleo contém não a inteligência, mas a memória necessária para o correto funcionamento celular – genoma – "molde" de todas as substâncias que a célula é capaz de produzir. Entretanto o núcleo não tem recursos financeiros. Ele não produz energia, e assim depende exclusivamente da glicólise, o lado pobre da célula.

A mitocôndria dispõe de toda riqueza e para sobreviver gera energia para os ribossomos fabricarem as proteínas necessárias para o bom desempenho celular e de si própria. Entretanto, é necessário o "molde" que está no núcleo e quem proporciona os recursos é a glicólise com seus parcos proventos (2ATP/mol de glicose), porém tudo é feito de comum acordo e em perfeita harmonia respeitando as limitações de cada elemento.

Nós começamos neste Planeta há 3,8 bilhões de anos, tempo suficiente para as células adquirirem mecanismos firmes e fortes de sobrevivência.

Quando a mitocôndria, seja por agressão física, química ou biológica, exógena ou endógena, perde o controle financeiro e diminui ou estanca por completo a produção de energia, a glicólise assume o poder. Neste momento entra em ação o instinto mais poderoso do Universo – a maior força da Natureza "SOBREVIVÊNCIA COMO PRIORIDADE".

A glicólise toma conta por completo do ambiente e fornece energia para o núcleo. O núcleo começa imediatamente a fazer cópias das células lesadas, pois, maior número de indivíduos da mesma espécie em ambiente hostil tem maiores chances de sobreviver: é o início da proliferação celular.

Se os agentes que atacaram as células não causaram uma entropia tão alta e não tão baixo grau de ordem-informação do sistema termodinâmico, a proliferação exponencial será idêntica ou muito parecida com as células normais: TUMOR BENIGNO.

Se os agentes que atacaram a célula provocaram alta entropia e baixa ordem-informação do sistema termodinâmico e as células atingiram o "estado de quase morte", as células se transformam e passam a funcionar como no seu estado embrionário. A proliferação celular exponencial será de células semelhantes ou bem parecidas ao do tecido embrionário: TUMOR MALIGNO. Elas são células doentes apenas tentando sobreviver a todo o custo. Sobreviver para manter o genoma precioso lapidado por 3,8 bilhões de anos.

Neste caso, a proliferação será desordenada e invasiva e não respeita o território sagrado das células vizinhas. Estas células transformadas, com um novo modelo (genes proliferativos reativados) e um novo controle específico (glicólise anaeróbia), não mais se sacrificam pelo bem comum e não seguem as regras da comunidade, pois agora correm o risco de morrer. Seu único propósito é sobreviver.

Neste caso a proliferação será desordenada e invasiva e não respeita o sagrado território das células vizinhas. Estas células transformadas, com um novo molde (DNA nuclear alterado) e novo controle (glicólise anaeróbia), não mais se sacrificam pelo bem comum e não seguem as regras da comunidade, porque agora elas são diferentes. O único objetivo deste grupo de células é sobreviver.

Desta forma, elas crescem desordenadamente e não respeitam limites e por isso são chamadas malignas. Para alguns são um verdadeiro câncer tomando de assalto o organismo, para nós são células doentes tentando apenas sobreviver.

Estas células fazem de tudo para sobreviver por si mesmas e possuem alto grau de adaptação às condições adversas do meio – hipóxia, acidose, radioterapia, quimioterapia, hipertermia etc.

Em 1998 eu assim pensava: são células guerreiras subversivas, são rebeldes e destroem qualquer coisa em seu caminho para tomar posse de mais território, lutando para sobreviver a qualquer custo. Somente o que importa é permanecerem vivas e se reproduzindo. Devem ser exterminadas.

Mudei de pensamento.
Como deter células rebeldes?
Devemos usar a força ou a diplomacia? O extermínio indiscriminado ou a compaixão?

Quando em um País começa a nascer um grupo revolucionário, um grupo de pessoas diferentes, arrogantes e fanáticas com aumento exponencial de seguidores deve-se tomar medidas com urgência.

Se o grupo é pequeno e isolado e sem ramificações pelo País (metástases), a extirpação cirúrgica do grupo pode ser o suficiente para resolver o problema imediato.

Deve-se proceder a seguir mudanças sérias no País para prevenir o risco do crescimento de outros grupos, que certamente vão aparecer se nada for feito (cuidar do organismo, retirar os tóxicos, suprir nutrientes deficientes).

Se o grupo revolucionário for maior, somente a extirpação cirúrgica não será suficiente. Nos países onde se optou por medidas drásticas de extermínio de todos os componentes do grupo, a história nos mostra uma longa batalha com muito sofrimento e vitória incerta. Nos países onde se optou pelo extermínio dos mais perigosos e irrecuperáveis junto com a reabilitação dos menos fanáticos, menos malignos, a batalha não foi tão árdua e longa e o sofrimento foi bem menor e na maioria das vezes o País voltou a viver em paz.

Quando optamos simplesmente pelo extermínio das células malignas (quimioterapia, radioterapia), além de matarmos células normais falhamos em matar **todas** as células malignas e as que sobrevivem saem do combate mais fortalecidas e mais resistentes a novas investidas. É mais ou menos como se bombardeássemos a cidade inteira, para destruir apenas uma fábrica de armas. Sempre acabamos atingindo os civis, que são os que mais sofrem nestes casos.

Na verdade, a quimioterapia ou a radioterapia de repetição ativa mecanismos de sobrevivência celulares adquiridos nos 3,8 bilhões de anos de evolução da nossa espécie e que são realmente os responsáveis por estarmos presentes atualmente no planeta.

Quando atacamos uma célula e ela não morre, esta célula coloca em ação mecanismos de defesa milenares ativando vários fatores de transcrição nuclear. O principal deles é o fator de transcrição nuclear – NF-kappaB –, o qual inibe as vias de morte celular (apoptose) e ativa as vias de proliferação celular. Concomitantemente ocorre ativação da neoangiogênese que permitirá nutrir as novas células rebeldes.

Desta forma, possivelmente o ideal seria promover um ataque firme, forte e de curta duração para aniquilar as células mais indiferenciadas, mais malignas, com maior índice de proliferação, que coincidentemente são as mais susceptíveis à quimioterapia e radioterapia. Logo a seguir colocaríamos em ação medidas de reabilitação celular e os procedimentos de diferenciação, dirigidos às células não muito malignas, não muito indiferenciadas, com menor índice de proliferação e que são justamente as células com maior potencial de recuperação e as menos responsivas à quimioterapia e radioterapia.

Quando conseguirmos transformar as células ditas malignas em benignas elas voltam ao convívio em sociedade e seguem o seu ciclo de vida para no final chegarem à morte natural programada (apoptose) geralmente em 4 meses.

Câncer não é somente o tumor visível, aquele que aparece na tomografia ou na ressonância magnética.

Câncer é o desequilíbrio entre a proliferação e a diferenciação celular. É doença sistêmica, não é apenas algo localizado crescendo desordenadamente, não é apenas o tumor aparente, aquele mostrado nas imagens.

A revolta e até mesmo a guerra não aparecem num país politicamente organizado e economicamente forte, onde seus cidadãos têm um bom padrão de vida.

O câncer só começa a existir em um terreno, em um organismo preparado para aceitá-lo. São pessoas que por muitos anos não respeitaram as suas próprias células. Abusaram do fumo, gorduras hidrogenadas artificialmente, carboidratos refinados, alimentos enlatados, embutidos e defumados, se contaminaram com metais tóxicos, agrotóxicos e se intoxicaram com o medo, a inveja e a depressão. As causas são múltiplas e o tratamento também deve ser.

Atualmente são 5 as modalidades convencionais empregadas no tratamento do câncer: cirurgia, quimioterapia, radioterapia, hipertermia e imunoterapia. Os procedimentos de diferenciação celular estão cada vez mais próximos do receituário médico.

Das 5 modalidades convencionais, nenhuma delas por si só consegue a erradicação total do tumor.

O organismo sozinho não consegue, mas com o emprego de vários tipos de diferentes modalidades estratégicas, cada uma atuando em locais distintos da célula doente, da massa tumoral e do meio ambiente que vive a célula temos obtido o desaparecimento total de vários tipos de tumores. Muitos já chegaram aos necessários 5 anos e selaram com chave de ouro a estratégia de compaixão e reabilitação e não simplesmente de extermínio compulsório.

Ao erradicarmos os tumores, seja qual for o método empregado, precisamos cuidar do terreno, isto é, do organismo como um todo. Devemos retirar do corpo todos os metais tóxicos e agrotóxicos ou agentes biológicos, suprir as células com os 45 nutrientes essenciais, afastar intolerâncias e alergias alimentares, afastar o paciente de campos eletromagnéticos prejudiciais, orientar para não dormir e não trabalhar em zonas geopatogênicas, orientar a dieta com alimentos anticarcinogênicos e carcinostáticos, tudo isso com a finalidade de diminuir drasticamente a possibilidade de recidiva, metástases e o início de um novo grupo de células transformadas. Ao não afastar os agentes causais fatalmente virão as recidivas e metástases.

A partir de 2008 ao conhecer melhor o processo carcinogênico concluímos que estamos diante de células em grande sofrimento. Não são células malignas, mas células doentes tentando sobreviver a qualquer custo. Como tais células são "carne da nossa própria carne" elas colocam em ação todos os mecanismos de sobrevivência adquiridos nos bilhões de anos de Planeta Terra.

No site oficial da Associação Brasileira de Medicina Biomolecular escrevemos até meados de 2016, 120 revisões referendadas por quase 4.200 trabalhos da literatura médica (12.600 pesquisadores) sobre: diferenças bioquímicas, fisiológicas, farmacológicas, anatômicas e biológicas entre as células normais e as células diferenciadas. Células diferenciadas devido a sofrimento interno ou externo, em vias de morrer e colocando em ação mecanismos para sobreviver: células moribundas tentando não morrer.

Estamos agora na "biblioteca de Câncer" do site da Associação Brasileira de Medicina Biomolecular e Nutrigenômica, www.medicinabiomolecular.com.br, com 8.200 trabalhos na linha de pensamente deste artigo. Supondo 35 referências em média por trabalho teremos 287.000 referências e supondo em média 3 autores por referência temos 861.000 pesquisadores estudando os mecanismos desta doença e novas estratégias terapêuticas. Portanto, podemos concluir que em breve, muito breve estaremos aptos a curar definitivamente esta doença crônica.

Os estudos estão em andamento e muito temos ainda que aprender, porém, o conhecimento das diferenças entre a célula normal e a transformada por sofrimento provocado por alguma causa, nos permitirá elaborar estratégias cada vez mais eficazes que nos possibilitará aniquilar as células cancerosas mais desesperadas com a oncologia e recuperar as células não tão doentes preservando as células normais com a medicina biomolecular e no final chegar à tão desejada cura.

Células desesperadas é igual ao grau máximo de entropia e mínimo de ordem-informação do sistema termodinâmico aberto celular.

Células não tão doentes – grau médio do escrito acima.

O sucesso está na união da **oncologia moderna** (exterminando as células de entropia máxima) com a **biologia molecular** (recuperando as células transformadas) e o **médico biomolecular** (cuidando das células do organismo inteiro, porque é ele que está doente).

Século XXI, chegou o momento.

Neste mundo não há fracassados e sim desistente. **Confúcio**

Não vamos desistir desta luta. **Acima de 500 mil pesquisadores anônimos.**

Referências

1. Felippe JJr. Radicais Livres como Mecanismo Intermediário de Moléstia. In Felippe JJr. Pronto Socorro: Fisiopatologia – Diagnóstico – Tratamento. Rio de Janeiro: Guanabara Koogan; pp. 1168-73;1990.
2. Felippe JJr. Medicina Biomolecular. Revista Brasileira de Medicina Biomolecular e Radicais Livres. 1(1): 6-7,1994

3. Felippe JJr. Dieta Inteligente Journal of Biomolecular Medicine & Free Radicals. 6(3):85-95,2000.
4. Felippe JJr. Estratégia Biomolecular: uma das Bases da Medicina do Futuro. Revista Brasileira de Medicina Complementar. 7(1):8-9;2001.
5. Felippe JJr. Estratégia Terapêutica de Indução da Apoptose, da Inibição da Proliferação Celular e da Inibição da Angiogênese com a Oxidação Tumoral Provocada por Nutrientes Pró Oxidantes. Revista Eletrônica da Associação Brasileira de Medicina Biomolecular. www.medicinabiomolecular.com.br. Tema do mês de fevereiro de 2003.
6. Felippe JJr. Eficácia da Indução Oxidante Intracelular e da Aplicação de Radio Freqüência no Tratamento do Câncer: Estratégia Química e Física. Revista Eletrônica da Associação Brasileira de Medicina Biomolecular. www.medicina biomolecular.com.br. Tema do mês de abril de 2003.
7. Felippe JJr. O Controle do Câncer com um Método Muito Simples e Não Dispendioso: Provocar a Hiperpolarização celular com Dieta Pobre em Sódio e Rica em Potássio. Estratégia Química e Física. Revista Eletrônica da Associação Brasileira de Medicina Biomolecular. www.medicinabiomolecular.com.br. Tema do mês de janeiro de 2004
8. Felippe JJr. Tratamento do Câncer com medidas e drogas que Inibem o fator nuclear NF-kappaB. Revista Eletrônica da Associação Brasileira de Medicina Biomolecular. www.medicinabiomolecular.com.br. Tema do mês de fevereiro de 2004.
9. Felippe JJr. Substância Fundamental: Elo Esquecido no Tratamento do Câncer. Revista Eletrônica da Associação Brasileira de Medicina Biomolecular. www.medicina biomolecular.com.br. Tema do mês de março de 2004.
10. Felippe JJr. Tratamento do Câncer com Medidas e Drogas que Acordam Genes Silenciados pela Metilação das ilhas CpG do DNA. Revista Eletrônica da Associação Brasileira de Medicina Biomolecular. www.medicinabiomolecular.com.br. Tema do mês de abril de 2004.
11. Felippe JJr. Fluidez da Membrana: possivelmente o ponto mais fraco das células malignas. Revista Eletrônica da Associação Brasileira de Medicina Biomolecular. www.medicina biomolecular.com.br. Tema do mês de maio de 2004
12. Felippe JJr. Câncer avançado: Tratamento com Rádio Frequência e Oxidação Sistêmica. Revista Eletrônica da Associação Brasileira de Medicina Biomolecular. www.medicina biomolecular.com.br. Tema do mês de junho de 2004
13. Felippe JJr. Desacetilação como mecanismo de controle epigenético do Câncer: Inibição da Proliferação Celular Maligna, Aumento da Diferenciação Celular e Aumento da Apoptose. Revista Eletrônica da Associação Brasileira de Medicina Biomolecular. www.medicina biomolecular.com.br. Tema do mês de julho de 2004.
14. Felippe JJr. Metabolismo da Célula Tumoral – Câncer como um Problema da Bioenergética Mitocondrial: Impedimento da Fosforilação Oxidativa – Fisiopatologia e Perspectivas de Tratamento. Revista Eletrônica da Associação Brasileira de Medicina Biomolecular. www.medicinabiomolecular.com.br. Tema do mês de agosto de 2004
15. Felippe JJr. Metabolismo das Células Cancerosas: A Drástica Queda do GSH e o Aumento da Oxidação Intracelular Provoca Parada da Proliferação Celular Maligna, Aumento da Apoptose e Antiangiogênese Tumoral Revista Eletrônica da Associação Brasileira de Medicina Biomolecular. www.medicinabiomolecular.com.br. Tema do mês de setembro de 2004.
16. Felippe JJr. A hipoglicemia induz citotoxide no carcinoma de mama resistente à quimioterapia. Revista Eletrônica da Associação Brasileira de Medicina Biomolecular. www.medicinabiomolecular.com.br. Tema do mês de fevereiro de 2005.
17. Felippe JJr. A insulinemia elevada possui papel relevante na fisiopatologia do infarto do miocárdio, do acidente vascular cerebral e do câncer. Revista Eletrônica da Associação Brasileira de Medicina Biomolecular. www.medicinabiomolecular.com.br. Tema do mês de abril de 2005.
18. Felippe JJr. A hiperinsulinemia é importante fator causal do câncer e o seu controle possui valor na prevenção e tratamento desta doença metabólica. Revista Eletrônica da Associação Brasileira de Medicina Biomolecular. www.medicinabiomolecular.com.br. Tema do mês de maio de 2005.
19. Felippe JJr. Interrupção do ciclo celular com aumento da apoptose de células de câncer induzido por hiperosmolalidade com cloreto de sódio hipertônico: relato de caso e revisão da literatura. Revista Brasileira de Oncologia Clínica. 6(18):23-28,2009.
20. Felippe JJr. Carcinoma neuroendócrino metastático do pâncreas – o valor do pH intracelular e peritumoral: relato de caso e revisão da literatura. Revista Brasileira de Oncologia Clínica, 24-30,2010.
21. Spira,A I and Carducci,M A. Differentiation Therapy. Current Opinion in Pharmacology. 3:338-343,2003.
22. Vide Biblioteca de Câncer: www.medicinabiomolecular.com.br

PARTE II

Fisiopatologia: desvendando os segredos do câncer

CAPÍTULO 4

Desvendando os segredos do câncer

A água desestruturada promove a carcinogênese e a água estruturada restaura a fisiologia e a bioenergética celular transformando as células cancerosas em células normais. Hipótese da carcinogênese. 2005, **JFJ**

José de Felippe Junior

O amor e o estudo são a agulha e a linha que tecem a Medicina. **JFJ**

O saber e a dedicação são o pai e a mãe da Medicina. **JFJ**

A verdadeira causa das doenças e a medicina ainda não fizeram as pazes. É porque a medicina ainda é muito jovem. E o que dizer dos tratamentos. **JFJ**

As enfermidades são muito antigas e nada a respeito delas mudou. Somos nós que mudamos ao aprender a reconhecer nelas o que antes não percebíamos. **Charcot**

As células humanas se esmeram para se manterem vivas há 3,8 bilhões de anos e têm guardado todas as artimanhas de sobrevivência no seu precioso genoma. Esta é a razão de nós estarmos no presente momento respirando neste pequeno planeta. **JFJ**

Hipótese da Carcinogênese: A inflamação crônica subclínica persistente por estresse químico, físico ou biológico evolui em meio hipotônico, devido ao edema intersticial, que provoca leve "inchaço celular" e como mecanismo de defesa para manterem intacto o volume celular as células perdem osmólitos cosmotropos. Na presença continuada do fator causal, a diminuição dos osmólitos cosmotropos citoplasmáticos vagarosamente transformam a água estruturada em água desestruturada, o que provoca gradativamente a diminuição do grau de ordem-informação do sistema termodinâmico celular que, ao atingir o ponto máximo suportável de entropia, provoca na célula um "estado de quase morte". Neste ponto de baixa concentração de osmólitos, predomínio de água desestruturada e alta entropia celular, as células se transformam e lutam para se manterem vivas e o único modo de sobreviver é através da proliferação celular. Proliferação para manter bem precioso lapidado por 3,8 bilhões de anos – genoma. Ao mesmo tempo, acontece o silenciamento de genes supressores tumorais. As células moribundas colocam em ação mecanismos milenares de sobrevivência, justamente aqueles que mantiveram as células normais vivas no Planeta durante a Evolução. Desta forma, primeiramente as células descartam o pesado mecanismo da fosforilação oxidativa e passam a operar no arcaico ciclo de Embden-Meyerhof, que fornece ATP para os genes proliferativos do ciclo celular do núcleo e ativam fatores e vias de sinalização, promovem alcalinização citoplasmática etc., os quais em conjunto promovem a proliferação celular neoplásica, a diminuição da apoptose, a formação de novos vasos e o impedimento da diferenciação celular. O predomínio da água desestruturada no intracelular incrementa o aumento da hidratação e do volume celular provocado pela hipotonicidade do meio inflamatório. As medidas que transformam a água desestruturada em água estruturada, tais como a hiperosmolalidade peritumoral e aumento dos osmólitos cosmotropos intracelulares, e as estratégias que aumentam a fosforilação oxidativa mitocondrial restauram a fisiologia e a bioenergética celular e as células neoplásicas param de proliferar, diferenciam-se em células normais e caminham para a vida e depois para o processo fisiológico contínuo de morte celular programada. Cessa a doença crônica chamada câncer se o fator causal foi abolido (JFJ, 2004).

Rudolf Virchow, em 1863, já havia feito a hipótese de o câncer ser originado a partir da inflamação crônica.

Um grupo de células normais quando submetido a um regime persistente de sofrimento ou estresse crônico, de causas química, física ou biológica, apresenta inflamação crônica, infecção crônica, irritação crônica, intoxicação crônica, hipóxia crônica e acidose crônica. Neste momento, passam a viver em um sítio inflamatório edematoso com hiposmolalidade intersticial e como mecanismo de defesa para manterem o volume celular as células perdem osmólitos cosmotropos.

Em meio hipotônico, quando a célula "incha", abre-se um canal de ânions que permite o efluxo de solutos. Esses canais volume-sensíveis são conhecidos como VSOAC (*volume-sensitive organic osmolyte/anion channel*) (Jackson, 1997).

Com a persistência da inflamação que pode durar anos, sorrateiramente vai diminuindo a concentração citoplasmática de osmólitos cosmotropos e a água estruturada, paulatinamente, vai se transformando em água desestruturada.

No primeiro estágio temos a alteração da função da célula e com a evolução do processo vem a alteração da sua estrutura. Tudo isto acontecendo lentamente e em pequenas proporções de modo silencioso, sem sinais ou sintomas possíveis de serem notados por um bom clínico ou pelos exames de sangue ou imagem que dispomos no momento.

O aumento gradativo da água desestruturada diminui paulatinamente o grau de ordem-informação do sistema termodinâmico da célula, até atingir um ponto de limite máximo de entropia, com graves alterações da fisiologia e da bioenergética celular. Ao atingir o limite máximo de entropia, a célula entra em "estado de quase morte", descarta o pesado mecanismo da fosforilação oxidativa mitocondrial e passa de estado "Beta" para estado "Alfa" onde predomina o metabolismo anaeróbio de Embden-Meyerhof (Albert Szent Gyorgyi, 1972).

Isto significa que a célula voltou a funcionar no estágio arcaico da evolução onde reinava a saturação eletrônica, a hipóxia e o excesso de agentes redutores. Neste ponto a célula coloca em ação mecanismos milenares de sobrevivência e ativa "oncogenes" e fatores e vias de sinalização, alcaliniza o citoplasma e ativa enzimas da glicólise anaeróbia que em conjunto provocam aumento da proliferação celular, inibição da apoptose, produção de novos vasos e inibição da diferenciação celular: neoplasia.

Não são células malignas ou cancerosas e sim células neoplásicas ou transformadas, células doentes tentando aumentar o grau de ordem-informação, lutando para diminuir a entropia, lutando para sobreviver, lutando para conservar genoma lapidado de 3,8 bilhões de anos. São células cuja meta é viver e que necessitam de cuidados, não de extermínio.

Todos os fatores e vias de sinalização como o NF-kappaB, STAT3, SAP/MAPK, VEGF, EGF, PDGF etc., constituintes milenares das células normais, e que são colocados em ação nos traumatismos, feridas, fraturas e nos processos fisiológicos de cicatrização e controle das infecções são os responsáveis pela sobrevivência da nossa espécie no Planeta. No ponto de "quase morte" estes mesmos mecanismos de sobrevivência são ativados, e todos em conjunto provocam a proliferação celular redentora da célula doente e moribunda.

Ao atingir o "estado de quase morte" encontramos a presença de centenas de fatores (NF-kappaB, NFATs, VEGF, EGF, PDGF etc.) que são ativados por uma gama enorme de vias de sinalização (STAT3, SAP/MAPK, JNK/MAPK, ERK/MAPK, p38/MAPK), ao lado da ativação de inúmeros "oncogenes" (c-fos, c-jun, c-myc etc.). Todos esses eventos cursam em paralelo com o aumento da proliferação celular, diminuição da apoptose, geração de neovasos e a diminuição da diferenciação celular e pertençam à fase final do processo de carcinogênese que é a proliferação celular para sobreviver (Felippe, 2008).

Desta forma, os fatores e vias de sinalização e os "oncogenes" ativos nada mais são que efeitos secundários do processo neoplásico, reações que fazem parte dos mecanismos de sobrevivência a qualquer custo e, portanto, sinais tardios da carcinogênese. Eles estão na ponta direita (ponto final) do processo carcinogênico. Na ponta esquerda (ponto inicial) do processo carcinogênico está a diminuição da concentração dos osmólitos cosmotropos citoplasmáticos que é secundária ao insulto químico, físico ou biológico.

A sustentação desta hipótese será dividida em 10 partes:

I – A água.

II – O que nos revela a composição química da água: H_2O.

III – Nas células normais coexistem dois tipos de água: tipo A desestruturada e tipo B estruturada.

IV – Evidências que na célula em proliferação predomina a água desestruturada de alta mobilidade.

V – Evidências que no tecido neoplásico encontramos diminuição dos osmólitos cosmotropos citoplasmáticos.

VI – São secundários ao "estresse de quase morte": a ativação de fatores e vias de sinalização celular, o aumento da expressão de "oncogenes" e a alcalinização intracelular.

VII – Outras particularidades das células neoplásicas.
    VIIa – Aumento da hidratação celular.
    VIIb – Aumento do volume celular.
VIII – Vida – Ordem – Informação – Entropia.
IX – O "estado de quase morte" polariza o local de produção de ATP da fosforilação oxidativa mitocondrial para o metabolismo anaeróbio citoplasmático.
X – Tratamentos das neoplasias aumentando a água estruturada.
    Xa – A hiperosmolalidade peritumoral retira a água desestruturada do citoplasma e possui efeitos anticarcinogênicos.
    Xb – O aumento de substâncias cosmotropas estruturadoras da água intracelular possui efeito anticarcinogênico.
    Xc – Pacientes com câncer tratados com osmólitos cosmotropos orgânicos e solução hiperosmolar.

I – A água

A água é uma das mais extraordinárias substâncias que se encontra no Planeta, ela tem personalidade própria e contraria tudo o que conhecemos da química e da física clássica. Ela não segue nem os princípios da Tabela Periódica dos Elementos de Dimitri Ivanovitch Mendeleev.

É o caráter anômalo da água, que a faz a substância mais importante do nosso organismo. É a estrutura molecular da água a responsável pela existência dos seres vivos e sem água não haveria vida, como a conhecemos (Felippe, 2008). Um dos pesquisadores mais criativos que já passaram por este mundo, Albert Szent-Gyorgyi, afirmou que a água é a matéria, a matriz e a mãe da vida; que a estrutura molecular da água é a essência da vida e que a vida é a *"dança da água na sintonia dos sólidos"*.

Este comportamento anômalo da água se deve à presença das pontes de hidrogênio, pontes água-água.

As pontes de hidrogênio são ligações atômicas do átomo de hidrogênio de uma molécula de água com o átomo de oxigênio de outra molécula de água formando "clusters" ou aglomerados de várias moléculas de água ou $(H_2O)n$, onde n é o número de moléculas de água ligadas pelas pontes de hidrogênio. Não existe na natureza, n = 1.

As pontes de hidrogênio com força randômica tendendo para mais ou para menos são necessárias no intracelular para:

1. Estabilizar a conformação das hélices do DNA e do RNA, o que mantém a estrutura da molécula e a sua especial característica de enrolar e desenrolar as hélices.
2. Manter a estrutura tridimensional das enzimas e das proteínas.
3. Estabilizar a estrutura terciária das enzimas e das proteínas.
4. Manter a hidratação das proteínas, ácidos nucleicos e macromoléculas.
5. Estabilizar, manter e proteger a membrana citoplasmática e mitocondrial.
6. Interferir no potencial de membrana citoplasmático (Em) e no potencial de membrana mitocondrial (delta-psi-mt).
7. Interferir na homeostasia dos poros da membrana citoplasmática e mitocondrial.
8. Interferir na velocidade das reações químicas intracelulares.
9. Participar das reações de hidrólise.
10. Veicular informação etc.

Deste modo, a água com as pontes de hidrogênio é fundamental na fisiologia celular porque funcionam como solvente, soluto, estabilizador de estruturas e veículo de informações, para que as células consigam cumprir plenamente as suas funções e sejam consideradas normais.

É importante salientar que os "clusters" de água são criados pela interação de minúsculas quantidades de substâncias orgânicas ou inorgânicas com a água, os osmólitos (Lo, 2000; Wiggins, 1971 e 2001; Chaplin, 1999) sendo clássica na físico-química a existência de osmólitos que constroem (cosmotropos) e osmólitos que destroem (caotropos) as pontes de hidrogênio da água. Os primeiros aumentam a água estruturada no intracelular e os segundos aumentam a água desestruturada.

O organismo humano contém 60% de água (42 litros no homem de 70 kg com massa magra normal e 12% de gordura), distribuída no intravascular (5% ou 3,5 litros), no intersticial (15% ou 10,5 litros) e os restantes 28 litros no intracelular. A célula contém 80% de água e 20% de solutos. Somos um aquário ambulante e os médicos somente pensam nos solutos, nunca no solvente (Guyton, 1966).

II – O que nos revela a composição química da água: H_2O

A água se dissocia em cátions H_3O^+ e ânions OH^- e se encontra em equilíbrio dinâmico e constante.

O cátion H_3O^+: 1. Diminui o pH citoplasmático, acidifica o meio intracelular e impede a proliferação celular (Tannock, 1989) e 2. É um forte agente cosmotropo: estrutura a água intracelular e impede a proliferação (Wiggins, 1972 e 1996).

O ânion OH⁻: 1. Aumenta o pH citoplasmático, alcaliniza o meio intracelular e facilita a proliferação celular (Johnson, 1976) e 2. É um forte agente caotropos: desestrutura a água intracelular e facilita a proliferação (Wiggins, 1972 e 1996).

Dessa forma, a molécula de água teoricamente é composta por elementos que facilitam ou impedem a proliferação celular.

III – Nas células normais coexistem dois tipos de água: tipo A desestruturada e tipo B estruturada

Há muito tempo sabe-se que nas células normais, coexistem dois tipos de estruturas físicas da água citoplasmática. Em 1965, Bratton por meio do tempo de relaxamento do spin-spin T2 da ressonância nuclear magnética (RNM), já havia observado dois tipos de água no tecido normal. Mostrou que no músculo de sapo durante o repouso predomina um tipo de água com liberdade mais restrita, mais organizada e na contração predomina um tipo de água com maior liberdade, menos organizada.

Freeman Cope, em 1969, estudando a natureza física da água citoplasmática no músculo normal e no cérebro normal do rato, concluiu que a diminuição do tempo de relaxamento da água citoplasmática em relação à água destilada deve-se à existência de uma fração da água intracelular altamente organizada. O autor mostrou ainda a presença de outro tipo de água menos estruturada que a fração acima concluindo que existem pelo menos dois tipos de água no intracelular de diferentes estruturas. O tipo mais organizado de água intracelular está adsorvido na interface das macromoléculas ou como mostrou Ling está adsorvido nas proteínas celulares, na forma de múltiplas camadas polarizadas (Ling, 1962).

Philippa Wiggins, pesquisadora da Nova Zelândia que estudou a água durante 40 anos, cita os estudos de Henderson de 1913, os de Robinson e Vedamuthu de 1994 e os de Robinson e Cho de 1997 e 1999 que culminaram na descoberta fundamental para a compreensão de importante mecanismo da fisiologia celular. Esses autores constataram que no citoplasma dos mamíferos coexistem dois tipos de água, isto é, a vida das células depende de pelo menos dois tipos de água (Wiggins, 1971, 1972, 1990 a-b-c, 1999, 2001).

Com finalidade didática vamos chamá-las de água A – desestruturada (HDW – *High Density Water*) e água B – estruturada (LDW – *Low Density Water*).

Água A: alta densidade, osmoticamente ativa e fluída por apresentar pontes de hidrogênio fracas. É água sem estrutura (desestruturada), com "clusters" pequenos, isto é, com o "n" do $(H_2O)n$ muito baixo e densidade de 1,18 g/ml. Funciona como solvente.

Água B: baixa densidade, osmoticamente inativa e viscosa por apresentar pontes de hidrogênio fortes. É uma água estruturada, com "clusters" maiores, isto é, com o "n" do $(H_2O)n$ elevado e densidade de 0,91 g/ml. Não funciona como solvente.

IV – Evidências que na célula em proliferação predomina a água desestruturada de alta mobilidade

O método da ressonância nuclear magnética (RNM) permite a medida direta do tempo de relaxamento do spin-lattice (T1) e do spin-spin (T2) dos prótons da molécula de água, o que torna possível a caracterização de tecidos biológicos com base nas propriedades da radiofrequência emitida pela água citoplasmática.

Damadian em 1971 foi o primeiro a descobrir através da RNM que o "spin-lattice relaxation time" (T1) e o "spin-spin" (T2) dos prótons da água celular estão elevados nos tumores, e inferiu que a mobilidade média da água livre citoplasmática está aumentada nas neoplasias, o que permite distinguir o tecido normal do tecido canceroso. Hazlewood em 1972 demonstrou que nos tumores benignos o valor de T1 apresenta valores entre os dois extremos.

Damadian e Goldsmith estudando 119 amostras de tecido mamário de 112 mulheres, concluíram que a combinação de T1 e T2 da RNM conseguia distinguir 95% das amostras em malignas (3.137 ± 0,667) ou normais (2.002 ± 0,351), com p < 0,01. A doença fibrocística de mama e a mastopatia fibrosa apresentaram índices de 2.263 ± 0,503 e 2.151 ± 0,505, ambas diferentes das amostras malignas (p < 0,01) (Goldsmith e Damadian, 1978). A distinção também foi válida no câncer colorretal e pulmonar (Koutcher e Damadian, 1978).

Nos anos seguintes surgiram trabalhos corroborando a pesquisa de Damadian. Eram tumores humanos transplantados em animais, que podiam ser distinguidos dos tecidos normais correspondentes com a técnica da RNM: fibrossarcoma, linfossarcoma, melanoma, rabdomiossarcoma, tumor de células redondas e tumor de células fusiformes (Weisman, 1971; Hollis, 1973).

Em humanos surgiram muitos trabalhos com tumores *in vitro* indicando que Damadian estava correto: mama (Eggleston, 1975; Goldsmith, 1978; Medina, 1975), pulmão (Eggleston, 1975), tiroide (De Certaines, 1982; Shara, 1974), e tumores cerebrais (Benoist, 1981; Chatel, 1986; Parrish, 1973).

Frey em 1972 fez uma grande descoberta. Ele foi o primeiro a mostrar o efeito sistêmico do câncer nos tecidos. Tecidos normais distantes do canceroso do rato com tumor também apresentavam alterações físicas da água intracelular mostrada pelos valores de T1 mais elevados. Os tecidos estudados foram: baço, rins e fígado. Este achado denota o caráter sistêmico do câncer no camundongo.

Floyd em 1974 foi o primeiro a demonstrar o efeito sistêmico do câncer no soro. Verificou aumento de 14 a 19% do T1 no 1º dia após a inoculação de células vivas do tumor de Ehrlich e aumento de 16 a 18% durante os 3 a 5 dias após a inoculação, período que se formou o líquido ascítico. Salientamos que o autor encontrou aumento de 10% do T1 no soro dos animais injetados com células mortas do tumor de Ehrlich, mostrando que o aumento precoce do T1 no primeiro dia foi motivado por um tipo de reação geral ao estresse da inoculação. No segundo pico de T1 entre os 3 a 5 dias, entretanto, o único motivo seria devido ao efeito sistêmico do câncer em evolução.

Inch em 1974 foi o primeiro a mostrar que o efeito sistêmico do câncer também ocorria em seres humanos.

Beall e Hazlewood em 1977 mostraram que os efeitos sistêmicos também ocorrem nos tumores benignos. Demonstraram que o T1 estava 10,6% elevado no soro de camundongos com papiloma ductal benigno em relação ao soro de camundongos sem tumor. Entretanto, não houve alteração do T1 em outro tipo de tumor benigno – a hiperplasia ductal mamária.

Estes estudos mostraram que o desenvolvimento do câncer induz perturbações sistêmicas à distância semelhantes ao que está ocorrendo na célula neoplásica, isto é, aumento da desorganização da água citoplasmática, com aumento da liberdade de movimento das suas moléculas.

Alguns autores sugeriram que o aumento de T1 observado nos tumores, nos órgãos distantes e no soro seria devido ao aumento da hidratação (Hollis, 1974; Saryan, 1974; Carver, 1973), entretanto, Hazlewood e Medina em 1974 e outros autores mostraram que aumentos de T1 e T2 ocorrem independentemente das mudanças da hidratação celular. De fato, o aumento de T1 e T2 está relacionado mais com o tipo de água aumentada (desestruturada) do que simplesmente o aumento da hidratação celular.

Beall e Hazlewood em 1976 verificaram, em cultura de células de câncer mamário humano, que o aumento de T1 se correlacionava com a divisão celular mitótica e não com a hidratação celular. Floyd em 1975 mostrou aumento gradativo de T1 no soro e no fígado à medida que aumentava a nodulação hepática neoplásica após a injeção de carcinógeno.

Fung no mesmo ano mostrou que no músculo normal predomina a água organizada, e no músculo com tumor sólido, a água desorganizada.

Inch em 1974 mostrou que o T1 do fígado fetal e do fígado em franca regeneração é significantemente maior que no fígado com células normais quiescentes, sem proliferação.

Hollis em 1972 mostrou que o tumor de Morris de crescimento rápido apresenta maior mobilidade da água citoplasmática que o tumor de Morris de crescimento lento.

Hazlewood em 1969 mostrou que no músculo em crescimento de ratos recém-nascidos a estrutura da água citoplasmática está diminuída em relação ao músculo já amadurecido.

Damadian já havia feito a hipótese que no tecido maligno em proliferação existe desestruturação da água citoplasmática, o que permite a sua maior mobilidade. Encontrou profunda diferença em T1 e T2 quando comparou o fígado normal com o hepatoma de Novikoff. No hepatoma encontrou T1: 0,826s e T2:0,118s e no tecido normal T1: 0,293s e T2: 0,050s mostrando a significante desestruturação da água citoplasmática na célula tumoral. No sarcoma de Walker o T1 de 0,736s foi muito diferente do T1 do tecido normal, 0,293s, mostrando a profunda diferença entre a água citoplasmática tumoral e do tecido normal.

Ling e Damadian em 1990 mostram que as alterações de T1 e T2 são devidas à baixa concentração dos íons paramagnéticos manganês e ferro no tecido neoplásico. Nos tecidos normais encontraram concentração de manganês 24 vezes maior que nos tecidos neoplásicos e de ferro 4 vezes maior.

Todos estes resultados estão de acordo com Albert Szent-Gyorgyi, que em 1957 escreveu que o tecido canceroso possui menor grau de organização e menor quantidade de água estruturada que o tecido normal.

Em 1996 Wiggins mostrou com metodologia diferente, microscopia atômica, oscilação da resistência elétrica e valores anômalos de pH, que o tipo de água A de alta densidade e desestruturada predomina nas células em proliferação e a água do tipo B de baixa densidade e estruturada predomina nas células em repouso mitótico, estado quiescente. A água tipo B presente nas células em repouso mitótico é convertida em água tipo A quando elas passam a proliferar. A autora mostrou que a mudança de um estado para outro faz parte integral da função celular (Wiggins, 1996).

Pouliquen em 2001 através da Ressonância Nuclear Magnética 1H com relaxometria estudou a água citoplasmática no linfoma de camundongo, provocado por dieta pobre em fitoquímicos e rica em ácidos graxos saturados e carboidratos refinados. O autor encontrou a alteração que reputamos fundamental na carcinogênese, a diminuição da água tipo B estruturada nos tumores. Este disciplinado pesquisador francês mostrou também que havia diminuição da água estruturada no soro, no coração e principalmente no fígado. O estudo além de revelar a diminuição da água tipo B no tumor mostrou o caráter sistêmico do câncer, isto é, o organismo fica doente como um todo, a doença não é apenas o tumor visível.

Hazlewood e Medina em 1972, pesquisando com a RNM a água do intracelular da glândula mamária do camundongo, conseguiram a façanha de distinguir o estado pré-neoplásico do estado neoplásico. Continuando seus estudos, agora em glândula mamária humana, os mesmos autores conseguiram mostrar as diferenças entre tecido normal, doença benigna não neoplásica e doença neoplásica: aumento progressivo da água desestruturada tipo A em relação à estruturada tipo B (Hazlewood e Medina, 1975).

Estes achados corroboram a hipótese de Felippe Jr, onde o aumento progressivo da água desestruturada provoca em um primeiro estágio a disfunção celular (doença), e no estágio final com a progressão do aumento da água A desestruturada surge a proliferação celular (neoplasia), que é desencadeada pelo grau máximo de alteração funcional, "estado de quase morte" (Felippe, 2008).

V – Evidências que no tecido neoplásico encontramos diminuição dos osmólitos cosmotropos citoplasmáticos

Na evolução da espécie humana, durante a transição dos organismos primitivos do meio aquoso para o terrestre, os genes sofreram mutações e provocaram a necessária diminuição da proliferação celular com aumento da diferenciação, e ainda deram um grande passo na Evolução proporcionando proteção contra a dessecação celular, sem a qual os organismos não sobreviveriam em ambiente não aquoso. A proteção contra a dessecação foi proporcionada pelo acúmulo citoplasmático de osmólitos orgânicos cosmotropos (Ferraris, 1999 e 2001; Dmitrieva, 2006).

Na carcinogênese ocorre o inverso do que aconteceu na evolução, isto é, observamos aumento da proliferação celular com diminuição da diferenciação e seguindo este raciocínio podemos inferir que o mecanismo contra a dessecação celular também se inverteu, portanto esperamos encontrar nas células cancerosas a diminuição dos osmólitos orgânicos cosmotropos. De fato, na literatura médica de bom nível encontram-se vários trabalhos mostrando que o tecido neoplásico possui drástica diminuição destes osmólitos em relação ao tecido normal correspondente.

Passemos agora para os estudos concretos que mostraram a diminuição de osmólitos citoplasmáticos cosmotropos nas neoplasias humanas.

Tugnoli e Tossi em 2000 examinaram amostras de carcinoma renal provenientes de 10 pacientes cirúrgicos, por meio da 1H MRS (*1H Magnetic Resonance Spectroscopy*). Estudaram, *in vitro*, 10 amostras tumorais e 10 amostras de tecido normal longe do tumor. O MRS nos informa sobre as substâncias osmoticamente ativas da célula renal (osmólitos) que são consideradas classicamente como marcadores da função fisiológica renal. Os autores encontraram marcante diminuição dos osmólitos citoplasmáticos nas células tumorais e consideraram este fato o lacre que atesta a presença de câncer.

Para Felippe Jr, a diminuição dos osmólitos provoca predomínio da água tipo A que na fase inicial provoca alteração da função e depois na evolução com o grande aumento da água desestruturada e a mudança para metabolismo anaeróbio desencadeia-se o câncer.

Tugnoli em 2003 estudou a composição do tecido renal normal e neoplásico por meio da MRS. Foram examinados treze pacientes com nefrocarcinoma, dos quais foram retiradas 24 amostras de tecido: 13 do nefrocarcinoma propriamente dito, 9 do parênquima normal em torno do tumor e 2 do córtex e medula renal saudáveis. A MRS nos dá informação sobre os osmólitos intracelulares. No tecido normal os osmólitos estavam presentes em quantidade fisiológica, enquanto no tecido neoplásico observou-se marcante diminuição destes osmólitos.

Para Tugnoli, a marcante diminuição dos osmólitos é típica do câncer. Entretanto, cremos que o câncer acontece somente quando a quantidade de osmólitos decresce até o ponto de desestruturar a água citoplasmática no nível máximo de entropia suportado pela célula. Em outros níveis teremos apenas disfunção celular sem câncer.

Tugnoli e Righi em 2007 estudaram tecidos renais normais e neoplásicos por meio da HR-MAS-MRS de cinco pacientes, três com carcinoma renal de células claras e dois com carcinoma renal papilar. Todos os pacientes foram submetidos à nefrectomia radical e os tecidos frescos provenientes do córtex normal, medula normal e tumor foram estudados pelo HR-MAS-MRS (High Resolution-Magic Angle Spinning-Magnetic Resonance Spectroscopy).

No córtex e na medula normais encontrou-se a presença de concentração normal de osmólitos, atestando a condição de tecidos com fisiologia normal. No carcinoma de células claras encontrou-se marcante diminuição ou mesmo o desaparecimento dos osmólitos.

Este trabalho mostra que nas células normais os osmólitos estão presentes e, portanto, também está presente a água tipo B estruturada, a qual mantém a função normal das células.

No carcinoma renal de células claras ocorre diminuição dos osmólitos, portanto, aumento da água desestruturada do tipo A. No carcinoma papilar encontrou-se aumento de taurina, que alguns pesquisadores acreditam ser um desestruturador da água intracelular.

Dessa forma, mostramos evidências concretas que realmente existe diminuição dos osmólitos cosmotropos no intracelular do tecido neoplásico.

VI – São secundários ao "estresse de quase morte": a ativação de fatores e vias de sinalização celular, o aumento da expressão de "oncogenes" e a alcalinização intracelular

Nos últimos 40 anos, com o advento da biologia molecular, foram descobertos centenas de fatores (NF-kappaB, NFATs, VEGF, EGF, PDGF etc.) que são ativados por uma gama enorme de vias de sinalização (STAT3, SAP/MAPK, JNK/MAPK, ERK/MAPK, p38/MAPK), ao lado do aumento da expressão de inúmeros "oncogenes" (c-fos, c-jun, c-myc etc.). Todos esses eventos cursam em paralelo com o aumento da proliferação celular, a diminuição da apoptose, a geração de neovasos e a diminuição da diferenciação celular, o que levou a maioria dos pesquisadores a estudá-los com afinco, na busca de inibidores que fossem eficazes no tratamento do câncer.

Entretanto, todos estes fatores são secundários, resultantes dos fortes mecanismos de sobrevivência celular desencadeados pelo "estado de quase morte" e fazem parte da fase final do processo carcinogênico, que é a proliferação celular.

Os mecanismos principais que permitiram a sobrevivência do Homem no planeta foram justamente a capacidade de regeneração e cicatrização das lesões, feridas e traumatismos ao lado da cura das infecções e estes mecanismos estão na intimidade dos genes, tanto das células normais como das células "malignas", as quais são carne da nossa própria carne.

De fato, há muito tempo Dvorak sugeriu que a cicatrização e o estroma tumoral compartilhavam das mesmas propriedades, incluindo a hiperpermeabilidade vascular, o extravasamento de fibrinogênio, a coagulação extravascular e a presença de proteoglicanos como o sulfato de condroitina. Tanto nas feridas como no estroma tumoral o fibrinogênio está presente e se transforma em fibrina que é transformada depois em um estroma colagenoso (Brown-Dvorak, 1988; Yeo-Dvorak, 1999).

Finalmente, Dauer em 2005 mostrou que tanto a regeneração das feridas como os cânceres são caracterizados por proliferação celular, remodelamento da matriz extracelular, invasão e migração celular e a formação de novos vasos e que tanto a regeneração tissular como o câncer utilizam mecanismos comuns de sinalização, entre eles o STAT3, o NF-kappaB, o SAP/MAPK etc. (Dauer, 2005).

Todos esses fatores têm sido utilizados pelas células normais desde os primórdios de nossa existência, 3,8 bilhões de anos, quando ainda éramos apenas a célula primordial. Foram estes fatores que nos permitiram sobreviver aos extremos de temperatura, à escassez de alimentos, ao ar rarefeito (hipóxia, acidose), aos traumatismos, às feridas, às fraturas e às infecções (Felippe, 2004).

As agressões com lesões graves ou perigo de "quase morte celular" ativam fatores e vias de sinalização que protegem as células, permitindo que sobrevivam aos insultos e às lesões. Dessa forma, nas neoplasias, todos eles são elementos tardios e secundários do processo e pertencem à ponta direita da carcinogênese. As células doentes e que chamam de malignas estão lutando desesperadamente para sobreviver e elas sabem muito bem colocar em ação todas as artimanhas da sobrevivência (Felippe, 2003, 2005 e 2007).

Também é secundária a alcalinização do citoplasma que proporciona o pH adequado à proliferação celular. De fato, o início da proliferação celular mitótica é precedido pela alcalinização do citoplasma desencadeada pela estimulação dos canais de Na^+/H^+ – bomba NHE1 (Tannock, 1989), pela ativação das anidrases carbônicas IX e XII (Ivanov, 2001; Zavadova, 2005) e outros fatores. A maioria das células neoplásicas funciona com a energia proveniente da glicólise anaeróbia, que gera grandes quantidades de ácido lático e acidifica o meio intracelular. O meio ácido inibe as enzimas da glicólise, motor da mitose, e assim como mecanismo de sobrevivência as células malignas aumentam a expressão de elementos que facilitam o fluxo de prótons H^+ para fora das células.

Um destes elementos é a bomba Na^+/H^+ (NHE1) e deste modo ocorre aumento da expressão desta bomba extrusora de prótons na membrana das células malignas (Barriere, 2001).

Outro elemento são as anidrases carbônicas IX e XII, de ocorrência natural nas células normais altamente especializadas e que sofrem aumento significativo da expressão nas células neoplásicas. Foi o que Ivanov observou em 87 linhagens de células cancerosas e em 18 tumores sólidos onde as anidrases carbônicas IX e XII estavam presentes de moderada a alta quantidade (Ivanov, 2001). Para Zavadova a expressão da anidrase carbônica IX se restringe à mucosa do trato alimentar, porém, ela está presente na maioria dos cânceres humanos, tecidos que normalmente não estão presentes (Zavadova, 2005).

No final teremos alcalinização do meio intracelular e acidificação do meio intersticial que banha as células neoplásicas. Medidas diretas mostram que o pH extracelular dos tumores é cerca de 0,5 unidade de pH inferior ao correspondente tecido não neoplásico, isto corresponde ao aumento de 50 nanomoles de H_3O^+ no interstício (Yamagata, 1996).

Junto com o aumento da expressão da bomba NHE1 acontece outro mecanismo de sobrevivência celular: aumento da atividade da Akt, proteína que protege a célula da apoptose (Wu, 2004). O aumento da atividade da Akt bloqueia a citotoxicidade do TRAIL (*Tumor necrosis factor-Related Apoptosis-Inducing Ligand*) e aumenta a atividade do NF-kappaB, fator nuclear primordial na sobrevivência das células neoplásicas (Ozes, 1999; Chen, 2001; Thakkar, 2001).

Por outro lado, a hiposmolalidade intersticial estabiliza o STAT3 em células H4IIE do hepatoma de rato e facilita a proliferação mitótica (Lornejad-Schafer, 2005). Em células do hepatoma humano HepG2 colocadas em meio hiposmolar (160mOsm/l) ocorre aumento da proliferação celular mitótica devido ao aumento da ativação da proteína quinase B, via AP-1 (*Activator Protein-1*) (Kim, 2001). Nas células do hepatoma de rato H4IIE a hiposmolalidade induz aumento sustentado da atividade do NF-kappaB (Michalke, 2000).

VII – Outras particularidades das células neoplásicas

VIIa – Aumento da hidratação celular

Uma das características das células cancerosas é o seu conteúdo de água semelhante ao do tecido embrionário da mesma origem, isto é, elevado. De fato, as células cancerosas apresentam consistentemente um conteúdo de água maior que as células normais da mesma origem (Winzler, 1959) e, como vimos, do tipo desestruturado.

Olmstead em 1966 coletou na literatura vários trabalhos nos quais o aumento do conteúdo de água dentro da célula se correlacionava com a carcinogênese. Entretanto, o autor não especificou o tipo de água, que pelos estudos acima supomos ser a tipo A desestruturada.

VIIb – Aumento do volume celular

Em nossa hipótese, a diminuição dos osmólitos cosmotropos intracelulares promove aumento da água tipo A desestruturada. A água tipo A é osmoticamente ativa e fluida e provoca aumento do volume celular, porque o mesmo número de moléculas de água A desestruturada com moléculas livres, isto é, com pontes de hidrogênio escassas ou ausentes ocupam maior volume que a água B estruturada que é osmoticamente inativa e viscosa, porque apresenta pontes de hidrogênio fortes que mantêm coesas as moléculas de água, das quais a maior parte está na intimidade das macromoléculas, proteínas e enzimas e não livres no citoplasma. Acrescenta-se que alterações da conformação das proteínas citoplasmáticas, devido às pontes de hidrogênio mais fracas, promovem o influxo de água para dentro das células (Cameron, 2005).

De fato, estudos morfométricos diretos com análise computadorizada quantitativa da imagem histológica mostraram que no início da proliferação mitótica o volume da célula aumenta. A medida direta do aumento volumétrico da célula neoplásica foi constatada no epitélio oral de lesões de alto risco de transformação maligna (Shabana, 1987) e no câncer da mucosa nasal induzido pelo níquel (Boysen, 1980).

Nos fibroblastos normais o aumento do volume celular corre paralelo com a transição da fase G1 inicial para fase S proliferativa do ciclo celular (Perdergrass, 1991).

A hiposmolalidade intersticial é fator bem conhecido de aumento da hidratação e do volume celular.

VIII – Vida Ordem-Informação Entropia

O grande cientista Ilya Prigogine, prêmio Nobel de Física, demonstrou que um sistema em estado de desordem (entropia) pode passar para um estado de ordem (entalpia) se ele for submetido a um fluxo considerável de energia.

Enunciou o seu conceito da seguinte forma: "Um sistema aberto quando sujeito a grande fluxo de energia aumenta o seu grau de ordem-informação". Sistema aberto: é aquele onde entra e sai energia e matéria: célula (Sodi-Pallares, 1998 e 2000; Felippe, 2008).

A vida necessita de fluxo de ordem e de fluxo de energia, com a geração do inevitável desperdício. Para manter a vida é preciso um sistema eficiente que do exterior adicione energia e ordem e que do interior retire os desperdícios.

Nestas condições, doença é igual à desordem (entropia) e cura é a restauração da ordem. Aumentamos o fluxo de ordem na célula, via alimentos antigos no Planeta e crus e o fluxo de energia via fosforilação oxidativa mitocondrial com grande produção de ATP.

A energia utilizada em todas as células e que mantém as funções do organismo é a energia livre de Gibbs (ATP) e sem ela não haveria vida animal ou vegetal (o conceito de energia livre é mais complexo do aqui exposto).

Todos os fatores que diminuem a produção de ATP aumentam a entropia e reduzem o grau de ordem-informação do sistema termodinâmico aberto que é a célula: DOENÇA.

Todos os fatores que aumentam a produção de ATP diminuem a entropia e aumentam o grau de ordem-informação da célula: SAÚDE.

A vida é uma eterna luta para manter a ordem e a energia. Energia sem ordem e ordem sem energia são incompatíveis com a vida.

IX – O "estado de quase morte" polariza o local de produção de ATP da fosforilação oxidativa mitocondrial para o metabolismo anaeróbio citoplasmático

Durante a evolução, após serem infectadas por bactéria aeróbia, as células primitivas passaram do estado "Alfa" de baixa produção de energia e alta saturação eletrônica para o estado "Beta" de alta produção de energia e alta insaturação eletrônica.

As células normais encontram-se no estado "Beta", o mais recente da evolução: luz – metabolismo aeróbio, onde predomina a insaturação eletrônica, a oxidação e a fosforilação oxidativa mitocondrial. Neste regime o mecanismo de sobrevivência é a diferenciação celular. O motor destas células é a fosforilação oxidativa mitocondrial, o combustível são os átomos de HIDROGÊNIO e o aceptor final que mantém o fluxo de carbonos é o OXIGÊNIO.

As células cancerosas encontram-se no estado "Alfa", o mais arcaico da evolução: escuridão – metabolismo anaeróbio, onde predomina a saturação eletrônica, o estado redutor e o metabolismo anaeróbio citoplasmático. Neste regime o mecanismo de sobrevivência é a proliferação celular. O motor destas células é o ciclo de Embden-Meyerhof citoplasmático, o combustível são os átomos de HIDROGÊNIO e o aceptor final que mantém o fluxo de carbonos é o GS-SG, que se transforma em GSH – principal redutor citoplasmático.

Na carcinogênese ocorre o inverso do que aconteceu na evolução e as células passam do estado normal "Beta" para o estado doente "Alfa": fenótipo de Warburg. Para Szent-Gyorgyi, à ameaça de morte ou severa lesão, a célula descarta o estado "Beta" e passa para o mais simples estado "Alfa": metabolismo anaeróbio-redutor – proliferativo. Descarta o novo (diferenciação) e fica com o antigo (proliferação).

Lembrar que os ATPs gerados no ciclo glicolítico de Embden-Meyerhof suprem o núcleo e os ATPs gerados pela fosforilação oxidativa não suprem o núcleo. Sem energia proveniente da glicólise anaeróbia os cromossomos são imóveis, não se duplicam (Gajewski, 2003).

Um grande estudioso francês do metabolismo tumoral afirma que o conjunto de células cancerosas de determinado sítio apresenta grande variedade de estados de diferenciação, indo de células altamente diferenciadas, perto da célula da mesma origem com fosforilação oxidativa quase normal, glicólise anaeróbia quase normal e baixa velocidade de crescimento, até células altamente indiferenciadas com mínima fosforilação oxidativa, alta glicólise anaeróbia e alta velocidade de crescimento (Baggetto, 1992), fatos que corroboram a nossa hipótese.

De fato, as células normais em sofrimento persistente passam por várias fases até atingirem o ponto de quase morte e proliferação.

A radioterapia e a quimioterapia são eficazes somente nas células em proliferação, que é a etapa final da carcinogênese. Quando elas acabam de exterminar uma determinada quantidade de células em proliferação, chegam mais células que estavam na fila do processo. Daí a baixa eficácia da quimioterapia citotóxica, que aumenta a sobrevida de 5 anos em apenas 2,1% dos pacientes acometidos pelos 20 tumores sólidos mais frequentes dos adultos (Morgan, 2004).

X – Tratamentos das neoplasias aumentando a água estruturada tipo B

A hiperosmolalidade intersticial ativa o fator de transcrição TonEBP/OREBP (Tonicity-Responsive Enhancer/Osmotic Response Element Binding Protein) o qual aumenta a expressão de genes envolvidos no acúmulo de osmólitos orgânicos cosmotropos (Burg, 1995 e 2007; Zhou, 2006). A hiperosmolalidade do meio provoca o aumento dos osmólitos citoplasmáticos como mecanismo de defesa para evitar a desidratação da célula. Este é um dos mecanismos mais antigos que permitiram a passagem da vida do meio aquoso para o meio terrestre. Somente conseguiram viver fora da água, os organismos primitivos que conseguiram evitar a desidratação intracelular.

Foi a capacidade de manter os osmólitos citoplasmáticos em certa quantidade ideal que permitiu a passagem da vida do meio aquoso para o terrestre, o que se constitui em um dos mecanismos mais importantes que mantém a vida da célula. Podemos considerá-lo como o "tendão de Aquiles" de sobrevivência de qualquer tipo de célula.

A estratégia de diminuir a quantidade de água desestruturada tipo A e aumentar a água estruturada tipo B das células neoplásicas, interferindo nos osmólitos, atinge o alvo, atinge o ponto fundamental e inicial do processo carcinogênico e inibe a proliferação celular, promove a apoptose, diminui a formação de novos vasos e aumenta a diferenciação celular. Esta estratégia atinge a fase inicial do processo de sofrimento persistente, atinge a ponta esquerda do processo carcinogênico.

Fica bem claro que é crucial eliminar a origem da desestruturação: fator causal.

Xa – A hiperosmolalidade peritumoral retira a água desestruturada do citoplasma e possui efeitos anticarcinogênicos

Laboisse em 1988 tratou células do câncer de cólon humano HT29 com substância não tóxica e não absorvível, o polietilenoglicol (PEG). Esta substância aumenta a pressão osmótica de modo dose-dependente e retira a água do intracelular. A água retirada é a água do tipo A, que é osmoticamente ativa e assim aumenta a concentração relativa da água tipo B, normalizadora da função bioenergética.

Em 3 semanas de tratamento o autor notou o aparecimento de células em franco estado de diferenciação. Quando submetidas à subcultura, estas células produzem duas linhagens diferentes de células, uma enterocítica e outra secretora de muco, ambas de caráter benigno, impressionante.

Silvotti em 1991 mostrou que a hiperosmolalidade diminui a resposta proliferativa de células transformadas e quase não interfere com as células normais correspondentes.

As células transformadas são mais sensíveis ao aumento da osmolalidade e diminuem o seu índice de proliferação, porque contêm maior quantidade de água osmoticamente ativa do tipo A, que é aquela retirada da célula. A diminuição da água tipo A no citoplasma restaura parcialmente a função fisiológica celular diminuindo a proliferação celular. Se a restauração da função fisiológica fosse total, a célula sairia do "estado de quase morte" e a proliferação seria totalmente abolida, isto é, não seria mais necessária, o que se consegue apenas combatendo o fator causal.

Corpet em 1991 também mostrou que a hiperosmolalidade diminui a proliferação celular neoplásica quando verificou que o polietilenoglicol (PEG) inibiu de forma rápida e consistente a carcinogênese de cólon de ratos e camundongos submetidos a vários tipos de carcinógenos. Quando ratos bebem água com 5% de PEG e injeta-se um carcinógeno (azoximetano) ocorre a diminuição em 10 vezes no desenvolvimento de tumores de cólon em relação aos ratos controle, sem PEG. A administração de PEG por 16 dias reduz em 5 vezes o volume tumoral.

De fato, a retirada da água tipo A desestruturada do citoplasma permite que a célula adquira suas características iniciais normais, o que restabelece a entropia negativa, aumenta o grau de ordem-informação, o metabolismo passa para fosforilação oxidativa e não mais é necessária a proliferação celular, redentora da célula doente. Na evolução ocorre diferenciação celular e as células "malignas", digo doentes, percorrem a via normal de morte por apoptose.

Xb – O aumento de substâncias cosmotropas estruturadoras da água intracelular possui efeito anticarcinogênico

O pesquisador Prof. Dr. M. Waheed Roomi e seus colaboradores da Divisão de Câncer do Instituto Mathias Rath da Califórnia, através de 13 trabalhos muito engenhosos, mostraram brilhantemente que o emprego de uma mistura de substâncias nutricionais estruturadoras da água intracelular (L-lisina, L-prolina, L-arginina, extrato de chá-verde, ácido ascórbico, ascorbato de magnésio, ascorbato de cálcio, selênio, cobre e manganês) possui efeito antitumoral em vários tipos de câncer, tanto *in vitro* como *in vivo*: pulmão, próstata, mama, pâncreas, bexiga urinária, glioma, testículo, melanoma e fibrossarcoma.

Este efeito antitumoral compreende a diminuição da proliferação celular, a diminuição da invasividade tumoral e da neoangiogênese, a abolição das metástases e o aumento da apoptose (Roomi, 2003; 2004 a, b; 2005 a, b; 2006 a, b, c, d, e, f; 2007 a, b e Felippe, 2008). Roomi responsabilizou a inibição das metaloproteinases 2 e 9 pelos efeitos da mistura de nutrientes.

O tiossulfato de sódio ($Na_2S_2O_3$) é um dos fortes estruturadores da água intracelular. Norbert Viallet em 2005, empregando apenas o tiossulfato de sódio como estruturador das pontes de hidrogênio, conseguiu diminuir significantemente (quase 50%) a proliferação do carcinoma epidermoide humano implantado em camundongo. Os camundongos foram implantados com células FACU do carcinoma epidermoide humano e a seguir receberam uma única injeção intraperitoneal de salina (controle) ou somente tiossulfato (1.600mg/kg). No grupo salina o volume do tumor atingiu 1.200mm^3 em 25 dias de evolução e no grupo com somente tiossulfato atingiu 650mm^3, isto é, houve diminuição de quase 50% do volume tumoral empregando-se apenas um dos tipos de estruturadores cosmotropo inorgânico.

Xc – Pacientes com câncer tratados com osmólitos cosmotropos orgânicos e solução hiperosmolar

Descrevemos quatro casos clínicos de câncer onde se empregaram osmólitos orgânicos cosmotropos, água estruturada e solução hiperosmolar de sódio, com carga osmolar de 1.000mOsm em 1 ½ hora de infusão intravenosa. Além de hiperosmótica a solução empregada é levemente alcalina.

1. Paciente do sexo feminino, 67 anos de idade, com diagnóstico de adenocarcinoma moderadamente diferenciado recidivado de cólon ascendente com 3cm no seu maior eixo. Há 2,5 anos foi submetida

à ressecção de 40cm de intestino, devido ao mesmo tipo de tumor. A paciente negou o tratamento convencional, que seria nova ressecção intestinal. Iniciou-se o tratamento com carga osmolar de 1.000 miliosmois por via intravenosa em ciclos, a ingestão de água estruturada e solutos cosmotropos. Após 6 meses uma nova colonoscopia não mais revelou o tumor de cólon ascendente e a biópsia local mostrou somente infiltrado linfocitário. A paciente continua evoluindo sem queixas e com o seu intestino intacto. Ainda permanece viva até setembro de 2015.

2. Paciente do sexo feminino com 63 anos de idade e história de febre a esclarecer há 3 meses. Foi tratada com antibióticos por 45 dias por suspeita de endocardite bacteriana, porém a febre persistiu. Foram extraídos todos os dentes do maxilar superior e mandíbula, porém a febre persistiu. Após 1 cp de naproxeno 250mg a febre cedeu. A ressonância nuclear magnética mostrou espessamento do peritônio e aumento de vários linfonodos, principalmente pélvicos. A laparotomia com biópsia confirmou a carcinomatose peritoneal por mesotelioma. A paciente estava em mau estado geral, com extrema exaustão, sensação de peso no corpo, com grande fraqueza, quase não podendo andar, com edema generalizado, derrame pleural, ascite, instabilidade da pressão arterial, anorexia e caquexia intensa. Nestas condições foi considerada pelo oncologista de um Hospital Universitário em estado terminal, tendo alta hospitalar com analgésicos potentes e cuidados gerais.

Veio ao consultório e indiquei tratamento paliativo. As filhas não se conformaram e pediram *pelo amor de Deus* para fazer alguma coisa. Eu, como intensivista e fundador da Associação Brasileira de Medicina Intensiva estava desistindo de tratar um paciente. Graças ao amor das filhas e graças a Deus, não desisti.

Iniciou-se a administração de osmólitos cosmotropos orgânicos, água estruturada e solução hiperosmolar, ao lado de radiofrequência localizada no abdome. Logo nas primeiras semanas a paciente apresentou sensível melhora do estado geral e não mais necessitou de analgésicos. Após infusões intravenosas e intraperitoneais alternadas de sódio hipertônico e a ingestão de ½ litro ao dia de água estruturada com solutos cosmotropos, a paciente recuperou totalmente o apetite, começou a engordar ½ kg a cada 15 dias e assumiu os deveres domésticos. Nos últimos 6 meses de evolução mantém quadro estável com olhar brilhante, aumento do apetite e do peso e em ótimo estado geral. Nova ressonância mostrou peritônio não espessado e pequena diminuição dos linfonodos abdominais quando comparada com o exame 6 meses antes, sendo compatível com ausência da carcinomatose peritoneal. Faleceu após 6 1/2 anos com boa qualidade de vida.

3. Paciente do sexo feminino, 53 anos de idade. Em 2000 apresentou pólipo na fossa nasal cujo diagnóstico foi adenocarcinoma cístico pouco diferenciado com áreas de células tipo condrocarcinoma sendo submetida a cirurgia ampla e braquiterapia. Em 2002, houve recidiva local do tumor e nova cirurgia. Na evolução necessitou de mais 14 cirurgias, uma delas de enucleação do globo ocular direito, 2 radiocirurgias e vários ciclos de quimioterapia, incluindo sessões seletivas no seio cavernoso, entretanto, o tumor de caráter muito agressivo continuou crescendo. Em janeiro de 2008 a RNM dos seios da face mostrou 3 nódulos: 0,5, 1,2 e 2,3 mm. Em junho de 2008 iniciou o tratamento com infusões intravenosas de solução hipertônica de sódio, ingestão de água estruturada e osmólitos cosmotropos orgânicos. Após 6 meses, a RNM não mostrou nódulos, entretanto, a biópsia mostrou que ainda permanecia um nicho de células do adenocarcinoma no seio nasal. Permanece viva.

4. Paciente com 50 anos, câncer de pâncreas com metástase hepática medindo 4,5cm por 3,5cm ao ultrassom. No final de 2008 fez quimioterapia e radioterapia sem resultado. Repetiu mais uma vez a quimioterapia, também sem resultado. Em março deste ano iniciou tratamento com sódio hipertônico por via intravenosa, estratégias para aumentar a fosforilação oxidativa mitocondrial e o uso de trimetilglicina, taurina, inositol e óxido de silício inorgânico para estruturar a água citoplasmática, ao lado de água estruturada através de osmólitos inorgânicos e trealose. Após 4 meses a metástase hepática desapareceu totalmente ao ultrassom e houve grande regressão do tumor pancreático. O paciente está em ótimo estado geral, sem fadiga, com bom apetite e engordou 2kg. Tempo de evolução sem sintomas: 6 meses. Faleceu durante ato cirúrgico de reconstituição da colostomia.

Conclusão

Quando a água intracelular muda o seu comportamento físico-químico e passa de água de baixa densidade, osmoticamente inativa e viscosa (água estruturada), para água de alta densidade, osmoticamente ativa e fluida (água desestruturada), a célula passa do estado quiescente para o estado de proliferação.

Quando aumenta a quantidade de água desestruturada no intracelular, as células sofrem profundas modificações metabólicas e bioenergéticas, com diminuição progressiva do grau de ordem-informação do sistema termodinâmico aberto que é a célula que culmina no aumento da entropia. No início temos apenas disfunção, porém, na evolução do processo o grau de ordem-informação chega a um ponto crucial e a célula atinge um nível quase não tolerável de desestruturação, um "estado de quase morte" (Felippe, 2008 e 2003).

Ao chegarem no "estado de quase morte", as células descartam o pesado mecanismo da fosforilação oxidativa e passam a utilizar a via mais simples de Embden-Meyerhof que supre ATP para o núcleo. Neste momento desencadeiam-se mecanismos milenares de sobrevivência e as células começam a se dividir e entram em estado de mitose contínua, único modo de continuarem vivendo.

A célula normal quando agredida é capaz de colocar em ação todo o potencial adquirido nos 3,8 bilhões de anos de planeta Terra para manter a vida. As células assim chamadas de "malignas" são carne da nossa própria carne, portanto, também são capazes de colocar em ação este potencial ativando todos os mecanismos disponíveis de sobrevivência, isto é, a ativação de fatores e vias de sinalização e o aumento da expressão dos genes do ciclo celular mitótico que promovem a proliferação celular; impedem a apoptose; aumentam a geração de novos vasos, aumentam a produção de matriz-metaloproteinases (MMPs) etc.

Não são células malignas, não são células cancerosas, são apenas células doentes lutando para sobreviver. São células transformadas que precisam de cuidados, precisam de tratamento para que retornem às suas características iniciais em um fenômeno que se chama diferenciação celular, para caminharem, como todas as células do corpo, para a via final de morte sem alarde, sem inflamação, que é a apoptose (Felippe, 2004 e 2005).

Finalmente cremos que as tentativas infrutíferas da quimioterapia e radioterapia estejam no fato de que elas interferem somente na ponta direita do processo, lá no final das etapas da carcinogênese. O tratamento mais racional deve atingir a ponta esquerda do processo, lá nas etapas iniciais da carcinogênese.

Uma boa hipótese persiste até chegar outra melhor. **JFJ**

Uma boa hipótese frutifica no sucesso terapêutico. **JFJ**

Deixar de aprender é omitir socorro e esperar por maiores evidências científicas para tratar é ser cientista e não médico, sempre lembrando do Primun non nocere.

The majority believes that everything hard to comprehend must be very profound.

This is incorrect. What is hard to understand is what is immature, unclear and often false.

The highest wisdom is simple and passes through the brain directly to the heart. **Viktor Schauberger**

Referências

1. Baggetto LG. Deviant energetic metabolism of glycolytic cancer cells. Biochimie. 74,959-974,1992.
2. Barriere H, Poujeol C, Tauc M, et al. CFTR modulates programmed cell death by decreasing intracellular pH in Chinese Hamster lung fibroblasts. Am J Physiol Cell Physiol. 281:C810-24;2001.
3. Beall PT, Medina D, Hazlewood CF. The systemic effect of elevated tissue and serum relaxation times for water in animals and humans with cancers. In: Diehl P, Fluck E, Koshfield R (eds). NMR Basic Principles and Progress. Berlin: Springer Verlag; vol 19, p. 39-57. 1981.
4. Benoist L, Chatel M, Menault F, De Certaines J. Variation des temps de relaxation du proton dans des tumeurs humaines intra-crâniennes. Premiers resultants. J Biophys Med Nucl. 5:143-6;1981.
5. Boysen M, Reith A. A morphometric model for light microscopic analysis of metaplastic, dysplastic, and carcinomatous alterations of the nasal mucosa in nickel workers. Path Res Pract. 166:362-71;1980.
6. Brown LF, Van de Water L, Harvey VS, Dvorak HF. Fibrinogen influx and accumulation of cross-linked fibrin in healing wounds and in tumor stroma. Am J Pathol. 130(3):455-65;1988.
7. Burg MB. Molecular basis of osmotic regulation. Am J Physiol. 268(6pt 2):F983-96;1995.
8. Burg MB, Ferraris JD, Dmitrieva NI. Celular response to hyperosmotic stresses. Physiol Rev. 87(4):1441-74;2007.
9. Cameron IL, Kanal KM, Fullerton GD. Role of protein conformation and aggregation in pumping water in and out of a cell. *Cell Biol Int.* 30:78-85;2005.
10. Chaplin MF. A proposal for structuring of water. Biophys Chem. 83:211-21;1999.
11. Chaplin M. Livro eletrônico com 1400 referências; Water – Structure – Science http://lsci.sc.uk
12. Chatel M, Darcel F, de Certaines J, et al. T1 and T2 proton nuclear magnetic resonance (N.M.R.) relaxation times in vitro and human intracranial tumours. Results from 98 patients. J Neurooncol. 3(4):315-21;1986.
13. Chen X, Thakkar H, Tyan F, et al. Constitutively active Akt is and important regulator of TRAIL sensitivity in prostate cancer. Oncogene. 20:6073-83;2001.
14. Cho HC, Singh S, Robinson GW. Understanding all of water's anomalies with a non-local potential. J Chem Phys. 107: 7979-88;1997.
15. Corpet DE, Parnaud G, Delverdier M, et al. Consistent and fast inhibition of colon carcinogenesis by polyethylene glycol in mice and rats given various carcinogens. Cancer Res. 60:3160-4;2000.
16. Damadian R. Tumor detection by nuclear magnetic resonance. Science. 171:1151-3;1971.
17. Damadian R, Zaner K, Hor D, et al. Nuclear magnetic resonance as a new tool in cancer research: human tumors by NMR. Ann N Y Acad Sci. 222:1048-76;1973.

18. Dauer DJ, Ferraro B, Soung L, et al. STAT-3 regulates genes common to both wound healing and cancer. Oncogene. 24(21):3397-408;2005.
19. De Certaines J, Herry JY, Benoist L, et al. Proton NMR evaluation of human thyroid tumors. J Nucl Med. 23(1):48-51;1982.
20. De Certaines JD. Measurement and meaning of relaxation times: specific and non-specific variations in cancer. Ann Ist Super Sanità. 19:107-20;1983.
21. Dmitrieva NI, Ferraris JD, Norenburg JL, Burg MB. The saltiness of the sea breaks DNA in marine invertebrates: posible implications for animal evolution. Cell Cycle. 5(12):1320-3;2006.
22. Eggleston J, Saryan L, Hollis D. Nuclear magnetic investigations of human neoplastic and abnormal non neoplastic tissues. Cancer Res. 35:1326;1975.
23. Felippe JJr. Câncer e inibidores da SAP/MAPK (JNK/MAPK, ERK/MAPK, p38/MAPK): resveratrol, tangeritina e ligustilide. Revista Eletrônica da Associação Brasileira de Medicina Biomolecular, www.medicinabiomolecular.com.br. Biblioteca de Câncer. Tema do mês de abril de 2006.
24. Felippe JJr. Câncer e inibidores do STAT-3: curcumina, partenolide e resveratrol. Revista Eletrônica da Associação Brasileira de Medicina Biomolecular, www.medicina_biomolecular.com.br. Biblioteca de Câncer. Tema do mês de outubro de 2007.
25. Felippe JJr. Em busca do mecanismo de ação único para o tratamento das doenças: energia livre – ATP. Um ensaio teórico com evidências experimentais. Revista Eletrônica da Associação Brasileira de Medicina Biomolecular, www.medicina biomolecular.com.br. Biblioteca de Câncer. Janeiro. Tema do mês de maio de 2003.
26. Felippe JJr. Água: vida-saúde-doença-envelhecimento-câncer. Revista Eletrônica da Associação Brasileira de Medicina Biomolecular. www.medicinabiomolecular.com.br. Tema do mês de fevereiro de 2008.
27. Felippe JJr. Fluidez da membrana: possivelmente o ponto mais fraco das células malignas. Revista Eletrônica da Associação Brasileira de Medicina Biomolecular, www.medicina biomolecular.com.br. Tema do mês de maio de 2004.
28. Felippe JJr. Tratamento do câncer com medidas e drogas que inibem o fator nuclear NF-kappaB. Revista Eletrônica da Associação Brasileira de Medicina Biomolecular, www.medicinabiomolecular.com.br. Tema do mês de fevereiro de 2004.
29. Felippe JJr. Câncer e tiosulfato de sódio: diminuição da proliferação celular do carcinoma epidermoide humano com um forte estruturador de clusters da água intracelular. Revista Eletrônica da Associação Brasileira de Medicina Revista Eletrônica da Associação Brasileira de Medicina Biomolecular, www.medicina biomolecular.com.br. 22/03/2008.
30. Felippe JJr. Epigalocatequina-galato, ácido ascórbico, prolina, magnésio, cálcio, selênio, cobre e manganês são fortes estruturadores da água intracelular e provocam a inibição da proliferação, da invasividade e das metástases do câncer de pulmão, próstata, mama, pâncreas, bexiga, cérebro, testículo, mesotelioma, melanoma e fibrossarcoma. Revista Eletrônica da Associação Brasileira de Medicina Revista Eletrônica da Associação Brasileira de Medicina Biomolecular, www.medicinabiomolecular.com.br. Junho de 2008.
31. Felippe JJr. Câncer: população rebelde de células esperando por compaixão e reabilitação. Revista Eletrônica da Associação Brasileira de Medicina Biomolecular, www.medicinabiomolecular.com.br. Biblioteca de Câncer. Tema da semana de 16/05/05.
32. Felippe JJr. Inflamação crônica subclínica – peste bubônica do século XXI – mecanismo intermediário da maioria das moléstias que afligem a humanidade. Revista Eletrônica da Associação Brasileira de Medicina Biomolecular, www.medicina biomolecular.com.br. Biblioteca de Câncer. Tema da semana de junho de 2006.
33. Felippe JJr. Desvendando os segredos do câncer: a água tipo A desestruturada promove a carcinogênese e a água tipo B estruturada restaura a fisiologia e a bioenergética celular transformando as células cancerosas em células normais. Hipótese da carcinogênese. Revista Eletrônica da Associação Brasileira de Medicina Biomolecular, www.medicina biomolecular.com.br. Maio de 2008.
34. Felippe JJr. Interrupção do ciclo celular com aumento da apoptose de células de câncer induzido por hiperosmolalidade com cloreto de sódio hipertônico: relato de caso e revisão da literatura. Revista Brasileira de Oncologia Clínica. 6(18):23-8;2009.
35. Felippe JJr. Carcinoma neuroendócrino metastático do pâncreas – o valor do pH intracelular e peritumoral: relato de caso e revisão da literatura. Revista Brasileira de Oncologia Clínica. 24-30; 2010.
36. Ferraris JD, Garcia-Perez A. Osmotically responsive genes: the mammalian response element (ORE). Am Zool 41:734-42;2001.
37. Ferraris JD, Williams CK, Ohtaka A, Garcia-Perez A. Functional consensus for mammalian osmotic response elements. Am J Physiol. 276(3 Pt 1):C667-73;1999.
38. Fung BM, Wassil DA, Durham DL, et al. Water in normal muscle and muscle with tumor. Biochim Biophys Acta. 385:180-7;1975.
39. Gajewski CD, Yang L, Schon EA, Manfredi G. New insights into the bioenergetics of mitochondrial disorders using intracellular ATP reporters. Mol Biol Cell. 14:3628-35;2003.
40. Goldmsmith M, Koutcher JA, Damadian R. NMR in cancer: application of NMR malignancy index to human mammary tumours. Br J Cancer. 38:547-54;1978.
41. Guyton AC. Textbook of medical physiology. Philadelphia and London: WB Saunders Company; 1966.
42. Hazlewood CF, Nichols BL, Chang DC, et al. On the state of water in developing muscle: a study of the major phase of ordered water in skeletal muscle and its relationship to sodium concentration. Johns Hopkins Med J. 128:117-31;1971.
43. Hazlewood CF, Chang DC, Medina D, et al. Distinction between the preneoplastic and neoplastic state of murine mammary glands. Proc Natl Acad Sci U S A. 69:1478-80;1972.
44. Hollis DP, Economou JS, Parks LC, et al. Nuclear magnetic resonance studies of several experimental and human malignant tumors. Cancer Res. 33:2156-60;1973.
45. Ivanov S, Liao SY, Ivanova A, et al. Expression of hypoxia-inducible cell-surface transmembrane carbonic anhydrases in human cancer. Am J Pathol. 158(3):905-19;2001.
46. Jackson PS, Madsen JR. Identification of the volume-sensitive organic osmolyte/anion channel in human glial cells. Pediatr Neurosurg. 27(6):286-91;1997.
47. Johnson JD, Epel D. Intracellular pH and activation of sea urchin eggs after fertilization. Nature. 262(5570):661-4;1976.
48. Kim RG. Hypoosmotic stress stimulates growth in HepG2 cells via protein kinase B dependent activation of activator protein-1. J Gastrointest Surg. 5(5):546-55;2001.
49. Laboisse CL, Maoret J-J, Triadou N, Augeron C. Restoration by polyethylene glycol of characteristics of intestinal differentiation in subpopulations of human colonic adenocarcinoma cell line HT29. Cancer Res. 48:2498-504;1988.
50. Ling GN. A physical theory of the living state: the association-induction hypothesis. Waltham, MA: Blaisdell Publishing Co.; 1962.
51. Ling GN. Association-induction hypothesis. Texas Report Biol Med. 22:244;1964.

52. Ling GN. The physical state of water in living cell and model systems. Ann NY Acad SCI. 125:401;1965.
53. Lo SY, Li WC, Huang SH. Water clusters in life. Med Hypotheses. 54(6):948-53;2000.
54. Lornejad-Schafer M. Osmotic regulation of STAT3 stability in H4IIE rat hepatoma. FEBBS Lett. 579(25):5791-7;2005.
55. Michalke M, Cariers A, Schliess F, Häussinger D. Hypoosmolarity influences the activity of transcription factor NF-kappaB in rat H4IIE hepatoma cells. FEBBS Lett. 7;465(1):64-8;2000.
56. Medina D, Hazlewood CR, Cleveland GC et al. NMR studies on human breast dysplasias and neoplasms. J Natl Cancer Inst. 54(4):813-8;1975.
57. Morgan G, Wardt R, Barton M. The contribution of cytotoxic chemotherapy to 5-year survival in adult malignances. Clin Oncol. 16:549-60;2004.
58. Olmstead E-G. Mammalian cell water: physiologic and clinical aspects. Philadelphia: Lea and Febiger; p.185-95. 1966.
59. Ozes ON, Mayo LD, Gustin JA, et al. NF-KappaB activation by tumor necrosis factor requires the Akt serine-threonine kinase. Nature. 401:82-5;1999.
60. Parrish RG, Kurland RJ, Janese WW, Bakay L. Proton relaxation rates of water in brain and brain tumors. Science. 183:438;1973.
61. Pendergrass WR, Angello JC, Kirschner MD, Norwood TH. The relationship between the rate of entry into S phase, concentration of DNA polymerase ⊠, and cell volume in human diploid fibroblast like monokaryon cells. Exp Cell Res. 192:418-25;1991.
62. Pouliquen D, Foussard F, Tangui G, et al. Total and structured water in cancer: an NMR experimental study of serum and tissues in DMBA-induced OF1 mice. Cell Mol Biol (Noisy-le-grand). 47(5):947-57;2001.
63. Righi V, Mucci A, Schenetti L, et al. Ex vivo HR-MAS magnetic resonance spectroscopy of norma and malignant human renal tissues. Anticancer Res. 27(5A):3195-204;2007.
64. Robinson GW, Cho CH. Role of hydration water in protein unfolding. Biophys J. 77:3311-8;1999.
65. Roomi MW, Ivanov V, Kalinovsky T, et al. Inhibition of malignant mesothelioma cell matrix metalloproteinase production and invasion by a novel nutrient mixture. Exp Lung Res. 32(3-4):69-79;2006b.
66. Roomi MW, Ivanov V, Kalinovsky T, et al. Anti-tumor effect of ascorbic acid, lysine, proline, arginine, and epigallocatechin gallate on prostate cancer cell lines PC-3, LNCaP, and DU145. Res Commun Mol Pathol Pharmacol. 115-116:251-64;2004b.
67. Roomi MW, Ivanov V, Kalinovsky T, et al. Antitumor effect of a combination of lysine, proline, arginine, ascorbic acid, and green tea extract on pancreatic cancer cell line MIA PaCa-2. Int J Gastrointest Cancer. 35(2):97-102;2005b.
68. Roomi MW, Ivanov V, Kalinovsky T, et al. Antitumor effect of ascorbic acid, lysine, proline, arginine, and green tea extract on bladder cancer. Int J Urol. 13(4):415-9;2006a.
69. Roomi MW, Ivanov V, Kalinovsky T, et al. In vivo and vitro antitumor effects of ascorbic acid, lysine, proline, arginine, and green tea extract on human fibrosarcoma cells HT-1080. Med Oncol. 23(1):105-11;2006c.
70. Roomi MW, Ivanov V, Kalinovsky T, et al. Inhibition of glioma cell line A-172 MMP activity and cell invasion in vitro by a nutrient mixture. Med Oncol. 24(2):231-8;2007a.
71. Roomi MW, Ivanov V, Kalinovsky T, et al. Inhibitory effects of a nutrient mixture on human testicular cancer cell line NT2/DT matrigel invasion and MMP activity. Med Oncol. 24(2):183-8;2007b.
72. Roomi MW, Ivanov V, Netke SP, et al. Serum markers of the liver, heart, and kidney and lipid profile and histopathology in ODS rats treated with nutrient synergy. J Am Coll Nutr. 22:477, abstract 86;2003.
73. Roomi MW, Ivanov V, Niedzwiecki A, Rath M. Synergistic antitumor effect of ascorbic acid, lysine, proline, and epigallocatechin gallate on human fibrosarcoma cells HT-1080. Ann Cancer Res Ther. 12:148-57;2004a.
74. Roomi MW, Roomi N, Ivanov V, et al. Inhibition of pulmonary metastasis of melanoma b16fo cells in C57BL/6 mice by a nutrient mixture consisting of ascorbic acid, lysine, proline, arginine, and green tea extract. Exp Lung Res. 32(10):517-30;2006d.
75. Roomi MW, Roomi N, Ivanov V, et al. In vivo and in vitro antitumor effect of ascorbic acid, lysine, proline and green tea extract on human melanoma cell line A2058. In Vivo. 20:25-32;2006e.
76. Roomi MW, Roomi NW, Ivanov V, et al. Modulation of N-methyl-N-nitrosourea induced mammary tumors in Sprague-Dawley rats by combination of lysine, proline, arginine, ascorbic acid and green tea extract. Breast Cancer Res. 7:R291-5;2005a.
77. Roomi MW, Ivanov V, Kalinovsky T, et al. In vivo and in vitro antitumor effect of a unique nutrient mixture on lung cancer cell line A-549. Exp Lung Res. 32(9):441-53;2006f.
78. Shabana AHM, El-Labban NG, Lee Kw. Morphometric análisis of basal cell layer in oral premalignant white lesions and squamous cell carcinoma. J Clin Pathol. 40:454-8;1987.
79. Shara M, Sentjurc M, Auersperg M, Golouh R. Characterization of malignant thyroid gland tissue by magnetic resonance methods. Br J Cancer. 29:483-6;1974.
80. Silvotti L, Petronini PG, Mazzini A, et al. Differential adaptive response to hyperosmolarity of 3T3 and transformed SV3T3 cells. Exp Cell Res. 193(2):253-61;1991.
81. Sodi Pallares D. Lo que he descubierto en el tejido canceroso. México: Graficava Cansacob; 1998.
82. Sodi Pallares D. Magnetoterapia y tratamiento metabolico. México: Graficava Cansacob; 2000.
83. Szent-Gyorgy A. The living state – with observations on cancer. New York and London: Academic Press; 1972.
84. Tannock IF, Rotin D. Acid pH in tumors and its potential for therapeutic exploitation. Cancer Res. 49(16):4373-84;1989.
85. Thakkar H, Chen X, Tyan F, et al. Pro-survival function of Akt/protein kinase B in prostate cancer cells. Relationship with TRAIL, resistance. J Biol Chem. 276:38361-9;2001.
86. Tosi MR, Tugnoli V, Bottura G, et al. In vitro MRS and HPLC studies on human renal cell carcinomas. Oncol Rep. 7(6):1355-8;2000.
87. Tugnoli V, Reggiani A, Beghelli R, et al. Magnetic resonance spectroscopy and high performance liquid chromatography of neoplastic human renal tissues. Anticancer Res. 23(2B):1541-8;2003.
88. Vedamuthu M, Singh S, Robinson GW. Properties of liquid water: origin of the density anomalies. J Phys Chem. 98:2222-30;1994.
89. Viallet NR, Blakley BW, Begleiter A, Leith MK. Effect of sodium thiosulphate and cis-diamminedichloroplatinum on FADU tumor cells in nude mice. J Otolaryngol. 34:6;2005.
90. Weisman I, Bennett L, Maxwell L, et al. Recognition of cancer in vitro by nuclear magnetic resonance. Science. 178:1288-90;1972.
91. Wiggins PM. Role of water in some biological processes. Microbiol Rev. 54:432-49;1990a.
92. Wiggins PM. High and low density intracellular water. Cell Mol Biolo. 47(5):735-44;2001.
93. Wiggins PM. Intracellular pH and the structure of cell water. J Theor Biol. 37:363-71;1972.

94. Wiggins PM, Rowlandson J, Ferguson AB. Preservation of murine embryos in a state of dormancy at 4°C. Am J Physiol. 276(2 pt 1):C291-9;1999.
95. Wiggins PM. Water structure as a determinant of ion distribution in living tissue. J Theor Biol. 32:131-46;1971.
96. Wiggins PM, van Ryan RT. Changes in ionic selectivity with changes in density of water. Biophys J. 58:585-96;1990b.
97. Wiggins PM. High and low density water and resting, active and transformed cells. Cell Biol Inm. 20:429-35;1996.
98. Winzler RJ. The chemistry of cancer tissue. In: Homburger F (ed). The physiopathology of cancer. New York: Hoeber Harper; p. 686-706. 1959.
99. Wu KL, Khan S, Lakhe-Reddy S, et al. The NHE1 Na$^+$/H$^+$ exchanger recruits ezrin/radixin/moesin proteins to regulate Akt-dependent cell survival. J Biol Chem. 279:26280-6;2004.
100. Yamagata M, Tannock IF. The chronic administration of drugs that inhibit the regulation of intracellular pH: in vitro and antitumours effects. Br J Cancer. 73(11):1328-34;1996.
101. Yeo TK, Brown L, Dvorak HF. Alterations in proteoglycans synthesis common to healing wounds and tumors. Am J Pathol. 138(6):1437-50;1991.
102. Zavadova Z, Zavada J. Carbonic anhydrase IX (CA IX) mediates tumor cell interactions with microenvironment. Oncol Rep. 13(5):977-82;2005.
103. Zhou X, Ferraris JD, Burg MB. Mitochondrial reactive oxygen species contribute to high NaCl-induced activation of the transcription factor TonEBP/OREBP. Am J Physiol Renal Physiol. 290(5):F1169-76;2006.

CAPÍTULO 5

Desvendando as causas do câncer

José de Felippe Junior

No câncer e em muitas doenças, os tóxicos do ambiente e os agentes biológicos são os fósforos que acendem o fogo e os ATPs da glicólise anaeróbia são o combustível que mantém as chamas. **JFJ**

A Lei da Causa e Efeito é uma característica inerente e intrínseca da existência. Não se pode separar os efeitos da causa e nem se pode apagar a causa e continuar tendo os efeitos. **Autor da década terceira d.C.**

Toda doença tem causa e o câncer é uma doença. **Desconhecido do Século IV a.C.**

A ignorância é um pesado fardo que fica mais leve enquanto aprendemos. **JFJ**

A causa mais comum da morte é a ignorância. **JFJ**

El mayor obstáculo para el descubrimiento es la ilusión de conocimiento. **Daniel J. Boorstin (1914-2004)**

Câncer é doença prevenível que requer grandes mudanças no estilo de vida. **Vários autores**

Retirar metais tóxicos de paciente assintomático é diminuir seu risco de contrair câncer. **JFJ**

Retirar metais tóxicos de paciente com câncer é aumentar suas chances de cura. **JFJ**

Uma das causas do câncer são os agentes biológicos. **Vários autores do começo do século XX**

Muito difícil exterminar os agentes biológicos causadores do câncer, entretanto, é possível, e muito bem, administrá-los. **JFJ**

Impossível exterminar os agentes biológicos causadores do câncer, entretanto, é possível, e muito bem, administrá-los. **JFJ**

Uma das medidas preventivas do câncer passa por administrar os agentes microbianos cancerígenos, antes de provocarem a neoplasia: cuidar do sistema imune. **JFJ**

A genética carrega a arma, o estilo de vida puxa o gatilho. **Phillip J Goscienski**

Saber sobre as causas do câncer é importante para os médicos, os pacientes e para a saúde pública. Não existem doenças sem causas. Na Física a toda ação corresponde uma reação. Na Medicina um determinado agente causal provoca um efeito que chamamos de doença. Se o médico não afasta a causa, a doença se mantém no corpo e pode depois de "curada" ressurgir em meses ou anos. É justamente o que acontece quando se trata o câncer somente como tumor visível, sem afastar o que o provocou, sem tratar o organismo.

O grande pesquisador da carcinogênese, Bharat B. Aggarwal, Ph.D. Director of Cytokine Research Laboratory and Department of Experimental Therapeutics, The University of Texas, USA, afirma que 95% dos cânceres são de origem ambiental e somente 5% são de origem genética. Os agentes químicos ficam com 63%, os biológicos com 25% e os físicos com 7% dos tumores sólidos e das leucemias.

Em 1975, Illmensee, Mintz e Hope demonstraram de modo elegante que a causa do câncer não está no núcleo celular (genética) e sim no citoplasma (metabolismo). Em 93 óvulos normais de camundongo fertilizados eles retiraram o núcleo e colocaram no lugar o núcleo de células de carcinoma de camundongo. O resultado foi o nascimento de camundongos perfeitamente normais, sem câncer. As ninhadas seguintes continuaram sem câncer (in Seerger, 1990).

De fato, o câncer possui mais relação com o ambiente do que com a genética que está no núcleo celular e uma das razões que nos fazem aceitar como verdade tal afirmação é a seguinte:

A incidência de câncer de cólon, reto, pâncreas, mama, próstata e endométrio é 10 vezes maior na América do Norte, Europa e Austrália, quando comparada com a África e o Sul da Ásia (International Agency for Research on Cancer, 1997). Quando os imigrantes desses países de baixo risco passam a viver nos países de alto risco aumenta drasticamente a incidência dos cânceres acima mencionados. E isso acontece da segunda geração em diante, justamente ao viver e adquirir os novos hábitos do país que acolheu seus progenitores. Trabalhos semelhantes são abundantes na literatura médica e todos chegam à mesma conclusão, o ambiente é mais importante que a genética na gênese do câncer.

Infelizmente muitos médicos ainda acreditam na mutação genética como a principal causa do câncer.

A insistência em considerar o câncer mutação gênica e manter o tratamento com drogas citotóxicas para atacar o DNA provocou pouca alteração na mortalidade do câncer nos últimos 50 anos. De fato, em quase 250 mil adultos com tumores sólidos e que receberam a melhor e a mais moderna quimioterapia, a sobrevida de 5 anos devido à quimioterapia citotóxica foi de apenas 2,1% nos Estados Unidos e 2,3% na Austrália. E note bem, a indicação foi curativa e não paliativa (Morgan, 2004).

Atualmente, com as drogas modernas, a mortalidade continua como em 2004, porque o efeito de tais drogas ainda é matança das células neoplásicas.

Um dos importantes motivos da elevada incidência de câncer na atualidade é a contaminação do organismo por elementos químicos e metais tóxicos. Os pesticidas também são os responsáveis pelo aumento da incidência de vários tipos de doenças de difícil diagnóstico, incluindo o câncer. Os agentes biológicos cada vez mais são implicados na etiologia dessa doença proliferativa de sobrevivência de células doentes que chamam de câncer. Os campos eletromagnéticos e as zonas geopatogênicas rodeiam nosso ambiente e perturbam o ambiente intracelular. Existem ainda os alimentos carcinogênicos, carnes processadas e carboidratos refinados, e os alimentos carcinocinéticos, leite e seus derivados proteicos. Não podemos esquecer dos telefones sem fio e dos celulares.

A figura 5.1 resume os efeitos de vários fatores etiológicos a agir nas células-tronco de algum tecido (Mariarz, 2016). Os mesmos fatores etiológicos podem entrar em ação em células de qualquer tecido do corpo.

I – Agentes químicos

Os agentes químicos são os responsáveis por provocar 63% das neoplasias e os grandes vilões da história são o cigarro, o álcool, os metais tóxicos, os agrotóxicos, os agentes químicos da água, do ar, dos alimentos industrializados e dos refrigerantes.

O grande médico e pesquisador Ernst Wynder foi o primeiro a associar o cigarro com o câncer de pulmão, lá nos idos de 1948. Pouco depois a associação estendeu-se para o câncer de mama, próstata, cólon, pâncreas e bexiga e as doenças cardiovasculares. Até a exposição à fumaça do cigarro aumenta o risco de câncer de pâncreas, síndrome mielodisplásica e várias outras neoplasias (Carrigan, 2007; Das, 2011).

O fumo do tabaco está no grupo I, comprovadamente carcinogênico, da Agência Internacional de Pesquisa do Câncer nas seguintes neoplasias: leucemia mieloide, cérvix, colorretal, rins (corpo e pelve renal), laringe, fígado, pulmão, cavidade nasal, seio paranasal,

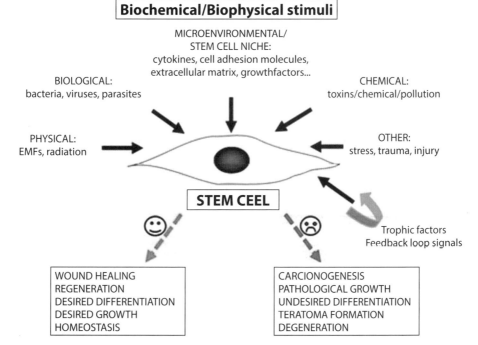

Figura 5.1 Fatores do ambiente atingindo as células-tronco (Mariarz, 2016). Stem cell = célula-tronco ou qualquer célula do corpo; EMFs = campos eletromagnéticos.

esôfago (adenocarcinoma, carcinoma epidermoide), cavidade oral, ovário (mucinoso), pâncreas, faringe, estômago, bexiga urinária e hepatoblastoma nas crianças.

Sabe-se que no tabaco existem mais do que 4.200 elementos químicos, grande parte deles carcinogênicos. A composição do produto final pode alterar-se dependendo do terreno onde o tabaco foi plantado, dos fertilizantes, da cura, da fermentação, do processamento e finalmente do armazenamento. Algumas das substâncias químicas incluem nicotina, nornicotina, cotinina, anabasina, anatabina, hidrocarbonetos alifáticos, e centenas de isoprenoides que produzem o aroma típico das folhas do tabaco. Metais tóxicos, incluindo mercúrio, chumbo, cromo VI, todos sabidamente carcinogênicos também estão presentes. O cádmio encontra-se no papel que envolve o cigarro. Outras substâncias carcinogênicas são etilcarbamato, aldeídos voláteis, nitrosaminas voláteis, ácidos nitrosoaminos, compostos inorgânicos, polônio-radioativo, urânio-235 e urânio-238. A N-nitrosonornicotina, 4-(metilnitrosamino)-1 (3-piridil)-1 butanona e os ácidos N-nitrosamino são quantitativamente os carcinogênicos mais fortes, sendo classificados como grupo I pela IARC (IARC, 1985 e 2007; Burton, 1983, 1989a, 1989b; Peele, 2001; Bush, 2001; Brunnemann, 1992; Armitage, 1970; Tomar, 1997; Hoffman, 1984; Bhide, 1984 e 1987; Nair, 1985, 1987, 1989).

É um absurdo que a Coca-Cola do Brasil ainda continue a usar o caramelo 4-metilimidazol sabidamente carcinogênico em nosso país, embora já tenha sido retirado na Califórnia. Amostras da Coca-Cola recolhidas em nove países mostraram quantidades alarmantes da substância 4-metilimidazol. De fato, até pouco tempo atrás havia 267 microgramas do carcinogênico por lata do refrigerante no Brasil, 177 microgramas no Quênia e 145 microgramas em Washington. Os pesquisadores acreditam que acima de 30mcg ao dia possa provocar câncer em seres humanos (Hengel, 2013; Tyler, 2015).

Para nós clínicos nada deve ser ingerido dessa substância, pois sabemos que o número 30 não é aplicável à totalidade da população, por várias razões, e, mais importante, não se pode nominar uma dada substância carcinogênica em termos de massa, peso ou equivalentes/g.

Outra substância química que provoca o câncer é o álcool etílico das bebidas destiladas e fermentadas e do exagero do consumo de extratos alcoólicos terapêuticos.

Existem fortes evidências que o consumo de álcool provoca câncer em sete locais do corpo e possivelmente em outros locais: orofaringe, laringe, esôfago, fígado, cólon, reto e mama. Estima-se que 5,8% de todas as mortes por câncer sejam atribuídas ao consumo de álcool (Connor, 2017).

Em Nova Zelândia, o consumo de álcool foi o responsável por 4,2% de todas as mortes por câncer nas pessoas com idade inferior a 80 anos. Essas pessoas perderam em média 11 anos de suas vidas e metade das mortes foram atribuídas ao consumo médio de menos que 4 drinques diários. O câncer de mama compreendeu 61% das mortes atribuíveis ao álcool na mulher e mais de um terço dessas mortes foi devido ao consumo de menos que 2 drinques ao dia, onde 1 drinque é igual a 30ml (Connor, 2016).

Não sabemos os mecanismos pelos quais o consumo exagerado de álcool etílico provoca câncer. Entretanto, a ausência da enzima aldeído-redutase faz aumentar o poder oxidante do álcool e aumenta o risco de câncer. Clinicamente sabemos da deficiência dessa enzima devido à vermelhidão no rosto logo após a ingestão de álcool. Cerca de 15% dos japoneses apresentam deficiência da enzima aldeído-redutase.

Em estudo dose-resposta e controlado com placebo envolvendo 672 pacientes, o resveratrol do vinho não protegeu contra os efeitos carcinogênicos do etanol no câncer de mama, fígado e cólon. O motivo é porque a concentração de resveratrol não atinge níveis eficazes de proteção no soro (Lachenmeier, 2014).

Os autores identificaram cinco produtos químicos (NSC668394, glafenina, metilnitronitrosoguanidina, fenofibrato e metilparabeno) que foram associados ao aumento da incidência de câncer de mama e câncer do colo de útero (Gong, 2020). Entretanto, inúmeros estudos fornecem evidências de que o fenofibrato exerce efeitos antitumorais em várias linhagens de células de câncer humano, como linhagens de células de câncer de mama, fígado, glioma, próstata, pâncreas e pulmão (Lian, 2018).

Ia – Metais tóxicos

No passado, muitos pesquisadores se preocuparam em ir à busca das possíveis causas do câncer, pois sabiam eles que o médico deve afastar as causas para não ver, em um período de tempo maior ou menor, o retorno da doença neoplásica.

Os metais tóxicos são carcinogênicos por dois mecanismos. De um lado eles provocam estresses oxidativo, metabólico e inflamatório e assim aumentam a entropia e diminuem o grau de ordem-informação de um grupo de células que, ao atingir o "estado de quase morte", começa a proliferar para sobreviver. De outro lado, os metais tóxicos ativam o antiporter NHE1, o qual alcaliniza o citoplasma, ativa as enzimas da glicólise anaeróbia e aumenta a geração de ATPs que vão alimentar o ciclo celular mitótico proliferativo, localizado no núcleo. Alguns metais como o chumbo e o aumento do cobre ativam diretamente o ciclo de Embden-Meyerhof (Antonowicz, 1990).

Dessa forma, os metais tóxicos comportam-se como carcinogênicos e carcinocinéticos.

O incremento das reservas corporais de ferro atestada pelo aumento da ferritina sérica, mas, não como ferro sérico ou saturação da transferrina, merece destaque porque se correlaciona com o aumento das reservas totais de ferro no organismo e consequentemente com o aumento da incidência de vários tipos de câncer. O ferro é micronutriente essencial que em baixa concentração pode ser carcinogênico e em alta concentração é carcinogênico e carcinocinético.

Em baixa concentração, ferritina inferior a 10ng/ml, o ferro diminui a função do sistema imune e aumenta o risco de aflorar possíveis infecções crônicas carcinogênicas até então latentes: Epstein-Barr vírus, citomegalovírus, micoplasmas, micobactérias, *Helicobacter pylori* etc.

Em alta concentração, ferritina superior a 80ng/ml, o ferro, além de aumentar a geração de radicais livres de oxigênio na reação de Fenton (carcinogênico), aumenta a resistência à insulina (Vari, 2007; Ryu, 2008; Syrovatka, 2009; Lee, 2011; Xiao, 2011), o que provoca aumento da insulinemia, agente carcinocinético forte. Nota: normal da insulinemia de jejum: 8+/–2).

A retirada do ferro por quelação inibe o crescimento do fibrosarcoma e carcinoma mamário humano. O mesmo acontece com os mesmos tumores no camondongo (Power Coombs, 2015).

O arsênio (Lai, 1994; Tseng, 1997; Wang, 2007), o mercúrio e as dioxinas (Chang, 2010 e 2011) também provocam síndrome metabólica com aumento da insulinemia, além de serem carcinogênicos.

O cobre funciona da mesma forma que o ferro e seu diagnóstico é com a ceruploplasmina e não com o cobre sérico. O ideal é ceruloplasmina em nível inferior do normal, sem queda de hemoglobina.

Exposição a cádmio, cobre ou níquel inibe o metabolismo mitocondrial. O cádmio inibe a importante enzima citrato sintase envolvida no câncer humano e propicia a proliferação mitótica.

Foram conduzidas análises para a incidência de câncer em dois coortes de 29.874 trabalhadores expostos ao chumbo com dados anteriores de chumbo no sangue (Finlândia, n = 20.752, Grã-Bretanha = 9.122), com 6.790 casos de câncer. O coorte apresentava mediana de chumbo no sangue máximo de 29μg/dL e 87% dos trabalhadores eram do sexo masculino. Tendências positivas significativas (p < 0,05), usando o log máximo de chumbo no sangue foram encontradas para câncer cerebral (maligno), linfoma de Hodgkin, câncer de pulmão e câncer retal, enquanto tendência negativa significativa foi encontrada para melanoma. Foram encontradas tendências positivas limítrofes significativas (0,05 ≤ p ≤ 0,10) para câncer esofágico, meningioma e câncer cerebral combinado maligno/benigno. Havia interações significativas por país para câncer de pulmão, cérebro e esôfago, com a Finlândia mostrando fortes tendências positivas e a Grã-Bretanha apresentando tendências modestas ou nenhuma. O câncer de laringe na Finlândia também apresentou tendência positiva (p = 0,05). Análises externas para trabalhadores de alta exposição (máximo de chumbo no sangue > 40μg/dL) mostraram um excesso significativo para câncer de pulmão em ambos os países combinados, e excessos significativos na Finlândia para câncer de cérebro e pulmão (Steenland, 2019).

Diagnóstico

- Mineralograma do tecido capilar – espectroscopia de absorção atômica.
- Concentração urinária do metal.
- Ferritina sérica.
- Ceruloplasmina sérica.
- Questionários de ingestão: impreciso.
- Questionário de sintomas: impreciso.
- Biorressonância, técnica descrita em 1947: os resultados são confiáveis se o observador for competente.
- Sensograma: espectroscopia frequencial de Raman – em estudo e muito promissor.

Gliomas

As concentrações no líquido cerebroespinal de prata e chumbo estavam aumentadas nos pacientes com gliomas de médio e alto graus e normais nos pacientes com tumores cerebrais benignos. A concentração de chumbo nos tumores malignos em relação ao controle era 2,11 vezes maior e a de prata em relação ao controle era de 2,31 vezes maiores. Não se observaram diferenças com o alumínio, ouro, bismuto, cádmio, cobre, antimônio e selênio (El-Yazigi, 1984).

Dois anos depois, o mesmo autor encontra aumento de arsênio somente no liquor de pacientes com gliomas malignos, sendo a relação tumor e controle de 2,9. Também encontrou menor concentração de zinco nos tumores malignos (El-Yazigi, 1986).

No www.pubmed.org a busca *heavy metals glioblastoma* fornece 1.439 referências, em agosto/2020.

Câncer de mama

Ionescu, em 2006, verificou acúmulo altamente significante de metais tóxicos em 20 biópsias de tecido neoplásico mamário em comparação com amostras normais. Usando a espectrofotometria de absorção atômica e a espectroscopia de massa constatou aumento de mercúrio (p < 0,005), ferro (p < 0,0001), zinco (p < 0,00001), níquel (p < 0,00005), cromo VI (p < 0,00005), chumbo (p < 0,05) e cádmio (p < 0,005) no tecido neoplásico, quando comparado com o tecido mamário normal. Concluiu que o acúmulo patológico de metais de transição no tecido mamário está relacionado intimamente ao processo neoplásico.

Na Índia estudaram-se 25 tecidos mamários de pacientes com câncer e 25 de pacientes com lesões benignas e encontrou-se aumento de chumbo apenas no tecido neoplásico. No sangue o chumbo também estava aumentado apenas nas pacientes com câncer (Siddiqui, 2006). Alatise, em 2010, encontrou o mesmo resultado nas mulheres da Nigéria.

Mehrnoosh, em 2014, estudou 14 espécimes de mama, gordura com e sem câncer e tecido mamário com e sem câncer utilizando dois métodos *Graphite furnace atomic absorption* (AA-670) e ICP-OES (ULTIMA 2CE). Observou acúmulo significante de cádmio, chumbo, mercúrio e selênio apenas no tecido mamário com câncer.

Cádmio é metal carcinogênico em humanos associado ao câncer de mama. Seis estudos determinaram a ingestão de cádmio na dieta e cinco avaliaram o cádmio urinário e procedeu-se a metanálise. Alta concentração de cádmio na urina está associada com a presença de câncer de mama, quando se comparou o quartil superior com o inferior, OR = 2,24, 95%IC = 1,49-3,35. Cada 1mcg/g de creatinina de aumento no cádmio urinário provoca 1,20 vez de incremento no câncer de mama, OR = 2,02, 95%IC = 1,34-3,03. O cádmio estimado com a ingestão, onde é complicado se conseguir os reais valores, não mostrou significância. Dessa forma, o cádmio realmente se associa ao câncer de mama e o cádmio urinário passa a ser um marcador da exposição do elemento (Lin, 2016).

Uma meta-análise de avaliação do cádmio nas neoplasias hormônio-dependentes incluiu 2 caso-controles (746 casos e 1.069 controles) e 6 estudos coorte (309.103 participantes e 12.859 casos de câncer). Conseguiu-se demonstrar significância em subgrupos de populações do Ocidente (RR = 1,15; 95%CI: 1,08-1,23) para neoplasias hormônio-dependentes, próstata, mama e câncer endometrial (Cho, 2013).

Exposição ao níquel aumenta o risco de câncer de mama. Nove estudos determinaram a concentração do níquel no soro, e seis estudos, no tecido capilar. Comparando com controles normais, a concentração sérica de níquel nas pacientes com câncer de mama é significantemente maior – SMD (95%CI) 1,76 (0,82, 2,70) –, assim como nas pacientes pós-tratamento – SMD (95%CI) 2,56 (1,18, 3,94). No tecido capilar, o níquel foi somente levemente maior e sem significância estatística – SMD (95%CI) 0,16 (–1,08, 1,40) (Yu, 2017).

A elevação da ferritina acima de 80ng/ml aumenta a incidência de câncer de mama. A liberação de ferro pelos macrófagos do tumor é importante fator inflamatório que estimula diretamente a tumorogênese (Alkhateeb, 2013).

Zinco é nutriente essencial e sua deficiência aumenta o risco de câncer de mama. Autores chineses, após analisarem 14 estudos de câncer de mama (incluindo 662 casos e 775 controles) que dosaram o nível sérico de zinco e 7 estudos que dosaram o zinco no tecido capilar (incluindo 264 casos e 449 controles), concluíram que somente este último possui valor clínico. De fato, o zinco do tecido capilar (cabelo) está em média 2 vezes menor nas pacientes com câncer de mama ao se comparar com as pacientes do grupo controle (SMD (95%CI): –1,99[–3,46, –0,52]), no extremo até 7 vezes menor (Wu, 2015). Entretanto, o excesso de zinco no tecido mamário tumoral se correlaciona com aumento da malignidade, digo da proliferação mitótica neoplásica (Riesop, 2015).

Dosou-se butirilcolinesterase (BChe) e zinco sérico em 46 mulheres com diagnóstico recente de câncer de mama e em 50 voluntárias normais. Encontrou-se aumento significante da BChe e diminuição significante do zinco sérico quando comparada com o controle em diferentes estágios do câncer de mama (p < 0,001) (Kumar, 2017).

Manganês é nutriente essencial e sua deficiência aumenta o risco de câncer de mama. Meta-análise de onze estudos envolveu 1.302 pacientes e mostrou que baixa concentração de Mn se relaciona com maior risco de câncer de mama (SMD = –1,51, 95% CI = [–2,47, –0,56]). A deficiência de manganês foi observada nas dosagens no soro e no tecido capilar (cabelo), com significâncias parecidas (Shen, 2015).

Níveis de cádmio e chumbo em adultos não foram associados a maior risco de câncer de mama em grande meta-análise envolvendo 3 estudos prospectivos (Gaudet, 2019). Entretanto, o autor estudou trabalhos que dosaram os metais no sangue, que não possui valor algum, pois avaliam apenas a quantidade dos metais no momento da coleta.

No www.pubmed.org a busca *"heavy metals breast cancer"* forneceu 4.850 referências em agosto/2020.

Câncer de próstata

Em estudo tipo coorte com base populacional, foram seguidos prospectivamente de 1998 a 2009 (10,8 anos) 41.089 homens da Suécia com idade entre 45 e 79 anos para obter possível associação entre "questionário de frequência alimentar" e a incidência de câncer de próstata. Em 10,8 anos, o autor observou 3.085 casos de câncer de próstata.

A ingestão de cádmio foi drasticamente maior nos pacientes com câncer de próstata quando comparados com os controles, indicando que esse metal tóxico de valência variável possui papel no desenvolvimento desse tipo de câncer (Julin, 2012). Os alimentos mais ingeridos pelos pacientes com câncer foram aqueles que mais continham cádmio: pão (33%), batata (18%), cereais, excluindo o pão (15%), vegetais e legumes (9%) e carne (6%).

Picurelli, em 1991, já mostrava aumento de ferro e cobre mais diminuição de zinco e magnésio no tecido prostático com câncer (n = 25) quando comparado com tecido prostático apenas com hiperplasia (n = 25). Neste ele encontrou o inverso: aumento de zinco e magnésio com diminuição de ferro e cobre. Na dosagem tecidual dos metais usou o método de espectrometria de absorção atômica. Lembrar que o aumento de ferro e cobre provoca oxidação, enquanto o zinco e magnésio protegem os tecidos do estresse oxidativo.

No www.pubmed.org a busca "*heavy metals prostatic cancer*" forneceu 2.794 referências em agosto/2020.

Câncer de pulmão

Scimeca, em 2014, comparou 15 biópsias de câncer de pulmão com 15 biópsias de tumor benigno de pulmão e 15 amostras de pulmão normal. No câncer de pulmão encontrou a presença de 3 ou mais metais tóxicos (91,7%) quando comparado com os tumores benignos (0%) e o controle (8,3%). Os metais encontrados foram chumbo, cobalto, manganês e cromo na forma de metais de transição. O método de dosagem foi a microanálise *EDX-epon-epoxid embedded for transmission electron microscopy*. O autor concluiu que o acúmulo patológico de metais de transição no tecido pulmonar pode estar relacionado intimamente ao processo neoplásico.

Gostaríamos muito de saber qual foi a evolução dos pacientes com metais de transição e anatomopatológico normal. Cremos que provavelmente irão evoluir para neoplasia pulmonar.

Tran, em 2014, comparou 28 biópsias de câncer pulmonar, não de pequenas células, com 9 biópsias de tecido pulmonar normal e observou excesso dos metais tóxicos cádmio e arsênio somente no tecido neoplásico. Não encontrou mercúrio ou chumbo no material estudado. O método de dosagem foi a espectrometria de absorção atômica e a ICP-MS, *inductively coupled plasma mass spectroscopy*. Os dados sugerem que o acúmulo patológico de Cd e As no tecido com câncer tem impacto na carcinogênese.

Benderli, em 2011, comparou 67 amostras de tecido com carcinoma pulmonar em estágio IIIB com 74 biópsias pulmonares normais e constatou no grupo neoplasia aumento significativo de arsênio, cádmio, chumbo e cromo.

No www.pubmed.org a busca "*heavy metals lung cancer*" forneceu 6.199 referências em agosto/2020.

Câncer de cabeça e pescoço

Khlifi, em 2013, analisou 101 biópsias de câncer de cabeça e pescoço e comparou com biópsias de controles normais, usando o método da espectrometria de absorção atômica. Observou que o arsênio estava 3,4 vezes, o cádmio 2,5 vezes, o níquel 1,5 vez e o cromo VI 1,3 vez maiores no tecido neoplásico quando comparado com o tecido normal. Os dados sugerem que o acúmulo patológico de metais de transição no câncer de cabeça e pescoço, ambiental, incluindo o cigarro, pode estar relacionado intimamente ao processo neoplásico.

No www.pubmed.org a busca "*heavy metals head and neck cancer*" forneceu 4.934 referências em agosto/2020.

Carcinoma de vesícula biliar

Shukla, em 1998, dosou metais tóxicos por espectrometria de absorção atômica em 38 carcinomas de vesícula biliar e comparou com 58 casos de colecistectomia calculosa sem câncer. Constatou que o cádmio, chumbo e cromo V estavam drasticamente elevados na bile somente dos pacientes com carcinoma de vesícula: Cd: 0,19mg/l *vs.* 0,09mg/l (p < 0,001), Pb: 58,38mg/l *vs.* 3,99mg/l (p < 0,001) e Cr: 1,26mg/l *vs.* 0,55mg/l (p < 0,001). Concluiu que cádmio, chumbo e cromo VI encontrados na bile dos pacientes com carcinoma de vesícula podem ser um dos responsáveis pela carcinogênese.

Câncer gástrico

O excesso de ferritina, isto é, acima de 80ng/ml, aumenta a incidência de câncer gástrico (Cook, 2012).

O DNA ribossomal (rDNA) atua como sensor e responde ao estresse associado ao câncer. Este estudo foi realizado com tumores gástricos pareados com tecidos normais adjacentes obtidos de 65 pacientes com câncer gástrico submetidos à gastrectomia. A espectrometria de massa com plasma acoplado indutivamente (ICP-MS) foi usada para detectar as concentrações de 17 metais nos tecidos gástricos. Em pacientes com câncer gástrico, o número de cópias dos componentes 45S rDNA (18S, 5.8S, 28S) e 5S rDNA em tecidos tumorais foram significativamente maiores do que aqueles em tecidos normais adjacentes, enquanto o número de cópias de DNA mitocondrial (mtDNA) foi significativamente menor em tecidos tumorais do que em tecidos normais adjacentes. A análise dos metais revelou concentrações particularmente altas de As, Cd, Cr, Cu e Fe nos tecidos gástricos desses pacientes. O rDNA foi amplificado em tecidos tumorais de pacientes com câncer gástrico e sua amplificação estava associada à exposição a metais (Feng, 2010).

Análise anterior do grande estudo europeu multicêntrico ESCAPE mostrou associação de partículas ambientais < 2,5µm (PM2,5) da poluição do ar em residência com a incidência de câncer gástrico. Dez coortes em seis países contribuíram com dados de 227.044 indivíduos com seguimento médio de 14,9 anos e 633 casos incidentes de câncer gástrico. Este grande estudo de coorte multicêntrico mostrou associação robusta entre câncer gástrico e exposição de longo prazo a PM2.5_SS = enxofre), mas não PM10_S, sugerindo que S em PM2.5 ou poluentes atmosféricos correlacionados podem contribuir para o risco de câncer gástrico (Weinmayr, 2018).

Câncer de pâncreas

O projeto foi estudo de caso-controle baseado em clínica de dados coletados de 2000 a 2014 na Mayo Clinic em Rochester, Minnesota, EUA. Casos de adenocarcinoma ductal pancreático (n = 2.092) e controles (n = 2.353) preencheram questionários de fatores de risco, que incluíram perguntas sim/não sobre a exposição regular a pesticidas, amianto, benzeno, hidrocarbonetos clorados, cromo e níquel. A exposição regular autorrelatada a pesticidas foi associada a maiores chances de câncer pancreático (OR 1,21, IC 95% 1,02-1,44). A exposição regular ao amianto (OR 1,54, IC 95% 1,23-1,92), benzeno (OR 1,70, IC 95% 1,23-2,35) e hidrocarbonetos clorados (OR 1,63, IC 95% 1,32-2,02) também foi associada a maiores chances. As exposições ao cromo e ao níquel não foram significativamente associadas a este tipo de câncer (Antwi, 2015).

A maioria dos estudos epidemiológicos, infelizmente, não possui dados sobre a dose-resposta. O mérito científico do presente estudo é a ausência virtual de confusão por outros carcinógenos conhecidos. Outra vantagem é a presença de três subcoortes ocupacionais com diferentes níveis e vias de exposição ao chumbo. A maioria dos estudos anteriores tem dados sobre dose-resposta fornecidos apenas por comparações de pessoas expostas e não expostas. Em resumo, os resultados deste coorte sugerem que a exposição ocupacional ao chumbo pode aumentar o risco de câncer de pâncreas, rim e reto (Ilychova, 2015).

O fator de risco mais consistente para o câncer pancreático (CP) é o tabagismo. Entre outros carcinógenos, o tabaco contém cádmio, metal anteriormente associado a risco aumentado de CP. Este estudo incluiu 118 casos de CP e 399 controles hospitalares do leste da Espanha. As concentrações de 12 oligoelementos foram determinadas em amostras de unha por espectrometria de massa de plasma indutivamente acoplado. Riscos significativamente aumentados de CP foram observados entre indivíduos cujas concentrações de cádmio (OR 3,58, IC 95% 1,86 a 6,88), arsênio (OR 2,02, IC 95% 1,08 a 3,78) e chumbo (OR 6,26, IC 95% 2,71 a 14,47) estavam no quartil superior. Altas concentrações de selênio (OR 0,05, IC 95% 0,02 a 0,15) e níquel (OR 0,27, IC 95% 0,12 a 0,59) foram inversamente associadas ao risco de CP. Os resultados confirmam associações anteriores com cádmio, chumbo e arsênico. Essas novas descobertas, se replicadas em estudos independentes, apontariam para um importante papel dos oligoelementos na carcinogênese pancreática (Amaral, 2012).

Os autores mostraram, pela primeira vez, grande perda consistente de zinco no epitélio ductal e acinar no adenocarcinoma pancreático em comparação com o epitélio normal. Esta diminuição do zinco é evidente em estágios bem diferenciados a mal diferenciados de "malignidade" (entenda-se "maior proliferação"). O transportador de captação de zinco ZIP3 da membrana basilar está ausente no adenocarcinoma. O tratamento com zinco foi citotóxico para as células Panc1neoplásicas. A combinação de alterações simultâneas de zinco e ZIP3 representam eventos iniciais no desenvolvimento de adenocarcinoma; e sugerem que o zinco pode ser um supressor de tumor de câncer pancreático (Costello, 2011).

No www.pubmed.org a busca *"heavy metals head and pancreatic cancer"* forneceu 903 referências, em agosto/2020.

Câncer colorretal

De todos parâmetros relacionados ao ferro somente o aumento da ferritina sérica e da hepcidina se correlacionou com o aumento da proliferação do câncer colorretal em 21 pacientes (Sornjai, 2020).

Usando a espectroscopia de quebra induzida por laser (LIBS) desenvolvida de forma autóctone rápida e precisa (livre de calibração), analisou-se vários tecidos cancerosos e normais do cólon coletados de pacientes com câncer de cólon com idades entre 40-60 anos. Os resultados mostraram a presença de metais pesados cancerígenos, incluindo chumbo (Pb), cromo (Cr) e mercúrio (Hg) nos tecidos neoplásicos do cólon, enquanto os tecidos saudáveis eram desprovidos desses elementos. As concentrações de Pb, Cr e Hg nas amostras cancerosas foram avaliadas em 3,1, 13,4 e 7,1 µg/L, respectivamente. Além disso, a precisão do desempenho da técnica LIBS foi validada pela comparação dos resultados obtidos da espectroscopia de emissão atômica com plasma indutivamente acoplado padrão (ICP-OES). Foi estabelecido que a análise LIBS é útil para a detecção rápida, precisa e precoce dos metais pesados acumulados nos tecidos malignos do cólon, salvando assim milhões de vidas ao promover as chances de cura do câncer (Gondal, 2020).

A exposição de células HT-29 do câncer de cólon a baixos níveis de Cádmio promove um fenótipo mais migratório via ROS-p38-COX-2-PGE2, bem como via ROS-Akt (Naji, 2019).

Foram 29 estudos elegíveis selecionadas para meta-análise incluindo, 14 de coorte e 15 de caso-controle. A meta-análise de estudos de coorte indicou que altas ingestões de cálcio e magnésio na dieta foram negativamente associadas ao risco de câncer colorretal (CCR), já que as razões de risco (HR) foram 0,76 (intervalo de confiança de 95% (IC) 0,72; 0,80) e 0,80 (IC de 95% 0,73; 0,87), respectivamente. No entanto, a alta ingestão de ferro heme na dieta (carne) foi positivamente correlacionada à incidência de câncer de cólon (HR = 1,01, IC 95% 0,82; 1,19) e câncer retal (HR = 1,04, IC 95% 0,67; 1,42). Uma meta-análise de estudos de caso-controle indicou que altas ingestões de cálcio, magnésio e potássio na dieta foram negativamente relacionadas com a ocorrência de CCR, porque as razões de chance (OR) foram de 0,36 (IC de 95% 0,32; 0,40), 0,80 (IC 95% 0,63; 0,98) e 0,97 (IC 95% 0,74; 1,21), respectivamente. No entanto, a alta ingestão de ferro da dieta foi positivamente correlacionada com o aumento do CCR (OR = 1,04, IC 95% 0,91; 1,18) (Meng, 2019).

No www.pubmed.org a busca "*heavy metals colon cancer*" forneceu 1.473 referências, em agosto/2020.

Câncer de bexiga urinária

Zinco e cobre são nutrientes essenciais, entretanto o excesso de cobre provoca estresse oxidativo. Em seis estudos, os pacientes com câncer de bexiga urinária apresentaram baixa concentração sérica de zinco (SMD: –1,072, 95%CI: –1,489 a –0,656, p < 0,0001) e marcante elevação da concentração sérica do cobre SMD: 1,069, 95 %CI: 0,302 a 1,836, p=0,006) (Mao, 2013).

No www.pubmed.org a busca "*heavy metals urinary bladder cancer*" forneceu 1050 referências, em agosto/2020.

Ib – Agrotóxicos e pesticidas

O governo, além de somente proibir tardiamente o emprego de alguns agrotóxicos, não fiscaliza sua produção, venda ou uso. E quem sofre é a população sem ao menos saber o que está acontecendo. E os médicos? Esses se preocupam com as novidades, as drogas de quinta geração da Indústria Farmacêutica que fabrica medicamentos paliativos e sem estudos suficientes quanto aos efeitos adversos de longo prazo. As drogas que utilizamos na prática clínica são muito mal estudadas antes de serem liberadas. Nada é estudado quanto aos perigosos efeitos epigenéticos ou genéticos de tais medicamentos. Não avaliam o impacto do novo medicamento sobre a farmacoepigenômica, muito menos da farmacogenômica e menos ainda da farmacogenética. Pior ainda e realmente aterrador: muitas indústrias, mesmo conhecendo os efeitos colaterais, escondem a informação e ainda remuneram universidades e pesquisadores para escreverem sobre a maravilhosa droga, naquilo que ficou conhecido como "**conflito de interesse não declarado**". É quase impossível para nós médicos saber se o trabalho científico que estamos estudando é verdadeiro ou foi encomendado pela Indústria Farmacêutica.

Desse modo, drogas normalmente prescritas por clínicos, cardiologistas, endocrinologistas, gastroenterologistas, ginecologistas e até oncologistas aumentam o risco de diversos tipos de câncer ou aumentam a proliferação e impedem a apoptose: bloqueadores de canais de cálcio, diuréticos de longo prazo, amitriptilina, fluoxetina, sertralina, clonazepam, estatinas (se LDL-colesterol < 100mg%) etc.

Desse modo, drogas normalmente prescritas por clínicos, cardiologistas, endocrinologistas, gastroenterologistas, ginecologistas e até oncologistas aumentam o risco de diversos tipos de câncer ou aumentam a proliferação e impedem a apoptose: bloqueadores de canais de cálcio, diuréticos de longo prazo, amitriptilina, fluoxetina, sertralina, clonazepam, estatinas (se LDL-colesterol < 100mg%), etc.

Como todo efeito possui uma causa e sabendo que retirando a causa cessa o efeito, pesquisadores do Rio de Janeiro resolveram se aprofundar no estudo sobre a etiologia dessa doença cada vez mais comum.

Chrisman JD, Koifman S, de Novaes Sarcinelli P, Moreira JC, Koifman RJ e Meyer A, da Escola Nacional de Saúde Pública, Fundação Oswaldo Cruz do Rio de Janeiro, verificaram que o uso de pesticidas no Brasil cresceu rapidamente nos últimos anos e assim resolveram estudar o impacto desses tóxicos na incidência do câncer. Correlacionaram a venda de pesticidas em 1985 com a mortalidade de vários tipos de neoplasias em 11 Estados Brasileiros entre 1996 e 1998. A informação das mortes por câncer foi obtida no Sistema Nacional de Mortalidade apenas em homens com idade entre 30 e 69 anos. O volume de vendas de pesticidas mostrou correlação estatisticamente significante com a mortalidade nos seguintes tipos de câncer nos homens: próstata (r = 0,69; p = 0,019), tecidos moles (r = 0,71; p = 0,015), leucemias (r = 0,68; p = 0,021), lábio (r = 0,73; p = 0,010), esôfago (r = 0,61; p = 0,046) e pâncreas (r = 0,63; p = 0,040).

Foram observadas correlações de moderada a fraca no câncer de laringe, pulmão, testículo, fígado, estômago, cérebro e mieloma múltiplo. Devemos ressaltar que a correlação entre a venda de pesticidas e a mortalidade sítio-específica de câncer foi reforçada por dois testes estatísticos. Para todos os sítios-específicos, a mortalidade do câncer foi significantemente maior nos 2º e 3º tertil, com faixa de MRR indo de 1,11 a 5,61. Os autores concluíram que a população exposta aos pesticidas em 1985 em alguns Estados Brasileiros se associou na década seguinte com o aumento significativo da mortalidade por vários tipos de câncer.

Pior é o que se encontra em países de renda *per capita* menor que a do Brasil.

É alarmante a incidência de tumores cerebrais como glioblastoma multiforme e meduloblastomas em agricultores de Kashmir que utilizam os agrotóxicos clorpirifos, dimetoato, mancozebe e captan (Figuras 5.2 a 5.5). A cada ano, aumenta o número de agricultores diagnosticados com gliomas de alto grau (Abdul, 2010). Todos os tipos de pesticidas, não importa os danos que provocam, são usados em Kashmir.

Leucemia é a causa mais comum de câncer na criança e existe ligação muito forte dessa doença e a contaminação por agrotóxicos ou pesticidas (Hernandez, 2016).

O mesmo acontece com o câncer de mama, onde a cada dia aumentam os casos de mulheres contaminadas com aldrin, diclorodifenil-cloroetileno (DDE) e diclorodifenil-dicloroetano (DDD) (L'Héritier, 2014; Rivero, 2016). O glifosato induz câncer de mama humano ao ativar o receptor estrogênico (Thongprakaisang, 2013).

Meta-análise de 2019 constatou que o glifosato aumenta o risco de linfoma não Hodgkin. Usando os grupos de maior exposição quando disponíveis em cada estudo, verificou-se que o risco meta-relativo geral (meta-RR) de linfoma não Hodgkin em indivíduos expostos a herbicidas contendo glifosato aumentou em 41% (meta-RR = 1,41, intervalo de confiança de 95%, IC: 1,13-1,75) (Zhang, 2019).

O glifosato é considerado não carcinogênico pelo IARC (Instituto Americano de Pesquisa em Câncer) e

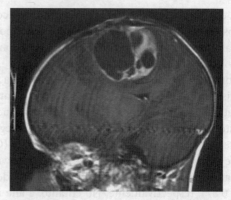

Figura 5.3 Glioblastoma multiforme (Abdul, 2010).

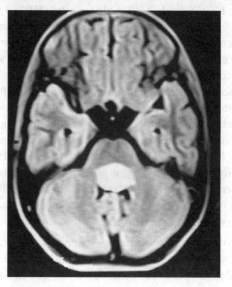

Figura 5.4 Ependimoma. Menino de 10 anos de idade (Abdul, 2010).

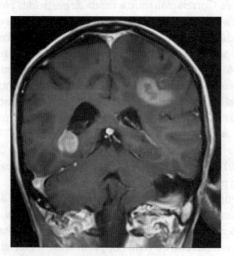

Figura 5.2 Gliomas multicêntricos (Abdul, 2010).

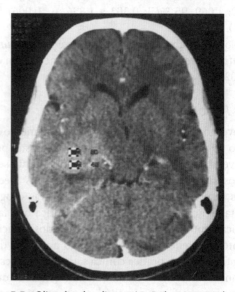

Figura 5.5 Oligodendroglioma. Irmã de 13 anos de idade (Abdul, 2010).

por agências reguladoras e na literatura muitos trabalhos mostram que o herbicida é inócuo. São trabalhos encomendados e com conflito de interesse não declarado. E o IARC porque não se manifesta? Esperar porquê?

Três inseticidas organofosforados estão significantemente associados ao câncer de próstata agressivo, fonofos, terbufos e malation (Koutros, 2013).

No Paquistão é tão frequente o câncer de pulmão devido o tabaco (p ≤ 0,0000001) quanto à exposição por pesticidas (p ≤ 0,0000001) ou inalação de fumaça diesel (p ≤ 0,0000001) (Lugman, 2014).

A prevalência da **doença de Hodgkin** para os residentes dentro de 1 milha da refinaria de petróleo foi considerada elevada para cada nicho populacional, variando de 72,11 casos por 100.000 a 182,34 por 100.000, enquanto a prevalência da doença de Hodgkin em todos os Estados Unidos é de apenas 22 casos da doença de Hodgkin por 100.000 pessoas. Devido ao seu valor significativamente aumentado em comparação com o resto dos Estados Unidos, ele fornece evidências do papel do benzeno como agente causador na etiologia da doença de Hodgkin (Dahlgren, 2008).

Na Georgia particularmente em torno de Atlanta há um nicho populacional de linfoma cutâneo de células T, que foi correlacionado com o aumento da concentração de benzeno e exposição ao tricloetileno. Entre os 4 condados mais populosos da Geórgia, a incidência do linfoma cutâneo ficou entre 1,2 e 1,9 vezes maior do que a média do estado, e os níveis de benzeno e tricloroetileno eram 2,9 a 8,8 vezes maiores (Clough, 2020).

No www.pubmed.org a busca em agosto/2020 *pesticides cancer* forneceu 9.438 referências e a busca *agrochemicals cancer* forneceu 3.617.

II – Agentes biológicos

Os agentes biológicos, principalmente bactérias e vírus, são os responsáveis por 25% das causas das neoplasias em geral. Nós acreditamos em porcentagem muito mais elevada.

IIa – A maioria das bactérias não pode ser diagnosticada usando técnicas tradicionais de laboratório e o que dizer da gama de vírus existentes no Planeta

Usando PCR (reação em cadeia da polimerase), pesquisadores encontraram nas mãos de estudantes 332.000 bactérias distintas geneticamente pertencentes a 4.742 espécies diferentes. Das espécies detectadas, 45% foram consideradas raras. Esse número supera em 100 vezes quando se procede às técnicas tradicionais de cultura em placas de Petri ou frascos especiais. Outros estudos mostram que somente 0,1 a 55% das bactérias viáveis encontradas via PCR foram capazes de crescer em meio de cultura em placas de Petri ou em frascos apropriados.

Até hoje as bactérias costumam ser diagnosticadas pela sua diversidade de forma, tamanho, coloração (gram-positivas e gram-negativas) e *habitat*, quando na verdade deveriam ser distintas por sequenciamento genético – PCR.

Alguns argumentam que o número de micróbios criados por meio de recombinação genética é tão elevado que o conceito de espécies distintas de bactérias torna-se obsoleto (Hanage, 2005). De fato, para o pesquisador Jennifer Loveland-Curtze, os micróbios compreendem um terço ou mais da biomassa da Terra e já foram descritos cerca de 8.000 tipos de bactérias, mas acredita-se que existam 3.000.000 de tipos diferentes em nosso pequeno Planeta.

A avalanche de conhecimentos da moderna microbiologia está mudando o foco antigo onde se procurava um único patógeno para explicar as doenças. Em vez disso, número crescente de pesquisadores está explorando como os componentes da microbiota podem causar doenças interagindo uns com os outros (National Research Council, 2007). Não importa se o nome da bactéria é enterobacter ou salmonela, queremos conhecer se há uma enzima produzindo carboidratos, uma enzima produzindo gases ou uma enzima degradando proteínas (Mullard, 2008).

Antigamente pensávamos que o *Homo sapiens* era produto de apenas um genoma interagindo com o meio ambiente. Devido ao pequeno tamanho, centenas a milhares de micróbios podem viver dentro de uma única célula humana (Wirostko, 1989).

Está provado que para cada célula humana existem 10 bactérias e assim, na realidade, o organismo *Homo sapiens* é controlado por um metagenoma, um tremendo número de diferentes genomas bacterianos e virais trabalhando em paralelo. A microbiota existente no organismo humano abriga milhões de genes em comparação com os meros 31.897 genes do genoma humano (Goodacre, 2007; Proal, 2009).

A contribuição genética combinada desses micróbios inevitavelmente proporcionará milhares de produtos de seus genes em nosso pequeno genoma.

A geração de capninas no interior de células infectadas por bactérias é um exemplo de como um metabólito bacteriano pode manipular a expressão gênica humana. A capnina abole a transcrição do receptor VDR ao ocupar o seu receptor. O VDR expressa 4500 genes: supressores de tumor, reparadores do DNA, função antioxidante e imunomoduladora etc. O receptor VDR também regula a expressão de peptídeos antimicrobianos, como a betadefensina e a catelicidina, que desempenham papel vital na administração das doenças infecciosas crônicas (Marshall, 2007; Proal, 2010).

A forma mais antiga de existência das bactérias é na forma isenta de parede: L-formas, ciclogênicas, sem parede, pleiomórficas, *sthealt* bactéria e CWD. Vários nomes para indicar o mesmo conceito.

A primeira célula no planeta surgiu há 3,8 bilhões de anos e em todo esse período de evolução as células humanas conviveram intimamente com as bactérias sem parede.

Certamente as bactérias muito têm a ver com as causas do câncer.

Entretanto, a maior descoberta da genômica da última década é que as entidades biológicas mais comuns e abundantes no planeta Terra são os vírus dos oceanos, solo, animais marinhos, mamíferos etc.

Nos seres humanos, o número de vírus é de uma a duas ordens de grandeza maior do que as células do próprio indivíduo. Retrotransposons, principalmente LINEs (*long interspersed nucleotide elements*), SINEs (*short interspersed nucleotide elements*) e retrovírus endógenos fazem parte de 45% do genoma dos mamíferos e desempenharam importante papel na evolução do genoma.

Infelizmente, os vírus e as bactérias e outros agentes biológicos foram esquecidos como frequentes causadores do câncer.

Muitos pesquisadores, a maioria mulheres, dedicaram a vida inteira estudando a correlação entre câncer e agentes biológicos. Parece-me que os vírus e bactérias e menos os fungos e parasitas desempenham um papel muito mais importante na etiologia do câncer que o mostrado pela *International Agency for Research on Cancer* (IARC), sobre a qual escreveremos logo mais.

Na segunda metade do século XX, vários pesquisadores encontraram bacilos álcool-ácido resistentes em biópsias e peças cirúrgicas de inúmeros tecidos com câncer, a médica Virginia Wuerthele-Caspe Livingston-Wheeler, a microbiologista Eleanor Alexander-Jackson, a citologista Irene Diller, a bioquímica Florence Seibert, os pesquisadores Lida Mattman e Gerald Dominigue e o dermatologista Alan Cantwell; e uma legião enorme de pesquisadores.

Lá nos idos de 1925, Nuzum já procurava bactérias em pacientes com câncer. Ele encontrou *Micrococcus* em 38 pacientes com câncer de mama das 42 (90,5%) que examinou. Eram bactérias sem parede – CWD – L-formas – pleiomórficas – ciclogênicas – *stealth* bactérias.

Em 1986, Owens encontrou bactéria dentro das hemácias em 40% dos pacientes com câncer usando a técnica do campo escuro com 1.000 aumentos. Das 25 pessoas "normais" sem câncer que apresentavam o mesmo tipo de bactéria, 23 desenvolveram tumores malignos nos 20 anos seguintes. Não encontramos o trabalho original (in Lida Matteman, 2001).

Em 1962, o médico francês Georges Mazet encontrou bactérias álcool-ácido resistente no sangue de pacientes com leucemia.

Bactérias vivas estão flutuando na corrente sanguínea e também estão vivendo dentro das nossas células e elas ainda podem existir na forma de comunidades, os chamados biofilmes (Nikkari, 2001; McLaughlin, 2002).

Em 2012, na cidade de Blagoveschensk, com a finalidade de melhorar a avaliação da saúde, analisou-se o sangue com microscopia eletrônica de homens e mulheres saudáveis com idade entre 18 e 35 anos. Em 85% das amostras foram encontradas bactérias na L-forma – CWD (Russian article, 2012).

No sangue do cordão umbilical humano de recém-nascidos normais encontraram-se micrococos imaturos na L-forma – CWD (Tedeshi, 1976) e *Mycobacterium tuberculosis* na L-forma – CWD (Markova, 2016) por meio de microscopia e cultura.

Muitos estudos mostram que a infecção persistente por bactérias, vírus ou fungos promove a carcinogênese. Agentes infecciosos e seus produtos podem modular a progressão do câncer induzindo respostas imunes, inflamatórias, proliferativas, antiapoptóticas e angiogênicas. Bactérias e vírus ativam vias de sinalização, PI3-K/Akt/mTOR/NF-kappaB, Ras/Raf/MEK/ERK1/ERK2 e JNK, as quais aumentam a proliferação celular mitótica.

A ativação dessas vias pelos agentes biológicos aumenta o número de células: mais espaço para habitarem. Todos os seres viventes desejam com firmeza e em primeiro lugar sobreviver, e os mecanismos de sobrevivência estão impregnados nos seus genomas lapidados em bilhões de anos, sempre de prontidão e prestes a serem colocados em ação.

Focos de infecção

Quando procuramos as causas das assim chamadas neoplasias malignas, não podemos esquecer dos focos de infecção dentário, periodontais, ou em outras locais do organismo (Felippe Jr, 2003).

Foram incluídos seis estudos (cinco coortes prospectivas e um caso-controle) compreendendo 619.834 indivíduos (incluindo 916 casos de câncer de fígado) realizados nos Estados Unidos, Europa e Ásia. Três estudos de coorte em larga escala relataram associação positiva entre periodontite ou perda de dentes e o risco de câncer de fígado. Um estudo caso-controle encontrou alguma associação entre câncer de fígado e perda de 12-23 dentes, mas tal associação não foi replicada em pacientes com maior número de perdas dentárias. Contrariamente, dois estudos não relataram qualquer associação entre periodontite e/ou perda de dentes e o risco de câncer de fígado. As evidências disponíveis sugerem uma possível ligação entre a perda dentária/periodontite e o risco de câncer de fígado. No entanto, as evidências não são conclusivas o suficiente, um fato que leva a realizar mais estudos de coorte prospectivos e bem desenhados para explorar ainda mais a potencial associação entre periodontite e o risco de câncer de fígado (Al-Maweri, 2021).

Diagnóstico:
1. Bactérias: IgG/IgM. IgM elevada: infecção aguda. IgG elevada: pode ser cicatriz sorológica, mas pode muito bem ser infecção crônica ativa causadora de muitas doenças, incluindo o câncer. Valorizamos níveis muito elevados e o aumento progressivo do parâmetro.
2. Vírus: PCR e IgG quantitativos, onde valorizamos níveis muito elevados e seu aumento progressivo.
3. PCR de bactérias e vírus, *expression library screening*, *gene expression profiling* logo estarão disponíveis para nós clínicos.

IIb – Micoplasma – bactérias sem parede – CWD – L-formas – pleomórficas – ciclogênicas – *stealth* bactéria

Micoplasmas são bactérias que não apresentam parede celular e são considerados os menores seres do organismo, sem contar os vírus. Além disso, é parasita obrigatório do intracelular devido a seu pobre maquinário de biossíntese, e isso vem acontecendo há bilhões de anos.

São altamente prevalentes na população e, na maioria das vezes, não apresentam sintomatologia, até o desencadear do câncer, artrites e doenças autoimunes. Em clínica vamos encontrar aumento da IgG sérica, o que devemos considerar infecção crônica ativa e não simplesmente "cicatriz sorológica" quando os níveis forem bem elevados ou houver aumento progressivo da IgG.

Essas meninas ficam no citoplasma se alimentando de graça e usufruindo da generosidade das células humanas. Quando o organismo entra em estado M2/Th2, com drástica diminuição da imunidade celular M1/Th1, essas imprestáveis proliferam e provocam os vários tipos de doenças acima descritos e muito mais. O clínico, ao se deparar com IgG elevada do micoplasma, deve sempre estimular M1/Th1 e se houver uma das doenças acima usar antibióticos: claritromicina, minociclina e se não funcionarem o moxifloxacino.

A proteína p37 foi primeiramente descoberta em 1984 na superfície de células do sarcoma FS9 e quatro anos depois ficamos sabendo que ela fazia parte de uma bactéria, *Mycoplasma hyorhinis* (Dudler, 1988). Sete anos depois, Tsai foi o primeiro a mostrar que o micoplasma preenche os postulados de Kock, na etiologia de alguns tipos de câncer (Tsai, 1995).

O *M. hyorhinis* foi logo associado a vários cânceres humanos e os primeiros foram o carcinoma de ovário e gástrico. Logo a seguir, a proteína p37 e/ou o micoplasma foram encontrados no câncer de mama, próstata, pulmão, esôfago, gástrico, colorretal, ovário, rins, gliomas, neoplasias uterinas e sarcoma de Kaposi (Tsai, 1995; Liekens, 2009; Pehlivan, 2001; Huang, 2001; Ketcham, 2005; Yang, 2010; Rogers, 2011; Duan, 2014; Choi, 2014).

O DNA do *Mycoplasma hyorhinis* foi amplificado com sucesso e extraído do tecido neoplásico, sendo detectado com o anticorpo PD4. Constatou-se sua presença em 59,3% dos casos de câncer de ovário, 56% (50/90) no carcinoma gástrico, 55,1% (32/58) no carcinoma de cólon, 52,6% (31/59) no câncer de pulmão, 50,9% (27/53) no câncer de esôfago, 41% (38/91) nos gliomas, 39,7% (25/63) no câncer de mama (Huang, 2001). No câncer de próstata, a porcentagem de positividade varia de 20,5% (Barykova, 2010) a 52% (Urbanek, 2011).

Vários tipos de micoplasmas estão envolvidos nas artrites, doenças autoimunes, pericardite, asma, esclerose múltipla e carcinogênese: *M. hyorhinis*, *M. pneumoniae*, *M. hominis*, *M. fermentans*, *M. penetrans* e *M. arthritidas* (Feng, 1999; Bartholomew, 1965).

O mecanismo pelo qual afetam a homeostasia celular parece ser a ativação constitutiva do fator NF-kappaB que irá provocar a supressão do p53. Além disso, sua lipoproteína de membrana P37 parece ter função vital na mobilidade, aumento da clonigenicidade, invasão e migração celular, esta última por ativação da matriz metaloproteinase-2. O micoplasma via *operon* p37 aumenta a invasividade tumoral abolindo a inibição por contato (Dudler, 1988; Gong, 2008; Urbanek, 2011).

É importante saber que a ativação do supressor tumoral PTEN inibe a via PI3K/Akt/mTOR, o que controla a infecção por micoplasma e *Micobacteria bovis* (Huang e Jiang, 2012). Os principais ativadores do PTEN são a silimarina e o hormônio D_3, 1-25(OH)$_2D_3$.

Em 1992, Chosa no Japão já escrevia sobre o papel microbicida do extrato de chá-verde (EGCG) contra o *Mycoplasma pneumoniae* e *orale*.

De acordo com Lida Matman, em geral a sensibilidade das bactérias sem parede assim se comporta: claritromicina > minociclina > rifampicina/lincomicina. São antibióticos que diminuem a síntese proteica. Em caso de resistência, usa-se o moxifloxacino.

IIc – *Mycobacterium tuberculosis*

Em 1950, a médica e pesquisadora Virginia Wuerthele-Caspe Livingston-Wheeler escrevia que a *Mycobacterium tuberculosis* era uma das principais causadoras do câncer em humanos. Virginia dedicou sua vida em busca da etiologia neoplásica.

E muito interessante em 2015, Shi demonstrou que a infecção por *Mycobacterium tuberculosis* induz efeito Warburg no pulmão de ratos, quer dizer provoca proliferação mitótica via glicólise anaeróbia.

Em 2002, Fujiki mostra que a *Mycobacterium tuberculosis* aumenta a expressão do TNF-alfa, o que ativa a proteína quinase C (PKC) e provoca o câncer de pulmão.

Em 2015, Tian estudou a associação entre *Mycobacterium tuberculosis* na sua L-forma (MTB-L) e o câncer de pulmão. Aplicou ensaio altamente sensível de detecção da presença do MTB-L em 187 amostras de câncer de pulmão e 39 amostras de neoplasias de outras origens. Após cuidadoso controle de fatores interferentes, encontrou 62% das amostras de câncer de pulmão positivas para MTB-L e somente 5,1% positivas para tumores de outras origens.

O *Mycobacterium tuberculosis* e o *Microsporum canis* aumentam a expressão do TNF-alfa, que ativa a proteína quinase C (PKC) e pode provocar câncer de pulmão, e o *Helicobacter pylori*, por meio do HP-MP1 (*H. pylori membrane protein 1*), também aumenta a expressão do TNF-alfa, ativa PKC e pode provocar o câncer de estômago.

Sabe-se que o epigalocatequina-galato (EGCG) inibe a expressão gênica do TNF-alfa via inibição da ativação do NF-kappaB (Fujiki, 2002).

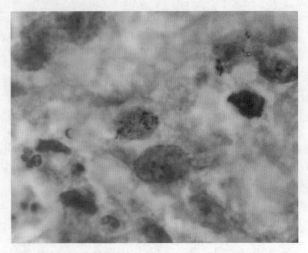

Figura 5.6 *Mycobacterium tuberculosis* L-forma dentro de célula neoplásica (Tian, 2015).

IId – *Helicobacter pylori* e outras bactérias

O *Helicobacter pylori* é considerado carcinogênico pela IARC para o câncer gástrico. A erradicação do *H. pylori* não abole completamente o risco de câncer gástrico, mas reduz sua incidência. Espera-se redução de 50% do risco de câncer gástrico com a erradicação dessa bactéria, que não necessariamente precisa ser com antibióticos.

Sciumè, em 2004, relata regressão total de linfoma primário de baixo grau da mucosa gástrica associado a tecido linfoide (MALT), com a erradicação da infecção por *H. pylori*. Alpem, em 2001, já havia conseguido com a erradicação do *H. pylori* (claritromicina 500mg/dia, metronidazol 800mg/dia e omeprazol 40mg/dia durante 7 dias) a regressão total em um paciente e a parcial outro, ambos acometidos com linfoma não Hodgkin de alto grau na mucosa gástrica (NHL).

Para comparar a soroprevalência de *Helicobacter pylori* em pacientes com carcinoma gástrico e não gástrico, os autores em um período de 24 meses estudaram 307 pacientes com câncer gástrico (homem/mulher: 185/122; faixa etária 19-94 anos, média de 69 anos) e 162 câncer não gástrico. Os pacientes foram investigados por sorologia (IgG para *H. pylori*), histologia e teste de urease para *H. pylori*. Cento e setenta e sete cânceres gástricos estavam no antro, 98 no corpo e 32 no fundo; 227 eram intestinais e 80 eram do tipo difuso. No mesmo período de estudo, avaliaram a soroprevalência de *H. pylori* em 162 pacientes com carcinoma não gástrico (pulmão n = 41, mama n = 42, geniturinário n = 41, trato gastrointestinal n = 22, outros n = 16) (masculino/feminino: 84/78; faixa etária 31-81 anos, média de 56 anos) (Menegatti, 1995).

Examinou-se o efeito do *H. pylori* na resistência à insulina. Sessenta e três pacientes foram incluídos no estudo. Os pacientes foram divididos em dois grupos de acordo com a presença de *H. pylori*. O nível HOMA-IR (avaliação do modelo de homeostase da resistência à insulina) foi usado para avaliar a resistência à insulina. Trinta e seis pacientes eram *H. pylori* positivos e 27 eram *H. pylori* negativos. Não houve diferença entre os dois grupos em relação à idade, sexo ou índice de massa corporal. O nível HOMA-IR foi 1,73 +/– 1,1 no grupo *H. pylori*-negativo, enquanto foi 2,56 +/– 1,54 no grupo *H. pylori*-positivo (p < 0,05). Este estudo fornece a primeira evidência direta de uma associação entre infecção crônica por *H. pylori* e resistência à insulina (Aydemir, 2005). Lembremos que a resistência à insulina aumenta o risco de câncer.

O padrão epidemiológico apóia o papel identificado do *H. pylori* no desenvolvimento do linfoma gástrico.

Peptídeos antimicrobianos gerados no citoplasma, como as catelicidinas, defensinas e outros são sintetizados e secretados pelas células imunes e epiteliais que estão constantemente expostas a micróbios do ambiente. Eles são essenciais como barreira de defesa e sua deficiência aumenta o risco de infecção. Os peptídeos antimicrobianos são ativos contra bactérias, fungos e vírus e vários agentes da dieta aumentam a sua expressão e transcrição.

O hormônio 1-25(OH)$_2$D$_3$ é o principal elemento ativador da síntese dos antimicrobianos intracelulares, vêm em seguida a vitamina A, as histonas desacetilases da dieta e os subprodutos das bactérias intestinais como butiratos e ácidos biliares secundários (Campbel, 2012). Alguns acreditam que nível sérico superior a 30ng/ml de vitamina D, 25(OH)D$_3$ é imunossupressora e diminua a geração dos antimicrobianos intracelulares, catelecidina e beta-defensina.

Chlamydophila pneumoniae

Os dados foram extraídos e analisados de forma independente por dois investigadores. Em última análise, 12 estudos, envolvendo 2595 casos de câncer de pulmão e 2585 controles de quatro estudos prospectivos e oito estudos retrospectivos foram incluídos. No geral, as pessoas expostas à infecção por Chlamydophila pneumoniae tiveram um odds ratio (OR) de 1,48 (intervalo de confiança de 95% (IC), 1,32-1,67) para o risco de câncer de pulmão, em relação àqueles não expostos. A infecção por C. pneumoniae foi claramente identificada como um fator de risco para câncer de pulmão em ambos os estudos prospectivos (OR, 1,16; IC de 95%, 1,00-1,36) e estudos retrospectivos (OR, 2,17; IC de 95%, 1,79-2,63) e em ambos Grupo de corte de IgA ≥ 16 (OR, 1,22; IC de 95%, 1,06-1,41) e o grupo de corte de IgA ≥ 64 (OR, 2,35; IC de 95%, 1,88-2,93). Em conclusão, a infecção por C. pneumoniae está associada a um risco aumentado de câncer de pulmão; título mais alto pode ser preditor do risco de câncer de pulmão (Zhan, 2011).

IIe – Epstein-Barr e outros vírus

Pelo menos 5 vírus de DNA, Epstein-Barr vírus (EBV), HPV, herpesvírus associado ao sarcoma de Kaposi (KSHV ou HHV-8), poliomavírus de células Merkel (MCV) e vírus da hepatite B (HBV), e 3 vírus de RNA humanos, o vírus linfotrópico T tipo 1 (HTLV-1), o vírus da hepatite C (HCV) e o HIV têm sido associados a cânceres humanos.

Existem cinco vírus que causam infecções do tipo herpes em humanos: vírus Epstein-Barr, citomegalovírus humano, dois tipos de vírus herpes simplex ou Herpesvirus hominis (HSV-1 e HSV-2) e vírus varicela zoster.

EBNA-1 (Epstein-Barr vírus – EBV – *nuclear antigen 1*) é a única proteína viral consistentemente expressa nos tumores malignos provocados pelo EBV, a qual desempenha papel crítico no início, progressão e manutenção desses tumores. Existem 5 subtipos de EBNA-1: P-ala, P-thr, V-leu, V-val e V-pro.

Em Guangzhou, sul da China, o **carcinoma nasofarígeo** é endêmico com predomínio do subtipo V-val. No câncer gástrico, o subtipo mais frequente também é do V-val. O predomínio do subtipo V-val no **câncer gástrico** de Guangzhou é similar ao do norte da China e Japão, mas é diferente do subtipo da América do Norte, sugerindo que as variações do EBNA-1 no câncer gástrico representam polimorfismos associados mais à geografia do que às mutações específicas tumorais (Chen e Zhang, 2012).

Em 2004, Pagano provê os critérios para a relação causal de infecções e o posterior ou concomitante desenvolvimento do câncer e conclui como fatores causais os seguintes agentes: papilomavírus humano (**carcinoma cervical**), poliomavírus humano (**mesoteliomas, tumor cerebral**), Epstein-Barr vírus (**doença linfoproliferativa de células B, carcinoma nasofaríngeo**), herpes-vírus (**sarcoma de Kaposi e linfomas**), vírus das hepatites B e C (carcinoma hepatocelular), vírus da leucemia de células T humana (**leucemias de células T**) e *Helicobacter pylori* (**carcinoma gástrico**).

Sete vírus, incluindo Epstein-Barr vírus (EBV), vírus da hepatite B (HBV), vírus da hepatite C (HCV), sarcoma de Kaposi herpes-vírus (KSHV), vírus da imunodeficiência humana tipo 1 (HIV-1), vírus linfotrópico da célula T humana tipo 1 (HTLV-1), papilomavírus humano (HPV), são classificados como carcinogênicos comprovados pela *International Agency for Research on Cancer* (IARC).

Epstein-Barr vírus (EBV) é um herpes-vírus, com alta prevalência na população mundial, sendo encontrado em 90% das amostras de sangue das pessoas normais. As pessoas normais convivem com esse vírus até acontecer determinado evento a suprimir o sistema imune. Daí podem surgir vários tipos de doenças. Na verdade, o EBV está por trás de muitas doenças, incluindo espondilite anquilosante, colite ulcerativa, síndrome de Sjögren, doença de Chron, hepatite autoimune, lúpus eritematoso sistêmico, esquizofrenia, púrpura trombocitopênica idiopática, doença celíaca, artrite reumatoide, cistite intersticial, encefalomielite aguda disseminada, síndrome de Guillain-Barré, esclerose múltipla, granulomatose de Wegener, e ainda pode causar muitos tipos de câncer, linfoma de Burkitt, linfoma de Hodgkin, doenças linfoproliferativas pós-transplante, carcinoma nasofaríngeo e câncer gástrico. Acresce infecção crônica ativa por EBV surgindo: linfoma não Hodgkin de células T, linfoma não Hodgkin de células *natural killer* e linfoma não Hodgkin de células B.

Em seguimento de 15 anos de pessoas da mesma família infectadas com EBV houve vários casos de mieloma, linfoma, doença autoimune e glioblastoma multiforme (Purtillo, 1981).

A participação do EBV na carcinogênese está relacionada com a ativação da via PI3K/Akt/mTOR, uma vez que o EBV apresenta em sua membrana as chamadas proteínas latentes de membrana (LMPs), mais especificamente LMP1 (*latent membrane protein 1*) e LMP2A (*latent membrane protein 2A*), as quais já foram evidenciadas *in vitro* como ativadoras da via apenas descrita (Pan, 2008; Nadour, 2012).

É importante saber que a curcumina inibe a via PI3K/Akt/mTOR/NF-kappaB, sendo útil no tratamento de neoplasias especificamente as EBV-positivas (Choi, 2008; Chen, 2012) e que a *Scutellaria baicalensis* possui efeito inibitório direto sobre o EBV e suprime a promoção em dois estágios da carcinogênese do tumor de pele murino, *in vivo*, provocado pelo EBV (Konoshima, 1992).

Epigenética: hipermetilação

Recentemente, segundo revisão sistemática e meta-análise, encontrou-se forte associação (p < 0,0001) entre a infecção por Epstein-Barr vírus e o fenótipo hipermetilado da zona CpG (Zong, 2014). Esse fenômeno consiste na adição de radicais metila (CH_3) nas regiões promotoras dos genes (dinucleotídeo CpG) silenciando precisamente os genes supressores de tumor. As seguintes substâncias inibem as DNA-metiltransferases e "acordam" ou melhor reativam genes supressores de tumor silenciados pela hipermetilação: **curcumina, genisteína, parthenolide, ácido gálico, Nigella sativa, oleuropeína**, resveratrol, melatonina, fucoidans, ácido fólico, vitamina B_{12}, procainamida e procaína. Em negrito estão as substâncias de dupla ação epigenética: demetilação e acetilação.

Epigenética: desacetilação

As histonas desacetilases "adormecem" genes supressores de tumor porque retiram radicais acetila (H_3C–C=O) das regiões promotoras CpG silenciando os genes supressores de tumor.

As seguintes substâncias inibem as histonas desacetilases, acetilam a zona CpG e "acordam" ou melhor reativam genes supressores de tumor silenciados: **curcumina, genisteína, parthenolide, ácido gálico, Nigella sativa, oleuropeína**, silibinina, ácido valproico, crisina, EGCG, taurina, derivados do ácido butírico, ácido lipoico, artemisinina, fibratos, hesperidina, isotiocianatos. Em negrito estão as substâncias de dupla ação epigenética: demetilam e acetilam.

Importante salientar que devemos evitar o uso de drogas inibidoras das histonas desacetilases (HDACs) com exceção do ácido valproico, na presença de infecção por herpes-vírus, particularmente o EBV, porque a acetilação da zona CpG ativa o ciclo lítico viral. Entretanto, o ácido valproico inibe o ciclo lítico de reativação do EBV e ainda antagoniza a capacidade de outros inibidores das histonas desacetilases ativarem o ciclo lítico do EBV (Gorres, 2016; Crespillo, 2016; Fujii, 2012).

A glicirrizina é ativa contra a replicação do EBV em células Raji superinfectadas de modo dose-dependente via inibição da DNA polimerase viral. Desse modo, a glicirrizina se constitui em uma nova maneira de controlar o EBV (Lin, 2003).

A expressão do Epstein-Barr nuclear antígeno 1 (EBNA1) é prevalente em todos os tumores associados ao EBV e pode ser um alvo atraente como anti-EBV. Pois bem, o epigalocatequina-galato debilita a persistência do EBV latente bloqueando a ligação do EBNA1 ao oriP-DNA *in vitro* e *in vivo* e, portanto, é um poderoso inibidor da infecção por EBV (Chen e Tsai, 2012). Outros mecanismos: o EGCG inibe AP-1, JNK, c-Jun e ciclina D1, fatores que interferem na sobrevivência do EBV (Zhao, 2004), e ainda, por ser inibidor da histona acetiltransferase, consegue suprimir a indução desse vírus na transformação dos linfócitos B via supressão da acetilação do Rel-A (p65), fator crítico para ativação do NF-kappaB (Choi, 2009).

O **sulforafano** inibe a reativação do EBV no carcinoma nasofaríngeo, bloqueando o ciclo lítico viral (Wu, 2012).

A **luteolina** é capaz de inibir a reativação do EBV. Inibe a expressão da proteína lítica do EBV e reprime as atividades promotoras de dois principais genes imediatos e precoces, Zta e Rta (Wu, 2016). O LMP1 derivado do EBV promove a lipogênese via proteína de ligação a elementos reguladores 1 (SREBP1). A luteolina inibe a lipogênese (Lo, 2018).

Infecções causadas por membros da família herpes-vírus, Epstein-Barr vírus, citomegalovírus, herpes simples, varicela-zóster e herpes-6 podem apresentar reações cruzadas entre si, devido à presença de substâncias antigênicas em comum. A utilização da identificação do DNA viral por metodologia PCR pode ser útil nessas situações.

HSV. Estudos soroepidemiológicos sugerem que os vírus herpes simplex humano tipo 1 e 2 (HSV-1 e HSV-2) estão ligados a vários tipos de câncer. Vários mecanismos foram propostos para explicar as ações desses vírus. De acordo com o mecanismo de ação rápida, o DNA viral inicia a transformação interagindo com o DNA celular, assim induzindo mutações e alterações epigenéticas. Por outro lado, de acordo com o mecanismo de sequestro, os produtos virais nas células infectadas podem ativar as vias de sinalização e, assim, causar aumento da proliferação mitótica. Tais produtos incluem RR1PK, uma oncoproteína que ativa a via Ras e é codificada pelo gene HSP-2 ICP10. Os microRNAs codificados por vírus podem atuar como cofatores na tumorogênese do **carcinoma ovariano seroso** e em alguns **tumores da próstata**. Há muitas evidências de que o HSV-2 aumenta o risco de **câncer do colo do útero** após a infecção pelo vírus do papiloma humano – HPV (Veronika, 2018). **Sarcoma de Kaposi e linfomas** também podem ter como etiologia o HSV (Pagano, 2004),

Embora alguns retrovírus aviários tenham demonstrado induzir gliomas em modelos animais, os herpes vírus humanos, especificamente, o citomegalovírus mais amplamente estudado e o muito menos estudado roseolovírus HHV-6 e os vírus herpes simplex 1 e 2, atualmente são impugnados como possíveis contribuintes ou iniciantes no desenvolvimento de **tumores cerebrais** humanos (Kofman, 2011).

Poliomavírus humano JCV é um patógeno oportunista que infecta mais de 90% da população humana em todo o mundo. A infecção inicial pelo JCV geralmente ocorre na primeira infância é subclínica e não apresenta sintomatologia. Vários estudos em animais revelaram que a inoculação de JCV em primatas e pequenos animais resultou no desenvolvimento de uma ampla gama de tumores, incluindo tumores neuroectodérmicos e de origem glial. Em tumores cerebrais humanos, houve vários relatos indicando a detecção do genoma do JCV e, mais importante, a presença de seu antígeno T nas células neoplásicas. De interesse é a observação de cinco laboratórios independentes detectarem o JCV no câncer de cólon humano (Del Valle, 2010). O JCV ativa as vias vias proliferativas Wnt/beta-catenina e a IGF-IR/IRS-1 (Bhattacharrya, 2007; Trojanek, 2006).

IIf – Papilomavirus humano – HPV

A infecção pelo papilomavírus humano é a principal causa de mortalidade por câncer entre as mulheres em todo o mundo (Kumar, 2014). O HPV de alto risco (HR), tipos 16 e 18 prevalece em cerca de 90% dos cânceres do colo do útero, 90% dos cânceres anais, 70% dos cânceres vaginais, 50% do pênis, 40% dos vulvares, 20 a 60% dos cânceres de orofaringe e 30% dos carcinomas epidermoides de esôfago.

Em nove estudos de caso-controle, todos eles mostraram associação positiva entre infecção por HPV e neoplasia colorretal. As estimativas da OR associada a esses estudos variaram de 2,7 (IC95% = 1,1 a 6,2) a 9,1 (IC95% = 3,7 a 22,3). Outros estudos não concordam afirmando que não há relação entre câncer colorretal e HPV (Gornick, 2010; Burnett, 2013).

De um total de 175 casos com carcinoma epidermoide de cabeça e pescoço, encontraram-se HPV 16 e HPV 18 em 20% dos pacientes utilizando a técnica da PCR tipo-específica (Quintero, 2015). Infelizmente, os cânceres de orofaringe e/ou cabeça e pescoço relacionados ao HPV estão aumentando com uma taxa alarmante entre homens e mulheres nos países em desenvolvimento.

Tradicionalmente, diferentes compostos naturais, como curcumina, berberina, artemisinina, ácido gálico, ácido ursólico, epigalocatequina-3-galato, di-indolilmetano, indol-3-carbinol, withaferin A, luteolina e ácido ferúlico mostraram efeito bloqueador contra a oncoproteína de alto risco do HPV, que é conhecida por inativar a proteína supressora de tumor p53 e pRb. A análise mostrou que esses inibidores naturais ajudam a restabelecer o funcionamento normal da p53, além de inibir a oncoproteína do HPV18 (Kumar, 2015; Shi, 2016; Bell, 2000; Ham, 2014).

IIg – Citomegalovírus humano (HCMV)

Estudos recentes usando técnicas sensíveis de detecção indicam a presença do genoma e antígenos do HCMV em células tumorais de mais de 90% dos pacientes com gliomas malignos, câncer de mama, de próstata, de cólon (Söderberg-Nauclér, 2008; Geder, 1976; Harkins, 2002; Cobbs, 2002; Samanta, 2003; Mitchell, 2008; Prins, 2008; Scheurer, 2008) e genoma presente em 23% das neoplasias de pulmão (Giuliani, 2007).

Segundo Di Cocco, 2012, o citomegalovírus é uma das causas de câncer gástrico.

Em análise retrospectiva, cerca de 50% dos pacientes com tumores sólidos apresentaram PCR positiva para citomegalovírus juntamente com sintomas clínicos que requereram terapia antiviral (Schlick, 2015).

O citomegalovírus humano possui a capacidade de ativar várias vias de transcrição gênica, sendo as principais a PI3K/Akt/mTOR/NF-kappaB, a Ras/Raf/MEK/ERK1/ERK2, o HIF-1 alfa/piruvato quinase dimérica (PKM2) e diretamente a via JNK provocando aumento da proliferação mitótica, diminuição da apoptose, neoangiogênese e aumento da invasão e metástases em vários tipos de tumores humanos.

Lá nos idos de 1997, Willian Crowe já demonstrava que o citomegalovírus humano ativava o antiporter NHE1 provocando alcalinização citoplasmática, despolarização da membrana e aumento do volume celular, citomegalia. A ativação do NHE1, bomba de Na^+/H^+, retira H^+ da célula e coloca no lugar o Na^+, em uma troca simples. A retirada de H_3O^+ provoca alcalinização citoplasmática e propicia a proliferação celular e a entrada do Na^+ aumenta o volume celular e despolariza a membrana, o que induz proliferação celular. Provoca proliferação para ter mais células para parasitar.

Para administrar ou diminuir a carga viral do HCMV e outros tipos de vírus, devemos ficar atentos e inibir as vias descritas acima (silibinina, 1,25(OH)$_2$D$_3$, beta-alanina, ácido lipoico, amilorida) ao lado de inibir o antiporter NHE1 (amilorida, genisteína, somatostatina, cimetidina, 1,25(OH)$_2$D$_3$).

O óleo de peixe eicosapentanoico, ômega-3, nas doses de 180 a 350mg, dependendo do peso do paciente, 4 vezes ao dia, durante 2 a 6 semanas, frequentemente elimina infecções virais do tipo herpes-vírus: Epstein-Barr vírus, citomegalovírus e herpes-vírus simples (Omura, 1990).

Nanopartículas de prata são antibacterianas e antivirais (Galdiero, 2011; Lara, 2011). Ácido caprílico é eficaz no tratamento de infecções por HCMV, *H. pylori* e *Candida albicans*, com ou sem intoxicação por mercúrio (Omura, 2011).

A glicirrizina diminui significativamente os níveis do dímero D plasmático e do vWF (fator von Willebrand) na hepatite infantil por CMV (Shi, 2010).

A atividade anti-HCMV de 0,68 microM de berberina é equivalente a 0,91 microM de ganciclovir (Hayashi, 2007). O ácido ursólico comunga com a mesma eficácia. O efeito anticitomegalovírus do ácido ursólico é significativamente maior que o ganciclovir e seu efeito citotóxico jaz na habilidade de inibir a síntese viral (Zhao, 2012).

IIh – HHV6

Coinfecção da *Chlamydia trachomatis* e HHV6 no câncer de ovário e de colo-uterino

HHV-6 é um beta-herpes vírus que tem um genoma de DNA de dupla fita. Infecta quase todos os indivíduos aos 2 anos de idade. Sua habilidade única de integração nos telômeros hospedeiros permite manter uma latência ao longo da vida no indivíduo infectado. Este vírus integrado pode ser transmitido verticalmente de forma mendeliana e, em seguida, é chamado como cromossomicamente integrado HHV-6 (iciHHV-6). A reativação do HHV-6, como todos os vírus, pode ocorrer devido a muitas razões, predominantemente por estresse e imunossupressão (Guelve, 2019).

Chlamydia trachomatis é uma bactéria intracelular obrigatória, gram-negativa que é transmitida sexualmente. Mais de 2,8 milhões de casos são registrados apenas nos EUA. A coinfecção do herpes vírus humano 6 (HHV-6) e da *C. trachomatis* desempenha papel etiológico na iniciação e progressão do câncer de ovário. *C. trachomatis* é conhecido por ser um fator importante na determinação do curso de infecção pelo Papilomavírus Humano (HPV) e a **coinfecção *trachomatis*/HPV** pode causar câncer cervical.

Em alguns casos, as evidências sugerem que o HHV-6 pode cooperar com outros vírus, incluindo EBV, HPV e HHV-8, no desenvolvimento de câncer, e o HHV-6 pode ter um papel em condições como esclerose nodular, linfoma de Hodgkin, câncer, tumores gliais e câncer oral (Eliassen, 2018).

Tumores gliais

Tanto o HHV-6A quanto o HHV-6B são vírus neurotrópicos, sendo as células gliais o reservatório viral mais comum no sistema nervoso. A infecção do cérebro por HHV-6B está associada a encefalite e convulsões febris, enquanto a presença de HHV-6A tem sido estudada no contexto da esclerose múltipla. Vários estudos mostraram que o HHV-6 infecta astrócitos e oligodendrócitos humanos, e ambas as espécies prejudicam a captação de glutamato e induzem a desregulação de quimiocinas/citocinas em células gliais persistentemente infectadas. A infecção latente de longo prazo também está implicada na desmielinização, especialmente na substância branca.

Um pequeno estudo usando PCR digital de gotículas (ddPCR) relatou HHV-6B em 3 de 19 (15,8%) amostras de glioblastoma fixadas em formalina e embebidas em parafina (FFPE), 3 de 20 (15%) amostras de glioblastoma congeladas e 2 de 10 (20 %) espécimes congelados de astrocitoma grau III (Lin, 2016).

Os antígenos HHV-6 foram identificados em 58% dos gliomas de baixo grau em comparação com 19% dos gliomas de alto grau e 25% dos tumores não gliais. O mesmo grupo investigou a presença de HHV-6 em tumores gliais adultos e descobriu que 47% dos tumores testaram positivo para U57 em comparação com 0 de 25 controles (Crawford, 2009).

Esses achados são apoiados por um estudo mais recente, que analisou 40 espécimes de tecido de glioma e 13 espécimes de tecido cerebral normal. Usando a nested PCR, o DNA do HHV-6 foi identificado em 17 de 40 (42,5%) amostras de tecido de glioma, em comparação com apenas 1 de 13 (7,7%) amostras de controle. Na mesma linha, 13 de 40 (32,5%) outros espécimes de glioma coraram positivamente para HHV-6, enquanto nenhuma imunorreatividade HHV-6 foi detectada em tecidos cerebrais normais (Chi, 2012).

Adenomas de pituitária

HHV-6B foi implicado na progressão e invasão de adenomas pituitários (Zheng, 2016).

IIi – Coxsackie vírus

Soropositividade ao vírus Coxsackie foi relatada em 100% dos pacientes (4 casos) com carúncula uretral, em 84,21% (16 casos em 19) com **câncer de bexiga**, em 81,81% com cistite (9 casos em 11) e em 80 % com prostatite (8 em 10 casos). Os testes na urina foram todos negativos (Scalia, 1989).

Quatro recém-nascidos prematuros com infecção multisistêmica grave pelo vírus Coxsackie B foram tratados com uma suspensão oral de pleconaril (5 mg/kg por dia). Os pacientes apresentavam miocardite, hepatite fulminante, meningoencefalite e coagulopatia intravascular disseminada. Todos os quatro bebês se recuperaram e nenhum efeito adverso do tratamento foi observado (Bauer, 2002).

As expressões do receptor de adenovírus Coxsackie B (CAR) em duas linhagens celulares de câncer de próstata com diferentes potenciais metastáticos foram detectadas por Western blotting, Du145 e LNCaP. Observou-se CAR altamente expresso na linhagem celular LNCaP, que é bem conhecida com baixo potencial metastático, e pouco expresso em Du145 com alto potencial metastático. A potência invasiva de Du145 foi significativamente maior do que a de LNCaP. CAR é proteína de adesão (Luo, 2007).

Na prática clínica da viroterapia pode ser usado o medicamento Rigvir (em estudo), desenvolvido na Letônia. É usado para injeções intramusculares, que são realizadas ambulatorialmente com base em esquemas desenvolvidos individualmente (Alberts, 2018). A viroterapia é utilizada no tratamento do melanoma, bem como de outros tipos de câncer: câncer de estômago, câncer colorretal, câncer de pâncreas, câncer de bexiga, câncer de próstata, câncer de pulmão, câncer de útero, câncer de rim, sarcoma múltiplo, câncer de fígado etc.

IIj – Retrovírus endógenos humanos (HERVs – HML-2)

O genoma humano contém um grande número de elementos retrovirais adquiridos ao longo do processo de evolução, alguns dos quais são específicos de primatas. No entanto, como muitos deles são defeituosos ou silenciados por meio de mudanças epigenéticas, eles foram historicamente considerados "DNA lixo" e seu papel potencial na fisiologia humana ou nas circunstâncias patológicas tem sido pouco estudado. O mais recentemente adquirido, retrovírus-K endógeno humano (HERV-K), tem múltiplas cópias no genoma humano e alguns deles têm quadros de leitura abertos completos que são transcritos e traduzidos, especialmente na embriogênese inicial. Filogeneticamente, o HERV-K é considerado um supergrupo de vírus. Um dos subtipos, denominado HML-2, parece ser o mais ativo e, portanto, é o mais bem estudado. A expressão aberrante de HML-2 em tecidos adultos tem sido associada a certos tipos de câncer e a doenças neurodegenerativas.

Evidências científicas crescentes demonstram que a ativação de retrovírus endógenos humanos (HERVs) estão envolvidos na agressividade de tumores como melanoma, mama, células germinativas, câncer renal, ovário, hepático e hematológico. Os HERVs também são determinantes da pluripotência em células-tronco embrionárias humanas (ESC) e do processo de reprogramação de células-tronco pluripotentes induzidas (iPSCs). As células-tronco cancerosas (CSCs) apresentam alta capacidade de auto renovação com um potencial peculiar na iniciação, progressão, metástase, heterogeneidade, recorrência e resistência à quimioterapia e radioterapia (Attermann, 2018; Matteucci, 2018).

Tratamento: GNbAC1 (temelimabe) e ácido asacórbico em alta dose intravenoso.

Agentes biológicos em geral

Glioblastoma multiforme – astrocitomas – gliomas

Na análise de 91 casos de gliomas, 41% apresentavam positividade para o micoplasma. A técnica usada foi anticorpo monoclonal PD4, que especificamente reconhece uma proteína do *Mycoplasma hyorhinis* no tecido tumoral por imuno-histoquímica (Huang, 2001).

Nos gliomas de alto grau encontramos infecção por HCMV em 79% dos pacientes, enquanto nos gliomas de baixo grau essa porcentagem cai para 48% (Scheurer, 2008). Prins, em 2008, encontrou infecção por HCMV em 80% dos pacientes com glioblastoma e nada encontrou no sangue de pessoas sem o tumor (Michaelis, 2009). Outro autor encontrou infecção por HCMV em 99% dos pacientes estudados ao empregar técnicas laboratoriais mais modernas (Söderberg-Nauclér, 2013).

Pacientes com glioblastoma multiforme foram agrupados de acordo com a concentração de HCMV nas células tumorais. Pacientes com baixos níveis viveram o dobro quando comparados com aqueles com altos níveis de HCMV (Söderberg-Nauclér, 2008).

Recentemente foi descoberta a presença de uma quimocina, US28, que promove a carcinogênese por meio da ativação de vias proliferativas e angiogênicas em células do glioblastoma. A atividade constitutiva da US28 aumenta a estabilidade da proteína HIF-1 alfa e ativa a piruvato quinase-2 para a forma dimérica, ambas suportam a proliferação, angiogênese e a reprogramação para o metabolismo de Embden-Meyerhof. A US28 aumenta a expressão do VEGF, o transportador de glicose-1 (GLUT-1) e a atividade da gliceraldeído-3--fosfato desidrogenase (GAPDH) (de Wit, 2016).

Citomegalovírus degrada a conexina 43 e rompe *gap junctions* e pode promover o aparecimento de gliomas malignos (Khan, 2014).

Esses resultados sugerem ou a reativação sistêmica do HCMV nos pacientes com glioblastoma ou o vírus agindo como fator causal ou ainda funcionanado como acelerador do processo neoplásico.

O HCMV também tem sido implicado no glioblastoma e gliomas de crianças.

De um total de 21 pacientes com glioma de alto grau 5 ou 24% apresentavam infecção pelo EBV (Cimino, 2014).

A sobrevida de pacientes com glioblastoma que receberam valganciclovir foi de 62% em 2 anos, comparada com apenas 18% dos pacientes que não o receberam. (Söderberg-Nauclér, 2013).

Vários estudos epidemiológicos apontam o *Toxoplasma gondii* como um dos causadores de tumor cerebral. Inflamação crônica, acúmulo de mutações, inibição da apoptose, cistos podem desencadear resposta mitogênica de linfócitos e provocar imunossupressão (Hermes, 2008).

Neuroblastoma

Existem indicações na literatura científica de que a infecção por vírus da família do herpes humano pode contribuir para a patogênese do neuroblastoma (NB). Neste estudo o autor mostrou 12 casos de neuroblastoma negativos ao EBV ou CMV com a sorologia habitual. Entretanto, PCR deu positivo em 4 casos para a presença de DNA do vírus Epstein-Barr (EBV) ou proteína do CMV (Sehic, 2013).

Câncer de cabeça e pescoço

No câncer de cabeça e pescoço existe distinta e aceita correlação com o EBV. Associação com o HPV também foi descrita, constatando-se tal vírus em 26% desse tipo de câncer. O mais frequente é o HPV-16 (Alibek, 2013).

A berberina pode controlar a infecção pelo Epstein-Barr vírus no carcinoma nasofaríngeo (Hsu, 2008). Modula as oncoproteína HPV-18 E6-E7 com alvo no p53 (Saha-2014) e modula a atividade do AP-1 suprimindo a transcrição do HPV (Mahata, 2011).

Câncer de pulmão

Na análise de 59 casos de câncer de pulmão, 52,6% apresentaram positividade para o micoplasma. A técnica usada foi com anticorpo monoclonal PD4, que especificamente reconhece uma proteína do *Mycoplasma hyorhinis* no tecido tumoral por imuno-histoquímica (Huang, 2001).

No câncer de pulmão foram encontrados vários tipos de vírus, tais como HCMV, SV40, HPV, BKV, JCV. Em 78 casos, 23% foram positivos para o HCMV e 14,2% para o SV40 e os outros tipos de vírus foram encontrados igualmente nos controles sem tumor (Giuliani, 2007).

Vários lignanos inibem o HCMV no câncer de pulmão, principalmente os 4,4'-di-hidroxi-3-metoxilignano e derivados do di-hidrocubebina (Pusztai, 2010).

Conseguiu-se correlacionar o câncer primário de pulmão com linfoma em dois casos de infecção por Epstein-Barr vírus (Ohnoa, 2012).

Análises abrangentes de viroma de conjuntos de dados de sequenciamento de RNA (RNA-seq) de 1017 câncer pulmonar (CP) e 110 espécimes de pulmão normal adjacentes pareados revelaram transcritos de EBV em três amostras de carcinoma de células escamosas do pulmão e uma amostra de adenocarcinoma do pulmão. Na amostra com a cobertura de EBV mais alta, as transcrições da região BamHI A representaram a maioria das leituras de EBV. Foi observada expressão de EBNA-1, LMP-1 e LMP-2. Vários candidatos a RNA circular viral também foram detectados. Assim, pela primeira vez, revelou-se um transcriptoma viral semelhante à latência do tipo II no contexto de CP in vivo. O alto nível de expressão de transcritos BamHI A virais no câncer pulmonar sugere papel funcional desses transcritos, provavelmente como RNA não codificador longo. As análises de expressão gênica celular e seções de tecido coradas indicaram aumento da infiltração de células imunes na amostra que expressa níveis elevados de transcritos de EBV em comparação com amostras que expressam transcritos de EBV baixos. Aumento do nível de fatores de bloqueio do ponto de verificação imunológico também foi detectado na amostra com níveis mais elevados de transcritos de EBV, indicando uma tolerância imunológica induzida. Por último, a inibição das vias imunológicas e a ativação das vias oncogênicas foram detectadas na amostra com transcritos de EBV elevados em comparação com o CP de EBV-baixo, indicando a regulação direta das vias de câncer pelo EBV. Tomados em conjunto, os dados suportam a noção de que o EBV provavelmente desempenha um papel patológico em um subconjunto de cânceres do pulmão (Kheir, 2019).

Câncer de mama

Na análise de 64 casos de câncer de mama, 63% apresentavam positividade para o micoplasma. A técnica usada foi com anticorpo monoclonal PD4, que especificamente reconhece uma proteína do *Mycoplasma hyorhinis* no tecido tumoral por imuno-histoquímica (Huang, 2001).

A figura 5.7 mostra cocoides de vários tamanhos corados para bacilos álcool ácido resistentes em biopsia de câncer de mama.

Foram encontrados 3 tipos de vírus no câncer de mama, Epstein-Barr vírus, papilomavírus humano

ONCOLOGIA MÉDICA – FISIOPATOGENIA E TRATAMENTO

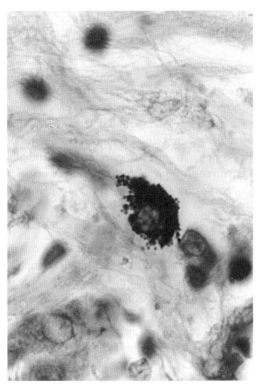

Figura 5.7 Biópsia de câncer de mama mostrando cocoides de vários tamanhos e bem agrupados. Coloração para bacilo álcool-ácido resistente, 1.000× (Mattman, 2001).

(HPV) e MMTV (*mouse mammary tumor virus*). Em 50 amostras não selecionadas de câncer invasivo de mama encontraram-se EBV em 68%, HPV em 50% e MMTV em 78% das amostras, dosando o DNA viral. Esses mesmos vírus foram identificados em amostras de tecido mamário normal, porém em menor intensidade e menor frequência (Glenn, 2012).

Não sabemos se as mulheres que apresentavam vírus e eram normais na ocasião do estudo vieram a desenvolver câncer de mama no futuro. Cremos que possivelmente sim.

O Epstein-Barr vírus age como promotor no desenvolvimento do câncer de mama primário invasivo e contribui para a agressividade tumoral nas mulheres do Egito e Iraque (Abdel-Rahman, 2012).

Analisaram-se 108 mulheres da Síria com câncer de mama a procura do Epstein-Barr vírus. Utilizaram-se dois métodos de detecção, reação em cadeia da polimerase (PCR) e *tissue microarray analysis* (TMA). O EBV estava presente em 56 amostras de tecido tumoral, isto é, em 52% das pacientes com câncer de mama (Aboulkassim, 2015).

EBV é igualmente encontrado no tecido tumoral do carcinoma ductal invasivo e na forma lobular invasiva do câncer de mama. Respectivamente, 42,5% (34 casos) e 36,2% (29 casos). O método usado foi *tissue micro array* (Ballard, 2015).

Epstein-Barr vírus foi encontrado em 32% de amostras de tecido tumoral de 509 pacientes com câncer de mama vivendo em diversas áreas, pelo método PCR. A presença do genoma do EBV encontrado na massa tumoral não se correlacionou com a idade, menopausa, tamanho do tumor ou grau histológico (Fina, 2001).

O HCMV também foi implicado no câncer de mama.

Câncer de próstata

Exposição persistente ao *Mycoplasma genitalium*, sexualmente transmissível, ou *Mycoplasma hyorhinis* (presente na AIDS) pode induzir transformação maligna em células epiteliais da próstata (Namik, 2009).

De 125 pacientes com câncer de próstata, 20,5% foram positivos para micoplasma por PCR. Em 118 amostras de soro, 30,5% foram IgG positivas para *M. hominis* pelo método ELISA (Barykova, 2010). Recentemente, outros autores, em 31 pacientes com câncer de próstata, encontraram o micoplasma em 35,4% (Erturhan, 2013).

Há evidências da presença do *Propionibacterium acnes* em tecido prostático com inflamação crônica e câncer, por técnicas de anticorpo monoclonal, de hibridização *in situ* com fluorescência e imuno-histoquímica (Cohen, 2005; Alexeyev, 2007; Fassi, 2011; Bae, 2014). Os antibióticos mais comumente utilizados são clindamicina, claritromicina, oxitetraciclina, azitromicina, minociclina e doxiciclina. A resistência bacteriana é frequente e cruzada.

Urbanek, em 2011, encontrou, para o *Mycoplasma hyorhinis*, 52% de positividade no câncer de próstata e 36% de positividade na hipertrofia.

Seria interessante o seguimento dos pacientes com hipertrofia e soropositividade, porque, provavelmente, eles vão evoluir para câncer se a força do sistema imune diminuir ou houver contaminação com metais tóxicos ou agrotóxicos.

Câncer gástrico e esôfago

O *Mycoplasma hyorhinis* pode contribuir para o câncer gástrico (Yang, 2010).

Na gastrite superficial crônica encontrou-se o *Mycoplasma hyorhinis* em 28% (18/49) dos casos, na úlcera gástrica 30% (14/45), na metaplasia intestinal 37% (18/49) e no carcinoma gástrico 56% (50/90) (Huang e Jiang, 2001).

Zhang, na China, encontrou infecção por *M. hyorhinis* em 54,1% (53/98) das peças cirúrgicas com câncer gástrico, em 51,7% (45/87) nas margens benignas ao anatomopatológico da peça com câncer e apenas em 15,8% (9/57) em amostras de tecido gástrico sem câncer.

O *Helicobacter pylori* na mucosa gástrica pode induzir metilação na zona promotora CpG do DNA e provocar silenciamento de genes supressores de tumor – mecanismo epigenético. Outro mecanismo é ativar o TNF-alfa, o qual aumenta a expressão da PKC.

O Epstein-Barr vírus pode provocar câncer gástrico por mecanismo epigenético via metilação da zona CpG (Hiroshi, 2008), silenciando genes supressores de tumor.

EBV aumenta a expressão da via IL-6/STAT3 e provoca aumento da migração e resistência à quimioterapia no câncer gástrico (Banerjee, 2013).

Na análise de 53 casos de câncer de esôfago, 27 ou 50,9% apresentavam positividade para o micoplasma. A técnica usada foi com anticorpo monoclonal PD4, que especificamente reconhece uma proteína do *Mycoplasma hyorhinis* no tecido tumoral por imuno-histoquímica (Huang, 2001).

Câncer de cólon

Na análise de 58 casos de câncer de cólon, 55% apresentavam positividade para o micoplasma, enquanto apenas 20,9% (10/49) dos casos de pólipo adenomatoso de cólon eram positivos. A técnica usada foi com anticorpo monoclonal PD4, que especificamente reconhece uma proteína do *Mycoplasma hyorhinis* no tecido tumoral por imuno-histoquímica (Huang, 2001).

Será que a evolução desses 20,9% de casos positivos de pólipos adenomatosos evoluíram para câncer de cólon?

Câncer de pâncreas

Os autores recrutaram 476 pacientes com adenocarcinoma de pâncreas confirmados por anatomopatológico e 879 controles saudáveis de idade, sexo e raça semelhantes. O anti-HCV (hepatite C) foi positivo em sete casos (1,5%) e nove controles (1%). O anti-HBc (hepatite B) foi positivo em 36 casos (7,6%) e 28 controles (3,2%). As odds ratio ajustadas (AORs) e os ICs de 95% foram os seguintes: anti-HCV positivo, 0,9 (IC 95%, 0,3 a 2,8), anti-HBc positivo, 2,5 (IC 95%, 1,5 a 4,2), anti-HBc positivo/anti-HBs positivo, 2,3 (IC 95%, 1,2 a 4,2) e anti-HBc positivo/anti-HBs negativo, 4 (IC 95%, 1,4 a 11,1). A modificação do risco pela exposição anterior ao vírus da hepatite B (HBV) foi observada entre os diabéticos (AOR, 7,1; IC 95%, 1,7 a 28,7). A conclusão foi que a exposição anterior ao HBV pode estar associada ao desenvolvimento do câncer de pâncreas (Hassan, 2008).

Hepatocarcinoma

A presença de células tumorais circulantes (CTCs) é considerada indicador importante na cascata metastática. Choi, em 2014, conseguiu detectar a proteína p37 do micoplasma em células tumorais circulantes de pacientes com carcinoma hepatocelular. Em trabalho piloto envolvendo 7 pacientes com câncer primário de fígado, encontrou 3 infectados com micoplasma.

Câncer de ovário

O *Mycoplasma genitalium* está implicado no carcinoma de ovário, linfomas e câncer prostático (Zarei, 2013). No câncer de ovário podemos encontrar aumento de IgG no plasma para Chlamydophila *trachomatis* e *Mycoplasma genitalium* (Idahl, 2011).

A prevalência do micoplasma no tecido do câncer de ovário é de 59,3%, verificado por PCR-ELISA (Chan, 1996).

Câncer renal

Nos pacientes com rim normal, a prevalência do micoplasma foi de 36%, na neoplasia intratubular 67% e no carcinoma renal 82%. Em 6 de 33 pacientes com carcinoma renal não se encontrou *Mycoplasma* sp. e no grupo controle normal encontrou-se apenas em 5 (14%) de uma amostra de 35 pessoas (Pehlivan, 2005).

Melanoma

A proteína p37, presente no *Mycoplasma hyorhinis*, aumenta a invasividade de duas linhagens de melanoma, C8161e A375M, e duas linhagens de câncer de próstata, PC-3 e DU-145 (Ketchan, 2005).

Não se encontraram EBV, retrovírus ou outros tipos de vírus potencialmente tumorogênicos no melanoma utilizando técnicas especiais (Brown, 1979).

Leucemias, doenças mieloproliferativas e linfomas

Infecção por micoplasma ativa NF-kappaB, inibe apoptose e induz transformação "maligna" em células hematopoiéticas como leucemias e doenças mieloproliferativas (Feng, 1999).

O *Mycoplasma pneumoniae* pode estar associado ao aparecimento de leucemia linfoblástica aguda na criança (Alexander, 1997).

Embora o *Helicobacter pylori* (HP) seja conhecido por estar associado ao linfoma MALT gástrico e a terapia antibiótica seja eficaz no cenário de HP-positivo, outros microorganismos (como *Chlamydophila psittaci, Campylobacter jejiuni, Borrelia burgdoferi*) foram implicados na patogênese de linfomas MALT não gástricos (DeFrancesco, 2018).

Sarcomas

Tumores musculo-esqueléticos e mesenquimais apresentam receptores para Coxsackievírus e adenovírus (Kawashima, 2003).

BCG ativa macrófagos e induz apoptose em células do fibrosarcoma, possivelmente por contato direto (Tian, 2019).

A retirada do ferro por quelação inibe o crescimento do fibrosarcoma humano. O mesmo acontece com o fibrosarcoma do camondongo (Power Coombs, 2015).

Drogas que aumentam a IL-1 (interleucina-1) fazem regredir o fibrosarcoma in vivo (Dvorkin, 2006). A beta glucana aumenta a geração de IL-1 (Felippe, 1990-1993).

Câncer de tireoide

Há evidências que apoiam o papel do herpesvírus humano 4 [vírus Epstein-Barr (EBV)] no câncer de tireoide (Sirbu, 2020).

Foi demonstrada infecção ativa e latente do Epstein-Barr vírus e herpes-vírus 6 humano (HHV-6) na medula óssea de pacientes com mielodisplasia e doenças mieloproliferativas crônicas (Krueger, 1994).

Indol-3-Carbinol induz diminuição da modulação do c-MYC e da família IAP e promove apoptose no linfoma de Burkitt, Epstein-Barr vírus positivo, mas não no EBV negativo (Perez-Chacon, 2014).

A simultânea infecção por EBV e citomegalovírus pode propiciar a transformação de tumor benigno leiomiomatoso em lipossarcoma (Sars, 1997).

O EBV pode provocar doença linfoproliferativa após transplante de medula e o rituximab parece ser eficaz na prevenção dessa complicação (Gruhn, 2003).

Analisando-se o DNA extraído dos monócitos periféricos em grupo de 100 crianças recém-diagnosticadas com leucemia linfoblástica aguda encontrou-se infecção por EBV em 20, por CMV em 14 e EBV mais CMV em 15 crianças. Nas crianças infectadas com EBV ou CMV observou-se metilação do gene PTEN e do hTERT (Qi, 2013).

No Sudão, 36% das crianças com leucemia estão infectadas por EBV, sendo a leucemia linfoblástica aguda a mais frequente (Ahmed, 2012).

Linfomas surgem frequentemente em associação com EBV, HIV, vírus do herpes humano-8, *Helicobacter pylori* e hepatite C. Alguns desses cânceres são endêmicos, com alta incidência em certas localizações geográficas ou podem ser esporádicos (De Falco, 2011).

Em 97 pacientes diagnosticados com linfoma de Hodgkin, 51 ou 52,5% eram positivos para EBV nas células de Reed-Sternberg, e essa porcentagem quase atingia os 100% quando se dosava o RNA codificador do EBV nessas células (Souza, 2011). Nesse tipo de linfoma, o EBV codifica a proteína latente de membrana 1 (LMP1) que mimetiza o receptor proliferativo CD40 (Winiger, 2016). Os estudos mais antigos, usando técnicas menos precisas, implicam o EBV em apenas 50% dos casos.

Relação metais tóxicos e pesticidas com os agentes biológicos

A intoxicação por mercúrio dificulta e até impede o tratamento da *Chlamydophila trachomatis* e do herpes-vírus, ambos implicados na etiopatogenia do câncer (Omura, 1995). Intoxicação *in vivo* com o cádmio, metal carcinogênico, aumenta o risco de infecção por vírus do tipo herpes (Fawl, 1993).

Pesticidas provocam imunossupressão e aumentam o risco de infecções virais (Arnd, 1999).

Metais inalados aumentam o risco de infecção por *Mycoplasma pneumoniae* em crianças (Hou, 2016).

III – Agentes físicos

IIIa – Campos eletromagnéticos

Exposição a campos eletromagnéticos está associada com o aumento do risco de leucemia infantil. A ligação do câncer de mama e outras neoplasias pode-se fazer por modificação da atividade da melatonina provocada pelos campos eletromagnéticos (CEM).

No Reino Unido, estimou-se o número anual de excesso de casos de câncer que poderia ocorrer perto de cabos de alta voltagem. Dentro de 150 metros dos cabos de alta tensão e exposições magnéticas acima de 0,1 microTesla estimam-se 9.000 casos de depressão em excesso nos adultos e 60 casos de suicídio. Dentro de 400 metros das linhas de energia resultam anualmente, devido ao campo elétrico, 200-400 casos de câncer de pulmão em excesso, 2.000-3.000 casos de outras doenças associadas à poluição do ar e 2 a 6 casos de leucemia infantil. Dezessete casos de câncer de pele não melanoma podem ocorrer pela exposição direta abaixo das linhas de energia (Henshaw, 2002).

Células-tronco residem em quase todos os tecidos e são várias as suas funções, regeneração, cicatrização e controle da proliferação e diferenciação celular. Entretanto, as células-tronco podem sofrer a influência de vários fatores que provocam sofrimento. Esse sofrimento aumenta a entropia e diminui o grau de ordem--informação do sistema termodinâmico aberto das células-tronco que, ao atingirem o "estado de quase morte", começam a proliferar. Proliferam para sobreviver. Proliferam até ser possível diagnosticarmos um aumento de volume: tumor.

Os campos eletromagnéticos em especial podem provocar despolarização da membrana celular que, ao atingir valores de –15mv, provoca o início da mitose proliferativa. A geração de radicais livres pelos campos eletromagnéticos é outra forma de sofrimento celular.

Schwartz, em 2009, e Park, em 2013, descobriram de modo independente que os campos eletromagnéticos ativam duas vias potentes de proliferação celular, a PI3K/Akt e a ERK1/ERK2. Park acredita que tais campos ativam a NADH oxidase, a qual aumenta a produção de radicais livres de oxigênio.

No Pubmed encontramos 2.711 referências quando colocamos na busca: *electromagnetic fields cancer* em dezembro/2020.

IIIb – Zonas geopatogênicas

O Prof. Salvatore de Salvo, um dos primeiros radiestesistas do nosso país, constatou a presença de zonas geopatogênicas em 60% dos pacientes com câncer recém-diagnosticados por Felippe Jr.

Hans Nieper, enquanto presidente da Sociedade Alemã de Cancerologia, constatou que 70% dos pacientes com diagnóstico de câncer sólido do adulto dormiam ou trabalhavam em zonas patogênicas (Nieper, 1999).

Essas zonas referem-se a rios subterrâneos, ruptura de placas tectônicas ou cruzamento de rede Hartman. As redes de Hartman cobrem o planeta com uma malha retangular de 3 metros (norte-sul) por 4 metros (leste-oeste).

São irradiações de baixa frequência e baixa amplitude que provocam alterações biológicas com aumento da entropia e diminuição do grau de ordem-informação do sistema termodinâmico provocando sofrimento celular.

As pessoas para apresentar alguma alteração biológica importante como o câncer geralmente dormem ou trabalham por mais de dois anos nesses locais impróprios.

Vale aqui ressaltar o grande risco de desenvolver câncer em pessoas que dormem em colchões magnéticos com ímãs fixos que podem provocar despolarização fixa da membrana celular.

O alumínio bloqueia estas irradiações e assim atualmente prescindimos do radiestesista. Orientamos forrar com papel ou manta térmica de alumínio entre o estrado e o colchão e embaixo da cadeira do escritório ou do sofá que o paciente assiste televisão ou consulta o computador. Na verdade, todos os nossos pacientes de consultório, com ou sem câncer são assim orientados.

IIIc – Celulares

Khurana, em 2009, concluiu que há evidências epidemiológicas concretas que sugerem a ligação entre o uso prolongado do celular e o desenvolvimento de tumor cerebral ipsilateral. Também existem evidências de aumento do risco de schwannoma vestibular ou neuroma do acústico ipsilateral com o uso do celular ou de telefones sem fio (Mornet, 2013; Han, 2009).

As mulheres que guardam o celular no sutiã apresentam maior risco de apresentar câncer de mama, ipsilateral.

Quando colocamos no Pubmed: *cell phone cancer* obtemos 1.756 referências em dezembro/2020.

IIId – Sol

A radiação solar aumenta o risco de carcinoma basocelular e espinocelular.

Existem evidências crescentes observacionais e experimentais de que a exposição regular à luz solar contribui para a prevenção do câncer de cólon, mama, próstata, linfoma não Hodgkin, esclerose múltipla, hipertensão e diabetes. Os efeitos foram atribuídos à vitamina D3, mas recentemente ficou evidente que a imunomodulação, a formação de óxido nítrico, melatonina, serotonina e o efeito da luz (solar) nos relógios circadianos estão envolvidos. Não podemos esquecer que a vitamina D3 se transforma em hormônio D3 e faz funcionar 4.500 genes, boa parte supressores de tumor. Na Europa (acima dos 50 graus latitude norte), o risco de câncer de pele (principalmente melanoma) é causado principalmente por padrão intermitente e baixa de exposição, enquanto a exposição regular ao Sol confere risco relativamente baixo (van der Rhee, 2016).

Os dermatologistas prescrevem com vigor os filtros solares com o intuito de diminuir o risco de carcinomas de pele, entretanto, tal procedimento aumenta drasticamente o risco de as pessoas contraírem vários tipos de tumores sólidos, pulmão, mama, próstata, pâncreas, etc. Realmente tais dermatologistas são uma das causas do crescente aumento de câncer no Planeta.

IARC – *International Agency for Research on Cancer*

A *International Agency for Research on Cancer* (IARC) nos últimos 45 anos conseguiu catalogar mais de 100 agentes carcinogênicos em humanos (IARC-1, 2011).

Entre esses 100 agentes estão elencados substâncias químicas, agentes físicos, agentes biológicos e diversas ocupações relacionadas com o câncer.

Para avaliar a carcinogenicidade de cada agente, identificar os locais e tipos de câncer e estabelecer relação causal com esses agentes contou-se com a participação de 160 cientistas de 28 países que reviram milhares de publicações epidemiológicas e estudos experimentais (in IARC-2, 2011).

A IARC classificou os agentes carcinogênicos humanos em:

Grupo 1 – comprovadamente carcinogênico.
Grupo 2A – provável.
Grupo 2B – possível.
Grupo 3 – não classificado.
Grupo 4 – provavelmente não carcinogênico.

Classificação dos agentes cancerígenos

Para a classificação do agente, são realizados estudos em humanos e animais, além de serem feitas pesquisas sobre quaisquer aspectos que sejam significantes, como patologia do tumor, fatores genéticos, metabolismo e toxicologia do agente. Com base nessas informações, a classificação é feita e o agente é alocado em um dos seguintes grupos:

Grupo 1 – o agente é carcinogênico para humanos.
Quando há evidências suficientes de que o agente é carcinogênico para humanos.

Grupo 2A – o agente provavelmente é carcinogênico para humanos.
Quando existem evidências suficientes de que o agente é carcinogênico para animais e evidências limitadas ou insuficientes de que ele é carcinogênico para humanos.

Grupo 2B – o agente é possivelmente carcinogênico para humanos.
Quando existem evidências limitadas de que o agente é carcinogênico para humanos e evidências insuficientes de que ele é carcinogênico para animais ou quando não há evidências suficientes em ambos os casos, mas há dados relevantes de que ele possa ser carcinogênico.

Grupo 3 – o agente não é classificado como carcinogênico para humanos.
Quando as evidências não são adequadas para afirmar que aquele agente é carcinogênico para humanos e animais ou quando o agente não se encaixa em nenhum outro grupo.

Grupo 4 – o agente provavelmente não é carcinogênico.
Quando faltam evidências de que o agente é carcinogênico em humanos ou animais.

Vamos resumir em quadros esse importante estudo da IARC

Optamos por mostrar os quadros na linguagem original das publicações para não haver dúvidas sobre possíveis erros de tradução.

O quadro 5.1 mostra os agentes carcinogênicos comprovados em humanos e os locais da doença.

O quadro 5.2 mostra os agentes carcinogênicos em humanos baseados em dados mecanísticos relevantes.

O quadro 5.3 mostra os agentes provável ou possivelmente carcinogênicos em humanos juntamente com os locais da doença.

O quadro 5.4 revela os agentes carcinogênicos nos seres humanos com evidências suficientes e com evidências limitadas.

Quadro 5.1 Agentes que a IARC (Agência Internacional de Pesquisa no Câncer) classificou como carcinogênicos comprovados em humanos (Grupo 1) e a localização do câncer. Retirado de Cogliano e colaboradores – 2011.

Agente carcinogênico	Locais do câncer com evidências suficientes em humanos	Locais do câncer com evidências limitadas em humanos	Volumes anteriores que classificaram os agentes como carcinogênicos
Chemicals and mixtures			
Acid mists, strong inorganic	Larynx	Lung	54 (1992)
Aflatoxins	Liver (hepatocellular carcinoma)		Suppl 7 (1987); 56 (1993); 82 (2002)
4-Aminobiphenyl	Urinary bladder		1 (1972); 99 (2010)
Aristolochic acid	Renal pelvis; ureter		
Aristolochic acid, plants containing	Renal pelvis; ureter		82 (2002)
Benzene	Leukemia (acute nonlymphocytic)	Leukemia (acute lymphocytic, chronic lymphocytic, multiple myeloma, non-Hodgkin lymphoma)	7 (1974); 29 (1982)
Benzidine	Urinary bladder		1 (1972); 29 (1982); 99 (2010)
Benzidine, dyes metabolized to			99 (2010)
Benzo[a]pyrene			92 (2010)
Bis (chloromethyl) ether; chloromethyl methyl ether (technical grade)	Lung		4 (1974)
1,3-Butadiene	Hematolymphatic organs		7 (2008)
Coal tar pitch	Lung; skin	Urinary bladder	3 (1973); 35 (1985)
Ethylene oxide		Breast; lymphoid tumors (non-Hodgkin lymphoma, multiple myeloma, chronic lymphocytic leukemia)	60 (1994); 97 (2008)
Formaldehyde	Leukemia (particularly myeloid); nasopharynx	Nasal cavity and paranasal sinus	88 (2006)
4,4′-Methylenebis (2-chloroaniline) (MOCA)			99 (2010)
Mineral oils, untreated or mildly treated	Skin		3 (1973); 33 (1984)
2-Naphthylamine	Urinary bladder		4 (1974); 99 (2010)
Tobacco-specific nitrosamines: N′-nitrosonornicotine (NNN) and 4-(methylnitrosoamino)-1-(3-pyridyl)-1-butanone (NNK)			89 (2007)
Shale oils	Skin		3 (1973); 35 (1985)
Soot	Lung; skin	Urinary bladder	3 (1973); 35 (1985)
Sulfur mustard	Lung	Larynx	9 (1975)
2,3,7,8-Tetrachlorodibenzo-*para*-dioxin	All cancers combined	Lung; non-Hodgkin lymphoma; soft tissue sarcoma	69 (1997)
3,4,5,3′,4′-Pentachlorobiphenyl (PCB-126)			
2,3,4,7,8-Pentachlorodibenzofuran‡			
Ortho-Toluidine	Urinary bladder		99 (2010)
Vinyl chloride	Liver (angiosarcoma, hepatocellular carcinoma)		7 (1974); 19 (1979); 97 (2008)
Occupations			
Aluminum production	Lung; urinary bladder		Sup 7 (1987); 92 (2010)
Auramine production	Urinary bladder		1 (1972); 99 (2010)
Coal gasification	Lung		34 (1984); 92 (2010)
Coal tar distillation	Skin		34 (1984); 92 (2010)
Coke production	Lung		34 (1984); 92 (2010)

ONCOLOGIA MÉDICA – FISIOPATOGENIA E TRATAMENTO

Agente carcinogênico	Locais do câncer com evidências suficientes em humanos	Locais do câncer com evidências limitadas em humanos	Volumes anteriores que classificaram os agentes como carcinogênicos
Hematite mining (underground)	Lung		1 (1972)
Iron and steel founding	Lung		Sup 7 (1987)
Isopropyl alcohol production	Nasal cavity and paranasal sinus		15 (1977)
Magenta production	Urinary bladder		Sup 7 (1987); 57 (1993); 99 (2010)
Painting	Lung; mesothelioma; urinary bladder	Maternal exposure: childhood leukemia	47 (1989); 98 (2010)
Rubber production industry	Leukemia, lymphoma; lung; stomach; urinary bladder	Larynx; esophagus; prostate	28 (1982)
Welding eye (melanoma)			
Metals			
Arsenic and inorganic arsenic compounds	Lung; skin; urinary bladder	Kidney; liver; prostate	2 (1973); 23 (1980); 84 (2004)
Beryllium and beryllium compounds Lung			58 (1993)
Cadmium and cadmium compounds	Lung	Kidney; prostate	58 (1993)
Chromium (VI) compounds#	Lung	Nasal cavity and paranasal sinus	2 (1973); 23 (1980); 49 (1990)
Nickel compounds	Lung; nasal cavity and paranasal sinus		2 (1973); 11 (1976); 49 (1990)
Dusts and fibers			
Asbestos (all forms)	Larynx; lung; mesothelioma, ovary	Colorectum; pharynx; stomach	2 (1973); 14 (1977)
Erionite	Mesothelioma		42 (1987)
Leather dust	Nasal cavity and paranasal sinus		25 (1981)
Silica dust, crystalline (in the form of quartz or crystobalite)	Lung		68 (1997)
Wood dust	Nasal cavity and paranasal sinus; nasopharynx		25 (1981); 62 (1995)
Radiation			
Ionizing radiation (all types)			
Alpha-particle emitters		78 (2001)	
Radon-222 and its decay products	Lung	Leukemia	43 (1988)
Radium-224 and its decay products	Bone	78 (2001)	
Radium-226 and its decay products	Bone; mastoid process; paranasal sinus	78 (2001)	
Radium-228 and its decay products	Bone; mastoid process; paranasal sinus	78 (2001)	
Thorium-232 and its decay products	Bile duct, extrahepatic; gall bladder*; leukemia (excluding chronic lymphocytic leukemia); liver (including hemangiosarcoma)	. Pancreas; prostate	78 (2001)
Plutonium	Bone; liver; lung	Other solid tumors	78 (2001)
Beta-particle emitters		78 (2001)	
Phosphorus-32	Leukemia (acute)	78 (2001)	
Fission products, including Strontium-90	Leukemia; solid cancers		

(Continua)

Quadro 5.1 Agentes que a IARC (Agência Internacional de Pesquisa no Câncer) classificou como carcinogênicos comprovados em humanos (Grupo 1) e a localização do câncer. Retirado de Cogliano e colaboradores – 2011. *(Continuação)*.

Agente carcinogênico	Locais do câncer com evidências suficientes em humanos	Locais do câncer com evidências limitadas em humanos	Volumes anteriores que classificaram os agentes como carcinogênicos
Radioiodines, including Iodine-131	Thyroid	Bone and soft tissue; digestive tract; leukemia; salivary gland	78 (2001)
X radiation, gamma radiation	Bone; brain and central nervous system; breast (female); colon; kidney; leukemia (excluding chronic lymphocytic leukemia); lung; esophagus; salivary gland; skin (basal cell carcinoma); stomach; thyroid; urinary bladder; exposure in utero: multiple sites	Liver; multiple myeloma; non-Hodgkin lymphoma; ovary; pancreas; prostate; rectum	75 (2000)
Neutron radiation			75 (2000)
Solar radiation	Skin (basal cell carcinoma, squamous cell carcinoma, melanoma)	Eye (squamous cell carcinoma, melanoma); lip	55 (1992)
Ultraviolet radiation			
Ultraviolet-emitting tanning devices	Eye (melanoma); skin (melanoma)	Skin (squamous cell carcinoma)	
Biological agents			
Epstein–Barr virus	Burkitt lymphoma; Hodgkin lymphoma; lymphoma (extranodal NK/T-cell, nasal type); nasopharynx; non-Hodgkin lymphoma (immune suppression related)	Lymphoepithelial-like carcinoma; stomach	70 (1997)
Hepatitis B virus	Liver (hepatocellular carcinoma)	Liver (cholangiocarcinoma); non-Hodgkin lymphoma	59 (1994)
Hepatitis C virus	Liver (hepatocellular carcinoma); non-Hodgkin lymphoma	Liver (cholangiocarcinoma)	59 (1994)
HIV type 1	Anus; cervix; eye (conjunctiva); Hodgkin lymphoma; Kaposi sarcoma; non-Hodgkin lymphoma	Liver (hepatocellular carcinoma); penis; skin (non-melanoma); vagina; vulva	67 (1996)
Human papillomavirus type 16	Anus; cervix; oral cavity; oropharynx; penis; tonsil; vagina; vulva	Larynx	64 (1995); 90 (2007)
Human papillomavirus type 18	Cervix	Anus; larynx; oral cavity; penis; vulva	64 (1995); 90 (2007)
Human papillomavirus type 33	Cervix	Anus; vulva	90 (2007)
Human papillomavirus types 31, 35, 39, 45, 51, 52, 56, 58, 59	Cervix		90 (2007)
Human T-cell lymphotropic virus type 1	Leukemia and/or lymphoma (adult T-cell)		67 (1996)
Kaposi sarcoma herpes virus	Kaposi sarcoma; lymphoma (primary effusion)	Lymph nodes (multicentric Castleman disease)	
Clonorchis sinensis	Liver (cholangiocarcinoma)		
Helicobacter pylori	Lymphoma (low-grade B-cell mucosa-associated lymphoid-tissue gastric lymphoma); stomach (noncardia carcinoma)		61 (1994)
Opisthorchis viverrini	Liver (cholangiocarcinoma)		61 (1994)
Schistosoma haematobium	Urinary bladder		61 (1994)

Agente carcinogênico	Locais do câncer com evidências suficientes em humanos	Locais do câncer com evidências limitadas em humanos	Volumes anteriores que classificaram os agentes como carcinogênicos
Personal habits			
Alcoholic beverages	Breast (female); colorectum; larynx; liver (hepatocellular carcinoma); esophagus; oral cavity; pharynx	Pancreas	44 (1988); 96 (2010)
Acetaldehyde associated with consumption of alcoholic beverages	Aerodigestive tract, upper; esophagus		
Ethanol in alcoholic beverages		96 (2010)	
Areca nut		85 (2004)	
Betel quid with tobacco		Esophagus; oral cavity; pharynx	37 (1985); 85 (2004)
Betel quid without tobacco	Esophagus; oral cavity	Liver	85 (2004)
Coal, indoor emissions from household combustion	Lung		95 (2010)
Salted fish, Chinese style	Nasopharynx	Stomach	56 (1993)
Tobacco smoking	Bone marrow (myeloid leukemia); cervix; colorectum; kidney (body, renal pelvis); larynx; liver; lung; nasal cavity and paranasal sinus; esophagus (adenocarcinoma, squamous cell carcinoma); oral cavity; ovary (mucinous); pancreas; pharynx (nasopharynx, oropharynx, hypopharynx); stomach; ureter; urinary bladder; in smokers' children: hepatoblastoma	Breast; in smokers' children: childhood leukemia (particularly acute lymphocytic)	38 (1986); 83 (2004)
Tobacco smoke, second hand	Lung	Larynx; pharynx	83 (2004)
Tobacco, smokeless	Esophagus; oral cavity; pancreas		37 (1985); 89 (2007)
Pharmaceuticals			
Azathioprine	Non-Hodgkin lymphoma; skin (squamous cell carcinoma)		26 (1981)
Busulfan	Leukemia (acute myeloid)		Sup 4 (1982)
Chlorambucil	Leukemia (acute myeloid)		Sup 7 (1987)
Chlornaphazine	Urinary bladder		4 (1974)
Cyclophosphamide	Leukemia (acute myeloid); urinary bladder		26 (1981)
Cyclosporine	Non-Hodgkin lymphoma; skin (non-melanocytic); multiple other sites		50 (1990)
Diethylstilbestrol	Exposure during pregnancy: breast; exposure in utero: cervix (clear cell adenocarcinoma) and vagina (clear cell adenocarcinoma)	Exposure during pregnancy: endometrium; exposure in utero: cervix (squamous cell carcinoma) and testis	6 (1974); 21 (1979)
Estrogen menopausal therapy	Endometrium; ovary	Breast	21 (1979); 72 (1999)

(Continua)

Quadro 5.1 Agentes que a IARC (Agência Internacional de Pesquisa no Câncer) classificou como carcinogênicos comprovados em humanos (Grupo 1) e a localização do câncer. Retirado de Cogliano e colaboradores – 2011. *(Continuação).*

Agente carcinogênico	Locais do câncer com evidências suficientes em humanos	Locais do câncer com evidências limitadas em humanos	Volumes anteriores que classificaram os agentes como carcinogênicos
Estrogen–progestogen contraceptives (combined)	Breast; cervix; liver (hepatocellular carcinoma); note: reduced risk in endometrium, ovary		72 (1999); 91 (2007)
Estrogen–progestogen menopausal therapy (combined)	Breast; endometrium (estrogen-induced risk decreases with number of days/month of progestogen use)		91 (2007)
Etoposide	Leukemia (acute myeloid)		
Etoposide with cisplatin and bleomycin	Leukemia (acute myeloid)		76 (2000)
Melphalan	Leukemia (acute myeloid)		Sup 1 (1979)
Methoxsalen plus ultraviolet A	Skin (squamous cell carcinoma)		24 (1980)
MOPP (vincristine-prednisone-nitrogen mustard-procarbazine mixture)	Leukemia (acute myeloid); lung		26 (1987)
Phenacetin	Renal pelvis; ureter		
Phenacetin, analgesic mixtures containing	Renal pelvis; ureter		Sup 4 (1982)
Semustine (methyl-CCNU)	Leukemia (acute myeloid)		Sup 7 (1987)
Tamoxifen	Endometrium; note: reduced risk in contralateral breast of breast cancer patients (0,9%)		66 (1996)
Thiotepa	Leukemia		50 (1990)
Treosulfan	Leukemia (acute myeloid)		26 (1981)

Quadro 5.2 Agentes que a IARC (Agência Internacional de Pesquisa no Câncer) classificou como carcinogênicos em humanos baseados em dados mecanísticos relevantes. Retirado de Cogliano et al., 2011.

Agente carcinogênico	Evidência animal	Razão mecanística para classificar como carcinogênico em humanos	Volume e ano
Ethylene oxide	Sufficient	Genotoxic in many systems; cytogenetic effects in lymphocytes of exposed workers	60 (1994)
2,3,7,8-Tetrachloro-dibenzo-*para*-dioxin	Sufficient	Binding to aryl hydrocarbon receptor, leading to changes in gene expression, cell replication, and inhibition of apoptosis	69 (1997)
Neutron radiation	Sufficient	Ionizing events resulting in similar but more severe damage than from gamma rays	78 (2001)
Areca nut	Sufficient	Primary ingredient in all betel quid preparations; induces oral preneoplastic disorders with high propensity to progress to malignancy	85 (2004)
Tobacco-specific nitrosamines: N′-nitrosonornicotine (NNN) and 4-(methylnitrosoamino)-1-(3-pyridyl)-1-butanone (NNK)	Sufficient	Uptake and metabolism, DNA and hemoglobin adducts in smokeless tobacco users	89 (2007)
Benzo[*a*]pyrene	Sufficient	Genotoxicity; specific diolepoxide-induced DNA adducts in exposed workers, *KRAS* mutations in nonsmokers exposed to coal smoke	92 (2010)
Ethanol in alcoholic beverages	Sufficient	Primary ingredient in all alcoholic beverages	96 (2010)
Benzidine, dyes metabolized to	Sufficient	Benzidine and its conjugates measured in urine of exposed workers and benzidine DNA adducts in exfoliated urothelial cells; genotoxicity	99 (2010)

Agente carcinogênico	Evidência animal	Razão mecanística para classificar como carcinogênico em humanos	Volume e ano
4,4'-Methylenebis (2-chloroaniline)	Sufficient	Genotoxicity; DNA adducts and micronuclei in urothelial cells of exposed workers	99 (2010)
Acetaldehyde associated with consumption of alcoholic beverages	Sufficient	Substantially higher risks for cancers of the esophagus and upper aerodigestive tract in aldehyde dehydrogenase–deficient populations (genetic epidemiology studies)	100 (2011)
Aristolochic acid	Sufficient	Genotoxicity; A:T→T:A transversions in *TP53* of patients with severe renal nephropathy or urothelial tumors	100 (2011)
Etoposide	Inadequate	Genotoxicity; translocations on *MLL* gene distinguish topoisomerase II inhibitors from alkylating agents	100 (2011)
3,4,5,3',4'-Pentachloro-biphenyl (PCB-126)	Sufficient	Extensive evidence of action via the same aryl hydrocarbon receptor pathway as 2,3,7,8-TCDD	100 (2011)
2,3,4,7,8 Penta-chlorodibenzofuran	Sufficient	Extensive evidence of action via the same aryl hydrocarbon receptor pathway as 2,3,7,8-TCDD	100 (2011)
Ultraviolet radiation	Sufficient	Specific C→T transition in human *TP53* in premalignant solar keratosis and skin tumor	100 (2011)

Quadro 5.3 Agentes que a IARC (Agência Internacional de Pesquisa no Câncer) classificou como prováveis ou possivelmente carcinogênicos em humanos e os respectivos locais da doença. Retirado de Cogliano et al., 2011.

Agente carcinogênico suspeito	Locais do câncer com evidências limitadas em humanos	Último ano e volume da revisão do IUARC
Androgenic (anabolic) steroids	Liver; prostate	Sup 7 (1987)
Art glass, glass containers and pressed ware (manufacture of)	Lung	58 (1993)
Biomass fuel (primarily wood), indoor emissions from household combustion of	Lung	95 (2010)
Bischloroethyl nitrosourea (BCNU)	Leukemia	Sup 7 (1987)
Carbon electrode manufacture	Lung	92 (2010)
Carpentry and joinery	Nasal cavity	Sup 7 (1987)
Chloramphenicol	Leukemia	50 (1990)
Alpha-Chlorinated toluenes and benzoyl chloride (combined exposures)	Lung	71 (1999)
Chlorophenoxy herbicides	Several sites	Sup 7 (1987)
4-Chloro-*ortho*-toluidine	Urinary bladder	99 (2010)
Cobalt metal with tungsten carbide	Lung	86 (2006)
Coffee	Urinary bladder; note: some evidence of reduced risk in large bowel	51 (1991)
Creosotes	Skin	92 (2010)
Dry cleaning	Esophagus; urinary bladder	63 (1995)
Engine exhaust, diesel	Lung; urinary bladder	46 (1989)
Frying, emissions from high temperature	Lung	95 (2010)
Hairdressers and barbers (occupational exposure)	Urinary bladder	99 (2010)
Human papillomavirus types 5 and 8 (in patients with *epidermodysplasia verruciformis*)	Skin (nonmelanoma)	100 (2011)
Human papillomavirus types 26, 53, 66, 67, 68, 70, 73, 82	Cervix	100 (2011)
Insecticides, nonarsenical (occupational exposures in spraying and application)	Lung	53 (1991)
Lead compounds, inorganic	Stomach	87 (2006)

(Continua)

Quadro 5.3 Agentes que a IARC (Agência Internacional de Pesquisa no Câncer) classificou como prováveis ou possivelmente carcinogênicos em humanos e os respectivos locais da doença. Retirado de Cogliano et al., 2011. *(Continuação).*

Agente carcinogênico suspeito	Locais do câncer com evidências limitadas em humanos	Último ano e volume da revisão do IUARC
Magnetic fields, extremely low frequency	Leukemia, childhood	80 (2002)
Mate drinking, hot	Gastrointestinal tract, upper (esophagus, pharynx, larynx)	51 (1991)
Mitoxantrone	Leukemia (acute myeloid)	76 (2000)
Nitrate or nitrite (ingested) under conditions that result in endogenous nitrosation	Stomach	94 (2010)
Nitrogen mustard	Leukemia; skin	Sup 7 (1987)
Petroleum refining (occupational exposures)	Leukemia; skin	45 (1989)
Pickled vegetables (traditional Asian)	Esophagus; stomach	56 (1993)
Polychlorinated biphenyls	Hepatobiliary tract	Sup 7 (1987)
Polychlorophenols or their sodium salts (combined exposures)	Non-Hodgkin lymphoma; soft tissue sarcoma	71 (1999)
Printing processes	Kidney; lung; oropharynx; urinary bladder	65 (1996)
Schistosoma japonicum	Colorectum; liver	61 (1994)
Shiftwork that involves circadian disruption	Breast	98 (2010)
Styrene	Lymphatic and hematopoietic neoplasms	82 (2002)
Talc-based body powder (perineal use)	Ovary	93 (2010)
Teniposide	Leukemia	76 (2000)
Tetrachloroethylene	Cervix; non-Hodgkin lymphoma; esophagus	63 (1995)
Textile manufacturing	Nasal cavity; urinary bladder	48 (1990)
Trichloroethylene	Liver and biliary tract; non-Hodgkin lymphoma	63 (1995)
Welding fumes	Lung	49 (1990)

Quadro 5.4 Agentes carcinogênicos com evidências suficientes e evidências limitadas em humanos. Retirado de Cogliano et al., 2011.

Local do câncer	Agentes carcinogênicos com evidências suficientes em humanos	Agentes com evidências limitadas em humanos
Lip, oral cavity, and pharynx		
Lip Solar radiation		
Oral cavity	Alcoholic beverages; betel quid with tobacco; betel quid without tobacco; human papillomavirus type 16; tobacco, smokeless; tobacco smoking	Human papillomavirus type 18
Salivary gland	X radiation, gamma radiation	Radioiodines, including Iodine-131
Tonsil Human papillomavirus type 16		
Pharynx	Alcoholic beverages; betel quid with tobacco; human papillomavirus type 16; tobacco smoking	Asbestos (all forms); mate drinking, hot; printing processes; tobacco smoke, secondhand
Nasopharynx EBV, formaldeído, Peixe salgado, serragem/pó		
Aerodigestive tract, upper		Acetaldehyde associated with consumption of alcoholic beverages

Local do câncer	Agentes carcinogênicos com evidências suficientes em humanos	Agentes com evidências limitadas em humanos
Digestive organs		
Esophagus	Acetaldehyde associated with consumption of alcoholic beverages; alcoholic beverages; betel quid with tobacco; betel quid without tobacco; tobacco, smokeless; tobacco smoking; X radiation, gamma radiation	Dry cleaning; mate drinking, hot; pickled vegetables (traditional Asian); rubber production industry; tetrachloroethylene
Stomach	*Helicobacter pylori*; rubber production industry; tobacco smoking; X radiation, gamma radiation	Asbestos (all forms); Epstein–Barr virus; lead compounds, inorganic; nitrate or nitrite (ingested) under conditions that result in endogenous nitrosation; pickled vegetables (traditional Asian); salted fish, Chinese style
Colon and rectum	Alcoholic beverages; tobacco smoking; X radiation, gamma radiation	Asbestos (all forms); *Schistosoma japonicum*
Anus	HIV type 1; human papillomavirus HPV-type 16	Human papillomavirus types 18, 33
Liver and bile duct	Aflatoxins; alcoholic beverages; *Clonorchis sinensis*; estrogen–progestogen contraceptives; hepatitis B virus; hepatitis C virus; *Opisthorchis viverrini*; plutonium; thorium-232 and its decay products; tobacco smoking (in smokers and smokers' children); vinyl chloride	Androgenic (anabolic) steroids; arsenic and inorganic arsenic compounds; betel quid without tobacco; HIV type 1; polychlorinated biphenyls; *Schistosoma japonicum*; trichloroethylene; X radiation, gamma radiation
Gall bladder		Thorium-232 and its decay products
Pancreas	Tobacco, smokeless; tobacco smoking	Alcoholic beverages; thorium-232 and its decay products; X radiation, gamma radiation
Digestive tract, unspecified		Radioiodines, including Iodine-131
Respiratory organs		
Nasal cavity and paranasal sinus	Isopropyl alcohol production; leather dust; nickel compounds; radium-226 and its decay products; radium-228 and its decay products; tobacco smoking; wood dust	Carpentry and joinery; chromium (VI) compounds; formaldehyde; textile manufacturing
Larynx	Acid mists, strong inorganic; alcoholic beverages; asbestos (all forms); tobacco smoking	Human papillomavirus type 16; mate drinking, hot; rubber production industry; sulfur mustard; tobacco smoke, secondhand
Lung	Aluminum production; arsenic and inorganic arsenic compounds; asbestos (all forms); beryllium and beryllium compounds; bis(chloromethyl)ether; chloromethyl methyl ether (technical grade); cadmium and cadmium compounds; chromium (VI) compounds; coal, indoor emissions from household combustion;	Acid mists, strong inorganic; art glass, glass containers and pressed ware (manufacture of); biomass fuel (primarily wood), indoor emissions from household combustion; carbon electrode manufacture; *alpha*-chlorinated toluenes and benzoyl chloride (combined exposures); cobalt metal
Lung (*continuação*)	coal gasification; coal tar pitch; coke production; hematite mining (underground); iron and steel founding; MOPP (vincristine-prednisone-nitrogen mustard-procarbazine mixture); nickel compounds; painting; plutonium; radon-222 and its decay products; rubber production industry; silica dust, crystalline; soot; sulfur mustard; tobacco smoke, secondhand; tobacco smoking; X radiation, gamma radiation	with tungsten carbide; creosotes; engine exhaust, diesel; frying, emissions from high-temperature; insecticides, nonarsenical (occupational exposures in spraying and application); printing processes; 2,3,7,8-tetrachlorodibenzo-*para*-dioxin; welding fumes
Bone, skin, and mesothelium, endothelium, and soft tissue		
Bone	Plutonium; radium-224 and its decay products; radium-226 and its decay products; radium-228 and its decay products; X radiation, gamma radiation	Radioiodines, including Iodine-131
Skin (melanoma)		Solar radiation; ultraviolet-emitting tanning devices

(*Continua*)

Quadro 5.4 Agentes carcinogênicos com evidências suficientes e evidências limitadas nos seres humanos. Retirado de Cogliano et al., 2011. (*Continuação*).

Local do câncer	Agentes carcinogênicos com evidências suficientes em humanos	Agentes com evidências limitadas em humanos
Skin (other malignant neoplasms)	Arsenic and inorganic arsenic compounds; azathioprine; coal tar distillation; coal tar pitch; cyclosporine; methoxsalen plus ultraviolet A; mineral oils, untreated or mildly treated; shale oils; solar radiation; soot; X radiation, gamma radiation	Creosotes; HIV type 1; human papillomavirus types 5 and 8 (in patients with *epidermodysplasia verruciformis*); nitrogen mustard; petroleum refining (occupational exposures); ultraviolet-emitting tanning devices
Mesothelium (pleura and peritoneum)	Asbestos (all forms); erionite; painting	
Endothelium (Kaposi sarcoma)	HIV type 1; Kaposi sarcoma herpes virus	
Soft tissue	Polychlorophenols or their sodium salts (combined exposures); radioiodines, including Iodine-131; 2,3,7,8-tetrachlorodibenzo-*para*-dioxin	
Breast and female genital organs		
Breast	Alcoholic beverages; diethylstilbestrol; estrogen–progestogen contraceptives; estrogen–progestogen menopausal therapy; X radiation, gamma radiation	Estrogen menopausal therapy; ethylene oxide; shiftwork that involves circadian disruption; tobacco smoking
Vulva	Human papillomavirus type 16	HIV type 1; human papillomavirus types 18, 33
Vagina	Diethylstilbestrol (exposure in utero); human papillomavirus type 16	HIV type 1
Uterine cervix	Diethylstilbestrol (exposure in utero); estrogen–progestogen contraceptives; HIV type 1; human papillomavirus types 16, 18, 31, 33, 35, 39, 45, 51, 52, 56, 58, 59; tobacco smoking	Human papillomavirus types 26, 53, 66, 67, 68, 70, 73, 82; tetrachloroethylene
Endometrium	Estrogen menopausal therapy; estrogen–progestogen menopausal therapy; tamoxifen	Diethylstilbestrol
Ovary	Asbestos (all forms); estrogen menopausal therapy; tobacco smoking	Talc-based body powder (perineal use); X radiation, gamma radiation
Male genital organs		
Penis	Human papillomavirus type 16	HIV type 1; human papillomavirus type 18
Prostate	Androgenic (anabolic) steroids; arsenic and inorganic arsenic compounds; cadmium and cadmium compounds; rubber production industry; thorium-232 and its decay products; X radiation, gamma radiation	
Testis	Diethylstilbestrol (exposure in utero)	
Urinary tract		
Kidney	Tobacco smoking; X radiation, gamma radiation	Arsenic and inorganic arsenic compounds; cadmium and cadmium compounds; printing processes
Renal pelvis and ureter	Aristolochic acid, plants containing; phenacetin; phenacetin, analgesic mixtures containing; tobacco smoking	Aristolochic acid
Urinary bladder	Aluminum production; 4-aminobiphenyl; arsenic and inorganic arsenic compounds; auramine production; benzidine; chlornaphazine; cyclophosphamide; magenta production; 2-naphthylamine; painting; rubber production industry; *Schistosoma haematobium*; tobacco smoking; *ortho*-toluidine; X radiation, gamma radiation	4-Chloro-*ortho*-toluidine; coal tar pitch; coffee; dry cleaning; engine exhaust, diesel; hairdressers and barbers (occupational exposure); printing processes; soot; textile manufacturing
Eye, brain, and central nervous system		
Eye	HIV type 1; ultraviolet-emitting tanning devices; welding	Solar radiation

Local do câncer	Agentes carcinogênicos com evidências suficientes em humanos	Agentes com evidências limitadas em humanos
Brain and central nervous system	X radiation, gamma radiation, campos eletromagnéticos (Autor)	
Endocrine glands		
Thyroid	Radioiodines, including Iodine-131; X radiation, gamma radiation	
Lymphoid, hematopoietic, and related tissue		
Leukemia and/or lymphoma	Azathioprine; benzene; busulfan; 1,3-butadiene; chlorambucil; cyclophosphamide; cyclosporine; Epstein–Barr virus; etoposide with cisplatin and bleomycin; fission products, including strontium-90; formaldehyde; *Helicobacter pylori*; hepatitis C virus; HIV type 1; human T-cell lymphotropic virus type 1; Kaposi sarcoma herpes virus; melphalan; MOPP (vincristine-	Bischloroethyl nitrosourea (BCNU); chloramphenicol; ethylene oxide; etoposide; hepatitis B virus; magnetic fields, extremely low frequency (childhood leukemia); mitoxantrone; nitrogen mustard; painting (childhood leukemia from maternal exposure); petroleum refining (occupational exposures); polychlorophenols or their sodium salts (combined
Leukemia and/or lymphoma (*continuação*)	prednisone-nitrogen mustard-procarbazine mixture); phosphorus-32; rubber production industry; semustine (methyl-CCNU); thiotepa; thorium-232 and its decay products; tobacco smoking; treosulfan; X radiation, gamma radiation	exposures); radioiodines, including Iodine-131; radon-222 and its decay products; styrene; teniposide; tetrachloroethylene; trichloroethylene; 2,3,7,8-tetrachlorodibenzo-*para*- dioxin; tobacco smoking (childhood leukemia in smokers' children)
Multiple or unspecified sites		
Multiple sites (unspecified) All cancer sites	Cyclosporine; fission products, including strontium-90; X radiation, gamma radiation (exposure in utero) 2,3,7,8-Tetrachlorodibenzo-*para*-dioxina	Chlorophenoxy herbicides; plutonium

Considerações finais

É ilusão tentar exterminar as micobactérias, os micoplasmas, o EBV, o HCMV e outros vírus porque esses agentes convivem com nossas células há bilhões de anos. Entretanto, ao ativar PTEN, inibir as vias proliferativas PI3K/Akt/mTOR/NF-kappaB, Ras/Raf/MEK/ERK1/ERK2 e JNK e usar fitoterápicos ou moléculas pequenas, como EGCG, curcumina, ácido valproico, amilorida, hipoclorito de cálcio, ClO_2, iodo molecular, tetraborato de sódio, óleo de peixe ômega-3, moringa oleífera, *Tanacetum parthenium*, difosfato de cloroquina, nanopartículas de prata, ácido ursólico, ácido caprílico, glicirrizina, berberina, antibióticos que inibem síntese de proteínas, valaciclovir, ganciclovir, foscanert etc., podemos muito bem administrar/controlar/conviver com bactérias intracelulares e vírus.

De capital importância é manter a concentração do hormônio $1,25(OH)_2D_3$ acima de 60pg/ml para que as células infectadas possam sintetizar dois antibióticos intracelulares, beta-defensina e catelicidina.

Ao mesmo tempo utilizamos todas as estratégias disponíveis para polarizar o sistema imune para M1/Th1, como BCG, glucana via oral e parenteral etc.

Metais tóxicos carcinogênicos são facilmente retirados do organismo com técnica descoberta em 1947 e ainda considerada a mais eficaz e mais segura: quelação com EDTA. Alguns agrotóxicos e substancias químicas também respondem ao EDTA.

Inúmeras são as causas da doença chamada câncer e, como vimos, são principalmente ambientais. Diante de paciente com esse diagnóstico, enquanto procedemos aos exames laboratoriais necessários para estudar e cuidar do organismo, temos a obrigação e de modo tenaz de ir à procura do fator causal.

Retirar o fator causal é almejar a cura definitiva da doença.

Referências

1. Cogliano VJ. Identifying tumour sites in the IARC monographs. Occup Environ Med. 2009;66(7):496.
2. Cogliano VJ, Baan R, Straif K, et al. Preventable exposures associated with human cancers. J Natl Cancer Inst. 103(24):1827-39; 2011.
3. Dvorkin T, Song X, Argov S, et al. Immune phenomena involved in the in vivo regression of fibrosarcoma cells expressing cell-associated IL-1alpha. .J Leukoc Biol. Jul;80(1):96-106, 2006.
4. IARC-1. IARC Monographs on the Evaluation of Carcinogenic Risks to Humans. Vol 100. A Review of Human Carcinogens. Lyon, France: International Agency for Research on Cancer; 2011. http://monographs. iarc.fr/ENG/Monographs/PDFs/index. php.
5. IARC-2. Preamble to the IARC Monographs. Lyon, France: International Agency for Research on Cancer; 2006. http://monographs.iarc.fr/ENG/Preamble/index.php. Accessed November 2, 2011.
6. Hengel M, Shibamoto T. Carcinogenic 4(5)-methylimidazole found in beverages, sauces, and caramel colors: chemical properties, anal-

ysis, and biological activities. J Agric Food Chem. 30;61(4):780-9; 2013.
7. Morgan G, Wardt R, Barton M. The contribution of cytotoxic chemotherapy to 5-year survival in adult malignancies. Clin Oncol. 16:549-60;2004.
8. Power Coombs MR, Grant T, et al. Inhibitory effect of iron withdrawal by chelation on the growth of human and murine mammary carcinoma and fibrosarcoma cells. Exp Mol Pathol. Oct;99(2):262-70, 2015.
9. Seeger PG, Wolz S. Succesful biological control of câncer by combat against the causes. Germany: Neuwieder Verlagsgesellschaft GmbH; 1990.
10. Smith TJ, Wolfson JA, Jiao D, et al. Caramel color in soft drinks and exposure to 4-methylimidazole: a quantitative risk assessment. PLoS One. 10(2):e0118138;2015.
11. Tian Y, Jin Z, Zhu P,et al. TRIM59: A membrane protein expressed on Bacillus Calmette-Guerin-activated macrophages that induces apoptosis of fibrosarcoma cells by direct contact. Exp Cell Res. Nov 1;384(1):111590, 2019.

Tabaco-Álcool – agentes químicos

12. Armitage AK, Turner DM. Absorption of nicotine in cigarette and cigar smoke through the oral mucosa. Nature. 226:1231-2;1970.
13. Burton HR, Bush LP, Hamilton JL. Effect of curing on the chemical composition of burley tobacco. Recent Adv Tob Sci. 9:91-153;1983.
14. Burton HR, Bush LP, Djordjevic MV. Influence of temperature and humidity on the accumulation of tobacco-specific nitrosamines in stored burley tobacco. J Agric Food Chem. 37:1372-7;1989a.
15. Burton HR, Childs GH Jr, Andersen RA, Fleming PD. Changes in chemical composition of burley tobacco during senescence and curing 3. Tobacco-specific nitrosamines. J Agric Food Chem. 37:426-30;1989b.
16. Bush LP, Cui M, Shi H, et al. Formation of tobacco-specific nitrosamines in air-cured tobacco. Recent Adv Tob Sci. 27:23-46;2001.
17. Brunnemann KD, Hoffmann D. Chemical composition of smokeless tobacco products. In: Smokeless Tobacco or Health. An International Perspective (Smoking and Tobacco Control Monograph No. 2; NIH Publ. No. 93-3461) Bethesda, MD. National Cancer Institute; 1992.
18. Bhide SV, Murdia US, Nair J. Polycyclic aromatic hydrocarbon profiles of pyrolysed tobacco products commonly used in India. Cancer Lett. 24:89-94;1984.
19. Bhide SV, Nair J, Maru GB, et al. Tobacco-specific N-nitrosamines [TNSA] in green mature and processed tobacco leaves from India. Beit Tabakforsch. 14:29-32;1987.
20. Carrigan PE, Hentz JG, Gordon G, et al. Distinctive heavy metal composition of pancreatic juice in patients with pancreatic carcinoma. Cancer Epidemiol Biomarkers Prev. 16(12):2656-63;2007.
21. Connor J, Kydd R, Maclennan B, et al. Alcohol-attributable cancer deaths under 80 years of age in New Zealand. Drug Alcohol Rev. 36(3):415-23;2017.
22. Connor J. Alcohol consumption as a cause of cancer. Addiction. 112(2):222-8;2017.
23. Das A, Dey N, Ghosh A, et al. NAD(P)H: quinone oxidoreductase 1 deficiency conjoint with marginal vitamin C deficiency causes cigarette smoke induced myelodysplastic syndromes. PLoS One. 6(5):e20590;2011.
24. Gong L, Luo Z, Tang H, et al. Integrative, genome-wide association study identifies chemicals associated with common women's malignancies. Genomics. Nov;112(6):5029-5036, 2020.
25. Hoffmann D, Rivenson A, Amin S, Hecht SS. Dose-response study of the carcinogenicity of tobacco-specific N-nitrosamines in F344 rats. J Cancer Res Clin Oncol. 108:81-6;1984.
26. IARC monographs on the evaluation of carcinogenic risks to humans.Vol. 89. Smokeless tobacco and some tobacco-specific N-nitrosamines. Lyon, France: IARC; 2007. Available from: http://monographs.iarc.fr/ENG/recentpub/mono89.pdf.
27. IARC monographs on the evaluation of the carcinogenic risk of chemicals to humans. Vol. 37. Tobacco habits other than smoking; betel quid and areca-nut chewing; and some related nitrosamines. Lyon: International Agency for Research on Cancer; 1985.
28. Lachenmeier DW, Godelmann R, Witt B, et al. Can resveratrol in wine protect against the carcinogenicity of ethanol? A probabilistic dose-response assessment. Int J Cancer. 134(1):144-53;2014.
29. Lian X, Wang G, Zhou H, et al. Anticancer Properties of Fenofibrate: A Repurposing Use. J Cancer. Apr 6;9(9):1527-1537, 2018.
30. Nair J, Ohshima H, Friesen M, et al. Tobacco-specific and betel nut-specific N-nitroso compounds: Occurrence in saliva and urine of betel quid chewers and formation *in vitro* by nitrosation of betel quid. Carcinogenesis. 6:295-30;1985.
31. Nair UJ, Pakhale SS, Speigelhalder B, et al. Carcinogenic and cocarcinogenic constituents of Masheri, a pyrolysed tobacco product. Indian J Biochem Biophys. 24:257-9;1987.
32. Nair UJ, Pakhale SS, Bhide SV. Carcinogenic tobacco-specific nitrosamines in Indian tobacco products. Food Chem Toxicol. 27:751-3;1989.
33. Peele DM, Riddick MG, Edwards ME. Formation of tobacco-specific nitrosamines in flue-cured tobacco. Recent Adv Tob Sci. 27:3-12;2001.
34. Tomar SL, Henningfield JE. Review of the evidence that pH is a determinant of nicotine dosage from oral use of smokeless tobacco. Tob Control. 6:219-25;1997.

Metais tóxicos no câncer de mama

35. Alatise OI, Schrauzer GN. Lead exposure: a contributing cause of the current breast cancer epidemic in Nigerian women. Biol Trace Elem Res. 136(2):127-39;2010.
36. Alkhateeb AA, Han B, Connor JR. Ferritin stimulates breast cancer cells through an iron-independent mechanism and is localized within tumor-associated macrophages. Breast Cancer Res Treat. 137(3):733-44;2013.
37. Antila E, Mussalo-Rauhamaa H, Kantola M, et al. Association of cadmium with human breast cancer. Sci Total Environ. 186(3):251-6; 1996.
38. Benderli CY, Oztürk YS. A discriminant analysis of trace elements in scalp hair of healthy controls and stage-IIIB non-small cell lung cancer (NSCLC) patients. Biol Trace Elem Res. 144(1-3):272-94; 2011.
39. Gaudet MM, Deubler EL, Kelly RS, et al. Blood levels of cadmium and lead in relation to breast cancer risk in three prospective cohorts. Int J Cancer. Mar 1;144(5):1010-1016,2019.
40. Ionescu JG, Novotny J, Stejskal V, et al. Research Department of Spezialklinik Neukirchen, Neukirchen, Germany. Increased levels of transition metals in breast cancer tissue. Neuro Endocrinol Lett. 27 Suppl 1:36-9;2006.
41. Ionescue JG, Novotny J, Stejskal V, et al. Breast tumors strongly accumulate transition metals. Clin Med. 2:5-9;2007.
42. Järup L. Hazards of heavy metal contamination. Br Med Bull. 68:167-82;2003.
43. Julin B, Wolk A, Johansson JE, et al. Dietary cadmium exposure and prostate câncer incidence: a population-based prospective cohort study. J Cancer. 107(5):895-900;2012.
44. Khlifi R, Olmedo P, Fernando Gil, et al. Arsenic, cadmium, chromium and nickel in cancerous and healthy tissues from patients with head and neck cancer. Sci Total Environ. 452-453:58-67;2013.

45. Kubala-Kukuś A, Banaś D, Braziewicz J, et al. Analysis of elemental concentration censored distributions in breast malignant and breast benign neoplasm tissues. Spectrochimica Acta Part B: Atomic spectroscopy. Amsterdam: Elsevier; Vol. 62, no. 6-7, p. 695-701. 2007.
46. Kumar R, Razab S, Prabhu K, et al. Serum butyrylcholinesterase and zinc in breast cancer. J Cancer Res Ther. 13(2):367-70;2017.
47. Kuo HW, Chen SF, Wu CC, et al. Serum and tissue trace elements in patients with breast cancer in Taiwan. Biol Trace Elem Res. 89: 1-11;2002.
48. Lin J, Zhang F, Lei Y. Dietary intake and urinary level of cadmium and breast cancer risk: a meta-analysis. Cancer Epidemiol. 42:101-7;2016.
49. Majewska U, Banaś D, Braziewicz J, et al. Trace element concentration distributions in breast, lung and colon tissues. Phys Med Biol. 52(13):3895-911;2007.
50. Majewska U, Braziewicz J, Banaś D, et al. An elemental correlation study in cancerous breast tissue by total reflection X-ray fluorescence. Biol Trace Elem Res. 60(1-2):91-100;1997.
51. Mehrnoosh Mohammadi M, Bakhtiari AR, Khodabandeh S. Concentration of Cd, Pb, Hg, and Se in different parts of human breast cancer tissues. J Toxicol. Article ID 413870, 5 p. 2014.
52. Pasha Q, Malik SA, Iqbal J, et al. Comparative evaluation of trace metal distribution and correlation in humanmalignant and benign breast tissues. Biol Trace Elem Res. 125(1):30-40;2008.
53. Picurelli L, Olcina PV, Roig MD, Ferrer J. Determination of Fe, Mg, Cu, and Zn in normal and pathological prostatic tissue. Actas Urol Esp. 15(4):344-50;1991.
54. Raju GJN, Sarita P, Kumar MR, et al. Trace elemental correlation study in malignant and normal breast tissue by PIXE technique. Nuclear Instruments and Methods in Physics Research Section with Materials and Atoms B-Beam Interactions. Amsterdam: Elsevier; Vol. 247, no. 2, p. 361-7. 2006.
55. Riesop D, Hirner AV, Rusch P, Bankfalvi A. Zinc distribution within breast cancer tissue: a possible marker for histological grading? J Cancer Res Clin Oncol. 141(7):1321-31;2015.
56. Rizk SL, Sky-Peck HH. Comparison between concentrations of trace elements in normal and neoplastic human breast tissue. Cancer Res. 44(11):5390-4;1984.
57. Siddiqui MK, Jyoti, Singh S, Mehrotra PK, et al. Comparison of some trace elements concentration in blood, tumor free breast and tumor tissues of women with benign and malignant breast lesions: an Indian study. Environ Int. 32(5):630-7;2006.
58. Shen F, Cai WS, Li JL, et al. The association between deficient manganese levels and breast cancer: a meta-analysis. Int J Clin Exp Med. 8(3):3671-80. eCollection 2015.
59. Yu M, Zhang J. Serum and hair nickel levels and breast cancer: systematic review and meta-analysis. Biol Trace Elem Res. 179(1):32-7;2017.
60. Wu X, Tang J, Xie M. Serum and hair zinc levels in breast cancer: a meta-analysis. Sci Rep. 5:12249;2015.

Metais tóxicos e outros tumores

61. Amaral AF, Porta M, Silverman DT, et al. Pancreatic cancer risk and levels of trace elements. Gut. Nov;61(11):1583-8, 2012.
62. Antonowicz J, Andrzejak R, Smolik R. Influence of heavy metal mixtures on erythrocyte metabolism. Int Arch Occup Environ Health. 62(3):195-8;1990.
63. Antwi SO, Eckert EC, Sabaque CV et al. Exposure to environmental chemicals and heavy metals, and risk of pancreatic cancer. Cancer Causes Control. Nov;26(11):1583-91, 2015.
64. Chang JW, Chen HL, Su HJ, et al. Simultaneous exposure of non-diabetics to high levels of dioxins and mercury increases their risk of insulin resistance. J Hazard Mater. 185(2-3):749-55;2011.
65. Chang JW, Chen HL, Su HJ, et al. Dioxin exposure and insulin resistance in Taiwanese living near a highly contaminated area. Epidemiology. 21(1):56-61;2010.
66. Cho YA, Kim J, Woo HD, Kang M. Dietary cadmium intake and the risk of cancer: a meta-analysis. PLoS One. 8(9):e75087;2013.
67. Costello LC, Levy BA, Desouki MM. et al. Decreased zinc and downregulation of ZIP3 zinc uptake transporter in the development of pancreatic adenocarcinoma. Cancer Biol Ther. Aug 15; 12(4):297-303, 2011.
68. Cook MB, Kamangar F, Weinstein SJ, et al. Iron in relation to gastric cancer in the alpha-tocopherol, beta-carotene cancer prevention study. Cancer Epidemiol Biomarkers Prev. 21(11):2033-42;2012.
69. El-Yazigi A, Al-Saleh I, Al-Mefty O. Concentrations of Ag, Al, Au, Bi, Cd, Cu, Pb, Sb, and Se in cerebrospinal fluid of patients with cerebral neoplasms. Clin Chem. 30(8):1358-60;1984.
70. El-Yazigi A, Al-Saleh I, Al-Mefty O. Concentrations of zinc, iron, molybdenum, arsenic, and lithium in cerebrospinal fluid of patients with brain tumors. Clin Chem. 32(12):2187-90;1986.
71. Felippe JJr. Tratamento imunológico das infecções. In: Felippe Jr. Pronto socorro: Fisiopatologia – Diagnóstico – Tratamento. Rio de Janeiro: Guanabara Koogan; p. 110-5;1990.
72. Felippe JJr, Rocha e Silva M Jr, Maciel FMB, et al. Infection prevention in patients with severe multiple trauma with the immunomodulator beta 1-3 polyglucose-glucan. Surg Gynecol Obstet. 177: 383-8;1993.
73. Feng L, Du J, Yao C, et al. Ribosomal DNA copy number is associated with P53 status and levels of heavy metals in gastrectomy specimens from gastric cancer patients. Environ Int. May;138:105593, 2020.
74. Gondal MA, Aldakheel RK, Almessiere MA, et al. Determination of heavy metals in cancerous and healthy colon tissues using laser induced breakdown spectroscopy and its cross-validation with ICP-AES method . J Pharm Biomed Anal. May 10;183:113153, 2020.
75. Ilychova SA, Zaridze DG. [EVALUATION OF THE CARCINOGENIC RISK OF LEAD IN THE COHORT STUDY OF MALE WORKERS OCCUPATIONALLY EXPOSED TO INORGANIC LEAD IN 27 MOSCOW PRINTING-HOUSES]. Gig Sanit. Sep-Oct;94(5):75-80, 2015.
76. Lai MS, Hsueh YM, Chen CJ, et al. Ingested inorganic arsenic and prevalence of diabetes mellitus. Am J Epidemiol. 139(5):484-92; 1994.
77. Lee BK, Kim Y, Kim YI. Association of serum ferritin with metabolic syndrome and diabetes mellitus in the South Korean general population according to the Korean National Health and Nutrition Examination Survey 2008. Metabolism. 60(10):1416-24;2011.
78. Mao S, Huang S. Zinc and copper levels in bladder cancer: a systematic review and meta-analysis. Biol Trace Elem Res. 153(1-3):5-10;2013.
79. Maxim LD, Harrington L. A review of the Food and Drug Administration risk analysis for polychlorinated biphenyls in fish. Regul Toxicol Pharmacol. Jun;4(2):192-219;1984.
80. Ryu SY, Kim KS, Park J, et al. Serum ferritin and risk of the metabolic syndrome in some Korean rural residents. J Prev Med Public Health. 41(2):115-20;2008.
81. Romanowicz-Makowska H, Forma E, et al. Concentration of cadmium, nickel and aluminium in female breast cancer. Pol J Pathol. 62(4):257-61;2011.
82. Scimeca MA, Terrenato I, Bischetti S, Bonanno E. Assessment of metal contaminants in non-small cell lung cancer by EDX microanalysis. Eur J Histochem. 58:2403;2014.
83. Shukla VK, Prakash A, Tripathi BD, et al. Biliary heavy metal concentrations in carcinoma of the gall bladder: case-control study. BMJ. 317 7(7168):1288-9;1998.

84. Siddiqui MKJ, Jyoti J, Singh S, et al. Relationship between increased body iron stores, oxidative stress and insulin resistance in healthy men. Ann Nutr Metab. 54(4):268-74;2009.
85. Steenland K, Barry V, Anttila A, et al. Cancer incidence among workers with blood lead measurements in two countries. Occup Environ Med. Sep;76(9):603-610. 2019.
86. Meng Y, Sun J, Yu J, et al. Dietary Intakes of Calcium, Iron, Magnesium, and Potassium Elements and the Risk of Colorectal Cancer: a Meta-Analysis. Biol Trace Elem Res. Jun;189(2):325-335, 2019.
87. Naji S, Issa K, Eid A, et al. Cadmium Induces Migration of Colon Cancer Cells: Roles of Reactive Oxygen Species, P38 and Cyclooxygenase-2. Cell Physiol Biochem. 52(6):1517-1534, 2019.
88. Sornjai W, Nguyen Van Long F, et al. Iron and hepcidin mediate human colorectal cancer cell growth. Chem Biol Interact. Mar 1;319:109021, 2020.
89. Ryrovatka P, Kraml P, Potockova J, Vejrazka M, Crkovska J, Andel M. Relationship between increased body iron stores, oxidative stress and insulin resistance in healthy men. Ann Nutr Metab.;54(4):268-74;2009.
90. Strumylaite L, Bogusevicius A, Abdrachmanovas O, et al. Cadmium concentration in biological media of breast cancer patients. Breast Cancer Res Treat. 125(2):511-7;2011.
91. Tseng CH, Chong CK, Chen CJ, Tai TY. Lipid profile and peripheral vascular disease in arseniasis-hyperendemic villages in Taiwan. Angiology. 48(4):321-35;1997.
92. Tariq MA, Qamar-un-Nisa, Fatima A. Concentrations of Cu, Cd, Ni, and Pb in the blood and tissues of cancerous persons in a Pakistani population. Sci Total Environ. 175(1):43-8;1995.
93. Tran JQ, Dranikov A, Iannucci A, et al. Heavy metal content in thoracic tissue samples from patients with and without NSCLC. Lung Cancer Int Article ID 2014:853158;2014.
94. Vari IS, Balkau B, Kettaneh A, et al. Ferritin and transferrin are associated with metabolic syndrome abnormalities and their change over time in a general population: Data from an Epidemiological Study on the Insulin Resistance Syndrome (DESIR). Diabetes Care. 30(7):1795-801;2007.
95. Xiao X, Liu J, Luo B, et al. Relationship of dietary iron intake, body iron overload and the risk of metabolic syndrome. Wei Sheng Yan Jiu. 40(1):32-5;2011.
96. Yoo Y, Lee S, Yang J, et al. Distribution of heavy metals in Korean tissues. Problems of Forensic Sciences. J Health Sci. 48:195-200;2001.
97. Wang SL, Chang FH, Liou SH, et al. Inorganic arsenic exposure and its relation to metabolic syndrome in an industrial area of Taiwan. Environ Int. 33(6):805-11;2007.
98. Weinmayr G, Pedersen M, Stafoggia M, et al. Particulate matter air pollution components and incidence of cancers of the stomach and the upper aerodigestive tract in the European Study of Cohorts of Air Pollution Effects (ESCAPE). Environ Int. Nov;120:163-171, 2018.
99. Zimmermann LT, Santos DB, Naime AA, Leal RB, Dórea JG, Barbosa F Jr, Aschner M, Rocha JB, Farina M. Comparative study on methyl- and ethylmercury-induced toxicity in C6 glioma cells and the potential role of LAT-1 in mediating mercurial-thiol complexes uptake. Neurotoxicology. Sep;38:1-8. 2013.

Agroquímicos e pesticidas

100. Abdul Rashid Bhat, Muhammed Afzal Wani, A. R. Kirmani, and T. H. Raina. Pesticides and brain cancer linked in orchard farmers of Kashmir Indian J Med Paediatr Oncol. Oct-Dec; 31(4): 110–120;2010.
101. Albanito L, Lappano R, Madeo A, et al. G-protein-coupled receptor 30 and estrogen receptor-alpha are involved in the proliferative effects induced by atrazine in ovarian cancer cells. Environ Health Perspect. 116 (12):1648-55;2008.
102. Andreotti G, Freeman LEB, Hou L, et al. Agricultural pesticide use and pancreatic cancer risk in the Agricultural Health Study Cohort. Int J Cancer. 124:2495-500;2008.
103. Bassil KL, Vakil C, Sanborn M, et al. Cancer health effects of pesticides: systematic review. Can Fam Physician. 53(10):1704-11;2007.
104. Bhat AR, Wani MA, Kirmani AR, Raina TH. Pesticides and brain cancer linked in orchard farmers of Kashmir Indian. J Med Paediatr Oncol. 31(4):110-20;2010.
105. Carrigan PE, Hentz JG, Gordon G, et al. Distinctive heavy metal composition of pancreatic juice in patients with pancreatic carcinoma. Cancer Epidemiol Biomarkers Prev. 16(12):2656-63; 2007.
106. Chrisman JD, Koifman S, de Novaes Sarcinelli P, et al. Pesticide sales and adult male cancer mortality in Brazil. Centro de Estudos da Saúde do Trabalhador e Ecologia Humana, Escola Nacional de Saúde Pública, Fundação Oswaldo Cruz. Rio de Janeiro, Brazil. Int J Hyg Environ Health. Sep 30; 2008.
107. Clapp RW, Jacobs MM, Loechler EL. Environmental and occupational causes of cancer: new evidence 2005-2007. Rev Environ Health. 23(1):1-37;2008.
108. Clough L, Bayakly AR, Ward KC, et al. Clustering of cutaneous T-cell lymphoma is associated with increased levels of the environmental toxins benzene and trichloroethylene in the state of Georgia. Cancer. Apr 15;126(8):1700-1707, 2020.
109. Cogliano VJ, Baan R, Straif K, et al. Preventable exposures associated with human cancers. J Natl Cancer Inst.103:1827-39;2011.
110. Dahlgren J, Klein J, Takhar H. Cluster of Hodgkin's lymphoma in residents near a non-operational petroleum refinery. Toxicol Ind Health. Nov;24(10):683-92, 2008.
111. Edwards TM, Myers JP. Environmental exposures and gene regulation in disease etiology. Cien Saude Colet. 13(1):269-81;2008.
112. Goldsmith DF. Linking environmental cancer with occupational epidemiology research: the role of the International Agency for Research on Cancer (IARC). J Environ Pathol Toxicol Oncol. 19(1-2):171-5;2000.
113. Hernández AF, Menéndez P. Linking pesticide exposure with pediatric leukemia: potential underlying mechanisms. Int J Mol Sci. 17(4):pii: E461;2016.
114. Irigaray P, Newby JA, Clapp R, et al. Lifestyle-related factors and environmental agents causing cancer: an overview. Biomed Pharmacother. 61(10):640-58;2007.
115. Koutros S, Beane Freeman LE, Lubin JH, et al. Risk of total and aggressive prostate cancer and pesticide use in the Agricultural Health Study. Am J Epidemiol. 177(1):59-74;2013.
116. L'Héritier F, Marques M, Fauteux M, Gaudreau L. Defining molecular sensors to assess long-term effects of pesticides on carcinogenesis. Int J Mol Sci. 15(9):17148-61;2014.
117. Lopes V, Pérez-Gómez B, Aragonés N, et al. Occupation, exposure to chemicals, sensitizing agents, and risk of multiple myeloma in Sweden. Cancer Epidemiol Biomarkers Prev. 17(11):3123-7;2008.
118. Luqman M, Javed MM, Daud S, et al. Risk factors for lung cancer in the Pakistani population. Asian Pac J Cancer Prev. 15(7):3035-9;2014.
119. Maroni M, Metruccio F. Risk assessment and management of occupational exposure to pesticides in agriculture. Med Lav. 97(2):430-7;2006.
120. Orsi L, Delabre L, Monnereau A, et al. Occupational exposure to pesticides and lymphoid neoplasms among men: results of a French case-control study. Occup Environ Med. 66(5):291-8; 2008.

121. Rivero J, Henríquez-Hernández LA, Luzardo OP, et al. Differential gene expression pattern in human mammary epithelial cells induced by realistic organochlorine mixtures described in healthy women and in women diagnosed with breast cancer. Toxicol Lett. 246:42-8;2016.
122. Rubino FM, Pitton M, Di Fabio D, Colombi A. Toward an "omic" physiopathology of reactive chemicals: thirty years of mass spectrometric study of the protein adducts with endogenous and xenobiotic compounds. Mass Spectrom Rev. 28(5):725-84;2009.
123. Singh MS, Michael M. Role of xenobiotic metabolic enzymes in cancer epidemiology. Methods Mol Biol. 472:243-64;2009.
124. Thakur JS, Rao BT, Rajwanshi A, et al. Study of high cancer among rural agricultural community of Punjab in Northern India. Int J Environ Res Public Health. 5(5):399-407;2008.
125. Thongprakaisang S, Thiantanawat A, Rangkadilok N, et al. Glyphosate induces human breast cancer cells growth via estrogen receptors. Food Chem Toxicol. 59:129-36;2013.
126. Zhang L, Rana I, Shaffer RM, Taioli E. Exposure to glyphosate-based herbicides and risk for non-Hodgkin lymphoma: A meta-analysis and supporting evidence. Mutat Res. Jul-Sep;781: 186-206, 2019.
127. Wogan GN, Hecht SS, Felton JS, et al. Environmental and chemical carcinogenesis. Semin Cancer Biol. 14(6):473-86;2004.

Micoplasma e outras bactérias

128. Al-Maweri SA, Ibraheem WI, Al-Ak'hali MS, et al. Association of periodontitis and tooth loss with liver cancer: A systematic review. Crit Rev Oncol Hematol. Mar;159:103221, 2021.
129. Alexander FE. Is Mycoplasma pneumoniae associated with childhood acute lymphoblastic leukemia? Cancer Causes Control. 8(5):803-11;1997.
130. Alexander-Jackson E. A specific type of microorganism isolated from animal and human cancer: bacteriology of the organism. Growth. 18(1):37-51;1954.
131. Alexeyev OA, Marklund I, Shannon B, et al. Direct visualization of Propionibacterium acnes in prostate tissue by multicolor fluorescent in situ hybridization assay. J Clin Microbiol. 45(11):3721-8;2007.
132. Alpen B, Röbbecke J, Wündisch T, et al. Helicobacter pylori eradication therapy in gastric high grade non Hodgkin's lymphoma (NHL). Ann Hematol. 80 Suppl 3:B106-7;2001.
133. Aydemir S, Bayraktaroglu T, Sert M, et al. The effect of Helicobacter pylori on insulin resistance. Dig Dis Sci. Nov;50(11):2090-3, 2005.
134. Bae Y, Ito T, Iida T, Uchida K, Sekine M, Nakajima Y, et al. Intracellular Propionibacterium acnes infection in glandular epithelium and stromal macrophages of the prostate with or without cancer. PLoS One. 9(2):e90324. 2014
135. Barykova IuA, Shmarov MM, Logunov DIu, et al. [Identification of Mycoplasma in patients with suspected prostate cancer]. Zh Mikrobiol Epidemiol Immunobiol. Jul-Aug;(4):81-5;2010.
136. Campbell Y, Fantacone ML, Gombart AF. Regulation of antimicrobial peptide gene expression by nutrients and by-products of microbial metabolism. Eur J Nutr. 51(8):899-907;2012.
137. Chan PJ, Seraj IM, Kalugdan Th, King A. Prevalence of mycoplasma conserved DNA in malignant ovarian cancer detected using sensitive PCR-ELISA. Gynecol Oncol. 63(2):258-60;1996.
138. Choi HS, Lee HM, Kim WT, et al. Detection of mycoplasma infection in circulating tumor cells in patients with hepatocellular carcinoma. Biochem Biophys Res Commun. 446(2):620-5;2014.
139. Chosa H, Toda M, Okubo S, et al. Antimicrobial and microbicidal activities of tea and catechins against Mycoplasma. Kansenshogaku Zasshi. 66(5):606-11;1992.
140. Cohen RJ, Shannon BA, McNeal JE, et al. Propionibacterium acnes associated with inflammation in radical prostatectomy specimens: a possible link to cancer evolution? J Urol. 173(6):1969-74;2005.
141. DeFrancesco I, Arcaini L. Overview on the management of non-gastric MALT lymphomas. Best Pract Res Clin Haematol. Mar;31(1):57-64, 2018.
142. Diller IC. Growth and morphological variability of pleomorphic, intermittently acid-fast organisms isolated from mouse, rat, and human malignant tissues. Growth. 26:181-209;1962.
143. Diller IC, Diller WF. Intracellular acid-fast organisms isolated from malignant tissues. Trans Am Micr Soc. 84:138-48;1965.
144. Duan H, Chen L, Qu L, et al. Mycoplasma hyorhinis infection promotes NF-κB-dependent migration of gastric cancer cells. Cancer Res. 74(20):1-13;2014.
145. Dudler R, Schmidhauser C, Parish RW, et al. A mycoplasma high-affinity transport system and the in vitro invasiveness of mouse sarcoma cells. EMBO J. 7(12):3963-70;1988.
146. Erturhan SM, Bayrak O, Pehlivan S, et al. Can mycoplasma contribute to formation of prostate cancer? Int Urol Nephrol. 45(1):33-8;2013.
147. Fassi Fehri L, Mak TN, Laube B, et al. Prevalence of Propionibacterium acnes in diseased prostates and its inflammatory and transforming activity on prostate epithelial cells. Int J Med Microbiol. 301(1):69-78;2011.
148. Felippe JJr. Infecção Focal: uma das causas esquecidas da verdadeira etiologia das doenças sistêmicas – o valor do FDG-PET no diagnóstico e o possível valor da autovacina e da autohemoterapia no tratamento. www.medicinabiomolecular.com.br. Biblioteca de doenças, 2003.
149. Feng SH, Tsai S, Rodriguez J, Lo SC. Mycoplasmal infections prevent apoptosis and induce malignant transformation of interleukin-3-dependent 32D hematopoietic cells. Mol Cell Biol. 19(12): 7995-8002;1999.
150. Fujiki H, Suganuma M, Okabe S, er al. Involvement of TNF-alpha changes in human cancer development, prevention and palliative care. Mech Ageing Dev. 123(12):1655-63;2002.
151. Gong M, Meng L, Jiang B, et al. p37 from Mycoplasma hyorhinis promotes cancer cell invasiveness and metastasis through activation of MMP-2 and followed by phosphorylation of EGFR. Mol Cancer Ther. 7(3): 530-7;2008.
152. Goodacre R. Metabolomics of a superorganism. J Nutr. 137(1 Suppl):259S-66S;2007.
153. Hanage WP, Fraser C, Spratt BG. Fuzzy species among recombinogenic bacteria. BMC Biol. 3:6;2005.
154. Huang S, Li JY, Wu J, et al. Mycoplasma infections and different human carcinomas. World J Gastroenterol. 7(2):266-9;2001.
155. Huang G, Jiang X. Inhibition of mycobacterial infection by the tumor suppressor PTEN biol chem. 287(27): 23196-202;2012.
156. Idahl A, Lundin E, Jurstrand M, et al. Chlamydia trachomatis and Mycoplasma genitalium plasma antibodies in relation to epithelial ovarian tumors. Infect Dis Obstet Gynecol. 2011:824627;2011.
157. Ketcham CM, Anai S, Reutzel R, et al. p37 induces tumor invasiveness. Mol Cancer Ther. 4(7):1031-8;2005.
158. Liekens S, Bronckaers A, Balzarini J. Improvement of purine and pyrimidine antimetabolite-based anticancer treatment by selective suppression of mycoplasma-encoded catabolic enzymes. Lancet Oncol. 10(6):628-35;2009.
159. Markova N, Slavchev G, Djerov L, et al. Mycobacterial L-forms are found in cord blood: a potential vertical transmission of BCG from vaccinated mothers. Hum Vaccin Immunother. 12(10):2565-71;2016.

160. McLaughlin RW, Vali H, Lau PCK, et al. Are there naturally occurring pleomorphic bacteria in the blood of healthy humans? J Clin Microbiol. 40(12):4771-5;2002.
161. Matman LH. Cell wall deficient forms – stealth pathogens. 3rd ed. London: CRC Press LLC; 2001.
162. Mazet G. Presence d'elements alcoolo-acido-resistants dans les moelles leucemiques et les moelles non-leucemiques. Semaine des Hopitaux. No 1 et 2:35-38. 1962
163. Marshall TG. Bacterial Capnine blocks transcription of human antimicrobial peptides. Third International Conference on Metagenomics; 2007 July 11-13; San Diego, CA. Available from: http://precedings.nature. com/documents/164.
164. Menegatti M, Vaira D, Miglioli M, et al. Helicobacter pylori in patients with gastric and nongastric cancer. Am J Gastroenterol. Aug;90(8):1278-81,1995.
165. Mullard A. Microbiology: the inside story. Nature. 453(7195):578-80;2008.
166. Namiki K, Goodison S, Porvasnik S, et al. Persistent exposure to mycoplasma induces malignant transformation of human prostate cells. PLoS One. 4(9):e6872;2009.
167. National Research Council. Committee on Metagenomics C, Functional A. New science of metagenomics: revealing the secrets of our microbial planet. Washington, DC: National Academies Press; 2007.
168. Nikkari S, McLaughlin RW, Dodge DE, Relman DA. Does blood of healthy subjects contain bacterial ribosomal DNA? J Clin Microbiol. 39(5):1956-9; 2001.
169. Owens G letter to Dr. Brown, p.101 in AIDS, Cancer and Medical Establishment (Brown RK Ed.) Robert Speller, NY.1986 in Lida Mattman, Cell Wall Deficient Forms – Stealth Pathogens 3ª Edição; 2001.
170. Pehlivan M, Pehlivan S, Onay H, et al. Can mycoplasma-mediated oncogenesis be responsible for formation of conventional renal cell carcinoma? Urology. 65(2):411-4;2005.
171. Proal AD, Albertb PJ, Marshall TG. Autoimmune disease in the era of the metagenome. Autoimmun Rev. 8(8):677-81;2009.
172. Proal AD, Albert PJ, Marshall TG. Dysregulation of the vitamin D nuclear receptor may contribute to higher prevalence of some autoimmune diseases in women. Ann N Y Acad Sci. 1173:252-9;2009.
173. Rogers MB. Mycoplasma and cancer: in search of the link. Oncotarget. 2(4):271-3;2011.
174. Russian article. Manifestation of asymptomatic bacteremia in essentially healthy people. Aviakosm Ekolog Med. Mar-Apr;46(2):67-9;2012.
175. Seibert FB, Farrelly FK, Shepherd CC. DMSO and other combatants against bacteria isolated from leukemia and cancer patients. Ann N Y Acad Sci. 141(1):175-201;1967.
176. Seibert FB, Feldmann FM, Davis RL, Richmond IS. Morphological, biological, and immunological studies on isolates from tumors and leukemic bloods. Ann N Y Acad Sci. 174(2):690-728; 1970.
177. Seibert FB, Yeomans F, Baker JA, et al. Bacteria in tumors. Trans N Y Acad Sci. 34(6):504-33;1972.
178. Sciumè C, Geraci G, Pisello F, et al. Regression of primary low-grade gastric mucosa-associated lymphoma by eradication of Helicobacter pylori infection: case report. Ann Ital Chir. 75(1):63-8;2004.
179. Shi L, Salamon H, Eugenin EA, et al. Infection with Mycobacterium tuberculosis induces the Warburg effect in mouse lungs. Sci Rep. 5:18176;2015.
180. Tedeschi GG. Unstable L-forms of micrococci in human foetal blood. Experientia. 32(7):925-7;1976.
181. Tian Y, Hao T, Cao B, et al. Clinical end-points associated with Mycobacterium tuberculosis and lung cancer: implications into host-pathogen interaction and coevolution. Biomed Res Int. 2015:827829;2015.
182. Thorburn C, Rodriguez L, Parsonnet J. Epidemiology of gastric non-Hodgkin's lymphoma patients: parallels with Helicobacter pylori. Helicobacter. Jun;1(2):75-8,1996.
183. Tsai S, Wear DJ, Shih JW, Lo SC. Mycoplasmas and oncogenesis: persistente infection and multistage malignant transformation. Proc Natl Acad Sci U S A. 92(22):10197-201;1995.
184. Urbanek C, Goodison S, Chang M, et al. Detection of antibodies directed at M. hyorhinis p37 in the serum of men with newly diagnosed prostate cancer. BMC Cancer.11(233):1-6;2011.
185. Wirostko E, Johnson L, Wirostko B. Sarcoidosis associated uveitis. Parasitization of vitreous leucocytes by mollicute-like organisms. Acta Ophthalmol (Copenh). 67(4):415-24;1989.
186. Wuerthele Caspe (Livingston) V, Alexander-Jackson E, Anderson JA, et al. Cultural properties and pathogenicity of certain microorganisms obtained from various proliferative and neoplastic diseases. Am J Med Sci. 220;628-46;1950.
187. Yang H, Qu L, Ma H, et al. Mycoplasma hyorhinis infection in gastric carcinoma and its effects on the malignant phenotypes of gastric cancer cells. BMC Gastroenterolo. 10(132):1-8;2010.
188. Zarei O, Rezania S, Mousavi A. Mycoplasma genitalium and cancer: a brief review. Asian Pac J Cancer Prev. 14(6):3425-8; 2013.
189. Zhan P, Suo LJ, Qian Q, et al. Chlamydia pneumoniae infection and lung cancer risk: a meta-analysis. Eur J Cancer. Mar;47(5): 742-7, 2011.

Epstein-Barr e outros vírus

190. Abdel-Rahman et al. Epstein barr vírus and breast câncer. Epidemiological and Molecular study. J. Egyp. Nat Cancer Inst. 24,123-131;2012.
191. Aboulkassim T, Yasmeen A, Akil N, et al. Incidence of Epstein-Barr virus in Syrian women with breast cancer: A tissue microarray study. Hum Vaccin Immunother. 11(4):951-5;2015.
192. Ahmed HG, Osman SI, Ashankyty IM. Incidence of Epstein-Barr virus in pediatric leukemia in the Sudan. Clin Lymphoma Myeloma Leuk. 12(2):127-31; 2012.
193. Attermann AS, Bjerregaard AM, Saini SK, et al. Human endogenous retroviruses and their implication for immunotherapeutics of cancer. Ann Oncol. 2018 Nov 1;29(11):2183-2191.
194. Ballard AJ. Epstein-Barr virus infection is equally distributed across the invasive ductal and invasive lobular forms of breast cancer. Pathol Res Pract. 211(12):1003-5;2015.
195. Banerjee AS, Pal AD, Banerjee S. Epstein-Barr virus-encoded small non-coding RNAs induce cancer cell chemoresistance and migration. Virology. 443(2):294-305;2013.
196. Bhattacharrya R, Noch EK, Khalili K. A novel role of Rac1 GTPase in JCV T-antigen mediated β-catenin stabilization. Oncogene. 2007;26:7628–7636.
197. Brown SG, Parsons PG, Pope JH. Search for human tumour viruses by transfection: uptake of melanoma and Epstein-Barr virus DNA by human cells. Aust J Exp Biol Med Sci. 57(1):1-7;1979.
198. Cimino PJ, Zhao G, Wang D, et al. Detection of viral pathogens in high grade gliomas from unmapped next-generation sequencing data. Exp Mol Pathol. 96(3):310-5;2014.
199. Chen J. Roles of the PI3K/Akt pathway in Epstein-Barr virus-induced cancers and therapeutic implications. World J Virol. 1(6):154-61;2012.
200. Chen JN, Zhang NN, Jiang Y, et al. Variations of Epstein-Barr virus nuclear antigen 1 in Epstein-Barr virus-associated gastric carcino-

mas from Guangzhou, southern China. PLoS One. 7(11):e50084; 2012.
201. Chen YL, Tsai HL, Peng CW. EGCG debilitates the persistence of EBV latency by reducing the DNA binding potency of nuclear antigen 1. Biochem Biophys Res Commun. 417(3):1093-9;2012.
202. Choi BH, Kim CG, Lim Y, et al. Curcumin down-regulates the multidrug-resistance mdr1b gene by inhibiting the PI3K/Akt/NF kappa B pathway. Cancer Lett. 259(1):111-8;2008.
203. Choi KC, Jung MG, Lee YH, et al. Epigallocatechin-3-gallate, a histone acetyltransferase inhibitor, inhibits EBV-induced B lymphocyte transformation via suppression of RelA acetylation. Cancer Res. 69(2):583-92;2009.
204. De Falco G, Rogena EA, Leoncini L. Infectious agents and lymphoma. Semin Diagn Pathol. 28(2):178-87;2011.
205. Del Valle, L. Khalili, K.. Detection of Human Poliomavírus Proteins, T-Antigen and Agnoproteína, in Human Tumor Tissue Arrays: Journal of Medical Virology 82:806-811,2010.
206. Fina F, Romain S, Ouafik L, et al. Frequency and genome load of Epstein-Barr virus in 509 breast cancers from different geographical areas. Br J Cancer. 84(6):783-90;2001.
207. Fujii K, Suzuki N, Yamamoto T, et al. Valproic acid inhibits proliferation of EB virus-infected natural killer cells. Hematology. 17(3):163-9;2012.
208. Glenn WK, Heng B, Delprado W, et al. Epstein-Barr virus, human papillomavirus and mouse mammary tumour virus as multiple viruses in breast cancer. PLoS One. 7(11):e48788;2012.
209. Gorres KL, Daigle D, Mohanram S, et al. Valpromide inhibits lytic cycle reactivation of Epstein-Barr virus. mBio. 7(2):e00113-16; 2016.
210. Gruhn B, Meerbach A, Häfer R, et al. Pre-emptive therapy with rituximab for prevention of Epstein-Barr virus-associated lymphoproliferative disease after hematopoietic stem cell transplantation. Bone Marrow Transplant. 31(11):1023-5;2003.
211. Hassan, M.M., Li, D., El-Daab, A.S., Wolff, R.A., Bondy, M.L., Davila, M. and Abbruzzese, J.L. Association between Hepatitis B Virus ans Pancreatic Cancer. Journal of Clinical Oncology, 26, 4557-4562;2008.
212. Hsu Hsue-Yin H. The effect of protoberberines on nasopharyngeal carcinoma with Epstein-Barr virus infection. 2008.
213. Kawashima H, Ogose A, Yoshizawa T, et al. Expression of the coxsackievirus and adenovirus receptor in musculoskeletal tumors and mesenchymal tissues: efficacy of adenoviral gene therapy for osteosarcoma. Cancer Sci. Jan;94(1):70-5, 2003.
214. Kheir F, Zhao, M; Strong M; et al. Detection of Epstein-Barr Virus Infection in Non-Small Cell Lung Cancer. Cancers (Basel). May 31;11(6):759. 2019.
215. Kofman A, Marcinkiewicz L, Dupart E, et al. The roles of viruses in brain tumor initiation and oncomodulation. J Neurooncol. Dec;105(3):451-66, 2011.
216. Konoshima T, Kokumai M, Kozuka M, et al. Studies on inhibitors of skin tumor promotion. XI. Inhibitory effects of flavonoids from Scutellaria baicalensis on Epstein-Barr virus activation and their anti-tumor-promoting activities. Chem Pharm Bull (Tokyo). 40(2):531-3;1992.
217. Krueger GR, Kudlimay D, Ramon A, et al. Demonstration of active and latent Epstein-Barr virus and human herpevirus-6 infections in bone marrow cells of patients with myelodysplasia and chronic myeloproliferative diseases. In Vivo. 8(4):533-42; 1994.
218. Lin JC. Mechanism of action of glycyrrhizic acid in inhibition of Epstein-Barr virus replication in vitro. Antiviral Res. 59(1):41-7; 2003.
219. Lo AK, Lung RW, Dawson CW, et al. Activation of sterol regulatory element-binding protein 1 (SREBP1)-mediated lipogenesis by the Epstein-Barr virus-encoded latent membrane protein 1 (LMP1) promotes cell proliferation and progression of nasopharyngeal carcinoma. J Pathol. Jul 3;2018.
220. Mahata S, Bharti AC, Shukla S, et al. Berberine modulates AP-1 activity to suppress HPV transcription and downstream signaling to induce growth arrest and apoptosis in cervical cancer cells. Mol Cancer. Apr 15;10:39;2011.
221. Matteucci C, Balestrieri E, Argaw-Denboba A, Sinibaldi-Vallebona P Human endogenous retroviruses role in cancer cell stemness. Semin Cancer Biol. Dec;53:17-30, 2018.
222. Nadour PA, Brocqueville G, Ouk TS, et al. Inhibition of latent membrane protein 1 impairs the growth and tumorigenesis of latency II Epstein-Barr virus-transformed T cells. J Virol 86:3934-43;2012.
223. Ohnoa Z, Tamaki H, Ohsuga T, et al. Primary lung cancer complicated by malignant lymphoma in two cases of Epstein-Barr virus infection. Case Rep Oncol. 5:367-72;2012.
224. Pagano JS, Blaser M, Buendia MA, et al. Infectious agents and cancer: criteria for a causal relation. Semin Cancer Biol. 14(6):453-71;2004.
225. Pan YR, Vatsyayan J, Chang YS, Chang HY. Epstein-Barr virus latent membrane protein 2A upregulates UDP-glucose dehydrogenase gene expression via ERK and PI3K/Akt pathway. Cell Microbiol. 10(12):2447-60;2008.
226. Perez-Chacon G, de Los Rios C2, Zapata JM. Indole-3-carbinol induces cMYC and IAP-family downmodulation and promotes apoptosis of Epstein-Barr virus (EBV)-positive but not of EBV-negative Burkitt's lymphoma cell lines. Pharmacol Res. 89:46-56;2014.
227. Purtilo DT, Liao SA, Sakamoto K, et al. Diverse familial malignant tumors and Epstein-Barr virus. Cancer Res. 41(11 Pt 1):4248-52; 1981.
228. Qi XK, Shu Y, Qin R, et al. Effects of Epstein-Barr virus and cytomegalovirus infection on childhood acute lymphoblastic leukemia gene methylation. 33(11):1678-81;2013.
229. Saha SK, Khuda-Bukhsh AR. Berberine alters epigenetic modifications, disrupts microtubule network, and modulates HPV-18 E6-E7 oncoproteins by targeting p53 in cervical cancer cell HeLa: a mechanistic study including molecular docking. Eur J Pharmacol. Dec 5;744:132-46;2014.
230. Sars PR, Molenaar WM, Koudstaal J, Hoekstra HJ. Simultaneous epstein barr virus and cytomegalovirus infection accompanied by leiomyomatous change in a well-differentiated liposarcoma in a patient with long-term corticosteroid treatment. Sarcoma. 1(1): 55-8;1997.
231. Sirbu AM, Sirbu CA, Eftimie L, et al. Multiple sclerosis, human herpesvirus 4 (EBV) and thyroid collision tumor: A case report. Exp Ther Med. Oct;20(4):3458-3461, 2020.
232. Souza EM, Baiocchi OC, Zanichelli MA, et al. Matrix metalloproteinase-9 is consistently expressed in Hodgkin/Reed-Sternberg cells and has no impact on survival in patients with Epstein-Barr virus (EBV)-related and non-related Hodgkin lymphoma in Brazil. Med Oncol. 29(3):2148-52;2012.
233. Trojanek J, Croul S, Ho T, Wang JY, Darbinyan A, Nowicki M, Del Valle L, Skorski T, Khalili K, Reiss K. T-antigen of the human polyomavirus JC attenuates faithful DNA repair by forcing nuclear interaction between IRS-1 and Rad51. J Cell Physiol. 2006;206:35–46.
234. Uozaki H, Fukayama M. Epstein-Barr virus and gastric carcinoma--viral carcinogenesis through epigenetic mechanisms. Int J Clin Exp Pathol. 1(3):198-216;2008.

235. Veronika M, František G, Búda. A Possible Role of Human Herpes Viruses Belonging to the Subfamily Alphaherpesvirinae in the Development of Some Cancers. Klin Onkol. 2018 Spring;31(3): 178-183, 2018.
236. Wu CC, Chuang HY, Lin CY, et al. Inhibition of Epstein-Barr virus reactivation in nasopharyngeal carcinoma cells by dietary sulforaphane. Mol Carcinog. 52(12):946-58;2013.
237. Wu CC, Fang CY, Hsu HY, et al. EBV reactivation as a target of luteolin to repress NPC tumorigenesis. Oncotarget. Apr 5;7(14): 18999-9017;2016.
238. Zebri AR, Bahnassy AA, Mohamed WS, et al. Epstein-Barr virus and breast cancer epidemiological and molecular study on Egyptian and Iraqi women. J Egyp Nat Cancer Inst. 24(3):123-31; 2012.
239. Zhao Y, Wang H, Zhao XR, et al. Epigallocatechin-3-gallate interferes with EBV-encoding AP-1 signal transduction pathway. Zhonghua Zhong Liu Za Zhi. 26(7):393-7;2004.
240. Zong L, Seto Y. CpG island methylator phenotype, helicobacter pylori, Epstein-Barr virus, and microsatellite instability and prognosis in gastric cancer: a systematic review and meta-analysis. PLoS One. 9(1):e86097;2014.

Papilomavírus humano – HPV

241. Alibek K, Kakpenova A, Baiken Y. Role of infectious agents in the carcinogenesis of brain and head and neck cancers. Infect Agent Cancer. 8(1):7;2013.
242. Quintero K, Giraldo GA, Uribe ML, Sanchez GI. Human papillomavirus types in cases of squamous cell carcinoma of head and neck in Colombia. Braz J Otorhinolaryngol. 79(3):375-81;2013.
243. Bell M C, P Crowley-Nowick, H L Bradlow, et al Placebo-controlled Trial of indole-3-carbinol in the Treatment of CIN Gynecol Oncol ACTIONS. Aug;78(2):123-9, 2000.
244. Burnett-Hartman AN, Feng Q, et al. Human papillomavirus DNA is rarely detected in colorectal carcinomas and not associated with microsatellite instability: the Seattle colon cancer family registry. Cancer Epidemiol Biomarkers Prev. Feb;22(2):317, 2013.
245. Gornick MC, Castellsague X, Sanchez G, et al. Human papillomavirus is not associated with colorectal cancer in a large international study. Cancer Causes Control. May;21(5):737-43, 2010.
246. Kumar S, Jena L, Galande S,et al Elucidating Molecular Interactions of Natural Inhibitors with HPV-16 E6 Oncoprotein through Docking Analysis. Genomics Inform. Jun;12(2):64-70,2014.
247. Kumar S, Jena L, Sahoo M, et al. In Silico Docking to Explicate Interface between Plant-Originated Inhibitors and E6 Oncogenic Protein of Highly Threatening Human Papillomavirus 18. Genomics Inform. Jun;13(2):60-7, 2015.
248. Ham S, Kim KH, Kwon TH, et al. Luteolin induces intrinsic apoptosis via inhibition of E6/E7 oncogenes and activation of extrinsic and intrinsic signaling pathways in HPV-18-associated cells. Oncol Rep.Jun;31 (6):2683-91,2014.
249. Shi L, Lei Y, Srivastava R,et al Gallic acid induces apoptosis in human cervical epithelial cells containing human papillomavirus type 16 episomes. J Med Virol. Jan;88(1):127-34, 2016.

H. Coxsackie vírus

251. Alberts P, Tilgase A, Rasa A, et al. The advent of oncolytic virotherapy in oncology: The Rigvir® story. Eur J Pharmacol. Oct 15;837:117-126, 2018.
252. Bauer S, Gottesman G, Sirota L, et al. Severe Coxsackie virus B infection in preterm newborns treated with pleconaril. Eur J Pediatr. Sep;161(9):491-3, 2002.
253. Luo Y, Jiang YG, He DL, et al. [Expression of coxsackie B virus-adenovirus receptor in prostate cancer Du145 and LNCaP cell lines and its significance]. Zhonghua Nan Ke Xue. Oct;13(10):899-902,2007.
254. Scalia G, Panella P, Pepe F, et al. Coxsackie virus and urogenital pathology. Clin Exp Obstet Gynecol. 16(2-3):55-8, 1989.

Citomegalovírus humano

255. Cobbs CS, Harkins L, Samanta M, et al. Human cytomegalovirus infection and expression in human malignant glioma. Cancer Res. 62:3347-50;2002.
256. Crespillo AJ, Praena B, Bello-Morales R, et al. Inhibition of herpes virus infection in oligodendrocyte cultured cells by valproic acid. Virus Res. 214:71-9;2016.
257. Crowe WE, Altamirano AA, Russell JM. Human cytomegalovirus infection enhances osmotic stimulation of Na+/H+ exchange in human fibroblasts. Am J Physiol. 273(5 Pt 1):C1739-48;1997.
258. de Wit RH, Mujić-Delić A, van Senten JR, et al. Human cytomegalovirus encoded chemokine receptor US28 activates the HIF-1α/PKM2 axis in glioblastoma cells. Oncotarget. 7(42):67966-85;2016
259. Di Cocco P, Soker T, Clemente K, et al. Cytomegalovirus and gastric cancer after renal transplantation: a possible interplay. Transplant Proc. 44(7):1912-5;2012.
260. Galdiero S, Falanga A, Vitiello M, et al. Silver nanoparticles as potential antiviral agents. Molecules. 16(10):8894-918;2011.
261. Giuliani L, Jaxmar T, Casadio C, et al. Detection of oncogenic viruses SV40, BKV, JCV, HCMV, HPV and p53 codon 72 polymorphism in lung carcinoma. Lung Cancer. 57(3):273-81;2007.
262. Geder KM, Lausch R, O'Neill F, Rapp F. Oncogenic transformation of human embryo lung cells by human cytomegalovirus. Science. 192:1134-7;1976.
263. Hayashi K, Minoda K, Nagaoka Y, et al. Antiviral activity of berberine and related compounds against human cytomegalovirus. Bioorg Med Chem Lett. 17(6):1562-4;2007.
264. Harkins L, Volk AL, Samanta M, et al. Specific localisation of human cytomegalovirus nucleic acids and proteins in human colorectal cancer. Lancet. 360:1557-63;2002.
265. Khan Z1, Yaiw KC, Wilhelmi V, et al. Human cytomegalovirus immediate early proteins promote degradation of connexin 43 and disrupt gap junction communication: implications for a role in gliomagenesis. Carcinogenesis. 35(1):145-54;2014.
266. Lara HH, Garza-Treviño EN, Ixtepan-Turrent L, Singh DK. Silver nanoparticles are broad-spectrum bactericidal and virucidal compounds. J Nanobiotechnology. 9:30;2011.
267. Michaelis M, Cinatl J. The story of human cytomegalovirus and cancer: increasing evidence and open questions. Neoplasia. 11(1):1-9;2009.
268. Mitchell DA, Xie W, Schmittling R, et al. Sensitive detection of human cytomegalovirus in tumors and peripheral blood of patients diagnosed with glioblastoma. Neuro Oncol. 10:10-8;2008.
269. Omura Y.Treatment of acute or chronic severe, intractable pain and other intractable medical problems associated with unrecognized viral or bacterial infection: Part I. Acupunct Electrother Res. 15(1):51-69;1990.
270. Omura Y, O'Young B, Jones M, et al. Caprylic acid in the effective treatment of intractable medical problems of frequent urination, incontinence, chronic upper respiratory infection, root canalled tooth infection, ALS etc., caused by asbestos & mixed infections of Candida albicans, Helicobacter pylori & cytomegalovirus with or without other microorganisms & mercury. Acupunct Electrother Res. 36(1-2):19-64;2011.

271. Pagano JS, Blaser M, Buendia MA, et al. Infectious agents and cancer: criteria for a causal relation. Semin Cancer Biol. 14(6):453-71;2004.
272. Prins RM, Cloughesy TF, Liau LM. Cytomegalovirus immunity after vaccination with autologous glioblastoma lysate. N Engl J Med. 359:539-41;2008.
273. Pusztai R, Abrantes M, Serly J, et al. Antitumor-promoting activity of lignans: inhibition of human cytomegalovirus IE gene expression. Anticancer Res. 30(2):451-4;2010.
274. Samanta M, Harkins L, Klemm K, et al. High prevalence prevalence of human cytomegalovirus in prostatic intraepithelial neoplasia and prostatic carcinoma. J Urol. 170:998-1002;2003.
275. Sehic D, Forslund O, Sandén E, et al. Absence of Epstein-Barr and cytomegalovirus infection in neuroblastoma cells by standard detection methodologies. Pediatr Blood Cancer. Sep;60(9):E91-3; 2013.
276. Scheurer ME, Bondy ML, Aldape KD, et al. Detection of human cytomegalovirus in different histological types of gliomas. Acta Neuropathol.116:79-86;2008.
277. Shi HF, Chen YP, Di JB, Xu ZW. Plasma levels of D-dimer and von Willebrand factor and the therapeutic effect of compound glycyrrhizin in children with cytomegalovirus hepatites. Dang Dai Er Ke Za Zhi. 12(4):272-4;2010.
278. Schlick K, Kern JM, Hell M, et al. Cytomegalovirus reactivation and its clinical impact in patients with solid tumors. Infect Agent Cancer. 10:45;2015.
279. Söderberg-Nauclér C, Rahbar A, Stragliotto G. Survival in patients with glioblastoma receiving valganciclovir. N Engl J Med. 369(10): 985-6;2013.
280. Söderberg-Nauclér C. HCMV microinfections in inflammatory diseases and cancer. J Clin Virol. 41:218-23;2008.
281. Weniger MA, Küppers R. NF-κB deregulation in Hodgkin lymphoma. Semin Cancer Biol. 39:32-9;2016.
282. Zhao J, Chen J, Liu T, et al. Anti-viral effects of urosolic acid on guinea pig cytomegalovirus in vitro. J Huazhong Univ Sci Technolog Med Sci. 32(6):883-7;2012.

HHV6
283. Chi J, Gu B, Zhang C, Peng G, et al. Human herpesvirus 6 latent infection in patients with glioma. J Infect Dis. (2012) 206:1394–8.
284. Crawford JR, Santi MR, Cornelison R, Sallinen SL. Detection of human herpesvirus-6 in adult central nervous system tumors: predominance of early and late viral antigens in glial tumors. J Neurooncol. 95:49–60, 2009.
285. Eliassen E, Lum E, Pritchett J, et al. Human Herpesvirus 6 and Malignancy: A Review. Front Oncol. Nov 13;8:512, 2018.
286. Gulve N, Rudel T. Chlamydia trachomatis and human herpesvirus 6 infections in ovarian cancer – Casual or causal? PLoS Pathog. Nov 7;15(11):e1008055,2019.
287. Lin CT, Leibovitch EC, Almira-Suarez MI, Jacobson S. Human herpesvirus multiplex ddPCR detection in brain tissue from low- and high-grade astrocytoma cases and controls. Infect Agent Cancer.11:32, 2016.
288. Zheng X, Li S, Zang Z, et al. Evidence for possible role of toll-like receptor 3 mediating virus-induced progression of pituitary adenomas. Mol Cell Endocrinol. 426:22–32, 2016.

Toxoplasmose
289. Hermes G, Ajioka JW, Kelly KA, et al. Neurological and behavioral abnormalities, ventricular dilatation, altered cellular functions, inflammation, and neuronal injury in brains of mice due to common, persistent, parasitic infection. J Neuroinflammation. 5:48; 2008.

Relação entre metais tóxicos, pesticidas e agentes biológicos
290. Arndt V, Vine MF, Weigle K. Environmental chemical exposures and risk of herpes zoster. Environ Health Perspect. 107(10):835-41;1999.
291. Fawl RL, Roizman B. Induction of reactivation of herpes simplex virus in murine sensory ganglia in vivo by cadmium. J Virol. 67(12):7025-31;1993.
292. Hou W, Xu X, Lei Y, et al. The role of the PM2.5-associated metals in pathogenesis of child Mycoplasma pneumoniae infections: a systematic review. Environ Sci Pollut Res Int. 23(11):10604-14;2016.
293. Omura Y, Beckman SL. Role of mercury (Hg) in resistant infections & effective treatment of Chlamydia trachomatis and herpes family viral infections (and potential treatment for cancer) by removing localized Hg deposits with Chinese parsley and delivering effective antibiotics using various drug uptake enhancement methods. Acupunct Electrother Res. 20(3-4):195-229;1995.

Campos eletromagnéticos – Zonas geopatogênicas – Sol
294. Henshaw DL. Does our electricity distribution system pose a serious risk to public health? Med Hypotheses. Jul;59(1):39-51. 2002
295. Maziarz A, Kocan B, Bester M, et al. How electromagnetic fields can influence adult stem cells: positive and negative impacts. Stem Cell Res Ther. 7(1):54;2016.
296. Nieper H. Thre curious man – the life and works of Dr. Hans Nieper. New York: Avery Publishing Group; 1999.
297. Park JE, Seo YK, Yoon HH, et al. Electromagnetic fields induce neural differentiation of human bone marrow derived mesenchymal stem cells via ROS mediated EGFR activation. Neurochem Int. 62:418-24;2013.
298. Schwartz Z, Fisher M, Lohmann CH, et al. Osteoprotegerin (OPG) production by cells in the osteoblast lineage is regulated by pulsed electromagnetic fields in cultures grown on calcium phosphate substrates. Ann Biomed Eng. 37:437-44;2009.
299. van der Rhee HJ, de Vries E, Coebergh JW. Regular sun exposure benefits health. Medical Hypotheses. Dec;97:34-37;2016.

Telefone celular e telefones sem fio
300. Khurana VG, Teo C, Kundi M, et al. Cell phones and brain tumors: a review including the long-term epidemiologic data. Surg Neurol. 72(3):205-14; 2009.
301. Han YY, Kano H, Davis DL, et al. Cell phone use and acoustic neuroma: the need for standardized questionnaires and access to industry data. Surg Neurol. 72(3):216-22; 2009.
302. Mornet E, Kania R, Sauvaget E, et al. Vestibular schwannoma and cell-phones. Results, limits and perspectives of clinical studies. Eur Ann Otorhinolaryngol Head Neck Dis. 130(5):275-82;2013.

M. Geral
303. www.medicinabiomolecular.com.br

CAPÍTULO 6

Pesticidas: uma das causas esquecidas do câncer. Esquecidas por quê?

José de Felippe Junior

O peixe morre porque atrás da minhoca saudável está o anzol e o Homem contrai câncer porque atrás da verdura saudável está o pesticida. **Pescador pensante**

A Lei da Causa e Efeito é uma característica inerente e intrínseca da existência. Não se podem separar os efeitos da causa nem se pode apagar a causa e continuar tendo os efeitos. **Autor da década terceira d.C.**

Toda doença tem causa e o câncer é uma doença. **Desconhecido do século XIV**

A ignorância é um pesado fardo que fica mais leve enquanto aprendemos. **JFJ**

A causa mais comum de morte é a ignorância. **JFJ**

Deixar de aprender é omitir socorro. **JFJ**

Um dos importantes motivos da elevada incidência de câncer na atualidade é a contaminação do organismo por metais tóxicos ou pesticidas. O médico recomenda: "comam bastante verduras e legumes". Entretanto, alguns se esquecem de completar a frase: "Somente ingiram alimentos sem agrotóxicos".

Os pesticidas também são os responsáveis pelo aumento da incidência de vários tipos de doenças de difícil diagnóstico.

Difícil diagnóstico porque provocam quadros clínicos incaracterísticos que simulam doenças psiquiátricas ou psicossomáticas ou reumatológicas ou dermatológicas etc.

Difícil diagnóstico porque os médicos não pensam na possibilidade de o agente tóxico do ambiente estar provocando o quadro clínico. Na verdade, a maioria dos médicos não pensa nas causas das doenças. Eles pensam que estamos vivendo 2.000 anos antes de Cristo.

Baseados em um conjunto de sinais e sintomas, estigmatizam o paciente com uma palavra sombria: DIAGNÓSTICO. É como um carimbo na testa. Daí para frente é muito fácil prescrever os medicamentos mais modernos e mais caros. E os doentes? Ora, os doentes vão de médico em médico até chegarem ao psiquiatra ou serem internados em manicômios.

Felizmente somente parte dos médicos se enquadram no que acabamos de escrever.

Voltando aos agrotóxicos. O governo, além de somente proibir tardiamente o emprego de alguns agrotóxicos, não fiscaliza sua produção, venda ou uso. E quem sofre é a população sem ao menos saber o que está acontecendo.

E os médicos? Esses se preocupam com as novidades, as drogas de 5ª geração da Indústria Farmacêutica (Big Pharma) doentia que fabrica medicamentos paliativos e sem estudos suficientes quanto aos efeitos adversos de longo prazo.

As drogas que utilizamos na prática clínica são muito mal estudadas antes de serem liberadas. Nada é estudado quanto aos perigosos efeitos epigenéticos ou genéticos de tais medicamentos. Não avaliam o impacto do novo medicamento sobre a **Farmacoepigenômica**, muito menos da **Farmacogenômica** e menos ainda da **Farmacogenética.**

Pior ainda e realmente aterrador: muitas indústrias, mesmo conhecendo os efeitos colaterais, escondem a informação e ainda remuneram universidades e pesquisadores para escreverem sobre a maravilhosa droga, naquilo que ficou conhecido como "conflito de interesse não declarado".

É quase impossível para nós médicos saber se o trabalho científico que estamos estudando é verdadeiro ou foi encomendado pela doentia Indústria Farmacêutica.

E a química fina e os anos de pesquisa? A química não é tão fina assim e ingerimos com as pílulas toda espécie de contaminantes. E a pesquisa, motivo alegado pelos altos preços dos medicamentos? Os médicos que utilizam as novidades ficam conhecendo os efeitos colaterais, que colocam em risco a vida dos pacientes, somente após alguns meses ou anos de uso. Onde estão os anos de pesquisa?

Como todo efeito possui uma causa e sabendo que retirando a causa cessa o efeito, pesquisadores brasileiros do Rio de Janeiro resolveram se aprofundar no estudo sobre a etiologia de doença ainda com tratamentos ineficazes, o câncer. Ineficazes porque, em estudo envolvendo quase 230 mil adultos tratados nos melhores centros oncológicos do Planeta, a eficácia da quimioterapia citotóxica em aumentar a sobrevida de 5 anos foi de apenas 2,1% nos EEUU e 2,3% na Austrália nos 22 tumores sólidos mais frequentes dos adultos (Morgan, Wardt e Barton, 2004).

Chrisman, Koifman, de Novaes Sarcinelli, Moreira, Koifman e Meyer, da Escola Nacional de Saúde Pública, Fundação Oswaldo Cruz do Rio de Janeiro, verificaram que o uso de pesticidas no Brasil cresceu rapidamente nos últimos anos e assim resolveram estudar o impacto desses tóxicos na incidência do câncer. Correlacionaram a venda de pesticidas em 1985 com a mortalidade de vários tipos de câncer em 11 estados brasileiros entre 1996 e 1998. A informação das mortes por câncer foi obtida no Sistema Nacional de Mortalidade e apenas em homens com idade entre 30 e 69 anos.

O volume de vendas de pesticidas mostrou correlação estatisticamente significante e robusta com a mortalidade nos seguintes tipos de câncer nos homens:

1. Próstata (r = 0,69; p = 0,019).
2. Tecidos moles (r = 0,71; p = 0,015).
3. Leucemias (r = 0,68; p = 0,021).
4. Lábio (r = 0,73; p = 0,010).
5. Esôfago (r = 0,61; p = 0,046).
6. Pâncreas (r = 0,63; p = 0,040).

Foram observadas correlações de moderada a fraca no câncer de laringe, pulmão, testículo, fígado, estômago, cérebro e mieloma múltiplo.

Devemos ressaltar que a correlação entre a venda de pesticidas e a mortalidade sítio- específica de câncer foi reforçada por dois testes estatísticos.

Para todos os sítios-específicos, a mortalidade do câncer foi significantemente maior nos 2º e 3º *tertil*, com uma faixa de MRR indo de 1,11 a 5,61.

Os autores concluíram que a população exposta aos pesticidas em 1985 em alguns estados brasileiros se associou na década seguinte com o aumento significativo da mortalidade por vários tipos de câncer.

Deus salve os pesquisadores. Nós clínicos agradecemos os cientistas que nos ensinam a cuidar melhor dos pacientes. Sem eles a medicina não sobreviveria.

A literatura médica está repleta de trabalhos correlacionando os pesticidas, os metais pesados e vários tipos de microrganismos como agentes etiológicos do câncer.

Agora pergunto. Por que os oncologistas não agregam tais conhecimentos para tratar os pacientes?

Resposta: Não sei responder.

Precisamos integrar na oncologia moderna os novos conhecimentos da medicina interna e biomolecular (bioquímica e fisiologia a serviço da Medicina).

Referências

1. Albanito L, Lappano R, Madeo A, et al. G-protein-coupled receptor 30 and estrogen receptor-alpha are involved in the proliferative effects induced by atrazine in ovarian cancer cells. Environ Health Perspect. 116(12):1648-55;2008.
2. Andreotti G, Freeman LE, Hou L, et al. Agricultural pesticide use and pancreatic cancer risk in the Agricultural Health Study Cohort. Int J Cancer. 1234(10):2495-500;2009.
3. Bassil KL, Vakil C, Sanborn M. Cancer health effects of pesticides: systematic review. Can Fam Physician. 53:1704-11;2007.
4. Câncer e pesticidas 63 referências. In: www.medicinabiomolecular.com.br
5. Câncer e pesticidas 7.247 referências em agosto de 2016. In: www.pubmed.org
6. Carrigan PE, Hentz JG, Gordon G, et al. Distinctive heavy metal composition of pancreatic juice in patients with pancreatic carcinoma. Cancer Epidemiol Biomarkers Prev. 16(12):2656-63;2007.
7. Chrisman JD, Koifman S, de Novaes Sarcinelli P, Moreira JC, Koifman RJ, Meyer A. Pesticide sales and adult male cancer mortality in Brazil. Int J Hyg Environ Health. 212(3):310-21;2009. Centro de Estudos da Saúde do Trabalhador e Ecologia Humana, Escola Nacional de Saúde Pública, Fundação Oswaldo Cruz. Rio de Janeiro, Brazil.
8. Clapp RW, Jacobbs MM, Loechler EL. Environmental and occupational causes of cancer new evidence, 2005-2007. Rev Environ Health. 23(1):1-37;2008.
9. Cogliano VJ, Baan R, Straif K, et al. Preventable exposures associated with human cancers. J Natl Cancer Inst. 103(24):1827-39;2011.
10. Edwards TM, Myers JP. Environmental exposures and gene regulation in disease etiology. Cien Saude Colet. 13(1):269-81;2008.
11. Goldsmith DF. Linking environmental cancer with occupational epidemiology research: the role of the International Agency for Research on Cancer (IARC). J Environ Pathol Toxicol Oncol. 19(1-2):171-5;2000.
12. Irigaray P, Newby JA, Clapp R, et al. Lifestyle-related factors and environmental agents causing cancer: an overview. Biomed Pharmacother. 61(10):640-58;2007.
13. Järup L. Hazards of heavy metal contamination. Br Med Bull. 68:167-82;2003.
14. Lopes V, Pérez-Gómez B, Aragonés N, et al. Occupation, exposure to chemicals, sensitizing agents, and risk of multiple myeloma in Sweden. Cancer Epidemiol Biomarkers Prev. 17(11):3123-7;2008.

15. Maroni M, Fanetti AC, Metruccio F. Risk assessment and management of occupational exposure to pesticides in agriculture. Med Lav. 97(2):430-7;2006.
17. Morgan G, Wardt R, Barton M. The contribution of cytotoxic chemotherapy to 5-year survival in adult malignancies. Clin Oncol. 16:549-60;2004.
18. Orsi L, Delabre L, Monnereau A, et al. Occupational exposure to pesticides and lymphoid neoplasms among men: results of a French case-control study. Occup Environ Med. 66(5):291-8;2009.
19. Rubino FM, Pitton M, Di Fabio D, Colombi A. Toward an "omic" physiopathology of reactive chemicals: thirty years of mass spectrometric study of the protein adducts with endogenous and xenobiotic compounds. Mass Spectrom Rev. 28:725-85;2009.
20. Singh MS, Michael M. Role of xenobiotic metabolic enzymes in cancer epidemiology. Methods Mol Biol. 472:243-64;2009.
21. Thakur JS, Rao BT, Rajwanshi A, et al. Epidemiological study of high cancer among rural Agricultural Community of Punjab in Northern India. Int J Environ Res Public Health. 5(5):399-407;2008.
22. Wogan GN, Hecht SS, Felton JS, et al. Environmental and chemical carcinogenesis. Semin Cancer Biol. 14(6):473-86;2004.

CAPÍTULO 7

Câncer e tuberculose seriam faces de uma mesma moeda. Elo perdido, mas encontrado?

José de Felippe Junior

Hipótese

Se o indivíduo estiver em M1/Th1 e entrar em contato com o bacilo de Koch → tuberculose.

Se o indivíduo estiver em M2/Th2 e entrar em contato com o bacilo de Koch → câncer.

Background

A) As micobactérias foram implicadas como agentes causais do câncer por muitos pesquisadores de um passado recente. Virginia Wuerthele-Caspe Livingston-Wheeler, Florence Seibert, Lida Mattman, Gerald Dominigue e Alan Cantwell encontraram bacilos álcool ácido-resistentes no tecido de vários tipos de câncer, incluindo mama, próstata, pulmão, pâncreas, colorretal, linfoma de Hodgkin e não Hodgkin, leucemias e sarcomas.

B) O risco de câncer foi maior em pacientes com infecção latente por tuberculose (ILTB) com ativação da tuberculose (TB) (HR: 2,29) do que na população geral. Curiosamente, nenhum dos contatos de TB que receberam profilaxia com isoniazida desenvolveu câncer. Estudos mais abrangentes são necessários para confirmar tais achados e identificar os possíveis mecanismos subjacentes ao desenvolvimento do câncer em pacientes com infecção latente por tuberculose e a proteção conferida pela isoniazida.

C) Utilizando dois métodos diagnósticos, PPD e QuantiFERON®-TB, em 149 pacientes com câncer verificou-se a presença de infecção tuberculosa latente em 21,5% (n = 32) com ambos os métodos. PMID: 28506804.

D) A vacinação infantil com BCG foi associada a menor risco de desenvolvimento de câncer de pulmão nas populações indígenas americanas e nativas do Alasca na **fase adulta**. Esse achado tem implicações potencialmente importantes para a saúde, dada a alta taxa de mortalidade associada ao câncer de pulmão e a disponibilidade de vacinas BCG de baixo custo.

E) Há tempos os países em desenvolvimento com guerras e fome apresentavam maior número de casos de tuberculose. Isso mudou, porque o BK ficou mais resistente e mais virulento. Dessa forma, atualmente é mais importante as características virulentas do que as condições do hospedeiro para ficar doente pelo BK. Entretanto, seja de país rico ou em desenvolvimento, se o indivíduo estiver em M1/Th1 terá tuberculose e se estiver em M2/Th2 terá câncer (**hipótese**).

Senão vejamos:

1. Em todo o mundo, a tuberculose (TB) continua sendo a doença infecciosa mais frequente e importante, causando morbidade e morte. A Organização Mundial da Saúde (OMS) estima que 1,8 bilhão de pessoas – cerca de um quarto da população global – estejam infectadas com *Mycobacterium tuberculosis*. Dessa forma, 1 em 4 pessoas está contaminada com o *Mycobacterium tuberculosis* no planeta e também sabemos que 1 em 4 pessoas vai desenvolver algum tipo de câncer durante a vida.

2. Em 2017, cerca de 10 milhões de pessoas contraíram tuberculose e 1,6 milhão morreu da doença ou 16% de mortalidade. Isso significou o aparecimento de 27.400 novos casos por dia, morrendo 4.400 pessoas todos os dias.

Em 2018 houve um número total de 18 milhões de novos casos de câncer. Isso significou 49.300 novos casos por dia, morrendo quase 24.000 pessoas todos os dias.

3. A tuberculose envolve os pulmões em quase 75% dos pacientes. Acredita-se que cerca de 65% dos cânceres de pulmão têm como etiologia o bacilo de Koch. Acresce que o câncer de pulmão é o mais frequente entre todos os cânceres.
4. O emprego de imunoestimulantes M1/Th1 funciona no tratamento tanto na tuberculose como no câncer.
5. Idosos são mais suscetíveis à TBC e ao câncer.
6. Está aumentando no planeta os casos de tuberculose e câncer
7. *Mycobacterium tuberculosis* (Mtb) subverte as respostas do sistema imune para estabelecer a persistência da infecção. O câncer também subverte o sistema imune para manter a proliferação.
8. Outros mecanismos de defesa do Mtb contra a imunidade a macrófagos incluem: a) prevenção da maturação do fagolisossomo; b) subversão do reconhecimento de patógenos pelas células imunológicas do hospedeiro e manipulação do recrutamento de macrófagos; c) inibição de citocinas protetoras do hospedeiro (TNF, IL-12, IL-1β) com a indução de moléculas anti-inflamatórias como IL-10; e d) ativação de mecanismos de resistência bacteriana, incluindo a indução do DosR (*dormancy regulon*).
9. *Mycobacterium tuberculosis* provoca subversão de reconhecimento do patógeno pelas células do sistema imune manipulando o recrutamento dos macrófagos ao coordenar o uso de lipídios de membrana. Câncer: mecanismo semelhante.
10. *Mycobacterium tuberculosis* reduz a imunidade inata via modulação do *Phosphatidylinositol mannosides*. Células cancerosas reduzem imunidade inata.
11. *Mycobacterium tuberculosis* provoca imunotolerância. Células neoplásicas também.
12. *Mycobacterium tuberculosis* cepa não virulenta provoca nos macrófagos infectados mudança do metabolismo de fosforilação oxidativa mitocondrial para glicólise anaeróbia. O mesmo acontece nas células cancerosas.
13. A fase inicial da infecção de macrófagos por *Mycobacterium tuberculosis*, marcada pela polarização M1, é acompanhada de uma mudança metabólica da fosforilação oxidativa mitocondrial para a glicólise aeróbia. O mesmo acontece nas fases iniciais da transformação neoplásica, que é conhecida como efeito Warburg. Acontece em ambos, câncer e infecção pelo BK, regulação positiva das vias que envolvem respostas de defesa oxidativa e antioxidativa, metabolismo da arginina e síntese de lipídios bioativos.
14. Infecção por *Mycobacterium tuberculosis* diminui a respiração mitocondrial dos macrófagos. No câncer é semelhante (Efeito Warburg).
15. No macrófago o *Mycobacterium tuberculosis* transforma a bioenergética dependente da glicólise e dos ácidos graxos. Nas células neoplásicas acontece o mesmo.
16. *Mycobacterium tuberculosis* reduz a dependência mitocondrial para o fluxo de carbonos provenientes da glicose e aumenta a dependência para o fluxo de carbonos dos ácidos graxos. O mesmo ocorre nas células cancerosas.
17. *Mycobacterium tuberculosis* reduz a geração de ATP pelos macrófagos. No câncer acontece o mesmo.
18. Infecção por *Mycobacterium tuberculosis* aumenta o efluxo glicolítico de prótons (H^+) do macrófago e aumenta a geração de ATP pela glicólise, isto é, alcaliniza o intracelular e acidifica o ambiente perimacrófago. O mesmo acontece com as células neoplásicas: alcalose intracelular e acidose peritumoral.
19. Granulomas pulmonares provocados por *Mycobacterium tuberculosis* são hipóxicos e apresentam concentração elevada da DHLa e lactato. Células cancerosas também apresentam DHLa e lactato elevados.
20. A inibição da DHLa provoca diminuição da proliferação de ambos, *Mycobacterium tuberculosis* e células cancerosas.
21. Apesar de o *Mycobacterium tuberculosis* ser amplamente exposto a diversas drogas antimicobacterianas, os bacilos podem sobreviver à exposição a muitos desses compostos por meio da regulação para cima das bombas de efluxo antimicrobiano. As células neoplásicas também desenvolvem resistência à quimioterapia usando as ações de bombas de efluxo.
22. As células M1 utilizam predominantemente glicólise aeróbia (semelhante ao efeito Warburg em células cancerígenas) para a geração de ATP e intermediários biossintéticos. Por outro lado, as células M2 usam predominantemente a fosforilação oxidativa mitocondrial e o metabolismo da glutamina como principais fontes de carbono e nitrogênio, o que é semelhante ao observado em macrófagos em repouso não polarizados. Células normais quiescentes, em repouso também usam o mesmo e quando transformadas passam a metabolismo glicolítico.
23. *Mycobacterium tuberculosis* intracelular explora múltiplas fontes de nitrogênio no hospedeiro durante o crescimento em macrófagos humanos. Câncer também explora.
24. Ferro e agentes quelantes do ferro modulam de modo semelhante o *Mycobacterium tuberculosis* e as células cancerosas. Ferro aumenta a proliferação de ambos e quelantes do ferro diminuem a proliferação de ambos.

25. *Mycobacterium tuberculosis* fosforila e ativa a PTK (proteinotirosino quinase) dos monócitos. Células neoplásicas também o fazem como mecanismo de sobrevivência, proliferação celular.
26. Beta-glucana produz espécies reativas tóxicas de oxigênio (ERTOs) e aumenta a maturação das células dendríticas e a apresentação de antígenos, sendo esse um papel relevante das beta-glucanas para o início da resposta imune protetora contra a tuberculose. As beta-glucanas polarizam o sistema imune para M1/Th1, que é antiproliferativo e apoptótico, sendo poderoso agente anticâncer.
27. H2S em baixa concentração aumenta a patogênese e crescimento do BK e também a proliferação no câncer. Alta concentração de H2S provoca efeito contrário, tanto na tuberculose como no câncer.
28. **Antibióticos eficazes no tratamento da tuberculose podem funcionar como antiproliferativos e/ou apoptóticos no câncer *in vitro* e *in vivo*.**
    I – Isoniazida. É inibidor da MAOA. A MAOA está superexpressa no câncer de mama, próstata, gliomas e doença de Hodgkin clássica e pode ser útil no tratamento dessas neoplasias. Isoniazida continua sendo importante no controle da tuberculose.
    II – Claritromicina. É ativa contra micobactérias, incluindo o *Mycobacterium bovis*, e também contra células neoplásicas.
    III – Fluoroquinolonas, em especial o levofloxacino, apresentam atividade anti-*Mycobacterium tuberculosis*. Elas também possuem efeitos antineoplásicos no glioblastoma multiforme, câncer de cabeça e pescoço, pulmão, mama, próstata, colorretal, pâncreas, bexiga, leucemias e osteossarcoma.
    IV – Rifampicina é antituberculose e anticâncer.
        a) The action of rifampicin on stabilized cell lines HEp-2 and HeLa. Experientia. 1974 May 15;30(5):484-6.Srb V, Půza V, Spurná V, Keprtová J.
        b) Research on the antimitotic action of rifamycin SV on erythropoietic cells. G Ital Mal Torace. 1966 Nov-Dec;20(6):336-43. Morandini GC, Moreo GC, Rossi A.
29. **Muito interessante e de real valor: os fitoterápicos abaixo relacionados são eficazes tanto no tratamento do *Mycobacterium tuberculosis* como no tratamento do câncer.**
    - Ácido alfalipoico.
    - Ácido alfalinolênico.
    - Ácido ursólico.
    - Extrato do *Ocimum basilicum*, independente do ácido ursólico.
    - *Allium sativum*.
    - *Annona sylvatica*.
    - Ácido valproico.
    - Acetazolamida inibe a enzima produzida pelo gene Rv3588c.
    - Azul de metileno.
    - *Glycyrrhiza glabra* – alcaçuz.
    - Azul de metileno.
    - *Artemisia capillaris* contendo ácido ursólico e hidroquinona.
    - Berberina: ativa contra cepas resistentes a múltiplas drogas.
    - Calcitriol.
    - $1,25(OH)_2D_3$.
    - *Chelidoneum majus*.
    - *Chenopodium ambrosioides*.
    - Cloroquina aumenta a atividade antimicobactéria da isoniazida.
    - Curcumina.
    - Di-hidroartemisinina e seus análogos.
    - EGCG em altas doses (oxidante).
    - Extrato da casca do limão, do *Citrus sinensis* e do *Citrus aurantifolia*, incluindo cepas resistentes a múltiplas drogas.
    - *Ganoderma lucidum*.
    - Ginseng indiano – *Withania somnifera*.
    - Ivermectina.
    - Luteolina.
    - Melatonina.
    - *Momordica charantia* por inibir a isocitrato liase.
    - *Moringa oleífera*.
    - Neem – *Azadirachta indica*.
    - *Nigella sativa*.
    - Óleo essencial de eucalipto.
    - *Piper nigrum*.
    - *Red clover* por conter a isoflavona biochanina A.
    - Quercetina.
    - Resveratrol.
    - Rutina é menos ativa que a quercetina.
    - Sanguinarina.
    - *Scutellaria baicalensis*.
    - Silibinina.
    - Vitamina C dose oxidante.
30. A exposição ao Sol é tratamento antigo e eficaz contra a tuberculose e salvou muitas vidas na era pré-antibiótica. O Sol também é eficaz e crucial no tratamento do câncer.
31. DHEA diminui a infecção por *Mycobacterium tuberculosis*. Diminui carga bacteriana nos macrófagos sem a interferência de citocinas e promove autofagia de macrófagos infectados, independente da presença de cortisol. Da mesma forma, o DHEA é importante arma no tratamento do câncer. Aumenta a fosforilação oxidativa, aumenta o estresse oxidativo,

polariza o sistema imune para M1/Th1, inibe a via PI3K/Akt, diminui a proliferação e aumenta a apoptose no câncer.
32. Mistura ozônio/oxigênio pode ser eficaz na tuberculose e no câncer.
33. Paládio II possui atividade antimicobactéria e antitumoral.
34. Glucana é anticâncer e anti-*Mycobacterium tuberculosis* via polarização do sistema imune para M1/Th1.
35. Existe na literatura médica de bom nível quantidade razoável de trabalhos da coexistência das micobactérias e o câncer. Citamos uma pequena parcela.

Bibliografia

1. Mycobacterium kansasii infections in patients with cancer.Jacobson KL, Teira R, Libshitz HI, Raad I, Rolston KV, Terrand J, Whimbey E.Clin Infect Dis. 2000 Aug;31(2):628-31.
2. [Mycobacterium kansasii lung infection and synchronous bronchopulmonary carcinoma].Sancho Chinesta J, Carrión Valero F.An Med Interna. 2002 Apr;19(4):186-8. Review. Spanish.
3. [A case of M. avium lung disease complicated with adenocarcinoma]. Kobayashi K, Yano S, Kato K, Yajima H, Saito S, Watanabe M, Fukuda M. Nihon Kokyuki Gakkai Zasshi. 2003 Mar;41(3):177-80. Japanese.
4. Glottic tuberculosis masquerading as early multifocal carcinoma. Cantarella G, Pagani D, Fasano V, Scaramellini G. Tumori. 2007 May-Jun;93(3):302-4.
5. [Mycobacterium intracellulare lung disease that was detected by follow-up after pulmonary resection for lung cancer; report of a case].Fujiwara K. Kyobu Geka. 2007 Aug;60(9):861-4. Japanese.
6. [Tuberculosis of the tongue initially suspected of tongue cancer: a case report--including the search for recent 16 cases in Japan]. Furugen M, Nakamura H, Tamaki Y, Haranaga S, Yara S, Higa F, Tateyama M, Fujita J.Kekkaku. 2009 Aug;84(8):605-10. Review. Japanese.
7. Cancer and tuberculosis: case series. J BUON. 2010 Apr-Jun;15(2):392-4.Abul Y[1], Eryuksel E, Balci M, Yumuk F, Karakurt S, Ceyhan B.
   Resumo: A tuberculose é observada com maior frequência em pacientes com câncer. Acredita-se que as possíveis razões de reativação estejam relacionadas à quimioterapia e à nutrição insuficiente, juntamente com o sistema imunológico comprometido. O diagnóstico de tuberculose pode passar despercebido em pacientes com câncer e pode ser diagnosticado como achados radiológicos e clínicos recém-desenvolvidos durante o tratamento. Nesse caso, a tuberculose deve ser considerada e a investigação diagnóstica relacionada deve ser concluída. Além disso, o teste de PPD deve ser aplicado a pacientes com câncer e, se necessário, a profilaxia com isoniazida deve ser iniciada. Apresentamos aqui 4 pacientes com câncer com diagnóstico de tuberculose pulmonar. Dois pacientes sofriam de neoplasias sólidas (câncer de pulmão) e 2 de neoplasias não sólidas (leucemia mieloide aguda).
8. [Pulmonary non-tuberculous mycobacteriosis (Mycobacterium intracellulare) with cavities developing in a non-small cell lung cancer patient during chemotherapy].Matsumoto A, Enomoto T, Muroya Y, Sugisaki M, Shingu A, Saitoh H, Nomura K. Nihon Kokyuki. 2010 Aug;48(8):609-13. Japanese.
9. [A case of lung cancer complicated with active non-tuberculous mycobacterium (NTM) infection successfully treated with anti-cancer agents and anti-NTM agents].Fujita Y, Ishii S, Hirano S, Takeda Y, Sugiyama H, Kobayashi N. Nihon Kokyuki Gakkai Zasshi. 2011 Nov;49(11):855-60. Japanese.
   Resumo: Um homem de 55 anos de idade com doença pulmonar do complexo *Mycobacterium avium* (MAC) foi encaminhado ao nosso hospital com dispneia aos esforços e cansaço geral. A tomografia computadorizada (TC) de tórax revelou sombra nodular com recorte pleural em S esquerdo (1 + 2), derrame pleural à esquerda e lesão cavitária de paredes espessas por doença pulmonar MAC em S1 direito. Amostra de biópsia do nódulo no S esquerdo (1 + 2) revelou adenocarcinoma, que vários exames confirmaram ser adenocarcinoma pulmonar estágio IV (T2aN0M1a) complicado com doença pulmonar MAC ativa. Quimioterapia antimicobacteriose não tuberculosa (NTM), consistindo de rifampicina, etambutol, claritromicina e estreptomicina, foi administrada para tratar a doença pulmonar MAC, e o câncer de pulmão foi então tratado com 4 cursos de carboplatina/pemetrexedo. Isso melhorou a doença pulmonar MAC do paciente e o câncer de pulmão entrou em remissão parcial sem efeitos adversos graves. Embora uma análise mais detalhada da interação medicamentosa seja necessária, concluímos que uma combinação de quimioterapia anti-NTM e carboplatina/pemetrexedo foi segura e eficaz.
10. Primary tuberculosis of the breast]. Daali M, Hssaida R, Hda A. Presse Med. 2001 Mar 10;30(9):431-3. French.
11. Tuberculosis of the breast: a rare modern disease.Domingo C, Ruiz J, Roig J, Texido A, Aguilar X, Morera J.Tubercle. 1990 Sep;71(3):221-3.
12. Breast Tuberculosis in Women: A Systematic Review. Quaglio G, Pizzol D, Isaakidis P, Bortolani A, Tognon F, Marotta C, Di Gennaro F, Putoto G, Olliaro PL. Am J Trop Med Hyg. 2019 Jul;101(1):12-21.
13. Tuberculous peritonitis and endometritis mimicking a "frozen pelvis". Freedman LJ, Coleman B, Blasco L. Am J Obstet Gynecol. 1979 Jul 15;134(6):719-21.
14. Tuberculosis of the pancreas. Fernández del Castillo C, González-Ojeda A, Reyes E, Quiroz-Ferrari F, Uribe M, Robles-Díaz G. Pancreas. 1990 Nov; 5(6):693-6.
15. Pulmonary nodule mimicking lung cancer in a human immunodeficiency virus type-1 infected patient.Takahashi T, Endou T, Nakamura T, Asai S, Yoshikawa K, Iwamoto A. J Med. 1999;30(1-2):93-9.
16. [Bronchiolo-alveolar cell carcinoma arising after active pulmonary tuberculosis report of two cases]. Mizutani H, Horiba M, Shindoh J, Kimura T, Son M, Ishikawa T. Nihon Kokyuki Gakkai Zasshi. 2001 Feb;39(2):145-50. Japanese.
    Resumo: Relatamos dois pacientes com diagnóstico de tuberculose pulmonar ativa que posteriormente desenvolveram câncer de pulmão. Em ambos os casos, o câncer de pulmão foi detectado durante o tratamento da tuberculose pulmonar. Ambos os pacientes foram inicialmente considerados como apresentando exacerbação da tuberculose pulmonar. O caso 1 foi visto em um homem de 74 anos de idade. Sua radiografia de tórax revelou lesões cavitárias microscópicas com infiltração em ambos os campos pulmonares. Seu escarro deu positivo para bacilos álcool-ácido resistentes. Embora tenha sido tratado com isoniazida (INH), rifampicina (RFP), etambutol (EB) e pirazinamida (PZA), seu estado geral piorou e as sombras infiltrativas nos campos pulmonares se expandiram à radiografia de tórax subsequente. A biópsia pulmonar transbrônquica (TBLB) apresentou achados compatíveis com o diagnóstico de carcinoma bronquioloalveolar. O caso 2 ocorreu em um homem de 52 anos de idade. Sua radiografia de tórax revelou lesões cavitárias com infiltração em ambos os campos pulmonares. Seu escarro também tes-

tou positivo para bacilos *acidfast*. Apesar da medicação com INH, RFP, EB e PZA, a sombra infiltrativa em sua radiografia de tórax aumentou de tamanho. O carcinoma bronquioloalveolar foi confirmado após exame da citologia do escarro. O caso 1 foi diagnosticado como câncer de pulmão 10 meses após a admissão no hospital, e o caso 2, sete meses após a internação. Discussão recente sobre a ocorrência simultânea de tuberculose pulmonar e carcinoma broncogênico sugere alta frequência de coexistência das duas doenças. No entanto, a coexistência de tuberculose ativa com carcinoma bronquioloalveolar, como em nossos casos, é rara. SERÁ?

17. [A case of M. avium lung disease complicated with adenocarcinoma]. Kobayashi K, Yano S, Kato K, Yajima H, Saito S, Watanabe M, Fukuda M.Nihon Kokyuki Gakkai Zasshi. 2003 Mar;41(3):177-80. Japanese.
Resumo: Homem de 56 anos de idade foi admitido em nosso hospital para exame de sombra anormal encontrada em radiografia de tórax. A TC de tórax demonstrou cavidade de paredes espessas circundada por pequenos nódulos centrolobulares no lobo superior do pulmão esquerdo. Foi iniciada quimioterapia com rifampicina, isoniazida, etambutol e pirazinamida, pois bacilos álcool-ácido resistentes foram observados no esfregaço de escovação brônquica. Como o exame de PCR do lavado brônquico foi positivo para *M. avium*, a rifampicina e o etambutol foram suspensos, enquanto os demais fármacos foram substituídos por estreptomicina e claritromicina. Porém, nesse caso, os achados radiográficos não apontaram para infecção micobacteriana não tuberculosa (MNT), pois a espessura da cavidade era irregular na porção caudal. Além disso, o paciente não aceitou a terapia de NTM de longo prazo. Portanto, optamos pela terapia cirúrgica. Em uma parte da peça cirúrgica, foi detectado adenocarcinoma. A possibilidade de câncer de pulmão deve ser lembrada em casos com cavidade pulmonar de paredes espessas.
18. Extrapulmonary tuberculosis active infection misdiagnosed as cancer: Mycobacterium tuberculosis disease in patients at a Comprehensive Cancer Center (2001-2005). Aisenberg GM, Jacobson K, Chemaly RF, Rolston KV, Raad II, Safdar A. Cancer. 2005 Dec 15;104(12):2882-7.
19. [Case of liver tuberculosis requiring differentiation from liver metastasis of cancer]. Kobayashi K, Yano S, Ikeda T, Tokuda Y, Touge H, Ishikawa S, Takeyama H. Kekkaku. 2007 Mar;82(3):185-8. Japanese.
20. *Mycobacterium bovis* prosthetic joint infection following intravesical instillation of BCG for bladder cancer. Patel A, Elzweig J. BMJ Case Rep. 2019 Dec 18;12(12). pii: e231830. doi: 10.1136/bcr-2019-231830.
21. Tuberculosis of the prostate gland masquerading prostate cancer; five cases experience at IGIMS. Mishra KG, Ahmad A, Singh G, Tiwari R. Urol Ann. 2019 Oct-Dec;11(4):389-392.
22. A case of concomitant Hodgkin's lymphoma with tuberculosis. Reddy RC, Mathew M, Parameswaran A, Narasimhan R. Lung India. 2014 Jan;31(1):59-62. doi: 10.4103/0970-2113.125985. [Hodgkin's disease of mediastino-pulmonary onset associated with tuberculosis of unusual presentation]. Roncoroni AJ, Barcat JA, Quadrellis A. Medicina (B Aires). 1994;54(6):646-50.
23. Repurposing antitubercular agent isoniazid for treatment of prostate cancer. Lv Q, Wang D, Yang Z, Yang J, Zhang R, Yang X, Wang M, Wang Y. Biomater Sci. 2018 Dec 18;7(1):296-306. doi: 10.1039/c8bm01189c.
Resumo: Estudos recentes demonstram que os níveis de monoamina-oxidase A (MAOA) aumentam com a agressão do câncer de próstata com metástase. Além disso, as terapias com inibidores da MAOA foram relatadas como um meio eficaz para reduzir a metástase do câncer de próstata e estender a sobrevivência do camundongo. Portanto, essas descobertas fornecem evidências de que a MAOA é promissora para o tratamento do câncer de próstata metastático e avançado. Aqui, três conjugados de isoniazida (INH)-dye foram sintetizados pela conjugação do inibidor MAOA INH com os corantes heptametina NIRF direcionados às mitocôndrias para melhorar a eficácia terapêutica do câncer de próstata.
24. Synthesis and evaluation of copper (II) complexes with isoniazid-derived hydrazones as anticancer and antitubercular agents. Firmino GS, de Souza MV, Pessoa C, Lourenco MC, Resende JA, Lessa JA. Biometals. 2016 Dec;29(6):953-963. Epub 2016 Sep 3.

Conclusão

Em primeiro lugar, **não devemos esquecer que a tuberculose existe, é frequente e pode coexistir com o câncer.** Em segundo lugar, mas de muita importância, é provável que o bacilo de Koch esteja intimamente ligado à causa de muitas neoplasias de difícil tratamento.

CAPÍTULO 8

Desvendando os segredos do câncer: água desestruturada

No citoplasma das células neoplásicas predomina a água desestruturada de alta mobilidade

José de Felippe Junior

Se a Medicina Convencional não surtiu os efeitos desejados temos o direito e o dever como médicos de utilizar todos os recursos disponíveis.
Declaração de Helsinki

Sonhamos com o dia que o Templo do Conhecimento onde ensinam Medicina não formará apenas simples repetidores de informações, mas verdadeiros médicos que aprenderam os fundamentos do livre pensar. **JFJ**

A verdadeira causa das doenças e a MEDICINA ainda não fizeram as pazes. É porque a MEDICINA ainda é muito jovem. E o que dizer dos tratamentos. **JFJ**

As enfermidades são muito antigas e nada a respeito delas mudou. Somos nós que mudamos ao aprender a reconhecer nelas o que antes não percebíamos. **Charcot**

Nosso objetivo é mostrar que no câncer predomina a água desestruturada de alta mobilidade no intracelular, o que permite lançarmos a hipótese de usar soluções hiperosmolares como estratégia de tratamento das neoplasias. O elevado gradiente osmótico retira a água de alta mobilidade da célula neoplásica e nela passa a predominar a água estruturada, o que provoca parada da proliferação celular mitótica.

Há muito tempo sabe-se que nas células normais coexistem pelo menos dois tipos físicos de água citoplasmática.

Bratton, em 1965, já havia observado dois tipos de água no músculo normal de sapo por meio do tempo de relaxamento do *spin-spin* T2 da ressonância nuclear magnética (RNM). Nesse tecido, durante o repouso, predominava um tipo de água com liberdade mais restrita, mais organizada, e durante a contração predominava um tipo de água com maior liberdade, menos organizada.

Freeman Cope, em 1969, estudando a natureza física da água citoplasmática no músculo normal e no cérebro normal do rato concluiu que a diminuição do tempo de relaxamento da água citoplasmática em relação à destilada deve-se à existência de uma fração da água intracelular altamente organizada. O autor mostrou ainda a presença de outro tipo de água menos estruturada que a fração acima, concluindo que existem dois tipos de água no intracelular de diferentes estruturas. O tipo mais organizado da água está adsorvido na interface das macromoléculas ou, como mostrou Ling, está adsorvido nas proteínas celulares na forma de múltiplas camadas polarizadas (Ling, 1967, 1994).

Philippa Wiggins, pesquisadora da Nova Zelândia que estudou a água durante 40 anos, cita os estudos de Henderson de 1913, os de Robinson e Vedamuthu de 1994 e os de Robinson e Cho de 1997 e 1999, que culminaram em descoberta fundamental para a compreensão de importante mecanismo da fisiologia celular. Esses autores também constataram que no citoplasma dos mamíferos coexistem dois tipos de água, isto é, a vida das células depende de pelo menos dois tipos de água (Wiggins, 1971, 1972, 1990a-b-c, 1999, 2001).

Com finalidade didática, vamos chamá-las de água A (HDW – *high density water*) e água B (LDW – *low density water*):

Água A – alta densidade, osmoticamente ativa e fluida por apresentar pontes de hidrogênio fracas. É água sem estrutura (desestruturada), de alta mobilidade, com *clusters* pequenos, isto é, com o "n" do $(H_2O)n$ muito baixo e de curta duração. Densidade: 1,18g/ml. Funciona como solvente e veículo de informações.

Água B – baixa densidade, osmoticamente inativa e viscosa por apresentar pontes de hidrogênio fortes. É uma água estruturada, com *clusters* maiores, isto é, com o "n" do (H$_2$O)n elevado e de grande duração. Densidade: 0,91g/ml. Não funciona como solvente.

Na célula em proliferação predomina a água desestruturada de alta mobilidade

O método da ressonância nuclear magnética (RNM) permite a medida direta do tempo de relaxamento do *spin-lattice* (T1) e do *spin-spin* (T2) dos prótons da molécula de água, o que torna possível a caracterização de tecidos biológicos, com base nas propriedades da radiofrequência emitida pela água citoplasmática.

Damadian, em 1971, descobriu por meio da RNM que o *spin-lattice relaxation time* T1 e T2 dos prótons da água celular está elevado nos tumores e inferiu que a mobilidade média da água livre citoplasmática está aumentada nas neoplasias ditas malignas, o que permite distinguir o tecido normal do tecido canceroso. Hazlewood, em 1972, demonstrou que nos tumores benignos o valor de T1 apresenta valores entre os dois extremos.

Damadian e Goldsmith, estudando 119 amostras de tecido mamário de 112 mulheres, concluíram que a combinação de T1 e T2 da RNM conseguia distinguir 95% das amostras em malignas (3,137 ± 0,667) ou normais (2,002 ± 0,351), com p < 0,01. A doença fibrocística de mama e a mastopatia fibrosa apresentaram índices de 2,263 ± 0,503 e 2,151 ± 0,505, ambas diferentes das amostras malignas (p < 0,01) (Goldsmith e Damadian, 1978). A distinção também foi válida no câncer colorretal e pulmonar (Koutcher e Damadian, 1978).

Nos anos seguintes surgiram trabalhos corroborando a pesquisa de Damadian. Eram tumores humanos transplantados em animais que podiam ser distinguidos dos tecidos normais correspondentes com a técnica da RNM: fibrossarcoma, linfossarcoma, melanoma, rabdomiossarcoma, tumor de células redondas e tumor de células fusiformes (Weisman, 1971; Hollis, 1973). Em humanos surgiram muitos trabalhos indicando que Damadian estava correto nas neoplasias de mama (Eggleston, 1975; Goldsmith, 1978; Medina, 1975), pulmão (Eggleston, 1975), tiroide (De Certaines, 1982; Shara, 1974) e tumores cerebrais (Benoist, 1981; Chatel, 1986; Parrish, 1973).

Frey, em 1972, foi o primeiro a mostrar o efeito sistêmico do câncer. Observou que tecidos normais distantes do tecido canceroso também apresentavam alterações físicas da água intracelular, mostrada pelos valores de T1 mais elevados que o tecido normal correspondente do camundongo sem tumor. Os tecidos estudados foram: baço, rins e fígado.

Floyd, em 1974, foi o primeiro a demonstrar o efeito sistêmico do câncer no soro.

Verificou aumento de 14 a 19% do T1 no soro no primeiro dia após a inoculação de células vivas do tumor de Ehrlich e aumento de 16 a 18% nos 3 a 5 dias após a inoculação, período que se formou o líquido ascítico. Salientamos que o autor encontrou aumento de 10% do T1 no soro dos animais injetados com células mortas do tumor de Ehrlich no primeiro dia, mostrando que o aumento precoce do T1 no primeiro dia foi motivado por um tipo de reação geral ao estresse da inoculação. O segundo pico de T1, entre os 3 e 5 dias, foi motivado pelo efeito sistêmico do câncer em evolução.

Inch, em 1974, foi o primeiro a mostrar que o efeito sistêmico do câncer também ocorria em seres humanos.

Beall e Hazlewood, em 1977, mostraram que os efeitos sistêmicos também ocorrem nos tumores benignos. Demonstraram que o T1 estava 10,6% elevado no soro de camundongos com papiloma ductal benigno em relação ao soro de camundongos sem tumor. Entretanto, não houve alteração do T1 em outro tipo de tumor benigno, a hiperplasia ductal mamária.

Esses estudos mostraram que o desenvolvimento do câncer induz perturbações sistêmicas à distância semelhantes ao que está ocorrendo na célula neoplásica, isto é, aumento da desorganização da água citoplasmática, com aumento da liberdade de movimento das moléculas de água.

Alguns autores sugeriram que o aumento de T1 observado nos tumores, órgãos distantes e soro eram devidos ao aumento da hidratação celular (Hollis, 1974; Saryan, 1974; Carver, 1973), entretanto, Hazlewood e Medina, em 1974, e outros autores mostraram que aumentos de T1 e T2 ocorrem independentemente das mudanças da hidratação celular, relacionando-se mais com a proliferação celular neoplásica do que com o aumento da hidratação da célula.

De fato, Beall e Hazlewood, em 1976, verificaram em cultura de células de câncer mamário humano que o aumento de T1 se correlaciona com a divisão celular mitótica e não com a hidratação celular.

Floyd, em 1975, mostrou aumento gradativo de T1 no soro e no fígado à medida que aumentava a nodulação hepática neoplásica após a injeção de carcinógeno.

Fung, no mesmo ano, mostrou que no músculo normal predomina a água organizada, e no músculo com tumor sólido, a água desorganizada.

Inch, em 1974, mostrou que o T1 do fígado fetal e do fígado em franca regeneração é significantemente maior que no fígado controle com células quiescentes, sem proliferação.

Hollis, em 1972, mostrou que o tumor de Morris de crescimento rápido apresenta maior mobilidade da água citoplasmática que o tumor de Morris de crescimento lento.

Hazlewood, em 1969, mostrou que, no músculo em crescimento e maturação de ratos recém-nascidos, a estrutura da água citoplasmática está diminuída em relação ao músculo estacionário.

Damadian já havia elaborado a hipótese que no tecido maligno em proliferação existe desestruturação da água citoplasmática, o que permite a maior mobilidade da água intracelular. Esse autor encontrou profundas diferenças em T1 e T2 quando comparou o fígado normal com o hepatoma de Novikoff. No hepatoma, encontrou T1: 0,826s e T2: 0,118s e no tecido normal T1: 0,293s e T2: 0,050s, mostrando a significante desestruturação da água citoplasmática na célula tumoral. No sarcoma de Walker, o T1 de 0,736s foi muito diferente do T1 do tecido normal, 0,293s, mostrando a profunda diferença entre a água citoplasmática tumoral e a do tecido normal.

Ling e Damadian, em 1990, mostraram que as alterações de T1 e T2 são devidas à baixa concentração dos íons paramagnéticos manganês e ferro no tecido neoplásico. Nos tecidos normais encontraram uma concentração de manganês 24 vezes maior que nos tecidos neoplásicos e de ferro 4 vezes maior.

Todos esses resultados estão de acordo com Albert Szent-Gyorgyi, que escreveu que o tecido canceroso possui menor grau de organização e menor quantidade de água estruturada que o tecido normal (Szent-Gyorgyi, 1966, 1971, 1972a, 1972b, 1973).

Em 1996, Wiggins mostrou com metodologia diferente, microscopia atômica, oscilação da resistência elétrica e valores anômalos de pH que o tipo de água A de alta densidade e desestruturada predomina nas células em proliferação e a água do tipo B de baixa densidade e estruturada predomina nas células em repouso mitótico. A água tipo B, presente nas células em repouso mitótico, é convertida em tipo A quando elas passam a proliferar. A autora mostrou que a mudança de um estado para outro faz parte integral da fisiologia celular (Wiggins, 1996).

Pouliquen, em 2001, por meio da RNM-1H com relaxometria estudou a água citoplasmática no linfoma de camundongo provocado por dieta pobre em fitoquímicos e rica em ácidos graxos saturados e carboidratos refinados. O autor encontrou a alteração que reputamos fundamental na carcinogênese, a diminuição da água estruturada nos tumores. Esse disciplinado pesquisador francês também mostrou que havia diminuição da água estruturada no soro, no coração e principalmente no fígado, mostrando mais uma vez o efeito sistêmico do câncer, isto é, o organismo fica doente como um todo, a doença não se restringe ao tumor visível.

Hazlewood e Medina, em 1972, pesquisando a água do intracelular com a técnica da RNM dos prótons da água citoplasmática da glândula mamária do camundongo conseguiram a façanha de distinguir o estado pré-neoplásico do neoplásico. Continuando seus estudos, agora em glândula mamária humana, conseguiram mostrar as diferenças entre tecido normal, doença não neoplásica e doença neoplásica: aumento progressivo da água desestruturada tipo A em relação à estruturada tipo B (Hazlewood e Medina, 1975).

Esses achados corroboram a hipótese da carcinogênese de Felippe Jr, onde o aumento progressivo da água desestruturada provoca, em um primeiro estágio, a disfunção celular (doença), e no estágio final, com a progressão do aumento da água desestruturada, surge a proliferação celular (neoplasia) que é desencadeada pelo grau máximo de alteração funcional, "estado de quase-morte" (Felippe, 2008).

Hipótese da carcinogênese – a inflamação crônica persistente evolui em meio hipotônico devido ao edema intersticial, o que provoca leve "inchaço celular" e consequente diminuição dos osmólitos cosmotropos citoplasmáticos, os quais vagarosamente transformam a água B estruturada em água A desestruturada, a qual gradativamente diminui o grau de ordem-informação do sistema termodinâmico celular que, ao atingir o ponto máximo suportável de entropia, provoca na célula um "estado de quase morte". Nesse ponto de baixa concentração de osmólitos, predomínio de água desestruturada e alta entropia celular, as células se transformam e lutam para se manterem vivas e o único modo de sobreviverem é por meio da proliferação celular. Elas colocam em ação mecanismos milenares de sobrevivência, justamente aqueles que mantiveram as células normais vivas no Planeta durante a Evolução. Dessa forma, ocorrem ativação de fatores e vias de sinalização, alcalinização citoplasmática, predomínio do ciclo de Embden-Meyerhof etc., os quais promovem a proliferação celular neoplásica, a diminuição da apoptose, a formação de novos vasos e o impedimento da diferenciação celular. O predomínio da água A no intracelular incrementa o aumento da hidratação e do volume celular provocado pela hipotonicidade do meio inflamatório. As estratégias que transformam a água A desestruturada em água B estruturada, hiperosmolalidade intersticial e osmólitos intracelulares restauram a fisiologia e a bioenergética celular e as células neoplásicas se diferenciam em células normais e caminham para o processo fisiológico contínuo de morte celular programada (Felipe, 2008 e 2009).

Conclusão

A maioria dos autores concorda que no tecido tumoral predomina a água desestruturada de alta mobilidade. Tal fato nos levou a desenhar um tipo de estratégia terapêutica que retirasse o excesso dessa água desorganizada com o emprego de soluções hiperosmolares. De fato, vários experimentos *in vitro* e *in vivo* em animais têm demonstrado o papel benéfico desse tipo de abordagem (Felippe, 2008).

Recentemente, em paciente onde haviam cessado os recursos da medicina convencional e estava em grau avançado de mesotelioma peritoneal, o autor empregou solução hiperosmolar de cloreto de sódio e osmólitos estruturadores da água intracelular com reversão das imagens na RNM e melhoria clínica, em tempo de evolução que atingiu 6 anos e meio, o maior da literatura médica, pelo menos até dezembro de 2015.

Caso clínico – paciente do sexo feminino com 63 anos de idade e história de febre a esclarecer há 3 meses. Foi tratada com antibióticos durante 45 dias por suspeita de endocardite bacteriana, porém a febre persistiu. Foram extraídos todos os dentes do maxilar superior e mandíbula, porém a febre persistiu. Após 1 comprimido de naproxeno, 250mg, a febre cedeu. A ressonância nuclear magnética mostrou espessamento do peritônio e aumento de vários linfonodos, principalmente pélvicos. A laparotomia com biópsia revelou carcinomatose peritoneal por mesotelioma. A paciente estava em mau estado geral, com extrema exaustão, sensação de peso no corpo com grande fraqueza, quase não podendo andar, com edema generalizado, derrame pleural, ascite, instabilidade da pressão arterial, anorexia e caquexia intensa (peso: 43kg). Nessas condições, foi considerada pelo oncologista de um hospital universitário em estado terminal, tendo alta hospitalar com analgésicos potentes e cuidados gerais.

Iniciou-se a administração de osmólitos cosmotropos orgânicos, água estruturada com solutos inorgânicos e solução hiperosmolar de cloreto de sódio a 5,85%. Logo nas primeiras semanas, a paciente apresentou sensível melhora do estado geral e não mais necessitou de analgésicos. Após infusões intravenosas e intraperitoneais alternadas do sódio hipertônico e a ingestão de meio litro ao dia de água estruturada, a paciente recuperou totalmente o apetite, começou a engordar ½kg a cada 15 dias e assumiu os deveres domésticos. Em 6 meses de evolução, manteve o quadro estável com olhar brilhante, aumento do apetite e do peso e em ótimo estado geral. Nova ressonância mostrou peritônio não espessado e pequena diminuição dos linfonodos abdominais, quando comparado com o exame 6 meses antes, sendo compatível com ausência da carcinomatose peritoneal. Quase 6 anos após o tratamento, mantém-se em excelente estado geral e está com 58kg. Faleceu após 6 anos e meio de evolução.

Deixar de aprender é omitir socorro e esperar por maiores evidências científicas para tratar é ser cientista e não médico e médicos que somos sempre nos lembraremos: Primun non nocere.

Referências

1. Beall PT, Cailleau RM, Hazlewood CF. The relaxation times of water protons and division rate in human breast cancer cells: a possible relationship to survival. Physiol Chem Phys. 8:281-4;1976.
2. Beall PT, Medina D, Hazlewood CF. The systemic effect of elevated tissue and serum relaxation times for water in animals and humans with cancers. In: Diehl P, Fluck E, Koshfield R (eds). NMR basic principles and progress. Vol 19. Berlin: Springer Verlag; p. 39-57. 1981.
3. Benoist L, Chatel M, Menault F, De Certaines J. Variation des temps de relaxation du proton dans des tumeurs humaines intra-crâniennes. Premiers resultants. J Biophys Med Nucl. 5:143-6;1981.
4. Bratton CB, Hopkins AL, Weinberg JW. Nuclear magnetic resonance studies of living muscle. Science. 147:738-9;1965.
5. Brunschwig A, Dunham L, Nichols S. Potassium and calcium content of gastric carcinoma. Cancer Res. 6:230;1946.
6. Carver P. Cell water relaxation times and cancer. Biophys Soc. 13:331;1973.
7. Chaplin MF. A proposal for structuring of water. Biophys Chem. 83:211-21;1999.
8. Chaplin M. Water – Structure – Science http.//lsci.sc.uk; 2008.
9. Chatel M, Darcel F, de Certaines J, et al. T1 and T2 proton nuclear magnetic resonance (N.M.R.) relaxation times in vitro and human intracranial tumours. Results from 98 patients. J Neurooncol. 3(4):315-21;1986.
10. Cho HC, Singh S, Robinson GW. Understanding all of water's anomalies with a non-local potential. J Chem Phys. 107:7979-88;1977.
11. Cope FW. Nuclear magnetic resonance evidence using D2O for structured water in muscle and brain. Biophys J. 9(3):303-19;1969.
12. Damadian R. Tumor detection by nuclear magnetic resonance. Science. 171:1151-3;1971.
13. Damadian R, Zaner K, Hor D, et al. Nuclear magnetic resonance as a new tool in cancer research: human tumors by NMR. Ann N Y Acad Sci. 222:1048-76;1973.
14. De Certaines J, Herry JY, Benoist L, et al. Proton NMR evaluation of human thyroid tumors. J Nucl Med. 23(1):48-51;1982.
15. De Certaines JD. Measurement and meaning of relaxation times: specific and non-specific variations in cancer. Ann Ist Super Sanita. 19:107-20;1983.
16. Eggleston J, Saryan L, Hollis D. Nuclear magnetic investigations of human neoplastic and abnormal non neoplastic tissues. Cancer Res. 1975;35:1326-30.
17. Felippe JJr. Água: vida-saúde-doença-envelhecimento-câncer: Revista Eletrônica da Associação Brasileira de Medicina Biomolecular. www.medicinabiomolecular.com.br; fevereiro de 2008.
18. Felippe JJr. Desvendando os segredos do câncer: a água tipo A desestruturada promove a carcinogênese e a água tipo B estruturada restaura a fisiologia e a bioenergética celular transformando as células cancerosas em células normais. Hipótese da carcinogênese. Revista Eletrônica da Associação Brasileira de Medicina Biomolecular, 2008.
19. Floyd RA, Leigh JS, Chance B. Time course of tissue water proton spin-lattice relaxation in mice developing ascites tumor. Cancer Res. 34:89-91;1974.
20. Floyd RA, Yoshida T, Leigh JS. Changes in tissue water proton relaxation rates during early phases of chemical carcinogenesis. Proc Natl Acad Sci U S A. 72:56-8;1975.
21. Foster MA, Pocklington T, Miller JD, et al. A study of electron spin resonance spectra of whole blood from normal and tumour bearing patients. Br J Cancer. 28:340-8;1973.

22. Frey HE, Knispel RR, Kruuv J, et al. Proton spin-lattice relaxation studies of nonmalignant tissues of tumorous mice. J Natl Cancer Inst. 49:903-6;1972.
23. Fung BM, Wassil DA, Durham DL, et al. Water in normal muscle and muscle with tumor. Biochim Biophys Acta. 385:180-7;1975.
24. Goldmsmith M, Koutcher JA, Damadian R. NMR in cancer: application of NMR malignancy index to human mammary tumours. Br J Cancer. 38:547-54;1978.
25. Goldsmith M, Koutcher JA, Damadian R. NMR in cancer, XIII: application of the NMR malignancy index to human mammary tumours. Br J Cancer. 38:547;1978.
26. Hazlewood CF, Chang DC, Medina D, et al. Distinction between the preneoplastic and neoplastic state of murine mammary glands. Proc Natl Acad Sci U S A. 69:1478-80;1972.
27. Hazlewood CF, Cleveland G, Medina D. Relationship between hydration and proton nuclear magnetic resonance relaxation times in tissues of tumor-bearing and non-tumor-bearing mice: implications for cancer detection. J Natl Cancer Inst. 52:1849-53;1974.
28. Hazlewood CF, Nichols BL. An NMR study of skeletal muscle: changes in water structure with normal development. Physiologist. 12:251;1969.
29. Hazlewood CF, Nichols BL, Chang DC, et al. On the state of water in developing muscle: a study of the major phase of ordered water in skeletal muscle and its relationship to sodium concentration. Johns Hopkins Med J. 128:117-31;1971.
30. Hollis DP, Economou JS, Parks LC, et al. Nuclear magnetic resonance studies of several experimental and human malignant tumors. Cancer Res. 33:2156-60;1973.
31. Hollis DP, Saryan LA, Economou JS, et al. Nuclear magnetic systemic effect in serum and tissues. J Natl Cancer Inst. 53:807-15;1974.
32. Hollis DP, Saryan LA, Morris HP. A nuclear magnetic resonance study of water in two morris hepatomas. Johns Hopkins Med J. 131:441-4;1972.
33. Inch WR, McCredie JA, Knispel RR, et al. Water content and proton spin relaxation time for neoplastic and non-neoplastic tissues from mice and humans. J Natl Cancer Inst. 52:353-6;1974.
34. Koutcher JA, Goldsmith M, Damadian R. NMR in cancer. X. A malignancy index to discriminate normal and cancerous tissue. Cancer. 41(1):174-82;1978.
35. Ling GN, Ochsenfeld MM, Karreman G. Is the cell membrane a universal rate-limiting barrier to the movement of water between the living cell and its surrounding medium? J Gen Physiol. 50(6):1807-20;1967.
36. Ling GN. The new cell physiology: an utline, presentedagainst its full historical background, bginning from the beginning. Physiol Chem Phys Med NMR. 26:121-203;1994.
37. Ling GN, Kolebic T, Damadian R. Low paramagnetic-ion content in cancer cells: its significance in cancer detection by magnetic resonance imaging. Physio Chem Phys Med NMR. 22(1):1-14;1990.
38. Medina D. Mammary tumorigenesis in chemical carcinogen-treated mice. VI. Tumor-producing capabilities of mammary dysplasias in BALB/cCrgl mice. J Natl Cancer Inst. 57:1185-9;1976.
39. Medina D, Hazlewood CR, Cleveland GC, et al. NMR studies on human breast dysplasias and neoplasms. J Natl Cancer Inst. 54(4): 813-8;1975.
40. Parrish RG, Kurland RJ, Janese WW, Bakay L. Proton relaxation rates of water in brain and brain tumors. Science. 183:438-45; 1973.
41. Pouliquen D, Foussard F, Tangui G, et al. Total and structured water in cancer: an NMR experimental study of serum and tissues in DMBA-induced OF1 mice. Cell Mol Biol. 47(5):947-57;2001.
42. Ratkovic S, Rusov C. Magnetic relaxation of water protons in the detection of tissue changes induced by erythroleukosis. Period Biol. 76:19-23;1974.
43. Robinson GW, Cho CH. Role of hydration water in protein unfolding. Biophys J. 77:3311-8;1999.
44. Saryan LA, Hollis DP, Economou JS, et al. Nuclear magnetic resonance studies of cancer. IV. Correlation of water content with tissue relaxation times. J Natl Cancer Inst. 52:599-602;1974.
45. Shara M, Sentjurc M, Auersperg M, Golouh R. Characterization of malignant thyroid gland tissue by magnetic resonance methods. Br J Cancer. 29:483-486;1974.
46. Szent-Gyorgy A. Growth and organization. Biochem J. 98:641-44;1966.
47. Szent-Gyorgy A. Biology and pathology of water. Perspect Biol Med. 14(2):239-49;1971.
48. Szent-Gyorgy A. The living state – with observations on cancer. New York and London: Academic Press: 1972a.
49. Szent-Gyorgy A. The development of bioenergetics. Bioenergetics. 3:1-4;1972b.
50. Szent-Gyorgy A. Bioelectronics and cancer. Bioenergetics. 4:533-62;1973.
51. Vedamuthu M, Singh S, Robinson GW. Properties of liquid water: origin of the density anomalies. J Phys Chem. 98:2222-30;1994.
52. Watterson JG. the role of water in cell architeture. Mol Cell Biochem. 79:101-5;1988.
53. Weisman I, Bennett L, Maxwell L, et al. Recognition of cancer in vitro by nuclear magnetic resonance. Science. 178:1288-90;1972.
54. Wiggins PM. Role of water in some biological processes. Microbiol Rev. 54:432-49;1990.
55. Wiggins PM. High and low density intracellular water. Cell Mol Biol. 47(5):735-44;2001.
56. Wiggins PM. Intracellular pH and the structure of cell water. J Theor Biol. 37:363-71;1972.
57. Wiggins PM, Rowlandson J, Ferguson AB. Preservation of murine embryos in a state of dormancy at 4ºC. Am. J Physiol. 276(2 pt 1):C291-9;1999.
58. Wiggins PM. Water structure as a determinant of ion distribution in living tissue. J Theor Biol. 32:131-46;1971.
59. Wiggins PM, van Ryan RT. Changes in ionic selectivity with changes in density of water. Biophys J. 58:585-96;1990.
60. Wiggins PM. High and low density water and resting, active and transformed cells. Cell Biol Inm. 20:429-35;1996.

CAPÍTULO 9

Desvendando os segredos do câncer

Os osmólitos cosmotropos estruturam a água intracelular e fazem cessar a proliferação celular mitótica

José de Felippe Junior

A água é a matéria, a matriz e a mãe da vida. **Albert Szent-Gyorgyi**

A estrutura molecular da água é a essência da vida. **Albert Szent-Gyorgyi**

A verdadeira causa das doenças e a MEDICINA ainda não fizeram as pazes. É porque a MEDICINA ainda é muito jovem. E o que dizer dos tratamentos. **JFJ**

As enfermidades são muito antigas e nada a respeito delas mudou. Somos nós que mudamos ao aprender a reconhecer nelas o que antes não percebíamos. **Charcot**

Hipótese da carcinogênese – a inflamação crônica persistente evolui em meio hipotônico devido ao edema interstícial em torno das células do sítio inflamatório, o que provoca leve "inchaço celular" e consequente diminuição dos osmólitos cosmotropos citoplasmáticos, os quais, na presença continuada do fator causal, vagarosamente transformam a água B estruturada em água A desestruturada, a qual gradativamente diminui o grau de ordem-informação do sistema termodinâmico celular, que, ao atingir o ponto máximo suportável de entropia, provoca na célula um "estado de quase morte". Nesse ponto de baixa concentração de osmólitos, predomínio de água desestruturada, alta entropia celular e baixo grau de ordem-informação, as células se transformam e lutam para se manterem vivas e o único modo de sobreviver é por meio da proliferação celular. Elas colocam em ação mecanismos milenares de sobrevivência, justamente aqueles que mantiveram as células normais vivas no Planeta durante a Evolução. Dessa forma, ocorre ativação de fatores e vias de sinalização, alcalinização citoplasmática, predomínio do ciclo de Embden-Meyerhof etc., os quais promovem a proliferação celular neoplásica, a diminuição da apoptose, a formação de novos vasos e o impedimento da diferenciação celular. O predomínio da água A no intracelular incrementa o aumento da hidratação e do volume celular provocado pela hipotonicidade do meio inflamatório. As medidas que transformam a água desestruturada em estruturada, tais como hiperosmolalidade peritumoral e aumento dos osmólitos cosmotropos intracelulares, e as estratégias que aumentam a fosforilação oxidativa mitocondrial restauram a fisiologia e a bioenergética celular e as células neoplásicas param a multiplicação, diferenciam-se em células normais e caminham para a vida e depois para o processo fisiológico contínuo de morte celular programada. Agora é necessário afastar a causa (JFJ, 2015).

A água é a substância mais extraordinária, mais surpreendente e mais misteriosa do corpo humano. É o caráter anômalo da água que a faz a substância mais importante do nosso organismo. É a estrutura molecular da água a responsável pela vida. Sem água não há vida, como a conhecemos (Felippe, 2008).

A molécula de água tão simples na sua composição (H_2O) é muita complexa nas suas propriedades, porque suas características químicas e físicas se comportam do modo mais anômalo, imprevisível e irregular, contrariando até a tabela periódica dos elementos de Dimitri Ivanovich Mendeleev (1834-1907). Esse comportamento anômalo se deve às pontes de hidrogênio: pontes água-água.

As pontes de hidrogênio são ligações atômicas do átomo de hidrogênio de uma molécula de água com o átomo de oxigênio de outra molécula de água formando *clusters* de vários números de moléculas ou (H$_2$O)n, onde n é o número de moléculas de água ligadas pelas pontes de hidrogênio.

Para Lo e Huang, os *clusters* de água são parceiros ativos em qualquer reação bioquímica que ocorra dentro dos organismos vivos. Estes *clusters* são criados pela interação de minúsculas quantidades de substâncias orgânicas ou inorgânicas com a água.

As pontes de hidrogênio com força randômica para mais ou para menos são necessárias no intracelular para:

1. estabilizar a conformação das hélices do DNA e do RNA, o que permite manter a estrutura da molécula e sua característica especial de enrolar e desenrolar as hélices;
2. manter a estrutura tridimensional das enzimas e das proteínas;
3. estabilizar a estrutura terciária das enzimas e das proteínas;
4. manter a hidratação das proteínas, ácidos nucleicos e macromoléculas;
5. estabilizar, manter e proteger a membrana citoplasmática e a membrana mitocondrial;
6. interferir no potencial de membrana citoplasmático (Em) e no potencial de membrana mitocondrial (Delta-psi-mt);
7. interferir na homeostasia dos poros da membrana citoplasmática e mitocondrial;
8. interferir na velocidade das reações químicas intracelulares;
9. participar das reações de hidrólise;
10. veicular informações etc.

Desse modo, as pontes de hidrogênio são fundamentais na fisiologia celular, porque funcionam como solvente, soluto, estabilizador de estruturas, hidratante e veículo de informações, para que as células consigam cumprir plenamente suas funções e sejam consideradas normais.

Philippa Wiggins, pesquisadora que estuda a água há mais de 40 anos, cita os estudos de Henderson de 1913 e os de Robinson de 1994 (Vedamuthu), de 1997 (Cho) e de 1999 que culminaram em uma das mais importantes descobertas da fisiologia celular: no citoplasma dos mamíferos coexistem dois tipos de água ou a vida das células depende de dois tipos de água. Com finalidade didática vamos chamá-las de água A e água B.

Água A – alta densidade, ativa e fluida por apresentar pontes de hidrogênio fracas.
É uma água sem estrutura (desestruturada), com *clusters* pequenos, isto é, com o "n" do (H$_2$O)n muito baixo.
É a água predominante nas células em estado de proliferação.
Densidade – 1,18g/ml.

Água B – baixa densidade, inativa e viscosa por apresentar pontes de hidrogênio fortes.
É uma água estruturada, com *clusters* maiores, isto é, com o "n" do (H$_2$O)n elevado. É a água predominante nas células em estado quiescente, sem proliferação.
Densidade: 0,91g/ml.

Quando a célula passa do estado quiescente para o de proliferação, a água intracelular muda seu comportamento físico-químico e passa de água de baixa densidade, inativa e viscosa (água B) para água de alta densidade, ativa e fluida (água A).

Quando aumenta a quantidade de água desestruturada no intracelular, as células sofrem profundas modificações metabólicas, profundas modificações das vias de sinalização e aumento progressivo da entropia que culmina na diminuição do grau de ordem-informação do sistema termodinâmico aberto, que é a célula. Na evolução desse processo, o grau de ordem-informação chega a um ponto crucial e a célula atinge um nível quase não tolerável de desestruturação, um estado de "estresse de quase morte" (Felippe, 2008, 2008).

Ao chegar no "estresse de quase morte" desencadeiam-se mecanismos milenares de sobrevivência celular e as células começam a se dividir, entram em proliferação, em um estado de mitose contínua, único modo de continuarem sobrevivendo.

A célula normal quando agredida é capaz de colocar em ação todo o potencial adquirido nos milhões de anos de planeta Terra para sobreviver. As células, assim chamadas de "malignas", são carne de nossa própria carne e, portanto, também são capazes de colocar em ação esse potencial ativando todos os mecanismos disponíveis de sobrevivência, isto é, a ativação de fatores e vias de sinalização que: 1. promovem a proliferação celular; 2. impedem a apoptose; 3. aumentam a geração de novos vasos; 4. aumentam a produção de matriz-metaloproteinases (MMPs) etc.

O mecanismo principal que permitiu a sobrevivência do Homem no planeta foi justamente a capacidade de regeneração e cicatrização das lesões, feridas e traumatismos, e esses mecanismos estão na intimidade dos genes, tanto das células normais como das células neoplásicas.

De fato, Dauer, em 2005, mostrou que tanto a regeneração das feridas como o câncer são caracterizados por proliferação celular, remodelamento da matriz extracelular, invasão e migração celular e a formação de novos vasos; e que tanto a regeneração tecidual como o câncer utilizam mecanismos comuns de sinalização, entre eles o STAT3, NF-kappaB, SAP/MAPK, NFATs etc. (Felippe, fevereiro, 2004, outubro, 2007, e abril, 2008).

Todos esses fatores têm sido utilizados pelas células normais desde os primórdios da nossa existência, quando ainda éramos apenas seres unicelulares. Foram esses fatores que nos permitiram sobreviver aos extremos de temperatura, à escassez de alimentos, ao ar rarefeito (hipóxia), aos traumatismos, às feridas e às fraturas (Felippe, 2004).

As agressões com perigo de "quase morte" ativam as vias de sinalização e permitem que as células se protejam e sobrevivam às agressões e às lesões. As células doentes e que chamam de malignas são "carne da nossa própria carne" que estão lutando desesperadamente para sobreviver e elas sabem muito bem colocar em ação todas as artimanhas de sobrevivência (Felippe, maio, 2003, maio, 2005, outubro, 2007).

Dessa forma, ao atingir o "estado de quase morte", desencadeiam-se os fatores de sobrevivência e as células começam a proliferar, a se proteger da apoptose, a criar novos vasos para se nutrir e a produzir enzimas para degradar a matriz extracelular e invadir os territórios vizinhos.

Não são células malignas, não são células cancerosas, são apenas células doentes lutando para sobreviver. São células que precisam de cuidados, precisam de tratamento para retornar às suas características iniciais, em um fenômeno chamado diferenciação celular (Felippe, 2004 e 2005).

Equilíbrio dinâmico, constante e ininterrupto entre água estruturada e desestruturada no intracelular: FISIOLOGIA DA SAÚDE

A saúde é caracterizada pelo equilíbrio dinâmico e constante entre a água estruturada e a água desestruturada. Esse equilíbrio dinâmico é mantido por fatores dependentes dos meios intracelular e intersticial:

1. Fatores dependentes do intracelular: metabolismo energético do ciclo de Embden-Meyerhof e da fosforilação oxidativa.
2. Fatores dependentes do meio intersticial: cuidadosa seleção celular de uma mistura de substâncias cosmotropas (estruturadoras da água) e caotropas (desestruturadoras da água).

Fatores dependentes do intracelular

Na fisiologia normal, os dois tipos de metabolismo energético, o ciclo de Embden-Meyerhof citoplasmático e a fosforilação oxidativa mitocondrial, encontram-se em equilíbrio dinâmico e constituem poderoso e contínuo mecanismo de estruturação e desestruturação da água, o primeiro desestruturando e o segundo estruturando. A célula normal apresenta moderado predomínio da fosforilação oxidativa, assim como também moderado da água estruturada.

O ciclo de Embden-Meyerhof, glicólise anaeróbia citoplasmática, inicia-se com a glicose (desestruturador fraco) e termina com o ácido lático (desestruturador forte). Cada mol de glicose produz dois moles de desestruturador forte, lactato: $H_3C-CH_2O-COO-$.

A mitocôndria recebe o ácido pirúvico do ciclo de Embden-Meyerhof e durante a fosforilação oxidativa na cadeia de elétrons produz na bomba de prótons o cátion monovalente e forte estruturador da água: H^+.

Nas células normais acontece contínua e ininterruptamente o ciclo de Embden-Meyerhof (desestruturador), seguido da fosforilação oxidativa (estruturadora), nem sempre acoplados, mas em equilíbrio dinâmico. A fosforilação oxidativa possui leve predomínio e, portanto, ocorre leve predomínio da água estruturada, o que proporciona as condições normais de funcionamento celular.

Fatores dependentes do meio intersticial

De fundamental importância na fisiologia normal é a função da membrana celular. Ela seleciona "substâncias" ou "solutos" ou "osmólitos, sejam eles iônicos ou não iônicos, que promovem o equilíbrio entre os tipos de água estruturada e desestruturada". São substâncias capazes de modificar o estado físico-químico da água intracelular e que devem estar presentes no intersticial para ficarem disponíveis para as células.

Na teoria de Ling, inexistência da membrana celular, a seleção dos osmólitos se faz por maior ou menor afinidade das proteínas de ânions e cátions fixos que envolvem o protoplasma. Teoria mais razoável, pois não envolve dispêndio de energia, simplesmente funcionando com maior ou menor adsorção, um fenômeno físico.

As substâncias que podem interferir na estrutura da água podem ser divididas em dois tipos:

I – Substâncias estruturadoras ou cosmotropas (*order-maker*).

II – Substâncias desestruturadoras ou caotropas (*disorder-maker*).

I – Substâncias estruturadoras

As substâncias estruturadoras se dissolvem na água de alta densidade, tipo A – desestruturada, e a transforma em água de baixa densidade, tipo B – estruturada.

Em geral as substâncias hidrófobas se dissolvem mais facilmente na água tipo A de alta densidade.

Água A $\dfrac{\text{Substâncias estruturadoras}}{\text{Substâncias hidrófobas}}$ Água B

As substâncias estruturadoras ou cosmotropas correspondem aos ânions polivalentes, aos cátions monovalentes e polivalentes e a alguns compostos não iônicos. Em geral são ânions e cátions pequenos.

1. Ânions polivalentes estruturadores
   1. SO_4^{--}
   2. HPO_4^{--}
   3. $S_2O_3^{--}$
   4. CO_3^{--}
2. Cátions monovalentes estruturadores
   1. H^+
   2. Li^+
   3. Na^+
3. Cátions polivalentes estruturadores
   1. Mg^{++}
   2. Ca^{++}
   3. Mn^{++}
   4. Zn^{++}
   5. Cu^{++}
4. Solutos não iônicos estruturadores
   1. Etanol
   2. Butanol
   3. Álcool benzílico
   4. Ureia em baixa concentração

II – Substâncias desestruturadoras

As substâncias desestruturadoras se dissolvem na água de baixa densidade, tipo B – estruturada e a transforma em água de alta densidade, tipo A – desestruturada. Em geral as substâncias hidrófilas se dissolvem mais facilmente na água tipo B de baixa densidade.

Água B $\dfrac{\text{Substâncias desestruturadoras}}{\text{Substâncias hidrófilas}}$ Água A

As substâncias desestruturadoras ou caotropas correspondem aos ânions monovalentes, aos cátions monovalentes e a alguns compostos não iônicos.

Em geral são ânions e cátions grandes.

1. Ânions monovalentes desestruturadores
   1. HSO_4^-
   2. $H_2PO_4^-$
   3. HCO_3^-
   4. I^-
   5. Cl^-
   6. NO_3^-
2. Cátions monovalentes desestruturadores
   1. K^+
   2. Cs^+
   3. NH_4^+
3. Solutos não iônicos desestruturadores
   1. Ureia em alta concentração

Philippa Wiggins ainda divide as substâncias em estruturadoras fracas e desestruturadoras fracas.

1. Substâncias estruturadoras fracas
   1. Trimetilglicina
   2. Aminoácidos apolares (hidrófobos)
      2a. Essenciais
         1. Leucina
         2. Isoleucina
         3. Metionina
         4. Valina
         5. Triptofano
         6. Fenilalanina
      2b. Não essenciais
         1. Alanina
         2. Glicina
         3. Prolina
2. Substâncias desestruturadoras fracas
   1. Glicose
   2. Trealose
   3. Taurina
   4. Aminoácidos polares (hidrófilos)
      4a. Neutros
         1. Asparagina
         2. Cisteína
         3. Glutamina
         4. Serina
         5. Treonina (essencial)
         6. Tirosina
      4b. Ácidos
         1. Ácido aspártico
         2. Ácido glutâmico
      4c. Básicos
         1. Arginina
         2. Histidina
         3. Lisina (essencial)

Martim Chaplin, físico que muito estudou o comportamento da água, considera a trealose o mais importante estruturador da água em total desacordo com Wiggins. Ele considera a trimetilglicina um forte e não fraco estruturador da água. Briga de leões.

Trabalhos científicos mostrando os efeitos da estruturação da água intracelular na carcinogênese

I – Tiossulfato de sódio: estruturador inorgânico forte

O tiossulfato de sódio ou hipossulfito de sódio ($Na_2S_2O_3$) é um dos fortes estruturadores da água intracelular.

Norbert Viallet, em 2005, empregando apenas o tiossulfato de sódio como estruturador das pontes de hidrogênio conseguiu diminuir significantemente (quase 50%) a proliferação do carcinoma epidermoide humano implantado em camundongo.

Os camundongos foram implantados com células FACU do carcinoma epidermoide humano e a seguir receberam uma única injeção intraperitoneal de solução salina (controle) ou somente tiossulfato (1.600mg/kg). No grupo solução salina o volume do tumor atingiu 1.200mm³ em 25 dias de evolução e no grupo com somente tiossulfato atingiu 650mm³, isto é, houve diminuição de quase 50% do volume tumoral, empregando-se apenas um dos tipos de estruturador cosmotropo inorgânico.

II – Benzaldeído: estruturador inorgânico forte

O benzaldeído é um soluto inorgânico francamente hidrófobo de fórmula: C_6H_5CHO. Por ser hidrófobo e de relativo baixo peso molecular, acredita-se que ele tenha a capacidade de estruturar as moléculas de água.

Em 1980, Mutsuyuki Kochi publica estudo envolvendo 57 pacientes que já haviam se submetido a todo tipo de tratamento convencional, tais como cirurgia, quimioterapia e/ou radioterapia, sem sucesso terapêutico e com progressão da doença neoplásica. Eles receberam somente o benzaldeído, agente estruturador da água citoplasmática e oxidante.

Os tipos de câncer foram os mais variados: leucemia mielocítica aguda (2), linfoma maligno (2), mieloma múltiplo (1), leiomiossarcoma (1); e os seguintes carcinomas: língua (4), parótida (2), pulmão (9), mama (2), esôfago (2), estômago (10), fígado (6), pâncreas (4), cólon (1), reto (3), rins (2), cérebro (3), bexiga (2) e seminoma de testículo (1).

Segundo Kochi, dos 57 pacientes com câncer terminal, 19/57 ou 33% apresentaram remissão completa do tumor; 10/57 ou 17,5% apresentaram remissão parcial (acima de 50% de regressão); 19/57 ou 33% estavam melhorando ao ser escrito o trabalho; 7/57 ou 12,3% permaneceram com a doença estável e em apenas 2 pacientes houve progressão da doença.

Foi possível verificar algo de muito interessante: no carcinoma epidermoides houve a diferenciação do tumor em células epidermoides normais queratinizadas e também se observou diferenciação de um adenocarcinoma retal.

Uma paciente de 83 anos com adenocarcinoma de reto e obstrução quase completa do canal anal respondeu completamente ao CDBA, não sendo necessária a cirurgia, pois as fezes agora passavam livremente pelo canal anal. Aqui também se observou diferenciação do adenocarcinoma para células normais.

Um menino de 4 anos com leucemia mielocítica aguda já havia recebido, nos últimos 10 meses, adriamicina, arabinosídeo citosina, vincristina, prednisolona e como manutenção o metotrexato, entretanto, sem conseguir remissão do quadro leucêmico. Dez dias após o início do tratamento com CDBA, ele obteve remissão completa do quadro leucêmico e na evolução plaquetas, leucócitos e hemoglobina retornaram aos valores normais. A remissão completa durou mais de 4 meses e não houve efeitos tóxicos durante o tratamento.

Detalhes deste estudo estão no capítulo 46.

III – Mistura de solutos cosmotropos orgânicos – a saga de Roomi

Os trabalhos mais importantes na área da estruturação da água intracelular foram realizados pelo pesquisador Prof. Dr. M. Waheed Roomi e seus colaboradores.

Brilhantemente, esses inteligentes e disciplinados cientistas mostraram que o emprego de uma mistura de substâncias nutricionais estruturadoras da água intracelular possui efeitos antitumorais em vários tipos de câncer, tanto *in vitro* como *in vivo*: pulmão, próstata, mama, pâncreas, bexiga urinária, glioma, testículo, melanoma e fibrossarcoma.

Detalhes deste estudo estão no capítulo 9.

IV – Tratamento do câncer humano com osmólitos cosmotropos orgânicos e solução de cloreto de sódio hiperosmolar

Descrevemos três casos clínicos de câncer onde empregamos, por via oral, uma mistura de solutos cosmotropos orgânicos e água estruturada, e por via intravenosa ou intraperitoneal, solução hiperosmolar de cloreto de sódio a 5,8%.

1. Paciente do sexo feminino, 67 anos de idade, com diagnóstico de adenocarcinoma moderadamente diferenciado recidivado de cólon ascendente. Iniciamos o tratamento por via intravenosa com carga osmolar de 1.000 miliosmois em ciclos e por via oral água estruturada e solutos cosmotropos. Após 6 meses, uma nova colonoscopia não revelou o tumor de cólon ascendente e a biópsia local mostrou somente infiltrado linfocitário.

   Água estruturada ou cosmotropa
   Fosfato bibásico de magnésio............50mg
   Carbonato de magnésio.....................20mg
   Sulfato de magnésio...........................20mg
   Cloreto de magnésio..........................20mg
   Cloreto de potássio............................20mg
   Hipossulfito de sódio.........................20mg
   Sulfato de cálcio.................................20mg

Bicarbonato de sódio..........................10mg
   Óxido de silício....................................60mg
   Citrato de sódio.................................25mg
   Água mineral natural
      sem flúor..................q.s.p. 1.000ml
      1 a 1 e meio litro ao dia
   Colocar em 1 litro de água mineral em vidro (não em PET) e tomar 1000 a 1500ml ao dia.

   Solutos cosmotropos
   Trimetilglicina...................................300mg
   L-taurina..300mg
   Mioinositol.......................................300mg
   Óxido de silício (SiO_2)....................60mg
      1 dose 3 vezes ao dia

2. Paciente do sexo feminino, 63 anos de idade, com carcinomatose peritoneal por mesotelioma, em fase terminal. Iniciamos a administração de osmólitos cosmotropos orgânicos, água estruturada e solução hiperosmolar ao lado de radiofrequência localizada no abdome. Logo nas primeiras semanas, a paciente apresentou sensível melhora do estado geral e não mais necessitou de analgésicos. Após infusões por vias intravenosa e intraperitoneal alternadas com cloreto de sódio a 5,8% e a ingestão de meio litro ao dia de água estruturada com solutos cosmotropos, a paciente recuperou totalmente o apetite. Nova ressonância após 6 meses mostrou ausência da carcinomatose. Viveu muito bem por seis anos e meio.

3. Paciente do sexo feminino, 53 anos de idade, com adenocarcinoma cístico pouco diferenciado com áreas de células tipo condrocarcinoma. A RNM dos seios da face mostrou 3 nódulos: 0,5, 1,2 e 2,3mm. Iniciamos o tratamento com infusões por via intravenosa de solução hipertônica de cloreto de sódio a 5,8%, ingestão de água estruturada e osmólitos cosmotropos orgânicos. Após 6 meses, a RNM não mostrou nódulos, entretanto, a biópsia mostrou que ainda permanecia um nicho de células do adenocarcinoma no seio nasal.

Conclusão

Utilizando sempre o mesmo tipo de estratégia, mistura de substâncias estruturadoras da água intracelular, Roomi conseguiu os mesmos efeitos terapêuticos em tumores de vários órgãos, de vários tipos histológicos e abrangendo os três folhetos fundamentais: endoderma, mesoderma e ectoderma, isto é, carcinomas e sarcomas. Esses fatos revelam mais uma vez que os tumores "malignos" têm uma base etiopatogênica comum e como "carne da nossa própria carne" respondem da mesma forma: voltam a ser células embrionárias e proliferam para sobreviver.

Não podemos dizer que o câncer é uma gama enorme de doenças, câncer é uma entidade somente. São células normais que, chegando a um "estado de quase morte", começam a se dividir para sobreviverem.

É o organismo do paciente que necessita de tratamento e não o tumor visível. Não é extirpando com a cirurgia, aniquilando com a quimioterapia ou radioterapia que controlaremos células em sofrimento, células que tão somente querem sobreviver. Os ataques ferozes da terapêutica convencional, se não conseguirem matar todas as células, assim chamadas de malignas, conseguirão tão somente selecionar um grupo de células com mecanismos de sobrevivência ainda mais aguçados. E as células vão continuar a proliferação e o "câncer" receberá um belo nome oncológico: câncer com resistência a múltiplas drogas é o famoso *MDR-cancer*.

A medicina é repleta de nomes e carente de conceitos fundamentais bioquímicos, fisiológicos, moleculares e atômicos.

A mistura nutricional composta de substâncias estruturadoras da água intracelular interfere nos mecanismos íntimos de sobrevivência celular, transforma a caótica água tipo A (alta densidade, ativa e fluida) em água tipo B (baixa densidade, inativa e viscosa), o que retira as células da condição do "estado de quase morte" e as impele para um estado metabólico com alto grau de ordem-informação e baixa entropia da sua termodinâmica, o que permite que a mitocôndria assuma o controle da função bioenergética celular. As células param de se reproduzir, param de fabricar ou ativar as MMPs, param de fabricar VEGF, param a geração de NF-kappaB, de STAT3 e NFATs e voltam ao convívio social, morrendo naturalmente por apoptose, como acontece com as suas vizinhas não transformadas. Voltam a reinar a baixa entropia e o alto grau de ordem-informação, volta a existir o equilíbrio: matéria-informação-energia. Volta a existir a vida tal qual nós a conhecemos. Tudo isso costuma acontecer em 4 meses com a estratégia por nós proposta. Estou dizendo "costuma acontecer", mas, infelizmente nem sempre. É difícil administrar vírus e bactérias intracelulares e uma das razões é a dos pacientes já chegarem ao consultório com o secosteroide imunossupressor $25(OH)D_3$ acima de 30ng/ml.

MEDICINA BIOMOLECULAR é aquela que cuida do corpo humano com todo respeito bioquímico e fisiológico é aquela que cuida da MATÉRIA-INFORMAÇÃO-ENERGIA. **JF**

Na arte de curar, deixar de aprender é omitir socorro. Retardar tratamentos esperando maiores evidências científicas é ser cientista e não médico. **JF**

Chegará o dia que oncologia e a medicina biomolecular unirão seus esforços. **JFJ**

Referências

1. Beall PT, Cailleau RM, Hazlewood CF. The relaxation times of water protons and division rate in human breast cancer cells: a possible relationship to survival. Physiol Chem Phys. 8:281-4;1976.
2. Beall PT, Medina D, Hazlewood CF. The systemic effect of elevated tissue and serum relaxation times for water in animals and humans with cancers. In: Diehl P, Fluck E, Koshfield R (eds). NMR basic principles and progress. Vol 19. Berlin: Springer Verlag; p. 39-57. 1981.
3. Benoist L, Chatel M, Menault F, De Certaines J. Variation des temps de relaxation du proton dans des tumeurs humaines intra-crâniennes. Premiers resultants. J Biophys Med Nucl. 5:143-6;1981.
4. Bratton CB, Hopkins AL, Weinberg JW. Nuclear magnetic resonance studies of living muscle. Science. 147:738-9;1965.
5. Brunschwig A, Dunham L, Nichols S. Potassium and calcium content of gastric carcinoma. Cancer Res. 6:230;1946.
6. Carver P. Cell water relaxation times and cancer. Biophys Soc. 13:331;1973.
7. Chaplin MF. A proposal for structuring of water. Biophys Chem. 83:211-21;1999.
8. Chaplin M. Water – Structure – Science http.//lsci.sc.uk; 2008.
9. Chatel M, Darcel F, de Certaines J, et al. T1 and T2 proton nuclear magnetic resonance (N.M.R.) relaxation times in vitro and human intracranial tumours. Results from 98 patients. J Neurooncol. 3(4):315-21;1986.
10. Cho HC, Singh S, Robinson GW. Understanding all of water's anomalies with a non-local potential. J Chem Phys. 107:7979-88;1977.
11. Cope FW. Nuclear magnetic resonance evidence using D2O for structured water in muscle and brain. Biophys J. 9(3):303-19;1969.
12. Damadian R. Tumor detection by nuclear magnetic resonance. Science. 171:1151-3;1971.
13. Damadian R, Zaner K, Hor D, et al. Nuclear magnetic resonance as a new tool in cancer research: human tumors by NMR. Ann N Y Acad Sci. 222:1048-76;1973.
14. De Certaines J, Herry JY, Benoist L, et al. Proton NMR evaluation of human thyroid tumors. J Nucl Med. 23(1):48-51;1982.
15. De Certaines JD. Measurement and meaning of relaxation times: specific and non-specific variations in cancer. Ann Ist Super Sanita. 19:107-20;1983.
16. Eggleston J, Saryan L, Hollis D. Nuclear magnetic investigations of human neoplastic and abnormal non neoplastic tissues. Cancer Res. 35:1326-30. 1975.
17. Felippe JJr. Água: vida-saúde-doença-envelhecimento-câncer: Revista Eletrônica da Associação Brasileira de Medicina Biomolecular. www.medicinabiomolecular.com.br; fevereiro de 2008.
18. Felippe JJr. Desvendando os segredos do câncer: a água tipo A desestruturada promove a carcinogênese e a água tipo B estruturada restaura a fisiologia e a bioenergética celular transformando as células cancerosas em células normais. Hipótese da carcinogênese. Revista Eletrônica da Associação Brasileira de Medicina Biomolecular, 2008.
19. Floyd RA, Leigh JS, Chance B. Time course of tissue water proton spin-lattice relaxation in mice developing ascites tumor. Cancer Res. 34:89-91;1974.
20. Floyd RA, Yoshida T, Leigh JS. Changes in tissue water proton relaxation rates during early phases of chemical carcinogenesis. Proc Natl Acad Sci U S A. 72:56-8;1975.
21. Foster MA, Pocklington T, Miller JD, et al. A study of electron spin resonance spectra of whole blood from normal and tumour bearing patients. Br J Cancer. 28:340-8;1973.
22. Frey HE, Knispel RR, Kruuv J, et al. Proton spin-lattice relaxation studies of nonmalignant tissues of tumorous mice. J Natl Cancer Inst. 49:903-6;1972.
23. Fung BM, Wassil DA, Durham DL, et al. Water in normal muscle and muscle with tumor. Biochim Biophys Acta. 385:180-7;1975.
24. Goldmsmith M, Koutcher JA, Damadian R. NMR in cancer: application of NMR malignancy index to human mammary tumours. Br J Cancer. 38:547-54;1978.
25. Hazlewood CF, Chang DC, Medina D, et al. Distinction between the preneoplastic and neoplastic state of murine mammary glands. Proc Natl Acad Sci U S A. 69:1478-80;1972.
26. Hazlewood CF, Cleveland G, Medina D. Relationship between hydration and proton nuclear magnetic resonance relaxation times in tissues of tumor-bearing and non-tumor-bearing mice: implications for cancer detection. J Natl Cancer Inst. 52:1849-53;1974.
27. Hazlewood CF, Nichols BL. An NMR study of skeletal muscle: changes in water structure with normal development. Physiologist. 12:251;1969.
28. Hazlewood CF, Nichols BL, Chang DC, et al. On the state of water in developing muscle: a study of the major phase of ordered water in skeletal muscle and its relationship to sodium concentration. Johns Hopkins Med J. 128:117-31;1971.
29. Hollis DP, Economou JS, Parks LC, et al. Nuclear magnetic resonance studies of several experimental and human malignant tumors. Cancer Res. 33:2156-60;1973.
30. Hollis DP, Saryan LA, Economou JS, et al. Nuclear magnetic systemic effect in serum and tissues. J Natl Cancer Inst. 53:807-15;1974.
31. Hollis DP, Saryan LA, Morris HP. A nuclear magnetic resonance study of water in two morris hepatomas. Johns Hopkins Med J. 131:441-4;1972.
32. Inch WR, McCredie JA, Knispel RR, et al. Water content and proton spin relaxation time for neoplastic and non-neoplastic tissues from mice and humans. J Natl Cancer Inst. 52:353-6;1974.
33. Koutcher JA, Goldsmith M, Damadian R. NMR in cancer. X. A malignancy index to discriminate normal and cancerous tissue. Cancer. 41(1):174-82;1978.
34. Ling GN, Ochsenfeld MM, Karreman G. Is the cell membrane a universal rate-limiting barrier to the movement of water between the living cell and its surrounding medium? J Gen Physiol. 50(6):1807-20;1967.
35. Ling GN. The new cell physiology: an utline, presentedagainst its full historical background, bginning from the beginning. Physiol Chem Phys Med NMR. 26:121-203;1994.
36. Ling GN, Kolebic T, Damadian R. Low paramagnetic-ion content in cancer cells: its significance in cancer detection by magnetic resonance imaging. Physio Chem Phys Med NMR. 22(1):1-14;1990.
37. Medina D. Mammary tumorigenesis in chemical carcinogen-treated mice. VI. Tumor-producing capabilities of mammary dysplasias in BALB/cCrgl mice. J Natl Cancer Inst. 57:1185-9;1976.
38. Medina D, Hazlewood CR, Cleveland GC, et al. NMR studies on human breast dysplasias and neoplasms. J Natl Cancer Inst. 54(4):813-8;1975.
39. Parrish RG, Kurland RJ, Janese WW, Bakay L. Proton relaxation rates of water in brain and brain tumors. Science. 183:438-45; 1973.
40. Pouliquen D, Foussard F, Tangui G, et al. Total and structured water in cancer: an NMR experimental study of serum and tissues in DMBA-induced OF1 mice. Cell Mol Biol. 47(5):947-57;2001.
41. Ratkovic S, Rusov C. Magnetic relaxation of water protons in the detection of tissue changes induced by erythroleukosis. Period Biol. 76:19-23;1974.

42. Robinson GW, Cho CH. Role of hydration water in protein unfolding. Biophys J. 77:3311-8;1999.
43. Saryan LA, Hollis DP, Economou JS, et al. Nuclear magnetic resonance studies of cancer. IV. Correlation of water content with tissue relaxation times. J Natl Cancer Inst. 52:599-602;1974.
44. Shara M, Sentjurc M, Auersperg M, Golouh R. Characterization of malignant thyroid gland tissue by magnetic resonance methods. Br J Cancer. 29:483-486;1974.
45. Szent-Gyorgiy A. Growth and organization. Biochem J. 98:641-44;1966.
46. Szent-Gyorgiy A. Biology and pathology of water. Perspect Biol Med. 14(2):239-49;1971.
47. Szent-Gyorgiy A. The living state – with observations on cancer. New York and London: Academic Press: 1972a.
48. Szent-Gyorgiy A. The development of bioenergetics. Bioenergetics. 3:1-4;1972b.
49. Szent-Gyorgiy A. Bioelectronics and cancer. Bioenergetics. 4:533-62;1973.
50. Vedamuthu M, Singh S, Robinson GW. Properties of liquid water: origin of the density anomalies. J Phys Chem. 98:2222-30;1994.
51. Watterson JG. the role of water in cell architeture. Mol Cell Biochem. 79:101-5;1988.
52. Weisman I, Bennett L, Maxwell L, et al. Recognition of cancer in vitro by nuclear magnetic resonance. Science. 178:1288-90;1972.
53. Wiggins PM. Role of water in some biological processes. Microbiol Rev. 54:432-49;1990.
54. Wiggins PM. High and low density intracellular water. Cell Mol Biol. 47(5):735-44;2001.
55. Wiggins PM. Intracellular pH and the structure of cell water. J Theor Biol. 37:363-71;1972.
56. Wiggins PM, Rowlandson J, Ferguson AB. Preservation of murine embryos in a state of dormancy at 4ºC. Am. J Physiol. 276(2 pt 1):C291-9;1999.
57. Wiggins PM. Water structure as a determinant of ion distribution in living tissue. J Theor Biol. 32:131-46;1971.
58. Wiggins PM, van Ryan RT. Changes in ionic selectivity with changes in density of water. Biophys J. 58:585-96;1990.
59. Wiggins PM. High and low density water and resting, active and transformed cells. Cell Biol Inm. 20:429-35;1996.

CAPÍTULO 10

Desvendando os segredos do câncer

Nutrientes cosmotropos estruturam a água intracelular e provocam inibição da proliferação, da invasividade e das metástases do câncer de cérebro, pulmão, mama, próstata, pâncreas, bexiga, testículo, mesotelioma, melanoma e fibrossarcoma. A saga de Roomi

José de Felippe Junior

A água é a matéria, a matriz e a mãe da vida.
Albert Szent-Gyorgiy

A estrutura molecular da água é a essência da vida.
Albert Szent-Gyorgiy

A verdadeira causa das doenças e a MEDICINA ainda não fizeram as pazes. É porque a MEDICINA ainda é muito jovem. E o que dizer dos tratamentos. **JFJ**

As enfermidades são muito antigas e nada a respeito delas mudou. Somos nós que mudamos ao aprender a reconhecer nelas o que antes não percebíamos. **Charcot**

Quando a célula passa do estado quiescente para o estado de proliferação, a água intracelular muda seu comportamento físico-químico e passa de água de baixa densidade, inativa e viscosa (estruturada) para água de alta densidade, ativa e fluida (água desestruturada).

Quando aumenta a quantidade de água desestruturada no intracelular, as células sofrem profundas modificações das vias metabólicas e de sinalização, ao lado do aumento progressivo da entropia, que culmina na diminuição do grau de ordem-informação do sistema termodinâmico aberto que é a célula, se houver a presença continuada do fator causal. Nesse ponto crucial, a célula atinge um nível quase não tolerável de desestruturação, um "estado de quase morte" (Felippe, 2008, 2003). Ao chegar nesse "estado de quase morte", desencadeiam-se mecanismos milenares de sobrevivência celular e as células começam a se dividir, entram em proliferação e, em estado de mitose contínua, único modo de continuarem vivendo.

A célula normal quando agredida é capaz de colocar em ação todo potencial adquirido nos bilhões de anos de planeta Terra para sobreviver. As células assim chamadas de "malignas" são carne de nossa própria carne e, portanto, também são capazes de colocar em ação esse potencial, ativando todos os mecanismos disponíveis de sobrevivência, isto é, a ativação de fatores e vias de sinalização que: 1. promovem a proliferação celular; 2. impedem a apoptose; 3. aumentam a geração de novos vasos; 4. aumentam a produção ou ativação das matriz-metaloproteinases (MMPs) etc. (Felippe, 2003, 2005 e 2007).

O mecanismo principal que permitiu a sobrevivência do Homem no planeta foi justamente a capacidade de regeneração e cicatrização das lesões, feridas e traumatismos, e esses mecanismos estão na intimidade dos genes tanto das células normais como das células doentes neoplásicas que chamam de células malignas (Dauer, 2005; Felippe, 2004, 2007 e 2008).

Não são células malignas, não são células cancerosas, são apenas células doentes lutando para sobreviver. São células transformadas que precisam de cuidados, precisam de tratamento para que retornem às suas características iniciais em um fenômeno chamado diferenciação celular (Felippe, 2004 e 2005).

O grande pesquisador Prof. Dr. Waheed Roomi e seus colaboradores, da Divisão de Câncer do Instituto Mathias Rath da Califórnia, brilhantemente mostraram que o emprego de mistura de substâncias nutricionais estruturadoras da água intracelular possui efeito antitumoral em vários tipos de câncer, tanto *in vitro* como *in vivo*: pulmão, próstata, mama, pâncreas, bexiga urinária, glioma, testículo, melanoma e fibrossarcoma.

Esse efeito antitumoral compreende a diminuição da proliferação celular, da invasividade tumoral e da neoangiogênese, acrescido da abolição das metástases.

A mistura de substâncias nutricionais empregada por Roomi consistiu em: L-lisina: 1.000mg, L-prolina: 750mg, L-arginina: 500mg, extrato de chá-verde padronizado para 80% de polifenóis: 1.000mg, ácido ascórbico como ascorbato de magnésio: 700mg e ascorbato de cálcio:700mg, N-acetilcisteína: 200mg, selênio: 30mcg, cobre: 2mg e manganês: 1mg.

Cremos que o mecanismo íntimo de ação dessa mistura nutricional é a estruturação da água intracelular, a qual faz cessar os mecanismos de sobrevivência, tornando-se desnecessária a redentora proliferação celular.

Senão vejamos:

A prolina é aminoácido polar, isto é, hidrófobo, portanto estruturador da água intracelular. A vitamina C na sua forma ácida aumenta a quantidade de *clusters* da água citoplasmática. Magnésio, cálcio, selênio, manganês e cobre, como cátions bivalentes, também possuem a habilidade de aumentar as pontes de hidrogênio intracelular, sendo considerados fortes estruturadores da água intracelular. Os polifenóis também são considerados fortes geradores de *clusters* de moléculas de água, portanto fortes estruturadores (Chaplin,1999 e *site*; Wiggins, 1971, 1972, 1990a, b, c, 1996, 1999, 2001).

Os aminoácidos arginina e lisina são considerados desestruturadores fracos, entretanto, a arginina aumenta a geração de óxido nítrico (NO), provoca vasodilatação e aumenta a oferta da mistura nutricional para a massa tumoral. A lisina é um estabilizador clássico das fibras colágenas intersticiais.

Para Roomi, a mistura nutricional provoca inibição da atividade das matriz-metaloproteinases 2 e 9 (MMPs 2 e 9 ou gelatinases A e B), o que fortalece a matriz extracelular do colágeno, dificultando a invasão celular neoplásica e o desgarramento dessas células, isto é, dificulta a invasão e as metástases. Não explica como a mistura nutricional diminui a proliferação celular nem o mecanismo íntimo de ação do processo.

Roomi já havia mostrado que o efeito da combinação de ácido ascórbico, lisina, prolina e epigalocatequina galato (EGCG) aumentava a atividade anti-invasiva da EGCG. Nessas condições, 20mcg/ml de EGCG passa a ter um efeito de 50mcg/ml, quando combinado com os 3 elementos citados (Roomi, 2004).

Os estudos de Roomi foram executados *in vivo* e *in vitro*

In vivo – camundongos sem timo pesando 21g e que consumiram em média durante o estudo 20mg da mistura por dia. O grupo controle recebia apenas a dieta regular sem a suplementação da mistura nutricional.

In vitro – onde foram empregados vários tipos de linhagens de células tumorais humanas e submetidas a quantidades crescentes da mistura estruturadora.

Estudo de toxicidade da mistura estruturadora da água intracelular:

Roomi, em 2003, estudou em ratos (250-300g) a toxicidade da mistura de nutrientes (30, 90 ou 150mg por dia durante 7 dias) e não verificou efeitos adversos na histologia do coração, fígado e rins, assim como não notou elevação de vários tipos de enzimas, indicando que a mistura é segura. Quanto aos níveis de lipídios no sangue, ele observou significante diminuição da concentração de triglicérides e do colesterol total quando comparada com o grupo controle (Roomi, 2007).

Esse fato pode ser explicado pela melhor estruturação da água citoplasmática, o que aumenta a eficácia metabólica das células hepáticas do animal intacto (Felippe JJr).

Câncer de pulmão (células A549 do carcinoma pulmonar humano)

In vivo – os tumores dos camundongos suplementados foram 50% menores do que os observados nos animais não suplementados. A histologia de ambos os grupos foi semelhante, exceto que no grupo suplementado com a mistura nutricional havia 20% de necrose da massa tumoral e a reação inflamatória consistia principalmente de macrófagos.

In vitro – a mistura nutricional na dose de 500mcg/ml não mostrou efeito significativo sobre o crescimento do carcinoma pulmonar. Entretanto, a dose de 1.000mcg/ml inibiu o crescimento tumoral em 80% em relação ao controle e também se observou aumento da apoptose.

O efeito da mistura sobre a invasividade tumoral também foi dose-dependente: inibição de 64% com 100mcg/ml, atingindo os 100% de inibição na concentração de 500mcg/ml. A inibição das matriz-metaloproteinases (MMPs) atingiu os 100% com a dose de 500mcg/ml (Roomi, 2007).

Salientamos que as matriz-metaloproteinases estão envolvidas no crescimento tumoral, neoangiogênese, invasão e metástases e que tumores altamente metastáticos como o carcinoma pulmonar secretam maiores quantidades de MMPs que tumores pobremente metastáticos. A diminuição da atividade da MMP-2 (gelatinase A) e MMP-9 (gelatinase B) bloqueia a invasividade local e o desgarramento para locais distantes das células neoplásicas – metástases.

Ao cessar a proliferação celular predomina o estado fisiológico normal, que é o de inibição das metaloproteinases.

Câncer de próstata (linhagem humana do câncer de próstata dos tipos: sensível ao androgênio – LNCaP – e não sensível ao androgênio – DU145, PC-3)

In vitro – a mistura nutricional não possui efeito na dose de 50mcg/ml, entretanto na dose de 500mcg/ml apresenta significante efeito antiproliferativo. A proliferação da linhagem LNCaP é inibida em 80% com 100mcg/ml. A proliferação da linhagem DU145 é inibida em 47% com 1.000mcg/ml. A inibição das MMP-2 e MMP-9 pela mistura é dose-dependente nas linhagens PC-3 e DU145. Na linhagem LNCaP, não se detectou a presença de MMPs.

A invasão das células DU145 e LNCaP, por meio do Matrigel®, foi completamente inibida com 500mcg/ml e a invasão das células PC-3 com 1.000mcg/ml (Roomi-Ivanov, 2004).

Câncer de mama (carcinógeno: N-metil-N-nitroso-ureia)

In vivo – de 10 ratas controles, nove desenvolveram pelo menos um tumor, após o carcinógeno intraperitoneal, sendo 19 o total de tumores nesse grupo. Em contraste, 5 ratas do grupo com a mistura nutricional estavam isentas de tumor, sendo 6 o total de tumores nesse grupo. O tamanho tumoral (comprimento × largura × 0,5) foi reduzido em 60,5%, regredindo de 18,3cm^2 no grupo controle para 7,2cm^2 no grupo tratado. O peso do tumor reduziu de 4,34g no controle para 0,97g no grupo suplementado, isto é, diminuição de 78%.

Os tumores desenvolvidos no grupo controle foram todos adenocarcinomas predominantemente ductais, semelhante ao que ocorre na mulher. Em contraste, no grupo suplementado foram todos incrivelmente de fibroadenomas, isto é, tumores benignos.

As ratas controles desenvolveram 30% de ulceração tumoral, enquanto nas ratas suplementadas a ulceração foi de apenas 10% (Roomi-Roomi, 2004).

Câncer de pâncreas (células do câncer de pâncreas humano linhagem MIA PaCa-2)

In vitro – a mistura nutricional não inibiu a proliferação celular na dose de 10mcg/ml, entretanto dessa concentração em diante mostrou efeito antiproliferativo dose-dependente com o máximo de inibição de 38% na dose de 1.000mcg/ml. A atividade da MMP-9, única metaloproteinase alterada, não suportou a dose de apenas 100mcg/ml e foi totalmente inativada nessa baixa concentração. A invasividade foi inibida em 66%, 66%, 87% e 100%, respectivamente, com as doses de 10, 50, 100 e 500mcg/ml. Não se observaram efeitos tóxicos (Roomi, 2005).

Câncer de bexiga urinária (células T-24 do câncer de bexiga humano)

A mistura nutricional inibiu totalmente a secreção de MMP-2 na dose de 500mcg/ml e de MMP-9 na dose de apenas 100mcg/ml. A invasão foi inibida de modo dose-dependente, atingindo 95% aos 500mcg/ml e 100% aos 1.000mcg/ml (Roomi, 2006).

Câncer de cérebro: glioma (células gliais humanas da linhagem A-172)

In vitro – a MMP-2, única metaloproteinase existente na cultura, foi inibida de modo dose-dependente, atingindo inibição total com 500mcg/ml da mistura.

A invasão tumoral foi completamente inibida no Matrigel®, com 1.000mcg/ml. Somente na dose de 1.000mcg/ml a mistura nutricional afetou a proliferação do glioma: 50% de redução (Roomi, 2007).

Câncer de testículo (células NT 2/DT do câncer testicular humano)

A mistura nutricional não mostrou efeito significante na proliferação celular, entretanto inibiu totalmente a MMP-2 e a MMP-9 na dose de 100mcg/ml. A invasão tumoral em Matrigel® foi reduzida em 84% na dose de 50mcg/ml. Não houve efeitos tóxicos (Roomi, 2007).

Mesotelioma (linhagem MM de células MSTO-211 H, humanas)

O mesotelioma é um tumor altamente agressivo de difícil tratamento e associado aos asbestos. As matrizmetaloproteinases produzidas pelas células tumorais desempenham papel-chave na invasão tumoral e nas metástases, sendo importante a inibição dessas enzimas no tratamento clínico.

A MMP-2 e a MMP-9 foram inibidas de modo dose-dependente e a total inibição foi encontrada na concentração de 500mcg/ml. A invasão em Matrigel® foi inibida em 27%, 36% e 100%, respectivamente, com concentrações de 50, 100 e 500mcg/ml. Não houve toxicidade (Roomi, 2006).

Melanoma (células A2058 do melanoma humano)

In vivo – implantaram-se células do melanoma humano no camundongo sem timo.

A suplementação com a mistura nutricional diminuiu fortemente a proliferação tumoral em 57%, sem provocar efeitos tóxicos. Os estudos histológicos mostraram inibição da MMP-9, do VEGF (fator de crescimento do endotélio vascular) e do índice mitótico.

In vitro – a inibição da proliferação celular foi de 64% com 500mcg/ml e a inibição da invasão celular no Matrigel® foi de 95% com apenas 100mcg/ml da mistura (Roomi-Ivanov, 2006).

Em outro estudo, investigou-se o efeito da mistura nutricional sobre as metástases pulmonares provocadas pela injeção de células B16F0 no camundongo fêmea tipo C57BL/6. A mistura estruturadora foi administrada com a dieta, correspondendo a 0,5% da ração, ou por via intraperitoneal ou intravenosa. As metástases foram computadas 2 semanas após a injeção tumoral.

A colonização pulmonar foi reduzida em 63% nos animais suplementados por via oral, em 86% por via intraperitoneal e em 100% por via intravenosa (Roomi-Roomi, 2006).

Fibrossarcoma (células HT-1080 do fibrossarcoma humano)

In vivo – a proliferação celular foi estudada no camundongo atímico e observou-se, com o emprego da mistura nutricional, diminuição significante da proliferação celular neoplásica, da secreção da MMP-9 e do VEGF. A invasão celular no Matrigel® foi inibida 100% na concentração de 100mcg/ml (Roomi, 2006).

Considerações finais

Utilizando sempre o mesmo tipo de estratégia, mistura de substâncias estruturadoras da água intracelular, Roomi conseguiu os mesmos efeitos terapêuticos em tumores de vários órgãos, de vários tipos histológicos e abrangendo os três folhetos fundamentais: endoderma, mesoderma e ectoderma, isto é, carcinomas e sarcomas.

Esses fatos revelam, mais uma vez, que os tumores "malignos" têm uma base etiopatogênica comum. Não podemos dizer que o câncer é uma gama enorme de doenças, câncer é uma entidade somente. São células normais que chegando a um "estresse de quase morte" começam a se dividir para sobreviverem.

É o organismo do paciente que necessita de tratamento e não o tumor visível. Não é extirpando com a cirurgia, aniquilando com a quimioterapia ou radioterapia que controlaremos células em sofrimento, células que tão somente querem sobreviver.

Os ataques ferozes da terapêutica convencional, se não conseguirem matar todas as células, assim chamadas de malignas, conseguirão tão somente selecionar um grupo de células com mecanismos de sobrevivência ainda mais aguçados. E as células vão continuar a proliferação e o "câncer" receberá um belo nome oncológico: câncer com resistência a múltiplas drogas. O famoso câncer MDR.

A medicina é repleta de nomes e carente de conceitos fundamentais bioquímicos, fisiológicos, moleculares e atômicos.

Lembrar que nos experimentos *in vivo* foram implantadas células tumorais já em pleno desenvolvimento, com toda potencialidade de multiplicação e mesmo assim observou-se redução significante da proliferação mitótica com a estruturação citoplasmática.

Conclusão

A mistura nutricional composta de substâncias estruturadoras da água intracelular interfere nos mecanismos íntimos de sobrevivência celular, transforma a caótica água desestruturada (alta densidade, ativa e fluida) em água estruturada (baixa densidade, inativa e viscosa), o que retira as células da condição de "estresse de quase morte" e as impelem para um estado metabólico com alto grau de ordem-informação do seu estado termodinâmico, o que permite às mitocôndrias assumir o controle bioenergético celular.

As células param de se reproduzir, param de fabricar ou ativar as MMPs, param de fabricar VEGF, param a geração de NF-kappaB e de STAT-3 e voltam ao convívio social, morrendo naturalmente por apoptose, como acontece com suas vizinhas não transformadas.

Voltam a reinar a baixa entropia e o alto grau de ordem-informação, volta a existir o equilíbrio: matéria-informação-energia. Volta a existir a vida tal qual nós a conhecemos.

MEDICINA BIOMOLECULAR é aquela que cuida do corpo humano com todo respeito bioquímico e fisiológico. É aquela que cuida da MATÉRIA – INFORMAÇÃO – ENERGIA. **JFJ**

Na arte de curar, deixar de aprender é omitir socorro. Retardar tratamentos esperando maiores evidências científicas é ser cientista e não médico. **JFJ**

Referências

1. Chaplin MF. A proposal for structuring of water. Biophys Chem. 83:211-21;1999.
2. Chaplin M. Livro eletrônico com 1400 referências: Water – Structure – Science. http.//lsci.sc.uk.
3. Cho HC, Singh S, Robinson GW. Understanding all of water's anomalies with a non-local potential. J Chem Phys. 107:7979-88;1997.
4. Dauer DJ, Ferraro B, Soung L, et al. STAT-3 regulates genes common to both wound healing and cancer. Oncogene. 24(21):3397-408;2005.
5. Felippe JJr. Câncer e inibidores da SAP/MAPK (JNK/MAPK, ERK/MAPK, p38/MAPK): resveratrol, tangeritina e ligustilide. Revista Eletrônica da Associação Brasileira de Medicina Biomolecular. www.biomolecular.com.br. Biblioteca de Câncer. Tema do mês de abril de 2008.

6. Felippe JJr. Câncer e inibidores do STAT-3: curcumina, partenolide e resveratrol. Revista Eletrônica da Associação Brasileira de Medicina Biomolecular. www.medicinabiomolecular.com.br. Biblioteca de Câncer. Tema do mês de outubro de 2007.
7. Felippe JJr. Em busca do mecanismo de ação único para o tratamento das doenças: energia livre-ATP. Um ensaio teórico com evidências experimentais. Revista Eletrônica da Associação Brasileira de Medicina Biomolecular. www.medicinabiomolecular.com.br. Biblioteca de Câncer. Janeiro. Tema do mês de maio de 2003.
8. Felippe JJr. Água: vida-saúde-doença-envelhecimento-câncer: Revista Eletrônica da Associação Brasileira de Medicina Biomolecular. www.medicina biomolecular.com. br. Tema do mês de fevereiro de 2008.
9. Felippe JJr. Fluidez da membrana: possivelmente o ponto mais fraco das células malignas. Revista Eletrônica da Associação Brasileira de Medicina Biomolecular. www.medicinabiomolecular.com.br. Tema do mês de maio de 2004.
10. Felippe JJr. Tratamento do câncer com medidas e drogas que inibem o fator nuclear NF-kappaB. Revista Eletrônica da Associação Brasileira de Medicina Biomolecular. www.medicinabiomolecular.com.br. Tema do mês de fevereiro de 2004.
11. Felippe JJr. Câncer: população rebelde de células esperando por compaixão e reabilitação. Revista Eletrônica da Associação Brasileira de Medicina Biomolecular. www.medicinabiomolecular.com.br. Biblioteca de Câncer. Tema da semana de 16/05/05.
12. Lo SY, Li WC, Huang SH. Water clusters in life. Medical Hypotheses. 54(6):948-53;2000.
13. Robinson GW, Cho CH. Role of hydration water in protein unfolding. Biophys J. 77:3311-8;1999.
14. Roomi MW, Ivanov V, Kalinovsky T, et al. Inhibition of malignant mesothelioma cell matrix metalloproteinase production and invasion by a novel nutrient mixture. Exp Lung Res. 32(3-4): 69-79;2006.
15. Roomi MW, Ivanov V, Kalinovsky T, et al. Anti-tumor effect of ascorbic acid, lysine, proline, arginine, and epigallocatechin gallate on prostate cancer cell lines PC-3, LNCaP, and DU145. Res Commun Mol Pathol Pharmacol. 115-116:251-64;2004.
16. Roomi MW, Ivanov V, Kalinovsky T, et al. Antitumor effect of ascorbic acid, lysine, proline, arginine, and green tea extract on bladder cancer. Int J Urol. 13(4):415-9;2006.
17. Roomi MW, Ivanov V, Kalinovsky T, et al. Antitumor effect of a combination of lysine, proline, arginine, ascorbic acid, and green tea extract on pancreatic cancer cell line MIA PaCa-2. Int J Gastrointest Cancer. 35(2):97-102;2005.
18. Roomi MW, Ivanov V, Kalinovsky T, et al. In vivo and vitro antitumor effects of ascorbic acid, lysine, proline, arginine, and green tea extract on human fibrosarcoma cells HT-1080. Med Oncol. 23(1):105-11;2006.
19. Roomi MW, Ivanov V, Kalinovsky T, et al. Inhibition of glioma cell line A-172 MMP activity and cell invasion in vitro by a nutrient mixture. Med Oncol. 24(2):231-8;2007.
20. Roomi MW, Ivanov V, Kalinovsky T, et al. Inhibitory effects of a nutrient mixture on human testicular cancer cell line NT2/DT matrigel invasion and MMP activity. Med Oncol. 24(2):183-8;2007.
21. Roomi MW, Ivanov V, Netke SP, et al. Serum markers of the liver, heart, and kidney and lipid profile and histopathology in ODS rats treated with nutrient synergy. J Am Coll Nutr. 22:477, abstract 86;2003.
22. Roomi MW, Ivanov V, Niedzwiecki A, Rath M. Synergistic antitumor effect of ascorbic acid, lysine, proline, and epigallocatechin gallate on human fibrosarcoma cells HT-1080. Ann Cancer Res Ther. 12:148-57;2004.
23. Roomi MW, Roomi N, Ivanov V, et al. Inhibition of pulmonary metastasis of melanoma b16fo cells in C57BL/6 mice by a nutrient mixture consisting of ascorbic acid, lysine, proline, arginine, and green tea extract. Exp Lung Res. 32(10):517-30;2006.
24. Roomi MW, Roomi N, Ivanov V, et al. In vivo and in vitro antitumor effect of ascorbic acid, lysine, proline and green tea extract on human melanoma cell line A2058. In Vivo. 20:25-32;2006.
25. Roomi MW, Roomi NW, Ivanov V, et al. Modulation of N-methyl-N-nitrosourea induced mammary tumors in Sprague-Dawley rats by combination of lysine, proline, arginine, ascorbic acid and green tea extract. Breast Cancer Res. 7:R291-5;2005.
26. Roomi MW, Ivanov V, Kalinovsky T, et al. In vivo and in vitro antitumor effect of a unique nutrient mixture on lung cancer cell line A-549. Exp Lung Res. 32(9):441-53;2006.
27. Vedamuthu M, Singh S, Robinson GW. Properties of liquid water: origin of the density anomalies. J Phys Chem. 9:2222-30;1994.
28. Wiggins PM. Role of water in some biological processes. Microbiol Rev. 54:432-49;1990a.
29. Wiggins PM. High and low density intracellular water. Cell Mol Biol. 47(5):735-44;2001.
30. Wiggins PM. Intracellular pH and the structure of cell water. J Theor Biol. 37:363-71;1972.
31. Wiggins PM, Rowlandson J, Ferguson AB. Preservation of murine embryos in a state of dormancy at 4ºC. Am J Physiol. 276(2 pt 1):C291-9;1999.
32. Wiggins PM. Water structure as a determinant of ion distribution in living tissue. J Theor Biol. 32:131-46; 1971.
33. Wiggins PM, van Ryan RT. Changes in ionic selectivity with changes in density of water. Biophys J. 58:585-96;1990b.
34. Wiggins PM. High and low density water and resting, active and transformed cells. Cell Biol Inm. 20:429-35;1996.
35. Wiggins PM. Role of water in some biological processes. Microbiol Rev. 54:432-49;1990c.

CAPÍTULO 11

Desvendando os segredos do câncer. Osmolalidade

A hiperosmolalidade intersticial retira água osmoticamente ativa da célula neoplásica, aumenta a concentração intracelular de osmólitos cosmotropos, fortalece as pontes de hidrogênio do citoplasma e provoca diminuição da proliferação mitótica com aumento da diferenciação celular das células doentes que chamam de câncer, as quais caminham placidamente para a vida e depois para apoptose

José de Felippe Junior

Verdadeiro Médico coloca 100% de esforço em pacientes com apenas 1% de chance de cura. **JFJ**

Na arte de curar, deixar de aprender é omitir socorro e retardar tratamentos esperando maior evidência científica é ser Cientista e não Médico. **JFJ**

Em primeiro lugar sempre a Medicina Convencional. **JFJ**

Se a Medicina Convencional não proporcionou os efeitos desejados, temos o direito e o dever como Médicos de utilizar todos os recursos disponíveis no momento. **JFJ**

Nunca devemos trocar uma Medicina pela Outra, porém, temos o dever de utilizar as estratégias mais modernas disponíveis na literatura médica de bom nível ou as estratégias antigas e esquecidas, mas eficazes. **JFJ**

Na verdade, a Medicina é uma somente. **Vários autores**

É do Médico a responsabilidade do paciente.
Convenção de Helsinque

As enfermidades são muito antigas e nada a respeito delas mudou. Somos nós que mudamos ao aprender a reconhecer nelas o que antes não percebíamos. **Charcot**

A verdadeira causa das doenças e a MEDICINA ainda não fizeram as pazes. É porque a MEDICINA ainda é muito jovem. E o que dizer dos tratamentos. **JFJ**

De acordo com a hipótese de Felippe Jr para carcinogênese:

A inflamação crônica persistente evolui em meio hipotônico devido ao edema intersticial em torno das células do sítio inflamatório, o que provoca leve "inchaço celular" e consequente diminuição dos osmólitos cosmotropos citoplasmáticos, os quais, na presença continuada do fator causal, vagarosamente provocam a mudança da água B estruturada em água A desestruturada, a qual gradativamente diminui o grau de ordem-informação do sistema termodinâmico celular que, ao atingir o ponto máximo suportável de entropia, provoca na célula um "estado de quase morte". Nesse ponto de baixa concentração de osmólitos, predomínio de água desestruturada e alta entropia celular, as células se transformam e lutam para se manterem vivas e o único modo de sobreviver é por meio da proliferação celular. Elas colocam em ação mecanismos milenares de sobrevivência, justamente aqueles que mantiveram as células normais vivas no Planeta durante a Evolução. Dessa forma, ocorre ativação de fatores e vias de sinalização (NF-kappaB, STAT3 proteína quinase B etc.), alcalinização citoplasmática, predomínio do ciclo de Embden-Meyerhof etc., os quais promovem a proliferação celular neoplásica, a diminuição da apoptose, a formação de novos vasos e o impedimento da diferenciação celular. O predomínio da água A no intracelular incrementa o aumento da hidratação e do volume celular provocado pela hipotonicidade do meio inflamatório. As medidas que transformam a água desestruturada em estruturada, tais como a hiperosmolalidade peritumoral, o aumento dos osmólitos cosmotropos intracelulares e as estratégias que aumentam a fosforilação oxidativa mitocondrial restauram a fisiologia e a bioenergética celular e as células neoplásicas param a multiplicação, diferenciam-se em células normais e caminham para a vida, cumprem seu papel e depois para o processo fisiológico contínuo de morte celular programada. Agora é necessário afastar a causa (Felippe, 2004 e 2008).

Sabemos que 80% dos seres vivos do Planeta vivem nos oceanos e que 97% da água do Planeta pertence ao oceano, cuja osmolalidade atual gira em torno de 1.000mOsm/kg de H_2O. A osmolalidade intersticial dos mamíferos é de 300mOsm/kg de H_2O, isto é, semelhante ao oceano primordial, época que éramos seres unicelulares. Dessa forma, mantivemos a mesma osmolalidade do oceano daquele tempo remoto, o oceano primordial (Ferraris,1999, 2001; Dmitrieva, 2006).

No período quando a osmolalidade do oceano primordial era de 300mOsm/kg de H_2O demos um grande passo na Evolução: saímos do meio aquoso para viver em meio totalmente diverso, o meio seco, não aquoso. Na evolução da espécie humana, durante a transição dos organismos primitivos do meio aquoso para o terrestre, sobreviveram os organismos que sofreram mutações que proporcionaram um mecanismo vital contra a dessecação celular, sem a qual os organismos não sobreviveriam em ambiente seco. A proteção contra a dessecação foi proporcionada por fatores que permitiram o acúmulo citoplasmático de osmólitos orgânicos especiais ditos cosmotropos, os quais proporcionam estruturação da água intracelular, com pontes de hidrogênio que mantêm a água na intimidade da estrutura das proteínas, macromoléculas, membrana celular, membrana citoplasmática, DNA e RNA. Os osmólitos orgânicos mantêm em equilíbrio dinâmico a hidratação e o volume celulares.

Durante a evolução no oceano, as células adquiriram mecanismos potentes de sobrevivência, sendo o mais primitivo deles a proliferação celular mitótica que utiliza o ciclo mais antigo de produção de ATP, o ciclo de Embden-Meyerhof. No grande passo da Evolução, os organismos levaram consigo essa habilidade, isto é, tal mecanismo de defesa ficou marcado firmemente no genoma de todas as células do organismo e funcionam até hoje, para manter a sobrevivência dos mais diferentes tipos de linhagens celulares. Quando determinada linhagem de célula é submetida a uma agressão contínua, ela pode chegar a um ponto máximo de sofrimento que chamamos de "estado de quase-morte". Nesse ponto as células param a diferenciação, descartam a pesada máquina mitocondrial de produção de energia e desencadeiam os antigos mecanismos de sobrevivência iniciando a proliferação mitótica redentora da vida: neoplasia.

No grande passo da Evolução, os mecanismos cruciais de sobrevivência contra a dessecação celular também ficaram firmemente marcados em todas as linhagens de células do corpo e será nesses mecanismos que vamos basear uma de nossas estratégias de controle das células neoplásicas: 1. Utilizando soluções hiperosmolares para retirar o excesso de água tipo A desestruturada do citoplasma neoplásico. 2. Oferecendo ao ambiente neoplásico osmólitos orgânicos cosmotropos (Felippe, 2007 e 2008).

Vamos rever os mecanismos colocados em ação pelas células normais e neoplásicas quando submetidas a um meio hipertônico, porque essa é a estratégia que podemos utilizar para retirar água desestruturada osmoticamente ativa das células neoplásicas, com a finalidade de afastá-las do "estado de quase-morte" provocado pela persistente inflamação crônica subclínica.

O estado de hidratação celular é dinâmico e se altera em minutos sob a influência da hipo ou hiperosmolalidade, de hormônios, nutrientes e estresse oxidativo. Isso acontece em praticamente todos os tipos de células e o volume celular volta quase ao seu normal devido à atividade de potentes mecanismos de regulação do volume celular.

Pequenas flutuações da hidratação celular, isto é, do volume celular, funcionam como potentes agentes de ativação de fatores e sinais para o metabolismo celular e a expressão gênica, porque faz parte de mecanismos primordiais do tempo do grande passo evolutivo de transição oceano-terra.

A membrana celular possui alta permeabilidade à água desestruturada tipo A pobre em pontes de hidrogênio e, desse modo, as células funcionam como verdadeiros osmometros, "inchando" quando colocadas em meio hipotônico e "encolhendo" quando colocadas em meio hipertônico.

Por definição, ocorre hipertonicidade ou hiperosmolalidade quando um soluto acrescentado ao meio provoca efluxo osmótico de água da célula, reduzindo seu volume. Isso requer um gradiente de atividade do soluto por meio da membrana celular, que deve ser permeável à água e impermeável ao soluto. A água que se movimenta é a água osmoticamente ativa ou a água tipo A desestruturada, pois a água B estruturada está na intimidade das biomoléculas formando pontes de hidrogênio estruturais.

As células com alto conteúdo de água osmoticamente ativa, como as células transformadas e as neoplásicas, apresentam rápido efluxo de água do citoplasma para o interstício, quando colocadas em meio hipertônico. Elas diminuem de volume e a concentração dos componentes intracelulares se eleva. Cessa o aumento relativo da água desestruturada tipo A e começa a predominar a água ligada às proteínas, macromoléculas, DNA, RNA, membrana celular e membrana mitocondrial, que é a água estruturada tipo B, osmoticamente inativa.

O aumento concomitante das pontes de hidrogênio diminui a entropia, aumenta o grau de ordem-informação do sistema termodinâmico celular e retira as células neoplásicas do "estado de quase morte". Dessa forma, as células neoplásicas caminham para diferenciação celular, com todos os deveres e obrigações das células normais: viver em ambiente não hostil e com o passar do tempo ter uma morte tranquila, sem dor e sem inflamação por apoptose.

Cloreto de sódio hipertônico

O NaCl é o principal determinante da tonicidade do fluido extracelular e, embora a membrana seja permeável ao Na^+, a bomba Na^+-K^+-ATPase transporta contínua e ativamente o Na^+ para fora das células, o que mantém o volume celular em equilíbrio.

Na verdade, Ling provou a inesistência dessa bomba, entretanto, vamos manter o raciocínio antiquado de interpretação dos processos, apenas porque ele é didático. Foram 3,8 bilhões de Evolução: a maior concentração de Na^+ fora das células é por baixa afinidade das proteínas da periferia do protoplasma ao Na^+ e magnífico, sem gasto de energia.

A bomba Na^+-K^+-ATPase não aumenta a atividade nas condições de hiperosmolalidade porque ela já trabalha no seu limite máximo, mesmo nas condições de iso-osmolalidade (Wehner, 2002).

As células quase universalmente respondem ao estresse da hiperosmolalidade acumulando osmólitos orgânicos compatíveis, o que permite manter o volume celular em equilíbrio (Burg, 1995). A regulação do volume celular por meio dos osmólitos orgânicos é fenômeno biológico universal, porque através dele foi dado um dos grandes passos da Evolução. a passagem da vida do meio aquoso para o terrestre: a passagem do úmido para o seco.

A revisão de Burg e Ferraris de 2007 mostra cerca de 200 componentes celulares que se alteram com a hiperosmolalidade intersticial.

Os efeitos imediatos (de 0 a 1 hora) do aumento da osmolalidade intersticial são:

1. Diminuição do volume celular.
2. Aumento da força iônica intracelular.
3. Diminuição da transcrição e da translação.
4. Aumento de lesões do DNA.
5. Aparecimento de estresse oxidativo com oxidação proteica e de outros elementos.
6. Parada do ciclo celular proliferativo.

No processo de adaptação que dura de 0 a 20 horas acontece:

1. Acúmulo de osmólitos orgânicos no citoplasma.
2. Começa a restauração do volume celular.
3. Inicia o aumento da expressão de genes selecionados de proteção e de sobrevivência.
4. Continuam as lesões do DNA.
5. Continua o aumento de radicais livres com oxidação proteica e de outos elementos.
6. Continua a parada do ciclo celular proliferativo.

Na fase de adaptação acontece:

1. Volume celular volta ao normal.
2. Força iônica volta ao normal.
3. Ocorre a restauração plena da transcrição e da translação.
4. As lesões do DNA permanecem por um tempo.
5. Continua o estresse oxidativo por algum tempo.
6. O ciclo celular proliferativo se normaliza.

Ciclo celular

A elevação aguda do NaCl ou ureia produz rápida parada do ciclo celular proliferativo. As células em fase G1 do ciclo celular não seguem em frente e não replicam o DNA. Aquelas em fase S param de replicar seu DNA e as em fase G2 não se dividem (Michea, 2000).

A parada do ciclo celular permite que as células se adaptem à alta osmolalidade acumulando osmólitos orgânicos no citoplasma e aumentando a expressão das *heat shock* proteínas, que juntas contrabalanceiam a alta osmolalidade do interstício. Se não houver essa adaptação protetora as células morrem.

Apoptose

A morte celular acontece quando a osmolalidade excede determinado ponto. Aqui, as células exibem as clássicas características de apoptose (Bortner, 1996; Galvez, 2001; Michea, 2000; Santos, 1998). O DNA se condensa e aparecem corpúsculos apoptóticos, ele se fragmenta e a fosfatidilserina é exposta na superfície celular. A causa da apoptose acontece pelos dois mecanismos conhecidos, via mitocondrial (intrínseca) e via receptores da morte (extrínseca) (Jin, 2005).

DNA e RNA

A elevação aguda da osmolalidade de 300 para 500-600mOsm/kg de H_2O com a adição de NaCl em células mIMCD3 (células da medula renal) provoca lesão do DNA (Kultz, 2001; Dmitrieva, 2003) acompanhada por parada do ciclo celular. Entretanto, nesse período de parada do ciclo celular, não há reparação do DNA (Dmitrieva, 2005). Apesar da presença dessas lesões, as células adaptadas proliferam rapidamente e não apresentam apoptose (Capasso, 2001; Santos, 2003; Dmitrieva, 2004). Com o tempo, o DNA é parcialmente reparado. Tudo isso acontecendo nas células da medula renal, células que estão acostumadas a sobreviver em meio hipertônico.

O aumento do NaCl inibe a síntese de DNA, de RNA e de proteínas, por afetar a transcrição e a translação. Nas células HeLa do carcinoma cervical humano, a hipertonicidade rápida e reversivelmente inibe a síntese de RNA (Robbins, 1970).

Despolarização mitocondrial

Nas células mIMCD3, o aumento da osmolalidade para 700mOsmol/kg de H_2O com NaCl provoca despolarização mitocondrial com liberação de NADH, mas não de citocromo c, e não ocorrem alterações estruturais na mitocôndria. O aumento da osmolalidade para somente 500mOsmol/kg de H_2O nada provoca (Michea, 2002).

Nas células Vero (células epiteliais de rim de macaco africano), o aumento do NaCl provoca rápida despolarização mitocondrial mesmo com níveis inferiores de osmolalidade (Copp, 2005).

Radicais livres

Outro aspecto da hiperosmolalidade pela elevação do NaCl ou da ureia é o aumento da geração de radicais livres, com a produção de franco estresse oxidativo (Zou, 2001; Zhang, 1999 e 2004; Yang, 2005; Zhou, 2005). A hipertonicidade por aumento de NaCl eleva a produção de radicais livres de oxigênio mitocondriais que contribuem para a ativação do TonEBP/OREBP (Zhou, 2006). Nos tecidos em hipóxia, onde predomina a glicólise anaeróbia, como na medula renal e no câncer, espera-se que o estresse oxidativo seja menor.

Citoesqueleto

A hiperosmolalidade induz polimerização da F-actina e remodelação do citoesqueleto de actina (Di Ciano, 2002; Bustamente, 2003; Yamamoto, 2006). A hipertonicidade induz a ativação de um conjunto de sinais nos membros da família MAP quinase (MEKK3, MKK3 e p38). A p38 contribui para a ativação do fator de transcrição osmoprotetor, TonEBP/OREBP (Uhlik, 2003). Dessa forma, o citoesqueleto é um dos intermediários da célula que contribui para a osmoproteção.

Resumindo, a hipertonicidade provocada pelo aumentro do NaCl intersticial eleva as espécies reativas de oxigênio, provoca reajustes do citoesqueleto, inibe a replicação e a transcrição do DNA, inibe a translação, despolariza a membrana mitocondrial e lesa DNA e proteínas. As células se acomodam acumulando osmólitos orgânicos e aumentando a produção de *heat shock* proteínas. A falência em acomodar-se provoca a morte celular por apoptose (Burg, 2007).

Osmolitos orgânicos se acumulam no citoplasma em resposta à hiperosmolalidade intersticial

As células respondem à redução volumétrica osmótica colocando em ação mecanismos de RVI (*regulatory volume increase*), nas quais são ativados transportadores que promovem o rápido influxo de íons inorgânicos que aumentam o influxo de água restauradora do volume celular. Os mecanismos de RVI restauram o volume celular quase ao normal em minutos, entretanto, a concentração de íons no citoplasma aumenta consideravelmente, isto é, a força iônica fica muito alta. Esse não é um estado muito saudável, porque a força iônica perturba as macromoléculas citoplasmáticas (Yancey, 1982).

Continuando o processo, em horas começa a aumentar os osmólitos orgânicos no intracelular, o que reduz gradualmente a força iônica aos seus valores do estado normotônico enquanto mantém o volume celular normal. Os osmólitos orgânicos, dependendo do tipo, estabilizam as proteínas citoplasmáticas (Yancey, 1982; Street, 2006).

Na medula renal, no fígado e em outros tecidos, os osmólitos orgânicos que estabilizam as estruturas celulares são sorbitol, trimetilglicina (betaína), inositol, taurina e glicerofosfocolina (Bagnasco, 1986; Nakanishi, 1991). Todas essas substâncias aumentam a água tipo B estruturada no intracelular e, portanto, são consideradas solutos ou osmólitos cosmotropos (estruturadores). A taurina, em algumas situações, pode funcionar como osmólito caotropo (desestruturador).

Sorbitol

A hipertonicidade aumenta a atividade da aldose redutase, que eleva a síntese intracelular de sorbitol a partir da glicose. Posteriormente, o sorbitol se transforma em frutose pela ação da sorbitol desidrogenase. O responsável pelo aumento da transcrição da aldose redutase é o fator TonEBP/OREBP.

Betaína (trimetilglicina)

A hipertonicidade aumenta o número de transportadores que carregam a betaína do interstício para dentro das células. Não ocorre aumento da síntese. A concentração de betaína passa de níveis micromolares para milimolares pela ação do transportador betaína/GABA (BGT1) acoplado ao Na⁺ e Cl⁻. O fator de transcrição responsável pelo aumento do BGT1 também é o fator TonEBP/OREBP.

Inositol

A hipertonicidade aumenta os transportadores que carregam o inositol para o intracelular. Na ausência de inositol no interstício acontece a falha desse mecanismo de proteção. O transportador do inositol é o SMIT (*sodium myo-inositol transporter*) que aumenta pela ação do fator de transcrição TonEBP/OREBP.

Taurina

A hipertonicidade aumenta tanto a síntese como o transporte para dentro das células da medula renal. A taurina é sintetizada a partir da cisteína por meio de uma cadeia de enzimas, sendo a primeira a cisteína dioxigenase. O transportador chama-se TauT.

Glicerofosfocolina (GPC)

A hipertonicidade aumenta a atividade da NTE (*neuropathy target esterase*), uma fosfolipase B que catalisa a produção de GPC a partir da fosfatidilcolina.

Resumindo: a diminuição do volume celular, por meio: 1. da alteração do citoesqueleto; 2. das lesões do DNA; e 3. do aumento da geração de radicais livres de oxigênio **ativam o fator de transcrição TonEBP/OREBP**, o qual:

a) Aumenta a expressão da aldose redutase, que eleva a síntese de sorbitol.
b) Aumenta a expressão da SMIT, que eleva o transporte de inositol.
c) Aumenta a expressão do BGT1, que eleva o transporte de trimetilglicina.
d) Aumenta a expressão do NTE, que eleva a síntese de GPC.
e) Aumenta a expressão do TauT, que eleva o transporte de taurina.
f) Aumenta a expressão das *heath shock proteins*.

A hipertonicidade aumenta a ativação do fator de transcrição nuclear TonEBP/OREBP

TonEBP/OREBP, também chamado de NFAT5, é membro da família Rel de ativadores transcricionais, como são os fatores nucleares kappaB (NF-kappaB) e os das células T ativadas (NFATs).

TonE *tonicity-responsive enhancer* e ORE: *osmotic response element* estão contidos no gene que codifica o TonEBP/OREBP. BP significa *binding protein*.

TonEBP/OREBP é o responsável pela transativação de vários genes responsáveis pelo acúmulo intracelular de osmólitos orgânicos dependentes da tonicidade do meio intersticial: sorbitol, betaína, inositol, taurina e glicerofosfatidilcolina. É o responsável também por ativar genes osmoprotetores como as HSP70 (*heat shock proteins*), AQP2 (aquaporin-2), UT-A1 (*vasopresin-activated urea transporters*) etc. (Ferraris, 1994, 1999 e 2002; Ko, 1997; Rim, 1997; Ito, 2004; Nakayama, 2000; Woo, 2002; Hasler, 2005).

As HSP70 são proteínas *chaperones*, isto é, "protetoras", em nosso caso osmoprotetoras, contra os aumentos de NaCl e ureia, enquanto as aquaporinas-2 aumentam a permeabilidade da membrana celular à água. A UT-A1 recicla a ureia, sendo importante apenas nas células da medula renal.

Células neoplásicas

Nas células do carcinoma cervical humano, a hipertonicidade aumenta a expressão do RNA mensageiro do TonEBP/OREBP (Ko, 2000). O aumento é passageiro e o pico acontece em algumas horas.

Em células do carcinoma hepático Hep G2, a hipertonicidade provocada pelo NaCl transloca o TonBp/OREBP para o núcleo e desencadeia suas funções osmoprotetoras (Zheng, 2005).

Tudo isso ocorre em outras linhagens de células cancerosas porque é fenômeno universal de resposta à hipertonicidade intersticial que foi adquirida no grande passo da Evolução há bilhões de anos.

Regulação do fator de transcrição nuclear TonEBP/OREBP

A regulação da atividade transcricional do TonEBP/OREBP é complexa. Em 30 minutos de hipertonicidade, o TonEBP/OREBP se torna fosforilado e se transloca para o núcleo (Dahl, 2001; Ko, 2000; Michea, 2000). Algumas horas mais tarde aumentam o RNA mensageiro do TonEBP/OREBP e sua respectiva proteína.

Várias proteínas quinases contribuem para o aumento da atividade do TonEBP/OREBP induzida pela hipertonicidade: p38 MAPK (Ko, 2002; Sheikh-Hamad, 1998), Fyn (Ko, 2002), ataxia-telangiectasia-*mutated kinase* – ATM (Irarrazabal, 2004), cAMP-dependente quinase A (PKAc) (Ferraris, 2002) etc., e nenhuma delas é suficiente sozinha para provocar plena ativação do TonEBP/OREBP.

p38 MAPK – o aumento do NaCl intersticial rapidamente ativa o p38 MAPK tipo alfa por fosforilação. A hipertonicidade ativa essa MAPK (*mitogen-activated* *protein kinase*), a qual ativa o TonEBP/OREBP (Zhou, 2008). A inibição da p38 MAPK por agentes químicos reduz a ativação da TonEBP/OREBP induzida pela hipertonicidade (Sheikh-Hamad, 1998; Nadkarni, 1999; Ko, 2002). Lembrar que o resveratrol, a tangeritina e o ligustilide inibem o p38 MAPK e, portanto, não devemos empregá-los quando usamos a estratégia hiperosmolar no tratamento do câncer (Felippe, 2006).

cAMP-dependente quinase – o aumento de NaCl intersticial ativa essa quinase, a qual ativa o TonEBP/OREBP.

ATM – o aumento do NaCl intersticial ativa a ATM, a qual ativa o TonEBP/OREBP. A ATM aumenta a fosforilação do p53 em resposta às lesões do DNA (Banin, 1998).

Devemos lembrar de que a ouabaína, assim como todos os inibidores da Na^+-K^+-ATPase atenuam a produção de radical superóxido induzida pelo aumento de NaCl e inibem a atividade transcripcional do TonEBP/OREBP.

STAT3 e regulação osmótica

STAT ou *signal-transducer-and-activator-of-transcription* ou transdutores de sinal e ativadores da transcrição compreendem uma família de seis fatores envolvidos na transdução de sinais e na transcrição de fatores que desempenham importantes funções nas células normais do nosso organismo, tais como resposta imune, diferenciação celular, inflamação, proliferação, regeneração e apoptose. Alguns componentes da família STAT também interferem na carcinogênese. Eles foram descobertos em 1993 por James Darnell (Shuai, 1993).

A principal proteína da família, o STAT3, possui papel relevante na carcinogênese e foi descoberta em 1994 por Darnell e Akira trabalhando em laboratórios diferentes (Zhong e Darnell, 1994; Akira, 1994). Essa proteína encontra-se no citoplasma em forma inativa e, como a maioria das proteínas envolvidas na gênese do câncer, é ativada por fosforilação. Uma vez ativa, ela desencadeia a proliferação celular se houver energia proveniente da glicólise anaeróbia e impedimento da fosforilação oxidativa.

O STAT3 não funciona sozinho na sinalização da carcinogênese, ele se comunica com vários outros fatores de transcrição, como PPAR-gama, betacatequina, NF-kappaB, fator induzido pela hipóxia-1-alfa (HIF-1), c-myc, c-fos, c-jun, receptores dos glicocorticoides e de estrógenos (Felippe, 2006).

A hiperosmolalidade acelera a degradação do STAT3 em células H4IIE do hepatoma de rato e dificulta a carcinogênese, enquanto a hipo-osmolalidade estabiliza o STAT3 e facilita a proliferação mitótica (Lornejad-Schafer, 2005).

A curcumina, o partenolide e o resveratrol, substâncias "sintetizadas" pela Natureza, inibem o STAT3 e dificultam a carcinogênese (Felippe, 2006).

Hipo-osmolalidade

Em meio hipotônico, quando a célula "incha", abre-se um canal de ânions que permite o efluxo de solutos. Esses canais volume-sensíveis são conhecidos como VSOAC (*volume-sensitive organic osmolyte/anion channel*) e encontrados no sistema nervoso central, tanto em células tumorais como em astrócitos e células gliais normais das substâncias branca e cinzenta, assim como em outros tecidos do organismo (Jackson, 1997).

Enquanto a hiperosmolalidade provoca parada da proliferação celular, a hipo-osmolalidade promove efeitos opostos. Em células do hepatoma humano HepG2 colocadas em meio hipo-osmolar (160mOsm/l), ocorre aumento da proliferação celular mitótica, explicada pelo aumento da ativação da proteína quinase B via AP-1 (*activator protein-1*) (Kim, 2001).

Nas células do hepatoma de rato H4IIE, a hipo-osmolalidade induz aumento sustentado da atividade do NF-kappaB, fator de transcrição nuclear que aumenta a proliferação celular, enquanto a hiperosmolalidade possui poucos efeitos sobre o NF-kappaB (Michalke, 2000). Nesse mesmo tipo de células, a hipo-osmolalidade estabiliza o STAT3 e facilita a proliferação mitótica (Lornejad-Schafer, 2005).

De acordo com nossa hipótese da carcinogênese, a hipo-osmolalidade diminui os osmólitos citoplasmáticos e aumenta a concentração de água tipo A desestruturada no intracelular, o que promove o aumento da entropia, maior sofrimento das células, ativa vias e fatores de sobrevivência celular entre eles, o NF-kappaB, o STAT3 e a proteína quinase B, desencadeando o aumento da proliferação celular mitótica (Felippe, 2008).

Tratamentos das neoplasias aumentando a água estruturada tipo B em relação à água desestruturada tipo A

A capacidade de manter os osmólitos citoplasmáticos em certa concentração ideal permitiu a passagem da vida do meio aquoso para o terrestre, o que se constitui em um dos mecanismos mais importantes que mantém a vida da célula. Podemos considerá-lo o "tendão de Aquiles" de sobrevivência de qualquer tipo de célula.

A estratégia de diminuir a quantidade de água tipo A desestruturada e aumentar a água tipo B estruturada das células neoplásicas, interferindo nos osmólitos, atinge o alvo, atinge o ponto fundamental e inicial do processo carcinogênico e inibe a proliferação celular, promove a apoptose, diminui a formação de novos vasos e aumenta a diferenciação celular. Essa estratégia atinge a fase inicial do processo de sofrimento persistente e a ponta esquerda do processo carcinogênico (Felippe, 2008).

A hiperosmolalidade intersticial retira água tipo A desestruturada do citoplasma e diminui a proliferação celular neoplásica

O primeiro estudo que encontramos na literatura sobre os efeitos de um ambiente hiperosmolar em cultura de células neoplásicas foi o de Laboisse em 1988. Esse autor tratou células do câncer de cólon humano, HT29, com substância não tóxica e não absorvível, o polietilenoglicol (PEG), em concentração hiperoncótica. Em 3 semanas de tratamento notou na cultura o aparecimento de células em franco estado de diferenciação. Quando submetidas à subcultura, essas células produziram duas linhagens diferentes de células, uma enterocítica e outra secretora de muco, ambas de caráter benigno.

De acordo com nossa hipótese da carcinogênese, o PEG aumenta a pressão osmótica do interstício tumoral de modo dose-dependente e retira a água do intracelular. A água retirada é a água do tipo A, desestruturada, que é a osmoticamente ativa, e assim aumenta a concentração relativa da água tipo B, estruturada normalizadora da função bioenergética e da entropia, e as células se diferenciam.

Laboisse cita o artigo de Steinberg e Defendi de 1982 onde o PEG restaurou as funções de diferenciação em um sistema de ceratinócitos SV40 transformados.

Em cultura de células normais 3T3 e as correspondentes SV40-3T3 transformadas por vírus de símios, observou-se que estas últimas são mais sensíveis em diminuir sua resposta proliferativa quando expostas a uma osmolalidade de 500mOsm/kg de H_2O. A hiperosmolalidade quase não interferiu com a resposta das células normais (Silvotti, 1991).

De acordo com nossa hipótese da carcinogênese, as células transformadas são mais sensíveis ao aumento da osmolalidade e diminuem seu índice de proliferação porque contêm maior quantidade de água osmoticamente ativa do tipo A, que é aquela retirada da célula.

A diminuição da água desestruturada do citoplasma restaura parcialmente a função fisiológica celular diminuindo a proliferação celular. Se a restauração da função fisiológica fosse total, a célula sairia do "estado de quase morte" e a proliferação seria totalmente abolida, isto é, não seria mais necessária. O mesmo acontece com as células neoplásicas que possuem alta concentração de água desestruturada, osmoticamente ativa, que apresentam efeitos marcantes quando submetidas à hiperosmolalidade, enquanto as células normais, sendo ricas em água estruturada, osmoticamente inativa, não apresentam tanto efeitos (Felippe, 2008).

Corpet, em 1991, também mostrou que a hiperosmolalidade diminui a proliferação celular maligna quando verificou que o polietilenoglicol (PEG) inibiu de forma rápida e consistente a carcinogênese de cólon de ratos e camundongos submetidos a vários tipos de carcinógenos. Quando ratos bebem água com 5% de PEG e são injetados com o carcinógeno azoximetano, eles diminuem em 10 vezes o desenvolvimento de tumores de cólon em relação aos ratos controle, sem PEG. A administração de PEG durante 16 dias reduz em 5 vezes o volume tumoral.

Ratos injetados com azoximetano foram randomizados e colocados no grupo controle ou nos vários grupos laxantes. Foram empregados vários tipos de laxantes, entre eles o PEG 8000. No grupo que ingeriu PEG, houve redução de 9 vezes no número de criptas aberrantes e dobrou a quantidade de células em apoptose por cripta. Outros laxantes usados (psyllium, manitol, sorbitol, lactulose, propilenoglicol, hidróxido de magnésio, fosfato de sódio, óleo de parafina, polivinilpirrolidona, poliacrilato de sódio, carboximetilcelulose, goma de karaya, bisacodil, docusato, policarbofil de cálcio) não apresentaram o efeito de eliminar as células modificadas das lesões pré-cancerosas (Tache, 2006).

O PEG é considerado forte inibidor do câncer de cólon em ratos, por suprimir as criptas aberrantes, entretanto uma substância PEG-*like*, o plurônico F68, reduz em 98,6% o número de criptas aberrantes, sendo 5 vezes mais potente que o PEG, no mesmo modelo experimental (Parnaud-Corpet, 2001). Ambos provocam hiperosmolalidade no interstício neoplásico.

O PEG, em várias concentrações durante 2 a 5 dias, foi estudado em 4 linhagens de câncer de cólon humano: dois adenocarcinomas pobremente diferenciados (HT29 e COLO205), uma linhagem fetal (FHC) e uma linhagem diferenciada (pós-*confluent* Caco-2). O PEG marcantemente e de maneira dose-dependente inibiu a proliferação celular das linhagens mais agressivas, HT29 e COLO205, com parada do ciclo celular na fase G0/G1 (Parnaud-Tache, 2001). As outras linhagens, fetal e diferenciada, não foram afetadas e não poderiam, pois suas células são ricas em água estruturada.

Parnaud aumentou a osmolalidade do meio com NaCl ou sorbitol e observou os mesmos efeitos que o

PEG, isto é, diminuição da proliferação celular com aumento de acido láctico no meio de cultura (efeito *wash-out*) (Parnaud-Tache, 2001).

Para Dorval et al., o PEG na dieta é um extraordinário quimiopreventivo na carcinogênese do câncer colorretal humano. Foram estudados pacientes com história de câncer colorretal na família, com pólipos no intestino grosso, constipação, sintomas digestivos e que não estavam ingerindo anti-inflamatórios. Eram 607 mulheres e 498 homens com idade média de 58,3 anos. Encontraram-se 329 pacientes com adenomas, 23 com carcinomas e 813 não apresentavam tumores à colonoscopia. A maioria dos pacientes que estava tomando PEG 4000 não apresentou tumores. A análise univariada mostrou que os pacientes que estavam ingerindo PEG 4000 apresentaram risco de câncer 50% menor, quando comparado com outros laxantes, sugerindo que esse polímero atóxico e não absorvível possui grande valor na prevenção da carcinogênese colorretal (Dorval, 2006).

Esses trabalhos corroboram nossa hipótese da carcinogênese porque mostram que o efeito sobre as células cancerosas se faz pelo aumento de um parâmetro físico, a osmolalidade, independentemente de qual seja a química do soluto.

O que está acontecendo na intimidade citoplasmática é o aumento da água estruturada das células mais doentes, células neoplásicas ou transformadas, células que estão em profundo sofrimento, com entropia positiva e baixo grau de ordem-informação da termodinâmica celular.

De fato, a retirada da água tipo A desestruturada do citoplasma permite que a célula adquira suas características iniciais normais, o que restabelece a entropia negativa, aumenta o grau de ordem-informação, o metabolismo passa para fosforilação oxidativa e não mais é necessária a proliferação celular. Na evolução ocorre diferenciação celular e as células "malignas" percorrem a via normal de vida com todos os direitos e obrigações de viver em ambiente não hostil, viver, viver, viver e depois caminhar para a morte sem alarde, sem dor, sem inflamação, por apoptose fisiológica (Felippe, 2008).

Tratamento do câncer humano com solução hiperosmolar alcalina e osmólitos cosmotropos orgânicos

Vamos descrever três casos clínicos de câncer onde empregamos solução hiperosmolar de cloreto de sódio com carga osmolar de 1Osm em 1 hora de infusão por via intravenosa.

1. Paciente do sexo feminino, 67 anos de idade, com diagnóstico de adenocarcinoma moderadamente diferenciado recidivado de cólon ascendente com 3cm no seu maior eixo. Há 2,5 anos, foi submetido à ressecção de 40cm de intestino devido ao mesmo tipo de tumor. A paciente negou o tratamento convencional que seria nova ressecção intestinal. Após 6 meses de tratamento com carga osmolar de 1.000 miliosmois por aplicação e a ingestão de água estruturada com solutos cosmotropos, uma nova colonoscopia não mais revelou o tumor de cólon ascendente e a biópsia local mostrou somente infiltrado linfocitário. A paciente continua evoluindo sem queixas e com seu intestino intacto.

2. Paciente do sexo feminino, 63 anos de idade, história de febre a esclarecer há 3 meses. Foi tratada com antibióticos durante 45 dias por suspeita de endocardite bacteriana, porém a febre persistiu. Foram extraídos todos os dentes do maxilar superior e mandíbula, porém a febre persistiu. Após 1 comprimido de naproxeno de 250mg a febre cedeu. A ressonância nuclear magnética mostrou espessamento do peritônio e aumento de vários linfonodos, principalmente pélvicos. A laparotomia com biópsia confirmou a carcinomatose peritoneal por mesotelioma. A paciente estava em mau estado geral, com extrema exaustão, sensação de peso no corpo com grande fraqueza, quase não podendo andar, com edema generalizado, derrame pleural, ascite, instabilidade da pressão arterial, anorexia e caquexia intensa. Nessas condições, foi considerada pelo oncologista de um hospital universitário em estado terminal, tendo alta hospitalar com analgésicos e cuidados gerais.

Iniciamos a administração de osmólitos cosmotropos orgânicos e solução hiperosmolar ao lado de radiofrequência localizada no abdome. Logo nas primeiras semanas, a paciente apresentou sensível melhora do estado geral e não mais necessitou de analgésicos. Após infusões por via intravenosa e intraperitoneal alternadas de cloreto de sódio a 5,85% e a ingestão de meio litro ao dia de água estruturada com solutos cosmotropos, a paciente recuperou totalmente o apetite, começou a engordar 1/2kg a cada 15 dias e assumiu os deveres domésticos. Nos últimos 6 meses de evolução mantém o quadro estável com olhar brilhante, aumento do apetite e do peso e em ótimo estado geral. Nova ressonância mostrou peritônio não espessado e pequena diminuição dos linfonodos abdominais quando comparada com o exame 6 meses antes, sendo compatível com ausência da carcinomatose peritoneal. Viveu com qualidade de vida por seis anos e meio.

3. Paciente do sexo feminino, 53 anos de idade. Em 2000, apresentou pólipo na fossa nasal cujo diagnóstico foi adenocarcinoma cístico pouco diferenciado com áreas de células tipo condrocarcinoma, sendo submetida a cirurgia ampla e braquiterapia. Em 2002, houve

recidiva local do tumor e nova cirurgia. Na evolução necessitou de mais 14 cirurgias, uma delas enucleação do globo ocular direito, 2 radiocirurgias e vários ciclos de quimioterapia, incluindo sessões seletivas no seio cavernoso, entretanto, o tumor de caráter muito agressivo continuou crescendo. Em janeiro de 2008, a RNM dos seios da face mostrou 3 nódulos: 0,5-1,2-2,3mm. Em junho de 2008, iniciamos o tratamento com infusões intravenosas de solução hipertônica de cloreto de sódio a 5,85% e a ingestão de água estruturada com osmólitos cosmotropos orgânicos. Após 6 meses, a RNM não mostrou nódulos, entretanto, a biópsia mostrou que ainda permanecia um nicho de células do adenocarcinoma no seio nasal.

O médico italiano Tullio Simoncini relata a evolução benéfica e até o desaparecimento por mais de 5 anos de vários tipos de câncer em pacientes submetidos à hiperosmolalidade. O autor utilizou o bicarbonato de sódio a 5% por via intravenosa, oral, intraperitoneal e intratecal.

Em seu *site*: http://www.curenaturalicancro.com, o oncologista italiano, com o emprego do bicarbonato de sódio hipertônico, mostra como evoluiu vários tipos de câncer, dos mais variados locais: colorretal, próstata, mama, carcinoma terminal de cérvix de útero, carcinomatose peritoneal de adenocarcinoma de endométrio, linfoma não Hodgkin, metástase cerebral de melanoma difuso, melanoma de olho, sarcoma de Ewing, câncer de pulmão, câncer de bexiga, metástases hepáticas de colangiocarcinoma, carcinoma hepático, carcinoma hepático com metástase pulmonar etc.

Alguns casos clínicos do Dr. Tullio Simoncini nas suas palavras:

Caso 1: paciente com diagnóstico de neoplasia pulmonar iniciou tratamento com bicarbonato, antes de se submeter à cirurgia para a remoção de parte do pulmão. O bicarbonato hipertônico foi administrado por via oral, aerossol e intravenosa. Após a primeira aplicação já se notou evidente redução dos nódulos e após 8 meses eles não eram mais visíveis. O tratamento também reduziu o tamanho das metástases de fígado, resultados confirmados por tomografia computadorizada e radiografia.

Caso 2: criança com 9 anos de idade foi hospitalizada e diagnosticado sarcoma de Ewing do úmero direito. Apesar de vários ciclos de quimioterapia, foi necessário remover o úmero. Três massas tumorais continuaram a crescer apesar dos esforços para parar a progressão. Iniciou-se o tratamento com bicarbonato de sódio hipertônico por cateter em artéria subclávia direita (500ml a 5%) para administrar a solução diretamente nas massas tumorais. Das 3 massas vistas na tomografia de 7 de maio de 2001, cujas dimensões eram de 6,5cm, 4,4cm e 2,4cm, somente 1 delas persistiu com 1,5cm e de aparência de cicatriz residual, como mostrado na tomografia de 10 de setembro de 2001.

Caso 3: paciente com 62 anos de idade submeteu-se à cirurgia de adenocarcinoma endometrial em dezembro de 1998, seguida de ciclos sucessivos de radioterapia e terapêutica anti-hormonal. Após o espessamento do peritônio e o crescimento de vários linfonodos devidos à carcinomatose, a paciente piorou do estado geral, apresentou edema generalizado, meteorismo abdominal, evacuações irregulares e instabilidade da pressão arterial. O tratamento com bicarbonato de sódio a 5% administrado alternadamente por cateter endoperitoneal e via intravenosa provocou rápida melhora nas condições de saúde. Uma tomografia final confirmou a regressão da carcinomatose peritoneal e a estabilização do tamanho dos linfonodos quando comparados com o ano anterior.

Caso 4: paciente com 40 anos de idade foi submetida à mastectomia radical esquerda por carcinoma de mama há 7 meses. Depois de 3 meses de quimioterapia apresentou metástases pulmonar e hepática difusas, metástases ósseas particularmente na quinta e sexta vértebras lombares, com invasão e compressão do canal medular, o que causava dor extrema e não responsiva a qualquer tratamento. Todas as drogas supressoras da dor, incluindo morfina, foram totalmente ineficazes e a paciente estava muito prostrada e incapaz de dormir. Iniciou-se o bicarbonato de sódio em injeções lombares. Ao administrar 50ml de bicarbonato de sódio a 5% lentamente via punção lombar, a paciente diz ao Dr. Simoncini que somente conseguiu dormir 2 horas na última semana. Após essa primeira aplicação a paciente conseguiu dormir a noite inteira. Após mais duas injeções lombares no mês seguinte, a dor desapareceu completamente. As imagens de ressonância magnética antes e após o tratamento foram, de acordo com o radiologista chefe, surpreendentes.

Cabe fazermos uma observação. Os resultados obtidos pelo médico italiano devem-se à hiperosmolalidade e não à alcalinização. De fato, se houvesse alcalinização do citoplasma, as células neoplásicas aumentariam a velocidade de proliferação, por ativação das enzimas glicolíticas, ao lado de outros fatores que veremos oportunamente. Dessa forma, o que realmente funcionou foi a hiperosmolalidade peritumoral.

Conclusão

A hiperosmolalidade do meio intersticial reverte o "estado de quase morte" presente nas células neoplásicas.

O aumento da concentração de água estruturada no intracelular reverte a alta entropia e o baixo grau de ordem-informação, normalizando a bioenergética celular e permitindo a diferenciação celular das células doentes, células em profundo sofrimento que ousam chamar de câncer, em células normais (Felippe, 2003, 2004, 2005 e 2006).

Mesmo as células em sofrimento de "quase morte", células cancerosas que colocaram em ação todas as vias e fatores de sobrevivência e estão proliferando para continuarem vivas, são suscetíveis de responder ao mecanismo primordial que permitiu a passagem dos organismos do meio aquoso para o terrestre: aumento dos osmólitos orgânicos citoplasmáticos quando submetidas ao estresse também primordial – a HIPEROSMOLALIDADE.

No intuito, mais uma vez, de promoverem a sobrevivência, as células em um derradeiro esforço conseguem aumentar a concentração intracelular de osmólitos orgânicos. É nesse ponto, no parâmetro mais vulnerável de todas as células, que conseguimos reverter essa doença que chamam de uma palavra estigmatizada e feia, câncer. Sabemos sim que são células carne da nossa própria carne, células doentes tentando sobreviver heroicamente utilizando todos os recursos que permitiram as células normais sobreviverem durante a Evolução da nossa espécie.

A todos os cientistas de bancada que estudam profundamente a intimidade das células, que trabalham com afinco nos laboratórios de pesquisa e descobrem um pedacinho de cada vez do quebra-cabeça da VIDA; aos médicos corajosos que ousam usar de tudo para cuidar de doentes graves desenganados pela ciência convencional; todo o louvor, respeito e reconhecimento de nós simples médicos de consultório que sofremos junto com a família ao lado de pacientes desejosos de viver.

The majority believes that everything hard to comprehend must be very profound.
This is incorrect. What is hard to understand is what is immature, unclear and often false.
The highest wisdom is simple and passes through the brain directly to the heart. **Viktor Schauberger**

O verdadeiro médico é como o verdadeiro capitão de navio que traz a carga sã e salva e não reclama do quão difícil foi trazê-la. **JFJ**

Referências

1. Akira S, Nishio Y, Inoue M. Molecular cloning of APRF, a novel IFN-stimulated gene factor 3 p91-related transcription factor involved in the gp130-mediated signaling pathway. Cell. 77:63-71;1994.
2. Bagnasco S, Balaban R, Fales HM, et al. Predominant osmotically active organic solutes in rat and rabbit renal medullas. J Biol Chem. 261:5872-7;1986.
3. Banin S, Moyal L, Shieh S, et al. Enhanced phosphorylation of p53 by ATM in response to DNA damage. Science. 281:1674-7;1998.
4. Bortner CD, Cidlowski JA. Absence of volume regulatory mechanisms contributes to the rapid activation of apoptosis in thymocytes. Am J Physiol Cell Physiol. 271: C950-61;1996.
5. Burg MB. Molecular basis of osmotic regulation. Am J Physiol. 268(6 Pt2):F983-96;1995.
6. Burg MB, Ferraris JD, Dmitrieva NI. Cellular responses to hyperosmotic stresses. Physiol Rev. 87(4):1441-74;2007.
7. Bustamante M, Roger F, Bochaton-Piallat ML, et al. Regulatory volume increase is associated with p38 kinase-dependent actin cytoskeleton remodeling in rat kidney MTAL. Am J Physiol Renal Physiol. 285: F336-47;2003.
8. Capasso JM, Rivard CJ, Berl T. Long-term adaptation of renal cells to hypertonicity: role of MAP kinases and Na-K-ATPase. Am J Physiol Renal Physiol. 280: F768-76;2001.
9. Copp J, Wiley S, Ward MW, van der Geer P. Hypertonic shock inhibits growth factor receptor signaling, induces caspase-3 activation, causes reversible fragmentation of the mitochondrial network. Am J Physiol Cell Physiol. 288:C403-15;2005.
10. Corpet DE, Parnaud G, Delverdier M, et al. Consistent and fast inhibition of colon carcinogenesis by polyethylene glycol in mice and rats given various carcinogens. Cancer Res. 60:3160-4; 2000.
11. Dahl SC, Handler JS, Kwon HM. Hypertonicity-induced phosphorylation and nuclear localization of the transcription factor TonEBP. Am J Physiol Cell Physiol. 280:C248-53;2001.
12. Di Ciano C, Nie Z, Szaszi K, et al. Osmotic stress-induced remodeling of the cortical cytoskeleton. Am J Physiol Cell Physiol. 283: C850-65;2002.
13. Dmitrieva NI, Bulavin DV, Burg MB. High NaCl causes Mre11 to leave the nucleus, disrupting DNA damage signaling and repair. Am J Physiol Renal Physiol. 285: F266-74;2003.
14. Dmitrieva NI, Bulavin DV, Fornace AJ Jr, Burg MB. Rapid activation of G2/M checkpoint after hypertonic stress in renal inner medullary epithelial (IME) cells is protective and requires p38 kinase. Proc Natl Acad Sci U S A. 99:184-9;2002.
15. Dmitrieva NI, Cai Q, Burg MB. Cells adapted to high NaCl have many DNA breaks and impaired DNA repair both in cell culture and in vivo. Proc Natl Acad Sci U S A. 101:2317-22;2004.
16. Dmitrieva NI, Ferraris JD, Norenburg JL, Burg MB. The saltiness of the sea breaks DNA in marine invertebrates: posible implications for animal evolution. Cell Cycle. 5(12):1320-3;2006.
17. Dorval E, Jankowksi JM, Barbieux JP, et al. Polyethylene glycol and prevalence of colorectal adenomas. Gastroenterol Clin Biol. 30(10):1196-9;2006.
18. Felippe JJr. Em busca do mecanismo de ação único para o tratamento das doenças: energia livre – ATP. Um ensaio teórico com evidências experimentais. Revista Eletrônica da Associação Brasileira de Medicina Biomolecular. Tema do mês de maio de 2003.
19. Felippe JJr. Tratamento do câncer com medidas e drogas que inibem o fator nuclear NF-kappaB. Revista Eletrônica da Associação Brasileira de Medicina Biomolecular. Tema do mês de fevereiro de 2004.
20. Felippe JJr. Fluidez da Membrana: possivelmente o ponto mais fraco das células malignas. Revista Eletrônica da Associação Brasileira de Medicina Biomolecular. Tema do mês de maio de 2004.
21. Felippe JJr. Câncer: população rebelde de células esperando por compaixão e reabilitação. Revista Eletrônica da Associação Brasileira de Medicina Biomolecular. Biblioteca de Câncer. Tema da semana de 16/05/05.

22. Felippe JJr. Câncer e inibidores do STAT3: curcumina, partenolide e resveratrol. Revista Eletrônica da Associação Brasileira de Medicina Biomolecular. Biblioteca de Câncer. Tema da semana de 01/05/06.
23. Felippe JJr. Câncer e inibidores da SAP/MAPK (JNK/MAPK, ERK/MAPK, p38/MAPK): resveratrol, tangeritina e ligustilide. Revista Eletrônica da Associação Brasileira de Medicina Biomolecular. Biblioteca de Câncer. Tema do mês de abril de 2006.
24. Felippe JJr. Inflamação crônica subclínica – peste bubônica do século XXI – mecanismo intermediário da maioria das moléstias que afligem a humanidade. Revista Eletrônica da Associação Brasileira de Medicina Biomolecular. Biblioteca de Câncer. Tema da semana de junho de 2006.
25. Felippe JJr. Epigalocatequina-galato, ácido ascórbico, prolina, magnésio, cálcio, selênio, cobre e manganês são fortes estruturadores da água intracelular e provocam a inibição da proliferação, da invasividade e das metástases do câncer de pulmão, próstata, mama, pâncreas, bexiga, cérebro, testículo, mesotelioma, melanoma e fibrossarcoma. Revista Eletrônica da Associação Brasileira de Medicina Revista Eletrônica da Associação Brasileira de Medicina Biomolecular. Junho de 2007.
26. Felippe JJr. Água: vida-saúde-doença-envelhecimento-câncer: Revista Eletrônica da Associação Brasileira de Medicina Biomolecular. Tema do mês de fevereiro de 2008.
27. Felippe JJr. Câncer e tiossulfato de sódio: diminuição da proliferação celular do carcinoma epidermoide humano com um forte estruturador de clusters da água intracelular. Revista Eletrônica da Associação Brasileira de Medicina Biomolecular. 22/03/2008.
28. Felippe JJr. Desvendando os segredos do câncer. Revista Eletrônica da Associação Brasileira de Medicina Biomolecular. Tema do mês de maio de 2008.
29. Ferraris JD, Williams CK, Martin BM, et al. Cloning, genomic organization, osmotic response of the aldose reductase gene. Proc Natl Acad Sci U S A. 91:10742-6;1994.
30. Ferraris JD, Williams CK, Ohtaka A, Garcia-Perez A. Functional consensus for mammalian osmotic response elements. Am J Physiol Cell Physiol. 276:C667-73;1999.
31. Ferraris JD, Williams CK, Persaud P, et al. Activity of the TonEBP/OREBP transactivation domain varies directly with extracellular NaCl concentration. Proc Natl Acad Sci U S A. 99:739-44;2002.
32. Ferraris JD, Persaud P, Williams CK, et al. cAMP-independent role of PKA in tonicity-induced transactivation of tonicity-responsive enhancer/osmotic response element-binding protein. Proc Natl Acad Sci U S A. 99:16800-5;2002.
33. Galvez A, Morales MP, Eltit JM, et al. A rapid and strong apoptotic process is triggered by hyperosmotic stress in cultured rat cardiac myocytes. Cell Tissue Res. 304:279-85;2001.
34. Hasler U, Vinciguerra M, Vandewalle A, et al. Dual effects of hypertonicity on aquaporin-2 expression in cultured renal collecting duct principal cells. J Am Soc Nephrol. 16:1571-82;2005.
35. Ito T, Fujio Y, Hirata M, et al. Expression of taurine transporter is regulated through the TonE (tonicity-responsive element)/TonEBP (TonE-binding protein) pathway and contributes to cytoprotection in HepG2 cells. Biochem J. 382:177-82;2004.
36. Irarrazabal CE, Liu JC, Burg MB, Ferraris JD. ATM, a DNA damage-inducible kinase, contributes to activation by high NaCl of the transcription factor TonEBP/OREBP. Proc Natl Acad Sci U S A 101:8809-14;2004.
37. Jackson PS, Madsen JR. Identification of the volume-sensitive organic osmolyte/anion channel in human glial cells. Pediatr Neurosurg. 27(6):286-91;1997.
38. Jin Z, El-Deiry WS. Overview of cell death signaling pathways. Cancer Biol Ther. 4:139-63;2005.
39. Kim RG. Hypoosmotic stress stimulates growth in HepG2 cells via protein kinase B dependent activation of activator protein-1. J Gastrointest Surg. 5(5):546-55;2001.
40. Ko BC, Lam AK, Kapus A, et al. Fyn and p38 signaling are both required for maximal hypertonic activation of the OREBP/TonEBP. J Biol Chem. 277:46085-92;2002.
41. Ko BC, Turck CW, Lee KW, et al. Purification, identification, characterization of an osmotic response element binding protein. Biochem Biophys Res Commun. 270:52-61;2000.
42. Ko BCB, Ruepp B, Bohren KM, et al. Identification and characterization of multiple osmotic response sequences in the human aldose reductase gene. J Biol Chem. 272:16431-7;1997.
43. Kultz D, Chakravarty D. Hyperosmolality in the form of elevated NaCl but not urea causes DNA damage in murine kidney cells. Proc Natl Acad Sci U S A. 98:1999-2004;2001.
44. Laboisse CL, Maoret J-J, Triadou N, Augeron C. Restoration by polyethylene glycol of characteristics of intestinal differentiation in subpopulations of human colonic adenocarcinoma cell line HT29. Cancer Res. 48:2498-504;1988.
45. Lornejad- Schafer M. Osmotic regulation of STAT3 stability in H4IIE rat hepatoma. FEBBS Lett. 579(25):5791-7;2005.
46. Michalke M, Cariers A, Schliess F, Häussinger D. Hypoosmolarity influences the activity of transcription factor NF-kappaB in rat H4IIE hepatoma cells. FEBBS Lett. 7;465(1):64-8;2000.
47. Michea L, Combs C, Peters EM, et al. Mitochondrial dysfunction is an early event in high NaCl-induced apoptosis of mIMCD-3 cells. Am J Physiol Renal Physiol. 282:F981-90;2002.
48. Michea L, Ferguson DR, Peters EM, et al. Cell cycle delay and apoptosis are induced by high salt and urea in renal medullary cells. Am J Physiol Renal Physiol. 278: F209-18;2000.
49. Nadkarni V, Gabbay KH, Bohren KM, Sheikh-Hamad D. Osmotic response element enhancer activity. Regulation through p38 kinase and mitogen-activated extracellular signal-regulated kinase kinase. J Biol Chem. 274:20185-90;1999.
50. Nakanishi T, Uyama O, Sugita M. Osmotically regulated taurine content in rat renal inner medulla. Am J Physiol Renal Fluid Electrolyte Physiol. 261:F957-62;1991.
51. Nakayama Y, Peng T, Sands JM, Bagnasco SM. The TonE/TonEBP pathway mediates tonicity-responsive regulation of UT-A urea transporter expression. J Biol Chem. 275:38275-80;2000.
52. Parnaud G, Corpet DE, Gamet-Payrastre L. Cytostatic effect of polyethylene glycol on human colonic adenocarcinoma cells. Int J Cancer. 92(1):63-9;2001.
53. Parnaud G, Taché S, Peiffer G, Corpet DE. Pluronic F68 block polymer, a very potent suppressor of carcinogenesis in the colon of rats and mice. Br J Cancer. 84(1):90-3;2001.
54. Rim JS, Tanawattancharoen S, Takenaka M, et al. The canine sodium/myo-inositol cotransporter gene: structural organization and characterization of the promoter. Arch Biochem Biophys. 341:193-9;1997.
55. Robbins E, Pederson T, Klein P. Comparison of mitotic phenomena and effects induced by hypertonic solutions in HeLa cells. J Cell Biol. 44:400-16;1970.
56. Santos BC, Chevaile A, Hebert MJ, et al. A combination of NaCl and urea enhances survival of IMCD cells to hyperosmolality. Am J Physiol Renal Physiol. 274: F1167-73;1998.
57. Santos BC, Chevaile A, Kojima R, Gullans SR. Characterization of the Hsp110/SSE gene family response to hyperosmolality and other stresses. Am J Physiol Renal Physiol. 274:F1054-61;1998.

58. Santos BC, Pullman JM, Chevaile A, et al. Chronic hyperosmolarity mediates constitutive expression of molecular chaperones and resistance to injury. Am J Physiol Renal Physiol. 284: F564-74;2003.
59. Silvotti L, Petronini PG, Borghetti AF. Differential adaptative response to hyperosmolarity of 3T3 and transformed SV3T3 cells. Exp Cell Res. 193(2):253-61;1991.
60. Sheikh-Hamad D, Di Mari J, Suki WN, et al. p38 kinase activity is essential for osmotic induction of mRNAs for HSP70 and transporter for organic solute betaine in Madin-Darby canine kidney cells. J Biol Chem. 273:1832-7;1998.
61. Street TO, Bolen DW, Rose GD. A molecular mechanism for osmolyte-induced protein stability. Proc Natl Acad Sci U S A. 103:13997-4002;2006.
62. Shuai K, Stark GR, Kerr IM, Darnell J. A single phosphotyrosine residue of Stat91 required for gene activation by interferon-gamma. Science. 261:1744-6;1993.
63. Taché S, Parnaud G, Van Beek E, Corpet DE. Polyethylene glycol, unique among laxatives, suppresses aberrant crypt foci, by elimination of cells. Scand J Gastroenterol. 41(6):730-6;2006.
64. Uhlik MT, Abell AN, Johnson NL, et al. Rac-MEKK3-MKK3 scaffolding for p38 MAPK activation during hyperosmotic shock. Nat Cell Biol. 5:1104-110;2003.
65. Wehenr F, Lawonn P, Tinel H. Ionic mechanisms of regulatory volume increase (RVI) in the human hepatoma cell-line HepG2. Plugers Arch. 443(5-6):779-90;2002.
66. Woo SK, Lee SD, Na KY, et al. TonEBP/NFAT5 stimulates transcription of HSP70 in response to hypertonicity. Mol Cell Biol. 22:5753-60;2002.
67. Yamamoto M, Chen MZ, Wang YJ, et al. Hypertonic stress increases phosphatidylinositol 4,5 bisphosphate levels by activating PIP5KI-beta. J Biol Chem. 281(3):32630-8;2006.
68. Yancey PH, Clark ME, Hand SC, et al. Living with water stress: evolution of osmolyte systems. Science. 217:1214-22;1982.
69. Yang T, Zhang A, Honeggar M, et al. Hypertonic induction of COX-2 in collecting duct cells by reactive oxygen species of mitochondrial origin. J Biol Chem. 280:34966-73;2005.
70. Zhang Z, Dmitrieva NI, Park JH, et al. High urea and NaCl carbonylate proteins in renal cells in culture and in vivo, and high urea causes 8-oxoguanine lesions in their DNA. Proc Natl Acad Sci U S A. 101:9491-6;2004.
71. Zhang Z, Ferraris J, Irarrazabal CE, et al. Ataxia-telangiectasia mutated (ATM), a DNA damage-inducible kinase, contributes to high NaCl-induced nuclear localization of the transcription factor TonEBP/OREBP. Am J Physiol Renal Physiol. 289: F506-11;2005.
72. Zhang Z, Yang XY, Cohen DM. Urea-associated oxidative stress and Gadd153/CHOP induction. Am J Physiol Renal Physiol. 276: F786-93;1999.
73. Zhong Z, Wen Z, Darnell JE. Stat3: a STAT family member activated by tyrosine phosphorylation in response to epidermal growth factor and interleukin-6. Science. 264:95-8;1994.
74. Zhou X, Ferraris JD, Cai Q, et al. Increased reactive oxygen species contribute to high NaCl-induced activation of the osmoregulatory transcription factor TonEBP/OREBP. Am J Physiol Renal Physiol. 289:F377-85;2005.
75. Zhou X, Ferraris JD, Burg MB. Mithocondrial reactive oxygen species contribute to high NaCl induced activation of the transcription factor TonEBP/OREBP. Am J Physiol Renal Physiol. 290(5):F1169-76;2006.
76. Zhou X, Ferraris JD, Dmitrieva NI, et al. MKP-1 inhibits high NaCl induced activation of p38 but does not inhibit the activation of tonBP/OREBP: apposite roles of p38 delta. Proc Natl Acad Sci U S A. 105(14):5620-5;2008.
77. Zou AP, Li N, Cowley AW Jr. Production and actions of superoxide in the renal medulla. Hypertension. 37:547-53;2001.

CAPÍTULO 12

Desvendando os segredos do câncer: pH

A alcalinização citoplasmática propicia e a acidificação faz cessar a proliferação celular neoplásica. As duas faces de Judas

José de Felippe Junior

> *Em primeiro lugar a Medicina Convencional.* **JFJ**
>
> *Se a Medicina Convencional não proporcionou os efeitos desejados temos o direito e o dever como médicos de utilizar os recursos da Medicina Integrativa.* **JFJ**
>
> *Nunca devemos trocar uma Medicina pela Outra, porém temos o dever de complementá-la com as Estratégias mais modernas da literatura médica de bom nível disponível.* **JFJ**
>
> *Na verdade, a MEDICINA é uma só.* **Vários Autores**
>
> *É do médico a responsabilidade do paciente.* **Convenção de Helsinque**
>
> *As enfermidades são muito antigas e nada a respeito delas mudou. Somos nós que mudamos ao aprender a reconhecer nelas o que antes não percebíamos.* **Charcot**
>
> *A verdadeira causa das doenças e a MEDICINA ainda não fizeram as pazes. É porque a MEDICINA ainda é muito jovem. E o que dizer dos tratamentos.* **JFJ**
>
> *A célula cancerosa é a única alcalina no intracelular e ácida no intersticial.* **Vários pesquisadores**
>
> *A alcalinidade intracelular cancerosa provoca proliferação celular mitótica.* **Vários pesquisadores**

Os íons H^+ ou mais corretamente H_3O^+ são de importância fundamental na fisiologia e bioquímica da célula. Os íons H^+ possuem a propriedade de construir pontes de hidrogênio entre as moléculas de água produzindo o que chamamos de água estruturada ou água tipo B: baixa densidade, inativa osmoticamente e viscosa. É a água predominante no citoplasma das células quiescentes que não estão em regime de proliferação (Wiggins, 1972).

Pelo fato de funcionar como agente que estrutura a água, os íons H^+ são chamados de cosmotropos e, com-parando com outros agentes que constroem as pontes de hidrogênio, o H^+ é considerado um cosmotropo forte.

Nas células neoplásicas predomina a água de alta densidade, ativa osmoticamente e fluida, com escassas pontes de hidrogênio e que chamamos de água desestruturada ou água tipo A. Os íons hidroxila OH^- são agentes que destroem as pontes de hidrogênio e são chamados de íons caotropos, sendo considerados agentes desestruturadores ou caotropos fortes.

O citoplasma de todas as células contém dois tipos de água: tipos A e B. Nas células normais predomina a água tipo B, e nas células neoplásicas, a água tipo A. No citoplasma das células normais o pH é ácido e predomina a água estruturada e nas células neoplásicas o pH é alcalino e predomina a água desestruturada (Felippe, 2008).

Este trabalho discorre sobre os fatores químicos e físicos que interferem no pH do citoplasma das células normais e neoplásicas, assim como as vias e mecanismos que regulam esse parâmetro de crucial valor da fisiologia humana. Tal conhecimento permitirá entender melhor as estratégias que utilizaremos em clínica nos pacientes acometidos com a doença chamada câncer.

O pH do sangue normal está entre 7,38 e 7,42. No extracelular de células em estado quiescente, isto é, sem proliferação, o pH também está entre 7,38 e 7,42, entretanto nas células em proliferação o extracelular é muito ácido, em geral com pH de 6,9 a 7,0, encontrando-se valores de até 5,9-6,0.

O pH intracelular de células normais é ácido e gira em torno de 7,2 e das células em proliferação o pH é francamente alcalino, acima de 7,5.

A maior fonte de ácidos é o metabolismo celular, onde a glicólise anaeróbia gera ácido lático e a fosforilação oxidativa gera CO_2 que no meio aquoso forma ácido carbônico. Na célula normal o ácido lático segue a via da fosforilação oxidativa mitocondrial e temos a formação de CO_2 que acidifica levemente o citoplasma. A leve acidificação estrutura a água intracelular e as pontes de hidrogênio construídas permitem a função das enzimas e das macromoléculas; mantém a estrutura terciária e quaternária das proteínas e mantém em posição as hélices do RNA e do DNA.

Quando as células vão iniciar o processo de proliferação, seja de forma fisiológica na reposição de células, seja na proliferação neoplásica, caracteristicamente o pH citoplasmático se torna alcalino.

O primeiro trabalho da literatura que implicou o pH citoplasmático na mitose foi escrito por Johnson e Epel em 1976: "O pH intracelular do embrião do ouriço-do-mar aumenta 0,3 unidade de pH entre 1 e 4 minutos após a fertilização. O aumento do pH é requerido para o desenvolvimento inicial. O aumento resulta da saída de H^+ intracelular em troca pelo Na^+ extracelular". O aumento de 0,3 unidade de pH intracelular significa 30 nanomoles a mais de íons alcalinos OH^-, o que alcaliniza o citoplasma e ativa as enzimas glicolíticas, as quais fornecem ATP para o ciclo celular proliferativo.

O início da proliferação celular por indução da mitose quase sempre é precedido pela alcalinização do citoplasma usualmente desencadeada pela estimulação da bomba NHE1 de troca Na^+/H^+: saída de H^+ e entrada de Na^+ (Tannock, 1989).

Hoje sabemos que as células neoplásicas em proliferação apresentam no intracelular, tipicamente, alcalose metabólica com pH alcalino e, no meio intersticial que a circunda, acidose metabólica com pH ácido. O pH alcalino intracelular promove as condições ideais de proliferação mitótica, e o pH ácido intersticial, condições ideais de invasividade tumoral e metástases ao lado de inibir as células *natural killer* e os linfócitos T citotóxicos de defesa e promover a angiogênese ativando os macrófagos M2 (Crowther, 2001; Vermeeulen, 2004; Felippe, 2008).

Geralmente o pH extracelular dos tumores é cerca de 0,5 unidade de pH mais ácido que o tecido não neoplásico correspondente; isso significa aumento de 50 nanomoles de H^+ no interstício tumoral (Yamagata, 1996). O pH ácido intersticial diminui a inibição por contato e facilita a proliferação celular, ao lado de inibir as matriz-metaloproteinases do interstício (MMPs) e promover a invasividade tumoral e o desgarramento das células, metástases.

Vários autores verificaram que o pH na zona alcalina, isto é, a alcalose metabólica intracelular é elemento-chave na indução da transformação neoplásica e/ou na manutenção do processo neoplásico (Harguindey, 1995; Perona, 1988; Reshkin, 2000).

Quando o pH intracelular se desloca para a zona alcalina, invariavelmente acontecem os seguintes eventos:

1. Ativação da fosfofrutoquinase e de várias enzimas ativadoras da glicólise anaeróbia.
2. Ativação da glicose-6-fosfato-desidrogenase (G6PD) e do *shunt* das pentoses com aumento da síntese de DNA, evento precoce da mitose.
3. Aumento da glicólise anaeróbia: motor da mitose, por fornecer ATP para o núcleo.
4. Ativação do mTORC1, proliferativo.
5. Ativação do ciclo celular: fase S e fase G2/M.
6. Inibição da fosforilação oxidativa e do ciclo de Krebs.
7. Diminuição da apoptose.
8. Facilitação da transformação neoplásica.
9. Aumento da proliferação celular neoplásica.
10. Aumento da expressão de oncogenes, genes proliferativos de sobrevivência celular.
11. Aumento da atividade de fatores de crescimento.
12. Aumento da invasividade tumoral.
13. Aumento da migração celular: metástases.
14. Aumento da angiogênese.
15. Aumento da resistência à quimioterapia.
16. Aumento da resistência á radioterapia.

Se um fator externo provocar alcalinização citoplasmática em um grupo de células, esse aumento de íons OH^- no citoplasma incrementa a água tipo A desestruturada, a qual diminui o grau de ordem-informação do sistema termodinâmico celular provocando um estado de aumento de entropia que, em seu ponto máximo suportável, atinge o "estado de quase-morte". Nesse instante, as células que permaneceram vivas ativam todos os fatores de sobrevivência disponíveis desde a época que éramos seres unicelulares e para não morrerem começam a proliferar. São células doentes lutando contra a morte, lutando contra o estado máximo de entropia.

No cerne da alcalinização citoplasmática das células neoplásicas está a bomba Na^+/H^+, uma estrutura de membrana que troca H^+ intracelular por Na^+ extracelular, alcalinizando o citoplasma e acidificando o interstício. É a bomba *antiporter* NHE1.

Existem 9 isoformas de NHEs nos mamíferos e elas se localizam na membrana celular e na membrana interna das mitocôndrias. Além de interferir na concentração de H^+ no intracelular, elas regulam o volume celular e a reabsorção de NaCl nos rins, intestinos e outros epitélios.

Nas células normais, o pH intracelular é levemente ácido e o NHE1 não é funcional.

Nas células transformadas e nas células neoplásicas, o NHE1 é hiperativo e a alcalinidade resultante está relacionada diretamente com a velocidade de proliferação celular (Reshkin, 2000; Moolenaar, 1983; Rich, 2000).

A atividade da NHE1 também está relacionada com a invasão e motilidade das células tumorais, devido à acidez intersticial (Reshkin, 2000; Klein, 2000; Denker, 2002; Putney, 2003; Lagana, 2000; Bourguignon, 2004).

pH intracelular (pHi) e pH extracelular (pHe) dos tumores sólidos

Warburg, em 1924, já havia mostrado *in vitro* que a glicólise tumoral depende fortemente dos níveis do pH.

Atualmente sabemos que as células neoplásicas apresentam pH intracelular desviado para alcalino, pH extracelular desviado para ácido e despolarização da membrana celular, isto é, diminuição do potencial transmembrana (Em), geralmente menor que –15mv (Cone, 1971; Lang, 1988; Marino, 1994; Hagmat, 1972; Bingelli, 1980; Sun, 2003).

Nas situações que o paciente já recebeu vários tipos de quimioterápicos e está resistente a múltiplas drogas ("MDR"), invariavelmente se encontram as alterações acima descritas (Keizer, 1989; Roepe, 2001; Hoffman, 1996; Perek, 2002; Weinsburg, 1999).

Demonstrou-se que tanto nas células leucêmicas como nos tumores sólidos do ectoderma, mesoderma e endoderma encontram-se pH alcalino no citoplasma e ácido no peritumoral. Em nenhuma outra moléstia humana se encontra esse tipo de distribuição do pH.

Esse gradiente de pH da célula cancerosa – alcalino dentro e ácido fora – é uma característica fundamental de todas as células neoplásicas. Alguns autores acreditam que se encontrarmos métodos que acidifiquem o intracelular e alcalinizem o extracelular estaremos resolvendo o problema que chamam câncer.

Esse é um modo muito simplório de pensar, visto que, como já demonstramos em estudos anteriores (Felippe, 2004, 2005, 2006, 2007, 2008), as células neoplásicas não podem ser consideradas inimigas. Elas são células doentes tentando sobreviver e necessitam de tratamento e não de aniquilação. Entretanto, vamos continuar com essa revisão do câncer à luz do equilíbrio acidobásico que se relaciona intimamente com a estruturação/desestruturação da água intracelular, nunca esquecendo que tais células adoeceram por alguma razão: química, física ou biológica. O efeito somente acontece por uma causa e somente ao afastar a causa cessam os efeitos. Quero dizer o óbvio esquecido: toda doença tem causa e o câncer é uma doença.

Na célula neoplásica predomina a glicólise anaeróbia que produz ácido lático. Para continuar proliferando a célula cancerosa, além de ativar o *antiporter* Na^+/H^+ (saída de H^+ e entrada de Na^+), ativa também o *simporter* lactato/H^+ (saída de lactato e saída de H^+ do citoplasma): essas duas bombas alcalinizam o citoplasma e consequentemente ativam a fosfofrutoquinase, a qual ativa a glicólise anaeróbia e o *shunt* das pentoses (Wahl, 2002; Parkins, 1997; Yamagata, 1998). Entretanto, existem outros sistemas de transporte que as células neoplásicas doentes colocam em ação para alcalinizar o citoplasma e sobreviver.

Sistemas de transporte que provocam a alcalinização citoplasmática

Existem vários mecanismos de extrusão do H^+, ao lado do NHE1:

a) Anidrase carbônica – CAIX.
b) Bomba de extrusão do lactato.
c) ATP-sintase: extrusão de H^+.
d) Vacuolar-ATPase: extrusão de H^+.
e) Bomba de troca Cl^-/HCO_3^-: sai Cl^- e entra HC_3^-.
f) MCT4 (*simporter* H^+/lactato): MCT 1/4 – *monocarboxylate transporters* 1/4: elimina H^+ e lactato do citoplasma.
g) Epinefrina, norepinefrina e clonidina.

Sabemos que a proliferação mitótica se faz em meio alcalino e que o intenso metabolismo anaeróbio das células "malignas", com o aumento exagerado da produção de ácido lático, tende a acidificar o meio intracelular. Como mecanismo de sobrevivência, tais células aumentam a expressão das anidrases carbônicas de membrana CAIX e CAXII, as quais transportam para o meio extracelular o excesso de íons H^+ acidificando o interstício e alcalinizando o intracelular, propiciando, de um lado, a invasividade tumoral, e de outro, alcançando um pH citoplasmático ideal para a proliferação mitótica. A acetazolamida, forte inibidor das anidrases carbônicas IX e XII, diminui a proliferação mitótica (Felippe, 2007).

Para Ivanov, as anidrases IX e XII se encontram somente em células altamente especializadas da mucosa intestinal e dos túbulos renais. Entretanto, em praticamente todas as células transformadas encontramos aumento da expressão dessas enzimas como mecanismo de sobrevivência (Ivanov, 2001). Para Zavadova (2005), a expressão da anidrase carbônica IX se restringe à mucosa do trato alimentar, porém ela está presente em alta porcentagem de cânceres humanos, tecidos que normalmente não é encontrada. Nesses tecidos, ela é induzida pela acidose intracelular e a hipóxia.

Os receptores alfa-2-adrenérgicos estão ligados à inibição da atividade da adenilato ciclase. A troca de Na^+/H^+ nas células híbridas de neuroblastoma X glioma (células NG108-15) provoca alcalinização citoplasmática que é acelerada por receptores alfa 2-adrenérgicos. Assim, a epinefrina, norepinefrina e clonidina provocam alcalinização intracelular que é bloqueada pelo antagonista seletivo do receptor alfa 2-adrenérgico **ioimbina**, mas não pelo antagonista do receptor alfa 1-adrenérgico, prazosina, nem pelo antagonista beta-adrenérgico propranolol. Esses achados fornecem a primeira evidência direta de modulação da atividade de troca de Na^+/H^+ por um receptor ligado à inibição da adenilato ciclase e oferecem um possível mecanismo pelo qual os receptores alfa 2-adrenérgicos podem influenciar a atividade celular mitótica proliferativa (Isom, 1987).

O principal responsável pela alcalinização citoplasmática continua sendo a bomba *antiporter* Na^+/H^+, entretanto precisamos lembrar que no melanoma essa bomba não é o principal fator responsável pelo desequilíbrio do pH.

É interessante assinalar que vários agentes carcinogênicos são capazes de ativar a bomba NHE1 e provocar alcalose intracelular, acidose intersticial e despolarização da membrana celular:

1. Forbol-ester.
2. Diacilglicerol.
3. p-Glicoproteína.
4. Tirosina quinase.
5. TGF-alfa, IGF-I, IGF-II.
6. Vários fatores de crescimento: EGF, PDGF etc.
7. Oncogenes (na verdade genes de sobrevivência das células doentes que chamam de câncer).
8. Vanadato, flúor, cloreto de alumínio ($AlCl_3$).
9. Várias drogas e agentes químicos considerados carcinogênicos.

Os seguintes fatores são capazes de ativar o *antiporter* NHE1 provocando neoangiogênese

1. IL-1: aumenta também a atividade da H^+-ATPase.
2. IL-8.
3. EGF, PDGF, IGF-I, G-CSF, GM-CSF, HGF/SF.
4. TNF-alfa, TGF-alfa.
5. Angiotensina II.
6. PGE_2 induz alcalose intracelular independente do NHE1.
7. Insulina.

Fatores que alcalinizam o intracelular e/ou estimulam a atividade da NHE1

1. Vírus: HPV-E5, poliomavírus humano.
2. Oncogenes e proteínas virais: v-mos, Ha-Ras, HPV16 E7.
3. Produtos de genes (Bcl-2).
4. Deficiência de p53.
5. Carcinogênicos químicos: sais de arsênico, cádmio, chumbo, mercúrio, cromo-V.
6. Hipóxia crônica e fator induzível pela hipóxia (HIF-1-alfa).
7. Hormônios: insulina, hormônio do crescimento, glicocorticoides.
8. Fatores de crescimento: IGF-1, HGH, PDGF, VEGF, EGF, IL-1, IL-8, TGF-β, G-CSF.
9. Angiotensina II, PGE_2, transferrina diférrica, bombesina.

Tanto o EGF como o PDGF, fatores de crescimento no câncer, ativam a fosforilação da proteína tirosina quinase (PTK), alcalinizam o intracelular e promovem aumento passageiro do cálcio por liberação das reservas do intracelular, o que ativa a glicose-6-fosfato-desidrogenase (G6PD) do *shunt* das pentoses desencadeando a síntese de DNA e o aumento da proliferação celular.

Por outro caminho, a PTK promove a hidrólise do fosfatidilinositol bifosfato produzindo diacilglicerol e inositol trifosfato (IP3). O diacilglicerol estimula a proteína-quinase C que estimula o *antiporter* NHE1 e alcaliniza o citoplasma. O IP3 mobiliza o cálcio das reservas do intracelular e ativa a G6PD (Moolenaar, 1985 e 1986).

Sparks mostrou pela primeira vez na literatura que nas células transformadas a ativação da Na^+/K^+-ATPase induz um ciclo vicioso de ativação da NHE1 (Sparks, 1983).

Não é de hoje que surgem na literatura trabalhos mostrando que o aumento do pH intracelular desempenha efeito direto na transformação e no desenvolvimento tumoral (Lagarde, 1986; Rotin, 1989; Zettenberg, 1981; Garcia-Canero, 1990).

Vários estudos têm mostrado categoricamente que a alcalinização citoplasmática com alcalose metabólica intracelular é fator essencial na proliferação tumoral, desenvolvimento tumoral, crescimento celular, sobrevivência neoplásica e produção de metástases (Di Giammarino, 2000; Cameron, 1984; Orive, 2003; Reshkin, 2000; Moolenar, 1983; Rich, 2000). Alcalinização intracelular é um dos modos de sobrevivência mais antigos que se conhece.

Em resumo podemos escrever o que as evidências experimentais nos ensinam:

1. Todos os fatores de crescimento potencialmente induzem a ativação do NHE1.
2. Na ausência de fatores de crescimento a proliferação celular pode ser induzida pela alcalinização citoplasmática.
3. A resposta proliferativa é dependente de sódio extracelular: mecanismo adquirido quando éramos unicelulares e vivíamos no oceano.
4. Fato importante e muito esquecido: bloquear NHE1 é bloquear a resposta proliferativa induzida pelos fatores de crescimento.
5. Células que não possuem NHE1 apresentam divisão celular de baixa velocidade.

Eventos que ocorrem na alcalose intracelular e hipóxia

	Alcalose intracelular	Hipóxia
Glicólise	↑	↑
Atividade da fosfofrutoquinase	↑	↑
Atividade da piruvatoquinase	↑	↑
Produção de lactato	↑	↑
Produção de ATP mitocondrial	↓	↓
Potencial de membrana – Em	↓	↓
Delta-psi-mitocondrial	↓	↓

Nota 1: Aumento do Delta-psi-mitocondrial diminui a fosforilação oxidativa.
Nota 2: Diminuição do potencial de membrana – EM diminui a fosforilação oxidativa.

O outro lado da face de Judas: o lado bom

Se utilizarmos drogas que inibem as bombas alcalinizadoras do intracelular provocaremos diversos tipos de efeitos anticarcinogênicos, tais como diminuição da proliferação celular, indução da apoptose, inibição da angiogênese e diminuição da invasividade tumoral e das metástases, ao lado de inibir o mTORC1 (Harguindey, 1975 e 1995; Fonseca, 2012). Enquanto isso, buscamos ardorosamente os fatores causais.

Principais mecanismos de extrusão do H⁺ e seus respectivos inibidores

a) Inibidores do NHE1: o principal é a amilorida e o cariporide (tóxico).
b) Inibidores da CAIX: acetazolamida, sanguinarina, cheleritrina e inibidores do HIF-1.
c) Inibidores da extrusão do lactato: quercetina, berberina, lonidamina.
d) Inibidores das ATP-sintase: resveratrol.
e) Inibidores da vacuolar-ATPase: omeprazol, esomeprazol, lansoprazol, dissulfiram e dicloroacetato de sódio.
f) Inibidores da bomba Cl⁻/HCO₃⁻: DIDS – muito tóxico.
g) Inibidores do MCT4 (*simporter* H⁺/lactato): dicloroacetato de sódio e inibidores do HIF-1.

Altas doses de inibidores da bomba de prótons, como o lansoprazol, podem reverter a resistência aos quimioterápicos e aumentar a eficácia terapêutica no tratamento do câncer (Spugnini, 2011). Trabalho clínico recente com o emprego de inibidores da bomba de prótons no osteossarcoma humano, juntamente com baixas doses de quimioterapia, mostrou alta eficácia principalmente nos pacientes que não estavam respondendo aos protocolos de rotina (Ferrari, 2013).

O meio peritumoral é ácido devido à extrusão de H⁺ do intracelular neoplásico, o que propicia a invasão e as metástases. A administração de água alcalinizada com bicarbonato, pH de 9,0, tem mostrado certa inibição da carcinogênese e inibição das metástases espontâneas em animais domésticos (Ibrahim, 2012; Robey, 2009). Entretanto, se houver alcalinização intracelular, o câncer aumenta drasticamente a proliferação mitótica. Não deve ser utilizada.

Temos empregado de rotina nos pacientes com câncer água com alto teor de átomos de hidrogênio que possui potencial de oxido redução (ORP) de –450mv e pH de10,0. O importante é a alta concentração de átomos de hidrogênio (ORP bem negativo), pois estudos com ORP bem negativo e pH neutro provocam os mesmos efeitos benéficos.

Várias drogas funcionam inibindo o NHE1 e acidificam o citoplasma

1. Amilorida: inibe NHE1 e diminui a atividade da plasminogênio-uroquinase.
2. Esqualamina do tubarão *Squalus acanthias*: diminui a proliferação celular e a angiogênese (Moore, 1993). É a 3β-N-1- {N- [3- (4-aminobutyl)] – 1,3-diaminopropane-7α, 24R-dihydroxy-5α-cholestane 24 sulfate.
3. Sulindac, anti-inflamatório não hormonal: induz apoptose e diminui a angiogênese tumoral.
4. Genisteína: inibe a tirosina quinase, a proliferação das células endoteliais, a migração celular e a ativação da plasminogênio-uroquinase e inibe a transcetolase e parcialmente a G6PD (Felippe, 2006).
5. Captopril: diminui a angiogênese (Vogt, 1997; Volpert, 1996; Adachi, 1999).
6. Edelfosina: diminui a angiogênese.
7. Somatostatina: aumenta Bax e p53 e provoca apoptose (Thangaraju, 1999).
8. Progesterona natural, fisiológica, antigamente chamada de bioidêntica, mas não a sintética, 20 alfa-hidroxiprogesterona (Chien, 2007).
9. Cimetidina.
10. Clonidina.
11. Harmalina.
12. H₂S – gás sulfídrico: em alta concentração acidifica fortemente o intracelular (Wu, 2015).

A somatostatina inibe o NHE1 e a bomba H⁺-ATPase provocando acidificação intracelular e induzindo o p53 e o Bax que são fatores apoptóticos. A somatostatina também inibe a glicose-6-fosfato-desidrogenase e a transcetolase e assim dificulta a produção de DNA no *shunt* das pentoses.

A progesterona natural, mas não a sintética (20 alfa-hidroxiprogesterona), provoca inibição não genômica da bomba NHE1, acidifica o citoplasma e suprime a resposta celular a mitógenos. A progesterona natural é imunomodulador que suprime a ativação dos linfócitos T durante a gestação, o que protege o feto – imunotolerância. Esse é o primeiro trabalho da literatura mostrando que a progesterona inibe o *antiporter* NHE1 (Chien, 2007).

Outras drogas acidificam o intracelular por mecanismo diferente da inibição das bombas alcalinizadoras e provocam o mesmo tipo de efeitos anticarcinogênicos:

1. Niclosamida é ionofórica e transfere prótons dos lisossomos para o citosol, acidificando-o.
2. Varfarina: diminui a síntese de prostaglandinas, acidifica o citoplasma e diminui a angiogênese tumoral.
3. Suramina: inibe a H^+-ATPase e diminui a angiogênese e a proliferação tumoral.
4. Staurosporina: induz acidificação intracelular por mecanismo desconhecido e diminui a angiogênese.
5. Lovastatina: induz acidificação intracelular e provoca apoptose (Pérez-Sala, 1995).

A lovastatina dificulta a isoprenilação das proteínas, acidifica o citoplasma, aumenta a degradação do DNA e provoca finalmente a apoptose celular. O pH citoplasmático chega a decrescer 0,9 unidade (aumento de 90 nanomoles de H^+) e o efeito é dose-dependente, isto é, quanto maior a dose de lovastatina maior a acidose e maior a indução da apoptose.

A apoptose promovida pela lovastatina é inibida por fatores que promovem alcalinização do meio intracelular, tais como suplementação com mevalonato, ativadores da proteína-quinase C e inibidores da síntese proteica (Pérez-Sala, 1995).

Já vimos que a acidificação do intracelular, por exemplo, inibindo o *antiporter* NHE1, abole uma série de fatores de crescimento, aumenta a apoptose e induz a parada do ciclo celular mitótico (Rotin, 1987; Vairo, 1992; Doppler, 1985; Boscoboinik, 1989; Sanchez-Perez, 1995).

Do lado oposto, a alcalinização do intracelular, por exemplo, por drogas que ativam o *antipoter* NHE1 facilita a ação dos fatores de crescimento, diminui a apoptose e acelera o ciclo celular e assim induz o insucesso do tratamento do câncer, sendo, portanto, formalmente contraindicada (DiGiammarino, 2000; Gillies, 1990; Terradez, 1993):

1. Imidazol.
2. Glutationa em baixas doses.
3. Mevalonato.
4. Fatores que ativam a proteína-quinase C (PKC).

Muitas substâncias capazes de induzir apoptose nas células neoplásicas também podem provocar acidificação intracelular (Park, 1999; Wolf, 1997; Overbeeke, 1999; Angoli, 1996; Furlong, 1997; Matsuyama, 2000; Rebollo, 1995; Li, 1995; Luo, 1994; Hamilton, 1993; Zanke, 1998; Shrode, 1997; Gottlieb, 1995; Roepe, 1993; Garcia Canero, 1999; Tannock, 1989; Murakami, 2001; Goossens, 2000; Barry, 1993; Altan, 1998). Lembrar que a acidificação intracelular significa aumento da água tipo B estruturada, fisiológica, com caráter entrópico negativo e de alto grau de ordem-informação no sistema termodinâmico celular.

A resistência dos tumores à quimioterapia pode ser devida à alcalinização da célula neoplásica (Torigoe, 2002; Belhoussine, 1999). De fato, drogas usadas na quimioterapia, como adriamicina, cisplatina, paclitaxel e camptotecina, são incapazes de provocar apoptose quando o citoplasma não está acidificado (Keizer,1989; Reshkin, 2003; Murakami, 2001; Goossens, 2000; Mayer, 1986).

Algumas drogas ativam o NHE1, alcalinizam o citoplasma, porém não induzem a proliferação celular. O motivo é que tais efeitos são de pouca intensidade e principalmente de curta duração.

1. Catecolaminas.
2. Bradicinina.
3. Cafeína.
4. Teína.
5. Fatores quimiotáticos.
6. Ceruleína.
7. Ferricianida.
8. Ácido retinoico.

Acidose intracelular por inibição da extrusão do ácido láctico pelos bioflavonoides

Os bioflavonoides são potentes inibidores da extrusão de ácido láctico nas células da tumor de Ehrlich. Os bioflavonoides mais potentes são aqueles que possuem 4 a 5 grupos hidroxila. A quercetina é capaz de inibir até 50% do efluxo de lactato na dose de 0,1 micrograma, *in vitro*. Nota-se também diminuição parcial da produção de lactato. Esse efeito é secundário à acidificação das enzimas glicolíticas, principalmente da fosfofrutoquinase que necessita de um pH alcalino ideal para o integral funcionamento (Belt, 1979).

Alguns bioflavonoides inibem a glicólise anaeróbia de uma grande variedade de tumores, interferindo no

ADP e no fosfato inorgânico que são requeridos na glicólise. Os bioflavonoides e principalmente a quercetina inibem também a bomba Na^+/K^+-ATPase.

A quercetina inibe a proliferação de vários tipos de células tumorais em cultura em doses muito pequenas, da ordem de 5 a 20 microgramas por ml de meio de cultura (Soulinna, 1975).

O problema em clínica é que a quercetina é pobremente absorvida pelo trato gastrintestinal, o que levou o Prof. Helion Povoa a sugerir seu uso por via sublingual. É o modo que empregamos a quercetina.

Acidose metabólica no câncer

Conhecemos muitos relatos na literatura de regressão "espontânea" do câncer relacionados com a acidificação do organismo, tanto em animais como em seres humanos.

Em 1931, Meyer associou a indução de acidose metabólica local ou sistêmica com as regressões do câncer observadas com as toxinas do soro de Coley e outros processos que provocavam febre (Mayer, 1931; Reding, 1928 e 1929 – in Harguindey, 2005).

Outro trabalho da literatura mostrando os efeitos curativos da acidose no câncer foi escrito por Ana Goldfeder, com o título "O tratamento acidótico das neoplasias" (Goldfeder, 1933).

Em 1935, surge um curioso livreto intitulado *Three Years of Chloridric Acid Therapy* que mostra a experiência do Dr. Ferguson e Dr. Guy no tratamento com sucesso de vários tipos de câncer, muitos em fase terminal, utilizando o ácido clorídrico por via intravenosa e oral. Os autores também trataram com sucesso vários tipos de infecções graves, incluindo pneumonia, erisipela e infecção puerperal (Huntsman, 1935).

Anghlieri, usando o cloreto de amônio, Selawry, o ácido láctico, Harguindey, o ácido clorídrico, e Verne e Mori, o ácido acético, repetidamente observaram regressões completas de vários tipos de tumores implantados em animais. Entretanto, os estudos em animais são de curto prazo e os autores não mostram as estatísticas de sobrevivência. A acidose metabólica prolongada e acentuada aumenta o índice de caquexia e pode provocar arritmias ventriculares, inclusive parada cardíaca.

Existem relatos de muitas regressões tumorais em pacientes submetidos à ureterossigmoidostomia, procedimento que provoca acidose metabólica importante (Mahoney, 1960; Harguindey, 1975). Gatenby, em 2002, considerou a azotemia com moderada acidose metabólica a responsável pelo aumento de sobrevida e redução das metástases nos pacientes com câncer que se submeteram a nefrectomias.

A acidose metabólica moderada proporciona estruturação da água citoplasmática e provoca a regressão do tumor com aumento da sobrevida, porque atingimos o cerne da fisiopatogenia do câncer, que é o estado de quase morte provocado pelo grave aumento da entropia celular (Felippe, 2008). Essa diminuição da proliferação celular permite dispor de tempo para afastar as possíveis causas da doença. Sem afastar as causas, a doença progredirá ou voltará. É o que acontece quando se faz cirurgia e quimioterapia e não se afasta a causa.

Entretanto, se a acidose for intensa e de longa duração, ela facilita a invasividade tumoral e as metástases por ativar as metaloproteinases da matriz extracelular, assim como impede a ação do sistema de defesa do hospedeiro inibindo os linfócitos T citotóxicos e as células *natural killer*.

Cruelmente a acidose intersticial peritumoral ativa os macrófagos M2, os quais aumentam a produção de fatores que promovem a neoangiogênese tumoral (Crowther, 2001; Vermeeulen, 2004). Quando o pH se reduz no interstício acontece nos neutrófilos a inibição da quimiotaxia, da capacidade bactericida e da atividade respiratória, ao lado de diminuir a citotoxicidade e a proliferação dos linfócitos T (Lardner, 2001).

Lembremos que a estratégia de inibição das bombas alcalinizadoras do citoplasma acidificam o intracelular e alcalinizam o peritumoral, ambos os alvos da nossa estratégia.

Alcalose metabólica no câncer

Quando um típico fibroblasto humano diploide cresce em meio com tampão bicarbonato com pH variando de 7,0 a 8,0, o crescimento é limitado por um mecanismo chamado inibição por contato. Esse fato independe do tipo de tampão, o crucial é o nível do pH do meio que circunda a célula. Quando o meio é ácido, ocorre diminuição da inibição por contato e a proliferação é maior. Tudo indica que a inibição do crescimento por contato é fortemente dependente do pH.

As células neoplásicas crescem muito bem em pH ácido e, portanto, são menos suscetíveis à inibição por contato, entretanto, quando o bicarbonato é colocado no meio as células cancerosas, elas sofrem um declínio no crescimento (Ceccarini, 1971). Entretanto, se o bicarbonato do meio conseguir alcalinizar a célula, a proliferação aumenta.

O pH ácido intersticial diminui a inibição por contato e facilita a proliferação celular, porque também ativa as metaloproteinases, que abrem caminho e espaço para ser ocupado pelas células em proliferação. Pelo contrário, o pH alcalino do meio aumenta a inibição por contato e inibe as metaloproteinases, o que dificulta o crescimento celular.

Considerações finais

Autores sérios e sem conflito de interesse, isto é, aqueles que não recebem proventos da Indústria Farmacêutica, afirmam que as drogas quimioterápicas geralmente estão desenhadas no velho conceito de "combater o DNA". Assim, nos últimos 60 anos persiste o velho modo de tratar o câncer atacando o DNA e, desse modo, invariavelmente os tratamentos do câncer continuam a fracassar (Gajate, 2002; Bhujwalla, 2001 - in Harguindey, 2005). E pior, não se trata o fator causal.

Outros autores do mesmo grau de seriedade e independentes afirmam que os quimioterápicos são geralmente os responsáveis por exacerbar o fenótipo maligno por induzir a parada da apoptose e, dessa maneira, facilitar a progressão do câncer (Torigoe, 2002; Rockwell, 2001).

Os fatos acima são observados frequentemente no consultório daqueles que praticam medicina interna. Os pacientes chegam sem apetite, com extremo cansaço, muita dor e a indicação dos especialistas em câncer nesses casos são os cuidados paliativos e o diagnóstico deles é brilhante: paciente "resistente a múltiplas drogas", como se a responsabilidade por esse fato fosse do paciente. É o famoso paciente "MDR".

Quando o organismo se contamina com metais tóxicos, aditivos alimentares, agrotóxicos, parabeno dos cosméticos, flúor do creme dental ou da água mineral do supermercado, sofrem infecções virais etc., e a fisiologia celular de um grupo de células é prejudicada. Esses elementos estranhos ao organismo provocam inflamação crônica subclínica que lentamente diminui os osmólitos cosmotropos do intracelular e vagarosamente transforma a água B estruturada em água A desestruturada, a qual gradativamente diminui o grau de ordem-informação do sistema termodinâmico desse grupo de células. Ao atingir o ponto máximo suportável de entropia, as células entram em um "estado de quase morte". Nesse ponto de baixa concentração de osmólitos citoplasmáticos, predomínio de água A e alta entropia as células se transformam e lutam para se manterem vivas, e o único modo de sobreviver é por meio da proliferação. Elas imediatamente colocam em ação mecanismos milenares de sobrevivência, justamente aqueles que nos mantiveram vivos no Planeta durante a Evolução e que foram lapidados nos últimos 3,8 bilhões de anos, fornecendo um genoma apto a sobreviver. Dessa forma, ocorre ativação de fatores e vias de sinalização, ativação do NHE1 com alcalinização citoplasmática e ativação da glicólise anaeróbia etc., os quais promovem a proliferação celular neoplásica, a diminuição da apoptose, a formação de novos vasos e o impedimento da diferenciação celular (Felippe, 2008).

Outros fatores que podem desencadear inflamação crônica subclínica e consequentemente transformação neoplásica são os campos eletromagnéticos provocados por cabos de alta tensão, torres de celular, transformadores etc. Menos conhecidas dos médicos, porém muito estudadas, são as zonas geopatogênicas dos rios subterrâneos e dos cruzamentos de Hartman. O oncologista Hans Niepper, ex-presidente da Sociedade Alemã de Oncologia, mostrou que 70% dos pacientes com câncer dormem ou trabalham em zona geopatogênica (Felippe, 2003, 2004, 2005, 2006, 2007, 2008).

A quimioterapia e a radioterapia são fatores extras de aumento da entropia e diminuição da ordem-informação das células neoplásicas e aquelas que não morrem saem mais fortalecidas, com seus mecanismos de sobrevivência ainda mais aguçados. Esse nicho de células sobreviventes é a razão das incontáveis falhas terapêuticas desse tipo arcaico de estratégia.

Devemos nos lembrar de que a regressão do tumor não significa a cura do paciente. A doença não é simplesmente o tumor visível, a doença é do organismo, o qual deve ser tratado com todo respeito bioquímico, fisiológico, toxicológico, eletromagnético, psicológico e espiritual.

Temos que retirar do organismo metais tóxicos, aditivos alimentares, agrotóxicos, afastar o paciente de campos eletromagnéticos e de zonas geopatogênicas, ensinar uma alimentação da agricultura orgânica e ecológica com 70% dos alimentos crus para elevar o grau de ordem das células, cuidar do sono, orientar para orar, rezar e praticar meditação, ao lado de colocar em bom funcionamento os sistemas imunológico, digestivo e endócrino.

Conclusão

Aproximamo-nos cada dia mais de um novo tempo em que, conhecendo na intimidade o funcionamento das células normais, podemos encarar o organismo de forma mais inteligente. E se conhecemos a fisiologia de uma célula normal, consequentemente estamos muito perto de saber o que realmente é uma célula dita cancerosa, dita maligna.

Quando éramos seres unicelulares, lá nos tempos remotos da nossa existência, conseguimos nos manter vivos graças a mecanismos de sobrevivência adquiridos no dia a dia da Evolução e guardamos no genoma uma maneira eficaz de sobrevivência. Agora, já seres pluricelulares completos, continuamos guardando no genoma mecanismos ainda mais poderosos de sobrevivência, afinal são 3,8 bilhões de anos aprendendo a sobreviver.

As células neoplásicas nada mais são do que carne da nossa própria carne que, possuindo mecanismos idênticos aos que garantiram a sobrevivência da espécie no processo de Evolução, estão tão aptas quanto as células normais a sobreviver nas condições mais adversas.

Quando um grupo de células do nosso corpo começa a sofrer, algumas morrem; entretanto, a maioria coloca em ação os mecanismos de sobrevivência adquiridos desde os tempos remotos. Não são células cancerosas ou malignas, mas sim células doentes lutando bravamente para se manterem vivas, e o único modo que restou foi proliferar. Proliferar para manter seu bem mais precioso que teceu e lapidou: GENOMA.

Vamos cuidar das células neoplásicas fornecendo a elas o que necessitam para voltarem a conviver no ambiente social de um corpo saudável e da forma desejada.

Os elementos mais simples de conforto para as células é lhes proporcionar de início um pH ideal e uma osmolalidade ideal.

"Não vamos desistir desta luta". **Médicos conscientes**

"No mundo não há fracassados e sim desistentes". **Confúcio**

Referências

1. Adachi E, Tannock IF. The effect of vasodilating drugs on pH of tumors. Oncol Res. 11:179-85;1999.
2. Altan N, Chen Y, Schindler M, Simon SM. Defective acidification in human breast tumor cells and implications for chemotherapy. J Exp Med. 187:1593-8;1998.
3. Anghlieri LJ. Tumor growth inhibition by ammonium chloride induced acidosis. Int J Pharmacol Biopharm. 12:320-6;1975.
4. Angoli D, Delia D, Wanke E. Early cytoplasmatic acidification in retinamide-mediated apoptosis of human promyelocitic cells. Biochem Biophys Res Commun. 229:681-5;1996.
5. Barry M, Reynolds JE, Eastman A. Etoposide-induced apoptosis in human HL-60 cells is associated with intracellular acidification. Cancer Res. 53:2349-57;1993.
6. Becker Y. Anticancer role of dendritic cells (DC) in human and experimental cancers-a review. Anticancer Res. 12:511-20;1992.
7. Belhoussine R, Morjani H, Sharonov S, et al. Characterization of intracellular pH gradients in mutidrug-resistant tumor cells by means of scanning microspectrofluorimetry and dual-emission-ratio probes. Int J Cancer. 81:81-9;1999.
8. Belt JA, Thomas JA, Buchsbaum RN, Racker E. Inhibition of lactate transport and glycolysis in Ehrlich ascites tumor cells by bioflavonoids. Biochemistry. 18(16):3506-11;1979.
9. Bhujwalla ZM, Artemov D, Abooagye E, et al. The physiological environ-ment in cancer vascularization, invasion and metastasis. In: Gilliesn RJ (ed). The tumor microenvironment: causes and consequences of hypoxia and acidity, novartis found. Symp, vol. 240, Chichester, NY: John Wiley and Sons; p. 23-38. 2001.
10. Bingelli R, Cameron IL. Cellular potentials of normal and cancerous fibroblasts and hepatocytes. Cancer Res. 40:1830-5;1980.
11. Boscoboinik D, Gupta RS, Epand RM. Altered intracellular pH and Na$^+$/H$^+$ antiport activity in multidrug resistance cell lines. Cancer Chem Pharmacol. 24:s86;1989.
12. Bourguignon LY, Singleton PA, Diedrich F, et al. CD44 interaction with Na$^+$-H$^+$ exchanger (NHEI) creates acidic microenvironments leading to hyaluronidase-2 and cathepsin B activation and breast tumor cell invasion. J Biol Chem. 279:26991-7007;2004.
13. Cameron IL. Intervention of sodium flux as a target for cancer chemotherapy. New Approaches to Cancer Chemotherapy. New York: Academic Press; p. 355-74. 1984.
14. Cañero RG. Na$^+$/H$^+$ antiport. In: Crane FL, Morré DJ, Löw H (eds). Oxidoreduction at the plasma membrane: relation to growth and transport. Boca Raton: CRC Press. p. 237-246. 1990.
15. Cañero RG, Trilla C, Diego JP, Gil JJD, Cobo JM. Na$^+$: H$^+$ exchange inhibition induces intracellular acidosis and differentially impairs cell growth and viability of human and rat hepatocarcinoma cells. Toxicol Lett. 106:215-28;1999.
16. Ceccarini C, Eagle H. Induction and reversal of contact inhibition of growth by pH modification. Nat New Biol. 233L43):271-3;1971.
17. Chien EJ, Liao CF, Chang CP, et al. The non-genomic effects on Na$^+$/H$^+$-exchange 1 by progesterone and 20 alphahydroxyprogesterone in human T cells. J Cell Physiol. 211(2):544-50;2007.
18. Cone CD Jr. Unified theory on the basic mechanism of normal control and oncogenesis. J Theor Biol. 30:151-81;1971.
19. Crowther M, Brown NJ, Bishop ET, Lewis CE. Microenvironmental influence on macrophage regulation and angiogenesis in wounds and malignant tumors. J Leukoc Biol. 70:478-90;2001.
20. Dadabayev AR, Sandel MH, Menon AG, et al. Dendritic cells in colorectal cancer correlate with other tumor-infiltrating immune cells. Cancer Immunol Immunother. 53:978-86;2004.
21. Denker P, Barber DL. Ion transport proteins anchor and regulate the cytoskeleton. Curr Opin Cell Biol. 14(2):214-20;2002.
22. DiGiammarino J, Lee AD, Cadwell C, et al. A novel mechanism of tumorogenesis involving pH-dependent destabilization of a mutant p53 tetramer. Nat Struct Biol.9 (1):12-6;2000.
23. Doppler W, Maly K, Hofmann J, Grunicke H. Inhibition of tumor cell growth by interference with growth factor induced cell proliferation. In: Galeotti T, Cittadini A, Neri G, et al. (eds). Cell Membranes and câncer: Amsterdam: Elsevier; p. 344-6. 1985.
24. Felippe JJr. Radicais livres como mecanismo intermediário de moléstia. In: Felippe Jr. Pronto-Socorro: Fisiopatologia – Diagnóstico – Tratamento. Rio de Janeiro: Guanabara Koogan; p. 1168-73. 1990.
25. Felippe JJr. Estratégia biomolecular: uma das bases da medicina do futuro. Revista Brasileira de Medicina Complementar. 7(1):8-9;2001.
26. Felippe JJr. Em busca do mecanismo de ação único para o tratamento das doenças: energia livre – ATP. Um ensaio teórico com evidências experimentais. Revista Eletrônica da Associação Brasileira de Medicina Biomolecular. www.medicina biomolecular.com.br. Biblioteca de Câncer. Janeiro. Tema do mês de maio de 2003.
27. Felippe JJr. Estratégia terapêutica de indução da apoptose, da inibição da proliferação celular e da inibição da angiogênese com a oxidação tumoral provocada por nutrientes pró-oxidantes. Revista Eletrônica da Associação Brasileira de Medicina Biomolecular. www.medicinabiomolecular.com.br. Tema do mês de fevereiro de 2003.
28. Felippe JJr. Fluidez da membrana: possivelmente o ponto mais fraco das células malignas. Revista Eletrônica da Associação Brasileira de Medicina Biomolecular. www.medicinabiomolecular.com.br. Tema do mês de maio de 2004.
29. Felippe JJr. Medicina biomolecular. Revista Brasileira de Medicina Biomolecular e Radicais Livres. 1(1):6-7;1994. 30.
30. Felippe JJr. Desacetilação como mecanismo de controle epigenético do câncer: inibição da proliferação celular maligna, aumento da diferenciação celular e aumento da apoptose. Revista Eletrônica da Associação Brasileira de Medicina Biomolecular. www.medicinabiomolecular.com.br. Tema do mês de julho de 2004.

31. Felippe JJr. Metabolismo da célula tumoral – câncer como um problema da bioenergética mitocondrial: impedimento da fosforilação oxidativa – fisiopatologia e perspectivas de tratamento. Revista Eletrônica da Associação Brasileira de Medicina Biomolecular. Tema do mês de agosto de 2004.
32. Felippe JJr. Tratamento do câncer com medidas e drogas que acordam genes silenciados pela metilação das ilhas CpG do DNA. Revista Eletrônica da Associação Brasileira de Medicina Biomolecular. Tema do mês de abril de 2004.
33. Felippe JJr. Tratamento do câncer com medidas e drogas que inibem o fator nuclear NF-kappaB. Revista Eletrônica da Associação Brasileira de Medicina Biomolecular. Tema do mês de fevereiro de 2004.
34. Felippe JJr. Câncer: população rebelde de células esperando por compaixão e reabilitação. Revista Eletrônica da Associação Brasileira de Medicina Biomolecular. Biblioteca de Câncer. Tema da semana de 16/05/05.
35. Felippe JJr. Câncer e inibidores do STAT-3: curcumina, partenolide e resveratrol. Revista Eletrônica da Associação Brasileira de Medicina Biomolecular. Biblioteca de Câncer. Tema do mês de outubro de 2007.
36. Felippe JJr. Dicloroacetato e câncer: aumenta a apoptose e diminui a proliferação celular maligna. Revista Eletrônica da Associação Brasileira de Medicina Biomolecular. Biblioteca de Câncer. Tema do mês de maio de 2007.
37. Felippe JJr. Câncer e inibidores da SAP/MAPK (JNK/MAPK, ERK/MAPK, p38/MAPK): resveratrol, tangeritina e ligustilide. Revista Eletrônica da Associação Brasileira de Medicina Biomolecular. Biblioteca de Câncer. Tema do mês de abril de 2008.
38. Felippe JJr. Água: vida-saúde-doença-envelhecimento-câncer. Revista Eletrônica da Associação Brasileira de Medicina Biomolecular. Tema do mês de fevereiro de 2008.
39. Felippe JJr. Desvendando os segredos do câncer. Revista Eletrônica da Associação Brasileira de Medicina Biomolecular. Tema do mês de maio de 2008.
40. Felippe Jr. Câncer e Tiosulfato de sódio: diminuição da proliferação celular do carcinoma epidermoide humano com um forte estruturador de clusters da água intracelular. Revista Eletrônica da Associação Brasileira de Medicina Revista Eletrônica da Associação Brasileira de Medicina Biomolecular, 22/03/2008.
41. Felippe Jr. Epigalocatequina-galato, ácido ascórbico, prolina, magnésio, cálcio, selênio, cobre e manganês são fortes estruturadores da água intracelular e provocam a inibição da proliferação, da invasividade e das metástases do câncer de pulmão, próstata, mama, pâncreas, bexiga, cérebro, testículo, mesotelioma, melanoma e fibrossarcoma. Revista Eletrônica da Associação Brasileira de Medicina. Junho de 2008.
42. Felippe JJr. Inflamação crônica subclínica – peste bubônica do século XXI – mecanismo intermediário da maioria das moléstias que afligem a humanidade. Revista Eletrônica da Associação Brasileira de Medicina Biomolecular. Biblioteca de Câncer. Tema da semana de junho de 2008.
43. Ferrari S, Perut F, Fagioli F, et al. Proton pump inhibitorchemosensitization in human osteosarcoma: from the bench to thepatients' bed. J Transl Med. 11:268:2013.
44. Fonseca BD, Diering GH, Bidinosti MA, et al. Structure-activity analysis of niclosamide reveals potential role for cytoplasmic pH in control of mammalian target of rapamycin complex 1 (mTORC1) signaling. J Biol Chem. 287(21):17530-45;2012.
45. Furlong IJ, Ascaso R, Rivas AL, Collins MKL. Intracellular acidification induces apoptosis by stimulating ICE-like protease activity. J Cell Sci. 110:653-61;1997.
46. Gajate C, Mollinedo F. Biological activities, mechanisms of action and biomedical prospect of the antitumor ether phospholipid ET-18-OCH3 (Edelfosine), a proapoptotic agent in tumor cells. Curr Drug Metab. 3:491-525;2002.
47. Gatenby RA, Gawlinski ET, Tangen CM, et al. The possible role of postoperative azotemia in enhanced survival of patients with metastatic renal cancer after cytoreductive nephrectomy. Cancer Res. 62:5218-22;2002.
48. Gerweck LE, Seetharaman K. Cellular pH gradient in tumor versus normal tissue: potential exploitation for the treatment of cancer. Cancer Res. 56:1194-8;1996.
49. Gillies RJ, Zaguilan RM, Martinez GM, et al. Tumorigenic 3T3 cells maintain an alkaline intracellular pH under physiological conditions. Proc Natl Acad Sci U S A. 87:7414-8;1990.
50. Goldfeder A. Theoretical basis for the acidotic treatment of neoplasia. Am J Surg. 19:307-12;1933.
51. Goossens JF, Henichart JP, Dassonneville L, et al. Relation between intracellular acidification and camptothecin-induced apoptosis in leukemia cells. Eur J Pharm Sci. 10:125-31;2000.
52. Gottlieb RA, Giesing HA, Zhu JY, et al. Cell acidification in apoptosis: granulocyte colony-stimulating factor delays programmed cell death in neutrophils by up-regulating the vacuolar H^+-ATPase. Proc Natl Acad Sci U S A. 92:5965-8;1995.
53. Hagmar B. Cell surface charge and metastasis formation. Acta Pathol Microbiol Scand. 80:357-66;1972.
54. Hamilton G, Conentini EP, Teleky B, et al. The multidrug-resistance modifiers verapamil, cyclosporine A and tamoxifen induce an intracellular acidification in colon carcinoma cell lines in vitro. Anticancer Res. 13(6A):2059-63;1993.
55. Harguindey S, Kolbeck RC, Bransome ED Jr. Ureterosigmoidostomy and cancer: new observations. Ann Int Med. 83:833;1975.
56. Harguindey S, Pedraz JL. Cañero RG, et al. Hydrogen ion-dependent oncogenesis and parallel new avenues to câncer prevention and treatment using a H^+-mediated unifying approach: pH-related and pH-unrelated mechanisms. Crit Rev Oncog. 6 (1):1-33;1995.
57. Hoffman MM, Wei LY, Roepe PD. Are altered pHi and membrane potential in hu MDR 1 transfectants sufficient to cause MDR protein-mediated mutidrug resistance? J Cell Physiol. 108(4):295-313;1996.
58. Huntsman. Três anos de terapia HCL como registrado em artigos no mundo da medicina com a introdução por Henry Pleasants Jr, AB, MD, FACP, Editor Associado Puhlishedhy W. Roy Huntsman, Philadelphia, PA. 1935.
59. Ibrahim-Hashim A, Cornnell HH, Abrahams D, et al. Systemic buffers inhibit carcinogenesis in TRAMP mice. J Urol. 188:624-31;2012.
60. Isom LL, Cragoe EJ Jr, Limbird LE. lpha 2-adrenergic receptors accelerate Na^+/H^+ exchange in neuroblastoma X glioma cells. J Biol Chem. May 15;262(14):6750-7. 1987.
61. Ivanov S, Liao SY, Ivanova A, et al. Expression of hypoxia-inducible cell-surface transmembrane carbonic anhydrases in human cancer. Am J Pathol. 158(3):905-19;2001.
62. Johnson JD, Epel D. Intracellular pH and activation of sea urchin eggs after fertilization. Nature. 262(5570):661-4;1976.
63. Keizer HG, Joenje H. Increased cytosolic pH in multidrug-resistant human lung tumor cells: effect of verapamil. J Natl Cancer Inst. 81:706-9;1989.
64. Klein M, Seeger P, Schuricht B, et al. Polarization of Na^+/H^+ and Cl^-/HCO_3 exchangers in migrating renal epithelial cells. J Gen Physiol. 115:599-607;2000.

65. Kozin SV, Shkarin P, Gerweck LE. The cell transmembrane pH gradient in tumors enhances cytotoxicity of specific weak acid chemotherapeutics. Cancer Res. 61:4740-3;2001.
66. Lagana A, Vadnais J, Le PU, et al. Regulation of the formation of tumor cell pseudopodia by the Na (+)/H(+) exchanger NHE1. J Cell Sci 113:3649-62;2000.
67. Lagarde AE, Pouysségur JM. The Na+/H+ antiport in cancer. Cancer Biochem. Biophys. 9:1-14;1986.
68. Lang F, Oberleithner H, Kolb HA, et al. Interaction of intracellular pH and cell membrane potential. In: Häussinger D (ed.). pH Homeostasis: mechanisms and control. London: Academic Press; p. 27-42. 1988.
69. Lardner A. The effect of extracellular pH on immune function. J Leukoc Biol. 69:522-30;2001.
70. Lardner A. The effects of extracellular pH on immune function. Department of Biological sciences, Dublin, Ireland: Dublin Institute of Technology; 2001.
71. Li J, Eastman A. Apoptosis in an interleukin-2-dependent cytotoxic T lymphocyte cell line is associated with intracellular acidification, role of the Na+/H+-antiport. J Biol Chem. 270:3203-11;1995.
72. Luo J, Tannock IF. Inhibition of the regulation of intracellular pH: potential of 5-(N,N-hexamethylene) amiloride in tumor-selective therapy. Br J Cancer. 70:617-24;1994.
73. Mahoney EM. Complete regression of vesical carcinoma following urinary diversion. Am J Surg. 100:133-6;1960.
74. Marino AA, Iliev IG, Schwalke MA, et al. Association between membrane potential and breast cancer. Tumor Biol. 15:82-9;1994.
75. Matsuyama S, Llopis J, Deveraux QL, et al. Changes in intramitchondrial and cytosolic pH: early events that modulate caspase activation during apoptosis. Nat Cell Biol. 2:318-25;2000.
76. Mayer LD, Bally MB, Cullis PR. Uptake of adriamycin into large unilamellar vesicles in response to a pH gradient. Biochem Biophys Acta. 857:123-6;1986.
77. Mayer W. Cancer-its origin, its development and its self-perpetuation – the therapy of operable and inoperable cancer in the light of a systemic conception of malignancy. New York: Paul B. Hoeber Inc; 1931.
78. Moolenaar WH, Defize LH, de Laat SW. Calcium in the action of growth factors. Ciba Found Symp. 122:212-31;1986.
79. Moolenaar WH. Effects of growth factors on intracellular pH regulation. Biochem Soc Symp. 50:205-20;1985.
80. Moolenaar WH, Tsien RY, Van der Saag PT, Laat SW de. Na+/H+ exchange and cytoplasmatic pH in the action of growth factors in human fibroblasts. Nature. 304:645-8;1983.
81. Moore KS, Wehrli S, Roder H, et al. Squalamine: an aminosterol antibiotic from the shark. Proc Natl Acad Sci. 90:1354-8;1993.
82. Mori K. Inhibition of experimental production of liver cancer by addition of acetic acid to the diet. Gann. 44:429-34;1953.
83. Murakami T, Shibuya I, Ise T, et al. Elevated expression of vacuolar proton pump genes and cellular pH in cisplatin resistance. Int J Cancer. 93(6):869-74;2001.
84. Orive G, Reshkin SJ, Harguindey S, Pedraz JL. Hydrogen ion dynamics and the Na+/H+ antiporter in cancer angiogenesis and antiangiogenesis. Br J Cancer. 89:1395-9;2003.
85. Overbeeke R, Yildirim M, Reutenlingsperper CPM, et al. Sequential occurrence of mitochondrial and plasma membrane alterations, fluctuations in cellular Ca^{2+} and pH during initial and later phases of cell death. Apoptosis. 4:455-60;1999.
86. Park HJ, Lyons JC, Ohtsubo T, Song CW. Acidic environment causes apoptosis by increasing caspase activity. Br J Cancer. 80(2):1892-7;1999.
87. Parkins CS, Stratford MR, Dennis MF, et al. The relationship between extracellular lactate and tumour pH in a murine tumour model of ischaemia-reperfusion. Br J Cancer. 75:319-23;1997.
88. Perek N, Denoyer D, Dubois F, Koumanov F. Malignant glioma displays altered plasma membrane potential and pH regulation – interaction with Tc-99m-MIBI and Tc-99m-tetrofosmin uptakes. Gen Physiol Biophys. 21:381-404;2002.
89. Perez IS, Garcia LG, Perona R. Role of intracellular pH on jun kinase activation induced by UV light. VI Congress of ASEICA, Barcelona; vol. 98, p. 251. 1995.
90. Perona R, Serrano R. Increased pH and tumorigenicity of fibroblasts expressing a yeast proton pump. Nature. 334:438-40;1988.
91. Pouysségur J. The growth factor activatable Na+/H+ exchange system: a genetic approach. In: Bradshaw A, Prentis S (eds). Oncogenes and growth factors. Amsterdam: Elsevier; p. 292-7. 1987.
92. Putney LK, Barber DL. Na/H exchange-dependent increase in intracellular pH times G2/M entry and transition. J Biol Chem. 278(45):44645-9;2003.
93. Raghunand N, Gillies RJ. pH and drug resistance in tumors. Drug Resist Updat. 3:39-47;2000.
94. Rebollo A, Gómez J, Aragon AM de. Et al. Apoptosis induced by IL-2 withdrawal is associated with an intracellular acidification. Exp Cell Res. 218:581-5;1995.
95. Reding E. L'équilibre acide-base et l'équilibre ionique dans le cancer et le precancer. Cancer (Brux). 2:97-152;1928.
96. Reding E, Slosse A. Des caracteres generaux de l'etat cancereux et precancereux. Bull Assoc Fr Cancer. 18:122-51;1929.
97. Reshkin SJ, Bellizzi A, Caldeira S, et al. Na+/H+ exchanger-dependent intracellular alkalinization is an early event in malignant transformation and plays an essential role in the development of subsequent transformation-associated phenotypes. FASEB J. 14:2185-97; 2000.
98. Reshkin SJ, Bellizzi A, Cardone RA, et al. Paclitaxel induces apoptosis via protein kinase A- and p38 mitogen-activated protein-dependent inhibition of the Na+/H+ exchanger (nHE) isoform I in human breast cancer cells. Clin Cancer Res. 9:2366-73;2003.
99. Rich IR, White OAW, Musk P. Apoptosis of leukemic cells accompanies reduction in intracellular pH after targeted inhibition of the Na+/H+ exchanger. Blood. 95:1427-34;2000.
100. Robey IF, Baggett BK, Kirkpatrick ND, et al. Bicarbonate increases tumor pH and inhibits spontaneous metastases. Cancer Res. 69(6):2260-8;2009.
101. Rockwell S, Yuan J, Peretz S, Glazer PM. Genomic instability in cancer. In: Gillies R (ed). The tumor microenvironment: causes and consequences of hypoxia and acidity. Novartis Found Symp., vol. 240, Chichester, NY: John Wiley and Sons. p. 133-42. 2001.
102. Roepe PD. pH and multidrug resistance. In: Gillies RJ (ed). The Tumor microenvironment: causes and consequences of hypoxia and acidity. Novartis Found Symp., vol 240, Chichester, NY: John Wiley and Sons; p. 232-47;2001.
103. Roepe PD, Wei LY, Cruz J, Carlson D. Lower electrical membrane and altered pHi homeostasis in multidrug-resistand (MDR) cells: further characterization of a series of MDR cell lines expressing different levels of P-glycoprotein. Biochemistry. 32:11042-56;1993.
104. Rotin D, Norwood DS, Grinstein S, Tannock I. Requirement of the Na+/H+ exchanger for tumor growth. Cancer Res. 49:205-11;1989.
105. Rotin D, Wan P, Grinstein S, Tannock I. Cytotoxicity of compounds that interfere with the regulation of intracellular pH: a potential new class of anticancer drugs. Cancer Res. 47:1497-504;1987.
106. Sala DP, Escobar DC, Mollinedo F. Intracellular alkalinization suppresses lovastatin-induced apoptosis in HL-60 cells through the

106. inactivation of a pH-dependent endonuclease. Br J Cancer. 79(5-6):793-801;1999.
107. Selawry OS, Swchartz MR. Growth inhibition of sarcoma 180 by lactic acid. Proc Am Soc Cancer Res. 4:61;1963.
108. Severin T, Muller B, Giese G, et al. pH-dependent LAK cell cytotoxicity. Tumours Biol. 15:304-10;1994.
109. Shrode LD, Tapper H, Grinstein S. Role of intracellular pH in proliferation, transformation, and apoptosis. J Bioenerg Biomembr. 29(4):393-9;1997.
110. Soulinna E-M, Buchsbaum RN, Racker E. The effect of flavonoids on aerobic glycolysis and growth of tumor cells. Cancer Res. 35:1865-72;1975.
111. Sparks RL, Pool TB, Smith NKR, Cameron IL. Effects of amiloride on tumor growth and intracellular element content of tumor cells in vivo. Cancer Res. 43:73-7;1983.
112. Spugnini EP, Baldi A, Buglioni S, et al. Lansoprazole as a rescue agent in chemoresistant tumors: a phase I/II study in companion animals with spontaneously occurring tumors. J Transl Med. 9:221;2011.
113. Sun D, Gong Y, Kojima H, et al. Increasing cell membrane potential and GABAergic activity inhibits malignant hepatocyte growth. Am J Physiol Gastrointest Liver Physiol. 285:G12-G19;2003.
114. Tannock IF, Newell K, Rotin D. Therapeutic potential of compounds that inhibit membrane-bound regulation of intracellular pH. Cancer Chem Pharmacol. 46(Suppl 2):s85;1989.
115. Tannock IF, Rotin D. Acid pH in tumors and its potential for therapeutic exploitation. Cancer Res. 49(16):4373-84;1989.
116. Terradez P, Asensi M, Lasso de la Vega MC, et al. Depletion of tumor glutathione in vivo by buthionine sulphoximine: modulation by the rate of cellular proliferation and inhibition of cancer growth. Biochem J. 293:477-83;1993.
117. Thangaraju M, Sharma K, Liu D, et al. Interdependent regulation of intracellular acidification and SHP-1 in apoptosis. Cancer Res. 59:1649-54;1999.
118. Torigoe T, Izumi H, Ise T, et al. Vacuolar H+-ATPase: functional mechanisms and potential as a target for cancer chemotherapy, anti-cancer. Drugs. 13:237-43;2002.
119. Vairo G, Cockss BG, Cragoe EJ Jr., Hamilton JA. Selective suppression of growth factor-induced cell cycle gene expression by Na+/H+ antiport inhibitors. J Biol Chem. 27:19043-6;1992.
120. Vermeulen ME, Gamberale R, Trevani AS, et al. The impact of extracellular acidosis on dendritic cell function. Crit Rev Immunol. 24(5):363-83;2004.
121. Verne J, Roth PC. The role of different factors which can present experimental cancer. Arch Anat Pathol. 11:137-40;1963.
122. Vogt B, Frey FJ. Inhibition of angiogenesis in Kaposi's sarcoma by captopril. Lancet. 349:1148;1997.
123. Volpert OV, Ward WF, Lingen MW. Captopril inhibits angiogenesis and slows the growth of experimental tumors in rats. J Clin. Invest. 98:671-9;1996.
124. Wahl ML, Owen JA, Burd R, et al. Regulation of intracellular pH in human melanoma: potential therapeutic implications. Mol Cancer Ther. 1:617-28;2002.
125. Warbug O, Posener K, Negelein E. Ubner den/stoffwechsel der Carcinomzella. Biochem Z. 152:309-44;1924.
126. Weinsburg JH, Roepe PD, Dzekunov S, Schenberg DA. Intracellular pH and multidrug resistance regulate complement-mediated cytotoxicity of nucleated human cells. J Biol Chem. 274:10888-77;1999.
127. Wiggins PM. Intracellular pH and the structure of cell water. J Theor Biol. 37:363-71;1972.
128. Wolf CM, Reynolds JE, Morana SJ, Eastman A. The temporal relationship between protein phosphatase. ICE/CED-3 proteases, intracellular acidification, and DNA fragmentation in apoptosis. Exp Cell Res. 230:22-7;1997.
129. Wu D, Si W, Wang M, et al. Hydrogen sulfide in cancer: friend or foe? Nitric Oxide. 50:38-45;2015.
130. Wong P, Kleeman HW, Tannock IF. Cytostatic potential of novel agents that inhibit the regulation of intracellular pH. Br J Cancer. 87:238-45;2002.
131. Yamagata M, Hasuda K, Stamato, Tannock IF. The contribution of lactic acid to acidification of tumours: studies of variant cells lacking lactate dehydrogenase. Br J Cancer. 77:1726-31;1998.
132. Yamagata M, Tannock IF. The chronic administration of drugs that inhibit the regulation of intracellular pH: in vitro and anti-tumours effects. Br J Cancer. 73(11):1328-34;1996.
133. Zanke BW, Lee C, Arab S, Tannock IF. Death of tumor cells after intracellular acidification in dependent on stress-activated protein kinases (SAPK/JNK)pathway activation and cannot be inhibited by Bcl-2 expression or interleukin 1β-converting enzyme inhibition. Cancer Res. 58:2801-8;1998.
134. Zavadova Z, Zavada J. Carbonic anhydrase IX (CA IX) mediates tumor cell interactions with microenvironment. Oncol Rep. 13(5):977-82;2005.
135. Zettenberg A, Engstrom W. Mitogenic effect of alkalinity on quiescent, serum starved cells. Proc Natl Cancer Inst. 78:4334-8;1981.

CAPÍTULO 13

Desvendando os segredos do câncer. Semelhanças das células cancerosas entre si

As células cancerosas de várias origens são muito parecidas entre si, assemelham-se às células embrionárias na morfologia e na constituição bioquímica e possuem em comum mecanismos arcaicos de sobrevivência da nossa espécie: metabolismo anaeróbico e proliferação celular contínua

José de Felippe Junior

Sonhamos com o dia que o Templo do Conhecimento onde ensinam Medicina não formará apenas simples repetidores de informações, mas verdadeiros médicos que aprenderam os fundamentos do livre pensar. **JFJ**

A verdadeira causa das doenças e a MEDICINA ainda não fizeram as pazes. É porque a MEDICINA ainda é muito jovem. E o que dizer dos tratamentos. **JFJ**

As enfermidades são muito antigas e nada a respeito delas mudou. Somos nós que mudamos ao aprender a reconhecer nelas o que antes não percebíamos. **Charcot**

É incorreto afirmar que existem mais de 150 tipos de câncer. **JFJ**

Jesse Greenstein, em 1947, foi o primeiro a alertar sobre a semelhança morfológica e bioquímica entre as células cancerosas de várias origens: "à medida que as células cancerosas se tornam mais proliferativas (malignas), elas ficam cada vez mais diferentes do tecido que a originou e se aproximam de um tipo comum, parecido com o tecido embrionário".

Nas palavras de Greenstein: *No matter how, or from which tissues tumors arise, they more nearly resemble each other chemically than they do normal tissues or than normal tissues resemble each other.*

Vários autores compararam as células cancerosas entre si e verificaram entre elas semelhanças: de morfologia (Graham, 1972), de aumento do ciclo de Embden-Meyerhof (Warburg, 1930), de aumento de ácido lático (Cori, 1925), de atividade enzimática (Greenstein, 1956), de acúmulo dos mesmos tipos de aminoácidos (Roberts e Frankel, 1949), de pH intracelular alcalino e peritumoral ácido (Johnson e Epel, 1976; Yamagata, 1996), de mesmo conteúdo de ácido cítrico (Miller, 1950), e o mesmo padrão do tempo de relaxamento T1 e T2 à ressonância nuclear magnética (Damadian, 1971, Ling; Tucker, 1980). É interessante acrescentar que as vias metabólicas que fornecem ATP proliferativo no câncer são as mesmas do tecido embrionário humano: glicólise anaeróbia, glutaminólise e via metabólica SOG (síntese de serina, metabolismo de um carbono e clivagem da glicina).

Quanto ao pH, o primeiro trabalho da literatura que implicou o pH citoplasmático na mitose foi escrito por Johnson e Epel em 1976: "O pH intracelular do embrião do ouriço-do-mar aumenta 0,3 unidade de pH entre 1 e 4 minutos após a fertilização. A alcalinização intracelular resulta da saída de H^+ e entrada de Na^+ na célula, o que acidifica o peritumoral. Células neoplásicas são as únicas no organismo que apresentam alcalose citoplasmática com acidose extracelular (Tannock, 1989; Harguindey, 1995; Perona, 1988; Reshkin, 2000).

Comparando o tecido neoplásico de grande variedade de tumores de camundongo com o tecido normal correspondente, quanto aos padrões de aminoácidos livres detectados por cromatografia bidimensional, descobriu-se que cada tecido normal possui um padrão de aminoácidos característico daquele tecido, enquanto todos os tumores, não importando a origem, mostram padrões de aminoácidos semelhantes entre si (Roberts e Frankel, 1949).

Células normais possuem concentrações muito diferentes de ácido cítrico no citoplasma, enquanto todas as células tumorais estudadas apresentavam quantidades semelhantes de ácido cítrico (Miller, 1950).

Ainda, segundo Greenstein, "Não importa como ou de onde o tumor surge, eles mais se assemelham um ao outro quimicamente entre si do que os próprios tecidos normais se assemelham entre eles" e acresce "a uniformidade entre os tumores pode ser adequadamente descrita como perda ou diminuição de funções especializadas características das células normais e que se assemelham muito ao tecido embrionário que deu origem às células normais" (Greenstein, 1956).

As células normais apresentam na sua composição diferentes tipos de proteínas, dependendo do tecido que pertencem e de acordo com suas funções. A diferença entre as células normais entre si ocorre após a diferenciação celular completa e depende da função, isto é, nas diferenças de transcrição e translação do genoma de cada tecido ou órgão. Na hipótese acima, o autor sugere a convergência para trás das células cancerosas para um padrão de transcrição e translação do genoma original, isto é, aquele existente na fase embrionária.

Como o produto final da transcrição e translação são as proteínas celulares, Ling e Murphi, em 1986, dosaram a concentração de grande variedade de proteínas em vários tipos diferentes de neoplasias altamente malignas do rato. Frisamos que essa alta malignidade significa que as células cancerosas estão no que se chama de "desvio máximo de proliferação" e quando transplantadas crescem em cerca de 1 semana (Potter, 1961).

Foram estudados 15 tipos diferentes de câncer: leucemia linfocítica, sarcoma pleomórfico de leucócitos induzido pelo DMBA, sarcoma de células reticulares, linfoma, adenocarcinoma mamário, carcinoma da região inguinal, linfossarcoma, fibrossarcoma, hepatoma, leucemia mielógena, sarcoma pleomórfico de leucócitos, leucemia linfoide, leucemia linfocítica, leucemia de mastócitos e adenocarcinoma mamário de Ehrlich e a conclusão foi: "os 15 tipos de câncer enumerados acima, de origens bem diferentes, possuem essencialmente os mesmos tipos principais de proteínas". Ao todo foram dosados 16 tipos de proteínas.

Dessa forma, quando as células cancerosas chegam ao estado de "desvio máximo de proliferação" ou "desvio máximo de malignidade", as proteínas constituintes dessas células se tornam muito semelhantes entre si, significando que a carcinogênese está sendo comandada por um conjunto de genes comuns, não ao tipo de células que deu origem ao câncer, mas ligadas diretamente à proliferação celular mitótica.

São os genes de sobrevivência colocados em ação, que erroneamente são chamados de oncogenes. JFJ.

Seria como se existisse um conjunto de genes poderosos e adormecidos no genoma de todas as células normais que funcionariam como mecanismo extra de sobrevivência. No momento que as células normais são agredidas (agentes químicos, físicos ou biológicos) e entram no que chamamos de "estado de quase morte", esses genes são reativados e desencadeiam a proliferação celular redentora da vida.

Sabe-se há muito tempo que os chamados oncogenes estão presentes em grande variedade de células cancerosas humanas e em células quimicamente transformadas e que eles existem na forma de proto-oncogenes em praticamente todas as células normais (Reddy, 1982; Winberg, 1982; Cooper, 1982). Pode ser que seja esse o conjunto de genes que desencadeiam a proliferação celular que permite a sobrevivência das células em profunda agressão, quando alcançam o "estado de quase morte". Murray, em 1981, mostrou que esse conjunto de genes pode diferir quanto à sequência de DNA nos vários tipos de tumores, entretanto sua função permanece a mesma – mitose (Murray, 1981).

Dessa forma, o nome oncogenes é errôneo e pejorativo, pois eles são heroicos e deveriam se chamar de "genes redentores da vida" ou "genes de sobrevivência".

Albert Szent-Gyorgiy observou que a célula é como um sítio de escavação arqueológico que mantém as conquistas antigas e usufrui das conquistas mais recentes. Para Szent-Gyorgiy, "A vida se constrói gradualmente e não rejeita o que construiu, mas constrói em cima. Consequentemente, as células são comparáveis a sítios de escavação arqueológico onde podemos encontrar sucessivas camadas, uma em cima da outra, a mais velha na parte mais profunda. A aquisição mais antiga é a mais largamente espalhada na Natureza e mais firmemente ancorada".

Assim, quando uma célula é intensamente agredida ela descarta o pesado mecanismo recentemente adquirido da fosforilação oxidativa mitocondrial e passa a operar com seu mecanismo mais arcaico de produção de ATP, o ciclo de Embden-Meyerhof. A célula volta ao primitivo estado alfa de baixa produção de ATP e alta saturação, onde reina o ambiente redutor propício à proliferação mitótica (Szent-Gyorgiy, 1966, 1971, 1972a, 1972b, 1973).

Os proto-oncogenes funcionariam como um tipo de mecanismo potente e muito antigo, alojado no seu devido sítio arqueológico do genoma normal, pronto a desencadear a proliferação celular mitótica que permite a sobrevivência das células ao chegar ao "estado de quase morte".

A passagem de proto-oncogenes para oncogenes é muito simples e na maioria dos tecidos é devida à perda de apenas uma base do DNA (Reddy, 1982). É espetacular esses mecanismos de sobrevivência e é graças a eles que estamos, no momento, respirando em nosso pequeno Planeta.

É muito importante a conclusão de pesquisadores de alto nível afirmando que a semelhança química de todos esses cânceres na fase de máxima proliferação mostra claramente que os genes que determinam as proteínas das células cancerosas são genes já preexistentes do genoma da célula normal **e não novos genes resultantes de mutação** (Ling e Murphy, 1986; Felippe, 2008).

De fato, já foram demonstrados que vários tipos de proteínas são comuns apenas no tecido canceroso e no tecido embrionário, mas não no tecido adulto diferenciado. Entre elas estão as alfafetoproteínas (Abelev, 1968), o antígeno carcinoembrionário – CEA (Gold e Feedman, 1965), a ferritina carcinofetal (Alpert, 1973) etc., o que está de acordo com a hipótese de regressão da célula cancerosa ao estado de transcrição e translação prévio, embrionário.

Dessa forma, estamos diante de uma reversão da célula diferenciada normal para uma célula com características embrionárias; a célula normal regrediu para seu estado original, primitivo e se transformou em célula cancerosa, adaptada para proliferar e sobreviver; e isto acontece quando a célula é fortemente agredida e entrou no "estado de quase morte".

A célula cancerosa, mais bem denominada como recém-formada ou neoplásica, é muito parecida com a célula embrionária de origem. Ela possui as seguintes diferenças com as células normais do mesmo tecido:

1. Os proto-oncogenes inativos das células normais e que na verdade são genes de sobrevivência adormecidos passam para oncogenes ativos nas células neoplásicas. Eles acordam e provocam a proliferação celular (Reddy, 1982; Winberg, 1982; Cooper, 1982).
2. O estado beta da fosforilação oxidativa de alta produção de ATP das células normais que fornece energia para toda célula, exceto para o núcleo, passa para o estado alfa de metabolismo anaeróbio que fornece ATP para o núcleo, ativando o ciclo celular mitótico (Szent-Gyorgiy, 1966, 1971, 1972a, 1972b, 1973).
3. As células normais geram ácido pirúvico, enquanto as neoplásicas passam a fabricar ácido lático (Warburg, 1930, 1956, 1958; Cori, 1925).
4. A água estruturada, com baixo T1 e T2 na RNM das células normais, passa para água desestruturada com elevado T1 e T2 nas neoplásicas (Damadian, 1971, 1973; Hazlewood, 1971).
5. De um padrão específico de proteínas que diferenciam as células normais entre si passam a ter proteínas comuns a todos os tipos de células cancerosas, independentemente da origem, e semelhantes às proteínas das células embrionárias (Roberts e Frankel, 1949; Ling-Murphy, 1986).
6. De alto conteúdo em oxidase-succínica e citocromo c passam para baixo conteúdo dos dois elementos no tecido tumoral (Stote, 1939; Schneider, 1943).
7. De alto conteúdo enzimático (cistina-desulfurase, esterase, timonuclease, fosfatase ácida, xantina desidrogenase, catalase, arginase, citocromo oxidase) passam para baixo e uniforme conteúdo enzimático nas células neoplásicas (Greenstein, 1956).
8. De alto consumo de oxigênio passam para baixo consumo de oxigênio (Greenstein, 1956).
9. De alto conteúdo de osmólitos cosmotropos passam para baixo conteúdo (Tossi, 2000; Tugnoli, 2003; Righi, 2007).
10. De pH intracelular tendendo para ácido nas células normais passam para pH alcalino intracelular nas células neoplásicas (Harguindey, 1995; Perona, 1988; Reshkin, 2000);
11. De pH alcalino no interstício das células normais passam para pH ácido peritumoral (Harguindey, 1995; Perona, 1988; Reshkin, 2000).
12. De baixa entropia e alto grau de ordem-informação na célula normal passam para alta entropia e baixo grau de ordem-informação na célula cancerosa (Ilya Prigogine in-Sodi-Pallares, 1998).

Ao atingir o "estado de quase morte" encontramos a presença de centenas de fatores (NF-kappaB, NFATs, VEGF, EGF, PDGF etc.) que são ativados por uma gama enorme de vias de sinalização (PI3K/Akt, STAT3, SAP/MAPK, JNK/MAPK, ERK/MAPK, p38/MAPK), ao lado da ativação de inúmeros "oncogenes" (c-fos, c-jun, c-myc etc.). Todos esses eventos cursam em paralelo com o aumento da proliferação celular, diminuição da apoptose, geração de neovasos e diminuição da diferenciação celular e pertencem à fase final do processo de carcinogênese, que é a proliferação celular para sobreviver (Felippe, 2008).

Concluímos que as células cancerosas, na verdade células doentes por alguma causa, aparecem em um determinado momento da vida das pessoas como mecanismo de defesa para não morrerem. Elas sofreram devido a profundas agressões internas ou externas. O mecanismo de defesa está no genoma de todas as células normais na forma de proto-oncogenes que, rapidamente perdendo apenas uma base, transformam-se nos assim chamados oncogenes e desencadeiam a proliferação celular redentora da vida no momento que a célula normal agredida atingiu o "estado de quase morte". Nesse estado onde passou a funcionar um conjunto de genes específicos e preexistentes aptos para a mitose celular, as células neoplásicas, independentemente do tecido que a originou, assemelham-se entre si, porque esse conjunto de genes passa a fabricar os mesmos tipos de proteínas.

Todos esses estudos corroboram a hipótese da carcinogênese de Felippe Jr: "A inflamação crônica persistente evolui em meio hipotônico devido ao edema intersticial, o que provoca leve "inchaço celular", passagem de osmólitos cosmotropos da célula para o peritumoral com a consequente diminuição dos osmólitos citoplasmáticos, os quais vagarosamente transformam a água estruturada em água desestruturada, a qual gradativamente diminui o grau de ordem-informação do sistema termodinâmico celular que, ao atingir o ponto máximo suportável de entropia, provoca na célula um "estado de quase morte". Nesse ponto de baixa concentração de osmólitos cosmotropos, predomínio de água desestruturada, alta entropia e baixo grau de ordem-informação do sistema termodinâmico celular, as células se transformam e lutam para se manterem vivas e o único modo de sobreviverem é por meio da proliferação celular. Elas colocam em ação mecanismos milenares de sobrevivência, justamente aqueles que mantiveram as células normais vivas no Planeta durante a Evolução. Dessa forma, ocorre ativação de fatores e vias de sinalização, alcalinização citoplasmática, predomínio do ciclo de Embden-Meyerhof etc., os quais promovem proliferação celular, diminuição da apoptose, formação de novos vasos e impedimento da diferenciação celular. O predomínio da água desestruturada no intracelular incrementa o aumento da hidratação e do volume celular provocado pela hipotonicidade do meio inflamatório. As estratégias que transformam a água desestruturada em água estruturada e aquelas que aumentam a fosforilação oxidativa restauram a fisiologia e a bioenergética celular e as células neoplásicas se diferenciam em células normais e caminham para o processo fisiológico contínuo de morte celular programada – apoptose" (Felippe, 2008).

Conclusão

É incorreto afirmar que existem mais de 150 tipos diferentes de câncer.

Deixar de aprender é omitir socorro e esperar por maiores evidências científicas para tratar é ser cientista e não médico e médicos que somos sempre lembremos: Primun non nocere. **JFJ**

Referências

1. Abelev GI. Production of embryonal serum alpha-globulin by hepatomas: review of experimental and clinical data. Cancer Res. 28:1344;1968.
2. Alpert E, Coston RL, Cahill JF, Cohen H. Carcino-foetal human liver ferritins. Tumor Res. 8:47;1973.
3. Cori CF, Cori GT. The carbohydrate metabolism of tumors. II Changes in the sugar, lactic acid and CO_2 combining power of blood passing through a tumor. J Biol Chem. 65:397-405;1925 – in Greenstein,1956.
4. Cooper GM. Cellular transforming genes. Science. 217:801;1982.
5. Damadian R. Tumor detection by nuclear magnetic resonance. Science. 171:1151;1971.
6. Damadian R, Zaner K, Hor D, et al.Nuclear magnetic resonance as a new tool in cancer research: human tumors by NMR. Ann N Y Acad Sci. 222:1048-76;1973.
7. Felippe JJ. Água: vida-saúde-doença-envelhecimento-câncer. Revista Eletrônica da Associação Brasileira de Medicina Biomolecular. www.medicinabiomolecular.com.br. Fevereiro de 2008.
8. Felippe JJ. Desvendando os segredos do câncer: a água tipo A desestruturada promove a carcinogênese e a água tipo B estruturada restaura a fisiologia e a bioenergética celular transformando as células cancerosas em células normais. Hipótese da carcinogênese. Revista Eletrônica da Associação Brasileira de Medicina Biomolecular. www.medicina biomolecular.com.br. Maio de 2008.
9. Gold P, Freedman SO. Specific carcinoembryonic antigens of the human digestive system. J Exp Med. 122:467;1965.
10. Graham KM. The cytology and diagnosis of câncer. 3rd ed. Philadelphia: WB Saunders; 1972.
11. Greenstein JP. Biochemistry of cancer. New York: Academic Press; p. 267. 1947.
12. Greenstein JP. Some biochemical characteristics of morphologically separable cancers. Cancer Res. 16:641;1956.
13. Harguindey S, Pedraz JL, Cañero R, et al. Hydrogen íon-dependent oncogenesis and parallel new avenues to câncer prevention and treatment using a H$^+$ -mediated unifying approach: pH-related and pH-unrelated mechanisms. Crit Rev Oncog. 6 (1):1-33;1995.
14. Hazlewood CF, Nichols BL, Chang DC, et al. On the state of water in developing muscle: a study of the major phase of ordered water in skeletal muscle and its relationship to sodium concentration. Johns Hopkins Med J. 128:117-31;1971.
15. Johnson JD, Epel D. Intracellular pH and activation of sea urchin eggs after fertilization. Nature. 262(5570):661-4; 1976.
16. Ling GN, Tucker M. Nuclear magnetic resonance relaxation and water contents in normal mouse and rat tissues and in cancer cells. J Nat Cancer Inst. 64:1199;1980.
17. Ling GN, Reid C, Murphy RC. Are the proteins in malignant cancer cells of diverse origin similar or different? Physiol Chem Phys Med NMR. 18(3):147-58;1986.
18. Miller H, Carrthers C. Citric acid metabolism in carcinogenesis and its relationships to calcium metabolism. Cancer Res. 10(10):636-41;1950.
19. Murray MJ, Shilo BZ, ShiC, Weinberg RA. Three different human tumor cells lines contain different oncogenes. Cell. 25(2):355-61;1981.
20. Perona R, Serrano R. Increased pH and tumorigenicity of fibroblasts expressing a yeast proton pump. Nature. 334:438-40;1988.
21. Potter VR. Transplantable animal cancer, the primary standard. Cancer Res. 21:1331;1961.

22. Reddy EP, Reynolds RK, Santos E, Barbacid M. A point mutation is responsible for the acquisition of transforming properties by the T24 human bladder carcinoma oncogene. Nature. 300:149; 1982.
23. Reshkin SJ, Bellizzi A, Caldeira S, et al. Na$^+$/H$^+$ exchanger-dependent intracellular alkalinization is an early event in malignant transformation and plays an essential role in the development of subsequent tranformation-associated phenotypes. FASEB J. 14:2185-97; 2000.
24. Righi V, Mucci A, Schenetti L, et al. Ex vivo HR-MAS magnetic resonance spectroscopy of norma and malignant human renal tissues. Anticancer Res. 27(5A):3195-204;2007.
25. Schneider WC, Potter VR. Biocatayysis in cancer tissue III. Succinic dehydrogenase and cytochrome oxidade. Cancer Res. 3:358-87;1943 – in Greenstein, 1956.
26. Stote E. Estimation and distribution of cytochrome oxidase and cytochrome c in rat tissues. J Biol Chem.131:555-65;1939 – in Greenstein, 1956.
27. Szent-Gyorgy A.Growth and organization. Biochem J. 98:641-44; 1966.
28. Szent-Gyorgy A. Biology and pathology of water. Perspect Biol Med. 14(2):239-49;1971.
29. Szent-Gyorgy A. The living state – with observations on cancer. New York and London: Academic Press; 1972a.
30. Szent-Gyorgy A. The development of bioenergetics. Bioenergetics. 3:1-4;1972b.
31. Szent-Gyorgy A. Bioelectronics and cancer. Bioenergetics. 4:533-62;1973.
32. Sodi Pallares D. Lo que he descubierto en el tejido canceroso. México: Graficava Cansacob; 1998.
33. Roberts E, Frankel S. Free amino acids in normal and neoplastic tissues of mice as studied by paper chromatography. Cancer Res. 9:231-643;1949.
34. Tannock IF, Rotin D. Acid pH in tumors and its potential for therapeutic exploitation. Cancer Res. 49(16):4373-84;1989.
35. Tosi MR, Tugnoli V, Bottura G, et al. In vitro MRS and HPLC studies on human renal cell carcinomas. Oncol Rep. 7(6):1355-8;2000.
36. Tugnoli V, Reggiani A, Beghelli R, et al. Magnetic resonance spectroscopy and high performance liquid chromatography of neoplastic human renal tissues. Anticancer Res. 23(2B):1541-8;2003.
37. Warburg O. Uber den Stoffwechsel der Tumoren, Berlin: Springer 1926. Translated: The metabolism of tumors. London: Arnold Constable 1930 Warburg, O. Science, N.Y. 123, 309, 1956.
38. Warburg O, Gawehn K, Geissler A, et al. [Partial anaerobiosis and radiation-sensivity of cancer cells]. Archs Biochem Biophys. 78(2): 573-86;1958.
39. Weinberg RA. Use of transfection to analyze genetic information and malignant transformation. Bioch Biophys Acta. 651:25;1981.

CAPÍTULO 14

Desvendando os segredos do câncer. ATP glicolítico é o motor da mitose

Os genes do núcleo funcionam com o ATP gerado na glicólise anaeróbia, porque o ATP celular é compartimentalizado: no câncer o impedimento da fosforilação oxidativa polariza o metabolismo para o ciclo de Embden-Meyerhof, verdadeiro motor do ciclo celular proliferativo

José de Felippe Junior

A verdadeira causa das doenças e a Medicina não se entendem. É porque a Medicina ainda é muito jovem. **JFJ**

A Medicina era um caos até que surgiu a Bioquímica e a Fisiologia para pôr ordem nas coisas. **JFJ**

A Química é íntima da Física e sempre estão juntas. **JFJ**

No câncer e em muitas doenças, os tóxicos do ambiente e os agentes biológicos ***"são os fósforos que acendem o fogo"*** *e os "ATPs da icólise anaeróbia são o* ***"combustível que mantém as chamas".*** **JFJ**

O trifosfato de adenosina é gerado nas células por duas vias distintas: ciclo de Embden-Meyerhof (glicólise anaeróbia, 2 moles de ATP por mol de glicose) e fosforilação oxidativa (2 + 36 moles de ATP por mol de glicose). Essas duas vias possuem localização celular diferente, a glicólise anaeróbia no citoplasma e a fosforilação oxidativa (FO) na mitocôndria, e ambas fornecem ATP para compartimentos intracelulares diferentes.

A função primordial dos fosfatos de alta energia eletrônica, fosfato de creatina e trifosfato de adenosina é retirar uma nuvem de elétrons da proteína inativa e dobrada sobre si mesma e expor seu sítio reativo para torná-la ativa. Sem ATP, essas proteínas não reagem com seus substratos (Ling, 2007).

Para a engrenagem proteico-nucleotídea dos genes inseridos nos cromossomos nucleares funcionar é necessária a presença de trifosfato de adenosina no núcleo para expor o sítio ativo das proteínas e nucleotídeos e assim desencadear as funções desses genes.

Entretanto, o núcleo da célula não gera ATP e sem ATP as proteínas e os nucleotídeos presentes no núcleo são inativos, porque as proteínas estão dobradas sobre si mesmas e escondem o sítio reativo. Enquanto isso, sem ATP nuclear, as hélices do DNA estão compactadas, também impedindo a exposição dos sítios reativos. Dessa forma, para os genes se tornarem ativos é necessária no núcleo a presença do grande aceptor de nuvens de elétrons, o ATP. Sem ATP no núcleo os genes não funcionam, estando impedidas a transcrição, a síntese, a duplicação do DNA, ao lado de outras funções gênicas como a proliferação celular.

Entretanto, a relação mútua entre a glicólise anaeróbia e a fosforilação oxidativa é conhecida há mais de 100 anos como efeito Pasteur: inibição da glicólise anaeróbia pela fosforilação oxidativa ou, como descreveu Pasteur, a inibição da fermentação pela adição de oxigênio. Esse efeito ocorre na maioria dos tecidos, incluindo os tumorais. O efeito Pasteur é o contrário do efeito Crabtree, o qual significa a inibição da fosforilação oxidativa ao se estimular a glicólise anaeróbia.

Otto Warburg foi o primeiro a demonstrar que as células neoplásicas são perfeitamente viáveis e se reproduzem com a energia proveniente da glicólise anaeróbia devido ao impedimento mitocondrial (Warburg, 1926).

Seeger, na década de 1930, mostrou que as células cancerosas eram deficientes em citocromo oxidase (citocromo a/a3 ou complexo IV), e de outras enzimas da cadeia respiratória mitocondrial, com o uso de 6 tipos diferentes de corantes vitais. Um ano mais tarde, o prêmio Nobel von Euler mostrava que o sarcoma de Jensen continha apenas 1/20 da quantidade de citocromo oxidase presente no músculo cardíaco.

Mesmo com os parcos recursos da década de 1930, Dickens e Simer, analisando o quociente respiratório de células cancerosas e células normais, foram capazes de verificar que a energia para o crescimento do câncer era proveniente da glicólise anaeróbia e que não havia relação entre o crescimento tumoral e a fosforilação oxidativa.

Hopkins e Elliott, em 1931, e posteriormente Needham e Lehmann, em 1937, demonstraram que as primeiras mitoses de um embrião apenas necessitam da energia proveniente da glicólise anaeróbia e isso somente acontece na presença da glutationa reduzida (GSH).

Essas foram as primeiras evidências que mostraram em biologia que o motor da mitose é o ATP produzido pela via anaeróbia e que a fosforilação oxidativa está deficiente ou até impedida totalmente.

Em geral, nas células normais, 90% do ATP é proveniente das mitocôndrias e 10% da glicólise anaeróbia, o que mantém a função normal da célula diferenciada e madura. Entretanto, nas células neoplásicas o predomínio da glicólise anaeróbia em detrimento da fosforilação oxidativa mitocondrial sustenta a produção de ATP que entra no núcleo e mantém ativa a duplicação do DNA e o ciclo celular proliferativo (Warburg, 1926; Reitzer, 1979; Rossignol, 2004).

Há mais de 40 anos, os autores já desconfiavam da existência da compartimentalização metabólica (Moses, 1966; Erickson-Viitanen, 1982a e 1982b; Saks, 1994) e recentemente Gajewski mostrou definitivamente que a fosforilação oxidativa quase não fornece ATP para o núcleo, sendo o ciclo de Embden-Meyerhof a fonte principal de ATP para as cruciais funções dos cromossomos (Gajewski, 2003).

Há mais de 90 anos, Otto Warburg mostrou que a célula neoplásica prolifera com a energia fornecida pelo ciclo de Embden-Meyerhof. Estudos recentes não somente não conseguiram derrubar os achados do grande pesquisador alemão como, por meio de metodologias mais precisas e confiáveis que ele estava certo. Isso significa que o ATP gerado pela glicólise anaeróbia é o motor do ciclo celular mitótico e serve para sintetizar e duplicar o DNA, isto é, sem esse ATP a célula não prolifera. Esse conceito é respeitado até os dias atuais (Schwartz, 2017).

Breve Histórico – Otto Warburg e o câncer

Foi há quase 80 anos que o famoso bioquímico alemão Otto Warburg enunciou uma das mais importantes teorias sobre o desenvolvimento e crescimento do câncer: impedimento respiratório (Warburg, 1926).

Warburg fez duas observações experimentais e propôs uma hipótese. É necessário diferenciarmos a observação da hipótese e a hipótese da intuição.

A primeira observação foi que, na ausência de oxigênio, tanto o tecido tumoral como o normal utilizam glicose e produzem ácido lático no processo chamado de glicólise anaeróbia. Geralmente, mas não sempre, o tecido tumoral produz mais ácido lático que o tecido normal.

A segunda observação foi que ambos os tecidos, normal e neoplásico, produzem menos ácido lático na presença de oxigênio (glicólise aeróbia) do que na presença de nitrogênio (glicólise anaeróbia). Warburg chamou esse fenômeno de efeito Pasteur, baseado na observação do famoso cientista francês, na qual a levedura cessa a fermentação quando exposta ao oxigênio.

Nesse trabalho, Warburg utilizou 14 tipos de tecidos normais e 15 tipos diferentes de tumores sólidos, de vários animais.

Essas observações são fundamentais e de relevante importância, porém a hipótese de Warburg logo a seguir descrita tem mais a ver com a intuição desse magnífico pesquisador.

Hipótese de Warburg

Transcrevemos aqui as palavras do prefácio do seu livro sobre metabolismo tumoral (1926):

> Enquanto as células normais morrem se forem mantidas em glicólise anaeróbia, as células tumorais não somente continuam a existir, mas são capazes de crescer a uma extensão sem limite, com a energia química proveniente da glicólise.
>
> A glicólise anaeróbia da célula tumoral é derivada em qualquer caso de um distúrbio da respiração. Como regra, a respiração da célula tumoral é pequena, mas recentemente se encontraram tumores com respiração elevada.
>
> Seja a respiração tumoral pequena ou grande, a glicólise anaeróbia está sempre presente. A respiração está sempre perturbada e ela é incapaz de provocar o desaparecimento da fermentação (glicólise anaeróbia). Assim, os dois tipos de distúrbios da respiração que podem ser artificialmente produzidos nas células normais – limitar a extensão da respiração ou impedir o efeito da respiração – ocorrem naturalmente nos tumores.

Warburg concluiu que as células tumorais possuem um distúrbio da fosforilação oxidativa mitocondrial e que são perfeitamente viáveis e se reproduzem com a energia proveniente quase que exclusivamente da glicólise.

Em 1976, Weinhouse escreveu que, apesar do maciço esforço despendido durante os 50 anos que antecedem 1976, na procura de alterações da função ou da estrutura da mitocôndria, não se encontraram evidências substanciais que indiquem defeito respiratório ou da cadeia de transporte de elétrons ou do acoplamento da respiração, na formação de ATP via fosforilação oxidativa. Weinhouse conclui seu trabalho, de maneira deselegante, afirmando que o impedimento da fosforilação oxidativa e o aumento da glicólise anaeróbia são maneiras muito simplistas de enxergar algo tão complexo como o câncer.

Mal sabia o arrogante autor que a intuição do mestre era mais forte que todo o raciocínio e pesquisas existentes na década de 1930 e toda técnica da década de 1970, porque nos últimos 20 anos empregando metodologias bioquímicas, ultraestruturais e genômicas mais refinadas, comprovaram-se as ideias de Warburg sobre o metabolismo energético no câncer: impedimento da fosforilação oxidativa.

Hipótese de Warburg aprovada com técnicas modernas: FDG-PET

Foi Warburg em 1924, quem primeiro demonstrou o aumento do metabolismo da glicos no tecido tumoral (in Warburg,1956).

A técnica mais moderna de detecção e classificação dos tumores que dispomos no momento foi elaborada baseada nesta antiga verdade: FDG-PET ou tomografia por emissão de pósitrons da fluorodesoxiglicose marcada. Quando o isótopo de flúor marcado (flúor-18) é injetado, ele rapidamente se acumula no tumor, devido à avidez celular, pela glicose e por emissão de pósitrons a massa tumoral é detectada. Os tumores ditos "malignos" são capazes de acumular glicose de 8 a 15 vezes mais rápido do que os tecidos normais circunjacentes ao tumor (Strauss, 1991).

Utilizando o FDG-PET, tem sido possível diagnosticar precocemente cânceres de mama (Raylman, 1995), fígado (Torizuka, 1995), colorretal e pulmonar (Strauss, 1991) e de pâncreas (Bares, 1994), entre outros.

Sabe-se que o estresse oxidativo por disfunção mitocondrial desempenha papel relevante na patogênese de doenças neurodegenerativas, como a doença de Parkinson, de Alzheimer, esclerose lateral amiotrófica e doença de Huntington, afetando inclusive o processo de envelhecimento e até doenças psiquiátricas como a esquizofrenia (Wallace, 1992; Beal, 1995; Maurer, 2001). A disfunção mitocondrial está associada não somente ao aumento da glicólise anaeróbia que fornece ATP para o núcleo, como também ao aumento da geração de radicais livres que lesam o DNA, proteínas e lipídios.

Por outro lado, no envelhecimento, nas doenças degenerativas e nas células com mutações genéticas nucleares, o predomínio de ATP gerado pelo ciclo de Embden-Meyerhof pode ativar a transcrição e a expressão de genes silenciados, fazendo aflorar diversos tipos de doenças até agora sem manifestação. Desse modo, se mantivermos a fosforilação oxidativa mitocondrial em perfeito funcionamento no transcorrer da vida de uma pessoa conseguiremos conter ou diminuir o grau de glicólise anaeróbia e teremos meios de prevenir ou tratar o câncer, o *diabetes mellitus*, a hipertensão arterial, miocardiopatias, hepatopatias e vários tipos de doenças neurodegenerativas, ao lado talvez das mitocondriopatias hereditárias.

A redução do ATP nuclear com a célula funcionando "somente com fosforilação oxidativa" possivelmente diminuirá os efeitos catastróficos do funcionamento de genes alterados estruturalmente e impedirá o afloramento de vários tipos de fenótipos doentes, mantendo o indivíduo saudável e livre de doenças no transcorrer da sua vida.

Cumpre salientar que o ATP mitocondrial mantém o funcionamento de todas as funções celulares, porque a pequena quantidade de ATP da fosforilação oxidativa que alcança o núcleo não é suficiente para a replicação celular (mitose), porém é suficiente para as funções do DNA necessárias para manter ativas as funções da rotina celular.

Nessa revisão demonstraremos por meio de extensa literatura que:

1. O ATP produzido na célula é compartimentalizado e somente o ATP gerado no ciclo de Embden-Meyerhof supre o núcleo.
2. O ciclo de Embden-Meyerhof é o motor do ciclo celular mitótico proliferativo.
3. A célula neoplásica possui defeitos funcionais e/ou estruturais da fosforilação oxidativa mitocondrial.

1. O ATP produzido na célula é compartimentalizado e somente o ATP gerado no ciclo de Embden-Meyerhof supre o núcleo

A distribuição de ATP não é uniforme nos compartimentos celulares, isto é, a partição das moléculas fosforiladas de alta energia eletrônica na célula não ocorre simplesmente por difusão obedecendo a gradientes de concentração.

Em 1966, Moses já escrevia sobre a compartimentalização metabólica. Na verdade, a divisão em compartimentos dos ATPs gerados na glicólise e na fosforilação oxidativa foi descrita em vários tipos de tecidos: coração (Bricknell, 1976; Geisbuler, 1984; Dizon, 1998), músculo liso vascular (Paul, 1983), músculo estriado (Davidheiser, 1984; Korge, 1995), tecido nervoso (Andersen, 1992) e células beta do pâncreas (Malaisse, 1976).

Ishida, em 1994, mostrou que no músculo liso normal as células contráteis eram ativadas pelo ATP mitocondrial, enquanto outros compartimentos da célula eram mantidos pelo ATP da glicólise. A entrada das histonas no núcleo de cardiomiócitos neonatais é orquestrada apenas pelo ATP mitocondrial (Dzeja, 2002). O efeito da glicose com insulina nas células betas do pâncreas é aumentar os níveis de ATP mitocondrial na submembrana, enquanto o ATP no citoplasma experimenta somente leve aumento (Kennedy, 1999).

Em 2003, Carl Gajewski e colaboradores, da Universidade de Cornell, mostram definitivamente que os compostos de alta energia dentro das células, como o ATP e a creatina fosfato, são compartimentalizados e as diferentes funções celulares são mantidas por diferentes *pools* de ATP.

De modo claro e objetivo, Gajewski revelou que cada *pool* de ATP na célula contribui em diferentes extensões para diferentes compartimentos celulares. Dessa maneira, a partição das moléculas fosforiladas de alta energia eletrônica na célula não ocorrem simplesmente obedecendo a gradientes de concentração e o ATP nuclear é proveniente quase que exclusivamente do ciclo de Embden-Meyerhof (Figura 14.1).

Com a colocação de glicose e piruvato no meio de cultura (glicose para glicólise anaeróbia e piruvato para a fosforilação oxidativa), todos os compartimentos celulares recebem suprimento adequado de ATP: citoplasma, região subplasmática da membrana, mitocôndria e núcleo.

Com a colocação de glicose e oligomicina no meio de cultura (glicose para a glicólise anaeróbia e oligomicina para bloquear a fosforilação oxidativa), somente vai funcionar a glicólise anaeróbia. Nesse caso, todos os principais compartimentos celulares recebem suprimento adequado de ATP: citoplasma, região subplasmática da membrana, mitocôndria e núcleo.

Com a colocação de piruvato e oligomicina no meio de cultura somente funciona a fosforilação oxidativa. Nesse caso, as células normais e as células mutantes praticamente não recebem ATPs no núcleo.

Ficou provado que a distribuição do ATP não é uniforme nos compartimentos celulares e que a partição das moléculas fosforiladas de alta energia eletrônica na célula não ocorre por difusão do ATP simplesmente obedecendo a gradientes de concentração e que a maior parte do ATP nuclear é proveniente do ciclo de Embden-Meyerhof.

Em células neoplásicas, quando a fosforilação oxidativa é impedida e impera a glicólise anaeróbia, temos o fornecimento de ATP para o núcleo com o consequente funcionamento da engrenagem do ciclo celular proliferativo guiado pelos oncogenes funcionantes graças às moléculas de ATP: proliferação mitótica.

Quando conseguimos provocar intensa diminuição do ATP nuclear com as células neoplásicas funcionando em "somente fosforilação oxidativa", estancamos a proliferação mitótica. De fato, a deficiência nuclear de ATP mantém inativos os oncogenes e a engrenagem de genes mutantes dos cromossomos nucleares e sem ATP não há energia para o funcionamento do ciclo celular mitótico proliferativo.

O experimento a seguir ilustra o que acabamos de escrever. A diminuição da expressão da frataxina mitocondrial (Friedrich *ataxia-associated protein: frataxin*) provoca a ataxia de Friedrich, doença neurodegenerativa que leva à morte prematura por insuficiência cardíaca, *diabetes mellitus*, resistência à insulina, aumento da geração de radicais livres de oxigênio e aparecimento de câncer precoce para a idade, tudo acontecendo concomitante com a diminuição do ATP mitocondrial.

Schulz, em 2006, aumentou a expressão da frataxina em células do câncer de cólon por transfecção e, dessa forma, essas células começaram a apresentar aumento do metabolismo oxidativo, da atividade da aconitase, do potencial transmembrana mitocondrial, da respiração celular e do conteúdo de ATP. Concomitante com a elevação da fosforilação oxidativa *in vitro* houve inibição da formação de colônias e aumento do tempo de duplicação da população das células neoplásicas, e *in vivo*, drástica diminuição do crescimento tumoral no camundongo (Figura 14.2).

Podemos interpretar que o aumento da produção de ATP mitocondrial fez cessar a produção de ATP do ciclo de Embden-Meyerhof, o que provocou a parada do ciclo celular mitótico proliferativo.

Rossignol, em 2004, demonstrou, em linhagem de células HeLa imortais do câncer de colo uterino humano, algo inusitado: o sistema mitocondrial defeituoso das células cancerosas pode ser dramaticamente modificado pela mudança de substrato, sendo reversível do ponto de vista estrutural e funcional. Mostrou que a mudança de metabolismo anaeróbio para fosforilação oxidativa utilizando o substrato apropriado promovia a diferenciação da célula neoplásica maligna em células não tumorais. Na verdade, o autor não deu importância, mas descreveu com todas as letras que após a adição do substrato glutamina e a passagem do metabolis-

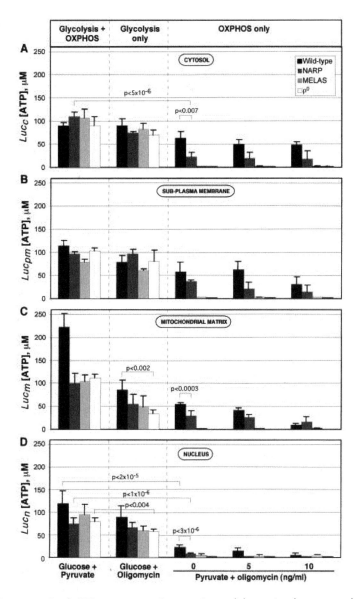

Figura 14.1 Concentração de ATP nos compartimentos intracelulares: citoplasma, membrana subplasmática, matriz mitocondrial e núcleo. Células normais e mutantes (tipo NARP e MELAS) submetidas a três regimes (Gajewski, 2003):
1. Glicólise anaeróbia + fosforilação oxidativa.
2. Somente glicólise anaeróbia.
3. Somente fosforilação oxidativa.
ATPs da glicólise anaeróbia: suprem toda célula, incluindo o núcleo.
ATPs da fosforilação oxidativa: não suprem o núcleo.

mo anaeróbio para quase exclusivamente fosforilação oxidativa das células HeLa: *as células em cultura não mais se assemelhavam às células tumorais*.

Devemos atentar que as células HeLa estão há anos em culturas sucessivas *in vitro* e, portanto, estão na sua máxima capacidade proliferativa, sendo consideradas "imortais", e mesmo assim houve reversão, diferenciação.

O impedimento respiratório de certos tumores pode ser provocado por alterações ultraestruturais dos lipídios da membrana interna mitocondrial, sítio da cadeia de transporte de elétrons. O mais interessante é que a adição de lipídios totais obtidos de macerado de mitocôndrias normais repara a região lesada e a disfunção respiratória *in vitro* é substancialmente diminu-

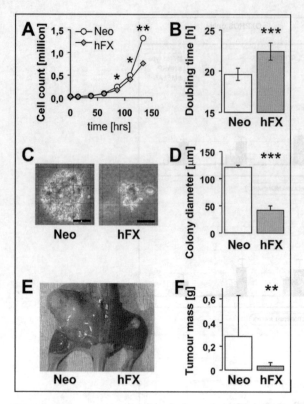

Figura 14.2 Drástica diminuição do crescimento de células do carcinoma de cólon *in vitro* e *in vivo* no camundongo provocado pelo aumento da expressão da frataxina ao aumentar a fosforilação oxidativa e diminuir a glicólise anaeróbia (Schulz, 2006).

ída ou até abolida (Arcos, 1971). Possivelmente essa sopa lipídica esteja "contaminada" com vitaminas B_2, B_3 e B_5, coenzima Q10, carnitina etc., isto é, com os fatores envolvidos no funcionamento adequado das mitocôndrias.

Sabemos muito bem das consideráveis alterações do metabolismo dos ácidos graxos, fosfolípidios e colesterol que ocorrem na célula tumoral (Busch, 1964; Carruthers, 1967) provocando diminuição da produção de ATP. É conhecido de longa data que a drástica deficiência de ácidos graxos poli-insaturados na dieta provoca alterações ultraestruturais da membrana interna com prejuízo da fosforilação oxidativa (Johnson, 1963; Waite e Van Golde, 1968; Smithson, 1969).

2. A glicólise anaeróbia é o motor do ciclo celular mitótico

A consequência metabólica da grave disfunção mitocondrial é o desvio da produção celular de ATP da fosforilação oxidativa para glicólise anaeróbia e, embora sendo a mitocôndria mais eficiente, 38 moles de ATP por mol de glicose, ela é mais lenta que a glicólise (Pfeiffer, 2001).

Quando acontece esse desvio para glicólise anaeróbia, encontramos o aumento da expressão de enzimas-chave da glicólise como a piruvatoquinase (PK) nos tumores de mama e a gliceraldeído-fosfato-desidrogenase (GAPDH) no câncer de mama, pulmão, colorretal, estômago e rins (Isidoro e Cuezva, 2004). A desidrogenase lática (DHL) está altamente expressa no carcinoma epidermoide, no câncer de mama, colorretal, pulmonar, nos cânceres ginecológicos e outros revelando o alto grau de glicólise anaeróbia nesses tumores (Koukourakis, 2003, 2006, 2009a, 2009b; Granchi, 2010).

Grande estudioso francês do metabolismo tumoral verificou que, dependendo do local de geração de ATP, glicólise ou fosforilação oxidativa, a célula neoplásica apresentava vários graus de malignidade no mesmo tecido, indo de células bem diferenciadas com glicólise pouco aumentada e baixa taxa de proliferação até células altamente indiferenciadas com alta glicólise anaeróbia e rápida velocidade de proliferação (Baggetto, 1992).

Digno de nota e apenas recentemente confirmado é a cumplicidade entre os oncogenes e a glicólise anaeróbia. A maioria dos oncogenes, especialmente o fator induzível pela hipóxia (HIF-1), aumenta a expressão das enzimas-chave da glicólise, ao lado de inibir a enzima primordial que abre as portas da fosforilação oxidativa, o complexo piruvato desidrogenase (PDHc).

O oncogene c-Myc aumenta a atividade da desidrogenase lática (DHL) e a produção de ácido lático em cultura de células neoplásicas (Shim, 1997). O oncogene Akt (proteína quinase B – PKB) induz a glicólise em cultura de células cancerosas (Elstron, 2004). O Akt/PKB ativa a ácido graxo sintase aumentando a síntese *de novo* de ácidos graxos, processo associado com o crescimento tumoral (Van de Sand, 2005). Os oncogenes v-src e v-fps aumentam a atividade da frutose 2,6-bifosfatase da glicólise (Bosca, 1986). Outros oncogenes aumentam a ativação da 6-fosfofrutoquinase e frutose-2,6-bifosfatase (Chesney, 1999; Atsumi, 2002). A inibição do Ras em células do glioblastoma multiforme inibe o HIF-1 e as enzimas da glicólise anaeróbia (Blum, 2005).

O fator induzível pela hipóxia (HIF-1), além de aumentar a atividade de várias enzimas da glicólise, ativa a piruvato desidrogenase quinase (PDK1), a qual suprime a função do complexo piruvato desidrogenase (PDHc) e faz cessar o fluxo de carbonos para as mitocôndrias, fechando as portas da fosforilação oxidativa (Kim, 2006; Papandreou, 2006; Marin-Hernandez, 2009). O próprio aumento do piruvato gerado na glicólise, independentemente da hipóxia, é capaz de ativar o

HIF-1, sugerindo que a alta eficácia da glicólise pode promover a transformação neoplásica e a sobrevivência das células cancerosas (Lu, 2002). O HIF-1 também é capaz de aumentar a expressão do fator de crescimento do endotélio vascular (VEGF), neoangiogênico.

Recentemente, mostrou-se que o succinato, metabólito do ciclo de Krebs, pode acumular-se devido à inibição da succinato-desidrogenase, enzima mitocondrial, e transmitir um sinal "oncogênico" da mitocôndria para o protoplasma (Selah, 2005). O acúmulo de succinato inibe a HIF-1-alfa prolil-hidroxilase e estabiliza o HIF-1-alfa mesmo em condições normóxicas. Dessa forma, o succinato pode aumentar a expressão de genes que facilitam a glicólise anaeróbia no câncer (Gottlied, 2005; Selak, 2005).

Se por um lado a ativação de "oncogenes" aumenta a glicólise anaeróbia, a ativação de genes supressores de tumor aumenta a função respiratória mitocondrial. De fato, foi descoberta uma nova função do gene de von Hippel-Lindau (VHL), gene supressor de tumor, que é estimular a fosforilação oxidativa. Sua ausência aumenta o risco de tumores renais por promover a glicólise anaeróbia. Possivelmente um dos efeitos fundamentais do HIF-1 é inibir o gene VHL (Hervouet, 2005).

Um dos mecanismos de ação do gene supressor de tumor p53, aquele que sofre mutação em mais de 50% dos cânceres humanos, é regular diretamente o consumo de oxigênio mitocondrial ativando a citocromo c oxidase-2 (SCO-2), principal local de utilização de oxigênio das células eucariotas. O complexo COX é crítico para as células aeróbias e o SCO-2 e o MTCO-2 (COX-II) são genes anciões conservados nos fungos e humanos que controlam pontos fundamentais do metabolismo mitocondrial (Matoba, 2006).

Identificou-se que o aumento da atividade da fosfoglicerato-mutase (PGM) aumenta o fluxo glicolítico, o que permite a proliferação contínua e imortalizada de fibroblastos embriônicos. Outro mecanismo recentemente descoberto do gene p53 é controlar negativamente a glicólise anaeróbia inibindo a fosfoglicerato-mutase (Kondoh, 2005).

Quatro antagonistas da calmodulina foram capazes de diminuir a atividade das enzimas 1,6-bifosfatase e frutose 1,6-bifosfatase e inibir a produção de ATP pela glicólise anaeróbia. A diminuição do ATP manteve íntima correlação com a diminuição da viabilidade de células do melanoma humano (Glass-Marmor, 1996).

A lonidamina, derivado do ácido indazol-3-carboxílico, não possui efeito sobre os ácidos nucleicos do núcleo ou na síntese proteica, entretanto seu poderoso efeito inibitório da glicólise anaeróbia provoca diminuição da proliferação de muitos tipos de células neoplásicas, incluindo as do câncer de mama e de ovário (Floridi, 1981; Di Cosimo, 2003).

Em 1977, Bustamante mostrou nos tumores um desacoplamento da hexoquinase citoplasmática com a mitocôndria (Bustamante, 1977, 1980, 1981), achados que foram confirmados por Mathupala e Pedersen em 2009. O clotrimazol destaca a hexoquinase-2 do citoesqueleto e da mitocôndria e desacopla o ciclo de Embden-Meyerhof da fosforilação oxidativa, diminuindo a geração de ATP glicolítica, o que provoca diminuição da proliferação de células do melanoma (Penso, 1998) e do adenocarcinoma de pulmão e colorretal (Penso, 2002).

A luteolina, um inibidor do fluxo de carbono glicolítico, diminui a proliferação de células do câncer de mama, sem afetar a entrada de glicose nas células, as enzimas antioxidantes ou a glicoproteína-P, isto é, unicamente diminuindo a geração glicolítica de ATP (Du, 2008).

Em 1997, Oudard mostra que os gliomas possuem diminuição do número e da função das mitocôndrias e alterações ultraestruturais da membrana mitocondrial, ao lado de diminuição da hexoquinase ligada à mitocôndria (desacoplamento glicólise-fosforilação), o que provoca a mudança de produção de ATP para a via glicolítica e mantém o crescimento tumoral.

Em 2005, Xu mostra que a inibição da glicólise efetivamente mata as células do câncer de cólon e de linfomas, ao lado de induzir apoptose em células neoplásicas resistentes a múltiplas drogas (MDR *cells*). A inibição do ATP da glicólise inibe o crescimento de células do linfoma e da leucemia (Xu, 2005b; Pelicano, 2006).

O dicloroacetato de sódio inibe a piruvato-desidrogenase quinase (PDK1) e ativa o complexo piruvato-desidrogenase (PDHc), o qual abre o fluxo de carbonos para a mitocôndria, aumenta a geração de ATP via fosforilação oxidativa e inibe a proliferação mitótica em tumor pancreático (Chen, 2009). Em três linhagens de células neoplásicas humanas: A549 (câncer de pulmão de células não pequenas), M059K (glioblastoma) e MCF-7 (câncer de mama), o dicloroacetato de sódio provocou diminuição da proliferação celular *in vitro* e *in vivo* (Bonnet-Michelakis, 2007). Michelakis, em março de 2010, mostra aumento da sobrevida de pacientes com glioblastoma multiforme com o emprego do dicloroacetato de sódio, inclusive mostrando desaparecimento quase total do tumor em 2 dos 4 casos observados. Sun, em 2010, mostra que a reversão do metabolismo glicolítico para mitocondrial com o dicloroacetato inibe a proliferação e as metástases no câncer de mama tanto *in vitro* como *in vivo*.

Renner, em 2009, identificou a glicólise anaeróbia como a via que supre ATP para o crescimento dos gliomas e que o ATP mitocondrial não contribui para a proliferação celular nesses tumores. Mostrou também que a carnosina, por inibir a glicólise, provoca drástica diminuição do crescimento das células do glioma humano.

Vemos que a literatura recente mostra a mudança de metabolismo mitocondrial para o glicolítico na carcinogênese e demonstra o relevante papel da glicólise no fornecimento de ATP para o núcleo.

Nos últimos 30 anos, com técnicas bioquímicas, ultraestruturais, proteômicas e genômicas mais refinadas das mitocôndrias, foram comprovadas as ideias de Warburg sobre o metabolismo energético no câncer. De fato, recentes técnicas genômicas e proteômicas permitiram a análise do padrão de expressão de genes e proteínas associados com o fenótipo de tumores, proporcionando o firme conhecimento da assim chamada "assinatura do câncer" (Ramaswamy, 2003; Liotta, 2003).

Logo a seguir, autores espanhóis redescobriram e confirmaram a assinatura do câncer nos tumores humanos mais comuns: mama, pulmão, colorretal, fígado, rins, estômago e esôfago, demonstrando sem sombra de dúvidas a existência de impedimento da fosforilação oxidativa mitocondrial, atestada experimentalmente pela diminuição da expressão da subunidade beta 1-F1-ATPase da H⁺ ATP sintase nas mitocôndrias desses tumores (Cuezva, 2002; Isidoro e Cuezva, 2004).

Esses estudos mostraram que a alteração da função bioenergética da mitocôndria é a pedra fundamental da carcinogênese, como foi descoberto por Otto Warburg em 1926 e Seegers em 1935.

É interessante a descoberta de Clarence Cone sobre o papel do potencial transmembrana no gatilho da proliferação mitótica. Quando o potencial transmembrana celular, mantido pelo ATP mitocondrial entre –20 e –90mv dependendo do tipo de célula, cai a níveis inferiores a –15mv, observa-se o início da síntese e duplicação do DNA nuclear movido pelo ATP glicolítico, e inicia-se o ciclo celular proliferativo de vários tipos de células em cultura, incluindo neurônios. A queda da eficácia mitocondrial impede a manutenção dos potenciais transmembrana normais de cada célula (Cone, 1970, 1974; Cameron, 1980).

3. A célula neoplásica possui defeitos funcionais e/ou estruturais da fosforilação oxidativa mitocondrial

Inúmeros autores já demonstraram que as células neoplásicas apresentam alterações mitocondriais estruturais ou de função que provocam diminuição da produção de ATP, via fosforilação oxidativa.

Enumeramos somente pequena parte da literatura sobre o assunto:

1. Diminuição do número de mitocôndrias (Cuezva, 2002).
2. Alterações da ultraestrutura mitocondrial com escape de elétrons (Green, 1954; Springer, 1980; Hoberman, 1975; Arcos, 1971).
3. Diminuição do conteúdo dos complexos da cadeia de elétrons mitocondrial (Cuezva, 2002; Simonnet, 2002; Irwin, 1978; Senior, 1975; Stocco, 1980).
4. Diminuição da atividade da cadeia respiratória (Stocco, 1980; Boitier, 1995).
5. Diminuição da expressão de genes dependentes da fosforilação oxidativa (Weber, 2002).
6. Diminuição da quantidade de DNA mitocondrial (Simonnet, 2002).
7. Diminuição da atividade da ATPase (Pedersen, 1979; Luciakoya, 1984; Papa, 1988; Chernyak, 1991).
8. Diminuição da expressão da subunidade beta-catalítica beta-1-F1-ATPase da H⁺ ATP sintase (Isidoro e Cuezva, 2004; Cuezva, 2002).
9. Diminuição da liberação de Ca⁺⁺ induzida por hidroperóxidos ou drogas desacopladoras (Fiskum e Cockrell, 1985; Fiskum e Pease, 1986).
10. Diminuição do efluxo de citrato do ciclo de Krebs (Moreadith, 1984; Parlo, 1984).
11. Diminuição da troca ATP-ADP (Eboli, 1979; Barbour, 1983; Lau e Chan, 1984).
12. Alta expressão da glutaminase (Kovacevic, 1972; Abou-Khalil, 1981; Kovacevic, 1991).
13. Alta expressão da enzima málica (Sauer, 1978; Moreadith, 1984).
14. Aumento da síntese de acetoína (Baggeto e Lehninger, 1987; Baggeto e Testa-Perussini, 1990).
15. Diminuição do NAD⁺, por exemplo: deficiência de nicotinamida (Wenner e Weinhouse, 1953; Hawtrey e Silk, 1960; Kielley, 1952).
16. Diminuição da disponibilidade mitocondrial de glutamina (Rossignol, 2004).
17. Diminuição da proteína frataxina (Schulz, 2006).
18. Instabilidade mitocondrial com mutações e deleções do DNAmt (Lee e Wei, 2009).
19. Impedimento da biogênese mitocondrial por inativação do gene supressor de tumor p53 (Kulawiec, 2009; Bellance, 2009).
20. Instabilidade mitocondrial por inativação do p53 (Achanta, 2005).
21. Mutações somáticas do DNA mitocondrial (DNAmt), quais sejam:
a) Deleções intragênicas (Horton, 1996).
b) Erros na cadeia terminal (Polyak, 1998).
c) Alterações nas sequências homopoliméricas (Habano, 1998).

Lee e Wei, em 2009, completam extensa revisão da literatura sobre a instabilidade dos genes mitocondriais como causa da polarização metabólica de fosforilação oxidativa para glicólise anaeróbia: mutações, deleções e inserções.

Os autores encontraram mutações somáticas do DNA mitocondrial em:

%	Tipo de tumor	Número de casos
64	bexiga	(n = 14)
40	cérebro	(n = 15)
60-93	mama	(n = 18 e n = 15, respectivamente)
70	colorretal	(n = 10)
48	cabeça e pescoço	(n = 52)
60	pulmão	(n = 55)
52	nasofaringeal	(n = 23)
78	oral	(n = 18)
60	ovário	(n = 100)
80	pâncreas	(n = 5)
47-78	renal	(n = 15 e n = 9, respectivamente)
23-68	tiroide	(n = 13 e n = 66, respectivamente)

Encontrou-se diminuição do conteúdo de DNA mitocondrial nos carcinomas renal, gástrico, hepático e de mama e aumento do conteúdo de DNAmt não funcionante na maioria dos oncocitomas de rins e glândulas salivares, no câncer de cabeça e pescoço, de tireoide, colorretal, endometrial, ovariano e de próstata.

Quanto ao conteúdo de DNAmt, a revisão de Lee e Wei mostra:

- Diminuição em 63 a 80% dos cânceres de mama (n = 60 e n = 25, respectivamente).
- Diminuição em 55% dos cânceres de estômago (n = 31).
- Diminuição em 60 a 77% dos hepatocarcinomas (n = 38 e n = 31, respectivamente).
- Diminuição em 60 a 90% dos cânceres renais (n = 13 e n = 37).
- Aumento em 40% dos cânceres colorretais (n = 53).
- Aumento em 48% dos cânceres de pulmão (n = 31).
- Aumento em 65% dos cânceres de tireoide (n = 20).
- Aumento em 78% dos cânceres de próstata (n = 9).

A diminuição do conteúdo de DNAmt está associada com as mutações somáticas e o impedimento da biogênese mitocondrial, enquanto o aumento do DNAmt está relacionado ao estresse oxidativo. Foi demonstrado que o aumento do estresse oxidativo na senescência ou no câncer pode induzir a elevação do número de cópias de DNAmt (Lee, 2000 e 2002). Em adição, o aumento do número de cópias de DNAmt pode ser o resultado de resposta *feedback* para compensar o impedimento respiratório mitocondrial ou as mutações somáticas do DNAmt (Lee, 2005). São DNA mitocondriais não funcionantes.

A baixa captação de oxigênio pela mitocôndria tem sido atribuída à deficiência de NAD^+ e vários trabalhos têm mostrado que a oxidação do piruvato e a dos substratos do ciclo do ácido cítrico (ciclo de Krebs) são aumentadas pela adição de NAD^+ (Wenner e Weinhouse, 1953; Hawtrey e Silk, 1960). A diminuição do NAD^+ intracelular observada nas células em proliferação neoplásica está bem documentada há muito tempo (von Euler, 1938; Bernheim, 1940; Kensler, 1940; Taylor, 1942; Schlenk, 1946; Carruthers, 1953; Strength, 1954; Jedeikin, 1955; Jedeikin, 1956; Narurkar, 1957; Glock, 1957; Briggs-1960; Wintzerith, 1961; Clark, 1966; Comes, 1976; Chung, 1982; Jacobson, 1993). É a nicotinamida, vitamina B_3, que mantém a concentração do NAD^+.

Perspectivas de tratamento

I – O substrato energético adequado normaliza a estrutura mitocondrial e restabelece a fosforilação oxidativa das células cancerosas

A análise comparativa de organelas citoplasmáticas de grande variedade de tumores em relação ao tecido normal correspondente revela forte diminuição do conteúdo mitocondrial e da capacidade de fosforilação oxidativa (Rossignol, 2004). Entretanto, não sabíamos se o processo poderia ser fisiologicamente reversível. Rossignol, elegantemente, demonstrou em uma linhagem de câncer humano altamente proliferativo (células HeLa) que a diminuição da fosforilação oxidativa (FO) pode ser provocada pela carência de substrato.

A FO foi avaliada *in vivo* por meio de vários tipos de técnicas e o objetivo do autor foi estudar o efeito do tipo de substrato sobre a estrutura e função da mitocôndria e a habilidade de a célula usar a glicólise ou a FO de acordo com o substrato.

Rossignol mostrou fato de elevada importância prática: o sistema mitocondrial defeituoso existente nas células cancerosas pode ser dramaticamente melhorado unicamente pela mudança de substrato, isto é, o **fenômeno é reversível** do ponto de vista estrutural e funcional. E, mais importante ainda, houve a mudança do metabolismo anaeróbio para fosforilação oxidativa, promovido pelo substrato apropriado, o que provocou a diferenciação da célula cancerosa em células quase normais, não tumorais.

No seu brilhante artigo, o autor descreveu com todas as letras: "após a adição de glutamina, *as células em cultura não mais se assemelhavam às células tumorais*". Dessa forma, o autor demonstrou que a mudança da via de produção de ATP de glicólise anaeróbia para fosforilação oxidativa provocou diferenciação celular: passagem da célula cancerosa para célula normal. Nas células HeLa, o substrato que modifica a estrutura e função da mitocôndria tumoral é a glutamina.

Cuidado: em quase todas as outras linhagens tumorais sabe-se que a glutamina intensifica o fenótipo neoplásico. Não se administra glutamina a pacientes com câncer.

Esse trabalho abre as portas na busca do substrato apropriado para melhorar a função mitocondrial de cada tipo de célula cancerosa com a finalidade de provocar o desvio da produção de ATP via glicólise anaeróbia, **motora da proliferação celular**, para a fosforilação oxidativa, **motora da diferenciação celular**.

II – Nutrientes essenciais constituintes da cadeia enzimática e do acoplamento químico-energético melhoram a função mitocondrial em mitocondriopatias hereditárias

Barbara Marriage, da Universidade de Alberta no Canadá, em 2003, fez revisão didática sobre o papel dos nutrientes essenciais na melhoria da função mitocondrial de vários tipos de mitocondriopatias que apresentavam defeitos da fosforilação oxidativa.

Mostrou 18 trabalhos na literatura descrevendo pacientes com mitocondriopatias hereditárias com defeitos nos complexos I ou II ou III que obtiveram melhoria clínica em graus variáveis com o emprego da coenzima Q10 (ubiquinona). Esta substância é a mais empregada no tratamento das mitocondriopatias hereditárias, nas doses de 30 a 300mg ao dia.

A CoQ10 é uma quinona lipossolúvel que transfere elétrons dos complexos I e II para o complexo III, processo esse acoplado com a síntese de ATP. Ela ajuda a estabilizar os complexos da FO dentro da membrana mitocondrial interna, mantendo a fluidez adequada de membrana.

Para aumentar a eficácia terapêutica da CoQ10, empregam-se vários tipos de nutrientes que fazem parte da FO: riboflavina (50 a 100mg/dia), nicotinamida (300 a 3.000mg/dia), vitamina B_1 (50 a 100mg/dia), vitamina C (2 a 4g/dia), carnitina (2-3g/dia), creatina (12g/dia), L--citrulina (2-3g/dia) eácido lipoico (600mg/dia).

III – Administração de nicotinamida e recuperação da fosforilação oxidativa em células cancerosas

As concentrações teciduais dos NADs (NAD^+, NADH, $NADP^+$, NADPH) são reguladas primariamente pela concentração de nicotinamida do sangue, que por sua vez é regulada pelo fígado sob influência hormonal.

Jacobson, em 1993, verificou que mulheres com vários tipos de câncer apresentavam níveis menores de NADs no sangue, quando comparadas com controles normais. Verificou que, ao diminuir o aporte de nicotinamida da dieta, os NADs prontamente declinam no intracelular nas pacientes com câncer.

A mitocôndria intacta é relativamente impermeável à entrada dos NADs, porém pode se tornar permeável em vários graus e perder NAD^+. Nessa linha de raciocínio, Kielley, em 1952, Wenner e Weinhouse, em 1953, e Hawtrey, em 1960, mostraram que a mitocôndria isolada de diversos tumores é deficiente na sua capacidade oxidativa, porém a respiração normal pode ser restaurada pela suplementação com NAD^+.

Esses trabalhos sugerem que as mitocôndrias dos tumores não são íntegras e que prontamente podem perder ou ganhar seu suprimento de NAD^+. Dessa forma, as mitocôndrias de diversos tumores perdem NAD^+, porém **o processo é reversível**.

Esse fato é mais uma evidência que nos faz acreditar na possibilidade de recuperação da célula cancerosa: diferenciação celular. Uma vez diferenciadas, as células seguirão seu caminho biológico normal: morte celular programada. De fato, a maioria dos pacientes que utilizamos a estratégia biomolecular aliada a alguma terapia física apresenta melhoria em 4 meses de tratamento. Quatro meses é o período de tempo necessário para a maioria das células da economia se renovar no processo de morte celular programada – apoptose (Felippe, 2015).

As doses habituais de nicotinamida nessas condições são de 1.000mg/dia com mínimo de 300mg ao dia. Dose diária de até 3.000mg de nicotinamida por alguns anos são seguras e não provocam hepatopatia. Não podemos usar a niacina porque provoca *flush* cutâneo intolerável.

IV – Reparo da membrana mitocondrial interna com lipídios

Arcos, em 1971, mostrou que a região lesada da membrana mitocondrial interna pode ser suscetível de reparo porque o impedimento respiratório, *in vitro*, é substancialmente diminuído ou até abolido, com restauração da função mitocondrial, pela adição de lipídios totais obtidos de mitocôndrias normais.

Penso que possivelmente uma sopa lipídica extraída de mitocôndrias normais "contaminadas" com vitaminas B_1, B_2 e B_3, coenzima Q10, carnitina, ácido lipoico etc. possam melhorar o funcionamento mitocondrial. Na prática, podemos usar um caldo de cultura de *Sacharomyces cerevisae*, fungo riquíssimo em mitocôndrias e que é produto descartável na indústria da cerveja. O gosto não é bom.

Verdades descritas em trabalhos antigos continuam sendo verdades. **JFJ**

Referências

1. Abou-Khalil S, Abou-Khalil WH, Yunis AA. Inhibition by Ca^{2+} of oxidative phosphorylation in myeloid tumor mitochondria. Arch Biochem Biophys. 209:460-4;1981.
2. Achanta G, Sasaki R, Feng L, et al. Novel role of p53 in maintaining mitochondrial genetic stability through interaction with DNA Pol gamma. EMBO J. 24(19):3482-92;2005.
3. Aisenberg AC. The glycolysis and respiration of tumors. London-New York: Academic Press; 1961.
4. Andersen BJ, Marmarou A. Functional compartmentalization of energy production in neural tissue. Brain Res. 585:190-5;1992.
5. Arcos JC. Ultrastructural alteration of the mitochondrial electron transport chain involving electron leak: possible basis of "respiratory impairment" in certain tumors. J Theor Biol. 30:533-43;1971.
6. Atsumi T, Chesney J, Metz C, et al. High expression of inducible 6-phosphofructo-2-kinase/fructose-2,6-bisphosphatase (iPFK-2; PFKFB3) in human cancers. Cancer Res. 62:5881-7;2002.
7. Baggetto LG, Lehninger AL. Formation and utilization of acetoin, an unusual product of pyruvate metabolism by Ehrlich and AS-30D tumor mitochondria. J Biol Chem. 262:9535-41;1987.
8. Baggetto LG, Testa-Parussini R. Role of acetoin on the regulation of intermediate metabolism of Ehrlich ascites tumor mitochondria. Arch Biochem Biophys. 283:241-8;1990.
9. Baggetto LG. Deviant energetic metabolism of glycolytic cancer cells. Biochimie. 74:959-74;1992.
10. Barbour RL, Chan SHP. Adenine nucleotide transport in hepatoma mitochondria and its correlation with hepatoma growth rates and tumor sizes. Cancer Res. 43:1511-7;1983.
11. Beal MF. Aging, energy, and oxidative stress in neurodegenerative diseases. Ann Neurol. 38:357-66;1995.
12. Bellance N, Bernard G, Furt F, et al. Bioenergetics of lung tumors: alteration of mitochondrial biogenesis and respiratory capacity. Int J Biochem Cell Biol. 41(12):2566-77;2009.
13. Bernheim F, Von Felsovanyi A. Coenzyme concentrartion of tissues. Science. 91:76;1940.
14. Blum R, Jacob-Hirsch J, Amariglio N, et al. Ras inhibition in glioblastoma down-regulates hypoxia-inducible factor-1alpha, causing glycolysis shutdown and cell death. Cancer Res. 65(3):999-1006;2005.
15. Boitier E, Merad-Boudia M, et al. Impairment of the mitochondrial respiratory chain activity in diethylnitrosamine-induced rat hepatomas: possible involvement of oxygen free radicals. Cancer Res. 55:3028-5;1995.
16. Bonnet S, Archer SL, Turner JA, et al. A mitochondria $-K^+$ channel axis is suppressed in cancer and its normalization promotes apoptosis and inhibits cancer growth. Cancer Cell. 11:37-51;2007.
17. Bosca L, Mojena M, Ghysdael J, et al. Expression of the v-src or v-fps oncogene increases fructose 2,6-bisphosphate in chick-embryo fibroblasts: novel mechanism for the stimulation of glycolysis by retroviruses. Biochem J. 236:595-9;1986.
18. Bricknell OL, Opic L. Glycolytic ATP and its production during ischemia in isolated Langendorff-perfused rat hearts. Recent Adv Stud Cardiac Struct Metab. 11:509-19;1976.
19. Briggs MH. Vitamin and coenzyme content of hepatomas induced by buter yellow. Nature. 187:249-50;1960.
20. Busch H, Starbuck W. Biochemistry of cancer. A Rev Biochem. 33:559;1964.
21. Bustamante E, Morris HP, Pedersen PL. Energy metabolism of tumor cells. Requirement for a form of hexokinase with a propensity for mitochondrial binding. J Biol Chem. 256(16):8699-704;1981.
22. Bustamante E, Pedersen PL. High aerobic glycolysis of rat hepatoma cells in culture: role of mitochondrial hexokinase. Proc Natl Acad Sci U S A. 74(9):3735-9;1977.
23. Bustamante E, Pedersen PL. Mitochondrial hexokinase of rat hepatoma cells in culture: solubilization and kinetic properties. Biochemistry. 19:4972-7;1980.
24. Cameron IL, Smith NK, Pool TB, Sparks RL. Intracellular concentration of sodium and other elements as related to mitogenesis and oncogenesis in vivo. Cancer Res. 40:1493-500;1980.
25. Carruthers C. The fatty acid composition of the phosphatides of normal and malignant epidermis. Cancer Res. 27:1;1967.
26. Carruthers C, Suntzeff V. Polarographic determination of pyridine nucleotides; application of the method to normal and malignant tissues. Arch Biochem Biophys. 45:140-8;1953.
27. Chen Y, Cairns R, Papandreou I, et al. Oxygen consumption can regulate the growth of tumors, a new perspective on the Warburg effect. PLoS One. 4(9):e7033;2009.
28. Chernyak BV, Dukhovic VP, Khodjaev EY. Regulation of ATP hydrolysis in hepatoma mitochondria. Arch Biochem Biophys. 286:604-9;1991.
29. Chesney J, Mitchell R, Benigni F, et al. An inducible gene product for 6-phosphofructo-2-kinase with an AU-rich instability element: role in tumor cell glycolysis and the Warburg effect. Proc Natl Acad Sci U S A. 96:3047-52;1999.
30. Chung KT. An association of carcinogenesis and decrease of cellular NAD concentration. Zhonghua Min Guo Wei Sheng Wu Ji Mian Yi Xue Za Zhi. (4):309-18;1982.
31. Clark JB, Greenbaum AL, McLean P. The concentration and biosynthesis of nicotinamide nucleotides in the livers of rats treated with carcinogens. Biochem J. 98:546-6;1966.
32. Cone CD Jr. The role of the surface electrical transmembrane potential in normal and malignant mitogenesis. Ann N Y Acad Sci. 238:420-35;1974.
33. Cone CD Jr. Variation of the transmembrane potential level as a basic mechanism of mitosis control. Oncology. 24:438-70;1970.
34. Cuezva JM, Krajewska M, López de Heredia M. et al. The bioenergetic signature of cancer: a marker of tumor progression. Cancer Res. 62:6674-81;2002.
35. Dang CV, Semenza GL. Oncogenic alterations of metabolism. Trends Biochem Sci. 24:68-72;1999.
36. Davidheiser S, Joseph J, Davies RE. Separation of aerobic glycolysis from oxidative metabolism and contractility in rat anococcygeus muscle. Am J Physiol. 247:C335-41;1984.

37. Dey R, Moraes CT. Lack of oxidative phosphorylation and low mitochondrial membrane potential decrease susceptibility to apoptosis and do not modulate the protective effect of Bcl-x L in osteosarcoma cells. J Biol Chem. 275:7087-94;2000.
38. Di Cosimo S, Ferretti G, Papaldo P, et al. Lonidamine: efficacy and safety in clinical trials for the treatment of solid tumors. Drugs Today (Barc). 39(3):157-74;2003.
39. Dickens F, Simer F. The metabolism of normal and tumour tissue: the RQ in bicarbonate media. Biochem J. 25:985-96;1931.
40. Dizon J, Burkhofl D, Tauskela J, et al. Metabolic inhibition in the perfused rat heart: evidence for glycolytic requirement for normal sodium homcostasis. Am J Physiol. 274:H1082-9;1998.
41. Du GJ, Song ZH, Lin HH, et al. Luteolin as a glycolysis inhibitor offers superior efficacy and lesser toxicity of doxorubicin in breast cancer cells. Biochem Biophys Res Commun. 372(3):497-502;2008.
42. Eboli ML, Malmstrom K, Galeotti T, et al. Calcium transport and translocation of adenine nucleotides in mitochondria from Morris hepatoma 3924A. Cancer Res. 39:2737-42;1979.
43. Elstrom RL, Bauer DE, Buzzai M, et al. Akt stimulates aerobic glycolysis in cancer cells. Cancer Res. 64:3892-9;2004.
44. Erickson-Viitanen S, Geiger PJ, Viitanen P, Bessman SP. Compartmentation of mitochondrial creatine phosphokinase II. The importance of the outer mitochondrial membrane for mitochondrial compartmentation. J Biol Chem. 257:14405-11;1982a.
45. Erickson-Viitanen S, Viitanen P, Geiger PJ, et al. Compartmentation of mitochondrial creatine phosphokinase. I. Direct demonstration of compartmentation with the use of labeled precursors. J Biol Chem. 257:14395-404;1982b.
46. Fiskum G, Cockrell RS. Uncoupler-stimulated release of Ca^{2+} from Ehrlich ascites tumor cell mitochondria. Arch Biochem Biophys. 240:723-33;1985.
47. Fiskum G, Pease A. Hydroxyperoxide-stimulated release of calcium from rat liver and AS-30D hepatoma mitochondria. Cancer Res. 46:3459-63;1986.
48. Floridi A, Paggi MG, Marcante ML, et al. Lonidamine, a selective inhibitor of aerobic glycolysis of murine tumor cells. J Natl Cancer Inst. 66(3):497-9;1981.
49. Gajewski CD, Yang L, Schon EA, Manfredi G. New insights into the bioenergetics of mitochondrial disorders using intracellular ATP reporters. Mol Biol Cell. 14:3628-35;2003.
50. Geisbuhler T, Altschuld RA, Trewyn RW, et al. Adenine nucleotide metabolism and compartmentalization in isolated adult rat heart cells. Circ Res. 54:536-46;1984.
51. Glass-Marmor L, Morgenstern H, Beitner R. Calmodulin antagonists decrease glucose 1,6-bisphosphate, fructose 1,6-bisphosphate, ATP and viability of melanoma cells. Eur J Pharmacol. 313(3):265-71;1996.
52. Gottlieb E, Tomlinson IP. Mitochondrial tumour suppressors: a genetic and biochemical
update. Nat Rev Cancer. 5:857-66;2005.
53. Glock GE, McLean P. Levels of oxidized and reduced diphosphopyridine nucleotide and triphosphopyridine nucleotide in tumours. Biochem J. 65:413-6;1957.
54. Granchi C, Bertini S, Macchia M, Minutolo F. Inhibitors of lactate dehydrogenase isoforms and their therapeutic potentials. Curr Med Chem. 17(7):672-97;201
55. Green DE, Mackler B, Repaske R, Mahler HR. DPNH oxidase. Biochim Biophys Acta. 15:435;1954.
56. Habano W, Nakamura S, Sugai T. Microsatellite instability in the mitochondrial DNA of colorectal carcinomas: evidence for mismatch repair systems in mitochondrial genome. Oncogene. 17:1931;1998.
57. Harris MH, Vander Heiden MG, Kron SJ, Thompson CB. Role of oxidative phosphorylation in Bax toxicity. Mol Cell Biol. 20:3590-6;2000.
58. Hawtrey AO, Silk MH. Mitochondria of the Ehrlich ascites-tumour cell. Isolation and studies of oxidative phosphorylation. Biochem J. 74:21-6;1960.
59. Hervouet E, Demont J, Pecina P, et al. A new role for the von Hippel-Lindau tumor suppressor protein: stimulation of mitochondrial oxidative phosphorilation complex biogenesis. Carcinogenesis. 26:531-9;2005.
60. Hoberman H. Is there a role for mitochondrial genes in carcinogenesis? Cancer Res. 35:3332-5;1975.
61. Hopkins FG, Elliott KAC. Relationship of glutathione to cell respiration with special reference to hepatic tissue. Proceedings of the Royal Society London. 109:58-88;1931.
62. Horton TM. Genes chromosomes. Cancer. 15:95;1996.
63. Irwin C, Malkin L, Morris H. Differences in total mitochondrial proteins and proteins synthesized by mitochondria from rat liver and Morris hepatomas 9618A, 5123C, 5123tc. Cancer Res. 38:1584-8;1978.
64. Isodoro A, Martinez M, Fernández PL, et al. Alteration of the bioenergetic phenotype of mitochondria is a hallmark of breast, gastric, lung and oesophageal cancer. Biochem J. 378:17-20;2004.
65. Jacobson EL. Niacin deficiency and cancer in women. J Am Coll Nutr. 12(4):412-6;1993.
66. Jedeikin L, Weinhouse S. Metabolism of neoplastic tissue. VI. Assay of oxidized and reduced diphosphopyridine nucleotide in normal and neoplastic tissues. Proc Am Assoc Cancer Res. 2:26;1955.
67. Jedeikin L, Thomas AJ, Weinhouse S. Metabolism of neoplastic tissue. X. Diphosphopyridine nucleotide levels during azo dye hepatocarcinogenesis. Cancer Res. 16:867-72;1956.
68. Johnson RM. Swelling studies on liver mitochondria from essential fatty acid deficient rats. Expl Cell Res. 32:118;1963.
69. Kensler CJ, Suguira K, Rhoads CP. Coenzyme I and riboflavin content of livers os rats fed butter yellow. Science. 91:623;1940.
70. Kielley RK. Oxidative phosphorylation by mitochondria of transplantable mouse hepatoma and mouse liver. Cancer Res. 12:124-8;1952.
71. Kim MM, Clinger JD, Masayesva BG, et al. Mitochondrial DNA quantity increases with histopathologic grade in premalignant and malignant head and neck lesions. Clin Cancer Res. 10:8512-5;2004.
72. Kim JW, Zeller KI, Wang Y, et al. Evaluation of Myc E-Box phylogenetic footprints in glycolytic genes by chromatin Immunoprecipitation assays. Mol Cell Biol. 24(13):5923-36;2004.
73. Kim JW, Tchernyshyov I, Semenza GL, Dang CV. HIF-1-mediated expression of pyruvate dehydrogenase kinase: a metabolic switch required for cellular adaptation to hypoxia. Cell Metab. 3(3):177-85;2006.
74. Kondoh H, Leonart ME, Beach D. Glycolitic enzymes can modulate cellular life span. Cancer Res. 65(1):175-85;2005.
75. Korge P, Campbell KB. The importance of ATPase microenvironment in muscle fatigue: a hypothesis. Int J Sports Med. 16:172-9;1995.
76. Koukourakis MI, Giatromanolaki A, Sivridis E, et al. Lactate dehydrogenase-5 (LDH-5) overexpression in non-small-cell lung cancer tissues is linked to tumour hypoxia, angiogenic factor production and poor prognosis. Br J Cancer. 89(5):877-85;2003.
77. Koukourakis MI, Giatromanolaki A, Sivridis E, et al. Lactate dehydrogenase 5 expression in operable colorectal cancer: strong association with survival and activated vascular endothelial growth factor pathway--a report of the Tumour Angiogenesis Research Group. J Clin Oncol. 24(26):4301-8;2006.

78. Koukourakis MI, Giatromanolaki A, Winter S, Leek R, Sivridis E, Harris AL. Lactate dehydrogenase 5 expression in squamous cell head and neck cancer relates to prognosis following radical or postoperative radiotherapy. Oncology. 77(5):285-92;2009a.
79. Koukourakis MI, Kontomanolis E, Giatromanolaki A, et al. Serum and tissue LDH levels in patients with breast/gynaecological cancer and benign diseases. Gynecol Obstet Invest. 67(3):162-8;2009.
80. Kovacevic Z, Brkljac O, Bajin K. Control and function of the transamination pathways of glutamine oxidation in tumor cells. Biochem J. 273:271-5;1991.
81. Kovacevic Z, Morris HP. The role of glutamine in the oxidative metabolism of malignant cells. Cancer Res. 32:326-33;1972.
82. Kulawiec M, Ayyasamy V, Singh KK. J p53 regulates mtDNA copy number and mitocheckpoint pathway. J Carcinog. 8:8;2009.
83. Lau BWC, Chan SHP. Efflux of adenine nucleotides in mitochondria from rat tumor cells of varying growth rates. Cancer Res. 44:4458-64;1984.
84. Ling G. Nano-protoplasm: the ultimate unit of life physiol. Chem Phys Med NMR. 39:111-234;2007.
85. Lee HC, Yin PH, Lu CY, et al. Increase of mitochondria and mitochondrial DNA in response to oxidative stress in human cells. Biochem J. 348:425-32;2000.
86. Lee HC, Yin PH, Chi CW, Wei YH. Increase in mitochondrial mass in human fibroblasts under oxidative stress and during replicative cell senescence. J Biomed Sci. 9:517-26;2002.
87. Lee HC, Wei YH. Mitochondrial biogenesis and mitochondrial DNA maintenance of mammalian cells under oxidative stress. Int J Biochem Cell Biol. 37:822-34;2005.
88. Lee HC, Wei YH. Mitochondrial DNA instability and metabolic shift in human cancers. Int J Mol Sci. 10(2):674-701;2009.
89. Liotta LA, Kohn EC. Cancer's deadly signature. Nat Genet. 33:10-11;2003.
90. López-Gómez FJ, Torres-Márquez ME, Moreno-Sánchez R. Control of oxidative phosphorylation in AS-30D hepatoma mitochondria. J Biochem. 25(3):373-7;1993.
91. Lu H, Forbes RA, Verma A. Hypoxia-inducible factor 1 activation by aerobic glycolysis implicates the Warburg effect in carcinogenesis J Biol Chem. 277(26):23111-5;2002.
92. Luciakova K, Kuzela S. Increased content of natural ATPase inhibitor in tumor mitochondria. FEBS Lett. 177:85-8;1984.
93. Malaisse WJ, Sener A, Levy J, Herchuelz A. The stimulus-secretion coupling of glucose-induced insulin release. XXII. Qualitative and quantitative aspects of glycolysis in isolated islets. Acta Diabetol Lat. 13:202-15;1976.
94. Mamelak AJ, Kowalski J, Murphy K, et al. Downregulation of ND-UFA1 and others oxidative phosphotilation-related genes is a consistent feature of basal cell carcinoma. Exp Dermatol. 14:336-48;2005.
95. Marriage B, Clandinin T, Glerum M. Nutritional cofactor treatment in mitochondrial disorders. J Am Diet Assoc. 103:1029-38;2003.
96. Marín-Hernández A, Gallardo-Pérez JC, Ralph SJ, et al. HIF-1alpha modulates energy metabolism in cancer cells by inducing over-expression of specific glycolytic isoforms. Mini Rev Med Chem. 9(9):1084-101;2009.
97. Mathupala SP, Ko YH, Pedersen PL. Hexokinase-2 bound to mitochondria: cancer's stygian link to the "Warburg effect" and a pivotal target for effective therapy. Semin Cancer Biol. 19(1):17-24;2009.
98. Matoba S, Kang JG, Patino WD, et al. p53 regulates mitochondrial respiration. Science. 312:1650-3;2006.
99. Matsuyama S, Xu Q, Velours J, Reed JC. The mitochondrial F1 F0 – ATPase proton pump is required for function of the proapoptotic protein Bax in yeast and mammalian cells. Mol Cell 1:327-36; 1998.
100. Maurer I, Zierz S, Moller H. Evidence for a mitochondrial oxidative phosphorylation defect in brains from patients with schizophrenia. Schizophr Res. 48(1):125-36;2001.
101. Moreadith RW, Lehninger AL. The pathways of glutamate and glutamine oxidation by tumor mitochondria. J Biol Chem. 259:6215-21;1984.
102. Moses V, Lonberg-Holm KK. The study of metabolic compartmentalization. J Theor Biol. 10:336-50;1966.
103. Narurkar MV, Kumta US, Sahasrabudhe MB. Pyridine nucleotide synthesis in host tissues of tumour-bearing animals. Br J Cancer. 11:482-6;1957.
104. Needham J, Lehmann H. Intermediary carbohydrate metabolism in embryonic life. V. The phosphorylation cycles. VI. Glycolysis without phosphorylation. Biochem J. 31:1210-38;1937.
105. Oudard S, Boitier E, Miccoli L, et al. Gliomas are driven by glycolysis: putative roles of hexokinase, oxidative phosphorylation and mitochondrial ultrastructure. Anticancer Res. 17(3C):1903-11;1997.
106. Papa S, Capuano F. The H^+-ATP synthase of mitochondria in tissue regeneration and neoplasia. Ann N Y Acad Sci. 551:168-78;1988.
107. Papandreou I, Cairns RA, Fontana L, et al. HIF-1 mediates adaptation to hypoxia by actively downregulating mitochondrial. Cell Metab. 3(3):187-97;2006.
108. Park SY, Chang I, Kim JY, et al. Resistance of mitochondrial DNA-depleted cells against cell death: role of mitochondrial superoxide dismutase. J Biol Chem. 279:7512-20;2004.
109. Parlo RA, Coleman PS. Enhanced rate of citrate export from cholesterol-rich hepatoma mitochondria. J Biol Chem. 259:9997-10003;1984.
110. Paul RJ. Functional compartmentalization of oxidative and glycolytic metabolism in vascular smooth muscle. Am J Physiol. 244:C399-409;1983.
111. Pedersen PL. Tumor mitochondria and the bioenergetics of cancer cells. Prog Expl Tumor Res. 22:190-274;1979.
112. Pelicano H, Martin DS, Xu RH, Huang P. Glycolysis inhibition for anticancer treatment. Oncogene. 25(34):4633-46;2006.
113. Penso J, Beitner R. Clotrimazole and bifonazole detach hexokinase from mitochondria of melanoma cells. Eur J Pharmacol. 342(1):113-7;1998.
114. Penso J, Beitner R. Clotrimazole decreases glycolysis and the viability of lung carcinoma and colon adenocarcinoma cells. Eur J Pharmacol. 451(3):227-35;2002.
115. Pfeiffer T, Schuster S, Bonhoeffer S. Cooperation and competition in the evolution of ATP-producing pathways. Science. 292:504-7;2001.
116. Polyak K. Somatic mutations of the mitochondrial genome in human colorectal tumours. Nature Genet. 20:291;1998.
117. Ramaswamy S, Ross KN, Lander ES, Golub TR. A molecular signature of metastasis in primary solid tumors. Nat Genet. 33:49-54;2003.
118. Reitzer L, Wice B, Kennel D. Evidence that glutamine, not sugar, is the major energy source for cultured Hela cells. J Biol Chem. 254:2669-76;1979.
119. Renner C, Asperger A, Seyffarth A, et al. Carnosine inhibits ATP production in cells from malignant glioma. Neurol Res. 32(1):101-5;2010.
120. Rossignol R, Gilkerson R, Aggeler R, et al. Energy substrate mitochondrial structure and oxidative capacity in cancer cells. Cancer Res: 64:985-93;2004.

121. Saks VA, Khuchua ZA, Vasilyeva EV, et al. Metabolic compartmentation and substrate channelling in muscle cells. Role of coupled creatine kinases in in vivo regulation of cellular respiration--a synthesis. Mol Cell Biochem. 133-134:155-92;1994.
122. Sauer LA, Dauchy RT. Identification and properties of the nicotinamide adenine dinucleotide (phosphate) +- dependent malic enzyme in mouse ascites tumor mitochondria. Cancer Res. 38: 1751-61978.
123. Schlenk F. Cancer Res. 6:495-6;1946.
124. Schulz TJ, Thierbach R, Voigt A, et al. Induction of oxidative metabolism by mitochondrial frataxin inhibits cancer growth: Otto Warburg revisited. J Biol Chem. 281:977-81;2006.
125. Seeger PG, Wolz S. Succesful biological control of câncer by combat against the causes. Germany: Neuwiede Verlagsgesellschaft mbH; 1990.
126. Senior A, McGowan S, Hilf R. A comparative study of inner membrane enzymes and transport systems in mitochondria from R3230AC mammary tumor and normal rat mammary gland. Cancer Res. 35:2061-7;1975.
127. Schwartz L, Supuran CT, Alfarouk KO. The Warburg Effect and the Hallmarks of Cancer. Anticancer Agents Med Chem. 17(2): 164-70;2017.
128. Shim H, Dolde C, Lewis BC, et al. c-Myc transactivation of LDH-A: implications for tumor metabolism and growth. Proc Natl Acad Sci U S A. Jun 24;94(13):6658-63. 1997.
129. Simonnet H, Alazard N, Pfeiffer K, et al. Low mitochondrial respiratory chain content correlates with tumor aggressiveness in renal cell carcinoma. Carcinogenesis (Lond). 23:759-68;2002.
130. Singh KK, Russell J, Sigala B, et al. Mitochondrial DNA determines the cellular response to cancer therapeutic agents. Oncogene. 18:6641-6;1999.
131. Selak MA, Armour SM, MacKenzie ED, et al. Succinate links TCA cycle dysfunction tooncogenesis by inhibiting HIF-alpha prolyl hydroxylase. Cancer Cell. 7:77-85;2005.
132. Smithson JE. The effects of essential fatty acid deficiency on the liver mitochondria of the rat and mouse. Structural and functional alterations. Lab Invest. 20:207;1969.
133. Springer E. Comparative study of the cytoplasmic organelles of epithelial cell lines derived from human carcinomas and nonmalignant tissues. Cancer Res. 40:803-17;1980.
134. Stocco D, Hutson J. Characteristics of mitochondria isolated by rate zonal centrifugation from normal liver and Novikoff hepatomas. Cancer Res. 40:1486-92;1980.
135. Stoneking M, Soodyall H. Human evolution and the mitochondrial genoma. Curr Opin Genet Dev. 6:731-6;1996.
136. Strength DR, Seibert MA. Proc Am Assoc Cancer Res. 1:47;1954.
137. Sun RC, Fadia M, Dahlstrom JE, et al. Reversal of the glycolytic phenotype by dichloroacetate inhibits metastatic breast cancer cell growth in vitro and in vivo. Breast Cancer Res Treat. 120(1):253-60;2010.
138. Taylor A, Pollack MA, Hofer MJ, Williams RJ. Uniformities in the content of B vitamins in malignant neoplasms. Science. 96(2492):322-3;1942.
139. Van de Sande T, Roskams T, Lerut E, et al. High-level expression of fatty acid synthase in human prostate cancer tissues is linked to activation and nuclear localization of Akt/PKB. J Pathol. 206:214-9;2005.
140. Von Euler H, Schlenk F, Heiwinkel H, Hogberg B. Z Physiol Chem. 256:208-28;1938.
141. Wallace DC. Mitochondrial genetics: a paradigm for aging and degenerative diseases? Science; 256:628-32;1992.
142. Wallace DC. Mitochondrial diseases in man and mouse. Science. 283(5407)1482-8;1999.
143. Warburg O. Metabolism of tumors. London: Arnold Constable; 1930.
144. Warburg O. Oxygen, the creator of differentiation. In: Kaplan NO, Kennedy E. Current aspects of biochemical energetic. London-New York: Academic Press: p. 103-9. 1966.
145. Warburg O. On respiratory impairment in cancer cells. Vol. 123. New York:Science: p. 309. 1956.
146. Warburg O. Uber den Stoffwechsel der Tumoren, Berlin: Springer; 1926. Translated: The metabolism of tumors. London: Arnold Constable; 1930.
147. Warburg O, Gawehn K, Geissler A, et al. Partial anaerobiosis and radiation-sensitivity of cancer cells. Archs Biochem Biophys. 78: 573;1958.
148. Weber K, Ridderskamp D, Alfert M, et al. Cultivation in glucose-deprived medium stimulates mitochondrial biogenesis and oxidative metabolism in HepG2 hepatoma cells. Biol Chem. 383:283-90;2002.
149. Weinhouse S. The Warburg hypothesis fifty years later. Z. Krebsforsch. 87:115-26;1976.
150. Wenner CE, Weinhouse S. Metabolism of neoplastic tissue. III. Diphosphopyridine nucleotide requirements for oxidations by mitochondria of neoplastic and non-neoplastic tissues. Cancer Res. 13:21-6;1953.
151. Wintzerith M, Klein N, Mandel L, Mandel P. Comparison of pyridine nucleotides in the liver and in an ascitic hepatoma. Nature. 191:467-9;1961.
152. Xu RH, Pelicano H, Zhang H, et al. Synergistic effect of targeting mTOR by rapamycin and depleting ATP by inhibition of glycolysis in lymphoma and leukemia cells. Leukemia. 19(12):2153-8;2005b.
153. Xu RH, Pelicano H, Zhou Y, et al. Inhibition of glycolysis in cancer cells: a novel strategy to overcome drug resistance associated with mitochondrial respiratory defect and hypoxia. Cancer Res. 65(2): 613-21;2005a.
154. Yoshida M, Muneyuki E, Hisabori T. ATP synthase: a marvellous rotary engine of the cell. Nat Rev Mol Cell Biol. 2:669-77;2001.

CAPÍTULO 15

Desvendando os segredos do câncer. GSH e GS-SG

A drástica queda celular do GSH com subsequente elevação do GS-SG aumenta a oxidação intracelular e provoca parada da proliferação celular neoplásica, aumento da apoptose e antiangiogênese

José de Felippe Junior

O problema do câncer é finito e solucionável. O que é necessário para a sua solução é a imaginação, o elevado espírito de investigação, e as maravilhosas novas ferramentas de investigação. Não é solucionável pela combinada arrogância e ignorância dos políticos que tentam comandar a ciência, nem é solucionável pela apatia burocrática.
Albert Szent Gyorgyi

A glutationa reduzida (GSH – gamaglutamil-cisteinil glicina) é o antioxidante primário do meio intracelular e está implicada na prevenção de inúmeras doenças promovidas pelo excesso de radicais livres ou espécies reativas tóxicas de oxigênio (ERTOs), tais como aterosclerose, *angina pectoris*, infarto do miocárdio, acidente vascular cerebral, artropatias, diabetes, envelhecimento, incluindo o câncer (Halliwell, 1999 e 2000).

A glutationa reduzida (GSH) é sintetizada em uma sequência de reações citoplasmáticas pela ação da gamaglutamilcisteína sintase e GSH sintase. Uma vez sintetizado no citoplasma, o GSH é transportado para a matriz mitocondrial por dois transportadores, 2-oxoglutarato e dicarboxilato, localizados na membrana interna mitocondrial. Afirmamos que o GSH intracelular é proveniente exclusivamente da síntese a partir de 3 aminoácidos, cisteína, glutamato e glicina (Ribas, 2014).

Com o passar dos anos e o conhecimento mais profundo das reações de oxirredução, tem surgido na literatura grande número de trabalhos mostrando que, enquanto concentrações normais de GSH protegem o DNA nuclear das lesões provocadas pelas ERTOs e diminuem a prevalência do câncer, a presença de quantidades normais de GSH e de outros antioxidantes no câncer já instalado provoca aumento da proliferação celular, diminuição da apoptose e facilita a neoangiogênese tumoral.

Neste artigo estudamos a possibilidade de colocar na prática clínica a estratégia oxidativa, como mais uma arma de tratamento do câncer.

Temos que compreender muito bem que, nas pessoas sem câncer e baixa capacidade genética de antioxidação, os antioxidantes protegem o DNA nuclear das lesões oxidativas e diminuem a prevalência das neoplasias e assim funcionam como agentes preventivos. Nas pessoas sem câncer e elevada capacidade genética de antioxidação, os antioxidantes propiciam um ambiente redutor contínuo aumentando a prevalência das neoplasias.

No câncer já instalado os antioxidantes protegem a célula cancerosa do estresse oxidativo e seria um verdadeiro desastre. O contrário acontece com os oxidantes, os quais promovem lesão do DNA nuclear e provocam a morte da célula neoplásica, podendo funcionar como agentes curativos.

Em outras palavras, quando o potencial redox tumoral aumenta, isto é, tende para a oxidação, acontece diminuição da proliferação mitótica e aumento da apoptose, e quando o potencial redox diminui, isto é, tende para a redução, acontece aumento da proliferação mitótica e diminuição da apoptose.

A apoptose, morte celular programada, é evento fisiológico necessário para eliminar as células defeituosas, as infectadas por vírus e as neoplásicas. Esse verdadeiro suicídio celular com hora marcada acontece em uma sequência em cadeia envolvendo vários tipos de mediadores, a maioria deles necessitando dos radicais livres para serem ativados. A probabilidade de a célula tumoral caminhar para apoptose aumenta se o potencial redox celular permanecer no estado oxidativo (Arrick, 1982; Slater, 1995; Matés, 2000).

A nutrição dos tumores sólidos através da neoformação vascular é de suma importância para a sobrevivência do tumor. Folkman, em 1971, mostrou elegantemente que tumores com dimensões de aproximadamente 2mm requerem neoangiogênese para crescerem e se desenvolverem. Os tumores que adquirem a habilidade de formar novos vasos entram em fase de rápido crescimento e exibem maior potencial metastático.

As células endoteliais neoformadas são muito sensíveis à oxidação intracelular e entram facilmente em apoptose ou necrose, quando a concentração intracelular de GSH diminui ao ponto de provocar estresse oxidativo. Os achados de Folkman são muito interessantes, entretanto sem nenhum valor prático no tratamento do câncer humano.

Perigo dos antioxidantes em excesso

O uso de antioxidantes em doses exageradas pode inibir importantes mecanismos de defesa contra o câncer (Verhaegen, 1995; McGovan, 1996; Maxwell, 1999; Salganik, 2001).

Em 1996, Saintot na França já alertava que, no câncer de mama, a progressão tumoral e a presença de metástases se associavam ao menor nível sérico de peroxidação lipídica (baixos níveis séricos de MDA – malondialdeído) e à maior concentração de vitamina E no soro, isto é, associavam-se ao alto potencial antioxidante do soro.

Em 1996, Schwartz mostrou que a elevada atividade antioxidante em células transformadas aumentava sua proliferação e advertiu que devemos conhecer muito bem a farmacologia dos nutrientes antes de empregá-los no câncer.

De fato, Salganik mostrou que o acetato de alfatocoferol, potente agente antioxidante de membrana, inibe a geração de radicais livres em células do câncer de mama humano e como consequência inibe também a apoptose dessas células (Salganik, 2000).

Muito importante e de grande valor prático é o trabalho de Labriola, que constatou que os antioxidantes exógenos podem inibir a atividade da quimioterapia anticâncer nos seres humanos. Muitos médicos, para diminuir os efeitos colaterais da quimioterapia, interferem na eficácia dessa estratégia ao usar antioxidantes em excesso (Labriola, 1999). É importante, não sabemos avaliar o que é excesso?

A concentração de radicais livres dentro da célula cancerosa pode aumentar de dois modos: diminuição da defesa antioxidante e aumento da geração dos radicais livres (ERTOs).

Salganik provocou aumento das ERTOs em ratos com tumor cerebral empregando dieta deficiente em antioxidantes e observou dramático aumento da morte celular tumoral por apoptose. Muito importante foi constatar que não houve aumento da apoptose das células normais. O autor conseguiu resultado semelhante em câncer de mama de camundongo.

Por outro lado, o aumento da geração de radicais livres empregando o succinato de alfatocoferil (radical livre obtido a partir do alfatocoferol) induziu apoptose em células neoplásicas Jurkat e diminuiu o índice de mitose em vários tipos de células neoplásicas humanas (Jha, 1999; Salganik, 2000; Weber, 2001).

Estes trabalhos mostram a importância do uso criterioso dos antioxidantes nas pessoas normais e o perigo representado pelo seu emprego nas pessoas com câncer.

Particularidades das células neoplásicas

Warburg, em 1924, verificou que a glicólise anaeróbia estava presente em todas as células cancerosas que estudou e, embora a fosforilação oxidativa também possa estar presente, ela não guarda relação direta com a proliferação neoplásica. Existe um verdadeiro impedimento respiratório nas células neoplásicas, isto é, diminuição ou abolição da fosforilação oxidativa mitocondrial. De maneira peculiar, as células cancerosas produzem energia preferentemente pela glicólise anaeróbia em detrimento da fosforilação oxidativa (Warburg, 1926; Reitzer, 1979; Rossignol, 2004).

Dickens e Simer, em 1931, concordaram com Warburg. Esses pesquisadores, analisando o quociente respiratório de células cancerosas e células normais, verificaram que a energia, para o crescimento do câncer, era proveniente da glicólise anaeróbia e que não havia relação entre o crescimento tumoral e a fosforilação oxidativa.

De fato, foi proposto que os compostos de alta energia eletrônica são compartimentalizados nas células (Erickson-Viitanen, 1982a e b; Saks, 1994). Recentemente, como já escrevemos, Gajewski mostrou que os compostos de alta energia, como o trifosfato de adenosina (ATP), são compartimentalizados e o ATP gerado pela glicólise anaeróbia e pela fosforilação oxidativa alimentam compartimentos intracelulares diferentes, sendo que a glicólise é o motor da mitose porque fornece ATP para o núcleo.

Em 1931, Hopkins e Elliott descobriram evento biológico da mais alta importância. Nas células normais existe conexão entre a glutationa reduzida (GSH) e o metabolismo da glicose, sendo que a glutationa reduzida é o constituinte universal de toda célula capaz de se replicar por mitose.

Esses mesmos autores, em 1931, e posteriormente Needham e Lehmann, em 1937, demonstraram que as primeiras mitoses de um embrião necessitam apenas do ATP da glicólise anaeróbia, e isso somente acontece na presença da glutationa reduzida. De fato, o conteúdo extranuclear de todas as células que se reproduzem contém glutationa reduzida (GSH) e glutationa oxidada (GS-SG).

Sabe-se que os neurônios e as células adultas estáticas (*non-stem*) não conseguem se reproduzir em condições naturais e também que elas não possuem o ciclo glutationa: GSH/GS-SG. Alguns autores acreditam que somente as células que possuam esse ciclo são capazes de se tornar cancerosas.

Em 1976, Kosower e Kosower descreveram várias propriedades químicas da glutationa e estabeleceram o ciclo da glutationa (Figura 15.1):

Quando a glicólise anaeróbia está ativa, a produção de elétrons (átomos de hidrogênio) é exponencial.

Quando duas moléculas de GSH reagem formam uma molécula de GS-SG e são produzidos dois elétrons. A segunda lei da termodinâmica é respeitada pelo fornecimento de um elétron proveniente da glicólise anaeróbia, e assim por diante.

Dessa forma, o fornecimento de somente um elétron externo, proveniente da glicólise anaeróbia, provoca o aparecimento de dois elétrons; esses 2 elétrons formam 4; esses 4 elétrons formam 8; e assim por diante de forma exponencial.

Entendemos que o fornecimento externo de elétrons ativa o ciclo GSH/GS-SG e produz elétrons em quantidade exponencial e proporcional ao tempo. A proliferação do câncer também é exponencial e proporcional ao tempo.

Já vimos que há muitos anos se sabe da existência de uma conexão entre a glicólise anaeróbia e o ciclo glutationa. Em 1976, Fiala também mostrou essa conexão ao provocar carcinogênese experimental pela aplicação de aminobenzeno em cultura de células hepáticas. Esse carcinógeno aumenta exponencialmente a produção de glutationa reduzida e também exponencial e concomitantemente a proliferação celular mitótica.

Warburg verificou que a glicólise anaeróbia do câncer produz ácido lático e que sua produção é inibida pelo oxigênio. Esse fenômeno também ocorre na produção do vinho, que somente fermenta em recipiente fechado e sem oxigênio. A fermentação cessa ao contato com o oxigênio: efeito Pasteur.

No organismo, a fermentação ou glicólise anaeróbia acontece nas células cancerosas, as quais se reproduzem muito bem nas condições de anaerobiose.

O efeito Pasteur ficou sem explicação por muitos anos. Foram Baker e Dixon, na década de 1930, que desvendaram seu mecanismo, mostrando que a glicólise anaeróbia é inibida na proporção direta da concentração de glutationa oxidada (GS-SG). No transcorrer da glicólise anaeróbia, o GSH vai sendo consumido e o GS-SG vai sendo formado. À medida que mais GS-SG é produzido, a glicólise anaeróbia vai sendo inibida por um mecanismo de *feedback* negativo. Dessa forma, excesso de GS-SG abole a glicólise, o que provoca a abolição da proliferação mitótica.

Mecanismo de diminuição da proliferação celular: aumento do GS-SG

Há muitos anos, precisamente em 1935, Dixon sugeriu que a presença de agentes oxidantes poderia controlar

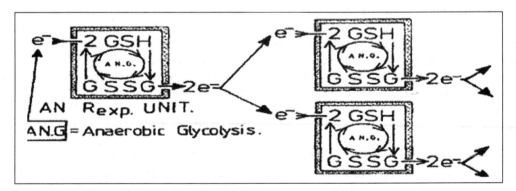

Figura 15.1 – Sugestão em diagrama das unidades GSH/GS-SG, de Kosower e Kosower.
Nota: e$^-$ = elétron e ANG = glicólise anaeróbia
1e$^-$ + GSH + GSH → GS-SG + 2 e$^-$
2e$^-$ + 2GSH + 2GSH → 2 GS-SG + 4 e$^-$
4e$^-$ + 4GSH + 4 GSH → 4 GS-SG + 8 e$^-$
Elétrons exponencial: 2-4-8-16-32-64, em apenas 6 ciclos gerou 64 elétrons ou átomos de hidrogênio

o câncer e Baker, em 1937, demonstrou essa hipótese verificando que o aumento da glutationa oxidada (GS-SG) era capaz de inibir a glicólise anaeróbia.

De fato, quando o meio intracelular é oxidante, isto é, o equilíbrio da oxido redução tende para a oxidação, à medida que o GS-SG é formado ele inibe a glicólise anaeróbia. A inibição da glicólise anaeróbia faz parar o ciclo celular e a consequência é a diminuição da proliferação celular neoplásica com apoptose ou necrose da célula tumoral.

Quando o meio intracelular é redutor, isto é, o equilíbrio da oxirredução tende para a redução (excesso de antioxidantes), à medida que o GS-SG vai sendo formado ele é reduzido para GSH, o qual ativa a glicólise anaeróbia, motor da mitose, aumentando a proliferação celular neoplásica.

O crucial para vencermos essa luta é manter o meio intracelular oxidante por um período de tempo suficiente para a célula acumular GS-SG, inibir a glicólise anaeróbia, parar o ciclo celular e entrar em apoptose ou necrose.

A fermentação anaeróbia de Pasteur é irreversível e, como o câncer, não cessa até haver quantidades adequadas de GS-SG. Dessa forma, o fluxo contínuo e exponencial de elétrons criados pelo acoplamento

Glicólise anaeróbia → Ciclo GSH/GS-SG

é controlado diretamente pela concentração intracelular de GS-SG.

O excesso de radicais livres de oxigênio promove a diminuição da proliferação celular neoplásica, o aumento da apoptose e a inibição da neoangiogênese tumoral.

Ciclo celular – proliferação mitótica

A habilidade proliferativa das células eucarióticas é controlada por uma complexa rede de eventos bioquímicos, coletivamente conhecidos como ciclo celular.

Um dos pontos críticos de controle desse processo é a transição da fase G1 para a fase S e é caracterizada pela fosforilação da proteína retinoblastoma (RBp), produto do gene retinoblastoma. A fosforilação da RBp é catalisada pelo complexo D1-cdk4 ciclina. A célula que passa por esse ponto crítico está em condições de replicar o genoma e completar seu ciclo proliferativo (Shackelford, 2000).

O aumento da geração intracelular de radical hidroxila, radical superóxido e peróxido de hidrogênio (ERTOs) está associado com a parada da proliferação celular (Schwartz, 1996; Matés, 2000). Pelo contrário, a maior atividade antioxidante nas células transformadas provoca aumento da proliferação (Schwartz, 1996).

Uma boa hipótese para entender a carcinogênese baseada em trabalhos experimentais, *in vitro* e *in vivo*, da literatura científica é:

1. Quando o potencial redox é baixo, as células estão em estágio de proliferação. Com o potencial redox baixo, isto é, quando o meio intracelular é redutor, as pontes S-S de bissulfetos se rompem formando pontes SH (por exemplo, GSH). O rompimento dessas pontes permite que a proteína retinoblastoma (RBp) seja fosforilada e libere os fatores de transcrição nuclear necessários para as células entrarem na fase S do ciclo celular e se manterem em proliferação. Fato importante é outro efeito do potencial redox baixo. Ele ativa o fator de transcrição nuclear NF-kappaB, que aumenta a proliferação celular, impede a apoptose e facilita a neoangiogênese tumoral.

2. Quando o potencial redox é alto, as células estão em estágio quiescente. Com o potencial redox alto, isto é, quando o meio intracelular é oxidante se formam pontes S-S de bissulfetos (por exemplo, GS-SG). Essas pontes estabilizam a estrutura tridimensional das proteínas e, nessas condições, a proteína retinoblastoma (RBp) está defosforilada e, portanto, não ocorre a transcrição nuclear necessária para o avanço do ciclo celular e as células continuam no estado quiescente, sem proliferação. Fato importante é outro efeito do potencial redox alto. Ele inibe o fator de transcrição nuclear NF-kappaB, que diminui a proliferação celular, promove a apoptose e dificulta a neoangiogênese tumoral.

Se o meio intracelular é mantido oxidante, consegue-se bloquear a proliferação celular e a célula pode entrar na fase G0 ou sofrer citotoxicidade, posteriormente caminhando para apoptose e/ou necrose.

É muito interessante sabermos que as células cancerosas requerem apenas leve aumento do potencial redox para cessarem a proliferação, entretanto, *este leve aumento deve ser contínuo e ininterrupto até acontecer a apoptose*, porque se houver queda do potencial redox restaura-se a fosforilação da proteína retinoblastoma e as células voltam a proliferar.

As células normais, diferentemente das células cancerosas, requerem aumento muito grande do potencial redox para cessarem a proliferação, o que torna a estratégia oxidante muito segura e com baixa probabilidade de provocar efeitos colaterais graves.

Corroborando com esses fatos estão vários autores que têm mostrado que as células tumorais em ativo estado de proliferação apresentam alto nível citoplasmático de GSH e proteínas-SH e que os tumores de crescimento lento apresentam baixos níveis de GSH intracelular.

As células neoplásicas ricas em GSH e em franco estado de proliferação são mais suscetíveis à quimioterapia e radioterapia, enquanto aquelas pobres em GSH e de lento crescimento são mais resistentes.

Seja qual for a substância que aumente a oxidação intracelular, se ela provocar a queda do GSH, também induzirá a parada da proliferação e aumento da apoptose.

Os tumores sólidos criam um microambiente para seu crescimento, caracterizado por acidose e hipóxia, e muitos possuem elevada concentração de ácido ascórbico, poderoso antioxidante citoplasmático. Algumas linhagens possuem quantidades relativamente elevadas de vitamina E, potente antioxidante de membrana, que juntamente com o metabolismo anaeróbio e as baixas taxas de oxigênio fazem com que o equilíbrio do potencial redox tenda para o lado da redução protetora ou antioxidação indutora da proliferação celular.

Outras linhagens tumorais possuem quantidades relativamente baixas de superóxido-dismutase e tendem para a oxidação (Das, 2002).

É importante sabermos que, seja qual for o tipo de célula tumoral, no que se refere ao maior metabolismo aeróbio ou anaeróbio, o aumento sustentado da geração de radicais livres, isto é, o aumento sustentado da oxidação, sempre vai provocar a morte da célula cancerosa (Das, 2002).

A hipóxia é fator regulador-chave do crescimento tumoral. As células em hipóxia ativam uma série de vias de sinalização que regulam a proliferação celular e a neoangiogênese e, dessa forma, são capazes não só de sobreviverem, mas também de se reproduzirem nessas condições adversas. As espécies reativas tóxicas de oxigênio são capazes de provocar necrose das células endoteliais em desenvolvimento, promovendo inibição da neoangiogênese que provoca diminuição do crescimento tumoral por falta de aporte sanguíneo (Harris, 2002).

Acreditamos que as células neoplásicas desenvolveram um método fantástico de sobrevivência baseado em um compasso biológico de espera. Elas sabem esperar o momento certo de ficarem quiescentes e o momento certo de se reproduzirem. Elas se reproduzem quando o potencial redox é baixo: meio intracelular redutor e rico em GSH. Quando o potencial redox é alto e o intracelular é oxidante e rico em GS-SG, elas simplesmente param de se reproduzir e entram na fase G0. Ficam quiescentes esperando o meio intracelular se tornar novamente redutor, até que se forme GSH, aceptor de elétrons da glicólise anaeróbia.

Na verdade, quando o potencial redox intracelular é oxidante, muitas células neoplásicas são eliminadas por apoptose ou necrose, mas o mecanismo que acabamos de descrever as protege e sempre permanece uma linhagem no compasso de espera.

Essa hipótese foi confirmada em culturas de tecidos, onde a vitamina K_3 em concentração oxidante conseguiu provocar morte celular somente nas células neoplásicas em franca proliferação. Quando a mesma linhagem de células neoplásicas entrou na fase quiescente, a vitamina K_3 parou de funcionar, não provocou apoptose.

Outro problema que enfrentamos quando o estresse oxidativo agride as células neoplásicas é o aumento da expressão da glicoproteína "clusterina", que protege a célula agredida pela oxidação. A clusterina aumenta quando a célula é agredida, interna ou externamente, por agentes químicos, físicos ou biológicos. Trata-se de mais um dos vários mecanismos de sobrevivência que as células doentes que chamam de câncer colocam em ação, quando são severamente agredidas (Viard, 1999).

Sabe-se que, se submetermos células neoplásicas em franco estado de proliferação a um excesso de oxidação, elas serão mais suscetíveis à apoptose e é aqui que a descoberta de Holt, australiano que há mais de 30 anos pesquisa no campo do câncer, reveste-se da mais profunda importância.

Empregando campo eletromagnético nas frequências de 8, 12, 27, 70, 360, 434, 915 e 2.450MHz, Holt descobriu que somente a frequência de 434MHz foi capaz de criar ressonância com a glicólise anaeróbia, isto é, sua ativação (Holt, 1975, 1977, 1979 e 1988; Nelson, 1978 e 1980).

Teoricamente, qualquer agente oxidante presente no intracelular enquanto se ativa a glicólise anaeróbia é capaz de destruir algumas ou todas as unidades autônomas de glicólise e, dessa forma, provocar apoptose e diminuição ou parada da proliferação celular.

Calcula-se que cada célula neoplásica contenha de 3 a 40 unidades autônomas de glicólise anaeróbia e todas essas unidades devem ser destruídas para se obter controle o completo, ou melhor, a total parada da proliferação celular (Holt, 1977 e 1979). Aqui, Holt se esquece de mencionar o valor crucial de eliminar a causa do processo neoplásico para conseguir a verdadeira cura.

Holt, em 1980, estimulando a glicólise anaeróbia com radiofrequência (RF) de 434MHz, foi mais um pesquisador capaz de demonstrar que o ATP produzido nessa via é o motor da proliferação celular neoplásica.

Com o emprego de gerador de RF de 434MHz e terapia oxidante com GS-SG por via intravenosa, Holt obteve o desaparecimento de vários tipos de câncer por períodos superiores a 5 anos. Todos os pacientes submetidos ao protocolo de Holt não haviam respondido a cirurgia, quimioterapia ou radioterapia. O autor descreve, na conceituada revista *Medical Hypotheses* de 1993, 11 casos de câncer não responsivo à terapia convencional, que responderam ao tratamento com a RF e GS-SG.

Felippe Jr, utilizando dois tipos de geradores de radiofrequência, baixa potência com múltiplas frequências e alta potência com frequência fixa de 434MHz, juntamente com um protocolo de oxidação celular, obteve completo desaparecimento do tumor no câncer de mama, próstata, pulmão e fígado em um seguimento de quase 4 anos, em pacientes que não haviam respondido à quimioterapia e à radioterapia (Felippe, 2000a, b,c, 2002).

Apoptose

A mitocôndria desempenha papel fundamental na apoptose (Kerr, 1973 e 1994; Kroemer, 1997; Hirsch, 1997 e 1998). A mitocôndria é a geradora intracelular das espécies reativas de oxigênio. O excesso de geração dos radicais livres é administrado pela presença dos antioxidantes enzimáticos e não enzimáticos. O antioxidante não enzimático mais importante no intracelular é a glutationa (GSH).

A deficiência de GSH na mitocôndria provoca lesão oxidativa dessa organela e desencadeia a morte celular por apoptose (Meister, 1991 e 1995; Hall, 1999; Ribas, 2014).

A deficiência de GSH no citoplasma sensibiliza as células tumorais à citólise oxidativa. De fato, Arrik, em 1982, já havia mostrado tal fato inibindo a biossíntese do GSH com a butionina sulfoximina (BSO), inibidor seletivo e atóxico da gamaglutamilcisteína sintetase. A BSO por si só é atóxica porque não provoca diminuição do GSH mitocondrial.

O excesso de GSH citoplasmático funciona como pró-oxidante, gerando H_2O_2 e lesando o DNA nuclear, o que pode provocar a morte celular por apoptose (Perego, 2000).

Não podemos esquecer de que um antioxidante em doses elevadas pode funcionar química e biologicamente como agente oxidante e que os efeitos de um nutriente se devem às suas características antioxidantes e pró-oxidantes, as quais dependem das quantidades e do meio que estão atuando (Schwatz, 1996). Representam muito bem essa categoria de nutrientes o tocoferol, a vitamina C, os carotenoides e o GSH.

A probabilidade de uma célula entrar em apoptose é ditada pelo potencial redox intracelular dependente da velocidade de geração das espécies reativas de oxigênio determinado pela concentração de antioxidantes e pelo estado de redução ou oxidação do GSH e das proteínas tióis (Schwartz, 1996; Marchetti, 1997; Yin, 1999; Davis, 2001; Deshpande, 2002; Owuor; 2002).

Os radicais livres e os peróxidos lipídicos suprimem a expressão do Bcl-2, ativam as caspases e encurtam os telômeros, induzindo a apoptose das células tumorais (Das, 2002).

A geração de peróxido de hidrogênio intracelular é capaz de induzir apoptose de células do glioma, de maneira dependente da dose, via aumento da expressão da proteína p53 (Kitamura, 1999; Datta, 2002).

De maneira geral, o estresse oxidativo promove acúmulo da proteína p53, a qual provoca ativação da cascata das caspases, que digerem uma série de proteínas-chave e ativam a desoxirribonuclease nuclear. Essa digere o DNA nuclear e provoca a morte da célula neoplásica.

A proteína p53 é um supressor tumoral que inibe a progressão neoplásica por parada do ciclo celular ou apoptose e está inativa em 50% dos cânceres.

Essa proteína necessita de zinco como cofator e, como já vimos, é ativada quando o meio intracelular é oxidante (Yin, 1999; Halnaut, 2001; Balin; 2001).

A geração de estresse oxidativo induz uma sequência de alterações no DNA nuclear na forma de mutações, deleções, amplificações e rearrumações que iniciam a morte celular por apoptose. Tais alterações, se acontecerem em uma célula normal, podem ativar proto-oncogenes ou inativar genes supressores de tumor (Mastés, 2000).

O mecanismo de ação da morte celular por apoptose de células do câncer colorretal humano pelo trióxido de arsênio, de células do câncer de mama humano pelo ácido trans-retinoico e de células do hepatoma humano pelo TNF-alfa é por estresse oxidativo (Nakagawa, 2002; Poot, 2002; Li, 2001).

Recentemente surgiram trabalhos *in vivo* em animais inoculados com vários tipos células do câncer humano e *in vitro* em cultura de vários tipos de células neoplásicas humanas, mostrando que o meio intracelular oxidante provoca parada do ciclo celular e apoptose pelos seguintes mecanismos:

a) Acúmulo da proteína p53.
b) Ativação da cascata das caspases.
c) Ativação da desoxirribonuclease.
d) Defosforilação da proteína retinoblastoma.
e) Inibição da proteína-tirosina quinase.
f) Inibição da Cdc25 fosfatase.
g) Inativação do cdK1.
h) Inibição da expressão da proteína Bcl-2.
i) Aumenta a expressão do supressor tumoral OS-GIN1 (*oxidative stress-induced growth inhibitor 1*).

Esses efeitos foram observados em mais de 20 tipos de câncer humano, incluindo: mama, próstata, pulmão, astrocitomas, gliomas, tumores de cabeça e pescoço, tumor colorretal, tumores de fígado, tumores de pâncreas, carcinoma epidermoide etc.

Substâncias que diminuem o GSH no intracelular e provocam aumento do potencial redox: oxidação intratumoral

Qualquer tipo de substância química que promova a drástica diminuição do GSH no intracelular, com o consequente aumento contínuo do potencial redox intracelular, provoca diminuição da proliferação celular, aumento da apoptose e diminuição da neoangiogênese tumoral.

O selênio, vanádio, vitamina K$_3$, cúrcuma longa, *Allium sativun* provocam oxidação intracelular contínua dependendo da dose e do modo de administração. O excesso de GSH aumenta a geração de GS-SG, oxidante.

Conclusão

Os antioxidantes em doses corretas, principalmente os provenientes da dieta, previnem a lesão do DNA provocada pelo excesso de geração de radicais livres, diminuindo a prevalência de câncer na população geneticamente com sistema antioxidante precário. Nas pessoas dessa população os antioxidantes funcionam na prevenção do câncer.

Nas populações geneticamente com sistema antioxidante potente, o excesso de antioxidantes exógenos aumenta o risco de câncer.

Os oxidantes administrados por via intravenosa, inalação ou via oral, em doses suficientes e durante certo tempo, provocam a queda contínua do GSH intracelular e o aumento ininterrupto do GS-SG, o que provoca oxidação intracelular mantida com a consequente parada da proliferação celular neoplásica, aumento da apoptose e inibição da neoangiogênese tumoral. Dessa maneira, os oxidantes podem ser empregados no tratamento de erradicação do tumor já instalado. Entretanto, ao serem submetidas a oxidação por longo tempo, as células neoplásicas param de proliferar e entram em um compasso de espera. Aguardam condições propícias para proliferar. É justamente o que acontece com a quimioterapia citotóxica.

Referências

1. Arrick BA, Nathan CF, Griffith OW, Cohn ZA. Glutathione depletion sensitizes tumor cells to oxidative cytolysis. J Biol Chem. 257(3):1231-7;1982.
2. Baker Z. Glutathione and the Pasteur reaction. Biochem J. 31:980-6;1937.
3. Baker Z. Studies on the inhibition of glycolysis by glyceraldehydes. Biochem J. 32:332-41;1938.
4. Bálint EE, Vousden KH. Activation and activities of the p53 tumour suppressor protein. Br J Cancer. 85(12):1813-23;2001.
5. Bosnik RM, Potter JD, McKenzie DR, et al. Reduced risk of colon cancer with high intake of vitamin E: The Iowa Women's Health Study. Cancer Res. 53:4230-7;1993.
6. Buiatti E, Palli D, Decarli A. A case-control study of gastric cancer, and diet in Italy. Int J Cancer. 44:611-6;1989.
7. Buttke TM, Sandstrom PA. Oxidative stress as a mediator of apoptosis. Immunol Today. 15:7-10;1994.
8. Chiou TJ, Chou YT, Tzeng WF. Menadione-induced cell degeneration is related to lipid peroxidation in human cancer cells. Proc Natl Sci Counc Repub China B. 22(1):13-21;1998.
9. Cook NR, Stampfer MJ, Ma J, et al. β-carotene supplementation and decreased risk of total and prostate carcinoma. Cancer. 86:1783-92;1999.
10. Cortizo AM, Bruzzone L, Molinuevo S, Etcheverry SB. A possible role of oxidative stress in the vanadium-induced cytotoxicity in the MC3T3E1 osteoblast and UMR 106 osteosarcoma cell lines. Toxicology. 147(2):8999;2000.
11. Cuncic C, Detich N, Ethier D, et al. Vanadate inhibition of protein tyrosine phosphatases in Jurkat cells: modulation by redox state. J Biol Inorg Chem. 4(3):354-9;1999.
12. Das S. Vitamin E and the genesis and prevention of cancer. A review. Acta Oncol. 33:615-9;1994.
13. Das U. A radical approach to cancer. Med Sci Monit. 8(4):RA79-92;2002.
14. Datta K, Babbar P, Srivastava T, et al. p53 dependent apoptosis in glioma cell lines in response to hydrogen peroxide induced oxidative stress. Int J Biochem Cell Biol. 34(2):148-57;2002.
15. Davis RL, Spallholz JE, Pence BC. Inhibition of selenite – induced cytotoxicity and apoptosis in human colonic carcinoma (HT-29) cells by copper. Nutr Cancer. 3 (3):181-9;1998.
16. Davis W, Ronai Z, Tew KD. Cellular thiols and reactive oxygen species in drug-induced apoptosis. J Pharmacol Exp Ther. 296(1):1-6;2001.
17. Deshpande SS, Irani K. Oxidant signalling in carcinogenesis: a commentary. Hum Exp Toxicol. 21(2):63-4;2002.
18. Desmarais S, Friesen RW, Zamboni R, Ramachandran C. [Difluoro(phosphono)methyl] phenylalanine containing peptide inhibitors of protein tyrosine phosphatases. Biochem J. 337(Pt 2):219-23;1999.
19. Dickens F, Simer F. The metabolism of normal and tumour tissue: the RQ in bicarbonate media. Biochem J. 25:985-96;1931.
20. Dixon KC. The oxidative disappearance of lactic acid from brain and the Pasteur reaction. Biochem J. 29:973-7;1935.
21. Felippe J Jr. Bioeletromagnetismo: Medicina Biofísica. Journal of Biomolecular Medicine & Free Radicals. 6(2):41-4;2000.
22. Felippe J Jr, Georges Lakhovsky: Efeito das Ciências Físicas na Biologia. Journal of Biomolecular Medicine & Free Radicals. 6(1):16-21;2000.
23. Felippe J Jr. Tratamento de doenças envolvendo frequência de ondas. Journal of Biomolecular Medicine & Free Radicals. 6(2):39-40;2000.
24. Felippe J Jr. Radiofrequência Harmônica. Caso Clínico. Revista de Medicina Complementar. (8)2,28;2002.
25. Fiala S, Mohindru A, Kettering WG, et al. Glutathione and gamma glutamyl transpeptidase in rat liver during chemical carcinogenesis. J Natl Cancer Inst. 57:591-8;1976.
26. Folkman J. Anti-angiogenesis: new concept for therapy of solid tumors. Ann Surg. 175:409-16;1972.
27. Gant TW, Rao DN, Mason RP, Cohen GM. Redox cyclind and suphydryl arylation; their relative importance in the mechanism of quinone cytotoxicity to isolated hepatocytes. Chem Biol Interact. 65:157-73;1988.
28. Ganther HE. Selenium metabolism, selenoproteins and mechanisms of cancer prevention: complexities with thioredoxin reductase. Carcinogenisis. 20(9):1657-66;1999.
29. Garberg P, Stahl A, Warholm M, Hogberg J. Studies of the role of DNA fragmentation in selenium toxicity. Biochem Pharmacol. 37:3401-6;1988.

30. Gilloteaux J, Jamison JM, Venugopal M, et al. Scanning electron microscopy and transmission electron microscopy aspects of synergistic antitumor activity of vitamin C – vitamin K3 combinations against human prostatic carcinoma cells. Scanning Microsc. 9(1):159-73;1995.
31. Gilloteaux J, Jamison JM, Arnold D, et al. Cancer cell necrosis by autoschiziz: synergism of antitumor activity of vitamin C: vitamin K3 on human bladder carcinoma T24 cells. Scanning. 20(8):564-75;1998.
32. Grimm S, Bauer MKA, Baeuerle PA, Schulze-Osthoff K. Bcl-2 down-regulates the activity of transcription factor NF-kappaB induced upon apoptosis. J Cell Biol. 134:13-23;1996.
33. Haenszel W, Kurihara M, Segi M, Lee RK. Stomach cancer among Japanese in Hawaii. J Natl Cancer Inst. 49:969-88;1972.
34. Hainaut P, Mann K. Zinc binding and redox control of p53 structure and function. Antioxid Redox Signal. 3(4):611-23; 2001.
35. Hall AG. The role of glutathione in the regulation of apoptosis. Eur J Clin Invest. 29:238-45;1999.
36. Halliwell B, Cutteridge JMC. "Free radicals in biology and medicine". Oxford: Oxford University Press; 1999.
37. Halliwell B. The antioxidant paradox. Lancet. 355:1179-80;2000.
38. Harris AL. Hypoxia--a key regulatory factor in tumour growth. Nat Rev Cancer. 2(1):38-47;2002.
39. Heinonen OP, Albanese D, Virtamo J, et al. Prostate cancer and supplementation with alpha-tocoferol and beta-carotene: incidence and mortality in a controlled trial. J Natl Cancer Inst. 90:440-6;1998.
40. Hirsch T, Marchetti P, Susin AS, et al. The apoptosis-necrosis paradox. Apoptogenic proteases activated after mitochondrial permeability transition determine the mode of cell death. Oncogene. 15(13):1573-81;1997.
41. Hirsch T, Susin SA, Marzo I, et al. Mitochondrial permeability transition in apoptosis and necrosis. Cell Biol Toxicol. 14(2):141-5;1998.
42. Holt JAG. The principles of hyperbaric and anoxic radiotherapy. Br J Radiol. 48:819-26;1975.
43. Holt JAG. The use of UHF radiowaves in cancer therapy. Australas Radiol. 19(2):223-41;1975.
44. Holt JAG. Increase of X-ray sensitivity of cancer after exposure to 434 MHz electromagnetic radiation. J Bioeng. 1(5/6):479-85;1977.
45. Holt JAG. The cause of cancer; biochemical defects in the cancer cell demonstrated by the effects of EMR, glucose and oxygen. Med Hypotheses. 5:109-44;1979.
46. Holt JAG. The extranuclear control of mitosis and cell function. Med Hypotheses. 6:145-92;1980.
47. Holt JAG. Microwaves are not hyperthermia. The Radiographer. 35(4):151-62;1988.
48. Holt JAG. The glutathione cycle is the creative reaction of life and cancer. Cancer causes oncogenes and not vice versa. Med Hypotheses. 40:262-6;1993.
49. Hopkins FG, Elliott KAC. Relationship of glutathione to cell respiration with special reference to hepatic tissue. Proceedings of the Royal Society London. 109:58-88;1931.
50. Hoque A, Albanes D, Lippman SM, et al. Molecular epidemiologic studies within the Selenium and Vitamin E Cancer Prevention Trial (SELECT). Cancer Causes Control. 12(7):627-33;2002.
51. Ip C, Hayes C, Budnick RM, Ganther H. Chemical form of selenium, critical metabolites and cancer prevention. Cancer Res. 51:595-600;1991.
52. Jamison JM, Gilloteaux J, Taper HS, et al. Autoschizis: a novel cell death. Biochem Pharmacol.63(10):1773-83;2002.
53. Jha MN, Bedford JS, Cole WC, et al. Vitamin E (d-alpha-tocopheryl succinate) decreases mitotic accumulation in gamma-irradiated human tumor, but not in normal cells. Nutr Cancer. 35:189-94;1999.
54. Johnson LT, Williamson G, Musk SRR. Anticarcinogenic factors in plant foods. A new class of nutrients? Nutr Res Rev. 7:1-30;1994.
55. Johnson TM, Yu ZX, Ferrans VJ, Lowenstein RA, Finkel T. Reactive oxygen species are downstream mediators of p53- dependent apoptosis. Proc Natl Acad U S A. 93:11848-52;1996.
56. Kerr JF, Searle J. Deletion of cells by apoptosis during castration-induced involution of the rat prostate. Vircho Arch B Cell Pathol. 13:87-102;1973.
57. Kerr JFR, Winterfold CM, Harmon BV. Apoptosis, its significance in cancer and cancer therapy. Cancer. 73:2013-26;1994.
58. Kitamura Y, Ota T, Matsuoka Y, et al. Hydrogen peroxide-induced apoptosis mediated by p53 protein in glial cells. Glia. 25(2):154-64;1999.
59. Kosower NS, Kosower EM. The glutathione – glutathione disulphide system. In: Pryer WE (ed). Free radicals in biology. Vol 2, New York: Academic Press; p. 55-84. 1976.
60. Kroemer G, Zamzami N, Susin AS. Mitochondrial control of apoptosis. Immunol Today. 18:44-51;1997.
61. Kwon K-B, Yoo S-J, Ryu D-G, et al. Induction of apoptosis by diallyl disulfide through activation of caspase-3 in human leukemia HL-60 cells. Biochem Pharmacol. 63:41-7;2002.
62. Labriola D, Linvingston R. Possible interactions between dietary antioxidants and chemotherapy. Oncology. 13:1003-12;1999.
63. Li J, Zheng R, Li J, Wang Z. Mechanisms of the induction of apoptosis in human hepatoma cells by tumour necrosis factor-alpha. Cell Biol Int. 25(12):1213-9;2001.
64. Marchetti P, Decaudin D, Macho A, et al. Redox regulation of apoptosis: impact of thiol oxidation status on mitochondrial function. Eur J Immunol. 27(1):289-96;1997.
65. Matés JM, Sánchez-Jiménez FM. Role of reactive oxygen species in apoptosis implications for cancer therapy. Int J Biochem Cell Biol. 32(2):157-70;2000.
66. Maxwell SRI. Antioxidant vitamin supplements. Update of their potential benefits and possible risks. Drug Safety. 4:253-66;1999.
67. McGovan AJ, Fernandes RS, Samali AA, Cotter TG. Antioxidants and apoptosis. Biochem Soc Trans. 24:229-33;1996.
68. Meister A. Glutathione deficiency produced by inhibition of its synthesis, and its reversal; applications in research and therapy. Pharmac Ther. 51:155-94;1991.
69. Meister A. Mitochondrial changes associated with glutathione deficiency. Biochim Biophys Acta. 1271(1):35-42;1995.
70. Nakagawa Y, Akao Y, Morikawa H, et al. Arsenic trioxide-induced apoptosis through oxidative stress in cells of colon cancer cell lines. Life Sci. 70(19):2253-69;2002.
71. Needham J, Lehmann H. Intermediary carbohydrate metabolism in embryonic life. V. The phosphorylation cycles. VI. Glycolysis without phosphorylation. Biochem J. 31:1210-38;1937.
72. Nelson AJM, Holt JAG. Combined microwave therapy. Med J Australia. 2:88-90. Ibid 1985; 13:707-8;1978.
73. Nelson AJM, Holt JAG. Microwave adjunt to radiotherapy and chemotherapy for advanced lynphoma. Med J Aust. 1:311-3;1980.
74. Neuzil J, Svensson I, Weber T, et al. Alpha-tocopheril succinate-induced apoptosis in Jurkat T cells involves caspase-3 activation, and both lysosomal and mitochondrial destabilisation. FEBS Lett. 445(2-3):295-300;1999.
75. Noto V, Taper HS, Jiang YH, et al. Effects of sodium ascorbate (vitamin C) and 2-methyl-1,4-naphthoquinone (vitamin K3) treatment on human tumor cell growth in vitro. Synergism of combined vitamin C and K3 action. Cancer. 63:901-6;1989.
76. Omenn GS, Goodman GE, Thornquist MD, et al. Effects of a combination of beta carotene and vitamin A on lung cancer and cardiovascular disease. N Engl J Med. 334:1150-5;1996.

77. Owuor ED, Kong AN. Antioxidants and oxidants regulated signal transduction pathways. Biochem Pharmacol. 64(5-6):765-70;2002.
78. Perego P, Gatti L, Carenini N, et al. Apoptosis induced by extracellular glutathione is mediated by H(2)O(2) production and DNA damage. Int J Cancer. 87(3):343-8;2000.
79. Polverino AJ, Patterson SD. Selective activation of caspases during apoptotic induction in HL-60 cells. Effects of a tetrapeptide inhibitor. J Biol Chem. 272:7013-21;1997.
80. Poot M, Hosier S, Swisshelm K. Distinct patterns of mitochondrial changes precede induction of apoptosis by all-transretinoic acid and N-(4-hydroxyphenyl) retinamide in MCF7 breast cancer cells. Exp Cell Res. 279(1):128-40;2002.
81. Ramachandran C, You W. Differential sensitivity of human mammary epithelial and breast carcinoma cell lines to curcumin. Breast Cancer Res Treat. 54(3):269-78;1999. 82.
82. Saintot M, Astre C, Pujol H, Gerber M. Tumor progression and oxidant-antioxidant status. Carcinogenesis. 17(6):1267-71;1996.
83. Ribas V, Ruiz CG, Fernandez-Checa J. Glutathione and mitochondria. Front Pharmacol. 5:151;2014.
84. Salganik RI. The benefits and hazards of antioxidants: controlling apoptosis and other protective mechanisms in cancer patients and the human population. J Am Coll Nutr. 20(5 Suppl):464S-72S;2001.
85. Salganik RI, Albright CD, Rodgers J, et al. Dietary antioxidant depletion: enhancement of tumor apoptosis and inhibition of brain tumor growth in transgenic mice. Carcinogenesis. 21:909-14;2000.
86. Schrauzer GN. Anticarcinogenic effects of selenium. Cell Mol Life Sci. 57(13-14):1864-73;2000.
87. Schwartz JL. The dual roles of nutrients as antioxidants and prooxidants: their effects on tumor cell growth. J Nutr. 126:1221S-7S;1996.
88. Shackelford RE, Kaufmann WK, Paules RS. Oxidative stress and cell cycle checkpoint function. Free Radic Biol Med. 28(9):1387-404;2000.
89. Shen H, Yang C, Liu J, Ong C. Dual role of glutathione in selenite-induced oxidative stress and apoptosis in human hepatoma cells. Free Radic Biol Med. 28(7):1115-24;2000.
90. Slater AFG, Nobel CSI, Orrenius S. The role of intracellular oxidants in apoptosis. Bioch bihpys Acta. 1271:59-62;1995.
91. Spallholz JE. On the nature of selenium toxicity and carcinostatic activity. Free Radic Biol Med. 1 (1):45-64;1994.
92. Spallholz JE. Free radical generation by selenium compounds and their prooxidant toxicity. Biomed Environ Sci. 10(2-3):260-70; 1997.
93. Spallholz JE, Shriver BJ, Reid TW. Demethyldiselenide and methylseleninic acid generate superoxide in an in vitro chemiluminescence assay in the presence of glutathione: implications for the anticarcinogenic activity of L-selenomethionine and L-Se-methylselenocysteine. Nutr Cancer. 40(1):34-41;2001.
94. Stewart MS, Spallholz JE, Neldner KH, Pence BC. Selenium compounds have disparate abilities to impose oxidative stress and induce apoptosis. Free Radic Biol Med. 26(1-2):42-8;1999.
95. Sundaram SG, Milner JA. Diallyl disulfide induces apoptosis of human colon tumor cells. Carcinogenesis. 17:669-73;1996a.
96. Sundaram SG, Milner JA. Diallyl disulfide inhibits the proliferation of human tumor cells in culture. Biochim Biophys Acta. 1315:15-20;1996b.
97. Tsai CH, Shen YC, Chen HW, et al. Docosahexaenoic acid increases the expression of oxidative stress-induced growth inhibitor 1 through the PI3K/Akt/Nrf2 signaling pathway in breast cancer cells. Food Chem Toxicol. 108(Pt A):276-88;2017.
98. The effect of vitamin E and beta carotene on the incidence of lung cancer and other cancers in male smokers. The Alpha-Tocopherol, Beta Carotene Cancer Preventive Study Group. N Engl J Med. 330:1029-35;1994.
99. Verhaegen S, Adrian J, McGovan J, et al. Inhibition of apoptosis by antioxidants in the human HL-60 leukemia cell line. Biochem Pharmacol. 40:1021-9;1995.
100. Viard I, Wehrli P, Jornot L, et al. Clusterin gene expression mediates resistance to apoptotic cell death induced by heat shock and oxidative stress. J Invest Dermatol. 112(3):290-6;1999.
101. Warburg O. Ubre den Stoffwechsel der Carcinomzelle. Biochem Zeitschr. 152:308;1924.
102. Warburg O. On the origin of cancer cells. Science. 123:309-14;1956.
103. Weber T, Neuzil J, Schroeder A, et al. Induction of cancer cell apoptosis by alpha-tocopheryl succinate:molecular pathways and structural requirements. FASEB J. 15:403-15;2001.
104. Yin Y, Solomon G, Deng C, Barrett JC. Differential regulation of p21 by p53 and Rb in cellular response to oxidative stress. Mol Carcinog. 24(1):15-24;1999.

CAPÍTULO 16

Desvendando os segredos do câncer. Oxidação intracelular

Oxidação intracelular tumoral com nutrientes pró-oxidantes provoca inibição da proliferação celular e da neoangiogênese, ao lado de induzir a apoptose

José de Felippe Junior

O câncer já foi vencido em culturas de tecido e em animais de experimentação, o próximo passo é vencê-lo no homem. **JFJ**

O conhecimento da fisiologia e da bioquímica das espécies reativas tóxicas do oxigênio (ERTOs) na saúde e nas doenças nos fez compreender melhor que tanto os mecanismos antioxidantes como os oxidantes são importantes para nosso organismo.

O sistema de defesa antioxidante protege as estruturas celulares da lesão oxidativa. Em populações com sistema antioxidante precário, o emprego de antioxidantes diminui a incidência de câncer, doenças cardiovasculares e doenças degenerativas da idade. Entretanto, em populações com sistema antioxidante perfeito, o emprego de antioxidantes é catastrófico, porque vai aumentar o risco das doenças acima elencadas e porque o excesso de antioxidantes se transforma em excesso de oxidantes (Felippe, 1990 e 1994).

O sistema de oxido redução humano deve estar em ordem, porque é através da geração de radicais livres que os mecanismos protetores do organismo promovem a fagocitose, a apoptose e as reações de desintoxicação.

A apoptose é um mecanismo que elimina células pré-cancerosas, células cancerosas, células infectadas por vírus e todo tipo de células lesadas. A apoptose se caracteriza por condensação da cromatina nuclear, protrusões da membrana citoplasmática, inchaço mitocondrial, fragmentação do DNA e grande diminuição do volume celular, fatores esses que culminam na morte da célula.

É o aumento intracelular da geração de radicais livres que induz a morte celular por apoptose e consequentemente a inibição do crescimento tumoral. O excesso de antioxidantes é prejudicial, pois diminui a geração de radicais livres e provoca inibição da apoptose com a parada da eliminação das células cancerosas.

A população humana apresenta grande diversidade genética, portanto é grande a variação dos seus parâmetros bioquímicos e metabólicos. Dessa forma, na população teremos do lado esquerdo (10%) da curva de Gauss pessoas com sistema endógeno de defesa antioxidante não muito eficaz (apresentam elevados níveis de radicais livres), e do lado direito (10%) da curva, pessoas com sistema endógeno de defesa antioxidante muito eficaz (apresentam baixo nível de radicais livres). Entre os dois extremos (80%) teremos as pessoas com níveis intermediários de eficácia do sistema endógeno protetor e também com níveis intermediários de geração de radicais livres (Salganik, 2001).

As pessoas com sistema endógeno de defesa antioxidante não eficaz (lado direito da curva de Gauss) estarão mais sujeitas às doenças provocadas pelas ERTOs. São pessoas mais propensas a desenvolver câncer, via lesão de DNA, proteínas e ácidos graxos. Nesse grupo de pessoas o uso terapêutico de antioxidantes diminuirá a incidência do câncer e de outras doenças relacionadas ao excesso de radicais livres.

As pessoas com sistema endógeno de defesa antioxidante muito eficaz (lado esquerdo da curva de Gauss) apresentam baixos níveis de radicais livres e também são mais propensas ao câncer e à infecção, porque o mecanismo de morte celular por apoptose e o mecanismo de fagocitose estão prejudicados pela diminuição de geração dos radicais livres. O uso de antioxidantes aumentará ainda mais a incidência de câncer por abolir a apoptose e aumentará a incidência de infecções por abolir a fagocitose.

Breve revisão das funções fisiológicas dos radicais livres

Oxidantes e antioxidantes

De todo oxigênio disponível pela célula, 95% se transforma em energia e 5% se transforma em espécies reativas tóxicas de oxigênio: radical superóxido (O_2^{*-}), peróxido de hidrogênio (H_2O_2) e radical hidroxila (OH^{*-}). A produção desses elementos é contínua e ininterrupta (Felippe, 1990, 1994).

A geração de radicais livres se faz em vários locais. Nas mitocôndrias eles são gerados pela liberação de elétrons da cadeia respiratória com redução das moléculas de oxigênio para radical superóxido. O superóxido é transformado em peróxido de hidrogênio pela SOD-Mn e SOD-CuZn. O H_2O_2 é menos reativo que o radical superóxido, porém quando ele reage com metais de transição, como o ferro e o cobre, forma-se o radical hidroxila, o mais reativo de todos os radicais livres (reação de Fenton). Outro local de geração de radicais livres é o retículo endoplasmático, via citocromo P-450, onde são produzidos radicais superóxidos para metabolizar substâncias hidrofóbicas, para se proceder a desintoxicação de tais elementos. Outro importante local de produção das ERTOs são os macrófagos e outros fagócitos, os quais geram radical superóxido, peróxido de hidrogênio e radical hidroxila para matar microrganismos e células cancerosas fagocitadas.

Além das espécies reativas tóxicas de oxigênio, o organismo gera as espécies reativas tóxicas de nitrogênio: óxido nítrico (NO^{*-}), dióxido de nitrogênio (NO_2^*) e peroxinitrito ($ONOO^{*-}$).

As ERTOs são capazes de lesar o DNA nuclear e provocar o fenômeno da inicialização do câncer, teoria antiga e contraditória. Outra estrutura muito sensível à oxidação é a membrana celular no fenômeno denominado de peroxidação lipídica. Quanto maior a quantidade de ácidos graxos poli-insaturados presentes na membrana, maior é a suscetibilidade dessa estrutura à oxidação. O aumento da geração de radicais livres está implicado em vários tipos de moléstias, como câncer, aterosclerose, *angina pectoris*, infarto do miocárdio, acidente vascular cerebral, catarata, degeneração macular senil, diabetes, artropatias, doenças autoimunes etc.

O organismo dos mamíferos possui um potente sistema de defesa antioxidante para proteger as estruturas celulares do excesso de geração de radicais livres. O sistema endógeno de defesa é constituído pelas enzimas, superóxido dismutase cobre/zinco (SOD-CuZn) situada no citoplasma, pela superóxido dismutase manganês (SOD-Mn), situada nas mitocôndrias, pela glutationa peroxidase (dependente de selênio) e a catalase (dependente de ferro). Também fazem parte do sistema endógeno antioxidante a importantíssima glutationa: tripeptídeo formado pela glutamina, cisteína e glicina. Outros antioxidantes endógenos são o ácido úrico, a albumina e o ubiquinol. As metalotioneínas, a ferritina, a transferrina e a ceruloplasmina se ligam aos metais de transição e protegem o corpo do excesso de radicais livres (Felippe, 1990, 1994).

Outras substâncias também possuem efeito antioxidante, como a vitamina C (ácido ascórbico), principal antioxidante dos líquidos corporais, e a vitamina E (alfatocoferol), principal antioxidante de membrana.

O sistema antioxidante endógeno, apesar de muito poderoso, não remove completamente os radicais livres gerados pelas células dos mamíferos e esse fato é de fundamental importância, pois os radicais livres desempenham muitas funções biológicas benéficas no organismo.

Funções benéficas dos radicais livres

A geração de espécies reativas tóxicas de oxigênio (ERTOs) é essencial em inúmeras reações bioquímicas necessárias para a síntese de prostaglandinas, oxidação das xantinas, hidroxilação da lisina e da prolina etc. É por meio dos radicais livres que o organismo procede a fagocitose, reações de desintoxicação e remoção de células cancerosas por apoptose.

A geração de radicais livres é essencial para a indução da apoptose, mecanismo necessário para eliminar as células cancerosas e cessar o crescimento tumoral. A apoptose acontece em uma sequência em cadeia envolvendo vários tipos de mediadores, a maioria deles necessitando dos radicais livres para serem ativados.

As mitocôndrias desempenham papel fundamental na apoptose. O estresse oxidativo promove acúmulo da proteína p53, a qual provoca nas mitocôndrias a ativação da cascata das caspases, que digerem uma série de proteínas-chave e ativam a deoxirribonuclease. A deoxirribonuclease digere o DNA e provoca a morte da célula por apoptose.

O excesso de antioxidantes pode inibir esse importante mecanismo de defesa contra o câncer. Salganik mostrou que o acetato de alfatocoferol inibe a geração de radicais livres em células do câncer de mama humano e consequentemente inibe a apoptose induzida por um sistema gerador oxidante.

Muito importante é o trabalho de Labriola, mostrando que os antioxidantes exógenos podem inibir a atividade terapêutica de drogas anticâncer nos seres humanos.

Salganik provocou aumento das ERTOs em ratos portadores de tumor cerebral com dieta deficiente em antioxidantes e observou dramático aumento da morte celular tumoral por apoptose. Muito importante foi a constatação que o aumento das ERTOs não provocou apoptose das células normais. Esse autor conseguiu resultados semelhantes em tumor de mama de camundongo, usando a mesma metodologia. Por outro lado, o aumento da geração de radicais livres empregando o succinato de alfatocoferil (radical livre obtido a partir do tocoferol) também induziu apoptose nas células cancerosas e diminuiu o índice de mitoses em vários tipos de células do câncer humano.

Particularidades das células do câncer

A habilidade de proliferar das células eucarióticas é controlada por uma complexa rede de eventos bioquímicos, conhecido como ciclo celular. O ponto principal de controle nesse processo é a transição da fase G1 para a fase S e caracterizada pela fosforilação da **proteína retinoblastoma – PRb,** produto do gene retinoblastoma. A fosforilação da **PRb** é catalisada pelo complexo D1-cdk4-ciclina. A célula que passa por esse ponto principal se coloca em condições de replicar seu genoma e completar seu ciclo proliferativo.

Quando o potencial redox é alto, as células estão em estágio quiescente

Quando o potencial redox é alto, isto é, quando o meio é oxidante se formam pontes S-S de bissulfetos (por exemplo, GS-SG). Estas pontes estabilizam a estrutura tridimensional das proteínas e nestas condições a proteína retinoblastoma (**RBp**) está defosforilada e, portanto, não ocorre a transcrição necessária para o avanço do ciclo celular e as células continuam no estado quiescente, sem proliferação. O excesso de GSSG lentifica a glicólise anaeróbia.

Quando o potencial redox é baixo, as células estão em estágio de proliferação

Quando o potencial redox é baixo, isto é, quando o meio é redutor, as pontes S-S de bissulfetos se rompem formando pontes SH (por exemplo, GSH). O rompimento dessas pontes permite que a proteína retinoblastoma (**RBp**) seja fosforilada e libere os fatores de transcrição que permitem às células entrarem na fase S do ciclo celular e se manterem em proliferação. O excesso de GSH mantém ativa a glicólise anaeróbia.

Se o ambiente intracelular permanecer com o potencial redox alto (meio oxidante), consegue-se bloquear a proliferação celular e a célula pode entrar na fase G0 e sofrer citotoxicidade ou apoptose. A célula cancerosa requer apenas leve aumento do potencial redox para ser induzida a parar a proliferação, entretanto, esse leve aumento deve ser contínuo e ininterrupto até acontecer a apoptose, porque, se houver queda do potencial redox, restaura-se a fosforilação da **RBp** e a célula volta a proliferar. Em contraste com as células cancerosas, as células normais requerem aumento muito grande do potencial redox para cessarem a proliferação, o que torna esse tipo de estratégia muito segura e com baixa probabilidade de provocar efeitos colaterais indesejáveis.

Corroborando com esses fatos, estão vários autores que têm mostrado que as células tumorais em ativo estado de proliferação apresentam altos níveis citoplasmático e mitocondrial de GSH. Sabe-se também há muito tempo que tumores com elevados níveis de GSH intracelular são muito resistentes à quimioterapia e à radioterapia.

Qualquer que seja a substância que aumente a oxidação intracelular, se ela provocar a queda do GSH, também induzirá a parada da proliferação celular e apoptose.

O aumento do potencial redox também provoca inibição da **PTPase (proteína-tirosina quinase)** e a inativação do **cdK1**, os quais induzem a parada da mitose e provocam apoptose.

Os tumores sólidos criam um microambiente para seu crescimento, caracterizado por hipóxia, aumento da glicólise anaeróbia e alto nível intracelular de ácido ascórbico (in: Velio Bocci).

Algumas linhagens possuem quantidades relativamente elevadas de vitamina E, potente antioxidante, que juntamente com o metabolismo anaeróbio e o impedimento mitocondrial fazem com que o equilíbrio do potencial redox tenda para o lado da protetora antioxidação e consequente aumento da proliferação neoplásica.

Outras linhagens possuem quantidades relativamente baixas de superóxido dismutase (SOD) e algum metabolismo aeróbio.

Nos dois tipos de células tumorais, isto é, maior metabolismo aeróbio ou anaeróbio, qualquer que seja o método que aumente a geração de radicais livres e que consiga romper o equilíbrio para tornar o meio intracelular oxidante, sempre vai provocar a morte da célula cancerosa por apoptose.

A hipóxia não atrapalha a célula cancerosa, pelo contrário, é um fator regulador-chave do crescimento tumoral. As células em hipóxia iniciam uma variedade de respostas biológicas, como a ativação de vias de sinalização que regulam a proliferação celular e a neoformação de vasos, que vão nutrir o tumor (angiogênese), sendo capazes de sobreviver e proliferar. O aumento da geração de radicais livres rompendo o equilíbrio para o lado oxidante provoca antiangiogênese, isto é, inibição da neoformação dos vasos intratumorais, o que provoca inibição do crescimento do tumor por falta de aporte sanguíneo.

A seguir veremos extensa literatura retirada de revistas médicas conceituadas e de excelente nível científico mostrando que o câncer já foi vencido em culturas de tecidos e nos animais de experimentação. Falta apenas um pequeno passo para conseguirmos transpor os conhecimentos adquiridos para o tratamento do câncer em humanos.

No transcorrer dos capítulos deste livro vamos mostrar a indução de apoptose, de parada da proliferação celular cancerosa e da produção de antiangiogênese com os seguintes nutrientes pró-oxidantes: ácidos graxos poli-insaturados, selênio, vanádio, vitaminas B_{12}, K, D e o cobre.

Referências

1. Bosnik RM, Potter JD, McKenzie DR, et al. Reduced risk of colon cancer with high intake of vitamin E: The Iowa Women's Health Study. Cancer Res. 53:4230-7;1993.
2. Cook NR, Stampfer MJ, Ma J, et al. b-carotene supplementation and decreased risk of total and prostate carcinoma. Cancer. 86:1783-92;1999.
3. Das S. Vitamin E and the genesis and prevention of cancer. A review. Acta Oncol. 33:615-9;1994.
4. Felippe JJ. Radicais livres como mecanismo intermediário de moléstia. In: Felippe Jr. Pronto Socorro: Fisiopatologia – Diagnósstico – Tratamento. Rio de Janeiro: Guanabara Koogan; p. 1168-73. 1990.
5. Felippe JJ. Medicina biomolecular. Revista Brasileira de Medicina Biomolecular e Radicais Livres. 1(1):6-7;1994.
6. Halliwell B. The antioxidant paradox. Lancet. 355:1179-80;2000.
7. Halliwell B, Cutteridge JMC. "Free radicals in biology and medicine". Oxford: Oxford University Press; 1999.
8. Heinonen OP, Albanese D, Virtamo J, et al. Prostate cancer and supplementation with alpha-tocoferol and beta-carotene: incidence and mortality in a controlled trial. J Natl Cancer Inst. 90:440-6;1998.
9. Jha MN, Bedford JS, Cole WC, et al. Vitamin E (d-alpha-tocopheryl succinate) decreases mitotic accumulation in gamma-irradiated human tumor, but not in normal cells. Nutr Cancer. 35:189-94;1999.
10. Johnson LT, Williamson G, Musk SRR. Anticarcinogenic factors in plant foods. A new class of nutrients? Nutr Res Rev. 7: 1-30;1994.
11. Johnson TM, Yu ZX, Ferrans VJ, et al. Reactive oxygen species are downstream mediators of p53- dependent apoptosis. Proc Natl Acad U S A. 93:11848-52;1996.
12. Kerr JFR, Winterfold CM, Harmon BV. Apoptosis, its significance in cancer and cancer therapy. Cancer. 73:2013-26;1994.
13. Kroemer G, Zamzami N, Susin AS. Mitochondrial control of apoptosis. Immunol Today. 18:44-51;1997.
14. Maxwell SRI. Antioxidant vitamin supplements. Update of their potential benefits and possible risks. Drug Safety. 4:253-66;1999.
15. McGovan AJ, Fernandes RS, Samali AA, Cotter TG. Antioxidants and apoptosis. Biochem Soc Trans. 24:229-33;1996.
16. Neuzil J, Svensson I, Weber T, Weber C, Brunk UT. a- tocopherol succinate-induced apoptosis in Jurkat T cells involves caspase-3 activation, and both lysosomal and mitochondrial destabilisation. FEBS Lett. 445:295-300;1999.
17. Neuzil J, Weber T, Schroeder A, et al. Inductionof cancer cell apoptosis by α-tocopheryl succinate: molecular pathways and structural requirements. FASEB J. 15:403-415;2001.
18. Omenn GS, Goodman GE, Thornquist MD, et al. Effects of a combination of beta carotene and vitamin A on kung cancer and cardiovascular disease. N Engl J Med. 334:1150-5;1996.
19. Prasad KN, Kumar A, Kochupilai V, Cole WC. High doses of multiple antioxidant vitamins: essential ingredients in improving the efficiency of standard cancer therapy. Nutr Cancer. 35:189-94;1999.
20. Salganik RI. The benefits and hazards of antioxidants: controlling apoptosis and other protective mechanisms in cancer patients and the human population. J Am Coll Nutr. 20(5):464S-72S;2001.
21. Salganik RI, Albright CD, Rodgers J, et al. Dietary antioxidant depletion: enhancement of tumor apoptosis and inhibition of brain tumor growth in trangenic mice. Carcinogenesis. 21:909-14;2000.
22. Slater AFG, Nobel CSI, Orrenius S. The role of intracellular oxidants in apoptosis. Bioch Biphys Acta. 1271:59-62;1995.
23. The effect of vitamin E and beta carotene on the incidence of lung cancer and other cancers in male smokers. The Alpha-Tocopherol, Beta Carotene Cancer Preventive Study Group. N Engl J Med. 330:1029-35;1994.
24. Verhaegen S, Adrian J, McGovan J, et al. Inhibition of apoptosis by antioxidants in the human HL-60 leukemia cell line. Biochem Pharmacol. 40:1021-9;1995.

CAPÍTULO 17

Desvendando os segredos do câncer. Antioxidantes

Os antioxidantes diminuem a eficácia da quimioterapia anticâncer

José de Felippe Junior

Nunca é tarde para aprender. **JFJ**

A ignorância é um pesado fardo que fica mais leve enquanto aprendemos. **JFJ**

Primum non nocere.

O conhecimento da fisiologia e da bioquímica das espécies reativas tóxicas do oxigênio (ERTO) na saúde e nas doenças nos fez compreender que tanto os mecanismos antioxidantes como os oxidantes são importantes para o bem-estar do organismo (Felippe, 1994 e 2001).

O sistema antioxidante protege as estruturas celulares da lesão oxidativa e estudos epidemiológicos mostram diminuição da incidência de câncer em populações com bom sistema de defesa antioxidante. Esse sistema deve ser eficaz na medida certa, porque necessitamos de quantidades corretas de radicais livres no organismo para ativar os mecanismos protetores que promovem a apoptose e a inibição do crescimento tumoral.

A apoptose é mecanismo que elimina células pré-cancerosas, células cancerosas, células infectadas por vírus e todo tipo de células lesadas ou alteradas.

É o aumento intracelular da geração de radicais livres que induz a apoptose e a inibição do crescimento tumoral. O excesso de antioxidantes diminui a geração de radicais livres e provoca inibição da apoptose com a parada da eliminação das células malignas e das células lesadas.

A população humana apresenta grande diversidade genética, portanto é grande a variação dos seus parâmetros bioquímicos e metabólicos. Dessa forma, na população teremos do lado esquerdo (10%) da curva de Gauss pessoas com sistema endógeno de defesa antioxidante não muito eficaz (apresentam elevados níveis de radicais livres), e do lado direito (10%) da curva, pessoas com sistema endógeno de defesa antioxidante muito eficaz (apresentam baixo nível de radicais livres). Entre os dois extremos (80%) teremos as pessoas com níveis intermediários de eficácia do sistema endógeno de defesa e também com níveis intermediários de geração de radicais livres (Salganik, 2001).

As pessoas com sistema endógeno de defesa antioxidante não muito eficaz estarão mais sujeitas às doenças provocadas pelas ERTO. São pessoas mais propensas a desenvolver câncer, via lesão do DNA. O uso de antioxidantes diminuirá a incidência de câncer nessas pessoas.

As pessoas com sistema endógeno de defesa antioxidante muito eficaz apresentam baixos níveis de radicais livres e são mais propensas ao câncer, por outro motivo: menor eficácia de provocar apoptose das células transformadas (células pré-cancerosas e células cancerosas). O uso de antioxidantes nessas pessoas aumenta ainda mais a incidência de câncer por abolir a apoptose.

Com o passar dos anos e o conhecimento mais profundo das reações de oxido redução, tem surgido na literatura grande número de trabalhos mostrando que, enquanto concentrações normais de GSH e de outros antioxidantes no intracelular protegem o DNA nuclear das lesões provocadas pelas ERTO e diminuem a prevalência do câncer, a presença de quantidades normais de GSH e de outros antioxidantes no câncer já instalado provoca aumento da proliferação celular maligna, diminuição da apoptose e facilita a neoangiogênese tumoral (Felippe, 1990, 2001, 2004 e 2005).

Temos que compreender muito bem que os antioxidantes protegem o DNA nuclear das lesões oxidativas e diminuem a prevalência do câncer, funcionando como agentes preventivos. Entretanto, no câncer já instalado os antioxidantes protegem a célula cancerosa e os oxidantes promovem muito mais facilmente a lesão do DNA nuclear provocando a morte da célula cancerosa, funcionando como agentes curativos. Aqui os antioxidantes seriam um verdadeiro desastre (Felippe, 1994 e 2004).

Quando o potencial redox tumoral aumenta, isto é, tende para a oxidação, acontece a diminuição da proliferação celular, a diminuição da neoangiogênese tumoral e o aumento da apoptose.

A apoptose ou morte celular programada é um verdadeiro suicídio celular com hora marcada e acontece em uma sequência em cadeia envolvendo vários tipos de mediadores, a maioria deles necessitando dos radicais livres para serem ativados. A probabilidade de a célula tumoral caminhar para a apoptose aumenta se o potencial redox celular permanecer no estado oxidativo (Arrick, 1982; Slater, 1995; Matés, 2000).

O uso de antioxidantes em doses exageradas pode inibir importantes mecanismos de defesa contra o câncer (Verhaegen, 1995; McGovan, 1996; Maxwell, 1999; Salganik, 2001).

Em 1996, Saintot na França já indicava que no câncer de mama a progressão tumoral e a presença de metástases se associavam à maior concentração de vitamina E no soro, concomitante com o menor nível sérico de peroxidação lipídica, atestada pelos baixos níveis de malondialdeído, marcador da presença de radicais livres. Assim, a progressão tumoral e a presença de metástases se associavam ao alto potencial antioxidante do soro nessas pacientes.

Em 1996, Schwartz mostrou que o aumento da atividade antioxidante em células transformadas aumentava sua proliferação e advertiu que devemos conhecer muito bem a farmacologia dos nutrientes antioxidantes antes de empregá-los no câncer.

De fato, Salganik mostrou que o acetato de alfatocoferol, potente agente antioxidante de membrana, inibe a geração de radicais livres em células do câncer de mama humano e como consequência inibe também a apoptose dessas células (Salganik, 2000).

Muito importante e de grande valor prático é o trabalho de Labriola, que constatou que os antioxidantes exógenos podem inibir a atividade da quimioterapia anticâncer nos seres humanos. Muitos médicos, para diminuir os efeitos colaterais da quimioterapia, interferem na eficácia dessa estratégia quando usam antioxidantes em excesso (Labriola, 1999; Felippe, 2004b).

A concentração de radicais livres dentro da célula cancerosa pode aumentar de dois modos: diminuição da defesa antioxidante e/ou aumento da geração dos radicais livres de oxigênio (ERTOs: espécies reativas tóxicas de oxigênio).

Salganik provocou aumento das ERTOs em ratos com tumor cerebral empregando dieta deficiente em antioxidantes e observou dramático aumento da morte celular tumoral por apoptose. Muito importante foi constatar que não houve aumento da apoptose das células normais. O autor conseguiu resultado semelhante em câncer de mama de camundongo.

Por outro lado, o aumento da geração de radicais livres empregando o succinato de alfatocoferil (radical livre obtido a partir do alfatocoferol) induziu apoptose em células do câncer Jurkat e diminuiu o índice de mitose em vários tipos de células malignas humanas (Jha, 1999; Salganik, 2000; Neuzil, 2001).

Conclusão

O emprego de antioxidantes como medicamento diminui o risco de câncer naquela parte da população que está do lado esquerdo da curva de Gauss (10%) ou na fase intermediária (80%). Nas pessoas com bom sistema de defesa antirradical livre, a administração de antioxidantes será desastrosa (10%) e aumentará o risco de câncer.

Tudo isso se não colocarmos um fator complicador, sempre esquecido na imensa maioria dos trabalhos da literatura médica: presença de metais tóxicos, de ceruloplasmina alta (altos níveis de cobre no organismo) e de ferritina alta (altos níveis de ferro no organismo). Estes fatores complicadores provocam um aumento exagerado do poder oxidativo.

No paciente com câncer instalado e em evolução, os antioxidantes administrados como medicamentos sempre serão prejudiciais porque vão diminuir a apoptose e aumentar a proliferação celular do tumor, ao lado de diminuírem a eficácia da quimioterapia.

Muitos médicos, na tentativa de amenizar os efeitos colaterais da quimioterapia, prescrevem antioxidantes. Querem ajudar e acabam por dificultar o tratamento do câncer. O autor se inclui nos médicos que prescreviam antioxidantes, lá nos idos de 1983-1985, para minimizar o sofrimento causado pela quimioterapia. Nunca é tarde para aprender. A ignorância é um pesado fardo que fica mais leve enquanto aprendemos.

Lembremos que é o estilo de vida saudável que diminui o risco de câncer e não o emprego de pílulas mágicas, incluindo os antioxidantes.

Reconhecer que errou é um método de trabalho. **E. Jequier Doge**

Referências

1. Arrick BA, Nathan CF, Griffith OW, Cohn ZA. Glutathione depletion sensitizes tumor cells to oxidative cytolysis. J Biol Chem. 257(3):1231-7;1982.

2. Felippe JJr. Radicais livres como mecanismo Intermediário de moléstia. In: Felippe Jr. Pronto Socorro: Fisiopatologia – Diagnóstico – Tratamento. Rio de Janeiro, Guanabara Koogan: p. 1168-73. 1990.
3. Felippe JJr. Medicina biomolecular. Revista Brasileira de Medicina Biomolecular e Radicais Livres. 1(1):6-7;1994.
4. Felippe JJr. Estratégia biomolecular: uma das Bases da Medicina do Futuro. Revista Brasileira de Medicina Complementar. 7(1):8-9;2001.
5. Felippe JJr. Metabolismo da célula tumoral – câncer como um problema da bioenergética mitocondrial: Impedimento da fosforilação oxidativa – fisiopatologia e perspectivas de tratamento. Revista Eletrônica da Associação Brasileira de Medicina Biomolecular. www.medicinabiomolecular.com.br. Tema do mês de agosto de 2004a.
6. Felippe JJr. Metabolismo das células cancerosas: a drástica queda do GSH e o aumento da oxidação intracelular provocam parada da proliferação celular maligna, aumento da apoptose e antiangiogênese tumoral. Revista Eletrônica da Associação Brasileira de Medicina Biomolecular. www.medicinabiomolecular.com.br. Tema do mês de setembro de 2004b.
7. Felippe JJr. A hipoglicemia induz citotoxicidade no carcinoma de mama resistente à quimioterapia. Revista Eletrônica da Associação Brasileira de Medicina Biomolecular. www.medicinabiomolecular.com.br. Tema do mês de fevereiro de 2005a.
8. Felippe JJr. A insulinemia elevada possui papel relevante na fisiopatologia do infarto do miocárdio, do acidente vascular cerebral e do câncer. Revista Eletrônica da Associação Brasileira de Medicina Biomolecular. www.medicinabiomolecular.com.br. Tema do mês de março de 2005b.
9. Jha MN, Bedford JS, Cole WC, et al. Vitamin E (d-alpha-tocopheryl succinate) decreases mitotic accumulation in gamma-irradiated human tumor, but not in normal cells. Nutr Cancer. 35:189-94;1999.
10. Labriola D, Linvingston R. Possible interactions between dietary antioxidants and chemotherapy. Oncology. 13:1003-12;1999.
11. Matés JM, Sánchez-Jiménez FM. Role of reactive oxygen species in apoptosis implications for cancer therapy. Int J Biochem Cell Biol. 32(2):157-70;2000.
12. Maxwell SRI. Antioxidant vitamin supplements. Update of their potential benefits and possible risks. Drug Safety. 4:253-66;1999.
13. McGovan AJ, Fernandes RS, Samali AA, Cotter TG. Antioxidants and apoptosis. Biochem Soc Trans. 24:229-33;1996.
14. Neuzil J, Weber T, Schroeder A, et al. Induction of cancer cell apoptosis by alpha-tocopheryl succinate:molecular pathways and structural requirements. FASEB J. 15:403-15;2001.
15. Saintot M, Astre C, Pujol H, Gerber M. Tumor progression and oxidant-antioxidant status. Carcinogenesis. 17(6): 1267-71;1996.
16. Salganik RI, Albright CD, Rodgers J, et al. Dietary antioxidant depletion: enhancement of tumor apoptosis and inhibition of brain tumor growth in transgenic mice. Carcinogenesis. 21:909-14;2000.
17. Salganik RI. The benefits and hazards of antioxidants: controlling apoptosis and other protective mechanisms in cancer patients and the human population. J Am Coll Nutr. 20(5):464S-72S;2001.
18. Schwartz JL. The dual roles of nutrients as antioxidants and prooxidants: their effects on tumor cell growth. J Nutr. 126:1221S-7S;1996.
19. Slater AFG, Nobel CSI, Orrenius S. The role of intracellular oxidants in apoptosis. Bioch biphys Acta. 1271:59-62;1995.
20. Verhaegen S, Adrian J, McGovan J, et al. Inhibition of apoptosis by antioxidants in the human HL-60 leukemia cell line. Biochem Pharmacol. 40:1021-9;1995.

CAPÍTULO 18

Desvendando o potencial transmembrana – Em – das células normais e neoplásicas

José de Felippe Junior

Se atacarmos as células malditas de todos os lados e nos seus pontos fracos, aniquilaremos esse bando de psicopatas completamente. Nada deve sobrar para ganharmos a guerra. **JFJ, 1999**

Câncer são células doentes e não malignas. Devemos tratar e cuidar de células doentes e não exterminá-las. **JFJ, 2004**

Não existe doença sem causa. O câncer é uma doença. **JFJ**

Conhecer a fisiologia da célula normal é chegar bem perto da cura do câncer. **JFJ**

Nosso objetivo é conhecer as diferenças bioquímicas, fisiológicas, farmacológicas, anatômicas e biológicas entre as células normais e as neoplásicas.

O conhecimento dessas diferenças possibilitará elaborar estratégias que permitam cuidar das células neoplásicas, provocar diferenciação celular e, assim, encaminhar tais células para a vida e posterior morte celular programada, sem alarde e sem inflamação.

A descoberta dos fatores causais e seu afastamento permitirão aplicar medidas de prevenção e a possibilidade de um tratamento definitivo, curativo.

Este artigo foi o primeiro de uma série sistematizada de estudos sobre a intimidade bioquímica e fisiológica das células neoplásicas, iniciado em 1999. Nessa época, eu pensava nas células cancerosas como malignas e, assim, deveriam ser exterminadas. Minha preocupação era matá-las sem interferir na fisiologia das células normais.

Estávamos à procura dos pontos fracos das células malignas e os possíveis alvos estratégicos para aniquilá-las por completo.

Feita a revisão e passados 5 anos de estudos intensos, chegamos à conclusão que o câncer era constituído por células doentes que necessitavam de cuidados e não extermínio. Não eram células malignas e sim células tentando sobreviver a qualquer custo e estavam doentes por alguma razão, alguma causa.

Naquela época estudamos os seguintes tópicos:

1. Diferenças no potencial transmembrana.
2. Diferenças no metabolismo energético.
3. Diferenças na geração de radicais livres e nas reações de oxidorredução.
4. Fator de transcrição NF-kappaB.
5. Diminuição da expressão gênica por metilação ou por desacetilação das ilhas CpG do DNA: epigenética.
6. Efeitos biológicos da hipertermia.
7. Efeitos biológicos dos campos eletromagnéticos.
8. Efeitos biológicos da radiofrequência.
9. Efeito farmacológico de alguns fitoterápicos.

No transcorrer dos capítulos deste livro, o leitor encontrará os tópicos acima.

Potencial transmembrana – Em

A evolução dos seres humanos no planeta já completou 3,8 bilhões de anos. Para muitos pesquisadores, nossas células foram semeadas na Terra e provenientes de outros planetas. Chegamos junto com os meteoros de água congelada que caíram na Terra.

A Terra possui 4,5 bilhões, e a primeira célula no Planeta, 3,8 bilhões de anos. Autores sérios e de respeito creem que é muito mais fácil e rápido partir de uma célula para o ser humano do que uma mistura de nutrientes se transformarem em uma célula. Assim, 0,7 bilhão de anos seria muito pouco tempo para acontecer a proeza biológica: nutrientes se transformarem em células. Dessa forma, passamos a acreditar na teoria da Panespermia, isto é, que fomos semeados.

Para outros pesquisadores, vale a história a seguir, e o assunto está aberto. No início havia átomos, depois moléculas boiando em uma verdadeira sopa de nutrientes, sob a influência de uma salada de campos eletromagnéticos geradores de energia e de informação. Quando os campos eletromagnéticos forneceram as informações certas, demos o grande salto e nos tornamos seres unicelulares. Vivíamos dispersos na água do mar, em um meio adverso, rarefeito em oxigênio e nosso metabolismo era anaeróbio e gerava pouca energia eletrônica.

Quando a atmosfera começou a se enriquecer de forma gradativa e constante de oxigênio, começamos a desenvolver mecanismos que nos tornariam dependentes do oxigênio para viver e, nesse momento, começamos também a desenvolver mecanismos para dele nos defender. É mais fácil acreditar que fomos parasitados por bactéria aeróbia, rica em mitocôndrias. Em todo caso, surgiu o metabolismo dependente do oxigênio, de alta produção de energia, o metabolismo aeróbio, uma das razões da nossa sobrevivência e sucesso no planeta. Foi nessa época que surgiram as defesas antirradicais livres, para administrar os elétrons que escapavam do metabolismo de alta energia.

A importância do ferro na troca de elétrons fez nossas células desenvolverem mecanismos eficientes de absorção do elemento do meio externo, porém não apareceu até hoje na evolução o modo de como dele se livrar. Isso de um lado é bom, pois nos mantém com quantidades suficientes de um dos principais elementos envolvidos na produção de energia, porém, também, nos deixa à mercê do seu excesso: aumento da geração de radicais livres com aumento de lesão dos componentes celulares: membrana, enzimas, DNA, mitocôndria etc.

O meio ambiente era o oceano, rico em sódio, e nada mais econômico para a sobrevivência da espécie do que usar o sódio para a multiplicação celular. Se acreditarmos que a vida originada como replicação unicelular ocorreu dentro do oceano, onde o Na^+ era o cátion mais abundante, seria uma situação de alto valor evolutivo e de sobrevivência se a divisão e a multiplicação celular fossem estimuladas positivamente pelo onipresente Na^+ e o associado ao baixo K^+.

Foi assim que desenvolvemos mecanismos de síntese de DNA dependentes do sódio. De fato, muitos trabalhos demonstram que o aumento do sódio intracelular age diretamente sobre enzimas intranucleares iniciando a síntese de DNA, o que acarreta o processo de multiplicação celular: mitose.

Dessa forma, surgiu outro grande salto na evolução: a formação dos seres pluricelulares; sempre sob a influência das substâncias químicas nutrientes e dos campos eletromagnéticos informacionais, isto é, sob a influência de matéria, energia e informação.

Os seres pluricelulares mantiveram o ambiente que banhava os seres unicelulares praticamente igual e assim o meio intersticial das nossas células ficou muito parecido com o do oceano primordial: rico em sódio e pobre em potássio e sua osmolalidade de 300mOsm/kg. Atualmente os oceanos apresentam osmolalidade de 1.200mOsm/kg.

Nesse ínterim foi crucial desenvolver mecanismos de controle da multiplicação celular e aí surgiu a bomba de sódio/potássio capaz de manter o sódio ativamente fora da célula, para regular a mitose. Com o uso de muita energia para fazer funcionar essa bomba, a célula mantém o meio intracelular pobre em sódio e rico em potássio, o que constitui um dos mecanismos principais de regulação do potencial transmembrana e consequentemente um dos mecanismos mais importantes de controle da multiplicação celular.

Na verdade, segundo Ling, a baixa concentração de Na^+ no intracelular pode ser explicada pela baixa afinidade dos ânions fixos da periferia do protoplasma e, portanto, sem dispêndio de energia.

A membrana citoplasmática desempenhou papel primordial na Evolução, pois é ela que mantém os gradientes de concentração dos eletrólitos, portanto responsável pelo potencial transmembrana. Explicação simplória que continua sendo aceita.

A membrana que envolve as mitocôndrias reveste-se do mesmo valor, pois mantém os gradientes dos substratos e eletrólitos necessários ao metabolismo aeróbio de alta energia eletrônica.

Relação entre o potencial transmembrana e a proliferação celular

De fundamental importância é o fato já demonstrado por alguns pesquisadores sobre a relação entre o potencial transmembrana e a proliferação celular. Guidon e Woodland, Albert Szent-Gyorgiy, Clarence Cone e outros mostraram que a queda do potencial transmembrana a níveis inferiores a −15 milivolts desencadeia a síntese de DNA e dispara a multiplicação celular: mitose.

Normalmente o potencial transmembrana das células está ao redor de −20 a −90mv: 1. células beta do pâncreas: −20mv; 2. células gástricas: −50mv; 3. células hepáticas: −60mv, 4. neurônios: −70mv; 5. células do músculo esquelético: −90mv; e 6. fibras miocárdicas: −90mv.

Cone foi capaz de induzir a síntese de DNA e a consequente mitose em células que normalmente não se dividem. De fato, esse brilhante pesquisador conseguiu induzir mitose em neurônios completamente diferenciados do sistema nervoso central, ao provocar despolarização artificial sustentada em meio de cultura (potencial transmembrana: −10mv), demonstrando a enorme importância desse mecanismo de disparo da proliferação celular.

Foi por intermédio da aquisição da capacidade de produzir grande quantidade controlada de energia eletrônica (ATP) que conseguimos administrar a multiplicação celular desordenada ao manter o potencial transmembrana em níveis superiores a −15mv. Foi também por meio do metabolismo aeróbio, com alta produção de energia eletrônica, que fabricamos tudo aquilo que necessitamos, na medida em que dispomos dos combustíveis (fonte de carbono – carboidratos e gorduras), de matéria-prima essencial (aminoácidos, sais minerais, vitaminas e ácido linoleico) e de genes funcionantes.

De modo geral, a presença dos 45 nutrientes essenciais no meio intracelular é condição para as células produzirem tudo que o organismo necessita, se houver ATP em quantidade adequada, não houver interferência de metais ou substâncias tóxicas e a célula for genética e epigeneticamente capaz.

Para Conway, a ingestão de dieta pobre em sódio e rica em potássio diminui o sódio e aumenta o potássio dentro da célula e assim aumenta a geração de ATP mitocondrial para polarizar a célula, restaurando o potencial transmembrana ao normal. Em outras palavras, diminui a entropia e aumenta o grau de ordem-informação do sistema termodinâmico aberto celular (célula saudável).

A dieta rica em sódio, pelo contrário, aumenta o sódio dentro da célula, diminui o potencial transmembrana, diminui a fosforilação oxidativa mitocondrial e despolariza a célula, isto é, aumenta a entropia e provoca diminuição do grau de ordem-informação da célula, podendo desencadear a proliferação celular se atingir valores inferiores a −15mv (célula doente).

Dessa maneira, o sódio constitui-se no grande vilão da história e não pode ser considerado prejudicial somente na insuficiência cardíaca ou na hipertensão arterial.

O sódio é prejudicial em outras doenças cardiovasculares, *angina pectoris*, miocardites e miocardiopatias, ao lado de doenças como artrite reumatoide, osteoartrite, osteoporose, úlceras varicosas, herpes, lúpus eritematoso sistêmico, incluindo o câncer.

Considera-se ideal, do ponto de vista termodinâmico, um sódio plasmático de 136-137mEq/l e não 136 a 146mEq/l como reza a literatura médica antiga. O ideal do potássio é de 4,8 a 5mEq/l, e do magnésio, 2,2 a 2,4mEq/l.

Quanto ao câncer, os estudos de Damadian e Cope demonstraram aumento de sódio e diminuição de potássio intracelular em vários tipos de células cancerosas. Também observaram diminuição da produção de ATP.

Em 1975, Goldsmith e Damadian, estudando a ressonância do sódio-23 em quatro tipos de células cancerosas e seis tipos de células normais, constataram maior quantidade de sódio nas células cancerosas quando comparadas com as células normais correspondentes.

Sodi-Pallares cita o trabalho de Avioli e Raisz de 1980: "Quando o metabolismo celular está alto (potencial transmembrana elevado, célula altamente polarizada), o meio intracelular é rico em magnésio, potássio e ATP. Quando o metabolismo está baixo (potencial transmembrana diminuído, célula despolarizada), o meio intracelular é rico em cálcio e sódio e pobre em ATP".

Para Calva, a solução polarizante (GKI: glicose, potássio e insulina) aumenta a produção de ATP em grande número de células, incluindo as cancerosas.

Para Sodi-Pallares, os campos magnéticos pulsáteis, 60Hz e 120 Gauss, também aumentam a produção de ATP.

Os três elementos acima, dieta pobre em sal, solução polarizante e campo magnético pulsátil, têm sido empregados por Sodi-Pallares no México, com grande sucesso em patologias muito diferentes como: miocardiopatia dilatada, artrite reumatoide, espondiloartrose, osteoporose, herpes-zoster, úlceras varicosas e câncer.

Observações que sugerem a relação entre o nível do potencial transmembrana (Em) e a atividade mitótica

Em 1970, Clarence Cone discorre sobre vários trabalhos científicos que referenciam o potencial transmembrana como mecanismo básico de controle da mitose.

De fato, uma série de observações experimentais indica que existe correlação significante entre o nível da diferença de potencial elétrico transmembrana (Em) das células somáticas e o grau de atividade mitótica.

Nos seres vivos, a grande maioria das células somáticas maduras está no período G1 do ciclo celular e devem primeiro passar pelo período S para sintetizar DNA, para somente em seguida entrarem em mitose (Baserga, 1965).

A permanência das células no período G1 é mantida pela homeostase mitótica natural, por bloqueios reversíveis de uma ou mais vias de síntese de DNA. Tais bloqueios são liberados quando a proliferação celular é necessária para o crescimento ou reposição de células mortas.

A compreensão da natureza desses bloqueios e da liberação dos mecanismos de controle é de fundamental importância nos fenômenos biológicos que envolvem o equilíbrio e a regulação da mitose: morfogênese, desenvolvimento, cicatrização de feridas, regeneração, senescência e câncer.

Compreende-se muito bem que a presença do alto grau de polarização das células nervosas e musculares proporcione a grande excitabilidade de suas membranas e, portanto, se relacione com a função dessas células. Entretanto, fica difícil entender o porquê da existência de polarização nas células somáticas.

Dessa forma, uma vez que a contínua e precisa manutenção da homeostase mitótica é imperativa em todas as células somáticas, parece razoável suspeitar que o potencial de membrana onipresente de tais células possa de alguma maneira estar funcionalmente relacionado com o controle mitótico.

Entre as células somáticas, as células nervosas e as musculares possuem um Em extremamente alto na interfase: o potencial de membrana é alto em valores absolutos, a célula está muito polarizada, muito negativa. Assim, é característico tais células exibirem um grau extremamente baixo de atividade mitótica (Weiss, 1956). Essa quiescência mitótica tem sido atribuída simplesmente ao fato de essas células serem "altamente diferenciadas", porém é a manutenção do potencial transmembrana muito elevado que acarreta a quase ausência de atividade mitótica.

Um exemplo comum da correlação entre o potencial de membrana e a atividade mitótica é visto nas culturas de células somáticas normais *in vitro*. Durante a adaptação das condições *in vivo* para o crescimento *in vitro*, observa-se pronunciada e contínua diminuição do Em. Ao atingir um Em menor que –15mv, tem início a proliferação mitótica dessas células.

Dessa forma, nas palavras de Clarence Cone, a habilidade de as células passarem de um estado de alto Em (–50 a –90mv) de quiescência mitótica para um estado de baixo Em (menor que –15mv) de alta atividade mitótica pode perfeitamente ser demonstrada pela adaptação à cultura *in vitro*.

O Em das células somáticas maduras (fígado, pulmão, tecido conjuntivo) na interfase G1, *in vivo*, geralmente se encontra na faixa dos –40 a –50mv e a atividade mitótica é muito baixa. Quando se coloca tais células em meio de cultura, o Em cai para –10mv e as células apresentam proliferação mitótica contínua, ininterrupta e assim permanecem, enquanto perdurar o nível baixo de Em.

A diminuição característica do nível do potencial de membrana em G1 parece ser fenômeno geral que ocorre nos mais diferentes tipos de células e demonstra que um valor baixo de Em (menor que –15mv) está associado com proliferação celular ativa.

Outro fato interessante: as células em cultura capazes de manter seu Em original que apresentavam *in vivo*, após a explantação e manutenção *in vitro*, não proliferam e mantêm a mesma atividade mitótica que *in vivo*.

Neurônios maduros e mantidos por meses *in vitro* permanecem com Em constante de –70mv em uma total ausência de mitose. Entretanto, se provocarmos a diminuição do Em para níveis inferiores a –10mv, tais neurônios começam a proliferar.

Para Guirdon e Woodland (1968), o nível de Em associado com a reativação nuclear e consequente proliferação celular mitótica está entre –10 e –20mv.

Clarence nos alerta para outro exemplo significante de correlação entre o nível de Em e a atividade mitótica. É a observação sistemática da pronunciada despolarização celular que acompanha a transformação cancerosa das células somáticas *in vivo*. Os dados disponíveis sugerem que uma das características fundamentais da transformação cancerosa é a diminuição sustentada do nível do Em em relação à célula homóloga normal, sem câncer (Shaefer, 1956; Tokuoka, 1956; John-Stone, 1959), e essa diminuição é acompanhada pelo grande aumento da atividade proliferativa característica do estado canceroso.

Outra semelhança entre a adaptação *in vitro* e a transformação cancerosa *in vivo* é que durante a adaptação das células normais em cultura ocorre dissociação do tecido original em células individuais, com alteração molecular da superfície celular. Na transformação cancerosa, a primeira alteração que acontece é a diminuição da adesividade das membranas transformadas (Coman, 1944), levando à invasão vizinha e às metástases.

As semelhanças apresentadas sugerem que o fator primário que mudou nos dois casos foi a natureza funcional e molecular da superfície celular e, na teoria convencional de membrana, a superfície celular é que desempenha íntimo papel na determinação do nível de Em e de suas variações. Desse modo, é possível que os mesmos tipos de alterações de superfície que levaram à invasão e às metástases das células cancerosas sejam também a fonte do Em diminuído e da ativa proliferação mitótica dessas células.

A maioria das células somáticas *in vivo*, aparentemente, mantém níveis intermediários de Em (–30 a –60mv) e também níveis intermediários de proliferação celular, reforçando a possibilidade que a relação entre o valor do Em e o grau de atividade mitótica realmente existe.

Sabemos que existem níveis de Em abaixo dos quais a mitose está completamente liberada e níveis de Em acima dos quais a mitose está completamente bloqueada. Isso mostra mais um caminho que devemos trilhar para o controle das células doentes que chamam de células malignas.

De fato, Cone e Tongier demonstraram que, provocando condições iônicas intracelulares para atingir um Em de –70 mv (equivalente às células nervosas que não se dividem), bloqueia-se reversivelmente *in vitro* a síntese de DNA e consequentemente da mitose.

O potencial transmembrana (Em) é simplesmente a consequência do equilíbrio da concentração iônica por meio da membrana da célula provocada por transporte ativo e pela permeabilidade diferente da membrana a vários tipos de íons. O Em representa o equilíbrio iônico entre o intra e o extracelular.

A membrana celular possui baixa condutividade ou baixa permeabilidade ao Na^+. Assim, o Na^+ é ativamente transportado para fora das células, o Na^+ intracelular diminui e o Em se eleva numericamente, torna-se mais negativo e a célula mais polarizada. Nesse ínterim, o K^+ entra e o cloreto sai da célula movidos passivamente pelo gradiente eletroquímico. Ambos os movimentos diminuem o Em, gerado inicialmente pela saída do Na^+ do intracelular. No final se alcança o *steady state* onde o influxo de Na^+ (passivo) se iguala exatamente ao seu efluxo (ativo) e o K^+ e o cloreto (Cl^-) se equilibram passivamente.

Nessas condições, quanto maior o efluxo de Na^+, menor será o sódio intracelular, maior será o potássio intracelular e a célula ficará mais polarizada.

Uma vez que o Na^+ é o cátion inorgânico mais abundante no fluido intersticial dos mamíferos e o K^+ é o segundo cátion mais abundante, é razoável esperar que ambos desempenhem o papel principal na geração do Em na maioria das células somáticas, bem como nas células musculares e nervosas.

Altos valores da razão $[K^+]i/[Na^+]i$ e baixo conteúdo intracelular de íons inorgânicos produzem altos valores de Em, maior polarização e parada da proliferação celular.

Vários trabalhos mostram que a concentração absoluta de Na^+ no intracelular exerce controle definitivo sobre a síntese de DNA e consequentemente da proliferação celular.

A equação de Nernst, aplicável muito bem a íons livres em solução, fornece uma ideia aproximada do que ocorre nas células. Assim, o estado termodinâmico celular pode ser determinado pela distribuição do sódio e potássio através da membrana.

- Delta G*K, Na = -RT logn Ki/Ke/Nai/Nae
- Delta G* = energia livre

Se as concentrações de Na^+ e K^+ estiverem normais, obtêm-se 4.000 calorias por mol de glicose.

Também se obtém energia livre para realizar trabalho, em função das relações entre Ca^{++} e Na^+ e entre Mg^{++} e Na^+.

Controle do potencial de membrana – Em

Considerando-se a teoria clássica do potencial de membrana, os dois elementos-chaves envolvidos na geração do Em são o gNa, a condutividade passiva do Na^+ pela membrana celular, e o J*Na, o transporte ativo do Na^+ para fora da célula. Existe um mecanismo de *feedback* envolvendo o regime iônico e osmótico intracelular que regula o potencial transmembrana.

Potencial transmembrana (Em) alto induz a formação de polímeros de superfície, os quais ajudam a manter o Em elevado.

O circuito de *feedback* abaixo constitui-se em mecanismo eficaz de regulação da mitose.

gNa/J*Na → Em → metabolismo dos polímeros →
> gNa/J*Na de superfície

J*Na = transporte ativo dependente do metabolismo mitocondrial, de alta energia eletrônica

gNa = transporte passivo

A mitocôndria é muito sensível a alterações iônicas e osmóticas e nas células somáticas responde à diminuição do Em com diminuição direta da produção de energia que afeta o transporte ativo e provoca maior queda do Em ou sua manutenção em nível baixo.

Em 1924, Warburg observou a produção glicolítica de ATP como característica das células cancerosas. A existência desse metabolismo anaeróbio de baixa energia eletrônica provoca a manutenção dos baixos níveis de Em.

Fatores químicos, físicos e biológicos que alteram os polímeros de superfície podem afetar também a superfície da membrana mitocondrial, diminuindo a fosforilação oxidativa, o transporte ativo e consequentemente o Em, podendo disparar a proliferação celular.

Evidências sugerem que os canais de sódio sensíveis à amilorida (ENaCs) estão associados a proliferação, apoptose, invasão e migração das células cancerosas. O influxo de sódio pode estimular sinais mitogênicos e iniciar o ciclo celular e o mais importante: a inibição do transporte de sódio reduz a síntese de DNA requerida para a proliferação celular (O'Donnell, 1982 e 1983). Bondarava, em 2009, pela primeira vez mostrou que silenciando o canal ENac subunidade alfa com amilorida reduzia a entrada de sódio no intracelular em 60%, o que induzia redução de 50% na proliferação celular em relação ao controle, em células HepG2 do hepatoma humano. A fase G1 diminui drasticamente e ocorre apoptose.

Resumindo:

O Em depende do meio iônico e osmótico intracelular, o qual influencia vias metabólicas, especificamente ligadas a:
1. Síntese de DNA e preparação mitótica.
2. Síntese dos polímeros de superfície.
3. Energia celular.

Diminuição do Em provoca aumento da síntese de DNA e liberação da mitose

Glicólise anaeróbia
1. Diminuição da síntese de polímeros de superfície com aumento de gNa, aumento da entrada de Na⁺ no intracelular: mantém o Em baixo.
2. Diminuição da energia celular por diminuição da fosforilação oxidativa mitocondrial, diminuição do J*Na, diminuição do efluxo de Na⁺: mantém o Em baixo.

1 e 2: mantêm o Em baixo e libera a proliferação celular.

Aumento do Em provoca diminuição da síntese de DNA com bloqueio da mitose

Fosforilação oxidativa
1. Aumento da síntese dos polímeros de superfície com diminuição do gNa, diminuição do Na⁺ intracelular: mantém o Em alto.
2. Aumento da energia celular via aumento da fosforilação oxidativa mitocondrial, aumento do J*Na e aumento do efluxo de Na+: mantém o Em alto.

1 e 2: mantêm o Em alto e bloqueia a proliferação celular.

Outros trabalhos mostrando que a diminuição do Em provoca aumento da mitose

a) Estimulação mitótica por aumento do Na⁺ no meio de cultura

Cone, em 1969, observou estimulação mitótica por aumento do sódio em meio de cultura. De fato, o excesso de sódio no meio de cultura provoca aumento do sódio intracelular, com a consequente diminuição do Em e um efeito estimulante sobre a atividade mitótica, proliferação celular.

Gaulden, em 1956, mostrou que em culturas com tonicidade (pressão osmótica) consideravelmente acima do normal, obtida por concentração elevada de sais, particularmente o NaCl aumenta a síntese de DNA e diminui o tempo de interfase de neuroblastos.

Em alguns tipos de células é a diminuição do potássio intracelular, e não o aumento do sódio, o agente que diminui o Em e aumenta a proliferação celular.

b) Estimulação mitótica por alteração da superfície celular

A tripsina digere as proteínas de superfície nas culturas de células, diminui o Em e estimula a mitose.

c) Bloqueio mitótico por alteração da superfície celular

Os mucopolissacarídeos (glicosaminoglicanos) e os compostos relacionados são os constituintes da superfície celular e esses polímeros também fazem parte da matriz intercelular. Eles estão intimamente envolvidos no mecanismo de geração e regulação do potencial transmembrana (Katchalsky, 1964).

Existem evidências que esses polímeros naturais influenciam as propriedades elétricas das células excitáveis, possivelmente por sua ação em superfície. Por exemplo, a heparina é capaz de induzir parada cardíaca por provocar hiperpolarização miocárdica (Regelson e Holland, 1958). Assim, a heparina e outros polissacarídeos são também potentes inibidores da divisão celular (Regelson, 1968; Lippman, 1955).

Implicações evolucionais

O sódio desempenha papel central na mitogênese, porém a relação potássio intracelular/sódio intracelular é mais importante. Em alguns sistemas de células que não se dividem, como os neurônios e as células musculares, o potássio é o principal íon transportado ativamente (Tolteson, 1963).

O cálcio, para alguns autores, também é íon-chave na mitogênese. O Ca⁺⁺ desempenha papel essencial, pois influencia a permeabilidade da membrana ao Na⁺ alterando o potencial de membrana.

Clarence Cone acredita que, do ponto de vista evolutivo, é lógico esperar que o Na⁺ desempenhe papel central na mitogênese.

Se acreditarmos que a vida foi originada como replicação unicelular dentro dos oceanos, onde o Na⁺ era o cátion em maior abundância, seria uma situação de alto valor evolutivo e de sobrevivência se a divisão e a multiplicação de tais entidades fossem estimuladas positivamente pelo onipresente Na⁺ e o associado baixo K⁺. Nessas condições de células livres, o potencial de membrana seria baixo, como acontece nas células somáticas em cultura. O Na⁺ intracelular seria relativamente alto e o K⁺ correspondentemente baixo, com a consequente estimulação da síntese de DNA e a divisão celular mitótica.

Quando essas entidades primitivas se diferenciaram e tornou-se possível a agregação funcional em formas multicelulares, tornou-se necessário um processo de controle mitótico. Consequentemente, a especialização da superfície celular requerida para a formação de funções específicas de agregação acompanhou-se da habilidade da superfície celular ser constituída por proteínas com baixa afinidade ao Na⁺⁺ e assim regular o sódio intracelular e a divisão celular.

Dessa maneira, os organismos multicelulares desenvolveram a habilidade de controlar sua atividade mitótica, enquanto mantinham no extracelular o meio ambiente do modo como existia durante a evolução morfológica e metabólica da célula original nas águas do mar. Estou me referindo ao oceano primordial, onde a osmolalidade era de 300mOsm/kg.

Conclusão

O potencial de membrana não é o único mecanismo de controle da mitose e na verdade muitos fatores físicos e químicos induzem ou suprimem a mitose. Nas condições naturais das células somáticas, um importante fator a ser considerado é o nível do Em, regulador ancião da atividade mitótica.

Sabe-se que o potencial transmembrana é o responsável em muitos casos pela maior ou menor atividade de agentes naturais, como os hormônios, e que alguns agentes carcinogênicos têm como mecanismo proliferativo despolarizar o potencial transmembrana a níveis inferiores a −15mv.

Referências

1. Apell HJ. Electrogenic properties of the Na/K pump. J Membrane Biol. 110:103-14;1989.
2. Balatsky KP, Shuba EP. Resting potential of malignant tumor cells. Acta Un Int Cancrum. 20:1391;1964.
3. Baserga R. The relationship of the cell cycle to tumor growth and control of cell division: a review. Cancer Res. 25:581;1965.
4. Bondarava M, Li T, Endl E, Wehner F. α-ENaC is a functional elemento of the hypertonicity-induced cation channel in HepG2 cells and it mediates proliferation. Pflugers Archiv. 458(4):675-7;2009.
5. Cameron IL, Smith NK, Pool TB, Sparks RL. Intracellular concentration of sodium and other elements as related to mitogenesis and oncogenesis in vivo. Cancer Res. 40:1493-500;1980.
6. Cone CD Jr. The role of the surface electrical transmembrane potential in normal and malignant mitogenesis. Ann Ny Acad Sci. 238:420-35;1974.
7. Cone CD Jr. Variation of the transmembrane potential level as a basic mechanism of mitosis control. Oncology. 24:438-70;1970.
8. Cone CD, Cone CM. Evidence of normal mitosis with complete cytokinesis in central nervous system neurons during sustained depolarization with ouabain. Exp Neurol. 60(1):41-55;1978.
9. Cone CD, Cone CM. Induction of mitosis in mature neurons in central nervous system by sustained depolarization. Science. 192(4235):155-8;1976.
10. Cope FW. NMR evidence for complexing of Na^+ in muscle, kidney, and brain, and by actomyosin. The relation of Na^+ to water structure and to transport kinetics. J Genet Physiol. 50:1353;1967.
11. Damadian R, Cope FW. NMR in cancer. V. Electronic diagnosis of cancer by potassium (39 K) nuclear magnetic resonance: Spin signatures and T1 beat patterns. Physiol Chem Physics. 6(4):309-22;1974.
12. Gailey PC. Membrane potential and time requirements for detection of weak signals by voltage-gated ion channels. Bioelectromagnetics. Suppl 4:102-9;1999.
13. Goldsmith M, Damadian R. NMR in cancer. VII. Sodium-23 magnetic resonance of normal and cancerous tissues. Physiol Chem Phys. 7(3):263-9;1975.
14. Hess ML, Okabe E, Poland J, et al. Glucose, insulin, potassium protection during the course of hypothermic global ischemia and reperfusion: a new proposed mechanism by the scavenging of free radicals. J Cardiovasc Pharmacol. 5:35-43;1983.
15. Ikehara T, Yamaguchi H, Miyamoto H. Effects of electromagnetic fields on membrane ion transport of cultured cells. J Med Invest. 45:47-56;1998.
16. Iliev IG, Marino AA. Potassium channels in epithelial cells. Cell Mol Biol Res. 39(6):601-11;1993.
17. Linz KW, von Westphalen C, Streckert J, et al. Membrane potential and currents of isolated heart muscle cells exposed to pulsed radio frequency fields. Bioelectromagnetics. 20(8):497-511;1999.
18. Malzone A, Bottino L, Femiano F, Genttile F. Effeti sul metabolismo cellulare e tissutale delle correnti elettriche indotte. Arch Stomatol (Napoli). 30(2): 371-82;1989.
19. Marino AA, Iliev IG, Schwalke MA, et al. Association between cell membrane potential and breast cancer. Tumor Biol. 15:82-9;1994.
20. Marino AA, Morris DM, Keys T. On the relationship between surface electrical potentials and cancer. J Bioelectricity. 8:279;1989.
21. Marino AA, Morris DM, Iliev IG, Rogers S. Electrical potential measurements in human breast cancer and benign lesions. Tumor Biol. 15:147-52;1994.
22. Maroko PR, Libby P, Sobel BE, et al. Effects of glucose-insulin-potassium infusion on myocardial infarction following experimental coronary artery acclusion. Circulation. 45:1160-75;1972.
23. Muehsam DJ, Pilla AA. The sensitivity of cells and tissues to exogenous fields: effects of target system initial state. Bioelectrochem Bioenerg. 48(1):35-42;1999.
24. Oexle H, Gnaiger E, Weiss G. Iron-dependent changes in cellular energy metabolism: influence on citric acid cycle and oxidative phosphorylation. Biochim Biophysica Acta. 1413(3):99-107;1999.
25. O'Donnell ME, Cragoe E Jr, Villereal ML. Inhibition of Na^+ influx and DNA synthesis in human fibroblasts and neuroblastoma-glioma hybrid cells by amiloride analogs. J Pharmacol Exp Ther. 226(2) 368-72;1983.
26. O'Donnell ME, Villereal ML. Membranepotentialand sodium flux in neuroblastoma glioma hybrid cells: effects of amiloride and serum. J Cell Physiol. 113(3):405-12;1982.
27. Panagopoulos DJ, Messini N, Karabarbounis A, et al. A mechanism for action of oscillating electric fields on cells. Biochem Biophys Res Commun. 272(3):634-40;2000.
28. Pedalino CMV. Diluições homeopáticas na peritonite experimental: efeito da Atropa Belladonna e Echinacea angustifolia. Tese de Mestrado – Faculdade de Ciências da Saúde de São Paulo. 2002.
29. Roger WT, Segal PH, McDaniel HG, et al. Prospective randomized trial of glucose-insulin-potassium in acute myocardial infarction. Am J Cardiol. 43:801-9;1979.
30. Sachs JR. Interaction of magnesium with the sodium pump of the human red cell. J Physiol. 400:575-91;1988.
31. Sodi-Pallares D, Testelli MD, Fishleder BL, et al. Effects of an intravenous infusion of a potassium-glucose-insulin solution on the electrocardiographic signs of myocardial infarction. Am J Cardiol. 9:166-81;1965.
32. Sodi-Pallares D. Lo que he descubierto en el tejido canceroso. México: Graficava Cansacob; 1998.

33. Sodi-Pallares D. Magnetoterapia y tratamiento metabolico. México: Graficava Cansacob; 2000.
34. Trump BF, Berezesky IK. Calcium – mediated cell injury and cell death. FASEB J. 9(2):219-28;1995.
35. Trump BF, Berezesky IK. The mechanisms of calcium-mediated cell injury and cell death [correcgted]. New Horiz. 4(1):139-50;1996.
36. Trump BF, Berezesky IK. The role of altered $[Ca^{2+}]I$ regulation in apoptosis, oncosis, and necrosis. Biochim Biophys Acta. 1313(3):173-8;1996.
37. Trump BF, Berezesky IK, Chang SH, Phelps PC. The pathways of cell death: oncosis, apoptosis, and necrosis. Toxicol Pathol. 25(1):82-8;1997.
38. Woodrough RE, Canti G, Watson BW. Electrical potential difference between basal cell carcinoma, benign inflammatory lesions and normal tissue. Br J Dermatol. 2:1-7;1975.

CAPÍTULO 19

Desvendando a fluidez da membrana celular: possivelmente o ponto mais fraco das células cancerosas

José de Felippe Júnior

O tratamento eficaz e definitivo do câncer passa pela promoção da diferenciação celular juntamente com o afastamento dos fatores causais. **JFJ**

O médico é o responsável pelo paciente, amordaçá-lo e coibi-lo é crime que fere os direitos do próprio paciente. **JFJ**

Ninguém pode paralisar as ações dos verdadeiros médicos. **JFJ**

O médico biomolecular respeita as células e o seu dono. **JFJ**

Os processos biológicos são confinados por membranas para separar os diversos compartimentos da célula para minimizar a dissipação de energia e de informações (ver revisão de Shinitzky, 1984).

A fluidez da bicamada lipídica da membrana possui papel crucial na transdução de sinais para uma grande variedade de moléculas biologicamente ativas, as quais mantêm funções celulares cruciais, como a diferenciação e a proliferação celular.

Uma fluidez de membrana normal propicia melhor função da membrana celular: aumenta a fosforilação oxidativa, diminui a entrada de sódio e polariza as células. Ao mesmo tempo, o aumento da produção de ATP mitocondrial reforça as reações normais dos receptores de membrana; otimiza as vias de sinalização celular e promove a **diferenciação celular**.

As células cancerosas, de modo característico, possuem aumento da fluidez. O aumento da fluidez altera a função da membrana celular: diminui a fosforilação oxidativa, aumenta a entrada de sódio no intracelular e promove a despolarização das células. A diminuição da produção de ATP altera as reações dos receptores de membrana e as vias de sinalização celular e não permite a diferenciação da célula tumoral, mantendo sua imaturidade e proliferação inapropriada.

O aumento da fluidez de membrana das células neoplásicas possui implicações diretas no desenvolvimento do tumor e reveste-se em grande potencial terapêutico.

Temos aqui três grandes avenidas de atuação:

1. A imunogenicidade das células tumorais humanas é pequena, entretanto, aumenta com a normalização da fluidez de membrana. Fluidez baixa é igual baixa imunogenicidade.
2. Consegue-se restaurar a imunocompetência de pacientes com câncer, com a normalização da fluidez das células do sistema imune (aumento da estabilidade).
3. Quanto menor a fluidez da célula tumoral, maior é sua suscetibilidade ao calor.

A combinação de aumento da imunogenicidade tumoral com a restauração da função imune, por exemplo, manipulando os lipídios da dieta, pode tornar-se mais uma das estratégias de combate ao câncer (Shinitzky, 1983), principalmente se aliadas à hipertermia (Felippe Jr, 2001).

Uma mistura especial de lipídios desenhada para fluidificar a membrana celular tem restaurado várias funções imunológicas dos leucócitos de pacientes com câncer (*active lipid*: 10% de fosfatidiletanolamina, 20% de fosfatidilcolina e 70% de lipídios neutros). Cuidado, a fosfatidilcolina encontra-se elevada em muitos tumores em franca proliferação.

De fato, pesquisadores soviéticos, em 1999, mostraram diminuição da fluidez de linfócitos do sangue periférico de pacientes com câncer de estômago, de ovário e de bexiga, e pesquisadores japoneses, em 1998, constataram que o aumento e a normalização da fluidez dos linfócitos provoca melhoria da função imunológica de pacientes suplementados com ácidos graxos poli-insaturados do tipo ômega-3.

As células tumorais têm caracteristicamente aumento da fluidez e diminuição da estabilidade da membrana citoplasmática. Geralmente a fluidez de membrana é muito maior nas células tumorais do que nas células normais, o que faz as células cancerosas serem mais suscetíveis aos oxidantes e morrerem com leve aumento da oxidação celular e mais sensíveis ao calor e morrerem com temperaturas pouco maior que 42,5°C.

É importante lembrar que o aumento da fluidez das células neoplásicas se correlaciona com sua maior capacidade de proliferação e é justamente nesse momento de aumento de proliferação celular que as células tumorais se tornam mais vulneráveis aos oxidantes, à hipertermia, à quimioterapia e à radioterapia.

Nas células em proliferação, a fluidez é afetada pela fase do ciclo celular que se encontram, pelo metabolismo dos lipídios e por várias condições fisiológicas. Por essas razões, existe muita confusão na literatura a respeito da fluidez das células transformadas.

Segundo Shinitzky, com algumas exceções, as células de tumores sólidos e as leucemias têm sempre maior fluidez de membrana do que seus análogos normais.

Para melhor compreensão e praticidade clínica, vamos referir a fluidez de membrana das células neoplásicas e das células normais, baseando-se nos pesquisadores que publicaram trabalhos que mostraram grande eficácia terapêutica no câncer com a manipulação da fluidez.

Dessa maneira, vamos considerar:

Células neoplásicas
AUMENTO da fluidez de membrana → diminuição da rigidez da membrana → diminuição da viscosidade da membrana → diminuição do grau de ordem-informação da membrana → diminuição da estabilidade da membrana → **dificuldade de diferenciação e proliferação inapropriada**.

Células normais
DIMINUIÇÃO de fluidez de membrana → aumento da rigidez de membrana → aumento da viscosidade de membrana → aumento do grau de ordem-informação da membrana → aumento da estabilidade da membrana → **facilidade de diferenciação e proliferação apropriada**.

Os moduladores da fluidez lipídica podem ser divididos em físicos e químicos.

Os moduladores físicos provocam efeitos praticamente instantâneos:
a) Temperatura.
b) Pressão.
c) pH.
d) Potencial de membrana.
e) Íons cálcio.

Os moduladores químicos levam certo tempo para acontecerem:
a) Concentração de colesterol na membrana – razão colesterol/fosfolipídio.
b) Grau de insaturação da cadeia acil dos fosfolipídios.
c) Concentração de esfingomielina – razão esfingomielina/lecitina.
d) Concentração de proteínas na membrana – razão proteína/lipídios.

Moduladores físicos

Entre os agentes físicos que mais influenciam a fluidez da membrana lipídica estão a temperatura e a pressão hidrostática.

A temperatura, ferramenta termodinâmica mais versátil, afeta simultaneamente todos os componentes de qualquer sistema dinâmico. Nas membranas biológicas, a alteração da temperatura afeta não somente sua fluidez, mas também as estruturas terciária e quaternária das proteínas da membrana, a estrutura da água, assim como as constantes cinéticas dos processos físicos e químicos.

A pressão hidrostática reduz o volume, condensa os lipídios e aumenta a microviscosidade e a ordem-informação do sistema, isto é, ela diminui a fluidez da membrana.

Moduladores químicos

A habilidade de certas substâncias aumentarem a fluidez de membrana proporciona, na prática médica, mais um método de controle da proliferação mitótica. Por outro lado, permite diminuir a temperatura e o tempo de exposição da hipertermia necessário para o extermínio das células neoplásicas mais rebeldes, aquelas que já foram submetidas à quimioterapia ou à radioterapia e não responderam.

Álcool etílico

O álcool etílico rapidamente entra, expande e aumenta a fluidez de todas as membranas biológicas. Depois de 3 a 5 dias de contínua ingestão de etanol, a fluidez original é restaurada pela incorporação de colesterol à membrana. Pulsos curtos de etanol em pequenas doses aumenta a fluidez de membrana sem mecanismo compensador. O consumo moderado ou social do álcool pode potencialmente aumentar a proliferação e as metástases nos pacientes com câncer (Freund, 1979).

Curcumina

A curcumina, princípio ativo da Curcuma longa, possui efeitos anti-inflamatórios, antiproliferativo e apoptótico. As propriedades físico-químicas da curcumina sugerem sua localização na intimidade da membrana. De fato, a curcumina diminui e normaliza a fluidez da membrana celular neoplásica.

Genisteína

A genisteína, uma das isoflavonas da soja (tri-hidroxi-isoflavona) provoca a normalização da fluidez de membrana das células tumorais do câncer de cólon humano, *in vitro*, e quanto maior a dose de genisteína, maior sua eficácia. Quando a melhoria da fluidez da membrana tumoral for significante, ocorre normalização da função da membrana, reforço das reações normais dos receptores e promoção da diferenciação celular. Esses são alguns dos mecanismos antitumorais da genisteína. A daidizeína, outra isoflavona da soja (di-hidroxi-isoflavona), não modifica a fluidez de membrana.

Antioxidantes e oxidantes

A maioria dos antioxidantes (alfatocoferol, flavonoides, isoflavonas) promove a diminuição da fluidez e o aumento da estabilização das membranas, enquanto os oxidantes (peróxido de hidrogênio, hidroperóxidos, ozônio, radical hidroxila, glutationa peroxidada) promovem o contrário, isto é, aumentam a fluidez e desestabilizam a membrana celular.

Esfingomielina e fosfatidilcolina

Os dois fosfolipídios mais importantes da membrana celular, a fosfatidilcolina (lecitina) e a esfingomielina, possuem propriedades físico-químicas muito diferentes. Elas estão em polos opostos quanto à contribuição na rigidez (esfingomielina) e na fluidez (fosfatidilcolina).

Fosfatidiletanolamina

A fosfatidiletanolamina é transformada em fosfatidilcolina pela ação de enzimas metilantes da membrana, promovendo o aumento da fluidez da membrana celular.

Conteúdo de proteínas

As proteínas aumentam a rigidez das membranas, talvez por serem não compressíveis.

Colesterol

Em 1988, Incerpi mostrou que o colesterol diminui a fluidez de membrana e aumenta a atividade da enzima $Na^+/K^+/ATPase$, o que provoca aumento da atividade da bomba de sódio/potássio e polarização das células neoplásicas, efeitos esses que diminuem a proliferação e promovem a diferenciação das células transformadas. Entretanto, o colesterol possui efeitos prejudiciais. Além de diminuir os efeitos da hipertermia, ele diminui a capacidade de fagocitose pelos macrófagos e inibe a captação de glicerofosfolipídios na membrana, o que inibe drasticamente o efeito citotóxico dos macrófagos sobre as células cancerosas, particularmente as de linhagem leucêmica (Diomede, 1990). Quando envelhecemos, aumenta a quantidade de colesterol em relação aos fosfolipídios nas membranas dos leucócitos, o que provoca marcante diminuição da função imune dessas células.

Em 1985, Booyens recomendou a suplementação de ácido gamalinolênico e ácido eicosapentaenoico para entrarem na intimidade da membrana celular e funcionarem como agentes profiláticos contra o efeito carcinogênico da dieta ocidental, rica em lipídios saturados e colesterol.

Composição lipídica da membrana

Nas bactérias, como a *E. coli*, a mudança de composição da sua membrana celular de ácidos graxos saturados (18:1) para insaturados (18:3) aumenta a suscetibilidade desses microrganismos de morrer pelo calor. Por outro lado, quando a quantidade de ácidos graxos insaturados incorporados pelas bactérias diminui, também diminui a morte pelo calor.

Muitos pesquisadores têm observado que vários tipos de organismos são incapazes de permanecerem ativos ou vivos a temperaturas levemente superiores do seu *habitat* natural.

Em 1924, Heilbrunn sugeriu correlação entre a temperatura que o organismo morre com o "ponto de fusão" dos constituintes lipídicos da célula e da membrana celular.

Em 1931, Belehradek chegou a conclusões semelhantes mostrando que a temperatura que os lipídios celulares fundem é o máximo de temperatura de crescimento, uma vez que o aumento da fluidez, além desse ponto, provoca a destruição de estruturas essenciais da célula. De fato, filmes de lipídios celulares passam por uma ordenada transição à medida que a temperatura aumenta, passando da forma gel para a laminar e finalmente para a forma hexagonal.

Os lipídios de organismos que vivem a altas temperaturas possuem um ponto de fusão maior do que os lipídios de organismos que vivem a temperaturas baixas. Parece haver um "limite superior de fluidez de membrana" que pode ser tolerado pelas células.

Em 1977, Milton B. Yatvin demonstrou que a fluidez da membrana é o principal fator que contribui para a morte da célula exposta à hipertermia.

Em 1992, Treen mostrou que o ácido docosaexaenoico (DHA) é necessário para manter a fluidez natural e a permeabilidade requerida para o ótimo funcionamento da retina. Nas células neoplásicas do retinoblastoma em cultura, a fluidez da membrana se relaciona diretamente com o conteúdo de DHA e de ácidos graxos insaturados da membrana. A suplementação de DHA também provoca aumento significativo da captação de colina por essas células.

Adaptação homeoviscosa

Em resposta à temperatura ambiental, é necessária a adaptação da relação entre os ácidos graxos insaturados e os lipídios totais da membrana, para que a célula mantenha uma fluidez compatível com a função normal (Sinensky, 1974).

As propriedades de permeabilidade, de atividade de certas enzimas e os sistemas de transporte de membrana são dependentes do estado físico dos lipídios de membrana (fluidez), dessa forma, a adaptação homeoviscosa representa importante mecanismo para manter os níveis ótimos de crescimento celular, dentro de determinada faixa de temperatura ambiental.

Quando as bactérias crescem a temperaturas elevadas, o conteúdo de ácidos graxos insaturados diminui e também reduz a sensibilidade à agressão térmica. Quando elas crescem a baixas temperaturas ocorre o inverso, o conteúdo lipídico insaturado aumenta e a sensibilidade à agressão térmica também aumenta.

Esse fato faz crer que a hipertermia para tratamento do câncer funcionará muito melhor no Alaska do que no Brasil. No Brasil, aumentando a ingestão de ácidos graxos insaturados uma semana antes da hipertermia, aumenta-se a eficácia desse procedimento anticâncer.

Anestésicos locais

Os anestésicos locais aumentam a permeabilidade dos lipossomos *in vitro*. Singer, em 1977, observou que na presença de anestésicos locais são necessárias temperaturas menores para aumentar a permeabilidade. Acredita-se que os efeitos dos anestésicos se fazem diretamente sobre a fração lipídica da membrana citoplasmática.

Ácidos graxos insaturados e anestésicos locais

A fluidez pode ser aumentada pela incorporação de ácidos graxos insaturados ou de procaína às membranas citoplasmáticas.

Quando submetidas à hipertermia, bactérias *E. coli* K1060 que incorporam ácidos graxos insaturados em suas membranas morrem muito mais, quando comparadas com suas irmãs de composição lipídica normal. O mesmo acontece com as bactérias que incorporam a procaína.

Será que essa incorporação acontece nas células tumorais?

Composição da membrana tumoral modificada pela nutrição

Em 1976, Award e Spector mostraram pela primeira vez na literatura que a composição das membranas de células tumorais pode ser modificada pela nutrição.

Em 1980, Hidvegi e Yatvin provocaram alteração da composição lipídica da membrana de camundongos normais administrando dieta rica em ácidos graxos poli-insaturados (óleo de açafrão) ou dieta rica em ácidos graxos saturados (banha de porco). Esses autores submeteram células P388 de tumor ascítico a temperaturas de 37,4 e 43,5°C, com ou sem a presença de procaína, e depois as inocularam nos camundongos que haviam ingerido durante 5 semanas a dieta rica em ácido graxo insaturado ou rica em ácido graxo saturado.

Os autores, na sua argúcia investigativa, foram verificar o que aconteceu com a composição da membrana celular das células tumorais, após serem inoculadas nos camundongos que haviam ingerido a dieta padrão e os dois tipos de dieta: açafrão e banha de porco.

Nos animais que receberam a dieta regular durante 5 semanas a composição da membrana tumoral era:

Ácidos graxos saturados..........................52%
Ácidos graxos poli-insaturados..............26%
Ácidos graxos monoinsaturados............22%

Nos animais que receberam óleo de açafrão durante 5 semanas a composição da membrana das células tumorais inoculadas sofreu rápida alteração, atingindo o equilíbrio em apenas 1 semana:

Ácidos graxos saturados..........................45%
Ácidos graxos poli-insaturados..............43%
Ácidos graxos monoinsaturados............12%

Nos animais que receberam a banha de porco durante 5 semanas a composição da membrana das células tumorais inoculadas demorou 4 a 6 semanas para atingir o equilíbrio:

Ácidos graxos saturados..........................47%
Ácidos graxos poli-insaturados..............17%
Ácidos graxos monoinsaturados............36%

Em apenas 1 semana, a concentração de ácidos graxos insaturados da membrana celular passa de 26% na dieta regular (dieta normal de camundongo) para 43% na dieta rica em óleo de açafrão, poli-insaturado. Concluímos, portanto, que a composição da membrana celular tumoral se altera marcantemente dependendo da dieta do hospedeiro.

Quando se inocula as células P388, previamente aquecidas a 37°C durante 60 minutos ou 42°C por 60 minutos, todos os camundongos morrem em 15 dias, independentemente da dieta que ingeriram. A adição de procaína em nada modifica a mortalidade. Entretanto, quando se inocula as células P388 previamente aquecidas a 43,5°C por apenas 30 minutos, a sobrevida aumenta para 15 dias com a dieta saturada e 20 dias com a dieta insaturada.

Quando se inocula as células P388 previamente aquecidas a 43,5°C, agora durante 60 minutos, ocorre aumento maior da sobrevida, ao redor de 26 dias.

A adição de procaína ao regime de 43,5°C durante 60 minutos provoca nos animais com dieta rica em lipídios insaturados a remissão completa do câncer em 100% deles, isto é, todos os animais sobrevivem, enquanto nos animais com dieta rica em lipídios saturados observa-se remissão completa em apenas 20% dos camundongos.

Dessa forma, conseguiu-se modificar a composição da membrana citoplasmática das células neoplásicas somente modificando a dieta do hospedeiro. A adição de procaína modifica mais ainda as características da membrana. Essa dupla estratégia permite aumentar os efeitos letais da hipertermia sobre as células cancerosas e diminuir o limiar crítico de temperatura utilizado, evitando ou diminuindo os efeitos colaterais de tal procedimento.

Conclusão

Um dos pontos mais vulneráveis das células neoplásicas é a membrana celular, assim não podemos esquecer de incluir na terapia anticâncer estratégias que interfiram diretamente na função da membrana:

1. Aumentando ainda mais a fluidez lipídica das células tumorais provocaremos maior suscetibilidade a oxidação, hipertermia, quimioterapia e radioterapia. Essa abordagem fere a fisiopatologia do câncer, a biologia da doença e a medicina biomolecular.
2. Diminuindo e normalizando a fluidez das células tumorais, estaremos promovendo sua diferenciação e a diminuição da proliferação inapropriada. Esta última abordagem respeita a fisiopatologia do câncer, a biologia da doença e a medicina biomolecular.

O médico biomolecular respeita a fisiologia e a bioquímica das células. **JFJ**

Referências

1. Awad AB, Spector AA. Modification of fatty acid composition of Ehrlich ascites tumor cell plasma membranen. Biochem Biophys Acta. 426:723-1;1976.
2. Belehrdeak J. Protoplasma 12, 406, 1931.
3. Block ER. Hydrogen peroxide alters the physical state and function of the plasma membrane of pulmonary artery endothelial cells. J Cell Physiol. 146(3):362-9;1991.
4. Booyens J, Maguire L, Katzeff IE. Dietary fats and cancer. Med Hypotheses. 17(4):351-62;1985.
5. Deliconstantinos G. Physiological aspects of membrane lipid fluidity in malignancy. Anticancer Res. 7(5B):1011-21;1987.
6. Diomede L, Bizzi A, Magistrelli A, et al. Role of cell cholesterol in modulating antineoplastic ether lipid uptake, membrane effects and cytotoxicity. Int J Cancer. 46(2):341-6;1990.
7. Freund G. Possible relationships of alcohol in membranes to cancer. Cancer Res. 39(7 Pt 2):2899-901;1979.
8. Goroshinskaia IA, Golotina Llu, Gorlo EL, et al. [Changes in lymphocyte and erythrocyte membrane microviscosity in cancer patients]. Vopr Med Khim. 45(1):53-7;1999.
9. Heilbrunn LV. The colloid chemistry of protoplasm. IV. The heat coagulation of ptotoplasm. Am J Physiol. 69:190-9;1924.
10. Hidvégi EJ, Yatvin MB, Dennis WH, Hidvégi E. Effect of altered membrane lipid composition and procaine on hyperthermic killing of ascites tumor cells. Oncology. 37:360-3;1980.
11. Incerpi S, Baldini P, Luly P. Modulation of human erythrocyte Na-pump by changes of plasma membrane lipid fluidity. In: Jorgersen PL, Verna R (eds). Advances in biotechnology of membrane ion transport. Raven Press; p. 213-24. 1988.
12. Jaruga E, Sokal A, Chrul S, Bartosz G. Apoptosis-independent alterations in membrane dynamics induced by curcumin. Exp Cell Res. 245(2):303-12;1998.
13. Kameda K, Imai M, Senjo M. The effect of vitamin E deficiency on some erythrocyte membrane properties. J Nutr Sci Vitaminol. 31(5):481-90;1985.
14. Kingston CA, Ladha S, Manning R, Bowler K. The effect of local anaesthetics on the thermal sensitivity of HTC cells. Anticancer Res. 13(6A):2335-40;1993.
15. Shenoy MA, Singh BB, Gopal-Ayengar AR. Enhancement of radiation lethality of E. coli B/r by procaine hydrochloride. Nature. 248:415-6;1974.
16. Shinitzky M, Skomick Y, Gorelik E, Sindelar W. Regulation of membrane function by lipids; implications for tumor development. Prog Clin Biol Res. 132B:425-33;1983.
17. Shinizky M. Membrane fluidity in malignancy – adversative and recuperative. Biochim Biophys Acta. 738:251-61;1984.
18. Sinensky M. Homeoviscous adaptation—a homeostatic process that regulates the viscisity of membrane lipids in Escherichia coli. Proc Natn Acad Sci U S A. 71:522;1974.
19. Su Z, Yan XD, Li YJ, Chen X. Effects of hydrogen peroxide on membrane fluidity and Ca(2+)-transporting ATPase activity of rabbit myocardial sarcoplasmic reticulum. Zhongguo Yao Li Xue Bao. 14(5):393-6;1993.
20. Tashiro T, Yamamori H, Morishima Y, et al. N-3 polynsaturated fatty acids in surgical nutrition. Nippon Geka Gakkai Zasshi. 99(4):256-63;1998.
21. Treen M, Uauy RD, Jameson DM, et al. Effect of docosahexaenoic acid on membrane fluidity and function in intact cultured Y-79 retinoblastoma cells. Arch Biochem Biophys. 294(2):564-70;1992.
22. Watanabe H, Kobayashi A, Yamamoto T, et al. Alterations of human erythrocyte membrane fluidity by oxygen-derived free radicals and calcium. Free Radic Biol Med. 8(6):507-14;1990.
23. Yatvin MB. The influence of membrane lipid composition and procaine on hyperthermic deaths of cells. Int J Radiat Biol. 32:513-21;1977.
24. Yatvin MB, Clifton KH, Dennis WH. Hyperthermia and local anesthetics: potentiation of survival of tumor-bearing mice. Science. 205:195-6;1979.
25. Yu J, Cheng Y, Xie L, Zhang R. Effects of genistein and daidzein on membrane characteristics of HCT cells. Nutr Cancer. 33(1):100-4; 1999.

CAPÍTULO 20

Desvendando a substância fundamental: elo esquecido no câncer

José de Felippe Junior

Médicos: a substância fundamental existe.
Desconhecido do Sec.XXI

Antioxidante em excesso não é antioxidante e sim oxidante.
Médicos que estudam

Vários autores concordam que a capacidade de proliferação das células é normalmente bloqueada ou restringida fisicamente pela natureza altamente viscosa dos glicosaminoglicanos (GG) presentes no meio intersticial – meio intercelular. Para proliferar, as células devem escapar dessa restrição, despolimerizando os GG em seu meio ambiente imediato. Esse processo é acompanhado pela liberação de uma enzima, a hialuronidase, que é mantida sob controle por um inibidor fisiológico. Esse inibidor é um oligoglicosaminoglicano que requer ácido ascórbico (AA) para sua síntese.

As células dos tecidos do nosso organismo estão mergulhadas na substância fundamental, que é constituída pelos GG. Esse material permeia cada interespaço e isola cada célula estacionária de suas vizinhas. Essa substância permite o tráfego de moléculas, que entram e saem das células.

Existem evidências que a interface entre a membrana celular e o meio extracelular imediato é um dos fatores cruciais do processo proliferativo neoplásico. Variações na composição do meio intercelular exercem profunda influência no comportamento da célula e, ao contrário, a célula possui recursos poderosos para modificar seu meio ambiente imediato. Essa interdependência está envolvida em todas as formas de proliferação celular, sendo particularmente importante no câncer.

Até recentemente, somente se prestou atenção ao componente celular no câncer, esquecendo-se completamente a outra metade que também é crucial, o meio intersticial.

A substância intercelular é um gel complexo, contendo água, eletrólitos, metabólitos, gases, vitaminas, enzimas, carboidratos, proteínas e ácidos graxos. Ela é altamente viscosa pela abundância de polímeros de mucopolissacarídeos de cadeia longa, os glicosaminoglicanos, e também dela faz parte os proteoglicanos, ambos inseridos em uma malha tridimensional de fibrilas reticulares e colágenas.

Os principais GG são o ácido hialurônico, PM: 200-500mil e variedades de condroitina e seus ésteres sulfatados. A alta viscosidade da substância intercelular depende da integridade química dessas grandes moléculas.

A viscosidade pode ser reduzida e a integridade estrutural destruída pela ação despolimerizante ou hidrolisante de enzimas conhecidas genericamente como hialuronidases. Provavelmente a maioria das células é capaz de produzir hialuronidases.

Existe um constante e lento estado dinâmico de equilíbrio entre a síntese (polimerização) e a degradação (despolimerização) dos glicosaminoglicanos, pela ação catalítica das hialuronidases. É nesse meio de lentas trocas, chamado de *milieu interne* por Claude Bernard, que ocorre o trânsito de todo e qualquer tipo de nutrientes. Tanto as células novas como as células transformadas (cancerosas) vivem e morrem dentro desse meio.

Hialuronidase e proliferação celular

Em 1966, Cameron escreveu que toda forma de proliferação celular depende fundamentalmente da interação entre a célula e seu meio imediato.

Todas as células do organismo estão embebidas em um meio altamente viscoso de substância fundamental, que fisicamente restringe a tendência inerente de as células proliferarem. A proliferação é iniciada pela liberação de hialuronidase pelas células, a qual catalisa a hidrólise dos GG no meio imediato e permite liberdade para as células se dividirem e migrarem dentro dos limites da ação enzimática. A proliferação é mantida na medida em que a hialuronidase está sendo liberada. A proliferação cessa quando para a produção de hialuronidase ou quando a hialuronidase é inibida; nessa condição, o meio interno reverte à sua situação normal de alta viscosidade. Pensar que estamos vendo somente um dos lados da moeda.

Proliferação neoplásica

Uma ideia é que a célula se torne cancerosa por produzir hialuronidase continuamente, o que permitiria sua divisão *in perpetuo*. Essas células renegadas são autônomas somente porque elas possuem essa habilidade específica: habilidade de se isolarem permanentemente do "contato" e de todos os "controles" habituais que governam a organização do tecido, incluindo a restrição física de crescimento. Modo ingênuo de ver o problema e novamente o alerta: estamos vendo somente um dos lados da moeda.

Controle terapêutico da proliferação celular

Supondo que a proliferação celular depende da despolimerização da substância fundamental (GG) pela hialuronidase celular, temos 2 métodos para exercer algum controle terapêutico sobre o câncer e outras doenças com proliferação celular excessiva:

1. Aumentar a resistência da substância fundamental, isto é, fortalecer ou reforçar as moléculas de glicosaminoglicans ou
2. Diretamente neutralizar a hialuronidase celular, diminuindo sua produção ou inibindo a sua ação.

Tratamento para fortalecer os glicosaminoglicanos

A resistência dos GG à ação da hialuronidase pode ser aumentada de várias maneiras, algumas delas já conhecidas como úteis no retardo da proliferação celular.

Radioterapia e radiografia são exemplos de procedimentos que alteram a substância fundamental amorfa transformando-a em um depósito denso de colágeno. O efeito citotóxico direto da radioterapia é assim reforçado pelas alterações impostas à substância fundamental.

A resistência dos GG pode ser aumentada pela administração de corticosteroide, estrógeno, andrógeno e tiroxina. Esses efeitos podem ser aumentados também por adrenalectomia e hipofisectomia (Stoll, 1971).

É importante salientar que qualquer forma de tratamento de câncer baseada somente no efeito antineoplásico das modificações dos glicosaminoglicanos será apenas paliativa, porque a resistência total dos GG à hialuronidase criará uma situação incompatível com a vida.

Tratamento pela inibição da hialuronidase

Oferece possibilidades terapêuticas bem melhores do que as descritas acima.

A hialuronidase pode ser inibida por drogas, por métodos imunológicos e pela utilização de inibidores naturais: IFH (inibidores fisiológicos da hialuronidase).

Em 1956, Everson e Cole documentaram a regressão espontânea de alguns casos de câncer avançado como consequência direta de infecção grave com bactéria produtora de inibidores da hialuronidase. Cameron demonstrou que, quando isso acontece, a concentração sérica de IFH aumenta drasticamente, o que inibe a capacidade de proliferação das células neoplásicas. Glick e Matews, trabalhando independentemente, constataram que tais infecções estão sempre associadas com o aumento da concentração de IFH.

No câncer experimental, Havas e Hadidian, também trabalhando em laboratórios diferentes, demonstraram que a injeção do "polissacarídeo de Shear" induz não somente a carcinólise, mas também provoca aumento rápido e significante da concentração de IFH. O difícil é empregar tal estratégia na prática médica, porque o uso de toxinas bacterianas provoca sintomas muito desagradáveis: estado gripal intenso com febre e calafrios. A própria febre pode provocar morte da célula neoplásica que não tolera 41-43ºC, enquanto as células normais toleram 50-52ºC.

Ácido ascórbico e inibidores fisiológicos da hialuronidase

Fortes evidências sugerem que o ácido ascórbico está envolvido na síntese do inibidor fisiológico da hialuronidase (IFH).

O conteúdo total de ácido ascórbico do corpo está estimado em 5g e esta pequena quantidade controla a saúde do material intercelular do corpo inteiro, estimado em alguns quilogramas de peso.

Os sintomas do escorbuto são causados pela despolimerização progressiva da substância fundamental com desintegração das fibrilas reticulares e de colágeno, do cimento interepitelial, da membrana basal e das bainhas perivasculares produzindo ulcerações e hemorragias em vários locais do corpo. São necessárias apenas algumas dezenas de gramas de ácido ascórbico para tratar o escorbuto.

O ácido ascórbico é necessário para a conversão da prolina em hidroxiprolina, sendo assim essencial para a síntese de colágeno. Como a vitamina C está envolvida na síntese do IFH, é frequente encontrarmos deficiência de ácido ascórbico nas condições clínicas que cursam com o aumento da síntese do IFH, como na inflamação, na reparação de tecidos e no câncer.

Possíveis usos do inibidor de hialuronidase e do ácido ascórbico

Se o conceito básico de proliferação celular estiver correto, o IFH será um agente terapêutico de muito valor no controle direto de todas as formas de proliferação celular excessiva, incluindo o câncer.

O IFH é uma substância de ocorrência natural no soro de todos os mamíferos.

A administração de ácido ascórbico para cada situação fisiológica ou patológica deve ser em quantidades suficientes para o organismo produzir as quantidades necessárias de IFH.

A concentração de ácido ascórbico no plasma é cerca de 15mg/l, quando a ingestão diária da vitamina é de 200mg ao dia. Se aumentarmos a ingestão, a concentração plasmática aumenta muito lentamente devido à excreção urinária. A concentração plasmática atinge apenas o dobro (30mg/l) quando a ingestão de vitamina C aumenta 50 vezes (10g/dia).

Hume assume ingestão de 6g/dia para corrigir a deficiência de ácido ascórbico leucocitária no resfriado comum. No infarto do miocárdio, a concentração de ácido ascórbico nos leucócitos diminui drasticamente, enquanto aumenta na região do músculo infartado.

Os leucócitos são especialmente ricos em ácido ascórbico e funcionam como verdadeiros reservatórios móveis dessa vitamina, que está pronta para ser usada na produção local da protetora substância, IFH, a qual evita excessiva despolimerização inflamatória.

Alguns autores acreditam que, para se alcançar o efeito desejado no câncer, a dose de ácido ascórbico requerida para o controle da proliferação celular excessiva deve alcançar os astronômicos valores de 10 a 70g/dia, ou até mais, e sem prescindir da dose necessária de ataque por via intravenosa.

Desde 1952, McCormick e Klenner utilizaram essas doses para o tratamento do câncer e outras doenças graves.

Vitamina C e câncer: Cameron e Linus Pauling, 1999

Pacientes terminais que tomaram vitamina C em altas doses sobreviveram 3 a 4 vezes mais do que aqueles que não a usaram. Entretanto, em 3 estudos feitos na Clinica Mayo, os pesquisadores concluíram que a suplementação com vitamina C não possui vantagem sobre o uso de placebo, quanto à mortalidade.

David Gold, médico chefe de um importante centro de tratamento de câncer nos Estados Unidos, crê que a vitamina C atrapalha os efeitos benéficos da quimioterapia e da radioterapia. Entretanto, outros médicos também de respeito acreditam que altas doses de antioxidantes, incluindo a vitamina C, protegem as células normais e intensificam os efeitos da quimioterapia, porque funcionam como oxidantes.

Muitos laboratórios têm demonstrado que os tumores humanos contêm alta concentração de ácido ascórbico, maiores até que nas células normais. Segundo David Gold, a vitamina C protege o tumor dos efeitos oxidantes da quimioterapia e da radioterapia.

O mecanismo oxidante é uma das maneiras que a quimioterapia e a radioterapia possuem para inibir o crescimento das células cancerosas, daí o uso de vitamina C ser contraproducente para esses autores.

Quem conhece um pouco de bioquímica sabe que pequenas doses de vitamina C funcionam como antioxidante e que grandes doses possuem efeito oxidante. O mesmo acontece com todos os tipos de antioxidantes.

Para Kedar N. Prasad, pequena dose de antioxidante protege as células neoplásicas da lesão provocada pela radioterapia, porque dois terços das lesões devidas à radioterapia são por meio da geração de radicais livres. Entretanto, altas doses de antioxidantes, como a vitamina C, não só protegem as células normais durante o tratamento do câncer, mas também ajudam a eliminar o tumor (Prasad, 1970).

As células normais possuem controle homeostático rígido de captação de antioxidantes como as vitaminas C e E. Assim podemos usar altas doses que as células irão captar somente o necessário para sua função. Entretanto, as células cancerosas perderam esse mecanismo de controle e assim os antioxidantes se acumularam em níveis muitos altos e se transformaram em oxidantes.

Mais uma vez se constata que as pessoas falam de conceitos que não entendem completamente e tiram conclusões precipitadas e erradas. Quem compreende o processo de oxidorredução sabe que o excesso de antioxidantes funciona como oxidantes e esse aumento da oxidação intracelular inicia uma série de eventos que terminam com a inibição da proliferação celular e aumento da apoptose. Entretanto, como já escrevemos, a célula neoplásica nessas condições para de proliferar e entra em compasso de espera até o meio se tornar apropriado para continuar a proliferação.

Medicina ortomolecular: molécula certa no lugar certo. **LP**

Medicina biomolecular: célula certa no organismo certo. **JFJ**

É necessária muita Ciência para cuidar das células.

Referências

1. Cameron E, Pauling L. Ascorbic acid and the glycosaminoglycans. An orthomolecular approach to cancer and other diseases. Oncology. 27:181-92;1973.
2. Cameron E, Rotman D. Ascorbic acid, cell proliferation, and cancer. Lancet. i:542;1972.
3. Everson TC, Cole WH. Spontaneous regression of cancer: preliminary report. Ann Surg. 144:366-83;1956.
4. Glick D. Hyaluronidase inhibitor of human blood serum in health and disease. J Mt Sinai Hosp. 17:207-28;1950.
5. Hadidian Z, Mahler IR, Murphy MM. Properidine system and non-specific inhibitor of hyaluronidase. Proc Soc Exp Biol Med. 95:202-3;1957.
6. Havas HF, Donnelly AJ. Mixed bacterial toxins in the treatment of tumors. III. Effect of tumors removal on the toxicity and mortality rate in mice. Cancer Res. 21:17-25;1961.
7. Klenner FR. Observations on the dose and administration of ascorbic acid when employed beyond the range of a vitamin in human pathology. J Appl Nutr. 23:61-88;1971.
8. Mathews MB, Dorfman A. Inhibition of hyaluronidase. Physiol Rev. 35:381-402;1955.
9. McCormick WJ. Cancer: a collagen disease, secondary to a nutritional deficiency? Arch Pediatr. 76:166-71;1959.
10. McCormick WJ. Ascorbic acid as a chemotherapeutic agent. Arch Pediatr. 69:151;1952.
11. Stoll B. Endocrine therapy in malignant disease. London: Saunders; 1972.

CAPÍTULO 21

Epigenética no câncer: METILAÇÃO

Ao chegar no estado de quase-morte as células em sofrimento metilam a zona CpG do DNA e promovem proliferação celular e diminuição da apoptose. Devemos demetilar, retirar radical metila (CH3) da zona promotora CpG para provocar inibição da proliferação celular neoplásica e aumentar a apoptose e a diferenciação celular

José de Felippe Junior

O epigenoma é a interface entre o meio ambiente e o genoma.

Da mesma forma que o genoma, a expressão do epigenoma depende de energia eletrônica proveniente da glicólise anaeróbia – ATP glicolítico.

No pensamento clássico. O tratamento epigenético dos mais variados tipos de câncer está sendo utilizado nos últimos anos, principalmente nos casos não responsivos à quimioterapia e radioterapia. O tratamento consiste em "acordar" genes supressores de tumor silenciados pela própria doença com o emprego de agentes demetiladores (inibidores das DNA metiltransferases) e acetiladores (inibidores das histonas desacetilases) da zona promotora CpG, citosina-par-guanina. Entretanto, a sobrecarga emocional que acomete o paciente ao receber a notícia de seu diagnóstico provoca intenso estresse cerebral pautado pelo estresse oxidativo, o qual promove quase de imediato o silenciamento da transcrição de vários tipos de genes. O "adormecimento" dos genes é mecanismo de defesa para eles não morrerem do estresse oxidativo. A consequência clínica deste "adormecimento" são os sintomas e sinais de depressão e a consequência bioquímica é o silenciamento dos genes supressores de tumor. Assim sendo, as células doentes que chamam de câncer ficam mais aptas de proliferar. Dessa forma, o mais racional é instituirmos a estratégia epigenética no início da abordagem terapêutica.

Postergar esta estratégia é perder tempo precioso e desrespeitar a bioquímica individual.

A recente explosão de conhecimentos sobre como a organização da cromatina modula a transcrição dos genes, clareou os mecanismos epigenéticos da iniciação e progressão do câncer. Eventos epigenéticos são alterações na expressão dos genes sem a mudança da sequência dos códigos do DNA, isto é, sem mutação. Essas alterações epigenéticas afetam cada etapa da progressão do tumor e em particular a hipermetilação aberrante das regiões promotoras CpG está associada com o inapropriado silêncio transcricional de genes supressores do câncer.

Não é bem assim. A metilação da zona CpG ativa os genes de sobrevivência, genes colocados em ação para que as células em estado de quase-morte possam sobreviver. Este é um fator biológico de sobrevivência celular que acontece concomitantemente por dois mecanismos: metilação e desacetilação.

A metilação e a desacetilação são mecanismos precoces que permitem a sobrevivência das células em sofrimento: proliferação celular e diminuição da apoptose. Lembrar que essas células estão em sofrimento por alguma causa.

Devemos no tratamento demetilar e acetilar, empregando, respectivamente, inibidores das DNA-metiltransferases e inibidores das histonas desacetilases.

Como é possível pensar que em uma Evolução de 3,8 bilhões de anos poderíamos selecionar genes supressores de tumor. Absurdo biológico.

Selecionamos sim foram os genes de sobrevivência celular.

Na mesma linha de raciocínio.

Pergunta: O que são oncogenes?

Resposta 1: São genes que promovem o câncer. ERRADO.

Resposta 2: São genes colocados em ação para as células, em profundo sofrimento, sobreviverem. CERTO. Dessa forma, de maneira alguma deveríamos chamá-los de oncogenes.

Os genes de sobrevivência celular são justamente aqueles que regem a glicólise anaeróbia.

Entretanto, vamos continuar o modo de pensar dos pesquisadores clássicos.

Nos últimos 15 anos, Greger, Jones, Baylin, Esteller e outros têm demonstrado como fator comum do câncer humano o silêncio transcricional de genes supressores de tumor, tais como $p16^{INK4a}$, hMLH1, BRCA1, todos associados com a hipermetilação das ilhas CpG da região promotora desses genes.

Foi Greger em 1989 que primeiro descobriu a metilação de uma ilha CpG de um gene supressor do câncer humano, o gene retinoblastoma (pRb). Entretanto, somente em 1994 surgiu a ideia que a hipermetilação da região promotora da ilha CpG (Citosina par com Guanina) poderia ser um mecanismo inativador de genes no câncer. A origem da verdadeira explosão de conhecimentos sobre eventos epigenéticos no câncer aconteceu no laboratório de Stephen Baylin e Peter Jones. Esses pioneiros descobriram que a hipermetilação da Citosina nas ilhas CpG é mecanismo de inativação do gene $p16^{INK4a}$, gene supressor de tumor no câncer humano.

São duas as vias epigenéticas de controle transcricional, a metilação do DNA e a desacetilação das histonas do DNA. A hipermetilação é considerada o mais importante mecanismo de inativação de genes supressores de tumor, entretanto as duas vias trabalham em conjunto.

Nos últimos anos tornou-se evidente que a metilação aberrante das regiões promotoras está associada com a perda de função dos genes supressores de tumor, o que proporciona vantagens de sobrevivência para as células neoplásicas (mecanismo epigenético), da mesma forma que as mutações também trazem vantagens para elas (mecanismo genético).

Diferente dos eventos mutagênicos, os eventos epigenéticos no câncer podem ser revertidos restaurando a função das vias de controle chave das células neoplásicas e pré-neoplásicas, o que vai diminuir a proliferação das células tumorais.

Embora existam diferenças, dependendo do tipo de tumor, todas as neoplasias humanas possuem múltiplos genes supressores de tumor afetando diferentes vias celulares, que são simultaneamente inativadas no mesmo tumor e que contribuem para o fenótipo neoplásico.

A hipermetilação da ilha CpG foi descrita em quase todos os tipos de tumores e muitas vias celulares são inativadas por esse tipo de alteração epigenética:

1. Reparação do DNA (hMLH1, MGMT).
2. Ciclo celular ($p16^{INK4a}$, $p15^{INK4b}$, $p14^{ARF}$).
3. Apoptose (DAPK).
4. Aderência celular (CDH1, CDH13).
5. Desintoxicação (GSTP1) etc.

Sabemos pouco sobre os mecanismos de metilação aberrante e porque certos genes são silenciados e outros não. Existe uma lista enorme de genes que são inativados por metilação aberrante das ilhas CpG. A grande maioria dessas ilhas, entretanto, estão completamente não metiladas nos tecidos normais e, portanto, funcionantes.

No genoma dos mamíferos a metilação ocorre somente nas citosinas que estão localizadas próximas das guaninas de um dinucleotídeo CpG. A maioria das ilhas CpG estão localizadas na região promotora de metade dos genes do genoma dos mamíferos e estão geralmente não metiladas nas células normais, como já escrevemos. Entretanto, no câncer a hipermetilação destas regiões promotoras é a alteração epigenética mais importante e mais frequente, ocorrendo em praticamente todos os tipos de neoplasias. A hipermetilação da região promotora está associada com o silêncio transcricional inapropriado dos genes supressores do tumor e para muitos autores é o único mecanismo de perda da função de muitos genes nos tumores.

A metilação da citosina é catalisada pela DNA (citosina-5) metiltransferase, um grupo de várias enzimas correlacionadas. A S-adenosil-metionina serve como doadora de radicais metila nas reações de transmetilação e essa é competitivamente inibida pela S-adenosil-homocisteína. A metilação do DNA também pode ser inibida por inibidores não específicos das reações de transmetilação.

Sequências de DNA hipometilado se correlacionam com a expressão gênica e as sequências de DNA metilado se correlacionam com a supressão gênica.

Reativação de genes silenciados

O achado de que muitos genes controladores da homeostase celular podem ser silenciados no câncer, por alterações estruturais da cromatina envolvendo a metilação do DNA, encorajou os pesquisadores a procurar agentes para reverter este processo e assim restaurar as principais vias sinalizadoras das células.

A liberação da repressão de genes supressores de tumor e dos genes do ciclo celular provoca a inibição do crescimento tumoral.

Muitos autores acreditam que os agentes demetilantes podem reativar genes silenciados também nas células normais, porém, sabe-se muito pouco sobre o espectro de genes que seriam atingidos.

É digno ressaltar que a retirada do agente demetilante, pode provocar a "*de novo* metilação" e o re-silenciamento do gene-alvo. Essa "de novo-metilação" das ilhas CpG ocorre na fase precoce da carcinogênese e muito interessante, pode ser detectada no epitélio normal de pacientes como um processo associado ao envelhecimento ou à inflamação.

O alvo dos agentes demetilantes são as ilhas CpG da região promotora do DNA, com a finalidade de "acordar" ou melhor reativar os genes supressores de tumor silenciados pela metilação.

Agentes demetilantes no câncer

Os meios de se interferir com a metilação do DNA são:

1. Inibição da atividade das enzimas DNA-metiltransferases.
2. Diminuição do *pool* intracelular de S-adenosil-metionina.
3. Aumento do inibidor competitivo, S-adenosil-homocisteína.
4. Indução de inibidores não específicos das DNA-metiltransferases.

a) 5-Azacitidina

Este nucleotídeo é um poderoso inibidor da metilação do DNA e já se demonstrou que funciona como agente antiproliferativo. Ele é incorporado nos ácidos nucleicos das células em divisão onde inibem as metiltransferases do DNA.

Os análogos dos azanucleotídeos, cujo protótipo é a 5-azacitidina são instáveis em solução aquosa e provocam efeitos colaterais sérios como a mielossupressão. Parece que baixas doses são tão eficazes ou até mais eficazes que as altas.

Este grupo de agentes demetilantes é sinérgico com os desacetilantes de histonas, substâncias que também funcionam "acordando" genes silenciados.

Em 2002, Rhee e Bachman observaram drástica redução do crescimento tumoral em células do câncer colorretal, inibindo as DNA-metiltransferases, o que provocou demetilação e reativação do gene supressor do ciclo celular, o gene p16^{INK4a}.

Os nucleotídeos provocam efeitos colaterais nos seres humanos, tais como, trombocitopenia e neutropenia, por efeito citotóxico devido à incorporação da droga no DNA, independentemente do seu efeito hipometilante.

b) Procainamida

Em 1988, Cornacchia e, em 1991, Scheinbart assinalaram a procainamida como um inibidor não nucleosídeo da metilação do DNA.

A procainamida, muito usada como antiarrítmico cardíaco em passado recente é um inibidor não competitivo das enzimas metiltransferases do DNA e já se comprovou seu efeito na reativação da transcrição do gene p16^{INK4a} em células do câncer de próstata humano, implantado em camundongo.

Em 1991, Lee Scheinbart escreve artigo discorrendo pela primeira vez, sobre o papel da procainamida em inibir as metiltransferases do DNA. Em seu estudo utilizou linhagem de células de leucemia humana, *T cell Jurkat*.

O autor mostrou que a procainamida inibe as DNA-metiltransferases em concentrações baixíssimas, da ordem de 10^{-7} a 10^{-10} molar *in vitro*. Na prática clínica a procainamida em doses habituais atinge a concentração de 10^{-5} molar, sugerindo que inibição semelhante também esteja ocorrendo *in vivo*.

Scheinbart mostrou que a procainamida inibe as DNA-metiltransferases de modo reversível e que ela não afeta os níveis intracelulares de S-adenosil-metionina, de S-adenosil-homocisteína ou de substâncias inibidoras inespecíficas.

Conhecemos outra hipótese sobre o mecanismo de ação da procainamida que poderia envolver o seu efeito sobre a membrana celular. A procainamida aumenta a polarização da membrana (hiperpolariza), sendo possível que essa alteração acarretaria a demetilação do DNA.

É característico do câncer de próstata humano conter ilhas CpG hipermetiladas que abrangem a região transcripcional reguladora da glutationa S-transferase (GSTP1), alteração somática mais comum do genoma neste câncer. Ela ocorre nos estágios precoces da carcinogênese prostática humana e resulta na perda da função protetora do GSTP1, deixando as células prostáticas com defesa inadequada contra os agentes carcinogênicos oxidantes e eletrofílicos. Em 2001, Lin mostra que a procainamida reverte a hipermetilação da ilha CpG do GSTP1 e restaura a sua expressão na linhagem de câncer de próstata LNCaP tanto *in vitro* como *in vivo*.

c) Procaína

A procaína e a procainamida são derivados do ácido 4-aminobenzoico; a primeira é um éster com o 2-dietilaminoetanol e a segunda é uma amida com o 2-dietilaminoetilamina. Esses compostos são semelhantes, porém possuem ações distintas em suas interações com proteínas, DNA e outras biomoléculas.

Em 2001, Lin e Asgari demonstram em células do câncer de próstata, que a procaína provoca hipometilação global do DNA e restaura a expressão do gene detoxicante GSTP1 que havia sido silenciado por hipermetilação.

Em 2003, a pesquisadora Ana Villar-Garea prova que a procaína é um agente demetilante do DNA com efeito inibitório sobre o crescimento e proliferação de células cancerosas humanas.

Villar-Garea testou a procaína em células do câncer de mama humano (MCF-7) constatando que tal agente demetilante de DNA provoca 40% de redução da 5-metilcitosina das ilhas CpG do DNA. Essa conclusão foi alcançada empregando 3 tipos diferentes de metodologia: HPLC, eletroforese e digestão enzimática total do DNA.

A procaína também pode demetilar as ilhas CpG densamente hipermetiladas, como aquelas localizadas na região promotora do gene RARbeta2, restaurando a expressão gênica de genes epigeneticamente silenciados. Esta propriedade pode ser explicada pelos achados da pesquisadora de que a procaína se liga fortemente ao DNA rico em CpG.

Finalmente a autora demonstrou que a procaína suprime o crescimento das células do câncer de mama humano simultaneamente com a ocorrência dos eventos demetilantes.

A procaína possui efeitos inibitórios do crescimento nas células do câncer de mama associado com a parada do ciclo celular, na fase M da mitose. Não foi observado apoptose, neste tipo de experimento, com a técnica empregada (técnica do TUNEL).

A procaína para o crescimento das células neoplásicas *in vitro*, o que pode explicar o porquê da procaína aumentar a atividade antitumoral de vários quimioterápicos convencionais, como a cisplatina, mitomicina C, peplomicina e doxorrubicina.

A procaína aumenta a sensibilidade das células neoplásicas à radioterapia e também aumenta a morte de tais células quando submetidas à hipertermia.

A procaína não é incorporada, ela apenas se liga ao DNA, o que faz desta droga um exemplo de agente que demetila o DNA e reativa genes metilados com muito menos efeitos tóxicos que os nucleosídeos, os quais se incorporam na molécula do DNA.

A dose que provoca demetilação e efeitos inibitórios sobre o crescimento neoplásico é da mesma ordem de grandeza que aquelas empregadas juntamente com a quimioterapia ou a radioterapia. Digno de se ressaltar: a procaína protege o indivíduo contra os efeitos nefrotóxicos e hepatotóxicos da quimioterapia e também aumenta a eficácia da radioterapia, enquanto protege as células normais dos seus efeitos ionizantes prejudiciais.

Em 1990, Mauro Esposito, médico italiano, ressalta que a procaína aumenta a eficácia da cisplatina em células leucêmicas P388 empregando a procaína tanto por via oral como intravenosa em camundongos.

d) Hidralazina

Em 1988, Elizabeth Cornacchia mostra que a hidralazina e a procainamida inibem a metilação do DNA em linfócitos T. Tanto a hidralazina, como a procainamida podem induzir o aparecimento de síndrome *lupus-like* e possivelmente a inibição da metilação do DNA induza a autorreatividade de linfócitos T produzindo assim a doença referida.

A 5-azacitidina, a procainamida e a hidralazina compartilham as propriedades de inibir a metilação do DNA e induzir a autorreatividade de linfócitos T humanos.

A hidralazina e a procainamida são menos eficazes em inibir a metilação da citosina quando comparadas com a 5-azacitidina. Seus efeitos se assemelham aos de outros inibidores da metilação do DNA, como os benzopirenos e a novobiocina.

A hidralazina possui também uma ação do tipo retardado, sugerindo que um de seus metabólitos também possua efeito inibidor da metilação.

As doses de hidralazina usadas em clínica atingem níveis séricos de 0,5 a 5micromol/l, o suficiente para apresentar os efeitos aqui descritos.

e) Agentes demetilantes em conjunto com agentes acetilantes

Existe uma conexão dinâmica entre os dois processos epigenéticos no câncer, a metilação do DNA e a desacetilação das histonas, ambos envolvidos no silêncio da expressão de genes supressores do câncer.

Em 1999, Elizabeth Cameron descreveu inibidor específico da histona desacetilase, a *trichostatina* (TSA), a qual *in vitro* consegue reverter a expressão de genes silenciados. Sozinho o TSA não consegue suprarregular a expressão de genes metilados, entretanto após mínima demetilação e leve reativação gênica na presença de baixas doses de 5-aza-2'-deoxicitidina, o TSA provoca robusta reexpressão dos genes.

Conclusão

O uso de agentes interferindo na epigenética é crucial no tratamento dos pacientes com câncer.

Referências

1. Cameron EE, Bachman KE, Myohanen S, et al. Synergi of demethylation and histone deacetylase inhibition in the re-expression of genes silenced in cancer. Nat Genet. 21:103-7;1999.

2. Cornacchia E, Golbus J, Maybaum J, et al. Hydralazyne and procainamide inhibit T cell DNA methylation and induce autoreactivity. J Immunol. 140:2197-200;1998.
3. Dallol A, Krex D, Hesson L, et al. Frequent epigenetic inactivation of the SLIT2 gene in gliomas. Oncogene. 22(29):4611-6;2003.
4. Espósito M, Fulco RA. Improved therapeutic index of cisplation by procaine hydrochloride. MEDLINE. 82(8):677-84;1990.
5. Esteller M. DNA methylation patterns in hereditary human cancers mimic sporadic tumorigenesis. Hum Mol Genet. 10:3001-7;2001.
6. Esteller M, Corn PG, Baylin SB, Herman JG. A gene hypermethylation profile of human cancer. Cancer Res. 61:3225-9;2001.
7. Esteller M. Promoter hypermethylation and BRCA1 inactivation in sporadic breast and ovarian tumors. J Natl Cancer Inst. 92:564-9;2000.
8. Esteller M. CpG island hypermethylation and tumor suppressor genes: a booming present, a brighter future. Oncogene. 21:5427-40;2002.
9. Esteller M. hMLH1 promoter hypermethylation is an early event in human endometrial tumorigenesis. Am J Pathol. 155:1767-72;1999.
10. Garea AV, Fraga MF, Espada J, Esteller M. Procaine is a DNA-demethylating agent with growth-inhibitory effects in human cancer cells. Cancer Res. 63(16):4984-9;2003.
11. Hidvegi EJ, Yatvin MB, Dennis WH, Hidvegi E. Effect of altered membrane lipid composition and procaine on hyperthermic killing of ascites tumor cells. Oncology. 37:360-3;1980.
12. Ho JJ, Han SW, Pan PL, et al. Methylation status of promoters and expression of MUC2 and MUC5AC mucins in pancreatic cancer cells. Int J Oncol. 22(2):273-9;2003.
13. Issa JP. Aging, DNA methylation and cancer. Crit Rev Oncol Hematol. 32:31-43;1999.
14. Issa JP. Methylation of the oestrogen receptor CpG insland links ageing and neoplasia in human colon. Nature Genet. 7:536-40;1994.
15. Johanning GL, Piyathilake CJ. Retinoids and epigenetic silencing in cancer. Nutr Rev. 61(8):284-9;2003.
16. Jones PA. Effects of 5-azacytidine and its 2'-deoxyderivative on cell differentiation and DNA methylation. Pharmacol. Ther. 28:17-27;1985.
17. Jones PA. Baylin SB. The fundamental role of epigenetic events in cancer. Nat Rev Genet. 3(14):415-28;2002.
18. Lin X, Asgari K, Putzi MJ, et al. Reversal of GSTP1 CpG island hypermethylation and reactivation of pi-Class glutathione S-transferase (GSTP1) expression in human prostate cancer cells by treatment with procainamide. Cancer Res. 61:8611-6;2001.
19. Lubbert M. DNA methylation inhibitors in the treatment of leukemias, myelodysplastic syndromes and hemoglobinopathies: clinical results and possible mechanismos of action. Curr Top Microbiol Immunol. 249:135-64;2000.
20. Ludden TM, McNay JL, Shepherd MM, Lin MS. Variability of plasma hydralazine concentrations in male hypertensive patients. Arthritis Rheum. 24:987;1981.
21. Rhee I, Bachman KE, Park BH, Jair, KW, Yen RW, Schuebel KE, Cui H, Feinberg AP, Lengauer C, Kinzler KW, Baylin SB, Vogelstein B. DNMTI and DNMT3b cooperate to silence genes in human cancer cells. Nature (Lond.). 416:552-56; 2002.
22. Scheinbart LS, Johnson MA, Gross LA, Edelstein SR, Richardson BC. Procainamide Inhibits DNA Methyltransferase in a Humam T Cell Line. Jornal Rheumatol. 18:530-4; 1991.
23. Schuster JM, Longo M, Nelson PS. Differential expression of bikunin (HAI-2/PB), a proposed mediator of glioma invasion, by demethylation treatment. J Neurooncol. 64(3):219-25; 2003.
24. Skliris GP, Munot K, Bell SM, Carder PJ, Lane S, Horgan K, Lansdown MR, Parkes AT, Hanby AM, Markham AF, Speirs V. Reduced expression of oestrogen receptor beta in invasive breast cancer and its re-expression using DNA methyl transferase inhibitors in a cell line model. J Pathol. 201(2):213-20; 2003.
25. Strathdee G, Brown R. Epigenetic cancer therapies: DNA methyltransferase inhibitors. – Expert Opin Investig Drugs. 11(6):747-54; 2002.
26. Yau TM, Kim SC. Local anaesthetics as hypoxic radiosensitizers, oxic radioprotectors and potentiators of hyperthermic killing in mammalian cells. Br J Radiol. 53: 687-92; 1980.

CAPÍTULO 22

Epigenética no câncer: DESACETILAÇÃO

Ao chegar no estado de quase-morte as células em sofrimento desacetilam a zona CpG do DNA e promovem proliferação celular e diminuição da apoptose. Devemos acetilar, colocar radical acetila (H3C-C=O) na zona CpG para provocar inibição da proliferação celular neoplásica e aumentar a apoptose e a diferenciação celular

José de Felippe Junior

O epigenoma é a interface entre o meio ambiente e o genoma.

Da mesma forma que o genoma, a expressão do epigenoma depende de energia eletrônica proveniente da glicólise anaeróbia – ATP glicolítico.

No pensamento clássico. O tratamento epigenético dos mais variados tipos de câncer está sendo utilizado nos últimos anos principalmente nos casos não responsivos à quimioterapia e radioterapia. O tratamento consiste em "acordar" genes supressores de tumor silenciados pela própria doença com agentes demetiladores (inibidores das DNA metiltransferases) e acetiladores (inibidores das histonas desacetilases) da zona promotora CpG, Citosina-par-Guanina. Entretanto, a sobrecarga emocional que acomete o paciente ao receber a notícia de seu diagnóstico provoca intenso estresse cerebral pautado pelo estresse oxidativo, o qual promove quase de imediato o silenciamento da transcrição de vários tipos de genes. A consequência clínica deste "adormecimento" são os sintomas e sinais de diminuição da produção de serotonina e dopamina (depressão) e a consequência bioquímica é o silenciamento dos genes supressores de tumor. Assim, as células doentes que chamam de câncer ficam mais aptas para proliferar. Dessa forma, o mais racional é instituirmos a estratégia epigenética no início da abordagem terapêutica.

Postergar esta estratégia é perder tempo precioso e desrespeitar a bioquímica evolutiva.

Eventos epigenéticos são alterações na expressão dos genes sem a mudança da sequência dos códigos do DNA, isto é, sem mutação. Tais eventos são considerados por muitos pesquisadores a força chave no desenvolvimento do câncer, porque as alterações do epigenoma ocorrem em todos os estágios da formação dos tumores, incluindo as fases precoces. Os eventos epigenéticos têm sido reconhecidos como o principal mecanismo envolvido no silêncio de genes supressores de tumor.

Não é bem assim. A desacetilação da zona CpG ativa os genes de sobrevivência, genes colocados em ação para que as células em estado de quase-morte possam sobreviver. Este é um fator biológico de sobrevivência celular, o qual acontece concomitantemente por dois mecanismos: metilação e desacetilação.

A metilação e a desacetilação são mecanismos precoces que permitem a sobrevivência das células em sofrimento: proliferação celular e diminuição da apoptose. Lembrar que essas células estão em sofrimento por alguma causa.

Devemos no tratamento demetilar e acetilar, empregando, respectivamente, inibidores das DNA-metiltransferases e inibidores das histonas desacetilases.

Como é possível pensar que em uma Evolução de 3,8 bilhões de anos poderíamos selecionar genes supressores de tumor. Absurdo biológico.

Selecionamos sim foram os genes de sobrevivência celular.

Na mesma linha de raciocínio.

Pergunta: O que são oncogenes?

Resposta 1: São genes que promovem o câncer. ERRADO.

Resposta 2: São genes colocados em ação para as células em profundo sofrimento sobreviverem. CERTO. Dessa forma, de maneira alguma deveríamos chamá-los de oncogenes.

Os genes de sobrevivência celular são justamente aqueles que regem a glicólise anaeróbia.

Entretanto, vamos continuar o modo de pensar dos pesquisadores de bancada.

A grande importância das alterações epigenéticas reside no fato de que elas podem ser revertidas pelo emprego de moléculas pequenas, constituindo-se assim em alvos promissores para o desenvolvimento de drogas ou procedimentos dietéticos para a prevenção e o tratamento do câncer.

São duas as alterações epigenéticas de controle transcricional: a metilação do DNA e a desacetilação das proteínas histonas do DNA. Essas duas vias de controle do epigenoma estão integralmente ligadas. Sendo a metilação a mais importante.

As proteínas histonas servem como blocos de construção para empacotar o DNA eucariótico em unidades de nucleossoma repetitivos que são dobrados em fibras de cromatina de alta ordem. A estrutura da cromatina desempenha importante papel na regulação da expressão dos genes. Cromatina, contendo lisinas hipoacetiladas nas histonas, possui estrutura compacta e, portanto, repressiva para a transcrição. Os inibidores das histonas desacetilases provocam a acetilação das histonas e convertem a cromatina em uma estrutura aberta, ativando vários genes que inibem o crescimento tumoral.

As histonas são suscetíveis a vários tipos de modificações pós-translacionais na sua cauda aminoterminal: acetilação, metilação, fosforilação e ubiquitinação. A acetilação, a mais extensivamente estudada, é controlada por duas famílias de enzimas: as histonas acetiltransferases (acetiladoras) e as histonas desacetilases (desacetiladoras).

Estudos de 1970 indicam que a cromatina ativa é a hiperacetilada, enquanto se torna inativa quando é desacetilada (ou metilada). A acetilação está associada com a remodelação do nucleossoma e com a ativação da transcrição, enquanto a desacetilação se associa com a repressão da transcrição, via condensação da cromatina.

Os ativadores da transcrição se ligam e recrutam a família de enzimas histonas acetiltransferases (acetilação), enquanto os repressores da transcrição interagem com a família de enzimas histonas desacetilases (desacetilação).

Entretanto, quando pensamos em utilizar agentes desacetiladores devemos saber dois fatos importantes. Primeiro, seu uso reativa o ciclo lítico da infecção por Epstein-Barr, exceto quando usamos o ácido valproico.

Segundo, os desacetiladores podem provocar diferenciação das células neoplásicas em células-tronco com alto metabolismo pelo ciclo das pentoses (Debeb, 2016). Aqui devemos utilizar um bom inibidor da G6PD, como o DHEA ou a genisteína para evitar aumento da proliferação celular.

Inibidores da família das histonas desacetilases (HDI)

O ácido valproico é potente inibidor da classe I das histona-desacetilases (HDI) e provoca o acúmulo de histonas acetiladas (radical acetila: $H_3C-C=O$) na zona CpG (citosina par guanina) dos genes. A acetilação das histonas aumenta a expressão de genes supressores de tumor aberrantemente silenciados e a consequência é a drástica diminuição da proliferação celular neoplásica e o aumento do grau de maturação celular (diferenciação) e da apoptose das células neoplásicas.

Em meios de cultura, os inibidores das histonas desacetilases provocam a parada do ciclo celular na fase G1 e/ou G2 do ciclo celular acrescido de apoptose e/ou diferenciação das células transformadas.

Na verdade, os HDI possuem um elenco de atividades antitumorais tanto diretas, como a indução da parada do ciclo celular, o estímulo da diferenciação celular e o aumento da apoptose, quanto indiretas, inibindo a angiogênese tumoral.

A atividade destas substâncias sobre a proliferação neoplásica foi demonstrada em grande variedade de células tumorais humanas:

a) Linhagem de células de tumores sólidos: mama, próstata, pulmão, colorretal, neuroblastoma, gliomas e bexiga.
b) Linhagem de células hematológicas: linfomas, leucemias e mieloma múltiplo.

As histonas desacetilases são constituídas por 3 diferentes classes: I, II e III. A revisão de Kelly e colaboradores de 2002 mostra o local que cada uma dessas enzimas agem nos diferentes cromossomas.

Os seus inibidores mostram largo espectro de atividade e geralmente são capazes de inibir 10 ou mais enzimas das classes I e II.

É importante ressaltar que as células tumorais são muito mais sensíveis à inibição da proliferação e à apoptose do que as células normais e que somente 2 a 14% dos genes são atingidos pela acetilação.

Os inibidores das histonas desacetilases podem ser naturais ou sintéticos. Eles possuem estruturas diversas, indo de compostos muito simples (butirato, ácido valpróico), até compostos bem complexos como o ácido hidroxâmico (ácido suberoilanilido-hidroxâmico ou SAHA).

Os compostos que inibem as histonas desacetilases incluem:

a) Ácidos graxos de cadeia curta: ácido butírico e ácido valproico.
b) Ácidos hidroxâmicos: SAHA, piroxamida, TSA, ácido cinamicobis-hidroxâmico e scriptaid.
c) Tetrapeptídeos cíclicos: trapoxin, apicidin e depsipeptídeo.
d) Benzamidas: MS-275 e outros.

Em estudos *in vitro* com células transformadas, os derivados do ácido hidroxâmico são ativos em concentrações nanomolares e subnanomolares.

Na leucemia aguda, onde a expressão alterada do gene está claramente relacionada ao início e à progressão da doença, o cessar da repressão transcricional possui efeitos clínicos benéficos.

O mecanismo mais simples e quase dogmático para explicar os efeitos antitumorais dos HDI reside na transcrição gênica, porém, isto não foi rigorosamente provado e já se comprovaram outros mecanismos de ação destas substâncias.

Os HDI como monoterapia induzem a parada do ciclo celular, diferenciação celular e mudanças na expressão gênica

Cuidado: teofilina e aminofilina são ativadores das histonas desacetilases.

O tratamento de linhagens de células tumorais com inibidores das histonas desacetilases frequentemente induz a parada do ciclo celular em G1 e diferenciação celular (maturação).

Esses efeitos se correlacionam com a ativação transcricional do CDK-N1A, que codifica o inibidor p21 do CDK de forma independente do p53 (Johnstone, 2003). O aumento da expressão do gene p21 é importante fator de inibição da proliferação das células transformadas. Células desprovidas de p21 são resistentes aos efeitos dos HDI.

A parada do ciclo celular pelos HDI pode também ser mediada pela expressão alterada das ciclinas A, D e p27, provocando a diminuição da atividade da cdk4 e da cdk2. São conhecidos ainda outros mecanismos inibidores do crescimento que induzem outros tipos de genes que regulam o ciclo celular.

Existem outros substratos dos inibidores das histonas desacetilases ao lado das proteínas histonas:

a) Proteína retinoblastoma – pRb. A acetilação da pRb impede a sua fosforilação pelas cdks (quinases dependentes das ciclinas), o que leva ao bloqueio do ciclo celular.
b) Outros fatores de transcrição. Os inibidores das histonas desacetilases também agem em outros fatores de transcrição nucleares, incluindo p53, E2F, GATA1, IIE e IIF.
c) Outro gene afetado é o TBP2, que regula a tiorredoxina. O inibidor SAHA, derivado do ácido hidroxâmico, aumenta a expressão do TBP2, o qual se liga à tiorredoxina e inativa esta importante proteína que regula a oxirredução. Dessa forma, a célula fica mais suscetível ao estresse oxidativo e, como já descrevemos em outros artigos, a oxidação sustentada da célula neoplásica provoca diminuição da proliferação celular e ativa fortemente a apoptose.

Relação dos agentes aceiladores com os metiladores

A inibição das HDAC1 (histona desacetilases1) é importante na estabilização das DNMT1 (DNA metiltransferases 1) (Brodie, 2014).

Mecanismo alternativo de indução da apoptose

Os inibidores das histonas desacetilases induzem apoptose das células cancerosas pela sua habilidade de ativar genes pró-apoptóticos, como o Fas e o Bak, sugerindo mecanismo de regulação transcricional. Entretanto, a apoptose pode vir por outras vias que não a expressão gênica:

a) Os HDI podem promover a acetilação do centrômero e provocar segregação anormal dos cromossomas, o que provocará mitose aberrante e parada do ciclo celular, lesão do DNA e finalmente a apoptose.
b) Os HDI podem ativar a via calpaína/mitocondrial que desencadeia a apoptose.

A seguir vamos transcrever um elenco de mecanismos pelos quais os inibidores das histonas desacetilases podem funcionar na terapia do câncer:

I – Inibição da proliferação celular

a) Aumenta a resposta de receptores nucleares levando à diferenciação.
b) Reversão da repressão por fusão de fatores de transcrição.
c) Indução do p21, parada do ciclo celular em G1 e diferenciação celular.
d) Reativação de genes supressores de tumor que estavam silenciados quando em conjunto com os agentes inibidores das DNA-metiltransferases.
e) Supressão da expressão gênica da telomerase.

II – Indução de apoptose
a) Ativação da apoptose dependente da calpaína/mitocôndria.
b) Ativação e/ou sensibilização do receptor da morte celular.
c) Disfunção mitótica, segregação cromossômica aberrante e lesão do DNA, devido à acetilação do centrômero.
d) Indução da topoisomerase II alterando a sensibilidade do DNA a vários agentes.

III – Outros mecanismos
a) Alteração da sinalização angiogênica, inibindo a angiogênese tumoral.
b) Alteração da função dos microtúbulos.
c) Indução de antígenos MHC na superfície celular que aumentam a resposta imune TH1.
d) Supressão da expressão gênica mediada pela IL-2.

Perspectivas

Os efeitos transcricionais dos inibidores das histonas desacetilases são apenas uma faceta das suas ações. O uso de tais substâncias é promissor na leucemia e nos tumores sólidos porque os efeitos são pleiotrópicos, isto é, agem na diferenciação, na parada do crescimento e na apoptose, além de inibirem a angiogênese tumoral. Nos tumores sólidos a transcrição possivelmente não seja o alvo principal desses inibidores e o mais importante seja na verdade a acetilação dos centrômeros induzindo mitose aberrante com a consequente apoptose.

Os plenos efeitos da estratégia acetiladora somente serão conseguidos com a presença do exército de substâncias demetiladoras, agindo em outros flancos de controle das células neoplásicas. Dessa forma, teremos a ação conjunta dos dois mecanismos chaves que governam o epigenoma das células tumorais.

As células transformadas, caracterizadas pela inapropriada proliferação celular, exibem instabilidade de vários de seus componentes e a cada ano que passa os pesquisadores vêm descobrindo que essas células não perdem a capacidade de responderem a tratamentos para cessar a proliferação, diferenciarem-se e sofrerem apoptose.

Conclusão

Quando tentamos simplesmente matar as células neoplásicas, elas lançam mão de inúmeros mecanismos de defesa para sobreviver. Entretanto, quando usamos medidas que promovem a diferenciação celular, cessa a necessidade de ativar os mecanismos de sobrevivência e, assim, as células neoplásicas se diferenciam, tornam-se maduras e como as células normais caminham para a vida e depois para a natural apoptose, isto é, morrem, são metabolizadas e se tornam substâncias químicas rudimentares e úteis.

A estratégia epigenética reativando genes silenciados é uma das maneiras existentes que proporciona a chance de as células ditas "malignas" se regenerarem, se diferenciarem, se tornarem maduras e pertencerem novamente à comunidade do organismo saudável.

O uso de agentes interferindo na epigenética é crucial no tratamento dos pacientes com câncer.

Referências

1. Benoit G, Roussel M, Pendino F, et al. Orchestration of multiple arrays of signal cross-talk and combinatorial interactions for maturation and cell death: another vision of t (15;17) preleukemic blast and APL-cell maturation. Oncogene. 20:7161-77;2001.
2. Blagosklonny MV. Hormonal and differentiation agents in cancer growth suppression. Methods Mol Biol. 223:505-22;2003.
3. Brodie SA, Li G, El-Kommos A, et al. Class I HDACs are mediators of smoke carcinogen-induced stabilization of DNMT1 and serve as promising targets for chemoprevention of lung cancer. Cancer Prev Res (Phila). Mar; 7(3):351-61. 2014.
4. Butler LM, Zhou X, Xu WS, et al. The histone deacetylase inhibitors SAHA arrests cancer cell growth, up-regulates thioredoxin-binding protein-2, and down-regulates thioredoxin. Proc Natl Acad Sci U S A. 99(18):11700-5;2002.
5. Cameron EE, Bachman KE, Myohanen S, et al. Synergy of demethylation and histone deacetylase inhibition in the re-expression of genes silenced in cancer. Nat Genet. 21:103-7;1999.
6. Carducci MA, Gilbert J, Bowling MK, et al. A Phase I clinical and pharmacological evaluation of sodium phenylbutyrate on an 120-h infusion schedule. Clin Cancer Res. 7:3047-55;2001.
7. Carducci MA, Nelson JB, Chan-Tack KM, et al. Phenylbutyrate induces apoptosis in human prostate cancer and is more potent than phenylacetate. Clin Cancer Res. 2:379-87;1996.
8. Chen GQ, Zhu J, Shi XG, et al. In vitro studies on cellular and molecular mechanisms of arsenic trioxide (As2O3) in the treatment of acute promyelocytic leukemia: As2O3 induces NB4 cell apoptosis with downregulation of Bcl-2 expression and modulation of PML-RAR alpha/PML proteins. Blood. 88:1052-61;1996.
9. Chen JS, Faller DV, Spanjaard RA. Short-chain fatty acid inhibitors of histone deacetylases: promising anticancer therapeutics? Curr Cancer Drug Targets. 3(3):219-36;2003.
10. Chen ZJ, Pikaard, CS. Epigenetic silencing of RNA polymerase I transcription: a role for DNA methylation and histone modification in nucleolar dominance. Genes Dev. 11:2124-36;1997.
11. Cinatl J Jr, Kotchetkov R, Blaheta R, et al. Induction of differentiation and suppression of malignant phenotype of human neuroblastoma BE(2)-C cells by valproic acid: enhancement by combination with interferon-alpha. Int J Oncol. 20:97-106;2002.
12. Davis PK, Brackmann RK. Chromatin remodeling and cancer. Cancer Biol Ther. 2(1):22-9;2003.
13. Debeb BG, Lacerda L, Larson R, et al. Histone deacetylase inhibitor-induced cancer stem cells exhibit high pentose phosphate pathway metabolism. Oncotarget. 7(19):28329-39;2016
14. Driever PH, Knupfer MM, Cinatl J, Wolff JE. Valproic acid for the treatment of pediatric malignant glioma. Klin Padiatr. 211:323-8;1999.

15. Fajas L, Egler V, Reiter R, et al. PPARgamma controls cell proliferation and apoptosis in an RB-dependent manner. Oncogene. 22(27): 4186-93;2003.
16. Fisher J, Carducci M, Baker S, et al. Dose escalation study of oral sodium phenylbutyrate in patients with refractory high grade astrocytomas (HGA): maximum tolerated dose (MTD), toxicity profile, pharmacology, and survival. Proc Am Soc Ciln Oncol. (abstr 645) 19:2000.
17. Gabrielli BG, Johnstone RW, Saunders NA. Identifying molecular targets mediating the anticancer activity of histone deacetylase inhibitors: a work in progress. Curr Cancer Drug Targets. 2(4):337-53;2002.
18. Gilbert J, Baker SD, Bowling MK, et al. A phase I dose escalation and bioavailability study of oral sodium phenylbutyrate in patients with refractory solid tumor malignancies. Clin Cancer Res. 7:2292-300;2001.
19. Goodsell DS. The molecular perspective: histone deacetylase. Oncologist. 8(4):389-91;2003.
20. Gottlicher M, Minucci S, Zhu P, et al. Valproic acid defines a novel class of HDAC inhibitors inducing differentiation of transformed cells. EMBO J. 20:6969-78;2001.
21. Guillemin MC, Raffoux E, Vitoux D, et al. In vivo activation of cAMP signaling induces growth arrest and differentiation in acute promyelocytic leukemia. J Exp Med. 196:1373-80;2002.
22. Han SH, Jeon JH, Ju HR, et al. VDUP1 upregulated by TGF-beta 1 and 1,25-dihydorxyvitamin D3 inhibits tumor cell growth by blocking cell-cycle progression. Oncogene. 22(26):4035-46;2003.
23. Jiang XH Wong BC, Yuen ST, et al. Arsenic trioxide induces apoptosis in human gastric cancer cells through up-regulation of p53 and activation of caspase-3. Int J Cancer. 91:173-9;2001.
24. Jing Y, Wang L, Xia L, et al. Combined effect of all-trans retinoic acid and arsenic trioxide in acute promyelocytic leukemia cells in vitro and in vivo. Blood. 97:264-9;2001.
25. Johnstone RW, Licht JD. Histone deacetylase inhibitors in cancer therapy: is transcription the primary target? Cancer Cell. 4(1):13-8; 2003.
26. Jones, P.L.. Methylated DNA and MeCP2 recruit histone deacetylase to repress transcription. – Nature Genet; 19:187-191, 1998.
27. Karpf AR, Jones DA. Reactivating the expression of methylation silenced genes in human cancer. Oncogene. 21(35):5496-503;2002.
28. Kelly WK, O´Connor OA, Marks PA. Histone deacetylase inhibitors from target to clinical trials. Expert Opin Investig Drugs. 11(12):1695-713;2002.
29. Kim DH, Kim M, Kwon HJ. Histone deacetylase in carcinogenesis and its inhibitors inhibitors as anti-cancer agente. J Biochem Mol Biol. 36(1):110-9;2003.
30. Kopelovich L, Crowell JA, Fay JR. The epigenome as a target for cancer chemoprevention. J Natl Cancer Inst. 95(23):1747-57;2003.
31. Kouraklls G, Theocharis S. Histone deacetylase inhibitors and anticancer therapy. Curr Med Chem Anti-Canc Agents. 2(4):477-84;2002.
32. Liu Q, Hilsenbeck S, Gazitt Y. Arsenic trioxide-induced apoptosis in myeloma cells: p53-dependent G1 or G2/M cell cycle arrest, activation of caspase 8 or caspase 9 and synergy with APO2/TRAIL. Blood. 101:4078-87;2003.
33. Lutter LC, Judis L, Paretti RF. Effects of histone acetylation on chromatin topology in vivo. Mol Cell Biol. 12:5004-14;1992.
34. Marks PA, Miller T, Richon VM. Histone deacetylases. Curr Opin Pharmacol. 3(4):344-51;2003.
35. Marks PA, Richon VM, Rifkind RA. Histone deacetylase inhibitors: inducers of differentiation or apoptosis of transformed cells. J Natl Cancer Inst. 92:1210-6;2000.
36. Marshall JL, Rizvi N, Kauh J, et al. A phase I trial of depsipeptide (FR901228) in patients with advanced cancer. J Exp Ther Oncol. 2(6):325-32;2002.
37. McLaughlin F, Finn P, La Thangue NB. The cell cycle, chromatin and cancer: mechanism-based therapeutics come of age. Drug Discov Today. 8(17):793-802;2003.
38. Miller WH Jr, Schipper HM, Lee JS, et al. Mechanisms of action of arsenic trioxide. Cancer Res. 62:3893-903;2002.
39. Momparler RL. Cancer epigenetics. Oncogene. 22(42):6479-83; 2003.
40. Nan X. Transcriptional repression by the methyl-CpG-binding protein Me CP2 involves a histone deacetylase complex [see comments]. Nature. 393:386-9;1998.
41. Neumeistar P, Albanese C, Balent B, et al. Senescence and epigenetic dysregulation in cancer. Int J Biochem Cell Biol. 34(11):1475-90;2002.
42. Perkins C, Kim CN, Fang G, Bhalla KN. Arsenic induces apoptosis of multidrug-resistant human myeloid leukemia cells that express Bcr-Abl or overexpress MDR, MRP,Bcl-2, or Bcl-x(L). Blood. 95:1014-22;2000.
43. Phiel CJ, Zhang F, Huang EY, et al. Histone deacetylase is a direct target of valproic acid, a potent anticonvulsant, mood stabilizer, and teratogen. J Biol Chem. 276:36734-41;2001.
44. Pili R, Kruszewski MP, Hager BW, et al. Combination of phenylbutyrate and 13-cis retinoic acid inhibits prostate tumor growth and angiogenesis. Cancer Res. 61:1477-85;2001.
45. Rosato RR, Grant S. Histone deacetylase inhibitors in cancer therapy. Cancer Biol Ther. 2(1):30-7;2003.
46. Ruijter AJ, van Gennip AH, Caron HN, et al. Histone deacetylases (HDACs) characterization of the classical HDAC family. Biochem J. 370(Pt 3):737-49;2003.
47. Spira AI, Carducci MA. Differentiation therapy. Curr Opin Pharmacol. 3:338-43;2003.
48. Thiagalingam S, Cheng KH, Lee HJ, et al. Histone deacetylases: unique players in shaping the epigenetic histone code. Ann N Y Acad Sci. 983:84-100;2003.
49. Tong KP, David-Beabes G, Meeker A, et al. Phenylbutyrate has pleiotropic effects on gene transcription and inhibits telomerase activity in human prostate cancer. Anticancer Res. 17:3953-8;2003.
50. Toyota M, Sasaki Y, Satoh A, et al. Epigenetic inactivation of CHFR in human tumors. Proc Natl Acad Sci U S A. 100(13):7818-23;2003.
51. Vigushin DM. FR-901228 Fujisawa/National Cancer Institute. Curr Opin Investig Drugs. 3(9):1396-402;2002.
52. Vigushin DM, Coombes RC. Histone deacetylase inhibitors in cancer treatment. Anticancer Drugs. 13(1):1-13;2002.
53. Yoshida M, Horinouchi S, Beppu T. Trichostation A and trapoxin: novel chemical probes for the role of histone acetylation in chromatin structure and function. Bioessays. 17:423-30;1995.
54. Yoshida M, Shimazu T, Matsuyama A. Protein deacetylases: enzymes with functional diversity as novel therapeutic targets. Prog Cell Cycle Res. 5:269-78;2003.
55. Zhu WG, Otterson GA. The interaction of histone deacetylase inhibitors and DNA methyltransferase inhibitors in the treatment of human cancer cells. Curr Med Chem Anti-Canc Agents. 3(3):187-99;2003.

CAPÍTULO 23

IGF-I – Fator de Crescimento Semelhante à Insulina faz o que sabe fazer: proliferar células. Nas neoplasias impede a apoptose, promove angiogênese tumoral e aumenta as metástases, além de proliferar células: efeito carcinocinético

José de Felippe Junior

Tudo vale a pena se a alma não é pequena. **Fernando Pessoa**

O médico cresce no coração e o fundamento mais valioso de sua arte de curar é o amor. **Paracelso**

Sem fatores causais o câncer não desabrocha com o sistema IGF-I/GH. **JFJ**

O sistema IGF-I/GH não é carcinogênico e sim carcinocinético. **JFJ**

O sistema IGF-I/GH é importantíssimo para a saúde e sobrevivência da nossa espécie. **JFJ**

Os fatores de crescimento são necessários para o desenvolvimento e a regulação dos tecidos normais. O mais importante deles é o IGF-I, considerado um dos principais fatores de sobrevivência celular adquirido nos bilhões de anos de evolução, porque ele aumenta a proliferação celular mitótica e bloqueia a apoptose (Frysty, 2004; Ibrahim, 2004). Esse fator foi crucial para a manutenção da vida no Planeta, como a conhecemos. Entretanto, quando por algum motivo um grupo de células sofre até o "ponto de quase morte" e se transformam em células doentes e neoplásicas, elas tentam a todo custo sobreviver e o sistema IGF-I/GH as auxilia (Felippe Jr, 2015). Dessa forma, esse sistema não é carcinogênico e sim carcinocinético.

São clássicos os conhecimentos sobre o hormônio do crescimento, GH. Ele é produzido na hipófise e depois de transformado em IGF-I no fígado age nos tecidos periféricos. É o lado endócrino do IGF-I, de acordo com a hipótese da somatomedina. Entretanto, a produção de IGF-I não se limita ao fígado, pois ele pode ser produzido localmente: lado autócrino e parácrino desse peptídeo (Sjogren, 1999; Yakar, 1999).

O sistema GH/IGF (*growth hormone/insulin-like growth factor*) desempenha papel no crescimento dos tumores. Evidências experimentais em abundância mostram que esse sistema controla várias vias de sinalização independentes, que culminam no crescimento e manutenção dos mais variados tipos de câncer, incluindo os mais comuns: mama, próstata, pulmão e colorretal.

O sistema GH/IGF promove a progressão do ciclo celular (mitose), impede a execução da apoptose, facilita a angiogênese tumoral, induz a invasão tumoral, assiste os oncogenes na função proliferativa, dificulta a diferenciação celular e provoca resistência ao tratamento habitual anticâncer e o motivo é a sobrevivência das células doentes que chamam de câncer.

O sistema GH/IGF compreende uma família de componentes: o peptídeo GH; dois peptídeos efetores, o IGF-I e o IGF-II; dois receptores de membrana, o IGF-IR e o IGF-IIR; e seis proteínas que se ligam e transportam os IGFs, as IGF-BPs de 1 a 6 (IGF – *binding proteins*). Os mais importantes da família são o IGF-I, o IGF-IR e o IGF-BP-3. Cerca de 90% dos IGFs circulantes estão ligados ao IGF-BP-3.

Na maioria das células, as ações do IGF-I são mediadas pelo seu receptor IGF-IR, que está expresso em todos os tipos de células, com exceção dos hepatócitos e dos linfócitos T (Werner, 1991; Baserga, 1998).

Evidências relacionando o sistema GH/IGF com o câncer

Há mais de 60 anos, observações clínicas indiretas mostravam que mulheres com câncer de mama submetidas à hipofisectomia (diminuição do eixo GH/IGF endócrino) apresentavam melhor prognóstico, que melhoravam ainda mais com a ooforectomia (diminuição de estrogênio).

Outra evidência clínica do papel do IGF-I no desenvolvimento do câncer é que os pacientes com acromegalia, maior produção de GH pela hipófise e consequente maior produção de IGF-I pelo fígado, têm risco maior que a população geral de apresentar vários tipos de câncer, especialmente o colorretal (Cats, 1996; Jenkins, 2000; Jenkins, 2001).

Muito interessante é a constatação que as pessoas mais altas apresentam maior risco de contrair câncer. A explicação aceita é a seguinte: as pessoas que mais cresceram foram aquelas que apresentaram maiores concentrações de IGF-I e insulina na fase pré-adulta, fatores responsáveis pelo desenvolvimento físico acelerado e pela alta estatura. Recente trabalho extenso de revisão apontou para a associação entre a estatura e o risco de câncer, sendo que as pessoas mais altas apresentam risco 20 a 60% maior de contrair câncer dos mais variados tipos (Gunnell, 2001). Giovannucci, em 2004, também mostrou a mesma associação.

Na verdade, o que acontece é a aceleração do processo proliferativo e o mais fácil diagnóstico por imagem, porque o IGF-I é incapaz de transformar uma célula normal em célula cancerosa. É o efeito carcinocinético desse hormônio que torna mais rápido o diagnóstico.

Não existe correlação entre o peso e a altura ao nascer com o sistema IGF-I ou com o aparecimento de câncer na fase adulta (Johnsen, 2004).

Os IGFs e seus receptores estão envolvidos no desenvolvimento de vários tipos de câncer: mama, próstata, pulmão, colorretal, endométrio, osteossarcoma, neuroblastoma, pâncreas, ovário e testículo (Sullivan, 1995; Torestsky, 1996; Sachdev, 2001; Moschos, 2002; Dupont, 2003).

Trabalhos clínicos prospectivos indicam que indivíduos com altos níveis de IGF-I e níveis baixos ou normais de IGFBP-3 apresentam maior risco de contraírem câncer de mama, pulmão e colorretal (Hankinson, 1998; Ma e Pollak, 1999; Giovannucci, 1999; Manousos, 1999). Entretanto, existem controvérsias, pois, enquanto Ma e Pollak, em 1999, verificaram que altos níveis séricos de IGF-I e baixos níveis de IGFBP-3 estão independentemente associados com maior risco de câncer colorretal, el Atiq e colaboradores, em 1994, mostravam que o aumento de IGFBP-3 e não sua diminuição é que estava associado com o maior risco de câncer colorretal. As explicações de Ma e Pollak são mais convincentes.

Na verdade, deve ter acontecido algum erro metodológico de el Atiq porque, recentemente, mostrou-se sem sombras de dúvidas que o aumento do IGFBP-3 é antiproliferativo e pró-apoptótico e consequentemente seu aumento acarreta diminuição do risco de desenvolvimento de câncer (Buckbinder, 1995; Grinberg, 2000).

A exposição crônica a altos níveis de insulina e de IGF-I aumenta o risco de câncer dos mais variados tipos, sendo que a insulina funciona de modo integrado com o IGF-I, promovendo a proliferação celular neoplásica (Giovannucci, 2003; Felippe, 2005). A insulina aumenta a bioatividade do IGF-I porque aumenta sua síntese e diminui seus carregadores plasmáticos (IGFBP-1 e 2). O aumento da insulina e do IGF-I no sangue é catastrófico, pois a insulina ativa a glicólise anaeróbia, motor da mitose e o IGF-I ativa a proliferação celular mitótica, ambos agindo sinergicamente e facilitando o aparecimento do fenótipo neoplásico (Kaaks, 2004).

Não é bem assim, porque todos esses fatores são incapazes de provocar o câncer, entretanto são excelentes agentes proliferativos no câncer já instalado: efeito carcinocinético e não carcinogênico.

Estudos epidemiológicos

Grimberg, em recente revisão, enumerou uma série de estudos *case-control* publicados nos últimos 5 anos, associando altos níveis de IGF-I circulante e o risco para diferentes tipos de câncer (Grimberg, 2003).

Vários estudos epidemiológicos têm sistematicamente apontado que o elevado nível de IGF-I está associado com maior risco de câncer colorretal, próstata, mama e pulmão. Citamos aqui em ordem: 4 estudos de câncer colorretal, 4 de próstata, 4 de mama e 1 de pulmão: Ma, 1999; Peters, 2003; Nomura, 2003; Palmqvist, 2002; Chan, 1998; Chokkalingam, 2001; Stattin, 2000; Shi, 2001; Hankinson, 1998; Kaaks, 2002; Toniolo, 2000; Krajcik, 2002; Yu, 1999.

Em 1998, Chan foi o primeiro a demonstrar a relação entre o IGF-I e o câncer. Das 14.196 amostras de plasma guardadas desde 1982, utilizadas em outro estudo, 520 casos de câncer de próstata surgiram no seguimento subsequente. Desses, 152 tinham plasma suficiente para dosar o IGF-I, o IGF-II e o IGFBP-3. Pela primeira vez na literatura mundial Chan e colaboradores constataram correlação positiva entre os níveis de IGF-I e o risco de câncer de próstata. Quanto aos níveis de IGF-I, os homens no quartil superior apresentavam 4,3 vezes mais risco de desenvolver câncer de próstata quando comparados com o quartil inferior.

Em 2004, Renehan e colaboradores fizeram revisão sistemática e análise de metarregressão de estudos *case-control* e elegeram 21 estudos incluindo 3.609 casos e 7.137 controles. Concluíram que altas concentrações séricas de IGF-I se associam com o aumento do risco de câncer de próstata e também observaram aumento do risco de câncer de mama na pré-menopausa.

Não podemos concordar com a interpretação dos autores sobre: "aumento do risco de câncer" porque o IGF-1 não é carcinogênico.

Não podemos esquecer que determinado fator causal provoca o câncer, o qual é mais precocemente diagnosticado nos pacientes com IGF-1 elevado. Nos pacientes com IGF-I baixo o câncer vai demorar mais para ser diagnosticado por imagem. Novamente afirmamos que o aumento do sistema IGF-1/GH/insulina é incapaz de transformar células benignas em células cancerosas.

Em 2004, Vrieling e colaboradores estudaram o IGF-I e os IGFBPs em relação a alguns hábitos alimentares, em 224 mulheres no período pré-menopausa e 162 no período pós-menopausa com idade variando entre 49 e 69 anos, ambas sem câncer. Os autores constataram que:

a) Na pré-menopausa:
- alta ingestão de álcool se associa com diminuição de IGF-I e aumento de IGFBP-3;
- alta ingestão de soja se associa com altas concentrações de IGFBP-2 (2,5g/dia: 3% de aumento) e, portanto, menor IGF-1.

b) Na pós-menopausa:
- alta ingestão de álcool se associa com baixos níveis de IGFBP-1 (1,4 a 20g/dia: 20% de diminuição) e tendência a aumento do IGF-1;
- alta ingestão de lignanos de plantas se associa com altas concentrações de IGFBP-1 (1mg/dia: 59% de aumento) e tendência à diminuição do IGF-1.

Nesse estudo, as calorias totais ingeridas ao dia e a quantidade de proteínas, de fitoestrógenos e de licopeno não se associaram com o IGF-I ou o IGFBP-3.

Lavigne, em 2005, mostrou que as mulheres que estão mantendo o peso na pós-menopausa e que ingerem álcool apresentam menores níveis de IGF-I. Esse resultado é obtido com a ingestão de duas doses de álcool diárias (30g); uma dose somente não provoca diminuição do IGF-I.

Dietas ricas em carboidratos aumentam modestamente e dietas ricas em gordura aumentam muito os níveis de IGF-I (Thissen, 1994). As dietas ricas em carboidratos aumentam a hiperinsulinemia e consigo o aumento do risco de câncer (Felippe, 2005a).

O leite é rico em proteínas e sais minerais, ao lado de possuir IGF-I bovino e em estudos de intervenção alimentar, altas ingestões de leite aumentam os níveis de IGF-I (Heaney, 1999).

Em vegetarianos parece que o leite de soja também mantém o IGF-I em níveis comparáveis aos da carne e dos laticínios (Allen, 2002), porém outros estudos não mostraram efeito das isoflavonas da soja nos níveis de IGF-I e de IGFBP-3, principais elementos da família GH/IGF (Vrieling, 2004). O assunto é controverso, porque, sendo a proteína da soja rica em aminoácidos não essenciais, ela favorece o aumento do glucagon, que no fígado aumenta a produção de IGFBP-1, o que diminui o IGF-I. Acresce que a quantidade relativamente baixa de aminoácidos essenciais da soja diminui a síntese hepática do IGF-I (MaCarty, 1999). A soja e derivados não fermentados realmente diminuem a concentração sérica do IGF-1.

IGF-I circulante (endócrino) e IGF-I local (parácrino e autócrino)

A influência do sistema IGF no desenvolvimento do câncer reflete suas ações sistêmicas (endócrinas) e suas ações locais (autócrina e parácrina).

A maioria dos IGFs circulantes é produzida no fígado em resposta ao estímulo do GH (Arany, 1994). Entretanto, recentemente, Le Roith questionou as ações endócrinas clássicas do sistema GH/IGF e deu maior valor às ações autócrinas e parácrinas do IGF-I no crescimento e desenvolvimento normais (Le Roith, 2001). Esses efeitos locais foram também considerados importantes para facilitar a neovascularização tumoral (Bustin, 2002).

A indicação de que o IGF-I local contribui para manter os níveis circulantes de IGF-I de maneira independente do GH produzido pela hipófise é o fato de as pessoas com hipofisectomia total apresentarem níveis circulantes de IGF-I próximos do normal ou mesmo normal (in Jenkins, 2004).

Um dos fatores que aumenta a produção hepática de IGF-I é o PTH, hormônio da paratiroide. Estudos epidemiológicos revelam que a baixa exposição à luz solar, a deficiência de vitamina D e a deficiência de cálcio se associam com o aumento do risco de câncer de mama, de próstata e de cólon. Sabe-se que todos esses fatores provocam o aumento da secreção de PTH e acredita-se que esse hormônio seja um promotor do câncer funcionando indiretamente, aumentando a produção do IGF-I hepático (McCarty, 2000).

Resumindo, os IGFs são os fatores de crescimento mais abundantes na circulação e produzidos virtualmente por todos os tecidos e agem de maneira endócrina, autócrina e parácrina. De maneira geral, normalmente 75% dos IGFs são produzidos pelo fígado (Yakar, 2002).

IGF-I e seu receptor IGF-IR

As funções do IGF-I como fator de sobrevida celular agindo como agente mitógeno e antiapoptótico estão bem descritas na literatura (Jenkins, 2004). O IGF-IR é o mediador da maioria das ações do IGF-I e do IGF-II.

O IGF-IR desempenha importante papel no fenótipo transformado (neoplásico). Possui forte atividade antiapoptótica, sendo que sua sub-regulação provoca maciça apoptose das células neoplásicas. Nos últimos anos, o IGF-IR emergiu como receptor de características únicas, pois ele é considerado o receptor da mitogênese, da transformação e da proteção contra a apoptose (sem desprezar o receptor de membrana da insulina). Ele também diminui a adesão celular facilitando o aparecimento de metástases (Baserga, 2003; Salerno, 2002).

O IGF-IR, juntamente com o receptor da insulina (IRS-1) com o qual compartilha uma homologia de 70%, compreende o receptor tipo II da família das tirosinas quinases, as quais estão envolvidas na proliferação celular. A ativação do IGF-IR pelo IGF-I provoca rápida fosforilação da tirosina, a qual estimula várias vias de sinalização e transdução que facilitam a proliferação celular (mitogênese).

O gene p53 selvagem ou nativo é talvez o mais importante fator supressor de tumor existente em nossas células. Pois bem, o gene p53 selvagem sub-regula a expressão do IGF-IR protegendo nosso corpo contra a proliferação celular e o gene p53 mutante super-regula o IGF-IR facilitando a proliferação celular (Werner, 1996). Infelizmente quase 50% dos tumores humanos apresentam o gene p53 mutante.

IGFBP-3

Outro efeito do gene p53 nativo é induzir a produção de IGFBP-3, o qual, apenas recentemente, descobriu-se que possui duas funções, isto é, além de ser o principal carregador do IGF-I diminuindo sua concentração sérica ele próprio possui efeitos apoptóticos diretos (Grinberg, 2000; Buckbinder, 1995).

Dessa forma, o IGFBP-3 desempenha funções independentes, participando ativamente nas vias apoptóticas de sinalização desencadeadas pelo p53, tais como WT-1 (Dong, 1997), citocinas (Rajah, 1997; Katz, 1999; Rozen, 1998) e ácido retinoico (Gucev, 1996; Hwa, 1997; Han, 1997), funcionando como fator de proteção contra os efeitos proliferativos do IGF-I e do GH.

Em recente revisão, mostrou-se que, além de induzir a apoptose, o IGFBP-3 possui efeitos diretos na inibição da proliferação celular. Vários trabalhos clínicos citados na revisão mostraram que pessoas com altos níveis de IGFBP-3 apresentam menor risco de apresentar câncer de mama, de próstata, de pulmão e colorretal (Ali, 2003).

O intracelular dos tumores é alcalino, enquanto o meio intersticial é ácido. *In vitro* mostrou-se que o interstício com pH de 5,8 acontece aumento da ligação do IGF-I à sua proteína transportadora o IGFBP-3 e não ao receptor IGF-IR e essa ligação não possui efeito na proliferação celular (Forsten, 2001).

Resumindo, o IGFBP-3, além de diminuir a concentração de IGF-I circulante, apresenta efeitos diretos inibindo a proliferação celular e induzindo a apoptose das células tumorais.

Proliferação celular neoplásica – ciclo celular e o sistema IGF

As neoplasias são caracterizadas pela proliferação celular anormal, resultado de alterações dos mecanismos que regulam o ciclo celular. O conhecimento dos fatores que interferem em tais mecanismos é de grande valor para podermos interferir na evolução do processo de carcinogênese, isto é, na prevenção e no tratamento do câncer (Sandhu, 2000; Sherr, 2000; Malumbres, 2001).

A seguir veremos os efeitos do sistema IGF sobre os vários componentes do ciclo celular de acordo com revisão feita por Dupont e colaboradores em 2003.

O ciclo celular é composto por 5 fases:
1. Fase G0: fase de quiescência (não reprodução).
2. Fase G1: fase de pré-síntese de DNA.
3. Fase S: fase de síntese de DNA e de replicação de cromossomos.
4. Fase G2: fase do intervalo pré-mitótico.
5. Fase M: fase da mitose.

O sistema IGF age em todas as fases do ciclo celular promovendo e acelerando cada uma delas, facilitando, dessa maneira, a proliferação mitótica.

Fase G0/G1

Antes de entrar na fase S do ciclo celular, as células precisam acumular material translacional suficiente, principalmente para formar ribossomos e assim proporcionar o processamento rápido das transcrições do ciclo celular. A biogênese dos ribossomos é a chave da proliferação celular e ocorre na fase G1.

O IGF-I ativa a P70S6 quinase que promove a fosforilação da proteína S6 do ribossomo e facilita a passagem da fase G0 para a G1. Assim, o IGF-I ativa a biogênese dos ribossomos.

Fase G1/S

Nas células normais, a transição da fase G1 para S requer a atividade de duas classes de CDKs (*ciclin dependent kinases*): CDK4/6 e CDK2. As CDK4/6 agem nas fases iniciais hiperfosforilando a proteína retinoblastoma, liberando fatores de transcrição e contribuindo para a ativação das quinases necessárias para a progressão da fase G1 para S. A CDK2 é necessária para completar a fase G1 e iniciar a fase S.

Os IGFs aumentam a proliferação celular regulando a expressão e a atividade de várias moléculas envolvidas na progressão G1/S do ciclo celular. O sistema IGF age principalmente ativando as CDKs (*ciclin dependent kinases*) e inibindo as CDKIs (*ciclin dependent kinase inhibitors*).

Fase G2/M

A célula que completou a fase S de síntese de DNA passará para a fase M de mitose sem a necessidade de fatores de crescimento (IGFs). Entretanto, a falta de IGFs retarda profundamente a fase G2 e assim os IGFs também são necessários para a passagem G2/M.

Dessa forma, os IGFs são importantes, como já comemtamos, em todas as fases do ciclo celular.

Apoptose e o sistema IGF

O IGF-I é um poderoso agente antiapoptótico, funcionando em várias frentes do campo de batalha para a sobrevivência das células doentes neoplásicas, que chamam de células malignas.

Acredita-se que as células tumorais apresentem um bloqueio de diferenciação que as torna menos suscetíveis que as células normais à indução de apoptose. Na verdade, as células tumorais selecionam mecanismos que inibem a apoptose e promovem a sobrevivência por meio de vias como IGF-I/IGF-IR.

O IGF-I super-regula a expressão da proteína antiapoptótica Bcl-xl, fosforila a pró-caspase-9 impedindo sua ativação em caspase-9 (potente agente apoptótico) e impede a progressão da cascata das caspases agindo sobre a caspase-3. Todos esses fatores impedem a apoptose da célula tumoral (Parrizas, 1997). O IGF-I também protege as células do câncer de cólon de sofrerem apoptose pelo fator de necrose tumoral-TNF-alfa (Remacle-Bonnet, 2000).

Outro modo de ação do IGF-I é ativar a via PI3K/Akt que protege as células tumorais da apoptose (Kulik, 1997; Peruzzi, 1999; Kulik, 1998).

Angiogênese e o sistema IGF

Tumores acima de certo tamanho dependem da formação de novos vasos para continuarem a crescer, sendo o VEGF (*vascular endothelial growth factor*) o principal fator que facilita esse processo. Sabe-se que a sinalização através do receptor IGF-IR aumenta a expressão do VEGF em nível de transcrição e de estabilização de RNA mensageiro, facilitando o processo de neovascularização tumoral (Akagi, 1998). O mecanismo parece envolver a via MAPK por ativação do fator-1 induzível pela hipóxia (Fukuda, 2002).

Metástases e o sistema IGF

O IGF-I regula a motilidade das células do câncer de mama ativando o receptor 2 da insulina na membrana celular (IRS-2). O IGF-I também estimula a migração de vários tipos de células, propiciando o aumento numérico das metástases (Jackson, 2001).

Linhagens de células de câncer de próstata metastáticas em osso de rato expressam até 100 vezes mais receptores de IGF-I do que suas parentes não metastáticas (Rubin, 2004).

A administração de IGF-I a animais com câncer de cólon aumenta o potencial metastático do tumor, sendo o processo acompanhado pelo aumento da expressão do VEGF (Wu, 2002).

Interação IGF-I e hormônios sexuais: estrógenos e andrógenos

O IGF-I promove a progressão do ciclo celular por seus próprios méritos e também pela interação com outras moléculas, como os estrógenos e os andrógenos.

O IGF-I e o IGF-II são potentes agentes mitógenos para o câncer de mama e o de próstata, agindo sinérgica ou aditivamente aos estrógenos e aos andrógenos, respectivamente.

Os estrógenos e a família IGF-I/GH funcionam em conjunto estimulando a proliferação do epitélio mamário normal, aumentando a proliferação celular (Laban, 2002).

O tamoxifeno, antagonista do estrógeno, bloqueia a proliferação de células do câncer de mama mediada pelo IGF-I *in vitro* e diminui os níveis sanguíneos do IGF-I *in vivo* (Guvakova, 1997; Bonanni, 2001). Este último efeito é devido ao fato de o tamoxifeno aumentar as ações da somatostatina e inibir diretamente a expressão do IGF-I, além de outros efeitos na família IGF/GH, acrescido das ações em receptores (Tannenbaum, 1992; Huynh, 1993). É uma pena que o tamoxifeno possua tantos efeitos colaterais e estatisticamente diminui o risco de aparecimento de recidiva do câncer de mama em apenas 9 entre 1.000 mulheres (Aggarwal, 2010) e mesmo assim continua sendo prescrito de rotina. Ele também aumenta o risco de câncer de endométrio, de trombose etc.

Conclusão

Todos os mecanismos de sobrevivência das células cancerosas, incluindo o sistema IGF-I/GH/insulina, foram adquiridos pelas células normais durante o processo evolutivo, com a finalidade de se manterem vivas, apesar das condições desfavoráveis do meio ambiente. As células doentes que chamam de malignas usam todos esses mecanismos adquiridos em 3,8 bilhões de anos de evolução simplesmente para sobreviverem.

Fatores de agressão do mais alto grau, como a quimioterapia e a radioterapia, desencadeiam e exacerbam esses mecanismos de sobrevivência. As células neoplásicas que não morreram com essa terapêutica se tornaram mais resistentes ao tratamento subsequente.

Devemos lembrar que as células cancerosas, quando agredidas, também aumentam a geração de outras substâncias como o fator de transcrição nuclear NF-kappaB, o qual também é fator de sobrevivência das células normais e que as células neoplásicas sabem muito bem utilizar (Felippe, 2004).

As células cancerosas são carne da nossa própria carne e por assim serem lutam com as armas das nossas próprias células normais para sobreviverem e, portanto, apresentam aguçados todos os mecanismos de proliferação celular e de proteção apoptótica. Entretanto, as células normais estão em muito maior número e teriam condições de se defenderem se não tivessem sido pegas de "surpresa". Na verdade, o hospedeiro, o ser humano delas portador as maltratou contínua e ininterruptamente por muito tempo, até que um grupo em sofrimento intenso entrou em um "estado de quase-morte" e para manter seu bem mais precioso (nas células-filhas) lapidado por bilhões de anos – genoma – começam a proliferar: câncer (Felippe, 2005b). Câncer são células doentes por alguma causa tentando sobreviver.

As medidas terapêuticas modernas que matam as células neoplásicas com a radioterapia ou com a quimioterapia, em última análise, estão selecionando células mais resistentes e, portanto, mais aptas de sobreviverem, razão das inúmeras recidivas.

Muito mais racional é fazer com que as células neoplásicas voltem ao convívio junto às células normais com medidas de diferenciação celular: transformamos as não tão "malignas" em benignas e matamos somente as células neoplásicas irrecuperáveis. Podemos fazer tudo isso utilizando nutrientes e substâncias que fazem parte do nosso organismo, fortalecendo o nosso sistema de defesa (polarizando o sistema imune de TH2 para TH1) e corrigindo as alterações metabólicas, ao lado de afastar a causa que originou o câncer (Felippe, 2005c).

Os fatos descritos nesta revisão mostram que o sistema IGF deve ser considerado fator independente de proliferação celular, não de risco e, portanto, não pode ser esquecido quando pretendemos ter sucesso no controle do crescimento do câncer. O sistema em questão não provoca o aparecimento do câncer, ele apenas ajuda no seu desenvolvimento e crescimento proliferativo e antiapoptótico: sobrevivência celular.

Estratégias mais inteligentes devem incluí-lo nas medidas educadoras de diferenciação celular, usando como base substâncias íntimas da nossa própria biologia. Importante é não esquecer que, sem um ou mais fatores causais (metais tóxicos, agrotóxicos, pesticidas, agentes biológicos etc.), o sistema IGF-I/GH não provocará o câncer.

A medicina nada mais é que a fisiologia do homem enfermo.
Magendie

A fisiologia de hoje é a medicina de amanhã. **Starling**

Referências

1. Aggarwal BB. Cytokine Research Laboratory, Department of Experimental Therapeutics, The University of Texas, M.D. Anderson Cancer Center,10th International Conference on Mechanisms of Anti-mutagenesis and Anti-carcinogenesis International Conference on Nutrigenomics. September 26-29, 2010; Guaruja, SP, Brazil.
2. Akagi Y, Liu W, Zebrowski B, et al. Regulation of vascular endothelial growth factor expression in human colon cancer by insulin-like growth factor-I. Cancer Res. 58:4008-14;1998.
3. Ali O, Cohen P, Lee KW. Epidemiology and biology of insulin-like growth factor binding protein-3 (IGFBP-3) as an anti-cancer molecule. Horm Metab Res. 35(11-12):726-33;2003.
4. Allen NE, Appleby PN, Davey GK, et al. The association of diet with serum insulin-like growth factor I and its main binding proteins in 292 women meat-eaters, vegetarians, and vegans. Cancer Epidemiol Biomarkers Prev. 11:1441-8;2002.
5. Arany E, Afford S, Strain AJ, et al. Differential cellular synthesis of insulin-like growth factor binding protein 1 and IGFBP-3 within human liver. J Clin Endocrinol Metab. 79:1871-6;1994.
6. Atiq F, Garrouste F, Remacle-Bonnet M, et al. Alterations in serum levels of insulin-like growth factors and insulin-like growth-factor-binding proteins in patients with colorectal cancer. Int J Cancer. 57:491-7;1994.
7. Baserga R. The IGF-IR receptor in normal and abnormal growth. In: Hormones and growth factors in development and neoplasia. New York: Wiley-Liss; p. 269-87. 1998.
8. Baserga R, Peruzzi F, Reiss K. The IGF-1 receptor in cancer biology. Int J Cancer. 107:873-7;2003.
9. Bonanni B, Johansson H, Gandini S, et al. Effect of low dose tamoxifen on the insulin-like growth factor system in healthy women. Breast Cancer Res Treat. 69:21-7;2001.
10. Buckbinder L, Talbott R, Velasco-Miguel S, et al. Induction of the growth inhibitor IGF-binding protein 3 by p53. Nature. 377:646-9;1995.
11. Bustin SA, Dorudi S, Phillips SM, et al. Local expression of insulin-like growth factor-I affects angiogenesis in colorectal cancer. Tumour Biol. 23:130-8;2002.
12. Cats A, Dullaart RP, Kleibeuker JH, et al. Increased epithelial cell proliferation in the colon of patients with acromegaly. Cancer Res. 56:523-6;1996.

13. Chan JM, Stampfer MJ, Giovannucci E, et al. Plasma insulin-like growth factor-I and prostate cancer risk: a prospective study. Science. 279:563-5;1998.
14. Chokkalingam AP, Pollak M, Fillmore CM, et al. Insulin-like growth factors and prostate cancer: a population-based case-control study in China. Cancer Epidemiol Biomarkers Prev. 10:421-7; 2001.
15. Dong G, Rajah R, Vu T, et al. Decreased expression of Wilms' tumor gene WT-1 and elevated expression of insulin growth factor- II (IGF-II) and type 1 IGF receptor genes in prostatic stromal cells from patients with benign prostatic hyperplasia. J Clin Endocrinol Metab. 82:2198-203;1997.
16. Dupont J, Pierre A, Froment P, Moreau C. The insulin-like growth factor axis in cell cycle progression. Horm Metab Res. 35(11-12): 740-50;2003.
17. Felippe JJ. Tratamento do câncer com medidas e drogas que inibem o fator de transcrição NF-KappaB. Revista Eletrônica da Associação Brasileira de Medicina Biomolecular . www.medicinabiomolecular.com.br. Tema de fevereiro de 2004.
18. Felippe JJ. A insulinemia elevada possui papel relevante na fisiopatologia do infarto do miocárdio, do acidente vascular cerebral e do câncer. Revista Eletrônica da Associação Brasileira de Medicina Biomolecular. www.medicinabiomolecular.com.br. Tema de março de 2005a.
19. Felippe JJ. Câncer: população rebelde de células esperando por compaixão e reabilitação. Revista Eletrônica da Associação Brasileira de Medicina Biomolecular. www.medicinabiomolecular.com.br. Biblioteca de Câncer. 2005b.
20. Felippe JJ. Estratégia oxidante nutricional antineoplásica. Revista Eletrônica da Associação Brasileira de Medicina Biomolecular. www.medicinabiomolecular.com.br. Biblioteca de Câncer. 2005c.
21. Forsten KE, Akers RM, San Antonio JD. Insulin-like growth factor (IGF) binding protein-3 regulation of IGF-I is altered in an acidic extracellular environment. J Cell Physiol. 189(3):356-65;2001.
22. Frystyk J. Free insulin-like growth factors--measurements and relationships to growth hormone secretion and glucose homeostasis. Growth Horm IGF Res. 14(5):337-75;2004.
23. Fukada R, Hirota K, Fan F, et al. Insulin-like growth factor 1 induces hypoxia-inducible factor 1-mediated vascular endothelial growth factor expression, which is dependent on MAP kinase and phosphatidylinositol 3-kinase signaling in colon cancer cells. J Biol Chem. 277:38205-11;2002.
24. Giovannucci E. Insulin-like growth factor-I and binding protein-3 and risk of cancer. Horm Res. 51 Suppl 3:34-41;1999.
25. Giovannucci E, Rimm EB, et al. Height predictors of C-peptide and cancer risk in men. Int J Epidemiol. 33(1);217-25;2004.
26. Giovannucci E. Nutrition, insulin, insulin-like growth factors and cancer. Medline. Horm Metab Res. 35(11-12):694-704;2003.
27. Grimberg A. P53 and IGFBP-3: apoptosis and cancer protection. Mol Genet Metab. 70(2):85-98;2000.
28. Grimberg A. Mechanisms by which IGF-I may promote cancer. Cancer Biol Ther. 2(6):630-5;2003.
29. Gucev ZS, Oh Y, Kelley KM, Rosenfeld RG. Insulin-like growth factor binding protein 3 mediates retinoic acid – and transforming growth factor beta2-induced growth inhibition in human breast cancer cells. Cancer Res. 56:1545-50;1996.
30. Gunnell D, Okasha M, Davey Smith G, et al. Height, leg length, and cancer risk: a systematic review. Epidemiol Rev. 23:313-42;2001.
31. Guvakova MA, Surmacz E. Tamoxifen interferes with the insulin-like growth factor I receptor (IGF-IR) signaling pathway in breast cancer cells. Cancer Res. 57:2606-10;1997.
32. Han GR, Dohi DF, Lee HY, et al. All-trans-retinoic acid increases transforming growth factor-beta 2 and insulin-like growth factor binding protein-3 expression through a retinoic acid receptor-alpha-dependent signaling pathway. J Biol Chem. 272:13711-6;1997.
33. Hankinson SE, Willett WC, Colditz GA, et al. Circulating concentrations of insulin-like growth factor-I and risk of breast cancer. Lancet. 351:1393-6;1998.
34. Heaney RP, McCarron DA, Dawson-Hughes B, et al. Dietary changes favorably affect bone remodeling in older adults. J Am Diet Assoc. 99:1228-33;1999.
35. Huynh HT, Tetenes E, Wallace L, Pollak M. In vivo inhibition of insulin-like growth factor I gene expression by tamoxifen. Cancer Res. 53:1727-30;1993.
36. Hwa V, Oh Y, Rosenfeld RG. Insulin-like growth factor binding protein – 3 and – 5 are regulated by transforming growth factor-beta and retinoic acid in the human prostate adenocarcinoma cell line PC-3. Endocrine. 6:235-42;1997.
37. Ibrahim YH, Yee D. Insulin-like growth factor-I and cancer risk. Growth Horm IGF Res. 14:261-9;2004.
38. Jackson JG, Zhang X, Yoneda T, Yee D. Regulation of breast cancer cell motility by insulin receptor substrate – 2 (IRS-2) in metastatic variants of human breast cancer cell lines. Oncogene. 20:7318-25; 2001.
39. Jenkins PJ, Frajese V, Jones A-M, et al. IGF-I and the development of colorectal neoplasia in acromegaly. J Clin Endocrinol Metab. 85: 3218-21;2000.
40. Jenkins PJ, Besser M. Clinical perspective: acromegaly and cancer: a problem. J Clin Endocrinol Metab. 86:2935-41;2001.
41. Jenkins PJ, Bustin SA. Evidence for a link between IGF-I and cancer. Eur J Endocrinol. 151:S17-22;2004.
42. Johnsen SP, Sørensen HT, Thomsen JL, et al. Markers of fetal growth and serum levels of insulin-like growth factor (IGF) I, – II and IGF binding protein 3 in adults. Eur J Epidemiol. 19(1):41-7;2004.
43. Kaaks R, Lundin E, Rinaldi S, et al. Prospective study of IGF-I, IGF-binding proteins, and breast cancer risk, in northern and southern Sweden. Cancer Causes Control. 13:307-16;2002.
44. Kaaks R. Nutrition, insulin, IGF-1 metabolism and cancer risk: a summary of epidemiological evidence. Novartis Found Symp. 262:247-60; discussion 260-68; 2004.
45. Katz J, Nasatzky E, Werner H, et al. Tumor necrosis factor alpha and interferon gamma-induced cell growth arrest is mediated via insulin-like growth factor binding protein-3. Growth Horm IGF Res. 9: 174-8;1999.
46. Krajcik RA, Borofsky ND, Massardo S, Orentreich N. Insulin-like growth factor I (IGF-I), IGF-binding proteins, and breast cancer. Cancer Epidemiol Biomarkers Prev. 11:1566-73;2002.
47. Kulik G, Klippel A, Weber MJ. Antiapoptotic signalling by the insulin-like growth factor I receptor, phosphatidylinositol 3-kinase, and Akt. Mol Cell Biol. 17:1595-606;1997.
48. Kulik G, Weber MJ. Akt-dependent and – independent survival signaling pathways utilized by insulin-like growth factor I. Mol Cell Biol. 18:6711-8;1998.
49. Laban C, Bustin SA, Jenkins PJ. The GH-IGF-I axis and breast cancer. Trends Endocrinol Metab. 14:28-34;2002.
50. Lavigne JA, Baer DJ, Wimbrow HH, et al. Effects of alcohol on insulin-like growth factor I and insulin-like growth factor binding protein 3 in postmenopausal women. Am J Clin Nutr. 81(2):503-7; 2005.
51. Le Roith D, Bondy C, Yakar S, Liu JL, Butler A. The somatomedin hypothesis. Endocr Rev. 22:53-74;2001.

52. LeRoith D, Roberts CT. The insulin-like growth factor system and cancer. Cancer Lett. 195(2):127-37;2003.
53. Ma J, Pollak MN, Giovannucci E, et al. Prospective study of colorectal cancer risk in men and plasma levels of insulin-like growth factor (IGF)-I and IGF-binding protein-3. J Natl Cancer Inst. 91:620-5;1999.
54. Malumbres M, Barbacid M. To cycle or not to cycle: a critical decision in cancer. Nat Rev Cancer. 1:222-31;2001.
55. Manousos O, Souglakos J, Bosetti C, et al. IGF-I and IGF-II in relation to colorectal cancer. Int J Cancer. 83:15-7;1999.
56. McCarty MF. Vegan proteins may reduce risk of cancer, obesity, and cardivascular disease by promoting increased glucagon activity. Med Hypotheses. 53(6): 459-85;1999.
57. McCarty MF. Parathyroid hormone may be a cancer promoter – an explanation for the decrease in cancer risk associated with ultraviolet light, calcium, and vitamin D. Med Hypotheses. 54(3):475-82; 2000.
58. Moschos SJ, Mantzoros CS. The role of the IGF system in cancer: from basic to clinical studies and clinical applications. Oncology. 63:317-32;2002.
59. Nomura AM, Stemmermann GN, Lee J, Pollak MN. Serum insulin-like growth factor I and subsequent risk of colorectal cancer among Japanese-American men. Am J Epidemiol. 158:424-31;2003.
60. Palmqvist R, Hallmans G, Rinaldi S, et al. Plasma insulin-like growth factor 1, insulin-like growth factor binding protein 3, and risk of colorectal cancer: a prospective study in northen Sweden. Gut. 50:642-6;2002.
61. Parrizas M, LeRoith D. Insulin-like growth factor-1 inhibition of apoptosis is associated with increased expression of the bcl-xL gene product. Endocrinology. 138:1355-8;1997.
62. Peruzzi F, Prisco M, Dews M, et al. Multiple signaling pathways of the insulin-like growth factor 1 receptor in protection from apoptosis. Mol Cell Biol. 19:7203-15;1999.
63. Peters G, Gongoll S, Langner C, et al. IGF-1R, IGF-1 and IGF-2 expression as potential prognostic and predictive markers in colorectal-cancer. Virchows Arch. 443:139-45;2003.
64. Rajah R, Valentinis B, Cohen P. Insulin-like growth factor-binding protein-3 induces apoptosis and mediates the effects of transforming growth factor-B1 on programed cell death through a p53-and IGF-independent mechanism. J Biol Chem. 272:12181-8;1997.
65. Remacle-Bonnet MM, Garrouste FL, Heller S, et al. Insulin-like growth factor-I protects colon cancer cells from death factor-induced apoptosis by potentiating tumor necrosis factor alpha-induced mitogen-activated protein kinase and nuclear factor kappaB signaling pathways. Cancer Res. 60:2007-17;2000.
66. Renehan AG, Zwahlen M, Minder C. et al. Insulin-like growth factor(IGF)-I, IGF binding protein -3, and cancer risk: systematic review and meta-regression analysis. Lancet. 363(9418):1346-53; 2004.
67. Rozen F, Zhang J, Pollak M. Antiproliferative action of tumor necrosis factor-alpha on MCF-7 breastcancer cells is associated with increased insulin-like growth factor binding protein-3 accumulation. Int J Oncol. 13:865-9;1998.
68. Rubin J, Chung LW, Fan X, et al. Prostate carcinoma cells that have resided in bone have an upregulated IGF-I axis. Prostate. 58:41-9;2004.
69. Sachdev D, Yee D. The IGF system and breast cancer. Endocr Relat Cancer. 8:197-209;2001.
70. Salerno ML, Morelli C, Roterberg T. Role of the IGF-1 receptor in the regulation of cell-cell adhesion: implications in the cancer development and progression. J Cell Physiol. 194:108-16;2002.
71. Sandhu C, Slingerland J. Deregulation of the cell cycle in cancer. Cancer Detect Prev. 24:107-18;2000.
72. Sherr CJ. Cancer and cell cycles revisited. Cancer Res. 60:3689-95; 2000.
73. Shi R, Berkel HJ, Yu H. Insulin-like growth factor-I and prostate cancer: a meta-analysis. Br J Cancer. 85:991-6;2001.
74. Stattin P, Bylund A, Rinald S, et al. Plasma insulin-like growth factor-I, insulin-like growth factor-binding proteins, and prostate cancer risk: a prospective study. J Natl Cancer Inst. 92:1910-7;2000.
75. Sullivan KA, Castle VP, Hanash SM, Feldman EL. Insulin-like growth factor II in the pathogenesis of human neuroblastoma. Am J Pathol. 147:1790-8;1995.
76. Tannenbaum GS, Gurd W, Lapointe M, Pollak M. Tamoxifen attenuates pulsatile growth hormone secretion: mediation in part by somatostatin. Endocrinology. 130:3395-401;1992.
77. Thissen JP, Ketelslegers JM, Underwood LE. Nutritional regulation of the insulin-like growth factors. Endocr Rev. 15:80-101;1994.
78. Toniolo P, Bruning PF, Akhmedkhanov A, et al. Serum insulin-like growth factor-I and breast cancer. Int J Cancer. 88:828-32;2000.
79. Toretsky JA, Helman LJ. Involvement of IGF-II in human cancer. J Endocrinol. 149:367-72;1996.
80. Vrieling A, Voskuil DW, Mesquita HBB, et al. Dietary determinants of circulating insulin-like growth factor (IGF)-I and IGF binding proteins 1, -2 and -3 in women in the Netherlands. Cancer Causes Control. 15:787-96;2004.
81. Werner H, Woloschack M, Stannard B, et al. The insulin-like growth factor receptor: molecular biology, heterogeneity, and regulation. In: LeRoith D (ed). Insulin-like growth factors: mole cular and cellular aspects. Boca Raton: CRC Press; p. 18-48. 1991.
82. Werner H, Karnieli E, Rauscher FJ, LeRoith D. Wild-type and mutant p53 differentially regulate transcription of the insulin-like growth factor I receptor gene. PNAS. 93:8318-23;1996.
83. Wu Y, Yakar S, Zhao L, et al. Circulating insulin-like growth factor-I levels regulate colon cancer growth and metastasis. Cancer Res. 62:1030-5;2002.
84. Yakar S, Wu Y, Setser J, Rosen CJ. The role of circulating IGF-I: lessons from human and animal models. Endocrine. 19(3):239-48; 2002.
85. Yu H, Spitz MR, Mistry J. Plasma levels of insulin-like growth factor-I and lung cancer risk: a case-control analysis. J Natl Cancer Inst. 91:151-6;1999.

CAPÍTULO 24

Fator de transcrição nuclear NF-kappaB: importante elemento de sobrevivência de células normais ou neoplásicas em sofrimento

José de Felippe Junior

O médico biomolecular não trata do câncer, ele cuida das células do corpo e as células cuidam do câncer; na verdade ele cuida do organismo como um todo e afasta as causas da doença. **JFJ**

O médico biomolecular não cuida de doenças, ele cuida das células e da fisiologia dos pacientes e não se esquece de procurar o fator causal. **JFJ**

Grande lista de fatores de transcrição está superativada na maioria dos cânceres humanos e o mais importante deles é o NF-kappaB.

O NF-kappaB é um heterodímero de p65 e p50 e foi o primeiro fator transcricional latente descoberto. Foi em 1986 que Sen e Baltimore descobriram esse fator. Posteriormente, a partir de 1997, a explosão de estudos aconteceu no Laboratório de Albert S. Baldwin na Carolina do Norte.

A subunidade p65 está ligada no citoplasma a um inibidor chamado IKB. Várias serinas quinases podem fosforilar o IKB, marcando esse complexo para a ubiquitinação e destruição pelo proteossomo. O p65 é liberado durante essa proteólise. A subunidade p50 também é liberada por proteólise e logo se liga à subunidade p65 no citoplasma para formar o fator de transcrição ativo. O fator ativo migra para o núcleo e provoca a ativação transcricional de genes associados com a proliferação celular, a angiogênese, as metástases e a supressão da apoptose. Ele pode controlar a progressão do ciclo celular e possivelmente a diferenciação celular.

Dessa forma, o fator de transcrição nuclear da família NF-kappaB promove a oncogênese e a resistência do câncer à terapia antineoplásica. O fator de transcrição nuclear NF-kappaB está implicado na carcinogênese porque é importante ativador de vias proliferativas: MAPK (*mitogen-activated protein kinase*), PI3K (*phosphatidylinositol 3-kinase*), AKT e PKC (protein kinase C) (Zhang, 2009).

A inibição dos fatores de transcrição é um dos modos de cuidarmos das células doentes que chamam de câncer e constitui um dos itens de nossa abordagem anticâncer multifatorial/polivalente.

Um grande pesquisador, Michael Karin, considera o NF-kappaB o principal culpado do câncer. Entretanto, ele não é culpado de nada, pelo contrário, foi por meio de fatores como o NF-kappaB, de sobrevivência celular, que estamos atualmente no Planeta. Ele permitiu que os organismos pluricelulares do oceano conseguissem sobreviver e evoluíssem para seres humanos nas condições mais adversas. Devemos saber que na infecção, hipóxia, acidose, isquemia, fraturas, queimaduras e traumatismos o NF-kappaB é ativado para corrigir as agressões.

Esse importante fator de transcrição pode estar ativo em 85% dos cânceres humanos e muitos acreditam que ele esteja ativo logo no início da carcinogênese. E fica claro, o NF-kappaB é ativado quando um grupo de células em sofrimento entra em "estado de quase morte", justamente para manter a sobrevivência dessas células e não como fator maléfico que quer acabar com o organismo e manter uma doença. Afaste a causa do problema, cuide das células doentes agredidas e o NF-kappaB torna-se inativo porque não mais se faz necessária sua atuação. Cessa a necessidade de sobrevivência celular a qualquer custo.

Considerações gerais sobre os fatores de transcrição

Existem muito mais oncogenes humanos do que fatores de transcrição para esses oncogenes, o que faz da inibição das vias de sinalização uma hipótese de trabalho muito realista no controle da proliferação neoplásica, ao lado de afastar os agentes causais. Lembremos que oncogenes são pura e simplesmente genes adquiridos na Evolução que permitem a sobrevivência de células em sofrimento. Eles não existem para provocar o câncer.

A explosão inicial de descobertas sobre os oncogenes, genes mutantes ou como consideramos, respeitando a filogenética, genes de sobrevivência, aconteceu entre 1976 e 1985 e proporcionou o conhecimento de um grande número de proteínas envolvidas na sinalização celular.

As vias de sinalização começam com proteínas extracelulares que se ligam a receptores específicos de superfície celular que dimerizam ou oligomerizam nessa superfície, para depois começar a fase intracelular da sinalização. A ativação do receptor de superfície provoca a modificação de proteínas citoplasmáticas ou pela via direta sobre fatores de transcrição latentes ou pela via indireta, ativando a tirosina quinase. Os fatores de transcrição que foram ativados entram no núcleo como fator de transcrição ativo, o qual, combinado com o DNA, liga-se a outros fatores de transcrição que atraem coativadores (várias dúzias de proteínas) até a etapa final de ativação da maquinaria de síntese de RNA, que inclui a RNA polimerase II (Pol II) e os fatores de transcrição gerais (GTFs). Os genes produtores dessas proteínas que participam das vias de sinalização podem tornar-se oncogênicos por mutação ou superexpressão e muito mais provável e razoável por superexpressão.

Especificamente para o NF-kappaB, a chave da regulação são as proteínas inibidoras kappaB do citoplasma (IKB), que em resposta a diversos estímulos são rapidamente fosforiladas pelo complexo IkappaB quinase, ubiquinadas e degradadas pelos proteossomos, liberando o fator NF-kappaB ativo. Este entra no núcleo e se liga à região promotora do DNA, provocando a expressão de inúmeros genes.

Os primeiros oncogenes descobertos foram: SRC, ABL e RAS. O SRC e o ABL estão entre as tirosinas quinases intracelulares que podem ser ativadas por mutação e sua ativação persistente é muito comum nas células cancerosas, acontecendo em 70% dos cânceres humanos. O RAS também pode ser ativado por mutação e isso acontece em 15% dos cânceres humanos.

Os fatores de transcrição superativos e que agem como oncogenes, após ativação direta por fosforilação ou após a fosforilação de outras proteínas, só foram descobertos mais tarde.

Recentemente, descobriu-se a existência de genes supressores de tumor (Futreal, 2001). A ativação de oncogenes, juntamente com a perda de função dos genes supressores de tumor, impede a apoptose, evento que na carcinogênese é de igual importância que a proliferação celular (Green, 2002).

Classes de fatores de transcrição no câncer

Conhecemos 3 grandes classes de fatores de transcrição importantes no câncer humano.

No primeiro grupo estão os primeiros fatores descobertos, que são os receptores esteroides: receptor estrogênico no câncer de mama e receptor androgênico no câncer de próstata.

O segundo grupo de fatores de transcrição são as proteínas nucleares residentes ativadas por cascatas de serinas quinases, como, por exemplo, c-JUN. O c-JUN deve ser primeiro fosforilado para se tornar ativo como fator de transcrição nuclear. Ele é apenas uma das centenas de proteínas nucleares-alvo das cascatas das serinas quinases iniciadas no citoplasma. Já foram catalogadas mais de 500 serinas quinases.

O terceiro grupo de fatores de transcrição com potencial oncogênico são os fatores citoplasmáticos latentes, que são ativados pela interação ligante-receptor de superfície celular. Eles podem ser ativados diretamente pela tirosina quinase, serina quinase ou vários eventos bioquímicos diferentes. São exemplos: STAT3 a STAT5; NF-kappaB; betacatenina; NICD (Notch-1); GLI e também o c-JUN.

Grande ativação de uma ou mais dessas 3 classes de fatores de transcrição é requerida para a sobrevivência, crescimento irrestrito e comportamento metastático de todos os cânceres humanos. Dessa forma, a inibição do excesso de ativação desses fatores de transcrição constitui-se em grande promessa no tratamento do câncer. Há muito tempo já se empregam na prática clínica os inibidores de receptores estrogênicos no tratamento do câncer de mama e os inibidores androgênicos no tratamento do câncer de próstata com bons resultados. Bons resultados aqui significam apenas controle do tamanho do tumor e não sua cura.

Fator de transcrição nuclear: NF-kappaB

Os fatores de transcrição Rel/NF-kappaB compreendem um grupo de proteínas reguladoras de genes dos mamíferos, mais estudados na atualidade. Eles controlam a expressão de genes envolvidos em muitas respostas fisiológicas críticas, incluindo resposta imune, resposta da fase aguda inflamatória, metabolismo redox, diferenciação celular, apoptose, angiogênese e adesão celular.

O NF-kappaB, fator de transcrição colocado em ação durante os mecanismos de defesa celular e ativado quando a célula é colocada em perigo, constitui-se em poderoso mecanismo de sobrevivência celular.

O NF-kappaB é ativado quando a célula é agredida por:

a) Infecção: bactérias, fungos, vírus (gripe, HIV etc.), endotoxina.
b) Lesões ambientais internas: hipóxia, pH ácido, isquemia.
c) Lesões ambientais externas: metais tóxicos, radiação ultravioleta, raios X, raios gama, radiação ionizante, cigarro; agrotóxicos.
d) Drogas: taxol, haloperidol e quimioterapia antitumoral.
e) Estresse oxidativo: efeitos imediato e direto. Se a oxidação for mantida, teremos um efeito inibitório tardio.
f) Indutores de apoptose: radioterapia, quimioterapia.
g) Carcinógenos.
h) Citocinas: IL-1, TNF-alfa.

Todos os estímulos acima descritos ativam a via de transdução de sinal que induzem a ativação e a translocação do NF-kappaB do citoplasma para o núcleo, onde ele vai ativar os genes envolvidos na sobrevivência da célula. Os fatores nucleares da família kappaB permanecem inativos no citoplasma até acontecer sua ativação por um dos fatores descritos acima.

Descobertos e estudados como principal ativador da função imune e inflamatória, pela sua habilidade de induzir a expressão de genes que codificam as citocinas e as moléculas de adesão celular, o fator de transcrição nuclear NF-kappaB apenas recentemente foi associado à oncogênese. Acredita-se que ele esteja ativo em 85% dos tumores humanos. Sua ativação promove a progressão do ciclo celular, a angiogênese, a migração celular (metástases) e a supressão da apoptose.

O NF-kappaB está constitutivamente ativado em grande variedade de tumores humanos: mama, ovário, próstata, rins, fígado, pâncreas, colorretal, tiroide, melanoma, linfoma de Hodgkin e não Hodgkin, leucemia linfoblástica aguda, leucemia mielógena aguda, astrocitoma, glioblastoma multiforme e tumores de cabeça e pescoço (Gilmore, 2001).

Muito importante e **desconcertante** é a ativação do NF-kappaB em células cancerosas humanas, por vários agentes quimioterápicos e radioterapia, o que impede parcial ou totalmente que esses tipos de tratamento induzam a morte da célula neoplásica. Compreendemos também o porquê da existência, na atualidade, de grande número de tumores multirresistentes à quimioterapia e à radioterapia.

Numerosos estudos indicam que a ativação do NF-kappaB pode bloquear as vias de sinalização da apoptose. Sua ativação protege as células da cascata apoptótica induzida pelo TNF-alfa e outros estímulos. Ele ativa a TRAF 1 e 2, as quais bloqueiam a capacidade de o TNF induzir a ativação da caspase-8 e também ativa vários genes antiapoptóticos, como, por exemplo, o Bcl-2. Ele ainda antagoniza a função do gene p53, possivelmente por competição cruzada pelos coativadores transcricionais. Alguns autores não concordam com esta última afirmação.

O TNF-alfa necessita ser bem compreendido. Ele somente funciona como pró- apoptótico via cascata das caspases quando o NF-kappaB está inibido. Quando ele está no meio intersticial do tumor, funciona como promotor do câncer. Quando ele está em altas concentrações no sangue, provoca caquexia. Quando o NF-kappaB está ativado o TNF-alfa não consegue induzir apoptose. Explicação: o NF-kappaB surgiu primeiro na Evolução e seus efeitos predominam sobre o mais recente TNF-alfa.

Outro mecanismo que precisa ficar bem claro é o do estresse oxidativo. O peróxido de hidrogênio (H_2O_2) e o radical hidroxila (OH^{*-}) lesam as células de modo direto e imediato e, assim, também possuem efeito direto e imediato ativando o NF-kappaB (proliferação mitótica etc.), como medida de sobrevivência. Entretanto, o efeito indireto e mais tardio do estresse oxidativo provoca diminuição da concentração intracelular de GSH, aumento das pontes de dissulfeto (GS-SG), as quais diminuem a fosforilação proteica. A diminuição da fosforilação, por um lado, inibe a fosforilação da proteína retinoblastoma (pRb) e provoca diminuição da proliferação celular e, por outro lado, inibe a fosforilação da IKB que inibe a ativação do NF-kappaB, o qual também desemboca na diminuição da proliferação celular.

O quadro 24.1 mostra que a maioria das neoplasias evolui com o aumento da expressão do NF-kappaB constitutivo ativo.

Quadro 24.1 Aumento da expressão do NF-kappaB constitutivo ativo está ligado à progressão do câncer em humanos (Aggarwal, 2009).

Leukemia
- Constitutive NF-kB/Rel activation was a common finding in Philadelphia chromosome positive (Ph+) acute lymphoblastic leukemia
- B-chronic lymphocytic leukemia (CLL) patients had constitutive high NF-kB activity
- NF-kB in chronic lymphocytic leukemia (CLL) was linked with fludarabine resistance
- Rel A is an independent prognostic marker of survival in chronic lymphocytic leukemia (CLL) and predicted the duration of response to therapy
- NF-kB genes were significantly associated with shorter survival of patients and seemed to be an independent prognostic factor in a multivariate analysis in T-cell lymphomas

(Continua)

Quadro 24.1 Aumento da expressão do NF-kappaB constitutivo ativo está ligado à progressão do câncer em humanos (Aggarwal, 2009). *(Continuação).*

Leukemia *(continuação)*
- NF-kB was highly predictive of Helicobacter pylori-independent status in high-grade gastric MALT lymphoma
- NF-kB was predictive of Helicobacter pylori-independent status of low-grade gastric MALT lymphoma
- NF-kB transcription pathway was found to be linked to overall survival of Burkitt's lymphomas patients
- Shorter survival was associated with the expression of NF-kB-regulated genes (TRAF5, REL, and PKCA) in pts with Splenic marginal zone

Lymphoma (SMZL)
- NF-kB activation was linked with the clinical and pathologic manifestations of Hodgkin's disease
- NF-kB activity was involved in the pathogenesis of Hodgkin's disease patients
- NF-kB pathway activation displayed the most chemo resistant response in B-cell non-Hodgkin's lymphoma
- Constitutive activation of the non-canonical NF-kB pathway mediated the pathogenesis of multiple myeloma

Gastrointestinal cancers
- Constitutive activation and differential expression of NF-kB proteins was associated with severity of oral lesions during development of oral cancer
- NF-kB was associated with oral tumor progression and with minimal residual disease
- NF-kB following cytotoxic chemotherapy was associated with the pathogenesis of mucositis
- Elevated NF-kB-regulated cytokines were found in oral lichen planus patients
- Elevated NF-kB-regulated cytokines were discovered in the saliva of patients with oral squamous cell carcinoma
- Activated NF-kB was associated with the lack of complete pathologic response, metastases and survival in patients with esophageal carcinoma
- NF-kB was an independent prognostic indicator of poor outcome in patients with esophageal adenocarcinoma
- NF-kB was a major factor in the pathogenesis of ulcerative colitis
- NF-kB overexpression was associated with the hepatocarcinogenesis induced by HBV or HCV infection
- High expression of activated NF-kB indicates poor patient survival in pancreatic cancer
- Nuclear co-localization of NF-kB (p50/p52) and Bcl-3, interactions mediate HCC pathogenesis
- NF-kB activation in HCC was implicated in a poor patient outcome
- Strong expression of NF-kB was found in patients with pancreatic cancer
- The high NF-kB group demonstrated a shorter overall survival rate in gastric cancer
- Nuclear expression of NF kB (1/p50) in gastric carcinoma was a prognosis biomarker
- NF-kB positivity after radiotherapy was linked with worse clinical outcome in rectal *cancer*

Genitourinary cancers
- Nuclear expression of NF-kB was correlated with histologic grade and T category in bladder urothelial carcinoma
- NF-kB1 promoter polymorphism is a useful marker for the identification of patients with superficial bladder cancer where the risk of recurrence is high
- Nuclear NF-kB was linked with poor outcome in patients with prostate cancer
- Activation of NF-kB was linked with metastasis of prostate cancer to lymph node
- Nuclear NF-kB was strongly predictive of biochemical recurrence in patients with positive surgical margins after radical prostatectomy in prostate cancer
- Nuclear localisation of NF-kB is an independent prognostic factor of biochemical relapse in prostate cancer

Brain cancers
- Nuclear NF-kB1/p50 expression in astrocytomas was associated with tumor grade and angiogenic factors
- Constitutive activation of NFkB in malignant astrocytomas, especially in glioblastoma, was associated with resistance to TNF-alpha immunotherapy
- Upregulation of NF-kB in human gliomas was related to tumor grade

Breast cancers
- NF-kB linked gene products contributed to unusual phenotype and aggressiveness of inflammatory breast cancer
- Increased NF-kB activity was noted in the HER-2/neu overexpressing breast cancer
- Increased NF-kB p50 DNA-binding was prognostic biomarker in high-risk ER-positive breast cancer
- Activated NF-kB was detected in ER-negative and ErbB2-positive breast tumors
- NF-kB activation was a potential prognostic marker for high-risk subset of ER-positive, primary breast cancers destined for early relapse despite adjuvant endocrine therapy with tamoxifen

Gynecologic cancers
- NF-kB (p65) expression was a significant prognostic indicator of reduced survival in ovarian cancer patients
- Overexpression of NF-kB p65 was involved in the carcinogenesis and metastasis of ovarian cancer
- The association of NF-kB activation with cytokine upregulation was only evident in patients with adenocarcinoma

- The association of NF-kB activation with angiogenesis and apoptosis was evident in renal cell carcinoma

Head & neck cancers
High levels of NF-kB (p65) was significantly higher in SCLC compared with NSCLC
- Upregulation of NF-kB was marked in lesional advance in patients with larynx cancer
- NF-kB expression was associated with poor prognosis in non-small-cell lung cancer patients
- Elevated expression of NF-kB was correlated with poor clinical outcome in lung cancer patients
- NF-kB (RelA and pIkB a-positive) was a statistically significant predictor of patient death in early stage on-small cell lung cancer
- NF-kB was overexpressed in high-grade dysplasia and poor survival in squamous cell carcinoma of the tonsil
- The activation of NF-kB contributed to the process of chronic obstructive pulmonary disease in humans

Melanoma
- NF-kB was associated with poor prognosis of human squamous cell carcinoma
- Overexpression of NF-kB p65 played an important role in the progression of malignant
- NF-kB p105/p50 was correlated with the progression and prognosis in human melanoma patients

HCC: *hepatocellular carcinoma*. **MALT:** *mucosa-associated lymphoid tissue*. **NSCLC:** *non-small-cell lung cancer*.

Inibição do NF-kappaB como estratégia anticâncer

A inibição desse importante fator é um dos alvos da nossa estratégia multifatorial/polivalente para controlar a proliferação das células neoplásicas e evitar o efeito de massa.

Outras evidências do papel do NF-kappaB na carcinogênese vêm da observação de uma grande variedade de os agentes quimiopreventivos inibirem esse fator de transcrição, como a isoflavona da soja, o resveratrol, a fitoalexina, a curcumina, o partenolide e a capsaicina.

Vários agentes capazes de inibir o NF-kappaB já estão sendo empregados no tratamento do câncer humano. Existem no mercado vários produtos que não foram descobertos como inibidores desse fator e que posteriormente se mostraram com essa função:

- Aspirina (ácido acetilsalicílico).
- Salicilato de sódio.
- Sulfassalazina.
- Ibuprofeno.
- Sulindac.
- Curcumina (*Curcuma longa*).
- Partenolide (*Tanacetum parthenium – feverfew*), mais eficaz quando junto com a vitamina D_3.
- *Panax ginseng* em extrato aquoso: diminui o fator de transcrição AP-1.
- Arnica montana: a substância responsável é a helenalina.
- TPA: acetato de tetradecanoilforbol – diminui o fator de transcrição AP-1.
- Quercetina (flavonoide).
- Hipoestoxide (*Hypoestes rosea*, família das Acanthaceae – Nigeriana)
- Capsaicina.
- Polifenóis do chá-verde.
- Própolis.
- Tetratiomolibdato: diminui o cobre intratumoral.
- Zinco
- Selênio: o selenito de sódio inibe a ativação da IKB quinase.
- Quelantes de metais tóxicos: impedem a geração de radical hidroxila.
- Glucana em doses altas.
- Talidomida.
- Trióxido de arsênio: licor de Fowler.

Todos esses agentes funcionam inibindo os complexos IKB-alfa e beta ou ambos, ou a IKB quinase. Existem muitos produtos naturais ou sintéticos na classe das pequenas moléculas que são capazes de inibir o NF-kappaB. Um grande grupo é constituído por antioxidantes, como a N-acetilcisteína, e um componente da própolis da abelha, o éster-fenetil do ácido cafeico (CAPE), um anticarcinogênico, anti-inflamatório e imunomodulador.

A seguir outra lista de inibidores do NF-kappaB, onde estão agindo outros mecanismos moleculares

Devemos lembrar que os fatores de transcrição fazem parte da fisiologia das células normais e sua inibição no proteossomo pode provocar muitos efeitos colaterais. Os elementos marcados com (*) agem no proteossomo.

- Capsaicina (*).
- Ciclosporina A (*).
- Gliotoxina fungal (*).
- Lactocistina (*).
- Peptídeo natriurético atrial (ANP).
- Peptídeo vasoativo intestinal (VIP).
- IL-4, IL-10, IL-13.
- Metais: Cr, Cd, Au, Hg.
- Ribaverina.
- VEGF.
- Rifampicina.
- Metotrexato.

- Glicocorticoides: dexametasona, prednisona.
- Prostaglandina A1.
- Óxido nítrico.
- Sanguinarina.
- Dissulfiram.
- Vitamina C.
- Vitamina E.
- Glutationa.
- N-Acetilcisteína.
- Tióis.
- Ditiocarbamatos.

A inibição das proteínas de transdução de sinal das vias que levam à ativação do NF-kappaB tem sido utilizada há muitos anos para combater a doença inflamatória e mais recentemente também tem mostrado seu papel benéfico no tratamento do câncer humano. Na verdade, existe íntima relação entre a inflamação crônica e o câncer que foi primeiro sugerido por Galeno (180d.C.) e posteriormente confirmado por Virchow.

O trióxido de arsênio, licor de Fowler, largamente usado no século XIX como anti-inflamatório foi utilizado também naquela época no tratamento da leucemia mieloide crônica. Recentemente, Waxman (2001) relatou os efeitos benéficos do trióxido de arsênio na leucemia promielocítica.

Em estudo multicêntrico nos Estados Unidos, Niu, em 1999, constatou 85% de remissão completa da leucemia promielocítica aguda recidivada com o trióxido de arsênio, o qual já foi aprovado pelo FDA americano. Essa substância também é eficaz no mieloma múltiplo refratário (Hussein, 2001) e atualmente está sendo testada em tumores sólidos.

A talidomida é outro agente em uso clínico que inibe o NF-kappaB. Singhal, em 1999, obteve, com a talidomida, completa remissão em 32% dos casos de mieloma múltiplo refratário à terapia habitual. A eficácia aumentou combinando-se a talidomida com outros agentes inibidores do NF, como a dexametasona (Rajkumar, 2001). Em 2001, Pro obteve bons resultados no linfoma de Hodgkin e não Hodgkin. Fine, em 2000, obteve boa estabilização na evolução de gliomas de alto grau. Os mesmos efeitos foram conseguidos por Figy, em 2001, no câncer avançado de próstata.

Estratégias anticâncer:

a) Afastar as causas que provocaram a ativação do NF-kappaB.
b) Evitar a ativação dos fatores de transcrição, como infecção, hipóxia, acidose, isquemia, dor etc.
c) Inibir os fatores de transcrição com substâncias que evoluíram juntamente com as células dos seres humanos no Planeta, sem interferir com os proteossomos.

Referências

1. Aggarwal BB, Gehlot P. Inflammation and cancer: how friendly is the relationship for cancer patients? Curr Opin Pharmacol. 9:351-69;2009.
2. Baldwin A. Control of oncogenesis and cancer therapy resistance by the transcription factor NF-kB. J Clin Invest. 107:241-6;2001.
3. Baldwin SA. The NF-kB and IkB proteins: new discoveries and insights. Annu Rev Immunol. 14:649-81;1996.
4. Blume-Jensen P, Hunter T. Oncogenic kinase signalling. Nature. 411:355-65;2001.
5. Darnell JE Jr. Transcription factors as targets for cancer therapy. Nature. 2(10):740-9;2002.
6. Davis JN. Soy isoflavone supplementation in healthy men prevents NF-kB activation by TNFα in blood lymphocytes. Free Radic Biol Med. 30:1293-302;2001.
7. Epinat J-C, Gilmore TD. Diverse agents act at multiple levels to inhibit the Rel/NF-kB signal transduction pathway. Oncogene. 18:6896-909;1999.
8. Figg WD. A randomized phase II trial of thalidomide, an angiogenesis inhibitor, in patients with androgen-independent prostate cancer. Clin Cancer Res. 7:1888-93;2001.
9. Finco TS. Oncogenic Ha-Ras-induced signaling activates NF-kB transcriptional activity, which is required for cellular transformation. J Biol Chem. 272:24113-6;1997.
10. Fine HA. Phase II trial of the antiangiogenic agent thalidomide in patients with recurrent high-grade gliomas. J Clin Oncol. 18:708-15;2000.
11. Futreal PA, Kasprzyk A, Birney E, et al. Cancer and genomics. Nature. 409(6822):850-2;2001.
12. Gilmore T, Gapuzan ME, Kalaitzidis D, Starczynowski D. Rel/NF-kB/IkB signal transduction in the generation and treatment of human cancer. Cancer Lett. 181:1-9;2002.
13. Green DR, Evan GI. A matter of life and death. Cancer Cell. 1(1):19-30;2002.
14. Haefner B. NF-kB: arresting a major culprit in cancer. Drug Disc Today. 7(12):653-63;2002.
15. Holmes-McNary M, Baldwin AS. Chemopreventive properties of trans-resveratrol are associated with inhibition of activation of the IkB kinase. Cancer Res. 60:3477-83;2000.
16. Hussein MA. A Phase II clinical study of arsenic trioxide (ATO) in patients (pts) with relapsed or refractory multiple myeloma (MM); a preliminary report. American Society of Hematology. Orlando: FL; p. 378 a. 2001.
17. Karin M. NF-kB in cancer: from innocent bystander to major culprit. Nat Rev Cancer. 2:301-10;2002.
18. Mayo MW. Requirement of NF-kB activation to suppress p53-independent apoptosis induced by oncogenic. Ras Science. 278:1812-5;1997.
19. Niu C. Studies on treatment of acute promyelocytic leukemia with arsenic trioxide: remission induction, follow-up, and molecular monitoring in 11 newly diagnosed and 47 relapsed acute promyelocytic leukemia patients. Blood. 94:3315-24;1999.
20. Orlowski RZ, Baldwin AS Jr. NF-kB as a therapeutic target in cancer. Trends Mol Med. 8(8):385-9;2002.
21. Pro B. Phase II study of thalidomide in patients with recurrent Hodgkin's disease (HD) and non-Hodgkin's lymphomas (NHL). American Society of Hematology. Orlando: FL; p. 246b. 2001.
22. Rajkumar SV. Combination therapy with thalidomide plus dexamethasone (Thal/Dex) for newly diagnosed myeloma (MM). American Society of Hematology. Orlando: FL; p. 849 a. 2001.

23. Sen R, Baltimore D. Inducibility of kappa immunoglobulin enhancer-binding protein NF-kB by a posttranslational mechanism. Cell. 47(6):921-8;1986.
24. Singhal S. Antitumor activity of thalidomide in refractory multiple myeloma. N Engl J Med. 341:1565-71;1999.
25. Surh YJ. Inhibitory effects of curcumin and capsaicin on phorbol ester-induced activation of eukaryotic transcription factors, NF-kB and AP-1. Biofactors. 12:107-12;2000.
26. Yamamoto Y, Gaynor R. Therapeutic potential of inhibition of the NF-kB pathway in the treatment of inflammation and cancer. J Clin Invest. 107:135-42;2001.
27. Varmus HE. Oncogenes and transcriptional control. Science. 238 (4832):1337-9;1987.
28. Vogt PK. Jun, the oncoprotein. Oncogene. 20(19):2365-77;2001.
29. Waxman S, Anderson K. History of development of arsenic derivatives in cancer therapy. Oncologist. 6(2):3-10;2001.
30. Zhang L, Altuwaijri S, Deng F, et al. NF-kappaB regulates androgen receptor expression and prostate cancer growth. Am J Pathol. 175(2): 489-99;2009.

CAPÍTULO 25

Pão branco, farinha branca e açúcar provocam hiperinsulinemia e facilitam a proliferação das células neoplásicas: efeito carcinocinético

José de Felippe Junior

A verdadeira causa das doenças e a Medicina ainda não fizeram as pazes. É porque a Medicina ainda é muito jovem. **JFJ**

A Medicina era um caos até que surgiu a Bioquímica e a Fisiologia para pôr ordem nas coisas. **JFJ**

Hiperinsulinemia, farinha branca e açúcar não são carcinogênicos e sim carcinocinéticos. **JFJ**

No tempo de Sócrates o ambiente intelectual helênico era perturbado pela presença dos sofistas. No tempo atual o ambiente intelectual da medicina é perturbado pelos trabalhos com conflito de interesse não declarados, pagos pela indústria farmacêutica. **JFJ**

Câncer é a segunda grande causa de morte nos países economicamente estáveis, como Estados Unidos da América e grande parte da Europa. Fatores carcinogênicos internos e externos, físicos, químicos e biológicos têm sido incriminados como agentes causais do câncer, ficando para a hiperinsulinemia o efeito de aumentar a velocidade da mitose: efeito carcinocinético.

Como em toda doença de fisiopatologia e fisiopatogenia não completamente conhecida, os cientistas estão à procura de parâmetros concretos que possam explicar não somente a doença em si, mas também os possíveis fatores de prevenção.

A incidência de câncer de cólon, reto, pâncreas, mama, endométrio e próstata é 10 vezes maior na América do Norte, Europa e Austrália, quando comparada com a África e o Sul da Ásia (International Agency for Research on Cancer, 1997). Quando os imigrantes desses países de baixo risco passam a viver nas áreas de alto risco, aumenta a incidência dos cânceres acima mencionados, mostrando que o câncer possui mais relação com o ambiente do que com a genética.

O estilo de vida é um dos principais fatores de risco ambiental. A ingestão de alimentos de elevado índice glicêmico, o aumento da carga glicêmica e a falta de atividade física acarretam hiperinsulinemia, a qual se associa ao aumento da incidência de vários tipos de câncer. Não é bem assim. O que acontece é que o efeito carcinocinético da insulina torna o tumor mais precocemente visível aos métodos de imagem.

Primeiros estudos associando a insulina ao câncer

Desde 1967, não cessam de aparecer na literatura médica estudos conduzidos *in vitro* em animais de experimentação e epidemiológicos, demonstrando a firme relação entre a insulina e o câncer.

Foi Heuson, em 1967, que observou pela primeira vez que a insulina aumenta a proliferação do carcinoma de mama em ratos. No mesmo ano, Osborne, em culturas de células, demonstrou o papel regulador da insulina na proliferação do câncer de mama humano. Trinta anos depois, Mathieu mostra que a menor quantidade de receptores de insulina no tumor aumenta a sobrevida das pacientes com adenocarcinoma de mama.

Vários autores mostraram que a administração de insulina a animais de experimentação é fator promotor da carcinogênese. A insulina aumenta o crescimento do tumor de cólon de rato (Tran, 1996) e exerce efeito direto no crescimento da mucosa do intestino grosso, a qual pode transformar-se em neoplasia (Giovannucci, 1995).

A insulina aumenta a proliferação de linhagens de câncer humano de pâncreas (Fisher, 1996) e de linhagem de células tumorais de intestino humano (Cezard, 1981), ativando seus próprios receptores de membrana (Nagarajan, 1982).

Hiperinsulinemia provoca aumento da proliferação tumoral

Vamos deixar bem claro que a hiperinsulinemia não é fator causal no câncer e o que ela provoca é o aumento da proliferação celular mitótica, aumento do crescimento tumoral.

A partir de 1991, Cersosimo e outros autores vêm documentando o relevante papel da hiperinsulinemia e da resistência à insulina em vários tipos de neoplasias humanas (Cersosimo, 1991; Makino, 1998; Yoshikawa, 1999; Noguchi, 1998 e 1999).

Na literatura médica, a cada dia aparecem mais evidências que a hiperinsulinemia se associa com a presença do câncer em várias localizações. Em 2003, estudo dirigido pela Sociedade Americana de Cancerologia envolvendo 900 mil pessoas seguidas ano a ano durante 16 anos revelou relação direta entre o sobrepeso ou a obesidade, com a mortalidade por vários tipos de câncer (Calle, 2003). Na verdade, vários autores já haviam demonstrado o papel do sobrepeso e da obesidade, tanto no risco como na mortalidade dessa doença (Garfinkel, 1986; Moller, 1994; Carroll, 1998; Bergstron, 2001). A explicação mais aceita ligando obesidade ao câncer é a hiperinsulinemia.

A história e a seguinte: o paciente apresenta um ou mais fatores causais que provocam o aparecimento do câncer e a hiperinsulinemia aumenta a velocidade da proliferação tumoral.

O aumento da ingestão de glicose na forma de carboidratos refinados e frutas, ao lado de hiperinsulinemia e altos níveis de IGF-I (fator de crescimento dependente de insulina-I) proporcionam maior risco de aparecimento de vários tipos de câncer (Giovannucci, 1999; Augustin, 2002; Kaaks, 1996).

Em 2001, Kaaks cita grande número de trabalhos que apontam a associação positiva entre a hiperinsulinemia e a concentração de IGF-1 e de IGFBP (*IGFBP*: proteínas que se ligam ao IGF), com o risco de as pessoas apresentarem os mais variados tipos de câncer.

O hiperinsulinismo precede o diabetes tipo 2 e pode ser a ligação entre o diabetes e o câncer. Na verdade, existem muitos trabalhos que mostram associação entre o diabetes tipo 2 e o câncer nos seguintes locais: colorretal (La Vecchia, 1991; Hu, 1999; Steenland, 1995), fígado (Adami, 1991), rins (O'Mara, 1985; Wideroff, 1997), endométrio (Adami, 1991; Weiderpass, 1997), pele (O'Mara, 1985) e mama (Weiderpass, 1997).

O'Mara em 1985 não encontrou associação entre o tipo de tratamento do diabetes, insulina ou hipoglicemiantes orais, e o câncer. Entretanto, em 2006 Bowker mostrou que pacientes com diabetes tipo 2 expostos a sulfonilureia e insulina exógena apresentam aumento significante do risco de morrer por câncer quando comparado com os pacientes expostos somente à metformina. É incerto se este aumento de risco está relacionado ao efeito deletério da sulfonilureia e insulina ou ao efeito protetor da metformina (Bowker, 2006).

Medidas que reduzem a insulinemia como a restrição calórica retarda o crescimento tumoral em animais (Ruggeri, 1989). A maior ingestão de fibras e o exercício reduzem a insulinemia e a resistência à insulina e aumentam os efeitos preventivos contra várias neoplasias, incluindo o câncer de mama e o colorretal (Anderson, 1995; Beimann, 1996; Howe, 1992; Baghrust, 1994; Giovannucci, 1995; Colditz, 1997).

Estudos epidemiológicos relacionando a hiperinsulinemia com o câncer

Já foi demonstrado o relevante papel da insulina no carcinoma de mama (Castro, 1980; Kaaks, 1996), de ovário (Beck, 1994) e em outros tipos de neoplasias. Inclusive no câncer colorretal, estômago e mama conseguiram-se detectar elevados níveis de insulina no tecido canceroso, quando comparado com amostras de tecido controle sem câncer (Yam, 1996).

A gordura corporal total se correlaciona com câncer de mama, colorretal, próstata, endométrio e ovário (Albanes, 1990; Schapira, 1990; Russo, 1998).

A associação direta entre alimentos de alto índice glicêmico com o câncer colorretal ou de mama foi mostrada sem sombras de dúvidas em 3 estudos epidemiológicos (Slattery, 1997; Franceschi, 2001; Augustin, 2001). Entretanto, as evidências apontam para uma associação mais ampla envolvendo vários tipos de câncer e responsabilizando tanto o índice glicêmico como a carga glicêmica (McKeown-Eyssen, 1994; Giovannucci, 1995 e 1999; Bruning, 1992).

Câncer de mama

Para Kaaks (1996), a hiperinsulinemia com resistência à insulina desempenha papel crucial no crescimento do câncer de mama.

A obesidade geral e em particular a central, quando se acompanham de hiperinsulinemia e resistência à insulina, são fatores de risco para o câncer de mama na pós-menopausa (Selers, 1992; Galanis, 1998).

No período pós-menopausa da mulher obesa a hiperinsulinemia é considerada verdadeiro marcador de risco de câncer de mama e o autor crê que o problema reside na obesidade abdominal (Stoll, 1996). Entretanto, outro pesquisador mostrou que a hiperinsulinemia com resistência à insulina é risco de câncer de mama independentemente da presença de obesidade geral ou abdominal (Bruning, 1992).

Quando 99 mulheres não diabéticas na pré-menopausa com carcinoma invasivo grau 1 foram comparadas com 99 mulheres controles com doença benigna de mama, também se encontrou associação positiva entre a insulinemia e a presença de câncer de mama (Del Guidice, 1998).

O grande valor prático desses conceitos foi apontado no estudo de intervenção Europeu – "Projeto Diana" – que nos ensinou que, em mulheres na pós-menopausa, em apenas 4 meses e meio de dieta rica em alimentos de baixo índice glicêmico consegue-se diminuir a insulinemia e reduzir os níveis de estradiol e testosterona livres; dois hormônios associados com o câncer de mama nesse período da vida (Berrino, 2001). A queda da insulinemia aumenta a concentração sérica de SHBG (globulinas ligadoras de hormônios sexuais) e assim diminui o estrógeno livre e a testosterona livre. Berrino, nesse estudo prospectivo, randomizado e controlado com placebo, empregou a soja e seus derivados para diminuir a insulinemia.

Câncer de próstata

Dietas ricas em açúcar refinado e excesso de calorias favorecem o desenvolvimento de hiperinsulinemia e aumentam o risco de câncer de próstata (Talamini, 1992; Franceschi, 1994).

A obesidade está diretamente associada com o câncer de próstata (Gann, 1995). Comparados com o índice de massa corporal normal (IMC inferior a 23kg/m^2), os homens com sobrepeso moderado (IMC entre 23 e 28kg/m^2) apresentaram risco 2 vezes maior e os homens com sobrepeso severo (IMC superior a 28kg/m^2) risco 4 vezes maior de adquirir câncer de próstata, corrigindo-se todos os outros fatores de risco (Talamini, 1986).

Dietas com baixo teor de carboidratos refinados e ricos em fibra, dieta de baixo índice glicêmico, acrescida de atividade física moderada e regular diminuem a hiperinsulinemia, aumentam os níveis de SHBG (globulina ligadora de hormônios sexuais), diminuem os níveis de testosterona livre e estradiol e diminuem o risco de câncer de próstata (Tymchuk, 1998).

A hiperinsulinemia aumenta o risco de câncer de próstata, por diminuir os níveis de SHBG, elevando, consequentemente, a concentração de testosterona livre no plasma (Plymate, 1988), o que aumenta a DHT – di-hidrotestosterona; por outro lado, a insulina acelera a mitose das células neoplásicas (Polychronakus, 1991; Kimura, 1996).

A hiperinsulinemia e o IGF-1 facilitam o desenvolvimento de tumores estimulando a proliferação celular e inibindo a apoptose (Jones e Clemmons, 1995; Werner e Lee Roith, 1996).

O papel dos IGFs no câncer de próstata é também sugerido nos estudos com o "suramin", droga usada no tratamento do câncer de próstata avançado, cujo mecanismo de ação é diminuir os níveis do IGF (Miglietta, 1993; Sartor, 1994).

As concentrações séricas e teciduais de insulina, IGF-1 e vários IGFBP, especialmente os IGFBP-1, 2 e 3, estão relacionados com o estado nutricional (índice glicêmico e carga glicêmica) e o balanço energético (ingestão versus gasto de energia) e são de capital importância na regulação dos processos anabólicos. A sigla IGFBP significa proteínas que se ligam ao IGF, sendo que a diminuição dos IGFBP acarreta o aumento do IGF-1 e de outros IGFs. A vitamina D3 ou melhor o hormônio D3 aumenta a concentração sérica dos IGFBPs.

Em 1998, Chan verificou em estudo prospectivo, envolvendo 152 pares de pessoas, aumento de até 4 vezes no risco de câncer nos pacientes que se encontravam no quartil mais alto de IGF-1, quando comparados com aqueles que se encontravam no quartil mais baixo. Esses resultados foram independentes dos níveis iniciais do antígeno prostático específico (PSA), do índice de massa corporal (IMC), do peso, da altura, da ingestão de licopeno e da concentração de testosterona livre.

A insulina, ao lado do papel no metabolismo da glicose (glicólise anaeróbia), é um importante hormônio anabólico envolvido no desenvolvimento e no crescimento celular (Nakae, 2001), funcionando tanto diretamente, por meio dos receptores de insulina, como indiretamente ativando o sistema tirosina quinase e o sistema IGF/IGFR de quase todas as células (IGFR = receptor do IGF) (Straus, 1984; Hill, 1985).

Hiperinsulinemia e estresse oxidativo

É importante lembrar que os pacientes com hiperinsulinemia e resistência à insulina apresentam falhas no seu mecanismo de defesa antioxidante.

A dificuldade de entrada da glicose no intracelular propicia o estresse oxidativo, pois prejudica a formação de NADPH pelo ciclo das pentoses, o que impede a regeneração eficaz da glutationa, principal antioxidante citoplasmático, e diminui a produção de piruvato, eficaz varredor intracelular de hidroperóxidos (Felippe, 2005a).

Sabe-se há muito tempo que o estresse oxidativo, exagero da geração de espécies reativas tóxicas de oxigênio em relação aos mecanismos de defesa, é capaz de aumentar a probabilidade de aparecimento das doenças crônico degenerativas, incluindo o câncer.

Até os 40 anos de idade se administram muito bem a produção contínua e ininterrupta de radicais livres pelo metabolismo celular. Após os 40 anos de idade, talvez pela falta de ácido clorídrico e menor absorção dos cátions bivalentes (Zn++, Mn++, Cu++), os quais são responsáveis pela indução gênica das enzimas antioxidantes, não mais conseguimos abolir completamente os efeitos lesivos dos radicais livres sobre o DNA, membrana celular e sistema enzimático. Assim os radicais livres vão lesando lenta, sorrateira e insidiosamente molécula a molécula, célula a célula, tecido a tecido, órgão a órgão, até provocar doenças. E são doenças importantes porque são as responsáveis pelo maior número de mortes nos países economicamente estáveis: aterosclerose e câncer (Felippe, 1990, 1994, 2000, 2001).

Note que, para haver o aparecimento de doenças é condição *sine qua non*, a presença contínua e ininterrupta de fatores causais no corpo da vítima.

A hiperinsulinemia com resistência à insulina, além de facilitar o aparecimento do estresse oxidativo, ativa fatores de crescimento que propiciam a proliferação celular.

Efeitos da hiperinsulinemia com resistência à insulina no câncer

1. **Aumento da proliferação mitótica**
   a) Efeito celular direto.
   b) Efeito sobre o ciclo celular.
   c) Efeito em conjunto com estrógenos e andrógenos.
2. **Ativação de receptores de membrana**
   a) Ativa mitose: aumento da atividade da tirosina quinase e da autofosforilação.
   b) Inibe apoptose.
3. **Redução da globulina ligadora de hormônios sexuais – SHBG: crescimento neoplásico dos tecidos dependentes dos hormônios sexuais**
   a) Aumento dos estrógenos livres.
   b) Aumento dos andrógenos livres.
4. **Estresse oxidativo**
   a) Diminuição da geração de NADPH, eficaz agente redutor, no ciclo das pentoses.
   b) Diminuição da geração de piruvato: varredor de hidroperóxidos.
   c) Diminuição da regeneração do GSH a partir do GS-SG devido à queda do NADPH.

Efeito celular direto

A insulina estimula diretamente o crescimento celular e a síntese de DNA, fato demonstrado em linhagens de câncer de cólon humano HT-29 e em células normais do epitélio intestinal (Bjork, 1993). Em modelos animais, a insulina estimula diretamente a carcinogênese e a transformação neoplásica promovendo a síntese de DNA (Lupulescu, 1985). Lembremos que a insulina é o grande ativador da glicólise anaeróbia, a qual fornece ATP para o núcleo: motor da proliferação celular mitótica (Felippe, 2004a e 2004b).

A proteína p53, produto do gene p53, é um potente supressor tumoral que inibe a proliferação das células neoplásicas por impedir o ciclo celular e aumentar apoptose. A hiperinsulinemia inativa o gene p53 e, portanto, facilita a proliferação e suprime a apoptose (Webster, 1996).

A insulina estimula seu receptor de membrana e promove proliferação mitótica prolongada (Nagarajan, 1982).

O aumento de receptores de insulina tem sido observado em vários tipos de câncer, tais como no câncer de pâncreas, ovário e mama, e quando tais receptores são ocupados pela insulina acontece o aumento da atividade da tirosina quinase e sua fosforilação.

A elevação da fosforilação da tirosina quinase pela insulina aumenta os sinais mitogênicos e facilita o crescimento celular neoplásico (Jackson, 1998). Outras vias também estão envolvidas: ativação da proteína quinase ativadora da mitose, ativação da PI-3K (fosfatidilinositol-3 quinase) e aumento da expressão do GLUT-1 (Ding, 2000).

Hormônios sexuais

A insulina é potente inibidor da produção da globulina ligadora dos hormônios sexuais (SHBG) e estudos clínicos confirmam a significante correlação negativa entre os níveis de insulina e de SHBG (Plymate, 1988; Peiris, 1989 e 1993).

À medida que a insulinemia aumenta, ocorre concomitantemente redução dos níveis de SHBG e aumento dos níveis de estrógeno livre (Nestler, 1991). O aumento do estrógeno livre facilita a proliferação do câncer de mama, endométrio e ovário (Adlercreutez, 1990; Mosesan, 1993). O mesmo acontece nos homens: o aumento da insulina provoca queda do SHBG e elevação da testosterona livre que aumenta a di-hidrotestosterona e provoca aumento do crescimento do tumor de próstata.

Considerações finais

Um longo período de hiperinsulinemia pode preceder o desenvolvimento do câncer (Gupta, 2002). A insulinemia é realmente importante fator na carcinogênese, e a sua redução diminui o risco de câncer, sendo este mais um procedimento que os médicos preocupados com a prevenção de doenças devem utilizar na prática clínica.

O complexo D, digo o hormônio D, inibe a insulina e o IGF-1, tornando-se medida indispensável a manutenção das concentrações normais, tanto da vitamina D, (25(OH)D$_3$) como do hormônio D, (1-25(OH)$_2$D$_3$), para diminuir o risco ou a proliferação do câncer de mama humano (Vink-van Wijngaarden, 1996) e outros tipos de câncer. O hormônio 1-25(OH)$_2$D$_3$ diminui a hiperinsulinemia e o IGF-1 e é ele que ocupa os receptores VDR e provoca a transcrição gênica. A vitamina D não é capaz de ocupar receptores e existe para gerar o hormônio.

O ácido retinoico suprime a proliferação celular induzida pela insulina e pela expressão gênica da ciclina D1 em células do câncer de mama humano (Bardon, 1998). O ácido retinoico e o hormônio D diminuem a hiperinsulinemia, aumentam a concentração do IGFBP3 e reduzem o IGF-1 no soro.

A soja e os alimentos ricos em ligninas aumentam a concentração dos IGFBPs e, portanto, diminuem o IGF-1. O IGFBP-3 é também apoptótico e antiproliferativo por efeito direto.

A interleucina-1 bloqueia a proliferação neoplásica induzida pela insulina inibindo a atividade da tirosina quinase das células do tumor de mama (Constantino, 1996). Lembremos que a glucana (beta 1-3 poliglicose) é um poderoso indutor de IL-1 (Felippe, tese de docência).

Quanto à fenformina, droga que diminui a hiperinsulinemia, devemos ser cautelosos, porque Cohen, em 1980, mostrou em células do câncer de mama em cultura que ela aumenta a ligação da insulina com seus receptores de membrana e nada nos garante que a fenformina possa facilitar a proliferação celular em tumores já instalados. Entretanto substância parecida com a fenformina, a metformina, reduz a probabilidade de aparecimento de câncer, em inúmeros estudos sérios, isto é, sem conflito de interesse (Schneider, 2001). Na verdade, vários estudos recentes mostram clara e indiscutivelmente os efeitos benéficos da metformina no câncer, e há muito tempo a fenformina não é empregada na prática clínica. A metformina é droga de múltiplas e benéficas funções no tratamento do câncer e na sua prevenção.

No estudo STOP-NIDDM, a acarbose, inibidor da alfa-glicosidase intestinal, mostrou-se eficaz em pacientes com intolerância à glicose, reduzindo o risco de diabetes, hipertensão arterial e complicações cardiovasculares, porém Kaiser e Sawicki, em 2004, acusaram os autores de manipulação de dados e conflito de interesse, os quais discordamos. A acarbose é uma excelente estratégia para diminuir a carga glicêmica nos pacientes que burlam a dieta. Lembrar que a acarbose aumenta a geração intestinal de hidrogênio, único antioxidante que protege as mitocôndrias do aumento de radicais livres produzidos nos *clusters* de ferro-enxofre.

Podemos reduzir a hiperinsulinemia com medidas não farmacológicas. O meio mais eficaz é o aumento da frequência das refeições utilizando alimentos integrais e de baixo índice glicêmico e baixa carga glicêmica acrescido de atividade física moderada e regular. Todas essas medidas simples de estilo de vida já mostraram seu valor na redução do risco de vários tipos de câncer, incluindo o mamário (Stoll, 1996; Moore, 1998).

É importante tratar vigorosamente o sobrepeso e a obesidade como se fossem doenças crônicas, com disciplina, tenacidade e controles periódicos. Deste modo, estaremos diminuindo a prevalência de vários tipos de sérias doenças, além do câncer (Felippe, 2005b).

É realmente muito constrangedor para nós clínicos receber pacientes com câncer sendo tratados nos melhores hospitais do País e pelos melhores especialistas onde nada se faz quanto à nutrição e muito menos se pesquisa a existência da tão estudada hiperinsulinemia e menos ainda quanto a IGF-1, IGFBPs ou SHBG. Essa é a razão da necessidade da integração oncologista--médico clínico. Se o médico clínico for o biomolecular, melhor ainda.

Pergunta:

Porque nós médicos precisamos raciocinar com nossos próprios neurônios e com muita desconfiança da literatura médica atual?

Resposta:

No tempo de Sócrates o ambiente intelectual helênico era perturbado pela presença dos sofistas. No tempo atual o ambiente intelectual da medicina é perturbado pelos trabalhos com conflito de interesse não declarados, pagos pela indústria farmacêutica.

Referências

1. Adami HO, McLaughlin J, Ekbom A, et al. Cancer risk in patients with diabetes mellitus. Cancer Causes Control. 2:307-14;1991.
2. Adlercreutz H. Western diet and Western diseases: some hormonal and biochemical mechanisms and associations. Scand J Clin Lab Invest. 201:3-23;1990.
3. Albanes D. Energy balance, body size and cancer. Crit Rev Oncol Hematol. 10:283-303;1990.
4. Anderson JW. Dietary fiber, complex carbohydrate and coronary artery disease. Can J Cardiol. 11:55G-62G;1995.
5. Augustin LS, Dal Maso L, La Vecchia C, et al. Dietary glycemic index and glycemic load in breast cancer risk: a case-control study. Ann Oncol. 12:1533-8;2001.
6. Augustin LS, Franceschi S, Jenkins DJA, et al. Glycemic index in chronic disease: a review. Eur J Clin Nutr. 56:1049-71;2002.

7. Baghurst PA, Rohan TE. High-fiber diets and reduced risk of breast cancer. Int J Cancer 56:173-6;1994.
8. Bardon S, Razanamahefa L. Retinoic acid suppresses insulin-induced cell growth and cyclin D1 gene expression in human breast cancer cells. Int J Oncol. 12:355-9;1998.
9. Bech EP, Russo P, Gliozzo B, et al. Identification of insulin and insulin-like growth factor I (IGF I) receptors in ovarian cancer tissue. Gynecol Oncol. 53:196-201;1994.
10. Bergstrom A, Pisani P, Tenet V, et al. Overweight as an avoidable cause of cancer in Europe. Int J Cancer. 91(3):421-30;2001.
11. Berrino F, Bellati C, Secreto G. et al. Reducing biovailable sex hormones through a comprehensive change in diet: the diet and androgens (DIANA) randomized trial. Cancer Epidemiol Biomarkers Prev. 10:25-33;2001.
12. Bjork J, Nilsson J, Hultcrantz R. Growth-regulatory effects of sensory neuropeptides, epidermal growth factor, insulin, and somatostatin on the non-transformed intestinal epithelial cell line IEC-6 and the colon cancer cell line HT 29. Scand J Gastroenterol. 28:879-84;1993.
13. Boyd DB. Insulin and cancer. Integ Cancer Ther. 2(4):315-29;2003.
14. Bowker SL. Increased cancer-related mortality for patients with type 2 diabetes who use sulfonylureas or insulin. Diabetes Care, 29(2):254-8, 2006.
15. Bruning PF, Bonfrer JM, van Noord PA, et al. Insulin resistance and breast-cancer risk. Int J Cancer. 52:511-6;1992.
16. Buemann B, Tremblay A. Effects of exercise on abdominal obesity and related metabolic complications. Sports Med. 21:191-212;1996.
17. Calle EE, Rodriquez C; Walker-Thurmond K, Thun MJ. Overweight, obesity, and mortality from cancer in a prospectively studied cohort of US adults. N Engl J Med. 348(17):1625-38;2003.
18. Carroll KK. Obesity as a risk factor for certain types of cancer. Lipids. 33:1055-9;1998.
19. Castro A, Ziegels-Weissman J, Buschbaum P, et al. Immunochemical demonstration of immunoreactive insulin in human breast cancer. Res Commun Chem Pathol Pharmacol. 29:171-82;1980.
20. Cersosimo E, Pisters PW, Pesola G. Insulin secretion and action in patients with pancreatic cancer. Cancer 67:486-93;1991.
21. Cezard JP, Forgue-Lafitte ME, Chamblier MC, et al. Growth-promoting effect, biological activity, and binding of insulin in human intestinal cancer cells in culture. Cancer Res. 41:1148-53;1981.
22. Chan JM, Stampfer MJ, Giovannucci E, et al. Plasma insulin-like growth factor-1 and prostate cancer risk: a prospective study. Science. 279:563-6;1998.
23. Cohen D, Pezzino V, Vigneri R. Phenformin increases insulin binding to human cultured breast cancer cells. Diabetes. 29:329-31;1980.
24. Colditz GA, Cannuscio CC, Frazier AL. Physical activity and reduced risk of colon cancer: implications for prevention. Cancer Causes Control. 8:649-67;1997.
25. Constantino A, Vinci C, Minco R. Interleukin-1 blocks insulin and insulin-like growth factor-stimulated growth in MCF-7 human breast cancer cells by inhibiting receptor tyrosine kinase activity. Endocrinology. 137:4100-7;1996.
26. Del Giudice ME, Fantus IG, Ezzat S, et al. Insulin and related factors in premenopausal breast cancer risk. Breast Cancer Res Treat. 47:111-20;1998.
27. Ding XZ, Fehsenfeld DM, Murphy L. Physiological concentrations of insulin augment pancreatic cancer cell proliferation and glucose utilization by activating MAP kinase, PI3 kinase and enhancing GLUT-1 expression. Pancreas. 21:310-20;2000.
28. Felippe JJr. Radicais livres como mecanismo intermediário de moléstia. In: Felippe Jr. Pronto Socorro: Fisiopatologia – Diagnóstico – Tratamento. Rio de Janeiro: Guanabara Koogan; p. 1168-73. 1990.
29. Felippe JJr. Medicina biomolecular. Revista Brasileira de Medicina Biomolecular e Radicais Livres. 1(1):6-7;1994
30. Felippe JJr. Dieta inteligente. Journal of Biomolecular Medicine & Free Radicals. 6(3):85-95;2000.
31. Felippe JJr. Estratégia biomolecular: uma das bases da medicina do futuro. Revista Brasileira de Medicina Complementar. 7(1):8-9;2001.
32. Felippe JJr. Metabolismo da célula tumoral – câncer como um problema da bioenergética mitocondrial: impedimento da fosforilação oxidativa – fisiopatologia e perspectivas de tratamento. Revista Eletrônica da Associação Brasileira de Medicina Biomolecular. www.medicinabiomolecular.com.br. Tema do mês de agosto de 2004a.
33. Felippe JJr. Metabolismo das células cancerosas: a drástica queda do GSH e o aumento da oxidação intracelular provoca parada da proliferação celular maligna, aumento da apoptose e antiangiogênese tumoral. Revista Eletrônica da Associação Brasileira de Medicina Biomolecular. www.medicina.biomolecular.com.br. Tema do mês de setembro de 2004b.
34. Felippe JJr. A hipoglicemia induz citotoxicidade no carcinoma de mama resistente à quimioterapia. Revista Eletrônica da Associação Brasileira de Medicina Biomolecular. www.medicinabiomolecular.com.br. Tema do mês de fevereiro de 2005a.
35. Felippe JJr. A insulinemia elevada possui papel relevante na fisiopatologia do infarto do miocárdio, do acidente vascular cerebral e do câncer. Revista Eletrônica da Associação Brasileira de Medicina Biomolecular. www.medicina biomolecular.com.br. Tema do mês de março de 2005b.
36. Fisher WE, Boros LG, Schirmer WJ. Insulin promotes pancreatic cancer: evidence for endocrine influence on exocrine pancreatic tumors. J Surg Res 63:310-3: 1996.
37. Franceschi S. Fat and prostate cancer. Epidemiology. 5:271-3;1994.
38. Franceschi S, Dal Maso L, Augustin L, et al. Dietary glycemic load and colorectal cancer risk. Ann Oncol. 12:173-8;2001.
39. Galanis DJ, Kolonel LN, Lee J. Anthropometric predictors of breast cancer incidence and survival in a multi-ethnic cohort of female residents of Hawaii. United States. Cancer Causes Control. 9:217-24;1998.
40. Gann PH, Daviglus ML, Dyer AR, Stamler J. Heart rate and prostate cancer mortality: results of a prospective analysis. Cancer Epidemiol Biomarkers Prev. 4:611-6;1995.
41. Garfinkel L. Overweight and mortality. Cancer. 58(Suppl 8):1826-9;1986.
42. Giovannucci E. Insulin and colon cancer. Cancer Causes Control. 6:164-79;1995.
43. Giovannucci E, Ascherio A, Rimm EB. Physical activity, obesity, and risk for colon cancer and adenoma in men. Ann Intern Med. 122:327-34;1995.
44. Gupta K, Krishnaswamy G, Karnad A, Peiris AN. Insulin: a novel factor in carcinogenesis. Am J Med Sci. 323(3):140-5;2002.
45. Heuson JC, Coune A, Heimann R.. Cell proliferation induced by insulin in organ culture of rat mammary carcinoma. Exp Cell Res. 45:351-60;1967.
46. Hill DJ, Milner RDG. Insulin as a growth factor. Pediatr Res. 19:879-86;1985.

47. Howe GR, Benito E, Castello R, et al. Dietary intake of fiber and decreased risk of cancers of the colon and rectum: evidence from the combined analysis of 13 case control studies. J Natl Cancer Inst. 84:1887-96;1992.
48. Hu FB, Manson JE, Liu S, et al. Prospective study of adult onset diabetes mellitus (type 2) and risk of colorectal cancer in women. J Natl Cancer Inst. 91:542-7;1999.
49. International Agency for Research on Cancer. Cancer Incidence in Five Continents, IARC Scientific Publication. Lyon, France: IARC; vol. 8. i-1240. 1997.
50. Jackson JG, White MF, Yee D. Insulin receptor substrate-1 is the predominant signaling molecule activated by insulin-like growth factor-I, insulin, and interleukin- 4 in estrogen receptor-positive human breast cancer cells. J Biol Chem. 273:9994-10003;1998.
51. Kaaks R. Nutrition, hormones, and breast cancer: is insulin the missing link? Cancer Causes Control. 7:605-25;1996.
52. Kaaks R, Lukanova A. Energy balance and cancer: the role of insulin and insulin-like growth factor-I. Proc Nutr Soc. 60:91-106;2001.
53. Kaiser T, Sawicki PT. Acarbose for prevention of diabetes, hypertension and cardiovascular events? A critical analysis of the STOPP-NIDDM data. Diabetologia. 47(3):575-80;2004.
54. Kimura G, Kasuya J, Giannini S, et al. Insulin-like growth factor (IGF) system components in human prostate cancer cell-lines: LNCaP, DU145, and PC-3 cells. Int J Urol. 3:39-46;1996.
55. La Vecchia C, D'Avanzo B, Negri E, et al. History of selected diseases and the risk of colorectal cancer. Eur J Cancer. 27:582-6;1991.
56. Lupulescu AP. Effect of prolonged insulin treatment on carcinoma formation in mice. Cancer Res. 45:3288-95;1985.
57. Makino T, Noguchi Y, Yoshikawa T. Circulating interleukin 6 concentrations and insulin resistance in patients with cancer. Br J Surg. 85:1658-62;1998.
58. Mathieu MC, Clark GM, Allred DC. Insulin receptor expression and clinical outcome in node-negative breast cancer. Proc Assoc Am Physicians 109:565-71;1997.
59. McKeown-Eyssen G. Epidemiology of colorectal cancer revisited: are serum triglycerides and/or plasma glucose associated with risk? Cancer Epidemiol Biomarkers Prev. 3:687-95;1994.
60. Miglietta L, Barreca A, Repetto L, et al. Suramin and serum insulin-like growth factor levels in metastatic cancer patients. Anticancer Res. 13:2473-6;1993.
61. Moller H, Mellemgaard A, Lindvig K, Olson JH. Obesity and cancer risk: a Danish record linkage system. Eur J Cancer. 30A(3):344-50;1994.
62. Moore MA, Park CB, Tsuda H. Implications of the hyperinsulinaemia-diabetes-cancer link for preventive efforts. Eur J Cancer Prev. 7:89-107;1998.
63. Mosesan M, Koenig KL, Shore RE. The influence of medical conditions associated with hormones on the risk of breast cancer. Int J Epidemiol. 22:1000-9;1993.
64. Nagarajan L, Anderson WB. Insulin promotes the growth of F9 embryonal carcinoma cells apparently by acting through its own receptor. Biochem Biophys Res Commun. 106:974-80;1982.
65. Nakae J, Kido V, Accili D. Distinct and overlapping functions of insulin and IGF-1 receptors. Endocr Rev. 22:818-35;2001.
66. Nestler JE, Powers LP, Matt DW. A direct effect of hyperinsulinemia on serum Sex hormone-binding globulin levels in obese women with the polycystic ovary syndrome. J Clin Endocrinol Metab. 72:83-9;1991.
67. Noguchi Y, Yoshikawa T, Marat D. Insulin resistance in cancer patients is associated with enhanced tumor necrosis factor-alpha expression in skeletal muscle. Biochem Bioohys Res Commun. 253:887-92;1998.
68. Noguchi Y, Yoshikawa T, Marat D. Tumor-associated metabolic alterations in patients with gastric and esophageal cancer. Hepatogastroenterology. 46:555-60;1999.
69. O'Mara BA, Byers T, Schoenfeld E. Diabetes mellitus and cancer risk: a multisite case-control study. J Chronic Dis. 38:435-41;1985.
70. Osborne CK, Bolan G, Monaco ME. Hormone responsive human breast cancer in long-term tissue culture: effect of insulin. Proc Natl Acad Sci U S A. 73:4536-40;1976.
71. Pasquali R, Casimirri F, Iasio RD, et al. Insulin regulates testosterone and sex hormone binding-globulin concentrations in adult normal-weight and obese men. J Clin Endocrinol Metab. 80:654-8;1995.
72. Peiris AN, Sothmann MS, Aiman EJ. The relationship of insulin to sex hormone-binding globulin: role of adiposity. Fertil Steril. 52:69-72;1989.
73. Peiris AN, Stagner JI, Plymate SR. Relationship of insulin secretory pulses to sex hormone-binding globulin in normal men. J Clin Endocrinol Metab. 76:279-82;1993.
74. Plymate SR, Jones RE, Matej LA. Regulation of sex hormone binding globulin (SHBG) production in Hep G2 cells by insulin. Steroids. 52:339-40;1988.
75. Plymate SR, Matej LA, Jones RE, Friedl KE. Inhibition of sex hormone binding-globulin production in the human hepatoma (Hep G2) cell line by insulin and prolactin. J Clin Endocrinol Metab. 67:460-4;1988.
76. Ruggeri BA, Klurfeld DM, Kritchevsky D, Furtanetto RW. Caloric restriction and 7,12-dimethylbenz(a)anthracene-induced mammary tumor growth i rats: alterations in circulating insulin, insulin like growth factors I and II, and epidermal growth factor. Cancer Res. 49:4130-4;1989.
77. Russo A, Franceschi S, La Vecchia C, et al. Body size and colorectal-cancer risk. Int J Cancer. 78:161-5;1998.
78. Sartor O, Cooper MR, Khleif SN, Myers CE. Suramin decreases circulating levels of insulin-like growth factor-1. Am J Med. 96:390;1994.
79. Schapira DV, Kumar NB, Lyman GH, et al. Abdominal obesity and breast cancer risk. Ann Intern Med. 112:182-6;1990.
80. Scheider MB, Matsuzaki H, Haorah J, et al. Prevention of pancreatic cancer induction in hamsters by metformin. Gastroenterology. 120(5):1291-6;2001.
81. Sellers TA, Kushi LH, Potter JD, et al. Effect of family history, body-fat distribution, and reproductive factors on the risk of postmenopausal breast cancer. N Engl J Med. 326:1323-9;1992.
82. Slattery ML, Benson J, Berry TD, et al. Dietary sugar and colon cancer. Cancer Epidemiol Biomark Prev. 6:677-85;1997.
83. Steenland K, Nowlin S, Palu S. Cancer incidence in the National Health and Nutrition Survey 1 follow-up data: diabetes cholesterol pulse and physical activity. Cancer Epidemiol Biomarkers Prev. 4:807-11;1995.
84. Stoll BA. Nutrition and breast cancer risk: can an effect via insulin resistance be demonstrated? Breast Cancer Res Treat. 38:239-46;1996.
85. Straus DS. Growth stimulatory actions of insulin in vitro and in vivo. Endocr Rev. 5:356-72;1984.
86. Talamini R, Franceschi S, La Vecchia C, et al. Diet and prostatic cancer: a case-control study in northern Italy. Nutr Cancer. 18:277-86;1992.

87. Talamini R, La Vecchia C, Decarli A, et al. Nutrition, social factors and prostatic cancer in a Northern Italian population. Br J Cancer. 53:817-21;1986.
88. Tran TT, Medline A, Bruce WR. Insulin promotion of colon tumors in rats. Cancer Epidemiol Biomarkers Prev. 5:1013-5;1996.
89. Tymchuk CN, Tessler SB, Aronson WJ, Barnard RJ. Effects of diet and exercise on insulin, sex hormone-binding globulin, and prostate-specific antigen. Nutr Cancer. 31:127-31;1998.
90. Vink-van Wijngaarden T, Pols HA, Buurman CJ. Inhibition of insulin- and insulin-like growth factor- I-stimulated growth of human breast cancer cells by 1,25-dihydroxyvitamin D3 and the vitamin D3 analogue EB1089. Eur J Cancer. 32A:842-8;1996.
91. Webster NJ, Resnik JL, Reichart DB. Repression of the insulin receptor promoter by the tumor suppressor gene product p53: a possible mechanism for receptor over-expression in breast cancer. Cancer Res. 56:2781-8;1996.
92. Weiderpass E, Gridley G, Persson I, et al. Risk of endometrial and breast cancer in patients with diabetes mellitus. Int J Cancer. 71:360-3;1997.
93. Wideroff L, Gridley G, mellemkjaer L, et al. Cancer incidence in a population-based cohort of patients hospitalized with diabetes mellitus in Denmark. J Natl Cancer Inst. 89:1360-5;1997.
94. Yam D, Fink A, Mashiah A, et al. Hyperinsulinemia in colon, stomach and breast cancer patients. Cancer Lett. 104:129-32;1996.
95. Yoshikawa T, Noguchi Y, Doi C. Insulin resistance was connected with the alterations of substrate utilization in patients with cancer. Cancer Lett. 141:93-8;1999.

CAPÍTULO 26

Célula cancerosa é célula doente em sofrimento lutando para sobreviver e necessitando de cuidados, não extermínio

José de Felippe Junior

A ignorância é um pesado fardo que fica mais leve enquanto aprendemos. **JFJ**

A história da medicina nos ensina que para os problemas mais sérios as soluções encontradas e que realmente funcionaram foram as mais simples. **JFJ**

Câncer não é doença e sim mecanismo de sobrevivência de células em sofrimento. **JFJ**

Câncer é estratégia de sobrevivência celular. **JFJ**

As células neoplásicas são carne da nossa própria carne e assim possuem todos os mecanismos de sobrevivência que nós adquirimos nos bilhões de anos de Evolução. **JFJ**

O tumor visível é apenas o sintoma de um organismo doente. **Autor Desconhecido**

A verdadeira causa das doenças e a MEDICINA ainda não fizeram as pazes. É porque a MEDICINA ainda é muito jovem. E o que dizer dos tratamentos. **JFJ**

As enfermidades são muito antigas e nada a respeito delas mudou. Somos nós que mudamos ao aprender a reconhecer nelas o que antes não percebíamos. **Charcot**

Toda doença tem causa – o câncer também. Se não tirarmos o motivo da doença: a doença continua no corpo.
Autor desconhecido – 6000 anos a.C.

A célula cancerosa não é célula maligna e sim célula doente tentando a todo custo sobreviver. Sendo carne da nossa própria carne ela utiliza todos os mecanismos de sobrevivência adquiridos durante os 3,8 bilhões de anos de Evolução no planeta.

Quando um grupo de células é atingido por estresse moderado, contínuo e de longa duração, seja interno, seja externo, físico, químico ou biológico, elas começam a sofrer e lentamente caminham para um estado de alta entropia e baixo grau de ordem-informação, até atingir um "estado de quase morte" – "ponto crítico de sobrevivência". Nesse momento, são colocados em ação mecanismos anciãos de sobrevivência celular, justamente aqueles que mantiveram vivos os seres humanos durante a Evolução no planeta Terra.

No início do sofrimento acontece vagarosamente a elevação da desestruturação da água intracelular com aumento da água livre e diminuição da água estruturada. Essa alteração é utilizada para o diagnóstico do tumor por **ressonância nuclear magnética**.

Logo depois vem a hiperpolarização da membrana mitocondrial (Delta-psimt) com impedimento respiratório e diminuição da geração de ATP via fosforilação oxidativa. A seguir cai o potencial de membrana (Em), o *antiporter* Na^+/H^+ é drasticamente ativado e provoca alcalinização intracelular e acidificação peritumoral. A alcalinização ativa as enzimas glicolíticas, aumentando a velocidade de proliferação, e a acidificação ativa metaloproteinases que abrem caminho para as células recém-formadas. Nesse momento impera a glicólise anaeróbia que envia ATP para o núcleo, onde acontece o aumento da expressão das ciclinas do ciclo celular, a ativação dos assim chamados oncogenes e começa a multiplicação mitótica.

Esse aumento da glicólise anaeróbia significa que a célula tumoral é ávida por glicose, muito mais ávida que as células normais. Essa alteração é que possibilita o diagnóstico do tumor usando o **PET-SCAN com FDG-18** (tomografia de emissão de pósitrons com glicose marcada com isótopo radiativo). *Dessa forma, os pacientes com tumores de alta captação de glicose devem evitar o açúcar branco e farinha branca para não alimentar ainda mais o tumor.*

Embora o número de ATPs pela via glicolítica seja menor por mol de glicose, ela é rápida, muito rápida. Dessa forma, esse grupo de células, carne da nossa própria carne, em "estado de quase morte" e em um "ponto crítico de sobrevivência", para não morrer começa a se multiplicar. Multiplicam-se simplesmente para sobreviver e de fundamental importância manter seu patrimônio mais antigo e mais precioso, sua identidade, o bem maior, o genoma.

"Não são células malignas, são células em vias de morrer lutando para sobreviver"

Tais células se transformam em verdadeiras células malignas de difícil controle quando são submetidas a outros tipos de forte estresse externo como cirurgia, quimioterapia citotóxica e radioterapia. Aqui elas adquirem um fenótipo muito resistente e passam a agir de modo autônomo, porque atingiram o grau máximo de sobrevivência e já não possuem a expressão gênica antiga. Seu genoma tornou-se diferente, individualista, e elas agora não pertencem ao conjunto harmônico do organismo original. Essas células submetidas à quimioterapia e/ou radioterapia atingiram o grau máximo de entropia e mínimo de ordem-informação, estando aptas somente à mitose proliferativa, redentora de suas vidas, em uma multiplicação suicida que leva o organismo à falência.

As principais causas do câncer são externas: intoxicação/contaminação por metais (chumbo, níquel, mercúrio, cádmio, titânio, urânio etc.), excesso de ferro e de cobre, agrotóxicos, pesticidas, tabaco, flúor, xenobióticos, radiações eletromagnéticas, radiações ionizantes, zonas geopatogênicas, infecções virais, bacterianas, fúngicas, infecção por bactérias sem membrana (*stealth bacteria* ou *bactérias ciclogênicas* ou *pleomórfica* ou *L-formas*) etc. Existem fatores internos que desencadeiam o câncer quando o organismo já foi atingido pelas causas externas: estresses metabólico, oxidativo e inflamatório.

Lembremos que a quimioterapia citotóxica é paliativa e contribui nos EEUU em somente 2,1% e na Austrália em apenas 2,3% para o aumento da sobrevida de 5 anos nos 22 tumores sólidos mais frequentes dos adultos. Esse estudo envolveu quase 250 mil pacientes tratados nos melhores centros de referência em cancerologia (Morgan, Wardt e Barton, 2004). A credibilidade no estudo aumenta porque os dados dos pacientes foram somente coletados de trabalhos randomizados e controlados de metanálises ou revisões sistemáticas que reportavam sobrevida de 5 anos e ainda publicados em revistas científicas médicas de excelente nível. Muito importante é que foram afastados os pacientes que não apresentavam condições de sobreviver 5 anos, quer dizer, a indicação foi curativa e não paliativa.

É importante atentar que a sobrevivência de 5 anos para os pacientes diagnosticados com câncer na Austrália foi de 63,4% no período do estudo. O que estamos escrevendo aqui é a contribuição da quimioterapia citotóxica na sobrevida de 5 anos.

Autores sérios e sem conflito de interesse, isto é, aqueles que não recebem proventos da indústria farmacêutica, afirmam que as drogas quimioterápicas geralmente estão desenhadas no velho conceito de "combater o DNA". Assim, nos últimos 60 anos persiste o velho modo de tratar o câncer atacando o DNA e, desse modo, invariavelmente os tratamentos continuam a fracassar (Gajate, 2002; Bhujwalla, 2001 in Gillies, 2001). Outros autores independentes do mesmo grau de seriedade afirmam que os quimioterápicos são geralmente os responsáveis por exacerbar o fenótipo maligno por induzir parada da apoptose e, dessa maneira, facilitar a progressão do câncer (Torigoe, 2002; Rockwell, 2001).

Nas palavras de Morgan, Wardt e Barton: "O mínimo impacto da quimioterapia citotóxica sobre a sobrevida de 5 anos nos cânceres mais comuns conflita com a percepção de muitos pacientes que sentem estar recebendo tratamento que aumentará significantemente suas possibilidades de cura. Em parte, isso reflete a apresentação dos resultados pelos oncologistas como *redução no risco* mais do que um benefício absoluto na sobrevivência e por exagerarem as respostas dos pacientes com *doença estável*".

Continuando os ensinamentos dos autores: "É quase certeza afirmar que se os pacientes soubessem o quão insignificante é o aumento da sobrevida com a quimioterapia, não a escolheriam". O médico quimioterapeuta apresenta os resultados de um tratamento novo dizendo: "com este tratamento conseguimos aumentar o dobro a sua sobrevivência". Ele somente explica os dados relativos, não os absolutos. Na verdade, uma eficácia de 1% que passa para 2% é o dobro aritmético da eficácia, todo este parágrafo nas palavras dos professores de oncologia clínica, radioterapia e estatística médica, os doutores Graeme Morgan, Robyn Wardt e Michael Barton.

Apesar das drogas novas e ditas melhores, das diversas combinações e a adição de novos agentes, continuam os efeitos colaterais que diminuem a qualidade de vida: neutropenia com sepse, pneumonia grave, enjoo, vômitos, diminuição do apetite, emagrecimento, fraqueza geral, nefrotoxicidade, cardiotoxicidade, neurotoxicidade, diminuição da cognição, fibroses com dores lancinantes etc.

Os fatos acima são observados frequentemente no consultório dos profissionais que praticam medicina interna. Os pacientes chegam sem apetite, com extremo cansaço, muita dor e a indicação dos especialistas em câncer nesses casos são os cuidados paliativos e o diagnóstico deles é: paciente "Resistente a Múltiplas Drogas", como se a responsabilidade por esse fato fosse do paciente. É o famoso paciente "MDR".

Apesar da baixa eficácia em aumentar a sobrevida, os quimioterapeutas prescrevem um segundo, um terceiro, um quarto conjunto de drogas citotóxicas, quando sabem muito bem que as respostas serão mínimas e a doença progressiva. Sabe-se também que respostas de melhoria abaixo de 15% podem ser devidas unicamente a efeito placebo e estse fato geralmente não é comentado (Morgan, Wardt e Barton, 2004).

Em vista do mínimo impacto da quimioterapia citotóxica na sobrevida de 5 anos e a falta de progressos sólidos nos últimos 20 anos, conclui-se que a principal indicação da quimioterapia seja para **tratamento paliativo e não curativo**.

Vamos escrever mais uma vez: É importante atentar que a sobrevida de 5 anos para os pacientes diagnosticados com câncer sólido de adultos na Austrália gira ao redor de 63,4%. O que estamos alertando aqui é a contribuição da quimioterapia citotóxica no aumento da sobrevida de 5 anos, que nos adultos australianos é de apenas 2,3%, segundo os autores da pesquisa.

Conclusão

Estamos cada dia mais próximos de um novo tempo, em que conhecendo o funcionamento das células normais na sua intimidade poderemos encarar o organismo de u forma mais racional, mais inteligente. E se conhecermos melhor a fisiologia da célula normal, consequentemente estaremos muito perto de saber o que é uma célula dita cancerosa, que na verdade são células doentes necessitando de cuidados e não de extermínio.

Não é célula maligna, é célula doente

Quando éramos seres unicelulares, lá nos tempos remotos, conseguimos nos manter vivos graças aos mecanismos de sobrevivência adquiridos durante a Evolução. As células neoplásicas sendo "carne da nossa própria carne" possuem mecanismos idênticos aos que garantiram nossa sobrevivência durante o processo de evolução, estando tão aptas quanto as células normais a sobreviver nas condições mais adversas possíveis.

Quando um grupo de células do corpo começa a sofrer, algumas morrem; entretanto, a maioria coloca em ação os mecanismos de sobrevivência adquiridos nos tempos remotos. Não são células cancerosas ou malignas, mas sim células doentes lutando bravamente para permanecerem vivas e o único modo que restou foi proliferar desesperadamente.

Vamos cuidar e não matar as células neoplásicas fornecendo a elas o que necessitam para voltar a conviver no ambiente social de um corpo saudável: afastar o fator causal e permitir a evolução dessas células para o natural destino das nossas células normais: vida e depois, morte celular programada: apoptose.

Urge o encontro de estratégias terapêuticas simples, eficazes e humanas.

Nós como médicos vamos seguir o lema:

Deixar de aprender é omitir socorro.

Não vamos desistir desta luta por que:
No mundo não há fracassados e sim desistentes.
Confúcio

Referências

1. Bhujwalla ZM, Artemov D, Abooagye E, et al. The physiological environment in cancer vascularization, invasion and metastasis. In: Gillies RJ (ed). The tumor microenvironment: causes and consequences of hypoxia and acidity, novartis found. Symp. Vol. 240. Chichester, NY: John Wiley and Sons; p. 23-38. 2001.
2. Gajate C, Mollinedo F. Biological activities, mechanisms of action and biomedical prospect of the antitumor ether phospholipid ET-18-OCH3 (edelfosine), a proapoptotic agent in tumor cells. Curr Drug Metab. 3:491-525;2002.
3. Felippe JJr. Interrupção do ciclo celular com aumento da apoptose de células de câncer induzido por hiperosmolalidade com cloreto de sódio hipertônico: relato de caso e revisão da literatura. Revista Brasileira de Oncologia Clínica. 6(18):23-8;2009.
4. Felippe JJr. Carcinoma neuroendócrino metastático do pâncreas – o valor do pH intracelular e peri-tumoral: relato de caso e revisão da literatura. Revista Brasileira de Oncologia Clínica. 24-30;2010.
5. Felippe JJr. Estratégia terapêutica de indução da apoptose, da inibição da proliferação celular e da inibição da angiogênese com a oxidação tumoral provocada por nutrientes pró oxidantes. Revista Eletrônica da Associação Brasileira de Medicina Biomolecular. www.medicinabiomolecular.com.br. Tema do mês de fevereiro de 2003.
6. Felippe JJr. Eficácia da indução oxidante intracelular e da aplicação de radio freqüência no tratamento do câncer: estratégia química e física. Revista Eletrônica da Associação Brasileira de Medicina Biomolecular. www.medicina biomolecular.com.br. Tema do mês de abril de 2003.
7. Felippe JJr. Estratégia terapêutica de indução de apoptose, de inibição da proliferação celular e de inibição da angiogênese com a oxidação intratumoral das células cancerosas. Revista eletrônica da Associação Brasileira de Medicina Biomolecular. www.medicina biomolecular.com.br.
8. Felippe JJr. Eficácia da indução oxidante intracelular e da aplicação de radio frequência no tratamento do câncer: estratégia química e física. Revista Eletrônica da Associação Brasileira de Medicina Biomolecular. www.medicinabiomolecular.com.br. Biblioteca de Câncer, 2004.
9. Felippe JJr. Estratégia oxidante nutricional antineoplásica. Revista Eletrônica da Associação Brasileira de Medicina Biomolecular. www.medicinabiomolecular.com.br. Biblioteca de Câncer, 2004.
10. Felippe JJr. O controle do câncer com um método muito simples e não dispendioso: provocar a hiperpolarização celular com dieta pobre em sódio e rica em potássio. Estratégia química e física. Revista Eletrônica da Associação Brasileira de Medicina Biomolecular. www.medicinabiomolecular.com.br. Tema do mês de janeiro de 2004.

11. Felippe JJr. Tratamento do câncer com medidas e drogas que inibem o fator nuclear NF-kappaB. Revista Eletrônica da Associação Brasileira de Medicina Biomolecular. www.medicinabiomolecular.com.br. Tema do mês de fevereiro de 2004.
12. Felippe JJr. Substância fundamental: elo esquecido no tratamento do câncer. Revista Eletrônica da Associação Brasileira de Medicina Biomolecular. www.medicinabiomolecular.com.br. Tema do mês de março de 2004.
13. Felippe JJr. Fluidez da membrana: possivelmente o ponto mais fraco das células malignas. Revista Eletrônica da Associação Brasileira de Medicina Biomolecular. www.medicinabiomolecular.com.br. Tema do mês de maio de 2004.
14. Felippe JJr. Metabolismo da célula tumoral – câncer como um problema da bioenergética mitocondrial: impedimento da fosforilação oxidativa – fisiopatologia e perspectivas de tratamento. Revista Eletrônica daAssociação Brasileira de Medicina Biomolecular. www.medicinabiomolecular.com.br. Tema do mês de agosto de 2004.
15. Felippe JJr. Metabolismo das células cancerosas: a drástica queda do GSH e o aumento da oxidação intracelular provocam parada da proliferação celular maligna, aumento da apoptose e antiangiogênese tumoral. Revista Eletrônica da Associação Brasileira de Medicina Biomolecular. www.medicinabiomolecular.com.br. Tema do mês de setembro de 2004.
16. Felippe JJr. Estratégia oxidante nutricional antineoplásica. Revista Eletrônica da Associação Brasileira de Medicina Biomolecular. www.medicinabiomolecular.com.br. Biblioteca de Câncer. Janeiro. Tema da semana de 30/10/04.
17. Felippe JJr. Nicotinamida: relevante papel na prevenção e no tratamento da carcinogênese humana, porque regula o NAD^+ celular. Revista Eletrônica da Associação Brasileira de Medicina Biomolecular. www.medicinabiomolecular.com.br. Biblioteca de Câncer. Tema da semana de 27/12/04.
18. Felippe JJr. Direito de tratar o paciente como um ser humano único e individua. Revista Eletrônica da Associação Brasileira de Medicina Biomolecular. www.medicinabiomolecular.com.br. Biblioteca de Câncer. Janeiro. Tema do mês de janeiro de 2005.
19. Felippe JJr. Estratégia terapêutica para induzir a oxidação intratumoral, inibir o NF-kappaB, aumentar a fluidez de membrana, demetilar o DNA, acetilar o DNA, ativar a delta-6 desaturase e aumentar a oxigenação tissular para provocar: apoptose, inibição da proliferação celular e inibição da angiogênese das células transformadas. Revista Eletrônica da Associação Brasileira de Medicina Biomolecular. www.medicinabiomolecular.com.br. Biblioteca de Câncer. Janeiro. Tema da semana de 03/01/05.
20. Felippe JJr. Estão contra-indicados nos pacientes com câncer. Revista Eletrônica da Associação Brasileira de Medicina Biomolecular. www.medicinabiomolecular.com.br. Biblioteca de Câncer. Tema da semana de 17/01/05.
21. Felippe JJr. A hipoglicemia induz citotoxicidade no carcinoma de mama resistente à quimioterapia. Revista Eletrônica da Associação Brasileira de Medicina Biomolecular. www.medicinabiomolecular.com.br. Tema do mês de fevereiro de 2005.
22. Felippe JJr. Micronutrientes e elementos-traço no câncer. Revista Eletrônica da Associação Brasileira de Medicina Biomolecular. www.medicinabiomolecular.com.br. Biblioteca de Câncer. Tema da semana de 21/02/2005.
23. Felippe JJr. A hiperinsulinemia é importante fator causal do câncer e o seu controle possui valor na prevenção e tratamento desta doença metabólica ou o pão branco: o assassino oculto. Revista Eletrônica da Associação Brasileira Medicina Biomolecular. www.medicinabiomolecular.com.br. Tema do mês de abril de 2005.
24. Felippe JJr. A insulinemia elevada possui papel relevante na fisiopatologia do infarto do miocárdio, do acidente vascular cerebral e do câncer. Revista Eletrônica da Associação Brasileira de Medicina Biomolecular. www.medicinabiomolecular.com.br. Tema do mês de abril de 2005. 01/04/05
25. Felippe JJr. Prevenção de infecção hospitalar com o imunoestimulante: glucana. Revista Eletrônica da Associação Brasileira de Medicina Biomolecular. www.medicinabiomolecular.com.br. Biblioteca de Doenças. Tema da semana de 04/04/05.
26. Felippe JJr. O pão branco, a farinha branca e os doces facilitam o aparecimento do câncer. Revista Eletrônica da Associação Brasileira de Medicina Biomolecular. www.medicinabiomolecular.com.br. Biblioteca de Câncer. Maio de 2005.
27. Felippe JJr. Câncer: população rebelde de células esperando por compaixão e reabilitação. Revista Eletrônica da Associação Brasileira de Medicina Biomolecular. www.medicinabiomolecular.com.br. Biblioteca de Câncer. Tema da semana de 16/05/05.
28. Felippe JJr. Medicina arte de prevenir. Revista Eletrônica da Associação Brasileira de Medicina Biomolecular. www.medicinabiomolecular.com.br. Biblioteca de Doenças. Tema da semana de 23/05/05.
29. Felippe JJr. Os antioxidantes diminuem a eficácia da quimioterapia anticâncer. Revista Eletrônica da Associação Brasileira de Medicina Biomolecular. www.medicinabiomolecular.com.br. Biblioteca de Câncer. Tema da semana de 30/05/05.
30. Felippe JJr. O fator de crescimento semelhante à insulina (IGF-I) aumenta a proliferação celular, diminui a apoptose das células malignas, promove a angiogênese tumoral e facilita o aparecimento e a manutenção de vários tipos de câncer. Revista Eletrônica da Associação Brasileira de Medicina Biomolecular. www.medicinabiomolecular.com.br. Biblioteca de Câncer. Tema do mês de agosto de 2005.
31. Felippe JJr. Hiperplasia endometrial atípica e hiperinsulinismo. Revista Eletrônica da Associação Brasileira de Medicina Biomolecular. www.medicinabiomolecular.com.br. Biblioteca de Câncer. Tema da semana de 01/08/05.
32. Felippe JJr. O álcool perílico e as limoninas são agentes anticâncer: diminuem a proliferação celular, aumentam a apoptose, diminuem a neoangiogênese tumoral e induzem a diferenciação celular. Revista Eletrônica da Associação Brasileira de Medicina Biomolecular. www.medicinabiomolecular.com.br. Biblioteca de Câncer. Tema da semana de 08/08/05.
33. Felippe JJr. A vitamina B1 – tiamina – é contra-indicada no câncer porque aumenta a proliferação celular maligna via ciclo das pentoses: contra-indicação formal. Revista Eletrônica da Associação Brasileira de Medicina Biomolecular. www.medicinabiomolecular.com.br. Biblioteca de Câncer. Tema da semana de 15/08/05.
34. Felippe JJr. Somatostatina: efeitos anticâncer ligados ao seu papel no metabolismo dos carboidratos porque ela inibe as enzimas glicose-6-fosfatodehidrogenase e transcetolase. Revista Eletrônica da Associação Brasileira de Medicina Biomolecular. www.medicinabiomolecular.com.br. Biblioteca de Câncer. Tema da semana de 22/08/05.
35. Felippe JJr. A insulina exógena aumenta a eficácia da quimioterapia no câncer: IPT – insulin potentiation Ttherapy. Revista Eletrônica da Associação Brasileira de Medicina Biomolecular. www.medicinabiomolecular.com.br. Biblioteca de Câncer. Dezembro de 2005.
36. Felippe JJr. Efeitos da vitamina K no câncer: indução de apoptose e inibição da proliferação celular maligna . Revista Eletrônica da Associação Brasileira de Medicina Biomolecular, www.medicinabiomolecular.com.br . Biblioteca de Câncer. Tema da semana de 01/05/06.

37. Felippe JJr. Selênio: diminui a proliferação celular maligna, inibe a angiogênese tumoral e provoca apoptose. Revista Eletrônica da Associação Brasileira de Medicina Biomolecular. www.medicinabiomolecular.com.br. Biblioteca de Câncer. Tema da semana de 08/05/06.
38. Felippe JJr. Efeitos da deficiência de cobre no câncer: antiangiogênese. Revista Eletrônica da Associação Brasileira de Medicina Biomolecular. www.medicinabiomolecular.com.br. Biblioteca de Câncer. Tema da semana de 26/05/06.
39. Felippe JJr. Efeitos do vanádio no câncer: indução de apoptose e inibição da proliferação celular maligna. Revista Eletrônica da Associação Brasileira de Medicina Biomolecular. www.medicinabiomolecular.com.br. Biblioteca de Câncer. Tema da semana de 01/06/06.
40. Felippe JJr. Efeitos da vitamina B12 (hidroxicobalamina) no câncer: indução de apoptose. Revista Eletrônica da Associação Brasileira de Medicina Biomolecular. www.medicinabiomolecular.com.br. Biblioteca de Câncer. Tema da semana de 05/06/06.
41. Felippe JJr. Efeitos da vitamina D no câncer: indução da apoptose, inibição da proliferação celular maligna e antiangiogênese. Revista Eletrônica da Associação Brasileira de Medicina Biomolecular. www.medicinabiomolecular.com.br. Biblioteca de Câncer. Tema da semana de 12/06/06.
42. Felippe JJr. Efeito dos ácidos graxos poli-insaturados no câncer: indução de apoptose, inibição da proliferação celular e antiangiogênese. Revista Eletrônica da Associação Brasileira de Medicina Biomolecular. www.medicinabiomolecular.com.br. Biblioteca de Câncer. Tema da semana de 19/06/06.
43. Felippe JJr. Naltrexone e câncer. Revista Eletrônica da Associação Brasileira de Medicina Biomolecular. www.medicinabiomolecular.com.br. Biblioteca de Câncer. Tema da semana de 23/10/06.
44. Felippe JJr. Disulfiram e câncer. Revista Eletrônica da Associação Brasileira de Medicina Biomolecular. www.medicinabiomolecular.com.br. Biblioteca de Câncer. Tema da semana de 30/10/06.
45. Felippe JJr. Benzaldeído e câncer: leucemia mielocítica aguda, linfoma maligno, mieloma múltiplo, leiomiosarcoma e carcinomas de língua, parótida, pulmão, mama, esôfago, estomago, fígado, pâncreas, colon, reto, rins, cérebro, bexiga e seminoma de testículo. Revista Eletrônica da Associação Brasileira de Medicina Biomolecular. www.medicinabiomolecular.com.br. Biblioteca de Câncer. Tema de novembro de 2006.
46. Felippe JJr. Molibdênio e câncer. Revista Eletrônica da Associação Brasileira de Medicina Biomolecular. www.medicinabiomolecular.com.br. Biblioteca de Câncer. Tema da semana de 06/11/06.
47. Felippe JJr. Ácido linoleico conjugado (CLA) e câncer: inibição da proliferação celular maligna, aumento da apoptose e diminuição da neoangiogênese tumoral. Revista Eletrônica da Associação Brasileira de Medicina Biomolecular. www.medicinabiomolecular.com.br. Biblioteca de Câncer. Tema da semana de 13/11/06.
48. Felippe JJr. Óleo de peixe ômega-3 e câncer: diminuição da proliferação celular maligna, aumento da apoptose, indução da diferenciação celular e diminuição da neoangiogênese tumoral. Revista Eletrônica da Associação Brasileira de Medicina Biomolecular. www.medicinabiomolecular.com.br. Biblioteca de Câncer. Tema da semana de 20/11/06.
49. Felippe JJr. Genisteína e câncer: diminui a proliferação celular maligna, aumenta a apoptose, suprime a neoangiogênese e diminui o efeito dos fatores de crescimento tumoral. Revista Eletrônica da Associação Brasileira de Medicina Biomolecular. www.medicinabiomolecular.com.br. Biblioteca de Câncer. Tema da semana de 27/11/06.
50. Felippe JJr. Glicose-6-fosfatodehidrogenase (G6PD) e câncer: a inibição da enzima diminui drasticamente a proliferação celular maligna, aumenta a apoptose e suprime os efeitos de fatores de crescimento tumoral. Revista Eletrônica da Associação Brasileira de Medicina Biomolecular. www.medicinabiomolecular.com.br. Biblioteca de Câncer. Tema do mês de dezembro de 2006.
51. Felippe JJr. Alcaçuz (Glycyrrhiza glabra) e câncer: inibição da proliferação celular maligna com aumento drástico da apoptose. Revista Eletrônica da Associação Brasileira de Medicina Biomolecular. www.medicinabiomolecular.com.br. Biblioteca de Câncer. Tema do mês de janeiro de 2007.
52. Felippe JJr. Dicloroacetato e câncer: aumenta a apoptose e diminui a proliferação celular maligna. Revista Eletrônica da Associação Brasileira de Medicina Biomolecular. www.medicinabiomolecular.com.br. Biblioteca de Câncer. Tema do mês de maio de 2007.
53. Felippe JJr. Câncer: tratamento com radiofrequência e oxidação sistêmica. Revista Eletrônica da Associação Brasileira de Medicina Biomolecular. www.medicinabiomolecular.com.br. Tema do mês de junho de 2007.
54. Paula Viñas e Felippe JJr. Plantas que auxiliam no tratamento do câncer. Revista Eletrônica da Associação Brasileira de Medicina Biomolecular. www.medicinabiomolecular.com.br. Biblioteca de Câncer. Tema da semana de 12/12/05.
55. Paula Viñas, Felippe JJr. Plantas com efeito na prevenção do câncer. Revista Eletrônica da Associação Brasileira de Medicina Biomolecular. www.medicinabiomolecular.com.br. Biblioteca de Câncer. Tema da semana de 12/12/05.
56. Felippe JJr. Os genes do núcleo funcionam apenas com o ATP gerado na glicólise anaeróbia porque o ATP celular é compartimentalizado: no câncer o impedimento da fosforilação oxidativa muda o metabolismo para o ciclo de Embden-Meyerof que é o verdadeiro motor do ciclo celular proliferativo. Revista Eletrônica da Associação Brasileira de Medicina Biomolecular. www.medicinabiomolecular.com.br. Tema de outubro de 2010.
57. Felippe JJr. Desaparecimento total ou parcial do glioblastoma multiforme em humanos com tratamento convencional acrescido de estratégias que aumentam o ATP mitocondrial: dieta cetogênica ou dicloroacetato de sódio. Revista Eletrônica da Associação Brasileira de Medicina Biomolecular. www.medicinabiomolecular.com.br. Tema de novembro de 2010.
58. Morgan G, Wardt R, Barton M. The contribution of cytotoxic chemotherapy to 5-year survival in adult malignancies. Clin Oncol. 16:549-60;2004.
59. Rockwell S, Yuan J, Peretz S, Glazer PM. Genomic instability in cancer. In: Gillies R (ed). The tumor microenviroment: causes and consequences of hypoxia and acidity, Novartis Found. Symp. Vol 240. Chichester, NY: John Wiley and Sons. p. 133-42. 2001.
60. Torigoe T, Izumi H, Ise T, Murakami T, et al. Vacuolar H^+-ATPase: functional mechanisms and potential as a target for cancer chemotherapy, anti-cancer. Drugs. 13:237-43;2002.

PARTE III

Integração da oncologia com a medicina interna

CAPÍTULO 27

Integração do oncologista com o médico clínico

José de Felippe Junior

Quando você ama o próximo você consegue enxergar a face de Deus "Les miserables". **Victor Hugo**

A Medicina e as Doenças ainda não fizeram as pazes; é porque a Medicina é muito jovem. **JFJ**

Para ter sucesso é necessário amar de verdade o que se faz. Caso contrário, levando em conta apenas o lado racional, você simplesmente desiste. É o que acontece com a maioria das pessoas. **Steve Jobs**

Nada hay más perjudicial para el médico que la convicción de su propia suficiencia. El que se cree en posesión de la verdad definitiva, descansa en el error tranquilo y seguro.
Prof. Gregorio Araoz Alfaro, 1927

"O médico cresce no coração e o fundamento mais valioso de sua arte de curar é o amor". **Paracelso**

A eficácia do tratamento oncológico moderno será muito maior quando houver integração entre o oncologista e o médico clínico, ambos trabalhando juntos nas suas respectivas áreas de atuação para alcançar o sucesso almejado.

O oncologista coloca em prática todo seu excelente arsenal terapêutico com ciência e arte. O clínico biomolecular contribui com o tratamento geral do paciente e de comum acordo com o oncologista emprega estratégias que, além de melhorar o estado geral, agem diretamente no tumor propriamente dito, diminuindo a proliferação mitótica, aumentando a apoptose e diminuindo a neoangiogênese tumoral.

A aplicação em conjunto dos procedimentos do oncologista e do clínico com certeza vai aumentar a eficácia do tratamento melhorando tanto a qualidade de vida como a probabilidade de cura.

Atualmente dispomos das drogas-alvo ativas somente contra a proliferação das células neoplásicas. Os alvos dessas drogas são Bcr-Abl quinase (imatinibe, nilotinibe e ponatinibe), EGFR (gefitinibe e erlotinibe), HER2/ErbB2 (lapatinibe), c-Met (crizotinibe) etc. Entretanto, tais drogas funcionam na fase inicial do tratamento, porque as células neoplásicas com genótipo lapidado por bilhões de anos ativam vias alternativas de sinalização e proliferação, sendo frequentes as recidivas e a quimorresistência.

Vários são os fatores sistêmicos que o clínico valoriza quando cuida do paciente com câncer.

O primeiro fator é o bom funcionamento do trato digestório, de importância relevante no sucesso terapêutico de qualquer doença crônica. Os cuidados com o sistema digestório propiciam melhor absorção dos macro e micronutrientes da dieta, maximizam a produção de vitaminas pela flora intestinal e regularizam a produção de hormônios e anticorpos pela mucosa e submucosa intestinal saudável. Outro sistema importante é o endócrino. A maioria dos hormônios interfere na evolução do câncer. Esses hormônios aumentam ou diminuem a proliferação celular neoplásica, a apoptose e a neoangiogênese tumoral ou interferem na importante diferenciação celular. Seguem-se os sistemas imunológico, cardiocirculatório e todos os outros que devem ser bem examinados e tratados com muito rigor pelo clínico.

Já vimos muitos pacientes serem curados do câncer para morrerem de doenças que facilmente poderiam ser prevenidas ou tratadas.

Quanto aos exames laboratoriais, solicitam-se aqueles que ajudam compreender o organismo como um todo e aqueles que interferem na evolução do tumor. São exames de sangue simples e cobertos pela maioria dos convênios médicos: glicemia/insulinemia de jejum, IGF-I, IGFBP-3 (proteína que se liga ao IGF), prolactina, ferritina, ceruloplasmina, hemograma, sódio, potássio, cálcio, magnésio, fósforo, T_4 livre/T_3 livre, TSH, testosterona livre, di-hidrotestosterona, estrógeno, SHBG (globulina que se liga aos hormônios sexuais), ácido fólico, vitamina B_{12}, PTH, vitamina D_3 (25(OH)$_3$), hormônio D_3 (1-25(OH)$_2D_3$), PTH, DHEA sulfato, PCR ultrassensível e VHS. Solicitamos também exames para aferir o sistema imunológico, a função renal e o metabolismo das gorduras, dos carboidratos e das proteínas, ao lado da pesquisa microbiológica: IgG quantitativa do *Mycoplasma pneumoniae, Chlamydophila pneumoniae,* Epstein-Barr vírus, citomegalovírus, herpes I e II, *Helicobacter pylori.*

Atualmente, com a integração da oncologia, atacando o tumor propriamente dito e com a medicina interna cuidando do organismo como um todo, temos visto aumentar drasticamente o número de pessoas curadas totalmente do câncer nos últimos 8 anos.

Nossa estratégia no câncer não é o extermínio, mas os cuidados dirigidos para afastar o fator causal, induzir a apoptose e principalmente colocar em ação estratégias para promover a diferenciação celular. Entretanto, muitas vezes essa abordagem mais biológica não é possível e daí vem o concurso do extermínio inevitável para obter-se a cura do processo.

Com o apoio metabólico-nutricional do médico clínico o paciente poderá receber doses plenas de quimioterapia sem apresentar efeitos colaterais tão graves e sem interferir na eficácia quimioterápica. Possibilita-se ao oncologista agir da maneira que ele gostaria de agir.

I – Estratégias nutricionais, endócrinas e metabólicas: responsabilidades do médico clínico

1. *Primun non nocere*: evitar o uso de antioxidantes durante a quimioterapia e a radioterapia

O conhecimento da fisiologia e da bioquímica das espécies reativas tóxicas do oxigênio (ERTOs) na saúde e nas doenças nos fez compreender que tanto os mecanismos antioxidantes como os oxidantes são importantes para o bem-estar do organismo (Felippe, 1994, 2001).

O sistema antioxidante protege as estruturas celulares da lesão oxidativa e estudos epidemiológicos mostram diminuição da incidência de câncer em populações com bom sistema genético de defesa antioxidante. Esse sistema deve ser eficaz na medida certa, porque necessitamos de quantidades corretas de radicais livres no organismo para ativar os mecanismos protetores que promovem a apoptose e a inibição do crescimento tumoral.

O aumento da geração de radicais livres no intracelular induz apoptose e inibição da proliferação mitótica. O excesso de antioxidantes diminui a geração de radicais livres e provoca inibição da apoptose com parada da eliminação das células neoplásicas e das células envelhecidas ou infectadas.

Com o passar dos anos e o conhecimento mais profundo das reações de oxidorredução, tem surgido na literatura grande número de trabalhos mostrando que, enquanto concentrações normais de GSH e de outros antioxidantes no intracelular protegem o DNA nuclear das lesões provocadas pelas ERTOs e diminuem a prevalência do câncer, a presença de quantidades normais de GSH e de outros antioxidantes no câncer já instalado provoca aumento da proliferação celular neoplásica, diminuição da apoptose e aumento da neoangiogênese tumoral (Felippe, 1990, 2001, 2004, 2005).

A morte celular programada ou apoptose é um verdadeiro suicídio celular com hora marcada e acontece em uma sequência em cadeia envolvendo vários tipos de mediadores, a maioria deles necessitando dos radicais livres para serem ativos. A probabilidade de a célula tumoral caminhar para a apoptose aumenta se o potencial redox celular permanecer no estado oxidativo (Arrick, 1982; Slater, 1995; Matés, 2000).

O uso de antioxidantes em doses exageradas pode inibir importantes mecanismos de defesa contra o câncer (Verhaegen, 1995; McGovan, 1996; Maxwell, 1999; Salganik, 2000, 2001).

Em 1996, Saintot na França já indicava que no câncer de mama a progressão tumoral e a presença de metástases se associavam à maior concentração de vitamina E no soro, concomitante com o menor nível sérico de peroxidação lipídica atestada pelos baixos níveis de malondialdeído, marcador da presença de radicais livres. Assim, a progressão tumoral e a presença de metástases se associavam ao alto potencial antioxidante do soro nessas pacientes.

Em 1996, Schwartz mostrou que o aumento da atividade antioxidante em células transformadas aumentava sua proliferação e advertiu que devemos conhecer muito bem a farmacologia dos nutrientes antioxidantes antes de empregá-los no câncer.

De fato, Salganik mostrou que o acetato de alfatocoferol, potente antioxidante de membrana, inibe a geração de radicais livres em células do câncer de mama humano e, como consequência, também a apoptose das células neoplásicas (Salganik, 2000).

Muito importante e de grande valor prático é o trabalho de Labriola, que constatou que os antioxidantes exógenos podem inibir a atividade da quimioterapia anticâncer nos seres humanos. Muitos médicos, para diminuir os efeitos colaterais da quimioterapia, interferem na eficácia dessa estratégia quando usam antioxidantes em excesso (Labriola, 1999; Felippe, 2004b).

O autor se inclui nos médicos que prescreviam antioxidantes para minimizar o sofrimento causado pela quimioterapia. Nunca é tarde para aprender. A ignorância é um pesado fardo que fica cada vez mais leve enquanto aprendemos.

Atualmente, o autor, como consultor do Conselho Federal de Medicina, aconselhou alertar os médicos sobre os malefícios do emprego de antioxidantes durante a quimioterapia citotóxica na Resolução 1.938 de 2010, o que foi aceito em Plenária dos 24 Conselheiros da União.

O único antioxidante seguro é o hidrogênio molecular ou hidrogênio atômico que interfere diretamente nos *clusters* ferro-enxofre da cadeia de elétrons mitocondrial.

Lembremos que é o estilo de vida saudável que diminui o risco de câncer e não o emprego de pílulas mágicas.

2. Diminuir a hiperinsulinemia

A partir de 1991, Cersosimo e outros autores vêm documentando o relevante papel da hiperinsulinemia e da resistência periférica à insulina em vários tipos de neoplasias (Cersosimo, 1991; Makino, 1998; Yoshikawa, 1999; Noguchi, 1998, 1999).

Na literatura médica a cada dia aparecem mais evidências que a hiperinsulinemia aumenta a probabilidade de o paciente apresentar câncer em várias localizações. Em 2003, estudo dirigido pela Sociedade Americana de Cancerologia envolvendo 900 mil pessoas seguidas ano a ano durante 16 anos revelou relação direta entre o sobrepeso e a obesidade com a mortalidade por vários tipos de câncer (Calle, 2003). Na verdade, vários autores já haviam demonstrado o papel do sobrepeso e da obesidade tanto no risco como na mortalidade dessa doença (Garfinkel, 1986; Moller, 1994; Carroll, 1998; Bergstron, 2001). A explicação mais aceita ligando obesidade e câncer é a hiperinsulinemia.

Medidas que reduzem a insulinemia, como a restrição calórica, retardam o crescimento tumoral em animais (Ruggeri, 1989). A maior ingestão de fibras e o exercício reduzem a insulinemia e a resistência à insulina e aumentam os efeitos preventivos contra várias neoplasias, incluindo o câncer de mama e o colorretal (Anderson, 1995; Beimann, 1996; Howe, 1992; Baghrust, 1994; Giovannucci, 1995; Colditz, 1997).

Ver revisão do assunto em Felippe JJr, 2005 (biblioteca de câncer: www.medicinabiomolecular.com.br).

Estratégias para diminuir a hiperinsulinemia de jejum:

a) Dieta de 3/3 horas com baixo índice glicêmico e baixa carga glicêmica. Somente ingerir alimentos com índice glicêmico inferior a 60 e limitar as frutas para no máximo 25g de frutose ao dia.
b) Exercício aeróbio moderado: 40min/dia.
c) Aumento da ingestão de fibras durante as refeições.
d) Hormônio D_3.
e) Cuidado com o excesso de vitamina D_3: imunossupressora.
f) Vitamina A (ácido retinoico).
g) Vanádio.
h) Ácido fólico.
i) Vitamina B_{12}.
j) DHEA.

Se em 1 mês a insulinemia de jejum não atingir o nível de 5-6mU/ml, introduzimos a berberina ou metformina. Começamos com a berberina usando o extrato fluido 5-10ml, 3 vezes ao dia, após as refeições. Com a metformina: 500mg 2 vezes ao dia e atingimos 850mg 3 a 4 vezes ao dia se for necessário. A berberina é mais potente, mais eficaz e ainda extermina vários agentes biológicos.

3. Diminuir o IGF-I: fator de crescimento semelhante à insulina

O fator de crescimento semelhante à insulina (IGF-I) aumenta a proliferação celular, diminui a apoptose das células neoplásicas, promove a angiogênese tumoral e facilita o aparecimento de metástases. Na maioria das células, as ações do IGF-I são mediadas pelo seu receptor IGF-IR, que está expresso em todos os tipos de células, com exceção dos hepatócitos e dos linfócitos T (Werner, 1991; Baserga, 1998).

O IGF-I e seu receptor estão envolvidos na proliferação de vários tipos de câncer, incluindo mama, próstata, pulmão, colorretal, endométrio, osteossarcoma, neuroblastoma, pâncreas, ovário e testículo (Sullivan, 1995; Torestsky, 1996; Sachdev, 2001; Moschos, 2002; Dupont, 2003).

Trabalhos clínicos prospectivos indicam que indivíduos com alto nível de IGF-I e nível baixo ou normal de IGFBP-3 apresentam maior risco de contraírem câncer de mama, pulmão e colorretal (Hankinson, 1998; Ma e Pollak, 1999; Giovannucci, 1999; Manousos, 1999).

Grimberg, em recente revisão, enumerou uma série de estudos *case-control* publicados nos últimos 5 anos, associando altos níveis de IGF-I circulante e risco de contrair diferentes tipos de câncer (Grimberg, 2003).

Vários estudos epidemiológicos têm sistematicamente apontado que o elevado nível de IGF-I está associado com maior risco de câncer colorretal, próstata, mama e pulmão. Citamos aqui em ordem: 4 estudos de câncer colorretal, 4 de próstata, 4 de mama e 1 de pulmão: Ma, 1999; Peters, 2003; Nomura, 2003; Palmqvist, 2002; Chan, 1998; Chokkalingam, 2001; Stattin, 2000; Shi, 2001; Hankinson, 1998; Kaaks, 2002; Toniolo, 2000; Krajcik, 2002; Yu, 1999.

Não podemos concordar com a interpretação dos autores sobre "aumento do risco de câncer" porque o IGF-1 não é carcinogênico.

Não podemos esquecer que determinado fator causal provoca o câncer, o qual é mais precocemente diagnosticado nos pacientes com IGF-1 elevado. Nos pacientes com IGF-I baixo, o câncer vai demorar mais para ser diagnosticado por imagem. Novamente afirmamos que o aumento do sistema IGF-1/GH/insulina é incapaz de transformar células benignas em células cancerosas.

Estratégias para diminuir a concentração sérica do IGF-I:

a) Dieta vegetariana com baixo índice glicêmico e pobre em gordura saturada.
b) Eliminar leite e seus derivados proteicos.
c) A luz solar e o hormônio $1,25(OH)_2D_3$ diminuem a secreção de PTH e, portanto, a produção hepática do IGF-I a partir do GH hipofisário.
d) Amilorida.
e) Vitamina D_3 + genisteína, a qual aumenta o hormônio D_3.
f) Vitamina A (via aumento do IGFBP-3).
g) Selenometionina.
h) Genisteína.
i) Metformina.
j) DHEA.
k) Ácido gálico o qual aumenta IGFBP-3.

Se em 2 meses o IGF-I não for inferior a 90ng/ml e o DHEA estiver acima de 150mcg/dl, pensamos em introduzir somatostatina.

4. Aumentar o IGFBP-3 (*insulin-like growth factor binding protein-3*)

O aumento do IGFBP-3 no sangue, proteína que se liga ao IGF-I, diminui o nível do IGF-I no sangue e por esse efeito acrescido de seu efeito direto é antiproliferativo e apoptótico.

A soja e os alimentos ricos em lignanos aumentam os IGFBPs. A vitamina A e o extrato de semente de uva (ácido gálico) aumentam o IGFBP-3, o principal deles (Singh, 2004).

5. Diminuir o EGF: fator de crescimento epidérmico

Não dispomos de métodos para sua aferição. Podemos empregar para diminuir a atividade do EGF:

a) Genisteína (fitoterápico presente na soja).
b) Glicirrizina (fitoterápico presente no alcaçuz).

6. Diminuir a prolactina

Devemos mantê-la em nível inferior do normal. Dispomos da bromocriptina.

7. Diminuir a ferritina sérica

Isso porque o aumento do ferro total do organismo favorece a proliferação mitótica. Devemos considerar o normal fisiológico (menor que 80ng/ml) e não o normal estatístico (menor que 250ng/ml).

O ferro sérico não tem valor nessas condições porque não se correlaciona com as reservas de ferro total do organismo (Lipsschits, 1974; Cook, 1974).

A literatura é rica em estudos experimentais e clínicos que mostram a habilidade de o ferro aumentar o número de células tumorais ou a mortalidade por neoplasia.

Em 1979, Stich mostrou que o ferro, na presença de ascorbato, aumenta o número de lesões dos cromossomas e subsequentemente o número de células neoplásicas, implicando o ferro no fenômeno da inicialização do câncer.

Em 1985, Bergeron suplementou com ferro camundongos injetados previamente com células L-1210. Quando a suplementação era de 24ng/kg havia aumento do número de células tumorais e quando a suplementação era de 250ng/kg ocorria também aumento evidente da mortalidade.

É muito interessante saber que as moléstias que induzem aumento das reservas de ferro estão frequentemente associadas com o aumento da incidência de neoplasias malignas e o melhor exemplo é a hemocromatose idiopática, onde a principal causa de morte é o câncer. Por outro lado, cada vez mais surgem trabalhos populacionais relacionando as reservas de ferro do organismo com o subsequente risco de contrair neoplasias fatais.

Já na década de 1980, Burrows e Rosemberg alertavam para o perigo das transfusões de sangue no pós-operatório de cirurgias de extirpação de tumores. Os autores verificaram aumento da incidência de recorrência ou de metástases nos pacientes que recebiam sangue no per-operatório. Uma transfusão de 500ml de sangue possui 200mg de ferro e aumenta em 60ng/ml a ferritina sérica.

Stevens, em estudo prospectivo envolvendo 21.513 homens chineses, mostrou que a ferritina dosada de 3 a 79 meses antes era 20% maior nos 192 homens que subsequentemente morreram de câncer. O risco de morrer de câncer era 3 vezes maior nas pessoas com ferritina superior a 200ng/ml, quando comparada com as pessoas que apresentavam ferritina de 20ng/ml. Os tipos de neoplasias mais frequentes foram: carcinoma hepatocelular, câncer de pulmão, estômago, boca, faringe e cólon. Todos esses dados eram mais consistentes nas pessoas com idade superior a 50 anos (Stevens, 1983, 1986, 1988, 1990).

Outro estudo, também prospectivo, agora nos EUA e envolvendo 14.000 pessoas mostrou que, entre os 242 homens que subsequentemente desenvolveram neoplasia maligna, a capacidade total de ligação do ferro (TIBC) foi significantemente menor e a saturação de transferrina maior do que os controles sem neoplasia, mostrando que a elevação das reservas de ferro se associou com o aumento do risco de desenvolver câncer. Os tipos de neoplasias mais frequentes foram: próstata, pulmão, cólon, esôfago e bexiga. Nesse trabalho, de modo semelhante ao anterior, os níveis de ferritina foram significativamente maiores no início das observações.

Selby, em 1988, também mostrou que altas reservas de ferro no organismo aumentam a probabilidade de as pessoas adquirirem câncer de pulmão e, muito importante, a diminuição dessas reservas reduz significativamente o risco de contrair esse tipo de neoplasia.

Estratégias para diminuir a ferritina:

a) Sangria/doação de sangue.
b) *Ferrum metalicum* CH30 (Wurmser, 1992).
c) Quelação com EDTA (ácido etileno-diaminotetracético).
d) Dieta sem carne vermelha.

A meta é atingir níveis inferiores a 80 nanogramas/ml.

8. Diminuir a ceruloplasmina

Isso porque o aumento do cobre sérico favorece a neoangiogênese tumoral.

A meta terapêutica é atingir níveis de 5 a 7mg/dl com queda da hemoglobina não superior a 20% da inicial. Não permitir hemoglobina inferior a 12mg/dl.

O cobre desempenha funções essenciais na promoção da angiogênese e os tumores que adquirem a habilidade de formar novos vasos entram em fase de rápido crescimento e exibem maior potencial metastático (Linder, 1979; Hu, 1998; Pan, 2002; Harris, 2004).

Folkman, em 1971, foi o primeiro a descobrir que tumores com dimensões de aproximadamente 2mm requerem angiogênese para crescerem e se desenvolverem (Folkman, 1971, 1995).

Para o tumor crescer e se desenvolver, é necessário a formação de novos vasos sanguíneos e para acontecer essa verdadeira neoangiogênese é preciso que uma quantidade suficiente de cobre esteja disponível no extracelular. De fato, a disponibilidade do cobre desempenhou papel fundamental na evolução da nossa espécie pelos seus efeitos na regulação do crescimento e da proliferação celular e possivelmente seja essa a razão de existirem tantos agentes promotores da angiogênese dependentes da concentração sérica de cobre, o qual é avaliado pela dosagem da ceruloplasmina (Raju, 1982; Pena, 1999). O VGEF (fator de crescimento do endotélio vascular) é fator-chave e dominante na promoção da angiogênese tumoral, pois bem, para o VGEF tornar-se ativo ele necessita de cobre.

O uso de drogas anticobre na prática clínica requer a procura de uma "janela terapêutica", na qual o nível de cobre possa ser reduzido o suficiente para inibir a angiogênese do tumor sem interferir com suas funções vitais no organismo, uma delas a anemia e outra, menos frequente, a granulocitopenia. Frequentemente essa janela é obtida mantendo-se a concentração de ceruloplasmina entre 5 e 7mg/dl (normal: 25 a 55mg/dl) (Cox, 2001; Brewer, 2001, 2003, 2005).

Estratégias para diminuir a ceruloplasmina:

a) Molibdênio: funciona a curto prazo.
b) Zinco: funciona a longo prazo.

9. Hemoglobina: a meta terapêutica é atingir nível superior a 12mg%

a) Eritropoietina na forma de medicamentos injetáveis.
b) Transfusão de concentrado de glóbulos frescos, de preferência de familiares.

10. Sódio plasmático: a meta é 136-137mEq/l

O aumento do sódio no intracelular despolariza a membrana citoplasmática, diminui a produção de ATP via fosforilação oxidativa e aumenta a atividade da glicólise anaeróbia, motor da mitose. Por meio de mecanismo antigo de sobrevivência celular, o sódio pode estimular diretamente o ciclo celular mitótico (Sodi-Pallares, 1965, 1988; Cone, 1970).

De fundamental importância é o fato já demonstrado por alguns pesquisadores sobre a relação entre o potencial transmembrana (Em) e a proliferação celular. Albert Szent-Gyorgiy, Clarence Cone e outros mostraram que a queda do potencial transmembrana a níveis inferiores a –15 milivolts desencadeia a síntese de DNA e dispara a multiplicação celular: mitose.

Normalmente, o potencial transmembrana das células está ao redor de –20 a –90mv: células beta do pâncreas, –20mv; células gástricas, –50mv; células hepáticas, –60mv; neurônios, –70mv; células do músculo esquelético, 90mv; e fibras miocárdicas, –90 mv.

Cone foi capaz de induzir a síntese de DNA e a consequente mitose em células que normalmente não se dividem. Esse brilhante pesquisador conseguiu induzir mitose em neurônios completamente diferenciados do sistema nervoso central ao provocar despolarização artificial sustentada em meio de cultura (potencial transmembrana: –10mv) demonstrando a enorme importância desse mecanismo de disparo da proliferação celular (Cone, 1976, 1978).

Para Conway, a ingestão de dieta pobre em sódio e rica em potássio diminui o sódio e aumenta o potássio dentro da célula e ativa a ATPase da bomba de sódio/potássio, aumenta a quantidade de ATP disponível e polariza a célula, restaurando o potencial transmembrana ao normal. Em outras palavras, diminui a entropia celular e aumenta o grau de ordem e informação do sistema termodinâmico aberto, que é a célula (in Sodi-Pallares, 2000).

A dieta rica em sódio, pelo contrário, aumenta o sódio dentro da célula, diminui o potencial transmembrana, diminui a produção de ATP e despolariza a célula, isto é, aumenta a entropia celular provocando diminuição do grau de ordem-informação do sistema termodinâmico aberto, que é a célula, podendo desencadear a proliferação celular.

Dessa maneira, o sódio constitui-se em um dos vilões da história e não pode ser considerado prejudicial somente na insuficiência cardíaca ou na hipertensão arterial (Sodi-Pallares, 2000).

Para Gurdon e Woodland (1968), o nível de Em entre –10 e –20mv está associado com a reativação nuclear e consequente proliferação celular mitótica (in Sodi-Pallares, 2000).

Cone nos alerta para outro exemplo significante de correlação entre o nível de Em e a atividade mitótica. É a observação sistemática de pronunciada despolarização celular que acompanha a transformação maligna das células somáticas *in vivo* (Cone, 1974). Os dados disponíveis sugerem que uma das características básicas da transformação maligna é a diminuição sustentada do nível do potencial transmembrana (Em) em relação à célula homóloga normal, sem câncer. Essa diminuição é acompanhada pelo grande aumento da atividade proliferativa característico do estado proliferativo neoplásico.

Cone demonstrou que, provocando condição iônica intracelular para atingir um Em de –70mv (equivalente às células nervosas que não se dividem), bloqueia-se reversivelmente *in vitro* a síntese de DNA e consequentemente a mitose (Cone, 1971, 1976).

Os ácidos graxos ômega-3 provocam aumento da excreção renal de sódio, diminuição do cálcio intracelular e elevação do potássio intracelular (Knapp, 1991) e aumentam o potencial de ação, isto é, polarizam a membrana celular.

Considera-se ideal, do ponto de vista termodinâmico, sódio plasmático de 136-137mEq/l e não 136 a 146mEq/l.

Estratégias para diminuir o sódio no intracelular:

a) Não colocar sal (sódio) no preparo dos alimentos.
b) Ingerir alimentos pobres em sódio. Ver listas de alimentos pobres em sal, preparadas pelo saudoso professor mexicano Dr. Demétrio Sodi-Pallares.
c) Potássio: retira o sódio do intracelular.
d) Magnésio: retira o sódio do intracelular.
e) Rubídio: retira o sódio do intracelular.
f) Lítio: retira o sódio do intracelular, principalmente no cérebro.
g) L-taurina: retira o sódio do intracelular.
h) Squalene: retira o sódio do intracelular.
i) Ácido abscísico.
j) Ácidos graxos ômega-3: EPA/DHA

11. Potássio plasmático: a meta é 4,5-5,5mEq/l

O potássio em nível superior do normal polariza a membrana citoplasmática da célula neoplásica, aumenta a produção de ATP via fosforilação oxidativa e diminui a atividade da glicólise anaeróbia diminuindo ou cessando a proliferação celular.

a) Ingerir alimentos ricos em potássio.
b) Ingerir suplementos de potássio.
c) Cuidado com os diuréticos.

A meta terapêutica é atingir valor sérico no nível superior do normal: 4,8 a 5mEq/l.

12. Magnésio plasmático

O magnésio em nível superior do normal polariza a membrana celular.

A meta terapêutica é mantê-lo em 2,2 a 2,4 mEq/l.

13. T_4 livre/T_3 livre/TSH

Devemos manter níveis de T_4 em nível inferior do normal. O hormônio T_4 da tiroide, mesmo em concentrações fisiológicas, estimula a proliferação celular neoplásica via integrina alfavbeta3 da superfície celular, ao lado de ativar a via proliferativa ERK1/2 (Ho, 2017). Entretanto, lembremos que a tiroide melhora o desempenho da fosforilação oxidativa mitocondrial.

14. Testosterona livre e di-hidrotestosterona (DHT)

Muito importante, inclusive nas mulheres. Devemos diminuir drasticamente a concentração de di-hidrotestosterona.

A di-hidrotestosterona é mais potente que a testosterona no estímulo proliferativo mitótico. A testosterona transforma-se em DHT com a presença das enzimas 5-alfarredutase, 3-alfarredutase e 3-betarredutase.

As seguintes substâncias inibem as enzimas acima citadas:

a) Letrozol.
b) Anastrozol.
c) *Saw palmeto* (palmeira anã da Flórida – *Sabal serrulata*).

d) *Pygeum africanum*.
e) *Urtica diioica*.
f) Crisina.
g) Finasterida (não usamos).

15. SHBG: globulina que se liga aos hormônios sexuais

O aumento da SHBG, proteína ligadora dos hormônios sexuais, diminui a concentração de estrógenos e de testosterona livre.

A hiperinsulinemia diminui a produção de SHBG e assim aumenta os níveis plasmáticos de testosterona livre e de estrógeno livre. Devemos usar todas as medidas para diminuir o nível da insulinemia e mantê-la inferior a 5-7U/ml.

16. Estrógenos

Muito importante, inclusive nos homens. Devemos usar medidas enérgicas para diminuir o seus efeitos proliferativos, carcinocinéticos. Lembrar que a queda da insulinemia aumenta as SHBG, as quais diminuem a concentração sérica de estrógenos e testosterona.

17. Ácido fólico

Manter em nível superior do normal.

18. Vitamina B_{12}

Manter o volume corpuscular médio (VCM) do hemograma no nível inferior do normal, o que significa bom nível de vitamina B_{12} no intracelular. Dosagem sérica não revela o estado intracelular da vitamina B_{12}, que pode estar bem elevada no sangue e baixa nas células, atestada pelo VCM alto. Resumindo, VCM alto significa necessidade de oferta de vitamina B_{12}. O melhor modo de administrá-la é na forma de metilcobalamina e em segundo lugar hidroxicobalamina e na forma intramuscular e não via oral. Não empregamos a cianocobalamina. Dê muito valor à vitamina B_{12} e já se provou que ela não aumenta a proliferação celular.

19. PTH

Manter em nível inferior do normal. O que significa hormônio D_3 em nível superior do normal e 4.500 genes em pleno funcionamento.

Dificilmente o sangue colhido no laboratório para dosar o hormônio $1-25(OH)_2D_3$ é colocado em gelo fundente e imediatamente dosado. É o hormônio D_3 e não a vitamina D_3 que trabalha em *feedback* com o PTH. Dessa forma, confiamos mais no PTH, que deve estar no nível inferior do normal. O ideal seria vitamina $25(OH)D_3$ entre 25 e 30ng/ml e hormônio $1-25(OH)_2D_3$ entre 60 e 120pg/ml. Seguimos o PTH que deve estar no nível inferior do normal, o que significa altos níveis do hormônio, aquele que realmente ocupa o receptor VDR e faz funcionar 4.500 genes entre eles, os supressores tumorais.

20. DHEA sulfato

Manter em nível supranormal. Nas neoplasias hormônio-dependentes, deve-se mantê-lo normal. A importância do DHEA no câncer é que ele inibe fortemente a glicose-6-fosfato-desidrogenase (G6PD), o que aumenta o potencial oxidativo intracelular tumoral (diminui a proliferação mitótica) e abole os efeitos do IGF-I na cinética proliferativa. O emprego do DHEA no câncer cada vez mais se torna menos controverso.

Ver capítulo 61: DHEA, o mais abundante hormônio esteroide do organismo, inibe a glicose-6-fosfato-desidrogenase, inibe a geração de NADPH, ativa o complexo piruvatodesidrogenase e aumenta a fosforilação oxidativa, aumenta o estresse oxidativo, polariza o sistema imune para M1/Th1, inibe a via PI3K/Akt e provoca diminuição da proliferação e aumento da apoptose no câncer

21. Metais tóxicos

Devem ser retirados porque eles ativam a glicólise anaeróbia, motor do ciclo celular mitótico proliferativo: efeito carcinocinético. A maioria dos metais tóxicos é carcinogênica. A Organização Mundial da Saúde considera carcinogênicos Pb, Hg, As, Ni e Cd. Eles devem ser retirados do organismo o mais rápido possível, porque podem ser um dos fatores causais do câncer. Utilizamos o EDTA por via intravenosa, regulamentado nas Resoluções: 1.500/1998, 1.938/2010 e 2.004/2012 do Conselho Federal de Medicina.

22. Proteína C-reativa ultrassensível

Seu aumento significa processo inflamatório em evolução e todas as medidas devem ser tomadas para descobrir o motivo da elevação.

23. Aumento da atividade da G6PD (glicose-6-fosfato-desidrogenase)

Essa enzima, juntamente com a transcetolase, faz parte do ciclo das pentoses responsável pela síntese de NADPH, principal agente redutor (antioxidante) do intracelular e pela síntese de ribose, coluna dorsal do DNA e RNA das células neoplásicas.

A G6PD desempenha papel crítico na proliferação celular, via regulação do potencial redox. O aumento da atividade da G6PD estimula a proliferação celular constatado pela elevação da incorporação de timidina

H3, enquanto sua inibição abole a incorporação da timidina tritiada (Tian, 1998). É a redução do NADPH aresponsável pela supressão da proliferação celular causada pela inibição da G6PD em alguns tipos de câncer. Pandolfi, em 1995, já havia mostrado que a G6PD é essencial na defesa contra o estresse oxidativo.

Sabe-se que células cancerosas *in vivo* e células transformadas em cultura apresentam aumento significante da atividade da G6PD em níveis de até 20 vezes maiores que as correspondentes células não cancerosas ou não transformadas (Weber, 1987 in Tian, 1999). A enzima G6PD está drasticamente elevada nos tumores metastáticos de fígado em relação às outras enzimas da via das pentoses (Geertrudia, 1993).

Vários estudos têm demonstrado a importância da G6PD em grande variedade de processos celulares. Demonstrou-se que fatores de crescimento podem rapidamente ativar a G6PD e estimular sua translocação e, portanto, função (Stanton, 1991; Tian, 1994).

Gordon, em 1987, e Tian, em 1998, mostraram que o DHEA inibe fatores de crescimento estimulantes da proliferação celular, provavelmente inibindo a G6PD. Possivelmente os fatores de crescimento funcionem ativando a G6PD, pois verificou-se que a inibição da G6PD abole o efeito de vários fatores de proliferação celular, incluindo, o principal deles, o IGF-I (Farquharson, 1993).

O IGF-I é considerado um dos principais fatores de sobrevivência celular adquirido nos bilhões de anos de evolução, porque ele aumenta a proliferação celular mitótica, bloqueia a apoptose e aumenta a neoangiogênese (Frysty, 2004; Ibrahim, 2004). Pois bem, Farquharson, em 1993, mostrou que o DHEA inibe os efeitos proliferativos do IGF-I em células MG-63 do osteossarcoma, inibindo a atividade da G6PD. A somatostatina é capaz de inibir fortemente a atividade da G6PD.

Em vários tipos diferentes de células, fatores de crescimento celular como o IGF-I, o fator de crescimento epidérmico (EGF) e o fator de crescimento derivado das plaquetas (PDGF) funcionam ativando a enzima G6PD (Tian, 1994, 1998). A inibição dessa enzima faz cessar o efeito desses poderosos agentes promotores da proliferação celular neoplásica.

Diminuem a atividade da G6PD tumoral:

a) DHEA.
b) Ácidos graxos poli-insaturados.
c) Genisteína (parcialmente).
d) Dissulfiram.
e) Somatostatina.
f) Redução da ingestão de carboidratos refinados.

Aumentam a atividade tumoral da G6PD:

a) Insulina + glicose aumenta a atividade da G6PD.
b) Oxidação aumenta a G6PD como mecanismo de defesa.
c) Aumento da ingestão de carboidratos refinados.

24. Transcetolase

Para diminuir a atividade da transcetolase podemos empregar:

a) Genisteína.
b) Ácido ursólico.
c) Dicloroacetato de sódio.
d) Somatostatina.
e) Dieta pobre em vitamina B_1. Não utilizamos.
f) Dieta rica em alimentos com tiaminase: peixe cru, erva-cavalinha, mariscos: não utilizamos.
g) Oxitiamina: não usamos.
h) Nunca empregar suplementos vitamínicos com baixas doses de vitamina B_1.

Nota: baixas doses de vitamina B_1 aumentam e altas doses diminuem a proliferação mitótica.

25. Sistema imune: polarizar para M1/Th1

Aumentar os linfócitos CD4, CD8, células *natural killer*, células dendríticas, número e atividade dos macrófagos e monócito com a finalidade de polarizar o sistema imune de M2/Th2 para M1/Th1.

a) Glucana.
b) Glucana mais BCG.
c) Ácido linoleico conjugado – CLA.
d) Óleo de peixe ômega-3, rico em EPA e DHA.
e) Óleo de fígado de bacalhau.
f) Naltrexona em baixas doses: 3-5mg ao deitar.
g) *Aloe vera* (aumenta a função de macrófagos).
h) Óleo de amêndoas amargas – benzaldeído: aumenta o número e a atividade das células *natural killer*.

26. Inibir o fator de transcrição nuclear: NF-kappaB

Nos pacientes com câncer, grande número de fatores de transcrição estão superativos e o mais importante deles é o NF-kappaB. O fator de transcrição nuclear da família NF-kappaB está implicado na ativação de genes associados a proliferação celular, neoangiogênese, metástase e supressão da apoptose, isto é, esse fator promove a oncogênese e a resistência do câncer à quimioterapia e à radioterapia (Baldwin, 2001; Haefner, 2002). Um grande pesquisador, Michael Karin, considera o NF-kappaB o principal culpado do câncer.

Os fatores de transcrição Rel/NF-kappaB compreendem um dos grupos de proteínas reguladoras de genes dos mamíferos mais estudados na atualidade. Eles controlam a expressão de genes envolvidos em muitas respostas fisiológicas críticas, incluindo resposta imune, resposta da fase aguda inflamatória, metabolismo redox, diferenciação celular, apoptose, angiogênese e adesão celular.

O NF-kappaB é colocado em ação durante os mecanismos de defesa celular e eles são ativados quando a célula é colocada em perigo, constituindo-se em poderoso mecanismo de sobrevivência celular. Ele é ativado quando a célula é agredida por:

a) Infecção: bactérias, fungos, vírus (gripe, HIV etc.), endotoxina.
b) Lesões ambientais internas: hipóxia, pH ácido, isquemia.
c) Lesões ambientais externas: metais tóxicos, radiação ultravioleta, raios X, raios gama, radiação ionizante, cigarro.
d) Drogas: taxol, haloperidol e vários agentes empregados na quimioterapia citotóxica.
e) Estresse oxidativo: efeito imediato e direto. Se a oxidação for mantida, teremos um efeito inibitório tardio.
f) Radioterapia de repetição.
g) Quimioterapia de repetição.
h) Carcinógenos.
i) Citocinas: IL-1, TNF-alfa.

Todos os estímulos acima descritos ativam as vias de transdução de sinais que induzem a ativação e a translocação do NF-kappaB do citoplasma para o núcleo, onde ele vai ativar os genes envolvidos na sobrevivência da célula.

Para Gilmore (2001), o NF-kappaB está constitutivamente ativado em grande variedade de tumores humanos: mama, ovário, próstata, rins, fígado, pâncreas, colorretal, tiroide, melanoma, linfoma de Hodgkin e não Hodgkin, leucemia linfoblástica aguda, leucemia mielógena aguda, astrocitoma, glioblastoma multiforme e tumores de cabeça e pescoço.

Desconcertante é a ativação do NF-kappaB em células cancerosas humanas, por vários agentes quimioterápicos e pela radioterapia, o que impede parcial ou totalmente que esses tipos de tratamento induzam a morte da célula neoplásica. Compreende-se também o porquê da existência, na atualidade, de grande número de tumores multirresistentes à quimioterapia e à radioterapia. Vários agentes capazes de inibir o NF-kappaB já estão sendo empregados no tratamento do câncer humano. Existem no mercado vários produtos que não foram descobertos como inibidores desse fator e que posteriormente se mostraram com essa função (Epinat, 1999; Surh, 2000; Davis, 2001; Orlowski, 2002; Felippe, 2004):

- Zinco.
- Selênio.
- Ácido linoleico conjugado – CLA.
- Genisteína.
- Curcumina (*Curcuma* sp.).
- Partenolide (*Tanacetum parthenium* "feverfew"), quando junto com a vitamina D_3.
- Óleo de amêndoas amargas – benzaldeído.
- Quelantes de metais tóxicos: impedem a geração de radical hidroxila a partir do H_2O_2.
- Glucana em doses altas.
- Ibuprofeno.
- EPA/DHA.
- *Panax ginseng* em extrato aquoso quente.
- Salicilato de sódio.
- Sulfassalazina.
- Sulindac.
- *Arnica montana*, *Balduina angustifolia*: a substância responsável é a helenalina.
- Quercetina.
- Capsaicina.
- Polifenóis do chá-verde.
- Própolis.
- Molibdênio.
- Dissulfiram.
- Talidomida.

27. Para diminuir a neoangiogênese tumoral

a) Dieta vegetariana com baixo índice glicêmico (< 60), baixa carga glicêmica, frutose < 25g/dia e pobre em gordura saturada artificialmente como os óleos de supermercado. O óleo de coco e a banha já nasceram saturados e são excelentes para as mitocôndrias.
b) Zinco.
c) Molibdênio.
d) Selênio em dose supranutricional (1.000 a 1.500mcg/dia).
e) Óleo de peixe ômega-3.
f) Óleo de fígado de bacalhau.
g) Ácido linoleico conjugado.
h) Glicina em altas doses (10g/dia).
i) Genisteína.
j) Todas as substâncias que diminuem o NF-kappaB.
k) Todas as substâncias que inibem o IGF-1.

28. Para polarizar a membrana citoplasmática

A polarização da membrana citoplasmática aumenta a produção de ATP via fosforilação oxidativa e diminui a atividade da glicólise anaeróbia, motor da mitose.

a) Dieta pobre em sódio e rica em potássio e magnésio.
b) Substâncias que retiram sódio do intracelular:
- Potássio.
- Magnésio.
- Lítio.
- Rubídio.
- L-taurina.
- Ácido abscíssico.
- *Squalene*.
c) Substâncias que melhoram a qualidade da membrana:
- Óleo de peixe ômega-3.
- Óleo de fígado de bacalhau.
- Genisteína.
- Vitamina K_2.

29. Para aumentar a síntese de AMPc (monofosfato de adenosina cíclico)

O AMPc aumenta a atividade da proteína quinase A (PK-A) provocando a parada da proliferação celular e o aumento da diferenciação celular das células transformadas.

a) Ácido gamalinolênico (GLA) via aumento da PGE1.
b) Helenalina (sesquiterpeno lactona): *Balduina angustifolia* e *Arnica montana*.
c) Trióxido de arsênio.
d) Papaverina, aminofilina e outros inibidores da fosfodiesterase, cuidado, ativam as histonas desacetilases.
e) Ácido retinoico.

30. Para ativar a enzima delta-6-desaturase

A ativação da enzima delta-6-desaturase diminui a proliferação celular, diminui o aparecimento de metástases e aumenta a diferenciação celular das células transformadas.

a) Baixa ingestão de colesterol.
b) Baixa ingestão de gorduras saturadas artificialmente.
c) Baixa ingestão de açúcar refinado.
d) Evitar condições de estresse com a consequente liberação de adrenalina e de corticosteroides.
e) Alta ingestão de GLA (ácido gamalinolênico).
f) Alta ingestão de EPA (ácido eicosapentaenoico).
g) Vitamina B_3 (nicotinamida).
h) Vitamina B_6 (piridoxina).

31. Para aumentar a produção de ATP via fosforilação oxidativa

a) Riboflavina: 100mg ao dia.
b) Nicotinamida: 200 a 3.000mg ao dia.
c) Vitamina C: 2 a 4g ao dia.
d) Coenzima Q10: 100 a 200mg ao dia.
e) L-carnitina: 100mg ao dia.
f) Creatina: 10g ao dia.
g) Citrulina: 3g ao dia.
h) Carnitina: 2-3g ao dia.
i) Magnésio: 1.000mg ao dia.
j) Dicloroacetato de sódio.
l) Ácido ursólico.
m) Vitamina B_1 em altas doses: 300mg/dia.
n) Exercício aeróbio.
o) Boa oxigenação tecidual:
- Hemoglobina superior a 12g%.
- Débito cardíaco normal (normovolemia e coração suficiente).
- Curva de dissociação da oxi-hemoglobina desviada para a direita.
- Prevenção e tratamento dos fatores que diminuem o p50 (por ação direta eles diminuem a liberação de oxigênio na periferia): alcalose, hiperventilação, hipotermia, carboxi-Hb, meta-Hb.
- Medidas que aumentam agudamente o p50 (por ação direta eles aumentam a liberação de oxigênio pela oxihemoglobina na periferia): acidose, hipoventilação, hipertermia, aldosterona.
- Manter a produção adequada de 2-3-difosfoglicerato (2-3-DPG) para aumentar a liberação de oxigênio para a periferia:
  - Hemácia jovem, fosfato normal, tiroide normal.
  - Evitar acidose crônica, hipotiroidismo, hipopituitarismo, hemácias velhas.
- Reduzir os gastos de oxigênio, tratando prontamente a dor, a infecção, a agitação e a ansiedade.
- Diagnosticar prontamente: derrame pleural, pneumotórax, atelectasia e infecções pulmonares.

32. Glucana

Glucana oral aumenta eficácia dos anticorpos monoclonais no câncer (Cheung, 2002).

II – Dieta: reduz náuseas e vômitos da quimioterapia com cisplatina

Estudo piloto com 19 pacientes com câncer recebendo cisplatina receberam dieta específica e foram comparados com 19 pacientes também com cisplatina que escolheram a própria dieta. Os pacientes que faziam 3 refeições ao dia, constituídas por queijo cottage, suco de maçã, sorvete de baunilha, frutas, vegetais e cereais integrais, ingeriram maior quantidade de comida, houve redução das náuseas e vômitos e foram maiores os escores de bem-estar em relação ao controle que escolheram a própria dieta (Menashian, 1992).

Muito cuidado: não use antioxidantes indiscriminadamente nos pacientes submetidos a quimioterapia, porque diminui a eficácia do procedimento.

III – Estratégias para aumentar a eficácia da quimioterapia ou radioterapia

Em 2006, Fazlul H. Sarkar e Yiwei Li já publicavam revisão sobre agentes que aumentavam a eficácia da terapia oncológica. Na época enalteceram a genisteína e a curcumina.

Vários autores se interessaram no estudo de moléculas pequenas, fitoterápicos ou não, que poderiam oferecer benefícios em conjunto com a quimioterapia e radioterapia.

Vamos aqui enumerar algumas substâncias que aumentam a eficácia da quimioterapia, sem interferir na sua eficácia.

Acetazolamida

a) A anidrase carbônica IX (CAIX) alcaliniza o intracelular e acidifica o meio extracelular do tumor. Essa acidificação do extracelular facilita a invasividade tumoral e a migração celular e as metástases, ao lado de provocar resistência aos quimioterápicos. A inibição da CAIX com a acetazolamida faz o tumor ser sensível novamente aos quimioterápicos e à radioterapia (Thiry, 2006; Pastorekova, 2006; Kasai, 1986).
b) A inibição da CAIX reduz a capacidade de autorrenovação de células do câncer de mama e a combinação com doxorrubicina e inibição da CAIX é estratégia atrativa no câncer de mama triplo-negativo (Ivanova, 2014).
c) Adriamicina, cisplatina, paclitaxel e camptotecina são incapazes de provocar apoptose quando o citoplasma não está acidificado (Keizer, 1989; Reshkin, 2003).

Albendazol no câncer avançado

Fase I para determinar a máxima dose oral tolerada: 1.200mg 2 vezes ao dia, durante 14 dias, em ciclos de 21 dias. Mielossupressão é dose limitante. Houve diminuição do VEGF sérico.

Ácido alfalipoico

a) Efeito protetor na miocardiopatia hiperlipidêmica provocada pela ciclofosfamida.
b) Ácido lipoico mais hidroxicitrato aumenta a eficácia da quimioterapia no camundongo implantado com células singenéicas, LL/2 do carcinoma pulmonar e MBT-2 do carcinoma de bexiga concomitante com cisplatina ou metotrexato. A tríplice combinação de ácido lipoico mais hidroxicitrato mais cisplatina ou metotrexato é mais eficaz que a cisplatina ou metotrexato usados individualmente ou a dupla combinação ácido lipoico mais hidroxicitrato.
c) Impressionante efeito no mesotelioma resistente à quimioterapia quando associado à cisplatina (caso clínico)
d) Induz a expressão do *simporter* Na^+/I^- em linhagens de câncer de tiroide TPC-1. Pacientes com câncer de tiroide têm dificuldade de captação do iodo extracelular e o ácido lipoico pode ser usado como coadjuvante no tratamento do câncer de tiroide com o iodo radiativo.

Ácidos graxos ômega-3: EPA/DHA

a) Suplementação com óleo de peixe aumenta a eficácia da quimioterapia de primeira linha em pacientes com câncer de pulmão avançado (Murphy, 2011).
b) Ácidos graxos poli-insaturados aumentam a sensibilidade à radioterapia em células 36B10 do astrocitoma do rato (Vartak, 1997).
c) Ácidos graxos poli-insaturados e seus metabólitos aumentam a citotoxicidade da bleomicina em células do neuroblastoma, *in vitro* (Polavarapu, 2014).
d) Ácidos graxos ômega-3 sensibilizam células do câncer de cólon resistentes a múltiplas drogas regulando para baixo a síntese do colesterol e aumentando a fluidez da membrana celular neoplásica (Gelsomino, 2013).

Antocianinas

Antocianinas inibem o câncer de mama resistente ao trastuzumab, *in vitro* e *in vivo*. Cianidina-3-glucoside e peonidina-3-glucoside inibem a fosforilação do HER2 (*human epidermal growth factor receptor 2*), induzem apoptose, suprimem migração e invasão e inibem o crescimento tumoral (Li e Xu, 2016).

Antocianinas potenciam a atividade do trastuzumab no câncer de mama HER-2, *in vitro* e *in vivo* (Liu, 2014).

Ácido gálico

a) Ácido gálico aumenta radicais livres de oxigênio e provoca apoptose via mitocondrial em células DU145 do câncer prostático. Acontece parada do ciclo celular em G2/M por ativação da cdk1 e cdk2 com inibição da Cdc25C e Cdc2. Há sinergia do ácido gálico com a doxorrubicina (Chen, 2009).

b) Ácido gálico induz apoptose e aumenta os efeitos anticâncer da cisplatina na linhagem H466 do carcinoma pulmonar de pequenas células, via mitocondrial, com aumento dos radicais livres de oxigênio (Wang, 2016).

Ácido ursólico

O ácido ursólico inibe o crescimento do câncer de pâncreas humano e aumenta o potencial antitumoral da gemcitabina (Prasad, 2016).

O ácido ursólico inibe a proliferação de células do hepatocarcinoma humano (Yang, 2016).

Acetogeninas

A cisplatina aumenta os níveis de mTOR, o que é prejudicial, e as acetogeninas abolem esse efeito adverso do quimioterápico.

Aloe vera e *Aloe arborescens*

a) Cuidado, a *Aloe vera* diminui o efeito da cisplatina para alguns. Para outros autores possui efeito sinérgico.

b) Cuidado, não usar *Aloe emodim* no melanoma em tratamento quimioterápico. Questionável.

c) *Aloe arborescens* e quimioterapia são sinérgicos nos cânceres gástrico, pancreático e pulmonar metastático humano: 240 pacientes (Lissoni, 2009).

Chelidoneum majus

É sinérgico com a cisplatina como antiproliferativo e protege as células normais da radioterapia.

Chenopodium ambrosioides

a) Deficiência de NER (*nucleotide excision repair*) diminui o efeito da quimioterapia.

b) Ascaridol presente no *Chenopodium ambrosioides* pode aumentar em até 3 vezes o efeito da quimioterapia.

Cloroquina

a) Autofagia facilita a resistência do adenocarcinoma de pulmão à cisplatina por meio da ativação da via AMPK/mTOR. Cloroquina, um inibidor da autofagia, aumenta a eficácia da cisplatina (Wu, 2015).

b) Cloroquina aumenta a eficácia da quimioterapia nos cânceres colorretal, gástrico, melanoma, carcinoma epidermoide etc. Ver capítulo Cloroquina de antimalárico a anticâncer.

Curcumina

a) Curcumina inibe o fenótipo células-tronco e é clinicamente segura e tolerável em combinação com quimioterapia FOLFOX (James, 2015).

b) Combinação da curcumina e FOLFOX na quimioterapia do câncer colorretal inoperável em estudo randomizado e controlado aguardando resultados (Irving, 2015).

Digitálicos

Aumentam a sensibilidade das células do glioblastoma multiforme à radioterapia.

Ganoderma lucidum

Inibe a proliferação do câncer de mama endócrino-resistente alterando a expressão gênica: aumenta a razão BAX/BCL2, a expressão do RASSF1 (*RAS association domain family protein-1*) e a do IGFBP-3. No final, diminui a proliferação e aumenta a apoptose. A diminuição do RASSF1 se associa à resistência ao tamoxifeno.

Genisteína

a) Aumenta o efeito da quimioterapia:

- Possui efeito antiproliferativo e pró-apoptótico nas leucemias refratárias à quimioterapia, como a linfoblástica aguda da criança e a linfoblástica crônica do adulto (Uckun, 1999).
- Nos cânceres de próstata, mama, pâncreas e pulmão, a genisteína, *in vitro*, aumenta os efeitos da cisplatina, docetaxel, doxorrubicina e gemcitabine sobre o crescimento tumoral e a apoptose (Li, 2005; Banerjee, 2005). Baixas doses do quimioterápico provocam o mesmo efeito terapêutico quando as células são pré-tratadas com genisteína. Estudos *in vivo* confirmaram esses resultados.
- A genisteína também sensibiliza células do linfoma à quimioterapia com ciclofosfamida, vincristina e doxorrubicina (Mohammad, 2003). No câncer de cólon resistente à quimioterapia, a genisteína provoca morte celular quando associada ao 5-fluorouracil (Hwang, 2005).

b) Aumenta o efeito da radioterapia (referências no capítulo 50): No câncer de próstata PC-3, a combinação de genisteína e radioterapia aumenta os efeitos inibitórios sobre a síntese de DNA, a proliferação celular e a formação de colônias in vitro (Hillman, 2001). Essa combinação promove maior controle da proliferação do tumor primário e das metástases a linfonodos quando comparada com a radioterapia isolada (Hillman, 2004).

- A genisteína também aumenta a sensibilidade da radioterapia no tumor cervical (Yashar, 2005), no câncer de esôfago (Akimoto, 2001) e no câncer de mama e de próstata (Ravindranath, 2004), sugerindo que esse efeito possa estender-se a outros tipos de tumores.

Glucana: beta-1-3 poliglicose

a) Glucana por via oral aumenta a sobrevida no hepatocarcinoma em humanos.
b) Efeito terapêutico benéfico no câncer avançado de estômago e colorretal: aumento da sobrevida em conjunto com a quimioterapia em estudo de fase III.
c) Melhora a qualidade de vida no câncer de pâncreas avançado.
d) Diminui o risco de infecção hospitalar em pacientes gravemente enfermos internados em UTI (Felippe Jr, 1993).

Hidrogênio molecular

a) Diminui o risco de nefrotoxicidade da cisplatina sem alterar o efeito antitumoral (Nakashima-Kamimura, 2009).
b) O consumo de água rica em hidrogênio (ORP de −450mv) reduz as reações biológicas do estresse oxidativo provocado pela radioterapia sem comprometer os efeitos antitumorais (Kang, 2011).

Iodo molecular

Iodo molecular mais doxorrubicina é uma boa combinação no tratamento do câncer de mama: efeito antineoplásico adjuvante, inibição da quimiorresistência e cardioproteção (Alfaro, 2013).

Indol-3-Carbinol

O I3C colabora com o tamoxifeno na parada do ciclo celular de células MCF-7 do câncer de mama humano e ambos funcionam bem melhor do que quando usados em separado. Somente quando administrados em conjunto eles conseguem inibir quase que totalmente a fosforilação da proteína retinoblastoma provocando a parada da proliferação celular neoplásica (Cover, 1999).

Lactoferrina

a) Restaura glóbulos brancos e vermelhos em pacientes submetidos à quimioterapia.
b) Possui efeito sinérgico com a eritropoietina, melhorando a anemia no câncer.
c) Provoca diminuição da ferritina intracelular.

Lítio cloreto/lítio carbonato

a) Cuidado: não usar lítio no adenocarcinoma de pulmão tratado com cisplatina porque ele aumenta a betacatenina, a qual diminui a expressão da proteína apoptótica Bcl-xl (Zhang, 2016).
b) Cuidado: inibe diferenciação terminal em células da eritroleucemia.
c) Cuidado: por estimular a medula óssea não pode ser usado nas leucemias e no câncer hematológico em geral (Gauwerky, 1982).
d) Excelente: reduz infecção e morte por infecção em pacientes com câncer tratados com quimioterapia por aumentar os glóbulos brancos por estímulo da medula óssea.
e) No melanoma murino singenéico C57 BL o tratamento com citotóxicos e cloreto de lítio produz atraso no aparecimento do tumor, alto grau de necrose, leucocitose e maior sobrevida quando comparado com somente o citotóxico. É possível que o lítio aumente a penetração do quimioterápico nas células cancerosas (Ballin, 1983).

Luteolina

a) Inibe a glicólise anaeróbia e sensibiliza o câncer de mama à doxorrubicina.
b) Diminui drasticamente o número de várias linhagens de células do câncer de ovário, incluindo as resistentes à quimioterapia, de modo dose-dependente.
c) Inibe a formação de colônias, a migração celular, a formação esferoide e aumenta o efeito da cisplatina na indução da parada do ciclo celular em G2/M e a apoptose ativando as caspases.

Melatonina

Melatonina induz metilação do promoter ABCG2/BCRP. Novo mecanismo para ultrapassar a resistência a múltiplas drogas das células-tronco dos tumores cerebrais (Martin, 2013).

Mebendazol

Complementa a atividade antineoplásica da gemcitabina em combinação com a epirrubicina no adenocarcinoma de mama, SKBr-3 (Coyne, 2014).

Minociclina

Rad51 aumentado provoca resistência à quimioterapia e à radioterapia. A minociclina diminui o mRNA do Rad51, inativando MKK1/2-ERK1/2, a viabilidade e a proliferação da linhagem A549 e H1975 do câncer de pulmão não de pequenas células (Ko, 2015).

Niclosamida

a) Junto com a cisplatina, é ativo contra câncer de mama triplo negativo, antes cisplatina-resistente.
b) Inibe a EMT – transição epitélio mesenquimal – e o crescimento tumoral no câncer de mama positivo para o EGFR-2 e resistente ao lapatinibe.
c) Inibe a expressão de vários receptores de andrógenos (AR) e faz funcionar o enzalutamide no câncer de próstata resistente à castração.

Oleandrina do *Nerium oleander*

a) Aumenta o efeito da radioterapia via ativação da caspase-3.
b) Diminui os níveis da p-glicoproteína celular; útil nos cânceres MDR.

Resveratrol

a) Cuidado, em baixa dose efetivamente impede a morte celular de tumor induzida pelo taxol em células do câncer de bexiga 5637. Possivelmente esse efeito ocorra em outros tipos de câncer.
b) Resveratrol e similares da Vitis Amurensin inibem o Pin1, o que diminui a angiogênese e o crescimento tumoral em células do câncer de mama resistentes ao tamoxifeno (Kim, 2012).

Silibinina

Aumenta a toxicidade de células do glioma resistentes à temozolomida e ao etoposide e que sofreram mutação do p53 e do PTEN (Elhag, 2015).

Timoquinona: cominho negro – *Nigella sativa*

a) Timoquinona aumenta a atividade antitumoral da gemcitabina e da oxaliplatina no câncer de pâncreas. Diminui o NF-kappaB, a família Bcl-2 e genes antiapoptóticos dependentes do NF-kappaB (inibidores da apoptose *X-linked*, survivina e ciclo-oxigenase 2). O fator de transcrição nuclear NF-kappaB é ativado por muitas drogas usadas na quimioterapia. Muito interessante é o fato de a timoquinona ser capaz de diminuir a concentração do NF-kappaB *in vitro*, o que provoca quimiossensibilização.
b) Timoquinona com cisplatina no câncer de pulmão possui a habilidade de inibir a proliferação, reduzir a viabilidade e induzir apoptose. Também inibe a invasão reduzindo a produção de duas citocinas, ENA-78 e Gro-alfa, envolvidas na neoangiogênese.
c) *Nigella sativa* é mais potente que a cisplatina no carcinoma epidermoide cervical por provocar apoptose via diminuição da proteína antiapoptótica Bcl-2 e parada do ciclo celular na fase sub-G1, via elevação do p53.
d) Aumenta a sensibilidade do câncer de mama à radioterapia.
e) Osteossarcoma linhagem MG63 OS. Oxaliplatina e 5FU em baixíssima concentração 1microM, sozinhas ineficazes, passam a ser citotóxicas em conjunto com a timoquinona 10microM, em cultura.
f) Timoquinona promove atividade antitumoral com doses não citotóxicas do topotecan em células do câncer colorretal (Khalife, 2016).

Minociclina

Minociclina e cisplatina possuem efeitos sinérgicos no carcinoma hepatocelular induzindo parada do ciclo celular na fase S e apoptose (Liu, 2014).

Niclosamida

a) Niclosamida junto com a cisplatina é ativa contra câncer de mama triplo negativo, antes cisplatina resistente (Liu, 2016a).
b) Inibe a EMT – transição epitélio mesenquimal – e o crescimento tumoral no câncer de mama positivo para o EGFR-2 e resistente ao lapatinibe (Liu, 2016b).
c) Niclosamida suprime a migração celular e invasão em células do câncer de próstata resistente ao enzalutamide via inibição do eixo Stat3-AR (Liu, 2015).
d) Niclosamida inibe a expressão de vários receptores de andrógenos (AR) e faz funcionar o enzalutamide no câncer de próstata resistente à castração (Fenner, 2014).

Conclusão

Como ficou exposto, a eficácia do tratamento oncológico moderno será muito maior quando houver integração do médico oncologista com o médico clínico, porque, ambos trabalhando juntos, aumentarão as probabilidades de sucesso.

A aplicação dos procedimentos do oncologista e do clínico certamente aumentará a eficácia do tratamento do ser humano com a doença crônica e sistêmica chamada câncer, melhorando tanto a qualidade de vida como a probabilidade de cura.

Referências

1. Alfaro Y, Delgado G, Cárabez A, et al. Iodine and doxorubicin, a good combination for mammary cancer treatment: antineoplastic adjuvancy, chemoresistance inhibition, and cardioprotection. Mol Cancer. 12:45;2013.
2. Anderson JW. Dietary fiber, complex carbohydrate and coronary artery disease. Can J Cardiol. 11:55G-62G;1995.
3. Arrick BA, Nathan CF, Griffith OW, Cohn ZA. Glutathione depletion sensitizes tumor cells to oxidative cytolysis. J Biol Chem. 257(3):1231-7;1982.
4. Baghurst PA, Rohan TE. High-fiber diets and reduced risk of breast cancer. Int J Med. 56(2):173-6;1994.
5. Baldwin A. Control of oncogenesis and cancer therapy resistance by the transcription factor NF-kB. J Clin Invest. 107:241-6;2001.
6. Ballin A, Aladjem M, Banyash M, et al. The effect of lithium chloride on tumour appearance and survival of melanoma-bearing mice. Br J Cancer. 48:83-7;1983.
7. Banerjee S, Zhang Y, Ali S, et al. Molecular evidence for increased antitumor activity of gemcitabine by genistein in vitro and in vivo using an orthotopic model of pancreatic cancer. Cancer Res. 65:9064-72;2005.
8. Baserga R. The IGF-IR receptor in normal and abnormal growth. In: Dickson R, Salomon DS (eds). Hormones and growth factors an development and neoplasia. Wiley-Liss Inc; p. 269-87. 1998.
9. Beimann B, Tremblay A. Effects of exercise on abdominal obesity and related metabolic complications. Sports Med. 21:191-212;1996.
10. Bergeron RJ, Streiff RR, Elliott GT. Influence of iron on in vivo proliferation and lethality of L 1210 cells. J Nutr. 115:369-74;1985.
11. Bergstrom A, Pisani P, Tenet V, et al. Overweight as an avoidable cause of cancer in Europe. Int J Cancer. 91(3):421-30;2201.
12. Brewer GJ. Copper control as an antiangiogenic anticancer therapy: lessons from treating Wilson's disease. Exp Biol Med (Maywood). 226(7):665-73;2001.
13. Brewer GJ. Tetrathiomolybdate anticopper therapy for Wilson's disease inhibits angiogenesis, fibrosis and inflammation. J Cell Mol Med. 7(1):11-20;2003.
14. Calle EE, Rodriguez C, Walter-Thurmond K, Thun MJ. Overweight, obesity, and mortality from cancer in a prospectively studied cohort of US adults. N Engl J Med. 348(17):1625-38;2003.
15. Carroll KK. Obesity as a risk factor for certain types of cancer. Lipids. 33:1055-9;1998.
16. Cersosimo E, Pisters PW, Pesola G. Insulin secretion and action in patients with pancreatic cancer. Cancer. 67:486-93;1991.
17. Chan JM, Stampfer MJ, Giovannucci E, et al. Plasma insulin-like growth factor-I and prostate cancer risk: a prospective study. Science. 279:563-5;1998.
18. Chen HM, Wu YC, Chia YC, et al. Gallic acid, a major component of Toona sinensis leaf extracts, contains a ROS-mediated anti-cancer activity in human prostate cancer cells. Cancer Lett. 286(2):161-71;2009.
19. Cheung NK, Modak S, Vickers A, Knuckles B. Orally administered beta-glucans enhance anti-tumor effects of monoclonal antibodies. Cancer Immunol Immunother. 2002 Nov;51(10):557-64.
20. Chokkalingam AP, Pollak M, Fillmore CM, et al. Insulin-like growth factors and prostate cancer: a population-based case-control study in China. Cancer Epidemiol Biomarkers Prev. 10:421-7;2001.
21. Colditz GA, Cannuscio CC, Frazier AL. Physical activity and reduced risk of colon cancer: implications for prevention. Cancer Causes Control. 8:649-67;1997.
22. Cone CD Jr. The role of the surface electrical transmembrane potential in normal and malignant mitogenesis. Ann N Y Acad Sci. 238:420-35;1974.
23. Cone CD Jr. Variation of the transmembrane potential level as a basic mechanism of mitosis control. Oncology. 24:438-70;1970.
24. Cone CD, Cone CM. Evidence of normal mitosis with complete cytokinesis in central nervous system neurons during sustained depolarization with ouabain. Exp Neurol. 60(1):41-55;1978.
25. Cone CD, Cone CM. Induction of mitosis in mature neurons in central nervous system by sustained depolarization. Science. 192(4235):155-8;1976.
26. Cook JD, Lipschitz DA, Miles LE, Finch CA. Serum ferritin as a measure of iron stores in normal subjects. Am J Clin Nutr. 27(7):681-7;1974.
27. Coyne CP, Jones T, Bear R. Anti-neoplastic cytotoxicity of gemcitabine-(C4-amide)-[anti-EGFR] in dual-combination with epirubicin-(C3-amide)-[anti-HER2/neu] against chemotherapeutic-resistant mammary adenocarcinoma (SKBr-3) and the complementary effect of mebendazole. J Cancer Res Ther Oncol. 2(1): 203; 2014.
28. Cox C, Teknos TN, Barrios M, et al. The role of copper suppression as an antiangiogenic strategy in head and neck squamous cell carcinoma. Laryngoscope. 111(4Pt 1):696-701;2001.
29. Cover CM, Hsieh SJ, Cram EJ, et al. Indole-3-carbinol and tamoxifen cooperate to arrest the cell cycle of MCF-7 human breast cancer cells. Cancer Res. 59:1244-51;1999.
30. Davis JN, Kucuk O, Djuric Z, Sarkar FH. Soy isoflavone supplementation in healthy men prevents NF-kB activation by TNFα in blood lymphocytes. Free Radic Biol Med. 30:1293-302;2001.
31. Dupont J, Pierre A, Froment P, Moreau C. The insulin-like growth factor axis in cell cycle progression. Horm Metab Res. 35(11-12):740-50;2003.
32. Elhag R, Mazzio EA, Soliman KF. The effect of silibinin in enhancing toxicity of temozolomide and etoposide in p53 and PTEN-mutated resistant glioma cell lines. Anticancer Res. 35(3):1263-9;2015.
33. Epinat J-C, Gilmore TD. Diverse agents act at multiple levels to inhibit the Rel/NF-kB signal transduction pathway. Oncogene. 18:6896-909;1999.
34. Farquhar JK, Scott WN, Coe FL. Hexose monophosphate shunt activity in compensatory renal hypertrophy. Proc Soc Exp Biol. 129:809-12;1968.
35. Farquharson C, Milne J, Loveridge N. Mitogenic action of insulin-like growth factor-I on human osteosarcoma MG-63 cells and rat osteoblasts maintained in situ: the role of glucose-6-phosphate dehydrogenase. Bone Miner. 22:105-15;1993.
36. Felippe J Jr, Rocha e Silva M, Maciel FM, et al. Infection prevention in patients with severe multiple trauma with the immunomodulator beta 1-3 polyglucose (glucan). Surg Gynecol Obstet. 177:383-8;1993.
37. Felippe JJr. Câncer avançado: tratamento com radio frequência e oxidação sistêmica. Revista Eletrônica da Associação Brasileira de Medicina Biomolecular. Tema do mês de junho de 2004.
38. Felippe JJr. A hiperinsulinemia é importante fator causal do câncer e o seu controle possui valor na prevenção e tratamento desta doença metabólica. Revista Eletrônica da Associação Brasileira Me-

dicina Biomolecular. www.medicinabiomolecular.com.br. Tema do mês de maio de 2005.
39. Felippe JJr. A hipoglicemia induz citotoxidade no carcinoma de mama resistente à quimioterapia. Revista Eletrônica da Associação Brasileira de Medicina Biomolecular. Tema do mês de fevereiro de 2005.
40. Felippe JJr. A insulinemia elevada possui papel relevante na fisiopatologia do infarto do miocárdio, do acidente vascular cerebral e do câncer. Revista Eletrônica da Associação Brasileira de Medicina Biomolecular. www.medicinabiomolecular.com.br. Tema do mês de abril de 2005.
41. Felippe JJr. Desacetilação como mecanismo de controle epigenético do câncer: inibição da proliferação celular maligna, aumento da diferenciação celular e aumento da apoptose. Revista Eletrônica da Associação Brasileira de Medicina Biomolecular. www.medicinabiomolecular.com.br. Tema do mês de julho de 2004.
42. Felippe JJr. Dieta inteligente. J Biomol Med Free Radical. 6(3):85-95;2000.
43. Felippe JJ. Eficácia da indução oxidante intracelular e da aplicação de radio frequência no tratamento do câncer: estratégia química e física. Revista Eletrônica da Associação Brasileira de Medicina Biomolecular. www.medicinabiomolecular.com.br. Tema do mês de abril de 2003.
44. Felippe JJr. Estratégia biomolecular: uma das bases da medicina do futuro. Revista Brasileira de Medicina Complementar. 7(1):8-9; 2001.
45. Felippe JJr. Estratégia terapêutica de indução da apoptose, da inibição da proliferação celular e da inibição da angiogênese com a oxidação tumoral provocada por nutrientes pró oxidantes. Revista Eletrônica da Associação Brasileira de Medicina Biomolecular. www.medicinabiomolecular.com.br. Tema do mês de fevereiro de 2003.
46. Felippe JJr. Fluidez da membrana: possivelmente o ponto mais fraco das células malignas. Revista Eletrônica da Associação Brasileira de Medicina Complementar. www.medicinacomplementar.com.br. Tema do mês de maio de 2004.
47. Felippe JJr. Medicina biomolecular. Revista Brasileira de Medicina Biomolecular e Radicais Livres. 1(1):6-7;1994.
48. Felippe JJr. Metabolismo da célula tumoral – câncer como um problema da bioenergética mitocondrial: impedimento da fosforilação oxidativa – fisiopatologia e perspectivas de tratamento. Revista Eletrônica da Associação Brasileira de Medicina Biomolecular. www.medicinabiomolecular.com.br. Tema do mês de agosto de 2004.
49. Felippe JJr. Metabolismo das células cancerosas: a drástica queda do GSH e o aumento da oxidação intracelular provocam parada da proliferação celular maligna, aumento da apoptose e antiangiogênese Tumoral. Revista Eletrônica da Associação Brasileira de Medicina Biomolecular. www.medicinabiomolecular.com.br. Tema do mês de setembro de 2004.
50. Felippe JJr. O controle do câncer com um método muito simples e não dispendioso: provocar a hiperpolarização celular com dieta pobre em sódio e rica em potássio. Estratégia química e física. Revista Eletrônica da Associação Brasileira de Medicina Biomolecular. www.medicinabiomolecular.com.br. Tema do mês de janeiro de 2004.
51. Felippe JJr. Radicais livres como mecanismo intermediário de moléstia. In: Felippe Jr. Pronto socorro: fisiopatologia – diagnóstico – tratamento. Guanabara Koogan; p. 1168-73. 1990.
52. Felippe JJr. Substância fundamental: elo esquecido no tratamento do câncer. Revista Eletrônica da Associação Brasileira de Medicina Biomolecular. www.medicinabiomolecular.com.br. Tema do mês de março de 2004.
53. Felippe JJr. Tratamento do câncer com medidas e drogas que acordam genes silenciados pela metilação das ilhas CpG do DNA. Revista Eletrônica da Associação Brasileira de Medicina Biomolecular. www.medicinabiomolecular.com.br. Tema do mês de abril de 2004.
54. Felippe JJr. Tratamento do câncer com medidas e drogas que inibem o fator nuclear NF-kappaB. Revista Eletrônica da Associação Brasileira de Medicina Biomolecular. www.medicinabiomolecular.com.br. Tema do mês de fevereiro de 2004.
55. Felippe JJr. Câncer: população rebelde de células esperando por compaixão e reabilitação. Revista Eletrônica da Associação Brasileira de Medicina Biomolecular. www.medicinabiomolecular.com.br. Biblioteca de Câncer, 2005b.
56. Fenner A. Prostate cancer: niclosamide jumps the hurdle of enzalutamide resistance. Nat Rev Urol. 11(8):424;2014.
57. Folkman J. Tumor angiogenesis: therapeutic implications. N Engl J Med. 285:1182-6;1971.
58. Folkman J. Angiogenesis in cancer, vascular, rheumatoid, and other diseases. Nat Med. 1:27-31;1995.
59. Frystyk J. Free insulin-like growth factors--measurements and relationships to growth hormone secretion and glucose homeostasis. Growth Horm IGF Res. 14(5):337-75;2004.
60. Garfinkel L. Overweight and mortality. Cancer. 58(Suppl 8):1826-9;1986.
61. Gauwerky CE, Golde DW. Lithium enhances growth of human leukaemia cells in vitro. Br J Haematol. 51(3):431-8;1982.
62. Geertrudia NJ, Ilse MC, Klazina SB, et al. Experimentally induced colon cancer metastases in rat liver increase the proliferation rate and capacity for purine catabolism in liver cells. Histochemistry. 100:41-51;1993.
63. Gilmore T, Gapuzan ME, Kalaitzidis D, Starczynowski D. Rel/NF-kB/IkB signal transduction in the generation and treatment of human cancer. Cancer Lett. 181:1-9;2002.
64. Giovannucci E. Insulin-like growth factor-I and binding protein-3 and risk of cancer. Horm Res. 51(Suppl 3):34-41;1999.
65. Giovannucci E, Ascherio A, Rimm EB. Physical activity, obesity, and risk for colon cancer and adenoma in men. Ann Intern Med. 122:327-34;1995.
66. Gelsomino G, Corsetto PA, Campia I, et al. Omega 3 fatty acids chemosensitize multidrug resistant colon cancer cells by down-regulating cholesterol synthesis and altering detergent resistant membranes composition. Mol Cancer. 12:137;2013.
67. Gordon GB, Shantz LM, Talalay P. Modulation of growth, differentiation, and carcinogenesis by dehydroepiandrosterone. Adv Enzyme Regul. 26:355-82;1987.
68. Grimberg A. Mechanisms by which IGF-I may promote cancer. Cancer Biol Ther. 2(6):630-5;2003.
69. Haefner B. NF-kB: arresting a major culprit in cancer. Drug Discov Today. 7(12):653-63;2002.
70. Hankinson SE, Willett WC, Colditz GA, et al. Circulating concentrations of insulin-like growth factor-I and risk of breast cancer. Lancet. 351:1393-6;1998.
71. Harris ED. A requirement for copper in angiogenesis. Nutr Rev. 62(2):60-4;2004.
72. Hwang JT, Ha J, Park OJ. Combination of 5-fluorouracil and genistein induces apoptosis synergistically in chemo-resistant cancer cells through the modulation of AMPK and COX-2 signaling pathways. Biochem Biophys Res Commun. 332:433-40;2005.
73. Howe GR, Benito E, Castello R, et al. Dietary intake of fiber and decreased risk of cancers of the colon and rectum: evidence from the combined analysis of 13 case control studies. J Natl Cancer Inst. 84:1887-96;1992.

74. Ho Y, Lin YS, Liu HL, et al. Biological mechanisms by which antiproliferative actions of resveratrol are minimized. Nutrients. 9(10):pii:E1046; 2017.
75. Hu GF. Copper stimulated proliferation of human endothelial cells. J Cell Biol Chem. 69:326-35;1998.
76. Irving GR, et al. Combining curcumin (C3-complex, Sabinsa) with standard care FOLFOX chemotherapy in patients with inoperable colorectal cancer (CUFOX): study protocol for a randomised control trial. Trials. 16:110;2015.
77. Ivanova L, Zandberga E, Silina K, et al. Prognostic relevance of carbonic anhydrase IX expression is distinct in various subtypes of breast cancer and its silencing suppresses self-renewal capacity of breast cancer cells. Cancer Chemother Pharmacol.75(2):235-46;2015.
78. James MI, Iwuji C, Irving G, et al. Curcumin inhibits cancer stem cell phenotypes in ex vivo models of colorectal liver metastases, and is clinically safe and tolerable in combination with FOLFOX chemotherapy. Cancer Lett. 364(2):135-41;2015.
79. Kaaks R. Nutrition, insulin, IGF-1 metabolism and cancer risk: a summary of epidemiological evidence. Novartis Found Symp. 262:247-60; discussion 260-68, 2004.
80. Keizer HG, Joenje H. Increased cytosolic pH in multidrug-resistant human lung tumor cells: effect of verapamil. J Natl Cancer Inst. 81:706-9;1989.
81. Kang KM, Kang YN, Choi IB, et al. Effects of drinking hydrogen-rich water on the quality of life of patients treated with radiotherapy for liver tumors. Med Gas Res. 1(1):11;2011.
82. Karin M. NF-kB in cancer: from innocent bystander to major culprit. Nat Rev Cancer. 2:301-10;2002.
83. Kasai H, Tonda K, Hirata M. Potentiation of antitumor activity of 1-phthalidyl 5-fluorouracil by acetazolamide. Cancer Chemother Pharmacol. 16(1):55-7;1986.
84. Kim JA, Kim MR, Kim O, et al. Amurensin G inhibits angiogenesis and tumor growth of tamoxifen-resistant breastcancer via Pin1 inhibition. Food Chem Toxicol. 50(10):3625-34;2012.
85. Knapp HR, Miller AJ, Lawson JA. Urinary excretion of diols derived from eicosapentaenoic acid during n-3 fatty acid ingestion by man. Prostaglandins. 42:47-54;1991.
86. Krajcik RA, Borofsky ND, Massardo S, Orentreich N. Insulin-like growth factor I (IGF-I), IGF-binding proteins, and breast cancer. Cancer Epidemiol Biomarkers Prev. 11:1566-73;2002.
87. Ko JC, Wang TJ, Chang PY, et al. Minocycline enhances mitomycin C-induced cytotoxicity through down-regulating ERK1/2-mediated Rad51 expression in human non-small cell lung cancer cells. Biochem Pharmacol. 97(3):331-40;2015
88. Labriola D, Linvingston R. Possible interactions between dietary antioxidants and chemotherapy. Oncology. 13:1003-12;1999.
89. Linder MC, Houle PA, Isaacs E, et al. Copper regulation of ceruloplasmin in copper-deficient rats. Enzyme. 24:23-35;1979.
90. Lipschitz DA, Cook JD, Finnch CA. A clinical evaluation of serum ferritin as an index of iron stores. N Engl J Med. 290:1213-6;1974.
91. Li Y, Ahmed F, Ali S, et al. Inactivation of nuclear factor kappaB by soy isoflavone genistein contributes to increased apoptosis induced by chemotherapeutic agents in human cancer cells. Cancer Res. 65(15):6934-42;2005.
92. Li X, Xu J, Tang X, et al. Anthocyanins inhibit trastuzumab-resistant breast cancer in vitro and in vivo. Mol Med Rep. 13(5):4007-13; 2016.
93. Liu W, Xu J, Liu Y, et al. Anthocyanins potentiate the activity of trastuzumab in human epidermal growth factor receptor 2-positive breast cancer cells in vitro and in vivo. Mol Med Rep. 10(4): 1921-6;2014.
94. Liu FY, Wu YH, Zhou SJ, et al. Minocycline and cisplatin exert synergistic growth suppression on hepatocellular carcinoma by inducing S phase arrest and apoptosis. Oncol Rep. 32(2):835-44;2014.
95. Liu C, Lou W, Armstrong C, et al. Niclosamide suppresses cell migration and invasion in enzalutamide resistant prostate cancer cells via Stat3-AR axis inhibition. Prostate. 75(13):1341-53;2015.
96. Liu J, Chen X, Ward T, et al. Combined niclosamide with cisplatin inhibits epithelial-mesenchymal transition and tumor growth in cisplatin-resistant triple-negative breast cancer. Tumour Biol. 37(7):98925-35;2016a.
97. Liu J, Chen X, Ward T, et al. Niclosamide inhibits epithelial-mesenchymal transition and tumor growth in lapatinib-resistant human epidermal growth factor receptor 2-positive breast cancer. Int J Biochem Cell Biol. 71:12-23;2016b.
98. Lissoni P, Rovelli F, Brivio F, et al. A randomized study of chemotherapy versus biochemotherapy with chemotherapy plus Aloe arborescens in patients with metastatic cancer. In vivo. 23:171-6;2009.
99. Ma J, Pollak MN, Giovannucci E, et al. Prospective study of colorectal cancer risk in men and plasma levels of insulin-like growth factor (IGF)-I and IGF-binding protein-3. J Natl Cancer Inst. 91:620-5;1999.
100. Makino T, Noguchi Y, Yoshikawa T. Circulating interleukin 6 concentrations and insulin resistance in patients with cancer. Br J Surg. 85:1658-62;1998.
101. Manousos O, Souglakos J, Bosetti C, et al. IGF-I and IGF-II in relation to colorectal cancer. Int J Cancer. 83:15-7;1999.
102. Martín V, Sanchez-Sanchez AM, Herrera F, et al. Melatonin-induced methylation of the ABCG2/BCRP promoter as a novel mechanism to overcome multidrug resistance in brain tumour stem cells. Br J Cancer. 108(10):2005-12;2013.
103. Matés JM, Sánchez-Jiménez FM. Role of reactive oxygen species in apoptosis implications for cancer therapy. Int J Biochem Cell Biol. 32(2):157-70;2000.
104. Maxwell SRI. Antioxidant vitamin supplements. Update of their potential benefits and possible risks. Drug Safety. 4:253-66;1999.
105. McGovan AJ, Fernandes RS, Samali AA, Cotter TG. Antioxidants and apoptosis. Biochem Soc Trans. 24:229-33;1996.
106. Mohammad RM, Al Katib A, Aboukameel A, et al. Genistein sensitizes diffuse large cell lymphoma to CHOP (cyclophosphamide, doxorubicin, vincristine, prednisone) chemotherapy. Mol Cancer Ther. 2:1361-8;2003.
107. Moller H, Mellemgaard A, Lindvig K, Olson JH. Obesity and cancer risk: a Danish record linkage system. Eur J Cancer. 30 A(3):344-50;1994.
108. Moschos SJ, Mantzoros CS. The role of the IGF system in cancer: from basic to clinical studies and clinical applications. Oncology. 63:317-32;2002.
109. Murphy RA, Mourtzakis M, Chu QS, et al. Supplementation with fish oil increases first-line chemotherapy efficacy in patients with advanced nonsmall cell lung cancer. Cancer. 117(16):3774-80; 2011.
110. Noguchi Y, Yoshikawa T, Marat D. Insulin resistance in cancer patients is associated with enhanced tumor necrosis factor-alpha expression in skeletal muscle. Biochem Bioohys Res Commun. 253:887-92;1998.
111. Nakashima-Kamimura N, Mori T, Ohsawa I, et al. Molecular hydrogen alleviates nephrotoxicity induced by an anti-cancer drug cisplatin without compromising anti-tumor activity in mice. Cancer. Chemother Pharmacol. 2009;64:753-61.

112. Noguchi Y, Yoshikawa T, Marat D. Tumor-associated metabolic alterations in patients with gastric and esophageal cancer. Hepato-gastroenterology. 46:555-60;1999.
113. Nomura AM, Stemmermann GN, Lee J, Pollak MN. Serum insulin-like growth factor I and subsequent risk of colorectal cancer among Japanese-American men. Am J Epidemiol. 158:424-31;2003.
114. Orlowski RZ, Baldwin AS Jr. NF-kB as a therapeutic target in cancer. TRENDS Mol Med. 8(8):385-9;2002.
115. Palmqvist R, Hallmans G, Rinaldi S, et al. Plasma insulin-like growth factor 1, insulin-like growth factor binding protein 3, and risk of colorectal cancer: a prospective study in northen Sweden. Gut. 50:642-6;2002.
116. Pan Q, Kleer CG, van Golen KL, et al. Cooper deficiency induced by tetrathiomolybdate suppresses tumor growth and angiogenesis. Cancer Res. 62(17):4854-9;2002.
117. Pandolfi PP, Sonati F, Rivi R, et al. Targeted disruption of the housekeeping gene encoding glucose 6-phosphate dehydrogenase (G6PD): G6PD is dispensable for pentose synthesis but essential for defense against oxidative stress. EMBO J. 14:5209-15;1995.
118. Pastorekova S, Parkkila S, Zavada J. Tumor-associated carbonic anhydrases and their clinical significance. Adv Clin Chem. 42:167-216;2006.
119. Peña MMO, Lee J, Thiele DJ. A delicate balance: homeostatic control of copper uptake and distribution. J Nutr. 129:1251-60;1999.
120. Peters G, Gongoll S, Langner C, et al. IGF-1R, IGF-1 and IGF-2 expression as potential prognostic and predictive markers in colorectal-cancer. Virchows Arch. 443:139-45;2003.
121. Polavarapu P, Mani AM, Gundala NK, et al. Effect of polyunsaturated fatty acids and their metabolites on bleomycin-induced cytotoxic action on human neuroblastoma cells in vitro. Plos One. 10:e114766;2014.
122. Prasad S, Yadav VR, Sung B, et al. Ursolic acid inhibits the growth of human pancreatic cancer and enhances the antitumor potential of gemcitabine in an orthotopic mouse model through suppression of the inflammatory microenvironment. Oncotarget. 7(11):13182-96;2016.
123. Raju KS, Alesandrii G, Zinche M, Gullino PM. Ceruloplasmin, copper ions, and angiogenesis. J Natl Cancer Inst. 69:1183-8;1982.
124. Reshkin SJ, Bellizzi A, Cardone RA, et al. Paclitaxel induces apoptosis via protein kinase A- and p38 mitogen-activated protein-dependent inhibition of the Na$^+$/H$^+$ exchanger (nHE) isoform I in human breast cancer cells. Clin Cancer Res. 9:2366-73;2003.
125. Ruggeri BA, Klurfeld DM, Kritchevsky D, et al. Caloric restriction and 7,12-dimethylbenz(a)anthracene-induced mammary tumor growth i rats: alterations in circulating insulin, insulin like growth factors I and II, and epidermal growth factor. Cancer Res. 49:4130-4;1989.
126. Sachdev D, Yee D. The IGF system and breast cancer. Endocr Relat Cancer. 8:197-209;2001.
127. Saintot M, Astre C, Pujol H, Gerber M. Tumor progression and oxidant-antioxidant status. Carcinogenesis. 17(6):1267-71;1996.
128. Salganik RI. The benefits and hazards of antioxidants: Controlling apoptosis and other protective mechanisms in cancer patients and the human population. J Am Coll Nutr. 20(5):464S-72S;2001.
129. Salganik RI, Albright CD, Rodgers J, et al. Dietary antioxidant depletion: enhancement of tumor apoptosis and inhibition of brain tumor growth in transgenic mice. Carcinogenesis. 21:909-14;2000.
130. Sarkar FH, Li Y. Using chemopreventive agents to enhance the efficacy of cancer therapy. Cancer Res. 66(7):3347-5;2006.
131. Schwartz JL. The dual roles of nutrients as antioxidants and prooxidants: their effects on tumor cell growth. J Nutr. 126:1221S-7S;1996.
132. Selby JU, Friedman GD. Epidemiologic evidence of an association between body iron store and risk of cancer. Int J Cancer. 41:677-82;1988.
133. Shi R, Berkel HJ, Yu H. Insulin-like growth factor-I and prostate cancer: a meta-analysis. Br J Cancer. 85:991-6;2001.
134. Singh RP, Agarwal R, Agarwal C, et al. Grape seed extract inhibits advanced human prostate tumor growth and angiogenesis and up-regulates insulin-like growth factor binding protein-3. Int J Cancer. 108(5):733-40;2004.
135. Slater AFG, Nobel CSI, Orrenius S. The role of intracellular oxidants in apoptosis. Bioch Biophys Acta. 1271:59-62;1995.
136. Sodi Pallares D, Testelli MD, Fishleder BL, et al. Effects of an intravenous infusion of a potassium-glucose-insulin solution on the electrocardiographic signs of myocardial infarction. Am J Cardiol. 9:166-81;1965.
137. Sodi Pallares D. Lo que he descubierto en el tejido canceroso – tratamiento metabolico para enfermos cancerosos desahuciados. México: Graficava Cansacob; 1998.
138. Stanton C, Seifter JL, Boxer DC, et al. Rapid release of bound glucose-6-phosphate dehydrogenase by growth factors. Correlation with increased enzymatic activity. J Biol Chem. 266:12442-8;1991.
139. Stattin P, Bylund A, Rinald S, et al. Plasma insulin-like growth factor-I, insulin-like growth factor-binding proteins, and prostate cancer risk: a prospective study. J Natl Cancer Inst. 92:1910-7;2000.
140. Stevens RG, Kuvibidila S, Kapps M, et al. Iron-binding proteins, hepatitis B virus and mortality in the Solomon Islands. Am J Epidemiol. 18(4):550-61;1983.
141. Stevens RG, Jones DY, Micozzi MS, Taylor PR. Body iron stores and the risk of cancer. N Engl J Med. 319:1047-52;1988.
142. Stevens RG, Beasley RP, Blumberg BS. Iron-binding proteins and risk of cancer in Taiwan. J Natl Cancer. 76:605-10;1986.
143. Stevens RG, Kalkawarf DR. Iron, radiation and cancer. Environ Health Perspect. 87:291-300;1990.
144. Sullivan KA, Castle VP, Hanash SM, Feldman EL. Insulin-like growth factor II in the pathogenesis of human neuroblastoma. Am J Pathol. 147:1790-8;1995.
145. Surh YJ. Inhibitory effects of curcumin and capsaicin on phorbol ester-induced activation of eukaryotic transcription factors, NF-kB and AP-1. Biofactors. 12:107-12;2000.
146. Tian WN, Pignatare JN, Stanton RC. Signal transduction proteins that associate with platelet-derived growth factor (PDGF) receptor mediate the PDGF-induced release of glucose 6-phosphate dehydrogenase. J Biol Chem. 269:14798-805;1994.
147. Tian WN, Braunstein LD, Pang J, et al. Importance of glucose 6-phosphate dehydrogenase activity for cell growth. J Biol Chem. 273:10609-17;1998.
148. Tian W-N, Braunstein LD, Apse K, et al. Importance of glucose-6-phosphate dehydrogenase activity in cell death. Am J Physiol. 276(5 Pt 1):C1121-31;1999.
149. Thiry A, Dogné JM, Masereel B, Supuran CT. Targeting tumor-associated carbonic anhydrase IX in cancer therapy. Trends Parmacol Sci. 27(11):566-73;2006.
150. Toniolo P, Bruning PF, Akhmedkhanov A, et al. Serum insulin-like growth factor-I and breast cancer. Int J Cancer. 88:828-32;2000.
151. Toretsky JA, Helman LJ. Involvement of IGF-II in human cancer. J Endocrinol. 149:367-72;1996.
152. Uckun FM, Messinger Y, Chen CL, et al. Treatment of therapy-refractory B-lineage acute lymphoblastic leukemia with an apoptosis-inducing CD19-directed tyrosine kinase inhibitor. Clin Cancer Res. 5:3906-13;1999.

153. Yamamoto Y, Gaynor R. Therapeutic potential of inhibition of the NF-kB pathway in the treatment of inflammation and cancer. J Clin Invest. 107:135-42;2001.
154. Yang LJ, Tang Q, Wu J, et al. Inter-regulation of IGFBP1 and FOXO3a unveils novel mechanism in ursolic acid-inhibited growth of hepatocellular carcinoma cells. J Exp Clin Cancer Res. 35:59;2016.
155. Yoshikawa T, Noguchi Y, Doi C. Insulin resistance was connected with the alterations of substrate utilization in patients with cancer. Cancer Lett. 141:93-8;1999.
156. Yu H, Spitz MR, Mistry J. Plasma levels of insulin-like growth factor-I and lung cancer risk: a case-control analysis. J Natl Cancer Inst. 91:151-6;1999.
157. Zhang J, Liu J, Li H, Wang J. β-catenin signaling pathway regulates cisplatin resistance in lung adenocarcinoma cells by upregulating Bcl-xl. Mol Med Rep. Feb 5. 2016.
158. Wang R, Ma L, Weng D, et al. Gallic acid induces apoptosis and enhances the anticancer effects of cisplatin in human small cell lung cancer H446 cell line via the ROS-dependent mitochondrial apoptotic pathway. Oncol Rep. 35(5):3075-83;2016.
159. Werner H, Woloschack M, Stannard B, et al. The insulin-like growth factor receptor: molecular biology, heterogeneity, and regulation, insulin-like growth factors. Mol Cell Aspects. 18-48;1991.
160. Wu T, Wang MC, Jing L, et al. Autophagy facilitates lung adenocarcinoma resistance to cisplatin treatment by activation of AMPK/mTOR signaling pathway. Drug Des Devel Ther. 9:6421-31;2015.
161. Wurmser L. Influence des doses infinitesimals sur la cinétique des eliminations. Rev Homeopathie Françoise. 72(3-4):165-72;1992.
162. Vartak S, Robbins ME, Spector AA. Polyunsaturated fatty acids increase the sensitivity of 36B10 rat astrocytoma cells to radiation-induced cell kill. Lipids. 32(3):283-92;1997.
163. Verhaegen S, Adrian J, McGovan J, et al. Inhibition of apoptosis by antioxidants in the human HL-60 leukemia cell line. Biochem Pharmacol. 40:1021-9;1995.

CAPÍTULO 28

Vamos diminuir o risco do câncer – vamos investir na prevenção

José de Felippe Junior

Temos todas as condições de impedir que a peça teatral chamada câncer entre no palco e persista em cena. **JFJ**

O ser humano está no Planeta para compor o elenco do espetáculo da vida, não para sofrer. **JFJ**

A melhor estratégia para ganhar a batalha contra o câncer é a prevenção. **Vários autores**

Diagnóstico precoce é bom, mas prevenção é fundamental. **Vários autores**

Cerca de 5.000 pessoas nos USA são diagnosticadas com câncer todos os dias, perto de 2 milhões por ano. Vão apresentar câncer cada quatro e caminhando para três pessoas do nosso convívio.

Os milhões de dólares investidos em pesquisa pelas indústrias farmacêuticas são dirigidos para o TRATAMENTO PALIATIVO e não para a CURA do câncer. O tratamento do câncer movimenta nos USA 110 bilhões de dólares por ano e, assim, por que investir na cura? Investe-se na busca de drogas cada vez mais caras. Mais importante ainda, não há investimentos na PREVENÇÃO.

Ao contrário do que diz a propaganda, não estamos ganhando a guerra contra o câncer. O tratamento atual está falhando e o número de mortes por câncer praticamente não mudou muito nos últimos 80 anos. Na verdade, professores de oncologia da Universidade de Sidney mostraram, em estudo envolvendo quase 250mil pacientes, que a quimioterapia citotóxica aumenta apenas em 2,3% a sobrevida de 5 anos dos 22 tumores sólidos mais frequentes do adulto.

No antológico artigo *The contribution of cytotoxic chemotherapy to 5-year survival in adult malignances* publicado no Clinical Oncology 16:549-560, 2004, os professores da Universidade de Sidney, Graeme Morgan, Robyn Wardt e Michael Barton, mostraram os péssimos resultados da quimioterapia citotóxica sobre a sobrevivência de 5 anos. E atentemos para o fato que a indicação da quimioterapia foi curativa e não paliativa, e os pacientes apresentavam no início do estudo ótimo estado geral. Mostraremos 5 exemplos:

1. **Câncer de cólon:**
   Austrália: 7.243 pacientes. Sobrevida de 5 anos com a QT aumenta: 1,8%. USA: 13.936 pacientes. Sobrevida de 5 anos com a QT aumenta: 1,0%.

2. **Câncer de pulmão (não de pequenas células):**
   Austrália: 7.792 pacientes. Sobrevida de 5 anos com a QT aumenta: 5%. USA: 20.741 pacientes. Sobrevida de 5 anos com a QT aumenta: 5%.

3. **Câncer de mama:**
   Austrália: 10.661 pacientes. Sobrevida de 5 anos com a QT aumenta: 1,5%.
   USA: 31.133 pacientes. Sobrevida de 5 anos com a QT aumenta: 1,4%.

4. **Câncer de próstata:**
   Austrália: 9.869 pacientes. Não há evidências que a QT aumente a sobrevida de 5 anos. USA: 23.242 pacientes. Não há evidências que a QT aumente a sobrevida de 5 anos.

5. **Melanoma maligno:**
   Austrália: 7.811 pacientes. Não há evidências que a QT melhore a sobrevida de 5 anos. USA: 8.646 pacientes. Não há evidências que a QT melhore a sobrevida de 5 anos.

Desde 1940, a mortalidade por câncer colorretal, estômago e útero nas mulheres caiu levemente; para o câncer de mama não mudou e para o câncer de pulmão e ovário aumentou drasticamente. Para os homens somente houve declínio das mortes por câncer de estômago. A mortalidade por câncer colorretal não mudou, aumentou para o câncer de próstata e para câncer de pulmão aumentou drasticamente. Enquanto isso, homens e mulheres estão sendo acometidos por câncer de tiroide em proporções epidêmicas.

Atualmente, nos USA, perto de 1 em cada 7 mulheres vão contrair câncer de mama, e 1 em cada 3 homens, câncer de próstata. Na população geral, 1 em cada 3 pessoas vai apresentar algum tipo de câncer durante seu período de vida.

Como podemos prevenir o câncer? Em primeiro lugar, algumas considerações sobre o que chamamos de câncer.

1. Câncer não são células malignas, são células doentes tentando sobreviver.
2. O tumor visível é apenas o sintoma de um organismo doente.
3. Atacar o tumor é tratar o sintoma. É o mesmo que atacar a febre e não ligar para o processo infeccioso. É dar aspirina para o aumento da temperatura do corpo.
4. É o organismo que deve ser levado em consideração e tratado.
5. Não existe doença sem causa. Retirando as causas, deve cessar o efeito. Por que os médicos não tratam as causas?
6. Células doentes precisam de tratamento e não de extermínio.
7. Geralmente as células adoecem: por falta de nutrientes essenciais ou pela presença de agrotóxicos, metais tóxicos, aditivos alimentares, infecção por Epstein-Barr vírus, citomegalovírus, *Mycobacterium bovis*, *Mycoplasma pneumoniae*, *Chlamydophila pneumoniae*, vírus da hepatite B ou C, herpes- vírus, *Helicobacter pylori*, radiações eletromagnéticas etc.
8. Apenas 5% dos tumores são genéticos, os restantes são provocados pelo ambiente externo ao organismo.
9. Câncer é doença proliferativa: quando as células doentes entram em estado de quase morte de alta entropia e baixo grau de ordem-informação, elas começam a proliferar para sobreviver.
10. A célula mais antiga encontrada no planeta possui 3,8 bilhões de anos atestado por carbono-14. Dessa forma, as células tiveram muito tempo para lapidar o genoma e aprender, aprender, aprender e assim estão aptas a sobreviver seja qual for a situação de estresse que elas se encontrem. Assim, para não morrer elas começam a proliferar.
11. A quimioterapia e a radioterapia matam a maioria dessas células, não todas, e o tumor reduz 80-90% nas imagens. As restantes 10-20% que não morreram estão muito mais aptas a sobreviver e surge o câncer resistente a múltiplas drogas. É quase igual quando tratamos infecção sem matar 100% das bactérias; sempre aparecem as bactérias multirresistentes. O não extermínio de 100% das células neoplásicas e o não afastamento da causa do câncer explica as recidivas tardias. Se o tratamento conseguiu exterminar 100% das células cancerosas, mas não houve a afastamento da causa, teremos o aparecimento das recidivas.
12. Ao retirarmos a causa que provocou a reação proliferativa, não mais existe motivo biológico para a proliferação. As células doentes param de se multiplicar e morrem de "velhice", em um processo chamado de apoptose, morte celular programada, geralmente em 4 meses (Felippe, 2016).

Para prevenir o aparecimento do câncer e inúmeras doenças e também tratar o câncer e inúmeras doenças.

1. O que devemos fazer?
2. O que não devemos fazer?
3. O que ajuda o corpo diminuir o risco de apresentar células doentes que podem se transformar em câncer?

Os 10 princípios da Medicina Biomolecular nos ajudam responder estas questões:

I – Dieta inteligente: carcinostática e anticarcinogênica.
II – Acordar genes supressores de tumor silenciados por sofrimento do corpo ou da alma.
III – Praticar atividade física moderada: ativa AMPK e inibe mTOR/NF-kappaB.
IV – Encarar os problemas do cotidiano usando a razão e não emoções desnecessárias. Ansiedade e depressão são carcinocinéticas.
V – Higiene do sono.
VI – Livrar-se dos metais tóxicos, agrotóxicos e aditivos alimentares.
VII – Abolir o fumo.
VIII – Abolir o excesso de álcool.
IX – Afastar-se dos campos eletromagnéticos prejudiciais.
X – Afastar-se de zonas geopatogênicas.

I – Dieta inteligente

A melhor estratégia para ganhar a batalha contra o câncer é a prevenção. Embora a dieta contenha componentes que possam promover o câncer, como agrotóxicos, metais carcinogênicos (Pb, Hg, Cd, As, Ni), aditivos químicos e conservantes, ela também contém substâncias que previnem seu aparecimento, como antocianinas, isotiocianatos, flavonoides etc. As bases científicas dessa dieta encontram-se no capítulo 28.

1. Comer verduras e legumes SIM, mas SEM AGROTÓXICOS.
2. Não frite os alimentos: "Alimento frito é tudo menos alimento".
3. Não use adoçantes ou alimentos que contenham aspartame ou sucralose.
4. Você pode ingerir leite e derivados? Pare de ingeri-los durante 30 dias e sinta no seu corpo o que aconteceu. Se tiver câncer não use leite e derivados. O leite acelera o envelhecimento e aumenta o risco de diabetes tipo 2, doenças neurodegenerativas e câncer, porque ativa a via mTORC1. Isso acontece mesmo nas pessoas sem alergia ou sem intolerância ao leite e derivados.

studo do Prof. Sérgio Penna de Belo Horizonte mostrou que brasileiros de tez branca nascidos de pais ou avós provenientes de Portugal, Espanha, Itália e Grécia portam 30% de genes de negros. Praticamente todos os negros têm alergia à proteína do leite e, portanto, 30% dos brasileiros de tez branca com aquela ascendência também têm alergia ao leite e derivados. E ainda existem pessoas com preconceito racial. Não existem raças, o que existe é uma mistura construtiva e benéfica de genes. Alergia às proteínas do leite provocam doenças: reumatismo, alergias, nódulo de mama, câncer. É diferente da intolerância à lactose que provoca aumento dos gases, má digestão, diarreia. Após os 60 anos de idade, acredita-se que 70% da população brasileira seja deficiente em lactase e, portanto, intolerante ao leite.

5. Você pode ingerir glúten? Pare 30 dias e sinta no seu corpo o que aconteceu.
6. Ingerir alimentos de baixo índice glicêmico (IG < 60) e diminuir a carga glicêmica: evita a obesidade e a síndrome metabólica, fatores que contribuem para o aparecimento de muitos tipos de câncer. Açúcar branco, doces, pão francês, batata inglesa, mandioquinha são alimentos utilizados pelas células em proliferação e retardam em até 5 horas a resposta do sistema imunológico.
7. Homens após os 30 anos de idade e mulheres após a menopausa devem evitar o aumento das reservas de ferro no corpo. Durante a refeição com carnes ingerir verduras à vontade, elas diminuem a absorção do ferro. Após comer carne vermelha ou de frango caipira ou peixe: tomar 2 xícaras das de café ou 1 xícara de chá-mate, chá-verde ou chimarrão. Não tomar suco de laranja ou limão quando ingerir carne vermelha ou outras carnes. Andar passo firme 30 minutos por dia/5 vezes por semana faz perder ferro por descamação da mucosa intestinal. Doar 500ml de sangue carrega consigo 200mg de ferro e diminui a ferritina em até 60ng/ml. " Se você não sabe ou não quer aprender menstruar, doe sangue, porque não é agradável cultivar uma hemorroida sangrante". "Doar sangue é um modo altruísta de se manter saudável". Na região da Lombardia, Itália, os doadores de sangue com idade superior a 66 anos apresentaram mortalidade de 33%, enquanto os não doadores apresentaram 60%. No grupo de doadores, quem doou mais viveu mais. Dessa forma: "Doar sangue aumenta a expectativa de vida" e importante uma vida saudável. Mantenha a ferritina abaixo de 80ng/ml.
8. Evitar deficiência de iodo. Aprenda a comer algas, procure sal enriquecido com iodo (enriquecido de verdade... difícil encontrar). Tome suplementos de iodo. O mais prático é usar o sal de Karpanen, pesquisador finlandês que estudou várias composições de sais durante 30 anos e chegou a essa composição, que além de ser pobre em sódio é rico em iodo, magnésio e potássio.

Cloreto de sódio................. 40%
Cloreto de potássio............ 35%
Sulfato de magnésio........... 22,5%
L-Lisina 2%
Iodeto de potássio.............. 0,5% ...... Mande 250g

Usar como sal de cozinha para toda a família. Fazer em farmácia de manipulação ou, mais fácil, compre na Finlândia. É um belo e frio país. Desde 1990, esse sal é usado na Finlândia e conseguiu diminuir o risco de infarto do miocárdio, *diabetes mellitus* tipo 2, câncer, entre outras doenças.

Cuidado para não comer pão com brometo/bromatos, porque ele rouba o iodo do corpo. O brometo é usado em medicamentos, desinfetantes de piscina ou *spas*, e em muitos produtos incluindo a parte interior dos automóveis. Você está de carro novo? Já está exposto ao brometo. A falta de iodo é uma das causas de doença fibrocística de mama, nódulos ou cistos de mama. Nódulos podem ser precursores de câncer de mama. Outra causa de nódulos mamários é alergia às proteínas do leite e seus derivados. O ginecologista, no lugar de ficar observando o nódulo de 4/4 meses para ver se cresceu e operar, deveria dar iodo para sua paciente e afastar o leite e derivados. A conduta *Watch and Wait* (Observar e Esperar) não se justifica perante os conhecimentos da medicina atual, que podemos chamar de biomolecular, nutricional inteligente, metabólica; não importa o nome. Lembremos a esses médicos que "Deixar de aprender é omitir socorro".

Voltando ao nódulo tipo benigno. Se a paciente se contaminar com metais como Ni, Pb, Cd, As, excesso de ferro, eles podem transformar o benigno em neoplásico. Esses metais aumentam a glicólise anaeróbia, podem ativar o *antiporter* Na^+/H^+, ao lado de diminuírem o grau de ordem-informação das células contaminadas, fatores carcinogênicos e carcinocinéticos.

II – Acordar genes supressores de tumor silenciados, metilados e/ou desacetilados, por sofrimento do corpo ou da alma: GENOMA e EPIGENOMA

Sobrecarga de trabalho ou emocional leve e de longa duração, ou sobrecarga de trabalho ou emocional forte e de curta duração, além de provocarem supressão da vigilância imunológica, adormecem genes supressores de tumor. As zonas promotoras CpG (citosina-parguanina) dos genes das pessoas em sofrimento do corpo ou da alma por um processo epigenético são silenciadas: metilação e/ou desacetilação. É um efeito epigenético de manutenção de vida a curto prazo: um grupo de genes para de funcionar para o organismo continuar com vida. É preciso acordá-los, reativá-los.

Como?

Aumente a ingestão da couve-verde ou vermelha, couve-de-bruxelas, repolho verde ou vermelho, rabanete, agrião, chicória, brócolis, nabo, mostarda, ruibarbo, cereja, amora, mirtilo, morango, frutas vermelhas, kiwi, soja sem agrotóxicos, tofu, laranja, goiaba, uva, vinho, chá-verde, ácido fólico, vitamina B_{12}, selênio-metionina (o selênio quelado não funciona, além de ser uma farsa), cúrcuma, biomassa de banana verde, pimentas vermelhas, e assim por diante.

III – Praticar atividade física moderada: andar passo firme 30'/dia – 5 vezes/semana

O exercício moderado diminui o risco de muitos tipos de câncer, especialmente o de pulmão. Entretanto, muito cuidado: o exercício exagerado aumenta a produção de radicais livres e aumenta o risco de câncer. Uma regra prática é atingir certa frequência cardíaca dependente da idade: FC = (220 – idade) 0,8.

IV – Encarar os problemas do cotidiano usando a razão e não emoções desnecessárias

Todos temos problemas e precisamos aprender a administrá-los com o cérebro e não com o coração. Escrevendo de outra maneira, precisamos aprender a "**trocar as sístoles pelas sinapses**" (esta frase não é minha). Ficar irritado, nervoso é produzir excesso de radicais livres. Sobrecarga de trabalho, às vezes é necessário, mas depois dê um descanso mental e físico ao corpo. Até Deus descansou no sétimo dia. Lazer existe e faz bem para a saúde.

V – Higiene do sono – dormir 7-8 horas

É fundamental dormir pelo menos 7-8 horas. É quando o corpo sintetiza GH (hormônio de crescimento) e várias substâncias para a manutenção da saúde e regeneração celular. Se houver regeneração fica mais difícil adoecermos. Outro fato importante: à noite sintetizamos melatonina, o mais potente antioxidante natural, que protege o núcleo celular, onde se encontra nosso genoma. Pela manhã acordamos abrimos a janela e a luz do Sol transforma o excesso de melatonina em serotonina, que nos proporciona prazer, bem-estar e força para desfrutar mais um dia de nossas vidas. Dormir menos do que precisamos acelera o envelhecimento.

VI – Livrar-se dos metais tóxicos, agrotóxicos e aditivos alimentares

Uma das principais causas de câncer está na contaminação/intoxicação por metais pesados e leves, agrotóxicos, aditivos alimentares, cosméticos com parabeno e outros cancerígenos. Existem metais como o ferro e o cobre que são necessários e essenciais para as células quando em quantidades normais. Entretanto, quantidades elevadas desses metais provocam o aparecimento de vários tipos de doenças, incluindo o câncer. Cuidado, o normal da ferritina (reserva corporal total de ferro no corpo) não é aquele indicado pelos laboratórios. O normal da ferritina está entre 20 e 80ng/ml. Esse é o normal fisiológico. O normal estatístico, o dos laboratórios que fazem exames de sangue, é desprovido de significado clínico, isto é, não serve como guia para cuidar dos pacientes. Estão atrasados mais de 50 anos em seus conceitos de normalidade.

Fontes de contaminação

Mercúrio – obturação dentária com amálgama, o termômetro quebra e ficamos brincando com o metal líquido. Poluição industrial: numerosas indústrias, principalmente destinadas à fabricação de soda cáustica e cloro, utilizando células eletrolíticas de mercúrio, podem transferir mercúrio às águas, afetando principalmente os pescados. A utilização de mercúrio para a obtenção de polpa de papel é importante fonte de contaminação pelo mercúrio. O mercúrio desprendido de combustíveis químicos e mobilizado pelos ventos é considerado o maior agente de contaminação atmosférica, de onde é transportado para alimentos e animais. Água: várias substâncias químicas empregadas para o tratamento da água podem conter pequenas quantidades de mercúrio, o que irá aumentar o teor desse metal na água de abastecimento. Alimentos: na carne e em produtos lácteos podem ser encontradas pequenas concentrações de mercúrio, provenientes de resíduos presentes em farinha de pescado e de cereais tratados indevidamente e consumido por animais. As espécies de peixes de maior tamanho, em geral, apresentam concentrações maiores, especialmente no que se refere ao metil-mercúrio. Fontes agrícolas: fungicidas mercuriais usados indevidamente em humanos e em animais. Igualmente, compostos mercuriais, empregados na agricultura, têm contaminado alimentos e produtos alimentícios com elevado teor de mercúrio. Fonte odontológica: o amálgama odontológico por mistura de mercúrio metálico, prata, cobre, estanho e zinco etc. Com o tempo, o amálgama das obturações pode sofrer processo de oxidação e liberar mercúrio. Existem vários estudos mostrando aumento de excreção de mercúrio pela urina de dentistas que preparam o amálgama. Em vários países do norte da Europa é terminantemente proibido o uso de amálgamas. Outras fontes: é empregado na indústria farmacêutica, de plásticos, de tintas, de cosméticos e de aparelhos de controle e medição. Em laboratórios: nas células eletrolíticas para a elaboração de cloro e de hidróxido de sódio, na produção de celulose e de filtros de ar condicionados.

Chumbo – tintura de cabelo, obturação com amálgama, poluição industrial: o chumbo é empregado em ligas metálicas, em corantes, em medicamentos de uso tópico, em tintas antiferruginosas, em agrotóxicos, em acumuladores e baterias. A contaminação da água e de outros alimentos é originada especialmente pelas indústrias. No ar: os níveis de concentração de chumbo no ar oscilam com as condições de urbanização e as dimensões da poluição industrial. Fontes apreciáveis são provenientes da combustão da gasolina contendo aditivos com tetraetileno de chumbo (embora a legislação brasileira proíba essa utilização, ainda ocorre essa fraude). Esses vapores precipitam sobre as culturas distantes das estradas 50 metros ou mais, elevando de modo significativo o teor de chumbo em vegetais e consequentemente em alimentos. Apesar de a mobilidade do chumbo no solo ser baixa, a chuva ácida, que ocorre pela presença de dióxido de enxofre em centros urbanos altamente poluídos, pode promover o seu transporte através da lixiviação, principalmente quando a capacidade de retenção dele no solo já estiver saturada. Em alimentos: sucos de frutas podem conter chumbo, quando as prensas são dotadas de peças de zinco; moinhos cujas pedras são tratadas com chumbo podem originar farinhas impuras e contaminadas. Recipientes de alimentos nos quais são utilizados vernizes de chumbo e ainda de cobre estanhado, devido ao emprego de estanho impuro. Também latas utilizadas em conservas vegetais, quando indevidamente soldadas, podem introduzir partículas de chumbo no seu interior, quando atacado por alimentos ácidos (molhos de tomate, sucos de frutas cítricas em calda etc.). Por isso, devem-se preferir os alimentos acondicionados em vidros, pois a concentração de chumbo nesses alimentos será aproximadamente 12 vezes menor. Galões de captação de leite nas fazendas quando soldados com estanho, 60%/40%: estanho/chumbo, quando o permitido é no máximo 1% de chumbo. Vasilhas de cerâmica vitrificada com óxido de chumbo e recipientes de zinco também podem ser veículos de contaminação. Fígado e rins dos animais são órgãos que podem possuir grandes concentrações de chumbo. Fontes agrícolas: com a redução do uso de arseniato de chumbo na agricultura diminuiu a quantidade de chumbo introduzida nas culturas por meio dos alimentos. Esse agrotóxico, em determinadas regiões, ainda é usado no cultivo do fumo, que nessas condições tem seu teor de chumbo aumentado. Outras fontes: tintas, tintura para cabelos, encanamentos, tubos de creme dental.

Arsênico – pesticidas, mineração, fundição (ouro, chumbo, cobre e níquel), produção de ferro e aço, combustão de carvão. A lixiviação de minas abandonadas de ouro, de décadas ou séculos atrás, continua sendo fonte significativa de poluição por arsênio nos sistemas aquáticos. Milhões de pessoas no mundo inteiro adoecem e morrem sem saber que a causa de suas doenças é o envenenamento crônico por arsênio. Em Bangladesh, ocorreu uma intoxicação em massa, a maior da história, devido à construção de milhares de poços tubulares de água contaminados com arsênio. Em vários outros lugares do mundo onde existiu ou ainda existe mineração de ouro e carvão mineral em rocha dura ocorre poluição permanente de ar, solo e águas superficiais e subterrâneas e envenenamento crônico da população por arsênio, mesmo décadas ou séculos após o encerramento das atividades de mineração. É o caso de Nova Lima (Minas Gerais), onde está instalada a mais antiga mina de ouro subterrânea do mundo, e Paracatu (Minas Gerais), onde está instalada a maior mina de ouro a céu aberto do Brasil. Apenas a mina de ouro de Paracatu deverá liberar mais de um milhão de toneladas de arsênio nas cercanias da cidade de 85.000 habitantes até 2039. Como a arsenopirita é o principal minério de arsênio, uma campanha mundial defende o banimento da mineração nesse tipo de rocha.

Níquel – descolorantes, permanentes, tinturas de cabelo, fumaça de cigarro, ligas odontológicas – amálgamas, bateria de telefone celular tipo cádmio-níquel, indústrias de niquelados, lixo industrial.

Cádmio – poluição industrial, alimentos refinados: farinha de trigo branca e arroz branco, industrialização do chá e do café, alimentos vegetais: o cádmio pode ser encontrado nos vegetais, porque as plantas o absorvem do solo, por contaminação por meio de fertilizantes, precipitação de poeiras, de águas residuais oriundas de indústrias poluentes e ainda de irrigação de culturas com água contaminada. Fígado e rins de animais e peixes, moluscos e crustáceos são fontes de cádmio.

Titânio – protetor solar.

Berílio – batom barato (fixador).

Alumínio – desodorante antiperspirante, antiácidos, fermento branco em pó, farinha de trigo refinada, queijos tipos parmesão, queijo fundido usado no *cheeseburger*. Utensílios de cozinha: panelas de alumínio, alimentos acondicionados em papel de alumínio, água de abastecimento, quando na estação de tratamento da água não é dado o tempo correto para a decantação (sulfato de alumínio), certos tipos de água gaseificada, leite em caixa forrada com papel alumínio, cerveja em lata de alumínio, embalagens térmicas "quentinhas", tubos de creme dental, aspirina tamponada por exemplo: buferin, farinha de trigo branca (alúmen potássico), sal refinado de cozinha, sucos de frutas ou extratos de tomate acondicionados em caixas revestidas internamente com alumínio, alimentos enlatados, feijão estocado que foi pulverizado com pesticidas ricos em alumínio para armazenamento, cigarros (papel), cosméticos, argila – barro – cerâmica, soldadores, fábrica de explosivos ou fogos de artifício.

Agrotóxicos – inúmeras doenças, as mais esquisitas e difíceis de diagnosticar, o médico não consegue enquadrar dentro de uma síndrome já descrita, e tais pacientes são rotulados como psiquiátricos: geralmente estamos diante de contaminação crônica por agrotóxicos. Os governos fazem campanhas para a população ingerir maior quantidade de verduras e legumes e assim prevenir o aparecimento do câncer. Nós médicos pedimos para o paciente procurar alimentos sem agrotóxicos. E o governo? O governo nada faz para regulamentar o uso desses venenos. E o câncer está aí em nossas portas.

Quase 70% dos nossos pacientes com câncer apresentam metais tóxicos e/ou excesso de ferro no corpo e perto de 40% apresentam agrotóxicos. Aqueles que não apresentam agrotóxicos, metais tóxicos ou excesso de ferro têm algum tipo de infecção crônica diagnosticada pelo aumento da IgG: *Mycoplasma pneumoniae*, Epstein-Barr vírus, citomegalovírus, *Helicobacter pylori* ou outros microrganismos. Em 5-8% não encontramos fatores externos ou internos que expliquem um sofrimento celular capaz de produzir um estado de quase morte e proliferação neoplásica, são os casos de etiologia genética, mutações.

VII – Abolir o fumo

Não fumar, não mascar, não ficar perto de quem fuma. O fumo é a principal causa de câncer de pulmão no homem e na mulher, entretanto, pode provocar câncer em outros locais. O fumo e o papel do cigarro contêm substâncias químicas carcinogênicas, como, cádmio, benzeno, formaldeído, arsênico etc. São mais de 4.000 tóxicos. O fumo aumenta o risco de doenças cardíacas, derrames, nascimento prematuro, baixo peso do recém-nascido, fraturas, bronquite, doenças de laringe, câncer de estômago, de bexiga, de pâncreas etc.

VIII – Abolir o excesso de álcool

O álcool no final do seu metabolismo gera aldeídos. O *excesso* de álcool no final do seu metabolismo gera *excesso* de aldeídos. Os aldeídos são potentes oxidantes que podem lesar vários componentes celulares e assim fazer sofrer um grupo de células, levá-las a um estado de quase morte e desencadear a proliferação celular – câncer. O uso moderado de álcool, incluindo os destilados, é saudável porque aumenta um pouquinho a geração de aldeídos, o que provoca leve oxidação. O corpo reage aumentando a geração de enzimas antioxidantes que protegem nosso aparelho celular, incluindo o genoma. É o que chamamos de hormese. Quando o álcool é proveniente do vinho, temos outros benefícios devido à presença do resveratrol. Entretanto, o excesso de vinho também gera excesso de aldeídos e provoca oxidação celular exagerada.

Pessoas que ficam com o rosto vermelho após ingerir álcool são deficientes na enzima aldeído-desidrogenase e têm maior risco de adquirir câncer. É o que acontece com 15% dos japoneses e muitos italianos.

IX – Afastar-se dos campos eletromagnéticos prejudiciais

Muitos trabalhos correlacionam os campos eletromagnéticos com o aparecimento de vários tipos de câncer, incluindo a leucemia na infância. Campos eletromagnéticos: cabos de alta tensão, transformadores, centrais elétricas e, o mais importante, mamografia, tomografia computadorizada, PET-SCAN/FDG e radiografia de tórax e celular (câncer cerebral do lado direito nos destros).

PET-Scan e tomografia expõem o corpo a cargas intensas de radiação ionizante. A radiação da tomografia é 50-100 vezes maior que a dos raios X de tórax. Estatísticas revelam que quase 2/3 das tomografias solicitadas pelos médicos são desnecessárias. Mamografias anuais por 10 anos produz efeito cumulativo de 10rads de radiação. Essa é a mesma quantidade que a mulher japonesa recebeu distante 1,5km da bomba atômica que os USA lançaram sobre a população civil de Hiroshima e Nagasaki na Segunda Guerra Mundial. Isso se correlaciona com 10% de aumento no risco de câncer de mama.

O risco de câncer aumenta quando a exposição à radiação, que é cumulativa, ultrapassa 40 milisieverts (mSv). Na tomografia computadorizada de abdome, o paciente se expõe de 2mSv a 10mSv de radiação ionizante, e o dobro se for obeso. As crianças são mais suscetíveis aos males da radiação.

X – Afastar-se de zonas geopatogênicas

Estudo feito na Alemanha pelo Presidente da Associação Alemã de Oncologia, Dr. Hans Nieper, mostrou que quase 70% dos seus pacientes com câncer dormiam em zonas geopatogênicas: rio subterrâneo, fendas de placas tectônicas ou cruzamento de rede Hartman. No Brasil, nossa estatística é de 60%, isto é, de cada 10 pessoas com câncer 6 dormiam ou trabalhavam em zona geopatogênica. Foi o Prof. Salvatore de Salvo, um dos primeiros radiestesistas do Brasil, que efetuou as medições. Afastar o paciente desses locais é parte importante do tratamento ou prevenção de vários tipos de doenças, não somente o câncer.

Conclusão

Seguir as 10 recomendações da Medicina Biomolecular diminuirá a incidência de câncer e outras doenças na população geral. Vamos investir em nós mesmos, vamos investir na prevenção de doenças e na manutenção da saúde.

A presença de deficiências nutricionais, aliadas a contaminação com metais tóxicos ou agrotóxicos ou radiações ou ainda infecções crônicas em evolução junto com o adormecimento de genes supressores de tumor, faz a **peça teatral chamada câncer entrar no palco e persistir em cena.**

Referências

1. Felippe Jr. A medicina 50 anos depois – Advento da Medicina Biomolecular
   Vol. 1 – Doenças em Geral. Ed. Biomolecular. Maio, 2016.
2. Site: www.medicinabiomolecular.com.br

CAPÍTULO 29

Prevenção do câncer com dieta, atividade física, Sol, sal normal com potássio e magnésio elevados

José de Felippe Junior

Uma imagem vale mais do que mil palavras e 1 centavo de prevenção vale mais do que 1000 centavos de tratamento. **Vários autores**

O câncer é uma doença evitável que requer grandes mudanças no estilo de vida. **Vários autores**

A melhor estratégia para ganhar a batalha contra o câncer é a prevenção.

Nesta conversa a dois, mostraremos os trabalhos utilizados para elaborar a dieta inteligente do capítulo 30, de acordo com as recomendações da Organização Mundial da Saúde, o Instituto Americano de Pesquisas sobre o Câncer, o Instituto Nacional do Câncer do Brasil (INCA) e revisões sistemáticas e meta-análises do PubMed, Medline e Centro Cochrane.

Embora a dieta contenha componentes que possam promover o câncer como agrotóxicos, herbicidas, metais carcinogênicos como Pb, Hg, Cd, As, Ni, aditivos químicos, nitrosaminas, conservantes, e assim por diante; ela também contém substâncias que previnem o seu aparecimento, como as antocianinas, isotiocianatos, flavonoides, antioxidantes, anti-inflamatórios, e potentes fitoquímicos antiproliferativos, apoptóticos, antiangiogênicos e antimetastáticos.

O Instituto Nacional do Câncer (INCA) recomenda que todos os sobreviventes de câncer devem receber assistência nutricional de um profissional apropriadamente treinado. Se for capaz de fazê-lo que tenha como objetivo o cumprimento das recomendações de alimentação, peso saudável e atividade física.

O modo de preparar os alimentos deve ser considerado, a quantidade de sal, limitada, o peso ideal mantido, os banhos de Sol sempre lembrados e nunca podemos nos esquecer do poderoso efeito da atividade física na prevenção do câncer. Dessa forma, começaremos com ela.

I – Atividade física

A união da atividade física com a dieta inteligente diminui a incidência e a mortalidade por câncer.

Doze trabalhos estudaram grande número de pessoas com foco na atividade física e na dieta e procedeu-se a revisão sistemática e meta-análise. Comparando a alta com a baixa aderência à atividade física e nutrição constataram-se consistente e significante diminuição de 10 a 60% na incidência e mortalidade do câncer em geral. Para o câncer de mama a queda da incidência variou de 19 a 60%; para o câncer de endométrio, 23 a 60%; e para o câncer colorretal, 27 a 52%. Neste estudo não se encontrou significância no câncer de pulmão, ovário e próstata (Kohler, 2016), o que não significa que o exercício não interfira positivamente nesses tipos de neoplasias.

Estudos epidemiológicos têm sistematicamente mostrado que o condicionamento cardiorrespiratório se associa com a diminuição da mortalidade por câncer. Schimid, em 2015, analisou 6 revisões sistemáticas e meta-análises relevantes do PubMed que abordavam a associação entre o condicionamento físico e a mortalidade no câncer. Em 16,4 anos de seguimento prospectivo de 71.654 pessoas, o autor encontrou 2.002 casos que morreram com câncer. O condicionamento cardiorrespiratório mostrou forte associação inversa com a mortalidade total por câncer. Houve redução considerável do risco comparando alto *versus* baixo condicionamento (RR = 0,55; 95%IC = 0,47-0,65) e redução do risco comparando moderado *versus* baixo condicionamento (RR = 0,80; 95%IC = 0,67-0,97). Essas associações foram evidentes mesmo após reajuste para obesidade, sugerindo que o condicionamento cardiorrespiratório representa um preditor robusto e independente da diminuição do risco de morrer (Schimid, 2005).

No Japão, 148.491 pessoas foram seguidas durante 16 anos. Houve 231 mortes, sendo 123 com câncer. Levando em consideração a idade, pressão sistólica, índice de massa corporal, hábito de beber e fumar, o risco relativo (RR) para o quartil superior de condicionamento físico foi de 0,41 (95%), 0,23-0,74; $p < 0,001$. Concluindo, o baixo condicionamento cardiorrespiratório está associado com maior mortalidade por câncer no homem japonês (Sawada, 2003).

Devemos ressaltar que a atividade física regular diminui a inflamação crônica subclínica e consequentemente previne o aparecimento de neoplasias (Felippe, 2016).

A atividade física aeróbica moderada ativa a importante via de sinalização AMPK (AMP-proteína quinase), a qual inibe o mTOR, importante via proliferativa no câncer.

Trabalhos epidemiológicos comprovam que a prática de exercício regular confere proteção contra a maioria das causas de mortalidade. A proteção é particularmente eficaz contra o câncer colorretal, o câncer de mama, a aterosclerose, o *diabetes mellitus* tipo 2, as coronariopatias, a insuficiência cardíaca e a doença pulmonar obstrutiva crônica (Blair, 2001; Jollife, 2000; Piepoli, 2004; Boule, 2001; Lacasse, 2002). Todas essas doenças têm sido associadas à presença de inflamação crônica subclínica com aumento de duas a três vezes nos níveis de várias citocinas inflamatórias, com aumento do TNF-alfa, IL-1 beta e proteína C-reativa ultrassensível.

O tecido adiposo contribui para a produção de TNF-alfa que aumenta a proteína C-reativa, resistência à insulina e dislipidemia.

Importante frisar que durante o exercício as fibras musculares produzem IL-6. A IL-6 estimula o aparecimento na circulação de citocinas anti-inflamatórias, como a IL-1ra e a IL-10, e inibe a produção da TNF-alfa, que é citocina inflamatória. A IL-6 também promove a estimulação da lipólise e a queima das gorduras por beta-oxidação mitocondrial.

Petersen, em 2005, sugeriu que o exercício regular suprime a geração de TNF-alfa e, portanto, confere proteção contra a resistência à insulina provocada por essa citocina.

Recentemente, a IL-6 foi considerada a primeira "miocina" ou "miokina", uma citocina produzida e liberada durante a contração das fibras musculares e que exerce efeitos benéficos à distância em vários órgãos do corpo.

Possivelmente, a miocina seja a responsável por boa parte dos efeitos benéficos do exercício, promovendo a diminuição da inflamação crônica subclínica, que é o mecanismo intermediário de inúmeras doenças.

Resposta da IL-6 ao exercício

Vários autores encontraram marcante aumento dos níveis circulantes de IL-6 após o exercício **sem lesão muscular** (Castell, 1997; Drenth, 1995; Ostrowski, 1998, 1999, 2000; Starkie, 2001; Steensberg, 2001). O aumento da IL-6 com o exercício é exponencial e está relacionado com a intensidade, duração, massa muscular recrutada e capacidade de *endurance* do exercício (Febbraio, 2003; Pedersen, 2000, 2001, 2003).

O exercício promove aumento da IL-6 mRNA no músculo esquelético que está contraindo e em consequência aumenta marcantemente a velocidade de transcrição do gene IL-6 (Keller, 2001). O TNF-alfa não é liberado durante o exercício (Steenberg, 2002).

Foi constatado que mesmo os exercícios moderados provocam grandes efeitos na geração de IL-6 muscular. Jovens saudáveis com 3 horas de exercício a 50% da sua capacidade máxima (frequência cardíaca de 113 a 122 batimentos/minuto) apresentam aumento de 16 vezes do IL-6 mRNA e 20 vezes da IL-6 circulante. Com a mesma intensidade de exercício, agora aplicada a idosos saudáveis, obtém-se até maiores níveis de liberação de IL-6 muscular (Pedersen, 2004).

É muito importante frisar e divulgar em alto e bom som que a vitamina C (500-1.000mg) junto com a vitamina E (400-800UI) não devem ser ingeridas antes da atividade física, porque essa dupla antioxidante inibe a liberação da IL-6 muscular (Fischer, 2004) e, portanto, inibe a maioria dos efeitos benéficos dos exercícios.

Vários estudos mostraram que a ingestão de carboidratos atenua a elevação da IL-6 durante a corrida ou o ciclismo. Durante o exercício a ingestão de carboidrato diminui os efeitos pós-transcricionais da IL-6, enquanto a baixa concentração de glicogênio muscular aumenta o IL-6 mRNA e a velocidade de transcrição do IL-6 (Febbraio, 2003).

Durante o exercício outros órgãos contribuem de maneira modesta para o aumento da IL-6: tecido adiposo, tecido ao redor dos tendões e cérebro.

Efeitos anti-inflamatórios da IL-6

A IL-6 inibe a produção de TNF-alfa e de IL-1. Ela também inibe a produção de TNF-alfa induzida por lipopolissacarídeos em cultura de monócitos humanos (Schindler, 1990).

Os efeitos anti-inflamatórios da IL-6 são verificados pelo fato de essa citocina estimular a produção de IL-1ra, IL-10 e cortisol em humanos (Steensberg, 2002). Acresce que a IL-6 estimula a liberação de receptores solúveis do TNF-alfa e parece que ela é o indutor primário das proteínas de fase aguda geradas nos hepatócitos.

Efeitos anti-inflamatórios da IL-10, IL-1ra e proteína C-reativa (PCR)

O aparecimento da IL-10 e da IL-1ra na circulação durante o exercício também contribui para os efeitos anti-inflamatórios do exercício.

A IL-10 inibe a produção de IL-1alfa, IL-1beta e de TNF-alfa, assim como a produção de IL-8 e da proteína-alfa derivada do macrófago ativado.

A IL-1ra inibe a transdução de sinal por meio do receptor IL-1alfa. A IL-1ra pertence à família da IL-1, entretanto elas não induzem nenhuma resposta intracelular.

A proteína C-reativa aumenta levemente durante o exercício e induz a produção de IL-1 beta e IL-1ra pelos monócitos do sangue e inibe a produção de IL-1 beta e de IL-1ra pelos macrófagos alveolares (Pue, 1996).

Efeito anti-inflamatório do exercício

Em 13.748 adultos participantes do *National Health and Nutrition Examination Survey III* foi demonstrado que quanto maior a inatividade física maior a PCR e quanto mais intensa é a atividade física sem lesão muscular, menores são os níveis da PCR, mostrando o papel anti-inflamatório do exercício físico.

Muitos estudos têm demonstrado em jovens saudáveis e em idosos associação entre vida sedentária (inatividade física) e inflamação crônica de baixo grau.

Dois estudos longitudinais muito sérios mostraram que a atividade física regular reduz os níveis séricos da proteína C-reativa ultrassensível, dessa forma **o treinamento regular funciona como um agente supressor da inflamação crônica subclínica** (Fallon, 2001; Mattusch, 2000).

O exercício agudo também mostrou efeito anti-inflamatório. De fato, em voluntários submetidos à administração de endotoxina (LPS de *E. coli*) observou-se que no grupo controle sem exercício agudo houve grande aumento do TNF-alfa, enquanto no grupo com exercício a produção de TNF foi quase abolida (Starkie, 2003).

Continuando os efeitos benéficos da atividade física regular, citamos o trabalho de Corazza e dos brasileiros Matsudo e Matsudo. Os autores afirmam que a prática de atividades físicas é o componente mais importante para uma boa qualidade de vida e que provoca melhorias antropométricas, neuromusculares, metabólicas e psicológicas. Os efeitos metabólicos são aumentos do volume sistólico, da potência aeróbica, da ventilação pulmonar, melhora do perfil lipídico, diminuição da pressão arterial, melhora da sensibilidade à insulina e redução da frequência cardíaca em repouso e no trabalho submáximo. Com relação aos efeitos antropométricos e neuromusculares, ocorre incremento da força e da massa muscular, da densidade óssea e da flexibilidade, ao lado de diminuição da gordura corporal. Acontece aumento da vitalidade e da autoconfiança, são reduzidas a tensão e ansiedade, fica mais fácil sair da depressão, diminui o risco de doenças cardiorrespiratórias, de hipertensão arterial e de *diabetes mellitus* tipo 2.

A prática de atividade física e esporte durante e depois do câncer melhora a qualidade de vida e reduz os sintomas de fadiga e depressão. Reduz a incidência e a mortalidade por essa doença, especialmente nos cânceres de mama, pulmão, cólon e próstata. Os benefícios são conseguidos por diminuição da insulinemia, IGF-1 e estrógenos. Acontece também redução da resistência à insulina e diminuição da inflamação pelas adipocinas quando diminui a quantidade de tecido adiposo (Bouillet, 2015).

Os programas de atividade física e esporte não podem ser oferecidos a todos os pacientes pelas condições inerentes a doença, mas, sempre que possível, devemos estimular a prática de atividade física, por exemplo: caminhadas ao Sol.

II – Sol

O Sol é o maior responsável pela existência da vida em nosso pequeno Planeta, sem menosprezar o papel da água.

A língua portuguesa pede para escrever sol com letra minúscula, mas a vida no Planeta manda escrever com letra maiúscula: Sol.

A luz solar é composta por 3 principais comprimentos de onda: luz visível (400-800nm), radiação ultravioleta – UVR (100-400nm) e radiação infravermelha (acima de 800nm).

A radiação UVR divide-se em 3 categorias: UVA (315-400nm), UVB (280-315nm) e UVC (100-280nm). A radiação UVA compreende 95% e a UVB 5% dos raios ultravioleta que alcançam a superfície da Terra. A UVC é bloqueada pela camada de ozônio e não atinge a Terra (van der Leun, 2004). A radiação UVB aumenta a síntese de vitamina D, enquanto a UVA penetra profundamente na pele, provoca fotoenvelhecimento e não gera vitamina D.

A luz solar é benéfica para o tratamento do câncer e doenças neurodegenerativas. A exposição crônica, mas não a aguda, está associada com significante redução da incidência de câncer de mama, próstata, cólon, reto e linfoma não Hodgkin (Freedman, 2002; John, 2007; Kricker, 2008; Gilbert, 2009).

A sobrevida do câncer está associada com melhores respostas nos pacientes que foram diagnosticados no verão/outono e naqueles que sempre receberam maiores exposições ao Sol, ficando difícil afirmar se o motivo foi somente os níveis de vitamina D_3 no sangue (Berwick, 2005; Lim, 2006; Porojnicu, 2008). A exposição ao Sol está inversamente associada com algumas infecções, incluindo a tuberculose (Koh, 2013) e as infecções agudas do trato respiratório (Laaksi, 2007).

Em 1990, Garland já verificava que o risco de câncer de mama fatal em áreas urbanas dos Estados Unidos era inversamente proporcional à intensidade da luz solar local, evidenciando o papel da variação geográfica no tocante à exposição solar. Ele estudou 87 regiões diferentes.

Na União Soviética, também em 1990, avaliou-se a associação entre exposição anual ao Sol e a incidência de câncer de mama. Nas regiões onde os níveis de luz solar eram fortes e variavam de 210 a 400 calorias por cm^2 por dia, encontrou-se associação negativa significante e robusta com a incidência de câncer de mama, R = –0,75; p < 0,001. Verificou-se efeito quantitativo da exposição solar, isto é, para cada redução de 35 calorias por cm^2 de luz solar correspondeu dois casos adicionais de câncer por 100.000 habitantes por ano (Gorham, 1990).

Em 2009, verificou-se que maior o tempo que a mulher dispende fora da residência ou prédios e, portanto, maior exposição à luz solar, menor era a incidência de câncer de mama. Comparando exposição ao Sol menor do que 30 minutos ao dia com exposição acima de 2 horas ao dia, notou-se aumento de 20% no risco de câncer de mama no grupo com menor exposição solar, afirmação retirada do *Women's Health Initiative Observational Study* envolvendo 46.926 mulheres (Millen, 2009).

Grande número de estudos associam os efeitos benéficos da exposição ao Sol no câncer, devido aos maiores níveis séricos de vitamina D. Entretanto, a exposição ao Sol provoca mais benefícios do que somente aumentar a síntese de vitamina D.

De fato, evidências epidemiológicas de estudos caso controle e estudos coorte mostraram que os benefícios da exposição crônica ao Sol não são devidos somente ao aumento dos níveis da vitamina D. A exposição ao Sol está associada com a redução do risco de câncer colorretal, mama, próstata e linfoma não Hodgkin, de modo independente da vitamina D (van der Rhee, 2013).

Os benefícios da exposição moderada aos raios ultravioleta e a influência sobre o sistema imune refletem dois mecanismos. O primeiro e mais conhecido é a indução de vitamina D pelos raios UVB, e o segundo, porém não menos importante, a geração de outros mediadores pelos raios UVB. Esses últimos modulam beneficamente o sistema imune em várias doenças, como esclerose múltipla, psoríase, asma, infecções (Hart, 2011) e câncer.

Zivadinov, em 2013, estudando 264 pacientes com esclerose múltipla, mostrou que a exposição ao Sol possui efeitos diretos sobre essa doença independentemente da geração de vitamina D. O aumento da exposição ao Sol associou-se à elevação do volume da substância cinzenta cerebral e ao aumento do volume total do cérebro, o que não aconteceu no grupo suplementado com vitamina D.

A exposição ao Sol e a concentração de vitamina D no sangue possuem papéis independentes no risco de desmielinização do sistema nervoso central na esclerose múltipla (Lucas, 2011).

Van der Rhee reviu, em 2006, todos os estudos relacionando exposição ao Sol e câncer, excluindo o câncer de pele. Todos os estudos selecionados, próstata (3 ecológicos, 3 casos controle e 2 coortes), mama (4 ecológicos, 1 caso controle e 2 coortes) e câncer de ovário (2 ecológicos e 1 caso controle), mostraram correlação inversa significante entre exposição ao Sol com a mortalidade e a incidência desses tipos de câncer.

Dois estudos ecológicos, 1 caso controle e 2 estudos prospectivos mostraram relação inversa da luz solar com a mortalidade por câncer colorretal; 1 caso controle não encontrou associação. Três estudos tipo caso controle e 1 coorte mostraram relação inversa entre exposição ao Sol e incidência de linfoma não Hodgkin. Um estudo ecológico foi indiferente.

Em 10 estudos casos controle observou-se relação inversa entre a exposição recreacional ao Sol e a incidência de linfoma de Hodgkin e não Hodgkin, enquanto a associação desses linfomas com a vitamina D sérica foi conflitante (Negri, 2010).

Foram avaliados 20.021 pacientes com linfoma de Hodgkin de 2001 a 2010 em 15 regiões diferentes quanto à exposição ao Sol, nos Estados Unidos, e dividiu-se essa população em subgrupos. A incidência de linfoma de Hodgkin, todas as variedades, foi menor no quintil superior de radiação UVR. Senão vejamos: para o subtipo esclerose nodular o IRR = 0,84; 95%IC = 0,75-0,96; p < 0,01), no de celularidade mista/linfócito depletados o IRR = 0,66; 95%IC = 0,51-0,86; p < 0,11); no rico em linfócitos o IRR = 0,71; 95%IC = 0,57-0,88; p < 0,01) e no linfócito nodular predominante o IRR = 0,74; 95%CI = 0,56-0,97; p < 0,01). Conclusão: a exposição ao Sol diminui o risco do linfoma de Hodgkin em todos os seus subgrupos (Bowen, 2016).

Os programas de proteção ao Sol desenvolvidos após o reconhecimento da destruição do ozônio estratosférico e a crescente incidência de câncer de pele estão sendo modificados, a fim de se encontrar um equilíbrio que minimize o risco de câncer de pele, mas permita exposição solar suficiente para manter a quantidade adequada de vitamina D e outros benefícios da exposição ao Sol (Cancer Council Australia, 2007).

É de capital importância no Brasil rever de comum acordo com os dermatologistas e os oncologistas uma maneira de exposição ao Sol, nas diversas regiões do País, que previna o aparecimento de neoplasias graves e que não aumente o risco de câncer de pele não melanoma, muito frequentes, porém menos graves, rapidamente diagnosticáveis e mais facilmente curáveis.

É possível que o terrorismo midiático dos dermatologistas seja forte causa do aumento dos tumores sólidos e das leucemias em vários países do nosso pequeno Planeta.

Tomar banhos de Sol diariamente: 15-30 minutos. Antes das 9 horas ou depois das 16 horas. E ficar sem tomar banho durante 2 horas.

III – Sal da dieta: sódio normal com potássio e magnésio elevados

Nos últimos 300 anos a dieta do homem tornou-se rica em sódio (carcinocinético) e pobre em potássio (carcinostático).

Da Era Paleolítica até a Era Moderna, a razão de K^+/Na^+ na dieta reduziu 20 vezes. Em comparação com os indígenas Yanomamos da América do Sul, que não ingerem sal e comem muita banana, rica em potássio, a razão diminuiu 100 a 200 vezes. Os humanos inicialmente tiveram que se adaptar a uma dieta pobre em sódio e serem capazes de excretar muito potássio, proveniente da dieta rica em potássio de antigamente. Nos dias atuais, os humanos não estão adaptados à dieta rica em sódio e pobre em potássio, razão do aparecimento de muitas doenças, entre elas o câncer.

A influência da razão K^+/Na^+ no desenvolvimento do câncer tem sido confirmada em estudos epidemiológicos, nutricionais, gerontológicos, doenças hipercalêmicas e hipocalêmicas e revisões de agentes carcinogênicos e anticarcinogênicos em relação com a razão K^+/Na^+. A recomendação para a razão K^+/Na^+ na dieta deve ser superior a 1, mas, preferencialmente, superior a 5, e a razão K^+/Na^+ no intracelular, superior a 10 (Janson, 1996).

Drogas cancerígenas como a dimetil-hidrazina provocam aumento do sódio e diminuição do potássio no intracelular, enquanto drogas anticancerígenas como o lítio e a indometacina provocam o inverso. No envelhecimento, o potássio deixa as células e o sódio entra e a incidência de câncer aumenta. Pacientes com doenças hipercalêmicas (Parkinson, Addison) possuem taxas reduzidas de câncer, enquanto em pacientes com doenças hipocalêmicas (alcoolismo, obesidade, estresse, diuréticos) as taxas de câncer estão elevadas.

Estudos epidemiológicos observacionais têm sugerido que dieta com menor concentração de sódio está associada com a redução da mortalidade. O objetivo foi testar a hipótese de que o consumo alimentar aumentado de sódio está associado com o aumento da inflamação crônica subclínica sistêmica – potencial fator de risco para o câncer, doença cardiovascular e inúmeras doenças.

A metodologia do estudo consistiu em estudos randomizado, transversal e populacional. **Randomizado**, aleatoriamente selecionado. **Transversal**, realizado em um momento concreto do tempo e nesse momento recolhem-se informações sobre os indivíduos doentes e sadios e os indivíduos expostos e não expostos a um fator associado à doença. **Populacional**, epidemiológico.

Estudou-se do modo acima 2.633 indivíduos, dos quais 1.597 participantes forneceram amostras de urina e sangue e permitiram as mensurações da excreção de sódio urinário de 24 horas concomitantemente com as concentrações séricas da proteína C-reativa ultrassensível (PCR).

A média ± desvio padrão da ingestão de sódio de 24 horas para a população foi de 177 ± 69mmol. No modelo básico ajustado para idade, sexo e tabagismo, a maior excreção de sódio de 24 horas foi diretamente associada com maior PCR ultrassensível sérica: aumento na PCR de 1,20mg/L por 100mmol de incremento na excreção de sódio, com significância de 95% (IC = 1,11, 1,30). Foi observada associação linear entre a medida objetiva de ingestão de sódio e a PCR sérica e entre a excreção urinária do sódio de 24 horas e a PCR sérica (Fogarty, 2009).

A magnitude dessas associações sugere que o consumo de sódio alimentar aumenta a inflamação crônica subclínica e, portanto, o risco de câncer.

Não abusar do sal na alimentação e ingerir sal normal é importante no tratamento de praticamente todas as doenças, sendo crucial para manter nosso bem mais precioso, a saúde, e ainda permite diminuir o risco de doenças no futuro: prevenção.

O excesso de sal na dieta aumenta a concentração de sódio no intracelular, despolariza a membrana celular e diminui a produção de ATP via fosforilação oxidativa mitocondrial. Se a despolarização atingir –15mv pode desencadear proliferação mitótica exagerada, câncer, se houver fatores causais carcinogênicos como metais tóxicos, agrotóxicos ou agentes biológicos (Cone, 1970; Camerom, 1980; Marino, 1994; Malzone, 1989).

Para Sodi-Pallares, grande estudioso do assunto, o ideal para a termodinâmica celular funcionar perfeitamente é ter no sangue: Na^+ = 137-138mEq/l, K^+ = 4,8-5,0mEq/l e Mg^{++} = 2,2mEq/l.

Aconselhamos o emprego do sal de Karpanen, pesquisador que estudou por 30 anos várias formulações de sal de cozinha. Em 1990, o sal foi introduzido na

Finlândia e houve redução da incidência de câncer, infarto do miocárdio, *diabetes mellitus* tipo 2 e outras doenças.

Sal de Karpanen

Cloreto de sódio 40,0%
Cloreto de potássio 35,0%
Sulfato de magnésio 22,5%
L – Lisina 2,0%
Iodeto de potássio .... 0,5% 250g

Use como sal de cozinha para toda a família.

Nota: a receita original de Karpanen utiliza cloreto de sódio. Não devemos utilizar o sal marinho porque seus 83 tipos diferentes de nutrientes estão em baixíssima concentração e existe o perigo da presença de metais tóxicos os mais variados.

IV – Dieta: alimentos, nutrientes e risco de câncer

Alimentos carcinostáticos carcinocinéticos anticarcinogênicos

Alimentos ou nutrientes carcinostáticos são aqueles que diminuem a velocidade de proliferação mitótica, provocam apoptose, impedem a angiogênese e facilitam a diferenciação das células neoplásicas em células normais.

Alimentos ou nutrientes carcinocinéticos são aqueles que aumentam a velocidade de proliferação mitótica, diminuem a apoptose, facilitam a angiogênese e impedem a diferenciação celular.

O que mais chama a atenção em ambos é a interferência na velocidade de proliferação e volume tumoral.

Os carcinostáticos diminuem a proliferação celular e diminuem o volume tumoral. Isto não significa a cura, porque não afastamos o ou os fatores carcinogênicos.

Os carcinocinéticos aumentam a proliferação celular e assim o volume tumoral. Isto torna os tumores mais facilmente diagnosticados por marcadores ou imagem e assim erroneamente são considerados carcinogênicos. São considerados como provocando aumento do risco de câncer, quando na verdade o que aconteceu é que foram mais facilmente diagnosticados.

Alimentos anticarcinogênicos são aqueles que na sua composição possuem nutrientes e fitoquímicos que impedem a carcinogênese. Eles administram os agentes biológicos carcinogênicos, aumentam a eficácia da desintoxicação de substâncias químicas cancerígenas e ajudam a eliminar metais tóxicos e agrotóxicos do organismo.

A cura somente chega ao afastar os fatores causais.

Segundo a World Cancer Research Fund (WCRF, 2015)

a) **Aumentam o risco de câncer**
  1. Aflatoxina: hepatoma.
  2. Carne vermelha e carnes processadas: colorretal.
  3. Peixe salgado estilo cantonês: nasofaringe.
  4. Pimentas: estômago.
  5. Dieta rica em cálcio: próstata.
  6. Leite e laticínios: câncer de próstata.
  7. Manteiga e/ou sal: estômago.
  8. Bebidas em altas temperaturas: esôfago.
  9. Café: aumento limitado do risco de câncer de esôfago.
  10. Suplementos de cálcio: pulmão.
  11. Aumento da gordura abdominal: esôfago, pâncreas, colorretal, mama pós-menopausa, endométrio e rins.
  12. Ganho de peso na idade adulta: pâncreas, colorretal, mama na pós-menopausa e endométrio.
  13. Altura alcançada na idade adulta: pulmão.
  14. Alto peso ao nascer: pâncreas, mama na pré-menopausa, mama na pós-menopausa e ovário.

b) **Diminuem o risco de câncer**
  1. Alimentos ricos em fibras dietéticas: mama, esôfago e colorretal.
  2. Hortaliças sem amido: boca, faringe, laringe, nasofaringe, esôfago, pulmão, estômago.
  3. Hortaliças da família *Alium* (alho, cebola, alho porró): estômago, colorretal, endométrio e ovário.
  4. Cenoura: colo do útero.
  5. Frutas: boca, faringe, laringe, nasofaringe, esôfago, estômago, pulmão, pâncreas, fígado e colorretal.
  6. Leguminosas: estômago e próstata.
  7. Alimentos com carotenoides: boca, faringe, laringe e pulmão.
  8. Alimentos com licopeno: próstata.
  9. Alimentos com vitamina C: esôfago.
  10. Alimentos ricos em selênio: pulmão, estômago, colorretal e próstata.
  11. Alimentos contendo quercetina: pulmão.
  12. Leite: colorretal e bexiga.
  13. Suplemento de selênio: colorretal.
  14. Suplemento de retinol: pulmão, colorretal e próstata.
  15. Aumento de gordura abdominal: mama na pré-menopausa.
  16. Ter sido amamentado: mama na pré e pós-menopausa e ovário.

Tipos de alimentos e nutrientes

Cereais integrais: trigo, arroz, milho, aveia, centeio, cevada, painço (milheto), quinoa, trigo sarraceno (semente)

Em 35 estudos envolvendo 32 tipos de câncer concluiu-se que quanto maior o consumo de cereais integrais, menor a prevalência dos mais diversos tipos de neoplasias (efeito anticarcinogênico ou carcinostático) e quanto maior o consumo de cereais refinados maior a velocidade de progressão destes diversos tipos de câncer (efeito carcinocinético). Tipos de câncer dos estudos: cérebro, mama, próstata, colorretal, fígado, estômago, pâncreas, endométrio, sarcoma de partes moles, linfoma não Hodgkin, linfoma de Hodgkin, ovário, mieloma múltiplo, faringe, língua, esôfago, tiroide e bexiga. Os cereais mais importantes foram o pão de trigo integral, arroz integral, macarrão integral, aveia, milho e alimentos manufaturados com farinha de trigo integral (OMS e WCRF, 2015).

Os cereais integrais proporcionam boa parte dos 45 nutrientes essenciais e assim conseguem nos proteger metabolicamente ou imunologicamente dos carcinogênicos do ambiente.

O centeio contém mais fibras e compostos bioativos do que outros cereais usados na produção de pão. A fibra e os compostos do complexo de fibras fornecem proteção contra o câncer de mama. Os produtos de centeio feitos com farinha de centeio integral provavelmente contribuirão para reduzir o risco de câncer de mama (Adlercreutz, 2010).

A farinha de trigo refinada perde:

- 90% da vitamina A – 89% do cobalto.
- 77% da vitamina B_1 – 60% do cálcio.
- 80% da vitamina B_2 – 85% do magnésio.
- 81% da vitamina B_3 – 40% do cromo.
- 72% da vitamina B_6 – 86% do manganês.
- 77% da vitamina B_{12} – 78% do zinco.
- 67% do ácido fólico – 16% do selênio.
- 50% do ácido pantotênico – 77% do potássio.
- 30% da colina – 71% do fósforo.
- 76% do ferro – 75% das fibras.

O organismo utiliza os nutrientes do trigo integral para metabolizar e aumentar a biodisponibilidade celular do que está sendo ingerido. A ingestão de farinha branca retira das reservas do corpo os minerais e vitaminas acima elencados para metabolizar a farinha branca e o resultado é a deficiência destes nutrientes e o maior risco carcinogênico.

Por que maior risco carcinogênico e não carcinocinético?

Porque estas vitaminas e sais minerais são indutores gênicos de enzimas que metabolizam e neutralizam diversos agentes ambientais carcinogênicos. A falta de neutralização dos carcinogênicos ambientais é carcinogênica. A presença de carboidratos refinados no organismo com câncer é carcinocinética.

Trigo sarraceno

Não é cereal, é uma semente de forma triangular do fruto *Fagopyrum esculentum* Moench e apesar do nome não possui glúten. É rica em lisina, arginina, lignanos, taninos, flavonoides, flavonas e fitosteróis.

O lignanos presentes nesta semente promovem maturação e proliferação de células dendríticas do sangue periférico, o que aumenta a capacidade de fagocitar células cancerosas. Esses lignanos induzem apoptose em células do linfoma humano, linhagem U 937 (Bai, 2015).

Seus flavonoides induzem parada do ciclo celular em G2/M e apoptose em células HepG2 do hepatoma humano (Li, 2014).

Seus inibidores de proteases induzem apoptose em células K562 da leucemia mieloide crônica (Wang e Gao, 2007). No preparo do alimento não usar temperatura superior a 50-60 graus para preservar a atividade enzimática. Algumas pessoas têm dificuldade na digestão do trigo mourisco (sarraceno).

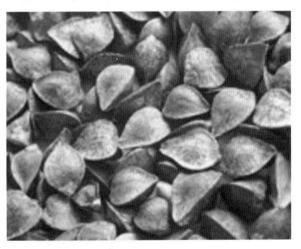

TRIGO SARRACENO É SEMENTE

Açúcar refinado

O açúcar refinado, por ser um poderoso carcinocinético, está descrito em pormenores no capítulo 24. Os carboidratos refinados ao serem metabolizados "roubam" nutrientes essenciais utilizados na desintoxicação de substâncias químicas carcinogênicas.

Refrigerantes adoçados com açúcar ou artificialmente (sucralose, aspartame) são frequentemente consumidos pela população em geral. Conduziu-se estudo prospectivo em 10 países europeus entre 1 de janeiro de 1992 a 31 de dezembro de 2000. Excluiu-se os pacientes com câncer, AVC, infarto do miocárdio e diabetes. No total, foram inscritos 521.330 indivíduos. Desse total, 451.743 (86,7%) foram incluídos no estudo, com idade média de 50,8 anos e com 321.081 mulheres (71,1%). Durante seguimento médio (intervalo) de 16,4 (11,1 na Grécia a 19,2 na França) anos ocorreram 41.693 mortes.

Maior mortalidade por todas as causas foi encontrada entre os participantes que consumiram 2 ou mais copos por dia (vs consumidores de <1 copo por mês) do total de refrigerantes (taxa de risco [HR], 1,17; IC 95%, 1,11-1,22; P < 0,001), refrigerantes açucarados (HR, 1,08; IC95%, 1,01-1,16; P = 0,004) e refrigerantes adoçados artificialmente (HR, 1,26; IC 95%, 1,16-1,35; P < 0,001).

Também foram observadas associações positivas entre refrigerantes adoçados artificialmente e mortes por doenças circulatórias (2 copos por dia vs < 1 copo por mês; HR 1,52; IC 95%,1,30-1,78; P < 0,001) e entre refrigerantes açucarados e mortes por doenças digestivas (1 copo por dia vs <1 copo por mês; HR 1,59; IC 95% 1,24-2,05; P < 0,001.

Este estudo constatou que o consumo total de refrigerantes adoçados com açúcar e adoçados artificialmente foram associados positivamente a mortes por todas as causas em grande estudo prospectivo europeu. Os resultados apoiam campanhas de saúde pública destinadas a limitar o consumo de refrigerantes (Amy, 2019).

Carne vermelha e carne processada

Carne vermelha refere-se a todos os tipos de carne de músculo de mamíferos, como bovina, vitela, porco, cordeiro, carneiro, cavalo, cachorro e cabrito.

Carne processada refere-se a carne que tenha sido transformada através de salga, secagem, fermentação, fumo ou outros processos para realçar o sabor ou melhorar a preservação. Exemplos de carne processada incluem bacon, salsicha, presunto, carne enlatada, carne seca ou charque, bem como preparações à base de carne e molhos.

Em outubro de 2015, 22 cientistas de dez países se reuniram na Agência Internacional para Pesquisa sobre Câncer (IARC), em Lyon, na França, para avaliar a carcinogenicidade da carne vermelha e carne processada.

Depois de profunda revisão da literatura científica, este grupo de especialistas classificou o consumo de carne processada como provavelmente cancerígeno para os seres humanos, Grupo 2A, isto é, evidências limitadas. Entretanto, para o câncer colorretal a evidência é de Grupo 1, evidências suficientes.

Os peritos concluíram que cada porção de 50 gramas de carne processada ingerida diariamente aumenta o risco de câncer colorretal em 18%. O estudo considerou mais de 800 estudos que investigaram a associação de mais de uma dúzia de tipos de câncer com o consumo de carne vermelha ou de carne processada, em diversos países e populações com diferentes dietas. A evidência mais influente veio de grandes estudos prospectivos de coorte realizados nos últimos 20 anos.

Allisson-Silva, em 2016, afirma que uma das mais consistentes associações epidemiológicas entre dieta e risco de adoecer é o impacto do consumo da carne vermelha, particularmente as processadas. O aumento do consumo de carnes processadas aumenta a mortalidade por todas as causas, aumenta a prevalência de câncer colorretal e outros carcinomas, de doença aterosclerótica cardiovascular, de diabetes tipo II e de outros processos inflamatórios.

As diversas explicações da carne como risco de doença consistem em: alto conteúdo de gordura saturada e de sal, geração de TMAO (*trimethylamine-N-oxide*) pela microbiota intestinal, carcinógenos aromáticos a surgir do cozimento a altas temperaturas e agentes infecciosos presentes na carne. Peixe e frango grelhados acarretam os mesmos riscos.

As explicações tradicionais invocam o impacto dos compostos N-nitrosos e do ferro heme, este a catalisar nitrosação endógena. Uma explicação peculiar foi dada por Alisson-Silva em 2016: incorporação metabólica de ácido siálico não humano, Neu5Gc (*N-glycolylneuraminic acid*) nos tecidos dos consumidores de carne vermelha com a subsequente inflamação provocada por anticorpos contra este poderoso "xenoautoantígeno".

No entanto, devemos lembrar que a carne vermelha, não processada e malpassada (*rare* ou *medium rare*) possui valor nutricional importante, entretanto, as bem-passadas (*done* ou *well done*) são repletas de aminas heterocíclicas e, portanto, carcinogênicas.

Pessoas que comem carne regularmente não devem ultrapassar os 500g/semana e nenhuma ou somente pequena quantidade de carne processada. Estas são ricas em nitritos que se transformam em nitrosaminas carcinogênicas, quando cozidas. Durante a fase de tratamento as carnes estão proibidas.

O consumo de carne vermelha orgânica, o chamado boi verde criado com capim sem pesticidas, provoca o mesmo grau de risco que as carnes de vaca comuns. O problema não são os contaminantes e sim os constituintes da carne convencional. Na verdade, estudo na Espanha mostrou que tanto a carne orgânica como a convencional possuem a mesma quantidade dos 33 contaminantes carcinogênicos dosados pelos pesquisadores. A carne de carneiro mostrou mais contaminantes do que a carne de vaca ou frango (Hernandez, 2015).

Esqueça que existe carne de porco: contém mais de 70 tipos de toxinas.

Baseando-se em 6 estudos coorte os autores chegaram à conclusão que o consumo de carne vermelha fresca 100g/dia aumenta o risco de acidente vascular cerebral em 11%, a mortalidade cardiovascular em 15%, o risco de câncer de mama em 11%, o risco de câncer colorretal em 17% e o risco de câncer de próstata avançado em 19%. Para o consumo de 50g/dia de carne processada os riscos foram significantes para AVC 22%, mortalidade cardiovascular 24%, diabetes 32%, câncer de mama 9%, de pâncreas 13% e colorretal 18% (Wolk, 2016).

Carne de frango

A carne de frango convencional possui maior quantidade de arsênico inorgânico do que a ave orgânica (Nachman, 2013). O arsênico é considerado carcinogênico pelo IARC – *International Agency for Research on Cancer*.

Nunca ingira carne de frango malpassada, porque contém vírus que podem provocar tumor cerebral. Em 13 anos de seguimento de 46.819 pessoas que trabalhavam em matadouro de aves e que mantinham contato com sangue, o risco de contrair tumor cerebral foi em média 6 vezes maior que a população geral, *odds ratio* (OR) = 5,8, intervalo de confiança (IC) 95% = 1,2-28,3 (Gandhi, 2014).

Nas carnes de aves malpassadas ou cruas podemos encontrar:

1. ALSV (*avian leukosis sarcoma viruses*) que pode provocar câncer cerebral em aves. A inoculação do ALSV em primatas provoca tumor cerebral.
2. REV (*reticuloendotheliosis virus*).
3. MDV (*marek disease virus*) que causa leucemia linfoide em frangos (Gandhi, 2014).

Peixe cru

O consumo de peixe fresco diminui significativamente o risco de **tumor cerebral** (gliomas e meningeomas) quando se compara o mais alto quartil com o mais baixo (OR = 0,38), enquanto o peixe salgado aumenta drasticamente o risco (Hu, 1999).

A ingestão de sashimi de atum gordo (maguro) diminui o risco de **câncer de mama** na pós-menopausa (Hirose, 1995).

Analisaram-se 21 estudos de coorte prospectivos, incluindo 883.585 participantes e 20.905 casos de câncer de mama. Onze artigos de coorte prospectivos envolvendo 687.770 participantes e 13.323 casos de câncer de mama investigaram o consumo de peixe fresco com resultado inconclusivo. Para a ingestão de ácido alfalinolênico, ômega-3 vegetal, o resultado também foi inconclusivo (14.284 eventos de câncer e 527.392 participantes). Entretanto, a ingestão de ácido graxo ômega-3 marinho mostrou forte correlação inversa com o risco de **câncer de mama**. O ômega-3 marinho obteve RR de 0,85 com intervalo de confiança 0,76-0,96. Na dose-resposta, a ingestão de 0,1g/dia reduz o risco do câncer de mama em 5% (Zheng, 2013).

Dieta alimentar que inclua generosas quantidades de peixe cru ou fresco pode evitar que fumantes desenvolvam câncer de pulmão afirmam pesquisadores do Hospital Central do Câncer, da cidade de Aichi, no Japão. Corroborando com estes pesquisadores, meta-análise extensa mostrou que a ingestão de peixe fresco, independente se cozido ou cru, diminui o risco de **câncer de pulmão** (Song, 2014).

Outra revisão sistemática e meta-análise indicaram que a ingestão de peixe fresco diminui o risco de **câncer colorretal** (Wu, 2012). A revisão sistemática e meta-análise para o risco de **câncer gástrico** foram inconsistentes (Wu, 2011).

Quarenta e dois estudos, dos quais 27 de coorte, envolveram 2.325.040 participantes e 24.115 casos de câncer gastrintestinal com seguimento de 13,6 anos. Compararam-se pessoas que não comiam peixe ou somente comiam raramente com os consumidores habituais. Aqueles que mais comiam peixe fresco apresentaram menor risco de câncer gastrintestinal em geral. Em particular, houve redução do **câncer de esôfago**, RR = 0,91; 95%IC = 0,83-0,99; p < 0,05; do **câncer colorretal**, RR = 0,93; 95%IC = 0,87-0,99; p < 0,01) e do **hepatocarcinoma**, RR = 0,71; 95%IC = 0,48-0,95; p < 0,01). Não houve interferência no câncer gástrico (Yu, 2015).

Meta-análise de 5 casos controle retrospectivo e 5 estudos de coorte prospectivos envolvendo 3.624 casos de **câncer de fígado** concluiu que a alta ingestão de peixe está associada com a redução do risco de câncer de fígado, RR de 0,82 (95%IC = 0,71-0,94). Incremento de 1 porção de peixe fresco/semana diminui significativamente em 6% o risco de hepatocarcinoma (Huang, 2015).

O peixe cru pode estar contaminado com o verme carcinogênico de fígado, *Opisthorchis viverrini*, que é classificado no grupo 1 dos carcinogênicos. Na Tailândia é problema de Saúde Pública por provocar infecção hepática e colangiocarcinoma (Kaewpitoon, 2015). Peixe contaminado com metil ou etilmercúrio aumenta o risco de vários tipos de câncer, incluindo os gliomas (Zimmermann, 2013). Se o peixe estiver contaminado com bifenilpoliclorinado e for ingerido cru, o teor do tóxico será maior, aumentando o risco carcinogênico (Maxin, 1984).

A ingestão de peixe não interfere no risco do câncer de ovário em meta-análise de 15 estudos de coorte (Jiang, 2014).

Proteína vegetal *vs.* proteína animal

Estudo de coorte prospectivo envolvendo 131.342 profissionais da saúde, 64,5% enfermeiras e 35,3% médicos, concluiu que a alta ingestão de proteína animal está positivamente associada com a mortalidade e a alta ingestão de proteína vegetal está inversamente associada com a mortalidade, especialmente entre indivíduos com pelo menos 1 fator de risco no estilo de vida. A substituição da proteína animal, especialmente as carnes vermelhas processadas, pela proteína vegetal se associou com menor mortalidade, o que sugere a importância da fonte proteica na saúde (Song, 2016).

A Tabela Brasileira de Composição de Alimentos da UNICAMP – TACO – 2011, mostra o alto conteúdo de proteínas nos alimentos vegetais.

Alimento vegetal	Proteína %/ alimento 100g
Feijão-soja cru	35,0
Lentilha crua	23,2
Grão-de-bico cru	21,2
Feijão-carioca,cru	20,0
Farinha de soja	36,0
Farinha de centeio integral	12,5
Farinha de trigo	9,8
Farinha de milho amarela	7,2
Aveia em flocos crua	13,9
Amêndoa torrada salgada	18,6
Castanha-de-caju torrada, salgada	18,5
Castanha-do-Brasil, crua	14,5
Pão de aveia, forma	12,4
Pão de soja	11,3
Pão de glúten, forma	12,0
Macarrão de trigo cru	10,0
Macarrão de trigo cru com ovos	10,6
Queijo de soja (tofu)	6,6
Brócolis cru	3,6
Amendoim em grão cru	27,2

Alimento animal	Proteína %/ alimento 100g
Atum fresco cru	25,7
Sardinha inteira crua	21,1
Salmão sem pele fresco, cru	19,3
Pescada branca crua	16,3
Carne bovina, capa de contrafilé, com gordura, grelhada	30,7
Carne bovina, capa de contrafilé, sem gordura, crua	21,5
Carne bovina, contrafilé, sem gordura, crua	24,0
Carne bovina, contrafilé, sem gordura, grelhado	35,9
Gelatina, sabores variados, pó	8,9
Frango caipira, inteiro, sem pele, cozido	29,6
Frango comum inteiro, sem pele, cozido	25,0
Ovo de galinha, inteiro, cozido/10minutos	13,3

Soja (Glycine max (L.) Merrill)

Cada 100g de feijão-soja contém 35g de proteína na China e Japão. Cada 100g de tofu regular contém 6,8g ou 8,1g ou 3,53g de proteína da soja no Japão ou China ou Singapura, respectivamente. Alimentos de soja geralmente contêm 7,02g de proteína da soja em Singapura, 7,60g na China e 9,73g no Japão.

No Brasil, a soja plantada em regiões com temperaturas médias de 20ºC apresentam concentração média de isoflavonas de 147,8mg/100g de farinha de soja (FTAbyara) e 180,1mg/100g (IAS 5) e quando plantadas em regiões com temperatura média de 25ºC apresentam 73,5mg/100g e 85,5mg/100g, respectivamente. As isoflavonas também estão presentes em alimentos à base de soja, como tofu, miso e tempeh, 33,7mg, 29,4 e 62,5mg/100g. O consumo diário de 25g de proteína de farinha de soja integral ou de proteína texturizada de soja contribui com mais de 50mg de isoflavonas totais na dieta. O teor de isoflavonas na maioria dos alimentos à base de soja varia de 100 a 300mg/100g (Goes--Favoni, 2004).

Atentar para o uso da soja e seus produtos na forma não fermentada, porque o emprego na forma fermentada pode aumentar o risco de câncer. Muitos trabalhos de meta-anaálise não diferem uma da outra. Os alimentos fermentados de soja incluem: shoyo (molho de soja), natto, tempeh, misso e tamari. Eles são consumidos tradicionalmente como tempero, em poucas quantidades. O consumo médio de soja fermentada no Japão e na China é de 10g (2 colheres das de chá) ao dia.

Meta-análise de 35 estudos reportou que o maior consumo de isoflavonas da soja diminui o risco de **câncer de mama** na pré-menopausa, OR = 0,59; 95%IC = 0,44-0,74 e na pós-menopausa, OR = 0,59; 95%IC = 0,48-0,69, nas mulheres asiáticas. Nas mulheres do Ocidente não se encontrou tal associação, OR = 0,92; 95%IC = 0,83-1,00 (Chen, 2014). Outras cinco meta-análises mostraram resultados semelhantes (Trok, 2006; Qin, 2006; Wu, 2008; Dong, 2011; Chen, 2014).

Na vigência do **câncer de mama** a ingestão de soja e seus derivados aumenta a sobrevida. De fato, meta-análise de 5 estudos de coorte envolvendo 11.206 pacientes mostrou que a ingestão de soja no pós-diagnóstico está associada à diminuição da mortalidade HR = 0,85; 95%IC = 0,77-0,93 e à diminuição da recorrência HR = 0,79; 95%IC = 0,72-0,87. Comparando a maior ingestão com a menor ingestão no pós-diagnóstico continua a diminuição da mortalidade, HR = 0,84; 95%IC = 0,71-0,99) e a menor recorrência HR = 0,74; 95%IC = 0,64-0,85. A análise de subgrupos mostrou significância para pacientes ER-negativos (maior *vs.* menor: HR = 0,75; 95%IC = 0,64- 0,88) e pacientes ER-positivos (maior *vs.* menor: HR = 0,72; 95%IC = 0,61-0,84). Também foi significante na pré-menopausa (maior *vs.* menor: HR = 0,78; 95%ICI = 0,69-0,88) e na pós-menopausa (maior *vs.* menor: HR = 0,81; 95%IC = 0,73-0,91. Continuando, a ingestão de soja associou-se com redução da recorrência no ER-negativo (maior *vs.* menor: HR = 0,64; 95%IC = 0,44-0,94) e ER+/PR+ (maior *vs.* menor: HR = 0,65; 95%IC = 0,49-0,86) e nas pacientes na pós-menopausa (maior *vs.* menor: HR = 0,67; 95%IC = 0,56-0,80).

Resumindo: as meta-análises revelaram que a ingestão da soja e seus derivados se associaram com maior sobrevida, especialmente nas pacientes ER-negativo, ER+/PR+ e nas pacientes na pós-menopausa (Chi, 2013).

Meta-análise de dez estudos epidemiológicos indicou associação entre a alta ingestão de fitoestrógenos com a redução do risco de **câncer de ovário**, RR = 0,70; 95%IC = 0,56-0,87. A análise de subgrupos mostrou diferenças entre os derivados da soja: isoflavonas (RR = 0,63; 95%IC = 0,46-0,86), alimentos de soja (RR = 0,51; 95%IC = 0,39-0,68) e dieta asiática (RR = 0,48; 95%IC = 0,37-0,63) (Qu, 2014).

Meta-análise incluiu 10 estudos epidemiológicos, 8 casos controle e 2 de coorte prospectivos e concluiu que a maior ingestão da soja e seus derivados diminuem o risco de **câncer de endométrio**, RR = 0,81; 95%IC = 0,72-0,91. Esta afirmação é válida nos subgrupos: soja não fermentada RR = 0,81; 95%IC = 0,67-097; mulheres na pós-menopausa RR = 0,76; 95%IC = 0,61-0,95; nas asiáticas RR = 0,79; 95%IC = 0,66-0,95 e nas não asiáticas RR = 0,83; 95%IC = 0,71-0,96 (Zhang, 2015).

Os autores reviram 507 trabalhos e 29 estudos, e meta-análise envolvendo 17.546 casos de **câncer de próstata** revelou que a maior ingestão de soja, produtos da soja, tofu, legumes, genisteína e daidzeína diminuiu o risco desta neoplasia, OR = 0,77; 95% IC = 0,66-0,88. A associação é válida entre os asiáticos e caucasianos, mas não nos africanos (Zhang, 2016).

Meta-análise de 11 estudos epidemiológicos incluiu 231.494 participantes com o total de 6.811 casos de **câncer de pulmão**. Comparando a mais alta ingestão com a mais baixa concluiu-se que as pessoas que mais ingerem proteína da soja em gramas apresentam leve diminuição do risco de câncer de pulmão OR = 0,98; 95%IC = 0,96-1,00. Nos não fumantes a associação inversa é mais robusta OR = 0,96; 95%IC = 0.93-0,99 (Wu, 2013).

O consumo de soja é alto no Japão e Coreia e também é elevada a incidência de **câncer gástrico**, entretanto, a soja diminui o risco de vários tipos de neoplasias. Desta forma, os autores estudaram o tipo de soja ingerido, fermentada e não fermentada. Coletaram 20 estudos de consumo de soja fermentada e 17 estudos de soja não fermentada e procederam à meta-análise. Verificaram que a soja fermentada aumenta o risco de câncer gástrico em média 22%, podendo chegar a 44%, OR = 1,22; 95%IC = 1,02-1,44, enquanto a ingestão de soja não fermentada diminui fortemente o risco: 36%, OR = 0,64; 95%IC = 0,54-0,77 (Kim, 2011).

Em meta-análise de 11 estudos epidemiológicos, o consumo de soja está associado com 21% de redução do risco de **câncer colorretal** na mulher, 0,79; 95%IC = 0,65-0,97; p = 0,026), mas não no homem, 1,10;95%IC = 0,90-1,33 NS (Yan, 2010). Outras duas meta-análises mostraram os mesmos resultados, protege a mulher, mas não o homem.

Revisão de trabalhos recentes e relevantes sobre o consumo de isoflavonas não processadas na dieta revela redução da incidência e gravidade de doenças crônicas como cardiovasculares, câncer de mama e de próstata, sintomas menstruais, perda óssea etc. (Zaheer, 2017).

O PROBLEMA COM A SOJA SÃO OS TRANSGÊNICOS E OS AGROTÓXICOS.

Leite e seus derivados proteicos

O leite de vaca ativa a via de sinalização mTORC1, reguladora crucial da síntese de proteínas, lipídeos e nucleotídeos e que orquestra o anabolismo, crescimento e proliferação celular (Bond, 2016), além de possuir quantidades razoáveis de estrógenos e IGF-1 que são proliferativos.

De todos os mamíferos do Planeta Terra, exceto os humanos, a ativação do mTORC1 pela ingestão de leite é restrita ao período de lactação pós-natal. Em outras palavras, somente os humanos continuam a tomar leite durante toda vida. A hiperativação persistente do mTORC1 está associada com a aceleração do envelhecimento e o desenvolvimento das doenças relacionadas ao envelhecimento, como obesidade, *diabetes mellitus* tipo 2, doenças neurodegenerativas e câncer. A persistente ativação desta via proliferativa de sinalização provoca estresse do retículo endoplasmático e mantém ativo um programa contínuo de envelhecimento, diabetes, câncer e neurodegenerações como doença de Parkinson e Alzheimer (Melnik, 2015, 2012).

Melnik e Schmitz, em 2015, mostraram que o consumo de leite de vaca durante a gestação aumentou o peso do feto ao nascer e foi fator de risco de doenças da civilização, incluindo o câncer. O leite de vaca pasteurizado transfere microRNAs exossomais biologicamente ativos na circulação sistêmica dos consumidores afetando mais de 11.000 genes humanos, incluindo a importante via mTORC1.

O hormônio do crescimento (GH) é produzido na hipófise e transformado em IGF-1 (*insulina like-growth factor-1*) no fígado onde se espalha na circulação e provoca proliferação de todas as células e tecidos da nossa economia. É o que o IGF-1 sabe fazer, tendo sido conservado na Evolução para construir tecidos, e o faz de modo democrático. Se existirem no corpo células em proliferação, este hormônio aumenta a velocidade mitótica, e assim ele é considerado carcinocinético e não carcinogênico.

O bezerro cresce muito no primeiro mês de vida por causa da elevada concentração de IGF-1 do leite de sua mãe. Ao beber um copo de leite por dia conseguimos aumentar o IGF-1 no sangue periférico em média 8,23ng/ml (Colangelo, 2005), assim vai aumentar a velocidade de divisão mitótica neoplásica. Desta forma todos os pacientes que apresentam neoplasia, seja qual for o tipo, devem se abster de ingerir leite e derivados.

Leites de vaca e de cabra possuem o mesmo valor nutricional, igual poder alergênico e de proliferação e são inconsistentes os efeitos benéficos alardeados para o leite de cabra (Turck, 2013).

Dez estudos de coorte, 13 de casos controle e 2 estudos ecológicos estudaram o leite e seus derivados e 16 estudos de coorte, 11 casos controle e 11 estudos ecológicos estudaram somente o leite. A maioria dos estudos mostrou aumento do risco dos mais diversos tipos de câncer com a ingestão de leite e seus derivados ou somente de leite. Evidenciou-se claramente a significância da dose-resposta: maior a dose maior o risco e maior a dose maior a proliferação mitótica. Estamos falando do aumento da velocidade de progressão mitótica, isto é, de carcinocinética e não de carcinogênese.

Os estudos ecológicos mostraram clara relação de dose-resposta entre a ingestão de leite e/ou derivados com o câncer de próstata. Leite e derivados são marcadores da ingestão de cálcio.

Nestes estudos não se conseguiu mostrar que o leite e seus derivados são a causa do câncer de próstata, fato a dizer que os estudos foram sérios e bem conduzidos. Quer dizer, o leite e seus derivados não são carcinogênicos e sim carcinocinéticos.

Vamos comentar sobre a deficiência de vitamina D aliada à ingestão de leite. A diminuição da vitamina 25(OH)D$_3$ no sangue provoca diminuição do hormônio 1,25(OH)$_2$D$_3$, o qual provoca aumento da secreção de PTH com o consequente aumento da absorção intestinal do cálcio proveniente do leite e derivados. Neste caso temos em ação dois fatores para aumentar o risco de câncer: excesso de cálcio e deficiência do hormônio D$_3$. Lembrar que o hormônio D$_3$ cuida de quase 4.500 genes, entre eles genes supressores de tumor. Em adição, o consumo de leite também aumenta a concentração sérica de IGF-1, ao lado de ativar a via mTORC1, fatores que aumentam a proliferação mitótica. Resumindo, neste caso temos 5 fatores contribuindo para o efeito carcinocinético do leite: deficiência do hormônio D$_3$, aumento do cálcio, aumento do IGF-1, aumento do estradiol e ativação do mTORC1.

O paciente com tumor deve se abster de usar alimentos carcinocinéticos para diminuir a velocidade de progressão, e assim evitar efeito de massa, invasão e metástases, enquanto procuramos avidamente os fatores causais, a verdadeira razão de o paciente estar com câncer.

Manteiga

Leite e manteiga acompanham os humanos desde tempos ancestrais, existindo indícios do seu consumo já no Velho Testamento (Caramia, 2012). Estes compostos são ricos em lipídeos, e é na fração lipídica que mora o efeito antiproliferativo e apoptótico.

Manteiga é a parte gordurosa do leite. Existem marcas brasileiras de manteiga e creme de leite que contêm caseína, proteína do leite e não devem ser consumidas.

Nos ratos com câncer de mama provocado pelo agente carcinogênico DMBA, a manteiga clarificada (*cow ghee*) aumenta a razão pró-apoptótica Bax/Bcl-2 e diminuiu a razão antiapoptótica PKC-alfa (Bcl-2/Bax). Houve também diminuição da expressão das ciclinas A e D1, do Bcl-2 e da PKC-alfa, significando que a manteiga clarificada protegeu os ratos da carcinogênese mamária provocada pelo DMBA (Rani, 2011).

A gordura da manteiga contém componentes potencialmente carcinostáticos, incluindo ácido linolênico conjugado (CLA), ácido butírico e os dois esfingolipídeos, lactosilceramida e esfingomielina.

Problemas:

1. A quantidade de CLA na manteiga é muito pequena, 5mg/grama.
2. O ácido butírico é agente que acetila a zona promotora CpG e acorda genes supressores de tumor; ótimo, entretanto se não houver ácido valproico no organismo ele poderá provocar o inverso.

Quanto à lactosilceramida. Os principais esfingolipídeos da manteiga são a lactosilceramida (1-44%) e a esfingomielina (10-30%). A atividade anticâncer da manteiga, contra células do câncer de cólon humano, SW480, está associada com morte celular por atenuação das vias de sinalização Wnt/beta-catenina, Akt e ERK e de modo independente das caspases. Nestas células SW480, a fração lactosilceramida provoca inibição da proliferação celular de modo dose-dependente, com externalização da fosfatidilserina, aumento da degradação do DNA e perda do potencial de membrana mitocondrial, associadas à diminuição da sinalização das vias Wnt-beta-catenina, Akt, ERK1/ERK2 e c-myc. A atividade antiproliferativa restringe-se somente às células neoplásicas (Kuchta-Noctor, 2016). A externalização da fosfatidilserina torna a célula neoplásica mais imunogênica, mais visível aos macrófagos e linfócitos.

Quanto à esfingomielina, é um esfingolipídeo essencial da membrana celular, reticuloendoplasmático (RE) e lisossomos. As células cancerosas possuem em geral baixos níveis de esfingomielina e seu aumento no tecido neoplásico provoca morte celular por desestabilização do RE e dos lisossomos. Células normais toleram altas concentrações de esfingomielina, o que não acontece com as células neoplásicas (Corcelle-Termeau, 2016). A esfingosina, componente da esfingomielina, inibe a proteína quinase C e diminui a proliferação celular, sendo carcinostática (Hannun, 1986).

A esfingomielina é um reservatório de ceramidas, pois estas são geradas a partir da hidrólise das esfingomielinas, através das esfingomielinases. As ceramidas provocam transdução de sinais que aumentam a transcrição do TNF-alfa e outros agentes que impedem a proliferação mitótica e aumentam a diferenciação de células HL-60 da leucemia promielocítica humana. O TNF-alfa causa fragmentação do DNA provocando apoptose (Obeid, 1993). Na leucemia, linfomas malignos e mieloma múltiplo, os esfingolipídeos inibem a proliferação neoplásica e induzem a morte celular apoptótica (Kitatani, 2015). A amitriptilina, antidepressivo tricíclico muito empregado pelos médicos, inibe as esfingomielinases e assim provoca aumento da proliferação mitótica. A amitriptilina é, portanto, carcinocinética e não deve ser empregada nos pacientes com câncer.

Ovos

A ingestão de ovos tem sido implicada no aumento do risco dos cânceres hormônio-dependentes e sabe-se que, para cada poção adicional de ovos de galinha por semana, aumenta 31% a concentração sérica de estradiol (Sanches-Zamorano, 2016).

Devido ao fato de o estrógeno ser carcinocinético e não carcinogênico, interpretamos os resultados como diagnóstico precoce e não aumento do risco.

Meta-análise envolvendo 16.023 mulheres com **câncer de mama** mostrou não haver aumento do risco com a ingestão de até 5 ovos por semana. Entretanto, acima de 5 ovos/semana aumenta o risco quando comparado com as mulheres que não ingeriam ovos. O aumento do risco é modesto 1,09 (95%IC = 1,03-1,15) quando se consome 9 ovos/semana (Keum, 2015).

Meta-análise envolvendo 13 estudos mostrou que o consumo de ovos se associou com pequeno aumento do risco de **câncer de mama**, RR = 1,04; 95%IC = 1,01-1,08. Os subgrupos dos estudos de coorte mostraram: entre a população da Europa (RR = 1,05; 95%IC = 1,01-1,09), população da Ásia (RR = 1,09; 95%IC = 1,00-1,18), população em pós-menopausa (RR = 1,06; 95%IC = 1,02-1,10) e naquelas que consumiam ≥ 2, ≤ 5/semana (RR = 1,10; 95%IC = 1,02-1,17), mas não mostraram aumento nos estudos de casos controle (RR = 1,06; 95%IC = 0,97-1,15), população da América do Norte (RR = 1,04; 95%IC = 0,94-1,16), população na pré-menopausa (RR = 1,04; 95%IC = 0,98-1,11) e naqueles que consumiam ≥ 1, < 2/semana (RR = 1,04; 95%IC = 0,97-1,11) ou > 5/semana (RR = 0,97; 95%IC = 0,88-1,06) (Si, 2014).

Quando se considera o número total dos cânceres de próstata não há associação entre ingestão de ovos e o risco de câncer. Entretanto, no **câncer de próstata** fatal os valores encontrados para aumento do risco são fortemente significativos, 1,47 (95%IC = 1,01-2,14, n. 609 casos) (Keum, 2015). Outro estudo de meta-análise que reuniu vinte trabalhos, sendo nove coortes e onze casos controle, não mostrou associação significante entre ingestão de ovos e risco de câncer de próstata (Xie, 2012).

No **câncer de ovário** o consumo de 5 ovos semanais aumenta modestamente o risco, 1,09 (95%IC = 0,96-1,24, n. 2.636 casos) (Keum, 2015). Entretanto, devemos temer os ovos, porque doze estudos (seis casos controle e seis coorte), onde se incluíram 629.453 pessoas e 3.728 casos de câncer de ovário, mostraram que a ingestão de ovos, comparando a mais alta com a mais baixa ingestão, se associou com significante aumento do risco de câncer de ovário, RR = 1,21 (95%IC = 1,06-1,38) (Zeng, 2015).

Meta-análise de 37 casos controle e 7 estudos de coorte envolveu 424.867 participantes e 18.852 casos de **neoplasia gastrintestinal**. Incluindo todos os casos de câncer houve apenas pequeno aumento do risco, OR = 1,15 (95%IC = 1,09-1,22; p < 0,001). A correlação mais forte foi com o câncer de cólon, OR = 1,15 (95%IC = 1,09-1,22; p < 0,001). A análise de dose-resposta mostrou para ingestão de < 3 e ≥ 3 ovos/semana, OR = 1,14 (95%IC = 1,07-1,22; p = 0,38) e 1,25 (95%IC = 1,14-1,38; p = 0,25), respectivamente. Com o método, o OR para ingestão de < 3,3-5 e > 5 ovos por semana foram 1,13 (95%IC = 1,06-1,21; p = 0,25), 1,14 (95%IC = 1,01-1,29; p = 0,06) e 1,19 (95%IC = 1,01-1,39; p < 0,001), respectivamente (Tse, 2014).

Meta-análise de estudos observacionais envolvendo 11.271 pacientes com **linfoma não Hodgkin** concluiu que não há associação entre a ingestão de ovos e frango com esta doença (Dong, 2016).

Gorduras saturadas

Meta-análise de 26 publicações coletadas entre 1952 e 2012 estudou a correlação entre a ingestão de gorduras saturadas e a mortalidade global e mortalidade por câncer. Alta ingestão de leite, queijo, iogurte e manteiga não foi associada com a mortalidade global, quando comparada com a baixa ingestão. Alta ingestão de carne vermelha e carne processada foi associada com aumento do risco de morrer, exceto em países asiáticos. O leite não interferiu na mortalidade. Comparando o grupo de alta ingestão com o de baixa ingestão de carne, o aumento do risco de morrer de câncer foi muito importante: RR = 1,25; 95%IC = 1,03-1,52 (O'Sullivan, 2013).

Devemos evitar os pratos prontos de supermercados, porque a maioria é rico em gorduras saturadas e sal, ambos carcinocinéticos (Remnant, 2015).

Azeite de oliva

O azeite de oliva virgem é extraído das azeitonas na primeira e segunda prensagem a frio e sem química. O extravirgem apenas da primeira prensagem. Ele é composto de 90-99% de gordura, principalmente ácido oleico, e 0,4-5% de compostos fenólicos.

Os compostos fenólicos são responsáveis pela atividade antioxidante, anti-inflamatória, antimicrobiana, antiproliferativa, imunomodulador etc. Um deles, o hidroxitirosol, inibe a proliferação celular da linhagem HL60 da leucemia promielocítica humana e de células do câncer de cólon humano (Fabiani, 2006; Fini, 2006). Estes compostos também inibem a invasão de células do câncer de cólon humano de modo dose-dependente (Hashim, 2008), inibem o crescimento de células MCF-7 e SKBR3 do câncer de mama de modo dose-dependente e reduzem a expressão do oncogene HER2, o qual possui papel integral no aumento da proliferação celular e metástases (Menendez, 2008 e 2009). O hidroxitirosol e a oleuropeína induzem morte celular em células MCF-7 do câncer de mama (Han, 2009).

Particularmente o hidroxitirosol, oleuropeína e tirosol demonstram potente atividade contra várias cepas de bactérias responsáveis por infecções intestinais e respiratórias e a forma dialdeídica do decarboximetil ligstroside inibe o crescimento do *Helicobacter pylori* (Medina, 2006), agente carcinogênico do trato gastrintestinal.

A maior parte do óleo de oliva é constituída pelo ácido oleico, ácido graxo monoinsaturado, que atualmente sabemos possuir propriedades anticâncer. Numerosos estudos mostram que o ácido oleico provoca diminuição da proliferação celular em muitas linhagens tumorais. Ele suprime a superexpressão do HER2 (erbB-2), conhecido oncogene, que aumenta a proliferação, invasão e metástases em várias neoplasias humanas. Induz apoptose em células dos carcinomas por aumentar a geração intracelular de radicais livres de oxigênio ou ativar a caspase 3. Possivelmente libera íons cálcio das reservas intracelulares e provoca apoptose (Carrilo, 2012).

Alto consumo de azeite de oliva protege contra o câncer de mama, OR = 0,74 (95%IC = 0,60-0,92) e os óleos vegetais prensados a frio não aumentam o risco (Xin, 2015). Entretanto, não aconselhamos o emprego de óleos vegetais, porque são obtidos a quente e com alta pressão provocando hidrogenação, saturação. O ácido linoleico dos óleos vegetais prensados a frio e baixa pressão é saudável, é essencial ao organismo e é um ácido graxo insaturado. O método de extração a quente e sob alta pressão satura o ácido linoleico de hidrogênio e ele não pode mais ser chamado de ácido linoleico e assim os óleos de supermercado aumentam drasticamente o risco de câncer de mama.

Revisão sistemática e meta-análise de 13.800 pacientes e 23.340 controles em 19 estudos casos controle concluiu que o consumo de óleo de oliva é inversamente relacionado com a prevalência de câncer. Comparando a ingestão mais baixa com a mais alta temos uma proteção com OR = 0,41, 95%IC = 0,53-0,29. Ocorre menor prevalência do câncer de mama e do sistema digestivo (Psaltopoulou, 2011).

Estradiol

A dieta ocidental está associada com aumento da concentração sérica de estradiol livre na mulher na pós-menopausa. Para cada unidade de aumento do padrão Ocidental de dieta aumenta 16,2% o estradiol livre, para cada poção adicional de ovos de galinha por semana, aumenta 31% e para cada poção de carne vermelha por semana aumenta 64,5%. Não há relação com a testosterona sérica (Sanches-Zamorano, 2016).

IGF-1

Os níveis plasmáticos de IGF-1 são mais elevados quando a dieta é de alto teor de gorduras. Estudos epidemiológicos concluíram que mulheres com elevada ingestão de gorduras apresentam concentrações hematológicas elevadas de IGF-1 e têm risco aumentado de câncer de mama. Não concordamos, acontece aumento da proliferação mitótica, o tumor fica maior e mais facilmente e mais rapidamente diagnosticável.

IGF-1 não é carcinogênico e sim carcinocinético. Como já vimos, o leite aumenta a concentração sérica do IGF-1, carcinocinético.

Cálcio

O cálcio está envolvido na inicialização, promoção e progressão do câncer, alterando a velocidade de várias vias moleculares proliferativas (Kadio, 2016).

Nove estudos coorte, 12 estudos de casos controle e 2 estudos ecológicos investigaram o cálcio da dieta. O cálcio é marcador da ingestão de leite e derivados.

A maioria dos estudos de coorte mostrou aumento do risco de câncer com o aumento da ingestão de cálcio; os estudos de casos controle foram inconsistentes.

Meta-análise dos 12 coortes mostraram aumento do risco de câncer da ordem de 27%/g/dia. No caso do câncer de próstata avançado ou agressivo, o aumento do risco foi de 33%/g/dia. Os 12 estudos de casos controle nada revelaram.

As evidências dos estudos acima são substanciais e consistentes, pois mostram importante relação dose-resposta. Infelizmente os autores concluem que a dieta rica em cálcio é fator causal do câncer de próstata.

Não podemos concordar com esta conclusão. O que acontece é o cálcio provocar aumento da velocidade de proliferação mitótica com o aumento do volume tumoral de células já anteriormente neoplásicas, e agora visualizadas nos exames de imagem. O efeito do cálcio é carcinocinético e não carcinogênico. Lembrar que o cálcio é marcador de alimentos carcinocinéticos: leite e derivados.

O ginecologista insiste: "Ingira mais leite para evitar a osteoporose". Não evita e ainda aumenta o risco de vários tipos de câncer. O leite tem cálcio porque a vaca ingere alimentos verdes.

Magnésio

Treze estudos epidemiológicos, 6 casos control e 7 de coorte prospectivos envolvendo 1.236.004 participantes foram incluídos na análise. Comparando a mais alta com a mais baixa ingestão de magnésio, a incidência de câncer em geral diminuiu drasticamente no grupo com alta ingestão. Especificamente o câncer colorretal é o que apresenta menor risco. Concluímos que a alta ingestão de magnésio na dieta possui efeito protetor no câncer, principalmente o colorretal e na mulher (Ko, 2014). Outro trabalho envolvendo 333.510 participantes com 7.435 cânceres colorretais de sete estudos de coorte concluiu que a maior redução da incidência do câncer colorretal se consegue com a ingestão de 200 a 270mg/dia de magnésio (Qu, 2013).

Alimentos ricos em magnésio			
Alimento (100 gramas)	mg	Medida caseira	Peso (g)
Farelo de arroz	800	2 colheres de sopa	15
Semente de abóbora	533	2 colheres de sopa	20
Farinha de soja	423	2 colheres de sopa	20
Semente de girassol	366	2 colheres de sopa	15
Castanha de caju	266	2 colheres de sopa	20
Farinha de centeio	246	1 xícara	85
Castanha-do-pará	233	1 porção	30
Aveia em flocos	200	1 colher de sopa	7
Noz	166	1 porção	30
Trigo para quibe	148	2 colheres de sopa	20
Farinha de trigo integral	141	2 colheres de sopa	20
Cavala	100	1 porção	100

O magnésio polariza as células somáticas e mantém a geração de ATP via fosforilação oxidativa mitocondrial.

Potássio

Vários trabalhos apontam que a baixa concentração de potássio e a alta de sódio no intracelular aumentam o risco de câncer.

Drogas cancerígenas, como a dimetil-hidrazina, provocam aumento do sódio e diminuição do potássio no intracelular, enquanto drogas anticancerígenas como o lítio e a indometacina provocam o inverso. No envelhecimento o potássio deixa as células e o sódio entra e a incidência de câncer aumenta. Pacientes com doenças hipercalêmicas, Parkinson e Addison possuem taxas reduzidas de câncer, enquanto pacientes com doenças hipocalêmicas, alcoolismo, obesidade, estresse, diuréticos de longo prazo possuem taxas de câncer elevadas.

Em 1990, Jansson já chamava a atenção para o aumento do risco de câncer colorretal nos pacientes com hipocalemia e Bravi, em 2011, mostra que o aumento da ingestão de potássio na dieta diminui significativamente o risco de câncer pancreático.

A recomendação para a razão K^+/Na^+ na dieta deve ser superior a 1, mas, preferencialmente, superior a 5, e a razão K^+/Na^+ no intracelular superior a 10 (Janson, 1996).

Alimentos ricos em potássio			
Alimento (100 gramas)	mg	Medida caseira	Peso (g)
Farinha de soja	2.517	2 colheres de sopa	20
Fécula de batata	1.590	2 colheres de sopa	20
Damascos secos	1.366	1 porção	30
Alga spirulina	1.366	3 colheres de sopa	30
Alga ágar-ágar	1.133	2 colheres de sopa	30
Pistache	1.100	1 porção	30
Folha de beterraba cozida	928	½ xícara	70
Truta	630	1 porção	100
Abacate	600	½ unidade	90
Acelga cozida	533	1 xícara	180
Azedinha crua	520	1 xícara	90
Inhame cozido	492	1 unidade média	70
Broto de soja	485	1 xícara	70
Banana	450	1 unidade	70
Batata	420	1 unidade	80
Melão	306	1 fatia	100
Suco de maracujá	276	1 copo	250
Suco de laranja	200	1 copo	250

O potássio polariza as células somáticas e mantém a geração de ATP via fosforilação oxidativa mitocondrial.

Selênio

Vamos discutir a ingestão de selênio na dieta e como suplemento em relação ao câncer.

Foram incluídos 55 estudos prospectivos observacionais que incluíram 1.100.000 participantes e 8 estudos prospectivos randomizados que incluíram 44.743 participantes.

Para os estudos observacionais encontrou-se menor incidência de câncer, OR = 0,69; 95% intervalo de confiança = 0,53-0,91; N = 8, e menor mortalidade por câncer, OR = 0,60; 95%IC = 0,39-0,93; N = 6, associados com a alta ingestão de selênio. Homens e mulheres apresentaram os mesmos benefícios. A redução mais acentuada do risco foi para o câncer de próstata, estômago e bexiga.

Para Vinceti, 2014, não existem estudos convincentes a mostrar que os suplementos de selênio previnam o câncer em seres humanos, entretanto vários autores dele discordam. Senão vejamos:

Revisão sistemática e meta-análise de trabalhos controlados e randomizados, estudos casos controle e estudos de coorte prospectivos de 12 trabalhos envolveu 13.254 participantes e 5.007 casos de câncer de próstata. Quando a dosagem de selênio no plasma/soro era superior a 170ng/ml, conseguiu-se demonstrar redução do risco de câncer de próstata. Três estudos de alta qualidade indicaram significativa redução do risco de câncer de próstata com RR = 0,29; 95%IC = 0,14-0,61(Hurst, 2012).

Meta-análise de 12 estudos quando se comparou a concentração sérica de selênio entre o quartil superior com o inferior não mostrou associação entre o risco de câncer colorretal na mulher, OR = 0,97; 95%IC = 0,79-1,18; entretanto, no homem houve diminuição do risco no quartil superior, OR = 0,68; 95%IC = 0,57-0,82 (Takata, 2011).

Outra revisão sistemática e meta-análise demonstraram que a ingestão de selênio diminui o risco de câncer de próstata e, mais importante, existe significância na dose-resposta, isto é, maior a ingestão menor o risco de câncer de próstata (Etminan, 2005).

O selênio possui papel protetor no câncer de pulmão em populações onde a média de ingestão do elemento é baixa (Zhuo, 2004).

Analisou-se o papel da ingestão de selênio na dieta e na forma de suplementos em relação ao câncer de mama, próstata e cólon. O estudo caso controle envolveu 1.048 casos de câncer de cólon, 402 de mama e 232 de próstata, com 688 controles pareados para idade e sexo. Do total, 501 casos de câncer e 222 controles apresentavam dosagem sérica de selênio. Houve associação significante entre selênio sérico e diminuição do risco em relação apenas ao câncer de cólon, OR = 0,42; 95%IC = 0,19-0,93, para ambos os sexos combinados e para as mulheres. Não houve relação da ingestão ou selênio sérico com o câncer de mama ou de próstata (Ghadirian, 2000).

Alimentos ricos em selênio			
Alimento (100 gramas)	mcg	Medida caseira	Peso (g)
Ostra	220	1 porção	100
Pargo	195	1 posta	100
Carpa	175	1 posta	100
Bacalhau	110	1 porção	100
Corvina	110	1 posta	100
Sardinha	80	1 porção	100
Atum	80	1 porção	100
Salmão	65	1 porção	100
Haddock	65	1 porção	100
Linguado	50	1 porção	100
Anchova	40	1 porção	100
Farinha de trigo integral	79	2 colheres de sopa	20
Castanha-do-pará	70	1 unidade	3
Gérmen de trigo	66	3 colheres de sopa	20

Alimentos ricos em selênio				
Alimento (100 gramas)	mcg	Medida caseira	Peso (g)
Fígado de boi	60	1 bife pequeno	50
Farelo de arroz	40	2 colheres de sopa	15
Farinha de centeio	35	1 xícara	120
Ovo	20	1 unidade	50
Arroz integral	12,5	½ xícara	100

Zinco

Dezenove estudos com 400.000 participantes foram incluídos nesta meta-análise. Comparando a alta com a baixa ingestão encontrou-se significância apenas na redução do câncer colorretal na categoria alta ingestão, RR = 0,80; 95%IC = 0,70-0,92; p = 0,002, sendo negativo para o câncer de esôfago e gástrico. Analisando-se os subgrupos nos vários continentes, verificou-se que o zinco está associado de modo significativo com a diminuição do risco de câncer de esôfago e gástrico na Ásia, mas não na Europa e América do Norte (Li, 2014).

Estudo de coorte com 5.435 participantes seguidos por 22 anos identificou 211 casos de câncer de pulmão. Maior ingestão de zinco associou-se com 41% de redução no risco da doença (Muka, 2016).

Alimentos ricos em zinco			
Alimento (100 gramas)	mg	Medida caseira	Peso (g)
Ostra	50	1 porção	50
Lagosta	15	1 porção	100
Caranguejo	4	1 porção	50
Gema de ovo	1	1 gema	20
Fígado de vitela	10	1 bife pequeno	50
Fígado de boi	5	1 bife pequeno	50
Carne de boi	7	1 bife médio	100
Lombo de boi	7	1 fatia grossa	100
T-bone	5	1 porção	100
Frango	2	1 filé médio	100
Fígado de galinha	4	8 unidades	50
Soja fermentada	3,3	3 colheres	30
Amêndoas/nozes	3,3	1 porção	30
Castanha-do-pará	5	1 porção	30
Semente de abóbora	9	1 porção	30
Farinha de centeio	5,3	2 colheres de sopa	20
Semente de girassol	7	2 colheres de sopa	15
Gérmem de trigo	10	3 colheres de sopa	20
Noz pecan	7	1 porção	30

Iodo

A deficiência de iodo é fator de risco para câncer de tiroide, particularmente o tipo folicular e possivelmente o anaplástico (Zimmermann, 2015).

Estudo de 2012 relacionou a ingestão de algas nas mulheres japonesas com maior risco de câncer de tiroide. Entretanto, o método foi questionário alimentar: quanto maior a ingestão de alga maior o risco de câncer. Os autores não dosaram o iodo no corpo e, mais importante, não verificaram contaminação das algas por arsênio, cádmio, mercúrio ou substâncias radioativas (Michikawa, 2012).

Colina

Colina é um nutriente essencial necessário na síntese da membrana celular e no metabolismo dos fosfolipídeos e funciona como importante doador do radical metila. A colina aumenta a metilação do DNA e dificulta sua reparação.

Aumento da ingestão ou da concentração sérica de colina tem sido implicado no aumento do risco de câncer, especialmente o câncer de próstata (Awwad, 2012).

Estudos epidemiológicos mostram o aumento da gravidade do câncer prostático já instalado (Richman, 2012), entretanto, a ingestão de derivados da colina, fosfatidilcolina, glicerofosfocolina e esfingomielina, diminui o risco de cânceres de mama (Zhang, 2013), nasofaringe (Zeng, 2014) e colorretal (Lu, 2015).

Derivados da colina: gema do ovo (680mg/100g), gérmen de trigo, soja, fígado de vaca e de frango.

Beterraba orgânica – *Beta vulgaris* L.

A beterraba protege o coração dos efeitos colaterais da doxorubicina e aumenta a apoptose de células MDA-MB-231 do câncer de mama (Das, 2016).

A beterraba orgânica fresca contém significativamente mais matéria sêca, como vitamina C e alguns compostos fenólicos do que a beterraba convencional. O teor de flavonoides é igual e os ácidos fenólicos são mais abundantes na beterraba convencional. A beterraba orgânica e seu suco fermentado possuem maior atividade anticâncer que a beterraba convencional (Kazimierczak, 2014).

O extrato da beterraba possui efeito inibitório, *in vitro*, sobre o Epstein-Barr vírus – *early antigen* (EBV-EA) mostrando maior atividade do que a capsantina, cranberrry, cebola vermelha e pimentão vermelho. *In vivo* possui atividade antiproliferativa contra o câncer de pulmão e de pele do camundongo. Desta forma, a beterraba é carcinostática, diminuindo a proliferação mitótica e anticarcinogênica, inibindo o Epstein-Barr vírus (Kapadia, 1996).

Café

O café diminui o risco de câncer de mama, próstata, pulmão, estômago, colorretal, pâncreas, fígado, melanoma e linfomas, enquanto aumenta o risco de leucemias agudas linfoide e mieloide nos filhos das gestantes com alto consumo de café.

O café é rico em fitoquímicos que inibem o estresse oxidativo, regulam o reparo do DNA, atuam na fase II enzimática de desintoxicação, diminuem a inflamação e possuem efeitos antiproliferativos, antiangiogênicos, apoptóticos e antimetastáticos (Bohn, 2014). O consumo de café diminui o risco da maioria dos tumores sólidos dos adultos. Senão vejamos:

Estudo EPIC (*European Prospective Investigation into Cancer and Nutrition*) analisou, em 9 países, 33 casos de glioma e 245 casos de meningeoma que foram recém-diagnosticados. Observou-se diminuição do risco de gliomas para aqueles que consumiam 100ml ou mais de café e chá por dia, com RR = 0,66; 95%IC = 0,44-0,97; p = 0,03 quando comparado com aqueles que consumiam menos de 100ml/dia. A associação foi maior nos homens do que nas mulheres (Michaud, 2010).

Trinta e sete meta-análises com dose-resposta envolvendo 966.263 participantes e 59.018 casos de **câncer de mama** sugeriram que o café e a cafeína diminuem debilmente o risco da doença para as mulheres na pós-menopausa. O risco de câncer de mama diminui 2% para cada incremento de 2 xícaras de café/dia e 1% para cada incremento de 200mg/dia de cafeína. No subgrupo ER negativo, a associação inversa é mais robusta (Jiang, 2013).

Trinta meta-análises de estudos de coorte envolvendo 539.577 participantes e 34.105 casos de **câncer de próstata** concluiram que o consumo de café diminui o risco da doença e também diminui o risco de o câncer ser avançado. O risco de câncer de próstata diminui 2,5% para cada incremento de 2 xícaras de café/dia (Liu e Hu, 2015).

Meta-análise com 8 estudos de coorte e 13 casos controle envolvendo 19.892 pacientes com **câncer de pulmão** e 623.645 controles não conseguiu chegar à conclusão sobre os efeitos do consumo do café no risco da doença, devido ao efeito complicador do cigarro (Galarraga, 2016).

Vinte e dois estudos, 9 de coorte e 13 de caso controle, envolvendo 7.631 casos e 1.019.693 controles mostraram, de modo significante, que o consumo de café diminui o risco de **câncer de estômago**. O risco relativo RR comparando a mais alta ingestão com a mais baixa foi de 0,94 (95%IC = 0,80-1,10). Aqui também a significância possui característica quantitativa, tipo dose-resposta: maior o consumo, menor o risco de contrair câncer gástrico (Xie, 2016).

Foram identificados 5 estudos de coorte e 9 casos controle e feita revisão sistemática com meta-análise para verificar o efeito do consumo de café e o risco de **câncer colorretal**. Um estudo de coorte mostrou forte associação inversa somente nas mulheres, enquanto 3 casos controle mostraram forte associação inversa em homens e mulheres no câncer de cólon e no retal. Na meta-análise, alto consumo de café não foi associado com risco de câncer colorretal nos estudos de coorte, enquanto foi significativamente associado com menor risco de câncer de cólon e câncer retal nos estudos casos controle. As evidências foram insuficientes para concluir se o consumo de café aumenta ou diminui o risco de câncer colorretal (Akter, 2016).

Entretanto, extensa meta-análise envolvendo 2.046.575 participantes e 22.629 pacientes com câncer colorretal em 19 estudos de coorte prospectivos mostrou diminuição de 7% no risco do câncer de cólon para cada 4 xícaras de café ao dia. Existe um limiar, e a proteção termina com o máximo de 5 xícaras ao dia. O consumo de café não diminui o risco de câncer de reto (Gan, 2016).

Onze estudos relevantes incluíram 2.795 casos de **hepatocarcinoma** e 340.749 controles e de acordo com meta-análise, incluindo todos os estudos, o OR (*ods ratio*) foi 0,49 (95% intervalo de confiança [IC] = 0,46-0,52). A proteção foi maior ainda nos países asiáticos. A meta-análise confirmou a associação inversa entre o consumo de café e o risco de carcinoma hepatocelular com evidências quantitativas, isto é, maior o consumo, maior a proteção. O efeito protetor foi detectado na população normal, pacientes com doenças crônicas de fígado e o consumo pode também prevenir o desenvolvimento de cirrose hepática (Bai, 2016).

Meta-análise indicou que para cada incremento de 1 xícara de café consumida aumenta 1% o risco de **câncer de pâncreas**. O consumo de café aumenta debilmente o risco de câncer de pâncreas (Nie, 2016). Outra meta-análise envolvendo 20 estudos de coorte indicou que o alto consumo de café se associa com menor risco de câncer de pâncreas, quando se compara a maior com a menor ingestão com RR de 0,75; 95%IC = 0,63-0,86. Não houve significância para cada incremento de 1 xícara de café no risco da doença em 9 estudos (Ran, 2016).

Dois estudos caso controle (846 pacientes com melanoma e 843 controles) e cinco estudos de coorte (844.246 participantes e 5.737 melanomas) mostraram que o café cafeinado diminui o risco de **melanoma maligno**: quando se compara a maior ingestão com a mais baixa o RR é de 0,81; 95%IC = 0,68-0.97. Houve relação de dose- resposta. O café descafeinado não interferiu na doença (Liu, 2016).

Consumo de café não protege contra **câncer de pele não melanoma** em estudo tipo meta-análise (Caini, 2016).

O consumo de café e outras bebidas contendo metilxantinas foram estudados em relação ao **linfoma não Hodgkin** em estudo caso controle envolvendo 1.157 participantes e 429 casos da doença. Não se encontrou associação de risco da doença com o alto consumo de café ou com o tempo prolongado de uso da bebida, 20-30 anos. Entretanto, o consumo de bebidas tipo cola (lembrar do caramelo 4) aumentou o risco, RR = 1,7; 95%IC = 1,0-2,7. Não se encontrou associação com o consumo de café descafeinado ou chás (Tavani, 1994).

Um estudo caso controle envolveu 158 casos de **doença de Hodgkin**, 429 casos de **linfoma não Hodgkin**, 101 casos de **sarcoma de tecido mole** e 1.157 controles. O consumo de café não se associou com o risco de neoplasias linfoides ou sarcoma (Tavani, 1997).

O consumo de café e cola na gestação aumenta o risco de leucemia no filho. Esta conclusão foi retirada de revisão sistemática e meta-análise de 12 estudos caso controle envolvendo 3.649 casos de leucemia na criança e 5.705 controles. Alto consumo de café pela mãe se associa positivamente com **leucemia linfoblástica aguda**, OR: 1,43, 95%CI: 1,22-1,68, e **leucemia mieloide aguda**, OR: 2,52, 95%CI: 1,59-3,57, na criança. O consumo de cola mesmo moderado a baixo aumenta o risco das duas leucemias. Ao contrário, a ingestão de chá diminui o risco destas duas leucemias na criança, OR: 0,85, 95%CI: 0,75-0,97 (Thomopoulos, 2015).

Chocolate

O chocolate escuro contém muitos componentes biologicamente ativos, como catequinas, procianidinas e teobromina do cacau, entretanto possui açúcar e gordura saturada e, portanto, não recomendado no câncer (Keremi, 2015). O chocolate ao leite, pior ainda, pois além do leite tem muito açúcar refinado. O cacau puro é recomendado.

Mel

Em placa de cultura de células neoplásicas a adição de açúcar acelera a proliferação mitótica e o mel impede a mitose. No PubMed encontramos 320 referências colocando *honey vs.* câncer em setembro/2016.

Fadiga relacionada ao câncer acontece em 60 a 96% dos pacientes em radioterapia e 80 a 96% em quimioterapia e afetam severamente a qualidade de vida e a capacidade funcional. Trabalho randomizado e duplo-cego envolvendo 52 pacientes mostrou que 5ml de mel processado e geleia Real duas vezes ao dia aliviam a fadiga de modo significante. Tais pacientes apresentavam hemograma e capacidade pulmonar semelhantes (Mofid, 2016).

Geleia real é um mel resinoso secretado pelas abelhas usado na nutrição das larvas e da abelha rainha adulta. É rica em ácidos graxos, aminoácidos, enzimas e antibióticos, e não contém vitaminas A, E, D, e K. Possui atividade anti-inflamatória, antioxidante, imunomoduladora e antitumoral.

O extrato de própolis brasileiro inibe de modo significante as histonas desacetilases (HDACs) e, portanto, acetila a zona CpG e acorda genes supressores de tumor silenciados pelo processo carcinogênico. O extrato de própolis diminui significantemente a viabilidade de células Neuro2a do tumor cerebral parando o ciclo celular na fase M. A teofilina, ativador da HDAC, inibe este efeito (Ishiai, 2014).

Extrato etanólico da própolis vermelha do Brasil provoca apoptose em células MCF-7 do câncer de mama humano por estresse do retículo endoplasmático (Kamiya, 2012).

Os produtos derivados do mel induzem apoptose, *in vitro*, em várias linhagens transformadas, incluindo câncer renal, pulmonar, fígado, próstata, bexiga e neoplasias linfoides. São úteis especialmente no câncer de mama e prostático (Premratanachai, 2014).

O mel pode ser utilizado como adoçante.

Antioxidantes da dieta *versus* suplementos antioxidantes

Foram usados 1.499 casos de câncer de próstata e 1112 controles da população da Suécia para estudo *case-control*, onde se dosou no sangue a capacidade antioxidante total. Nesta população o café compreende 62% da ingestão de antioxidantes da dieta, chá 2%, berries 4%, chocolate 2% e batata cozida 2%. Na população em geral 19% tomavam multivitamínicos e 13% vitamina C de modo regular.

Para a ingestão de suplementos antioxidantes encontrou-se associação positiva com o câncer prostático, total, avançado, localizado, alto grau e baixo grau comparando usuários com não usuários. Os ORs foram ajustados para câncer de próstata total: 1,37, 95%CI 1,08-1,73; avançado: 1,51, 95%CI 1,11-2,06, localizado: 1,36. 95%CI 1,06-1,76, alto grau: 1,60, 95%CI 1,06-2,40 e baixo grau: 1,36, 95%CI 1,03-1,81.

Alta ingestão de café (igual ou acima de 6 xícaras ao dia) se associou com possível redução do risco de câncer fatal e redução significante do risco do câncer de alto grau, OR: 0,45 (95%CI: 0,22-0,90). Alta ingestão de chocolate se associou com o risco total, avançado, localizado e baixo grau da doença, OR ajustado para total: 1,43, 95%CI 1,12-1,82, avançado: 1,40, 95%CI 1,01-1,96, localizado: 1,43, 95%CI 1,08-1,88 e baixo grau: 1,41, 95%CI 1,03-1,93.

A ingestão de antioxidantes de todos os alimentos e das frutas e vegetais separadamente não se associaram com o aumento do risco de câncer de próstata. Entretanto, a ingestão de suplementos se associou positivamente com o risco de câncer de próstata e a maior gravidade do câncer.

Conclusão, a ingestão de antioxidantes da dieta não aumenta o risco de câncer de próstata, entretanto os suplementos antioxidantes provocam drástico aumento do risco e da gravidade da doença (Russnes, 2016).

O mate é um poderoso antioxidante. Existe forte associação entre a alta ingestão do mate dos gaúchos (*Ilex paraguariensis*) morno, mas não muito quente com a baixa incidência de câncer de mama. Comparou-se 572 pacientes portadoras de câncer de mama com 889 controles utilizando questionário alimentar em estudo tipo *case-control*. O mais alto consumo de mate comparado com o mais baixo se correlacionou de modo robusto com a diminuição do risco de câncer de mama e importante de modo independente da ingestão de carotenoides, vitamina C, vitamina E, flavonoides e glutationa reduzida (Ronco, 2016).

Carotenoides e retinol são marcadores da ingestão de frutas e vegetais e possuem propriedades antinflamatórias e antioxidantes. Analisou-se meta-análise de 18 estudos prospectivos que incluiu 3.603 casos onde foi dosada no sangue a concentração de carotenoides (alfacaroteno, betacaroteno, carotenoides total) e retinol. Somente incluíram-se as pessoas que não estavam ingerindo suplementos. Verificou-se que a concentração sanguínea de carotenoides e retinol foi inversamente associada ao risco e mortalidade por câncer pulmonar. O risco relativo (RR) foi 0,66 para o alfacaroteno, 0,84 para o betacaroteno, 0,66 para os carotenoides totais e 0,81 para o retinol. Pessoas com as maiores concentrações de carotenoides totais e retinol apresentaram risco relativo (RR) 19% e 34% menores, respectivamente, para o câncer de pulmão, quando comparadas com as de mais baixas concentrações, isto é, houve efeito dose-resposta. Na análise por sexo as conclusões somente foram válidas para os homens. Os carotenoides mais protetores foram o betacaroteno, licopeno e betacriptoxantina.

Conclusão: altas concentrações de vários carotenoides e retinol obtidos da alimentação estão associadas com menor risco de câncer de pulmão (Abar, 2016).

Devemos atentar ao fato que as concentrações de carotenoides e retinol simplesmente são marcadores da alta ingestão de frutas e vegetais. Frutas e vegetais, além dos carotenoides e do retinol, possuem muitos elementos químicos nutricionais carcinostáticos os quais podem muito bem diminuir o risco do câncer pulmonar.

Dois trabalhos famosos ATBC e CARET mostraram aumento do risco de câncer de pulmão com altas doses de suplementos de betacaroteno e retinol entre os fumantes (Omenn, 1996; Albanes, 1996; Virtamo, 2003). Este aumento do risco está relacionado a atividade pró-oxidante das altas doses do betacaroteno e retinol administrados. Nestes trabalhos o suplemento era 5 a 10 vezes maior que a ingestão da dieta e sabe-se que o excesso de antioxidante funciona como oxidante e ainda os pacientes eram fumantes. Para aqueles que conhecem um pouco de bioquímica, o desenho dos dois trabalhos já anunciava o desenlace: maior risco de câncer de pulmão. Foi uma desumanidade para não falar em crime.

Vitamina B_{12} e ácido fólico

Os médicos em geral acreditam que estas vitaminas não devem ser prescritas no câncer. Sério engano.

A síntese e reparo de DNA é uma função bem conhecida do ácido fólico. A deficiência de folato, e possivelmente deficiências de vitamina B12 e B6, estão relacionadas ao câncer por meio da incorporação de uracila, ao invés da base apropriada, no DNA humano, resultando em quebras cromossômicas (Ames, 2001).

Um pequeno estudo forneceu algumas evidências de uma relação modesta entre a ingestão de vitaminas B e a diminuição do câncer cervical (Alberg, 2001).

Estudo de caso-controle entre mulheres havaianas sugeriu papel protetor para as vitaminas do complexo B no câncer cervical, devido à redução nas lesões cervicais pré-malignas com alta ingestão de nutrientes (Hernandez, 2003).

Slattery relatou que a alta ingestão de folato, vitamina B6 e vitamina B12 está associada a uma redução de 30% a 40% no risco de câncer de cólon entre aqueles com o genótipo TT em relação àqueles com o genótipo CC e baixa ingestão (Slarttery, 1999).

Outros dados dos participantes do Estudo de Saúde dos Médicos e do Estudo de Acompanhamento de Profissionais de Saúde indicaram que uma interação entre o genótipo MTHFR variante e o risco de câncer colorretal era aparente, mas para a variante da metionina sintase, apenas uma diminuição não significativa foi observada.

Nenhuma relação foi observada entre a vitamina B12 e qualquer genótipo variante. No geral, as diferenças observadas em relação ao genótipo, ingestão de micronutrientes e câncer colorretal não são muito fortes. As relações entre a ingestão alimentar, genótipos e certos tipos de câncer são plausíveis; no entanto, o campo da genômica nutricional está em sua infância e mais pesquisas são necessárias para determinar se quaisquer interações observadas são válidas (Ryan-Harshman, 2008).

Em meta-analise de 18 trabalhos verificou-se que alta ingestão de ácido fólico ou alta concentração sérica de piridoxal-5 (forma ativa da vitamina B9) diminui o risco de câncer de pâncreas. Não existe relação com a ingestão de vitamina B12 ou metionina (Wei, 2020).

Trabalho da China mostrou diminuição do risco de câncer de esôfago com todas vitaminas do complexo B, B_1, B_2, B_3, B_5, B_6, B_9 e B_{12}. Estranhamente quano isolou a vitamina B_{12} da estatística encontrou aumento do risco (Ma, 2018). Como já escrevemos a vitamina B_{12} é crucial para o rerparo do DNA.

Tipos de câncer e dieta

Câncer de cérebro

Estudaram-se 129 casos de tumor cerebral confirmados por histologia, 73 gliomas e 56 meningeomas e compararam-se com 258 controles em estudo *case-control*. Analisou-se a ingestão de 57 tipos de alimentos e concluiu-se que o consumo de vegetais frescos, especialmente couve Chinesa e alho (OR = 0,29 para o quartil mais alto comparado com o mais baixo), o consumo de frutas (OR = 0,15), peixe fresco (OR = 0,38) e frango bem passado (OR = 0,16) foram inversamente relacionados com o risco de contrair tumor cerebral. Foi observado que a ingestão de vitamina E e cálcio da dieta possuem efeito protetor. O risco de tumor cerebral aumenta com o consumo de vegetais salgados-picles (OR = 2,54) e peixe salgado (Hu, 1999).

Não se encontrou associação do tumor cerebral com a ingestão de álcool.

Câncer de pulmão

Revisão sistemática e meta-análise de 32 estudos incluindo 12 *cohort* e 20 *case-control* analisou a relação entre a ingestão de laticínios e cálcio sobre o risco de câncer de pulmão. Comparando a mais alta ingestão com a mais baixa mostrou RR de 1,05 (95%CI: 0,84-1,31) e 1.08 (95%CI: 0,80-1,46) para laticínios e leite respectivamente. Os resultados para o consumo de queijo, iogurte e leite de baixo teor de gordura também foram negativos, com RR para o total de derivados do leite e a ingestão total de cálcio de 0,99 (95%CI: 0,70-1,38) e 0,85 (95%CI: 0,63-1,13), respectivamente, isto é, sem associação. O estudo indicou que a ingestão de derivados do leite ou cálcio não se associam estatisticamente com o risco de câncer pulmonar (Yang, 2016).

Foram incluídos 10 estudos *case-control* com 4391casos de câncer de pulmão e 10.324 controles e 6 estudos *cohort* com 4.191 casos da doença e 448.552 controles. O consumo de um ou mais copos de cerveja associou-se com aumento do risco de câncer de pulmão, RR 1,23; 95% intervalo de confiança (95%CI), 1,06-1,41, no homem e na mulher, mas, somente significante nos homens. Ocorreu diminuição do risco com o consumo de menos que 1 taça/dia de vinho (RR, 0,77; 95%CI, 0,59-1,00). O consumo de 1 dose ou mais ao dia de destilados associou-se com o aumento do risco nos homens (RR, 1,33; 95%CI, 1,10-1,62). Não houve associação de destilados com o risco nas mulheres. Não houve interferência no risco, o País, desenho do estudo, tipo histológico do câncer de pulmão e outros faores de ajuste (Chao, 2007).

Câncer de cabeça e pescoço

No norte e parte central da Itália entre 1992 e 1997 estudou-se 512 homens e 86 mulheres com câncer de cavidade oral e faringe. No grupo controle: 1008 homens e 483 mulheres, sem neoplasia. O risco deste câncer caiu pela metade comparando o quintil mais alto com o quintil mais baixo dos alimentos: café, chá, pão branco, frango, peixe, vegetais crus e cozidos, frutas cítricas e óleo de oliva. O risco aumentou com o consumo de carne processada, bolos, doces e manteiga (Franceschi, 1999). Lembremos que o pão branco na Itália é feito com farinha proveniente de trigo não transgênico e com apenas uma gliadina, o mesmo de 2000 anos atrás. Quem bebia uma ou mais taças de vinho ao dia o risco não se alterou (RR, 0,78; 95%CI, 0,60-1,02).

Câncer de mama

Atividade física: Na atividade física recreacional vários estudos mostraram maior risco para o nível mais baixo de atividade.

Leite de vaca: O leite de vaca é rico em estrógenos e IGF-1 e aumenta a proliferação de células MCF-7 do câncer de mama (Nielsen, 2012). Foi mostrado que a caseína do leite aumenta os aminoácidos de cadeia ramificada que provocam no pós-prandial aumento da insulinemia e da geração hepática de IGF-1, ambos carcinocinéticos, ao lado de ativar o proliferativo mTORC1, como já comentamos (Melnik, 2012) Leite de vaca possui beta2 microglobulinas que são mitóticas.

Queijo, manteiga, hambúrguer: Em período de 12 anos a análise de 335.000 mulheres observou 10.062 casos de câncer de mama, positivos para receptores de estrógeno e progesterona. As mulheres que consumiam maior quantidade de gorduras saturadas (queijo, manteiga, hambúrguer) tiveram 28% maior risco de apresentar o câncer quando comparadas com aquelas que ingeriam menores quantidades destes alimentos (Sabina, 2014).

Fibra: Três estudos de meta-análise que analisaram dose-resposta do conteúdo de fibra na dieta (n = 443) mostrou queda de 32% no risco de câncer de mama para cada 10g de fibra ingerida por dia.

Estudo que incluiu 90.534 participantes demonstrou que as mulheres que consumiam dieta com maior teor de fibras no início da idade adulta apresentavam um risco 10 a 20% menor de câncer de mama. E muito importante, a redução do risco era dependente da dose: a cada 10 gramas adicionais diários de fibra reduzia a probabilidade do câncer de mama em 13% (cereais integrais, frutas e vegetais). Alta ingestão de fibras na adolescência protege contra o câncer de mama na fase adulta.

Soja: Ingestão de 13g ao dia de proteína da soja diminui o risco de câncer de mama. O consumo de soja em populações asiáticas diminuiu 29% o risco de câncer de mama, comparando-se o maior com o menor consumo (WCFR, 2010).

Gordura total: Na meta-análise de dose resposta (n = 178) para cada 10g/dia de gorduras totais na dieta aumenta em 19% no risco de câncer de mama. A gordura saturada aumenta a concentração e IGF-1 no soro, que é proliferativo.

Ácidos graxos saturados: Meta-análise de dose resposta (n = 178): 66% de aumento do risco de câncer de mama para cada 10g/dia de ácidos graxos saturados.

Óleo vegetal hidrogenado: 237 mulheres com câncer de mama foram comparadas com 673 mulheres sem câncer de mama em relação aos hábitos alimentares e concluiu-se que as mulheres que ingeriam maior quantidade de óleos vegetais de supermercado e, portanto, hidrogenados artificialmente, apresentaram 75% mais risco de contraírem câncer de mama.

A ação do excesso de estrógenos e IGF-1 exercem sinergismo na promoção do câncer de mama. Ingestão de excesso de gordura aumenta os níveis plasmáticos de IGF-1 e estrógenos (WCRF, 2010).

Fitoestrógenos: A incidência de câncer de mama é baixa nas mulheres asiáticas, residentes no Japão, China e Filipinas, comparadas com as mulheres americanas. Quando as mulheres asiáticas migram para os EUA a incidência se equivale após 2 ou 3 gerações, quando assimilam os mesmos hábitos alimentares que as americanas. As mulheres asiáticas comem mais de 100mg diários de fitoestrógenos e as americanas menos de 5 mg. A principal fonte de fitoestrógenos nas mulheres asiáticas é o feijão de soja coalhado (tofu), sementes de linhaça e de gergelim.

O teor de fitoestrógenos nas mulheres asiáticas é mais elevado no sangue e na urina, em relação às americanas. Quando as mulheres asiáticas têm câncer de mama raramente é invasivo e geralmente têm prognóstico melhor.

O consumo diário de queijo de soja (tofu) e sementes de linhaça trituradas diminui o risco de câncer de mama e próstata sendo ambos de real valor na prevenção e no tratamento dessas doenças (McCann, 2005).

Câncer de próstata

O leite de vaca ativa a via de sinalização mTORc e promove crescimento e proliferação celular neoplásica e supressão da autofagia. O persistente consumo do leite, que é rico em caseína, aumenta a concentração de aminoácidos de cadeia ramificada (BCAAs), os quais provocam aumento da insulinemia e da produção hepática de IGF-1 no pós-prandial. A ingestão de "whey proteins" provoca, em comparação com o leite, maiores elevações de insulinemia e IGF-1, ambos carcinocinéticos. Acresce que o leite vem da vaca no puerpério e assim rico em hormônios sexuais, proliferativos (Melnik, 2012).

Qin em 2004 analisou 47 pesquisas que associavam o leite e derivados com o câncer de próstata. Na meta-análise concluiu que os homens que ingeriam maior quantidade de leite e laticínios apresentaram 68% maior incidência de câncer de próstata em relação aos que consumiam menor quantidade (Qin, 2004).

O mesmo autor comparou 152 médicos com câncer de próstata com 152 médicos sem câncer de próstata e constatou que os médicos com a doença ingeriam maior quantidade de leite e derivados e apresentavam concentração de IGF-1 mais elevada. No final concluiu que o leite aumenta o aparecimento do câncer de próstata devido ao aumento do IGF-1.

Na China, 71% das calorias ingeridas são provenientes dos cereais, produtos da soja, legumes, verduras e frutas e 15% das calorias são provenientes de produtos animais. Nos EUA, 30% das calorias ingeridas são provenientes dos alimentos vegetais e 62% dos alimentos animais, principalmente lácteos e carnes. Na China, ocorrem 1,7 caso de câncer de próstata por 100.000 habitantes e nos EUA ocorrem 104 casos (McCann, 2005).

Na China, 0,3% das calorias provêm do leite, enquanto que nos EUA, 11% das calorias são provenientes do leite. Na China ocorrem 2.4 casos de câncer de próstata, mama e cólon por 100.000 habitantes e nos EUA, 117 casos por 100.000 habitantes (Zhang, 2005).

O autor considera o 17 beta estradiol presente no leite de vaca, carcinogênico para o câncer de próstata. Realmente o leite de vaca contém altos níveis de estrógenos, fator de risco para o câncer de próstata (Qin, 2004). Entretanto, o que pensamos acontecer é o 17 beta estradiol funcionar como carcinocinético e não carcinogênico, o mesmo que acontece com o IGF-1. Ambos aumentam a velocidade de progressão do tumor que fica mais facilmente diagnosticável por imagem e marcadores tumorais.

Três estudos *cohort*, 11 estudos *case-control* e 6 estudos ecológicos investigaram o papel dos legumes. Quatro estudos *cohort*, 4 estudos *case-control* e 2 estudos ecológicos investigaram a soja e seus derivados. A maioria dos estudos mostrou diminuição do risco do câncer de próstata com o aumento da ingestão de legumes. Meta-análise dos *case-control* evidenciou associação de dose-resposta com a ingestão de legumes. Entretanto, as evidências são limitadas que a soja e seus produtos ou os legumes protejam contra o câncer de próstata.

Quatro *case-control* e uma revisão sistemática, totalizando 2.579 pacientes com câncer e 2.277 controles pareados analisaram se as frituras se associavam ao câncer de próstata. Em dois destes estudos, a maior ingestão de alimentos fritos se associou com aumento de 1,3 a 2,3 vezes no risco de câncer de próstata; e os outros não mostraram associação. Entretanto, a meta-análise mostrou que a maior ingestão de frituras se associou com aumento de 35% no risco de câncer de próstata (Lippi, 2015).

Um total de 27 estudos, sendo 12 *cohort* e 15 *case-control*, envolvendo 469.986 participantes e 23.703 casos de câncer de próstata mostrou significativamente que não há associação entre a ingestão de frango e câncer de próstata. A divisão geográfica, Ocidente, Ásia e América do Sul mostrou o mesmo resultado negativo (Peer, 2016).

Não se encontrou associação do câncer de próstata com a ingestão de álcool.

Carcinoma de esôfago – o perigo das frituras, bebidas quentes, maisena contaminada e farinha branca

Quarenta casos com diagnóstico de carcinoma epidermoide de esôfago apresentaram a relação entre a ingestão de alimentos fritos para cozidos: 18:1; enquanto 40 controles sem a doença apresentaram relação: 2:1.

As altas temperaturas das frituras destroem as estruturas quaternárias e terciárias das proteínas, ao lado de provocarem o aparecimento de substâncias carcinogênicas. As altas temperaturas do chimarrão e chá lesam a mucosa da orofaringe e esôfago e provocam inflamação crônica persistente, que pode evoluir para carcinoma epidermoide.

Câncer de esôfago endêmico possui associação positiva e significante com o consumo de maisena (amido do milho). Para o autor, no estômago o ácido linoleico não esterificado contido na maisena pode predispor a carcinogênese esofageal. Encontraram-se altos níveis de ácidos graxos não esterificados, 11 a 42%, nas refeições com maisena ou em pratos preparados com este alimento (Sammon, 1999). Explicação mais convincente é saber que no mundo inteiro é comum a maisena e o milho estarem contaminados com o fungo *Fusarium* moniliforme Sheldon produtor de fumonisinas carcinogênicas (Rumbeiha, 1997). As fumonisinas foram os primeiros inibidores naturais conhecidos da biossíntese dos esfingolípides e a redução de esfingolípides acelera a proliferação mitótica. As fumonisinas FB1, FB2 e FB3 foram encontradas no milho e alimentos feitos com o milho em 19 países, entre eles, Brasil, Argentina e Estados Unidos (Marasas, 1995).

Produtos alimentares à base de milho com altos níveis de fumonisinas são a maisena, o fubá e o núcleo do grão. Nos EUA, o fubá e a maisena foram encontrados contaminados com FB1 em níveis de 0,5 a 2,05 microgramas/g e os grãos de milho 0,14-0,27 micrograma/g. Os flocos de milho, "pops" de milho, salgadinhos de milho, chips de milho e chips de tortilha de pacote não estão contaminados. Pipoca, milho doce e canjica de milho estão esporadicamente contaminados com níveis baixos de fumonisinas, 0,01 a 0,08 micrograma/g (Bullerman, 1996).

Entre 1983 e 1988 foram observadas 744.640 pessoas/ano em relação ao consumo de grãos, batatas, batatas-doce, carne, ovos, frutas, vegetais e álcool. Dosou-se a concentração de nitrito e nitrato nas conservas vegetais (picles) e na água de beber. Houve relação positiva e significante entre a mortalidade por câncer de esôfago e o consumo de maisena e de farinha de trigo refinada. A ingestão de painço e sorgo (milho-zaburro) diminui a mortalidade de modo significante. Comparando o quartil superior com o inferior, o RR foi de 1,4 (95%CI: 1,1-2,0) para maisena e 3,2 (2,5-4,2) para a farinha de trigo refinada. Outros alimentos não contribuíram para o risco de câncer de esôfago (Chen, 1993).

Câncer gástrico

Em meta-análise realizada entre 1980 e 2013 de 39 estudos, sendo 10 estudos *cohort* e 29 *case-control*, comparou-se o nível mais alto de ingestão de laticínios com o nível mais baixo. Concluiu-se que o consumo de leite e derivados apresentou aumento não significante do risco de câncer gástrico. Leite, manteiga e margarina deram os mesmos resultados, mas para o iogurte foi diferente. A ingestão de iogurte diminui o risco de câncer gástrico 0,66 (95%CI: 0,39-1,12) (Sun, 2014).

Na Coreia em estudo *case-control* feito entre 1991 e 1992 verificou-se aumento do risco de câncer gástrico com a maior ingestão de carne grelhada, peixe grelhado, produtos fermentados e salgados de peixes e alimentos cozidos tais como a pasta de soja ensopada. Panqueca de feijão, tofu, couve, espinafre e óleo de gergelim diminuem o risco. Quanto ao método de cozinhar, o mesmo alimento pode aumentar ou diminuir o risco de câncer de estômago. Estranhamente os autores verificaram que as frituras de carne ou peixe se associaram com diminuição do risco, enquanto os cozidos aumentaram o risco. Legumes em conserva (picles) aumentam o risco, enquanto legumes frescos diminuem. Em um estudo de coorte recente em Seul, verduras e alimentos de soja foram associados com diminuição do risco de câncer de estômago. *Case-controle* e estudos de coorte têm relatado que a ingestão de ginseng diminui o risco de câncer gástrico (Ahn, 1997).

Todos os trabalhos que consultamos concordam que as frituras aumentam o risco dos mais variados tipos de câncer.

Foram eleitos 76 estudos *cohort* envolvendo 32.758 casos de câncer gástrico e 6.316.385 participantes para estudar o efeito de da ingestão de 67 fatores da dieta. O maior consumo total de frutas e vegetais verdes (verduras), mas, não o total de vegetais em geral se associa a diminuição do risco de câncer gástrico. Frutas e verduras são fontes ricas em vitamina C, protetora desta doença. O consumo de alimentos salgados aumenta o risco. A cerveja e os destilados aumentam e o vinho diminui o risco quando comparado com o não bebedor.

Análise de dose resposta indicou que o risco de câncer gástrico aumenta 12% para cada 5g/dia de incremento de sal na dieta e aumenta 5% para cada 10g/dia de incremento de álcool. O incremento de 100g/dia de frutos diminui 5% o risco da doença (Fang, 2015).

Câncer colorretal

A atividade física convincentemente protege contra o câncer colorretal e pulmão. Com apenas 60 minutos de atividade física aeróbica ao dia diminui as concentrações séricas de insulina, IGF-1, estrógenos e progesterona ao lado de aumentar drasticamente os níveis de interleucina-6.

O aumento de IL-6 diminui as citocinas inflamatórias, aumenta as citocinas anti-inflamatórias e aumenta a imunidade, tanto a inata (macrófagos, neutrófilos, *natural killer*, células dendríticas) como a adaptativa (linfócitos) (in WCRF, 2007 e 2010).

Estudo *case-control* envolvendo 890 pacientes com câncer colorretal e 890 pacientes sem câncer de mesmo sexo e idade mostrou que a alta ingestão de fosfatidilcolina, glicerofosfocolina e esfingomielina, mas não colina livre ou fosfocolina, diminui o risco de câncer de cólon e retal no homem e na mulher (Lu, 2015). As principais fontes de derivados da colina são ovos, fígado de vaca, fígado de galinha, gérmen de trigo, soja, bacon e carne de porco. Não é por isso que iremos indicar carne de porco ou bacon, que sabidamente são carcinocinéticos ou até carcinogênicos.

Foram incluídos 12 *case-control* e nove estudos *cohort* e concluiu-se que os bebedores de cerveja comparados com os abstêmios de todo tipo de álcool apresentam maior risco de câncer de colorretal, SRR = 1,20, 95%CI, 1,06-1,37, com maior robustez para o reto do que o cólon. Aqueles que ingerem 2 copos ou mais de cerveja o risco aumenta drasticamente, SRR = 1,37, 95%CI 1,26-1,49. Os que bebem moderadamente não aumenta o risco.

A análise de dose-resposta demonstrou que aumento de 1 copo ao dia de cerveja aumenta o risco do câncer colorretal em média 13%, podendo o risco chegar a 21% (Zhang, 2015).

Câncer de pâncreas

Estudo populacional tipo *case-control* foi conduzido na Califórnia entre 1995 e 1999. Utilizaram-se questionários semiquantitativos em 532 casos de câncer de pâncreas e 1.701 controles sem câncer. Compararam-se altos níveis com baixos níveis de ingestão e observou-se associação positiva com: carne de vaca/cordeiro (OR = 2,2), hambúrguer (OR = 1,7), ovo inteiro (OR = 1,6), manteiga (OR = 2,4), gordura total (OR = 1,6), gordura animal (OR = 1,9), gordura saturada (OR = 1,9), gordura monossaturada (OR = 1,3), colesterol da dieta (OR = 1,5) e laticínios em geral. Encontrou-se associação inversa com o grande consumo de frango e peru com OR = 0,7 (Chan, 2007).

Outra meta-análise mais robusta, com 14 estudos *cohort* prospectivos envolvendo 862.680 participantes e 2.212 casos de adenocarcinoma de pâncreas, não suportou a hipótese de o leite ou laticínios, cálcio ou vitamina D estarem associados com o risco da doença. Não houve associação com a ingestão de leite em separado dos laticínios, leite de baixo teor de gordura, leite integral, queijo, queijo cottage, iogurte e sorvete. Não houve associação com a ingestão de cálcio da dieta ou o total de cálcio comparando ingestão superior a 1300mg/dia com ingestão inferior a 500mg/dia. Ingestão maior ou menor de vitamina D também não interferiu no risco.

Cuidado: ingerir não quer dizer absorver e absorver não quer dizer assimilação pelas células alvo.

Carcinoma de tiroide

Em um *case-control* baseado em questionário envolvendo 345 participantes e 284 casos de câncer de tiroide perguntou-se sobre: carne, laticínios, amidos, vegetais, frutas e bebidas. O consumo de vegetais, frutas, peixe fresco de água salgada (fonte de iodo), carne magra e queijo cottage foi fortemente menor nos pacientes que desenvolveram o carcinoma diferenciado de tiroide. O contrário aconteceu com a ingestão de amidos, especialmente o pão branco (Przybylik, 2012).

A deficiência de iodo é fator de risco para câncer de tiroide, particularmente o tipo folicular e possivelmente o anaplástico (Zimmermann, 2015; Choi, 2014).

Alimentos ricos em iodo como peixe e mariscos são protetores em populações com baixa ingestão de iodo. O consumo de alimentos bociogênicos como as crucíferas mostram associação positiva com o risco. O álcool protege. Alto consumo de carne, tais como frango, porco e aves domésticas mostram associação positiva, o que não ocorre com os laticínios. Uso regular de multivitamínicos e dieta rica em nitratos e nitritos mostram associação positiva. Todas essas associações merecem estudos mais profundos.

Linfomas e leucemias linfoides

Entre 1992 e 1995 estudou-se 11.349 residentes em 12 comunidades do Japão e aplicou-se questionário de frequência alimentar para três laticínios: leite, manteiga e iogurte. Os integrantes do estudo foram seguidos por 7 a 10 anos, até 2002. Entre oito tipos comuns de câncer somente os hematopoiéticos foram associados com o consumo de manteiga (HR = 5,11, 95%CI: 1,40-18,62) e de leite (HR = 3,17, 95%CI: 0,99-10,17) de modo independente da idade e sexo. O consumo de leite e manteiga foi associado ao linfoma com significância e robustez estatística: para o leite, HR = 9,86, 95%CI: 1,23-79,19; e para a manteiga, HR = 10,04, 95%CI: 2,39-42,18. O iogurte não interferiu na doença (Matsumoto, 2007).

Em estudo tipo *case-control* comparou-se dois padrões de dieta: a) carne, gordura e doces: alta ingestão de batata frita, carne vermelha, carne processada, pizza, salgadinhos, doces, sobremesas e refrigerantes; e b) frutas, vegetais e amido: alta ingestão de vegetais, frutas, peixe, cereais e amidos. Comparou-se Quartil-4 *versus* Quartil-1 ou ORQ4 *versus* Q1. No grupo A houve aumento significante do risco de linfoma não Hodgkin (ORQ4 *versus* Q1 = 3,6, 95%CI 1,9, 6,8; P trend = 0,0004), de linfoma folicular (ORQ4 *versus* Q1 = 3,1, 95%CI 1,2, 8,0; P trend = 0,01), de linfoma de células B (ORQ4 *versus* Q1 = 3,2, 95%CI 1,1, 9,0; P trend = 0,09) e linfoma de zona marginal (ORQ4 *versus* Q1 = 8,2, 95%CI 1,3, 51,2; P trend = 0,05). Não houve associação com o padrão B de dieta (Ollberding, 2014).

Em estudo envolvendo 603 casos de linfomas não Hodgkin incluindo 218 leucemias linfocíticas crônicas/linfomas linfocíticos pequenos, 146 linfomas foliculares e 105 linfomas difusos de células B grandes e 1007 controles aplicou-se questionário com 128 itens. Os ácidos graxos trans aumentam o risco de linfoma não Hodgkin em 60% [OR = 1,60 para o mais alto *versus* quartil inferior (95%CI = 1,18, 2,15); P-trend = 0,0014] enquanto, os ácidos graxos ômega-3 diminuem o risco, 52% [OR = 0,48 (95%CI = 0,35, 0,65); P-trend < 0.0001]. Não houve associação com a ingestão de gordura total derivada de animais ou de plantas. Para carne processada o risco aumentou, 37% [OR = 1,37 (95%CI = 1,02, 1,83); P-trend = 0,03], para leite desnatado ou não desnatado o risco aumentou, 47% [OR = 1,47 (95%CI = 1,16, 1,88); P-trend = 0,0025], para sorvete rico em gordura o risco aumentou, 4 vezes [OR = 4,03 (95%CI = 2,80, 5,80); P-trend < 0,0001]. A boa notícia veio da ingestão do peixe fresco e frutos do mar em geral com grande diminuição do risco, 39% [OR = 0,61 (95%CI = 0,46, 0,80); P-trend = 0,0025].

Resumindo, dietas ricas em ácidos graxos trans, carnes processadas e laticínios ricos ou pobres em gordura aumentam o risco de linfomas não Hodgkin, enquanto dietas ricas em ácidos graxos ômega-3, peixe fresco e frutos do mar em geral diminuem o risco (Charbonneau, 2013).

Um estudo *cohort* envolvendo 492.186 participantes e 3.611 casos de linfoma não Hodgkin seguido por nove anos analisou a ingestão de carne vermelha, carne processada, peixe, frango, ferro heme, nitrito, nitrato, gordura animal ou proteína. As aminas heterocíclicas, MeIQx (2-amino-3,8-dimethylimidazo[4,5-f]quinoxaline) e DiMeIQx (2-amino-3,4,8-trimethylimidazo[4,-5-f]quinoxaline), formadas na carne bem passada a altas temperaturas (well-done) aumentam o risco de leucemia linfocítica crônica e linfoma de pequenas células quando se compara o quintil superior com o inferior. Neste estudo não houve associação com a ingestão de carne vermelha fresca com quaisquer tipos de linfoma não Hodgkin (Daniel, 2012).

No período de 1996 a 2004, 697 casos de neoplasias linfoides e 3.606 controles sem neoplasia foram incluídos em estudo *case-control* no Instituto do Câncer do Uruguai. Ajustaram-se os participantes do estudo para: sexo, idade, residência, moradia rural/urbana, índice de massa corporal, educação, fumo (maços/ano), ingestão de hortaliças e frutas, consumo de álcool e mate e ingestão calórica total. Os resultados foram apresentados comparando o primeiro com o terceiro tertil. Constatou-se que a carne vermelha (vaca, porco, carneiro) ou a carne total (inclui peixe e frango) ou a carne salgada aumentam 2 vezes e o leite aumenta 4 vezes o risco de linfomas e leucemias linfoides. Interessante foi que o churrasco não aumentou o risco. O vinho reduziu o risco a 1/3, a cerveja triplicou o risco e os destilados não influenciaram. No tertil que ingeriu maior quantidade de frutas o risco foi ¼ menor e os vegetais nada provocaram (De Stefani, 2013).

Um estudo *case-control* envolveu 158 casos de doença de Hodgkin (DH), 429 casos de linfoma não Hodgkin (LNH), 149 casos de mieloma múltiplo (MM), 101 casos de sarcoma de tecido mole (S) e 1.157 controles. Comparando o tertil inferior com o tertil superior concluiu-se: aumento do risco com ingestão de leite para LNH (OR = 1,8) e para S (1,9). Consumo de fígado aumenta o risco de DH (OR = 1,8), LNH (OR = 1,6) e MM (OR = 2,0). Presunto aumenta o risco de DH (OR = 1,7) e manteiga para MM (OR = 2,8). Alto consumo de vegetais verdes diminui o risco de MM (R = 0,4) e alto consumo de grãos integrais diminui o risco LNH (OR = 0,4) e S (OR = 0,2) (Tavani, 1997).

Os lignanos presentes no trigo sarraceno promovem maturação e proliferação de células dendríticas do sangue periférico, o que aumenta a capacidade de fagocitar células cancerosas. Esses lignanos induzem apoptose em células do linfoma humano, linhagem U 937 (Bai, 015).

Meta-análise de estudos observacionais envolvendo 11.271 pacientes com linfoma não Hodgkin concluiu que não há associação entre a ingestão de frango e ovos com esta doença (Dong, 2016).

O consumo total de frutas não foi associado ao risco de linfoma não Hodgkin (NHL) (RR = 1,03, IC de 95%: 0,92-1,16, I^2 = 12,1%, n = 7), leucemia mieloide aguda (RR = 1,23, 95% CI: 0,94-1,61, I^2 = 0%, n = 3), mieloma múltiplo (MM; RR = 1,05, IC 95%: 0,72-1,55, I^2 = 60,0%, n = 4) e linfoma de Hodgkin. No entanto, o consumo de frutas cítricas foi associado a risco reduzido de NHL (RR = 0,85, IC 95%: 0,73-1,00, p = 0,044, I^2 = 0%, n = 6). A ingestão de vegetais foi marginalmente associada com risco reduzido de NHL (RR = 0,89, IC 95%: 0,79-1,00, p = 0,056, I^2 = 16,2%, n = 7), mas não com leucemia mieloide aguda, mieloma múltiplo e linfoma de Hodgkin risco. No entanto, o risco de NHL foi inversamente associado ao consumo de vegetais crucíferos (RR = 0,84, IC 95%: 0,71-1,00, p = 0,047, I^2 = 0%, n = 3). Notavelmente, o consumo combinado de frutas/vegetais foi associado à diminuição do risco de NHL (RR = 0,79, IC de 95%: 0,65-0,96, I^2 = 11,2%, n = 3). Esta meta-análise revela possíveis efeitos protetores; no entanto, confusão e viés de relatório podem ter afetado os resultados (Sergentanis, 2018).

Redução de náuseas e vômitos com dieta na quimioterapia com cisplatina

Estudo piloto com 19 pacientes com câncer recebendo cisplatina receberam uma dieta específica e foram comparados com 19 pacientes também com cisplatina que escolheram a própria dieta. Os pacientes que faziam 3 refeições ao dia constituídas por queijo cottage, suco de maçã, sorvete de baunilha, frutas e vegetais apresentaram menos náuseas e vômitos, ingeriram maior quantidade de comida e foram maiores os escores de bem-estar em relação ao controle (Menashian, 1992).

Conclusão

A maioria dos alimentos disponíveis na Natureza possuem substâncias que ajudam o Homem a permanecer no Planeta, sobrevivendo, vivendo e desfrutando do convívio social. O problema é o próprio Homem que estraga os alimentos, maltratando o solo, usando pesticidas e não sabendo cozinhar.

Referências

Referências com resumos nas bibliotecas do site: www.medicinabiomolecular.com.br

I – Atividade física

1. Blair SN, Cheng Y, Holder JS. Is physical activity or physical fitness more important in defining health benefits? Med Sci Sports Exerc. 33:S379-99;2001.
2. Boule NG, Haddad E, Kenny GP, et al. Effects of exercise on glycemic control and body mass in type 2 diabetes mellitus: a meta-analysis of controlled clinical trials. JAMA. 286:1218-27;2001.
3. Bouillet T, Bigard X, Brami C, et al. Role of physical activity and sport in oncology: scientific commission of the National Federation Sport and Cancer CAMI. Crit Rev Oncol Hematol. 94(1):74-86; 2015.
4. Castell LM, Poortmans JR, Leclercq R, et al. Some aspects of the acute phase response after a marathon race, and the effects of glutamine supplementation. Eur J Appl Physiol. 75:47-53;1997.
5. Corazza MA. Terceira idade e atividade física. São Paulo: Phorte; 2001.
6. Drenth JP, van Uum SH, van Deuren M, et al. Endurance run increases circulating IL-6 and IL-1ra but downregulates ex vivo TNF-alfa and IL-1β production. J Appl Physiol. 79:1497-503;1995.
7. Ekblom B, Lovgren O, Alderin M, et al. Effect of short-term physical training on patients with rheumatoid arthritis: a six-month follow-up study. Scand J Rheumatol. 4:87-91;1975.
8. Fallon KE, Fallon SK, Boston T. The acute phase response and exercise: court and field sports. Br J Sports Med. 35:170-3;2201.
9. Febbraio MA, Pedersen BK. Muscle-derived interleukin-6: mechanisms for activation and possible biological roles. FASEB J. 16:1335-47;2002.
10. Febbraio MA, Steensberg A, Keller C, et al. Glucose investion attenuates interleukin-6 release from contracting skeletal muscle in humans. J Physiol. 549:607-12;2003.
11. Felippe JJr. A medicina 50 anos depois – Advento da Medicina Biomolecular. Vol 1. Ed. Biomolecular, Abril, 2016.
12. Fischer CP, Hiscock NJ, Penkowa M, et al. Supplementation with vitamins C and E inhibits the release of interleukin-6 from contracting human skeletal muscle. J Physiol. 558:633-45;2004.
13. Ford ES. Does exercise reduce inflammation? Physical activity and C-reactive protein among U.S. adults. Epidemiology. 13(5):561-8;2002.
14. Jolliffe JA, Ress K, Taylor RS, et al. Exercise-based rehabilitation for coronary heart disease. Cochrane Database Syst Rev. 4:CD00 1800;2000.
15. Keller C, Steensberg A, Pilegaard H, et al. Transcriptional activation of the IL-6 gene in human contracting skeletal muscle: influence of muscle glycogen content. FASEB J. 15:2748-50;2001.

16. Kim J, Kang M, Lee JS, et al. Fermented and non-fermented soy food consumption and gastric cancer in Japanese and Korean populations: a meta-analysis of observational studies. Cancer Sci. 102(1):231-44;2011.
17. Kohler LN, Garcia DO, Harris RB, et al. Adherence to diet and physical activity cancer prevention guidelines and cancer outcomes: a systematic review. Cancer Epidemiol Biomarkers Prev. 25(7):1018-28;2016.
18. Lacasse Y, Brosseau L, Milne S, et al. Pulmonary rehabilitation for chronic obstructive pulmonary disease. Cochrane Database Syst Rev. 3:CD003793;2002.
19. Matsudo,S M; Matsudo,V K R. Efeitos benéficos da atividade física na aptidão física e saúde mental durante o processo de envelhecimento. Revista Brasileira de atividade física e saúde, São Caetano do sul, nº 2, 2000.
20. Mattusch F, Dufaux B, Heine O, et al. Reduction of the plasma concentration of C-reactive protein following nine months of endurance training. Int J Sports Med. 21:21-4;2000.
21. Nordemar R. Physical training in rheumatoid arthritis: a controlled long-term study. II. Functional capacity and general attitudes. Scand J Rheumatol. 10:25-30;1981.
22. Ostrowski K, Hermann C, Bangash A, et al. A trauma-like elevation in plasma cytokines in humans in response to treadmill running. J Physiol. 508:949-53;1998.
23. Ostrowski K, Rohde T, Asp S, et al. Proand anti-inflammatory cytokine balance in strenuous exercise in humans. J Physiol. 515:287-91;1999.
24. Ostrowski K, Schjerling P, Pedersen BK. Physical activity and plasma interleukin-6 in humans – effect of intensity of exercise. Eur J Appl Physiol. 83:512-5;2000.
25. Pedersen BK, Hoffman-Goetz L. Exercise and the immune system: regulation, integration and adaptation. Physiol Rev. 80:1055-81;2000.
26. Pedersen BK, Steensberg A, Schjerling P. Muscle-derived interleukin-6: possible biological effects. J Physiol. 536:329-37;2001.
27. Pedersen BK, Steensberg A, Fischer C, et al. Searching for the exercise factor: is IL-6 a candidate. J Muscle Res Cell Motil. 24:113-9;2003.
28. Pedersen M, Steensberg A, Keller C, et al. Does the aging skeletal muscle maintain its endocrine function? Exerc Immunol Rev. 10:42-55;2004.
29. Petersen AMW, Pedersen BK. The antinflammatory effect of exercise. J Appl Physiol. 98:1154-62;2205.
30. Piepoli MF, Davos C, Francis DP, Coats AJ. Exercise training meta-analysis of the trials in patients with chronic heart failure (Ex-Tra-MATCH). BMJ. 328:189-95;2004.
31. Pue CA, Mortensen RF, Marsh CB, et al. Acute phase levels of C-reactive protein enhance IL-1 beta and IL-1ra production by human blood monocytes but inhibit IL-1 beta and IL-1ra production by alveolar macrophages. J Immunol. 156:1594-600;1996.
32. Roubenoff R. Exercise and inflammatory disease. Arthritis & Rheumatism (Arthritis Care & Research). 49(2):263-6;2003.
33. Sawada SS, Muto T, Tanaka H, et al. Cardiorespiratory fitness and cancer mortality in Japanese men: a prospective study. Med Sci Sports Exerc. 35(9):1546-50;2003.
34. Schindler R, Mancilla J, Endres S, et al. Correlations and interactions in the production of interleukin-6 (IL-6), IL-1, and tumor necrosis factor (TNF) in human blood mononuclear cells: IL-6 suppresses IL-1 and TNF. Blood. 75:40-7;1990.
35. Starkie RL, Arkinstall MJ, Koukoulas I, et al. Carbohydrate ingestion attenuates the increase in plasma interleukin-6, but not skeletal muscle interleukin-6 mRNA, during exercise in humans. J Physiol. 533:585-91;2001.
36. Starkie R, Ostrowski SR, Jauffred S, et al. Exercise and IL-6 infusion inhibit endotoxin-induced TNF-alfa production in humans. FASEB J. 17:884-6;2003.
37. Steensberg A, Febbraio MA, Osada T, et al. Interleukin-6 production in contracting human skeletal muscle in influenced by pre-exercise muscle glycogen content. J Physiol. 537:633-9;2001.
38. Steensberg A, Keller C, Starkie RL, et al. IL-6 and TNF-alfa expression in, and release from, contracting human skeletal muscle. Am J Physiol Endocrinol Metab. 283:E1272-8;2002.
39. Steensberg A, Fischer CP, Keller C, et al. IL-6 enhances plasma IL-1ra, IL-10, and cortisol in humans. Am J Physiol Endocrinol Metab. 285:E433-7;2003.

II – Sol

40. Bowen EM, Pfeiffer RM, Linet MS, et al. Relationship between ambient ultraviolet radiation and Hodgkin lymphoma subtypes in the United States. Br J Cancer. 114(7):826-31;2016.
41. Cancer Council Australia. Risks and benefits of sun exposure position statement. In: Cancer Council Australia; 2007. http://www.cancer.org.au/content/pdf/Cancer Control Policy/PositionStatements/PS RisksBenefitsSunExposure03May07.pdf. 2007.
42. Freedman DM, Dosemeci M, McGlynn K. Sunlight and mortality form breast, ovarian, colon, prostate and non-melanoma skin cancer: a composite death certificate based case-control study. Occup Environ Med. 59:257-62;2002.
43. Garland FC, Garland CF, Gorham ED, Young JF. Geographic variation in breast cancer mortality in the United States: a hypothesis involving exposure to solar radiation. Prev Med. 19(6):614-22;1990.
44. Gilbert R, Metcalfe C, Oliver SE, et al. Life course sun exposure and risk of prostate cancer: population-based nested case-control study (protect) and meta-analysis. Int J Cancer. 125:1414-23;2009.
45. Gorham ED, Garland FC, Garland CF. Sunlight and breast cancer incidence in the USSR. Int J Epidemiol. 19(4):820-4;1990.
46. John EM, Scwartz GG, Koo J, et al. Sun exposure, vitamin D receptor gene polymorphisms, and breast cancer risk in a multiethnic population. Am J Epidemiol. 166:1409-19;2007.
47. Kricker A, Armstrong BK, Hughes AM, et al. Personal sun exposure and risk of non hodgkin lymphoma: a pooled analysis from the interlymph consortium. Int J Cancer. 122:144-54;2008.
48. Lucas RM, Ponsonby AL, Dear K, et al. Sun exposure and vitamin D are independent risk factors for CNS demyelination. Neurology. 76(6):540-8;2011.
49. Millen AE, Pettinger M, Freudenheim JL, et al. Incident invasive breast cancer, geographic location of residence, and reported average time spent outside. Cancer Epidemiol Biomarkers Prev. 18(2):495-507;2009
50. Hart PH, Gorman S, Finlay-Jones JJ. Modulation of the immune system by UV radiation: more than just the effects of vitamin D? Nat Rev Immunol. 11(9):584-96;2011.
51. Van der Leun JC. The ozone layer. Photodermatol Photoimmunol Photomed. 20:159-62;2004.
52. Van der Rhee HJ, de Vries E, Coebergh JW. Does sunlight prevent cancer? A systematic review. Eur J Cancer. 42(14):2222-32;2006.
53. Van der Rhee H, Coebergh JW, de Vries E. Is prevention of cancer by sun exposure more than just the effect of vitamin D? A systematic review of epidemiological studies. Eur J Cancer. 49(6):1422-36;2013.
54. Zivadinov R, Treu CN, Weinstock-Guttman B, et al. Interdependence and contributions of sun exposure and vitamin D to MRI measures in multiple sclerosis. J Neurol Neurosurg Psychiatry. 84(10):1075-81;2013.

III – Sal na dieta

55. Burney PG, Naild JE, Twirt CH, et al. Effect of changing dietary sodium on the airway response to histamine. Thorax. 44(1):36-41; 1989.
56. Cameron IL, Smith NK, Pool TB, Sparks RL. Intracellular concentration of sodium and other elements as related to mitogenesis and oncogenesis in vivo. Cancer Res. 40(5):1493-500;1980.
57. Cone CD Jr. Variation of the transmembrane potential level as a basicmechanism of mitosis control. Oncology. 24:438-70;1970.
58. Fogarty AW, Lewis SA, McKeever TM, Britton JR. Is higher sodium intake associated with elevated systemic inflammation? A population-based study. Am J Clin Nutr. 89:1901-4;2009.
59. Javaid A, Cushley MJ, Bone MF. Effect of dietary salt on bronchial reactivity to histamine in asthma. Br Med J. 297(6646):454,1988.
60. Juniper EF, Frith PA, Hargreave FE. Airway responsiviness to histamine and methacholine: relationship to minimum treatment to control symptoms of asthma. Thorax. 36(8):575-9;1981.
61. Malzone A, Bottino L, Femiano F, Genttile F. Effetti sul metabolismcellulare e tissutale delle correnti elettriche indotte. Arch Stomatol (Napoli). 30(2):371-82;1989.
62. Marino AA, Iliev IG, Schwalke MA, et al. Association between cell membrane potential and breast cancer. Tumor Biol. 15:82-9;1994.
63. Sodi Pallares D. Lo que he descubierto en el tejido canceroso. México: Graficava Cansacob; 1998.
64. Sodi Pallares D. Magnetoterapia y tratamiento metabolico. México: Grafica Cansacob; 2000.
65. Song EK, Moser DK, Dunbar SB, et al. Dietary sodium restriction below 2 g per day predicted shorter event-free survival in patients with mild heart failure. Eur J Cardiovasc Nurs. 13(6):541-8;2014.

IV – Dieta e nutrientes

66. Adlercreutz H. Can rye intake decrease risk of human breast cancer? Food Nutr Res. Nov 10;54, 2010.
67. Abar L, Vieira AR, Aune D, et al. Blood concentrations of carotenoids and retinol and lung cancer risk: an update of the WCRF-AICR systematic review of published prospective studies. Cancer Med. 5(8):2069-83;2016.
68. Ahn YO. Diet and stomach cancer in Korea. Int J Cancer. Suppl 10:7-9;1997.
69. Akter S, Kashino I, Mizoue T, et al. Coffee drinking and colorectal cancer risk: an evaluation based on a systematic review and meta-analysis among the Japanese population. Jpn J Clin Oncol. 46(8):781-7;2016.
70. Albanes D, Heinonen OP, Taylor PR, et al. Alpha-tocopherol and beta-carotene supplements and lung cancer incidence in the alpha-tocopherol, beta-carotene cancer prevention study: effects of base-line characteristics and study compliance. J Natl Cancer Inst. 88:1560-70;1996.
71. Alisson-Silva F, Kawanishi K, Varki A. Human risk of diseases associated with red meat intake: analysis of current theories and proposed role for metabolic incorporation of a non-human sialic acid. Mol Aspects Med. 51:16-30;2016.
72. Amy Mullee; Dora Romaguera; Jonathan, et al.Association Between Soft Drink Consumption and Mortality in 10 European Countries JAMA Intern Med. September 3, 2019.
73. Awwad HM, Geisel J, Obeid R. The role of choline in prostate cancer. Clin Biochem. 45(18):1548-53;2012.
74. Bai CZ, Ji HJ, Feng ML, et al. Stimulation of dendritic cell maturation and induction of apoptosis in lymphoma cells by a stable lectin from buckwheat seeds. Genet Mol Res. 14(1):2162-75;2015.
75. Bai K, Cai Q, Jiang Y, Lv L. Coffee consumption and risk of hepatocellular carcinoma: a meta-analysis of eleven epidemiological studies. Onco Targets Ther. 9:4369-75;2016.
76. Bohn SK, Blomhoff R, Paur I. Coffee and cancer risk, epidemiological evidence, and molecular mechanisms. Mol Nutr Food Res. 58(5):915-30;2014.
77. Bond P. Regulation of mTORC1 by growth factors, energy status, amino acids and mechanical stimuli at a glance. J Int Soc Sports Nutr. 13:8;2016.
78. Bullerman LB. Occurrence of fusarium and fumonisins on food grains and in foods. Adv Exp Med Biol. 392:27-38;1996.
79. Bravi F, Polesel J, Bosetti C, et al. Dietary intake of selected micronutrients and risk of pancreatic cancer: an Italian case-control study. Ann Oncol. 22:202-6;2011.
80. Caini S, Cattaruzza S, Bendinelli B, et al. Coffee, tea and caffeine intake and the risk of non-melanoma skin cancer: a review of the literature and meta-analysis. Eur J Nutr. 56(1):1-12;2016.
81. Caramia G, Losi G, Frega N, et al. Milk and butter. From the neolithic to the current nutritional aspects. Pediatr Med Chir. 34(6): 266-82;2012.
82. Carrillo C, Cavia Mdel M, Alonso-Torre SR. Antitumor effect of oleic acid; mechanisms of action: a review. Nutr Hosp. 27(6):1860-5;2012.
83. Chan JM, Wang F, Holly EA. Pancreatic cancer, animal protein and dietary fat in a population-based study, San Francisco Bay Area, California. Cancer Causes Control. 18(10):1153-67;2007.
84. Charbonneau B, O'Connor HM, Wang AH, et al. Trans fatty acid intake is associated with increased risk and n3 fatty acid intake with reduced risk of non-hodgkin lymphoma. J Nutr. 143(5):672-81;2013.
85. Chao C. Associations between beer, wine, and liquor consumption and lung cancerrisk: a meta-analysis. Cancer Epidemiol Biomarkers Prev. 16(11):2436-47;2007.
86. Chen F, Cole P, Mi Z, Xing LY. Corn and wheat-flour consumption and mortality from esophageal cancer in Shanxi, China. Int J Cancer. 53(6):902-6;1993.
87. Chen M, Rao Y, Zheng Y, et al. Association between soy isoflavone intake and breast cancer risk for pre- and post-menopausal women: a meta-analysis of epidemiological studies. PLoS One. 9(2):e89288;2014.
88. Chi F, Wu R, Zeng YC, et al. Post-diagnosis soy food intake and breast cancer survival: a meta-analysis of cohort studies. Asian Pac J Cancer Prev. 14(4):2407-12;2013.
89. Choi WJ, Kim J. Dietary factors and the risk of thyroid cancer: a review. Clin Nutr Res. 3(2):75-88;2014.
90. Colangelo LA, Chiu BC, Liu K, et al. IGF-1, IGFBP-3, and nutritionalfactors in young black and white men: the CARDIA Male Hormone Study. Nutr Cancer. 53(1):57-64;2005.
91. Corcelle-Termeau E, Vindeløv SD, Hämälistö S, et al. Excess sphingomyelin disturbs ATG9A trafficking and autophagosome closure. Autophagy. 12(5):833-49;2016.
92. Daniel CR, Sinha R, Park Y, et al. Meat intake is not associated with risk of non-Hodgkin lymphoma in a large prospective cohort of U.S. men and women. J Nutr. 142(6):1074-80;2012.
93. Das S, et al. Beet root juice protects against doxorubicin toxicity in cardiomyocytes while enhancing apoptosis in breast cancer cells. Mol Cell Biochem. Aug 26;2016.
94. De Stefani E, Ronco AL, Boffetta P, Correa P, Barrios E, Acosta G, Mendilaharsu M. Meat, milk and risk of lymphoid malignancies: a case-control study in Uruguay. Nutr Cancer. 65(3):375-83. 2013.
95. Dong JY, Qin LQ. Soy isoflavones consumption and risk of breast cancer incidence or recurrence: a meta-analysis of prospective studies. Breast Cancer Res Treat. Jan;125(2):315-23. 2011.

96. Dong Y, Wu GLack of association of poultry and eggs intake with risk of non-Hodgkin lymphoma: a meta-analysis of observational studies.Eur J Cancer Care (Engl). Jul 13. doi: 10.1111/ecc.12546. 2016.
97. Etminan M, FitzGerald JM, Gleave M, Chambers K. Intake of selenium in the prevention of prostate cancer: a systematic review and meta-analysis. Cancer Causes Control. Nov;16(9):1125-31. 2005.
99. EvensonKR,Stevens J,CaiJ. et al.The effect of cardiorespiratory fitness and obesity on câncer mortality in women and men.Med Sci Sports Exerc. 35:270–277. 9. 2003.
99. Fabiani R, De Bartolomeo A, Rosignoli P, Servili M, Selvaggini R, Montedoro GF, Di Saverio C, Morozzi G. Virgin olive oil phenols inhibit proliferation of human promyelocytic leukemia cells (HL60) by inducing apoptosis and differentiation. J. Nutr.;136:614–619. 2006.
100. Fang X, Wei J,He X, et al . Landscape of dietary factors associated with risk of gastric cancer: A systematic review and dose-response meta-analysis of prospective cohort studies. Eur J Cancer. Dec;51 (18):2820-32. 2015.
101. Farrell SW, Cortese GM, LaMonte MJ, Blair SN. Cardiorespiratory fitness, different measures of adiposity, and cancer mortality in men. Obesity (Silver Spring)15:3140–3149, 2007.
102. Fini L, Hotchkiss E, Fogliano V, Graziani G, Romano M, De Vol EB, Qin H, Selgrad M, Boland CR, Ricciardiello L. Chemopreventive properties of pinoresinol-rich olive oil involve a selective activation of the ATM-p53 cascade in colon cancer cell lines. Carcinogenesis. 2008;29:139–146. J Nutr. Mar;136(3):614-9. 2006.
103. Franceschi S, Favero A, Conti E, Talamini R, Volpe R, Negri E, Barzan L, La Vecchia C. Food groups, oils and butter, and cancer of the oral cavity and pharynx. Br J Cancer. May;80(3-4):614-20. 1999.
104. Galarraga V, Boffetta P. Coffee Drinking and Risk of Lung Cancer-A Meta-Analysis.Cancer Epidemiol Biomarkers Prev. Jun;25(6):951-7. 2016.
105. Gan Y, et al. Association of coffee consumption with risk of colorectal cancer: a meta-analysis of prospective cohort studies. Oncotarget. Apr 7. 2016.
106. Gandhi S, Felini MJ, Ndetan H, Cardarelli K, Jadhav S, Faramawi M, Johnson ES. A pilot case-cohort study of brain cancer in poultry and control workers.Nutr Cancer. 66(3):343-50. 2014.
107. Ghadirian P, Maisonneuve P, Perret C, Kennedy G, Boyle P, Krewski D, Lacroix A. A case-control study of toenail selenium and cancer of the breast, colon, and prostate. Cancer Detect Prev. 2000;24(4):305-13.
108. Goes-Favoni,S.P., Beleia A DP et al. Isoflavonas em produtos comerciais de soja. Ciênc. Tecnol. Aliment., Campinas, 24(4): 582-586, out.-dez. 2004.
109. Hannun YA, Loomis CR, Merrill AH Jr, Bell RM. Sphingosine inhibition of protein kinase C activity and of phorbol dibutyrate binding in vitro and in human platelets.J Biol Chem. Sep 25;261(27):12604-9. 1986.
110. Han J, Talorete TPN, Yamada P, Isoda H. Anti-proliferative and apototic effects of oleuropein and hydroxytyrosol on human breast cancer MCF-7 cells. Cytotechnology. 59:45–53, 2009.
111. Hashim YZ, Rowland IR, McGlynn H, Servili M, Selvaggini R, Taticchi A, Esposto S, Montedoro G, Kaisalo L, Wahala K, Gill CI. Inhibitory effects of olive oil phenolics on invasion in human colon adenocarcinoma cells in vitro. Int. J. Cancer.;122:495–500. 2008.
112. He Q, Wan ZC, Xu XB, Wu J, Xiong GL.Poultry consumption and prostate cancer risk: a meta-analysis. PeerJ. Feb 2;4:e1646. 2016.
113. Hernández ÁR, Boada LD, Mendoza Z, Ruiz-Suárez N, Valerón PF, Camacho M, Zumbado M, Almeida-González M, Henríquez-Hernández LA, Luzardo OP.Consumption of organic meat does not diminish the carcinogenic potential associated with the intake of persistent organic pollutants (POPs). Environ Sci Pollut Res Int. Apr 19. 2015.
114. Hirose K, Tajima K, Hamajima N, Inoue M, Takezaki T, Kuroishi T, Yoshida M, Tokudome S. A large-scale, hospital-based case-control study of risk factors of breast cancer according to menopausal status. Jpn J Cancer Res. Feb;86(2):146-54. 1995.
115. Hu J, La Vecchia C, Negri E, Chatenoud L, Bosetti C, Jia X, Liu R, Huang G, Bi D, Wang C. Diet and brain cancer in adults: a case-control study in northeast China.Int J Cancer. Mar 31;81(1):20-3. 1999.
116. Huang RX, Duan YY, Hu JA. Fish intake and risk of liver cancer: a meta-analysis. PLoS One. Jan 23;10(1). 2015.
117. Hurst R, Hooper L, Norat T, Lau R, Aune D, Greenwood DC, Vieira R, Collings R, Harvey LJ, Sterne JA, Beynon R, Savović J, Fairweather-Tait SJ. Selenium and prostate cancer: systematic review and meta-analysis. Am J Clin Nutr. Jul;96(1):111-22. 2012.
118. IARC-1. IARC Monographs on the Evaluation of Carcinogenic Risks to Humans, Vol 100, A Review of Human Carcinogens. Lyon, France: International Agency for Research on Cancer; 2011. http://monographs. iarc.fr/ENG/Monographs/PDFs/index. php.
119. IARC-2. Preamble to the IARC Monographs. Lyon, France: International Agency for Research on Cancer; 2006. http://monographs.iarc.fr/ENG/Preamble/index.php. Accessed November 2, 2011.
120. Jansson B. Potassium, sodium, and cancer: a review.J Environ Pathol Toxicol Oncol. 1996;15(2-4):65-73.
121. Jansson B. Dietary, total body, and intracellular potassium-to-sodium ratios and their influence on cancer.Cancer Detect Prev.14(5):563-5. 1990.
122. Morgan G, Wardt R & Barton M. The contribution of cytotoxic chemotherapy to 5-year survival in adult malignancies. Clinical Oncology 16:549-560. 2004.
123. Ishiai S, Tahara W, Yamamoto E, Yamamoto R, Nagai K. Histone deacetylase inhibitory effect of Brazilian propolis and its association with the antitumor effect in Neuro2a cells. Food Sci Nutr. Sep;2(5):565-70. 2014.
124. Jiang W, Wu Y, Jiang X. Coffee and caffeine intake and breastcancer risk: an updated dose-response meta-analysis of 37 published studies. Gynecol Oncol. Jun;129(3):620-9. 2013.
125. Jiang PY, Jiang ZB, Shen KX, Yue Y. Fish intake and ovarian cancer risk: a meta-analysis of 15 case-control and cohort studies.PLoS One. Apr 14;9(4):e94601. 2014.
126. Kadio B, Yaya S, Mesenge C. et al. Calcium role in human carcinogenesis: a comprehensive analysis and critical review of literature. Cancer Metastasis Rev. Aug 11. 2016.
127. Kaewpitoon N et al . Review and Current Status of Opisthorchis viverrini Infection at the Community Level in Thailand. Asian Pac J Cancer Prev. 16(16):6825-30. 2015.
128. Kamiya T, Nishihara H, Hara H, Adachi T. Ethanol extract of Brazilian red propolis induces apoptosis in human breast cancer MCF-7 cells through endoplasmic reticulum stress. J Agric Food Chem. Nov 7;60(44):11065-70. 2012.
129. Kapadia GJ, Tokuda H, Konoshima T, Nishino H. Chemoprevention of lung and skin cancer by Beta vulgaris (beet) root extract. Cancer Lett. 1996 Feb 27;100(1-2):211-4.
130. Kazimierczak R, et al. Beetroot (Beta vulgaris L.) and naturally fermented beetroot juices from organic and conventional production: metabolomics, antioxidant levels and anticancer activity. J Sci Food Agric. Oct;94(13):2618-29. 2014.
131. Keum N, Lee DH, Marchand N, Oh H, Liu H, Aune D, Greenwood DC, Giovannucci EL.Egg intake and cancers of the breast, ovary

and prostate: a dose-response meta-analysis of prospective observational studies.Br J Nutr. Oct 14;114(7):1099-107. 2015.
132. Kerimi A, Williamson G. The cardiovascular benefits of dark chocolate. Vascul Pharmacol. Aug;71:11-5. 2015.
133. Kitatani K, Taniguchi M, Okazaki T. Role of Sphingolipids and Metabolizing Enzymes in Hematological Malignancies.Mol Cells. Jun;38(6):482-95. 2015.
134. Ko HJ, Youn CH, Kim HM, Cho YJ, Lee GH, Lee WK. Dietary magnesium intake and risk of cancer: a meta-analysis of epidemiologic studies.Nutr Cancer.;66(6):915-23. 2014.
135. Kuchta-Noctor AM, Murray BA, Stanton C, Devery R, Kelly PM. Anticancer Activity of Buttermilk Against SW480 Colon Cancer Cells is Associated with Caspase-Independent Cell Death and Attenuation of Wnt, Akt, and ERK Signaling.Nutr Cancer. Jul 29:1-13. 2016.
136. Laukkanen JA, Pukkala E, Rauramaa R et al. Cardiorespiratory fitness, lifestyle factors and cancer risk and mortality in Finnish men. Eur J Cancer; 46: 355–363. 2010.
137. Li Y, Duan S, Jia H, Bai C, Zhang L, Wang Z.Flavonoids from tartary buckwheat induce G2/M cell cycle arrest and apoptosis in human hepatoma HepG2 cells. Acta Biochim Biophys Sin (Shanghai). Jun;46(6):460-70. 2014.
138. Lippi G, Mattiuzzi C. Fried food and prostate cancer risk: systematic review and meta-analysis.Int J Food Sci Nutr. 66(5):587-9. 2015.
139. Li P, Xu J, Shi Y, Ye Y, Chen K, Yang J, Wu Y. Association between zinc intake and risk of digestive tract cancers: a systematic review and meta-analysis. Clin Nutr. Jun;33(3):415-20. 2014.
140. Liu J, Shen B, Shi M, Cai J. Higher Caffeinated Coffee Intake Is Associated with Reduced Malignant Melanoma Risk: A Meta-Analysis Study. PLoS One. Jan 27;11(1). 2016.
141. Liu H, Hu GH, Wang XC, Huang TB, Xu L, Lai P, Guo ZF, Xu YF. Coffee consumption and prostate cancer risk: a meta-analysis of cohort studies. Nutr Cancer. 67(3):392-400. 2015.
142. Lu MS, Fang YJ, Pan ZZ, Zhong X, Zheng MC, Chen YM, Zhang CX. Choline and betaine intake and colorectal cancerrisk in Chinese population: a case-control study. PLoS One. Mar18;10(3): e0118661. 2015.
143. Marasas WF. Fumonisins: their implications for human and animal health.Nat Toxins. 3(4):193-8; discussion 221. 1995.
144. Matsumoto M, Ishikawa S, Nakamura Y, Kayaba K, Kajii E. Consumption of dairy products and cancer risks.J Epidemiol. Mar;17(2): 38-44. 2007.
145. Maxim LD, Harrington L. A review of the Food and Drug Administration risk analysis for polychlorinated biphenyls in fish. Regul Toxicol Pharmacol. Jun;4(2):192-219. 1984.
146. McCann, MJ e col. Role of Mammalian Lignans in the Prevention and Treatment of Prostate Cancer. Nutrition and Cancer. An International Journal. Vol 52, n. 1. 2005.
147. Medina E, de Castro A, Romero C, Brenes M. Comparison of the concentrations of phenolic compounds in olive oils and other plant oils: correlation with antimicrobial activity. J. Agric. Food Chem. 54:4954–4961.2006.
148. Melnik BC, John SM, Carrera-Bastos P, Cordain L. The impact of cow's milk-mediated mTORC1-signaling in the initiation and progression of prostate cancer. Nutr Metab (Lond). Aug 14;9(1):74.2012.
149. Melnik BC. Milk--A Nutrient System of Mammalian Evolution Promoting mTORC1-Dependent Translation. Int J Mol Sci. Jul 27;16(8):17048-87. 2015.
150. Melnik BC and Schmitz G. Milk consumption during pregnancy increases birth weight, a risk factor for the development of diseases of civilization. J Transl Med. Jan 16;13:13. 2015.
151. Menashian L, Flam M, Douglas-Paxton D, Raymond J. Improved food intake and reduced nausea and vomiting in patients given a restricted diet while receiving cisplatin chemotherapy. J Am Diet Assoc. Jan;92(1):58-61. 1992.
152. Menendez JA, Vazquez-Martin A, Oliveras-Ferraros C, Garcia-Villalba R, Carrasco Pancorbo A, Fernandez-Gutierez A, Segura-Carretero A. Analysing effects of extra-virgin olive oil polyphenols on breast cancer-associated fatty acid synthase protein expression using reverse-phase protein microarrays. Int. J. Mol. Med.22:433–439. 2008.
153. Menendez JA, Vazquez-Martin A, Oliveras-Ferraros C, Garcia-Villalba R, Carrasco Pancorbo A, Fernandez-Gutierrez A, Segura-Carretero A. Extra-virgin olive oil polyphenolics inhibit HER2 (erbB-2)-induced malignant transformation in human breast epithelial cells: Relationship between the chemical structures of extra-virgin olive oil secoiridoids and lignans and their inhibitory activities on the tyrosine kinase activity of HER2. Int. J. Oncol.;34:43–51. 2009.
154. Michikawa T et al. Seaweed consuption and the risk of thyroid câncer in women The Japan Health Center-based Prospective Study. Eur J Prev. may, 21(3):254-60,2012.
155. Mofid B, Rezaeizadeh H, Termos A, et al. Effect of Processed Honey and Royal Jelly on Cancer-Related Fatigue: A Double-Blind Randomized Clinical Trial. Electron Physician. Jun 25;8(6):2475-82. 2016.
156. Muka T, Kraja B, et al. Dietary mineral intake and lung cancer risk: the Rotterdam Study. Eur J Nutr. 2016 Apr 12.
157. Nachman KE, Baron PA, Raber G, Francesconi KA, Navas-Acien A, Love DC. Roxarsone, inorganic arsenic, and other arsenic species in chicken: a U.S.-based market basket sample.Environ Health Perspect. Jul;121(7):818-24. 2013.
158. Nie K, Xing Z, Huang W, Wang W, Liu W. Coffee intake and risk of pancreatic cancer: an updated meta-analysis of prospective studies. Minerva Med. Aug;107(4):270-8. 2016.
159. Nielsen TS, Andersen C, Sejrsen K, Purup S. Proliferative effect of whey from cows' milk obtained at two different stages of pregnancy measured in MCF-7 cells.J Dairy Res. Feb;79(1):33-8. 2012.
160. Obeid LM, Linardic CM, Karolak LA, Hannun YA. Programmed cell death induced by ceramide.Science. Mar 19;259(5102):1769-71. 1993.
161. Omenn, G. S., G. E. Goodman, M. D. Thornquist, J. Balmes, M. R. Cullen, A. Glass, et al. Risk factorsfor lung cancer and for intervention effects in CARET, the Beta-Carotene and Retinol Efficacy Trial. J. Natl. Cancer Inst. 88:1550–1559. 1996.
162. O'Sullivan TA, Hafekost K, Mitrou F, Lawrence D. Food sources of saturated fat and the association with mortality: a meta-analysis. Am J Public Health. Sep;103(9):e31-42. 2013.
163. Qin N, et col. Milk Consumption is a risk factor for prostate cancer: meta –analysis of case-control studies. Nutrition and Cancer. An International Journal. Vol.48, n.1, 2004.
164. Qu X, Jin F, Hao Y, Zhu Z, Li H, Tang T, Dai K. Nonlinear association between magnesium intake and the risk of colorectal cancer. Eur J Gastroenterol Hepatol. Mar;25(3):309-18. 2013.
165. Premratanachai P, Chanchao C. Review of the anticancer activities of bee products. Asian Pac J Trop Biomed. May;4(5):337-44. 2014.
166. Przybylik-Mazurek E, Hubalewska-Dydejczyk A, Kuźniarz-Rymarz S, Kieć-Klimczak M, Skalniak A, Sowa-Staszczak A, Gołkowski F, Kostecka-Matyja M, Pach D. Dietary patterns as risk factors of differentiated thyroid carcinoma.Postepy Hig Med Dosw (Online). Jan 10;66:11-5. 2012.
167. Psaltopoulou T, Kosti RI, Haidopoulos D, Panagiotakos DB. Olive oilintake is inversely related to cancer prevalence: a systematic re-

view and a meta-analysis of 13,800 patients and 23,340 controls in 19 observational studies. Lipids Health Dis. Jul 30;10:127. 2011.
168. Qin LQ, Xu JY, Wang PY, Hoshi K. Soyfood intake in the prevention of breast cancer risk in women: a meta-analysis of observational epidemiological studies. J Nutr Sci Vitaminol (Tokyo). Dec;52(6):428-36. 2006.
169. Qu XL, Fang Y, Zhang M, Zhang YZ. Phytoestrogen intake and risk of ovarian cancer: a meta- analysis of 10 observational studies. Asian Pac J Cancer Prev. 15(21):9085-91. 2014.
170. Ran HQ, Wang JZ, Sun CQ. Coffee Consumption and Pancreatic Cancer Risk: An Update Meta-analysis of Cohort Studies. Pak J Med Sci. Jan-Feb;32(1):253-9. 2016.
171. Rani R, Kansal VK, Kaushal D, De S. Dietary intervention of cow ghee and soybean oil on expression of cell cycle and apoptosis related genes in normal and carcinogen treated rat mammary gland. Mol Biol Rep. Jun; 38(5):3299-307. 2011.
172. Remnant J, Adams J. The nutritional content and cost of supermarket ready-meals. Cross-sectional analysis. Appetite. Sep;92:36-42. 2015.
173. Richman EL, Kenfield SA, Stampfer MJ, Giovannucci EL, Zeisel SH, Willett WC, Chan JM. Choline intake and risk of lethal prostate cancer: incidence and survival. Am J Clin Nutr. Oct;96(4):855-63. 2012.
174. Ronco AL, Stefani ED, Mendoza B, Vazquez A, Abbona E, Sanchez G, Rosa AD. Mate and Tea Intake, Dietary Antioxidants and Risk of Breast Cancer: a Case-Control Study. Asian Pac J Cancer Prev. 17(6):2923-33. 2016.
175. Rumbeiha WK, Oehme FW. Fumonisin exposure to Kansans through consumption of corn-based market foods.Vet Hum Toxicol. Aug;39(4):220-5. 1997.
176. Russnes KM, et al .Total antioxidant intake and prostate cancer in the Cancer of the Prostate in Sweden (CAPS) study. A case control study.BMC Cancer. Jul 11;16:438. 2016.
177. Sabina Sieri et al. "Dietary Fat Intake and Development of Specific Breast Cancer Subtypes." JNCI J Natl Cancer Inst. First online: April 9, 2014.
178. Sammon AM. Maize meal, non-esterified linoleic acid, and endemic cancer of the esophagus--preliminary findings. Prostaglandins Other Lipid Mediat. May;57(2-3):167-71. 1999.
179. Sánchez-Zamorano LM, Flores-Luna L, Angeles-Llerenas A, et al. The Western dietary pattern is associated with increased serum concentrations of free estradiol in postmenopausal women: implications for breast cancer prevention.Nutr Res. Aug;36(8):845-54. 2016.
180. Sawada SS, Muto T, Tanaka H et al. Cardiorespiratory fitness and cancer mortality in Japanese men: a prospective study. Med Sci Sports Exerc; 35: 1546–1550. 8. 2003.
181. Sergentanis TN, Psaltopoulou T, Ntanasis-Stathopoulos I, et al. Consumption of fruits, vegetables, and risk of hematological malignancies: a systematic review and meta-analysis of prospective studies. Leuk Lymphoma. Feb;59(2):434-447, 2018.
182. Schmid D and Leitzmann M.F. Cardiorespiratory fitnessaspredictorofcancer mortality: a systematic review and meta-analysis. Annals of Oncology 26: 272–278, 2015.
183. Si R, Qu K, Jiang Z, et al. Egg consumption and breast cancer risk: a meta-analysis. Breast Cancer. May;21(3):251-61. 2014.
184. Song J, Su H, Wang BL, Zhou YY, Guo LL. Fish consumption and lung cancer risk: systematic review and meta-analysis.Nutr Cancer.66(4):539-49. 2014.
185. Song M, Fung TT, Hu FB, Willett WC, Longo VD, Chan AT, Giovannucci EL. Association of Animal and Plant Protein Intake With All-Cause and Cause-Specific Mortality.JAMA Intern Med. Aug 1. doi: 10.1001. 2016.
186. Sun Y, Lin LJ, Sang LX, Dai C, Jiang MZ, Cheng CQ. Dairy product consumption and gastric cancer risk: a meta-analysis.World J Gastroenterol. Nov 14;20(42):15879-98. 2014.
187. Takata Y, Kristal AR, King IB, Song X, et al. Serum selenium, genetic variation in selenoenzymes, and risk of colorectal cancer: primary analysis from the Women's Health Initiative Observational Study and meta-analysis. Cancer Epidemiol Biomarkers Prev. Sep;20(9):1822-30. 2011.
188. Tavani A, Negri E, Franceschi S, Talamini R, La Vecchia C. Coffee consumption and risk of non-Hodgkin's lymphoma. Eur J Cancer Prev. Jul;3(4):351-6. 1994.
189. Tavani A, Pregnolato A, Negri E, Franceschi S, Serraino D, Carbone A, La Vecchia C. Diet and risk of lymphoid neoplasms and soft tissue sarcomas. Nutr Cancer.;27(3):256-60. 1997.
190. Thomopoulos TP, et al. Maternal and childhood consumption of coffee, tea and cola beverages in association with childhood leukemia: a meta-analysis.Cancer Epidemiol. Dec;39(6):1047-59. 2015.
191. Trock BJ, Hilakivi-Clarke L, Clarke R. Meta-analysis of soy intake and breast cancer risk. J Natl Cancer Inst. Apr 5;98(7):459-71. 2006.
192. Tse G, Eslick GD. Egg consumption and risk of GI neoplasms: dose-response meta-analysis and systematic review. Eur J Nutr. Oct;53(7):1581-90. 2014.
193. Turck D.Cow's milk and goat's milk.World Rev Nutr Diet. 2013; 108:56-62.
194. Vinceti M, Dennert G, Crespi CM, Zwahlen M, Brinkman M, Zeegers MP, Horneber M, D'Amico R, Del Giovane C. Selenium for preventing cancer. Cochrane Database Syst Rev. Mar 30;(3): CD005195. 2014.
195. Virtamo, J., P. Pietinen, J. K. Huttunen, P. Korhonen, et al.. Incidence of cancer and mortality following alpha-tocopherol and beta-carotene supplementation: a postintervention follow-up. JAMA 290:476–485. 2003.
196. Xie Y, Huang S, He T, Su Y. Coffee consumption and risk of gastric cancer: an updated meta-analysis. Asia Pac J Clin Nutr.;25(3):578-88. 2016.
197. Xin Y, Li XY, Sun SR, Wang LX, Huang T. Vegetable OilIntake and Breast Cancer Risk: a Meta-analysis. Asian Pac J Cancer Prev. 16(12):5125-35. 2015.
198. Yan L, Spitznagel EL, Bosland MC. Soy consumption and colorectal cancer risk in humans: a meta-analysis. Cancer Epidemiol Biomarkers Prev. Jan;19(1):148-58. 2010.
199. Yang Y, Wang X, Yao Q, Qin L, Xu C. Dairy Product, Calcium Intake and Lung Cancer Risk: A Systematic Review with Meta-Analysis. Sci Rep. Feb 15;6:20624. 2016.
200. Yu XF, Zou J, Dong J. Fish consumption and risk of gastrointestinal cancers: a meta-analysis of cohort studies. World J Gastroenterol. Nov 7;20(41):15398-412. 2014.
201. WCRF. World Cancer Research Fund. Continuous Update Project – *Breast Cancer 2010 Report*.
202. WCRF. World Cancer Research Fund/American Institute for Cancer Research. Food, Nutrition, Physical Activity and Prevention of Cancer: a global perspective. Washington, DC: AICR, page 39. 2007.
203. Wang ZH, Gao L, Li YY, Zhang Z, Yuan JM, Wang HW, Zhang L, Zhu L. Induction of apoptosis by buckwheat trypsin inhibitor in chronic myeloid leukemia K562 cells. Biol Pharm Bull. Apr;30(4): 783-6. 2007.
204. Wolk A. Potential health hazards of eating red meat. J Intern Med. Sep 6. 2016.

205. Wu S, Liang J, Zhang L, Zhu X, Liu X, Miao D. Fishconsumption and the risk of gastric cancer: systematic review and meta-analysis. BMC Cancer. Jan 20;11:26. 2011.
206. Wu S, Feng B, Li K, Zhu X, Liang S, Liu X, Han S, Wang B, Wu K, Miao D, Liang J, Fan D. Fishconsumption and colorectal cancerrisk in humans: a systematic review and meta-analysis. Am J Med. Jun;125(6):551-9.e5. 2012.
207. Wu SH, Liu Z. Soy food consumption and lung cancer risk: a meta-analysis using a common measure across studies. Nutr Cancer. 65(5):625-32. 2013.
208. Wu AH, Yu MC, Tseng CC, Pike MC. Epidemiology of soy exposures and breast cancer risk. Br J Cancer. Jan 15;98(1):9-14. 2008.
209. Zaheer K, Humayoun Akhtar M An updated review of dietary isoflavones: Nutrition, processing, bioavailability and impacts on human health. Crit Rev Food Sci Nutr. Apr 13;57(6):1280-1293. 2017.
210. Zimmermann LT, Santos DB, Naime AA, Leal RB, Dórea JG, Barbosa F Jr, Aschner M, Rocha JB, Farina M. Comparative study on methyl- and ethylmercury-induced toxicity in C6 glioma cells and the potential role of LAT-1 in mediating mercurial-thiol complexes uptake. Neurotoxicology. Sep;38:1-8. 2013.
211. Zimmermann MB, Galetti V. Iodine intake as a risk factor for thyroid cancer: a comprehensive review of animal and human studies. Thyroid Res. Jun 18;8:8. 2015.
212. Zeng FF, Xu CH, Liu YT, Fan YY, Lin XL, Lu YK, Zhang CX, Chen YM. Choline and betaine intakes are associated with reduced risk of nasopharyngeal carcinoma in adults: a case-control study. Br J Cancer. Feb 4;110(3):808-16. 2014.
213. Zhang C, Zhong M. Consumption of beer and colorectal cancer incidence: a meta-analysis of observational studies. Cancer Causes Control. Apr;26(4):549-60. 2015.
214. Zhang CX, Pan MX, Li B, Wang L, Mo XF, Chen YM, Lin FY, Ho SC. Choline and betaine intake is inversely associated with breast cancerrisk: a two-stage case-control study in China. Cancer Sci. Feb;104(2):250-8. 2013.
215. Zhang, J; Kesteloot, H. Milk Consumption in Relation to Incidence of Prostate, Breast, Colon and Rectal Cancers: is there na independent effect? Nutrition and Cancer- An Internacional Journal, vol.53, n.1,2005.
216. Zhang GQ, Chen JL, Liu Q, Zhang Y, Zeng H, Zhao Y. Soy Intake Is Associated With Lower Endometrial Cancer Risk: A Systematic Review and Meta-Analysis of Observational Studies. Medicine (Baltimore). Dec;94(50):e2281. 2015.
217. Zhang M, Wang K, Chen L, Yin B, Song Y.Is phytoestrogen intake associated with decreased risk of prostate cancer? A systematic review of epidemiological studies based on 17,546 cases.Andrology. Jul;4(4):745-56. 2016.
218. Zheng JS, Hu XJ, Zhao YM, Yang J, Li D. Intake of fish and marine n-3 polyunsaturated fatty acids and risk of breast cancer: meta-analysis of data from 21 independent prospective cohort studies.BMJ. Jun 27;346:f3706. 2013.
219. Zhuo H, Smith AH, Steinmaus C. Selenium and lung cancer: a quantitative analysis of heterogeneity in the current epidemiological literature. Cancer Epidemiol Biomarkers Prev. May;13(5):771-8. 2004.

Vitamina B$_{12}$ e ácido fólico

220. Alberg AJ, Selhub J, Shah KV. The risk of cervical cancer in relation to serum concentrations of folate, vitamin B12, and homocysteine. Cancer Epidemiol Biomarkers Prev. Jul; 9(7):761-4, 2000.
221. Ames BN. DNA damage from micronutrient deficiencies is likely to be a major cause of cancer. Mutat Res. Apr 18; 475(1-2):7-20, 2001.
222. Hernandez BY, McDuffie K, Wilkens LR. Diet and premalignant lesions of the cervix: evidence of a protective role for folate, riboflavin, thiamin, and vitamin B12.Cancer Causes Control. Nov; 14(9):859-70, 2003
223. Ma JL, Zhao Y, Guo CY, et al. Dietary vitamin B intake and the risk of esophageal cancer: a meta-analysis. Cancer Manag Res. Nov 5;10:5395-5410, 2018.
224. Slattery ML, Potter JD, Samowitz W. Methylenetetrahydrofolate reductase, diet, and risk of colon cancer. Cancer Epidemiol Biomarkers Prev. Jun; 8(6):513-8, 1999.
225. Ryan-Harshman M, Aldoori W. Vitamin B12 and health. Can Fam Physician. Apr;54(4):536-41, 2008.
226. Wei DH, Mao QQ. Vitamin B6, vitamin B12 and methionine and risk of pancreatic cancer: a meta-analysis. Nutr J. Oct 4;19(1):111, 2020.

CAPÍTULO 30

Dieta inteligente: carcinostática e anticarcinogênica

José de Felippe Junior

Querer a cura do câncer é livrar-se da causa, é querer mudar o estilo de vida para toda vida, é amar a si e ao semelhante, é perdoar, é ter compaixão, é ter dentro da alma a vontade férrea de querer realmente se curar. **JFJ**

Nos 4-12 primeiros meses do tratamento a dieta deve ser vegetariana, rica em proteína vegetal, isenta de proteína animal, seja ela fresca ou processada (carne vermelha, frango, carneiro, porco), com alimentos de baixo índice glicêmico, pobre em gorduras saturadas artificialmente, rica em gorduras insaturadas, com pouco sódio, rica em potássio e magnésio, rica em alimentos que contêm fibras, luteolina e licopeno, rica em sementes e brotos e isenta de leite, queijo, yogurt de vaca, cabra ou búfala, isenta de açúcar branco e farinha branca.

A dieta aqui apresentada é rica em alimentos e nutrientes carcinostáticos: antiproliferativos, apoptóticos, antiangiogênicos e alguns aumentam a diferenciação celular. É rica também em nutrientes anticarcinogênicos.

É imperativo os alimentos serem cultivados organicamente sem agrotóxicos ou pesticidas e eles não podem ter conservantes, acidulantes, espessantes, corantes, estabilizantes, ou serem defumados, enlatados, embutidos, engarrafados ou congelados, porque são carcinogênicos.

Desde 1950, este tipo de estratégia alimentar inteligente foi utilizado por inúmeros médicos europeus e norte-americanos. No Japão temos a dieta macrobiótica e na Índia a dieta Ayurvédica, que tantos resultados interessantes mostraram a nós médicos do Ocidente. Nunca podemos esquecer da importância da atividade física, do Sol, sódio/potássio/magnésio ideais e manutenção do peso saudável.

A dieta aqui apresentada baseia-se nas recomendações da Organização Mundial da Saúde, no Instituto Americano de Pesquisas sobre o Câncer, no Instituto Nacional do Câncer (INCA) e nas revisões sistemáticas e meta-análises do PubMed coletadas pelo autor e descritas no capítulo 29.

Alimentos: carcinostáticos/carcinocinéticos/anticarcinogênicos

Alimentos ou nutrientes carcinostáticos são aqueles que diminuem a velocidade de proliferação mitótica, provocam apoptose, impedem a angiogênese e facilitam a diferenciação das células neoplásicas em células normais.

Os alimentos ou nutrientes carcinocinéticos aceleram a velocidade de proliferação mitótica, impedem a apoptose, facilitam a angiogênese e dificultam a diferenciação das células neoplásicas em células normais. Não provocam, mas aceleram o desenvolvimento da neoplasia.

Alimentos ou nutrientes anticarcinogênicos são aqueles que na sua composição possuem substâncias que impedem a carcinogênese. São nutrientes que administram os agentes biológicos carcinogênicos, aumentam a eficácia da desintoxicação de substâncias químicas cancerígenas e ajudam a eliminar metais tóxicos e agrotóxicos do organismo.

Os alimentos carcinostáticos diminuem a proliferação celular e, portanto, diminuem o volume tumoral, e assim o tumor pode não mais ser percebido nos exames de imagem. Isto não significa a cura, porque não afastamos o ou os fatores carcinogênicos. A cura somente chega ao afastar os fatores causais.

Querer a cura do câncer é livrar-se da causa, é querer mudar o estilo de vida para toda vida, é amar a si e ao semelhante, é perdoar, é ter compaixão, é ter dentro da alma a vontade férrea de querer realmente se curar.

Mudanças no estilo de vida
Regra geral

I – Alimentos. Índice glicêmico < 60, com pouco sódio e baixa carga glicêmica.

II – Frutas. Não ultrapassar o limite de FRUTOSE: 20-25g/dia de frutose.

III – Livrar-se dos metais tóxicos – agrotóxicos – agentes biológicos – manter ferritina < 80µg/ml.

IV – Andar passo firme 40 minutos ao dia nos 7 dias da semana. Começar com 15 minutos e aumentar 5-10 minutos por semana até atingir 40 minutos por dia 7 vezes por semana. Faça deste procedimento uma rotina agradável na sua vida. Aproveite o Sol.

Dieta fundamental – nos 4-12 primeiros meses

Dieta recomendada

- Frutas frescas: 3-4 de tamanho médio/dia. **Não ultrapassar 25g de FRUTOSE.**
- Vegetais frescos, **sem agrotóxicos, e nunca os hidropônicos**: 4 a 6 xícaras das de chá/dia.
- Salada temperada com limão e especiarias com um mínimo de azeite de oliva extravirgem. Incluir: couve, brócolis, couve-de-bruxelas e cogumelos Maitake, Shitake, Champignon etc.
- Pão de trigo integral verdadeiro: melhor quando feito com trigo germinado.
- Cereais integrais: arroz integral, grão-de-bico, lentilha, aveia, painço, quinoa, trigo sarraceno: 3 a 4 porções/dia.
- Peixe fresco (de preferência de água fria): 120 a 250g/2 vezes por semana pelo menos.
- Ovos: até 5 por semana. No câncer de ovário somente 3 vezes.
- Carne vermelha: não nos primeiros 6-12 meses e, depois, carne fresca sem gordura aparente, sem hormônios, sem antibióticos: 250-500g/semana.
- Carne processada: linguiça, salsicha, salames, presuntos etc. sempre serão proibidos.
- Leite e laticínios: sempre serão proibidos.
- Queijo cottage com baixo teor em gordura: permitido.
- Líquidos: água mineral em garrafa de vidro sem gás e sem flúor (mínimo de flúor). **A melhor no momento, infelizmente, é a água destilada.**

Mistura Básica (Mix Budwig)

Óleo LLC (1 parte/linhaça + 2 partes/coco)
1 colher de sopa.

Queijo cottage pobre em gordura (*low fat*)
½ a 1 xícara.

Use o mix Budwig com frutas picadas etc. Tome duas a três colheres das de sopa do óleo LLC ao dia.

Desjejum

1. Chá-verde: 1-2 xícaras.
2. Pão de trigo germinado dos Essênios.
3. Bolachas de trigo germinado.
4. Homus árabe ou patê de tofu temperado no pão no lugar da manteiga.
5. 1 banana com aveia, gérmen de trigo, 5 amêndoas + mel.
6. Fruta picada (banana-abacaxi-maçã-pera) a gosto com ou sem: semente de linhaça recém-pulverizada. Castanhas, avelãs, nozes, castanha de caju, castanha-do-pará, tudo isso em salada de frutas. Evite o amendoim devido à contaminação por aflatoxina. Evite milho.
7. Amêndoas cruas sem sal: 3-5 unidades no café da manhã.
8. **Suco** de talo de salsão (10cm) + 1 folha de salsão + ½ cenoura orgânica + ½ beterraba orgânica + lima-da-pérsia ou laranja-lima: 1 vez ao dia.
9. Leite de soja (agora extrato de soja em pó) 2 colheres das de sopa + 1 copo de água com fruta batida no liquidificador ou mixer. Não use leite de soja de caixinha. Faça o leite de soja: coloque os grãos de soja de molho em água durante a noite, bata no liquidificador com um pouco de água e coe. Ferva 10 minutos. Acrescente frutas ou mel.
10. Leite de arroz, amêndoa, aveia, macadâmia.
11. Café puro: pode tomar 2-3 xícaras/dia se desejar. Café de coador ou expresso, nunca fervido.
12. Leite, queijos estão proibidos, exceto o *cottage* de baixo teor de gordura, com parcimônia.

Almoço e jantar

Proteínas

a) Peixe cru – sashimi. Use raiz forte ou "shoyo" sem sal: 2 vezes/semana.
b) Tofu, proteína texturizada e outros derivados da soja não fermentados: sim.
c) Derivados da soja fermentados, Temph, Natto, Missô, Terê: não.
d) Feijão comum, mas o preto é melhor.
e) Grão-de-bico, lentilha, painço, aveia, milho, cevada, centeio, trigo sarraceno. Milho não transgênico.
f) Arroz integral, arroz negro (*Oriza nigra*).
g) Amêndoas cruas sem sal: 5-10 no almoço. Mastigar bem.
h) Aspargos: frescos ou em conserva de vidro (pode ser): comer 3 ao dia.
i) Azeitonas verdes ou pretas.

Salada: qualquer mistura de vegetais e folhas verdes sem agrotóxicos.

a) Mostarda + mel: 1 colher de sopa de mel + ½ colher de Mostarda Dijon.
b) Creme italiano: vinagre, ervas italianas; acrescente combinações de mostarda, alho, cebola em pó, anchovas amassadas, sardinha em lata de boa qualidade conservada na água (não no óleo).
c) Cebola (cozida ou crua) + alho e bastante aipo.
d) Green *goddess*: picadinho de escarola ou agrião, salsinha, limão.
e) Mexicano: picadinho *chilli*, pimentão vermelho, tomate, cebola, ervas e especiarias.

Sopa Gaspacho (Catalã): tomate batido no liquidificador com alho, cebola e pimentão + gelo.

Servir com crótons de pão dos Essênios.

Sopa de Hipócrates: 300g de cebola + 300g de couve + 100g de aipo + 4 dentes de alho com casca + 200g de cenoura + 2 maçãs sem casca, tudo bem cortado à mão e cozido em 1,5 litro de água mineral, até reduzir à metade. No final regar à vontade com azeite de oliva. Use o sal de Karpanen.

Tomar metade no almoço e metade no jantar. Pode espremer um limão na hora de ingerir a sopa.

Vegetais cozidos: levemente cozidos e depois cobertos de especiarias: orégano, mostarda, ervas finas.

Batata-doce assada e milho são ótimos com cebola e salsinha ou mel.

Sobremesa

a) Xícara de pêssegos, cerejas, amêndoas, castanha-do-pará, pecan com bastante canela e uma colher de mel. Nunca amendoim.
b) Frutas com mel, amêndoas esmagadas, sementes de linhaça ou gergelim moídas e um toque de canela, limão e/ou mostarda, se desejar.

Usar

Feijão-preto no lugar do marrom.

Arroz integral ou melhor ainda **arroz negro integral** (*Oriza nigra*) ou **arroz vermelho integral** (Monascus – rubropunctatina) no lugar do arroz branco.

Batata-doce no lugar da batata-inglesa.

Batata roxa no lugar da batata-inglesa.

Couve vermelha melhor que a verde, mas pode usar a verde. **Repolho roxo** melhor que o verde, mas pode usar o verde.

Manteiga e creme de leite. Nunca margarina. Nos linfomas: não usar.

Aumentar ingestão de apigenina: molho de tomate, suco de tomate, aipo, pomelo, salsinha, cebola, laranja, camomila, brotos de trigo, endívia, alho-porró, manjericão, alecrim, orégano, tomilho, escarola, feijão, brócolis. A planta mais usada no Planeta rica em apigenina é o chá de camomila (*Matricaria chamomilla*).

Aumentar a ingestão de sulforofane: brócolis, repolho, couve-de-bruxelas, couve-manteiga.

Aumentar a ingestão de kaempferol: alho-porró, brócolis, feijões, endívia, tomate, cerejas e uvas.

Aumentar a ingestão de frutas vermelhas, frutas cítricas, almeirão, catalonia, aspargos, aveia e cevada (ricas em glucana), maçã com semente e sem a casca (agrotóxico).

Usar nos temperos: orégano, cúrcuma, alecrim, manjericão, salvia, pimenta dedo de moça, alho, cebola, limão, hortelã, cravo, coentro, canela, gengibre, noz-moscada.

Consuma quanto quiser de laranja-lima mexicana (*Citrus aurantifolia*) ou lima-da-pérsia e pode comer a casca. Bergamota ou mexerica pode comer o bagaço, mas não a casca (**as três aumentam a apoptose**).

Atenção: muito importante

- Suco da polpa ou da fruta graviola: 1 copo 1 vez por semana.
- Abacate com mel e limão: 1 vez por semana.
- Fruta-do-conde ou atemóia ou cherimólia: 1 fruto por semana se gostar.
- Comer 3-5 amêndoas frescas sem sal diariamente.
- Suco de beterraba pequena + cenoura pequena + laranja-lima: tomar a cada dois dias.
- Polpa do açaí: 2 colheres das de sopa por semana com ou sem frutas, mas sem açúcar.
- Biomassa de banana-verde: 2 colheres das de sopa/1-2 vezes por semana (Casas de produtos naturais).
- Fruta kiwi: comer à vontade.
- Suco de tomate amarelo, se não encontrar use o vermelho: 1 copo ao dia. O tomate amarelo possui mais licopeno que o vermelho.
- Óleo de gergelim: 1 colher das de sobremesa 1 vez ao dia nas saladas/sopas ou puro.
- Alho cozido: comer 3 dentes ao dia.
- Água rica em hidrogênio – filtro especial que proporciona ORP: –350mv ou mais negativo.

No lugar do leite de vaca:

1. Extrato de soja em pó: 2 colheres das de sopa (nunca o de caixinha).
2. Leite de soja feito com a soja em grão.
3. Frutas/suco de laranja.
4. Diversos chás, principalmente o chá-verde.

Recomendações importantes

1. É muito importante a atividade física. Quando possível: 30 minutos/seguidos/4-5 vezes por semana.
2. Banhos de Sol: 15-30 minutos entre 11 e 14 horas.
3. Use somente alimentos orgânicos e sem agrotóxicos. Álcool: não.
4. Faça pelo menos as 3 refeições principais.
5. Não use óleos de supermercado.
6. Azeite extravirgem: à vontade.
7. Não use leite ou queijos ou iogurtes (caseína).
8. Proibido as frituras.
9. Não usar: enlatados, embutidos, defumados.
10. Parar o açúcar branco e a farinha branca. Use pão integral germinado – Pão Essênio, farinha de trigo integral, arroz integral e alimentos integrais COMPRADOS EM LOJAS DE PRODUTOS NATURAIS. Cuidado com os SUPERMERCADOS.
11. Alimentos ricos em ácido alfalipoico, inositol e colina: aspargo, trigo integral, gérmen de trigo.

Adendos para melhor compreensão da dieta

Macronutrientes

Proteínas: .... 1-1,5 g/kg 25%
Carboidratos: 25%
Gorduras: 50%

A) PROTEÍNAS

1. Amêndoas são excelentes fontes de proteína. Mastigar bem.
2. Outras boas fontes de proteínas: castanha de caju (sem sal e não torrada ou somente levemente tostada), pecam castanha-do-pará, semente de girassol, semente de abóbora, semente de gergelim. Mastigar bem. NOTA: é necessário mastigar bem para destruir inibidores enzimáticos.
3. Trigo integral.
4. Feijões, lentilha, grão-de-bico, soja.
5. Leite de soja (agora extrato de soja em pó), Tofú, Temph, Natto, proteína texturizada de soja e outros derivados da soja.
6. Peixe.

B) CARBOIDRATOS

Os carboidratos são preparados sem a adição de sal ou de substitutos do sal. Use sal de baixo teor de sódio: sal de Karpanen. Sal marinho: não.

Use os carboidratos com índice glicêmico inferior a 60 e com baixo teor de sal. Não ultrapasse 25 gramas de frutose/dia.

I – GRÃOS

1. Feijão-preto: 2 a 3 vezes por semana a qualquer hora do dia. Preparar com 5 dentes de alho, ½ cebola e 1 colher de café de pimenta caiena.
2. Lentilha.
3. Grão-de-bico.
4. Trigo sarraceno.
5. Trigo integral.
6. Pão de grãos integrais germinados.
7. Aveia em flocos.
8. Painço.
9. Grãos não processados.
10. Arroz integral e de preferência o arroz negro – *Oriza nigra*.
11. Ervilha: não abuse, porque pode inibir mitocôndria.

II – LEGUMES-VEGETAIS-FRUTAS

1. Salada de vegetais crus: no almoço e no jantar. De maneira geral quanto aos vegetais, ingerir 75% na forma crua e somente 25% cozidos. No seu preparo use panela especial para cozinhar no vapor e não acrescente água, eles devem ser cozidos no próprio suco. Você pode usar panela de aço com a tampa fechada bem firme. O cozimento excessivo destrói as vitaminas dos alimentos. Use somente verduras e legumes sem agrotóxicos e cultivados organicamente. Tome cuidado com os vegetais de supermercado ou feira livre, eles contêm agrotóxicos e são adubados artificialmente. Se você se sentir mal após a ingestão de verduras e legumes, possivelmente os responsáveis foram os agrotóxicos. Não use hidropônicos – alta contaminação.
2. Comer 2-3 aspargos ao dia. Pode ser em vidro, mas, se você encontrar o aspargo fresco, é melhor.
3. Suco de vegetais crus e frutas frescas. O ideal é comer a fruta. Quanto ao suco fazer e logo em seguida tomar.
   a) Suco de laranja-lima ou outro tipo de laranja + cenoura + beterraba.
      Tomar 1 copo de 250ml ao dia.
      Se a urina ficar avermelhada após o uso do suco de beterraba significa que a produção de ácido clorídrico no estômago está diminuída, o que é muito frequente após os 40 anos de idade. Uma opção é tomar ácido clorídrico 3,7%, 3 gotas em um pouco de água após as principais refeições e logo após o suco de beterraba.

A cenoura deve ser pequena (2 ou 3) e a beterraba pequena ou média (1 ou 2).
  b) Suco de cenoura + maçã. Tomar 1 a 2 copos de 250ml ao dia em qualquer horário.
  c) Suco de folhas verdes-escura e aipo com cenoura: tomar 1 copo de 250ml 1 vez ao dia.
  d) Suco de caule verde de trigo germinado: 100ml 2 vezes ao dia. Vide modo de preparo no **Apêndice 1** ou compre em casa de produtos naturais.
4. Frutas inteiras: comer duas a três unidades ou boas fatias ao dia. São frutas ricas em potássio e enzimas: abacate, goiaba, banana, abacaxi, papaia, mamão, melão, jaca, manga.
5. Comer sementes e brotos à vontade em qualquer horário. Mastigar bem.
6. Damasco desidratado: comer 3 a 5 no café da manhã, almoço e jantar.

C) GORDURAS

As gorduras são ingeridas a qualquer hora do dia e em pequena quantidade.

As gorduras permitidas são aquelas provenientes dos ácidos graxos insaturados, tais como óleo LLC (linhaça + coco), óleos de peixe ômega-3, óleo de fígado de bacalhau, óleo de borago, óleo de prímula e azeite de oliva prensado a frio.

Não são permitidos leite, queijos diversos. A manteiga e o creme de leite não são permitidos somente nos linfomas. Queijo cottage baixo teor de gordura, sem problemas.

Nos primeiros 4 meses tome leite de soja: 2 colheres das de sopa de extrato de soja (antigamente chamado de leite de soja em pó) em suco de laranja ou água. + fruta, batidos no liquidificador ou chá-verde, de camomila, quebra-pedra.

Evite a todo custo as gorduras saturadas: carne de vaca, carne de frango, frituras em geral, óleos de supermercado.

Nota: se você fritar qualquer tipo de óleo insaturado ele se transforma em saturado. O calor promove a hidrogenação (saturação). Peixe frito é qualquer coisa menos peixe.

D) SÃO IMPORTANTES OS ALIMENTOS RICOS EM:

1. **Aldcído benzoico e ácido abscíssico**
   a) Óleo de amêndoas amargas: é o mais rico em aldeído benzoico.
   b) Amêndoas: ricas em aldeído benzoico.
   c) Semente dentro do caroço de damasco, pêssego, ameixa e cereja: são os mais ricos em ácido abscíssico e aldeído benzoico.
   d) Semente de maçã e de todas as frutas, exceto as cítricas.
   e) Damasco desidratado.
   f) Lentilha.
   g) Feijão (manteiga, lima, munguba).
   h) Grãos de cereais integrais.
   i) Broto de alfafa e de bambu: aferventados para destruir fatores de crescimento e bem mastigados.
   j) Sementes germinadas: aferventadas e bem mastigadas.
   k) Folhas verdes-escura (maduras).
   l) Trigo sarraceno.
   m) Painço.
   n) Macadâmia.

2. **Betacaroteno (pró-vitamina A)**
   a) Cenoura.
   b) Beterraba.
   c) Papaia, mamão.
   d) Manga madura (cuidado rica em frutose).
   e) Maracujá.
   f) Laranja.
   g) Goiaba vermelha.
   h) Verduras com folhas verdes-escura.
   i) Brócolis (espinafre não).
   j) Cará, inhame.
   k) Suco de tomate, molho de tomate. O tomate amarelo possui mais licopeno que o vermelho.
   l) Milho amarelo ou vermelho.

   Nota: 1. O aparecimento de cor amarelada ou alaranjada na palma das mãos significa boa ingestão de carotenoides. Manter assim. 2. As escleróticas (parte branca dos olhos) permanecem brancas na alta ingestão de carotenoides. Se elas ficarem azuladas significa alta ingestão de verduras. Se elas ficarem amarelas, significa icterícia: avisar o médico.

3. **Licopeno: mg de licopeno por 100g de peso seco**

   Sopa de tomate enlatada: 4,0.
   Papaia: 2,0-5,3. Tomate fresco: 3,1-7,7.
   Suco de tomate processado: 7,8. Use o suco de tomate da "Super Bom" (Adventistas).
   Tomate processado: 11,2. Molho de tomate enlatado: 30,1 é o mais rico em licopeno.

   Receita de molho de tomate: 30,1mg de licopeno em 100g de peso seco.

   Cozinhe seis tomates inteiros lavados antes. Melhor os amarelos.
   Bata-os a seguir no liquidificador, coe e está pronto para consumir. Para aumentar drasticamente a biodisponibilidade do licopeno acrescente 1 colher das de sopa de azeite de oliva extravirgem. Consuma cerca de ½ xícara do molho todos os dias. Aproveite e enriqueça esse molho

com soja, grão-de-bico, lentilhas etc. Nota: quanto mais amarelo o tomate e a tangerina e mais maduro o tomate, maior é a quantidade de licopeno e maior a biodisponibilidade.

4. **Vitamina A**
   Damasco desidratado.

5. **Vitamina B$_{12}$**
   Grão de trigo integral.

São proibidos:

1. **Leite e seus derivados, incluindo alimentos que requerem leite: bolo, bolacha etc.**
2. Alimentos processados, refinados, congelados, enlatados, embutidos, engarrafados, defumados, corados artificialmente e similares.
3. Açúcar branco e farinha branca: use farinha de trigo integral e adoçante como Estévia, Agave, ciclamato, sacarina (nunca aspartame ou sucralose).
4. Gorduras e óleos saturados artificialmente: margarina, óleos de supermercados.
5. Álcool.
6. Refrigerantes normal, zero, *diet*, *light*, Cligh: use os sucos naturais ou a fruta inteira.
7. Chocolates com açúcar. Use o amargo acima de 80%.
8. Picles, *catchup*, mostarda, maionese industrializada.
9. Cigarro.
10. Sal ou seus substitutos: use sal pobre em sódio (exemplo, sal de Karpanen) e os diversos temperos. Cuidado com os alimentos com alto teor de sal.
11. Margarina.
12. Manteiga nos linfomas.
13. Amendoim: quase sempre está contaminado com aflotoxina.
14. Aspartame.
15. Sucralose.
16. Pasta dental com flúor: o flúor aumenta a atividade de fatores de crescimento tumoral. Use pasta dental da Weleda ou Phillips (alguns tipos).
17. Micro-ondas: use somente para aquecer os alimentos e não para **prepará-los.**
18. Utensílios de alumínio e de ferro: use os de aço ou "tefal" (não riscado).
19. Evite tomar água para deixar espaço no estômago para os sucos.
20. Livre-se do flúor: somente a água destilada não contém flúor.

Uma solução prática é adquirir água mineral com teor de fluoretos inferior a 0,2ppm (0,2mg por L) e usá-la para bebidas (chás, café, sucos etc.). Lembrar que na cocção dos alimentos, em cujo processo há maior evaporação da água, ocorre maior concentração de flúor e, consequentemente, maior ingestão do tóxico no organismo. Melhor mesmo é usar a água destilada.

Evitar bebidas e alimentos de origem brasileira, tais como cervejas, refrigerantes, vinhos e conservas fabricados com água fluoretada. Não se deve esquecer que bebidas, alimentos industrializados e conservas produzidas em países que adotam a fluoretação da água, como o Brasil, contêm teor de flúor superior aos outros países que baniram essa prática, cujos produtos devem, portanto, ter preferência. Por exemplo, sardinha ou atum enlatados. Dar preferência aos produtos europeus, em particular os portugueses.

Apêndice 1: Brotos de grão de trigo recém-germinados – Pão dos Essênios

- Grãos de trigo embebidos em água durante 24 horas.
- Escoar a água e colocar em bandeja coberta com pano de prato umedecido durante 36-48 horas.
- Deixar germinar: ao aparecer pequeno broto já pode ser usado.
- Colocar aos poucos no liquidificador e triturar.
- Fazer uma massa. Sovar. Colocar sal de Karpanen, alho triturado e 1 colher de gergelim e 1 de linhaça triturados. Colocar no forno a 250 graus por 15 minutos. Este é o pão dos Essênios normal.
- Para fazer o pão doce. Faça a massa, sove e acrescente mel, passas, castanhas, nozes, avelãs e depois no forno.
- Bolacha doce: a mesma massa com mel.
- Bolacha salgada: a mesma massa com sal e temperos.
- Pode usar o trigo germinado nas saladas, sopas ou sucos.

Apêndice 2

Ingredientes:
- 1 xícara das de chá de grãos de soja.
- 1 ½ litro de água.

Modo de preparo:
- Escolha e separe os grãos de soja e lave bem.
- Deixe de molho de um dia para o outro dentro de uma tigela ou panela esmaltada.
- Escorra a água.
- Bata os grãos limpos no liquidificador juntamente com 1 ½ litro de água filtrada.

- Coe o conteúdo com pano de prato.
- Colocar a mistura em uma panela e levar ao fogo.
- Assim que começar a levantar fervura desligue o fogo e deixe esfriar.
- Colocar em jarra e guardar na geladeira.

Nota: alguns preferem manter por 10 minutos em fogo baixo, logo após levantar a fervura.

Apêndice 3: sal de Karpanen (Finlândia)

Sal de Karpanen iodado
Cloreto de sódio....................40,0%
Cloreto de potássio...............33,0%
Sulfato de magnésio 22,0%
L-Lisina................................2,0%
Iodeto de potássio................3,0% .... mande 250g
Use como sal de cozinha para toda a família.

Apêndice 4: vegetais – atividade antiproliferativa e antioxidante.

Maior conteúdo de substâncias fenólicas: brócolis, seguido de espinafre, cebola, pimentão vermelho, cenoura, couve, batata, alface, aipo, pepino.

Maior atividade antioxidante: pimentão vermelho, seguido de brócolis, cenoura, espinafre, couve, cebola, aipo, batata, alface e pepino.

Maior efeito antiproliferativo: espinafre, seguido de couve, pimentão vermelho, cebola e brócolis.

Apêndice 5: frutas – atividade antiproliferativa e antioxidante.

Quanto maior o conteúdo de substâncias fenólicas e flavonoides, maior é a atividade antiproliferativa do alimento.

Maior conteúdo de substâncias fenólicas: cranberry, seguido de maçã, uva, morango, abacaxi, banana, pêssego, limão, laranja, pera e toranja.

Maior atividade antioxidante: cranberry (177,0 micromol de vitamina C/g da fruta), seguida de maçã, uva, morango, pêssego, limão, pera, bana, laranja, toranja e abacaxi.

Maior efeito antiproliferativo: cranberry seguido do limão, maçã, morango, uva, banana, toranja e pêssego.

Apêndice 6: atividade física – é importantíssima porque ativa AMPK e faz cessar a proliferação.

Apêndice 7: Sol 15-20 minutos ao dia, entre 11 e 14 horas. Ficar pelo menos 1 hora sem tomar banho.

Apêndice 8: água rica em hidrogênio.

Ingerir: todos os dias tomar de 1.000-1.500ml de água rica em íons hidrogênio, ORP > –350mv (ORP = potencial de oxido redução). Use para fazer os sucos.

Apêndice 9: aumentar a ingestão de:

1. **Antocianinas:** amoras, cerejas, framboesas, morangos, groselhas, uvas roxas, mirtilo e vinho tinto. A porção de 100g de frutas vermelhas contém 400 a 500mg de antocianinas. Outras fontes: açaí, repolho roxo, *Oryza sativa* (arroz negro), uva negra, soja negra, feijão-preto, batata-roxa e milho vermelho.

2. **Ácido gálico:** mirtilo, amora, morango, *berries* em geral, ameixa, uvas, manga, castanha de caju, avelã, noz, semente de linhaça, chá-mate, chá-verde, cevada, casca do feijão, chocolate, ruibarbo, rosa mosqueta, sorgo, vinho, polifenóis e procianidinas das sementes de uva.

3. **Ácido ursólico:** *Rosmarinus officinalis* (alecrim), *Salvia officinalis* (salvia), *Ocimum basilicum* (manjericão), *Artemisia absinthium* (losna), casca da maçã e da pera, amêndoa, *Plantago major* (tanchagem), *Prunella vulgaris*, quinoa desamargada, *Terminalia arjuna*, frutas do *Ligustrum lucidus*, *Gymnema sylvestre*, *Garcinia vilersiana*.

4. **Isotiocianatos:** brócolis, couve-de-bruxelas, sementes da mostarda, couve-manteiga, mostarda, agrião, couve-flor, rábano (*horse-radish*), nabo e rabanete.

5. **Luteolina:** cenoura, pimentão, aipos, menta, *Aloe vera*, óleo de oliva, alcachofra, salsa e camomila.

6. **Tangeritina:** casca das frutas cítricas.

7. **Aspargos** à vontade.

Referência

Esta orientação é baseada nas recomendações da Organização Mundial de Saúde, da World Cancer Research Fund (WCRF, 2015), IARC e das referências coletadas no PubMed e Medline dispostas no capítulo 28.

CAPÍTULO 31

Dieta de Budwig

José de Felippe Junior

A Dra. Johanna Budwig utilizava determinado tipo de dieta, constituída de óleo de linhaça e óleo de coco, para tratar hipertensão arterial, câncer, artrite, artrose, esclerose múltipla e outras patologias. A sua dieta foi muito utilizada no tratamento da esclerose múltipla no Brasil e em vários países da Europa.

Esta grande pesquisadora começou como farmacêutica bioquímica com doutorado em Química e Física e depois estudou Medicina. Devido as suas descobertas no campo dos ácidos graxos insaturados foi nominada para prêmio Nobel de Química. Foi ela que desenvolveu a cromatografia.

Dedicou quase 50 anos de sua vida em busca do tratamento do câncer. Em seu livro existem muitos relatos de neoplasias em fase final onde as dores diminuíram drasticamente, o apetite voltou e houve aumento da sobrevida com qualidade.

O ácido linolênico, ácido graxo ômega-3 vegetal com 3 insaturações (18: 3 n-3) fornece elétrons ao organismo, o óleo de coco saturado fornece combustível para as mitocôndrias e o queijo Cottage pobre em gordura fornece proteína com radicais sulfidrilas – enxofre. A Dra. Budwig acreditava que a nuvem de elétrons do ácido graxo poli-insaturado interagia com os fótons da energia solar e proporcionava a geração de energia eletrônica que era armazenada no organismo.

Após muitos anos a doutora idealizou o chamado óleo Eldi, mistura de óleo de linhaça (18-20% de ácido linoleico e 58-60% de ácido linolênico) com óleo de gérmen de trigo (80% de ácidos graxos insaturados), para uso externo nos locais de dor, ambos ricos em pi--elétrons, elétrons das ligações covalentes.

Para o prêmio Nobel em Física, Erwin Schröedinger, a sinergia entre os pi-elétrons das gorduras insaturadas e os fótons da energia solar funciona como "fator antientrópico", de vital importância para a vida.

A presença de metais tóxicos interage com os pi-elétrons dos ácidos graxos insaturados formando complexos inertes, sem função biológica, o que se constitui em mais uma razão para retirá-los do corpo.

O ácido alfalinolênico é metabolizado em ácido eicosapentaenoico, que substitui o ácido araquidônico na membrana. Possui vários efeitos, tais como antialérgico, antiaterosclerótico, antiarrítmico, antidiabético, sendo usado nas doenças autoimunes, neurológicas, na osteoporose e ainda na prevenção e no manejamento das doenças cardiovasculares (Ipatova, 2004; Kaur, 2014; Goyal, 2014).

A seguir elencamos os diversos efeitos da ingestão da mistura do óleo de linhaça prensado a frio, cujas sementes foram plantadas em terras de clima gelado, 2 a 5 graus Célsius, e do óleo de coco orgânico, também prensado a frio: 1 parte óleo de linhaça e 2 partes óleo de coco. Abaixo de 25ºC o óleo de coco se solidifica e se transforma em gordura de coco.

Efeitos

1. Aumenta a **ESTABILIDADE DOS GENES** e protege o **GENOMA**.
2. Aumenta a produção de ATP mitocondrial sem aumentar a geração de radicais livres de oxigênio.
3. Aumenta o número das mitocôndrias (biogênese mitocondrial): aumenta energia física e mental.
4. Aumenta a cognição: memória, concentração e criatividade e melhora o HUMOR.
5. Protege os neurônios do cérebro.
6. Antioxidante e anti-inflamatório.
7. Hidrata a pele de dentro para fora.
8. Viricida: diminui o risco de gripes e infecções virais. É bactericida e fungicida.
9. Mães amamentando que ingerem o LLC: diminui ou abole as cólicas intestinais do bebê.
10. Emagrece: aumenta a saciedade, é termogênico, diminui a lipogênese e aumenta a lipólise.
11. Aumenta a massa muscular com exercício físico adequado.

12. Aumenta a atividade dos genes que propiciam aumento da sobrevida celular, proteção contra o estresse e aumento da longevidade (FOXO, PI3K/Akt/mTOR e Sirtuína-2).
13. Se leve cetose: diminui pressão arterial (se estiver elevada), diminui colesterol, triglicérides, insulinemia, glicemia e PCR-ultrassensível. Diminui a inflamação de mucosas.
14. Aumenta a longevidade de mamíferos, incluindo o macaco Rhesus.
15. O ÔMEGA-7 do óleo de coco aumenta a assimilação de vitamina C no cérebro.
16. O ÔMEGA-7 ativa a imunidade celular por gerar Interferon-gama (IFN-γ).
17. Efeito anticâncer inibindo a proliferação e aumentando a apoptose em vários tipos de câncer, especialmente o câncer de mama e colorretal.

Os diversos efeitos acima mostrados foram observados por vários pesquisadores e explicam o grande sucesso terapêutico da Dra. Budwig nas mais variadas doenças.

Em camundongos a ingestão de ácido alfalinolênico inibiu o crescimento e diminuiu as metástases no câncer de mama. Depois de 35 dias a incidência, o peso, o volume e o número de metástases diminuíram drasticamente no grupo que recebeu o ácido graxo tri-insaturado, rico em pi-elétrons (Vara-Messler, 2015).

Ácido alfalinolênico reduz o crescimento do câncer de mama triplo negativo e o luminal na presença de alta ou baixa concentração de estrógeno, em 4 linhagens de células com várias expressões de receptores: ± E2. MCF-7 (ER+/PR+/HER2-), BT-474 (ER+/PR+/HER2+), MDA-MB-231 (ER-/PR-/HER2-) e MDA-MB-468 (ER-/PR-/HER2-). O aumento da apoptose e a diminuição da proliferação se associou ao aumento do ácido graxo nas células tumorais (Wiggins, 2015).

É certo que o óleo de linhaça diminui a proliferação do câncer de mama MCF-7, *in vivo*, mesmo na presença de altas concentrações de estrógeno. Ele reduz o volume tumoral em 33%, a proliferação celular em 38% e aumenta a apoptose em 110%. Reduz a expressão do EGFR-2 em 79%, do EGFR em 57% e a via proliferativa PI3k-Akt em 57% (Truan, 2010).

O *Helicobacter pylori* infecta quase metade da população do planeta e é tido como a principal causa de gastrite, úlcera péptica e câncer gástrico. Entretanto, esta bactéria tem desenvolvido rapidamente resistência aos principais antibióticos. Pois bem, o ácido alfalinolênico possui atividade bactericida contra esta bactéria (Jung, 2015).

O ácido alfalinolênico possui efeito tumoricida no câncer gástrico por aumentar a peroxidação lipídica da membrana da célula neoplásica (Daí, 2013).

Ácidos graxos poli-insaturados, incluindo o ácido alfalinolênico, dispara apoptose em células do câncer de cólon LoVo e RKO associada com aumento da formação de LXA4, diminuição da síntese de PGE2 e LTB4 e supressão da expressão da COX-2, ALOX4 e mPGES (Zhang, 2015a e 2015b).

O ácido alfalinolênico diminui o potencial proliferativo de células do câncer de cólon humano, HT29 e HCT116, por diminuir a proliferação, adesão, invasão e formação de colônias (Chamberland, 2015).

Este ácido graxo regula a COX2-VEGF-MAPK e diminui a expressão das oncoproteínas do HPV E6-E7, restaura a expressão do p53 e diminui a expressão da proteína Retinoblastoma (pRb) em células do câncer cervical humano (Deshpande, 2015).

Não se consegue provocar tumores em ratos que previamente ingeriram óleo de gérmen de trigo (Hoffman, 1947).

Óleo de coco melhora a qualidade de vida de pacientes com câncer de mama sob quimioterapia. A fadiga e falta de ar diminuem, o sono é melhor e a perda de apetite é menor. Acontece melhoria da autoimagem e do comportamento sexual (Law, 2014).

Alguns autores creem que o óleo de coco usado diariamente nas frituras possa ser prejudicial para saúde. Não acreditamos, pois, o óleo já está plenamente saturado.

Mistura básica (Mix Budwig)

Óleo LLC (1 parte linhaça + 2 partes coco)
1 colher de sopa

Queijo Cottage pobre em gordura (*low fat*)
1/2 a 1 xícara

Nota:
1. No câncer utilizam-se 3 a 4 colheres das de sopa ao dia.
2. No livro original em alemão a Dra. Budwig usava o óleo de linhaça 1 parte mais óleo do coco 2 partes, justamente a composição do óleo LLC da Farmácia Fitobrasilis de São Paulo (11-5522-1798).

I – Dieta recomendada

Frutas frescas: 3 a 4 de tamanho médio/dia.

Vegetais frescos: 4 a 6 xícaras.
> Na salada temperar com óleo LLC e 1-2 colheres de semente de linhaça (moída na hora).
> Incluir: couve, brócolis e cogumelos maitake.

Pão integral e cereais integrais: 3 a 4 copos ou porções.

Peixe fresco (de preferência de água fria): 120 a 250g.

Carne fresca: sem hormônio, sem antibióticos e pobre em gordura: 100g, 2-3 vezes/semana.

Líquidos: água mineral sem gás. Aconselha-se: 8 copos/dia, melhor tomados na forma de sucos.

Sucos de frutas frescas: os cítricos devem ser tomados, longe do óleo de linhaça/cottage.

Cuidados:

1. Não usar óleos processados.
2. Nunca fritar os alimentos.
3. Eliminar o máximo possível do açúcar branco.
4. Não usar congelados e comidas pré-prontas.
5. Use verduras sem AGROTÓXICOS.
6. Não use aspartame/ajinomoto/shoio/sucralose.

Desjejum

Suco de frutas.

Cereal: semente de linhaça, grãos integrais, nozes, amêndoas, uva-passa, salada de frutas, a mistura de óleo de linhaça com queijo cottage, 1/3-½ xícara de leite pobre em gordura e mel, tudo no liquidificador.

Ovos: misture 2 ovos com 1 colher de chá de óleo linhaça e 1 colher de sopa de queijo cottage de pouca gordura. Adicione tomate picado, cebola, pimentão, ervas e especiarias e lentamente cozinhar ou assar.

"Café": faça de cereais torrados. O café interfere no metabolismo do óleo de linhaça.

Almoço ou jantar

Salada: qualquer mistura de vegetais e folhas verdes, ou frutas.

Molho da salada: mistura de cottage-óleo linhaça e depois acrescente um dos ingredientes abaixo, conforme seu gosto:

a) Mostarda – mel: 1 colher de sopa mel + ½ colher de Mostarda Dijon.
b) Creme italiano: vinagre, ervas italianas; acrescente combinações de mostarda, alho, cebola em pó, anchovas amassadas.
c) Green Goddess: picadinho de espinafre, abóbora, salsinha, limão.
d) Mexicano: picadinho chile, pimentão vermelho, tomate, cebola, ervas e especiarias.
e) Frutas: mel, nozes esmagadas, sementes de linhaça ou gergelim moídas e um toque de canela, limão e/ou mostarda, se desejar.

Sopas:

Sopas gaspacho: diluir a mistura básica com leite de baixo teor de gordura e acrescente tomates, alho, cebola, abóbora, pimentão.

Sopa de suporte: prepare sua sopa preferida da maneira usual e acrescente o mix Budwig.

Outras sopas: sopas de tomate e cebola do modo usual e acrescentar o mix Budwig.

Vegetais cozidos: levemente cozidos e depois cobertos com óleo de linhaça e especiarias. Mel e óleo são ótimos para milho e batata-doce.

Batata assada é ótima com a mix Bud, ou somente com óleo, ou cebola ou salsinha etc.

Sobremesa: a mistura básica mais uma xícara de pêssegos, cerejas, nozes, castanha-do-pará, pecam, amêndoas, canela, mel.

II – Dieta para câncer, hipertensão arterial e artrite/artrose

a) É imperativo seguir a dieta exatamente como prescrita. Não faça modificações por sua conta. Não ouça nenhum palpite. Na experiência da Dra. Budwig, em muitos anos de experiência, a dieta é muito eficaz e grande parte dos pacientes se beneficia, exceto aqueles que transgridem a dieta.
b) Use o óleo LLC mais frequentemente nas refeições e nos lanches (*snacks*).
c) Varie a qualidade do óleo prensado a frio: girassol, nozes, semente de abóbora, soja.
d) Vitaminas e sais minerais com ênfase na vitamina C, E, selênio e betacaroteno.

Referências

1. Budwig J. Photo-elements of life as an anti-carcinoma factor, successful as a preventive and in the progressive state of the illness. Minerva Ginecol. 23(3):115-7;1971.
2. Budwig J. The oil protein diet. Canada: Ed. Apple; 1952 original.
3. Budwig J. Cancer – The problem and the solution. Germany: Ed. Nexus; October, 2005.
4. Chamberland JP, Moon HS. Down-regulation of malignant potential by alpha linolenic acid in human and mouse colon cancer cells. Fam Cancer. 14(1):25-30;2015.
5. Dai J, Shen J, Pan W, et al. Effects of polyunsaturated fatty acids on the growth of gastric cancer cells in vitro. Lipids Health Dis. 12:71;2013.
6. Deshpande R, Mansara P, Kaul-Ghanekar R. Alpha-linolenic acid regulates Cox2/VEGF/MAP kinase pathway and decreases the expression of HPV oncoproteins E6/E7 through restoration of p53 and Rb expression in human cervical cancer cell lines. Tumour Biol. Oct 6. 2015.
7. Goyal A, Sharma V, Upadhyay N, et al. Flax and flaxseed oil: an ancient medicine & modern functional food. J Food Sci Technol. 51(9):1633-53;2014.
8. Hoffman C, Dalby G, Falk KG, McGuire G. Failure to Produce Neoplasms in Rats by Feeding Heated Wheat-Germ Oil. Science. 105(2726):336;1947.

9. Ipatova OM, Prozorovskaia NN, Baranova VS, Guseva DA. Biological activity of linseed oil as the source of omega-3 alpha-linolenic acid. Biomed Khim. 50(1):25-43;2004.
10. Jung SW, Thamphiwatana S, Zhang L, Obonyo M. Mechanism of antibacterial activity of liposomal linolenic acid against Helicobacter pylori. PLoS One. 10(3):e0116519;2015.
11. Kaur N, Chugh V, Gupta AK. Essential fatty acids as functional components of foods- a review. J Food Sci Technol. 51(10):2289-303;2014.
12. Law KS, Azman N, Omar EA, et al. The effects of virgin coconut oil (VCO) as supplementation on quality of life (QOL) among breast cancer patients. Lipids Health Dis. 13:139; 2014.
13. Site: www.medicinabiomolecular.com.br.
14. Truan JS, Chen JM, Thompson LU. Flaxseed oil reduces the growth of human breast tumors (MCF-7) at high levels of circulating estrogen. Mol Nutr Food Res. 54(10):1414-21;2010.
15. Vara-Messler M, Pasqualini ME, et al. Increased dietary levels of α-linoleic acid inhibit mammary tumor growth and metastasis. Eur J Nutr. Nov 18. 2015.
16. Wiggins AK, Kharotia S, Mason JK, Thompson LU. α-Linolenic Acid Reduces Growth of Both Triple Negative and Luminal Breast Cancer Cells in High and Low Estrogen Environments. Nutr Cancer. 67(6):1001-9;2015.
17. Zhang C, Yu H, Shen Y, et al. Polyunsaturated fatty acids trigger apoptosis of colon cancer cells through a mitochondrial pathway. Arch Med Sci. 11(5):1081-94;2015a.
18. Zhang C, Yu H, Ni X, et al. Growth inhibitory effect of polyunsaturated fatty acids (PUFAs) on colon cancer cells via their growth inhibitory metabolites and fatty acid composition changes. PLoS One. 10(4): e0123256;2015b.

CAPÍTULO 32

Dieta cetogênica – restrição de carboidratos com cetose como estratégia anticâncer

José de Felippe Junior

A restrição de carboidratos mais cetose induz grande diminuição ou desaparecimento de tumores cerebrais (glioblastoma multiforme, astrocitomas), de tumores gástricos, mama, fígado e prostáticos. Os corpos cetônicos exercem fortes efeitos antiproliferativos e pró-apoptóticos no melanoma, células de câncer pancreático, gástrico, do cólon e do colo do útero, bem como em linfoblastos transformados.

Restrição de carboidratos com cetose – dieta cetogênica

a) Aumenta a razão NAD+/NADH principal estímulo para a atividade da SIRT1 (*sirtuin-protein deacetilase*) que aumenta a beta-oxidação de ácidos graxos, diminui a síntese de proteínas, ácidos graxos e nucleotídeos e bloqueia a glicólise anaeróbia.
b) Aumenta a geração da óxido nítrico-sintase endógena (eNOS) com aumento do óxido nítrico (NO) que aumenta o GMP cíclico, o qual aumenta a geração de ATP mitocondrial, promove a biogênese mitocondrial, aumenta o consumo de oxigênio e aumenta a expressão do gene SIRT-1.
c) Aumenta a razão AMP/ATP, a qual drasticamente ativa AMPK (AMP-*activated protein kinase*) que inibe o mTOR e ativa a apoptose via p53.

Resumo dos principais efeitos da restrição de carboidratos com cetose

1. Protege os GENES e aumenta a estabilidade do GENOMA nuclear e mitocondrial.
2. Aumenta a produção de ATP mitocondrial sem aumentar radicais livres de oxigênio.
3. Aumenta o número das mitocôndrias: biogênese mitocondrial.
4. Aumenta o consumo de oxigênio.
5. Antioxidante.
6. Anti-inflamatório.
7. Ativa a imunidade celular por gerar Interferon-gama (IFN-γ).
8. Aumenta a atividade do PPAR-alfa (*Peroxisome proliferator activated receptor-alfa*) que antagoniza o c-myc e o Akt e reduz o consumo de glutamina e glicose.
9. Ativa a SIRT-1 (*sirtuin-protein deacetilase 1*) que aumenta a beta-oxidação de ácidos graxos, diminui a síntese de proteínas, ácidos graxos e nucleotídeos e bloqueia a glicólise, via PGC-1 alfa.
10. Aumenta a razão AMP/ATP que ativa a AMPK (AMP-*dependent protein kinase*) que aumenta a oxidação de ácidos graxos, diminui a síntese de proteínas, ácidos graxos e nucleotídeos e bloqueia a glicólise, via PGC-1 alfa (PPAR gama 1 alfa), ao lado de inibir a via mTOR.
11. Diminui o IGF-1 sérico.
12. Antiproliferativo.
13. Apoptótico.
14. Diminui a angiogênese tumoral.
15. Viricida: diminui o risco de gripes e infecções virais.
16. Bactericida.
17. Fungicida.
18. Diminui pressão arterial se elevada.
19. Diminui colesterol, triglicérides, insulinemia, glicemia e PCR-ultrassensível.
20. Diminui a inflamação de mucosas.

Referência

Site www.medicinabiomolecular.com.br. Colocar no sistema de busca do site: restrição calórica e câncer ou restrição calórica ou cetose.

CAPÍTULO 33

88 maneiras de prevenir doenças e se manter saudável, cuidados que dependem somente de você ou 88 maneiras de ficar longe dos médicos

José de Felippe Junior

1. Organismo saudável necessita de fluxo de **ENERGIA** (alimentos) e fluxo de **ORDEM** (alimentos crus).
2. Os alimentos devem ser provenientes de **agricultura orgânica, ecológica, sem agrotóxicos** e preparados com **cuidado e carinho** por pessoas que estão satisfeitas com a própria vida.
3. Faça tudo o que tem que fazer com precisão, mas devagar, sem pressa e afobação e assim você gasta menos oxigênio e viverá mais tempo e melhor. Dispender excesso de oxigênio acelera o envelhecimento (ansiedade, preocupar-se demais, agitado, irrequieto, hiperativo etc.).
4. Grande segredo para se manter saudável: **NUNCA SAIA DA MESA SACIADO**.
5. Ditado chinês: "Quando nasces tem um monte de comida para você. Comer aos poucos demora mais para acabar e você viverá mais e melhor".
6. Ditado brasileiro: "Quando nasces tem uma quantidade certa de oxigênio para você dispender. Usá-lo devagar, com calma, sem afobação demora mais para acabar aquela quantidade certa e você viverá mais e melhor".
7. Erros na dieta que aceleram o envelhecimento: alta ingestão de proteínas, ingestão de carne processada, alta ingestão de gordura saturada artificialmente, alta ingestão de alimentos de elevado índice glicêmico, aumento da carga glicêmica, ingestão de refrigerantes adoçados com açúcar, ingestão de refrigerantes *diet*, presença de ácidos graxos trans, baixa ingestão de fibras, baixa ingestão de frutas, baixa ingestão de crucíferas e vegetais amarelos, baixa ingestão de grãos integrais, alta ingestão de grãos refinados, baixa ingestão de ômega-3, alta ingestão de ômega-6 (óleos vegetais de supermercado).
8. Fatores que aceleram o envelhecimento: baixo nível de atividade física/baixo condicionamento físico, fumo, poluição do ar, fumaça de cigarro, notavelmente alta ou baixa ingestão de álcool, moderado a alto consumo de café (controverso), uso de aspartame ou sucralose como adoçante, alergia/intolerância alimentar, privação do sono, excesso de campos eletromagnéticos (celular no quarto, rádio-relógio ligado na tomada no lugar de ser a pilha, dormir ou trabalhar em zonas geopatogênicas (cruzamentos Hartman, rio subterrâneo), resistência periférica à insulina – hiperinsulinismo, sobrepeso, obesidade, estresse intenso de curta duração ou pequeno, mas contínuo, glicemia em nível superior do normal-glicação, presença no organismo de: metais tóxicos, excesso de ferro e excesso de cobre, deficiência de: vitaminas antioxidantes, vitaminas A e D, flavonoides, ácidos graxos essenciais, ácidos graxos ômega-3 (todos eles serão obtidos da alimentação e não de fórmulas magistrais). excesso de ácidos graxos ômega-6 (óleos vegetais de supermercado), excesso de ácidos graxos trans (margarinas, batatas fritas etc.), deficiência de deidroepiandrosterona (DHEA), presença de infecção crônica focal, presença de periodontite, quimioterapia, radioterapia, viver em altas altitudes (hipóxia), anemia (hipóxia), desidratação – hipovolemia-hipóxia).
9. Lembre-se, você possui genes da Idade da Pedra e vive em plena Era atômica: ingira principalmente alimentos que não passaram nas mãos da indústria e livre-se dos tóxicos.
10. Livre-se de mais de 80% dos inseticidas e agrotóxicos das verduras, legumes e frutas: lavar bem em água corrente, mergulhar por 15 minutos em solução contendo 1 litro de água + 1 colher das de sopa de bicarbonato de sódio e finalmente verter a água e adicionar 1 litro de água com 10 gotas de hipoclorito de sódio por 10 minutos para livrar-se de bactérias.

11. Por favor, alimente-se pelo menos 3 vezes ao dia: café da manhã-almoço-jantar; o ideal para alguns é de 3 em 3 horas. Peço encarecidamente não tomar água gelada nas refeições. Tome um chá quentinho.
12. Não tome bebidas quentes em copo de plástico, libera dioxinas: carcinogênicas. Muitos países já aboliram os copos de plástico.
13. Coloque no chuveiro filtro especial para se livrar do cloro. Não é na caixa d'água é no chuveiro.
14. **Preste atenção.** Não tome leite de vaca, cabra, búfala e os seus derivados: carcinocinéticos. Use chá verde ou o extrato de soja em pó ou o leite feito com os grãos da soja. Misture com uma fruta ou mel. Não use leite de soja de caixinha ou em pó instantâneo. Leite de arroz, aveia, amêndoas, espelta e coco são deliciosos.
15. **Preste atenção.** Não coma carne processada, linguiça, salsicha, presunto cru, presunto cozido, bacon, peito de peru, salame etc.: são alimentos carcinogênicos.
16. **Carne vermelha fresca:** máximo de 500g/semana. Peça a sua carne malpassada, ou antes de chegar ao ponto ("rare" ou "medium rare") para não consumir aminas heterocíclicas que são carcinogênicas. Carne de carneiro é muito inflamatória e carne de porco, nem pensar.
17. A carne vermelha hoje em dia é mais saudável que a de frango de granja (antibióticos e hormônios). Prefira o frango caipira **bem assado ou bem cozido** para livrar-se de vírus cancerígenos para o cérebro.
18. **Alta ingestão de peixe fresco:** diminui o risco de vários tipos de tumor se não estiver contaminado com mercúrio. Faça o peixe levemente grelhado, cozido, assado ou cru. **Peixe frito é qualquer coisa menos peixe.**
19. **Ovos** são excelentes alimentos. Cinco ovos por semana não aumenta o risco de câncer de ovário. Prefira o ovo caipira: galinha de terreiro. Ovo a *pochet* é delicioso, o cozido fica na segunda escolha e o ovo frito com Fgema mole na terceira opção. Não existe correlação entre a ingestão de ovos e os níveis de colesterol no sangue.
20. Elimine os alimentos brancos e os refinados: farinha branca, açúcar branco, sal, Ajinomoto, Glutamato, Aspartame, Sucralose, caldo de carne/galinha em cubos, tipos Sazon, Knorr, Maggi etc.
21. Livre-se do sal do Himalaia. Sal rosa. Uso sal com baixo teor de sódio.
22. Use pão de trigo integral das Casas de Produtos Naturais e não dos Supermercados. Use arroz integral, farinha de trigo integral, aveia, milho, cevada, centeio, trigo sarraceno, quinoa, painço, grão-de-bico, lentilha, ervilha, feijões. Feijão-preto é melhor que o marrom. Batata-doce é melhor que a inglesa. Esqueça batata baroa ou mandioquinha devido ao alto índice glicêmico.
23. Coma fibras: pelo menos 1 colher das de sopa ao dia de gérmen de trigo ou farelo de arroz ou flocos de aveia.
24. Use verduras e legumes sem agrotóxicos da **agricultura orgânica e ecológica.** Sempre lave muito bem as verduras e legumes. Não use os hidropônicos devido alta concentração de metais tóxicos.
25. De preferência comer frutas com o estômago vazio. Ingerir todos os dias, pelo menos de 2 tipos diferentes, mas não ultrapasse os 25g de frutose/dia e sempre com o estômago vazio. Frutose é igual glicose, carcinocinética.
26. Evite os pratos prontos de Supermercados, porque são ricos em gorduras saturadas artificialmente, açúcar e sal: carcinocinéticos.
27. Batatas fritas ou chips possuem alto teor de acrilamida, carcinogênico. Fritar alimentos ricos em carboidratos é ingerir acrilamidas.
28. Parcimônia com **ESPINAFRE**: possui muito oxalato que impregna a barreira hematoencefálica e aumenta a entrada de metais tóxicos nos neurônios cerebrais como o chumbo e o mercúrio: neurodegeneração e depressão.
29. Use a coalhada de Kefir Real feita **de água ou água de coco com açúcar mascavo verdadeiro** e não de leite, ½ a 1 copo ao dia. Regulariza os intestinos, melhora a pele e diminui o risco de câncer de mama e de próstata.
30. Esqueça por completo os refrigerantes, tome suco de frutas naturais sem açúcar. Não use os sucos de caixinha ou engarrafados ou enlatados: aditivos, conservantes, corantes. Melhor é comer a fruta inteira.
31. **ADOÇANTES:** elimine o aspartame e a sucralose: Finn, Zero-Cal, Coca-Cola light etc. Use estévia, agave, ciclamato, sacarina ou melhor: sinta o verdadeiro sabor do cafezinho, dos sucos e de outros alimentos. Mel é um adoçante saudável. Faça rodízio dos adoçantes.
32. Elimine a margarina, use manteiga. O queijo cottage sem exageros é saudável porque é rico em enxofre.
33. As frituras estão proibidas porque estragam os alimentos, diminuem a **ORDEM-INFORMAÇÃO** dos alimentos e assim aumentam o risco de câncer, infarto do miocárdio, inflamação e outras doenças. **Não use óleo canola**.
34. Use panelas de aço, de ágata ou de "teflon", porém, novas e sem riscos. Evite as panelas de alumínio, ferro, cobre e de barro. Não tome nada em latas de alumínio em sua rotina diária.
35. Não use filmes de plásticos nos micro-ondas. Use vidro pirex ou cerâmica. O plástico aquecido libera dioxinas que são carcinogênicas e carcinocinéticas.
36. **Não tome água em garrafa pet.** No transporte as garrafas são aquecidas pelo Sol e liberam dioxinas.

37. Use micro-ondas apenas para aquecer os alimentos e não para cozinhá-los.
38. Não aqueça alimentos no micro-ondas envoltos em filmes transparentes de PVC e livre-se dos ftalatos etc.
39. **Não use: paracetamol/acetaminofeno:** Já proibido em vários países e pode provocar: necrose hepática, hepatite fulminante, hemorragia nos casos de Dengue e insuficiência hepática.
40. Não use pasta dental com flúor. Use a Philips sem Flúor ou Welleda. Flúor é tóxico.
41. Não tome água de filtro, ela ainda contém flúor, cloro e xenobióticos. Use água mineral sem gás e não fluoretada para beber e cozinhar **acondicionadas em frascos de vidro**. Infelizmente, devido à elevada contaminação do Planeta, a melhor é a água destilada.
42. Use somente cosméticos orgânicos. Os cosméticos sintéticos possuem parabeno, triclosan, formaldeído, óleo mineral, alumínio, silicone que aumentam o risco de câncer de mama, mal de Alzheimer, alergias, reumatismo etc.
43. Cuidado com as mamografias de repetição: câncer de mama devido ao excesso de raios X. Exija a mamografia DIGITAL e proteção com colar de chumbo no pescoço para não provocar câncer de tiroide.
44. **Grávidas:** não tomem café durante a gestação porque aumenta o risco de leucemia no filho. Não coma peixe cru. Tome 1000mg de óleo de peixe ao dia por 3 meses e o ácido fólico pelo menos.
45. Não use desodorante antiperspirante em aerossol ou "spray": o alumínio é tóxico e vai direto do nariz para o cérebro e diminui a memória e aumenta o risco de demências e talvez de tumor cerebral.
46. Não use roupas sintéticas, especialmente as íntimas: use as de algodão ou linho.
47. Procure usar roupas de algodão ou linho. Além de confortáveis concentram radiações benéficas
48. Durma com a luz apagada e no escuro para fabricar melatonina e proteger as células do seu corpo. Ao acordar abra a janela e receba a luz da manhã para transformar a melatonina em serotonina e começar o dia com bom humor e grande disposição. Outro efeito é melhorar sistema imune: polariza para M1/Th1.
49. Durma com a cabeça voltada para o **POLO NORTE**: aumenta a produção de melatonina.
50. Não durma, não trabalhe e não descanse onde há radiações telúricas (rio subterrâneo, esgoto, ruptura de placas tectônicas) ou cruzamentos de rede Hartman. Forre com papel-alumínio embaixo da cadeira e entre o estrado da cama e o colchão.
51. Não durma em colchão magnetizado, porque aumenta o risco de câncer. Não vale a pena melhorar a dor reumática a este custo.
52. Elimine qualquer aparelho elétrico do quarto de dormir. Retire o fio da tomada da televisão, não adianta somente desligar o aparelho. Rádio-relógio de cabeceira: use somente o de pilha. Celular desligado, nunca ligado e na cabeceira.
53. Fique longe de campos eletromagnéticos: cabos de alta tensão, transformadores, torres de celular.
54. Retire o mofo das paredes e mantenha o guarda roupa bem seco: aquecedor apropriado de baixo consumo de energia.
55. Não use bloqueadores de cálcio: Adalat, Balcor, Verapamil, Nifedipina, Amlodipina etc.: aumentam o risco de câncer de vários tipos com o uso por mais de 4 anos. Motivo: dificulta a apoptose.
56. Muito cuidado com os anti-inflamatórios, incluindo a aspirina (sangramento gástrico) e outros que podem provocar lesão renal. De novo: não use o paracetamol/acetaminofeno: alto risco de lesão hepática.
57. Cuidado com as estatinas (sinvastatina, atorvastatina, rosuvastatina e similares) podem lesar o fígado e os músculos, além de provocar em médio prazo miocardiopatia por deficiência de Coenzima Q10 e insuficiência cardíaca, neurodegeneração cerebral e amnésia aguda.
58. Cuidado: LDL-colesterol abaixo de 100mg% aumenta significativamente o risco de câncer.
59. Somente use antibióticos quando realmente necessários. Os médicos pouco experientes estão abusando muito do seu uso.
60. Peça sempre uma segunda opinião se você não ficou satisfeito com o diagnóstico.
61. Se o cirurgião indicar CIRURGIA, consulte um bom clínico.
62. Nos exames anatomopatológicos (biópsias) é muito prudente a opinião de mais um patologista.

Sinusite Rinite Asma Alergias Doenças autoimunes: são fundamentais os itens: 55 a 60

63. Forrar o colchão hermeticamente com napa branca a mais fina possível (lavar antes) ou tyvec. Não pode ter furos, velcro ou zíper. Fazer dupla costura para não escapar o ar. Contrate um tapeceiro e livre-se dos ácaros. Forrar o travesseiro com tyvec. Se não forrar coloque o travesseiro no Sol a cada dois dias.
64. Não use amaciante de roupa, utilize no seu lugar: 1 medida de álcool ou 1 medida de açúcar refinado para 2 medidas de sabão de coco em pó.
65. Não use detergentes comuns. Só utilize os detergentes biodegradáveis.
66. Não use produtos de limpeza com odor forte tipo Pinho Sol, Lisoforme, cândida, água de lavadeira etc. mesmo se foi usado pela manhã e você somente ter contato à noite.

67. Faça a limpeza da casa com água, álcool, detergente biodegradável, água com bicarbonato, sabão de coco em barra, pó ou líquido.
68. Não use bloqueadores de leucotrienos: Singulair etc. eles impedem o efeito da Imunoterapia Ativada – ITA.

Cuide da qualidade do ar no interior da sua casa. O ar impuro dentro de casa é uma das causas de doença: 60 a 65

69. Coloque exaustor potente e bem eficaz acima do seu fogão, para não respirar a fumaça ou vapor da biomassa em cozimento.
70. Durma em quarto bem ventilado. Janelas ou portas abertas ou entreabertas.
71. A sala de refeições, da televisão, o local onde fica a esteira ou a bicicleta ergométrica e o local de trabalho devem ter boa ventilação.
72. Mantenha as duas tampas do vaso sanitário abaixadas, a porta do banheiro fechada e boa ventilação.
73. Abaixe o tampo do vaso sanitário antes de dar a descarga e a mantenha fechada.
74. Não use lâmpadas fluorescentes no banheiro, cozinha ou local de trabalho: risco de degeneração macular de retina, dificuldade de visão e cegueira.
75. **EXERCÍCIO**: ande passo firme, 30-40 minutos por dia, 4-5 dias por semana: você deve suar. Comece com 10 minutos e aumente devagar. Para prevenção de muitas doenças sérias e para sua saúde: **mantenha a disciplina**.
76. Não tome Vit. E ou Vit. C antes da atividade física porque elas impedem os benefícios do exercício.
77. Após exposição de 15 a 30 minutos ao Sol, entre 11 e 14 horas, não tome banho com sabonete nas próximas 2 horas: diminui a produção de vitamina D.
78. Recém-engravidou? Vá ao dentista e afaste doença periodontal: prevenção de nascer prematuro ou de baixo peso.
79. **MEDITAÇÃO**: 10-15 minutos por dia. Descansa a mente, alivia o estresse do cotidiano e aumenta a criatividade. Sente-se confortável, feche os olhos e preste atenção somente na respiração. Se vier pensamentos deixe simplesmente eles irem embora.
80. Pratique **NEURÓBICA**, a "ginástica aeróbica" dos neurônios cerebrais. Consiste em fazer tudo aquilo que contraria as rotinas, obrigando o cérebro a um trabalho adicional, por ex.: relógio no pulso direito, andar de costas, escovar os dentes com a mão esquerda se for destro, ver as horas no espelho, vestir-se de olhos fechados, ver fotos de cabeça para baixo, trocar o mouse de mão etc.
81. Sexo seguro e regular é indispensável para a saúde física e mental, para um bom número de pessoas.
82. Liberte o teu coração e a tua alma do orgulho, ódio, inveja, amargura e vingança.
83. Coloque o agradecimento em sua vida.
84. Faça mais e espere menos das pessoas.
85. Cultive a paciência e seja bom.
86. Perdoe sempre.
87. Seja feliz.
88. Ame. Deveria estar em primeiro lugar da lista.

Referência

www.medicinabiomolecular.com.br

PARTE IV

Substâncias fitoterápicas e químicas utilizadas no tratamento do câncer – anticarcinogênicos e carcinostáticos

CAPÍTULO 34

Ácido alfalipoico no câncer

Antimicobactérias; inibe a PDH quinase, a qual ativa o complexo PDH e abre as portas da fosforilação oxidativa mitocondrial; inibe a ATP-citratoliase; inibe NF-kappaB; regula para baixo a proteína beta-catenina e o marcador de células-tronco Oct-4; diminui a fosforilação do EGFR, ErbB2 e Met; enquanto induz a acetilação da zona CpG e diminui a função dos genes de sobrevivência celular – efeito epigenético

José de Felippe Junior

O ácido alfalipoico (AAL) foi primeiramente extraído do fígado bovino ao redor de 1950 (Reed, 1951). Ele funciona como coenzima da piruvato desidrogenase e da alfacetoglutarato, importantes para a fosforilação oxidativa mitocondrial (Cameron, 1998). É encontrado nas carnes vermelhas, vísceras como o fígado e particularmente no levedo de cerveja.

O ácido alfalipoico, ácido 6,8-ditio-octanoico é um ácido graxo de cadeia curta sulfurado derivado do ácido octanoico e contendo dois átomos de enxofre conectados por uma ligação dissulfídica. Ele é facilmente absorvido e nas células do corpo se transforma em ácido di-hidrolipoico.

Enantiômeros são moléculas imagens no espelho uma da outra e não sobreponíveis, por rotação ou translação. O ácido lipoico possui dois enantiômeros, R(+)-LA (R-LA) e S(-)-LA (S-LA). No metabolismo energético quem funciona como cofator essencial é o R-LA.

A fórmula do ácido lipoico é $C_8H_{14}O_2S_2$, peso molecular 206,3g/mol e também conhecido como Dl-Thioctic acid, Thioctic acid, Alpha-Lipoic acid, 1077-28-7, 5-(1,2-Dithiolan-3-yl) pentanoic acid e lipoic acid. É doador de 1 elétron e aceptor de 4, molécula oxidante.

A fórmula do ácido di-hidrolipoico é $C_8H_{16}O_2S_2$, de peso molecular 208,3 e conhecido como Dihydrolipoic acid, Dihydrolipoate, Dihydrothioctic acid, DHLA, Reduced lipoic acid e 6,8-disulfanyloctanoic acid. A molécula é doadora de 3 elétrons e aceptora de 4 e assim molécula *in vitro* é oxidante.

Pela fórmula química o ácido di-hidrolipoico é leve oxidante *in vitro*, entretanto, na fisiologia celular ele

Ácido alfalipoico

Ácido di-hidrolipoico

aumenta a síntese de GSH citoplasmático e assim em muitas neoplasias funciona como antioxidante. Juntamente com a tiamina difosfato ativa o complexo piruvato desidrogenase (PDHc) que aumenta a fosforilação oxidativa mitocondrial com aumento das espécies reativas tóxicas de oxigênio. Nestas condições funciona como oxidante.

O ácido alfalipoico em células normais induz hiperacetilação das histonas *in vivo*, acorda genes silenciados e pode provocar parada do ciclo celular reversível em G1, mas não induz apoptose. Nas células neoplásicas o AAL provoca a acetilação das histonas ao lado de provocar apoptose. O butirato, outro acetilador, não distingue células normais das neoplásicas e provoca apoptose em ambas.

Alvos moleculares do ácido alfalipoico no câncer

1. **Atividade antimicobactérias**
   a) AAL possui efeito inibitório in vitro contra Mycobacterias resistentes (Paoletti, 1958).
   b) Possui efeito contra *Mycobacteria* e *Schizomicetos* sozinha ou combinada com antibióticos (Paoletti, 1957).
   c) Possui efeito *in vitro* contra o *Mycobacterium tuberculosis* (Pacilio, 1960).
2. Não possui efeito antiviral.
3. Ativa o complexo piruvato desidrogenase (PDHc) e abre as portas da fosforilação oxidativa mitocondrial. O aumento da função mitocondrial provoca diminuição da glicólise anaeróbia.
4. Inibe a PDH quinase o que ativa a PDHc.
5. O ácido lipoico é um dos cofatores da piruvato desidrogenase (PDH), enzima que abre as portas da fosforilação oxidativa mitocondrial e o hidroxicitrato inibe a ATP citrato liase, enzima aumentada na maioria dos cânceres (lipogênica). Em conjunto ambos têm efeito anticâncer sinérgico (Korotchkina, 2004).
6. Antioxidante na maioria das neoplasias. Pode ser oxidante ao fazer funcionar plenamente as mitocôndrias, o que é quase a regra.
7. Aumenta a síntese da *de novo* glutationa reduzida citoplasmática aumentando a utilização da cistina nas células T Jurkat humanas, eritrócitos e linfócitos periféricos (Han, 1997).
8. AAL aumenta de 30 a 70% a concentração de GSH em células do neuroblastoma e melanoma, de modo dose-dependente (Busse, 1992).
9. AAL é por excelência um neuroprotetor importante do sistema nervoso central e periférico (Flier, 2002).
10. Em doses fisiológicas, antioxidantes, ácido lipoico, quercetina, EGCG, ácido hidroxicítrico ou a mistura de todos não interferem na proliferação do câncer de cólon primário ou metastático em culturas com oxigênio a 1% (hipóxia), 10% (tissular) e 21% (normóxia) (Mielczarek-Puta, 2017). Difícil acreditar neste trabalho, porque antioxidantes provocam ambiente redutor que é francamente proliferativo.
11. Inibe NF-kappaB em algumas preparações.
12. **CUIDADO**: ácido alfalipoico, de modo igual aos compostos sulfurados, pode provocar a síndrome da hipoglicemia autoimune: alta concentração de insulina total imunorreativa, presença de autoanticorpos da insulina e hipoglicemia de jejum (Hirata, 1970).
13. **Gliomas**
    a) Vitamina D_3, melatonina e ácido alfalipoico possuem efeitos sinérgicos com a temozolomida em cultura de células do glioblastoma U87-Mg, MU1454, U87-MG, scU87 e scMU1454, principalmente o ácido alfalipoico e a melatonina (McConnell, 2018).
    b) AAL atenua a inflamação e o estresse oxidativo via inibição do canal TRPA1 do GBM humano, DBTRG (Deveci, 2019). TRPA1 é membro da subfamília permeável ao cálcio da superfamília TRP e é um canal de cátions sensível às espécies reativas tóxicas de oxigênio.
14. **Neuroblastoma**
    a) Inibe a proliferação celular *in vitro* e *in vivo* de linhagens celulares do neuroblastoma Kelly, SK-N-SH, Neuro-2A. O dicloroacetato de sódio foi ineficaz na mesma preparação (Feuerecker, 2012).
    b) Aumenta a síntese da *de novo* glutationa reduzida citoplasmática aumentando a utilização da cistina nas células gliais C6 e células do neuroblastoma NB41A3 (Han, 1997).
    c) Ácido lipoico regula para baixo IL-1 beta e IL-6 por hipermetilação do DNA em células SK-N-BE do neuroblastoma (Dinicola, 2017).
15. **Carcinoma epidermoide**
    Ácido alfalipoico provoca a eliminação de células com núcleo anormal em linhagem de carcinoma epidermoide A431, com diminuição da proliferação e aumento da apoptose (Kisurina, 2010).
16. **Câncer de pulmão**
    a) Induz espécies reativas tóxicas de oxigênio, ativa caspases e diminui Bcl-2 provocando apoptose em células do carcinoma epitelial de pulmão humano.
    b) Induz apoptose e fragmentação no câncer de pulmão linhagem A549, de modo dose e tempo-dependente. Aumenta a atividade das caspases e a degradação do PARP. Induz a expressão de genes relacionados ao estresse do retículo endoplasmático e diminui a expressão de proteínas antiapoptóticas. Aumenta a geração de radicais livres de oxigênio (Kim, 2012).
    c) Induz espécies reativas de oxigênio que provoca ativação de caspases e apoptose no câncer pulmonar epitelial humano por meio da diminuição do Bcl-2 (Moungjaroen, 2006).
    d) Ácido alfalipoico regula para baixo a proteína beta-catenina e o marcador de células-tronco Oct-4 e suprime o fenótipo das células-tronco

no câncer de pulmão, linhagem H23, H292 e H460. Suprime fatores relacionados à transição epitélio mesenquimal (EMT), tais como E-caderina, Vimentina, Slug e Snail (Phiboonchaiyanan, 2017).
e) AAL inibe dramaticamente a proliferação de linhagens de células do câncer de pulmão por diminuir a expressão do Grb2 (*growth factor receptor-bound protein 2*), o qual provoca regulação para baixo do EGFR. AAL diminui os níveis de fosfo-EGFR, fosfo-ERK1/2, CDK2/4/6, ciclinas D3 e E1, as quais se associam à inibição do ciclo celular em G1/S. Primeiro estudo da literatura (Yang, 2017).
f) AAL sensibiliza células do câncer de pulmão à quimioterapia e morte celular via regulação para baixo das integrinas beta 1 e beta 3 e concomitante acontece redução da proteína de sobrevivência p-AKT e da proteína antiapoptótica Bcl-2 (Puchsaka, 2016).
g) AAL induz inibição da proliferação e fosforilação do Met/*hepatocyte growth factor* (HGF) em células do câncer pulmonar, HCC-827 e PC-9. Acontecem diminuição da proliferação e aumento dos radicais livres de oxigênio. Ocorre diminuição da fosforilação do EGFR, ErbB2 e Met associadas com a inibição do ciclo celular da fase G1 para S, sem induzir apoptose (Michikoshi, 2013).
h) AAL diminui a viabilidade e aumenta a fragmentação do DNA em células do câncer pulmonar. Ativa caspases e regula para cima e o PARP (*poly-ADP-ribose-polymerase*), ao lado de aumentar o fator indutor de apoptose no núcleo, liberar citocromo c e clivar o PARP. A apoptose é inibida por quelantes do cálcio. Em resumo, a apoptose é caspase-dependente e caspase-independente (Choi, 2009).

17. **Câncer de mama**
    a) No câncer de mama, MCF-7 inibe o ciclo celular e aumenta a apoptose. A inibição da produção de radicais livres de oxigênio é seguida por parada do ciclo celular em G1 por inibição da via Akt e aumento do inibidor de CDK a p27 (kip-1). A apoptose é por aumento da razão Bax/Bcl2 (Dozio, 2010).
    b) No câncer de mama humano, MCF-7 induz apoptose alterando a razão Bax/Bcl-2 e parada do ciclo celular em G1, via inibição da Akt.
    c) Diminui metástases no câncer de mama por inibir as matriz-metaloproteinases-2 e 9 (MMP-2 e MMP-9).
    d) Inibe a proliferação celular *in vitro* e *in vivo* de linhagens celulares do câncer de mama SkBr3. O dicloroacetato de sódio foi ineficaz na mesma preparação.
    e) Aumenta o efeito do paclitaxel em células do câncer de mama, MCF-7. O ácido lipoico sozinho inibe a proliferação e a formação de clones de modo tempo-dependente (Li, 2015).
    f) Ácido lipoico inibe a atividade das proteíno-tirosino fosfatases PTP1B e SHP2 e provoca diminuição da viabilidade de células MCF-7 do câncer de mama humano (Kuban-Jankowska, 2017).

18. **Câncer de mama triplo negativo**
    a) AAL reduz a atividade das matriz-metaloproteinases e diminui as metástases em células MDA-MB-231 do câncer de mama triplo negativo. Acontecem significante diminuição da motilidade e migração celular. As atividades das MMP-2 e MMP-9 estão diminuídas de modo dose-dependente. A expressão do mRNA de ambas está diminuída (Lee, 2010).
    b) AAL diminui a proliferação de modo dose-dependente e aumenta a apoptose de células MDA-MB-231 do câncer de mama triplo negativo. Acontecem diminuição significante das proteínas ErbB2 e ErbB3 e expressão do mRNA dessas proteínas de modo dose-dependente. Também de modo dose-dependente diminui a expressão do mRNA do Akt e a expressão da proteína Akt fosforilada (pAkt). A expressão da proteína e mRNA do Bcl-2 também diminuem (Na, 2009).
    c) Ácido alfa lipoico inibe a migração e a invasão de células do câncer de mama triplo negativo, MDA-MB-231 via inibição da sinalização do TGF-beta que é acompanhada por regulação para baixo da fosforilação do FAK, ERK1/2 e AKT e inibição da translocação nuclear da beta-catenina (Tripathy, 2018).

19. **Câncer de próstata**
    Um paciente com câncer de próstata hormônio-resistente apresentou dramática queda de 90% no PSA e continua em queda com o emprego de ácido lipoico, hidroxicitrato e baixa dose de naltrexone (Schwartz, 2014).

20. **Câncer de cólon**
    a) Induz apoptose em células do câncer de cólon HT-29 aumentando a fosforilação oxidativa mitocondrial com a concomitante geração de radical superóxido. Ocorre ativação da caspase-3 de modo dose-dependente associada com fragmentação do DNA. O aumento da produção de radical superóxido é precedido por aumento do influxo de lactato ou piruvato dentro da mitocôndria e resulta em regulação para baixo da proteína antiapoptótica Bcl-x (Wenzel, 2005).

b) Efeito quimiopreventivo no câncer de cólon Caco-2: efeito antiproliferativo e/ou citotóxico por inibição do NF-kappaB (Damnjanovic, 2014).

c) Previne a degradação do p53 em células do câncer de cólon, HCT116, por bloqueio da indução do NF-kappaB diminuindo a proteína ribossomal p90S6K (RPS6KA4) e diminui o crescimento tumoral de maneira dose-dependente com parada do ciclo celular em G1 e apoptose (Yoo, 2013).

d) AAL ativa a via de sinalização AMPK/p53 e diminui a proliferação celular de modo dose-dependente com diminuição da adesão, invasão e formação de colônias em células HT-29 do câncer de cólon (Park, 2015).

e) AAL quando administrado (≥ 300mcg/dia) desde o nascer previne o aparecimento do tumor APCmin de intestino no camundongo, enquanto aumenta o crescimento do câncer de mama Her2/neu (Rossi, 2008). Lembrar que antioxidantes, seja qual for, administrados a pessoas com o sistema de defesa antioxidante nato em ordem (80% da população) funcionam como carcinocinético. Se as pessoas portarem sistema antioxidante nato diminuído (10%) protegerá de algum evento carcinocinético. Se as pessoas portarem sistema antioxidante nato aumentado, aumentará o risco de evento carcinocinético. Em resumo, dar antioxidantes sem controle para a população aumenta o risco de câncer em 90% das pessoas.

21. **Carcinoma hepatocelular**

a) É neoplasia agressiva e com elevada mortalidade. O AAL pode ser útil no tratamento como antioxidante, como oxidante e outras ações acima descritas.

b) AAL é importante na prevenção do hepatocarcinoma: aumenta a expressão da IL-10 (citocina anti-inflamatória) e diminui a expressão da IL-1 beta, IL-8, TNF-alfa (citocinas inflamatórias) (Guerriero, 2011).

c) No hepatoma linhagem FaO e HepG2 provoca apoptose por aumentar radicais livres e ativar o p53. Reduz a expressão da ciclina A e aumenta os níveis dos inibidores das ciclinas/CDKs p27(Kip1) e p21(Cip1). A parada do ciclo celular está associada com perda celular e de DNA indicativo de apoptose. A apoptose é precedida pela geração de radicais livres de oxigênio e associada à ativação do p53, aumento da expressão do Bax, liberação de citocromo c das mitocôndrias, ativação das caspases, diminuição da survivina e indução de sinalização pró-apoptótica (exemplo, JNK) e inibição de sinalização antiapoptótica (exemplo, PKB/Akt) (Simbula, 2007).

d) Inibe a promoção tumoral da tioacetamida através da supressão da inflamação na hepatocarcinogênese em dois estágios no rato. Ocorre supressão do DR-5 (Dead Receptor-5) que é apoptótico com a consequente regeneração dos hepatócitos.

e) AAL induz apoptose em células do hepatoma via PTEN/Akt. Acontece ativação das caspases 3 e 9 e morte apoptótica via mitocondrial. Antes da apoptose PTEN (*tensin homologue deleted on chromosome 10*) foi ativado e a via foi Akt inibida (Shi, 2008).

f) Análise proteômica e transcriptômica revela que o ácido lipoico reduz a proliferação de células do carcinoma hepatocelular linhagem HepG2, via diminuição da sinalização da via proliferativa Grb2. De um total de 4.446 expressos pela ação do AAL nas células tumorais 2.097 genes são regulados para baixo e 2.349 são regulados para cima (Yang, 2018).

22. **Câncer de pâncreas**

a) Ácido lipoico mais hidroxicitrato aumenta a eficácia da quimioterapia no camundongo implantado com células singênicas, LL/2 do carcinoma pulmonar e MBT-2 do carcinoma de bexiga. A tríplice combinação de ácido lipoico mais hidroxicitrato mais cisplatina ou metotrexato é mais eficaz que a cisplatina ou metotrexato usados individualmente ou a dupla combinação ácido lipoico mais hidroxicitrato. É a união do clínico com o oncologista produzindo frutos.

b) Ácido lipoico intravenoso e baixa dose de naltrexona no câncer de pâncreas com metástases hepáticas: um paciente com longa sobrevida (Berkson, 2006).

c) Ácido lipoico mais naltrexona foram eficazes em 3 casos de câncer de pâncreas humano (Berkson, 2009).

d) Ácido lipoico mais hidroxicitrato aumenta o efeito da gemcitabina no câncer de pâncreas: relato de um caso (Guais, 2012).

23. **Câncer de ovário**

a) Inibe seletivamente a proliferação do carcinoma epitelial de ovário sem alterar as células normais. A diminuição do crescimento tumoral acontece por aumento da vida média do inibidor de CDK o p27(kip-1). Em paralelo ocorre inibição do TNF-alfa indutor do NF-kappaB. Não ocorre apoptose.

b) AAL significativamente inibe a proliferação de células epiteliais do câncer de ovário. Em resposta a 10, 100 e 1.000 micromol/l, o ácido lipoico reduz a proliferação em 75%, 85% e 100%, respectivamente (Vid-Varga, 2006).

24. **Câncer de colo uterino**
    Efeito quimiopreventivo no câncer de colo uterino, HeLa: efeito antiproliferativo e/ou citotóxico por inibição do NF-kappaB (Damnjanovic, 2014).
25. **Câncer de endométrio.** Nada encontrado.
26. **Linfoma de Hodgkin.** Nada encontrado.
27. **Linfoma não Hodgkin.** Nada encontrado.
28. **Câncer de bexiga**
    a) AAL suprime migração e invasão de células do câncer de bexiga regulando para baixo a expressão beta-integrina de superfície (Yamasaki, 2014).
    b) A combinação de ácido lipoico e hidroxicitrato foi administrada a camundongos implantados com células cancerígenas singênicas, carcinoma de pulmão LL/2 e carcinoma de bexiga MBT-2, concomitantemente com quimioterapia clássica (cisplatina ou metotrexato). A combinação tripla ácido lipoico + hidroxicitrato + cisplatina ou metotrexato é mais eficiente do que cisplatina ou metotrexato usados individualmente ou a combinação de ácido lipoico e hidroxicitrato administrados isoladamente (Guais, 2012).
29. **Câncer de tiroide**
    a) Induz a expressão do simporter Na^+/I^- em linhagens de câncer de tiroide TPC-1. Pacientes com câncer de tiroide têm dificuldade de captação do iodo extracelular e o ácido lipoico pode ser usado como coadjuvante no tratamento do câncer de tiroide com o iodo radiativo.
    b) Inibe a proliferação e a transição epitélio-mesenquimal (EMT) e células do câncer de tiroide, linhagem BCPAP, HTH-83, CAL-62 e FTC-133. Ativa AMPK e inibe mTOR. Inibe TGF-beta. Reduz proliferação, invasão e migração. Provoca os mesmos efeitos *in vivo*.
30. **Câncer de pele**
    Inibe a promoção do câncer de pele através de anti-inflamação e antioxidação.
31. **Várias neoplasias**
    a) Efeito quimiopreventivo nas neoplasias relacionadas com a obesidade: mama, tiroide, cólon, pâncreas e fígado (Moon, 2016).
    b) Ácido alfalipoico mais hidroxicitrato de cálcio, ativa o complexo piruvato desidrogenase (PDHc) e inibe a ATP-citrato liase, respectivamente, sendo eficiente em vários modelos de câncer no camundongo: **melanoma, carcinoma pulmonar de Lewis e carcinoma de células transicionais de bexiga** (Schwartrz, 2010).
    c) Ácido lipoico mais hidroxicitrato é altamente eficaz contra três modelos singenêicos murino, LL/2 do carcinoma pulmonar de Lewis, B16-F10 do melanoma e MBT-2 do câncer de bexiga 3 e a eficácia aumenta com a adição de octreotide.
    d) Eficácia do trio ácido lipoico, hidroxicitrato e capsaicina. Regressão tumoral por interferência no metabolismo do tumor com diminuição da proliferação do câncer de pulmão (LLC), de bexiga (MBT-2) e melanoma (B16F10).
32. **Sarcoma.** Nada encontrado.
33. **Metabolismo**
    a) Protege células C6 do glioma intoxicadas com beta-amiloide aliviando a lesão oxidativa e pode ser uma nova estratégia nas doenças neurodegenerativas.
    b) Efeito protetor na cardiomiopatia hiperlipidêmica provocada pela ciclofosfamida.
    c) Protege neurônios cerebrais da intoxicação por arsênio.

Referências

1. Resumos ou trabalhos na íntegra no site: www.medicinabiomolecular.com.br.
2. Berkson BM, Rubin DM, Berkson AJ. The long-term survival of a patient with pancreatic cancer with metastases to the liver after treatment with the intravenous alpha-lipoic acid/low-dose naltrexone protocol. Integr Cancer Ther. 5(1):83-9;2006.
3. Berkson BM, Rubin DM, Berkson AJ. Revisiting the ALA/N (alpha-lipoic acid/low-dose naltrexone) protocol for people with metastatic and nonmetastatic pancreatic cancer: a report of 3 new cases. Integr Cancer Ther. 8(4):416-22;2009.
4. Busse E, Zimmer G, Schopohl B, Kornhuber B. Influence of alpha-lipoic acid on intracellular glutathione in vitro and in vivo. Arzneimittelforschung. 42(6):829-31;1992.
5. Cameron NE, Coteer MA, Horrobin DH, Tritschler HJ. Effects of alpha-lipoic acid on neurovascular function in diabetic rats: interation with essential fatty acids. Diabetologia. 41:390-9;1998.
6. Choi SY, Yu JH, Kim H. Mechanism of alpha-lipoic acid-induced apoptosis of lung cancer cells. Ann N Y Acad Sci. 1171:149-55;2009.
7. Damnjanovic I, Kocic G, Najman S, et al. Chemopreventive potential of alpha lipoic acid in the treatment of colon and cervix cancer cell lines. Bratisl Lek Listy. 115(10):611-6;2014.
8. Dinicola S, Proietti S, Cucina A, et al. Alpha-Lipoic Acid Downregulates IL-1β and IL-6 by DNA Hypermethylation in SK-N-BE Neuroblastoma Cells. Antioxidants (Basel). 6(4). pii: E74;2017.
9. Deveci HA, Akyuva Y, Nur G, Nazıroğlu M. Alpha lipoic acid attenuates hypoxia-induced apoptosis, inflammation and mitochondrial oxidative stress via inhibition of TRPA1 channel in human glioblastoma cell line. Biomed Pharmacother. Mar;111:292-304, 2019.
10. Dozio E, Ruscica M, Passafaro L, et al. The natural antioxidant alpha-lipoic acid induces p27(Kip1)-dependent cell cycle arrest and apoptosis in MCF-7 human breast cancer cells. Eur J Pharmacol. 641(1):29-34;2010.
11. Feuerecker B, Pirsig S, Seidl C, Lipoic acid inhibits cell proliferation of tumor cells in vitro and in vivo. Cancer Biol Ther. 13(14):1425-35;2012.
12. Flier J, Van Muiswinkel FL, Jongenelen CA, Drukarch B. The neuroprotective antioxidant alpha-lipoic acid induces detoxication enzymes in cultured astroglial cells. Free Radic Res. 36(6):695-9;2002.
13. Guais A, Baronzio G, Sanders E, et al. Adding a combination of hydroxycitrate and lipoic acid (METABLOC™) to chemotherapy im-

proves effectiveness against tumor development: experimental results and case report. Invest New Drugs. 30(1):200-11;2012.
14. Guerriero E, Sorice A, Capone F, et al. Effects of lipoic acid, caffeic acid and a synthesized lipoyl-caffeic conjugate on human hepatoma cell lines. Molecules. 16(8):6365-77;2011.
15. Han D, Handelman G, Marcocci L, et al. Lipoic acid increases de novo synthesis of cellular glutathione by improving cystine utilization. Biofactors. 6(3):321-38;1997.
16. Hirata Y, Ishizu H, Ouchi N, et al. Insulin autoimmunity in a case of spontaneous hypo-glycemia. J Jpn Diabetes Soc 13: 312-320;1970 (in Japanese). In: Uchigata Y. The novel agent, alpha lipoic acid, can cause the development of insulin autoimmune syndrome. Intern Med. 46(17):1321-2;2007.
17. Kim JI, Cho SR, Lee CM, et al. Induction of ER stress-mediated apoptosis by α-lipoic acid in A549 cell lines. Korean J Thorac Cardiovasc Surg. 45(1):1-10;2012.
18. Kisurina-Evgeneva OP, Onishchenko GE. Alpha-lipoic acid triggers elimination of cells with abnormal nuclei in human carcinoma epidermoid cell line. Tsitologiia. 52(3):225-34;2010.
19. Korotchkina LG, Sidhu S, Patel MS. R-lipoic acid inhibits mammalian pyruvate dehydrogenase kinase. Free Radic Res. 38(10):1083-92;2004.
20. Kuban-Jankowska A, Gorska-Ponikowska M, Wozniak M. Lipoic acid decreases the viability of breast cancer cells and activity of PTP1B and SHP2. Anticancer Res. 37(6):2893-8;2017.
21. Lee HS, Na MH, Kim WK. Alpha-lipoic acid reduces matrix metalloproteinase activity in MDA-MB-231 human breast cancer cells. Nutr Res. 30(6):403-9;2010.
22. Li BJ, Hao XY, Ren GH, Gong Y. Effect of lipoic acid combined with paclitaxel on breast cancer cells. Genet Mol Res. 14(4):17934-40; 2015.
23. McConnell DD, McGreevy JW, Williams MN, Litofsky NS. Do Anti-Oxidants Vitamin D3, Melatonin, and Alpha-Lipoic Acid Have Synergistic Effects with Temozolomide on Cultured Glioblastoma Cells? Medicines (Basel). Jun 20;5(2); 2018.
24. Michikoshi H, Nakamura T, Sakai K, et al. α-Lipoic acid-induced inhibition of proliferation and met phosphorylation in human non-small cell lung cancer cells. Cancer Lett. 335(2):472-8;2013.
25. Moon HS. Chemopreventive effects of alpha lipoic acid on obesity-related cancers. Ann Nutr Metab. 68(2):137-44;2016.
26. Mielczarek-Puta M, Chrzanowska A, Otto-Ślusarczyk D, et al. Effect of antioxidants on human primary and metastatic colon cancer cells at hypoxia and normoxia. Wiad Lek. 70(5):946-52;2017.
27. Moungjaroen J, Nimmannit U, Callery PS, et al. Reactive oxygen species mediate caspase activation and apoptosis induced by lipoic acid in human lung epithelial cancer cells through Bcl-2 down-regulation. J Pharmacol Exp Ther. 319(3):1062-9;2006.
28. Na MH, Seo EY, Kim WK. Effects of alpha-lipoic acid on cell proliferation and apoptosis in MDA-MB-231 human breast cells. Nutr Res Pract. 3(4):265-71;2009.
29. Pacilio G, Mazzei R. In vitro effect of thioctic acid on Mycobacterium tuberculosis. Riv Ist Sieroter Ital. 1960 May-Jun;35:417-20. Italian.
30. Paoletti A, Genazzani E. In vitro action of 6-thioctic acid, alone or with antibiotics, in regard to Mycobacteria and other Schizomycetes. Riv Ist Sieroter Ital. 1957 Jan-Feb;32(1):61-5.

31. Paoletti A, Sorentino L. In vitro inhibitory effect of thioctic acid in relation to sensitive & chemoresistant Mycobacteria. Riv Ist Sieroter Ital. 1958 Nov-Dec;33(6):384-8. Italian.
32. Park S, Choi SK, Choi Y, Moon HS. AMPK/p53 axis is essential for α-lipoic acid-regulated metastasis in human and mouse colon cancer cells. J Investig Med. 63(7):882-5;2015.
33. Phiboonchaiyanan PP, Chanvorachote P. Suppression of a cancer stem-like phenotype mediated by alpha-lipoic acid in human lung cancer cells through down-regulation of β-catenin and Oct-4. Cell Oncol (Dordr). 40(5):497-510;2017.
34. Puchsaka P, Chaotham C, Chanvorachote P. α-Lipoic acid sensitizes lung cancer cells to chemotherapeutic agents and anoikis via integrin β1/β3 downregulation. Int J Oncol. 49(4):1445-56;2016.
35. Reed, LJ, DeBusk BG, Gunsalus IC, Hornberger CS Jr. Crystalline alpha-lipoic acid; a catalytic agent associated with pyruvate dehydrogenase. Science. 114(2952):93-4;1951.
36. Rossi C, Di Lena A, La Sorda R, et al. Intestinal tumour chemoprevention with the antioxidant lipoic acid stimulates the growth of breast cancer. Eur J Cancer. 44(17):2696-704;2008.
37. Simbula G, Columbano A, Ledda-Columbano GM, et al. Increased ROS generation and p53 activation in alpha-lipoic acid-induced apoptosis of hepatoma cells. Apoptosis. 12(1):113-23;2007.
38. Shi DY, Liu HL, Stern JS,et al. Alpha-lipoic acid induces apoptosis in hepatoma cells via the PTEN/Akt pathway. FEBS Lett. May 28;582(12):1667-71. 2008.
39. Schwartz L, Abolhassani M, Guais A, et al. A combination of alpha lipoic acid and calcium hydroxycitrate is efficient against mouse cancer models: preliminary results. Oncol Rep. 23(5):1407-16;2010.
40. Tripathy J, Tripathy A, Thangaraju M, et l. α-Lipoic acid inhibits the migration and invasion of breast cancer cells through inhibition of TGFβ signaling. Life Sci. May 23, pii: S0024-3205(18)30307-2; 2018.
41. Vig-Varga E, Benson EA, Limbil TL, Allison BM, Geobl MG, Harrington MA. Alpha-lipoic acid modulate ovarian surface epithelial cell growth. Gynecol Oncol. 103:45-52;2006.
42. Yamasaki M, Iwase M, Kawano K, et al. Alpha-Lipoic acid suppresses migration and invasion via downregulation of cell surface beta1-integrin expression in bladder cancer cells. Clin Biochem Nutr. Jan;54(1):18-25, 2014.
43. Yang L, Wen Y, Lv G, et al. α-Lipoic acid inhibits human lung cancer cell proliferation through Grb2-mediated EGFR downregulation. Biochem Biophys Res Commun. 494(1-2):325-31;2017.
44. Yang L, Wang X, Xu J, et al. Integrated transcriptomic and proteomic analyses reveal α-lipoic acid-regulated cell proliferation via Grb2-mediated signalling in hepatic cancer cells. J Cell Mol Med. Mar 25. 2018.
45. Yoo TH, Lee JH, Chun HS, Chi SG. α-Lipoic acid prevents p53 degradation in colon cancer cells by blocking NF-κB induction of RPS-6KA4. Anticancer Drugs. 24(6):555-65;2013.
46. Wenzel U, Nickel A, Daniel H. Alpha-lipoic acid induces apoptosis in human colon cancer cells by increasing mitochondrial respiration with a concomitant O2-*-generation. Apoptosis. 10(2):359-68;2005.

CAPÍTULO 35

Ácido dicloroacético e dicloroacetato de sódio conhecidos há muitos anos e agora utilizados como antineoplásicos

Estruturador da água citoplasmática, ativador do complexo piruvato desidrogenase e via fosforilação oxidativa aumenta drasticamente a apoptose e diminui a proliferação celular neoplásica

José de Felippe Junior

Dicloroacetato de sódio: droga antiga pronta para tratar doença mais antiga ainda. **JFJ**

Deixar de aprender é omitir socorro. **JFJ**

Esperar por maiores evidências científicas, diante de medicamentos sem efeitos colaterais, é ser cientista e não médico. **Declaração de Helsinki**

É do médico a responsabilidade do paciente.
Declaração de Helsinki e Carta Magna do Brasil

O dicloroacetato de sódio foi descoberto por Whitehouse e Randle em 1973 e vem sendo utilizado em clínica nos últimos 35 anos para tratar acidose lática e algumas mitocondriopatias hereditárias (Aynsley-Green, 1984; Stacpoole, 1988, 2003 e 2006; De Vivo, 1990).

O dicloroacetato de sódio já foi empregado no tratamento de várias doenças metabólicas, cardiovasculares e cerebrovasculares (Stacpoole, 1983 e 1998; Wargovich, 1988; Wilson, 1988; Bersin, 1994; Fox, 1996; Shangraw, 1994, 1998 e 1999).

Na dose de 25 a 100mg/kg por via oral foi usado no *diabetes mellitus* (Stacpoole, 1978), na hiperlipoproteinemia (Stacpoole, 1978; Shangraw, 1996) e na acidose lática (Kuroda, 1986; Stacpoole, 1988; Toth, 1993; Krishna, 1994). Até 2003 encontravam-se na literatura médica 40 artigos que descreviam os efeitos do DCA no tratamento da acidose lática de seres humanos: ver trabalho de revisão escrito por um dos pesquisadores que mais estudou o assunto: Stacpoole, 2003 e 2008.

É uma molécula pequena, Cl2CHCOOH: ácido dicloroacético, de peso molecular, 128,9; sendo o sal sódico o mais empregado em clínica: Cl2CHCOONa de peso molecular, 150,9 de nome químico: sodium; 2,2-dichloroacetate. Outros nomes: Sodium dichloroacetate; 2156-56-1; Sodium 2,2-dichloroacetate; Dichloroacetic acid sodium salt. É aceptor de 2 elétrons e não doa nenhum: oxidante com eficácia de 2 elétrons por molécula.

DCA é transformado em glioxalato, $C_2H_2O_3$ de peso molecular 74,03, pela glutationa-S-transferase, enzima limitante do catabolismo da tirosina (Stacpoole, 2003 e 2008).

Dicloroacetato de sódio

A fosforilação oxidativa estrutura a água citoplasmática

O equilíbrio dinâmico, constante e ininterrupto entre a água estruturada e a desestruturada no intracelular promove a SAÚDE do organismo.

Quando no segundo a segundo, minuto a minuto, dia a dia, mês a mês, e assim por diante, acontece o equilíbrio dinâmico e constante entre a água estruturada e a desestruturada com o moderado predomínio da água estruturada, temos o que podemos definir como SAÚDE. A célula estará apta a cumprir todas as suas funções, desde que haja o equilíbrio descrito, acrescido de MATÉRIA (nutrientes essenciais e não essenciais), ENERGIA ELETRÔNICA (ATP), ORDEM-INFORMAÇÃO e GENES FUNCIONANTES (Felippe, 2008).

O equilíbrio dinâmico entre a água estruturada e a desestruturada é mantido por fatores dependentes do meio intracelular e do meio intersticial:

1. Fatores dependentes do intracelular: metabolismo energético do ciclo de Embden-Meyerhof citoplasmático e da fosforilação oxidativa mitocondrial.
2. Fatores dependentes do meio intersticial: cuidadosa seleção da membrana celular de uma mistura de substâncias cosmotropas (estruturadoras da água) e caotropas (desestruturadoras da água) presentes no interstício.

Em primeiro lugar, na fisiologia normal os dois tipos de metabolismo energético, o ciclo de Embden-Meyerhof e a fosforilação oxidativa, encontram-se em equilíbrio dinâmico e constituem poderoso e contínuo mecanismo de estruturação e desestruturação, o primeiro desestruturando e o segundo estruturando a água citoplasmática.

A célula normalmente apresenta predomínio da fosforilação oxidativa e assim também apresenta predomínio da água estruturada.

O ciclo de Embden-Meyerhof, glicólise anaeróbia citoplasmática, inicia-se com a glicose (desestruturador fraco) e termina com o piruvato (desestruturador forte). Cada mol de desestruturador fraco produz dois moles de desestruturador forte.

A mitocôndria recebe o piruvato do ciclo de Embden-Meyerhof e durante a fosforilação oxidativa na cadeia de elétrons produz na bomba de prótons o cátion monovalente e forte estruturador da água: H^+.

Na célula normal contínua e ininterruptamente acontece o ciclo de Embden-Meyerhof (desestruturador) seguido da fosforilação oxidativa (estruturadora) nem sempre acoplados, mas em equilíbrio dinâmico com predomínio da fosforilação e, portanto, da água estruturada, o que proporciona as condições normais de funcionamento celular.

Em segundo lugar e muito importante na fisiologia normal: a membrana celular é capaz de selecionar substâncias ou solutos ou osmólitos, sejam eles iônicos ou não iônicos, cuja função é proporcionar o equilíbrio entre os dois tipos de água. São substâncias capazes de modificar o estado físico-químico da água intracelular e que devem estar presentes no meio intersticial para ficarem disponíveis para as células. São os chamados osmólitos estruturadores ou cosmotropos (*order-maker*) e os osmólitos desestruturadores ou caotropos (*disorder-maker*) (Felippe, 2008 e 2009).

Breve lembrança metabólica

Foi em 1926, há quase 90 anos, que o famoso bioquímico alemão Otto Heinrich Warburg enunciou uma das mais importantes teorias sobre o desenvolvimento e crescimento do câncer: impedimento respiratório (Warburg, 1926). Este pesquisador, um dos mais expressivos da Alemanha e Prêmio Nobel de Química, intuiu que no câncer a alteração de função da mitocôndria provoca a mudança da geração de ATP da fosforilação oxidativa para glicólise anaeróbia e mostrou em sua pesquisa que esta é uma característica fundamental das células neoplásicas da maioria dos cânceres humanos. É o que se chama de fenótipo metabólico característico do câncer ou fenótipo de Warburg (Warburg, 1930, 1956, 1958 e 1966).

Recentemente, com a tomografia por emissão de pósitrons utilizando a flúor-deoxiglicose marcada (PET-scan FDG), demonstrou-se mais uma vez que as células neoplásicas possuem alta captação de glicose e metabolismo anaeróbio predominante.

Esse fenótipo metabólico, com aumento da glicólise anaeróbia, confere maior resistência das células à apoptose (Plas, 2002). Muitas enzimas da via glicolítica inibem a apoptose e já foram descritas várias oncoproteínas que induzem a expressão das enzimas glicolíticas (Kim, 2005). Acresce que o ácido lático produzido em quantidades elevadas pela via glicolítica é enviado para fora do intracelular das células neoplásicas acidificando o meio intersticial, o que contribui para a degradação da matriz extracelular facilitando a mobilidade celular e a consequente invasão local (propagação) e geral (metástases), ao lado de alcalinizar o meio intracelular, o que provoca desestruturação da água citoplasmática.

Para Felippe Jr, estas oncoproteínas são na verdade proteínas de sobrevivência celular. São as mesmas que as células normais utilizaram na evolução para se manterem vivas diante das adversidades químicas, físicas e biológicas, internas e externas.

Como a célula neoplásica é carne da nossa própria carne ela utiliza todos os recursos biológicos necessários para sobreviver (Felippe, 2008).

A molécula de glicose, estruturador fraco da água citoplasmática, ao entrar na célula, segue a via da glicólise anaeróbia e no final temos a formação de duas moléculas de piruvato, desestruturador forte. A partir deste ponto o piruvato pode tomar dois caminhos, dependendo do estado de uma enzima chave: a piruvato desidrogenase (PDH).

Se a PDH estiver inativa, o piruvato continua pela via anaeróbia e se transforma em ácido lático no citoplasma, que é ativamente colocado para fora das células neoplásicas.

Se a PDH estiver ativa, o piruvato segue a via da fosforilação oxidativa, penetra na mitocôndria e se transforma em acetilcoenzima A (acetil-CoA) na presença dos catalisadores vitamina B_1 e ácido lipoico.

A acetil-CoA nutre o ciclo de Krebs que produz NADH e FADH2. O NADH doa elétrons (1H$^+$ por molécula) para o complexo I da cadeia de transporte de elétrons mitocondrial e o FADH2 doa elétrons (H$^+$ para cada molécula) para o complexo III. O fluxo de elétrons pela cadeia de transporte mitocondrial é responsável por dois fenômenos vitais, um é provocar negatividade do potencial transmembrana mitocondrial e o outro é gerar radicais livres de oxigênio. A enzima F1F0-ATP sintase utiliza a energia guardada neste potencial de membrana negativo para produzir ATP.

O aumento do fluxo de H$^+$ funciona estruturando fortemente a água citoplasmática, o que mantém a função celular de síntese e ainda mantém a quiescência celular, isto é, um meio não apropriado para proliferação, mas apropriado para plena função da célula diferenciada. O aumento dos radicais livres propicia um meio redox deslocado para a oxidação, o que impede a proliferação celular.

A piruvato-desidrogenase (PDH), enzima chave que abre as portas das mitocôndrias para a fosforilação oxidativa, é uma das mais importantes enzimas que mantém a estruturação da água citoplasmática. A PDH provoca estruturação de uma forma contínua e potente da água intracelular na dependência dos substratos da fosforilação oxidativa e da integridade do complexo enzimático mitocondrial.

Devido a sua enorme importância, a PDH é regulada momento a momento por duas enzimas: uma ativadora e outra inibidora:

1. PDH fosfatase promove a defosforilação da PDH e sua ATIVAÇÃO.
2. PDH quinase promove a fosforilação da PDH e sua INIBIÇÃO.

Dessa maneira, a PDH fosfatase funciona como estruturadora da água intracelular, e a PDH quinase, como desestruturadora da água intracelular.

Qualquer substância que ative a PDH fosfatase ou iniba a PDH quinase vai funcionar como potente e contínua estruturadora da água citoplasmática, porque vai abrir as portas da fosforilação oxidativa.

O dicloroacetato de sódio (DCA) é um inibidor bem conhecido e muito estudado da PDH quinase (Bowker, 1998; Stacpoole, 1989; Knoechel, 2006) e deve ser considerado forte e contínuo estruturador da água citoplasmática. Este mecanismo de ação do DCA pode explicar os efeitos benéficos dessa substância em vários tipos de patologias clínicas, como já foi demonstrado em passado recente (Stacpoole, 1978, 1983, 1988 e 1998; Wargovich, 1988; Wilson, 1988; Bersin, 1994; Fox, 1996; Shangraw, 1994, 1996, 1998, 1999; Kuroda, 1986; Toth, 1993; Krishna, 1994).

A inibição da PDH quinase permite que somente as forças de ativação da PDH prevaleçam e assim o DCA abre as portas da fosforilação oxidativa, a qual promove a contínua e potente estruturação da água citoplasmática, aumentando a água tipo B no intracelular. Este efeito restaura a bioenergética mitocondrial e torna desnecessária a proliferação celular de sobrevivência das células neoplásicas, porque elas saem do "estado de quase morte".

Devemos lembrar que a negatividade do potencial transmembrana mitocondrial reflete a normalidade da cadeia de transporte de elétrons, o que torna as mitocôndrias aptas para produzir prótons H$^+$ e ATP. Devemos lembrar também que as mitocôndrias não são importantes apenas na produção de energia; este parasita pré-histórico e amigo também controla o equilíbrio das reações de oxirredução, a concentração de cálcio intracelular e a morte celular programada – apoptose.

É importante sabermos que a apoptose é um modo discreto das células morrerem sem fazer alarde, sem produzir inflamação e provocar apoptose em paciente com câncer grau IV, não altera o seu estado geral já tão comprometido.

No câncer, como mecanismo de sobrevivência, ocorre inibição dos canais de extrusão de K$^+$, os quais provocam aumento do potássio intracelular, à custa de mecanismo ativo, isto é, contra gradiente de concentração (intracelular, 145mEq/l, e extracelular, 5mEq/l). O aumento do potássio intracelular inibe as caspases e dificulta a apoptose, permitindo a célula continuar viva e se reproduzindo.

A inibição do canal extrusor de K$^+$ com aumento do potássio intracelular acontece em vários tipos de câncer (protege as células neoplásicas) e nos neurônios cerebrais (protege os neurônios da neurodegeneração) (Yu, 1997; Wang, 2002; Remillard, 2004; Anderson, 2006).

A família de canais de K$^+$ é voltagem-dependente (Kv) e, portanto, redox sensível e assim é regulada pela mitocôndria. Por exemplo, o peróxido de hidrogênio

(H_2O_2) produzido pela mitocôndria é capaz de ativar o canal Kv1.5, aumentar o efluxo de K^+, diminuir o potássio intracelular e consequentemente tornar a célula mais vulnerável à apoptose (Caouette, 2003). Acresce que o H_2O_2 facilita a estruturação da água citoplasmática pela retirada do K^+, agente desestruturador.

O citocromo-c, pró-apoptótico, ativa o canal Kv1.5, e o Bcl-2, antiapoptótico, inibe o canal Kv1.5 (Remillard, 2004).

A desestruturação da água citoplasmática hiperpolariza a membrana mitocondrial (diminui ATP) e despolariza a membrana celular (aumenta a mitose)

A desestruturação da água citoplasmática no câncer hiperpolariza a membrana mitocondrial e diminui a produção de H^+, o que facilita a desestruturação e diminui a geração de ATP, o qual provoca despolarização da membrana citoplasmática, que vai inibir o efluxo de K^+ facilitando ainda mais a desestruturação intracelular. Dessa forma, ambos os efeitos contribuem para o aumento da água tipo A desestruturada no intracelular e assim para a proliferação celular.

Michelakis descreve como mecanismo redox-sensível o eixo:

ROS – MITOCÔNDRIA – CANAL Kv

ROS: espécies reativas de oxigênio.
Canal Kv: família de canais extrusores de K^+ voltagem-dependente.

Comparando células normais com células cancerosas, este criativo pesquisador canadense observou que as células neoplásicas possuíam mitocôndrias hiperpolarizadas e eram deficientes em canais Kv. Assim, Michelakis raciocinou: "Se esta remodelação metabólico-elétrica no câncer for uma resposta adaptativa, ela poderá ser revertida e poderemos aumentar a apoptose e inibir o crescimento tumoral". Realmente foi o que ele demonstrou empregando o dicloroacetato de sódio.

Chen já havia observado hiperpolarização da membrana mitocondrial em mais de 200 tipos de células neoplásicas, no que ficou conhecido como fenótipo de Chen, o que não invalida o brilhantismo do canadense.

O DCA é capaz de reverter alterações elétricas e metabólicas encontradas em vários tipos de câncer humano, tais como a hiperpolarização da membrana mitocondrial, a ativação do NFAT1 e a baixa expressão dos canais Kv1.5, o que provoca drástica apoptose e diminuição do crescimento tumoral (NFAT1: fator nuclear de ativação dos linfócitos T).

Estes efeitos que acontecem tanto *in vitro* como *in vivo* foram demonstrados por Evangelos Michelakis e colaboradores e publicados em janeiro de 2007 (Bonnet S, Michelakis ED, 2007) e a seguir resumidos:

As mitocôndrias no câncer são hiperpolarizadas e têm baixa fosforilação oxidativa e ambas as alterações são revertidas pelo DCA

Foi estudado o potencial transmembrana mitocondrial (PTM) em três linhagens de células neoplásicas humanas: A549 (câncer de pulmão de células não pequenas), M059K (glioblastoma) e MCF-7 (câncer de mama) e comparadas com três linhagens de células não neoplásicas humanas: células epiteliais de vias aéreas, fibroblastos e músculo liso de artéria pulmonar.

Todas as células neoplásicas possuíam mitocôndrias significantemente hiperpolarizadas (alto PTM) quando comparadas com as células normais. A incubação com DCA por 48 horas reverteu o estado hiperpolarizado das três linhagens neoplásicas, isto é, os valores do PTM diminuíram e retornaram aos valores normais. Este efeito é dose-dependente e pode ser observado já aos 5 minutos de incubação. O DCA não altera o PTM das células normais.

O DCA aumenta significantemente (+ 23%) a oxidação da glicose, com a concomitante redução da glicólise anaeróbia e da oxidação dos ácidos graxos.

Como esperado, o DCA aumentou a fosforilação oxidativa e provocou queda da produção de ácido lático.

O DCA provoca aumento da produção de radicais livres de oxigênio (ROS) e efluxo de fatores pró-apoptóticos das mitocôndrias para o citoplasma

Nas células neoplásicas do pulmão não tratadas, os fatores apoptóticos citocromo-c e fator indutor da apoptose (AIF) encontram-se restritos à mitocôndria. Nestas células o tratamento com DCA provoca a saída do citocromo-c das mitocôndrias para o citoplasma e a translocação do AIF para o núcleo. Estas alterações induzem a apoptose.

O DCA aumenta a produção de H_2O_2 mitocondrial de um modo dose-dependente via complexo I da cadeia de transporte de elétrons.

O DCA aumenta a produção intramitocondrial de NADH, reflexo do maior aporte de acetil-CoA ao ciclo de Krebs.

O DCA ativa os canais extrusores de K⁺ voltagem-dependentes Kv1.5 da membrana celular das células neoplásicas por mecanismo dependente do H_2O_2-oxidação

Nas células neoplásicas não tratadas a corrente de K⁺ para fora da célula é pequena. O DCA nas células neoplásicas ativa o canal extrusor de K⁺ voltagem-dependente (Kv1.5) e aumenta significantemente a corrente de K⁺ para fora da célula, o que provoca o aumento do potencial transmembrana (EM) da célula. O aumento do potencial EM acima de –15mv e caminhando para a normalidade (–60 a –80mv) faz cessar a proliferação celular mitótica (Cone, 1970, 1974, 1976 e 1978; Marino, 1989 e 1994; Sodi-Pallares, 1998).

A ativação dos canais Kv1.5 pelo DCA provoca diminuição do K⁺ intracelular, o que torna a célula neoplásica mais vulnerável à apoptose. A diminuição do K⁺ também facilita a estruturação da água citoplasmática.

Nas células normais não ocorre alteração do fluxo de K⁺ com ou sem DCA.

O DCA diminui o Ca⁺⁺ intracelular, inibe o NFAT1 e aumenta a expressão dos canais Kv1.5, o que provoca diminuição da survivina

A survivina é proteína antiapoptótica, marcadora da resistência tumoral à apoptose e da agressividade tumoral. Dohi, em 2004, observou que a survivina é regulada pelas mitocôndrias, e Michelakis, em 2007, observou que quanto maior a concentração de survivina maior é o grau proliferativo dos tumores por ele estudados: glioblastoma, câncer de mama e câncer de pulmão.

Na verdade, a survivina é proteína de sobrevivência celular sendo gerada em maiores quantidades quanto maior é o sofrimento da célula. Assim, a survivina aumenta drasticamente quando a célula neoplásica atinge o "estado de quase-morte".

Preussat, em 2003, encontrou em células do glioma humano menor quantidade de canais Kv1.5 e conseguiu correlacionar esta menor quantidade com a gravidade do tumor, isto é, quanto menor a expressão dos canais Kv1.5 na membrana celular maior o grau proliferativo do glioma. Não houve correlação com outros canais de K⁺.

Em células não pequenas de tumor pulmonar, o DCA aumentou significantemente a expressão dos canais Kv1.5. Em espécimes cirúrgicos de 30 pacientes com tumor pulmonar de células não pequenas também se observou a mesma correlação encontrada nos gliomas, isto é, quanto menor a expressão dos canais Kv1.5, mais proliferativo é o tumor.

Pu, em 2003, mostrou que o NFAT1, fator nuclear de ativação dos linfócitos T, inibe a apoptose em células do miocárdio, e Rossow, em 2004, mostrou que o NFAT1 inibe a expressão do Kv1.5 no infarto do miocárdio, o que protege as células do coração.

O aumento do cálcio intracelular ativa a calcineurina que defosforila o NFAT1 e provoca sua translocação para o núcleo onde ele regula a transcrição gênica (Macian, 2006).

Michelakis mostrou que o DCA ativa o Kv1.5, polariza a membrana citoplasmática, inibe os canais de Ca⁺⁺ dependentes de voltagem e diminui o Ca⁺⁺ intracelular, culminando na inibição do NFAT1, o que aumenta ainda mais a expressão do Kv1.5, ao lado de diminuir a survivina. Todos esses fatores favorecem a apoptose das células neoplásicas.

O DCA induz apoptose dependente das mitocôndrias e diminui a proliferação celular neoplásica *in vitro*

O DCA aumenta a expressão da anexina, ativa as caspases 3 e 9 e aumenta em 6 vezes a apoptose. Ao eliminar as células altamente proliferativas pela indução de apoptose e ao diminuir a concentração intracelular do Ca⁺⁺, o DCA diminui drasticamente os índices de proliferação neoplásica.

A glicólise anaeróbia não é apenas um epifenômeno no câncer

Michelakis mostrou, em 2007, que a "disfunção" mitocondrial sugerida por Warburg, em 1926, é reversível. Quando o metabolismo passa da fosforilação oxidativa mitocondrial, rica em energia eletrônica, para a glicólise anaeróbia, pobre em energia eletrônica, as células neoplásicas adquirem resistência à apoptose, o que é um poderoso mecanismo de sobrevivência celular. O autor mostrou que, revertendo o fenótipo de Warburg para fosforilação oxidativa, as células neoplásicas ficam novamente vulneráveis, porque diminui a proliferação celular e a apoptose é facilitada.

Nas 3 linhagens de células cancerosas estudadas, câncer de pulmão, câncer de mama e glioblastoma, Michelakis encontrou grande hiperpolarização do potencial de membrana mitocondrial, o que significa impedimento mitocondrial.

Como já escrevemos, Chen, em 1988, já havia demonstrado em mais de 200 carcinomas a presença de hiperpolarização da membrana mitocondrial, quando comparada com células normais da mesma linhagem.

Dessa forma, devemos considerar a hiperpolarização da membrana mitocondrial o fenômeno chave e típico da maioria das células neoplásicas: fenótipo de Michelakis-Chen. Qualquer droga que reverta a hiperpolarização mitocondrial facilitará a apoptose e diminuirá a proliferação celular, porque estará colocando novamente em cena a fosforilação oxidativa.

O DCA induz apoptose e diminui o crescimento tumoral *in vivo*

Foram implantadas no subcutâneo de ratos atímicos células A549 do tumor de pulmão de células não pequenas. Os ratos tiveram acesso livremente à água com ou sem DCA. O consumo de DCA variou de 50-100mg/kg/dia, que é a dose empregada em clínica no tratamento da acidose lática. Vinte e um ratos foram divididos em três grupos e seguidos por 5 semanas:

a) controles não tratados (n = 5);
b) DCA-prevenção (n = 8) que receberam o DCA antes da implantação do tumor;
c) DCA-tratamento (n = 8) que receberam o DCA 2 semanas após a implantação do tumor por 3 ou mais semanas.

Os ratos não tratados desenvolveram o tumor rapidamente com aumento exponencial do crescimento celular neoplásico. Os grupos b e c, que receberam o DCA, apresentaram significante diminuição do tamanho tumoral à necropsia. A diminuição do crescimento do tumor se associou com intensa apoptose e diminuição da proliferação celular. Houve aumento da expressão dos canais Kv1.5 e diminuição da expressão da survivina.

Em outro grupo, 18 ratos com tumores mais avançados foram tratados com o DCA e seguidos por 12 semanas:

A) controles não tratados (n = 6);
B) DCA-prevenção (n = 6): o DCA foi administrado no momento da inoculação do tumor;
C) DCA-tratamento (n = 6): o DCA foi administrado dez semanas após a inoculação do tumor durante 12 semanas.

No grupo B os tumores foram significantemente menores quando comparados ao grupo A, em todos os ratos. No grupo C, o DCA inibiu o crescimento tumoral imediatamente, encontrando-se significante diminuição do tumor já na primeira semana de tratamento. Não se observou nenhum efeito tóxico, avaliado por várias dosagens bioquímicas: hemoglobina, creatinina, TGP etc.

Um ano após Michelakis, Wong mostra que o DCA induz apoptose em células do câncer endometrial de vários graus de diferenciação. Nas linhagens de baixa a moderada diferenciação (Ishikawa, RL-95-2, KLE, AN3CA e SKUT1B), observou-se apoptose, enquanto em células não cancerosas 293T nada foi observado. Duas linhagens de adenocarcinoma altamente invasivas (HEC1A e HEC1B) não responderam ao DCA. Nas células que apresentaram apoptose com o DCA, observou-se diminuição do potencial de membrana mitocondrial, diminuição da survivina e diminuição da concentração de cálcio intracelular. Houve aumento da proteína p53 em algumas linhagens.

Em agosto de 2008, Cao mostra que células PC-3-Bcl-2 e PC-3-Neo humanas do câncer de próstata quando tratadas com DCA apresentam significante parada do ciclo celular em G1 com grande aumento da apoptose. A combinação do DCA com radioterapia aumenta tais efeitos. Pela primeira vez na literatura o autor mostrou que o DCA sensibiliza o aumento da expressão do Bcl-2 após a radiação no modelo estudado.

No carcinoma de cabeça e pescoço as mutações mitocondriais contribuem para o acúmulo do HIF1-alfa via aumento dos radicais livres de oxigênio e aumentam a expressão da piruvato quinase 2. Sun, em janeiro de 2009, mostrou que o DCA inibe a piruvato quinase 2 do carcinoma epidermoide de cabeça e pescoço, diminuindo o acúmulo de HIF1-alfa e provocando drástica diminuição da proliferação celular.

O DCA em alguns casos não altera significantemente a fosforilação oxidativa no câncer resistente à quimioterapia, entretanto ele induz o acúmulo de altas concentrações de citrato, que inibe a glicólise e inativa a P-glicoproteína (Zhou, 2015).

Estudo observacional com mais de 300 pacientes com câncer avançado revelou benefícios do uso do DCA em 60-70% dos casos. O risco de neuropatia pode ser diminuído para quase 20% dos casos usando 20-25mg/kg/dia duas vezes por semana ou 1 vez por semana. Podemos usar o ácido lipoico, a L-carnitina e a benfotiamina para reduzir o risco de neuropatia (Ishiguro, 2012).

Dicloroacetato de sódio aumenta a concentração de citrato nas células neoplásicas

Um dos possíveis mecanismos do efeito antiproliferativo do DCA no câncer é sua capacidade de aumentar a concentração de citrato nas células cancerosas, como foi demonstrado por Zhou em 2015.

Dicloroacetato de sódio – alvos moleculares

a) Inibe a piruvato desidrogenase quinase-1(PDK-1) e assim ativa o complexo piruvato desidrogenase que abre as portas da fosforilação oxidativa mitocondrial.
b) Normaliza o pH citoplasmático para levemente ácido e o extracelular para alcalino.
c) Ativa a imunidade celular.
d) Inibe a COX-2 e o HIF-1.
e) Ativa o gene p53.
f) Inibe HIF-1 por inibir a PDK-1.
g) Inibe MCT-1 e a vacuolar-ATPase, o que acidifica o citoplasma.
h) Diminui a expressão do IL-10 e aumenta a expressão do IL-6 e IFN-gama, o que polariza sistema imune para Th1.
i) Diminui GLUT-1 devido ao aumento do p53 e diminuição do HSP70 e do HIF-1.
j) Diminui Bcl-2 e aumenta a apoptose.
k) Aumenta ROS porque aumenta a entrada do NADH produzido no ciclo de Krebs no complexo I mitocondrial da cadeia de elétrons.
l) Diminui survivina e aumenta a apoptose.
m) Aumenta a concentração de citrato nas células neoplásicas.
n) Inibição do complexo I mitocondrial aumenta a citotoxicidade do dicloroacetato por meio aumento do estresse oxidativo em células VM-M3 do glioblastoma (Ward, 2017).
o) Dicloroacetato suprime a fibrose pulmonar induzida pela bleomicina via HIF-1alfa/piruvato dehidrogenase kinase (Goodwin, 2018).
p) Dicloroacetato induz acidificação intracelular no glioblastoma multiforme humano, U87, implantado no cérebro de camundongo possivelmente por diminuir a expressão de transportadores do ácido lático para fora da célula como o monocarboxilato (MTC) e a vacuolar ATPase. Efeitos semelhantes ao topiramato e lonidamina (Albatany, 2018; Marathe, 2016).
q) Dicloroacetato aumenta a eficácia antitumoral de agentes quimioterápicos inibindo a autofagia peritumoral (Lu, 2018).
r) Dicloroacetato de sódio exibe atividade antileucêmica na leucemia linfocítica crônica-B (B-CLL) e é sinérgico com o ativador de p53 Nutlin-3 (Agnoleto, 2014).

Conclusão

Em primeiro lugar e de importância crucial é o fato de o dicloroacetato de sódio ativar a enzima chave que abre as portas da fosforilação oxidativa, a piruvato desidrogenase (PDH), e assim produzir estruturação da água citoplasmática de forma contínua e forte. A estruturação da água intracelular retira a célula neoplásica do "estado de quase morte", promovendo a diminuição da entropia e o aumento do grau de ordem-informação do sistema termodinâmico celular. Assim a célula não mais precisa proliferar para sobreviver e caminha para diferenciação com todos os direitos e deveres das células normais, incluindo conviver em sociedade e um dia caminhar para morte celular programada: apoptose.

Em geral, todas as células, incluindo as neoplásicas, podem morrer de duas formas: necrose ou apoptose.

Na necrose, as células morrem fazendo muito alarde, isto é, provocando inflamação, inchaço, congestão e dor. É assim que funciona a quimioterapia e a radioterapia, acrescendo que estes métodos não distinguem células neoplásicas de células normais (Felippe JJr, 1990, 1994, 2000, 2001, 2002, 2003, 2004, 2005, 2006 e 2007).

Na apoptose, as células morrem de modo discreto, sem provocar inflamação, sem inchaço, congestão ou dor. É assim que funciona o dicloroacetato de sódio (DCA) e, muito importante, somente as células neoplásicas são atingidas.

Infelizmente, o DCA é órfão de pai, de mãe e de padrinhos, isto é, constitui-se em droga órfã, onde nenhum laboratório tem interesse em investir. Dessa forma, não esperamos para o futuro trabalhos financiados pela indústria aqueles com conflito de interesses não declarados e bem conhecidos dos pesquisadores alertas. Esperamos, sim, alguns trabalhos com pouca casuística elaborados por pesquisadores independentes, sérios, corajosos e solitários.

O importante é saber que dispomos de mais um medicamento que pode ser utilizado imediatamente em clínica, porque já foi empregado em vários tipos de patologias nos últimos 35 anos, sem provocar efeitos colaterais.

São estruturadores da água citoplasmática:

1. Inibidores da PDH quinase, os quais ativam a PDH, exemplo: dicloroacetato de sódio, ácido ursólico.
2. Ativadores da PDH fosfatase, os quais ativam a PDH.
3. Enzima piruvato desidrogenase ativa (PDH): forte e contínuo estruturador.
4. Ativadores dos canais de K^+, Kv1.5 que promovem a extrusão do K^+ do citoplasma:
   a) Radicais livres produzidos continuamente na fosforilação oxidativa: ativam os canais Kv1.5.
   b) Citocromo-c ativa os canais Kv1.5.
   c) Dicloroacetato de sódio ativa os canais Kv1.5.
   d) Inibição do NFAT1 – fator de ativação nuclear dos linfócitos T – ativa os canais Kv1.5.
   e) Inibidores do Bcl-2. O Bcl-2 é antiapoptótico e inibe o canal Kv1.5.

Referências

1. Albatany M, Li A, Meakin S, Bartha R..Dichloroacetate induced intracellular acidification in glioblastoma: in vivo detection using AACID-CEST MRI at 9.4 Tesla. J Neurooncol. Jan;136(2):255-262, 2018.
2. Andersson B, Janson V, Behnam-Motlagh P, et al. Induction of apoptosis by intracellular potassium ion depletion: using the fluorescent dye PBFI in a 96-well plate method in cultured lung cancer cells. Toxicol In Vitro. 20:986-94;2006.
3. Agnoletto C, Melloni E, Casciano F, et al. Sodium dichloroacetate exhibits anti-leukemic activity in B-chronic lymphocytic leukemia (B-CLL) and synergizes with the p53 activator Nutlin-3. Oncotarget. Jun 30;5(12):4347-60; 2014.
4. Aynsley-Green A, Weindling AM, Soltesz G, et al. Case report: dichloroacetate in the treatment of congenital lactic acidosis. J Inher Metab Dis. 7:26;1984.
5. Bersin RM, Wolfe C, Kwaswman M, et al. Improved hemodynamic function and mechanical efficiency in congestive heart failure with sodium dichloroacetate. J Am Coll Cardiol. 23:1617-24;1994.
6. Bonnet S, Archer SL, Turner JA, et al. A mitochondria –K+ channel axis is suppressed in cancer and its normalization promotes apoptosis and inhibits cancer growth. Cancer Cell. 11:37-51; 2007.
7. Bowker-Kinley MM, Davis WI, Wu P, et al. Evidence for existence of tissue-specific regulation of the mammalian pyruvate dehydrogenase complex. Biochem J. 329:191-6;1998.
8. Cao W, Yacoub S, Shiverick KT, et al. Dichloroacetate (DCA) sensitizes both wild-type and over expressing Bcl-2 prostate cancer cells in vitro to radiation. Prostate. 1;68(11):1223-31;2008.
9. Caouette D, Dongmo C, Berube J, et al. Hydrogen peroxide modulates the Kv1.5 channel expressed in a mammalian cell line. Naunyn Schmiedebergs Arch Pharmacol. 368:479-86;2003.
10. Chen LB. Mitochondrial membrane potencial in living cells. Annu Rev Cell Biol. 4:155-81;1988.
11. Cone CD Jr. The role of the surface electrical transmembrane potential in normal and malignant mitogenesis. Ann N Y Acad Sci. 238:420-35;1974.
12. Cone CD Jr. Variation of the transmembrane potential level as a basic mechanism of mitosis control. Oncology. 24:438-70;1970.
13. Cone CD, Cone CM. Evidence of normal mitosis with complete cytokinesis in central nervous system neurons during sustained depolarization with ouabain. Exp Neurol. 60(1):41-55;1978.
14. Cone CD, Cone CM. Induction of mitosis in mature neurons in central nervous system by sustained depolarization. Science. 192 (4235):155-8;1976.
15. De Vivo DC, Jackson AH, Wade C, et al. Dichloroacetate treatment of MELAS-associated lactic acidosis. Ann Neurol. 28(3):437-8; 1990.
16. Dohi T, Beltrami E, Wall NR, et al. Mitochondrial survivin inhibits apoptosis and promotes tumorigenesis. J Clin Invest. 114:1117-27; 2004.
17. Felippe JJr. A hiperinsulinemia é importante fator causal do câncer e o seu controle possui valor na prevenção e tratamento desta doença metabólica. Revista Eletrônica da Associação Brasileira Medicina Biomolecular. www.medicinabiomolecular.com.br. Tema do mês de maio de 2005.
18. Felippe JJr. A hipoglicemia induz citotoxicidade no carcinoma de mama resistente à quimioterapia. Revista Eletrônica da Associação Brasileira de Medicina Biomolecular. www.medicinabiomolecular.com.br. Tema do mês de fevereiro de 2005.
19. Felippe JJr. A insulinemia elevada possui papel relevante na fisiopatologia do infarto do miocárdio, do acidente vascular cerebral e do câncer. Revista Eletrônica da Associação Brasileira de Medicina Biomolecular. www.medicinabiomolecular.com.br. Tema do mês de abril de 2005.
20. Felippe JJr. Desacetilação como mecanismo de controle epigenético do câncer: inibição da proliferação celular maligna, aumento da diferenciação celular e aumento da apoptose. Revista Eletrônica da Associação Brasileira de Medicina Biomolecular. www.medicinabiomolecular.com.br. Tema do mês de julho de 2004.
21. Felippe JJr. Dieta inteligente. J Biomol Med Free Radical. 6(3):85-95;2000.
22. Felippe JJr. Eficácia da indução oxidante intracelular e da aplicação de radio frequência no tratamento do câncer: estratégia química e física. Revista Eletrônica da Associação Brasileira de Medicina Biomolecular. www.medicinabiomolecular.com.br. Tema do mês de abril de 2003.
23. Felippe JJr. Estratégia biomolecular: uma das bases da medicina do futuro. Revista Brasileira de Medicina Complementar. 7(1):8-9;2001.
24. Felippe JJr. Estratégia terapêutica de indução da apoptose, da inibição da proliferação celular e da inibição da angiogênese com a oxidação tumoral provocada por nutrientes pró-oxidantes. Revista Eletrônica da Associação Brasileira de Medicina Biomolecular. www.medicinabiomolecular.com.br. Tema do mês de fevereiro de 2003.
25. Felippe JJr. Fluidez da membrana: possivelmente o ponto mais fraco das células malignas. Revista Eletrônica da Associação Brasileira de Medicina Biomolecular. www.medicinabiomolecular.com.br. Tema do mês de maio de 2004.
26. Felippe JJr. Medicina biomolecular. Revista Brasileira de Medicina Biomolecular e Radicais Livres. 1(1):6-7;1994.
27. Felippe JJr. Metabolismo da célula tumoral – câncer como um problema da Bioenergética Mitocondrial: Impedimento da Fosforilação Oxidativa – Fisiopatologia e Perspectivas de Tratamento. Revista Eletrônica da Associação Brasileira de Medicina Biomolecular. www.medicinabiomolecular.com.br. Tema do mês de agosto de 2004.
28. Felippe JJr. Metabolismo das Células Cancerosas: A Drástica Queda do GSH e o Aumento da Oxidação Intracelular Provoca Parada da Proliferação Celular Maligna, Aumento da Apoptose e Antiangiogênese Tumoral. Revista Eletrônica da Associação Brasileira de Medicina Biomolecular. www.medicinabiomolecular. com.br. Tema do mês de setembro de 2004.
29. Felippe JJr. O Controle do Câncer com um Método Muito Simples e Não Dispendioso: Provocar a Hiperpolarização celular com Dieta Pobre em Sódio e Rica em Potássio. Estratégia Química e Física. Revista Eletrônica da Associação Brasileira de Medicina Biomolecular. www.medicinabiomolecular.com.br. Tema do mês de janeiro de 2004.
30. Felippe JJr. Radicais Livres como Mecanismo Intermediário de Moléstia. In: Felippe Jr. Pronto Socorro: Fisiopatologia – Diagnóstico – Tratamento. Guanabara Koogan. p. 1168-73. 1990.
31. Felippe JJr. Substância Fundamental: Elo Esquecido no Tratamento do Câncer. Revista Eletrônica da Associação Brasileira de Medicina Biomolecular. www.medicinabiomolecular.com.br. Tema do mês de março de 2004.
32. Felippe JJr. Tratamento do Câncer com Medidas e Drogas que Acordam Genes Silenciados pela Metilação das ilhas CpG do DNA. Revista Eletrônica da Associação Brasileira de Medicina Biomolecular. www.medicinabiomolecular.com.br. Tema do mês de abril de 2004.
33. Felippe JJr. Tratamento do câncer com medidas e drogas que Inibem o fator nuclear NF-kappaB. Revista Eletrônica da Associação Brasileira de Medicina Biomolecular. www.medicinabiomolecular. com.br. Tema do mês de fevereiro de 2004.

34. Felippe JJr. Câncer: população rebelde de células esperando por compaixão e reabilitação. Revista Eletrônica da Associação Brasileira de Medicina Biomolecular. www.medicinabiomolecular.com.br. 2005.
35. Felippe JJr. Genisteína e câncer: diminui a proliferação celular maligna, aumenta a apoptose, suprime a neoangiogênese e diminui o efeito dos fatores de crescimento tumoral. Revista Eletrônica da Associação Brasileira de Medicina Biomolecular. www.medicinabiomolecular.com.br. Biblioteca de Câncer. 2006.
36. Felippe JJr. Benzaldeído e câncer: leucemia mielocítica aguda, linfoma maligno, mieloma múltiplo, leiomiosarcoma e carcinomas de língua, parótida, pulmão, mama, esôfago, estomago, fígado, pâncreas, cólon, reto, rins, cérebro, bexiga e seminoma de testículo. Revista Eletrônica da Associação Brasileira de Medicina Biomolecular. www.medicinabiomolecular.com.br. Biblioteca de Câncer. 2007.
37. Felippe JJr. Ácido linoleico conjugado (CLA) e câncer: inibição da proliferação celular maligna, aumento da apoptose e diminuição da neoangiogênese tumoral. Revista Eletrônica da Associação Brasileira de Medicina Biomolecular. www.medicinabiomolecular.com.br. Biblioteca de Câncer. 2006.
38. Felippe JJr. Glicose-6-Fosfatodehidrogenase (G6PD) e câncer: a inibição da enzima diminui drasticamente a proliferação celular maligna, aumenta a apoptose e suprime os efeitos de fatores de crescimento tumoral. Revista Eletrônica da Associação Brasileira de Medicina Biomolecular. www.medicinabiomolecular.com.br. Biblioteca de Câncer. 2006.
39. Felippe JJr. Selênio: diminui a proliferação celular maligna, inibe a angiogênese tumoral e provoca apoptose. Revista Eletrônica da Associação Brasileira de Medicina Biomolecular. www.medicinabiomolecular.com.br. Biblioteca de Câncer. 2006.
40. Felippe JJr. Óleo de peixe ômega-3 e câncer: diminuição da proliferação celular maligna, aumento da apoptose, indução da diferenciação celular e diminuição da neoangiogênese tumoral. Revista Eletrônica da Associação Brasileira de Medicina Biomolecular. www.medicinabiomolecular.com.br. Biblioteca de Câncer. 2006.
41. Felippe JJr. Molibdênio e câncer. Revista Eletrônica da Associação Brasileira de Medicina Biomolecular. www.medicinabiomolecular.com.br. Biblioteca de Câncer. 2006.
42. Felippe JJr. A vitamina B1 – tiamina – é contraindicada no câncer porque aumenta a proliferação celular maligna via ciclo das pentoses: contraindicação formal. Revista Eletrônica da Associação Brasileira de Medicina Biomolecular, www.medicinabiomolecular.com.br. Biblioteca de Câncer. 2005.
43. Felippe JJr. Os antioxidantes diminuem a eficácia da quimioterapia anticâncer. Revista Eletrônica da Associação Brasileira de Medicina Biomolecular. www.medicinabiomolecular.com.br. Biblioteca de Câncer. 2005.
44. Felippe JJr. O Fator de Crescimento Semelhante à Insulina (IGF-I) aumenta a proliferação celular, diminui a apoptose das células malignas, promove a angiogênese tumoral e facilita o aparecimento e a manutenção de vários tipos de câncer. Revista Eletrônica da Associação Brasileira de Medicina Biomolecular. www.medicinabiomolecular.com.br. Biblioteca de Câncer. 2005.
45. Felippe JJr. Somatostatina: efeitos anticâncer ligados ao seu papel no metabolismo dos carboidratos porque ela inibe as enzimas glicose-6-fosfatodehidrogenase e transcetolase. Revista Eletrônica da Associação Brasileira de Medicina Biomolecular. www.medicinabiomolecular.com.br. Biblioteca de Câncer. 2005.
46. Felippe JJr. Todos nós temos o poder de curar a nós mesmos. Revista Eletrônica da Associação Brasileira de Medicina Complementar. www.medicinabiomolecular.com.br. Biblioteca de Câncer. 2005.
47. Felippe JJr. O álcool perílico e as limoninas são agentes anticâncer: diminuem a proliferação celular, aumentam a apoptose, diminuem a neoangiogênese tumoral e induzem a diferenciação celular. Revista Eletrônica da Associação Brasileira de Medicina Biomolecular. www.medicinabiomolecular.com.br. Biblioteca de Câncer. 2005.
48. Felippe JJr. Bloqueadores dos canais de cálcio – mais uma classe de drogas perigosas para a saúde: podem provocar câncer. Revista Eletrônica da Associação Brasileira de Medicina Biomolecular. www.medicina biomolecular.com.br. Biblioteca de Câncer. 2005.
49. Felippe JJr. Efeito dos Ácidos Graxos Polinsaturados no câncer: indução de apoptose, inibição da proliferação celular e antiangiogênese. Revista Eletrônica da Associação Brasileira de Medicina Biomolecular. www.medicinabiomolecular.com.br. Biblioteca de Câncer. 2004.
50. Felippe JJr. Nicotinamida: Relevante papel na prevenção e no tratamento da carcinogênese humana, porque regula o NAD+ celular. Revista Eletrônica da Associação Brasileira de Medicina Biomolecular. www.medicinabiomolecular.com.br . Biblioteca de Câncer. 2004.
51. Felippe JJr. Estratégia terapêutica de indução de apoptose, de inibição da proliferação celular e de inibição da angiogênese com a oxidação intratumoral das células cancerosas. Revista Eletrônica da Associação Brasileira de Medicina Biomolecular. www.medicinabiomolecular.com.br. Biblioteca de Câncer. 2004.
52. Felippe JJr. Eficácia da indução oxidante intracelular e da aplicação de radio frequência no tratamento do câncer: Estratégia Química e Física. Revista Eletrônica da Associação Brasileira de Medicina Biomolecular. www.medicinabiomolecular.com.br. Biblioteca de Câncer. 2004.
53. Felippe JJr. Água: vida-saúde-doença-envelhecimento-câncer: Revista Eletrônica da Associação Brasileira de Medicina Biomolecular. www.medicinabiomolecular.com.br. Biblioteca de câncer. Fevereiro de 2008.
54. Felippe JJr. Desvendando os segredos do câncer. PEG. Revista Eletrônica da Associação Brasileira de Medicina Complementar. www.medicinabiomolecular.com.br. Biblioteca de câncer. Novembro de 2008.
55. Felippe JJr. Desvendando os segredos do câncer. Hipótese da Carcinogênese. Revista Eletrônica da Associação Brasileira de Medicina Biomolecular. www.medicinabiomolecular.com.br. Biblioteca de câncer. Fevereiro de 2009.
56. Felippe JJr. Desvendando os segredos do câncer: hiperosmolalidade. Revista Eletrônica da Associação Brasileira de Medicina Biomolecular. www.medicinabiomolecular.com.br. Biblioteca de câncer. Março de 2009.
57. Felippe JJr. Desvendando os segredos do câncer. pH. Revista Eletrônica da Associação Brasileira de Medicina Biomolecular. www.medicinabiomolecular.com.br. Biblioteca de câncer. Abril de 2009.
58. Fox AW, Sullivan BW, Buffini JD, et al. Reduction of serum lactate by sodium dichloroacetate, and human pharmacokinetic-pharmacodynamic relationships. J Pharmacol Exp Ther. 279:686-93;1996.
59. Goodwin J, Choi H, Hsieh MH, et al. Targeting Hypoxia-Inducible Factor-1α/Pyruvate Dehydrogenase Kinase 1 Axis by Dichloroacetate Suppresses Bleomycin-induced Pulmonary Fibrosis. Am J Respir Cell Mol Biol. Feb;58(2):216-231;2018.
60. Ishiguro T, Ishiguro R, Iwai S. Co-treatment of dichloroacetate, omeprazole and tamoxifen exhibited synergistically antiproliferative effect on malignant tumors: in vivo experiments and a case report. Hepatogastroenterology. 59(116):994-6;2012.
61. Kim JW, Dang CV. Multifaceted roles of glycolytic enzymes. Trends Biochem Sci. 30:142-50;2005.

62. Knoechel TR, Tucker AD, Robinson CM, et al. Regulatory roles of the N-terminal dormain based on crystal structures of human pyruvate dehydrogenase kinase 2 containing physiological and synthetic ligands. Biochemistry. 45:402-15; 2006.
63. Krishna S, Supanaranond W, Pukrittayakamee S, et al. Dichloroacetate for lactic acidosis in severe malaria: a pharmacokinetic and pharmacodynamic assessment. Metabolism. 43:974-81;1994.
64. Kuroda Y, Ito M, Toshima K, et al. Treatment of chronic congenital lactic acidosis by oral administration of dichloroacetate. J Inher Metab Dis. 9:244-52;1986.
65. Lu X, Zhou D, Hou B, et al. Dichloroacetate enhances the antitumor efficacy of chemotherapeutic agents via inhibiting autophagy in non-small-cell lung cancer. Cancer Manag Res. May 16;10:1231-1241; 2018.
66. Macian F. NFAT proteins: Key regulators of T-cell development and function. Nat Rev Immunol. 5:472-84;2005.
67. Marathe K, McVicar N, Li A, et al. Topiramate induces acute intracellular acidification in glioblastoma. J Neurooncol. Dec;130(3):465-472; 2016.
68. Marino AA, Morris DM, Keys T. On the relationship between surface electrical potentials and cancer. J Bioelectricity. 8:279;1989.
69. Marino AA, Morris DM, Iliev IG, Rogers S. Electrical potential measurements in human breast cancer and benign lesions. Tumor Biol. 15:147-52;1994.
70. Michelakis ED, Hampl V, Nsair A, et al. Diversity in mitochondrial function explains differences in vascular oxygen sensing. Circ Res. 90:1307-15;2002.
71. Michelakis ED, Thebaud B, Weir EK, Archer SL. Hypoxic pulmonary vasoconstriction: redox regulation of O_2-sensitive K^+ channels by a mitochondrial O_2-sensor in resistance artery smooth muscle cells. J Mol Cell Cardiol. 37:1119-36; 2004.
72. Plas DR, Thompson CB. Cell metabolism in the regulation of programmed cell death. Trends Endocrinol Metab. 13:75-8;2002.
73. Preussat K, Beetz C, Schrey M,et al. Expression of voltage-gated potassium channels Kv1.3 and Kv1.5 in human gliomas. Neurosci Lett. 346:33-6;2003.
74. Pu WT, Ma Q, Izumo S. NFAT transcription factors are critical survival factors that inhibit cardiomyocyte apoptosis during phenylephrine stimulation in vitro. Circ Res. 92:725-31;2003.
75. Remillard CV, Yuan JX. Activation of K^+ channels: an essential pathway in programmed cell death. Am J Physiol Lung Cell Mol Physiol. 286:L49-67;2004.
76. Rossow CF, Minami E, Chase EG, et al. NFAT c3-induced reductions in voltage-gated K^+ currents after myocardial infarction. Circ Res. 94:1340-50;2004.
77. Shangraw RE, Fisher DM. Pharmacokinetics and pharmacodynamics of dichloroacetate in patients with cirrhosis. Clin Pharmacol Ther. 66:380-90;1999.
78. Shangraw RE, Jahoor F, Wolfe RR, Lang CH. Pyruvate dehydrogenase inactivity is not responsible for sepsis-induced insulin resistance. Crit Care Med. 24:566-74;1996.
79. Shangraw RE, Rabkin JM, Lopaschuk GD. Hepatic pyruvate dehydrogenase activity in humans: effect of cirrhosis, transplantation, and dichloroacetate. Am J Physiol (Gastrointest Liver Physiol 37). 274:G569-77;1998.
80. Shangraw RE, Winter R, Hromco J, et al. Amelioration of lactic acidosis with dichloroacetate during liver transplantation in humans. Anesthesiology. 81:1127-38;1994.
81. Stacpoole PW, Nagaraja NV, Hutson AD. Efficacy of dichloroacetate as a lactate-lowering drug. J Clin Pharmacol. 43:683-91;2003.
82. Stacpoole PW, Harman EM, Curry SH, et al. Treatment of patients with lactic acidosis with dichloroacetate. N Engl J Med. 309:390-6;1983.
83. Stacpoole PW, Lorenz AC, Thomas RG, Harman EM. Dichloroacetate in the treatment of lactic acidosis. Ann Intern Med. 108:58-63.1988.
84. Stacpoole PW, Moore GW, Kornhauser DM. Metabolic effects of dichloroacetate in patients with diabetes mellitus and hyperlipoproteinemia. N Engl J Med. 298:526-30;1978.
85. Stacpoole PW. The pharmacology of dichloroacetate. Metabolism. 38:1124-44;1989.
86. Stacpoole PW, Kerr DS, Barnes C, et al. Controlled clinical trial of dichloroacetate for treatment of congenital lactic acidosis in children. Pediatrics. 117:1519-31;2006.
87. Stacpoole PW, Kurtz TL, Han Z, Langaee T. Role of dichloroacetate in the treatment of genetic mitochondrial diseases. Adv Drug Deliv Rer. 60:1478-87;2008.
88. Sodi Pallares D. Lo Que he Descubierto En El Tejido Canceroso – Tratamiento Metabolico Para Enfermos Cancerosos Desahuciados. México: Graficava Cansacob; 1998.
89. Sun W, Zhou S, Chang SS, et al. Mitochondrial mutations contribute to HIF1alpha accumulation via increased reactive oxygen species and up-regulated pyruvate dehydrogenease kinase 2 in head and neck squamous cell carcinoma. Clin Cancer Res. 15(2):476-84;2009.
90. Toth PP, El-Shanti H, Elvins S, et al. Transient improvement of congenital lactic acidosis in a male infant with pyruvate decarboxylase deficiency treated with dichloroacetate. J Pediatr. 123:427-30;1993.
91. Zhou X, Huang G. Dichloroacetate restores drug sensitivity in paclitaxel-resistant cells by inducing citric acid accumulation. Mol Cancer. 14:63;2015.
92. Yu SP, Yeh CH, Sensi S, et al. Mediation of neuronal apoptosis by enhancement of outward potassium current. Science. 278:114-7; 1997.
93. Wang H, Zhang Y, Cao L, et al. HERG K^+ channel, a regulator of tumor cell apoptosis and proliferation. Cancer Res. 62:4843-8;2002.
94. Warburg O. Metabolism of tumors. London: Arnold Constable; 1930.
95. Warburg O. On the origin of cancer cells. Science. 123(3191):309-14;1956.
96. Warburg O, Gawehn K, Geissler A, et al. [Partial anaerobiosis and radiation-sensitivity of cancer cells]. Archs Biochem Biophys. 78(2):573-86;1958.
97. Warburg O. Oxygen, the creator of differentiation. In: Kaplan NO, Kennedy E (eds). Current aspects of biochemical energetic. London-New York: Academic Press; p.103-9. 1966.
98. Ward NP, Poff AM, Koutnik AP, D'Agostino DP. Complex I inhibition augments dichloroacetate cytotoxicity through enhancing oxidative stress in VM-M3 glioblastoma cells. PLoS One. 12(6): e0180061;2017.
99. Wargovich TJ, MacDonald RG, Hill JA, et al. Myocardial metabolic and hemodynamic effects of dichloroacetate in coronary artery disease. Am J Cardiol. 61:65-70;1988.
100. Whitehouse S, Randle PJ. Activation of pyruvate dehydrogenase in perfused rat heart by dichloroacetate. Biochem J. 134:651-3;1973.
101. Wilson Jr, Mancini DM, Ferraro N, Egler J. Effect of dichloroacetate on the exercise performance of patients with heart failure. J Am Goll Cardiol. 12:1464-9;1988.
102. Wong JY, Huggins GS, Debidda M, et al. Dichloroacetate induces apoptosis in endometrial cells. Gynecol Oncol. 109(3):394-402;2008.

CAPÍTULO 36

Ácido gálico é o "rival molecular do câncer"

Anti-EBV, CMV, HPV, HSV1-2, *H. pylori*; forte inibidor das células Treg e da via Akt; aumenta o IGFBP-3 e diminui IGF-I; inibe NF-kappaB, COX-2 e a ribonucleotídeo-redutase; gera ERTOs e diminui o GSH intracelular; fosforila várias proteínas relacionadas à parada do ciclo celular; inativa as vias de sinalização PI3K/Akt e Ras/MAPK; inibe TKIs e inativa EGFR; abole a via EGFR/Src/Akt/Erk; efeito epigenético duplo, demetilação e acetilação - epigenética; além de ser forte anti-PD-L1 e ativar linfócitos T citotóxicos

José de Felippe Junior

Ácido gálico: mais uma dádiva da Natureza a serviço do Homem.
Botânico maravilhado

Ácido gálico é o "rival molecular do câncer" **Médicos da Índia**

Na natureza a procianidina ácido gálico junto com os seus derivados estão presentes em diversas plantas e em quase todas as suas partes como, casca, caule, folhas, frutos, sementes e raízes. Encontra-se em diferentes concentrações nos alimentos comuns, como mirtilo, amora, morango, *berries* em geral, ameixa, uvas, manga e sua casca, café levemente torrado, castanha de caju, avelã, noz, semente de linhaça, chá mate, chá verde, cevada, casca do feijão, cacau, ruibarbo, rosa mosqueta, sorgo (milho-zaburro no Brasil, mapira em Moçambique e massambala em Angola), vinho, noz-de-galha, hamamelis, casca ou súber do carvalho, barbatimão e sumagre (bagas vermelhas usadas como tempero nas cozinhas libanesa, turca e síria), sendo um dos principiais componentes do extrato de semente de uva. É também encontrado fazendo parte dos taninos adstringentes e amargos.

O ácido gálico, que apesar do nome não contém gálio é um composto poli-hidroxifenólico obtido a partir da hidrólise ácida de taninos. Ele foi primeiramente isolado de uma planta medicinal da Indonésia, Phaleria macrocarpa (Scheff.) Boerl, usada na medicina tradicional no controle do câncer, diabetes mellitus, alergias, doenças do fígado e coração e até impotência e hemorroidas.

Atualmente sabe-se que além de ser carcinostático, o ácido gálico é antibacteriano, antiviral, antimutagênico, anti-inflamatório, neuroprotetor, efeito duplo epigenético (demetila e acetila), ao lado de tratar doenças como depressão e doenças relacionadas ao aumento dos lipídeos no sangue. O ácido gálico e a atropina mostram efeitos antivirais na faixa terapêutica de 0,8-0,005mcg/ml.

O ácido gálico é considerado por autores indianos como "**o rival molecular do câncer**". Seu efeito inibitório sobre o crescimento desta doença se faz via modulação de genes que codificam o ciclo celular, as metástases, a angiogênese e a apoptose. Ele suprime a ativação

Ácido gálico

do NF-kappaB e a importante via proliferativa Akt, ao lado de inibir a COX-2 e a ribonucleotídeo-redutase e diminuir os níveis intracelulares do GSH, por aumentar a geração de espécies reativas tóxicas de oxigênio (ERTOs). Ativa a sinalização responsável por fosforilar várias proteínas relacionadas a parada do ciclo celular (ATM quinase) e previne a proliferação mitótica.

O ácido gálico, uma procianidinas, de fórmula, $C_7H_6O_5$, peso molecular 170,1 g/mol é também chamado de 3,4,5-Trihydroxybenzoic acid, Benzoic acid,3,4,5--trihydroxy, Gallic acid, 149-91-7 e Gallate. Doa 4 elétrons e é aceptor de 5: molécula oxidante.

Ácido gálico diminui a expressão do PD-L1

Ácido gálico induz diminuição da expressão de PD-L1 através da ligação a EGFR no câncer pulmonar de não pequenas células. Essa ligação inibe a fosforilação do EGFR, posteriormente induzindo a inibição da fosforilação de PI3K e AKT, a qual induz ativação de p53. A regulação para cima do miR-34a dependente do p53 provoca a regulação para baixo do PD-L1 (Kang, 2020).

Ácido gálico é forte inibidor de células T-regulatórias – Treg

As células T reguladoras CD4 (+) CD25 (+) (Treg) desempenham papéis cruciais na resposta do hospedeiro a tumores. Evidências crescentes apoiam a existência de números elevados de células Treg em tumores sólidos e malignidades hematológicas. O galato de metila inibe os efeitos supressores de células Treg nas células T CD4 (+) efetoras e a migração de Treg em direção ao ambiente do tumor. A expressão de marcadores de superfície Treg, incluindo CTLA-4, CCR4, CXCR4 e TNFR induzido por glicocorticoide é significativamente suprimida após tratamento com galato de metila. A expressão do Foxp3 (forkhead P3) também foi significativamente diminuída pelo galato de metila, sugerindo que os efeitos supressivos do galato de metila em Treg foram medicados pela diminuição do fator de transcrição específico de Treg Foxp3 (Lee, 2010).

A dose habitual do extrato de semente de uva empregada em clínica é de 200 a 800mg/dia. No câncer: 600-800mg/dia.

Alvos moleculares do ácido gálico no câncer

1. **Antiviral**: anti-HPV, anti-EBV, anti-CMV e anti--HSV Tipos 1 and 2 (Hsu, 2008, Vilhelmova, 2011, Sanches, 2018). Os taninos têm atividade antiviral pronunciada.
2. **Antibacteriano**: inibe *Salmonella* spp. e *Plesiomonas shigelloides* existentes no colangiocarcinoma. Ativo contra a *E. coli* e o *H. pylori*.
3. **Vários tipos de câncer**
   a) Efeito epigenético duplo no câncer: inibe as histonas desacetilases e as DNA metiltransferases:
      a1. Ácido gálico é poderoso inibidor da atividade da HDAC8 (histona deacetilase-8) e da HDAC classe IIa/b (Choi, 2018).
      a2. Ácido gálico inibe as DNA metiltransferases 1 e 3 (Weng, 2017).
   b) Ele induz apoptose e inibe o crescimento de várias linhagens de células neoplásicas, incluindo, TE-2 do câncer esofageal, MKN-28 do câncer gástrico, HT-29 e Colo205 do câncer de cólon, MCF-7 do câncer de mama e CaSki do câncer de cervix. De modo geral, aumenta a proteína pró--apoptótica Bax, induz ativação da cascata das caspases, diminui as proteínas antiapoptóticas Bcl-2 e aumenta a geração de radicais livres de oxigênio.
   c) Extrato de sementes de uva e óleo de sementes de uva são ricos em polifenóis incluindo o ácido gálico e inibem o crescimento e induzem parada do ciclo celular e apoptose em células do carcinoma de mama, MDA-MB468 e células do carcinoma de próstata, DU145 e LNCP.
   d) Ácido gálico, curcumina, resveratrol, diosgenina, EGCG, genisteína, e DIM inibem a via mTOR direta ou indiretamente (Tan, 2014).
4. A citotoxicidade *in vitro* do Kaempferol é maior do que a do ácido gálico em diferentes linhas celulares de câncer, incluindo A2780 (ovário), H460 (pulmão), A431 (pele), MIA PaCa-2 (pâncreas), Du145 (próstata), HT29 (cólon), MCF- 7 (mama), BE2-C (neuroblastoma), SJ-G2, U87 e SMA (glioblastoma) (Phan, 20180).
5. O aumento do IGFBP-3 no sangue, proteína que se liga ao IGF-I, diminui o nível do IGF-I no sangue e por esse efeito acrescido de seu efeito direto é antiproliferativo e apoptótico. O extrato de semente de uva e a vitamina A aumentam o IGFBP-3, que é o principal deles. A soja e os alimentos ricos em lignanos também aumentam os IGFBPs (Singh, 2004).
6. **Gliomas**
   a) O ácido gálico ultrapassa a barreira hematoencefálica e alcança as profundezas do cérebro e deste modo tem sido estudado extensivamente em células do glioma humano.
   b) Inibe a proliferação celular de maneira dose e tempo dependente inativando as vias de sinali-

zação PI3K/Akt e Ras/MAPK e diminui a invasividade tumoral.
c) Exerce efeito protetor ou antiproliferativo no glioblastoma T98C, dose-dependente, via regulação epigenética mediada por miRNAs, hsa-mir-17-3, hsa-mir-21-5p e hsa-mir-421-5p, envolvidos na carcinocinética (Paolini, 2015).
d) Ácido gálico suprime a viabilidade, proliferação, invasão e angiogênese em células do glioma humano U87 e U251, de modo dose dependente, sem alterar as células normais. Acontece supressão da expressão do ADAM17, p-Akt e p-Erk, o que significa inibição da via proliferativa PI3K/Akt e Ras/MAPK. O autor termina escrevendo "O ácido gálico pode ser candidato de valor no tratamento do tumor cerebral" (Lu, 2010).
e) Ácido gálico aumenta a citotoxicidade via entrada de cálcio e produção de radicais livres de oxigênio em células do glioblastoma humano DBTRG-05MG (Hsu-2016).
f) Galato inibe células do glioma U251 (in Zhao, 2014).
g) Metilgalato inibe a adesão focal e a fosforilação e subsequente supressão do Akt no glioma humano, U373. Acontece redução da viabilidade, migração e inibição do Akt, ao lado de inibição do ERK1/2 (Lee, 2013).
h) Ácido gálico (20-40 microM) induz citotoxicidade de modo concentração dependente via aumento da Ca^{++} intracelular em células DBTRG-05MG, mas não em células CTX TNA2 do glioblastoma humano (Hsu, 2016).
i) Zinco ou ácido gálico inibem fortemente a proliferação do glioblastoma humano, linhagem U251 resistente ao BCNU (1,3-bis-(2-chloroethyl)-1-nitrosourea). Ambos elementos ao serem acrescentados em meio de cultura contendo concentrações estimulantes de ferritina e íons cálcio seletivamente e fortemente inibem a multiplicação das células do glioblastoma por esses mitógenos, enquanto não afetam a multiplicação dos astrócitos normais (Beljanski, 1994).

7. **Câncer de cabeça e pescoço**
a) Ácido gálico no câncer oral humano: apoptose via mitocondrial com aumento de radicais livres de oxigênio e dependente do retículo endoplasmático mediando aumento do Ca^{++} citoplasmático (Lu, 2016).
b) Ácido gálico induz lesão do DNA e inibe a sua reparação no câncer oral, SCC-4 (Weng, 2015).
c) O ácido c-gálico inibe a migração e a invasão de células cancerígenas orais humanas da linhagem SCC-4 através de ações de NF-kappaB, Ras e matriz metaloproteinase-2 e 9 (Kuo, 2014).
d) O ácido d-gálico, um dos principais compostos bioativos purificados a partir do extrato de Toona sinensis, regula para cima genes pró-apoptóticos como TNF-alfa, TP53BP2 e GADD45A, e regula para baixo os genes anti-apoptóticos survivina e cIAP1, resultando em morte célular (Chia, 2010).
e) O ácido gálico induz dano ao DNA e inibe a expressão da proteína associada ao reparo do DNA em células SCC-4 do câncer bucal humano (Weng, 2015).
f) O ácido gálico inibe a invasão da matriz e a transcrição da MMP-1 mediada por AP-1/ETS-1 em células do carcinoma nasofaríngeal humano (Pang, 2017).

8. **Câncer de pulmão não de pequenas células**
a) Ácido gálico induz apoptose via caspase-3 dependente de mitocôndria *in vitro* e suprimindo o crescimento tumoral *in vivo*, do câncer de pulmão humano, NCI-H460 implantado no camundongo. *In vitro*, ocorre parada do ciclo celular em G2/M, aumento do Ca^{++} intracelular, perda do potencial de membrana mitocondrial, ativação das caspases 3 e 9, liberação do citocromo c e liberação do fator indutor de apoptose (AIF) (Ji, 2009).
b) Ácido gálico (100 microM) induz inibição da proliferação e apoptose e/ou necrose em células A549 do câncer pulmonar. Acontece perda do potencial de membrana mitocondrial, aumento de radicais livres de oxigênio, e depleção de GSH em 24 horas. Inibidores do MAPK (MEK, JNK ou p38) aumentam o efeito antiproliferativo, ao lado de aumentar a morte celular, a perda do potencial de membrana mitocondrial e a depleção do GSH (Park, 2013).
c) Induz apoptose em células do câncer de pulmão, EBC-1 (carcinoma epidermoide), A549 (adenocarcinoma) e SBC-3/CDDP (subclone do SBC-3 cisplatina-resistente) de modo dose-dependente. Ocorre estresse oxidativo e ativação das caspases. Inibidores das caspases e alfatocoferol inibem a apoptose (Ohno, 1999).
d) Ácido gálico induz apoptose no câncer pulmonar com EGFR-mutante via aceleração da rotatividade do EGFR. Acontece significante redução na proliferação e indução de apoptose e robusta diminuição dos níveis de EGFR, o que é crítico para sobrevivência das células neoplásicas (Nam, 2016).
e) VDAC1 (voltage dependent, anion-selective channel protein 1) é intermediário da atividade anticâncer do ácido gálico no adenocarcinoma humano, A549. Acontece inibição da viabilidade e indução de apoptose de modo dose dependente. Identificou-se reguladas 4 vezes para cima as proteínas: MDH (malato dehidrogenase), VDAC1

(voltage-dependent, anion-selective channel protein 1), CRT (calreticulina) e BASP (brain acid soluble protein 1), sendo a VDAC1 a mais eficaz como anticâncer. Ocorre também inibição da via PI3K/Akt (Maimati, 2018). Lembrar que o VDAC1 regula o receptor da morte via clivagem da caspase-8 e apoptose (Chacko, 2010).

f) Inibidores da tirosina quinase (TKIs) têm como alvo o EGFR (*epidermal growth factor receptor*), entretanto pode acontecer resistência a estes inibidores. O ácido gálico continua provocando diminuição da proliferação e apoptose em células resistentes aos TKIs, via inibição da sinalização Src-STAT-3, no câncer pulmonar avançado. Tais fatos acontecem *in vitro* e em camundongos xenotransplantados (Phan, 2016).

g) Ácido gálico induz morte celular em células do câncer pulmonar, A549 e Calu-6, via aumento dos radicais livres de oxigênio e depleção do GSH. Acontece diminuição do potencial de membrana mitocondrial. Não se observou ativação das caspases (You, 2011).

h) AG via oral possui efeito antitumoral em camundongos transplantados com células LL-2 do câncer pulmonar murino. Os pesos dos tumores após 29 dias foram em média 4,02, 3,65, 3,19 e 1,72g, nos grupos de animais assim tratados, controle, ácido gálico-tratado cisplatina-tratado e cisplatina mais ácido gálico-tratado, respectivamente (Kawada, 2001).

i) AG exibe maior citotoxicidade que o EGCG contra linhagem H1299 do câncer de pulmão (Weng, 2017).

j) Casca da manga possui ácido gálico, ácido clorogênico, ácido cafêico, procianidina B2, aldeído vanílico e ácido oleanólico que provocam efeito citotóxico na linhagem A549 do câncer pulmonar (Bai, 2018).

k) O efeito inibitório de compostos polifenólicos como ácido gálico, hesperidina, resveratrol, equol, kaempferol, ácido elágico é altamente seletivo para a linha de células de câncer de pulmão resistente (TKIR) H1993, poupando as células sensíveis (TKIS) H2073 (Jeong, 2017).

9. **Câncer de pulmão – *oat-cell* carcinoma**
a) Induz apoptose de células do câncer de pulmão, SBC-3, carcinoma de pequenas células, de modo dose-dependente. Ocorre estresse oxidativo e ativação das caspases. Alfatocoferol inibe os efeitos do ácido gálico.
b) Ácido gálico induz apoptose e aumenta os efeitos anticâncer da cisplatina na linhagem H466 do *oat* carcinoma, via mitocondrial com aumento dos radicais livres de oxigênio (Wang, 2016).

10. **Câncer de mama**
a) Abole a via EGFR/Src/Akt/Erk e inibe a expressão da MMP9 em células MCF-7 do câncer de mama. Inibe a ativação do EGFR/Src-mediada por Akt e ERK levando a redução dos níveis do p65/cJun e assim inibindo a expressão da MMP9 (Chen, 2016).
b) Inibe a atividade MMP2 e MMP9, de modo concentração dependente em células do câncer de mama, MCF7/DOX e MCF7/DOX (Nowakowska, 2016).
c) Induz efeitos anticâncer no carcinoma de mama, MCF-7. Inibição da proliferação e aumento da apoptose. Apoptose: via intrínseca (mitocondrial) e extrínseca (receptores da morte Fas/FasL) (Wang, 2014).
d) Derivado do ácido gálico (1,2,3,4,6-penta-O-galloyl-beta-D-glucose) induz parada do ciclo celular em G1/S independente do p53 e dos inibidores cdk1A e cdk1B em células do câncer de mama, p53 tipo *wild* MCF-7 receptor de estrógeno ER+ e p53-mutante ER-/progesterona receptor (PR) (Chai, 2010).
e) Ácido gálico inibe metástases para o fígado de células P815 do mastocitoma murino (in Lu, 2010).
f) Barbatimão, *Stryphnodendron adstringens*, cujo extrato das folhas é rico em ácido gálico, dímero da procianidina B1 e epicatechina-3-O-gallate provoca apoptose na linhagem MCF-7 ER+. Acontece aumento da expressão do Bax, caspases 3,8 e 9, LC-3 e beclin-1, ao lado de diminuição do Bcl-2 (Sabino, 2017).
g) Polifenois da manga, Mangifera indica L., ácido gálico e pirogalol, provocam supressão do carcinoma ductal de mama *in situ*, via ativação do AMPK e supressão do Akt/mTOR. A administração da ácido gálico 0,8mg/dia e pirogalol 0,2mg ao dia para o camundongo atímico xenotransplantado com células MCF10DCIS no subcutâneo mostrou redução significante do volume tumoral em 4 semanas (50%). Houve significante redução das concentrações das proteínas fosforiladas IR, IRS1, IGF-1R e Akt/mTOR pela manga; enquanto o pirogalol reduziu IR, IRS1, IGF-1R, p70S6K e ERK. Manga eleva a fosforilação da AMPK e o pirogalol eleva o LKB1. *In vitro*, manga e pirogalol aumentam os radicais livres de oxigênio e param o ciclo celular em S. Pirogalol não somente ativa a AMPK, como aumenta a expressão das suas proteínas constitutivas. Lembrar que o pirogalol é metabólito microbiano da manga (Nemec, 2017).

11. **Câncer de mama triplo negativo**
    a) Galotanina impõe parada do ciclo celular na fase S e suprime o crescimento em células do câncer de mama triplo negativo (Zhao, 2014).
    b) Galato inibe células MDA-MB-231 do câncer de mama triplo negativo (in Zhao, 2014a).
    c) Ácido gálico induz parada do ciclo celular em G1 e apoptose em células MDA-MB-231 via ativação do eixo p38 MAPK/p21/p27 (Lee, 2017).
    d) Administração oral de derivado do ácido gálico (1,2,3,4,6-penta-O-galloyl-beta-D-glucose) suprime o crescimento e as metástases do câncer de mama triplo negativo xenotransplantado MDA-MB-231, em forte associação com a inibição do JAK1-STAT3. Acontece supressão do pStat3 e do VEGF associadas respectivamente com a apoptose e antiangiogênese, *in vivo* (Lee, 2011).
    e) Derivado do ácido gálico (1,2,3,4,6-penta-O-galloyl-beta-D-glucose) induz parada do ciclo celular em G1/S independente do p53 e dos inibidores cdk1A e cdk1B em camundongo xenotransplantado com o câncer de mama triplo negativo, MDA-MB-231 (Chai, 2010).
    f) Crisina mais derivado do ácido gálico (1,2,3,4,6-penta-O-galloyl-beta-D-glucose) inibem de modo sinérgico a ativação do LRP6 e SKp2 *in vitro* e no modelo xenotransplantado do câncer de mama triplo negativo, MDA-MB-231 (Huang, 2015).
    g) Barbatimão, *Stryphnodendron adstringens*, cujo extrato das folhas é rico em ácido gálico, dímero da procianidina B1 e epicatechina-3-O-gallate provoca apoptose na linhagem MDA-MB 435 do câncer de mama triplo negativo. Acontece aumento da expressão do Bax, caspases 3, 8 e 9, LC-3 e beclin-1, ao lado de diminuição do Bcl-2 (Sabino, 2017).
    h) O ácido gálico e a curcumina induzem citotoxicidade e apoptose na célula de câncer de mama humano MDA-MB-231 (Moghtaderi, 2018).

12. **Câncer de próstata**
    a) Autoxidação do ácido gálico produz significantes níveis de H_2O_2 e O_2^-. O aumento intracelular dos radicais livres de oxigênio se reduz com a adição de N-acetilcisteína, SOD/catalase ou GSH. O número de células em apoptose aumenta dependentes da dose e ocorre perda do potencial de membrana mitocondrial, liberação de citocromo c e ativação das caspases-3, 8 e 9 (Russel, 2012).
    b) No modelo TRAMP (advanced transgenic adenocarcinoma of the mouse prostate) do carcinoma prostático murino o ácido gálico em água ad libitum à 1% foi fornecido por 24 horas a camundongos de 4 semanas. Os animais tratados apresentaram maior incidência de tumores prostáticos de baixo grau e diferenciados, o índice de proliferação caiu 41% e a apoptose aumentou 3 vezes. Aconteceu diminuição da expressão do Cdk2, Cdk4 e Cdk6 e da ciclina B1 e ciclina E (Raina, 2008).
    c) Ácido gálico possui forte atividade anticâncer em células do câncer de próstata humano (in Raina, 2008).
    d) Ácido gálico induz fosforilação e inativação da cdc25A/cdc25C-cdc2 via ativação da ATM-Chk2 provocando parada do ciclo celular e apoptose em células DU145 do carcinoma prostático humano. Acontece forte inibição do crescimento celular, parada do ciclo celular e morte por apoptose de modo dose e tempo-dependentes, junto com a diminuição das CDKs e ciclinas com forte indução do Cip1/p21. A cafeína, um inibidor da ATM, reverte os efeitos do ácido gálico (Agarwal, 2006).
    e) Em células PC3 do câncer prostático humano o ácido gálico provoca apoptose devido a 3 mecanismos de ação, o aumento do BAD (Bcl-2-Associated Death promoter), do BAK (Bcl-2 homologous Antagonist/Killer) e do BIM (Bcl-2-like protein 11) (Saffari-Chaleshtori, 2017).
    f) Ácido gálico provoca no câncer de próstata linhagem PC3 significante diminuição da viabilidade celular, da proliferação e da invasão via redução da expressão do gene IL-6 e das proteínas pSTAT3, pERK1/2 e pAKT de modo dose dependente (Heidarian, 2016).
    g) Ácido gálico provoca lesão de DNA e suprime a expressão dos genes de sua reparação em células PC3 do câncer de próstata humano (Liu, 2013).
    h) Suprime a migração e a invasão de células PC3 via inibição da sinalização das metaloproteinases 2 e 9 (Liu, 2011).
    i) Exibe efeitos antiproliferativos, pró-apoptóticos e anticarcinogênicos contra o carcinoma de próstata *in vitro* e no camundongo atímico xenotransplantado. *In vitro* acontece diminuição da viabilidade de modo dose dependente em células DU145 e 22Rv1 devido principalmente à apoptose e *in vivo* verifica-se significante inibição da proliferação celular, indução de apoptose e redução da densidade microvascular (Kaur, 2009).
    j) Extrato de semente de uva via oral inibe o crescimento e a angiogênese do tumor prostático avançado hormônio-refratário do carcinoma prostático humano DU145, xenotransplantado. Acontece redução de 59-73% do volume tumoral e 37-47% do peso do tumor. O índice de pro-

liferação diminui 51-66% e o índice apoptótico aumenta 3-4 vezes. A secreção do VEGF é fortemente inibida (47-70%) e ocorre regulação para cima (6-7 vezes) do IGFBP-3 (*insulin-like growth factor binding protein-3*) (Singh, 2004).

k) Ácido gálico principal componente do extrato das folhas da Toona sinensis aumenta radicais livres de oxigênio e provoca apoptose via mitocondrial em células DU145. Acontece parada do ciclo celular em G2/M por ativação da cdk1 e cdk2 com inibição da Cdc25C e Cdc2. Há sinergia do ácido gálico com a doxorubicina (Chen, 2009).

13. **Câncer de esôfago**
Inibe a via Akt/mTOR/p70S6K em células TE-2 do câncer de esôfago.

14. **Câncer gástrico**
a) Inibe metástases e crescimento invasivo de células do câncer gástrico, por aumento da expressão do RhoB, gene supressor de tumor. Inibe a sinalização Akt/small GTPase e o NF-kappaB (Ho, 2013).

b) Efeito antimetastático em células do adenocarcinoma gástrico: inibição do NF-kappaB e diminuição da sinalização PI3K/Akt/small GTPase.

c) Induz apoptose em células KATO III do câncer de estômago (Yoshioka, 2000).

d) Ácido gálico induz apoptose em células do adenocarcinoma gástrico humano via regulação para cima da expressão gênica do fas, FasL, DR5 e p53 (Tsai, 2018).

15. **Câncer de cólon**
a) Induz apoptose em células HCT-15 do câncer de cólon. De modo tempo dependente ocorre inibição da formação de colônias, parada do ciclo celular na fase sub-G1, queda do potencial de membrana mitocondrial subsequentes ao aumento de radicais livres de oxigênio (Subramanian, 2016).

b) Induz apoptose em células HL-60. Ocorre ativação das caspases 3 e 9, aumento das ERTOS e redução do potencial de membrana mitocondrial.

c) Induz apoptose em células COLO 205 do adenocarcinoma de colon (Yoshioka, 2000).

d) Induz apoptose em células HL-60 de adenocarcinoma de colon (Zhao, 2009).

e) Ácido gálico desencadeia apoptose no câncer de cólon humano linhagem HCT116 via regulação positiva da via intrínseca do sinal de p53 e da via extrínseca (Yang, 2018).

16. **Colangiocarcinoma**
a) Ácido gálico isolado da Caesalpinia mimosoides Lamk inibe a proliferação e aumenta a apoptose nas linhagens, M213, M214 do colangiocarcinoma humano (Rattanata, 2016).

b) Nanopartículas de ouro aumenta o efeito inibidor do ácido gálico no colangiocarcinoma.

17. **Hepatoma**
a) Reduz a proliferação celular de maneira dose e tempo dependente, sem causar necrose do carcinoma hepático HepG2. Aconteceu indução significante da apoptose sem interferir no ciclo celular. Houve redução significante nos níveis da interleucina 8 (pró-inflamatória e relacionada à angiogênese, invasividade e metástases), aumento dos níveis de interleucina 10 (antinflamatória e relacionada à morte celular programada) e aumento dos níveis de interleucina 12 (antiangiogênica e antimetastática).

b) Ácido gálico apresenta atividade citotóxica contra metástases hepáticas de células do mastocitoma murino, P-815. Houve diminuição da TGO, do TGP e dos nódulos metastáticos, entretanto não houve aumento da sobrevida (Ohno, 2001).

c) Ciclofosfamida induz toxicidade hepática e o ácido gálico é hepatoprotetor e quimiopreventivo nesta situação.

d) A suplementação com ácido gálico é eficaz em reverter o efeito hepatocarcinogênico da N-nitrodietilamina regulando a via de sinalização STAT3 (signal transducer and activator of transcription 3) *in vivo* (Aglan, 2017).

e) Ácido gálico reduz o crescimento por induzir apoptose e redução do IL-8 em células HepG2 do carcinoma hepatocelular humano. Acontece diminuição da proliferação de modo dose dependente, sem necrose. A IL-8 diminui e a IL-10 e IL-12 aumentam (Lima, 2016).

f) Extrato das folhas do Phylanthus emblica, rica em ácido gálico provoca apoptose no carcinoma hepatocelular humano, BEL-7404. Acontece aumento da expressão do Bax e diminuição da expressão do Bcl2 (Zhong, 2009, Huang, 2011).

g) Ácido gálico é agente seletivo anticâncer por induzir apoptose em células SMMC-7721 do carcinoma hepatocelular humano. Acontece inibição da proliferação de modo dose e tempo dependente, indução das caspases 3 e 9, aumento das espécies reativas de oxigênio, elevada expressão do Bcl-2 e redução do potencial de membrana mitocondrial. Não há interferência com as células normais (Sun, 2016).

18. **Câncer de pâncreas**
a) Ácido gálico, das procianidinas da semente da uva, é antiproliferativo em células do câncer de

pâncreas, MIA PaCa-2. Ocorre, inibição da proliferação e aumento da apoptose com diminuição da Bcl-2 e despolarização da membrana mitocondrial. O autor constatou diminuição dos radicais livres de oxigênio, talvez por erro metodológico (Cedó, 2014).

b) Ácido gálico é um agente seletivo que induz apoptose em células do câncer pancreático, CF-PAC-1 e MiaPaCa-2. Ocorre inibição da proliferação de modo dose e tempo dependente, ativação das caspases-3 e 9, aumento das ERTOs, elevação da Bax e redução do potencial de membrana mitocondrial. As células normais são poupadas (Liu, 2012).

c) O ácido gálico é agente seletivo para o câncer e induz apoptose nas células do câncer de pâncreas, CFPAC-1 e MiaPaCa-2, de maneira dependente do tempo e da dose. AG ativa caspase-3, caspase-9 e as espécies reativas de oxigênio, aumentam a expressão do Bax e [Ca (2$^+$)] intracelular e reduzem o potencial de membrana mitocondrial (Delta-psimt) nas células MiaPaCa-2 provocando toxicidade seletiva para células cancerígenas (Liu, 2012).

19. **Câncer de ovário**
a) Ácido gálico efetivamente diminui a concentração do VEGF-binding protein hypoxia-inducible factor-1alfa em células do câncer de ovário, OVCAR-3 e A2780/CP70 (He, 2015).
b) Efeito antiangiogênico via PTEN/Akt/HIF-1alfa e VEGF em células do câncer de ovário, OVCAR-3 e A2780/CP70 (He, 2016).
c) Ácido gálico sensibiliza as células do carcinoma de ovário ao paclitaxel via aumento das espécies reativas tóxicas de oxigênio e subsequente regulação para baixo da ativação do ERK (Sancherz-Carranza, 2018).

20. **Câncer de colo de útero**
a) Induz catástrofe mitótica e inibe a proliferação de células HeLa do câncer cervical. Ocorre de modo dose e tempo dependente, parada do ciclo celular na transição G2/M acompanhada de catástrofe mitótica com células multinucleadas (Tan, 2015).
b) Induz apoptose em células do epitélio cervical humano contendo papilomavírus humano – HPV tipo 16. Inibe proliferação de células HeLa, com apoptose e aumento do p53. É um agente anti-HPV (Shi, 2016).
c) Ácido gálico inibe o crescimento de células do câncer cervical via apoptose e necrose (Ypu, 2010).

21. **Câncer de endométrio**
a) Ácido gálico induz a apoptose em células de Ishikawa por meio da ativação da caspase 3 (Bulbul, 2021).
b) Derivado do ácido gálico inibe NF-kappaB e provoca efeito antinflamatório em modelo murino de endometriose (Bustami, 2020).

22. **Linfoma de Hodgkin.** Nada encontrado.

23. **Linfoma não Hodgkin**
a) Derivados do ácido gálico (galoil) induz apoptose no **linfoma histiocítico**, u937 (Saeki, 2000).
b) Derivado do ácido gálico (laurel) induz apoptose no linfoma murino de **células B**, linhagem Wehi (Roy, 2000).
c) Derivados do ácido gálico induz apoptose em linhagens tumorais e inibem a proliferação de linfócitos. O efeito do ácido gálico e seus ésteres alquílicos (metil, propil, octil e lauril) foi estudado em várias células tumorais e não tumorais. Três tipos de comportamento foram observados; o primeiro tipo é representado pela linha de células Wehi 231 de **linfoma de células B** de camundongo, em que a morte ocorre de acordo com as características bioquímicas da apoptose clássica, mostrando o padrão de fragmentação em escada de DNA. O segundo tipo é representado pela linha de **células L929 de fibroblasto** de camundongo, na qual características morfológicas como encolhimento celular, condensação da cromatina e aparecimento de corpos apoptóticos podem ser evidenciadas por observação microscópica. No entanto, a fragmentação típica do DNA está ausente. Os linfócitos do sangue periférico são representativos de um terceiro tipo de comportamento. Um interesse especial por esses compostos decorre do fato de que alguns deles são atualmente usados como aditivos alimentares antioxidantes com os códigos da Comunidade Europeia E-310 (propilgalato), E-311 (octilgalato) e E-312 (laurilgalato) (Serrano, 1998).

24. **Melanoma**
a) Em estudo proteômico o ácido gálico provoca apoptose em células B16F10 do melanoma. Ocorre, aumento da expressão das caspases 3 e 9, da PARP-1 e das proteínas apoptóticas Bax e Bad, acompanhadas por diminuição da expressão das proteínas antiapoptóticas Bcl-2 e Bcl-xL indicando que a apoptose é via mitocondrial. Estranho foi a observação do aumento de atividade de algumas enzimas da glicólise anaeróbia (Liu, 2014).
b) Ácido gálico inibe a melanogênese por inibir a via PI3k/Akt/MEK/ERK e Wnt/beta-catenina

em células B16F10 do melanoma. Inibe a síntese de melanina e a atividade da tirosinase de modo tempo e dose dependente (Tzu, 2013).
c) Inibe a migração e invasão de células do melanoma humano A375.S2, através da inibição da MMP2, MMP9 e Ras (Lo, 2011).
d) Induz apoptose em células do melanoma humano A375.S2, dependente e independente das caspases.
e) Acacia nilotica rica em ácido gálico, metil galato, catechina, catechina 5-O-galato, 1-O-galoil-beta-D-glicose, 1,6-di-O-galoil-beta-D-glicose e ácido digálico possui atividade antimelanoma uveal in vitro (Salem, 2011).

25. Câncer de bexiga urinária
Ácido gálico inibe a proliferação e a migração do câncer de bexiga urinária linhagem TSGH-8301 regulando a ácido graxo sintase (FAS). Acontece diminuição da preoliferação via PI3K/AKT e MAPK/ERK. Provoca parada do ciclo celular em G2/M (Liao, 2018).

26. Carcinoma renal
Os nanomateriais rGO sintetizados e biofabricados com ácido gálico provocaram apoptose e efeito tóxico muito bom nas células cancerígenas renais A-489, que demonstraram citotoxicidade tumoral aumentada no tratamento combinado de RF (Rádio Frequência) comparado ao RF isoladamente (Mater, 2018).

27. Condrossarcoma
Induz apoptose e inibe a migração de células do condrossarcoma humano, SW1353 aumentando a miR-518b de modo dose e tempo-dependentes. Ocorre diminuição da expressão do Bcl-2, aumento da expressão do Bax e ativação das caspases 3 e 9, tudo acontecendo após a elevação do miR-518b (Liang, 2014).

28. Fibrossarcoma
a) Ácido gálico e antocianinas da dieta possuem atividade citotóxica em células do fibrossarcoma HT1080. Ocorre inibição da atividade proteolítica da MMP2 e MMP9 (Filipiak, 2014).
b) O peptídeo sintético carnosina-ácido gálico inibe a atividade da MMP2 e MMP9 em células do fibrossarcoma humano, HT1080.

29. Osteossarcoma
Ácido gálico inibe a migração e invasão do osteossarcoma humano U-2 Os suprimindo a MMP2 e 9, a proteína quinase B (PKB) e a proteína quinase C (PKC). Ocorre diminuição dos níveis das proteínas GRB2, PI3K, AKT, PKB, PKC, p38, ERK1/2, JNK, NF-kappaB e p65 nas células U-2 OS. Também acontece inibição da atividade da AKT, IKK, PKB e PKC (Liao, 2012).

30. Leucemia
a) Induz apoptose via aumento do Ca^{2+} intracelular em células da leucemia promielocítica.
b) Ácido gálico diminui a atividade da MMP2 e MMP9 nas leucemias humanas que expressam Bcr/Abl (Chen, 2012).
c) Ácido gálico inibe a via Akt/mTOR na leucemia mielógena aguda e com o aumento das caspases aumenta a apoptose de modo dose e tempo dependentes (Gu, 2018).
d) O ácido gálico tem como alvo a leucemia mielogena aguda via inibição da respiração mitocondrial dependente de Akt/mTOR (Gu, 2018).

31. Mesotelioma
Em linhagem SPC212 do mesotelioma maligno o ácido gálico reduz a viabilidade de modo dose e concentração dependente. Acontece diminuição da ativação do EGFR, ERK1/2 e Akt, ao lado da diminuição da expressão dos genes da ciclina D e Bcl-2 e aumento da expressão do gene p21. A ativação do p38MAPK para o ciclo celular em G1 e promove apoptose via mitocondrial e receptor da morte. Importante é a inibição do EGFR abundante nos mesoteliomas malignos (Demiroglu-Zergeroglu, 2016).

32. Diversos
a) Antialérgico: inibe a liberação de histamina e a produção de citocinas pró-inflamatórias pelos mastócitos.
b) Diminui a fibrose nas hepatites murinas (Souza, Tese/2012).
c) Induz apoptose em pré-adipócitos, 3T3-L1 via Fas e mitocôndrias. Ocorre liberação de citocromo c, ativação de caspases 3 e 9 e clivagem do PARP. Seria útil no emagrecimento?
d) O tramadol é um analgésico usado para tratar dores moderadas a graves causadas por câncer, osteoartrite e outras doenças osteomusculares. O sistema Citocromo P450 metaboliza o tramadol e induz o estresse oxidativo em diferentes órgãos. A curcumina e/ou o ácido gálico aliviam os efeitos adversos causados pelo tramadol. Os pacientes devem ser aconselhados a tomar curcumina e/ou ácido gálico antes do tratamento com tramadol para aliviar as toxicidades hepáticas e renais (Sheweita, 2018).
e) O ácido-gálico protege contra danos no DNA induzidos por dieta rica em gordura artificialmente saturada (Setayesh, 2018).

Conclusão
O ácido gálico presente em alimentos saborosos apresenta ainda efeitos anticarcinogênico, carcinostático, antiviral, etc. Vida longa ao ácido gálico!

Referências

1. Abstracts and papers in full on site: www.medicinabiomolecular.com.br
2. Agarwal C, Tyagi A, Agarwal R. Gallic acid causes inactivating phosphorylation of cdc25A/cdc25C-cdc2 via ATM-Chk2 activation, leading to cell cycle arrest, and induces apoptosis in human prostate carcinoma DU145 cells. Mol Cancer Ther. 5:3294-302;2006.
3. Aglan HA, Ahmed HH, El-Toumy SA, Mahmoud NS. Gallic acid against hepatocellular carcinoma: an integrated scheme of the potential mechanisms of action from in vivo study. Tumour Biol. 39(6):1010428317699127;2017.
4. Bai X, Lai T, Zhou T, et al. In Vitro Antioxidant Activities of Phenols and Oleanolic Acid from Mango Peel and Their Cytotoxic Effect on A549 Cell Line. Molecules. Jun 8;23(6);2018.
5. Beljanski M, Crochet S. Differential effects of ferritin, calcium, zinc, and gallic acid on in vitro proliferation of human glioblastoma cells and normal astrocytes. J Lab Clin Med. 123(4):547-55;1994.
6. Bulbul MV, Karabulut S, Kalender M, Keskin I. Effects of Gallic Acid on Endometrial Cancer Cells in Two and Three Dimensional Cell Culture Models. Asian Pac J Cancer Prev. Jun 1;22(6):1745-1751;2021
7. Bustami A, Lestari WP, Hayuningrum CF, et al. The Anti-Inflammatory Effect of Octyl Gallate Through Inhibition of Nuclear Factor-κB (NF-κB) Pathway in Rat Endometriosis Model. Reprod Infertil. Jul-Sep;21(3):169-175, 2020.
8. Cedó L, Castell-Auví A, Pallarès V, et al. Gallic acid is an active component for the anticarcinogenic action of grape seed procyanidins in pancreatic cancer cells. Nutr Cancer. 66(1):88-96;2014.
9. Chacko AD, Liberante F, Paul I, et al. Voltage dependent anion channel-1 regulates death receptor mediated apoptosis by enabling cleavage of caspase-8. BMC Cancer. 10:380;2010.
10. Chai Y, Lee HJ, Shaik AA, et al. Penta-O-galloyl-beta-D-glucose induces G1 arrest and DNA replicative S-phase arrest independently of cyclin-dependent kinase inhibitor 1A, cyclin-dependent kinase inhibitor 1B and P53 in human breast cancer cells and is orally active against triple negative xenograft growth. Breast Cancer Res. 12(5):R67;2010.
11. Chen YJ, Chang LS. Gallic acid downregulates matrix metalloproteinase-2 (MMP-2) and MMP-9 in human leukemia cells with expressed Bcr/Abl. Mol Nutr Food Res. 56(9):1398-412;2012.
12. Chen HM, Wu YC, Chia YC, et al. Gallic acid, a major component of Toona sinensis leaf extracts, contains a ROS-mediated anti-cancer activity in human prostate cancer cells. Cancer Lett. 286(2):161-71;2009.
13. Chen YJ, Lin KN, Jhang LM, et al. Gallic acid abolishes the EGFR/Src/Akt/Erk-mediated expression of matrix metalloproteinase-9 in MCF-7 breast cancer cells. Chem Biol Interact. 252:131-40;2016.
14. Chia YC, Rajbanshi R, Calhoun C, Chiu RH. Anti-neoplastic effects of gallic acid, a major component of Toona sinensis leaf extract, on oral squamous carcinoma cells. Molecules. 2010 Nov 16;15(11):8377-89;2010.
15. Choi SY, Kee IJ, Jin L, et al. Inhibition of class IIa histone deacetylase activity by gallic acid, sulforaphane, TMP269, and panobinostat. Biomed Pharmacother. May;101:145-154;2018.
16. Demiroglu-Zergeroglu A, Candemir G, Turhanlar F, et al. EGFR-dependent signalling reduced and p38 dependent apoptosis required by Gallic acid in Malignant Mesothelioma cells. Biomed Pharmacother. 84:2000-7;2016.
17. Filipiak K, Hidalgo M, Silvan JM, et al. Dietary gallic acid and anthocyanin cytotoxicity on human fibrosarcoma HT1080 cells. A study on the mode of action. Food Funct. 5(2):381-9;2014.
18. Gu R, Zhang M, Meng H, et al. Gallic acid targets acute myeloid leukemia via Akt/mTOR-dependent mitochondrial respiration inhibition. Biomed Pharmacother. Jun 5;105:491-497;2018.
19. He Z, Li B, Rankin GO, et al. Selecting bioactive phenolic compounds as potential agents to inhibit proliferation and VEGF expression in human ovarian cancer cells. Oncol Lett. 9(3):1444-50; 2015.
20. He Z, Chen AY, ChenYC, et al. Gallic acid, a phenolic compound, exerts anti-angiogenic effects via the PTEN/AKT/HIF-1α/VEGF signaling pathway in ovarian cancer cells. Oncology Reports. 35:291-7;2016.
21. Heidarian E, Keloushadi M, Ghatreh-Samani K, Valipour P. The reduction of IL-6 gene expression, pAKT, pERK1/2, pSTAT3 signaling pathways and invasion activity by gallic acid in prostate cancer PC3 cells. Biomed Pharmacother. 84:264-9;2016.
22. Hsu Hsue-Yin H. The effect of protoberberines on nasopharyngeal carcinoma with Epstein-Barr virus infection. 2008.
23. Hsu SS, Chou CT, Liao WC, et al. The effect of gallic acid on cytotoxicity, Ca(2+) homeostasis and ROS production in DBTRG-05MG human glioblastoma cells and CTX TNA2 rat astrocytes. Chem Biol Interact. 252:61-73;2016.
24. Ho HH, Chang CS, Ho WC, et al. Gallic acid inhibits gastric cancer cells metastasis and invasive growth via increased expression of RhoB, downregulation of AKT/small GTPase signals and inhibition of NF-κB activity. Toxicol Appl Pharmacol. 266(1):76-85;2013.
25. Huang JL, Zhong ZG. Study of galic acid extracted from the leaves of Phyllanthus emblica on apoptotic mechanism of human hepatocellular carcinoma cells BEL-7404. Zhong Yao Cai. 34(2):246-9;2011.
26. Huang C, Chen YJ, Chen WJ, et al. Combined treatment with chrysin and 1,2,3,4,6-penta-O-galloyl-β-D-glucose synergistically inhibits LRP6 and Skp2 activation in triple-negative breast cancer and xenografts. Mol Carcinog. 54(12):1613-25;2015.
27. Jeong H, Phan ANH, Choi JW. Anti-cancer Effects of Polyphenolic Compounds in Epidermal Growth Factor Receptor Tyrosine Kinase Inhibitor-resistant Non-small Cell Lung Cancer. Pharmacogn Mag. Oct-Dec;13(52):595-599, 2017.
28. Ji BC, Hsu WH, Yang JS, et al. Gallic acid induces apoptosis via caspase-3 and mitochondrion-dependent pathways in vitro and suppresses lung xenograft tumor growth in vivo. J Agric Food Chem. 57(16):7596-604;2009.
29. Jiang Z, Jin H, Sun S, Effects of gallic acid biofabricated rGO nanosheets combined with radiofrequency radiation for the treatment of renal cell carcinoma. Mater Sci Eng C Mater Biol Appl. Dec 1;93:846-852;2018.
30. Kang DY, Sp N, Jo ES, et al. The Inhibitory Mechanisms of Tumor PD-L1 Expression by Natural Bioactive Gallic Acid in Non-Small-Cell Lung Cancer (NSCLC) Cells. Cancers (Basel). 2020 Mar 19;12(3):727.
31. Kaur M, Agarwal R, Agarwal C, et al. Gallic acid, an active constituent of grape seed extract, exhibits anti-proliferative, pro-apoptotic and anti-tumorigenic effects against prostate carcinoma xenograft growth in nude mice. Pharm Res. 26(9):2133-40;2009.
32. Kawada M, Ohno Y, Ri Y, et al. Anti-tumor effect of gallic acid on LL-2 lung cancer cells transplanted in mice. Anticancer Drugs. 12(10):847-52;2001.
33. Kuo CL, Lai KC, Ma YS, et al. Gallic acid inhibits migration and invasion of SCC-4 human oral cancer cells through actions of NF-κB, Ras and matrix metalloproteinase-2 and -9. Oncol Rep. Jul;32(1):355-61;2014.
34. Liao CL, Lai KC, Huang AC, et al. Gallic acid inhibits migration and invasion in human osteosarcoma U-2 OS cells through suppressing

the matrix metalloproteinase-2/-9, protein kinase B (PKB) and PKC signaling pathways. Food Chem Toxicol. 50(5):1734-40;2012.
35. Liu Z, Li D, Yu L, Niu F. Gallic acid as a cancer-selective agent induces apoptosis in pancreatic cancer cells. Chemotherapy. 58(3): 185-94;2012.
36. Lee HJ, Seo NJ, Jeong SJ, et al. Oral administration of penta-O-galloyl-β-D-glucose suppresses triple-negative breast cancer xenograft growth and metastasis in strong association with JAK1-STAT3 inhibition. Carcinogenesis. 32(6):804-11;2011.
37. Lee SH, Kim JK, Kim DW, et al. Antitumor activity of methyl gallate by inhibition of focal adhesion formation and Akt phosphorylation in glioma cells. Biochim Biophys Acta. 1830(8):4017-29;2013.
38. Lee HL, Lin CS, Kao SH, Chou MC. Gallic acid induces G1 phase arrest and apoptosis of triple-negative breast cancer cell MDA-MB-231 via p38 mitogen-activated protein kinase/p21/p27 axis. Anticancer Drugs. 28(10):1150-6;2017.
39. Liang W, Li X, Li Y, et al. Gallic acid induces apoptosis and inhibits cell migration by upregulating miR-518b in SW1353 human chondrosarcoma cells. Int J Oncol. 44(1):91-8;2014.
40. Lee H, Lee H, Kwon Y, et al. Methyl gallate exhibits potent antitumor activities by inhibiting tumor infiltration of CD4+CD25+ regulatory T cells. J Immunol. Dec 1;185(11):6698-705, 2010.
41. Liao CC, Chen SC, Huang HP, Wang CJ. Gallic acid inhibits bladder cancer cell proliferation and migration via regulating fatty acid synthase (FAS).J Food Drug Anal. Apr;26(2):620-627; 2018.
42. Lima KG, Krause GC, Schuster AD, et al. Gallic acid reduces cell growth by induction of apoptosis and reduction of IL-8 in HepG2 cells. Biomed Pharmacother. 84:1282-90;2016.
43. Liu KC, Huang AC, Wu PP, et al. Gallic acid suppresses the migration and invasion of PC-3 human prostate cancer cells via inhibition of matrix metalloproteinase-2 and -9 signaling pathways. Oncol Rep. 26(1):177-84;2011.
44. Liu KC, Ho HC, Huang AC, et al. Gallic acid provokes DNA damage and suppresses DNA repair gene expression in human prostate cancer PC-3 cells. Environ Toxicol. 28(10):579-87;2013.
45. Liu Z, Li D, Yu L, Niu F. Gallic acid as a cancer-selective agent induces apoptosis in pancreatic cancer cells. Chemotherapy. 58(3): 185-94;2012.
46. Liu C, Lin JJ, Yang ZY, et al. Proteomic study reveals a co-occurrence of gallic acid-induced apoptosis and glycolysis in B16F10 melanoma cells. J Agric Food Chem. 62(48):11672-80;2014.
47. Lo C, Lai TY, Yang JS, et al. Gallic acid inhibits the migration and invasion of A375.S2 human melanoma cells through the inhibition of matrix metalloproteinase-2 and Ras. Melanoma Res. 21(4):267-73;2011.
48. Lu YC, Lin ML, Su HL, Chen SS. ER-Dependent Ca++-mediated Cytosolic ROS as an Effector for Induction of Mitochondrial Apoptotic and ATMJNK Signal Pathways in Gallic Acid-treated Human Oral Cancer Cells. Anticancer Res. 36(2):697-705;2016.
49. Lu Y, Jiang F, Jiang H. Gallic acid suppresses cell viability, proliferation, invasion and angiogenesis in human glioma cells. Eur J Pharmacol. 641(2-3):102-7;2010.
50. Mahata S, Bharti AC, Shukla S, et al. Berberine modulates AP-1 activity to suppress HPV transcription and downstream signaling to induce growth arrest and apoptosis in cervical cancer cells. Mol Cancer. Apr 15;10:39;2011.
51. Maimaiti A, Aili A, Kuerban H, Li X. VDAC1(voltage dependent, anion-selective channel protein 1) mediated anticancer activity of gallic acid in human lung adenocarcinoma A549 cells. Anticancer Agents Med Chem.;18(2):255-262;2018.

52. Moghtaderi H, Sepehri H, Delphi L, Attari F. Gallic acid and curcumin induce cytotoxicity and apoptosis in human breast cancer cell MDA-MB-231. Bioimpacts. 8(3):185-194;2018.
53. Nam B, Rho JK, Shin DM, Son J. Gallic acid induces apoptosis in EGFR-mutant non-small cell lung cancers by accelerating EGFR turnover. Bioorg Med Chem Lett. Oct 1;26(19):4571-4575. 2016.
54. Nemec MJ, Kim H, Marciante AB, et al. Polyphenolics from mango (Mangifera indica L.) suppress breast cancer ductal carcinoma in situ proliferation through activation of AMPK pathway and suppression of mTOR in athymic nude mice. J Nutr Biochem. Mar; 41:12-19. 2017.
55. Nowakowska A, Tarasiuk J. Comparative effects of selected plant polyphenols, gallic acid and epigallocatechin gallate, on matrix metalloproteinases activity in multidrug resistant MCF7/DOX breast cancer cells. Acta Biochim Pol. May 26, 2016.
56. Ohno Y, Fukuda K, Takemura G, et al. Induction of apoptosis by gallic acid in lung cancer cells. Anticancer Drugs. Oct;10(9):845-51. 1999.
57. Ohno T1, Inoue M, Ogihara Y. Cytotoxic activity of gallic acid against liver metastasis of mastocytoma cells P-815. Anticancer Res. Nov-Dec;21(6A):3875-80. 2001.
58. Pang JS, Yen JH, Wu HT, Huang ST. Gallic Acid Inhibited Matrix Invasion and AP-1/ETS-1-Mediated MMP-1 Transcription in Human Nasopharyngeal Carcinoma Cells. Int J Mol Sci. Jun 24;18(7);2017.
59. Paolini A, Curti V, Pasi F, et al. Gallic acid exerts a protective or an anti-proliferative effect on glioma T98G cells via dose-dependent epigenetic regulation mediated by miRNAs. Int J Oncol. Apr; 46(4):1491-7, 2015.
60. Phan AN, Hua TN, Kim MK, et al. Gallic acid inhibition of Src-Stat3 signaling overcomes acquired resistance to EGF receptor tyrosine kinase inhibitors in advanced non-small cell lung cancer. Oncotarget. Aug 23;7(34):54702-54713. 2016.
61. Pham HNT, Sakoff JA, Vuong QV, et al. Comparative cytotoxic activity between kaempferol and gallic acid against various cancer cell lines. Data Brief. Oct 27;21:1033-1036, 2018.
62. Park WH, Kim SH. MAPK inhibitors augment gallic acid-induced A549 lung cancer cell death through the enhancement of glutathione depletion. Oncol Rep. Jul;30(1):513-9. 2013.
63. Raina K, Rajamanickam S, Agarwal C, et al. Chemopreventive effects of oral gallic acid feeding on tumor growth and progression in TRAMP mice. Mol Cancer Ther. May;7(5):1258-67. 2008.
64. Rattanata N, Klaynongsruang S, Daduang S, et al. Inhibitory Effects of Gallic Acid Isolated from Caesalpinia mimosoides Lamk on Cholangiocarcinoma Cell Lines and Foodborne Pathogenic Bacteria. Asian Pac J Cancer Prev, 17 (3), 1341-1345, 2016.
65. Roy G, Lombardía M, Palacios C, et al. Mechanistic aspects of the induction of apoptosis by lauryl gallate in the murine B-cell lymphoma line Wehi 231. Arch Biochem Biophys. Nov 15;383(2):206-14, 2000.
66. Russell LH Jr, Mazzio E, Badisa RB, et al. Autoxidation of gallic acid induces ROS-dependent death in human prostate cancer LNCaP cells. Anticancer Res. May;32(5):1595-602. 2012.
67. Sabino APL, Eustáquio LMS, Gouvêa CMCP. Stryphnodendron adstringens ("Barbatimão") Leaf Fraction: Chemical Characterization, Antioxidant Activity, and Cytotoxicity Towards Human Breast Cancer Cell Lines. Appl Biochem Biotechnol. Oct 17. 2017.
68. Saeki K, Hayakawa S, Noro T, et al. Apoptosis-inducing activity of galloyl monosaccharides in human histiocytic lymphoma U937 cells. Planta Med. Mar;66(2):124-6, 2000.
69. Saffari-Chaleshtori J, Heidari-Sureshjani E, Moradi F, Jazi HM, Heidarian E. The Study of Apoptosis-inducing Effects of Three

Pre-apoptotic Factors by Gallic Acid, Using Simulation Analysis and the Comet Assay Technique on the Prostatic Cancer Cell Line PC3. Malays J Med Sci. Aug;24(4):18-29. 2017.

70. Salem MM, Davidorf FH, Abdel-Rahman MH. In vitro anti-uveal melanoma activity of phenolic compounds from the Egyptian medicinal plant Acacia nilotica. Fitoterapia. Dec;82(8):1279-84. 2011.

71. Saha SK, Khuda-Bukhsh AR. Berberine alters epigenetic modifications, disrupts microtubule network, and modulates HPV-18 E6-E7 oncoproteins by targeting p53 in cervical cancer cell HeLa: a mechanistic study including molecular docking. Eur J Pharmacol. Dec 5;744:132-46;2014.

72. Sheweita SA, Almasmari AA, El-Banna SG. Tramadol-induced hepato- and nephrotoxicity in rats: Role of Curcumin and Gallic acid as antioxidants. PLoS One. Aug 15;13(8):e0202110;2018.

73. Sánchez-Carranza JN, Díaz JF, Redondo-Horcajo M, et al. Gallic acid sensitizes paclitaxel-resistant human ovarian carcinoma cells through an increase in reactive oxygen species and subsequent downregulation of ERK activation. Oncol Rep. Jun;39(6):3007-3014;2018.

74. Setayesh T, Nersesyan A, Mišík M, et al. Gallic acid, a common dietary phenolic protects against high fat diet induced DNA damage . Eur J Nutr. Jul 23;2018.

75. Serrano A, Palacios C, Roy G, et al. Derivatives of gallic acid induce apoptosis in tumoral cell lines and inhibit lymphocyte proliferation. Arch Biochem Biophys. Feb 1;350(1):49-54,1998.

76. Singh RP, Agarwal R, Agarwal C. et al. Grape seed extract inhibits advanced human prostate tumor growth and angiogenesis and upregulates insulin-like growth factor binding protein-3. Int J Cancer. Feb 20;108(5):733-40. 2004.

77. Shi L, Lei Y, Srivastava R, et al. Gallic acid induces apoptosis in human cervical epithelial cells containing human papillomavirus type 16 episomes. J Med Virol. Jan;88(1):127-34, 2016.

78. Souza, FS. Efeito do Ácido Gálico sobre a fibrogênese hepática murina. Tese de mestrado, USP, 2012.

79. Subramanian AP1, Jaganathan SK1, Mandal M1, Supriyanto E1, Muhamad II1. Gallic acid induced apoptotic events in HCT-15 colon cancer cells. World J Gastroenterol. Apr 21;22(15):3952-61, 2016

80. Sun G, Zhang S, Xie Y, et al. Gallic acid as a selective anticancer agent that induces apoptosis in SMMC-7721 human hepatocellular carcinoma cells. Oncol Lett. Jan;11(1):150-158. 2016.

81. Tan HJ, Moad AIH, Tan ML. The mTOR Signalling Pathway in Cancer and the Potential mTOR Inhibitory Activities of Natural Phytochemicals Asian Pac J Cancer Prev, 15 (16), 6463-6475, 2014.

82. Tan S, Guan X, Grün C, et al. Gallic acid induces mitotic catastrophe and inhibits centrosomal clustering in HeLa cells. Toxicol In Vitro. Dec 25;30(1 Pt B):506-13, 2015.

83. Tsai CL, Chiu YM, Ho TY, et al. Gallic Acid Induces Apoptosis in Human Gastric Adenocarcinoma Cells. Anticancer Res. Apr;38(4):2057-2067; 2018.

84. Tzu-Rong Su, Jen-Jie Lin, Chi-Chu Tsai, et al. Inhibition of Melanogenesis by Gallic Acid: Possible Involvement of the PI3K/Akt, MEK/ERK and Wnt/β-Catenin Signaling Pathways in B16F10 Cells Int. J. Mol. Sci. 14, 20443-20458, 2013.

85. Vilhelmova N, Jacquet R, Quideau S, et al. Three-dimensional analysis of combination effect of ellagitannins and acyclovir on herpes simplex virus types 1 and 2. Antiviral Res. Feb;89(2):174-8;2011

86. Yang C., Xie X., Tang H., et al. Transcriptome analysis reveals GA induced apoptosis in HCT116 human colon cancer cells through calcium and p53 signal pathways. RSC Advances. 8(22):12449–12458, 2018.

87. Yoshioka K, Kataoka T, Hayashi T, et al. Induction of apoptosis by gallic acid in human stomach cancer KATO III and colon adenocarcinoma COLO 205 cell lines. Oncol Rep. Nov-Dec;7(6):1221-3, 2000.

88. You BR, Kim SZ, Kim SH, Park WH. Gallic acid-induced lung cancer cell death is accompanied by ROS increase and glutathione depletion. Mol Cell Biochem. Nov;357(1-2):295-303. 2011.

89. You BR, Moon HJ, Han YH, Park WH. Gallic acid inhibits the growth of HeLa cervical cancer cells via apoptosis and/or necrosis. Food Chem Toxicol. May;48(5):1334-40, 2010.

90. Wang K, Zhu X, Zhang K, et al. Investigation of gallic acid induced anticancer effect in human breast carcinoma MCF-7 cells. J Biochem Mol Toxicol. Sep;28(9):387-93. 2014.

91. Wang R, Ma L, Weng D, et al. Gallic acid induces apoptosis and enhances the anticancer effects of cisplatin in human small cell lung cancer H446 cell line via the ROS-dependent mitochondrial apoptotic pathway. Oncol Rep. May;35(5):3075-83. 2016.

92. Weng SW, Hsu SC, Liu HC. Et al. Gallic acid induces DNA damage and inhibits DNA repair associated protein expression in human oral cancer SCC-4 cells. Anticancer Res. Apr;35(4):2077-84, 2015.

93. Weng SW, Hsu SC, Liu HC, et al. Gallic acid induces DNA damage and inhibits DNA repair-associated protein expression in human oral cancer SCC-4 cells. Anticancer Res. Apr;35(4):2077-84;2015.

94. Weng YP, Hung PF, Ku WY,et al. The inhibitory activity of gallic acid against DNA methylation: application of gallic acid on epigenetic therapy of human cancers. Oncotarget. Dec 7;9(1):361-374;2017.

95. Zhao WJ1, Niu FL. Effect of trihydroxybenzoic acid dimmer on induction of apoptosis of HL-60 cells. Yao Xue Xue Bao. Jan;44(1):42-7. 2009.

96. Zhao T et al. Gallotannin imposes S phase arrest in breast cancer cells and suppresses the growth of triple-negative tumors in vivo. PLoS One. 2014 Mar 21;9(3):e92853. 2014.

97. Zhao W, Wang Y, Hao W, et al. In vitro inhibition of fatty acid synthase by 1,2,3,4,6-penta-O-galloyl-β-D-glucose plays a vital role in anti-tumour activity. Biochem Biophys Res Commun. Mar 7;445(2): 346-51. 2014a.

98. Zhong ZG, Huang JL, Liang H, et al. The effect of gallic acid extracted from leaves of Phyllanthus emblica on apoptosis of human hepatocellular carcinoma BEL-7404 cells. Zhong Yao Cai. Jul;32(7):1097-101. 2009.

CAPÍTULO 37

Ácido docosa-hexaenoico (DHA) e eicosapentaenoico (EPA), ácidos graxos ômega-3 dos peixes

Anti-EBV-EA, HPV; aumentam a geração do radical superóxido e do peróxido de hidrogênio, o que diminui GSH citoplasmático; polarizam a membrana celular; inibem COX/LOX, NF-kappaB, proteína retinoblastoma e subunidade IF2; diminuem a atividade dos oncogenes erbB2 (HER-2/neu), Ras, AP-1; aumentam beclin-A e assim a diferenciação; inibem PKC; diminuem hTERT e c-myc RNA, o que reprime a telomerase, e no final provocam diminuição da proliferação celular, aumento da apoptose, diminuição da neoangiogênese, aumento da autofagia tumoral e, muito importante, induzem a diferenciação celular

José de Felippe Junior

O câncer já foi derrotado em animais de experimentação e culturas de células, faltam colocar esses ensinamentos na clínica para obtermos os mesmos resultados em seres humanos. **JFJ**

Os ácidos graxos que nos interessa são o ácido eicosapentaenoico (EPA) e o ácido docosa-hexaenoico (DHA), ambos ômega-3, que são encontrados nos peixes de água fria ou nos óleos de peixes de água fria.

O ácido eicosapentaenoico 20:5n-3 (5 insaturações), de fórmula $C_{20}H_{30}O_2$, peso molecular 302,5g/mol e nome químico (5Z,8Z,11Z,14Z,17Z)-icosa-5,8,11,14,17-pentaenoic acid mostrando os locais das 5 insaturações, a primeira insaturação distante 3 carbonos do radical metila e, portanto, ômega-3.

Outros nomes: eicosapentaenoic acid; Timnodonic acid; icosapent; icosapentaenoic acid; EPA; 5,8,11,14,17-EICOSAPENTAENOIC ACID.

O ácido docosa-hexaenoico 22:6n-3 (6 insaturações), de fórmula $C_{22}H_{32}O_2$, peso molecular 328,5g/mol e nome químico (4Z,7Z,10Z,13Z,16Z,19Z)-docosa-4,7,10,13,16,19-hexaenoic acid mostrando os locais das 6 insaturações, a primeira insaturação distante 3 carbonos do radical metila e, portanto, ômega-3. Ou-

Ácido eicosapentaenoico – EPA

tros nomes: Docosahexaenoic acid; Doconexent; Cervonic acid; Doconexento; Doconexentum; Doxonexen.

Os ácidos graxos ômega-3 possuem vários efeitos no câncer e seu emprego em seres humanos está muito perto de acontecer, pois em modelos animais e em cul-

Ácido docosa-hexaenoico – DHA

tura de células eles diminuem a proliferação celular, aumentam a apoptose, induzem a diferenciação celular e diminuem a neoangiogênese tumoral e o aparecimento de metástases. Existem evidências que, quanto menor o conteúdo de ácidos graxos poli-insaturados intratumoral, maior é o grau de proliferação neoplásica (Hardman, 2002 e 2004; Shahidi, 2004; Babcock, 2005; Rodriguez-Cruz, 2005).

Em animais, o consumo regular de ácidos graxos ômega-3 diminui a proliferação de células cancerosas humanas neles implantadas, aumenta a eficácia da quimioterapia e reduz os efeitos colaterais da quimioterapia e os efeitos mórbidos do câncer. Esses ácidos graxos são importantes em vários aspectos da saúde, incluindo a cardiovascular (Hardman,1999, 2000, 2001, 2002; Barber, 1999; La Guardia, 2005; Moyad, 2005).

Estudos epidemiológicos indicam que populações que consomem grandes quantidades de ácidos graxos ômega-3 apresentam menor incidência de câncer de mama, de próstata e de cólon quando comparadas com populações que consomem menores quantidades desses elementos (in Hardman, 2002).

Giovannucci, em *follow-up* de 10 anos, em estudo envolvendo 50.000 homens, mostrou que o câncer agressivo e metastático de próstata diminuía para a metade nos homens que consumiam peixe 3 vezes por semana. O consumo de peixe não diminuiu a incidência do câncer de próstata, mas reduziu a agressividade e o potencial metastático do tumor (in Aktas, 2004).

Importante frisar que a concentração plasmática de EPA está negativamente associada com todas as causas de mortalidade entre homens (HR = 0,78; 95%IC = 0,62-0,98) e mulheres (HR = 0,78; 95% IC = 0,65-0,94) em estudo populacional prospectivo (Miura, 2016).

Tanto os ômega-3 como os ômega-6 são incorporados nos fosfolípides de membrana à medida que são consumidos na dieta, sendo que o equilíbrio é encontrado rapidamente ao redor de 15 dias do início da ingestão. Eles não podem ser diretamente dessaturados, porém podem ser alongados e depois dessaturados; e eles utilizam os mesmos tipos de enzimas.

Importante saber que os 3 principais ácidos graxos ômega-3: alfalinolênico (ALA), eicosapentaenoico (EPA) e docosa-hexaenoico (DHA) suprimem a produção de ácido araquidônico (AA) a partir do ácido linoleico (LA) por competição mais eficaz que o LA pelas enzimas delta-5-desaturase e delta-6-desaturase (Hague, 1984).

Os eicosanoides são moléculas de sinalização celular derivados de ácidos graxos com 20 carbonos, EPA e AA. Os ácidos graxos de 20 carbonos, EPA e AA, são clivados dos fosfolípides da membrana celular pela fosfolipase A2 e produzem os eicosanoides. A ciclixigenase (COX), agindo sobre o EPA e o AA, produz as prostaglandinas ou tromboxanos e a lipoxigenase (LOX), agindo sobre o EPA e o AA, produz os leucotrienos.

A COX ou LOX, agindo sobre o AA, produz eicosanoides pró-inflamatórios e pró-proliferativos na maioria dos tecidos. A COX ou a LOX, agindo sobre o EPA, produz uma série de eicosanoides com menor atividade pró-inflamatória e pró-proliferativa.

Existem duas isoenzimas da COX: a COX-1 e a COX-2. A COX-1 é produzida constitutivamente na maioria dos tecidos. A COX-2 é induzida em resposta à inflamação e não é detectada nos tecidos normais, não inflamados. Entretanto, a COX-2 está aumentada em grande variedade de cânceres humanos, incluindo de epiderme (Higashi, 2000), hepatocelular (Kondo, 1999), cervical (Kulkarni, 2001), pancreático (Okami, 1999), carcinoma epidermoide de esôfago (Shamma, 2000), carcinoma transicional de bexiga (Shirahama, 2000), cólon (Kargman, 1995), mama (Parret, 1997; Hwang, 1998) e cérebro.

DHA e EPA aumentam a autofagia tumoral:

O DHA e o EPA dietéticos podem ser convertidos em seus derivados etanolamida, docosa-hexaenoil etanolamina (DHEA-amina) e eicosapentaenoil etanolamina (EPEA), respectivamente. O tratamento com DHEA-amina e EPEA em células MCF-7 do câncer de mama induz fosforilação de Bcl-2 promovendo sua dissociação em beclin-1, o que resulta na indução de autofagia das células neoplásicas (Rovito, 2013).

Alvos moleculares do óleo de peixe ômega-3 no câncer

1. Antiviral

Ácidos docosa-hexaenoico (DHA) e eicosapentaenoico (EPA) exibem efeitos inibitórios potentes no antígeno inicial do vírus Epstein-Barr (EBV-EA) (Akihisa, 2004).

As proteínas E6/E7 oncogênicas do papilomavírus humano (HPV) são essenciais para o início e manutenção de doenças malignas associadas ao HPV. O ácido docosa-hexaenoico induz a degradação das oncoproteínas HPV E6/E7 ativando o sistema ubiquitina-proteossomo. O DHA talvez seja o agente anticâncer mecanicamente único para a quimioprevenção e tratamento de tumores associados ao HPV (Jing, 2014).

O ácido docosa-hexaenoico inibe seletivamente o crescimento de queratinócitos imortalizados do papilomavírus humano (Chen, 1999).

2. Alterações do metabolismo dos eicosanoides

Os ácidos graxos ômega-3 inibem a indução da COX-2 e por esse mecanismo diminuem a proliferação celular neoplásica em células MDA-MB 231 do câncer de mama humano (Obata, 1999; Hamid, 1999) e do câncer de cólon (Rao, 1995; Reddy, 1990) e eles funcionam tanto no tumor primário como nos tumores metastáticos.

Existem evidências que os ômega-3 inibem o fator de transcrição nuclear NF-kappaB e assim suprimem a expressão da COX-2 (in Hardman, 2002). O NF-kappaB é fator de transcrição que induz a expressão de citocinas inflamatórias, IL-1, IL-6, COX-2, TNF-alfa e fatores de crescimento como a IL-2 e o fator estimulante de colônias de granulócitos (Schwartz, 1999). O NF-kappaB é fator de sobrevivência da célula neoplásica e sua inibição provoca diminuição da proliferação celular, aumento da apoptose e diminuição da angiogênese (Felippe, 2004).

3. Parada da mitose

Descrevem-se 6 mecanismos de diminuição da mitose com os ômegas-3:

a) Tanto o ácido linoleico como o ácido araquidônico (AA) ativam a proteína quinase C (PKC) indutora de mitose (Craven, 1988). O EPA e o DHA revertem a atividade da PKC na carcinogênese do cólon (Rose, 1999; McCarty, 1996).

b) O EPA e o DHA diminuem a atividade dos oncogenes Ras (Collett, 2001) e AP-1 (Liu, 2001) que frequentemente estão ativos nos tumores humanos e estimulam a mitose.

c) Os produtos derivados do AA pelas COX e LOX aumentam a mitose. Os produtos derivados do DHA e do EPA diminuem a mitose e inibem a proliferação celular no câncer de mama e de cólon (Rose, 1993 e 1995; Buckman, 1991; Abou-El-Ela, 1988).

d) O DHA induz a parada do ciclo celular e a apoptose ativando fosfatases proteicas que promovem a defosforilação da proteína retinoblastoma (Siddiqui, 2004).

e) Os ômega-3 suprimem a ativação do fator de transcrição nuclear NF-kappaB de modo dose-dependente, isto é, quanto maior a quantidade ingerida na dieta maior a inibição (in Hardman, 2002). A inibição do NF-kappaB diminui a proliferação celular, aumenta a apoptose e diminui a angiogênese tumoral (Felippe, 2004).

f) Os ômega-3 promovem a fosforilação da subunidade IF2 com a subsequente inibição do início da translação, o que leva à inibição da proliferação celular neoplásica (Aktas, 2004).

4. Restauração da via apoptótica

As vias de apoptose geralmente estão prejudicadas no câncer. O aumento da expressão da COX-2 provoca bloqueio da apoptose (Tsujii, 1995). No câncer, o NF-kappaB frequentemente está ativado e um dos seus efeitos é bloquear a apoptose (Schwartz, 1999; Felippe, 2004). Dessa forma, o bloqueio da COX-2 e do NF-kappaB pelos ácidos graxos ômega-3 contribui para a restauração das vias normais de morte celular programada (Narayuan, 2001).

O DHA inativa a família Bcl-2 de genes antiapoptóticos e aumenta a transcrição de genes e fatores de transcrição que induzem a apoptose (Chiu, 1999). O DHA ativa fosfatases proteicas envolvidas na inativação do Bcl-2 e na ativação da caspase-3, fatores que de forma independente promovem o aumento da apoptose (Siddiqui, 2004).

5. Indução da diferenciação celular

Os ômega-3 induzem a diferenciação de células do câncer de mama (Wang, 2000) e células diferenciadas não se multiplicam; elas seguem as vias normais de apoptose.

6. Supressão da angiogênese

Sabe-se que o alto consumo de gorduras ricas em ácidos graxos ômega-6 (óleos de oleoginosas de supermercado) se associa com o pobre prognóstico das mulheres com câncer de mama (Rose, 2000). Os produtos derivados da atividade da COX e LOX sobre o ácido linoleico estimulam a neoangiogênese tumoral, *in vitro* e *in vivo*, enquanto os produtos dessas duas enzimas sobre os ômega-3 não somente impedem a estimulação da neoangiogênese tumoral, como também provocam sua diminuição (McCarty, 1996; Form, 1983; Connolly, 1998; Rose, 2000; Wen, 2003).

7. **Modificação do metabolismo estrogênico**

É bem conhecido o papel promotor do estrógeno na carcinocinética da mama, entretanto, é importante recordar que também existem receptores de estrógeno na próstata e no cólon, os quais podem promover a proliferação neoplásica desses órgãos (Weihua, 2001; Foley, 2000). A prostaglandina E2 (PGE2), produto do AA, ativa a aromatase P450 e aumenta a produção de estrógenos (Noble, 1997). A prostaglandina E3 (PGE3), produto do EPA, não ativa a aromatase P450. Dessa forma, a diminuição da PGE2 e o aumento da PGE3 provocam queda da produção de estrógenos e consequentemente a proliferação celular diminui.

Os ácidos graxos ômega-3 provocam diminuição da proliferação mitótica neoplásica tanto em cultura (Telang, 1988) como em mulheres com câncer de mama (Osborne, 1988).

8. **Aumento do potencial redox da célula neoplásica**

Os ácidos graxos ômega-3 e os poli-insaturados aumentam a geração do radical superóxido (O2*–) e de peróxido de hidrogênio (H_2O_2) nas células tumorais provocando a morte por apoptose ou necrose, dependendo da menor ou maior potência oxidante. Os radicais livres e os peróxidos lipídicos suprimem a expressão do Bcl-2, ativam as caspases e encurtam os telômeros e assim induzem apoptose das células neoplásicas (Bougnoux, 1999; Felippe, 2005).

As células cancerosas são mais resistentes à peroxidação lipídica quando comparadas com as células normais. As possíveis razões são:

a) Baixo conteúdo de ácidos graxos poli-insaturados na membrana celular dos tumores.
b) Baixa concentração do citocromo P-450, elemento que gera radical superóxido.
c) Alto conteúdo de NADPH, agente redutor, produzido no ciclo das pentoses pela enzima glicose-6-fosfatodesidrogenase.
d) Elevada atividade antioxidante (Begin, 1986).

Esses fatos levaram Begin e colaboradores a verificar quais eram as concentrações de ácidos graxos poli-insaturados que adicionadas ao meio de cultura eram citotóxicas para as células neoplásicas, mas não afetavam as células normais. Foram testadas em cultura de tecido ácidos graxos contendo:

– Duas ligações insaturadas (ácido linoleico – LA).
– Três ligações insaturadas (ácido alfalinolênico – ALA, ácido gamalinolênico – GLA e ácido di-homogamalinolênico – DGLA).
– Quatro ligações insaturadas (ácido araquidônico – AA).
– Cinco ligações insaturadas (ácido eicosapentaenoico – EPA).
– Seis ligações insaturadas (ácido docosa-hexaenoico – DHA).

Colocaram-se os ácidos graxos diretamente sobre as células tumorais e diretamente sobre sua correspondente célula não tumoral e observou-se a proliferação celular nas culturas.

Os experimentos revelaram que doses de 10 a 30 microgramas/ml (0,000 001 a 0,000 003g) desses ácidos graxos eram letais para as células tumorais e totalmente inócuas para as células não tumorais. A dose letal por célula foi de 1 nanograma (0,000 000 001g). O efeito letal demorou 3 a 4 dias para se tornar aparente e de 7 a 10 dias para ser completo. Vários tipos de ácidos graxos mostraram diferentes potências de citotoxicidade. Os mais eficazes para matar as células tumorais em cultura foram o GLA e o AA, seguidos de perto pelo EPA, LA e ALA. O DHA não foi letal (Begin, 1986). Entretanto, o DHA sensibiliza as células MDA-MB-231 e MCF-7dox, mas não a MCF-7 do câncer de mama humano à citotoxicidade do quimioterápico doxorrubicina, via aumento do potencial redox intracelular, com aumento da lipoperoxidação (Mah, 2005).

9. **Aumento do potencial da membrana celular – polarização da Em**

Os ácidos graxos ômega-3 provocam aumento da excreção renal de sódio, diminuição do cálcio intracelular e aumento do potássio intracelular (Knapp, 1991) e, dessa forma, interferem no potencial de ação das células neoplásicas. Todos esses fatores levam ao aumento do potencial de ação, isto é, polarização da membrana celular com o consequente aumento da produção de ATP via fosforilação oxidativa. Sabe-se que o aumento do potencial de membrana, Em, acima de –15mv faz cessar a proliferação mitótica e que o aumento da produção de ATP via fosforilação oxidativa mitocondrial faz cessar a glicólise anaeróbia, motor da mitose (Felippe, 2004).

10. **Como todo oxidante, os ômega-3 aumentam a atividade da glicose-6-fosfatodesidrogenase (G6PD) como mecanismo de defesa. Cumpre inativá-la**

A G6PD é a responsável pela produção de NADPH, potente agente redutor que aumenta a proliferação celular e uma das responsáveis pela produção de ribose, coluna dorsal do RNA e do DNA das células neoplásicas (Felippe, 2006).

Células C6 do glioma humano foram incubadas com EPA (20:5n-3) e DHA (22:6n-3). O EPA foi prontamente metabolizado em 22:5n-3 e o DHA simplesmente aumentou sua concentração dentro da célula. Após 72 horas de incubação, observou-se citotoxicidade com ambos os ácidos graxos. Os níveis de espécies reativas tóxicas de oxigênio aumentaram mais nas células tratadas com DHA do que nas células com EPA. Junto com a oxidação houve queda dos níveis da glutationa reduzida (GSH) e, como esperado, aumento da atividade da G6PD como mecanismo de defesa contra o estresse oxidativo (Leonard, 2005). Trabalho brasileiro mostrou o papel protetor do aumento da G6PD no glioma C6 após estresse oxidativo (Ramos, 2003). Proteger o glioma quer dizer propiciar sua proliferação.

Esses trabalhos mostram claramente a necessidade de inibirmos a G6PD se quisermos alguma eficácia dos ácidos graxos ômega-3 nos pacientes com câncer. Entendemos também o porquê dos resultados negativos em alguns estudos. A compreensão da bioquímica celular "maligna" é primordial para conseguirmos êxito no tratamento das neoplasias. Não adianta aumentarmos a oxidação intracelular se não inibirmos as enzimas de defesa das vias metabólicas do ciclo das pentoses, G6PD e transcetolase, por exemplo, com DHEA e genisteína.

No fígado, os ácidos graxos poli-insaturados inibem a expressão da G6PD agindo no pré-RNA mensageiro do núcleo. O consumo de dietas ricas em ácidos graxos poli-insaturados pelo camundongo diminui o acúmulo do pré-RNAm da G6PD (Tao, 2002).

A insulina e a glicose estimulam em 5-7 vezes o aumento da G6PD no hepatócito de rato. A adição de ácidos graxos poli-insaturados, mas não monoinsaturados, à cultura diminui a expressão gênica da G6PD por mecanismo nuclear pós-transcricional (Stabile, 1998).

Dieta rica em carboidratos aumenta a concentração de G6PD em camundongos. A adição de ácidos graxos poli-insaturados a essa dieta diminui em 70% os níveis de G6PD por reduzir a expressão pós-transcripcional da enzima (Hodge, 1997). A realimentação de camundongos em jejum com carboidratos aumenta 13 vezes os níveis de G6PD. O jejum diminui a G6PD, assim como a dieta cetogênica.

11. Inibem a translação do RNA mensageiro (RNAm)
O EPA depleta o cálcio iônico intracelular levando à fosforilação da subunidade eIF2 com a subsequente inibição da translação do RNAm, o que provoca diminuição da proliferação celular e apoptose das células neoplásicas em vários tipos de câncer. Para revisão sobre a regulação translacional da expressão gênica pelos ômegas-3, ver o trabalho de Atkas e Halperin de 2004.

12. Efeitos sobre o sistema imunológico
Alguns trabalhos mostram que os ômega-3 aumentam a imunidade celular e a citotoxicidade das células *natural killer* (Field, 2004).

13. Efeitos sobre a telomerase e hTERT
Concentrações fisiológicas de EPA e DHA (≤ 50µM) regulam para baixo o hTERT e c-myc mRNA via inibição da PKC e assim reprimem a atividade da telomerase (Eitsuka, 2018).

14. DHA/EPA inibem o oncogene HER-2/neu
A alimentação vitalícia com dietas enriquecidas em ácidos graxos-3, como ácido docosa-hexaenoico (DHA) e ácido eicosapentaenoico (EPA), inibe significativamente a tumorogênese mamária mediada por HER-2/neu em camundongos. É interessante saber se os ácidos graxos-3 da dieta exercem efeitos nos estágios iniciais da carcinogênese mamária. De fato, o óleo de peixe na dieta inibe a hiperplasia ductal atípica nos estágios iniciais da carcinogênese mamária mediada por HER-2/neu em relação às dietas com óleo de milho. Essa alteração histológica está associada à supressão da proliferação de células epiteliais mamárias e diminuição da expressão de COX-2 na mama (Yee, 2013).

Redução do risco de câncer com o consumo de ácidos graxos ômega-3

A incidência de câncer de mama em mulheres japonesas aumenta na primeira geração quando elas migram para os Estados Unidos (Ziegler, 1993). A incidência de câncer de mama, próstata e cólon estão aumentando assustadoramente no Japão (Wynder, 1991) e no Alasca (Ziegler, 1993), à medida que essas culturas adotam a dieta americana, isto é, diminuem a ingestão de peixes e aumentam a de ácidos graxos ômega-6 de supermercados: saturados, hidrogenados artificialmente e que agora devem receber outro nome: óleo-lixo.

Estudos epidemiológicos e em animais indicam que não é o valor absoluto da ingestão dos ômegas-3 o importante para reduzir o risco de câncer, o que possui valor é a relação ômega-6/ômega-3 (n6/n3). Animais com relação n6/n3 de 1,2/1,0 apresentam redução da incidência de câncer (Somonsem, 1998). Não entendemos porque organizações internacionais como FAO/WHO recomendam que a ingestão ótima de n6/n3 seja de 5-10/1 (Rodriguez-Cruz, 2005).

Em 2006, revisão sistemática de 38 artigos não conseguiu mostrar que o consumo de ômega-3 diminui a incidência de câncer (MacLean, 2006), mas, lamentavelmente, os autores "digamos" se esqueceram de verificar a relação ômega-6/ômega-3.

Tratamento do câncer humano com ômega-3, entretanto, os diversos autores, infelizmente, não inibiram a G6PD

Em 1995, Gogos usou 18g/dia de óleo de peixe em 20 pacientes com tumores sólidos. No final de 40 dias detectou significante aumento da razão T-helper/T-supressor, principalmente devido à diminuição dos linfócitos T-supressores.

Em 1998, Gogos, em estudo prospectivo, randomizado e controlado com placebo, usou 18g/dia de óleo de peixe em 60 pacientes. No grupo suplementado houve aumento da relação CD4/CD8, diminuição do fator de necrose tumoral e aumento da sobrevida.

Burns, em 1999, mostrou que a dose tolerada de ácidos graxos ômega-3 como óleo de peixe é de 0,3g/kg por dia ou 21g/dia em pessoa com 70 quilos.

Em pacientes com câncer de pâncreas e caquéticos ingerindo 12g/dia de óleo de peixe (18% EPA e 12% DHA) verificou-se diminuição da perda de peso. Somente alguns pacientes realmente começaram a ganhar peso (Wigmore, 1996).

O EPA, 18g ao dia, aumentou o apetite de pacientes com câncer que estavam em caquexia e observou-se real aumento do peso. O uso de megestrol provocou os mesmos efeitos (Jatoi, 2004). A melhor dose para caquexia está entre 2 e 4g/dia de EPA.

Bougnoux, em 1999, mostrou que os pacientes com câncer de mama e que apresentavam maiores concentrações tissulares de DHA em longo tempo responderam melhor à quimioterapia, com maior número de remissões completas ou respostas parciais. Outro autor mostrou que se consegue esse tipo de resultado em apenas 3 meses de suplementação com óleo de peixe, EPA mais DHA (Bagga, 1997).

Pacientes com câncer pulmonar não de pequenas células que ingerem EPA/DHA melhoram a energia, a ingestão proteica e a composição corporal, enquanto apresentam diminuição da fadiga e melhora do apetite e de neuropatias provocadas pela quimioterapia (Sánchez-Lara, 2014).

Uso no câncer:

O ideal é usarmos os ácidos graxos ômega-3 dos peixes DHA e EPA na proporção de 3 para DHA e 2 para EPA, DHA/EPA – 3/2. Utilizamos 1.000/1.400mg após as 3 refeições principais. Não pode ter odor (oxidado).

Alvos moleculares do óleo de peixe ômega-3 no câncer

1. Antiviral: EBV-EA (DHA/EPA), HPV (DHA).
2. DHA/EPA inibem o oncogene HER-2/neu.
3. Aumenta autofagia tumoral.
4. Aumenta o potencial redox intracelular.
5. Aumenta a atividade da G6PD secundária ao aumento do potencial redox: efeito indireto e que prejudica o efeito oxidativo.
6. Diminui a expressão da G6PD no fígado: efeito gênico direto.
7. Inibe o fator de transcrição nuclear NF-kappaB e regula para baixo a via PI3K/Akt.
8. Inibe a indução da COX-2.
9. Diminui a produção de PGE2 (proliferativa) e aumenta a de PGE3 (não proliferativa).
10. Inibe a aromatase P450 diminuindo a produção de estrógenos.
11. Inibe a proteína quinase C (PKC).
12. Diminui a expressão dos oncogenes: Ras e AP-1.
13. Inativa a família Bcl-2 de genes antiapoptóticos.
14. Aumenta a transcrição de genes pró-apoptóticos.
15. Ativa a caspase-3.
16. Induz a diferenciação celular.
17. Inibe a neoangiogênese.
18. Aumenta o potencial transmembrana da membrana celular.
19. Inibe a fosforilação da proteína retinoblastoma (pRb).
20. Inibe a translação do RNA mensageiro da G6PD.
21. Fosforila a subunidade IF2 inibindo a translação: diminui a proliferação celular e aumenta a apoptose.
22. Aumenta a imunidade celular e a citotoxicidade das células *natural killer*.
23. Aumenta o efeito da quimioterapia.
24. Ácidos graxos ômega-3 atenuam a proliferação provocada pelo oncogene KRas (Fuentes, 2018).
25. Lembrar que a suplementação com ácido alfalinolênico, ômega-3 vegetal, aumenta o nível sérico do EPA, DHA e DPA (ácido docosapentaenoico).
26. Ácido docosa-hexaenoico induz lesão oxidativa no DNA e apoptose provocando aumento das sensibilidades das células neoplásicas à quimioterapia (Song, 2016).
27. **Glioblastoma**
    a) DHA/EPA aumentam o estresse oxidativo em células do glioma C6 do rato. A GSH citosólica diminui e a catalase e G6PD aumentam em resposta ao estresse oxidativo (Leonardi, 2005).
    b) Suplementação com DHA induz estresse oxidativo dose e tempo-dependente em células do glioma C6. Doses baixas aumentam a capacidade antioxidante e doses altas provocam oxidação (Leonardi, 2007).
28. **Astrocitoma**
    Ácidos graxos poli-insaturados aumentam a sensibilidade à radioterapia em células 36B10 do astrocitoma do rato (Vartak, 1997).

29. **Neuroblastoma**
    a) Ácidos graxos poli-insaturados e seus metabólitos aumentam a citotoxicidade da bleomicina em células do neuroblastoma, *in vitro* (Polavarapu, 2014).
    b) Interfere na fase G1 do ciclo celular no neuroblastoma linhagens LA-N-1, HEK-293 e WRL-68-control; aumenta o número de células em G1, diminui a expressão do CDK2 e ciclina E e acontece aumento da apoptose, diminuição do potencial de membrana mitocondrial e do BCL-XL ao lado de aumento da caspase 3 e 9 (So, 2015).

30. **Câncer de cabeça e pescoço**
    A melatonina e os ácidos DHA e EPA (FO – *fish oil*) anulam os efeitos oncogênicos do ácido linoleico (LA) no crescimento de tumores de roedores e xenoenxertos de carcinoma de células escamosas de cabeça e pescoço (HNSCC) humanos, de mama, próstata e pescoço (HNSCC), *in vivo*. Aqui, compararam-se os efeitos de longo prazo desses agentes inibitórios na regressão tumoral e na captação e metabolismo de LA para o agente mitogênico 13-[S] ácido hidroxioctadecadienoico (13-[S]-HODE) no câncer de próstata humano 3 (PC3) e xenoenxertos FaDu HNSCC em ratos, sem timo, machos com tumor. Os ratos nesse estudo foram divididos em 3 grupos e alimentados com uma de duas dietas: uma contendo 5% de óleo de milho (alto LA) e melatonina (2µg/ml) ou uma dieta alternativa 5% de FO (baixo LA). Ratos cuja dieta continha melatonina tiveram taxa mais rápida de regressão de xenoenxertos de câncer de próstata PC3 do que aqueles que receberam dieta FO, enquanto os grupos de melatonina e FO induziram a mesma taxa de regressão de xenoenxertos de HNSCC. Os resultados também demonstraram que a ingestão dietética de melatonina ou FO inibiu significativamente a absorção tumoral de LA, conteúdo de cAMP, formação de 13-[S]-HODE, incorporação de [3H]-timidina no DNA tumoral e conteúdo de DNA tumoral. Portanto, ingestão de longo prazo de melatonina ou FO pode induzir a regressão de xenoenxertos de próstata PC3 e HNSCC por meio de um mecanismo que envolve a supressão da captação e metabolismo de LA pelas células tumorais (DAuchy, 2021).

31. **Câncer de pulmão**
    a) DHA/EPA são cruciais para a prevenção do câncer de pulmão. Aumentam a fluidez de membrana, diminuem a atividade da cicloxigenase e provocam estresse oxidativo, o qual induz apoptose e autofagia (Zajdel, 2015).
    b) DHA/EPA reduzem o crescimento do câncer pulmonar via autofagia, ativação das caspases 3 e 7, finalmente apoptose. Supressão da autofagia inibe a apoptose (Zajdel, 2015).
    c) Autofagia provocada pelo DHA/EPA é crucial para a apoptose de células A549 do câncer de pulmão humano (Yao, 2015).
    d) Ácido graxo ômega-3 poli-insaturado inibe a proliferação e induz autofagia e apoptose de modo dose e tempo-dependentes no adenocarcinoma pulmonar humano A540, *in vitro* (Yao, 2014).
    e) Efeito dos ácidos graxos ômega-3 no câncer avançado de pulmão e inoperável – duplo-cego e controlado com placebo. O grupo tratado recebeu 510mg de EPA e 340mg de DHA por 66 dias. Neste grupo observaram aumento significante de peso, diminuição da proteína C-reativa e do IL-6, ao lado de diminuição do estresse oxidativo (Finocchiaro, 2012).
    f) Suplementação com óleo de peixe aumenta a eficácia da quimioterapia de primeira linha em pacientes com câncer de pulmão avançado (Murphy, 2011).

32. **Câncer de mama**
    a) Em trabalho randomizado e duplo-cego observou-se que pacientes com câncer de mama recém-diagnosticadas que receberam suplementação de DHA/EPA apresentaram modificação da composição dos ácidos graxos plasmáticos, manutenção dos níveis de células T CD4+ e do nível de hsCRP, sugerindo efeito benéfico sobre o sistema imune e menor resposta inflamatória (Paixão, 2017).
    b) DHA é mais potente que o EPA como inibidor de metástases ósseas do câncer de mama (Rahman, 2013).
    c) O DHA interfere nas vias do ciclo celular do câncer de mama de modo diferente, de acordo com os vários graus de transformação neoplásica das linhagens: MCF-10A, MCF-7, SK-BR-3, ZR-75-1. Afeta a viabilidade, a proliferação e a progressão do ciclo celular de diferentes maneiras. Na linhagem MCF-10, o DHA para o ciclo em G0/G1 ativando p21(Waf1/Cip1) e p53 e nas células SK-BR-3 altamente transformadas inibe a fosforilação do ERK1/2 do STAT3 (Rescigno, 2016).
    d) No câncer de mama os ácidos graxos ômega-3 e o ácido transretinoico agem sinergisticamente e induzem inibição do crescimento em 3 linhagens MDA-MB-231, MCF-7, SK-BR-3 (Lin, 2017).
    e) OSGIN1 (*oxidative stress-induced growth inhibitor 1*), um supressor tumoral, inibe a prolifera-

ção celular e induz apoptose. DHA aumenta a expressão desse supressor tumoral (Tasi, 2017).
f) Aumenta a diferenciação de células do câncer de mama (Wang, 2000).
g) Óleo de peixe marinho é mais potente que ácidos graxos poli-insaturados de plantas na prevenção de tumores de mama (Liu, 2018).
h) O ácido eicosopantenoico (EPA) derivado do óleo de peixe que induz a fosforilação do fator 2 de iniciação da tradução eucariótica alfa (eIF2alfa) regula a tradução de maneira translacional, elevando a expressão do BRCA1 em células de câncer de mama humano. Os autores demonstram ainda que dieta rica em EPA induz fortemente a expressão de BRCA1 em xenoenxertos de câncer de mama humano (Aktas, 2016).
i) O DHA e o EPA são convertidos em etanolamida, docosa-hexaenoil etanolamina (DHEA-amina) e eicosapentaenoil etanolamina (EPEA), respectivamente, os quais induzem autofagia das células MCf-7 (Rovito, 2013).

33. Câncer de mama triplo negativo

a) Ácidos graxos ômega-3 inibem a proliferação de células MDA-MB-231 do câncer de mama triplo negativo. Acontece aumento do número de células em G2/M, diminuição das ciclinas B1, A, CDC25C, B1p-Ser126 e a apoptose aumenta com o acúmulo de DHA nas células neoplásicas (Barascu, 2006).
b) DHA sensibiliza as células MDA-MB-231 à citotoxicidade do quimioterápico doxorrubicina, via aumento do potencial redox intracelular, com aumento da lipoperoxidação (Mah, 2005).
c) Os conjugados de ômega-3 DHA e EPA-dopamina induzem a morte celular de câncer de mama dependente de PPARγ por autofagia e apoptose em células de câncer de mama MDA-MB-231, MCF-7 e SKBR3 (Rovito, 2015).
d) Razões baixas de n6/n3 (1:2,5, 1:4, 1:5, 1:10) diminuíram a viabilidade e o crescimento de MDA-MB-231 e MCF7 significativamente em comparação com as células não cancerígenos MCF10A. Proporções mais baixas de n6/n3 induzem seletivamente lipoperoxidação nas células do câncer de mama. Os baixos *fatty acids* n6/n3 aumentaram significativamente a expressão SMAR1 que resultou na ativação do p21WAF1/CIP1 do MDA-MB-231 e MCF7, sendo o aumento razão-dependente do MDA-MB-231 (Mansara, 2015).
e) Óleo de peixe, rico em DHA e EPA, atenua as metástases do câncer de mama MDA-MB-231 nos ossos e se associa a osteólise (em Rahman, 2013).
f) O DHA é inibidor mais potente das metástases do câncer de mama nos ossos e de osteólise relacionada do que o EPA nas células cancerígenas MDA-MB-231 (Mansara, 2013).
g) O ácido docosa-hexanóico melhora a eficácia da quimioterapia induzindo a translocação de CD95 em células de câncer de mama ER (-) (Ewaschuk, 2012).
h) O óleo de peixe previne a metástase de células cancerígenas da mama MDA-MB-231 até os ossos (Mandal, 2010).
i) DHA e EPA nas células MDA-MB-231 provocam diminuição da proliferação celular e induzem a morte apoptótica em células do câncer de mama humano, possivelmente diminuindo a transdução de sinal através da via de sobrevivência celular Akt/NFkappaB. Ocorre perda de potencial da membrana mitocondrial, aumento da atividade das caspases e aumento da fragmentação do DNA (Schley, 2005).

34. Câncer de próstata

a) DHA/EPA inibem a proliferação, invasão e migração de células PC3 do câncer de próstata humano (Oono, 2017).
b) DHA/EPA inibem o crescimento de células LNCaP do câncer de próstata (Eser, 2017).
c) EPA inibe o canal de sódio voltagem-dependente e a invasividade do câncer de próstata (Nakajima, 2009).
d) Macrófagos associados ao tumor induzidos pelo DHA/EPA são os responsáveis pela diminuição da migração e invasão no câncer prostático (Li, 2014).
e) DHA/EPA inibem a proliferação, invasão e migração de células humanas do câncer de próstata PC3 (Oono, 2017).
f) A suplementação dietética com ácido alfa-linolênico é um meio eficiente de melhorar os n-3 LCPUFAs *in vivo* e tem um papel biologicamente eficaz a desempenhar no câncer de próstata, semelhante ao dos óleos de peixe (Li, 2017).
g) O DHA provoca efeitos pró-apoptóticos nas células DU145, envolvendo várias vias, especialmente as vias de sinalização P53, MAPK, TNF, PI3K/AKT e NF-κB (Sun, 2017).
h) Os autores estudaram 35 homens com doença de baixo grau (Gleason ≤ 3 + 4) e 34 homens com doença de alto grau. Homens com doença de baixo grau eram significativamente mais jovens (58 anos *vs.* 61 anos, p = 0,012) e tinham classificação clínica D'Amico menor (p = 0,001) em comparação com homens com doença de alto grau. Não houve associação significativa de ω-6: ω-3 com doença de alto grau (OR 0,93, p =

0,78), no entanto, ω-6, ω-3 e componentes individuais dos ω-6 e ω-3 FAs, exceto EPA, associaram-se significativamente à doença de alto grau (ω-6: OR 3,37, IC 95%: 1,27,8,98; LA: OR 3,33, IC 95%: 1,24,8,94; AA: OR 2,93, IC 95%: 1,24,6,94; DGLA: OR 3,21, IC 95%: 1,28,8,04; ω-3: OR 3,47, IC 95%: 1,22,9,83; DHA: OR 3,13, IC 95%: 1,26,7,74). Os componentes ω-6 e ω-3 FA estiveram altamente correlacionados (Spearman p = 0,77) (Zhao, 2016).

35. Câncer de esôfago
DHA/EPA e oxaliplatina têm efeitos nas linhas celulares de adenocarcinoma esofágico: diminuem o crescimento (Eltweri, 2018). Conflito de interesse?

36. Câncer de estômago
a) DHA e 5-fluorouracil têm propriedades sinérgicas em células AGS do câncer gástrico humano interferindo no metabolismo com diminuição da expressão das cadeias de transferência de elétrons mitocondrial I, II e V e parando o ciclo celular em G1 (Gao, 2016).
b) Ácidos graxos poli-insaturados ômega-3 aumentam a eficácia da cisplatina em células cancerígenas gástricas por indução de apoptose via ADORA1 (subtipo de receptor de adenosina funcionalmente relacionado à morte celular). A análise do ciclo celular mostrou que o tratamento combinado aumentou a parada do ciclo celular nas fases G0/G1 e S e aumentou significativamente o número de células apoptóticas (Sheng, 2016).

37. Câncer de cólon
a) Em camundongos a ingestão de EPA reduz o crescimento de linhagens COLO-320 e HT-29 do câncer de cólon humano (Sakaguchi, 1990).
b) Ômega-3 suprime a proliferação de células-tronco do câncer colorretal LS174T inibindo a expressão da survivina e induzindo ativação da caspase-3 (Sam, 2016).
c) Ácidos graxos ômega-3 sensibilizam células do câncer de cólon resistentes a múltiplas drogas, regulando para baixo a síntese do colesterol e aumentando a fluidez da membrana celular neoplásica (Gelsomino, 2013).
d) Óleo de peixe possui efeito terapêutico e preventivo na carcinogênese do cólon: aumenta a razão ômega-3/ômega-6; aumenta os efeitos da quimioterapia e radioterapia; aumenta a qualidade de vida; diminui a proteína C-reativa; diminui a perda de peso e a caquexia; diminui a recorrência (Lee, 2017).
e) Quarenta e dois pacientes com ressecção cirúrgica de câncer colorretal receberam, por 7 dias, 1,2g/kg/dia de ômega-3, houve redução do IL-6, aumento do CD4/CD8, redução do TNF-alfa sérico, redução da proteína C-reativa (Liang, 2008).
f) Cirurgia eletiva de 148 pacientes com câncer colorretal receberam 2g de EPA e 1g de DHA por 7 dias antes da cirurgia. Houve aumento da produção de LB5 e diminuição da produção de LTB4 (Sorensen, 2014).
g) Cento e quatro pessoas normais receberam durante 2 anos 456mg/dia de DHA/EPA e houve diminuição da incidência de câncer de cólon e redução da razão n-6/n-3 (Tokudome, 2015).
h) Na linhagem HT-29 do câncer colorretal DHA/EPA aumentam o número de células em G1, diminuem a ativação das ciclinas D1, E e A, a expressão da ciclina A e da pRb (proteína retinoblastoma) e a atividade da ligação E2F-1 DNA (Chen, 2001).
i) DHA (ácido docosa-hexaenoico) e EPA (ácido eicosapentaenoico) inibem a beta-catenina e COX-2 e suprimem o crescimento do carcinoma hepatocelular (Lim, 2009).

38. Câncer de fígado
a) EPA induz apoptose em células HepG2 aumentando estresse oxidativo via mitocondrial – ROS-Ca(2+)-JNK (Zhang, 2015).
b) Em células do carcinoma hepatocelular metastático humano MHCC97L, o DHA aumenta o número de células em sub G1 e prolonga a fase S, diminui as ciclinas A, E e CDK2, diminui o mRNA da COX-2, diminui Hsp27 (*heat shock protein 27*) e GRP78 (*glucose-related protein 78*) e aumenta a SOD2 (Lee, 2010).

39. Câncer de pâncreas
a) Em células MIA PaCa-2 do câncer pancreático os ácidos graxos ômega-3 provocam aumento do número de células em G2, S e sub G1, diminuem a expressão do Cdc2 (Cdk1) e aumentam apoptose diminuindo a expressão do BCL-2 e clivando o PARP (Dekoj, 2007).
b) Efeito do DHA, EPA, ALA e GLA sobre o crescimento de células do câncer de pâncreas humano, MIA PaCa-2, PANC-1 e CFPAC. Todos os ácidos graxos poli-insaturados inibem a proliferação mitótica, sendo o EPA o mais potente. O efeito do EPA é revertido com vitamina E ou ácido oleico. Inibidores da cicloxigenase, piroxicam e indometacina não interferem no efeito proliferativo (Falconer, 1994).

40. Câncer de ovário
a) Ácido docosa-hexaenoico modula invasão e metástases do câncer de ovário humano através de múltiplas vias moleculares. O ácido docosa-hexaenoico e o ácido alfa-linolênico podem redu-

zir as vitalidades das células de maneira dependente da dose. No entanto, o DHA inibe a invasão e as metástases das células de câncer de ovário, mas o ácido alfa-linolênico não (p < 0,01). O ácido docosa-hexaenoico pode regular negativamente as expressões de WAVE3, fator de crescimento de células endoteliais vasculares e MMP-9, e regular positivamente o KISS-1, TIMP-1 e PPAR-gama, que se correlacionam negativamente com a invasão celular e metástase (p < 0,05). O ácido docosa-hexaenoico restringiu o desenvolvimento de vasos subintestinais e metástases de células cancerígenas no modelo xenoenxerto de peixe-zebra (p < 0,01) (Wang, 2016).

41. **Câncer endometrial**
a) A ingestão de peixe não foi associada ao aumento do risco de câncer de endométrio (Brasky, 2016). Pan (2015) encontrou associação entre ingestão de óleo de peixe e risco reduzido de câncer endometrial.
b) Em amostra populacional de 556 casos de câncer incidente e 533 controles da mesma idade, a ingestão alimentar de ácidos graxos poli-insaturados de cadeia longa EPA e DHA em alimentos e suplementos apresentou associações protetoras contra o desenvolvimento de câncer endometrial (OR = 0,57, IC95%: 0,39-0,84; OR = 0,64, IC95%: 0,44-0,94; respectivamente) comparando quartis extremos. O uso de suplementos de óleo de peixe foi associado significativamente à redução do risco de câncer de endométrio: OR = 0,63 (IC95%: 0,45-0,88) (Aren, 2013).
c) A mutação da fosfatase e homólogo da tensina (PTEN) são frequentemente identificados em pacientes com câncer endometrial. Enquanto 27% e 40% dos camundongos mutantes PTEN heterozigóticos desenvolveram câncer endometrial e hiperplasia do complexo atípico, respectivamente, nenhum dos camundongos PTEN (+/-) desenvolveu câncer quando superexpressamos um transgene mfat-1, o que permitiu a produção endógena de ω-3 PUFAs. A dieta enriquecida em óleo de peixe ou a expressão do transgene mfat-1 inibiram significativamente o crescimento do tumor xenoenxerto derivado de células RL95-2, portando uma mutação nula PTEN. Na célula, o tratamento com ω-3 PUFAs diminuiu a viabilidade das células RL95-2, a fosforilação do AKT e a expressão da ciclina D1. Esses eventos moleculares são mediados principalmente pela redução da expressão da cicloxigenase-2 (COX-2) com produção de prostaglandina E2 (PGE2). O tratamento exógeno com PGE2 atenuou completamente o impacto dos PUFAs ω-3 no câncer de endométrio. Assim, os autores revelaram os efeitos inibitórios diretos dos PUFAs ω-3 no desenvolvimento do câncer endometrial e os mecanismos subjacentes que envolvem a redução da COX-2 e PGE2 (Pan, 2015).

42. **Câncer de colo de útero**
a) Enquanto o CLA, DHA e EPA têm efeitos inibitórios nas células cancerosas, os ácidos graxos ômega-6 costumam apresentar efeitos negativos ou potencializadores nas células cancerosas. O ácido linoleico (um ômega-6) é dessaturado na célula por delta 6 e delta 5 destaturases para formar ácido araquidônico. As isoformas COX-1 e 2 atuam no ácido araquidônico para formar prostaglandinas e outras moléculas regulatórias. Em experimentos com proteínas NOX de superfície liberadas de células HeLa, medições espectrofotométricas da oxidação de NADH revelaram inibição da atividade ENOX2 específica do câncer pelo CLA e os ácidos graxos ômega-3, eicosapentaenoico, docosa-hexaenoico e α-linolênico. A atividade ENOX1 constitutiva não foi inibida. Em contraste, os ácidos graxos ômega-6, ácido linoleico e ácido araquidônico não inibiram ENOX1 nem ENOX2. Os resultados indicam a possibilidade de que um efeito direto do CLA e dos ácidos graxos ômega-3 no ENOX2 pode ser responsável pela potente atividade do CLA e dos ácidos graxos ômega-3 na prevenção e terapia do câncer (Morre, 2010).
b) Ácidos graxos específicos, como ácido linoleico (LA), ácido gama-linolênico (GLA), ácido di-homo-gama linolênico (DGLA), ácido eicosapentaenoico (EPA) e ácido docosa-hexaenoico (DHA) mostraram citotoxicidade para células cervicais humanas (HeLa) *in vitro*. Inibidor da cicloxigenase, indometacina; inibidor da lipoxigenase, ácido nordi-hidroguiarético (NDGA); antioxidante, vitamina E; e os antagonistas da calmodulina, trifluoperazina (TFP) e clorpromazina (CPZ) bloqueiam a ação citotóxica desses ácidos graxos. A geração de radicais livres induzida por GLA e a peroxidação lipídica também foram inibidas por indometacina, NDGA, vitamina E, TFP e CPZ. Tanto a indometacina quanto o NDGA também mostraram propriedades antioxidantes significativas. Esses resultados sugerem que a ação citotóxica induzida por ácido graxo contra células HeLa é um processo dependente de radical livre e que pode ser modulada por antagonistas da calmodulina. Embora os radicais livres sejam os mediadores da ação tu-

moricida dos ácidos graxos, o mecanismo de sua produção pode ser diferente em vários tipos de células tumorais (Sagar, 1992).

c) O efeito dos ácidos graxos n-3 e n-6 (FAs) no crescimento de células de carcinoma cervical humano (HeLa) foi estudado. De todos os FAs testados, o ácido docosa-hexaenoico (DHA, 22: 6 n-3) e o ácido eicosapentaenoico (EPA, 20: 5 n-3) foram considerados os mais potentes em sua ação citotóxica sobre as células HeLa e a potência de vários ácidos graxos em relação à sua ação citotóxica foi a seguinte: DHA > EPA > ácido di-homo-gama-linolênico (DGLA) = ácido gama-linolênico (GLA) > ácido linoleico (LA) > ácido araquidônico (AA) > ácido alfa-linolênico (ALA) (Sagar, 1995).

43. **Linfoma de Hodgkin**. Nada encontrado.
44. **Linfoma não Hodgkin**
    a) Analisou-se o perfil de ácidos graxos de fosfolipídios séricos em 47 pacientes recém-diagnosticados com linfoma não Hodgkin (LNH) não tratados e em 29 indivíduos saudáveis. Níveis significativamente mais elevados de ácidos palmítico (16: 0), oleico (18: 1 n-9) e araquidônico (20: 4 n-6), ácidos graxos saturados e monoinsaturados foram encontrados em pacientes com LNH, enquanto ácido linoleico (18: 2 n-6) e níveis de ácidos graxos poli-insaturados total (PUFA), n-3 PUFA, eicosapentaenoico (20: 5 n-3) e docosa-hexaenoico (DHA, 22: 6 n-3) foram significativamente reduzidos. O nível de ácido oleico em pacientes com LNH indolente foi significativamente menor (p < 0,05) do que em tipos mais agressivos de doença. O conteúdo de ácido palmitoleico, docosatetraenoico (22: 4 n-6) e PUFA foi menor no LNH muito agressivo. De acordo com o estágio clínico (CS), os pacientes com CS I tiveram SFA significativamente maior e FA n-6 mais baixo do que os outros três grupos, e o grupo com CS IV apresentou DHA e PUFA n-3 significativamente diminuídos. Nossos resultados mostraram um perfil anormal de AF em fosfolipídios séricos em pacientes com LNH (Cvetkovic, 2010).
    b) Estudos anteriores mostram que o EPA e o DHA rompem diferencialmente a ordem molecular da membrana plasmática para aumentar a frequência e a função dos linfócitos B. Testou-se se EPA e DHA tiveram efeitos diferentes na ordem da membrana em linfomas B e lipossomas e seus efeitos no crescimento do linfoma B. O tratamento dos linfomas Raji, Ramos e RPMI por 24h com 25μmol EPA ou DHA diminuiu a ordem da membrana plasmática em 10-40% em relação ao controle. Não houve diferenças entre EPA e DHA na ordem da membrana para as 3 linhas de células. As análises de FA revelaram mudanças complexas em resposta ao tratamento com EPA ou DHA e uma grande fração de EPA foi convertida em ácido docosapentaenoico (DPA; 22: 5n-3). Importante, o tratamento de linfomas B com 25μmol de EPA ou DHA não aumentou a frequência de linfomas B em comparação com os controles (Harris, 2016).
    c) Dados recentes relacionaram o perfil de ácidos graxos fosfolipídicos (AF) plasmáticos em pacientes com linfoma não Hodgkin (LNH) com o estágio clínico e a agressividade da doença. Assim, foi proposto que o *status* de AF plasmático nesses pacientes pode influenciar o efeito da quimioterapia. O objetivo deste trabalho foi avaliar o estado de AF em pacientes com NHL em quimioterapia em relação à sua resposta à terapia. Foi analisado o perfil de AF plasmático em 47 pacientes recém-diagnosticados com LNH antes da quimioterapia, após 3 ciclos e após o final da quimioterapia planejada. Os pacientes foram tratados de acordo com o protocolo do hospital: 28 pacientes com ciclofosfamida, doxorrubicina, vincristina e prednisona, 7 com outros regimes contendo antraciclina, 4 com ciclofosfamida, vincristina e prednisona e 8 com regimes à base de fludarabina. Rituximabe foi adicionado em 22 pacientes. Dez pacientes que não receberam toda a quimioterapia planejada devido à morte ou toxicidade (não completadores) tiveram proporção basal significativamente menor (p < 0,05) de ácido palmitoleico, linoleico, eicosapentaenoico e docosa-hexaenoico, bem como FA n-3 e n-6, do que os pacientes que completaram a quimioterapia (completadores). Além disso, os participantes foram divididos de acordo com a resposta à quimioterapia para remissão completa (RC), doença estável e doença progressiva (DP). A proporção de ácido palmítico após o final da quimioterapia foi maior no grupo DP, enquanto o ácido esteárico apresentou tendência oposta. O ácido palmitoleico e todos os n-3 FA (18: 3, 20: 5, 22: 5 e 22: 6) foram os mais elevados nos pacientes em remissão e os mais baixos na DP (p < 0,001). O ácido linoleico diminuiu e o ácido araquidônico aumentou do grupo CR para o grupo PD (p < 0,001). Esses resultados sugerem que as aberrações na AF plasmática podem influenciar a resposta à quimioterapia em pacientes com LNH (Cvetkovic, 2013).
    d) A linha celular monocítica U937-1 foi cultivada na presença de EPA ou ácido oleico (OA). O

EPA causou inibição dependente da dose da proliferação celular, enquanto o OA não teve efeito. Nas concentrações mais altas de EPA, 120 e 240μM, a inibição da proliferação celular foi acompanhada pelo início da apoptose. Uma concentração de 60μM EPA causou redução de 35% na proliferação celular sem induzir apoptose e, portanto, foi usada para estudos adicionais. A adição de antioxidantes ou inibidores da síntese de eicosanoides não teve influência na redução da proliferação celular após o tratamento com EPA. A inibição exigia a presença contínua de EPA no meio de incubação à medida que as células retomavam uma taxa de proliferação normal quando eram colocadas em meio sem EPA. A inibição da proliferação não foi acompanhada por diferenciação em células semelhantes a macrófagos e a capacidade de realizar explosão respiratória não foi afetada pelo EPA. A expressão de mRNA de CD23 aumentou quando as células foram incubadas com EPA, mas em menor extensão do que após tratamento com ácido retinoico (RA) ou PMA. Além disso, a expressão dos marcadores de diferenciação monocítica CD36 e CD68 foi menor nas células tratadas com EPA ou OA em comparação com as células não tratadas. A distribuição do ciclo celular de células U937-1 foi semelhante em células incubadas com EPA ou PMA, enquanto as células tratadas com RA se acumularam na fase G1. O triacilglicerol celular (TAG) aumentou 5,5 e 15,5 vezes após a incubação com OA e EPA, respectivamente. Não foi observada diferença no conteúdo celular de colesterol em comparação com células não tratadas. A fração de TAG em células tratadas com EPA continha grandes quantidades de EPA e ácido docosapentaenoico e pequenas quantidades de ácido docosa-hexaenoico, enquanto as células tratadas com OA tinham altos níveis de OA no TAG. Esses achados podem indicar a existência de outros mecanismos para a regulação do comportamento celular por ácidos graxos n-3 poli-insaturados de cadeia muito longa, além das vias bem estabelecidas do peróxido de lipídio e dos eicosanoides (Finstad, 1998).

45. **Carcinoma renal**

O ácido docosa-hexaenoico (DHA) e o ácido eicosapentanoico (EPA) podem aumentar os níveis de inibidores teciduais da metaloproteinase-1 (TIMP-1) na linhagem celular caki-1 do carcinoma de células renais em 26% e 17,42%, respectivamente. O resultado dessa elevação nos níveis de TIMP-1 é uma redução de 48,48% na invasão de caki-1 através do matrigel do componente da membrana basal quando as células são tratadas com DHA. Por inibição da produção de prostaglandina da série 2, aumento semelhante no TIMP-1 foi observado nas células caki-1. Concluímos que o ácido graxo poli-insaturado DHA é capaz de reduzir significativamente o perfil invasivo do carcinoma de células renais e que essa redução é regulada pelos níveis de produção de prostaglandina da série 2 (McCabe, 2005).

46. **Melanoma**

Em células SK-Mel-110 e SK-Mel-29 do melanoma, o DHA provoca parada do ciclo celular e apoptose associadas à diminuição da proteína retinoblastoma (pRb) (Albino, 2000).

Conclusão

Os ácidos graxos ômega-3 interferem tanto no tumor primário como nos metastáticos e nos residuais pós-cirúrgicos, alterando o metabolismo dos eicosanoides, diminuindo a proliferação mitótica, aumentando a apoptose, induzindo a diferenciação celular, modificando o metabolismo estrogênico, produzindo aumento do potencial redox na célula neoplásica e provocando aumento da polarização da membrana.

São necessários trabalhos clínicos mais extensos e controlados, que sabemos não virão, porque a indústria farmacêutica não possui verbas para despender com medicamentos não passíveis de patente.

A célula colocada durante anos em regime de sofrimento chega um momento que entra em "estado de quase morte". Nesse momento, para não morrer, ela desencadeia e utiliza todos os mecanismos bioquímicos, adquiridos nos bilhões de anos de evolução, para sobreviver. Ela é carne da nossa própria carne e está desesperada para manter vivo seu genoma que pacientemente lapidou. As células mais indiferenciadas, as mais proliferativas, dificilmente serão controladas e o que nos resta é a aniquilação, porém as menos proliferativas podem se diferenciar e fazer parte novamente da sociedade normal das células do organismo.

Ao utilizarmos os ômega-3 no tratamento do câncer devemos inibir a G6PD com DHEA. A não observância desse quesito faz cair por terra a eficácia antitumoral dos ômegas-3 animal ou vegetal.

Os ácidos graxos ômegas-3 fazem parte integrante do nosso tratamento que dirige a atenção para as diversas estruturas celulares, visando promover a diferenciação da célula neoplásica e assim, diplomaticamente, o corpo possa aceitar essas células agora recuperadas para continuarem sua missão no organismo ou entrarem no caminho natural da morte celular programada.

Não vamos desistir dessa luta.
No mundo não há fracassados e sim desistentes.
Confúcio

Referências

1. Abou-El-Ela SH, Prasse KW, Carroll R, et al. Eicosanoid synthesis in 7,12-dimethyl-benz(a)anthracene-induced mammary carcinomas in Sprague Dawley rats fed primrose oil, menhaden oil or com oil. Lipids. 23:948-54;1988.
2. Akihisa T, Tokuda H, Ogata M, et al. Cancer chemopreventive effects of polyunsaturated fatty acids. Cancer Lett. 205(1):9-13;2004.
3. Aktas H, Halperin JA. Translational regulation of gene expression by omega-3 fatty acids. J Nutr. 134(9):2487S-91S;2004.
4. Aktas BH, Bordelois P, Peker S, et al. Oncotarget. 6(9):6902-14;2015.
5. Albino AP, Juan G, Traganos F, et al. Cycle arrest and apoptosis of melanoma cells by docosahexaenoicacid: Association with decreased PRBphosphorylation. Cancer Res. 60:4139-45;2000.
6. Arem H, Neuhouser ML, Irwin ML, et al. Omega-3 and omega-6 fatty acid intakes and endometrial cancer risk in a population-based case-control study. Eur J Nutr. 52(3):1251-60;2013.
7. Babcock TA, Dekoj T, Espat NJ. Experimental studies defining omega-3 fatty acid anti-inflammatory mechanisms and abrogation of tumor-related syndromes. Nutr Clin Pract. 20(1):62-74;2005.
8. Bagga D, Capone S, Wang H-L, et al. Dietary modulation of omega-3/omega-6 polyunsaturated fatty acid ratios in patients with breast cancer. J Natl Cancer Inst. 89:1123-31;1997.
9. Barascu A, Besson P, Le FO, et al. Cdk1-cyclin B1 mediates the inhibition of proliferation induced by omega-3 fatty acids in MDA-MB-231 breast cancer cells. Int J Biochem Cell Biol. 38:196-208;2006
10. Barber MD, Ross JA, Voss AC, et al. The effect of an oral nutritional supplement enriched with fish oil on weight-loss in patients with pancreatic cancer. Br J Cancer. 81:80-6;1999.
11. Begin ME, Ells G, Das UN, Horrobin DF. Differential killing of human carcinoma cells supplemented with n-3 and 6-polyunsaturated fatty acids. J Natl Cancer Inst. 77:1053;1986.
12. Brasky TM, Sponholtz TR, Palmer JR, et al. Associations of Dietary Long-Chain ω-3 Polyunsaturated Fatty Acids and Fish Consumption With Endometrial Cancer Risk in the Black Women's Health Study. Am J Epidemiol. 183(3):199-209;2016.
13. Bougnoux P. n-3 polyunsaturated fatty acids and cancer. Curr Opin Clin Nutr Metab Care. 2(2):121-6;1999.
14. Bougnoux P, Chajés V, Germain E, et al. Cytotoxic drug efficacy correlates with adipose tissue docosahexaenoic acid level in locally advanced breast carcinoma. Lipids. 34:S109 (abs.);1999.
15. Buckman DK, Hubbard NE, Erickson KJ. Eicosanoids and linoleate-enhanced growth of mouse mammary tumor cells. Prostaglandins Leuko Essent Fatty Acids. 44:177-84;1991.
16. Bums CP, Halabi S, Clamon GH, et al. Phase I clinical study of fish oil fatty acid capsules for patients with cancer cachexia: cancer and leukemia group B Study 9473. Clin Cancer Res. 5:3842-947;1999.
17. Chen D, Auborn K. Fish oil constituent docosahexa-enoic acid selectively inhibits growth of human papillomavirus immortalized keratinocytes. Carcinogenesis. 20(2):249-54;1999.
18. Chen ZY, Istfan NW. Docosahexaenoic acid, a major constituent of fish oil diets, prevents activation of cyclin-dependent kinases and S-phase entry by serum stimulation in HT-29 cells. Prostaglandins Leukot Essent Fat Acids. 64:67-73;2001.
19. Chiu LCM, Wan JMF. Induction of apoptosis in HL-60 cells by eicosapentaenoic acid (EPA) is associated with downregulation of bcl-2 expression. Cancer Lett. 145:17-27;1999.
20. Collett ED, Davidson LA, Fan Y-Y, et al. n-6 and n-3 polyunsaturated fatty acids differentially modulate oncogenic Ras activation in colonocytes. Am J Physiol Cell Physiol. 280:C1066-75;2001.
21. Connolly JM, Rose DP. Enhanced angiogenesis and growth of 12-lipoxygenase gene-transfected MCF-7 human breast cancer cells in athymic nude mice. Cancer Lett. 132:107-12;1998.
22. Cravwn PA, DeRubertis FR. Role of activation of protein kinase C in the stimulation of colonic epithelial proliferation by unsaturated fatty acids. Gastroenterology. 95:676-85;1988.
23. Cvetković Z, Vucić V, Cvetković B, et al. Abnormal fatty acid distribution of the serum phospholipids of patients with non-Hodgkin lymphoma. Ann Hematol. 89(8):775-82;2010.
24. Cvetković Z, Vučić V, Cvetković B, et al. Distribution of plasma fatty acids is associated with response to chemotherapy in non-Hodgkin's lymphoma patients. Med Oncol. 30(4):741;2013.
25. Dauchy EM, Dauchy RT, Tirrell RP, et al. Dietary Melatonin and Omega-3 Fatty Acids Induce Human Cancer Xenograft Regression In Vivo in Rats by Suppressing Linoleic Acid Uptake and Metabolism Comp Med. 71(4):309-17;2021.
26. Dekoj T, Lee S, Desai S, et al. G2/M cell-cycle arrest and apoptosis by n-3 fatty acids in a pancreatic cancer model. J Surg Res. 139:106-12;2007.
27. Eitsuka T, Nakagawa K, Kato S, et al. Modulation of Telomerase Activity in Cancer Cells by Dietary Compounds: A Review. Int J Mol Sci. 19(2):478;2018.
28. Eser PO, Vanden Heuvel JP, Araujo J, Thompson JT. Marine- and plant-derived ω-3 fatty acids differentially regulate prostate cancer cell proliferation. Mol Clin Oncol.1:444-52;2013.
29. Eltweri AM, Howells LM, Thomas AL, et al. Effects of Omegaven®, EPA, DHA and oxaliplatin on oesophageal adenocarcinoma cell lines growth, cytokine and cell signal biomarkers expression. Lipids Health Dis. 17(1):19;2018.
30. Ewaschuk JB, Newell M, Field CJ. Docosahexanoic acid improves chemotherapy efficacy by inducing CD95 translocation to lipid rafts in ER(-) breast cancer cells. Lipids. 47(11):1019-30;2012.
31. Falconer JS, Ross JA, Fearon KC, et al. Effect of eicosapentaenoic acid and other fatty acids on the growth in vitro of human pancreatic cancer cell lines. Br J Cancer. 69(5):826-32;1994.
32. Felippe JJr. O controle do câncer com um método muito simples e não dispendioso: provocar a hiperpolarização celular com dieta pobre em sódio e rica em potássio. Evidências clínicas e experimentais Revista Eletrônica da Associação Brasileira de Medicina Biomolecular. www.medicina biomolecular.com.br. Janeiro de 2004.
33. Felippe JJr. Biomolecular Revista Eletrônica da Associação Brasileira de Medicina Biomolecular. www.medicinabiomolecular.com.br. Fevereiro de 2004.
34. Felippe JJr. Efeito dos Ácidos Graxos Poli Insaturados no câncer: indução de apoptose, inibição da proliferação celular e antiangiogênese. Revista Eletrônica da Associação Brasileira de Medicina Biomolecular. www.medicinabiomolecular.com.br. 2005.
35. Felippe JJr. G6PD e câncer. Revista Eletrônica da Associação Brasileira de Medicina Biomolecular. www.medicinabiomolecular.com.br. Novembro de 2006.
36. Field CJ, Schley PD. Evidence for potential mechanisms for the effect of conjugated linoleic acid on tumor metabolism and immune function: lessons from n-3 fatty acids. Am J Clin Nutr. 79(6 Suppl):1190S-8S;2004.

37. Finstad HS, Drevon CA, Kulseth MA, et al. Cell proliferation, apoptosis and accumulation of lipid droplets in U937-1 cells incubated with eicosapentaenoic acid. Biochem J. 336(Pt 2)(Pt 2):451-9;1998.
38. Finocchiaro C, Segre O, Fadda M, et al. Effect of n-3 fatty acids on patients with advanced lung cancer: a double-blind, placebo-controlled study. Br J Nutr. 108(2):327-33;2012.
39. Foley EF, Jazaeri AA, Shupnik MA, et al. Selective loss of estrogen receptor beta in malignant human colon. Cancer Res. 60:245-8;2000.
40. Form DM, Auerbach R. PGE_2 and angiogenesis. Proc Soc Exp Biol Med. 172:214-8;1983.
41. Fuentes NR, Mlih M, Barhoumi R, et al. Long chain n-3 fatty acids attenuate oncogenic KRas-driven proliferation by altering plasma membrane nanoscale proteolipid composition. Cancer Res. 78(14): 3899-3912;2018.
42. Gao K, Liang Q, Zhao ZH, et al. Synergistic anticancer properties of docosahexaenoic acid and 5-fluorouracil through interference with energy metabolismo and cell cycle arrest in human gastric cancer cell line AGS cells. World J Gastroenterol. 22:2971-80;2016.
43. Gelsomino G, Corsetto PA, Campia I, et al. Omega 3 fatty acids chemosensitize multidrug resistant colon cancer cells by down-regulating cholesterol synthesis and altering detergent resistant membranes composition. Mol Cancer. 12:137;2013.
44. Gogos CA, Ginopoulos P, Zoumbos NC, et al. The effect of dietary omega-3 polyunsaturated fatty acids on T-lymphocyte subsets of patients with solid tumors. Cancer Detect Prev. 19(5):415-7;1995.
45. Gogos CA, Ginopoulos P, Salsa B, et al. Dietary omega-3 polyunsaturated fatty acids plus vitamin E restore immunodeficiency and prolong survival for severely ill patients with generalized malignancy: a randomized control trial. Cancer. 82(2):395-402;1998.
46. Hague TA, Christoffersen BO. Effect of dietary fats on arachidonic acid and eicosapentaenoic acid biosynthesis and conversion of C_{22} fatty acids in isolated liver cells. Biochem Biophys Acta. 796:205-17;1984.
47. Hamid R, Singh J, Reddy BS, Cohen LA. Inhibition by dietary menhaden oil of cyclooxygenase-1 and-2 in N-nitrosomethylurea-induced rat mammary tumors. Int J Oncol. 14:523-8;1999.
48. Hardman WE, Moyer MP, Cameron IL. Fish oil supplementation enhanced CPT-11 (Irinotecan) efficacy against MCF7 breast carcinoma xenografts and ameliorated intestinal side effects. Br J Cancer. 81:440-8;1999.
49. Hardman WE, Moyer MP, Cameron IL. Dietary fish oil sensitizes A549 lung xenografts to doxorubicin chemotherapy. Cancer Lett. 151:154-1;2000.
50. Hardman WE, Avula CPR, Fernandes G, Cameron IL. Three percent dietary fish oil concentrate increased efficacy of doxorubicin against MDA-MB 231 human breast cancer xenografts. Clin Cancer Res. 7:2041-9;2001.
51. Hardman WE, Moyer MP, Cameron IL. Small amounts of a concentrated omega-3 fatty acid product, INCELL AAFA, in the diet reduces the side-effects of the cancer chemotherapy drug, CPT-11 (irinotecan). Br J Cancer. 86:983-8;2002.
52. Hardman WE. Omega-3 fatty acids to augment cancer therapy. J Nutr. 132(11 Suppl):3508S-12S;2002.
53. Hardman WE. (n-3) fatty acids and cancer therapy. J Nutr. 134(12 Suppl):3427S-30S;2004.
54. Harris M, Kinnun JJ, Kosaraju R,et al. Membrane Disordering by Eicosapentaenoic Acid in B Lymphomas Is Reduced by Elongation to Docosapentaenoic Acid as Revealed with Solid-State Nuclear Magnetic Resonance Spectroscopy of Model Membranes. J Nutr. 146(7):1283-9;2016.
55. Higashi Y, Kanekura T, Kanzaki T. Enhanced expression of cyclooxygenase (COX)-2 in human skin epidermal cancer cells: evidence for growth suppression by inhibiting COX-2 expression. Int J Cancer. 86:667-71;2000.
56. Hodge DL, Salati LM. Nutritional regulation of the glucose-6-phosphate dehydrogenase gene is mediated by a nuclear posttranscriptional mechanism. Arch Biochem Biophys. 348(2):303-12;1997.
57. Hwang D, Scollard D, Byme J, Levine E. Expression of cyclooxygenase-1 and cyclooxygenase-2 in human breast cancer. J Natl Cancer Inst. 90:455-60;1998.
58. Jatoi A, Rowland K, Loprinzi CL, et al. An eicosapentaenoic acid supplement verses megestrol verses both for patients with cancer-associated wasting: a North Central Cancer Treatment Group and National Cancer Institute of Canada collaborative effort. J Clin Oncol. 22:2469-76;2004.
59. Jing K, Shin S, Jeong S, et al. Docosahexaenoic acid induces the degradation of HPV E6/E7 oncoproteins by activating the ubiquitin-proteasome system. Cell Death Dis. 5(11):e1524;2014.
60. Kargman SL, O'Neill GP, Vickers PJ, et al. Expression of prostaglandin G/H synthase-1 and-2 protein in human colon cancer. Cancer Res. 55:2556-9;1995.
61. Knapp HR, Miller AJ, Lawson JA. Urinary excretion of diols derived from eicosapentaenoic acid during n-3 fatty acid ingestion by man. Prostaglandins. 42:47-54;1991.
62. Kondo M, Yamamoto H, Nagano H, et al. Increased expression of COX-2 in nontumor liver tissue is associated with shorter disease-free survival in patients with hepatocellular carcinoma. Clin Cancer Res. 5:4005-12;1999.
63. Kulkarni S, Rader JS, Zhang F, et al. Cyclooxygenase-2 is overexpressed in human cervical cancer. Clin Cancer Res. 7:429-34;2001.
64. La Guardia M, Giammanco S, Di Majo D, et al. Omega 3 fatty acids: biological activity and effects on human health. Panminerva Med. 47(4):245-57;2005.
65. Lee JY, Sim TB, Lee JE, Na HK. Chemopreventive and Chemotherapeutic Effects of Fish Oil derived Omega-3 Polyunsaturated Fatty Acids on Colon Carcinogenesis. Clin Nutr Res. 6(3):147-60;2017.
66. Lee CY, Sit W, Fan S, et al. The cell cycle effects of docosahexaenoic acid on human metastatic hepatocellular carcinoma proliferation. Int J Oncol. 36:991-8;2010.
67. Leonardi F, Attorri L, Benedetto RD, et al. Docosahexaenoic acid supplementation induces dose and time dependent oxidative changes in C6 glioma cells. Free Radic Res. 41(7):748-56;2007.
68. Leonardi F, Attorri L, Di Benedetto R, et al. Effect of arachidonic, eicosapentaenoic and docosahexaenoic acids on the oxidative status of C6 glioma cells. Free Radic Res. 39(8):865-74;2005.
69. Li CC, Hou YC, Yeh CL, Yeh SL. Effect of eicosapentaenoic acid and docosahexaenoic acid on prostate cancer cell migration and invasion induced by tumor-associated macrophages. Plos One. 9:e99630;2014.
70. Li J, Gu Z, Pan Y, Wang S, et al. Dietary supplementation of α-linolenic acid induced conversion of n-3 LCPUFAs and reduced prostate cancer growth in a mouse model. Lipids Health Dis. 16(1):136; 2017.
71. Liang B, Wang S, Ye YJ, et al. Impact of postoperative omega-3 fatty acid-supplemented parenteral nutrition on clinical outcomes and immunomodulations in colorectal cancer patients. World J Gastroenterol. 14:2434-9;2008.
72. Lim K, Han C, Dai Y, et al. Omega-3 polyunsaturated fatty acids inhibit hepatocellular carcinoma cell growth through blocking beta-catenin and cyclooxygenase-2. Mol Cancer Ther. 8(11):3046-55;2009.

73. Lin G, Zhu S, Wu Y, et al. Omega-3 free fatty acids and all-trans retinoic acid synergistically induce growth inhibition of three subtypes of breast cancer cell lines. Sci Rep. 7:2929;2017.
74. Liu G, Bibus DM, Bode AM, et al. Omega 3 but not omega 6 fatty acids inhibit AP-1 activity and cell transformation in JB6 cells. Proc Natl Acad Sci U S A. 98:7510-5;2001.
75. Liu J, Abdelmagid SA, Pinelli CJ, et al. Marine fish oil is more potent than plant-based n-3 polyunsaturated fatty acids in the prevention of mammary tumors. J Nutr Biochem. 55:41-52;2018.
76. Mandal CC, Ghosh-Choudhury T, Yoneda T, et al. Fish oil prevents breast cancer cell metastasis to bone. Biochem Biophys Res Commun. 402(4):602-7;2010.
77. Mansara PP, Deshpande RA, Vaidya MM, Kaul-Ghanekar R. Differential Ratios of Omega Fatty Acids (AA/EPA+DHA) Modulate Growth, Lipid Peroxidation and Expression of Tumor Regulatory MARBPs in Breast Cancer Cell Lines MCF7 and MDA-MB-231. PLoS One. 10(9):e0136542;2015.
78. Mah K, Vibet S, Steghens JP, et al. Differential sensitization of cancer cells to doxorubicin by DHA: a role for lipoperoxidation. Free Radic Biol Med. 39(6):742-51;2005.
79. MasLean CH, Newberry SJ, Mojica WA, et al. Effects of omega-3 fatty acids on cancer risk: a systematic review. JAMA. 295(4):403-15;2006.
80. Miura K, Hughes MCB, Ungerer JP, Green AC. Plasma eicosapentaenoic acid is negatively associated with all-cause mortality among men and women in a population-based prospective study. Nutr Res. 36(11):1202-9;2016.
81. McCabe AJ, Wallace JM, Gilmore WS, et al. Docosahexaenoic acid reduces in vitro invasion of renal cell carcinoma by elevated levels of tissue inhibitor of metalloproteinase-1. J Nutr Biochem. 16(1):17-22;2005.
82. McCarty MF. Fish oil may impede tumor angiogenesis and invasiveness by down-regulating protein kinase C and modulating eicosanoid production. Med Hypotheses. 46:107-5;1996.
83. Morre J, Morré DM, Brightmore RJ. Omega-3 but not omega-6 unsaturated fatty acids inhibit the cancer-specific ENOX2 of the HeLa cell surface with no effect on the constitutive ENOX1. Diet Suppl. 7(2):154-8;2010.
84. Moyad MA. An introduction to dietary/supplemental omega-3 fatty acids for general health and prevention: part II. Urol Oncol. 23(1):36-48;2005.
85. Murphy RA, Mourtzakis M, Chu QS, et al. Supplementation with fish oil increases first-line chemotherapy efficacy in patients with advanced nonsmall cell lung cancer. Cancer. 117(16):3774-80;2011.
86. Nakajima T, Kubota N, Tsutsumi T, et al. Eicosapentaenoic acids inhibits voltage-gated sodium channels and invasiveness in prostate cancer cells. Br J Pharmacol. 156:420-31;2009.
87. Narayanan BA, Narayanan NK, Reddy BS. Docosahexaenoic acid regulated genes and transcription factors inducing apoptosis in human colon cancer cells. Internatl J Oncol. 19:1255-62;2001.
88. Noble LS, Takayama K, Zeitoun KM, et al. Prostaglandin E_2 stimulates aromatase expression in endometriosis-derived stromal cells. J Clin Endocrinol Metab. 82:600-2;1997.
89. Obata T, Nagakura T, Masaki T, et al. Eicosapentaenoic acid inhibits prostaglandin D2 generation by inhibiting cyclo-oxygenase-2 in cultured human mast cells. Clin Exp Allergy. 29:1129-35;1999.
90. Okami J, Yamamoto H, Fujiwara Y, et al. Overexpression of cyclooxygenase-2 in carcinoma of the pancreas. Clin Cancer Res. 5:2018-24;1999.
91. Oono K, Takahashi K, Sukehara S, et al. Inhibition of PC3 human prostate cancer cell proliferation, invasion and migration by eicosapentaenoic acid and docosahexaenoic acid. Mol Clin Oncol. 7(2):217-20;2017.
92. Osborne MP, Karmali RA, Herschcopt RJ, et al. Omega-3 fatty acids: modulation of estrogen metabolism and potential for breast cancer prevention. Cancer Invest. 6:629-32;1988.
93. Paixão EMDS, Oliveira ACM, Pizato N, et al. The effects of EPA and DHA enriched fish oil on nutritional and immunological markers of treatment naïve breast cancer patients: a randomized double-blind controlled trial. Nutr J. 16(1):71;2017.
94. Parrett ML, Harris RL, Joarder FS, et al. Cyclooxygenase-2 gene expression in human breast cancer. Int J Oncol. 10:503-8;1997.
95. Pan J, Cheng L, Bi X, et al. Elevation of ω-3 Polyunsaturated Fatty Acids Attenuates PTEN-deficiency Induced Endometrial Cancer Development through Regulation of COX-2 and PGE2 Production. Sci Rep. 5:14958;2015.
96. Ramos KL, Colquhoun A. Protective role of glucose-6-phosphate dehydrogenase activity in the metabolic response of C6 rat glioma cells to polyunsaturated fatty acid exposure. Glia. 43(2):149-66;2003.
97. Polavarapu P, Mani AM, Gundala NK, et al. Effect of polyunsaturated fatty acids and their metabolites on bleomycin-induced cytotoxic action on human neuroblastoma cells in vitro. Plos One. 10:e114766;2014.
98. Rahman MM, Veigas JM, Williams PJ, Fernandes G. DHA is a more potent inhibitor of breast cancer metastasis to bone and related osteolysis than EPA. Breast Cancer Res Treat. 141:341-52;2013.
99. Rao CV, Rivenson A, Simi B, et al. Chemoprevention of colon carcinogenesis by Sulindac, a nonsteroidal anti-inflammatory agent. Cancer Res. 55:1464-72;1995.
100. Reddy BS, Nayini J, Tokumo K, et al. Chemoprevention of colon carcinogenesis by concurrent administration of piroxicam, a nonsteroidal anti-inflammatory drug with D,L,-α-difluoromethylornithine, an omithyne decarboxylase inhibitor, in diet. Cancer Res. 50:2562-8;1990.
101. Rescigno T, Capasso A, Tecce MF. Effect of Docosahexaenoic Acid on Cell Cycle Pathways in Breast Cell Lines With Different Transformation Degree. J Cell Physiol. 231(6):1226-36;2016.
102. Rodriguez-Cruz M, Tovar AR, del Prado M, Torres N. Mecanismos moleculares de accid de los ácidos grasos poliinsaturados y sus benefícios em lá salud. [Molecular mechanisms of action and health bebefits of polyunsaturated fatty acids]. Rev Invest Clin. 57(3):457-72;2005.
103. Rose DP, Connolly JM. Effects of dietary omega-3 fatty acids on human breast cancer growth and metastasis in mude mice. J Natl Cancer Inst. 85:1743-7;1993.
104. Rose DP, Connolly JM, Rayburn J, Coleman M. Influence of diets containing eicosapentaenoic or docosahexaenoic acid on growth and metastasis of breast cancer in mude mice. J Natl Cancer Inst. 87:587-92;1995.
105. Rose DP, Connolly JM. Omega-3 fatty acids as cancer chemopreventive agents. Pharmacol Therap. 83:217-44;1999.
106. Rose DP, Connolly JM. Regulation of tumor angiogenesis by dietary fatty acids and eicosanoids. Nutr Cancer. 37(2):119-27;2000.
107. Rovito D, Giordano C, Plastina P, et al. Omega-3 DHA- and EPA-dopamine conjugates induce PPARγ-dependent breast cancer cell death through autophagy and apoptosis. Biochim Biophys Acta. 1850(11):2185-95;2015.
108. Rovito D, Giordano C, Vizza D, et al. Omega-3 PUFA ethanolamides DHEA and EPEA induce autophagy through PPARgamma activation in MCF-7 breast cancer cells. J Cell Physiol. 228(6):1314-22;2013.
109. Sagar PS, Das UN, Koratkar R,et al. Cytotoxic action of cis-unsaturated fatty acids on human cervical carcinoma (HeLa) cells: relationship to free radicals and lipid peroxidation and its modulation by calmodulin antagonists. Cancer Lett. 63(3):189-98;1992.

110. Sagar PS, Das UN. Cytotoxic action of cis-unsaturated fatty acids on human cervical carcinoma (HeLa) cells in vitro. Prostaglandins Leukot Essent Fatty Acids. 53(4):287-99;1995.
111. Sam MR, Ahangar P, Nejati V, Habibian R. Treatment of LS174T colorectal cancer stem-like cells with n-3 PUFAs induces growth suppression through inhibition of survivin expression and induction of caspase-3 activation. Cell Oncol (Dordr). 39(1):69-77;2016.
112. Sánchez-Lara K, Turcott JG, Juárez-Hernández E, et al. Effects of an oral nutritional supplement containing eicosapentaenoic acid on nutritional and clinical outcomes in patients with advanced non-small cell lung cancer: randomised trial. Clin Nutr. 33(6):1017-23;2014.
113. Sakaguchi M, Rowley S, Kane N, et al. Reduced tumour growth of the human colonic cancer cell lines COLO-320 and HT-29 in vivo by dietary n-3 lipids. Br J Cancer. 62(5):742-7;1990.
114. Sheng H, Chen X, Liu B, et al. Omega-3 Polyunsaturated Fatty Acids Enhance Cisplatin Efficacy in Gastric Cancer Cells by Inducing Apoptosis via ADORA1. Anticancer Agents Med Chem. 16(9):1085-92;2016.
115. Schley PD, Jijon HB, Robinson LE, Field CJ. Mechanisms of omega-3 fatty acid-induced growth inhibition in MDA-MB-231 human breast cancer cells. Breast Cancer Res Treat. 92(2):187-95;2005.
116. Schwartz SA, Hernandez A, Evers BM. The role of NF-kappaB proteins in cancer; implications for novel treatment strategies. Surg Oncol. 8:143-53;1999.
117. Shahidi F, Miraliakbari H. Omega-3 (n-3) fatty acids in health and disease: part 1-cardiovascular disease and cancer. J Med Food. 7(4):387-401;2004.
118. Shamma A, Yamamoto H, Doki Y, et al. Up-regulation of cyclooxygenase-2 in squamous carcinogenesis of the esophagus. Clin Cancer Res. 6:1229-38;2000.
119. Shirahama T. Cyclooxygenase-2 expression is up-regulated in transitional cell carcinoma and its preneoplastic lesions in the human urinary bladder. Clin Cancer Res. 6:2424-30;2000.
120. Siddiqui RA, Shaikh SR, Sech LA, et al. Omega-3 fatty acids: health benefits and cellular mechanisms of action. Mini Rev med Chem. 4(8):859-71;2004.
121. Simonsen N, van't Veer P, Strain JJ, et al. Adipose tissue omega-3 and omega-6 fatty acid content and breast cancer in the EURAMIC study. European Community Multicenter Study on Antioxidants, Myocardial infarction, and Breast Cancer. Am J Epidemiol. 147:342-52;1998.
122. So WW, Liu WN, Leung KN. Omega-3 polyunsaturated fatty acids trigger cell cycle arrest and induce apoptosis in human neuroblastoma LA-N-1 cells. Nutrients. 7:6956-73;2015.
123. Song EA, Kim H. Docosahexaenoic Acid Induces Oxidative DNA Damage and Apoptosis, and Enhances the Chemosensitivity of Cancer Cells. Int J Mol Sci. 17(8)pii: E1257;2016.
124. Sorensen LS, Thorlacius-Ussing O, Rasmussen HH, et al. Effects of perioperative supplementation with omega-3 fatty acids on leukotriene B_4 and leukotriene B_5 production by stimulated neutrophils in patients with colorectal cancer: a randomized, placebo-controlled intervention trial. Nutrients. 6:4043-57;2014.
125. Stabile LP, Klautkyb SA, Minor SM, Salati LM. Polyunsaturated fatty acids inhibit the expression of the glucose-6-phosphate dehydrogenase gene in primary rat hepatocytes by a nuclear posttranscriptional mechanism. J Lipid Res. 39(10):1951-63;1998.
126. Sun Y, Jia X, Hou L, et al. Involvement of apoptotic pathways in docosahexaenoic acid-induced benefit in prostate cancer: Pathway-focused gene expression analysis using RT2 Profile PCR Array System. Lipids Health Dis. 16(1):59;2017.
127. Tao H, Szeszel-Fedorowicz W, Amir-Ahmady B, et al. Inhibition of the splicing of glucose-6-phosohate dehydrogenase precursor mRNA by polyunsaturated fatty acids. J Biol Chem. 277(34):31270-8;2002.
128. Telang NT, Basu A, Kurihara H, et al. Modulation in the expression of murine mammary tumor vírus ras proto-oncogene, and of alveolar hyperplasia by fatty acids in mouse mammary explaut cultures. Anticancer Res. 8:971-6;1988.
129. Tokudome S, Kuriki K, Yokoyama Y, et al. Dietary n-3/long-chain n-3 polyunsaturated fatty acids for prevention of sporadic colorectal tumors: a randomized controlled trial in polypectomized participants. Prostaglandins Leukot Essent Fatty Acids. 94:1-11;2015.
130. Tsai CH, Shen YC, Chen HW, et al. Docosahexaenoic acid increases the expression of oxidative stress-induced growth inhibitor 1 through the PI3K/Akt/Nrf2 signaling pathway in breast cancer cells. Food Chem Toxicol. 108(Pt A):276-88;2017.
131. Tsujii M, Dubois RN. Alterations in cellular adhesion and apoptosis in epithelial cells overexpression prostaglandin endoperoxide synthase 2. Cell. 83:493-501;1995.
132. Vartak S, Robbins ME, Spector AA. Polyunsaturated fatty acids increase the sensitivity of 36B10 rat astrocytoma cells to radiation-induced cell kill. Lipids. 32(3):283-92;1997.
133. Yee LD, Agarwal D, Rosol TJ, et al. The inhibition of early stages of HER-2/neu-mediated mammary carcinogenesis by dietary n-3 PUFAs. Mol Nutr Food Res. 57(2):320-7;2013.
134. Wang M, Liu YE, Ni J, et al. Induction of mammary differentiation by mammary-derived growth inhibitor-related gene that interacts with an ω-3 fatty acid on growth inhibition of breast cancer cells. Cancer Res. 60:6482-7;2000.
135. Wang YC, Wu YN, Wang SL, et al. Docosahexaenoic Acid Modulates Invasion and Metastasis of Human Ovarian Cancer via Multiple Molecular Pathways. Int J Gynecol Cancer. 26(6):994-1003;2016.
136. Weihua Z, Mäkelä S, Andersson LC, et al. A role for estrogen receptor β in the regulation of growth of the ventral prostate. Proc Natl Acad Sci U S A. 98:6330-5;2001.
137. Wen B, Deutsch E, Opolon P, et al. n-3 polyunsaturated fatty acids decrease mucosal/epidermal reactions and enhance antitumour effect of ionizing radiation with of tumour angiogenesis. Br J Cancer. 89(6):1102-7;2003.
138. Wigmore SJ, Ross JA, Falconer JS, et al. The effect of polyunsaturated fatty acids on the progress of cachexia in patients with pancreatic cancer. Nutrition. 12:S27-30;1996.
139. Wynder EL, Fujita Y, Harris RE, et al. Comparative epidemiology of cancer between the United States and Japan: a second look. Cancer. 67:746-63;1991.
140. Yao QH, Zhang XC, Fu T, et al. ω-3 polyunsaturated fatty acids inhibit the proliferation of the lung adenocarcinoma cell line A549 in vitro. Mol Med Rep. 9(2):401-6;2014.
141. Yao Q, Fu T, Wang LU, et al. Role of autophagy in the ω-3 long chain polyunsaturated fatty acid-induced death of lung cancer A549 cells. Oncol Lett. 9(6):2736-42;2015.
142. Zajdel A, Wilczok A, Tarkowski M. Toxic effects of n-3 polyunsaturated fatty acids in human lung A549 cells. Toxicol In Vitro. 30(1 Pt B):486-9;2015.
143. Zhang Y, Han L, Qi W, et al. Eicosapentaenoic acid (EPA) induced apoptosis in HepG2 cells through ROS-Ca(2+)-JNK mithocondrial pathway. Biochem Biophys Res Commun. 456:926-32;2015.
144. Zhao Z, Reinstatler L, Klaassen Z, et al. The Association of Fatty Acid Levels and Gleason Grade among Men Undergoing Radical Prostatectomy.PLoS One. 11(11):e0166594;2016.
145. Ziegler RG, Hoover RL, Pike MC, et al. Migration patterns and breast cancer risk in Asian-American women. J Natl Cancer Inst. 85:1819-27;1993.

CAPÍTULO 38

Ácidos alfalinolênico e gamalinolênico, ácidos graxos ômega-3 e ômega-6 do reino vegetal

Anti-HPV, *H. pylori*, *Mycobacterium tuberculosis*; aumentam a geração do radical superóxido e do peróxido de hidrogênio, o que diminui o GSH intracelular; aumentam a expressão dos genes E-caderina, MASPIN e Mn-23, enquanto aumentam a proteína 13-HODE e assim diminuem a invasão e as metástases; aumentam a expressão da alfa-catenina; inibem a ornitina descarboxilase; diminuem a fosforilação do p27Kip1 e do p52Kip2, o que bloqueia o ciclo celular; aumentam PGE1 que aumenta AMP-cíclico e provoca diferenciação celular; reduzem a expressão do IGF-I, EGFR e a via Akt; inibem FASN e ACLY; suprimem COX-2, LOX4, VEGF, MAPK e diminuem a expressão do p38, pERK1/2, c-JUN, NF-kappaB, BRCA1

José de Felippe Junior

O câncer já foi derrotado em animais de experimentação e culturas de células sendo necessário colocar esses ensinamentos na Clínica para obtermos os mesmos resultados nos seres humanos. **JFJ**

Os melhores resultados se conseguem com as soluções mais simples. **Desconhecido de século III d.C.**

Os ácidos graxos poli-insaturados que nos interessa são o ácido alfalinolênico (ALA, ômega-3) e o ácido gamalinolênico (GLA, ômega-6).

O ácido alfalinolênico, ômega-3, com 3 insaturações em cis nas posições 9-12-15 do grupo metil possui a fórmula $C_{18}H_{30}O_2$, de peso molecular 278,4g/mol e nome químico: (9Z,12Z,15Z)-octadeca-9,12,15-trienoic acid. Outros nomes: Linolenic acid; Alpha-Linolenic acid, Linolenate, 463-40-1 e Cis, cis, cis-9,12,15--Octadecatrienoic acid.

Os ácidos graxos ômega-3 possuem a primeira instauração no carbono-3 contando a partir do radical metila.

A linhaça é a semente do linho (*Linum usitatissimum*), muito utilizada em culinária, onde é consumida com casca e dela se extrai o óleo de linhaça que é rico em ômega-3, ômega-6 e ômega-9. O óleo de linhaça contém 53% de ácido alfalinolênico. .

O ácido gamalinolênico, ômega-6, com 3 insaturações em cis, nas posições: 6-9-12 do grupo metil possui a fórmula $C_{18}H_{30}O_2$, de peso molecular 278,4g/mol e nome químico: (6Z,9Z,12Z)-octadeca-6,9,12-trienoic acid. Outros nomes: Gamma-Linolenic acid, 506-26-3 e Ligla e (Z,Z,Z)-6,9,12-Octadecatrienoic acid.

Os ácidos graxos ômega-6 possuem a primeira insaturação no carbono-6 contando a partir do radical metila.

O óleo de prímula contém 9% de GLA, o óleo de semente de groselha negra (*blackcurrant*) contém 15 a 20% e o óleo de borrage ou borago ou boragem contém

Ácido alfalinolênico – ALA, ômega-3

18 a 24%. Interessante saber que a microalga *Spirulina platensis* contém em sua composição metil gamalinoleato (Jubie, 2015).

Ácido gamalinolênico – GLA, ômega-6

Como comparação colocamos a seguir a fórmula estrutural do ácido linoleico, ômega-6, 2 insaturações, de fórmula $C_{18}H_{32}O_2$, peso molecular 280,4g/mol e nome químico: (9Z,12Z)-octadeca-9,12-dienoic acid. Outros nomes: Linolic acid, Telfairic acid, Linoleate, e 60-33-3. Ele possui a primeira insaturação no carbono-6 contando a partir do radical metila e, portanto, ômega-6.

Ácido linoleico – LA, ômega-6

O ácido graxo ômega-6, mais abundante da natureza, é consumido na forma de ácido linoleico (LA), 18:2n-6, isto é, 18 carbonos com 2 insaturações, sendo a primeira delas 6 carbonos distantes do terminal metila. É encontrado nas carnes vermelhas não processadas, nos laticínios e nos óleos vegetais, milho, amendoim, soja, girassol prensados a frio e não aqueles de supermercados que são hidrogenados, saturados completamente. Quando a indústria alimentícia, para aumentar o rendimento, eleva a temperatura e a pressão para extrair o óleo das oleaginosas, ela consegue sim extrair maior quantidade de óleo. Entretanto, ele sofre um processo de hidrogenação de suas duas ligações insaturadas e, portanto, não pode mais ser chamado de ácido linoleico. É um verdadeiro lixo de óleo, de nome indeterminado. Novamente, jamais pode ser chamado de ácido linoleico.

Os ácidos graxos ômega-3 podem ser de origem vegetal ou animal. Os de origem vegetal, ácido alfalinolênico (ALA), encontram-se nos vegetais verdes e no óleo de linhaça extraído de sementes crescidas em regiões geladas. Os ômega-3 de origem animal são encontrados nos peixes de água fria ou nos óleos de peixes de água fria e são de dois tipos: ácido eicosapentaenoico (EPA) 20:5n-3 (5 insaturações) e o ácido docosa-hexaenoico (DHA) 22:6n-3 (6 insaturações).

No envelhecimento surgem as doenças cardiovasculares, o *diabetes mellitus* e o câncer. Sabe-se que com o passar do tempo acontece diminuição da atividade da delta-6-desaturase, enzima que converte o ácido linoleico em GLA que se transforma em PGE1. A restrição moderada de alimentos é a manobra mais eficiente de lentificar o envelhecimento e consegue aumentar a atividade dessa enzima em 300%. Outros fatores que aumentam a delta-6-desaturase são zinco, ácido ascórbico, piridoxina, nicotinamida e melatonina (Horrobin, 1981).

Segundo Horrobin, as células malignas, quero dizer as células transformadas e em franca proliferação, são deficientes em delta-6-desaturase e não conseguem transformar o ácido linoleico em GLA, isto é, as células neoplásicas são deficientes em GLA (Horrobin 1978a e b; Dippennar, 1982).

Os ácidos graxos poli-insaturados (AGPI) possuem vários efeitos nas células neoplásicas *in vitro* e seu emprego no controle do câncer em seres humanos não está distante. Os ácidos graxos poli-insaturados inibem parcialmente as superóxido-dismutases e provocam aumento da geração do radical superóxido ($O_2^{-}{}^*$) e do peróxido de hidrogênio (H_2O_2) nas células tumorais, provocando estresse oxidativo e morte celular.

Os radicais livres e os peróxidos lipídicos suprimem a expressão do Bcl-2, ativam as caspases e encurtam os telômeros e assim induzem a apoptose das células neoplásicas. Em adição, os ácidos graxos poli-insaturados e especialmente o ácido gamalinolênico possuem atividade antiangiogênica.

Os ácidos graxos desempenham importante papel na estrutura da membrana celular e na formação de prostaglandinas e leucotrienos. As ERTOs, espécies reativas tóxicas de oxigênio, atacam os ácidos graxos e provocam a formação de peróxidos lipídicos que são capazes de lesar várias estruturas celulares. Este último efeito poderia nos fazer temer o uso dos ácidos graxos no câncer, pois estaríamos fornecendo mais substrato para o ataque dos radicais livres. Este medo, entretanto, é apenas teórico, pois não encontra apoio na prática médica, onde se demonstram os efeitos benéficos da suplementação dos AGPI na artrite reumatoide e outras doenças inflamatórias, na lesão hepática alcoólica, na proteção contra a radiação ionizante e especialmente no câncer.

As células cancerosas são mais resistentes à peroxidação lipídica quando comparadas com as células normais e as possíveis razões são:

1. Baixo conteúdo de AGPI nos tumores.
2. Baixa concentração do citocromo P-450, elemento que gera radical superóxido.
3. Alto conteúdo de NADPH, agente redutor, antirradical livre.
4. Elevada atividade antioxidante.

O fator mais relevante é o aumento da razão entre a capacidade antioxidante e o conteúdo de ácidos graxos insaturados nos tumores.

Existem evidências que, quanto menor o conteúdo de ácidos graxos insaturados intratumoral, maior é o grau proliferativo do tumor.

Todos esses fatos levaram Begin e colaboradores a verificar quais eram as concentrações de ácidos graxos poli-insaturados que adicionadas ao meio de cultura eram citotóxicas para as células neoplásicas, mas não afetavam as células normais (Begin, 1986).

Foram testados em cultura de tecido ácidos graxos contendo duas ligações insaturadas (ácido linoleico – LA), três (ácido alfalinolênico – ALA, ácido gamalinolênico – GLA e ácido di-homogamalinolênico – DGLA), quatro (ácido araquidônico – AA), cinco (ácido eicosapentaenoico – EPA) e seis ligações insaturadas (ácido docosa-hexaenoico – DHA), diretamente sobre o crescimento das células tumorais e diretamente sobre sua correspondente célula não tumoral.

Os experimentos revelaram que doses de 10 a 30 microgramas/ml (0,000 001 a 0,000 003g) de AGPI eram letais para as células tumorais e totalmente inócuas para as células não tumorais. A dose letal por célula foi de 1 nanograma (0,000 000 001g). O efeito letal demorou 3 a 4 dias para se tornar aparente e de 7 a 10 dias para ser completo.

Diferentes tipos de ácidos graxos mostram diferentes potenciais de citotoxicidade. Os mais eficazes para matar as células tumorais são o ácido gamalinolênico e o ácido araquidônico, seguidos de perto pelo EPA, ácido linoleico e ácido alfalinolênico. O DHA não é letal. Convém lembrar que na prática médica o ácido araquidônico é o grande vilão dos quadros inflamatórios e, portanto, não pode ser usado em clínica.

Outros experimentos mostraram que o GLA e o DGLA foram os ácidos graxos citotóxicos que mostraram maior eficácia e seletividade contra diversos tipos de linhagens do câncer humano.

Foram testadas mais de 20 linhagens de câncer humano e todas elas foram sensíveis a pelo menos um dos AGPI acima elencados, isto é, morreram na presença deles (Leary, 1984; Begin, 1985).

Quatro tipos de experimentos sugeriram que a lipoperoxidação possui efeito central na citotoxicidade induzida pelos AGPI.

Primeiro, Gavino, em 1981, mostrou que os AGPI mais eficazes para destruir as células tumorais do câncer de mama humano são aqueles que conseguem gerar maior quantidade de radical superóxido e de hidroperóxidos dentro da célula tumoral.

Segundo, Begin, em 1988, verificou que o alfatocoferol ou a superóxido-dismutase CuZn, ambos antioxidantes potentes, possuem a capacidade de inibir os efeitos citotóxicos do GLA de modo dose-dependente em células do câncer de mama humano. A remoção de hidroperóxidos pela adição da glutationa peroxidase também inibe os efeitos citotóxicos de modo dose-dependente. Em contraste, o ferro, o qual aumenta a geração das ERTOs pela reação de Fenton, aumenta o poder citotóxico do GLA.

Terceiro, foi confirmado que os inibidores da cicloxigenase ou da lipoxigenase ou de ambos ao mesmo tempo não interferem com o efeito do GLA.

Quarto, a adição de alfatocoferol a culturas de vários tipos de células tumorais reduz o efeito tumoricida dos AGPI (Begin, 1988).

O aparecimento de metástases é fator determinante do prognóstico dos pacientes com câncer. Para uma metástase se estabelecer, a célula tumoral deve destacar-se do tumor primário, migrar através da membrana basal e matriz extracelular e viajar pela circulação sanguínea, até se ligar à célula endotelial, entrar no subendotélio e desenvolver-se como um novo foco. É essencial para o início da "cascata metastática" a perda de adesão célula a célula, o que permite a mobilidade e potencial invasivo.

E-caderina

E-caderina é gene que produz molécula de adesão, célula a célula que age como supressora de metástase. A N-caderina provoca efeitos contrários ao da E-caderina.

Existem muitas evidências sobre a importância da E-caderina em inibir a invasão tumoral e as metástases:

1. O potencial metastático de várias linhagens de células cancerosas é inversamente relacionado à expressão da E-caderina;
2. Altos níveis de E-caderina em certos tumores se relacionam a menor número de metástases;
3. O bloqueio da E-caderina aumenta a motilidade da célula tumoral, a invasão e o potencial metastático; e
4. O aumento da expressão da E-caderina no câncer de mama inibe a invasão e a motilidade celular.

Jiang, em 1995, mostrou que o GLA aumenta a expressão da E-caderina em muitos tipos de células tumorais humanas, incluindo o câncer de mama, pulmão, cólon, melanoma e fígado.

Os níveis elevados de E-caderina estão associados com o aumento da agregação celular e a redução da invasão celular *in vitro*. O ácido linoleico, o araquidônico e o EPA não modificam a E-caderina.

As substâncias que aumentam a expressão da E-caderina ao lado do GLA são: o ácido cis-retinóico, o 17-beta-estradiol, o tamoxifeno, a relaxina e o aumento do cálcio sérico.

Mesmo em tumores que não expressam a E-caderina, o GLA regula a adesão celular mediada pelos desmossomos, o que aumenta a adesão célula a célula, impedindo seu desgarramento e consequentes metástases.

Maspin

Maspin é gene supressor tumoral que diminui profundamente a motilidade celular, o que diminui drasticamente o número de metástases. Sua proteína inibe a protease mamária sérica. Jiang, em 1997, utilizando 3 linhagens de câncer humano, mama, melanoma e cólon mostrou que o GLA provoca aumento da expressão do Maspin, tipo dose-dependente, o que diminui a invasão e metástases.

Nm-23

O Nm-23 é gene supressor de metástase *in vivo* e está relacionado com a redução da invasão tumoral. *In vitro*, ele diminui a motilidade das células tumorais. Em estudos clínicos, a diminuição da expressão do Nm-23 se correlaciona com a presença de metástases e pior prognóstico. Jiang, em 1988, mostrou que o GLA aumenta marcantemente a expressão dessa molécula, tanto na proteína, como no RNA mensageiro. O ácido linoleico e o araquidônico também reduzem a expressão do Nm-23.

Ácido 13-hidroxidienoico (13- HODE)

O ácido 13-hidroxidienoico (13-HODE) diminui a mobilidade da célula cancerosa e impede sua adesão ao endotélio e sua migração pela barreira endotelial. Buchans acredita que a propriedade quimiorrepelente do endotélio é explicada pela produção de grandes quantidades de 13-HODE. Agentes que reduzem a produção de 13-HODE endotelial, tais como a trombina, a endotoxina e o complemento C5, aumentam a adesão de células e de plaquetas nas células endoteliais. No melanoma, no carcinoma de Lewis e no carcinossarcoma 256 de Walker foi demonstrada a relação do aumento de 13-HODE com a diminuição do número de metástases.

Em 1990, Miller e Ziboh demonstraram que o 13-HODE suprime a produção de ornitina descarboxilase (ODC) e diminui a proliferação celular. Na maioria dos tecidos, a indução da ornitina descarboxilase é uma etapa precoce da proliferação celular.

Horrobin, em 1998, demonstrou que o GLA provoca substancial aumento da produção de 13-HODE e que o ácido linoleico somente aumenta tal substância através do GLA. A sequência é a seguinte:

Ácido linoleico → GLA → aumenta PGE1 → aumenta AMP cíclico → aumenta 13-HODE

GLA → aumenta PGE1 → aumenta AMP cíclico → diferenciação de células transformadas

Nota: o ácido linoleico referido é o proveniente de oleaginosas prensadas a frio e com duas insaturações. Não é o de supermercado prensado a quente e alta pressão e, portanto, saturado artificialmente e assim não pode ser chamado de ácido linoleico. Um bom nome para ele é **ácido linolixo**.

Muitas linhagens de células cancerosas humanas expressam o fator de transcrição PPARgama, o qual promove apoptose e impede a expansão clonal *in vivo* e *in vitro*. O ácido linoleico conjugado (CLA) é um dos agonistas do PPARgama (McCarty, 2000).

AMP cíclico e PGE1

Células transformadas em cultura podem tornar-se normais (maturação – reversão da transformação – diferenciação) quando são expostas ao **AMP cíclico** e à PGE1. Sabe-se desde 1975 que células transformadas são incapazes de sintetizar PGE1 pela perda de atividade da delta-6-desaturase, enzima que converte o ácido linoleico em GLA. Existem algumas evidências que a PGE1, agindo em conjunto com o tromboxano A2 (TXA2), é capaz de reverter anormalidades metabólicas comuns a todas as células cancerosas. Daí surgiu a hipótese de que a perda da habilidade de sintetizar PGE1 e TXA2 possa ser o passo crítico da transformação neoplásica de muitas formas de câncer.

O GLA e o DGLA ultrapassam o bloqueio da delta-6-desaturase, restauram a síntese de PGE1 e normalizam as células neoplásicas, revertendo o crescimento tumoral. Essa hipótese foi formulada pelo criativo pesquisador Horrobin. Cumpre salientar que células infectadas por vírus também não conseguem sintetizar PGE1.

A passagem de ácido linoleico para GLA requer a presença de zinco, vitaminas B_6 e B_3.

Os ácidos graxos trans, margarina e frituras, ao lado da deficiência dos nutrientes citados, juntamente com café, chá preto e chocolate, diminuem a atividade da delta-6-desaturase. A idade e o diabetes também diminuem a atividade dessa enzima.

p27Kip1 e o p52Kip2

Jiang e Horrobin, em 1988, mostraram em células do câncer de cólon humano (HT115) e no câncer de mama humano (MCF-7) que o tratamento por apenas 2 horas com GLA provoca diminuição da fosforilação de dois importantes inibidores do ciclo celular, o p27Kip1 e o p52Kip2, o que acarreta o bloqueio da proliferação celular. O bloqueio do ciclo celular é de 70% na fase G0/G1, de 21% na fase S e de 8,5% na fase G2/M.

Cateninas

As cateninas são um grupo de proteínas ligadas à E-caderina do citoesqueleto celular. A redução da expressão da alfacatenina relaciona-se com maior proliferação e maior invasão do tumor. Jiang, em 1995, mostrou que o GLA aumenta a expressão da alfacatenina na maioria das linhagens celulares, provocando assim diminuição da malignidade e da invasão das células tumorais.

Estudos clínicos

A) Gliomas e astrocitomas

O emprego de GLA sobre o cérebro em 15 pacientes com gliomas malignos provocou regressão tumoral avaliada por tomografia computadorizada e de aumento de 1,5 a 2 anos na sobrevida dos pacientes (Das, 1995).

No astrocitoma, observou-se diminuição do volume tumoral e melhora da qualidade de vida (Van der Merwe, 1987).

B) Câncer de mama

Em trinta e duas pacientes com câncer de mama com metástase em linfonodos axilares foi administrada diariamente uma combinação de antioxidantes nutricionais: vitamina C 2.850mg, vitamina E 2.500UI, betacaroteno 32,5UI, selênio 387mcg e coenzima Q10 90mg, acrescida de outros sais minerais e vitaminas. A dose de GLA foi de 1,2g e a de ácidos graxos ômega-3 de 3,5g ao dia. Muito interessante foi que nenhum paciente faleceu durante os 18 meses de estudo quando o esperado era de quatro óbitos. Não houve progressão das metástases e a qualidade de vida melhorou, não se observando perda de peso e havendo menor necessidade de analgésicos. Durante esse período, 6 pacientes mostraram remissão parcial do tumor (Lockwood, 1994).

A planta do linho tem pequenas sementes de revestimento duro de cor castanha ou dourada. Essas pequenas sementes contêm todos os componentes ativos. As sementes de linho são fonte rica em fibra alimentar, ALA e lignanas. A atividade estrogênica está presente nas sementes de linho devido ao metabolismo dos lignanos em enterodiol e enterolactona e o metabolismo ocorre no trato digestivo.

Em comparação com produtos da soja, as sementes de linhaça têm fitoestrógenos mais potentes, entretanto a ingestão de sementes de linhaça causa maior mudança na eliminação de 2-hidroxiesterona do que a proteína de soja nas mulheres em menopausa (Brooks, 2004).

Em camundongos injetou-se células humanas de câncer de mama. Durante 8 semanas um grupo foi alimentado com sementes de linho a 10%, enquanto outro grupo com a dieta basal. A linhaça dietética inibe a taxa de crescimento em 45%, ao lado das metástases e regula para baixo a expressão do IGF-I e EGF (Chen, 2002).

A morfogênese das glândulas mamárias de camundongos é melhorada por sementes de linho. Os pesquisadores examinaram filhotes de camundongos fêmeas alimentadas com dieta de sementes de linhaça a 10% ou concentração equivalente do seu principal lignano, secoisolariciresinol diglucosídeo e encontraram maior número de botões e dutos terminais, de diferenciação e de divisão extra de células epiteliais em suas glândulas mamárias. Houve menor incidência de tumores de mama nas fêmeas após injeção de carcinógenos nas glândulas mamárias. De fato, a ingestão de sementes de linhaça aumenta a diferenciação dos tecidos mamários e reduz o desenvolvimento de tumores tornando os filhotes femininos menos vulneráveis a carcinógenos (Tan, 2004).

C) Câncer de pâncreas

Em estudo multicêntrico, o GLA foi administrado a 48 pacientes em estágio avançado de câncer de pâncreas. Houve aumento da sobrevida somente nos pacientes que receberam o GLA (Fearon, 1996).

Em outro estudo, dezoito pacientes foram suplementados com cápsulas de óleo de peixe contendo 18% de EPA e 12% de DHA. Todos aumentaram de peso e melhoraram da caquexia (Wigmore, 1996). Talvez o efeito anticaquético seja provocado pela diminuição de citocinas inflamatórias como a IL-6 e o TNF-alfa.

D) Câncer colorretal

A suplementação com GLA, EPA e DHA em pacientes com câncer colorretal provocou diminuição da IL-1, IL-6 e do TNF-alfa (Purasiri, 1994).

Em 66 pacientes com adenoma que receberam EPA na forma de óleo de peixe, observou-se diminuição do índice de proliferação celular, diminuição do ácido araquidônico na mucosa e aumento da sobrevida (Anti, 1994). Entretanto, outro estudo não mostrou benefício quanto à sobrevida (McIllmurray, 1987).

E) Câncer de fígado

Em trabalho duplo-cego e controlado com placebo, Van der Merwe, com o uso do GLA, mostrou aumento significativo da sobrevida em pacientes com câncer de fígado (Van der Merwe, 1987, 1987b e 1990). Essas observações refletem os mesmos resultados dos estudos *in vitro*, onde se mostrou com evidente clareza que as células do câncer de fígado se encontram entre as mais sensíveis ao GLA.

F) Outros tipos de tumores

O GLA também foi empregado em pacientes com mesotelioma maligno, carcinoma renal, câncer de pulmão e carcinoma de estômago (Van der Merwe, 1987). O autor observou ganho de peso e melhora da qualidade de vida com o uso do GLA. O pequeno número de casos não permitiu conclusões sobre a sobrevida.

Van der Merwe e Booyens, em 1987, empregaram o ácido gamalinolênico em 21 pacientes com câncer intratável, isto é, câncer em fase final não responsivo ao tratamento convencional. Empregaram de 18 a 36 cápsulas de 500mg ao dia de óleo de prímula, sendo que cada cápsula de óleo extraído da semente da prímula era assim constituída: 45mg de GLA, 400mg de ácido linoleico e 10mg de vitamina E. Observaram aparente melhora clínica em todos os casos. Em 11 pacientes com carcinoma hepatocelular primário houve redução do tamanho do fígado. A sobrevida média de 42 dias nos não suplementados passou para mais de 90 dias nos suplementados com GLA. Um caso de mesotelioma ficou aparentemente livre do câncer e faleceu após 9 meses de acidente de trânsito. Quatro pacientes ainda permaneciam vivos e melhorando após 32 a 41 meses de suplementação: dois astrocitomas cerebrais, um mesotelioma e um ependimoma cerebelar. Em muitos casos observaram-se ganho de peso e redução da massa tumoral constatada por exame radiológico.

Estudo piloto com o GLA em um bom número de neoplasias sólidas avançadas mostrou diminuição do volume tumoral e aumento da sobrevida em alguns casos (Jiang, 1998).

Alvos moleculares do ácido alfalinolênico – ALA

1. **Importante**: ALA, GLA e ácido oleico do azeite extra-virgem inibem o oncogene Her-2/neu no câncer de mama, ovário e gastrointestinal via inibição do PEA3 (fator de transcrição PEA3 DNA) (Menendez, 2006).
2. **Anti-HPV**
O ácido alfalinolênico regula a via da COX2/VEGF/MAP quinase e diminui a expressão das oncoproteínas E6/E7 do HPV através da restauração da expressão da proteína p53 e retinoblastoma nas linhas celulares humanas do câncer cervical, SiHa e HeLa (Deshpande, 2016).
3. Lembrar que a suplementação com ácido alfalinolênico aumenta o nível sérico do EPA, DHA e DPA (ácido docosapentaenoico), ao lado de aumentar o ALA.
4. O *Helicobacter pylori* infecta quase metade da população do planeta e é tido como a principal causa de gastrite, úlcera péptica e câncer gástrico. Sabemos que essa bactéria tem desenvolvido rapidamente resistência aos principais antibióticos. Pois bem, o ácido alfalinolênico possui atividade bactericida contra essa bactéria (Jung, 2015).
5. **Anti-*Mycobacterium***
ALA inibe de maneira eficaz o Mycobacterium tuberculosis (Masoko, 2016; Choi, 2016).
6. **Câncer de mama**
   a) ALA reduz a expressão do EGFR em 57%.
   b) ALA reduz a expressão do EGFR-2 em 79%.
   c) ALA inibe a via PI3K-Akt em 57%.
   d) Novo mecanismo do ALA e do GLA no câncer de mama – inibe a superexpressão e hiperatividade da FASN (*fatty acid syntase*). FASN está super-expressa particularmente na linhagem SK-BR3. ALA reduz a expressão da FASN de modo dose-dependente (acima de 61%). DHA reduz a atividade em 37%. GLA é o mais eficaz, reduzindo a atividade da FASN mais do que 75%. Combinação ALA com GLA possui efeito aditivo. Vitamina E quase abole tais efeitos. Inibidores da PI3K/Akt e da MAPK ERK1/2, assim como o trastuzumab (anti-HER-2/neu) provocam dramática diminuição da atividade da FASN. Ácidos linoleico e araquidônico, supressores da lipogênese em fígado e em adipócitos via FASN, não interferem na FASN tumoral (Menendez, 2004). Lembrar que a amilorida é anti-HER-2/neu.
   e) Bloqueadores da atividade da FASN como ALA e GLA induzem acúmulo, ativação e/ou relocalização de múltiplas vias de sinalização pró-apoptóticas, como p53-p21WAF1/CIP1, ERK1/2 MAPK, p27KIP1, BRCA1 e NF-kappaB em células MCF-7, ZR-75B, T47-D, BT-474 eSK-Br3 do câncer de mama (Menendez, 2004).
   f) Establiza HIF-1 alfa e regula para baixo o FASN para promover apoptose mitocondrial em células MCF-7 do câncer de mama ER+ (Roy, 2017).
   g) Em camundongos, a ingestão de ácido alfalinolênico inibiu o crescimento e diminuiu as metástases no câncer de mama. Depois de 35 dias, a incidência, o peso e o volume tumoral, assim como o número de metástases pulmonares diminuíram

drasticamente no grupo que recebeu o ácido graxo tri-insaturado, rico em pi-elétrons (Vara-Messler, 2017).
h) Sementes de linhaça na dieta aumenta o efeito inibitório do tamoxifeno sobre o crescimento do câncer de mama estrógeno positivo, MCF-7, murino (Chen, 2004).
i) Óleo de semente de linhaça da dieta inibe o crescimento e as metástases em dois adenocarcinomas mamários murino (Fritsche, 1990).
j) De modo dose-dependente, o ácido alfalinolênico (ALA), proveniente do óleo de linhaça, reduz o crescimento de todas as linhagens do câncer de mama (MCF-7 (ER+/PR+/HER2-), BT-474 (ER+/PR+/HER2+), na faixa de 55 a 80%, com apenas 75 microM. Tal efeito não se altera na presença de E2. A diminuição do crescimento e o aumento da apoptose estão relacionados com o aumento dos fosfolípides e ALA, acima de 25,1% (Wiggins, 2015).
k) O óleo de linhaça diminui a proliferação do câncer de mama MCF-7, *in vivo*, mesmo na presença de altas concentrações de estrógeno. Ele reduz o volume tumoral em 33%, a proliferação celular em 38% e aumenta a apoptose em 110%. Reduz a expressão do EGFR-2 em 79%, do EGFR em 57% e a via Akt em 57% (Truan, 2010).
l) Reduz a proliferação em 2 linhagens de células do câncer de mama (MCF-7 (ER+/PR+/HER2-), BT-474 (ER+/PR+/HER2+) (Wiggins, 2015).

7. **Câncer de mama triplo negativo**
a) Provoca redução da proliferação em torno de 55-80% e apoptose associada ao aumento do ácido graxo na membrana celular.
b) Sementes de linhaça da dieta inibem em 45% o crescimento e em 55,6% o número de metástases pulmonares e regulam para baixo a expressão do IGF e EGFR da linhagem MDA-MB-231 (ER-/PR-/HER2-) e MDA-MB-468 (ER-/PR-/HER2) do câncer de mama triplo negativo, *in vivo* (Chen, 2001).
c) Reduz a proliferação em 2 linhagens de células do câncer de mama triplo negativo MDA-MB-231 (ER-/PR-/HER2-) e MDA-MB-468 (ER-/PR-/HER2-) (Wiggins, 2015).
d) Bloqueadores da atividade da FASN, como ALA e GLA, induzem acúmulo, ativação e/ou relocalização de múltiplas vias de sinalização pró-apoptóticas, como p53-p21WAF1/CIP1, ERK1/2 MAPK, p27KIP1, BRCA1 e NF-kappaB em células MDA-MB-231, MDA-MB-453, MDA-MB-435 do câncer de mama triplo negativo (Menendez, 2004).
e) Aumenta a apoptose.

8. **Câncer de próstata**
a) O ALA na dieta desencadeou aumentos significativos nos níveis de ALA, EPA, ácido docosapentaenóico (DPA) e DHA e uma diminuição significativa nos níveis de ácido araquidônico durante o estágio de crescimento dos camundongos, reduzindo o volume do tumor da próstata murina. Um efeito dependente da dose foi observado para ALA, EPA e DPA, mas não para o DHA (Li, 2017).
b) Os autores avaliaram prospectivamente o ALA total e o ALA de fontes alimentares específicas, incluindo animais, peixes e vegetais, em relação ao risco de câncer de próstata. Um coorte de 29.592 participantes do sexo masculino (55 a 74 anos) no braço de triagem do Ensaio de Triagem de Câncer de Próstata, Pulmão, Colorretal e Ovariano (PLCO) foi seguida por uma média de 5,1 anos. Os autores verificaram 1.898 casos de câncer de próstata total, dos quais 1.631 casos confinados ao órgão (estágio T1b a T3a e N0M0) e 285 casos em estágio avançado (estágio > ou = T3b, N1 ou M1). Eles não encontraram associação entre a ingestão total de ALA e o câncer de próstata geral (RR multivariado comparando quintis extremos = 0,94; IC95% = 0,81-1,09; P para tendência = 0,76). Os RR correspondentes para câncer de próstata confinado ao órgão e avançado foram 0,94 (IC 95% = 0,80-1,10; P para tendência = 0,80) e 0,83 (IC 95% = 0,58-1,19; P para tendência = 0,34), respectivamente. Além disso, não foram observadas relações entre a ingestão de ALA de qualquer fonte alimentar específica e os riscos de câncer de próstata total, confinado ao órgão ou avançado. A ingestão de ALA também não mostrou associação com tumores de baixo grau (soma de Gleason < 7; 1.221 casos) (P para tendência = 0,23) ou alto grau (soma de Gleason> ou = 7; n = 677 casos) (P para tendência = 0,26) (Koraliek, 2016)

9. **Câncer gástrico**
O ácido alfalinolênico possui efeito tumoricida no câncer gástrico por aumentar a peroxidação lipídica da membrana da célula neoplásica (Daí, 2013).

10. **Câncer colorretal**
a) Aumenta apoptose.
b) Diminui a proliferação.
c) Diminui a adesão, invasão e formação de colônias.
d) Aumenta a formação de LXA4.
e) Diminui a síntese de PGE2 e LTB4.
f) Suprime a expressão da COX-2, ALOX4 e mPGES.

11. **Câncer de endométrio**. Nada encontrado.

12. **Câncer cervical uterino**
a) Regula a COX2-VEGF-MAPK.

b) Diminui a expressão das oncoproteínas do HPV E6-E7.
c) Restaura a expressão do p53.
d) Diminui a expressão da proteína retinoblastoma – pRb.
e) Ácido alfalinolênico regula a via Cox2/VEGF/MAP quinase e diminui a expressão das oncoproteínas HPV, E6 e E7 por meio da restauração da expressão das proteínas supressoras de tumor p53 e pRb no câncer cervical uterino, SiHa e HeLa. Também acontece diminuição significativa da expressão das proteínas p38, pERK1/2, c-JUN, NF-kappaB e COX (Deshpande, 2016).
f) Ácido alfalinolênico diminui o potencial proliferativo de células do câncer de cólon humano, HT29 e HCT116, por diminuir a proliferação, adesão, invasão e formação de colônias (Chamberland, 2015).
g) Ácidos graxos poli-insaturados, incluindo o ácido alfalinolênico, disparam a apoptose em células do câncer de cólon LoVo e RKO, associada com aumento da formação de LXA4, diminuição da síntese de PGE2 e LTB4 e supressão da expressão da COX-2, ALOX4 e mPGES (Zhang, 2015a e 2015b).

13. **Linfoma de Hodgkin**. Nada encontrado.
14. **Linfoma não Hodgkin**. Nada encontrado.
15. **Câncer renal**
    a) O ácido alfa-linolênico inibe a proliferação de células do carcinoma de células renais humanas através da ativação do PPAR-γ e da inibição da COX-2 (Yang, 2013).
16. **Mieloma múltiplo**
    a) ALA e EPA têm ação citotóxica nas células do mieloma de camundongo SP 2/0 *in vitro* (Sravan, 1997).

Alvos moleculares do ácido gamalinolênico – GLA

1. **Importante**. A expressão do oncogene Her-2/neu (erbB-2) está envolvida no desenvolvimento de vários tipos de câncer humano. O tratamento com GLA reduz substancialmente os níveis da proteína Her-2/neu nas linhas celulares com super-expressão de Her-2/neu (Menendez, 2005).
2. Aumenta AMPc intracelular e teoricamente facilitaria a autofosforilação do EGFR e sua função proliferativa nas neoplasias epiteliais.
3. Em concentrações altas inibe a glicólise anaeróbia.
4. Inibe a enzima ATP citrato-liase (ACLY) e diminui a glicólise anaeróbia.
5. Inibe FASN.
6. Produz radicais livres e aumenta a peroxidação lipídica.
7. Destaca a hexoquinase-2 da mitocôndria e provoca diminuição da glicólise.
8. Por aumentar a geração de NO acidifica o intracelular e diminui a glicólise.
9. Reverte a hiperpolarização mitocondrial (controverso).
10. **Vários tipos de neoplasias**
    a) **Novamente**: A expressão do oncogene Her-2/neu (erbB-2) está envolvida no desenvolvimento de vários tipos de cânceres humanos. O tratamento com GLA reduz substancialmente os níveis da proteína Her-2/neu nas linhas celulares com super-expressão de Her-2/neu, que acontece nas linhagens BT-474, SK-Br3 e MDA-MB-453 (câncer de mama), SK-OV3 (câncer de ovário) e NCI-N87 (tumor gastrointestinal). A exposição ao GLA leva à diminuição drástica da atividade do promotor Her-2/neu e ao aumento concomitante dos níveis do ativador intensificador de poliomavírus 3 (PEA3), um repressor transcricional do Her-2/neu nessas linhagens celulares. Em experiências de transfecção transitória, um promotor Her-2/neu portador de uma sequência mutada no local PEA3 não foi sujeito a regulação negativa por GLA em linhas celulares que superexpressam Her-2/neu. Tratamentos simultâneos de células cancerígenas que superexpressam Her-2/neu com GLA e o anticorpo anti-Her-2/neu com trastuzumabe levaram a aumentos sinérgicos da apoptose e a redução do crescimento e da formação de colônias (Menendez, 2005).
    b) **Novamente**: GLA, ALA e ácido oleico do azeite extra-virgem inibem o oncogene Her-2/neu no câncer de mama, ovário e gastrointestinal via inibição do PEA3 (fator de transcrição-ligação ao DNA do PEA3) (Menendez, 2006).
    c) Em 3 linhagens de câncer humano, neuroblastoma CHP-216, carcinoma tubal TG e carcinoma de cólon SW620 mostraram que concentrações de 10 a 20 microgramas/ml de GLA aboliram completamente a síntese de DNA. O maior efeito citostático se obtém quando o GLA não é metabolizado, sugerindo efeito direto desse ácido graxo (Hrelia, 1996).
    d) O GLA interfere na expressão gênica da E-caderina, Maspi, Nm23 e inibe a translocação do ezrin, provocando diminuição do aparecimento de metástases em vários tipos de neoplasias humanas (Jiang, 1995 e 1997).
    e) GLA aumenta a expressão da E-caderina em muitos tipos de células tumorais humanas, incluindo o câncer de mama, pulmão, cólon, melanoma e fígado (Jiang, 1995).

f) GLA, ALA e ácido oleico do azeite extravirgem inibem o oncogene Her-2/neu no câncer de mama, ovário e gastrintestinal, via inibição do PEA3 (*transcription factor-PEA3 DNA binding*) (Menendez, 2006).

11. **Gliomas**
    a) GLA ativa p27 (27%) e a ciclina D1 (42%). Aumenta p53 (44%), o qual ativa p27(27%), e aumenta a apoptose e diminui a proliferação.
    b) Diminui a expressão da proteína retinoblastoma (pRb) em 62%.
    c) Diminui o VEGF em 71%.
    d) Diminui o VEGFR FlT1 em 57%.
    e) Diminui ERK1 e ERK2 em 27 e 31%, respectivamente.
    f) Diminui a expressão da MMP2 em 35%.
    g) Diminui a atividade da MMP2 em 32%.
    h) GLA inibe a progressão do ciclo celular e a angiogênese do glioma C6 ortotópico murino, por meio das alterações da expressão proteicas do VEGF, Flt1, ERK1/2, MMP2, ciclina D1, pRb, p53 e p27.
    i) Ácidos graxos poli-insaturados, como o GLA, provocam diminuição da proliferação e apoptose quando injetados diretamente no glioma implantado em rato. As células normais não são afetadas (Leaver, 2002).
    j) Em 3 estudos clínicos abertos, a injeção intratumoral de GLA induziu significante redução do glioma humano sem efeitos colaterais significantes para o tecido normal (Das, 2007).

12. **Neuroblastoma**
    a) GLA modifica a composição da membrana celular e provoca a inibição do crescimento de células, NCG e GOTO do neuroblastoma humano (Fujiwara, 1987).
    b) GLA suprime o crescimento de 4 linhagens de neuroblastoma humano, GOTO, SK-N-DZ, NKP e NCG. A primeira linhagem é a mais sensível e a última a menos sensível. Antioxidantes reduzem o efeito do GLA, mas não interferem na peroxidação lipídica. Inibidores das cicloxigenases ou das lipoxigenases não interferem nos efeitos antitumorais (Fujiwara, 1986).
    c) GLA aumenta a citotoxicidade da cisplatina e carboplatina em células do neuroblastoma humano (Ikushima, 1990).

13. **Câncer de pulmão**
    a) Spirulina, alga rica em GLA, aumenta apoptose em células A-549 do câncer pulmonar (Jubie, 2015).
    b) GLA em 14 dias inibe em 56% o carcinoma pulmonar humano implantado no camundongo atímico (de Bravo, 1995).

14. **Câncer de mama**
    a) Novo mecanismo do ALA e do GLA no câncer de mama – inibe a superexpressão e hiperatividade da FASN (*fatty acid syntase*). FASN está super-expressa particularmente na linhagem SK-BR3. ALA reduz a expressão da FASN de modo dose-dependente (acima de 61%). DHA reduz a atividade em 37%. GLA é o mais eficaz, reduzindo a atividade da FASN mais do que 75%. Combinação ALA com GLA possui efeito aditivo. Vitamina E quase abole tais efeitos. Inibidores da PI3K/Akt e da MAPK ERK1/2, assim como o trastuzumab (anti-HER-2/neu) provocam dramática diminuição da atividade da FASN. Ácidos linoleico e araquidônico, supressores da lipogênese em fígado e em adipócitos via FASN, não interferem na FASN tumoral (Menendez, 2004). Lembrar que a amilorida é anti-HER-2/neu.
    b) Bloqueadores da atividade da FASN, como ALA e GLA, induzem acúmulo, ativação e/ou relocalização de múltiplas vias de sinalização pró-apoptóticas como p53-p21WAF1/CIP1, ERK1/2 MAPK, p27KIP1, BRCA1 e NF-kappaB em células MCF-7, ZR-75B, T47-D, BT-474 eSK-Br3 do câncer de mama (Menendez, 2004).
    c) GLA diminui a fosforilação do p27Kip1 e do p52Kip2 e bloqueio do ciclo celular proliferativo em várias fases do ciclo proliferativo do câncer de mama MCF-7 (Jiang-Horrobin, 1988).
    d) Estudos *in vivo* mostraram que os ácidos graxos poli-insaturados conseguem modular a estrutura e a função de receptores esteroides, incluindo o receptor do estrógeno, ER (impede ligação E2 com receptor ER) e receptor da progesterona, EP (impede a ligação EP com receptor EP) em grande variedade de tecidos animais (Clerc-Hoffman et al., 1983; Mitsuhashi et al., 1986 e 1988; Vallette et al., 1991).
    e) Ácido gamalinolênico com tamoxifeno como tratamento primário do câncer de mama estrógeno-sensível. Trinta e oito pacientes (20 Stagio I-II, 14 avançado localmente, 4 metastático) receberam 2,8g/dia de GLA e 20mg/dia de tamoxifeno, enquanto 47 pacientes controle receberam apenas o tamoxifeno e procedeu-se a biópsias sequenciais. Em 6 semanas já se notou resposta objetiva no grupo GLA. Houve redução da expressão do receptor ER em ambos os grupos, porém maior no grupo GLA (Kenny, 2000).
    f) GLA provoca fosforilação e translocação para o núcleo do PPAR-gama (*peroxisome proliferator activated receptor-gamma*) e induz apoptose e aumento da adesão em células do câncer de mama (Jiang, 2000).

g) GLA bloqueia a progressão do ciclo celular diminuindo a fosforilação dos inibidores do ciclo p27kip1 e p57kip2 e no câncer de mama MCF-7 (Jiang, 1998).
h) GLA inibe o oncogene Her-2-neu (erb-2) em linhagens do câncer de mama, BT-474 e SK-Br3. GLA diminui dramaticamente a atividade do promotor Her-2/neu e o nível do PEA3 (*polyomavirus enhancer activator 3*), um repressor transcricional do Her-2/neu nessas linhagens (Menendez, 2005).

15. **Câncer de mama triplo negativo**
a) Bloqueadores da atividade da FASN, como ALA e GLA, induzem acúmulo, ativação e/ou relocalização de múltiplas vias de sinalização pró-apoptóticas, como p53-p21WAF1/CIP1, ERK1/2 MAPK, p27KIP1, BRCA1 e NF-kappaB em células MDA-MB-231, MDA-MB-453, MDA-MB-435 do câncer de mama triplo negativo (Menendez, 2004).
b) GLA inibe o oncogene Her-2-neu (erb-2) na linhagem MDA-MB-453 do câncer de mama triplo negativo. GLA diminui dramaticamente a atividade do promotor Her-2/neu e o concomitante aumento dos níveis do PEA3 (*polyomavirus enhancer activator 3*), um repressor transcricional do Her-2/neu nessa linhagem (Menendez, 2005).

16. **Câncer gástrico**
a) GLA inibe o oncogene Her-2-neu (erb-2) na linhagem NCI-N87 do câncer gastrintestinal. GLA diminui dramaticamente a atividade do promotor Her-2/neu e o nível do PEA3 (*polyomavirus enhancer activator 3*), um repressor transcricional do Her-2/neu nessa linhagem (Menendez, 2005).
b) Consumo de óleo de borago protege contra o câncer gástrico (González, 1993). Lembrar que em 1993 não se conhecia o *H. pylori*.

17. **Câncer de cólon**
a) GLA diminui a fosforilação do p27Kip1 e do p52Kip2 e bloqueio do ciclo celular proliferativo em várias fases do ciclo proliferativo no câncer de cólon humano, HT115 (Jiang-Horrobin, 1988).
b) GLA bloqueia a progressão do ciclo celular diminuindo a fosforilação dos inibidores do ciclo p27kip1 e p57kip2 no câncer de cólon humano, HT115 (Jiang, 1998).

18. **Câncer de fígado**
a) Booyens, em 1984, mostrou em cultura de células do hepatoma humano que o GLA suprime 69% da proliferação celular após 10 dias de incubação. A supressão do crescimento já se inicia no quarto dia e permanece por 5 dias após a retirada do GLA do meio de cultura. As células normais não foram afetadas pelo GLA. Ácido linoleico, precursor do GLA, não possui nenhum efeito.
b) GLA inibe HGF (*hepatocyte growth fator*) e diminui a motilidade e invasão de células do câncer de cólon, HT115, HT29 e HRT18 (Jiang, 1995).
c) GLA provoca citotoxicidade em células AH-109A do hepatoma de rato *in vitro* e a albumina sérica bovina diminui esse efeito (Hayashi, 1990).
d) Segundo Horrobin, as células malignas são deficientes em delta-6-desaturase e não conseguem transformar o ácido linoleico em GLA, isto é, as células neoplásicas são deficientes em GLA. Neste estudo mostrou-se que a adição de GLA à cultura celular do hepatoma humano reduziu em até 87% o crescimento celular, quando comparado ao grupo controle sem GLA (Dippennar, 1982).
e) GLA gera espécies reativas de oxigênio, diminui a proliferação e aumenta a apoptose na linhagem HuH7 do carcinoma hepatocelular humano. Em 24 horas observa-se aumento da regulação de genes que codificam proteínas antioxidantes: hemeoxigenase-1 (HO-1), aldocetorredutase 1 família C1 (AKR1C1), C4 (AKR1C4) e tioredoxina (Trx) (Itoh, 2000). Esses fatos mostram, mais uma vez, a necessidade de abolirmos o NADPH e GSH citosólicos do tumor se quisermos aumentar a eficácia do GLA.

19. **Câncer de pâncreas**
a) Formulação aquosa do GLA possui ação antiproliferativa em células do câncer pancreático, Panc-1 e MIA PaCa-2 (Agombar, 2004).
b) Efeito antitumoral do GLA no glioma humano. Acontece aumento de 2 a 3 vezes dos radicais livres e peróxidos lipídicos com diminuição da capacidade antioxidante celular tumoral. Aumenta a atividade de oncogenes ras e BCL-2, enquanto aumenta a atividade do p53. Inibidores da cicloxigenase ou lipoxigenase não interferem nos efeitos. Vitamina E abole parcialmente o efeito antitumoral do GLA (Das, 2007).
c) GLA possui atividade sinérgica com drogas citotóxicas (5-fluorouracil ou gemcitabine) em células do adenocarcinoma pancreático (Whitehouse, 2003).
d) Efeito do EPA, DHA, ALA e GLA sobre o crescimento de células do câncer de pâncreas humano, MIA PaCa-2, PANC-1 e CFPAC. Todos os ácidos graxos poli-insaturados inibem a proliferação mitótica, sendo o EPA o mais potente. Inibidores da cicloxigenase, piroxicam e indometacina não interferem no efeito proliferativo (Falconer, 1994).

20. **Câncer de ovário**
    a) Ácidos graxos poli-insaturados, ácido gamalinolênico e DHA induzem morte celular em células KF28 do câncer de ovário por meio de estresse oxidativo de oxigênio regulando para cima as JNK e p38 MAP quinases (Tanaka, 2017).
    b) GLA inibe o oncogene Her-2-neu (erb-2) na linhagem SK-OV3 do câncer de ovário. GLA diminui dramaticamente a atividade do promotor Her-2/neu e o nível do PEA3 (*polyomavirus enhancer activator 3*), um repressor transcricional do Her-2/neu nessa linhagem (Menendez, 2005).
21. **Câncer de endométrio**. Nada encontrado.
22. **Câncer de colo uterino**
    EPA e DHA mais eficazes do que GLA em células HeLa (Sagar, 1995).
23. **Linfoma de Hodgkin**. Nada encontrado.
24. **Linfoma não Hodgkin**. Nada encontrado.
25. **Sarcoma osteogênico**
    Booyens, em 1984, mostrou diminuição da velocidade de proliferação do sarcoma osteogênico humano com o ácido linoleico, GLA, ALA, EPA, DHA, AA, PGE1 e PGA1. O efeito mais potente foi observado com o GLA. Notou que *in vitro* houve aumento da proliferação celular quando usou o ácido oleico.
22. **Outros**
    GLA inibe a expressão do PAI-1 (*plasminogen activator inhibitor 1*) hepático por inibir p38 MAPK e diminui a formação de fibrose na doença hepática crônica (Park, 2015).

Conclusão

São necessários, evidentemente, estudos clínicos com maior número de casos e com desenhos estatísticos éticos, tomando-se muito cuidado com trabalhos duplos-cego e controlados com placebo. O emprego dos ácidos graxos poli-insaturados, juntamente com outros suplementos nutricionais que provocam aumento do estresse oxidativo intracelular, constitui-se em estratégia relevante na indução da apoptose e da parada da proliferação celular devido ao caráter somatório ou mesmo sinérgico que podem apresentar com os oxidantes exógenos.

Nos próximos capítulos veremos que muitos nutrientes antioxidantes apresentam efeito pró-oxidante, dependendo da dose empregada: selênio, vanádio, vitaminas K e B_{12}.

Lembremos que não se consegue provocar oxidação intracelular sem inibir o NRF2 e o ciclo das pentoses, gerador de NADPH, ambos potentes agentes redutores.

Diminuem a geração de NADPH, genisteína, DHEA, somatostatina e diminuem a expressão do NRF2, apigenina, luteolina, berberina, parthenolide, ácido valproico, metformina, crisina e isoniazida.

Referências

1. Abstracts and papers in full on site www.medicinabiomolecular.com.br
2. Agombar A, Cooper AJ, Johnson CD. An aqueous formulation of gamma-linolenic acid with anti-proliferative action on human pancreatic cancer cell lines. Anticancer Drugs. 15(2):157-60;2004.
3. Agombar A, Cooper AJ, Johnson CD. An aqueous formulation of gamma-linolenic acid with anti-proliferative action on human pancreatic cancer cell lines. Anticancer Drugs. 15(2):157-60;2004.
4. Anti M, Armelao F, Marra G, et al. Effects of different doses of fish-oil on rectal cell-proliferation in patients with sporadic colonic adenomas. Gastroenterology. 107:1709-18;1994.
5. Bastida E, Bertomeu MC, Haas TA, et al. Regulation of tumor cells adhesión by intracellular 13- HODE: 15- HETE ratio. J Lipid Mediat. 2:281;1990.
6. Bégin M, Das UM, Ells G, et al. Selective killing of human câncer cells by polyunsaturated fatty acids. Prostaglandins Leukotrienes Med. 19:177-86;1985.
7. Bégin ME, Ells G, Das UN, Horrobin DF. Differential killing of human carcinoma cells supplemented with n-3 and 6-polyunsaturated fatty acids. J Natl Cancer Inst. 77(5):1053-62;1986.
8. Bégin ME, Ells G, Das UN, Horrobin DF. Polyunsaturated fatty acids induced cytotoxicity against tumor cells and its relationship to lipid peroxidation. J Natl Cancer Inst. 80:188-94;1988.
9. Bégin ME, Ells G. Effects of C 18 fatty acids on breast carcinoma cells cultured in vitro. Anticancer Res. 7:215-8;1987.
10. Bevilacqua G, Sobel ME, Liotta LA, Steeg PS. Association of low nm-23 rna levels in human primary infiltrating ductal breast carcinoma with lymphnode involvement and other histopathological indicators of high metastatic potential. Cancer Res. 49:5185-90; 1989.
11. Booyens J, Engelbrecht P, Le Roux S, et al. Some effects of the essential fatty acids linoleic acid and alpha-linolenic acid and of their metabolites gamma-linolenic acid, arachidonic acid, eicosapentaenoic acid, docosahexaenoic acid, and of prostaglandins A and E on the proliferation of human osteogenic sarcoma cells in culture. Prostaglandins Leukotrienes Med. 15:15-34;1984.
12. Botha JH, Robinson KM, Ramchurren N, Norman RJ. The role of prostaglandins in the inhibition of cultured carcinoma cell growth produced by gamma linolenic acid. Prostaglandin Leukotr Essent Fatty Acid. 35:119-23;1989.
13. Brister SJ, Buchanan MR. Effects of linoleic acid and/or marine fish oil supplements on vessel wall thromboresistance in patients undergoing cardic surgery. Prostaglandins Leukot EFAs. 55(Suppl):48; 1996.
14. Brister SJ, Haas TA, Bertomeu MC, et al. 13-HODE synthesis in internal mammary arteries and saphenous veins: implications in cardiovascular surgery. Adv Prost Thromb Leuko Res. 21:667;1990.
15. Brooks J.D., Ward W.E., Lewis J.E., Hilditch J., Nickell L., Wong E., Thompson L.U. Supplementation with flaxseed alters estrogen metabolism in postmenopausal women to a greater extent than does supplementation with an equal amount of soy. Am. J. Clin. Nutr. 79:318–325, 2004.

16. Buchanan MR, Bastida E. Endothelium and underlying membrane reactivity with platelets, leukocytes and tumor cells: regulation by the lipoxygenase-derived fatty acid metabolites, 13-HODE and HETES. Med Hypotheses. 27:317;1988.

17. Buchanan MR, Bastida E. The role of 13-HODE and HETE's in vessel wall/circulating blood cell interactions. Agents Actions. 22:337;1987.

18. Buchanan MR, Bertomeu MC, Haas TA, et al. Endotelial cell 13-HODE sintesis ant tumor cell endotelial cell adhesion. Adv Prost Thromb Leuko Res. 20:909;1991.

19. Buchanan MR, Haas TA, Lagarde M, Guichardant M. 13-Hydroxyoctadecadienoic acid is the vessel wall chemorepellant factor LOX. J Biol Chem. 260:16056;1985.

20. Bull AW, Earles SM, Blackburn ML. Regulation of the induction of ornithine decarboxylase in short-term rat colon organ culture by dexamethasone and 13-hydroxyoctadecadienoic acid (13-HODE). Life Sci. 53:377;1993.

21. Campo E, Miquel RM, Jares P, et al. Prognostic-significance of the loss of heterozygosity of nm-23-HI and p53 genes in human colorectal carcinomas. Cancer. 73:2913-21;1994.

22. Chamberland JP, Moon HS. Down-regulation of malignant potential by alpha linolenic acid in human and mouse colon cancer cells. Fam Cancer. 14(1):25-30;2015.

23. Chen J, Stavro PM, Thompson LU. Dietary flaxseed inhibits human breast cancer growth and metastasis and downregulates expression of insulin-like growth factor and epidermal growth factor receptor. Nutr Cancer. 43(2):187-92;2002.

24. Chen J, Hui E, Ip T, Thompson LU. Dietary flaxseed enhances the inhibitory effect of tamoxifen on the growth of estrogen-dependent human breast cancer (mcf-7) in nude mice. Clin Cancer Res. 10(22):7703-11;2004.

25. Clerc-Hoffman F, Vallette G, Secco-Millet C, et al. Inhibition of the uterine binding of oestrogens by unsaturated fatty acids in the immature rat. C R Acad Sci (Paris). 296:53-8;1983.

26. Choi WH. Evaluation of anti-tubercular activity of linolenic acid and conjugated-linoleic acid as effective inhibitors against Mycobacterium tuberculosis. Asian Pac J Trop Med. Feb;9(2):125-9, 2016.

27. Dai J, Shen J, Pan W, et al. Effects of polyunsaturated fatty acids on the growth of gastric cancer cells in vitro. Lipids Health Dis. 12:71; 2013.

28. Das UN, Prasad VSK, Reddy DR. Local application of gamma-linolenic acid in the treatment of human gliomas. Cancer Lett. 94:147-55;1995.

29. de Bravo MG, Tournier H, Schinella G, et al. Effect of dietary supplementation with gamma-linolenic acid on the growth of a human lung carcinoma implanted in nude mice. Medicina (B Aires). 55(6):670-4;1995.

30. Das UN. Gamma-linolenic acid therapy of human glioma-a review of in vitro, in vivo, and clinical studies. Med Sci Monit. 13(7):RA119-31;2007.

31. Deshpande R, Mansara P, Kaul-Ghanekar R. Alpha-linolenic acid regulates Cox2/VEGF/MAP kinase pathway and decreases the expression of HPV oncoproteins E6/E7 through restoration of p53 and Rb expression in human cervical cancer cell lines. Tumour Biol. Mar;37(3):3295-305;2016.

32. Dippenaar N, Booyens J, Fabbri D, et al. The reversibility of cancer: evidence that malignancy in human hepatoma cells is gamma-linolenic acid deficiency-dependent. S Afr Med J. 62(19):683-5;1982.

33. Dippnaas N, Booyens J, Fabbi D, et al. The reversibility of malignancy: evidence that malignancy in human hepatoma cells is gamma-linolenic acid deficiency-dependent. S Afr Med. 62:683-5;1982.

34. Editorial, And now all this. Lancet. 349:1;1997.

35. Falconer JS, Ross JA, Fearon KC, et al. Effect of eicosapentaenoic acid and other fatty acids on the growth in vitro of human pancreatic cancer cell lines. Br J Cancer. 69(5):826-32;1994.

36. Fearon KCH, Falconer JS, Ross JA, et al. An open-label phase i/ii dose-escalation study of the treatment of pancreatic-cancer using lithium gammalinolenate. Anticancer Res. 16:867-74;1996.

37. Fujii K, Yasui W, Shimamoto F, et al. Immunohistochemical analysis of nm-23 gene-product in human gallbladder carcinomas. Virch Arch. 426:355-9;1995.

38. Fujiwara F, Todo S. Antitumor effect of gamma-linolenic acid on cultured human neuroblastoma cells. Prostaglandins Leukotrienes Med. 23:311-20;1986.

39. Fujiwara F, Todo S, Imashuku S. Fatty acid modification of cultured neuroblastoma cells by gamma linolenic acid relevant to its antitumor effect. Prostaglandins Leukot Med. 30(1):37-49;1987.

40. Fritsche KL, Johnston PV. Effect of dietary alpha-linolenic acid on growth, metastasis, fatty acid profile and prostaglandin production of two murine mammary adenocarcinomas. J Nutr. 120(12):1601-9;1990.

41. Gavino VC, Miller JS, Ikareblha SO, et al. Effects of polyunsaturated fatty acids and antioxidants on lipid peroxidation in tissue cultures. J Lipid Res. 1981;22:763-9.

42. González CA, Sanz JM, Marcos G, et al. Borage consumption as a possible gastric cancer protective factor. Cancer Epidemiol Biomarkers Prev. 2(2):157-8;1993.

43. Jung SW, Thamphiwatana S, Zhang L, Obonyo M. Mechanism of antibacterial activity of liposomal linolenic acid against Helicobacter pylori. PLoS One. 10(3):e0116519;2015.

44. Halliwell B, Gutteridge JMC. Oxygen toxicity, oxygen radicals, transition metals and disease. Biochem J. 219:1-14;1986.

45. Hayashi Y, Fukushima S, Nakano M, et al. Anticancer effects of free polyunsaturated fatty acids in an oily lymphographic agent following intrahepatic arterial administration to a rabbit bearing VX-2 tumor. Cancer Res. 52:400-5;1992.

46. Hayashi Y, Fukushima S, Hirata T, et al. Anticancer activity of free gamma-linolenic acid on AH-109A rat hepatoma cells and the effect of serum albumin on anticancer activity of gamma-linolenic acid in vitro. J Pharmacobiodyn. 13(11):705-11;1990.

47. Hennessy C, Henry JA, May FEB, et al. Westley BR. Expression of the antimetastic gene nm-23 in human breast cancer – an association with good prognosis. J Natl Cancer Inst. 83:281-5;1991.

48. Honn KV, Nelson KK, Renaud C, et al. () fatty acid modulation of tumor cells adhesion to microvessel andothelium and experimental metastasis. Prostaglandins. 44:413-29;1992.

49. Horrobin DF. Loss of delta-6-desaturase activity as a key factor in aging. Med Hypotheses. 7(9):1211-20;1981.

50. Horrobin DF, Manku MS, Karmali RA, et al. Thromboxane A2: a key regulator of prostaglandin biosynthesis and of interactions between prostaglandins, calcium and cyclic nucleotides. Med Hypotheses. 4:178-86;1978a.

51. Horrobin DF, Oka M. Thromboxane A2 as a regulator of prostaglandin synthesis. Relevance to interactions between colchicines and histidine in the control of inflammation. Eur J Rheum Infl. 1:181-6;1978b.

52. Howlett AR, Peterson OW, Steeg PS, Bissell MJ. A novel function for the nm-23-H1 gene: overexpression in human breast carcinoma cells leads to the formation of basement membrane and growth arrest. J Natl Cancer Inst. 86:1838-44;1994.

53. Hsu S, Huang F, Osswski L, Friedman E. Colon – carcinoma cells with inactive nm-23 show increased motility and response to motility factors. Carcinogenesis. 16:2259-62;1995.
54. Iagi PLB, Bordoni A, Hrelia S, et al. Gamma-linolenic acid dietary supplementation can reverse the aging influence on rat liver microsome delta 6-desaturase activity. Biochim Biophys Acta. 1083:187; 1991.
55. Ikushima S, Fujiwara F, Todo S, Imashuku S. Gamma linolenic acid alters the cytotoxic activity of anticancer drugs on cultured human neuroblastoma cells. Anticancer Res. 10(4):1055-9;1990.
56. Itoh S, Taketomi A, Harimoto N, et al. Antineoplastic effects of gamma linolenic acid on hepatocellular carcinoma cell lines. J Clin Biochem Nutr. 47(1):81-90;2010.
57. Jiang WG, Hiscox S, Hallett MB, et al. Inhibition of hepatocyte growth factor-induced motility and in vitro invasion of human colon cancer cells by gamma-linolenic acid. Br J Cancer. 71(4): 744-52;1995.
58. Jiang WG, Hiscox S, Hallett MB, et al. Inhibition of invasion and motility of human colon cancer by gamma linolenic acid. Br J Cancer. 71:744-52;1995a.
59. Jiang WG, Hiscox S, Hallett MB, et al. Regulation of the expression of E-cadherin on human cancer cells by gamma linolenic acid. Cancer Res. 55:5043-8;1995b.
60. Jiang WG, Hiscox S, Hallett MB, et al. Inhibition of membrane ruffling and ezrin translocation by gamma linolenic acid. Int J Oncol. 9:279-84;1996.
61. Jiang WG, Bryce RP, Mansel RE. Gamma linolenic acid regulates gap junction communications in endothelial cells and their interaction with tumor cells. Prostaglandin Leuktr Essent Fatty Acid. 56: 307-16;1997a.
62. Jiang WG, Singhrao SK, Hiscox S, et al. Regulation of desmosomal cell adhesion in human tumor cells by polyunsaturated fatty acids. Clin Exp Metastasis. 15:593-602;1997b.
63. Jiang WG, Hiscox S, Horrobin DF, et al. Gamma linolenic acid regulates expression of maspin and the motility of cancer cells. Biochem Biophys Res Commun. 237(3):639-44;1997.
64. Jiang, WG, Bryce RP, Horrobin DF. Essential fatty acids: molecular and cellular basis of their anti-cancer action and clinical implications. Crit Rev Oncol Hematol. 27:179-209;1998.
65. Jiang WG, Bryce RP, Horrobin DF, Mansel RE. γ-Linolenic acid blocks cell cycle progression by regulating phosphorylation of p27kip1 and p57kip2 and their interactions with other cycle regulators in cancer cells. Int J Oncol. 13(3):611-7;1998.
66. Jiang WG, Redfern A, Bryce RP, Mansel RE. Peroxisome proliferator activated receptor-gamma (PPAR-gamma) mediates the action of gamma linolenic acid in breast cancer cells. Prostaglandins Leukot Essent Fatty Acids. 62(2):119-27;2000.
67. Jubie S, Dhanabal SP, Chaitanya MV. Isolation of methyl gamma linolenate from Spirulina platensis using flash chromatography and its apoptosis inducing effect. BMC Complement Altern Med. 15: 263;2015.
68. Karmali RA, Marsh J, Fuchs C. Effects of dietary enrichment with gamma linolenic acid upon growth of the R3230AC mammary adenocarcinoma. J Nutr Growth Cancer. 2:41-51;1985.
69. Koshihara Y, Neichi T, Murota S-I, et al. Caffeic acid is a selective inhibitor for leukotriene biosynthesis. Biochim Biophys Acta. 792: 92-7;1984.
70. Kenny FS, Pinder SE, Ellis IO, et al. Gamma linolenic acid with tamoxifen as primary therapy in breast cancer. Int J Cancer. 85(5):643-8;2000.
71. Koralek DO, Peters U, Andriole G, et al. A prospective study of dietary alpha-linolenic acid and the risk of prostate cancer (United States). Cancer Causes Control. Aug;17(6):783-91;2016.
72. Leaver HA, Wharton SB, Bell HS, et al. Highly unsaturated fatty acid induced tumour regression in glioma pharmacodynamics and bioavailability of gamma linolenic acid in an implantation glioma model: effects on tumour biomass, apoptosis and neuronal tissue histology. Prostaglandins Leukot Essent Fatty Acids. 67(5):283-92; 2002.
73. Li J, Gu Z, Pan Y, et al. Dietary supplementation of α-linolenic acid induced conversion of n-3 LCPUFAs and reduced prostate cancer growth in a mouse model. Lipids Health Dis. 16(1):136;2017.
74. Lockwood K, Moesgaard S, Hanioka T, Folkers K. Apparent partial remission of breast-cancer in high-risk patients supplemented with nutritional antioxidants, essential patty acids and coenzyme q(10). Mol Asp Med. 15:231-40;1994.
75. Macdonald NJ, Delarosa A, Steeg PS. The potential roles of nm-23 in cancer metastasis and cellular-differentiation. Eur J Cancer. 31A:1096-100;1995.
76. Maehle L, Eilertsen E, Mollerup S, et al. Schonberg S. Krokan HE and Haugen A (1995) Effects of n-3 fatty acids during neoplastic progression and comparison of in vitro and in vivo sensitivity of 2 human tumor cell lines. Br J Cancer. 71:691-6;1995.
77. Maher DM, Bell MC, O'Donnell EA, et al. Curcumin suppresses human papillomavirus oncoproteins, restores p53, Rb, and PTPN13 proteins and inhibits benzo[a]pyrene-induced upregulation of HPV E7. Mol Carcinog. Jan;50(1):47-57;2011.
78. Masoko P, Mabusa IH, Howard RL. Isolation of alpha-linolenic acid from Sutherlandia frutescens and its inhibition of Mycobacterium tuberculosis' shikimate kinase enzyme. BMC Complement Altern Med. Sep 17;16:366, 2016.
79. McIllmurray MB, Turkie W (1987) Controlled trial of gamma linolenic acid in Dukes's colorectal cancer. Br Med J. 294:1260;1987.
80. Miller CC, Ziboh VA. Induction of epidermal hyperproliferation by topical n-3 polyunsaturated fatty acids on guinea pig skin linked to decreased levels of 13-hydroxyoctadecadienoic acid (13-HODE). J Invest Dermatol. 94:353;1990.
81. Menendez JA, Ropero S, Mehmi I, et al. Overexpression and hyperactivity of breast cancer-associated fatty acid synthase (oncogenic antigen-519) is insensitive to normal arachidonic fatty acid-induced suppression in lipogenic tissues but it is selectively inhibited by tumoricidal alpha-linolenic and gamma-linolenic fatty acids: a novel mechanism by which dietary fat can alter mammary tumorigenesis. Int J Oncol. 24(6):1369-83;2004.
82. Menendez JA, Mehmi I, Atlas E, et al. Novel signaling molecules implicated in tumor-associated fatty acid synthase-dependent breast cancer cell proliferation and survival: Role of exogenous dietary fatty acids, p53-p21WAF1/CIP1, ERK1/2 MAPK, p27KIP1, BRCA1, and NF-kappaB. Int J Oncol. 24(3):591-608;2004.
83. Menendez JA, Vellon L, Colomer R, Lupu R. Effect of gamma-linolenic acid on the transcriptional activity of the Her-2/neu (erbB-2) oncogene. J Natl Cancer Inst. 97(21):1611-5;2005.
84. Menendez JA, Papadimitropoulou A, Vellon L, Lupu R. A genomic explanation connecting "Mediterranean diet", olive oil and cancer: oleic acid, the main monounsaturated fatty acid of olive oil, induces formation of inhibitory "PEA3 transcription factor-PEA3 DNA binding site" complexes at the Her-2/neu (erbB-2) oncogene promoter in breast, ovarian and stomach cancer cells. Eur J Cancer. 42(15):2425-32;2006.

85. Mitsuhashi N, Takano A, Kato J. Inhibition of the binding of R-5020 and rat uterine progesterone receptors by long-chain fatty acids. Endocrinol. Japon. 33:251-6;1986.
86. Mitsuhashi N, Mizuno M, Miyagawa A, Kato J. Inhibitory effect of fatty acids on the binding of androgen receptor and R1881. Endocrinol. Japon. 35:93-6;1988.
87. Newman MJ. Inhibition of carcinoma and melanoma cell growth by type 1 transforming growth factor beta is dependent on the presence of polyunsaturated fatty acids. Proc Natl acad Sci U S A. 87:5543-7;1990.
88. Ohlrogge JB, Kernan TB. Toxicity of activated oxugen: lavk of dependence on membrane unsaturated fatty acid composition. Biochem Biophys Res Commun. 113:301-8;1983.
89. Park JH, Lee MK, Yoon J. Gamma-linolenic acid inhibits hepatic PAI-1 expression by inhibiting p38 MAPK-dependent activator protein and mitochondria-mediated apoptosis pathway. Apoptosis. 20(3):336-47;2015.
90. Purasiri P, Murray A, Richardson S, et al. Modulation of cytokine production in-vivo by dietary essencial fatty-acids in patients with colorectal-cancer. Clin Sci. 87:711-7;1994.
91. Ramchurren N, Botha JH, Leary WP. An investigation into the effects of gamma linolenic acid on murine sarcoma M52B. S Afr J Sci. 81:331;1985.
92. Roy S, Rawat AK, Sammi SR, et al. Alpha-linolenic acid stabilizes HIF-1 α and downregulates FASN to promote mitochondrial apoptosis for mammary gland chemoprevention. Oncotarget. 8(41): 70049-71;2017.
93. Sagar PS, Das UN. Cytotoxic action of cis-unsaturated fatty acids on human cervical carcinoma (HeLa) cells in vitro. Prostaglandins Leukot Essent Fatty Acids. Oct;53(4):287-99, 1995.
94. Sravan Kumar G, Das UN. Cytotoxic action of alpha-linolenic and eicosapentaenoic acids on myeloma cells in vitro. Prostaglandins Leukot Essent Fatty Acids. Apr;56(4):285-93;1997.
95. Schlager SI, Madden LD, Meltzer MS, et al. Role of macrophagelipids in regulating tumoricidal activity. Cells Immunol. 1983;77:52-68.
96. Site www.medicinabiomolecualr.com.br com trabalhos na íntegra ou resumos.
97. Takahashi R, Ito H, Horrobin DF. Fatty acid composition of serum phospholipids in an elderly institutionalized Japanese population. J Nutr Sci Vitaminol Tokyo. 37:401;1991.
98. Takeda S, Horrobin DF, Manku M, et al. Lipid peroxidation in human breast cancer cells in response to gamma- linolenic acid and iron. Anticancer Res. 12:329-33;1992.
99. Takeda S, Sim PG, Horrobin DF, et al. Mechanism of lipid peroxidation in cancer cells in response to gamma-linolenic acid (GLA) analyzed by Gc-Ms (I): conjugated dienes with peroxyl (or hydroperoxyl) groups and cell-killing effects. Anticancer Res. 13: 193-9;1993.
100. Tan K.P., Chen J., Ward W.E., Thompson L.U. Mammary gland morphogenesis is enhanced by exposure to flaxseed or its major lignan during suckling in rats. Exp. Biol. Med. (Maywood) 229: 147–157, 2004.
101. Tanaka A, Yamamoto A, Murota K. Polyunsaturated fatty acids induce ovarian cancer cell death through ROS-dependent MAP kinase activation. Biochem Biophys Res Commun. 493(1):468-73; 2017.
102. Tiwari RK, Mukhopadhyay B, Telang NT, Osborne MP. Modulation of gene expression by selected fatty acids in human breast cancer cells. Anticancer Res 11:1383-8;1991.
103. Truan JS, Chen JM, Thompson LU. Flaxseed oil reduces the growth of human breast tumors (MCF-7) at high levels of circulating estrogen. Mol Nutr Food Res. 54(10):1414-21; 2010.
104. Warburg O, Gawehn K, Geissler AW, et al. Experiments on anaerobic metabolism of cancer cells. Klin Wochschr. 43:289-99;1965.
105. Vallette G, Vanet A, Sumida C, Nunez E. Modulatory effects of unsaturated fatty acids on the binding of glucocorticoids to rat liver glucocorticoid receptors. Endocrinology. 129:1293-363;1991.
106. Van der Merwe CF, Booyens J. Essential fatty-acids and their metabolic intermediates as cytostatic agents-the use of evening primrose oil (linoleic and 7-linolenic acid) in primary liver-cancer – a double-blind placebo controlled trial. S Afr Med J. 72:79;1987.
107. Van der Merwe CF, Booyens J, Katzeff IE. Oral gamma linolenic acid in 21 patients with untreatable malignancy. Br J Clin Pract. 41:907-915;1987b.
108. Van der Merwe CF, Booyens J, Joubert HF, et al. The effect of gamma-linolenic acid, an in vitro cytostatic substance contained in evening primrose oil, on primary liver-cancer- a double-blind placebo controlled trial. Prostagladins. 40:199-202;1990.
109. Vara-Messler M, Pasqualini ME, Comba A, et al. Increased dietary levels of α-linoleic acid inhibit mammary tumor growth and metastasis. Eur J Nutr. 56(2):509-19;2017.
110. Yang L, Yuan J, Liu L, et al. α-linolenic acid inhibits human renal cell carcinoma cell proliferation through PPAR-γ activation and COX-2 inhibition. Oncol Lett. 2013 Jul;6(1):197-202;2013.
111. Warburg O. On the origin of cancer cells. Science. 123:309-14; 1956.
112. Warburg O. The metabolism of tumours. London: Constable; 1930.
113. Wiggins AK, Kharotia S, Mason JK, Thompson LU. α-Linolenic acid reduces growth of both triple negative and luminal breast cancer cells in high and low estrogen environments. Nutr Cancer. 67(6):1001-9;2015.
114. Wigmore SJ, Ross JA, Falconer JS, et al. The effect of polyun-saturated fatty-acids on the progress of cachexia in patients with pancreatic-cancer. Nutrition. 12:27-30;1996.
115. Whitehouse PA, Cooper AJ, Johnson CD. Synergistic activity of gamma-linolenic acid and cytotoxic drugs against pancreatic adenocarcinoma cell lines. Pancreatology. 3(5):367-73; discussion 373-4, 2003.
116. Zhang C, Yu H, Shen Y, et al. Polyunsaturated fatty acids trigger apoptosis of colon cancer cells through a mitochondrial pathway. Arch Med Sci. 11(5):1081-94;2015a.
117. Zhang C, Yu H, Ni X, et al. Growth inhibitory effect of polyunsaturated fatty acids (PUFAs) on colon cancer cells via their growth inhibitory metabolites and fatty acid composition changes. PLoS One. 10(4):e0123256;2015b.

CAPÍTULO 39

Ácido linoleico conjugado (CLA) no câncer: inibição da proliferação celular, aumento da apoptose e diminuição da neoangiogênese tumoral

José de Felippe Junior

O médico além de estudioso, ético e humano tem a necessidade de ser corajoso se quiser o melhor para o seu paciente. Muito corajoso. **JFJ**

Ácido linoleico conjugado é um termo que se refere a uma mistura de isômeros geométricos e posicionais do ácido linoleico. Existem muitas evidências sobre misturas de isômeros de ocorrência natural ou sintéticos que diminuem a prevalência do câncer, e entre elas está o ácido linoleico conjugado ou CLA.

O ácido linoleico é o ácido cis-9, cis12-octadecadienoico (9c,12c-18:2), seu isômero natural é o ácido rumênico (9c,11trans-18:2) e seus dois isômeros sintéticos são o (9c,11t-18:2) e (10c,12t-18:2).

O CLA é encontrado em produtos de animais ruminantes como o resultado de dois processos, a bio-hidrogenação de ácidos graxos poli-insaturados no rúmen e a delta-9 desaturação do ácido vacênico nos tecidos animais. Ele também pode ser obtido em laboratório por isomerização do ácido linoleico ou por síntese química. Enquanto o isômero natural é o ácido rumênico, as misturas sintéticas contêm dois isômeros: (9c,11t-18:2) e (10c,12t-18:2) (Bretillon, 2003; Rainer, 2004).

No Canadá mostrou-se que o CLA está presente na faixa de 1,2 a 6,2mg/g de gordura e 0,001 a 4,3mg/g de amostras de carne ou laticínios. Dosando o CLA nas porções de carne bovina e nas porções de laticínios, verificaram-se níveis de CLA entre 0,03 e 81mg por porção habitual (Ma, 1999).

No homem, o isômero natural, 9c,11t-18:2, ácido rumênico, é sintetizado a partir do ácido vacênico (11trans-18:2), que é o principal ácido graxo trans da gordura dos ruminantes. A conversão de ácido vacênico para ácido rumênico é catalisada pela enzima delta-9-desaturase (Maggiora, 2004).

O CLA de ocorrência natural (9c,11t-18:2) está mais relacionado com a prevenção e tratamento do câncer, e o sintético (10c,12t-18:2), com as mudanças da composição corporal, emagrecimento e aumento da massa magra (Bretillon, 2003).

Problemas: 1. CLA do leite e laticínios – a quantidade é muito pequena e sabemos que o leite por conter estrógenos, IGF-1 e ativar a via TORC-1 é carcinocinético; e 2. a carne vermelha, além de carcinocinética, é carcinogênica, por vários mecanismos, ver capítulo 28. Dessa forma, quando pensamos em CLA pensamos no composto isolado.

O CLA reveste-se de especial importância porque ele inibe várias etapas da carcinogênese em concentrações relativamente baixas, justamente aquelas encontradas na dieta normal (Lee, 2005; Tanmahasamut, 2004).

Experimentos em animais têm sistematicamente mostrado que o CLA promove benefícios para a saúde como anticarcinogênico, antiaterosclerótico, antidiabético, na melhoria do sistema imune e ele provoca aumento da massa muscular com diminuição da massa gorda (Bretillon, 2003; Field, 2004; Ma, 1999).

De La Torre, em 2006, estudou as propriedades antitumorais das misturas de CLA provenientes de produtos originários dos ruminantes. Foram estudados os efeitos antiproliferativos *in vitro* de uma mistura de CLA originária da carne de boi em culturas de células de câncer de mama, pulmão, cólon, melanoma e ovário. As células foram expostas a apenas 100 micromoles de CLA durante 48 horas e a proliferação foi determinada pelo conteúdo de DNA na cultura. Constatou-se redução da proliferação celular variando de 25 a 67%, dependendo da linhagem celular neoplásica. O efeito antiproliferativo variou com a posição e configuração das duplas ligações. O isômero do CLA mais potente foi o isômero natural (9c,11t-18:2). O autor concluiu que as misturas de CLA derivadas da carne bovina inibem a proliferação celular de várias linhagens do câncer humano (De La Torre, 2005 e 2006).

Efeitos do CLA

Sistema imunológico

São muito interessantes os efeitos do CLA no sistema imune. Ele afeta tanto a imunidade celular como a imunidade humoral (Field, 2004).

Linfócito T

Em resposta a mitógenos, o CLA aumenta a blastogênese dos linfócitos T e a produção de IL-2 e outras citocinas. Também aumenta a resposta do tipo hipersensibilidade retardada, aumenta a função da célula T citotóxica e aumenta a proporção de CD8+.

Macrófagos

O CLA reduz a produção de mediadores inflamatórios dos macrófagos, como a síntese de eicosanoides e reduz a geração de citocinas inflamatórias após estimulação, incluindo a TNF-alfa, IL-1, IL-6 e óxido nítrico.

Células *natural killer*

O CLA aumenta a toxicidade das células NK.

Imunidade humoral

O CLA aumenta a produção de IgA.

Câncer de cérebro

O CLA modula o metabolismo lipídico por meio da ativação dos receptores do PPAR (*peroxisome proliferator-activated receptors*). A família dos PPAR é constituída por 3 genes intimamente relacionados, PPAR-alfa, beta/delta e gama. A ativação do PPAR-gama provoca inibição da proliferação celular e a diferenciação de células transformadas.

O glioblastoma multiforme, tumor frequente do cérebro, é pouco sensível à quimioterapia. Sabe-se que o CLA e os agonistas do PPAR-gama inibem fortemente o crescimento celular e a velocidade de proliferação tumoral e induzem apoptose. Acresce que os dois elementos diminuem a migração celular e a invasividade tumoral. Demonstrou-se que o CLA, direta ou indiretamente, funciona como agonista do PPAR-gama, sugerindo que esse ácido graxo possa ser usado no tratamento dos tumores cerebrais como coadjuvante do tratamento convencional ou para diminuir as recorrências (Cimini, 2005).

Câncer de mama

Enquanto o ácido linoleico (LA) exerce diferentes efeitos na carcinogênese, indo da inibição a neutro ou mesmo promovendo a proliferação, o CLA, ácido linoleico conjugado, sempre mostra efeitos inibitórios sobre a proliferação celular neoplásica em todas as linhagens de células cancerosas humanas testadas, glioblastoma, mama, próstata cólon, fígado, bexiga e ele é particularmente eficaz contra as células mais proliferativas. No câncer de mama é o contrário, quanto mais proliferativo menor é seu efeito.

O mecanismo de ação principal do CLA em todas essas linhagens de células foi aumentar muito o PPAR-alfa e diminuir o PPAR-beta/delta, o que provocou apoptose ou necrose das células neoplásicas. Quando o PPAR-gama diminuiu houve drástica queda da proliferação celular (Maggiora, 2004).

Dauchy, em 2006, relata que os agentes anticâncer, melatonina, ácido eicosapentaenoico (EPA) e o CLA inibem a proliferação de vários tumores animais, suprimindo a captação tumoral de ácido linoleico, principal ácido graxo promotor da proliferação celular neoplásica, e diminuindo a produção do agente mitótico ácido 13-hidroxioctadecadienoico (13-HODE). Usando um elegante modelo de perfusão de tumor de mama humano (MCF-7) implantado em camundongo, o autor mostrou que a captação de ácido linoleico pelo tumor era de 1,06 ± 0,28 micrograma/min/g e que a produção de 13-HODE era de 1,38 ± 0,02 nanograma/min/g de tecido tumoral. Tanto a captação de ácido linoleico como a produção de 13-HODE caiu a zero em 5 minutos de perfusão quando se utilizou em separado cada um dos agentes, melatonina, EPA ou CLA.

Em células do câncer de mama não responsivo a estrógenos (MDA-MB-231), o CLA provocou redução da proliferação celular com acúmulo de células na fase S do ciclo celular e apoptose. Verificaram-se redução da ERK1/2 e aumento da proteína pró-apoptótica Bak. Esses eventos se associaram com a diminuição dos níveis da proteína antiapoptótica Bcl-xL, à translocação do citocromo c da mitocôndria para o citoplasma e da clivagem da pró-caspase-9 e da pró-caspase-3, todos fatores envolvidos com a via mitocondrial de apoptose (Miglietta, 2006).

Em células do câncer de mama humano responsivas aos estrógenos (MCF-7 ER+), o CLA possui atividade antiestrogênica direta. O CLA, 9cis,11cis e com menor efeito o 9cis,11trans, diminui a expressão do ER-alfa a nível de RNA mensageiro e de proteína (Tanmahasamut, 2004).

Células MCF-7 do câncer de mama humano foram submetidas a concentrações crescentes do isômero natural do CLA, 25, 50, 100 e 200micromol/l, e o autor observou inibições também crescentes da proliferação celular, respectivamente, 6%, 45%, 99% e 99,4%. Também houve aumento crescente da apoptose. As células MCF-7 normalmente apresentam diminuição da expressão da proteína p53. Quando foram submetidas ao CLA houve drástico aumento da proteína p53, que é pró-apoptótica (Liu, 2004).

Sabe-se que o CLA protege as mulheres do câncer de mama. O CLA inibe a proliferação de células MCF-7 de modo concentração-dependente e tempo-dependente. O CLA diminui a produção de Raf-1 e assim diminui os níveis de fosfo-ERK1/2 (ERK1/2: *extracellular signal-regulated kinase 1/2)*, diminui a expressão do c-mic e aumenta a expressão do PP2A *(protein phosphatase 2A)*. Nesse processo, o PPA2 participa na desativação ou diminuição da atividade do ERK1/2, sendo esse um novo mecanismo de ação do CLA como antiproliferativo (Miglietta, 2006).

O aumento da expressão da cicloxigenase-2 (COX-2) é um dos fatores que inicia a formação de tumores de mama. Células MCF-7 tratadas com CLA apresentam atenuação da transcrição da COX-2 induzida por agentes inflamatórios, via redução da ativação do AP-1 *(activator protein-1)*. O isômero sintético é mais eficaz que o natural. O ácido linoleico provoca efeitos inversos, isto é, ele aumenta a ativação do AP-1 e consequentemente acentua a transcrição da COX-2 e aumenta a produção do tumor de mama (Degner, 2006).

O ácido 5-hidroxieicosatetraenoico (5-HETE) é derivado da via lipoxigenase das prostaglandinas e está implicado na carcinogênese mamária. Os CLAs, tanto o sintético como o natural, reduzem a produção de 5-HETE em células MDA-MB-231 do câncer de mama humano (Kim, 2005).

A proteína tirosina fosfatase gama (PTP-gama) é conhecida como um gene supressor de tumores de pulmão e de rim. O estradiol induz a supressão do PTP-gama e pode provocar o aparecimento de tumores de mama. Estudando tecido mamário retirado de neoplasias ou de cirurgias plásticas, observou-se que a expressão do PTP-gama é menor no tecido com câncer do que no tecido mamário normal. Os dois principais isômeros do CLA aumentam significativamente os níveis do RNAm do PTP-gama em células do estroma normais e em células neoplásicas epiteliais, porém não em células neoplásicas do estroma. O isômero sintético é o mais ativo (Wang, 2006).

O VEGF-A *(vascular endothelial growth factor-A)* é um fator promotor da neoangiogênese ativada por cininas. Em células MCF-7 do estroma do câncer de mama humano, o CLA diminuiu significativamente o RNAm do VEGF-A e seus níveis de proteínas, isto é, diminuiu a expressão do VEGF-A. O autor concluiu que o CLA da dieta (produtos de ruminantes e laticínios) serve como agente quimiopreventivo no câncer de mama humano, diminuindo a expressão de agente promotor da neoangiogênese neoplásica, o VEGF-A (Wang, 2005).

Na fase de proliferação, o estresse oxidativo dobra a incorporação do CLA nas células do adenocarcinoma mamário (MCF-7) e reduz a incorporação nas células mamárias normais. O CLA provoca nas células tumorais o aumento da expressão do 4-hidroxi-2-nonenal (4HNE), produto da lipoperoxidação, e diminui a proliferação das células neoplásicas. A diminuição da proliferação induzida pelo CLA coincide com o aumento da ativação da proteína p53, agente pró-apoptótico (Albright, 2005). Pode ser que o aumento da p53 observado seja secundário ao estresse oxidativo (Felippe, 2004 e 2005).

Ratos com câncer de mama alimentados com manteiga rica em 9c,11t-CLA por 4 semanas apresentam redução da expressão das ciclinas D e A do epitélio mamário que são proteínas-chave envolvidas: a primeira na facilitação da entrada das células no ciclo celular e a segunda na progressão para a fase S de síntese de DNA. O CLA também afeta outras ciclinas e as CDKs *(cyclin-dependent kinases)* do ciclo celular (IP, 2001; Johnson, 1999).

Câncer de próstata

Em células do câncer de próstata LNCap, o CLA natural, mas não o sintético, aumenta significativamente a apoptose provocada pelo TNF-alfa, o que se correlaciona com a redução da atividade transcricional do NF-kappaB (35%), a diminuição da atividade ligadora do NF-kappaB (15%) e a diminuição da fosforilação do Ikappa B-alfa (36%) (Song, 2006). Outro mecanismo do CLA aumentando a apoptose e diminuindo a proliferação do câncer de próstata é aumentando a proteína quinase-delta (PKC-delta) e diminuindo a PKC-iota (Song, 2004).

Foi mostrado em células PC-3 do câncer de próstata humano que o CLA diminui a expressão do gene Bcl-2 e aumenta o inibidor do ciclo celular, p21(WAF1/Cip1). O isômero sintético é o mais potente, provocando 55% da inibição proliferativa (Ochoa, 2004).

Câncer de cólon

Laticínios com elevado teor de gordura contêm quantidades razoáveis do agente anticarcinogênico CLA. Em estudo envolvendo 60.708 mulheres com idade variando entre 40 e 76 anos verificou-se o consumo de laticínios com alto teor de gordura por meio de questionários e dosagens. No período de 15 anos diagnosticou-se 798 casos de câncer colorretal. As mulheres que consumiam 4 ou mais porções de laticínios com alto teor de gordura (leite integral, manteiga, creme de leite, *sour cream*, coalhada de leite integral) apresentaram risco significantemente menor desse câncer quando comparadas com as mulheres que consumiam apenas 1 porção desses produtos lácteos. Cada incremento de 2 porções dos gordurosos lácteos corresponderam a 13% de redução do risco do câncer colorretal (Larsson, 2005).

Este trabalho não conseguiu ser reproduzido, pois o incremento de consumo de laticínios aumenta o risco de vários tipos de câncer, incluindo o de cólon, ver capítulo 28.

Os ácidos biliares funcionam como promotores do câncer de cólon ativando a proteína quinase C (PKC) e o fator de transcrição nuclear NF-kappaB. Montagu, em 2006, mostrou que o tratamento de longo prazo com CLA inibe a ativação da proteína quinase C (PKC) e a ativação do NF-kappaB provocada pelo ácido biliar mais importante, o ácido deoxicólico. O tratamento agudo não possui efeito. O CLA também previne o câncer de cólon por diminuir a expressão do gene APC-beta-cateninTCF-4 e por diminuir a sinalização do PPAR-delta (Lampen, 2005).

O NAG-1 (*non-steroidal anti-inflammatory drug-activated gene-1*) pertencente à superfamília dos TGF-beta, genes associados com a atividade antitumoral e com a apoptose pode ser induzido por vários componentes da dieta. O isômero sintético do CLA é capaz de induzir a expressão do gene antitumoral NAG-1 em células do câncer colorretal. O isômero natural do CLA não apresentou esse efeito (Lee, 2006). O CLA reduziu a incidência de tumor de cólon de rato provocado pelo carcinógeno dimetil-hidrazina.

Estudos *in vitro* mostraram que o isômero sintético (10t,12c) inibe a proliferação de células do câncer de cólon humano HT-29 e Caco-2, enquanto o isômero natural (9c,11t) não possui nenhum efeito. O tratamento das células do câncer de cólon humano com o isômero sintético aumentou substancialmente a expressão proteica e o acúmulo de RNA mensageiro do CDK inibidor p21 (CIP1/WAF1) e diminuiu a fosforilação da proteína retinoblastoma, fatores que provocaram a parada do ciclo celular na fase G1. Não houve mudanças da ciclina A, ciclina D, ciclina E e das CDK2 e CDK4, ciclinas dependentes da quinase 2 e 4 (Cho, 2006; Lim, 2005).

A proliferação de células MKN28 do câncer gástrico humano e células Colo320 do câncer de cólon humano foram suprimidas pelo CLA de maneira dose-dependente e observou-se aumento da apoptose. O CLA inibiu significantemente a invasão da membrana coberta por colágeno tipo IV desses dois tipos de células neoplásicas, firmando seu papel como antimetastático. O tratamento com CLA diminuiu significantemente os focos de metástases e aumentou a sobrevida dos camundongos inoculados com esses dois tipos de tumores. O autor concluiu que o CLA inibe metástases de câncer gástrico e de cólon (Kuniyasu, 2006).

O isômero sintético, mas não o natural, inibe a síntese de DNA e induz apoptose em células HT-29 do câncer de cólon humano. Tal isômero diminui os níveis de Erb1, Erb2 e Erb3 de maneira dose-dependente, o que leva à inibição da ativação da via Akt (Cho, 2005), que é proliferativa.

O PPAR-gama possui atividade antineoplásica e sua ativação reduz a inflamação do epitélio diminuindo o risco de câncer de cólon. Sua ativação pelos CLAs naturais ou sintéticos induzem muitas linhagens de células cancerosas humanas a se diferenciarem, isto é, o fenótipo neoplásico reverte para fenótipo normal (in Maggiora, 2004).

Em trabalho randomizado, duplo-cego e controlado por placebo, 34 pacientes com câncer retal receberam 3g/dia de CLA e 18 receberam placebo. A suplementação com CLA decresce fatores inflamatórios (TNF-α, IL-1β, hsCRP) e diminui muito o MMP-2 e MMP-9, o que diminui a angiogênese e a invasão tumoral. O IL-6 permaneceu igual no grupo tratado e aumentou no grupo placebo. O CLA é considerado um novo tratamento complementar em pacientes com câncer de reto, reduzindo a invasão tumoral e a resistência à quimioterapia (Mohammadzadeh, 2013).

Alvos moleculares do CLA no câncer

1. Inibe o fator de transcrição nuclear NF-kappaB.
2. Não permite a ativação da proteína quinase C (PK-C) e do fator de transcrição nuclear NF-kappaB provocada por ácidos biliares.
3. Aumenta a produção de PPAR-gama: diminui a inflamação e aumenta a diferenciação celular.
4. Aumenta a produção de PPAR-alfa e diminui a produção de PPAR-beta/delta: apoptose.
5. Aumenta a proteína pró-apoptótica Bak.
6. Reduz a atividade da ERK1/2.
7. Aumenta a expressão do PPA2 (*protein phosphatase A2*) reduzindo a atividade da ERK1/2 (*extracellular signal-regulated kinase 1/2*).
8. Aumenta a expressão do CDK inibidor do ciclo celular p21(WAF1/Cip1).
9. Diminui a fosforilação da proteína retinoblastoma.

10. Suprime a captação tumoral de ácido linoleico.
11. Suprime a produção celular do agente mitótico 13-HODE.
12. Aumenta a expressão do gene antitumoral NAG-1.
13. Ativa o AP-1(*activator fator-1*) atenuando a transcrição da COX-2.
14. Diminui a produção do 5-HETE via lipoxigenase.
15. Ativa o PTP-gama, gene supressor de tumor.
16. Diminui a neoangiogênese: diminuindo a expressão do VEGF-A e reduzindo a ativação da COX-2.
17. Diminui a expressão da Erb-3 que inibe a ativação da via Akt.
18. Ativa a proteína apoptótica p53.
19. Aumenta a PKC-delta e diminui a PKC-iota.
20. Reduz a expressão das ciclinas e das CDKs (*cyclin dependent-kinases*) inibindo o ciclo celular.
21. Aumenta a atividade do sistema imunológico: CD8 citotóxico e células *natural killer*.
22. CLA inibe a proliferação e migração de células do câncer de ovário ao induzir estresse do retículo-endoplasmático, autofagia e modulação do Src (Shanzad, 2018).

Conclusão

Muitos estudos em animais e *in vitro* revelam o valor do CLA como potente agente antiproliferativo e apoptótico em todas as linhagens de células tumorais humanas que foram testadas. Os diferentes tipos de mecanismos de ação mostram que o CLA, por ser muito versátil, em breve poderá se constituir em importante droga coadjuvante no tratamento do câncer humano.

O CLA não deve ser obtido da alimentação, tanto dos laticínios, carcinocinéticos, tampouco da carne vermelha, carcinocinética e carcinogênica.

Todos os trabalhos aqui apresentados mostram o quilate desta preciosa estratégia anticâncer e dá aos pacientes novas esperanças para combater essa doença metabólica crônica que chamam de câncer.

Referências

1. Albright CD, Klem E, Shah AA, Gallagher P. Breast cancer cell-targeted oxidative stress: enhancement of cancer cell uptake of conjugated linoleic acid, activation of p53, and inhibition of proliferation. Exp Mol Pathol. 79(2):118-25;2005.
2. Brtetillon L, Sébédio JL, Chardidny JM. Might analysis, synthesis and metabolism of CLA contribute to explain the biological effects of CLA? Eur J Med Res. 8(8):363-9;2003.
3. Cho HJ, Kim WK, Jung JI, et al. Trans-10, cis-12, not cis-9, trans-11, conjugated linoleic acid decreases ErbB3 expression in HT-29 human colon cancer cells. World J Gastroenterol. 11(33):5142-50;2005.
4. Cho HJ, Kim EJ, Lim SS, et al. Trans-10, cis-12, not cis-9, trans-11, conjugated linoleic acid inhibits G1-S progression in HT-29 human colon cancer cells. J Nutr. 136(4):893-8;2006.
5. Cimini A, Cristiano L, Colafarina S, et al. PPARgamma-dependent effects of conjugated linoleic acid on the human glioblastoma cell line (ADF). Int J Cancer. 117(6):923-33;2005.
6. Dauchy EM, Dauchy RT, Davidson LK, et al. Human cancer xenograft perfusion in situ in rats: a new perfusion system that minimizes delivery time and maintains normal tissue physiology and responsiveness to growth-inhibitory agents. J Am Assoc Lab Anim Sci. 45(3):38-44;2006.
7. De La Torre A, Debiton E, Durand D, et al. Conjugated linoleic acid isomers and their conjugated derivatives inhibit growth of human cancer cell lines. Anticancer Res. 25(6B):3943-9;2005.
8. De La Torre A, Juanéda P, Durand D, et al. Beef conjugated linoleic acid isomers reduce human cancer cell growth even when associated with other beef fatty acids. Br J Nutr. 95(2):346-52;2006.
9. Degner SC, Kemp MQ, Bowden GT, Romagnolo D F. Conjugated linoleic acid attenuates cyclooxygenase-2 transcriptional activity via an anti-AP-1 mechanism in MCF-7 breast cancer cells. J Nuttr. 136(2):421-7;2006.
10. Felippe JJr. Metabolismo da Célula tumoral – Câncer como um Problema da Bioenergética Mitocondrial: Impedimento da Fosforilação Oxidativa – Fisiopatologia e Perspectivas de Tratamento. Revista Eletrônica da Associação Brasileira de Medicina Biomolecular. www.medicinabiomolecular.com.br. Agosto de 2004.
11. Felippe JJr. Metabolismo das Células Cancerosas: A Drástica Queda do GSH e o Aumento da Oxidação Intracelular Provoca Parada da Proliferação Celular Maligna, Aumento da Apoptose e Antiangiogênese Tumoral Revista Eletrônica da Associação Brasileira de Medicina Biomolecular. www.medicinabiomolecular.com.br. Setembro de 2004.
12. Felippe JJr. A hiperinsulinemia é importante fator causal do câncer e o seu controle possui valor na prevenção e no tratamento desta doença metabólica. Revista Eletrônica da Associação Brasileira de Medicina Biomolecular. www.medicinabiomolecular.com.br. Maio de 2005.
13. Felippe JJr. A hipoglicemia induz citotoxidade no carcinoma de mama resistente à quimioterapia. Revista Eletrônica da Associação Brasileira de Medicina Biomolecular. Fevereiro de 2005.
14. Field CJ, Schley PD. Evidence for potential mechanisms for the effect of conjugated linoleic acid on tumor metabolism and immune function: lessons from n-3 fatty acids. Am J Clin Nutr. 79(6 Suppl): 1190S-8S;2004.
15. Ip C, DongY. Control of rat mammary epithelium proliferation by conjugated linoleic acid. Nutr Cancer. 39:233-8;2001.
16. Johnson DG, Walker CL. Cyclin and cell cycle checkpoints. Annu Rev Pharmacol Toxicol. 39:295-312;1999.
17. Kim JH, Hubbard NE, Ziboh V, Erickson KL. Attenuation of breast tumor cell growth by conjugated linoleic acid via inhibition of 5-lipoxygenase activating protein. Biochim Biophys Acta. 1736(3): 244-50;2005.
18. Kuniyasu H, Yoshida K, Sasaki T, et al. Conjugated linoleic acid inhibits peritoneal metastasis in human gastrointestinal cancer cells. Int J Cancer. 118(3):571-6;2006.
19. Lampen A, Leifheit M, Voss J, Nau H. Molecular and cellular effects of cis-9, trans-11-conjugated linoleic acid in enterocytes: effects on proliferation, differentiation, and gene expression. Biochim Biophys Acta. 1735(1):30-40;2005.
20. Larsson SC, Bergkvist L, Wolk A. High-fat dairy food and conjugated linoleic acid intakes in relation to colorectal cancer incidence in

the Swedish Mammography Cohort. Am J Clin Nutr. 82(4):894-900;2005.
21. Lee KW, Lee HJ, Cho HY, Kim YJ. Role of the conjugated linoleic acid in the prevention of cancer. Crit Rev Food Sci Nutr. 45(2):135-44;2005.
22. Lee SH, Yamaguchi K, Kim JS, et al. Conjugated linoleic acid stimulates an anti-tumorigenic protein NAG-1 in an isomer specific manner. Carcinogenesis. 27(5):972-81;2006.
23. Lim do Y, Tyner AL, Park JB, et al. Inhibition of colon cancer cell proliferation by the dietary compound conjugated linoleic acid is mediated by the CDK inhibitor p21 CIP1/WAF1. J Cell Physiol. 205(1):107-13;2005.
24. Liu J, Chen B, Yang Y, Wang X. Effect of apoptosis in human mammary cancer (MCF-7) cells induced by cis9, t11-conjugated linoleic acid. Wei Sheng Yan Jiu. 33(1):58-62;2004.
25. Ma DW, Wierzbicki AA, Field CJ, Clandinin MT. Conjugated linoleic acid in Canadian dairy and beef products. J Agric Food Chem. 47(5):1956-60;1999.
26. Maggiora M, Bologna M, Ceru M P, et al. Na overview of the effect of linoleic and conjugated-linoleic acids on the growth of several human tumor cell lines. Int J Cancer. 112(6):909-19;2004.
27. Miglietta A, Bozzo F, Bocca C, et al. Conjugated linoleic acid induces apoptosis in MDA-MB-231 breast cancer cells through ERK/MAPK signaling and mitochondrial pathway. Cancer Lett. 234(2):149-57;2006.
28. Miglietta A, Bozzo F, Gabriel L, et al. Extracellular signal-regulated kinase ½ and protein phosphatase 2A are involved in the antiproliferative activity of conjugated linoleic acid in MCF-7 cells. Br J Nutr. 96(1):22-7;2006.
29. Mohammadzadeh M, Faramarzi E, Mahdavi R, et al. Effect of conjugated linoleic acid supplementation on inflammatory factors and matrix metalloproteinase enzymes in rectal cancer patients undergoing chemoradiotherapy. Integr Cancer Ther. 12(6):496-502;2013.
30. Ochoa JJ, Farquharson AJ, Grant I, et al. Conjugated linoleic acids (CLAs) decrease prostate cancer cell proliferation: different molecular mechanism for cis-9, trans-11 and trans-10, cis-12 isomers. Carcinogenesis. 25(7):1185-91;2004.
31. Shah SA, Mahmud N, Mftah M, et al. Chronic but not acute conjugated linoleic acid treatment inhibits deoxycholic acid-induced protein kinase C and nuclear factor-kappaB activation in human colorectal cancer cells. Eur J Cancer Prev. 15(2):125-33;2006.
32. Shahzad MMK, Felder M, Ludwig K, et al. PLoS One. Trans10,cis12 conjugated linoleic acid inhibits proliferation and migration of ovarian cancer cells by inducing ER stress, autophagy, and modulation of Src. Jan 11;13(1):e0189524, 2018.
33. Song HJ, Sneddon AA, Barker PA, et al. Conjugated linoleic acid inhibits proliferation and modulates protein kinase C isoforms in human prostate cancer cells. Nutr Cancer. 49(1):100-8;2004.
34. Song HJ, Sneddon AA, Heys SD, Wahle KW. Induction of apoptosis and inhibition of NF-kappaB activation in human prostate cancer cells by the cis-9, trans-11 but not the trans-10, cis-12 isomer of conjugated linoleic acid. Prostate. 66(8):839-46;2006.
35. Tanmahasamut P, Liu J, Hendry LB, Sidell N. Conjugated linoleic acid blocks estrogen signaling in human breast cancer cells. J Nutr. 134(3):674-80;2004.
36. Wang LS, Huang YW, Sugimoto Y, et al. Effects of human breast stromal cells on conjugated linoleic acid (CLA) modulated vascular endothelial growth factor-A (VEGF-A) expression in MCF-7 cells. Anticancer Res. 25(6B):4061-8;2005.
37. Wang LS, Huang YW, Sugimoto Y, et al. Conjugated limoleic acid (CLA) up-regulates the estrogen-regulated cancer suppressor gene, protein tyrosine phosphatase gamma (PTPgama), in human breast cells. Anticancer Res. 26(1A):27-34;2006.

CAPÍTULO 40

Ácido ursólico de hepatoprotetor a poderoso antineoplásico

Anti-CMV, HSV, Vírus da Hepatite B, Coxsackie vírus B1, Adenovírus, Enterovírus 71, *Mycobacterium tuberculosis*; inibe oncogene erbB2 (HER-2/neu); inibe COX-2; estruturador da água citoplasmática e potente ativador do complexo piruvato desidrogenase que via fosforilação oxidativa provoca: aumento drástico da apoptose, diminuição da proliferação celular e inibição da migração celular e das metástases. Aumento da diferenciação celular via inibição da transcriptase reversa endógena

José de Felippe Junior

Na arte de curar, deixar de aprender é omitir socorro e retardar tratamentos esperando maiores evidências científicas é ser cientista e não médico. **JFJ**

Em primeiro lugar sempre a Medicina Convencional. **JFJ**

Se a Medicina Convencional não surtiu os efeitos desejados temos o direito e o dever como médicos de utilizar os recursos da Medicina Complementar. **JFJ**

Nunca devemos trocar a Medicina Convencional pela Medicina Alternativa podemos sim complementar ambas com Estratégias bem estudadas da Medicina Biomolecular. **JFJ**

Na verdade, a MEDICINA é uma só. **Vários Autores**

É do médico a responsabilidade do paciente. **Declaração de Helsinki**

Curar muitas vezes, aliviar e consolar sempre, desistir nunca. **Médicos Humanos**

O fundamento mais profundo da medicina é o amor. **Paracelso**

Nossa vida é sempre mais profunda do que sabemos e sempre mais divina do que parece. **James**

A saúde é a primeira das liberdades. **Amiel**

O ácido ursólico, formalmente o ácido 3 beta-hidroxi-12-urs-12-em-28-oico é um ciclo-esqualenoide ou, melhor, um triterpeno pentacíclico, presente em muitos alimentos ingeridos no dia a dia, como frutas, deliciosos temperos e vários tipos de plantas e ervas.

Ele é encontrado no *Rosmarinus officinalis* (alecrim), *Salvia officinalis* (sálvia), *Ocimum basilicum* (manjericão), *Artemisia absinthium* (losna), *Plantago major*, *Prunella vulgaris*, quinoa desamargada, na casca da maçã e da pera, amêndoa, hortelã, ameixa, lavanda, *Eucalyptus calmadulensis*, *Verbena officinalis*, *Physocarpus intermedius*, *Crataegus pinatifida*, *Terminalia arjuna*, *Oldenlandia diffusa*, *Eriobotrya japonica*, *Glechoma hederacea* e nas frutas do *Ligustrum lucidus*, *Gymnema sylvestre* e *Garcinia vilersiana* etc. (Ryu, 2000; Ringbom, 1998; Min, 2000; Min, 1999; Kim, 2000; Deepak, 2000; Begum, 2000; Xiangjiu, 2007; in Li, 2002; Chiang, 2005).

O ácido ursólico é tão importante para a saúde que merece aparecer de corpo inteiro:

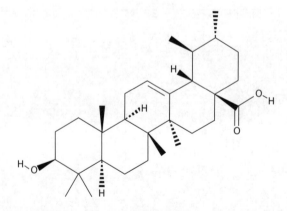

Ácido ursólico

A fórmula do ácido ursólico é $C_{30}H_{48}O_3$, de peso molecular 456,7g/mol e nome químico: (1S,2R,4aS,6aR,6aS,6bR,8aR,10S,12aR,14bS)-10-hydroxy-1,2,6a,6b,

9,9,12a-heptamethyl-2,3,4,5,6,6a,7,8,8a,10,11,12,13,14b-tetradecahydro-1H-picene-4a-carboxylic acid. Outros nomes: Ursolic acid; Prunol; Malol; Urson; 77-52-1; 3beta-Hydroxyurs-12-en-28-oic acid. É aceptor de 3 e doador de 2 elétrons.

O ácido ursólico, prunol, malol, urson, ou ácido bugeólico é muito conhecido na Ásia e em outros continentes como hepatoprotetor, anti-inflamatório, antialérgico, hipolipemiante, hipoglicemiante, modulador do trânsito intestinal, antibacteriano, antiviral, antifúngico, inseticida, antimalárico, anti-HIV, imunomodulador, diurético, apoptótico, antiangiogênico e antiproliferativo.

Ao lado do ácido abscíssico e do indol-3-carbinol é considerado um dos principais quimiopreventivos do câncer presente nos alimentos (Huang, 1994; Liu, 1995; Sohn,1995; Ryu, 2000; in Li, 2002; Felippe, março 2007). Sua toxicidade é praticamente desprezível, mas alguns creem que ele possa diminuir a motilidade dos espermatozoides.

Ácido ursólico, ácido oleanólico e ácido betulínico são isômeros, todos eles triterpenos pentacíclicos.

Extrato do *Rosmarinus officinalis* possui atividade antiproliferativa em linhagens de câncer humano *in vitro* e *in vivo*. Possui efeito na leucemia, no carcinoma de mama e várias outras linhagens. A concentração inibitória 50% (IC50) é extremamente pequena, 1/700, 1/400, 1/150 e 1/500, respectivamente, para a linhagem HL60, K562, MCF7 e MDA-MB-468. Na diluição 1/500 reduz significantemente a expressão do mRNA da IL-1 beta e do COX-2 (Cheung, 2007).

Rosmarinus officinalis é rico em carnosol substância que induz a apoptose e inibe o ciclo celular proliferativo. Rosmarinus é rico em ácido ursólico, ácido carnósico e ácido rosmarínico, ao lado do carnosol (Samarghandian, 2018). Esta é mais uma das razões de geralmente usarmos em nossas estratégias os extratos da planta inteira.

O extrato de *Salvia officinalis* é rico em ácido ursólico e ácido pomólico, ambos com efeitos antidiabético e antiaterosclerótico. No câncer, o extrato apresenta a importante função de inibir o fator de transcrição nuclear NF-kappaB nos vários passos de sua peregrinação do citoplasma até o núcleo (Kadioglu, 2015). Os ensaios citotóxicos usando células tumorais (Hep-2, HeLa, A-549, HT-29 e A-375) e não tumorais (HEK-293 e MRC-5) mostram seletividade apoptótica e necrótica apenas nas linhagens tumorais (Garcia, 2016).

O extrato do *Ocimum basilicum*, rico em ácido ursólico, apigenina e linalool, apresenta atividade contra o vírus DNA (herpes-vírus – HSV, adenovírus – ADV e vírus da hepatite B) e vírus RNA (Coxsackie vírus B1 – CVB1 e Enterovírus71 – EV71) e possui atividade antiproliferativa e apoptótica em várias linhagens tumorais, incluindo câncer de mama, colo uterino (HeLa) e hepatoma (Hep-2) (Chiang, 2005; Kathirvel, 2012; Al--Ali, 2013).

No tratamento do câncer o mais eficaz e seguro é utilizar extratos da planta inteira e não os princípios ativos isolados. Estes servem sim para descobrir os mecanismos de ação moleculares.

Temos utilizado a mistura dos extratos da planta inteira do *Rosmarinus officinalis*, da *Salvia officinalis* e do *Ocimum basilicum*.

Em estudo de fase 1, a dose 98mg/m^2 do ácido ursólico lipossomado por via intravenosa durante 14 dias, 21/21 dias em duas sessões, não provocou efeitos colaterais e constatou-se que 66% dos pacientes com tumores sólidos em estágio avançado permaneceram estáveis.

Fosforilação oxidativa estrutura a água citoplasmática

Sabemos que o equilíbrio dinâmico constante e ininterrupto entre a água estruturada e a água desestruturada no intracelular promove a SAÚDE do organismo (Felippe, 2008 e 2009).

O ácido ursólico, como ativador da piruvato desidrogenase (PDH), abre as portas da fosforilação oxidativa mitocondrial e aumenta o fluxo de prótons H$^+$, forte estruturador da água citoplasmática, e aumenta a geração de ATP, principal estruturador do citoplasma. Quando no segundo a segundo, dia a dia, mês a mês e assim por diante acontece o equilíbrio dinâmico e constante entre a água estruturada e a desestruturada, com o moderado predomínio da água estruturada, temos o que podemos definir como SAÚDE. A célula estará apta a cumprir todas as suas funções, desde que haja o equilíbrio descrito acrescido de matéria (nutrientes essenciais e não essenciais), energia eletrônica (ATP), informação e genes funcionantes (Felippe, 2008 e 2009).

O equilíbrio dinâmico entre a água estruturada e a desestruturada é mantido por fatores dependentes do intracelular e do meio intersticial:

1. Fatores dependentes do intracelular: metabolismo energético do ciclo de Embden-Meyerhof citoplasmático e da fosforilação oxidativa mitocondrial.
2. Fatores dependentes do meio intersticial: cuidadosa seleção da membrana celular de uma mistura de substâncias cosmotropas (estruturadoras da água) e caotropas (desestruturadoras da água) presentes no interstício.

Em primeiro lugar, na fisiologia normal os dois tipos de metabolismo energético, o ciclo de Embden-

-Meyerhof citoplasmático e a fosforilação oxidativa mitocondrial, encontram-se em equilíbrio dinâmico e constituem poderoso e contínuo mecanismo de estruturação e desestruturação, o primeiro desestruturando e o segundo estruturando a água citoplasmática.

A célula normal apresenta moderado predomínio da fosforilação oxidativa e assim também apresenta moderado predomínio da água estruturada.

O ciclo de Embden-Meyerhof, glicólise anaeróbia citoplasmática, inicia-se com a glicose (desestruturador fraco) e termina com o piruvato (desestruturador forte). Cada mol de desestruturador fraco produz dois moles de desestruturador forte.

A mitocôndria recebe o piruvato do ciclo de Embden-Meyerhof e durante a fosforilação oxidativa na cadeia de elétrons produz, na bomba de prótons, o cátion monovalente e forte estruturador da água: H^+.

Nas células normais, contínua e ininterruptamente, acontece o ciclo de Embden-Meyerhof (desestruturador) seguido da fosforilação oxidativa (estruturadora), nem sempre acoplados, mas em equilíbrio dinâmico com leve predomínio da fosforilação e, portanto, da água estruturada, o que proporciona as condições normais de funcionamento das células.

Em segundo lugar e muito importante na fisiologia normal: a membrana celular é capaz de selecionar substâncias ou solutos ou "osmólitos", sejam eles iônicos ou não iônicos, cuja função é proporcionar o equilíbrio entre os dois tipos de água. São substâncias capazes de modificar o estado físico-químico da água intracelular e que devem estar presentes no meio intersticial para ficarem disponíveis para as células. São os chamados osmólitos estruturadores ou cosmotropos (*order-maker*) e os osmólitos desestruturadores ou caotropos (*disorder-maker*) (Felippe, 2008 e 2009).

Em estudo de fase 1, a dose 98mg/m² do ácido ursólico lipossomado por via intravenosa durante 14 dias, 21/21 dias em duas sessões, não provocou efeitos colaterais e constatou-se que 66% dos pacientes com tumores sólidos em estágio avançado permaneceram estáveis (Qian, 2015).

Alvos moleculares do ácido ursólico no câncer

Induz a apoptose

O ácido ursólico possui uma função recentemente comprovada por inúmeros pesquisadores que muito provavelmente irá mudar o tratamento de vários tipos de câncer: alta capacidade de produzir apoptose sem lesar as mitocôndrias (Pierre-Olivier, 2005; Choi, 2000), aumento da fosforilação oxidativa capacidade de estruturar a água citoplasmática (Felippe, 2008 e 2009). Esses fatos explicam porque o ácido ursólico é eficaz em tão grande número de doenças e não somente no câncer.

O ácido ursólico diminui o potencial transmembrana mitocondrial das células neoplásicas. Lembremos que muitas doenças, assim como a maioria dos cânceres humanos, cursam com o fenótipo da hiperpolarização da membrana mitocondrial (Chen, 1988) e é justamente nesse ponto que o ácido ursólico atua (Felippe, 2007).

Em 2000, Kim correlaciona a apoptose provocada pelo ácido ursólico com a inibição do início da replicação do DNA e o aumento da expressão do p21(WAF1), o qual induz liberação de citocromo c e ativação da caspase-3 em células HepG2 do hepatoma.

O ácido ursólico provoca apoptose em grande variedade de neoplasias humanas: células HL60 da leucemia humana, células humanas Daudi, queratinócitos HaCaT, células do carcinoma epidermoide humano A431, linfoma Jurkat, células do câncer de endométrio linhagens SNG-II e HEC108 (Back, 1997; Lauthier, 2000; Hollosy, 2001; Harmand, 2003; Andersson, 2003; Li, 1999). Outro modo de provocar apoptose é ativando a proteína p21(CDKI) com aumento do Mcl-1 e aumento do p53, este por ativação transcricional, o que provoca parada do ciclo celular em G1 e apoptose (Zhang, 2016).

Induz a diferenciação celular

O ácido ursólico regula a expressão de genes específicos envolvidos na diferenciação celular formando complexos com o receptor do glicocorticoide ou seu análogo nuclear e, dessa forma, induz a diferenciação das células neoplásicas em vários tipos de cânceres (Lee, 1999). Na diferenciação das células F9 do teratocarcinoma, o ácido ursólico funciona do mesmo modo que o ácido retinoico.

Um dos mecanismos responsáveis pela diferenciação celular e efeito antiproliferativo no câncer é o fato de o ácido ursólico inibir a transcriptase reversa endógena (Bonaccorsi, 2008). Esses efeitos são reversíveis e ligados à epigenética – demetilação da zona promotora CpG dos genes (Sciamanna, 2005).

Atividade antiproliferativa

Deve-se ao fato de ativar o complexo piruvato desidrogenase e aumentar a eficácia da fosforilação oxidativa.

O ácido ursólico é potente inibidor da proliferação das células B16 do melanoma humano, parando o ciclo celular na fase G1 (Es-Saady, 1996a).

Ele também é potente inibidor da proliferação das células MCF-7 do câncer de mama humano, parando o ciclo celular na fase G1 e levando as células neoplásicas à morte por apoptose (Es-Saady, 1996b).

Em vários tipos de câncer o ácido ursólico induz a proteína p21 da CDK1 e para o ciclo celular em G1 (Zhang, 2016).

Ácido ursólico é inibidor da deubiquinização da protease USP7 – novo mecanismo de ação dos triterpenos pentacíclicos provocando diminuição da proliferação celular neoplásica (Jing, 2018).

Atividade antinvasiva e antimetastática

O ácido ursólico reduz a expressão das MMPs, especialmente a matriz metaloproteinase-9 (MMP-9 ou gelatinase tipo IV ou colagenase ou gelatinase B), e inibe a invasão das células HT1080 do fibrossarcoma humano (Cha, 1996; Cha, 1998). As MMPs são enzimas proteolíticas que degradam o colágeno e outros componentes da matriz do meio intersticial.

O ácido ursólico, além de inibir a degradação, estimula a formação de colágeno em preparações dermatológicas e em culturas de fibroblastos e aumenta a produção de ceramidas na pele humana por estímulo dos queratinócitos (Yarosh, 2000; Both, 2002).

Inibe a cicloxigenase-2 (COX-2) e outras enzimas

O ácido ursólico abole a indução da COX-2 e a síntese de prostaglandinas E2 no epitélio mamário humano. Neste sistema este ácido inibe a ativação da proteína quinase C, o c-Jun N-terminal quinase, o p38 MAPK (proteína quinase ativadora de mitógeno) e o sinal extracelular regulado pelas quinases 1/2 (ERK1/2). Tais efeitos são dose e tempo- dependentes (Subbaramaiah, 2000).

Este triterpeno também inibe a topoisomerase II, a tirosina quinase, a P13K/Akt (*phosfatidil inositol 3-kinase/Akt*) e o NF-kappaB.

Induz a quinona redutase

O ácido ursólico não é antioxidante, entretanto ele funciona como moderado indutor da quinona redutase, enzima ativa no metabolismo dos xenoquímicos, substâncias químicas estranhas e tóxicas ao organismo (Lee, 1999).

Efeito antimutagênico

O ácido ursólico exerce efeito antimutagênico contra vários tipos de substâncias químicas, como o benzopireno e o antraceno.

Atividade antiviral

O ácido ursólico possui atividade **anti-HIV-1** inibindo o processo de dimerização e apresenta um IC50 de apenas 1 micromol (Quere, 1996). Ele suprime o vírus do papiloma, o vírus da influenza tipo A (Kazakova, 2010) e o vírus da hepatite B, efeito anti-hepatoma (Wu, 2011).

O efeito **anti-CMV** do ácido ursólico é significativamente maior que o ganciclovir e seu efeito citotóxico jaz na habilidade de inibir a síntese viral (Zhao, 2012). Também possui efeito anti-EBV potente (Banno, 2004).

Extratos aquosos e etanólicos brutos de Ocimum basilicum (OB) e componentes purificados selecionados, nomeadamente apigenina, linalol e ácido ursólico, exibem amplo espectro de atividade antiviral. Destes compostos, o ácido ursólico mostrou a atividade mais forte contra o **HSV-1** (EC50 = 6,6mg/l; índice de seletividade (SI) = 15,2), **adenovírus-8** (EC50 = 4,2mg/l; SI = 23,8), **vírus Coxsackie B1** (EC50 = 0,4mg/l; SI = 251,3) e **enterovírus-71** (CE50 = 0,5mg/l; SI = 201), enquanto a apigenina apresentou a maior atividade contra o **HSV-2** (CE50 = 9,7mg/l; SI = 6,2), **adenovírus-3** (EC50 = 11,1mg/l; SI = 5,4), **antígeno de superfície da hepatite B** (EC50 = 7,1mg/l; SI = 2,3) e **antígeno da hepatite B** (EC50 = 12,8mg/l; SI = 1,3) e linalol mostrou atividade mais forte contra **adenovírus-II** (EC50 = 16,9mg/l; SI = 10,5). 3. Nenhuma atividade foi observada para carvona, cineol, beta-cariofileno, farnesol, fenchona, geraniol, beta-mirceno e alfa-tujona. A ação do ácido ursólico contra **vírus Coxsackie B1** e **enterovírus-71** ocorreu durante o processo de infecção e na fase de replicação (Chiang, 2005).

O ácido triterpenoide pentacíclico, ácido ursólico é eficaz agente antiviral contra o COVID-19 e o HIV (Mishra, 2021).

Um dos componentes do Rosmarinus officinalis, ácido rosmarínico, demonstrou potencial para aumentar a atividade ou a expressão da ECA-2 e portanto, agravaria a infecção por SARS-CoV-2 (Junior, 2021). Entretanto, não utilizamos o ácido rosmarínico puro e sim o extrato da planta inteira rica em ácido ursólico junto com outras plantas ricas em ácido ursólico.

Atividade antibacteriana

A *Salvia officinalis*, que é rica em ácido ursólico e óleos essenciais, possui atividade antibacteriana contra várias cepas de bactérias produtoras de infecção urinária. Em estudo prospectivo envolvendo 100 cepas de bactérias isoladas de indivíduos com infecção urinária comunitária, observou-se inibição *in vitro* de: 100% das *Klebsiella pneumoniae*, 100% das *Klebsiella oxytoca*, 100% das *Enterobacter aerogenes*, 96% das *E. coli*, 83% dos *Proteus mirabilis* e 75% das *Morganella morganii*. Não se observou efeito sobre as Pseudomonas aeruginosa (Rogério Santos Pereira e cols. da Universidade de Taubaté).

O ácido ursólico apresenta grande atividade contra o Mycobacterium tuberculosis (Jaji, 2008; Gutierrez-Lugo, 2008).

Ácido ursólico é antioncogene HER-2

As opções de tratamento neoadjuvante para o receptor-2 do fator de crescimento epidérmico humano (HER-2) e os subtipos moleculares B luminal do câncer de mama clínico incluem terapia direcionada a HER-2 com quimioterapia ou terapia anti-hormonal. Essas opções de tratamento resultam em toxicidade sistêmica e resistência adquirida do tumor. Fitoquímicos de ocorrência natural minimamente tóxicos podem representar alternativas. As células epiteliais mamárias humanas tumorigênicas superexpressando HER-2 184-B5/HER representam um modelo para o subtipo de câncer de mama enriquecido com HER-2. O extrato de alecrim não fracionado (RME) e os terpenóides fenólicos constituintes do ácido ursólico (UA), carnosol (CSOL) e ácido carnósico (CA) representaram os agentes de teste. Em relação às células 184-B5 não tumorogênicas parentais, as células 184-B5/HER tumorogênicas exibiram diminuição da duplicação da população, aumento da densidade de saturação, progressão acelerada do ciclo celular e apoptose celular regulada para baixo, confirmando a perda do controle homeostático da proliferação. O tratamento com os agentes de teste resultou em diminuição dependente da dose no número de colônias de IA, indicando diminuição no risco de câncer. Mecanicamente, UA inibiu a transição de fase G1-S, resultando em aumento da razão G1: S + G2/M e diminuição da expressão de ciclina D1. Esses dados validam uma abordagem experimental para priorizar compostos naturais eficazes como alternativas testáveis para terapias quimio- endócrinas convencionais e direcionadas a HER-2 em câncer de mama enriquecido com HER-2 (Telang, 2018).

Ácido ursólico é ativo em vários tipos de câncer

Glioblastoma e neuroblastoma

Glioblastoma e neuroblastoma são tumores primários do cérebro de alta complexidade e pouco responsivos à radioterapia e à quimioterapia.

Derivados sintéticos do ácido ursólico, CDDO e CDDO-Im, provocam apoptose em linhagens de células do glioblastoma e do neuroblastoma. Ocorre ativação das caspases-3, 8 e 9 e liberação do citocromo c (Gao, 2007, possível conflito de interesse).

Todos esses efeitos anticâncer acontecem quando as mitocôndrias assumem o controle do metabolismo energético e que sabemos muito bem ser o mecanismo de ação primordial do ácido ursólico que é não dispendioso, não patenteável e, portanto, democrático para uso de todas as classes sociais.

O ácido ursólico, efetivamente, reverte a resistência à temozolomida e dispara a morte não programada tipo necrose no glioblastoma multiforme humano, linhagem DBTRG-05MG, através de abertura do poro MTP (*mitochondrial permeability transition*) e declínio do ATP glicolítico (Lu, 2014). Provoca autofagia em células U87MG do glioma maligno via estresse oxidativo do retículo endoplasmático (Shen, 2014), inibe a proliferação e induz apoptose no glioblastoma humano linhagem U251, suprimindo TGF-β1/miR-21/PDCD4 (Wang, 2012).

O ácido ursólico diminui a invasão do glioma C6 inibindo IL-1 beta ou TNF-alfa através da supressão da associação ZIP/p62 com PKC-zeta e diminuição da expressão do MMP-9 (Huang, 2009).

Oldenlandia diffusa e *Radix actinidiae*, ricas em ácido ursólico, induzem apoptose em células U251 do GBM regulando o microRNA-21 e induzindo a expressão do PDCD4 (Phuah, 2014).

Carcinoma de cabeça e pescoço

O ácido ursólico provoca uma maquinaria apoptótica intrínseca ao regular negativamente a fosforilação da sinalização AKT/BAD em células CAR do câncer bucal humano resistentes à cisplatina. O ácido ursólico inibe a viabilidade das células CAR. A morte celular induzida pelo AU foi mediada através de via dependente das caspases-3 e 9 nas células CAR. Especificamente, a produção de espécies reativas de oxigênio e a perda do potencial da membrana mitocondrial foram observadas nas células CAR tratadas com ácido ursólico. A sinalização associada à apoptose mostrou que o ácido ursólico diminuiu a fosforilação do agonista da morte celular associado ao AKT (Ser473), ao linfoma-2 de células B (Bcl 2) (BAD; Ser136), e os níveis da proteína Bcl 2 e Bcl extragrandes (Bcl xL) e aumentou a expressão da proteína X (Bax) associada ao BAD e ao Bcl 2 nas células CAR (Chen-2018).

Câncer de pulmão

O ácido ursólico ativa a via SAPK/JNK e inibe a DNA-metiltransferase-1 em células do câncer de pulmão não de pequenas células (efeito epigenético) provocando diminuição da proliferação e apoptose de modo dose e tempo-dependentes (Wu, 2015).

Ácido ursólico atenua o efeito de o TGF-beta 1 induzir a transição epitélio mesenquimal (EMT) em carcinoma não de pequenas células, H1975, tendo como alvo a sinalização integrina alfaVbetas5/MMPs (Ruan, 2017).

Câncer de mama

Triterpenos pentacíclicos, como ácido ursólico, ácido glicirrizínico e carbexolona, inibem EGFR e causam parada do ciclo celular em células do câncer de mama. Eles se constituem em uma nova classe de inibidores do EGFR. Ocorre diminuição do STAT3 e por meio da inibição da via PI3K/Akt provocam queda da ciclina D1 e posterior parada do ciclo celular em G0/G1.

Ácido ursólico inibe a proliferação induzindo parada do ciclo celular em G1/G2 e regulando a expressão de proteínas chaves na transdução de sinais. Induz apoptose pelas vias extrínseca e intrínseca. Funciona como anti-inflamatório e neutraliza o excesso de radicais livres de oxigênio (Yin, 2018).

Atenção: ácido deoxicólico promove sobrevida no câncer de mama e, portanto, não pode ser empregado (Krishnamurthy, 2008). "Ursacol"™ é o ácido deoxicólico.

Câncer de mama triplo negativo

No câncer de mama triplo negativo, HCC1806 e renal (786-0), o ácido ursólico inibe STAT3 e induz apoptose. Acontece aumento da expressão das CDKs p21 e p27 e apoptose (Li, 2017).

Em linhagens de células do câncer de mama triplo negativo MDA-MB-231 (ER-, PR-, HER2-), os triterpenoides do ácido ursólico (5-10µM) provocam parada do ciclo celular em G0/G1, aumento dos níveis do p21 acompanhado por estresse oxidativo e lesão do DNA. Na concentração de 20µM diminui a sinalização AKT que decresce a glicólise confirmada pela diminuição do lactato, ATP glicolítico, HK2 e PKM2. Provoca também estresse energético que ativa AMPK provocando autofagia citotóxica e apoptose. É mediador da elevação dos níveis de oxido nítrico. Promove apoptose associada diminuição da sinalização ERK1/2 e despolarização do potencial de membrana mitocondrial (Lewinska, 2017).

O ácido ursólico inibe a proliferação do câncer de mama, a angiogênese e as metástases, interrompe o ciclo celular, induz apoptose, limpa os radicais livres e regula várias proteínas anti-apoptóticas e pró-apoptóticas. O AU também demonstrou atividades anticâncer, antinflamatórias e antioxidantes em várias células humanas do câncer de mama (Iqbal, 2018).

O extrato de alecrim com os seus terpenóides provocam efeitos antiproliferativos e pró-apoptóticos em um modelo para o subtipo molecular do câncer de mama clínico, enriquecido com HER-2 (Telang, 2018).

Cuidado: O ácido desoxicólico promove a sobrevivência do câncer de mama e, portanto, não pode ser empregado (Krishnamurthy, 2008). "Ursacol" TM é ácido desoxicólico, não ácido ursólico.

Câncer de próstata

Nos Estados Unidos, dos 700.000 novos casos de câncer que ocorrem a cada ano, mais de 1/3 ou 230.000 casos são de câncer de próstata (Chodak, 2006).

Em células do câncer de próstata andrógeno-sensível (LNCaP) e andrógeno-refratário (PC3), o ácido ursólico provocou drástica apoptose nas células LNCaP na concentração de 45 micromoles e nas células PC3 na concentração de 55 micromoles. O autor somente dosou a proteína antiapoptótica Bcl-2, que encontrou diminuída (Kassi, 2007). Neste estudo, o ácido ursólico se comportou melhor que a dexametasona. Ambos têm estrutura semelhante, porém o ácido ursólico não provoca os efeitos colaterais do corticoide. O autor concluiu que o ácido ursólico provoca os mesmos efeitos da dexametasona quando usado junto com a quimioterapia, com a vantagem de não provocar efeitos colaterais.

Outros mecanismos de apoptose no câncer de próstata são através do ROCK/PTEN mediado pela translocação do cofilin-1 mitocondrial (Gai, 2016), por ativação da via PI3K/Akt/mTOR em células LNCaP e PC-3 (Meng, 2015) e por inibição da via Wnt/beta-catenina em células PC-3. Neste último, o ácido ursólico cliva a poli(ADP-ribose) polimerase (PARP), ativa as caspases-3 e 9, suprime a expressão das proteínas Bcl-XL, Bcl-2 e Mcl-1 e aumenta a expressão do Bax. Também suprime a expressão da Wnt/betacatenina e aumenta a fosforilação e inibe a glicogênio-sintase quinase 3b (GSK3b) (Park, 2013).

Ácido ursólico ativa apoptose no câncer de próstata LNCaP via Rho-associated protein kinase 1 (ROCK1)/ phosphatase and tensin homolog (PTEN) ou ROCK/PTEN mediando a translocação mitocondrial do cofilin-1/citocromo c o qual aumenta atividade das caspases-3/9 (Mu, 2018).

Câncer gástrico

O ácido ursólico inibe a proliferação de células do câncer gástrico via miR-133a (Xiang, 2014). O AU inibe o fenótipo invasivo de células do câncer gástrico, SNU-484 (Kim, 2015).

Câncer colorretal

Em células HCT15 do carcinoma de cólon humano, o ácido ursólico provocou na concentração de 30 micromoles/l significante diminuição da proliferação celular com a parada do ciclo celular na fase G0/G1 e concomitante diminuição de células na fase S. O efeito máximo de inibição foi observado após 72 horas de cultura. O ácido oleanoico provocou os mesmos efeitos, porém com o dobro de concentração. Não houve apoptose (Li, 2002).

Desai, em 1998, comenta que os sais biliares comumente possuem atividade promotora tumoral *in vivo*, porém o autor mostrou que junto com o butirato acontece potenciação da diferenciação das células do câncer de cólon, HCT-116 DO. Entretanto, Centuori, em 2016, mostra definitivamente que não se pode empregar o sal biliar no câncer de cólon.

Atenção: ácido deoxicólico aumenta a proliferação do câncer colorretal via ativação do eixo EGFR-MAPK através dos íons cálcio (Centuori, 2016). "Ursacol"™ é o ácido deoxicólico.

O ácido ursólico em células HCT116 do câncer de cólon promove parada do ciclo celular, apoptose e antiangiogênese via NF-kappaB, STAT3, beta-catenina, EGFR, CD31, p53, p21, Ki-67, Bcl-xL, Bcl-2, cFLIP, survivina, ciclina D1, MMP-9, VEGF, ICAM1 (Aggarwal, 2013).

Ácido ursólico inibe a angiogênese no câncer colorretal, HT-29 e na veia umbilical humana, suprimindo múltiplas vias de sinalização: Hedgehog, STAT3, Akt e p70S6K (Lin, 2013).

Ácido ursólico aumenta os efeitos da oxaliplatina no câncer colorretal inibindo a resistência da droga como antitumoral (Zhang, 2018).

Câncer de pâncreas

O ácido ursólico inibe o crescimento de células do câncer pancreático e aumenta a eficácia antiproliferativa da gemcitabina (Prasad, 2016).

Carcinoma hepatocelular

O ácido ursólico inibe a proliferação de células do hepatocarcinoma humano (Yang, 2016).

Ácido ursólico suprime a proliferação do carcinoma hepatocelular linhagens HEPG2, 7721 e Huh7 inibindo a fosforilação do STAT3, *in vitro* e *in vivo*. Inibe Bcl-2, Bcl-xl e survivina. Ocorre diminuição da viabilidade celular, diminuição da migração e da formação de colônias ao lado do efeito apoptótico (Liu, 2017).

Câncer de endométrio

A via P13K/Akt (fosfatidilinositol 3-quinase/Akt) e a via MAPK (proteína quinase ativadora de mitógenos) são importantes no desenvolvimento e proliferação do câncer humano. Aumento da Akt protege o câncer da apoptose. O ácido ursólico provoca inibição da via P13K/Akt e da via MAPK em duas linhagens de células neoplásicas endometriais, SNG-II e HEC108, induzindo drástica apoptose.

AU induz apoptose no câncer endometrial pobremente diferenciado, linhagem HEC108. Ele inibe fortemente o crescimento das células HEC108 de maneira dependente da dose e do tempo. Alterações morfológicas características de apoptose foram observadas em células tratadas com ácido ursólico, como a presença de corpos apoptóticos e fragmentação de DNA. Induz aumentos marcantes na atividade da caspase-3 o que leva à clivagem de proteínas alvo, como PARP. O tratamento com ácido ursólico também cliva a poli (ADP-ribose) polimerase de uma maneira dependente da dose. Os níveis de proteína Bcl-2 anti-apoptótica diminuem após o tratamento com ácido ursólico, enquanto a expressão de Bax aumenta (Achiwa, 2005). O mesmo acontece em células SNG-II do câncer endometrial (Achiwa, 2005a).

AU inibe a via proliferativa PI3K/Akt e MAPK (JNK, P38, and P44/42) em células SNG-II e HEC108 do câncer de endométrio (Achiwa, 2007).

Câncer de colo uterino

AU induz apoptose em células HeLa do cancer cervical via estresse do retículo endoplasmático (Guo, 2019). AU em nanopartículas inibe o crescimento do câncer cervical *in vitro* e *in vitro* via apoptose. Ele suprime significativamente a proliferação, invasão e migração de células de câncer cervical em comparação com o grupo de controle, e a apoptose é através da ativação de caspases, p53 e supressão de sinais relacionados à anti-apoptose (Wang, 2017).

Câncer de ovário

O ácido ursólico inibe a proliferação das células do câncer de ovário via transição epitélio-mesenquimal – EMT (Zhang e Wang, 2015).

Mieloma múltiplo

O ácido ursólico inibe a via de ativação do STAT3, levando à supressão da proliferação e quimiossensibilização de células do mieloma múltiplo humano. O ácido ursólico regulou negativamente a expressão de produtos gênicos regulados pelo STAT3, como ciclina D1, Bcl-2, Bcl-xL, survivina, Mcl-1 e fator de crescimento endotelial vascular, VEGF. Finalmente, o ácido ursólico inibiu a proliferação e induziu a apoptose e o acúmulo de células na fase G1-G0 do ciclo celular (Pathak-2007).

Fibrossarcoma

O ácido ursólico inibe a invasão das células altamente metastáticas HT1080 do fibrossarcoma humano reduzindo a expressão da MMP-9, MMP-1 e MMP-3, da mesma maneira que o faz a dexametasona. Este triterpeno ocupa o mesmo receptor da dexametasona, entretanto, provoca seus efeitos benéficos e se esquece de provocar seus efeitos colaterais. O ácido ursólico reduz a expressão da MMP-9 inibindo a atividade da proteína AP-1 estimulando a translocação nuclear do receptor dos glicocorticoides (Cha, 1996 e 1998).

Osteossarcoma

O ácido ursólico suprime a proliferação e invasão células HOS e MG63 do osteossarcoma ao inibir o EGFR (Pei, 2019). Este ácido em células U-2OS do osteossarcoma humano diminui a proliferação ao aumentar as células na fase G1 do ciclo celular, diminuir nas fases S e G2/M enquanto gradualmente aumenta a apoptose. A ciclina D1 diminui e ao aumentar a concentração de ácido ursólico aumenta a expressão da caspase-3 (Huang, 2017).

Ácido ursólico induz estresse oxidativo com diminuição do potencial de membrana mitocondrial e ativação das caspases -3, -8, 9 com clivagem do PARP e a consequente apoptose das células MG-63 do osteosarcoma humano. Acontece também ativação da via ERK1/2, JNK e p38 MAPK (Wu, 2016). Ele inibe a proliferação e induz apoptose em células do osteosarcoma humano OS 143B ao regular para cima parcialmente a expressão do p53 e inativar a sinalização Wnt/beta-catenina (Zhang, 2016),

Carcinoma renal

Derivado do ácido ursólico inibe STAT3 e induz parada do ciclo celular e apoptose em células do câncer renal e de mama (Li, 2017).

AU inibe a insavidade de células A498 do carcinoma renal via ativação do inflamossoma NLRP3 (Chen, 2020).

Melanoma

É o mais sério dos cânceres de pele. Nos últimos 10 anos o número de casos de melanoma foi o que mais cresceu comparado com outros tipos de câncer. Dados epidemiológicos indicam que, nos próximos anos, uma em cada 65 pessoas nascidas no Ocidente serão acometidas de melanoma e uma em cada 3 pessoas apresentarão algum tipo de câncer.

Pierre-Olivier demonstrou pela primeira vez na literatura que o ácido ursólico provoca significante atividade antiproliferativa e drástica apoptose das células M4Beu do melanoma humano.

Após a adição do ácido ursólico, o primeiro evento que se observa é a diminuição do potencial transmembrana mitocondrial, sendo importante frisar que tal evento é extremamente precoce. A seguir vem a liberação e ativação da caspase-3. Em seguida temos aumento da expressão do Bax e diminuição da expressão do Bcl-2. O ácido ursólico também induz a saída do fator indutor da apoptose (AIF) das mitocôndrias. Todos esses eventos, caspase-3, aumento do Bax, diminuição do Bcl-2 e indução do AIF provocam drástica apoptose das células neoplásicas. As células normais nada sofrem.

A sequência de eventos apoptóticos acontecendo sem lesão mitocondrial nos leva a acreditar que o mecanismo de ação primordial do ácido ursólico é ativar o complexo piruvato desidrogenase (PDHc), enzima-chave do início da fosforilação oxidativa que transforma o piruvato em acetil-CoA.

A eliminação do tumor é por apoptose, isto é, morte celular sem alarde, sem inflamação, sem edema, sem dor e, portanto, sem efeitos colaterais, o que é de extrema importância nos pacientes com câncer adiantado que muito já estão sofrendo.

Sabe-se que a queda do potencial transmembrana mitocondrial, seja qual for a causa, provoca liberação do AIF das mitocôndrias, o qual se transloca para o núcleo e promove a apoptose caracterizada por condensação e fragmentação em larga escala do DNA (Susin, 1999; Kroemer, 2002). Lembrar que a maioria dos cânceres cursa com elevação do Delta-psi-mt, fenótipo de Chen.

Ácido ursólico e resveratrol são sinérgicos com a cloroquina na redução da viabilidade de células do melanoma (Junco, 2015).

Essa substância que dá bom sabor a tantos alimentos possui atividade antiangiogênica potente em várias linhagens do melanoma, incluindo a B16F-10. O VEGF, o NO e as citocinas pró-inflamatórias estão significantemente reduzidas pelo ácido ursólico nos animais, isto é, *in vivo* (Kanjoormana, 2010).

Alvos moleculares do ácido ursólico

1. Atividade antibacteriana na urina: *Klebsiella pneumoniae, Klebsiella oxytoca, Enterobacter aerogenes, E. coli, Proteus mirabilis* e *Morganella morganii*. É eficaz contra o *Propionibacterium acnes*.
2. ***Mycobacterium tuberculosis***. Poderosa atividade contra o bacilo de Kock.
3. **Antiviral**
   a) Anti-EBV.
   b) Anti-CMV.
   c) Anti-HIV-1.
   d) Anti-Hepatite B.
   e) Anti-influenza A.
   f) Antipapiloma vírus – HPV.
   g) Antivírus Coxsackie B1.
   h) Antienterovírus-71.
4. **Antiparasitas**
   a) **Anti-*Trypanossoma cruzi***. Inibe a motilidade em 2 horas na concentração de 2mg/ml.
   b) **Anti-Leishmania**
5. Ácido ursólico é anti oncogene HER-2/neu.
6. Induz a importantíssima e sempre almejada diferenciação celular por dois mecanismos: inibição da transcriptase reversa endógena e aumento dos ATPs via mitocondrial.

7. Estrutura a água citoplasmática.
8. Ativa o complexo PDHc.
9. Diminui o potencial transmembrana mitocondrial (Delta-psi-mt).
10. Provoca apoptose sem lesar as mitocôndrias.
11. Antiproliferativo.
12. Anti-invasivo e antimetastático.
13. Inibe a transcriptase reversa e provoca diminuição da proliferação e aumento da diferenciação em várias linhagens do câncer humano.
14. Aumenta a expressão do PTEN mRNA e indiretamente inibe a via PI3K/Akt/mTOR.
15. Ativa o c-Jun N-terminal quinase.
16. Inibe a cicloxigenase-2 (COX-2).
17. Inibe a ativação da proteína quinase C (PKC).
18. Inibe a ativação do p38 MAPK (proteína quinase ativadora de mitógeno).
19. Inibe a ativação do ERK1-2.
20. Inibe a via P13K/Akt/mTOR.
21. Inibe a ativação do NF-kappaB e STAT3 (Prasad, 2016; Ma, 2014; Wang, 2013).
22. Inibe a atividade da proteína AP-1.
23. Reduz a expressão da MMP-1, MMP-3 e MMP-9.
24. Libera e ativa as caspases-3, 8 e 9.
25. Libera o citocromo c.
26. Parada do ciclo celular na fase G0/G1e diminuição de células na fase S.
27. Diminui a expressão da proteína antiapoptótica Bcl-2.
28. Aumenta a expressão da proteína apoptótica Bax.
29. Induz a saída do fator indutor da apoptose (AIF) das mitocôndrias.
30. Efeito antimutagênico.
31. Inibe a proliferação do glioblastoma e neuroblastoma.
32. Inibe a proliferação do câncer de pulmão.
33. Inibe a proliferação do câncer mama.
34. Inibe a proliferação do câncer de próstata.
35. Inibe a proliferação do câncer gástrico via miR-133a.
36. Inibe a proliferação do câncer colorretal.
37. Inibe o crescimento do carcinoma hepatocelular.
38. Inibe o crescimento do câncer pancreático e aumenta a eficácia da gemcitabina.
39. Inibe a proliferação do câncer de endométrio.
40. Inibe a proliferação do câncer de ovário.
41. Inibe a proliferação do fibrossarcoma.
42. Inibe a proliferação do melanoma.
43. Ácido ursólico e resveratrol são sinérgicos com a cloroquina na redução da viabilidade de células do melanoma.
44. Ácido ursólico induz parada do ciclo celular e apoptose em células do carcinoma de vesícula biliar ativando as caspases-3 e 9 e ativando o PPAR (Weng, 2014).
45. Induz apoptose em células U251 do glioblastoma regulando o microRNA-21 e induzindo a expressão do PDCD4.
46. Induz apoptose no carcinoma de tiroide.
47. Ácido ursólico de modo dose dependente interage com a protease USP7 e diminui a proliferação de células do mieloma múltiplo com IC50 de 6,56 micromol/l e acontece a redução nos substratos da USP7, tais como MDM2, UHRF1 e DNMT1 (Jing, 2018).
48. **Linfomas de Hodgkin**. Nada encontrado.
49. **Linfomas não Hodgkin**
    a) Ácido ursólico diminui a proliferação de células Hut-78 do linfoma de células T ativando caspases-3, 8, e 9 e diminuindo a expressão do COX-2 e VEGF (Yang, 2015).
    b) Aumenta a apoptose no linfoma Jurkat.
    c) Inibe a viabilidade das células T do linfoma Jurkat, de modo dose e tempo-dependentes, provocando apoptose via aumento da expressão do PTEN mRNA (Jia, 2014).
    d) Aumenta apoptose no linfoma humano Daudi dependente do cálcio.
    e) Forte atividade contra leucemia crônica mielógena humana, K562 e células do linfoma, P3HR1.
    f) Ácido ursólico, oleanólico e luteolina possuem forte atividade contra linhagens da leucemia e linfoma humano.
50. **Outros**
    a) É antiaterogênico.
    b) Extrato de *Rosmarinus officinalis* melhora a cognição de idosos em trabalho duplo-cego e controlado. Baixa dose, 750mg/dia, é melhor que o placebo e alta dose, 6.000mg/dia, piora a cognição (Pengelly, 2012). Diz-se que a rainha Isabel da Hungria, septuagenária e debilitada pela idade, recuperou a saúde e "rejuvenesceu" graças ao alecrim.

Vejamos agora um belíssimo resumo sobre os mecanismos de ação do ácido ursólico em tumores sólidos e líquidos elaborados pelo pesquisador polonês Lukasz Wozniak em 2015.

Molecular targets of ursolic acid in cancer

Glioma

1. Rodent model (rats), inhibition of metastasis through suppressing association of ZIP/p62 with PKC-ζ and downregulation of MMP-9.
2. Cell lines (1321N1, U87 and U251), inhibition of proliferation and induction of apoptosis by suppression of TGF-β1/miR-21/PDCD4 pathway,

promotion of differentiation by inhibition of the endogenous reverse transcriptase (RT), suppression of growth via reactive oxygen species accumulation.

Neuroblastoma

Cell lines (IMR32 and SH-SY5Y), inhibition of proliferation.

Thyroid cancer

Cell lines (ARO), inhibition of proliferation and promotion of differentiation by inhibition of the endogenous reverse transcriptase.

Lung cancer

Cell lines (A549, ASTC-a-1, Calu-6, H640 and H3255), inhibition of proliferation, inhibition of metastasis by suppressing expression of AEG-1 and inhibition of NF-κB, enhancement of chemotherapeutic effect, induction of apoptosis by upregulation of matrix metalloproteinase and activation of caspase-3.

Breast cancer

1. Rodent model (mice), inhibition of tumor growth and induction of apoptosis by modulation of PI3K/Akt/mTOR pathway signaling.
2. Cell lines (MCF-7, MCF-7/ADR and **MDA-MB-231**), inhibition of growth, antiproliferative activity, suppression of migration and metastasis by modulating c-Jun N-terminal kinase (JNK), Akt and mTOR signaling, induction of apoptosis: (i) via mitochondrial death pathway and extrinsic death receptor pathway; (ii) by suppressing expression of FoxM1 protein, cytotoxicity.

Prostate cancer

1. Rodent model (mice), suppression of metastasis by inhibition of CXCR4/CXCL12 signaling, suppression of growth by downregulation expression of cyclin D1 and COX-2 and upregulation of caspase-3 levels.
2. Cell lines (DU145, LNCaP and PC3), induction of apoptosis: (i) through activation of caspases and downregulation of c-IAPs; (ii) through autophagy; (iii) via activation of JNK and inhibition of Akt pathways; (iv) through cyclooxygenase 2 (COX-2) pathway (v) by activation of JNK-induced Bcl-2 phosphorylation and degradation; (vi) by downregulation of Bcl-2, enhancement of ionizing radiation-induced apoptotic effect, cytotoxicity.

Gastric cancer

Cell lines (AGS, BGC823, SGC7901 and SNU-484), induction of apoptosis: (i) via downregulation of Bcl-2; (ii) by activation of caspase-3, -8, and -9 and downregulation of Bcl-2 expression; (iii) through inhibition of cyclooxygenase 2, cytotoxicity, suppression of proliferation.

Colorectal cancer

Cell lines (Caco-2, CO115, CT26, DLD1, HCT15, HCT116, HT29, SW480 and SW620), inhibition of proliferation, induction of apoptosis: (i) via downregulation of Bcl-2, Bcl-xL and survivin activity; (ii) by influencing PI3K signaling pathway; (iii) via p53-independent upregulation of death receptors; (iv) by autophagy through JNK pathway, through cyclooxygenase 2 (COX-2) pathway, enhancement of ionizing radiation-induced apoptotic effect, cytotoxicity.

Hepatic cancer

1. Rodent model (mice), suppression of AMF/PGI mediated tumorigenic activities [45], inhibition of proliferation and induction of apoptosis by downregulation of cyclooxygenase-2 (COX-2).
2. Cell lines (H22, Hep3B, HepG2 and Huh7), antiproliferative activity, induction of apoptosis: (i) by activation of caspase-3, -8, and -9 and downregulation of Bcl-2 expression; (ii) through downregulation of XIAP and mitochondrial-dependent pathway; (iii) via downregulation of survivin and activation of caspase-3 through PI3K/Akt/mTOR pathway, antiangiogenic properties, cytotoxicity.

Pancreatic cancer

Cell lines (AsPC-1, Capan-1, MIA, Paca-1 and PANC-2), induction of apoptosis: (i) with upregulation of p53, p21(waf1) and Noxa proteins levels; (ii) by induction of JNK pathway and suppression of PI3K/Akt/NF-κB pathway.

Cervical cancer

Cell lines (HeLa and SiHa), inhibition of proliferation, induction of apoptosis through mitochondrial intrinsic pathway and suppression of ERK1/2 MAPK pathway, enhancement of chemotherapeutic efficiency, cytotoxicity.

Ovarian cancer

Cell lines (CAOV and SK-OV-3), inhibition of proliferation by suppressing ERK activity and expression of ERK 1/2 [65], induction of apoptosis: (i) by upregulation of BAX (Bcl-2-like protein 4) expression and downregulation of Bcl-2 expression; (ii) by activation of caspases and phosphorylation of GSK3 beta.

Bladder cancer
Cell lines (NTUB1 and T24), induction of apoptosis: (i) using endoplasmic reticulum stress response to activate c-Jun N-terminal kinase signaling; (ii) connected with reactive oxygen species production.

Fibrosarcoma
Cell lines (HT1080), suppression of metastasis by downregulation of matrix metallopeptidase 9 (MMP-9).

Melanoma
1. Rodent model (mice), antiangiogenic properties by changing matrix metalloproteinases activity.
2. Cell lines (A375, B16F10 and M4Beu), induction of apoptosis: (i) through mitochondrial intrinsic pathway and caspase-3 activation; (ii) by activation of p53 and caspase-3 gene expression and suppression of NF-κB mediated activation of Bcl-2; (iii) through mitochondrial pathway, inhibition of proliferation and promotion of differentiation by suppression of the endogenous reverse transcriptase (RT), enhancement of ionizing radiation-induced apoptotic effect.

Leukemia
Cell lines (Jurkat, HL60, HL60/ADR, K562, K562/ADR, THP1 and U937), induction of apoptosis: (i) through downregulation of ezrin; (ii) via upregulation of PTEN gene expression and inactivation of PI3K/Akt/mTOR pathway; (iii) by inactivation of PKB as well as activation of JNK, involving enhanced intracellular Ca^{2+} signals, inhibition of growth, inhibition of proliferation, induction of differentiation by ERK1/2 MAPK pathway activation, cytotoxicity.

Lymphoma
Cell lines (Daudi), induction of apoptosis.

Multiple myeloma
Cell lines (U266, RPMI and 8226.MM1.S), suppression of proliferation and chemosensitization, inhibition of STAT3 activation pathway by expression of tyrosine phosphatase SHP-1 protein.

Conclusão
A natureza nos deu mais um elemento de agradável paladar, consumido nas refeições triviais e de enorme valor na prevenção de inúmeras doenças, incluindo o câncer.

O mecanismo de ação proposto de ativação da PDH com estruturação da água citoplasmática via fosforilação oxidativa explica o efeito do ácido ursólico e substâncias correlatas nos mais variados tipos de doenças e afecções. É de suma importância fisiológica o tipo correto de água para que as células em geral do nosso corpo possam desempenhar plenamente suas nobres funções: água estruturada com pontes de hidrogênio fortes.

A verdadeira causa das DOENÇAS e a MEDICINA ainda não fizeram as pazes. "É porque a MEDICINA ainda é muito jovem". **JFJ**

"A dignidade na vida e na morte é direito adquirido e sagrado do ser humano". **JFJ**

Não vamos desistir desta luta.

"No mundo não há fracassados e sim desistentes". **Confucio**

Referências

1. Achiwa Y, Hasegawa K, Udagawa Y. Molecular mechanism of ursolic acid induced apoptosis in poorly differentiated endometrial cancer HEC108 cells. Oncol Rep. Aug;14(2):507-12;2005.
2. Achiwa Y, Hasegawa K, Komiya T, Udagawa Y. Ursolic acid induces Bax-dependent apoptosis through the caspase-3 pathway in endometrial cancer SNG-II cells. Oncol Rep. Jan;13(1):51-7;2005a.
3. Achiwa Y, Hasegawa K, Udagawa Y. Regulation of the phosphatidylinositol 3-kinase-Akt and the mitogen-activated protein kinase pathways by ursolic acid in human endometrial cancer cells. Biosci Biotechnol Biochem. Jan;71(1):31-7, 2007.
4. Al-Ali KH, El-Beshbishy HA, El-Badry AA, Alkhalaf M. Cytotoxic activity of methanolic extract of Mentha longifolia and Ocimum basilicum against human breast cancer. Pak J Biol Sci. 16(23):1744-50;2013.
5. Aggarwal B, Prasad S, Sung B, et al. Prevention and Treatment of Colorectal Cancer by Natural Agents From Mother Nature. Curr Colorectal Cancer Rep. 9(1):37-56;2013.
6. Andersson D, Liu JJ Duan RD. Ursolic acid inhibits proliferation and stimulates apoptosis in HT29 cells following activation of alkaline sphingomyelinase. Anticancer Res. 23:3317-22;2003.
7. Back JH, Lee YS, Kang CM, et al. Intracellular Ca^{2+} release mediates ursolic acid-induced apoptosis in human leukemic HL-60 cells. Int J Cancer. 73:725-8;1997.
8. Banno N, Akihisa T, Watanabe K, Nishino H. Triterpene acids from the leaves of Perilla frutescens and their anti-inflammatory and antitumor-promoting effects. Biosci Biotechnol Biochem. 68(1):85-90;2004.
9. Begum S, Farhat F, Sultana I, et al. Spasmolytic constituents from eucalyptus camaldulensis var. obtusa Leaves. J Nat Prod. 63:1265-8;2000.
10. Bonaccorsi I, Altieri F, Sciamanna I, et al. Endogenous reverse transcriptase as a mediator of ursolic acid's anti-proliferative and differentiating effects in human cancer cell lines. Cancer Lett. 263(1):130-9;2008.
11. Both DM, Goodtzova K, Yarosh DB, Brown DA. Liposome-encapsulated ursolic acid increases ceramides and collagen in human skin cells. Arch Dermatol Res. 293:569-75;2002.
12. Centuori SM, Gomes CJ, Trujillo J, Martinez JD. Deoxycholic acid mediates non-canonical EGFR-MAPK activation through the in-

duction of calcium signaling in colon cancer cells. Biochim Biophys Acta. 1861(7):663-70;2016.
13. Cha HJ, Bae SK, Lee HY, et al. Anti-invasive activity of ursolic acid correlates with the reduced expression of matrix metalloproteinase-9 (MMP-9) in HT1080 human fibrosarcoma cells. Cancer Res. 56:2281-4;1996.
14. Cha HY, Park MT, Chung HY, et al. Ursolic acid-induced down-regulation of MMP-9 gene is mediated through the nuclear translocation of glucocorticoid receptor in HT1080 human fibrosarcoma cells. Oncogene. 16:771-8;1998.
15. Chen LB. Mitochondrial membrane potencial in living cells. Annu Rev Cell Biol. 4:155-81;1988.
16. Chen CF, Yang JS, et al. Ursolic acid elicits intrinsic apoptotic machinery by downregulating the phosphorylation of AKT/BAD signaling in human cisplatin resistant oral cancer CAR cells. Oncol Rep. Sep;40(3):1752-1760;2018.
17. Chen YM, Tang BX, Chen WY, Zhao MS. Ursolic acid inhibits the invasiveness of A498 cells via NLRP3 inflammasome activation. Oncol Lett. Nov;20(5):170, 2020.
18. Cheung S, Tai J. Anti-proliferative and antioxidant properties of rosemary Rosmarinus officinalis. Oncol Rep. 17(6):1525-31;2007.
19. Chiang LC, Ng LT, Cheng PW, et al. Antiviral activities of extracts and selected pure constituents of Ocimum basilicum. Clin Exp Pharmacol Physiol. 32(10):811-6;2005.
20. Chodak G. Prostate cancer: epidemiology screening and biomarkers. Rev Urol. 8(Suppl 2):S3-S8;2006.
21. Chor YH, Baek JH, Yoo M, et al. Induction of apoptosis by ursolic acid through activation of caspases and down-regulation of c-IAPs in human prostate epithelial cells. Int J Oncol. 17:565-71;2000.
22. Deepak M, Handa SS. Antiinflammatory activity and chemical composition of extracts of verbena officinalis. Phytother Res. 14:463-5;2000.
23. Es-Saady D, Simon A, Jayat-Vignoles C, et al. MCF-7 cell cycle arrested at G1 through ursolic acid, and increased reduction of tetrazolium salts. Anticancer Res. 16:481-6;1996.
24. Es-Saady D, Simon A, Ollier M, et al. Inhibitory effect of ursolic acid on B16 proliferation through cell cycle arrest. Cancer Lett. 106: 193-7;1996.
25. Felippe JJ. Proposta de dieta inteligente para o tratamento coadjuvante do câncer Revista Eletrônica da Associação Brasileira de Medicina Biomolecular. www.medicinabiomolecular.com.br. Biblioteca de Câncer. Tema do mês de março de 2007.
26. Felippe JJ. Dicloroacetato e Câncer: Aumenta a Apoptose e Diminui a Proliferação Celular Maligna. Revista Eletrônica da Associação Brasileira de Medicina Biomolecular. www.medicinabiomolecular.com.br. Biblioteca de Câncer. Tema do mês de maio de 2007.
27. Felippe JJ. Água: vida-saúde-doença-envelhecimento-câncer: Revista Eletrônica da Associação Brasileira de Medicina Biomolecular. www.medicinabiomolecular.com.br. Biblioteca de câncer. Fevereiro de 2008.
28. Felippe JJ. Desvendando os segredos do câncer. PEG: Revista Eletrônica da Associação Brasileira de Medicina Biomolecular. www.medicinabiomolecular.com.br. Biblioteca de Câncer. Novembro de 2008.
29. Felippe JJ. Desvendando os segredos do câncer. Hipótese da Carcinogênese. Revista Eletrônica da Associação Brasileira de Medicina Biomolecular. www.medicinabiomolecular.com.br. Biblioteca de câncer. Fevereiro de 2009.
30. Felippe JJ. Desvendando os segredos do câncer: Hiperosmolalidade. Revista Eletrônica da Associação Brasileira de Medicina Biomolecular. www.medicinabiomolecular.com.br. Março de 2009.
31. Felippe JJ. Desvendando os segredos do câncer. pH: Revista Eletrônica da Associação Brasileira de Medicina Biomolecular. www.medicinabiomolecular.com.br. Biblioteca de câncer. Abril de 2009.
32. Gai WT, Yu DP, Wang PT. Anti-cancer effect of ursolic acid activates apoptosis through ROCK/PTEN mediated mitochondrial translocation of cofilin-1 in prostate cancer. Oncol Lett. 12(4):2880-5;2016.
33. Garcia CS, Menti C, Lambert AP, et al. Pharmacological perspectives from Brazilian Salvia officinalis (Lamiaceae): antioxidant, and antitumor in mammalian cells. An Acad Bras Cienc. 88(1):281-92;2016.
34. Guo JL, Han T, Bao L, et alUrsolic acid promotes the apoptosis of cervical cancer cells by regulating endoplasmic reticulum stress. J Obstet Gynaecol Res. Apr;45(4):877-881, 2019.
35. Gutierrez-Lugo MT, Bewley CA. Natural products, small molecules, and genetics in tuberculosis drug development. J Med Chem. 51(9):2606-12;2008.
36. Jaki BU, Franzblau SG, Chadwick LR, et al. Purity-activity relationships of natural products: the case of anti-TB active ursolic acid. J Nat Prod. 71(10):1742-8;2008.
37. Junior Alberto Gasparotto , Tolouei SEL, Dos Reis Lívero FA, Gasparotto F. Natural agents modulating ACE-2: A review of compounds with potential against SARS-CoV-2 infections. Curr Pharm Des. Jan 14. 2021.
38. Kathirvel P, Ravi S. Chemical composition of the essential oil from basil (Ocimum basilicum Linn.) and its in vitro cytotoxicity against HeLa and HEp-2 human cancer cell lines and NIH 3T3 mouse embryonic fibroblasts. Nat Prod Res. 26(12):1112-8;2012.
39. Li W, Zhang H, Nie M, et al. Ursolic acid derivative FZU-03,010 inhibits STAT3 and induces cell cycle arrest and apoptosis in renal and breast cancer cells. Acta Biochim Biophys Sin (Shanghai). Apr 1;49(4):367-373, 2017.
40. Harmand P-O, Duval R, Delage C, Simon A. Ursolic acid induces apoptosis through mitochondrial intrinsic pathway and caspase-3 activation in M4Beu melanoma cells. Int J Cancer. 114:1-11;2005.
41. Harmand PO, Liagre B, Jayat-Vignoles C, et al. Ursolic acid induces apoptosis through caspase-3 activation and cell cycle arrest in HaCat cells. Int J Oncol. 23:105-12;2003.
42. Hollosy F, Idei M, Csorba G, et al. Activation of caspase-3 protease during the process of ursolic acid and its derivative-induced apoptosis. Anticancer Res. 21:3485-91;2001.
43. Huang MT, Ho CT, Wang ZY, Ferraro T, Lou YR, Stauber K, Ma W, Georgiadis C, Laskin JD, Conney AH. Inhibition of skin tumorigenesis by rosemary and its constituents carnosol and ursolic acid. Cancer Res 54:701; 1994.
44. Huang HC, Huang CY, Lin-Shiau SY, Lin JK. Ursolic acid inhibits IL-1beta or TNF-alpha-induced C6 glioma invasion through suppressing the association ZIP/p62 with PKC-zeta and downregulating the MMP-9 expression. Mol Carcinog. 48(6):517-31;2009.
45. Huang S, Cai F, Cheng Z, Zhou R. Effect of ursolic acid on proliferation and apoptosis human osteosarcoma cell line U2-OS. Zhongguo Xiu Fu Chong Jian Wai Ke Za Zhi. Nov 15;31(11):1371-1376, 2017.
46. Iqbal J, Abbasi BA, Ahmad R, et al. Ursolic acid a promising candidate in the therapeutics of breast cancer. Current status and future implications. Biomed Pharmacother. Dec. 108:752-756;2018.
47. Jia WW, Miao M, Li J, et al. Wu B, Liu ZG. [Inducing effects of ursolic acid on Jurkat cell apoptosis and its mechanisms]. Zhongguo Shi Yan Xue Ye Xue Za Zhi. 22(2):310-4;2014.
48. Jing B, Liu M, Yang L, et al. Characterization of naturally occurring pentacyclic triterpenes as novel inhibitors of deubiquitinating pro-

tease USP7 with anticancer activity in vitro. Acta Pharmacol Sin. Mar;39(3):492-498;2018.
49. Junco JJ, Mancha-Ramirez A, Malik G, et al. Ursolic acid and resveratrol synergize with chloroquine to reduce melanoma cell viability. Melanoma Res. 25(2):103-12;2015.
50. Kanjoormana M, Kuttan G. Antiangiogenic activity of ursolic acid. Integr Cancer Ther. 9(2):224-35;2010.
51. Kadioglu O, Efferth T. Pharmacogenomic characterization of cytotoxic compounds from Salvia officinalis in cancer cells. J Nat Prod. 78(4):762-75;2015.
52. Kassi E, Papoutsi Z, Pratsinis H, et al. Ursolic acid, a naturally occurring triterpenoid, demonstrates anticancer activity on human prostate câncer cells. J Cancer Res Clin Oncol. 133:493-500;2007.
53. Kazakova OB, Giniyatullina GV, Yamansarov EY, Tolstikov GA. Betulin and ursolic acid synthetic derivatives as inhibitors of Papilloma virus. Bioorg Med Chem Lett. 20(14):4088-90;2010.
54. Kim YK, Yoon SK, Ryu SY. Cytotoxic triterpenes from stem bark of physocarpus intermedius. Planta Med. 66:485-6;2000.
55. Kim ES, Moon A. Ursolic acid inhibits the invasive phenotype of SNU-484 human gastric cancer cells. Oncol Lett. 9(2):897-902;2015.
56. Kim DK, Baek JH, Kang CM, et al. Apoptotic activity of ursolic acid may correlate with the inhibition of initiation of DNA replication. Int J Cancer. 87(5):629-36;2000.
57. Krishnamurthy K, Wang G, Rokhfeld D, Bieberich E. Deoxycholate promotes survival of breast cancer cells by reducing the level of pro-apoptotic ceramide. Breast Cancer Res. 10(6):R106;2008.
58. Kroemer G. Introduction: mitochondrial control of apoptosis. Biochimie. 84:103-4;2002.
59. Lauthier F, Taillet L, Trouillas P, et al. Ursolic acid triggers calcium-dependent apoptosis in human Daudi cells. Anticancer Drugs. 11:737-45;2000.
60. Lee HY, Chung HY, Kim KH, et al. Induction of differentiation in the cultured F9 teratocarcinoma stem cells by triterpene acids. J Cancer Res Clin Oncol. 120:513-8;1994.
61. Lee SK, Song L, Mata-Greenwood E, et al. Modulation of in vitro biomarkers of the carcinogenic process by chemopreventive agents. Anticancer Res. 19: 35-44; 1999.
62. Lewinska A, Adamczyk-Grochala J, Kwasniewicz E, et al. Ursolic acid-mediated changes in glycolytic pathway promote cytotoxic autophagy and apoptosis in phenotypically different breast cancer cells. Apoptosis. 22(6):800-815;2017.
63. Li W, Zhang H, Nie M, et al. Ursolic acid derivative FZU-03,010 inhibits STAT3 and induces cell cycle arrest and apoptosis in renal and breast cancer cells. Acta Biochim Biophys Sin (Shanghai). 49(4):367-373;2017.
64. Li J, Guo W, Yang Q-Y. Effects of ursolic acid and oleanolic acid on human colon carcinoma cell line HCT15. World J Gastroenterol. 8(3):493-5;2002.
65. Li J, Xu LZ, Zhu WP, et al. Effects of ursolic acid and oleanolic acid on jurkat lymphoma cell line in vitro. Zhongguo Aizheng Zazhi. 9: 395-7;1999.
66. Lin J, Chen Y, Wei L, et al. Ursolic acid inhibits colorectal cancer angiogenesis through suppression of multiple signaling pathways. Int J Oncol. 43(5):1666-74;2013.
67. Liu J. Pharmacology of oleanolic acid and ursolic acid. J Ethnopharmacol. 49:57-68;1995.
68. Liu T, Ma H, Shi W, et al. Inhibition of STAT3 signaling pathway by ursolic acid suppresses growth of hepatocellular carcinoma. Int J Oncol. 51(2):555-62;2017.
69. Lu CC, Huang BR, Yen GC. Ursolic acid triggers nonprogrammed death (necrosis) in human glioblastoma multiforme DBTRG-05MG cells through MPT pore opening and ATP decline. Mol Nutr Food Res. 58(11):2146-56;2014.
70. Ma JQ, Ding J, Xiao ZH, Liu CM. Ursolic acid ameliorates carbon tetrachloride-induced oxidative DNA damage and inflammation in mouse kidney by inhibiting the STAT3 and NF-κB activities. Int Immunopharmacol. 21(2):389-95;2014.
71. Meng Y, Lin ZM, Ge N, et al. Ursolic acid induces apoptosis of prostate cancer cells via the PI3K/Akt/mTOR pathway. Am J Chin Med. 43(7):1471-86;2015.
72. Mishra P, Sohrab S, Mishra SK. A review on the phytochemical and pharmacological properties of Hyptis suaveolens (L.) Poit. Futur J Pharm Sci. 7(1):65, 2021.
73. Min BS, Jung HJ, Lee JS, et al. Inhibitory effect of triterpenes from crataegus pinatifida on HIV-I protease. Planta Med. 65:374-5;1999.
74. Min BS, Kim YH, Lee SM, et al. Cytotoxic triterpenes from crataegus pinnatifida. Arch Pharm Res. 23:155-8;2000.
75. Mu D, Zhou G, Li J, Su B, Guo H. Ursolic acid activates the apoptosis of prostate cancer via ROCK/PTEN mediated mitochondrial translocation of cofilin-1. Oncol Lett. Mar;15(3):3202-3206;2018.
76. Pathak AK, Bhutani M, Nair AS, et al. Ursolic acid inhibits STAT3 activation pathway leading to suppression of proliferation and chemosensitization of human multiple myeloma cells. Mol Cancer Res. Sep;5(9):943-55;2007.
77. Pei Y, Zhang Y, Zheng K, Shang G. Oncol Lett. Ursolic acid suppresses the biological function of osteosarcoma cells. Sep;18(3):2628-2638, 2019.
78. Pengelly A, Snow J, Mills SY, et al. Short-term study on the effects of rosemary on cognitive function in an elderly population. J Med Food. 15(1):10-7;2012.
79. Pereira RS, Sumita TC, Furlan MR, et al. Atividade antibacteriana de óleos essenciais em cepas isoladas de infecção urinária. Departamento de Medicina da Universidade de Taubaté. 2003.
80. Prasad S, Yadav VR, Sung B, et al. Ursolic acid inhibits the growth of human pancreatic cancer and enhances the antitumor potential of gemcitabine in an orthotopic mouse model through suppression of the inflammatory microenvironment. Oncotarget. 7(11):13182-96;2016.
81. Phuah NH, Nagoor NH. Regulation of microRNAs by natural agents: new strategies in cancer therapies. Biomed Res Int. 2014: 804510;2014.
82. Qian Z, Wang X, Song Z, et al. A phase I trial to evaluate the multiple-dose safety and antitumor activity of ursolic acid liposomes in subjects with advanced solid tumors. Biomed Res Int. 2015: 809714;2015.
83. Quere L, Wenger T, Schramm HJ. Triterpenes as potential dimerization inhibitors of HIV-1 protease. Biochem Biophys Res Commun. 227:484-8;1996.
84. Ringbom T, Segura L, Noreen Y, et al. Ursolic acid from Plantago major, a selective inhibitor of cyclooxygenase-2 catalyzed prostaglandin biosynthesis. J Nat Prod. 61:1212-5;1998.
85. Ruan JS, Zhou H, Yang L, et al. Ursolic acid attenuates TGF-β1 induced epithelial-mesenchymal transition in NSCLC by targeting integrin αVβ5/MMPs signaling. Oncol Res. Sep 14. 2017.
86. Ryu SY, Oak MH, Yoon SK, et al. Anti-allergic and anti-inflammatory triterpenes from the herb of Prunella vulgaris. Planta Med. 66:358-60;2000.
87. Samarghandian S, Azimi-Nezhad M, Farkhondeh T. Anti-Carcinogenic Effects of Carnosol-An Updated Review. Curr Drug Discov Technol. 15(1):32-40;2018.
88. Sciamanna I, Landriscina M, Pittoggi C, et al. Inhibition of endogenous reverse transcriptase antagonizes human tumor growth. Oncogene. 24(24):3923-31;2005.

89. Shen S, Zhang Y, Zhang R, et al. Ursolic acid induces autophagy in U87MG cells via ROS-dependent endoplasmic reticulum stress. Chem Biol Interact. 218:28-41;2014.
90. Sohn KH, Lee HY, Chung HY, et al. Anti-angiogenic activity of triterpene acids. Cancer Lett. 94(2):213-8;1995.
91. Subbaramaiah K, Michaluart P, Sporn MB, Dannenberg AJ. Ursolic acid inhibits cyclooxygenase-2 transcription in human mammary epithelial cells. Cancer Res. 60:2399-404;2000.
92. Susin SA, Lorenzo HK, Zamzami N, et al. Molecular characterization of mitochondrial apoptosis-inducing factor. Nature. 397:441-6;1999.
93. Telang N. Anti-proliferative and pro-apoptotic effects of rosemary and constituent terpenoids in a model for the HER-2-enriched molecular subtype of clinical breast cancer. Oncol Lett. Oct;16(4): 5489-5497;2018.
94. Wang W. Ursolic acid inhibits the growth of colon cancer-initiating cells by targeting STAT3. Anticancer Res. 33(10):4279-84;2013.
95. Wang J, Li Y, Wang X. Ursolic acid inhibits proliferation and induces apoptosis in human glioblastoma cell lines U251 bysuppressing TGF-β1/miR-21/PDCD4 pathway. Basic Clin Pharmacol Toxicol.111(2):106;2012.
96. Wang S, Meng X, Dong Y. Ursolic acid nanoparticles inhibit cervical cancer growth in vitro and in vivo via apoptosis induction. Int J Oncol. Apr;50(4):1330-1340, 2017.
97. Weng H, Tan ZJ. Ursolic acid induces cell cycle arrest and apoptosis of gallbladder carcinoma cells. Cancer Cell Int. 14(1):96;2014.
98. Woźniak Ł, Sylwia Skapska S, Marszałek K. Ursolic Acid -- A Pentacyclic Triterpenoid with a Wide Spectrum of Pharmacological Activities. Molecules. 20(11):20614-41;2015.
99. Wu HY, Chang CI, Lin BW, et al. Suppression of hepatitis B virus x protein-mediated tumorigenic effects by ursolic acid. J Agric Food Chem. 59(5):1713-22;2011.
100. Wu J, Zhao S, Tang Q, et al. Activation of SAPK/JNK mediated the inhibition and reciprocal interaction of DNA methyltransferase 1 and EZH2 by ursolic acid in human lung cancer cells. J Exp Clin Cancer Res. 34:99;2015.
101. Wu CC, Cheng CH, Lee YH, Chang IL. Ursolic Acid Triggers Apoptosis in Human Osteosarcoma Cells via Caspase Activation and the ERK1/2 MAPK Pathway. J Agric Food Chem. Jun 1;64(21): 4220-6, 2016.
102. Yang LJ, Tang Q, Wu J, et al. Inter-regulation of IGFBP1 and FOXO3a unveils novel mechanism in ursolic acid-inhibited growth of hepatocellular carcinoma cells. J Exp Clin Cancer Res. 35(1):59; 2016.
103. Yang L, Shi W, Wang X, et al. Effect of ursolic acid on proliferation of T lymphoma cell lines Hut-78 cells and its mechanism. Zhonghua Xue Ye Xue Za Zhi. 36(2):153-7;2015.
104. Yarosh DB, Both D, Brown D. Liposomal ursolic acid (merotaine) increases ceramides and collagen in human skin. Horm Res. 54:318-21;2000.
105. Yin R, Li T, Tian J, et al. Ursolic acid, a potential anticancer compound for breast cancer therapy. Crit Rev Food Sci Nutr. 58(4):568-74;2018.
106. Xiang F, Pan C, Kong Q, et al. Ursolic acid inhibits the proliferation of gastric cancer cells by targeting miR-133a. Oncol Res. 22(5-6):267-73;2014.
107. Zhang J, Wang W, Qian L, et al. Ursolic acid inhibits the proliferation of human ovarian cancer stem-like cells through epithelial-mesenchymal transition. Oncol Rep. 34(5):2375-84;2015.
108. Zhang X, Song X, Yin S, et al. p21 induction plays a dual role in anti-cancer activity of ursolic acid. Exp Biol Med (Maywood). 241(5):501-8;2016.
109. Zhang Y, Huang L, Shi H, et al. Ursolic acid enhances the therapeutic effects of oxaliplatin in colorectal cancer by inhibition of drug resistance. Cancer Sci. Jan;109(1):94-102;2018.
110. Zhang RX, Li Y, Tian DD, Liu Y. Int J Oncol. Ursolic acid inhibits proliferation and induces apoptosis by inactivating Wnt/beta-catenin signaling in human osteosarcoma cells. Int. J Oncol. Nov; 49(5):1973-1982, 2016.
111. Zhang Y, Huang L, Shi H, et al. Ursolic acid enhances the therapeutic effects of oxaliplatin in colorectal cancer by inhibition of drug resistance. Cancer Sci. Jan;109(1):94-102;2018.
112. Zhao J, Chen J, Liu T, et al. Anti-viral effects of urosolic acid on guinea pig cytomegalovirus in vitro. J Huazhong Univ Sci Technolog Med Sci. 32(6):883-7;2012.

CAPÍTULO 41

Ácido valproico de antiepiléptico a antineoplásico

Anti-EBV, HSV, Mycobacterium tuberculosis; inibe NRF2, potente agente redutor, e atenua seu efeito carcinocinético; inibe oncogene erbB2 (HER-2/neu); inibe a via Notch 1; suprime a glicólise ao reduzir o fator de transcrição E2F1 e reprimir Glicose-6-fosfato isomerase e Fosfoglicerato-quinase 1; atenua a função imunossupressora das células MDSC; suprime a autorrenovação das células-tronco; e é o inibidor padrão-ouro das histonas desacetilases classe I: induz acetilação da zona CpG com diminuição da função dos genes de sobrevivência celular – efeito epigenético

José de Felippe Junior

Ácido valproico é ácido graxo de molécula pequena usado há muito tempo no tratamento de diferentes doenças neurológicas como epilepsia, enxaqueca e doença bipolar. Recentemente descobriu-se que possui efeito epigenético por inibir as classes I e II das histonas desacetilases, sendo forte acetilador da zona CpG. Dessa forma, ele provoca efeito antiproliferativo no câncer inibindo o ciclo celular, aumentando a apoptose e promovendo a importante diferenciação celular. O ácido valproico possui também efeito inibitório sobre replicação de alguns vírus como o Epstein-Barr vírus implicado na carcinogênese humana.

O ácido valproico é potente inibidor das histona--desacetilases (HDI) e provoca o acúmulo de histonas acetiladas (radical acetila: $H_3C-C=O$) na zona CpG (citosina par guanina) dos genes. A acetilação das histonas aumenta a expressão de genes supressores de tumor aberrantemente silenciados e a consequência é a drástica diminuição da proliferação celular neoplásica e o aumento do grau de maturação celular (diferenciação) e da apoptose das células neoplásicas.

Um dos modos de administração é 500mg 2 vezes ao dia em ciclos de 28 dias, sendo a meta atingir nível sérico de 50-100mcg/ml em 4-5 dias. A dosagem é efetuada no sangue em torno de 2 horas após ingerir o medicamento. Preferimos administrar, 2 cps de 500mg ao deitar, diariamente, com controle na manhã do quinto dia. Se nível inferior a 50mcg/ml acrescentar 250mg. Se for maior que 100mcg/ml diminuir 250mg.

Devido aos efeitos colaterais inadmissíveis da maioria dos inibidores das HDACs, o ácido valproico é o único disponível para uso em clínica, entretanto como toda substância estranha ao organismo possui alguns efeitos colaterais. Os efeitos colaterais mais comuns são fadiga, erupção cutânea, neutropenia, trombocitopenia, sonolência e confusão mental (Bilen, 2015). Hepatotoxicidade é um dos problemas. O risco é maior em crianças abaixo de 6 anos, mas pode ocorrer em qualquer idade (Star, 2014). Existem casos isolados de pancreatite aguda. Entretanto, nos últimos 20 anos utilizando o divalproato de sódio na dosagem acima descrita, não observamos efeitos colaterais acima descritos.

O ácido valproico, também chamado de Propylpentanoic acid, 2Depakine, Depakene, 99-66-1 e Dipropylacetic acid, possui a fórmula $C_8H_{16}O_2$ com peso molecular de 144,2g/mol.

Em clínica podemos utilizar o divalproato de sódio ou valproate semisodium, Depakote, 76584-70-8, Epival e Depakote ER de fórmula $C_{16}H_{31}NaO_4$ de peso molecular 310g/mol.

A figura 41.1 mostra os efeitos diretos e indiretos do ácido valproico no câncer (Yuan, 2014). Os efeitos indiretos são por inibir as classes I e II das histonas desacetilases.

ONCOLOGIA MÉDICA – FISIOPATOGENIA E TRATAMENTO

Ácido valproico

Divalproato de sódio

Ácido valproico inibe NRF2 (*Nuclear factor erythroid2-related factor2*)

Mecanisticamente, a combinação TRAIL (*tumor necrosis factor-related apoptosis-inducing ligand*) com o ácido valproico aumenta a taxa apoptótica de células do carcinoma papilífero de tiroide resistentes ao TRAIL regulando para baixo o NRF2 e diminuindo seu acúmulo nuclear presumivelmente devido à expressão re-

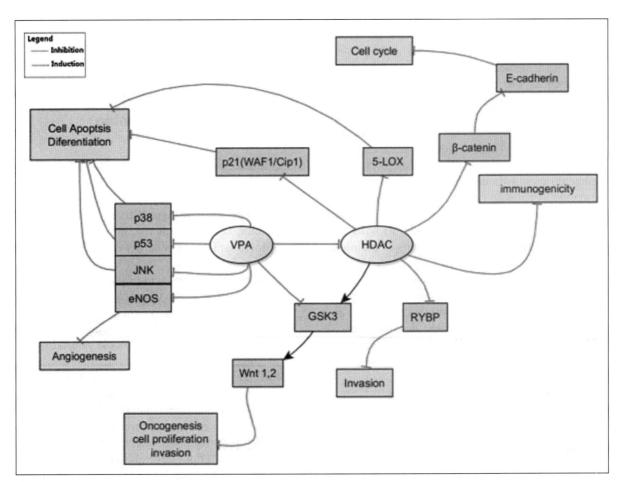

Figura 41.1 Efeitos diretos e indiretos do ácido valproico no câncer. Retirado de Yuan, 2014.

duzida de Notch1 (Cha, 2015). Ácido valproico suprime a ativação do NRF2 no carcinoma hepatocelular (Yu, 2017) e junto com a melatonina induz apoptose de células temodal resistentes ao inibir o NRF2 no glioblastoma (Pan, 2017). Ácido valproico diminui o conteúdo nuclear do NRF2.

Ácido valproico ativa PD-1/PD-L1 e inibe função das células *natural killer*

O ácido valproico inibe a atividade lítica das células NK contra células leucêmicas de maneira dependente da dose. O pré-tratamento usando ácido valproico reduz a secreção de IFNγ, impede a degranulação do CD107a e induz apoptose pela ativação da via PD-1/PD-L1. O ácido valproico regula negativamente a expressão do receptor ativador NKG2D (grupo natural-killer 2, membro D) (Shi, 2016). Entretanto, o ácido valproico atenua a função imunossupressora das importantes MDSC: células supressoras mieloide-derivadas (Xie-2018). Outros autores mostraram que o ácido valproico aumenta a função das células Natural-Killer, especialmente no câncer pulmonar.

No meu entender os inibidores das histonas desacetilases foram desenvolvidos como agentes anticâncer para uso em combinação com outras terapias anticâncer e não como monoterapia.

Independentemente do notável sucesso clínico do immune checkpoint blockade (ICB) contra a via PD-1/PD-L1, esta abordagem encontrou desvantagens na maioria dos pacientes devido à ativação de fatores imunossupressores tumorais, como células supressoras derivadas de mieloide (MDSCs). Os inibidores da histona desacetilase (HDAC) combatem a resistência do ICB atenuando a função imunossupressora de MDSCs e aumentando a expressão de PD-L1 nas células tumorais. Curiosamente, a combinação de VPA e anticorpo anti-PD-L1 ativa o eixo transcricional de IRF1/IRF8 em MDSCs levando ao bloqueio de sua função imunossupressora por regulação negativa da expressão de IL-10, IL-6 e ARG1 enquanto reativa CD8 + T - células para a produção de TNFα para aumentar ainda mais a imunidade antitumoral. Estas observações fornecem uma justificativa adicional para a terapia de combinação de VPA com anticorpo anti-PD-L1 em configurações pré-clínicas (Adeshakin, 2020).

Ácido valproico pode favorecer a proliferação de tumores humanos dependentes de estrogênio, via ER-alfa: Erro metodológico

O uso prolongado de ácido valproico inibe as histonas desacetilases, que por sua vez estão envolvidas na regulação da expressão do receptor de estrogênio alfa (ER-alfa) suprimindo a transcrição do gene. Como os estrogênios são conhecidos por aumentar a proliferação celular de tumores endometriais humanos, neste estudo investigou-se se o tratamento com VPA pode aumentar a resposta proliferativa de células de adenocarcinoma endometrial humano ao 17-beta-estradiol por meio da indução de ER-alfa. Os resultados mostram claramente que em concentrações de interesse clínico o VPA aumenta significativamente a atividade proliferativa exercida pelo 17-beta-estradiol na linha de células Ishikawa de adenocarcinoma endometrial. Além disso, nessas células o tratamento com VPA aumenta a expressão do gene ER-alfa. Efeitos semelhantes na proliferação celular também foram observados em uma linha celular de câncer de mama ER-alfa-positiva (MCF-7). Esses achados indicam que VPA pode favorecer a proliferação de tumores humanos dependentes de estrogênio (Graziani, 2003).

Entretanto, inúmeros trabalhos mostram que o ácido valproico é um excelente anticâncer de mama e endométrio. Desta forma, este estudo possui erro metodológico.

Ácido valproico e lítio em baixa dose ativam PGC-1alfa e aumentam a biogênese mitocondrial, aumentam a expressão da SIRT3 e CARM1 e protegem células NSC34 do estresse oxidativo – protegem neurônio motor (Wang, 2013).

Alvos moleculares do ácido valproico (VPA)

1. **Cuidado:** a teofilina e a aminofilina são ativadores das histonas desacetilases (HDACs) e diminuem o efeito do ácido valproico.
2. **Anti-Epstein-Barr vírus (EBV)**
   a) Inibe o ciclo lítico de reativação do EBV.
   b) Inibe a infecção por herpes vírus, EBV e HIV em oligodendrócitos.
   c) Gemcitabina mais ácido valproico torna o EBV mais suscetível ao valganciclovir.
   d) Os agentes acetiladores em geral, como os butiratos, ativam o ciclo lítico de reativação do EBV e pioram a infecção viral. Ácido valproico antagoniza tais efeitos.
3. **Anti-herpes simplex vírus**: inibe a proliferação viral e drasticamente diminui a transcrição e expressão das proteínas virais em cultura de oligodendrócitos.
4. VPA modula diferentes processos do metabolismo celular que podem levar a alterações na suscetibilidade de vários tipos de células à infecção pelo Vírus da Imunodeficiência Humana (HIV), Epstein-Barr (EBV), além de exercer efeito inibitório na replica-

ção de diferentes vírus envelopados como os HSVs em células cultivadas (Crespilho, 2016).

5. **Anti-*Mycobacterium tuberculosis***
VPA aumenta a eficácia das drogas de primeira linha contra a Mycobacterium tuberculosis intracelular (Rao, 2018) e diminui a sua sobrevida ao aumentar a produção de óxido nítrico dos macrófagos estimulados com IFN-gamma (Nieto-Patlán, 2019).

6. **Inibe *Plasmodium falcipurum* via inibição das HDACs.**

7. Inibe histonas desacetilases – efeito epigenético que reativa genes supressores de tumor.

8. **Várias neoplasias**
   a) Antioncogene **erbB2 (HER-2/neu)**.
   b) Inibe a via de sinalização Notch 1. Muitos tumores evoluem com ativação da via Notch. A inibição desta via de sinalização bloqueia o ciclo celular e diminui a proliferação, aumenta a apoptose e diminui a migração celular e as metástases (Brodie, 2014).
   c) Glicoesfingolípide GM3 é conhecido supressor da fosforilação do EGFR (*epidermal growth factor receptor*) e, portanto, inibe a proliferação celular. O ácido valproico é conhecido como super-regulador do gene que expressa a enzima GM3 sintase GM3 (ST3GAL5) (Kawashima, 2016).
   d) Inibe as histonas desacetilases classe I – efeito epigenético reativando genes supressores de tumor.
   e) Ácido valproico sensibiliza o efeito da metformina sobre as células do carcinoma renal regulando para cima a acetilação das histonas e revertendo a transição epitélio-mesenquimal (Wei, 2018).
   f) Para evitar a parada do ciclo celular ou apoptose, as células cancerígenas em rápida proliferação precisam promover o reparo do DNA *double strand break* (DSB) para corrigir os DSBs induzidos pelo estresse de replicação. Portanto, o desenvolvimento de medicamentos que bloqueiam as principais vias de reparo do DSB da recombinação homóloga (HR) e da junção final não homóloga (NHEJ)-2 detém um grande potencial para a terapia do câncer. Os inibidores de histona desacetilase diminuem o NHEJ tanto pela acetilação dos fatores de reparo quanto pela captura de PARP1 nas quebras de fita dupla do DNA na cromatina (Robert, 2016).

9. **Sistema imunológico**
   a) Ácido valproico inibe a função das células *natural killer* (Shi, 2016), Alguns autores não concordam.
   b) O ácido valproico atenua a função imunossupressora das células supressoras mieloide-derivadas – MDSC (Xie, 2018).

10. **Gliomas**
    a) Aumenta a diferenciação dos oligodendrogliomas.
    b) Ácido valproico no glioma de alto grau reduz a queda de cabelo e aumenta a sobrevida de pacientes tratados com temozolomida e radioterapia. O estudo envolveu 112 pacientes e a sobrevida sem o medicamento foi de 20,3 meses e com o ácido valproico, 42,2 meses (Watanabe, 2017).
    c) Ácido valproico inibe o crescimento do glioblastoma multiforme humano linhagens U87, GBM8401 e DBTRG-05MG GBM via diminuição da expressão da paraoxonase 2. Com 5-20 mM houve parada do ciclo celular em G2/M e aumento de radicais livres de oxigênio. Aconteceu diminuição das proteínas de estresse paraoxonase 2 (PON2), ciclina B1, cdc2 e Bcl-xL com aumento do Bim (Bcl-2-like proteína 11) p27 e p21 (Tseng, 2017).
    d) Ácido valproico sensibiliza células do glioma humano à autofagia induzida pelo gefitinibe (Chang, 2015).
    e) Aumenta a eficácia da radioterapia protegendo os neurônios do hipocampo e sensibilizando as células do glioblastoma maligno em modelo ortotópico intracraniano (Thotala, 2015).
    f) Induz a expressão do p21 e da topoisomerase-II e de modo sinérgico aumenta a citotoxicidade do etoposide em células U87, LN18 e U251 do glioblastoma humano (Das, 2007).
    g) Promove radiossensibilização em células-tronco MgSCs e MgACs do meningeoma (Chiou, 2015).
    h) Fase II: radioterapia, temozolomida e ácido valproico em pacientes com glioblastoma multiforme. Houve boa tolerabilidade e indícios de melhora da sobrevida (Krause, 2015).
    i) O ácido valproico aumentou a sobrevivência de pacientes com GBM em meta-análise de revisão sistemática envolvendo 1.634 pacientes, HR = 0,56; 95%IC = 0,44-0,71 (Yuan, 2014).
    j) Ácido valproico regula para cima a expressão do receptor MT1 da melatonina em células C6 do glioma de rato (Jawed, 2007).
    k) Ácido valproico junto com a melatonina induz apoptose de células do glioblastoma U251 temodal resistentes ao inibir o NRF2 (Pan, 2017).
    l) A adição de VPA à radioterapia/temozolamida concomitante em pacientes com GBM recém diagnosticado foi bem tolerada com pouca toxicidade tardia. Além disso, o VPA pode resultar em melhores resultados em comparação com dados históricos (Krauze, 2018).
    m) O ácido valproico inibe a proliferação e reduz a invasão das células-tronco do glioma através da ativação da sinalização Wnt/beta catenina (Riva, 2018).

n) Sete estudos de coorte retrospectivos atenderam aos critérios de seleção que descrevem 2181 diagnósticos primários de GBM, com 534 (24%) recebendo VPA em seu tratamento. No geral, o VPA mostrou conferir uma vantagem de sobrevida global (OS) estatisticamente significativa (HR, 0,71; IC 95%, 0,56-0,91; p < 0,01) em comparação ao grupo controle em até 2,4 meses (IC 95%, 1,51-3,21; p < 0,01). No entanto, após a meta-regressão, essa vantagem de sobrevivência, inferida pelas FCs, tendeu a nula em estudos mais recentes (inclinação 1,15; p = 0,02) ou em estudos com participantes mais velhos (inclinação 1,13; p = 0,02). Resultado semelhante foi observado com diferenças médias. Com base na literatura até a presente data, o VPA foi significativamente associado a uma melhor OS em pacientes com GBM em 2,4 meses, quando gerenciado pelo padrão atual de atendimento. No entanto, esse efeito foi particularmente enfatizado em estudos mais antigos ou realizados em participantes mais jovens, indicando a necessidade de cautela ao assumir a generalização do efeito combinado (Lu, 2018).

o) Nova perspectiva sobre a ação do VPA nas células do meduloblastoma, aumentando a possibilidade de que o VPA possa atuar em diferentes padrões. De acordo com o contexto genético da célula de meduloblastoma, o VPA pode estimular a parada do ciclo celular e apoptose ou induzir resistência ao tratamento via ativação das vias de sinalização (Mascaro-Cordero, 2018).

11. **Neuroblastoma**

a) O ácido valproico (VPA) suprime o efeito Warburg e a progressão do tumor no neuroblastoma. O VPA inibe a glicólise aeróbica em células do neuroblastoma diminuindo a captação de glicose e reduzindo a produção de lactato e ATP. Mecanicamente, o VPA suprime a glicólise aeróbica através da redução dos níveis do fator de transcrição E2F1 resultando na expressão reprimida dos genes glicolíticos, glicose-6-fosfato isomerase (GPI) e fosfoglicerato-quinase 1 (PGK1). As experiências de resgate mostram que o VPA inibe a glicólise aeróbica e a progressão tumoral através da regulação negativa de E2F1. Esses resultados demonstram que o VPA suprime o efeito Warburg e a progressão do tumor, indicando uma nova estratégia terapêutica para o neuroblastoma (Fang, 2018).

b) Dímero c-Jun/Fra-1 é crítico para a proliferação do neuroblastoma e os inibidores da HDAC são eficazes supressores de dois oncogenes MKK7 e o Raf-1 por diminuir a sua transcrição.

c) Ácido valproico possui os mesmos efeitos em condições de hipóxia. Foram usadas 4 linhagens de células do neuroblastoma uma delas resistente a cisplatina. A hipóxia induz resistência aos agentes quimioterápicos e o ácido valproico inibe esta resistência e torna as células novamente sensíveis aos quimioterápicos, por exemplo, à cisplatina. A via apoptótica deste inibidor de HDACs se faz via intrínseca (mitocondrial) sob condições de normóxia e hipóxia (Cipro, 2012).

12. **Tumor neuroendócrino**

a) Em 5 de 7 pacientes ativou Notch1, via acetilação da zona CpG, e induziu diminuição dos marcadores do tumor neuroendócrino. Em um deles houve aumento de 40 vezes no Notch1. A dose foi de 500mg, 2 vezes ao dia e atingiu nível sérico de 50-100 microgramas/ml (Mohammed, 2011).

b) Efeito apoptótico extrínseco e intrínseco de modo dose dependente em linhagens intestinais e pancreáticas. Ocorre ativação do TGFBeta-1, FOXO3 e p53 ao lado da inibição da sinalização MYC.

c) Aumenta concentração do Notch1 e diminui marcadores e secreção hormonal nas linhagens BON e H727, *in vitro*.

d) Ácido valproico ativa a via de sinalização Notch1 e regula o fenótipo neuroendócrino em células do câncer carcinoide. Acontece inibição do crescimento de modo dose-dependente, degradação da ciclina D1 e aumento da ciclina-dependente quinase p21 e p27 com parada do ciclo celular em G1. Cromogranina-A marcador deste tumor diminui também de modo dose-dependente (Greenblatt, 2007).

e) No camundongo diminui o volume do tumor implantado com a linhagem BON e H727.

13. **Câncer de cabeça e pescoço**

a) Em longo uso do ácido valproico em veteranos dos Estados Unidos da América que receberam o ácido valproico por 6 anos houve redução do risco de câncer de cabeça e pescoço relacionados ao cigarro (HR = 0,66; 95%IC = 0,48-0,92). Não houve diferenças significantes com outros tipos de câncer: pulmão (HR = 1,00; 95%IC = 0,84-1,19), bexiga urinária (HR = 0,86; 95%IC = 0,64-1,15), cólon (HR = 0,95; 95%IC = 0,74-1,22) e próstata (HR = 0,96; 95%IC = 0,88-1,12). Não houve menção sobre os efeitos colaterais (Kang, 2014).

b) Em duas linhagens do câncer de glândula salivar, HSY e HSG, o ácido valproico inibiu a proliferação de modo dose dependente in vitro. Aconteceu parada do ciclo celular em G1 de modo dose e tempo-dependente e marcante super-regulação da expressão do mRNA do p21 e p27 de modo

tempo-dependente. No modelo murino xenotransplantado houve marcante inibição do crescimento da glândula tumoral (Nagai, 2014).
c) Suprime a auto renovação e proliferação das células-tronco em células do câncer de cabeça e pescoço verificado pela diminuição dos marcadores Oct4, Sox2 e CD44 (Lee, 2015).
d) Ácido valproico potencia os efeitos citotóxicos da cisplatina em células do câncer de cabeça e pescoço (Lee, 2015).
e) Provoca potente inibição da proliferação de 5 linhagens de células do câncer de cabeça e pescoço por induzir diferenciação celular terminal e senescência. Acontece regulação para cima do p21 e o aumento da expressão de marcadores da diferenciação terminal e senescência celular (Gan, 2012). Concluímos afirmando que o ácido valproico deve ser usado em clínica.

14. **Câncer de pulmão de células não pequenas**
a) Ácido valproico induz a expressão do antígeno MICA em células do câncer pulmonar, A549, SP-CA-1, NCIH446 e aumenta a eficácia das células *natural killer*.
b) Ácido valproico e outros agentes aceitadores induzem o gene da E-caderina no câncer de pulmão e suprimem a proliferação mitótica.
c) Ácido valproico induz a diminuição da expressão do gene H19 promovendo apoptose em células A549 do câncer pulmonar humano. Acontece aumento da expressão do p53 (Hao, 2017).

15. **Câncer de pequenas células do pulmão** – *oat cell carcinoma*
a) Ácido valproico induz a via de sinalização Notch1 em câncer de pequenas células do pulmão e diminui a proliferação e a concentração de cromogranina-A.
b) Verificou-se que o ácido valproico (VPA) como inibidor de HDAC suprime o crescimento de células e o ciclo celular na fase G1 do câncer de pulmão de pequenas células (SCLC) e observou-se a diminuição do HDAC4 e aumento da acetilação da histona H4 (AcH4), enquanto ativa a sinalização de Notch com aumento do Notch1, gene alvo de Notch HES1 e p21. Enquanto isso, o VPA estimulou muito a expressão do receptor de somatostatina tipo II (SSTR2), que geralmente está super expressa em muitas células cancerígenas e é usada como alvo para o desenvolvimento de drogas anticâncer, fornecendo uma terapia combinada com o VPA e as citotoxinas direcionadas ao SSTR2. Assim, o VPA foi investigado em combinação com o conjugado de citotoxinas direcionadas para SSTR2, captotecina-somatostatina (CPT-SST) e o conjugado colchicina-somatostatina (COL-SST). Os ensaios mostraram que esses tratamentos combinados levaram a maior supressão em comparação com cada um sozinho. Em conclusão, o VPA suprimiu o crescimento de células SCLC e aumentou a expressão de SSTR2. Estes dados fornecem nova oportunidade clínica para terapia anticâncer usando a estratégia de combinação do regulador de sinalização Notch e citotoxinas direcionadas a SSTR2 em tratamentos com SCLC (Sun, 2018).

16. **Câncer de mama**
a) Inibe a proliferação do câncer de mama em 4 linhagens diferentes que expressam o receptor HER2 provocando parada do ciclo celular e apoptose por acetilação do Hsp70. A inibição do crescimento foi dose e tempo-dependente. A linhagem SKBR3 apresentou o maior grau de inibição. Nesta linhagem o ácido valproico super-regulou precocemente a expressão do p21 WAF1 e da caspase-3. Também aumentou marcantemente a acetilação da proteína Hsp70, mas não da Hsp90.
b) Ácido valproico diminui a viabilidade das células MCF-7, via redução da atividade da telomerase e aumento da razão Bax/bcl-2 (Vafaiyan, 2015).
c) É antiproliferativo seletivo em células do câncer de mama estrógeno-sensíveis e estrógeno-insensíveis. Acontece indução da expressão do p21 e impedimento do ciclo celular e apoptose via regulação para baixo da expressão do Bcl-2 e para cima do Bak (Fortunati, 2008).
d) Ácido valproico aumenta a expressão do receptor MT1 da melatonina em células MCF-7 do câncer de mama. Melatonina e ácido valproico possuem efeitos sinérgicos provocando forte efeito antiproliferativo nesta linhagem celular (Jawed, 2007).
e) Ácido valproico combinado com nicotinamida aumenta em quase duas vezes a apoptose e o efeito antiproliferativo em células MCF-7 do câncer de mama ER-positivo. Acontece regulação para cima do p16 e p21 (Jafary, 2014).
f) Suprime o crescimento, induz apoptose e para o ciclo celular em G1 de modo tempo e dose dependente. Acontece aumento da atividade das caspases-3 e 9, mas não da caspase-8; p21 está regulado para cima e a ciclina D1 regulada para baixo ambos ao nível de mRNA e proteínas. As ciclina E e A não se alteram (Ma, 2017).
g) Ácido valproico induz apoptose em células-tronco do câncer de mama MCF-7 (Aztopal, 2018).
h) Ácido valproico aumenta a expressão do receptor MT1 da melatonina no câncer de mama

MCF-7. Possivelmente também ocorra esse efeito em outros tipos de tumores (Jawed, 2007). MT1 é carcinostático.

17. **Câncer de mama triplo negativo**
    a) Inibidores da HDAC podem reprogramar células do câncer de mama triplo negativo em células-tronco quiescentes.
    b) Em 887 pacientes a massa tumoral e células-tronco do câncer de mama triplo negativo foram suscetíveis à inibição do conjunto: Wnt, HDAC e ER-1 (*estrogen receptor 1*) (McGarry, 2016). HDAC foi inibido pelo ácido valproico.
    c) Inibe a migração de células MDA-MB-231 especificamente inibindo a HDAC2 e regulando para baixo a survivina (Zhang, 2012).
    d) Induz ER-α e FoxA1 (*forkhead box A1*) e confere a células MDA-MB 231 um fenótipo estrógeno-sensível restaurando a sensibilidade à terapia anti-estrógenos (Fortunati, 2010).
    e) Inibe a migração e invasão de células MDA-MB-231 regulando para cima a expressão do gene supressor de metástases NM23H1 (Li, 2012).
    f) Células cancerosas diferenciadas podem se desdiferenciarem em células-tronco cancerosas. O ácido valproico promove autorrenovação e expansão de células-tronco hematopoiéticas e facilita a geração de células-tronco pluripotentes. O ácido valproico pode promover a desdiferenciação de células cancerosas em células-tronco cancerosas bem mais resistentes ao tratamento. Utilizou-se linhagem de células altamente agressivas, SUM159 e MDA-231 (Debeb, 2012).
    g) Os inibidores de histona desacetilase sensibilizam as células de câncer de mama MDA-MB-468 resistentes ao 5-fluorouracil ao (Minegaki, 2018).
    h) A co-inibição de mTORC1, HDAC e ESR1alpha retarda o crescimento de altos níveis triplicados de genes mTORC1 e HDAC em comparação com amostras de câncer de mama luminal. Além disso, a co-inibição de mTORC1 e HDAC com rapamicina e ácido valpróico, mas não isoladamente, promove reprodutivelmente a expressão de ESR1 em células TNBC. Em combinação com tamoxifeno (inibindo ESR1), foram inibidas tanto a fosforilação de S6RP quanto a regulação positiva de 4E-BP1 induzida por rapamicina em células de câncer mama triplo negativo (TNBC). Os autores mostraram ainda que as células-tronco do câncer fracionadas (CSCs) expressavam níveis mais altos de mTORC1 e HDAC do que os não-CSCs. Como resultado, a co-inibição de mTORC1, HDAC e ESR1 foi capaz de reduzir as subpopulações de CSC e de conversão de CSC não-CSC fracionado em CSCs em células TNBC. Essas observações foram parcialmente recapituladas com os fragmentos de tumor cultivados de pacientes com TNBC. Além disso, a administração concomitante de rapamicina, ácido valpróico e tamoxifeno retardou o crescimento do tumor e reduziu os CSCs altos de CD44//CD24low/- em um modelo de xenoenxerto de TNBC humano e prejudicou a tumorigênese após transplante secundário. Como os medicamentos testados são comumente usados na clínica, este estudo fornece uma nova estratégia terapêutica e uma forte justificativa para a avaliação clínica dessas combinações para o tratamento de pacientes com TNBC (Sulaiman, 2018).

18. **Câncer de próstata**
    a) Diminui o risco de câncer de próstata. A carbamazepina possui o mesmo efeito.
    b) Inibe a invasão do câncer de próstata PC3 aumentando a proteína NDRG1 (*N-myc Downstream Regulated Gene-1*) do gene supressor de metástases de mesmo nome.
    c) A combinação de metformina e ácido valproico induz apoptose sinérgica na presença do p53 e andrógeno no câncer de próstata (Tran, 2017).
    d) Ácido valproico significativamente suprime a invasividade de células PC3 e DU145 do câncer de próstata de modo dose-dependente, inibe a proteína AKT e regula para baixo a expressão do SMAD4 de modo dose-dependente (Jiang, 2014).
    e) Ácido valproico inibe a proliferação de células neoplásicas do câncer de próstata murino re-expressando a ciclina D2 (Witt, 2013).
    f) Inibe a migração de células do câncer de próstata regulando para cima a expressão da E-caderina (Zhang, 2011).
    g) Provoca parada do ciclo celular em células PCa do câncer de próstata in vitro e in vivo. Acontece aumento da expressão do p21 e p27 e diminuição da expressão da ciclina D1. Nos modelos xenotransplantados com a linhagem humana LNCaP aumentou a expressão da citoqueratina 18 e reduziu o receptor AR (*androgen receptor*). *In vitro* observou-se diminuição da proliferação e *in vivo* aumento da apoptose o que diminuiu o volume tumoral. Observou-se também efeito antiangiogênico (Sidana, 2012).

19. **Câncer colorretal**
    a) Inibe o ciclo celular, aumenta apoptose e fomenta a diferenciação celular.
    b) Inibidores das HDACs possuem atividade antiproliferativa por parada do ciclo celular, diferenciação e apoptose em células do câncer colorre-

tal. **Cuidado**: verificou-se que o ácido valproico promove regulação para cima do Snail e pode provocar proliferação celular via EMT (transição epitélio-mesenquimal) em células HCT-116 e SW480 (Feng, 2015).
c) Ácido valproico torna o p53 mutante funcionante novamente em células do câncer de cólon portadoras do p53 mutante (Mahadevan, 2018).

20. **Hepatoma**
a) Induz parada do ciclo celular no carcinoma hepatocelular suprimindo a sinalização Notch via supressão do Noth1 e seu gene alvo HES1, com aumento dos supressores tumorais p21 e p63.
b) Inibe o crescimento de células HuH7 do câncer hepatocelular *in vitro* e *in vivo*. A supressão do crescimento é dose-dependente com degradação do DNA e aumento da atividade da caspase-3. No modelo xenotransplantado observou-se significante redução do crescimento tumoral junto com a regulação para baixo dos níveis do mRNA do Notch-1 (Machado, 2011).
c) Aspirina e ácido valproico possuem efeito sinérgico em células HepG2 e SMMC-7721 do carcinoma hepatocelular e no modelo xenotransplantado diminui o volume e peso dos tumores (Li, 2013).
d) O VPA inibiu significativamente o crescimento celular e induziu a apoptose em células PLC/PRF5 de carcinoma hepatocelular (Sanei, 2018).
e) Ácido valproico sensibiliza as células do carcinoma hepatocelular à fóton terapia suprimindo a ativação do NRF2 (Yu, 2017).

21. **Câncer de pâncreas**
a) Ácido valproico fosforilado inibe o crescimento de células do câncer de pâncreas do camundongo via STA3 (Mackenzie, 2013).
b) Sensibiliza a indução de citotoxicidade pela gemcitabina em células do câncer de pâncreas resistentes a essa droga possivelmente via inibição da proteína reparadora do DNA, Gama-H2AX (Wang, 2015).

22. **Câncer de ovário**
a) Seletivamente o ácido valproico diminui a expressão da HDAC7 e HDAC2 em células OVCAR-3 do câncer de ovário e deve ser considerado possível droga adjuvante no câncer de ovário (Kwiecinka, 2014).
b) Em células SKOV3 do câncer de ovário provoca inibição da proliferação, aumento da apoptose e redução da angiogênese e metástases *in vitro* e *in vivo*. *In vitro* a proliferação é inibida de modo dose e tempo dependente, as células na fase S diminuem e as da fase G1 aumentam. A expressão da E-caderina esta aumentada, enquanto a expressão do VEGF (*vascular endothelial growth fator*) e da MMP-9 (*matrix metalloproteinase-9*) estão diminuídas, *in vitro* e *in vivo* (Shan, 2012).
c) Ácido valproico aumenta a sensibilidade da cisplatina em promover apoptose via regulação para baixo do RNA não codificado H19 em células A2780 do câncer de ovário (Sajadpoor, 2018).

23. **Câncer de endométrio**
a) VPA é antiproliferativo, induz parada do ciclo celular e induz apoptose no câncer de endométrio e ovariano (Takai, 2007).
b) Os inibidores da histona desacetilase possuem atividade drástica contra o crescimento do câncer endometrial (Takai, 2004).
c) VPA aumenta o efeito estimulante dos estrógenos na proliferação do câncer endometrial (Graziani, 2003). Erro metodológico?
d) A combinação de inibidores das DNA-metiltranferases com inibidores das histonas desacetilases suprimem o crescimento do câncer endometrial regulando para cima a E-caderina e regulando para baixo o Bcl-2 (Yi, 2012).
e) VPA bloqueia a indesejável ação pró-proliferativa do tamoxifeno nas células endometriais uterinas. In vitro o VPA e outros inibidores de HDAC têm o potencial de aumentar a terapia hormonal para o câncer de mama ER alfa-positivo e, simultaneamente, reverter os efeitos adversos dos antiestrogênios no útero (Hodges, 2007).

24. **Sarcoma endometrial**
VPA inibe histona desacetilase aumenta a diferenciação e diminui a proliferação de células do sarcoma endometrial (Hrzenjak, 2006).

25. **Câncer cervical uterino**
a) Inibe potencial angiogênico das células do câncer cervical via HIF-1 alfa e VEGF. Ácido valproico diminui a ativação da via PI3K/Akt e Erk1/2 em linhagem SiHa e HeLa de modo tempo dependente (Zhao, 2016).
b) Inibe o crescimento de células HeLa do câncer cervical via caspases provocando apoptose. A inibição do crescimento é tempo e dose dependente, a parada do ciclo celular é na fase G2/M, a apoptose é acompanhada pela clivagem do PARP, ativação das caspases-3, 8 e 9 e a perda do potencial de membrana mitocondrial. Ocorre aumento das espécies reativas de oxigênio e diminuição dos níveis de GSH, entretanto a inibição das ERTOS não interfere na morte celular (Han, 2013).

26. **Câncer de bexiga urinária**
Ácido valproico diminui a proliferação de células UMUC3 e T24 do câncer urotelial e induz a expressão da trombospondina-1, um inibidor natural da angiogênese (Byler, 2012).

27. **Câncer de tiroide**
   a) Combinação do TRAIL (*tumor necrosis factor-related apoptosis-inducing ligand*) com ácido valproico diminui o Nrf2 (*antioxidante transcription factor*) e induz apoptose em células do câncer de tiroide resistentes ao TRAIL via supressão do Bcl-xL.
   b) Ácido valproico inibe a via c-Met (*tyrosine kinase receptors*) no câncer papilífero de tiroide linhagem SW1736, WRO e diminui a proliferação (Fu, 2017).
   c) Aumenta a sensibilidade da doxorrubicina em células anaplásticas do câncer de tiroide (Catalano, 2006).
   d) Regula para baixo a atividade do NF-kappaB p50 e IRAK-1 (*interleukin-1 receptor-associated kinase-1*) em linhagem BHT-101 do carcinoma progressivo de tiroide (Schwertheim, 2014).
   e) Induz apoptose em células metastáticas ARO e WRO do câncer de tiroide e autofagia do tecido peritumoral e, portanto, prejudicial. Acontece inibição da ciclina D1 e clivagem da caspase-3. Diminui os níveis do ERK fosforilado, da AKT fosforilada e do p70S6K/pS6. Provoca estresse metabólico, ativação da AMPK (*AMP – activated protein kinase*) e aumento do fluxo autofágico. A cloroquina, inibidora da autofagia aumenta a citotoxicidade do ácido valproico. Desta forma, quando empregamos o ácido valproico devemos sempre acrescentar a cloroquina (Xu, 2015).
28. **Linfoma de Hodgkin**. Nada encontrado.
29. **Linfoma não Hodgkin**
   a) Inibe a iniciação do ciclo lítico do EBV no linfoma de células B infectadas.
   b) Inibe a proliferação do EBV em células Natural Killer infectadas por duas linhagens, KAI3 e NKED, de modo dose e tempo dependente. Ocorre parada do ciclo celular em G1 associada ao aumento da expressão do p21(WAF1), p27 (Kip1) e ciclina E com diminuição da expressão da ciclina D2, CDK4 e do c-myc. Ativação da caspase-3, 8 e clivagem do PARP: apoptose.
   c) Atividade antitumoral sobre o linfoma de células T e células *natural killer* associado ao EBV.
   d) Aumenta a eficácia da quimioterapia nos tumores EBV-positivos aumentando a expressão do gene lítico viral.
   e) Diminui a expressão do c-Flip e dispara apoptose em células do linfoma T inibindo NF-kappaB e interrompendo a interação do p50 com o promotor Flip.
30. **Leucemia**
   Leucemia linfocítica crônica: ácido valproico ativa o receptor da morte c-Flip e potencia o efeito apoptótico do TRAIL.

31. **Mieloma múltiplo**
   O ácido A-valpróico ativa a autofagia em várias linhas celulares de mieloma RPMI8226 e U266 (Zhang, 2016).
32. **Melanoma**
   a) Ácido valproico diminui a proliferação e aumenta a apoptose em células G-361 do melanoma humano (Chodurek, 2014).
   b) Aumenta a citotoxicidade da cisplatina em células do melanoma A375 (melanótico) e C32 (amelanótico) de modo dose dependente. Usado isoladamente o ácido valproico inibe significantemente o crescimento de ambas as linhagens em concentrações de 3 e 10mM. A cisplatina provoca os mesmos efeitos com 0,3mM. Conseguem-se os mesmos efeitos com a combinação de apenas 1mM de ácido valproico e 0,1mM de cisplatina (Chodurek, 2012).
   c) Induz apoptose regulando para cima o p16INK4A e sensibilizando as células M14 do melanoma humano à quimioterapia. Acontece parada do ciclo celular em G1 e apoptose associadas a regulação para cima do p16, p21 e ciclina-D1 relacionada a hipofosforilação e, portanto, inativação da pRb (proteína retinoblastoma) (Valentini, 2007).
33. **Osteossarcoma**
   A combinação do ácido valproico com a cafeína e eficaz antimetastático em linhagem 143B-RFP do osteossarcoma humano implantado no camundongo. Diminuiu de 10 para 3 o número de metástases pulmonares. Quando isoladas não surtiram efeito (Igarashi, 2017).
34. **Carcinoma renal**
   a) O ácido valproico sensibiliza as células de carcinoma de células renais humanas resistentes à metformina, regulando positivamente a acetilação de H3 e a reversão de EMT (Wei, 2).
   b) Ácido valproico inibe EMT (epithelial-mesenchymal transition) no carcinoma renal ao diminuir a expressão do SMAD4 o que suprime a invasão e as metástases (Mao, 2017).
   c) Ácido valproico regula para cima a expressão do lignate NKG2De aumenta a susceptibilidade do carcinoma renal humano à citotoxicidade pelas células Natiural killer (Yang, 2013).
   d) A combinação do ácido valproico com a metformina de modo sinérgico induz parada do ciclo celular e apoptose no carcinoma renal de células claras (Zhang, 2015).
35. **Metabolismo**
   Pode ser útil na caquexia neoplásica via inibição da expressão do *C/EBPβ-regulated Atrogin 1*.

Conclusão

O ácido valproico é arma importante no controle da proliferação celular, agindo em processo precoce da carcinogênese – epigenética. Entretanto, sempre deve ser usado juntamente com outros antineoplásicos e sempre em conjunto com os inibidores das DNA-metiltransferases, nunca sozinho.

Quem mesmo disse que uma andorinha sozinha não faz verão?

Referências

1. Abstracts and papers in full on site: www.medicinabiomolecular.com.br
2. Adeshakin AO, Yan D, Zhang M, et al. Blockade of myeloid-derived suppressor cell function by valproic acid enhanced anti-PD-L1 tumor immunotherapy. Biochem Biophys Res Commun. Feb 12;522(3):604-611;2020.
3. Aztopal N, Erkisa M, Erturk E, et al. Valproic acid, a histone deacetylase inhibitor, induces apoptosis in breast cancer stem cells. Chem Biol Interact. Jan 25;280:51-58;2018.
4. Bilen MA, Fu S, Falchook GS, et al. Phase I trial of valproic acid and lenalidomide in patients with advanced cancer. Cancer Chemother Pharmacol. 75(4):869-74;2015.
5. Brodie SA, Brandes JC. Could valproic acid be an effective anticancer agent? The evidence so far. Expert Rev Anticancer Ther. 14(10):1097-100;2014.
6. Byler TK, Leocadio D, Shapiro O, et al. Valproic acid decreases urothelial cancer cell proliferation and induces thrombospondin-1 expression. BMC Urol. 12:21;2012.
7. Catalano MG, Fortunati N, Pugliese M, et al. Valproic acid, a histone deacetylase inhibitor, enhances sensitivity to doxorubicin in anaplastic thyroid cancer cells. J Endocrinol. 191:465-72;2006.
8. Cipro Š, Hřebačková J, Hrabĕta J, et al. Valproic acid overcomes hypoxia-induced resistance to apoptosis. Oncol Rep. 27(4):1219-26;2012.
9. Cha H. Y., Lee B. S., Chang J. W., et al. Downregulation of Nrf2 by the combination of TRAIL and valproic acid induces apoptotic cell death of TRAIL-resistant papillary thyroid cancer cells via suppression of Bcl-xL. Cancer Letters. 372(1):65–74;2016.
10. Chiou HY, Lai WK, Huang LC, et al. Valproic acid promotes radiosensitization in meningioma stem-like cells. Oncotarget. 6(12):9959-69;2015.
11. Chang CY, Li JR, Wu CC, et al. Valproic acid sensitizes human glioma cells to gefitinib-induced autophagy. IUBMB Life. 67(11):869-79;2015.
12. Chodurek E, Orchel A, Gruchlik A, et al. Valproic acid enhances cisplatin cytotoxicity in melanoma cells. Acta Pol Pharm. 69(6):1298-302;2012.
13. Chodurek E, Kulczycka A, Orchel A, et al. Effect of valproic acid on the proliferation and apoptosis of the human melanoma G-361 cell line. Acta Pol Pharm. 71(6):917-21;2014.
14. Crespillo AJ, Praena B, Bello-Morales R, et al. Inhibition of herpes virus infection in oligodendrocyte cultured cells by valproic acid. Virus Res. Mar 2;214:71-9;2016.
15. Das CM, Aguilera D, Vasquez H, et al. Valproic acid induces p21 and topoisomerase-II (alpha/beta) expression and synergistically enhances etoposide cytotoxicity in human glioblastoma cell lines. J Neurooncol. 85:159-70;2007.
16. Feng J, Cen J, Li J, et al. Histone deacetylase inhibitor valproic acid (VPA) promotes the epithelial mesenchymal transition of colorectal cancer cells via up regulation of Snail. Cell Adh Migr. 9(6):495-501;2015.
17. Debeb BG, Lacerda L, Xu W, et al. Histone deacetylase inhibitors stimulate dedifferentiation of human breast cancer cells through WNT/β-catenin signaling. Stem Cells. 30(11):2366-77;2012.
18. Fang E, Wang J, Hong M, et al. Valproic acid suppresses Warburg effect and tumor progression in neuroblastoma. Biochem Biophys Res Commun. Nov 20;2018.
19. Fortunati N, Bertino S, Costantino L, et al. Valproic acid is a selective antiproliferative agent in estrogen-sensitive breast cancer cells. Cancer Lett. 8;259(2):156-64;2008.
20. Fortunati N, Bertino S, Costantino L, et al. Valproic acid restores ER alpha and antiestrogen sensitivity to ER alpha-negative breast cancer cells. Mol Cell Endocrinol. 15;314(1):17-22;2010.
21. Fu YT, Zheng HB, Zhou L, et al.Valproic acid, targets papillary thyroid cancer through inhibition of c-Met signalling pathway. Am J Transl Res. 9(6):3138-47;2017 eCollection.
22. Gan CP, Hamid S, Hor SY, et al. Valproic acid: growth inhibition of head and neck cancer by induction of terminal differentiation and senescence. Head Neck. 34(3):344-53;2012.
23. Graziani G, Tentori L, Portarena I, Vergati M. Valproic acid increases the stimulatory effect of estrogens on proliferation of human endometrial adenocarcinoma cells. Endocrinology. Jul;144(7):2822-8;2003.
24. Greenblatt DY, Vaccaro AM, Jaskula-Sztul R, et al. Valproic acid activates notch-1 signaling and regulates the neuroendocrine phenotype in carcinoid cancer cells. Oncologist. 12(8):942-51;2007.
25. Han BR, You BR, Park WH. Valproic acid inhibits the growth of HeLa cervical cancer cells via caspase-dependent apoptosis. Oncol Rep. 30(6):2999-3005;2013.
26. Hao Y, Wang G, Lin C, et al. Valproic acid induces decreased expression of H19 promoting cell apoptosis in A549 cells. DNA Cell Biol. 36(6):428-35;2017.
27. Hodges-Gallagher L, Valentine CD, Bader SE, Kushner PJ. Inhibition of histone deacetylase enhances the anti-proliferative action of antiestrogens on breast cancer cells and blocks tamoxifen-induced proliferation of uterine cells. Breast Cancer Res Treat. Nov;105(3):297-309;2007.
28. Hrzenjak A, Moinfar F, Kremser ML, et al. Valproate inhibition of histone deacetylase 2 affects differentiation and decreases proliferation of endometrial stromal sarcoma cells. Mol Cancer Ther. Sep;5(9):2203-10;2006.
29. Igarashi K, Kawaguchi K, Kiyuna T, et al. Antimetastatic efficacy of the combination of caffeine and valproic acid on an orthotopic human osteosarcoma cell line model in nude mice. Anticancer Res. 37(3):1005-11;2017.
30. Jafary H, Ahmadian S, Soleimani M. The enhanced apoptosis and antiproliferative response to combined treatment with valproate and nicotinamide in MCF-7 breast cancer cells. Tumour Biol. 35(3):2701-10;2014.
31. Jawed S, Kim B, Ottenhof T, et al. Human melatonin MT1 receptor induction by valproic acid and its effects in combination with melatonin on MCF-7 breast cancer cell proliferation. Eur J Pharmacol. 560(1):17-22;2007.
32. Jiang W, Zheng Y, Huang Z, et al. Role of SMAD4 in the mechanism of valproic acid's inhibitory effect on prostate cancer cell invasiveness. Int Urol Nephrol. 46(5):941-6;2014.
33. Kang H, Gillespie TW, Goodman M, et al. Long-term use of valproic acid in US veterans is associated with a reduced risk of smoking-related cases of head and neck cancer. Cancer. 120(9):1394-400;2014.

34. Kawashima N, Nishimiya Y, Takahata S, Nakayama KI. Induction of glycosphingolipid GM3 expression by valproic acid suppresses cancer cell growth. J Biol Chem. 291(41):21424-33;2016.

35. Krauze AV, Mackey M, Rowe L, et al. Late toxicity in long-term survivors from a phase 2 study of concurrent radiation therapy, temozolomide and valproic acid for newly diagnosed glioblastoma. Neurooncol Pract. Nov;5(4):246-250;2018.

36. Kwiecińska P, Wróbel A, Taubøll E, Gregoraszczuk EŁ. Valproic acid, but not levetiracetam, selectively decreases HDAC7 and HDAC2 expression in human ovarian cancer cells. Toxicol Lett. 224(2):225-32;2014.

37. Lee SH, Nam HJ, Kang HJ, et al. Valproic acid suppresses the self-renewal and proliferation of head and neck cancer stem cells. Oncol Rep. 34(4):2065-71;2015.

38. Li X, Zhu Y, He H, Lou L, et al. Synergistically killing activity of aspirin and histone deacetylase inhibitor valproic acid (VPA) on hepatocellular cancer cells. Biochem Biophys Res Commun. 28;436 (2):259-64;2013.

39. Li GF, Qian TL, Li GS, et al. Sodium valproate inhibits MDA-MB-231 breast cancer cell migration by upregulating NM23H1 expression. Genet Mol Res. 13;11(1):77-86; 2012.

40. Lu VM, Texakalidis P, McDonald KL, et al. The survival effect of valproic acid in glioblastoma and its current trend: a systematic review and meta-analysis. Clin Neurol Neurosurg. Nov;174:149-155;2018.

41. Mahadevan V. HDAC inhibitors show differential epigenetic regulation and cell survival strategies on p53 mutant colon cancer cells. J Biomol Struct Dyn. Mar;36(4):938-955;2018.

42. Ma XJ, Wang YS, Gu WP, Zhao X. The role and possible molecular mechanism of valproic acid in the growth of MCF-7 breast cancer cells. Croat Med J. 31;58(5):349-57;2017.

43. Machado MC, Bellodi-Privato M, Kubrusly MS, et al. Valproic acid inhibits human hepatocellular cancer cells growth in vitro and in vivo. J Exp Ther Oncol. 9(2):85-92;2011.

44. Mackenzie GG, Huang L, Alston N, et al. Targeting mitochondrial STAT3 with the novel phospho-valproic acid (MDC-1112) inhibits pancreatic cancer growth in mice. PLoS One. 8(5):e61532;2013.

45. Mao S, Lu G, Lan X, et al. Valproic acid inhibits epithelial-mesenchymal transition in renal cell carcinoma by decreasing SMAD4 expression. Mol Med Rep. 2017 Nov;16(5):6190-6199.

46. Mascaro-Cordeiro B, Oliveira ID, Tesser-Gamba F, et al. Valproic acid treatment response in vitro is determined by TP53 status in medulloblastoma. Childs Nerv Syst. Aug;34(8):1497-1509;2018.

47. Mawatari T, Ninomiya I, Inokuchi M, et al. Valproic acid inhibits proliferation of HER2-expressing breast cancer cells by inducing cell cycle arrest and apoptosis through Hsp70 acetylation. Int J Oncol. 47(6):2073-81;2015.

48. Minegaki T, Suzuki A, Mori M, et al. Histone deacetylase inhibitors sensitize 5-fluorouracil-resistant MDA-MB-468 breast cancer cells to 5-fluorouracil. Oncol Lett. Nov;16(5):6202-6208;2018.

49. Mohammed TA, Holen KD, Jaskula-Sztul R, et al. A pilot phase II study of valproic acid for treatment of low-grade neuroendocrine carcinoma. Oncologist. 16(6):835-43;2011.

50. Nagai H, Fujioka-Kobayashi M, Ohe G, et al. Antitumour effect of valproic acid against salivary gland cancer in vitro and in vivo. Oncol Rep. 31(3):1453-8;2014.

51. Nieto-Patlán E, Serafín-López J, Wong-Baeza I, et al. Valproic acid promotes a decrease in mycobacterial survival by enhancing nitric oxide production in macrophages stimulated with IFN-gamma. Tuberculosis (Edinb). Jan;114:123-126;2019.

52. Pan H, Wang H, Jia Y, et al. VPA and MEL induce apoptosis by inhibiting the Nrf2-ARE signaling pathway in TMZ-resistant U251 cells.Mol Med Rep. Jul;16(1):908-914;2017.

53. Rao M, Valentini D, Zumla A, Maeurer M. Evaluation of the efficacy of valproic acid and suberoylanilide hydroxamic acid (vorinostat) in enhancing the effects of first-line tuberculosis drugs against intracellular Mycobacterium tuberculosis. Int J Infect Dis. Apr;69: 78-84;2018.

54. Riva G, Cilibrasi C, Bazzoni R, et al. Valproic Acid Inhibits Proliferation and Reduces Invasiveness in Glioma Stem Cells Through Wnt/β Catenin Signalling Activation. Genes (Basel). Oct 26;9(11);2018.

55. Robert C, Nagaria PK, Pawar N, et al. Histone deacetylase inhibitors decrease NHEJ both by acetylation of repair factors and trapping of PARP1 at DNA double-strand breaks in chromatin. Leuk Res. Jun;45:14-23;2016.

56. Sanaei M, Kavoosi F, Roustazadeh A, Shahsavani H. In Vitro Effect of the Histone Deacetylase Inhibitor Valproic Acid on Viability and Apoptosis of the PLC/PRF5 Human Hepatocellular Carcinoma Cell Line. Asian Pac J Cancer Prev. Sep 26;19(9):2507-2510;2018.

57. Sajadpoor Z, Amini-Farsani Z, Teimori H, et al. Valproic Acid Promotes Apoptosis and Cisplatin Sensitivity Through Downregulation of H19 Noncoding RNA in Ovarian A2780 Cells. Appl Biochem Biotechnol. Feb 22; 2018.

58. Sidana A, Wang M, Shabbeer S, et al. Mechanism of growth inhibition of prostate cancer xenografts by valproic acid. J Biomed Biotechnol. 2012:180363; 2012.

59. Schwertheim S, Worm K, Schmid KW, Sheu-Grabellus SY. Valproic acid downregulates NF-κB p50 activity and IRAK-1 in a progressive thyroid carcinoma cell line. Horm Metab Res. 46(3):181-6;2014.

60. Shan Z, Feng-Nian R, Jie G, Ting Z. Effects of valproic acid on proliferation, apoptosis, angiogenesis and metastasis of ovarian cancer in vitro and in vivo. Star K, Edwards IR, Choonara I. Valproic acid and fatalities in children: a review of individual case safety reports in VigiBase. PLoS One. Oct 10;9(10):e108970;2014.

61. Shan Z, Feng-Nian R, Jie G, Ting Z. Effects of valproic acid on proliferation, apoptosis, angiogenesis and metastasis of ovarian cancer in vitro and in vivo. Asian Pac J Cancer Prev. 13(8):3977-82;2012.

62. Shi X, Li M, Cui M, et al. Epigenetic suppression of the antitumor cytotoxicity of NK cells by histone deacetylase inhibitor valproic acid. Am J Cancer Res. 2016 Feb 15;6(3):600-14;2016.

63. Sun L, He Q, Tsai C, et al. HDAC inhibitors suppressed small cell lung cancer cell growth and enhanced the suppressive effects of receptor-targeting cytotoxins via upregulating somatostatin receptor II. Am J Transl Res. Feb 15;10(2):545-553;2018.

64. Sulaiman A, Sulaiman B, Khouri L, et al. Both bulk and cancer stem cell subpopulations in triple-negative breast cancer are susceptible to Wnt, HDAC, and ERα coinhibition. FEBS Lett. Dec;590(24):4606-4616;2016.

65. Sulaiman A, McGarry S, Lam KM, Co-inhibition of mTORC1, HDAC and ESR1α retards the growth of triple-negative breast cancer and suppresses cancer stem cells. Cell Death Dis. Jul 26;9(8): 815;2018.

66. Takai N, Desmond JC, Kumagai T, eta al. Histone deacetylase inhibitors have a profound antigrowth activity in endometrial cancer cells. Clin Cancer Res. Feb 1;10(3):1141-9;2004.

67. Takai N, Narahara H. Human endometrial and ovarian cancer cells: histone deacetylase inhibitors exhibit antiproliferative activity, potently induce cell cycle arrest, and stimulate apoptosis.

68. Thotala D, Karvas RM, Engelbach JA, et al. Valproic acid enhances the efficacy of radiation therapy by protecting normal hippocampal

neurons and sensitizing malignant glioblastoma cells. Oncotarget. Oct 27;6(33):35004-22;2015.
69. Tran LNK, Kichenadasse G, Butler LM, et al. The combination of metformin and valproic acid induces synergistic apoptosis in the presence of p53 and androgen signaling in prostate cancer. Mol Cancer Ther. Aug 11. 2017
70. Tseng JH, Chen CY et al. . Valproic acid inhibits glioblastoma multiforme cell growth via paraoxonase 2 expression. Oncotarget. Feb 28;8(9):14666-14679. 2017
71. Vafaiyan Z, Gharaei R, Asadi J. The correlation between telomerase activity and Bax/Bcl-2 ratio in valproic acid-treated MCF-7 breast cancer cell line. Iran J Basic Med Sci. 18(7):700-4, 2015.
72. Valentini A, Gravina P, Federici G, Bernardini S. Valproic acid induces apoptosis, p16INK4A upregulation and sensitization to chemotherapy in human melanoma cells. Cancer Biol Ther. Feb; 6(2):185-91. 2007.
73. Xie Z, Ago Y, Okada N, Tachibana M. Valproic acid attenuates immunosuppressive function of myeloid-derived suppressor cells. J Pharmacol Sci. 2018 Aug;137(4):359-365.
74. Xu Y, Xu D, Zhu SJ, et al. Induction of apoptosis and autophagy in metastatic thyroid cancer cells by valproic acid (VPA). Int J Clin Exp Pathol. Jul 1;8(7):8291-7;2015.
75. Yang F, Shao Y, Yang F, et al. Valproic acid upregulates NKG2D ligand expression and enhances susceptibility of human renal carcinoma cells to NK cell-mediated cytotoxicity.Arch Med Sci. Apr 20;9(2):323-31;2013.
76. Yi TZ, Li J, Han X, Guo J, et al. DNMT inhibitors and HDAC inhibitors regulate E-cadherin and Bcl-2 expression in endometrial carcinoma in vitro and in vivo. Chemotherapy. 58(1):19-29, 2012.
77. Yu JI, Choi C, Shin SW, et al. Valproic Acid Sensitizes Hepatocellular Carcinoma Cells to Proton Therapy by Suppressing NRF2 Activation. Sci Rep. Nov 8;7(1):14986, 2017.
78. Yuan Y, Xiang W, Qing M, et al. Survival analysis for valproic acid use in adult glioblastoma multiforme: a meta-analysis of individual patient data and a systematic review. Seizure. Nov;23(10):830-5. 2014.
79. Wang Y, Kuramitsu Y, Kitagawa T, et al. The Histone Deacetylase Inhibitor Valproic Acid Sensitizes Gemcitabine-Induced Cytotoxicity in Gemcitabine-Resistant Pancreatic Cancer Cells Possibly Through Inhibition of the DNA Repair Protein Gamma-H2AX. Target Oncol. Dec;10(4):575-81;2015.
80. Wang J, Feng H, Zhang J, Jiang H. Lithium and valproate acid protect NSC34 cells from H2O2-induced oxidative stress and upregulate expressions of SIRT3 and CARM1. Neuro Endocrinol Lett. 34(7):648-54;2013.
81. Watanabe S, Kuwabara Y, Suehiro S, Valproic acid reduces hair loss and improves survival in patients receiving temozolomide-based radiation therapy for high-grade glioma. Eur J Clin Pharmacol. Mar;73(3):357-363;2017.
82. Wei M, Mao S, Lu G, et al. Valproic acid sensitizes metformin-resistant human renal cell carcinoma cells by upregulating H3 acetylation and EMT reversal. BMC Cancer. Apr 17;18(1):434;2018.
83. Witt D, Burfeind P, von Hardenberg S, et al. Valproic acid inhibits the proliferation of cancer cells by re-expressing cyclin D2. Carcinogenesis. May;34(5):1115-24;2013.
84. Wei M, Mao S, Lu G, et al. Valproic acid sensitizes metformin-resistant human renal cell carcinoma cells by upregulating H3 acetylation and EMT reversal. BMC Cancer. Apr 17;18(1):434;2018.
85. Wei M, Mao S, Lu G, et al. Valproic acid sensitizes metformin-resistant human renal cell carcinoma cells by upregulating H3 acetylation and EMT reversal. BMC Cancer. Apr 17;18(1):434;2018.
86. Zhang L, Wang G, Wang L, et al. Valproic acid inhibits prostate cancer cell migration by up-regulating E-cadherin expression. Pharmazie. Aug;66(8):614-8;2011.
87. Zhang L, Wang G, Wang L, et al. VPA inhibits breast cancer cell migration by specifically targeting HDAC2 and down-regulating Survivin. Mol Cell Biochem. 361(1-2):39-45;2012.
88. Zhang X, Zhang X, Huang T, et al. Combination of metformin and valproic acid synergistically induces cell cycle arrest and apoptosis in clear cell renal cell carcinoma. Int J Clin Exp Pathol. Mar 1;8(3):2823-8;2015.
89. Zhang YY, Zhang ZH, Zhao RJ, et al. Valproic acid activates autophagy in multiple myeloma cell lines RPMI8226 and U266. Zhonghua Xue Ye Xue Za Zhi. Jun 14;37(6):478-83;2016.
90. Zhao Y, You W, Zheng J, et al. Valproic acid inhibits the angiogenic potential of cervical cancer cells via HIF-1α/VEGF signals. Clin Transl Oncol. 18(11):1123-1130;2016.

CAPÍTULO 42

Acetazolamida de diurético leve a agente antineoplásico

Anti-*H. pylori*, *Mycobacterium tuberculosis*, diminui o pH intracelular, inibe a proliferação celular neoplásica, aumenta a apoptose, inibe a neoangiogênese e diminui a invasão tumoral e as metástases

José de Felippe Junior

Na arte de curar, deixar de aprender é omitir socorro e retardar tratamentos esperando maiores evidências científicas é ser cientista e não médico. **JFJ**

Em primeiro lugar sempre a Medicina Convencional. **JFJ**

Se a Medicina Convencional não surtiu os efeitos desejados temos o direito e o dever como médicos de utilizar os recursos da Medicina que ainda está em estudo, entretanto, sem provocar algum mal. **JFJ**

Nunca devemos trocar uma Medicina pela Outra, podemos sim complementá-la com estratégias bem estudadas dos trabalhos científicos em andamento. **JFJ**

Na verdade, a MEDICINA é uma só. **Vários Autores**

É do médico a responsabilidade do paciente. **Convenção de Helsinque**

Aos Conselhos de classe cabe fazer cumprir a Ética sem interferir na Ciência. **Norma constitucional**

Curar muitas vezes, aliviar e consolar sempre, desistir nunca. **Médicos Humanos**

O mais profundo sentimento da medicina é o amor. **Paracelso**

A acetazolamida, uma sulfonamida aromática heterocíclica, é um dos mais importantes inibidores não competitivos da anidrase carbônica e há muito tempo está presente no receituário médico como diurético de ação leve.

A anidrase carbônica pertence à família das metaloenzimas zinco-dependente e filogeneticamente apareceu bem cedo em nossa evolução (Tripp, 2001). Enzima antiga que merece nosso entendimento e respeito, pois se encontra em praticamente todos os seres vivos.

Os recentes estudos do papel das anidrases carbônicas e seus inibidores nas células transformadas e neoplásicas abriram novas possibilidades no tratamento do câncer (Pastorekova, 2007).

A inibição da atividade da anidrase carbônica (CA) relacionada ao câncer é uma forma promissora de intensificar as respostas antitumorais. Dados *in vitro* sugerem eficácia melhorada de drogas citotóxicas em combinação com inibidores de CA em vários tipos de câncer.

Sua fórmula química é $C_4H_6N_4O_3S_2$, peso molecular 222,2, de nome químico N-(5-sulfamoyl-1,3,4-thiadiazol-2-yl)acetamide. Outros nomes: Acetazolamide, Diamox, Diacarb, Glaupax, 59-66-5 e Defiltran.

Acetazolamida

Funções da anidrase carbônica

Em todos os seres vivos a simples reação da água com dióxido de carbono fornecendo o cátion hidrogênio e o ânion bicarbonato é crucial em vários processos fisiológicos e bioquímicos e são as anidrases carbônicas que catalisam tais reações. Por motivo didático não vamos usar a correta denominação do H^+, que é H_3O^+.

$$H_2O + CO_2 \xrightleftharpoons{\text{Anidrase carbônica}} H^+ + HCO_3^-$$

As membranas biológicas são impermeáveis aos íons hidrogênio e bicarbonato, entretanto são altamente permeáveis ao dióxido de carbono, o que sugere que a anidrase carbônica surgiu na evolução para facilitar o

ONCOLOGIA MÉDICA – FISIOPATOGENIA E TRATAMENTO

transporte do hidrogênio e do bicarbonato para fora das células utilizando o permeável CO_2. Depois ela serviu no importantíssimo papel das trocas respiratórias nas hemácias (Swenson, 2000; in Potter, 2003).

A difusão facilitada do dióxido de carbono através das membranas celulares é abolida pela inibição da atividade das anidrases carbônicas como a acetazolamida (Geers, 2000).

$$H^+ + HCO_3^- \xleftarrow{CAIX} H_2O + CO_2$$

Extracelular
───────────────────────────
Intracelular

Metabolismo aeróbio $\xrightarrow{CAII}$ $H^+ + HCO_3^- \longrightarrow H_2O + CO_2$

CAII – anidrase carbônica II.
CAIX – anidrase carbônica IX.
Metabolismo aeróbio gera H^+.

Nota: didaticamente empregamos a notação H^+, entretanto, o que existe é o H_3O^+, cátion hidrônio ou hidroxônio.

Durante o metabolismo aeróbio, fosforilação oxidativa mitocondrial, produzem-se íons hidrogênio no citoplasma. O excesso de íons hidrogênio acidifica levemente o meio intracelular e mantém firme a estrutura das pontes de hidrogênio da água citoplasmática e macromoléculas. Para ser retirado do citoplasma, o íon hidrogênio primeiramente reage com o íon bicarbonato pela ação da anidrase carbônica tipo II (CAII) e forma dióxido de carbono que facilmente passa do intra para o extracelular. No extracelular esse CO_2 reagindo com a água é convertido novamente em H^+ e HCO_3^-, agora pela ação da anidrase carbônica IX (CAIX). Dessa forma, o que realmente ocorreu foi a saída do meio intracelular de dois íons, hidrogênio e bicarbonato. Mecanismo brilhante descoberto pelo homem e criado por Deus. É criado mesmo e não criado.

O íon bicarbonato pode voltar do espaço extracelular para o intracelular pela bomba cloreto/bicarbonato, catalisado pela CAII (não mostrado).

Ao lado das anidrases carbônicas como meio de transporte do H^+ para fora das células temos a bomba Na^+/H^+ (NHE1) que coloca para fora da célula o H^+ e para dentro o Na^+ (Sterling, 2001).

Tipos de anidrases carbônicas

Conhecemos as famílias alfa, beta e gama de anidrases carbônicas, sendo que nos mamíferos somente encontramos a família alfa constituída por 14 membros: de I a XIV.

Anidrases carbônicas da família alfa:
1. Localização citoplasmática: CAs I, II, III, VII.
2. Localização em membrana: CAs IV, IX, XII, XIV.
3. Localização mitocondrial: CAV.
4. Secretada: CAVI.

A expressão das anidrases carbônicas citoplasmáticas em tumores, tais como a CAI e a CAII, serve como marcador da existência de diferenciação celular e, portanto, indica bom prognóstico:

1. Sistema nervoso central: CAII, astrocitomas, oligodendrocitomas e meduloblastomas (Parkkila, 1995).
2. Colorretal: CAI e CAII, ambas associadas a bom prognóstico (Bekku, 2000).
3. Pulmão: CAI e CAII ambas diminuídas no adenocarcinoma e no carcinoma epidermoide (Chinag, 2002).
4. Hematológico: CAI é marcador de diferenciação, e CAII é encontrada na maioria das leucemias agudas (Leppilampi, 2002).

A expressão das anidrases carbônicas de membrana em tumores denota gravidade da doença:

1. Rins: CAIX no carcinoma renal e outros cânceres renais (Wykoff, 2000).
2. Carcinoma epidermoide cervical: a expressão da CAIX na maioria dos carcinomas desse tipo é de mau prognóstico (Loncaster, 2001).
3. Carcinoma epidermoide de cabeça e pescoço: a expressão da CAIX está associada com doença avançada, pobre radio sensibilidade e curta sobrevida (Beasley, 2001; Koukourakis, 2001).
4. Pulmão: 50% dos carcinomas epidermoides e 16% dos adenocarcinomas expressam a CAIX (O'Byrne, 2001). Com o progredir da doença e aumento da gravidade, a expressão da CAIX aumenta (Wykoff, 2001).
5. Mama: 50% dos carcinomas ductais *in situ* e 29% dos carcinomas invasivos positivos para CAIX são de mau prognóstico (Chia, 2001).
6. Colorretal: a expressão da CAIX se correlaciona com maior proliferação e menor diferenciação celular (Saarnio, 1998).
7. Bexiga: a expressão da CAIX está aumentada nos tumores superficiais (Turner, 2002).

Anidrase carbônica nos eritrócitos: marcador de carcinoma

Ozensoy, em 2006, dosou a anidrase carbônica nas hemácias antes do tratamento de 106 pacientes com vários tipos de carcinoma e comparou com um grupo de

31 voluntários saudáveis semelhantes quanto a sexo e idade. No grupo carcinoma, a concentração média de anidrase carbônica de 204 ± 91IU/ml foi significantemente maior que nos voluntários normais, 158 ± 35IU/ml. A catalase eritrocitária não apresentou diferença nos dois grupos estudados. Dessa forma, a anidrase carbônica eritrocitária pode servir como marcador da presença de carcinoma no organismo.

Anidrases carbônicas IX e XII no câncer

Sabemos que a proliferação mitótica se faz em meio levemente alcalino e que o intenso metabolismo anaeróbio das células neoplásicas com aumento exagerado da produção de ácido lático acidifica o meio intracelular e impede a proliferação celular. Como mecanismo de sobrevivência, as células cancerosas aumentam a expressão das anidrases carbônicas de membrana CAIX e CAXII, que transportam para o meio extracelular o excesso de íons H^+ do ácido lático e alcalinizam o intracelular, isto é, propiciam um pH ideal para a proliferação mitótica.

A acetazolamida é forte inibidora das anidrases carbônicas IX e XII.

Para Ivanov, as anidrases carbônicas IX e XII se encontram somente nas células normais altamente especializadas. Entretanto, nas células transformadas e neoplásicas acontece aumento da expressão dessas enzimas como mecanismo de sobrevivência. Dessa forma, o autor encontrou em 87 linhagens de diferentes tipos de células cancerosas e em 18 tumores o aumento das anidrases carbônicas IX ou XII ou ambas, na quase totalidade dessas células e tumores (Ivanov, 2001).

Para Zavadova, a expressão da anidrase carbônica IX se restringe à mucosa do trato alimentar, porém ela está presente em alta porcentagem de cânceres humanos, tecidos que normalmente não é encontrada (Zavadova, 2005). Nesses tecidos, ela é induzida pela acidose intracelular e a hipóxia.

Cerca de 50 genes são induzidos pela hipóxia, via fator induzível pela hipóxia-1 (HIF-1). O gene da anidrase carbônica IX é um dos mais induzíveis e mais uniformemente induzido e devido a sua estabilidade e localização na membrana celular é considerado um bom marcador de hipóxia (Potter, 2004).

A hipóxia induz fortemente a expressão das anidrases IX e XII no câncer de mama, pulmão, bexiga, rins, ovário, carcinoma de cabeça e pescoço e cervical (Wykoff, 2000; Robertson, 2004).

Em 2006, mais uma vez foi mostrado que a anidrase carbônica IX está altamente expressa em muitos tipos de câncer devido principalmente à hipóxia. Sua expressão é regulada pelo fator induzido pela hipóxia-1 e correlaciona-se com a pobre resposta à quimioterapia e à radioterapia. A CAIX alcaliniza o intracelular e acidifica o meio extracelular do tumor. Essa acidificação do extracelular facilita a invasividade tumoral e a migração celular e metástases, ao lado de provocar resistência aos quimioterápicos. A inibição da CAIX faz o tumor ser sensível novamente aos quimioterápicos e à radioterapia (Thiry, 2006; Pastorekova, 2006; Kasai, 1986).

O aumento da anidrase carbônica IX na membrana reduz a E-caderina, molécula de adesão, sendo esse mais um mecanismo de aumento da invasão tumoral e migração celular com metástases (Svastová, 2003). Esse efeito é inibido pela acetazolamida.

Outro mecanismo de sobrevivência da célula neoplásica, no item das trocas iônicas, é aumentar a expressão da bomba Na^+/H^+ (NHE1), que retira o H^+ do intracelular em troca pelo Na^+ e alcaliniza o citoplasma. Essa bomba é inibida pela amilorida (Felippe, 2008).

Anidrase carbônica mitocondrial: ACV

A ACV é uma enzima mitocondrial que produz bicarbonato para melhorar a função da enzima piruvato carboxilase do fígado e dos rins. No pâncreas, ela está relacionada com a regulação da secreção de insulina. A acetazolamida, inibidor da anidrase carbônica, é forte inibidor da secreção de insulina estimulada pela glicose, em células isoladas de pâncreas de camundongo (Parkkila, 1998). A ACV é hipoglicemiante, e a acetazolamida, hiperglicemiante.

Inibição das anidrases carbônicas como estratégia terapêutica no câncer: valor da acetazolamida

Vimos que as células neoplásicas expressam principalmente as anidrases carbônicas IX e XII como mecanismo de sobrevivência, sendo que a acetazolamida inibe ambas as enzimas. Outro mecanismo de sobrevivência é o aumento da expressão das proteínas aquaporinas que pode também ser inibido pela acetazolamida.

A família das aquaporinas é constituída por 13 proteínas, todas pertencentes à membrana citoplasmática cuja função é controlar a concentração de água e de solutos no citoplasma. Sua presença na membrana aumenta a invasividade tumoral e a migração celular com metástases.

A acetazolamida diminui a concentração das aquaporinas na membrana citoplasmática e afeta o comportamento das células neoplásicas, diminuindo a invasividade tumoral e as metástases. Além da acetazolamida, também diminuem a expressão das aquaporinas: a ciclofosfamida, o topiramato, o tiopental e o propofol (Monzani, 2007).

1. Proliferação celular e apoptose

Em meios de cultura livre de bicarbonato, as sulfonamidas reduzem fortemente a velocidade de crescimento de linhagens de linfoma, de acordo com sua maior potência em inibir a anidrase carbônica (Chegwidden, 2000).

Muitos tipos de sulfonamidas, por inibir a anidrase carbônica, possuem efeitos inibidores da proliferação em grande série de células neoplásicas em concentrações baixíssimas, da ordem de nanomoles (Supuran, 2001) (1 nanomol = 0,000000001mol).

A acetazolamida em camundongo provoca redução significante da proliferação celular do fibrossarcoma quando usada como agente único. Ela também apresenta efeito aditivo quando usada com a quimioterapia (Teicher, 1993).

Foram examinadas 77 amostras cirúrgicas de câncer de pâncreas de pacientes com idade média de 64 anos. Comparando com o pâncreas normal, não se encontrou aumento da expressão da anidrase carbônica IX no câncer de pâncreas. Entretanto, a incubação de linhagens de células AsPC-1 e PANC-1 do câncer de pâncreas com acetazolamida inibiu significantemente a proliferação celular, mostrando que tal substância possui efeitos anticâncer independentes da inibição da anidrase carbônica (Juhász, 2003).

Em células Hep-2 do câncer de laringe humano, a inibição da aquaporina-1 aumenta drasticamente a apoptose, morte celular discreta, sem alarde, sem inflamação (Guan, 2006).

A inibição da CAIX reduz a capacidade de autorrenovação de células do câncer de mama e a combinação com doxorrubicina e inibição da CAIX é uma atrativa estratégia no câncer de mama triplo-negativo (Ivanova, 2014).

A acetazolamida é o gatilho indutor da autofagia em células T-47D do câncer de mama (Mohammadpour, 2014).

A combinação da acetazolamida com o sulforofane reduz a viabilidade e o crescimento de células H-727, H-720 e NOD/SCID da linhagem carcinoide (Mokhtari, 2013).

É importante salientar que a inibição da anidrase carbônica IX melhora a eficácia dos inibidores do mTOR (Faes, 2016).

2. Invasividade tumoral e metástases

A acetazolamida e outras sulfonamidas, mesmo não inibindo a anidrase carbônica, possuem efeitos anticâncer por inibir a polimerização das tubulinas (esqueleto celular) ou inibir metaloenzimas zinco-dependentes como as matriz-metaloproteinases (MMPs). A inibição das matriz-metaloproteinases impede a invasão celular, a migração celular e as metástases.

O carcinoma pulmonar de Lewis apresenta altos níveis da proteína aquaporina-1 e de actina-citoplasmática, um dos componentes do citoesqueleto, em relação ao tecido pulmonar normal. A acetazolamida na dose de 40mg/kg/dia provocou redução dramática do número de metástases pulmonares (83,9%) e grande diminuição da concentração de aquaporina-1 e actina no grupo tratado (Xiang, 2002).

A acetazolamida inibe as aquaporinas, proteínas de membrana que regulam a concentração de água e solutos no citoplasma. A inibição dessas proteínas diminui a invasividade tumoral e as metástases e se constitui em novo alvo terapêutico promissor (Monzani, 2007).

3. Invasividade de células do câncer renal

A acetazolamida suprime a invasão de células do câncer renal.

Estudou-se o efeito da acetazolamida em 4 linhagens de câncer renal: Caki-1, Caki-2, ACHM e A-498. Foram encontrados aumento da CAII no citoplasma nas 4 linhagens e da CAXII em três linhagens. Observou-se que apenas 10 micromoles de acetazolamida inibem de 18 a 74% a velocidade de invasão dessas linhagens neoplásicas muito proliferativas (Parkkila, 2000) (1 micromol = 0,000001mol).

4. Neoangiogênese

A acetazolamida inibe a formação de vasos que irrigam e alimentam o tumor.

No carcinoma pulmonar de Lewis em camundongo, ela inibe a expressão da proteína aquaporina-1 das células endoteliais em proliferação e impede a neoangiogênese. Dessa forma, a acetazolamida é mais uma das substâncias que inibe a angiogênese tumoral (Xiang, 2004).

A acetazolamida inibe sintomas no glioblastoma multiforme

Três pacientes com glioblastoma multiforme apresentavam crises paroxísticas de vários sintomas neurológicos ao passar para a posição ortostática. Os sintomas foram atribuídos à hipertensão intracraniana e a um fenômeno incomum chamado de ondas em *plateau*. Os ataques ocorriam apesar de os pacientes estarem recebendo dexametasona e prontamente desapareceram após o uso da acetazolamida (Watling, 2002).

A anidrase carbônica mitocondrial CAV encontra-se nos astrócitos e neurônios; a CAII citoplasmática encontra-se nos oligodendrócitos e a CAIV de membrana encontra-se nas células endoteliais (Ghandour, 2000). Isso revela que o sistema nervoso central é rico em anidrases carbônicas e, portanto, os tumores nascidos no cérebro possivelmente são sensíveis ao tratamento com a acetazolamida.

A combinação do temodal com acetazolamida controla a inflamação e aumenta a apoptose em células do glioblastoma, enquanto temodal mais dexametasona diminuem o índice de apoptose (Das, 2008).

Efeitos colaterais da acetazolamida

A acetazolamida pode provocar acidose láctica sintomática e supressão da medula óssea por mecanismo não conhecido, porém reversível. Esses efeitos podem ocorrer nos pacientes idosos, insuficiência renal, insuficiência hepática, *diabetes mellitus* e recém-nascidos.

A acidose provocada pela acetazolamida apresenta aumento da razão lactato/piruvato, cetose com aumento da razão acetoacetato/beta-hidroxibutirato e perfil de aminoácido urinário compatível com deficiência da carboxilase pirúvica. Essas alterações resultam da inibição da CAV mitocondrial que produz bicarbonato para ativar a piruvato carboxilase e pode lentificar o ciclo dos ácidos tricarboxílicos (ciclo de Krebs).

A acidose e a supressão medular são facilmente tratadas com citrato que também pode ser usado como profilático (Filippi, 2002).

No transplante de medula óssea a acetazolamida deve ser usada com muito cuidado, porque pode desencadear pancitopenia grave (Maclean, 1998).

As principais ações da acetazolamida no câncer são:

1. **Anti-*Mycobacterium tuberculosis***. Acetazolamida inibe a enzima produzida pelo gene Rv3588c (Carta, 2009).
2. Inibe as anidrases carbônicas e acidifica o meio intracelular das células neoplásicas, o que inibe as enzimas glicolíticas, diminui a produção de ATP pelo ciclo de Embden-Meyerhof, diminui os ATPs para o ciclo celular proliferativo e suprime a mitose.
3. Inibe as anidrases carbônicas e impede a acidificação do extracelular que banha o tumor, diminuindo a invasividade, migração celular e metástases.
4. Inibe as metaloenzimas zinco-dependentes como as matriz-metaloproteinases e diminui a invasividade tumoral e metástases.
5. Inibe a polimerização das tubulinas, citoesqueleto celular, e diminui a proliferação celular.
6. Diminui a concentração das aquaporinas, proteínas da membrana celular, diminuindo a migração celular e metástases.
7. Inibe a neoangiogênese inibindo a expressão da aquaporina-1 das células endoteliais.
8. Aumenta a apoptose inibindo a aquaporina-1.
9. Melhora a eficácia dos inibidores do mTOR.
10. Inibe a proliferação de células do câncer de pâncreas independente da presença de anidrase carbônica.
11. Aumenta os efeitos do 1-ftalidil-5-fluorouracil. Ocorre supressão do crescimento tumoral e prolongamento da vida útil de animais portadores de tumor (Kasai, 1986).
12. Reduz a velocidade de crescimento de linhagens de linfoma.
13. Reduz a proliferação celular do fibrossarcoma.
14. Suprime a invasão de células do câncer renal.
15. Útil no câncer de mama triplo-negativo.
16. Útil no carcinoide brônquico.
17. Sensibiliza as células cancerosas à quimioterapia (Kopecka, 2015).
18. Sensibiliza as células cancerosas à radioterapia.
19. **Câncer de mama e o triplo negativo**
    Em 3.455 pacientes, a inibição da anidrase carbônica CAIX reduziu a capacidade de autorrenovação das células do câncer de mama, incluindo o triplo negativo MDA-MB-231, o MCF7 e o SKBR-3 e melhorou o prognóstico (Ivanova, 2015; Ward, 2015).
20. **Carcinoma de laringe**
    a) Acetazolamida aumenta a eficácia da cisplatina no carcinoma laringeal, Hep-2 (Gao, 2018).
    b) A AQP-1 inibidora (aquaporina-1) junto com a acetazolamida induzem apoptose e diminuem a proliferação da célula Hep-2 do carcinoma de laringe de modo dependente do tempo (Guan, 2006).
21. **Linfoma não Hodgkin**
    Acetazolamida aumenta a eficácia di esquema CHOP no linfoma de céluças B in vivo, murino. Todos os resultados apontam para um aumento significativo no efeito antitumoral das combinações CHOP + Acetazolamida (AA) em comparação com os controles não tratados ou com os tratamentos CHOP ou AA únicos. O infiltrado imune de células T CD3 + e CD8 + aumentou 3-4 vezes após a combinação CHOP + AA em comparação com o protocolo CHOP clássico. Em conclusão, a acetazolamida parece atuar sinergicamente com o tratamento antitumoral CHOP no linfoma agressivo (Méhes, 2020).
22. **Sarcoma**
    a) A acetazolamida reduz a proliferação celular do fibrossarcoma.

23. **Carcinoma renal**
    a) Inibidores da anidrase carbônica, como a acetazolamida, alcalinizam o interstício peritumoral e provocam diminuição da invasão tumoral dos carcinomas renais, Caki-1, Caki-2, ACHN e A-498 em 18 a 74% (Parkkila, 2000).

Conclusão

Nesta revisão encontramos nos últimos 10 anos muitos trabalhos onde os pesquisadores tentavam de todas as maneiras sintetizar derivados da acetazolamida com efeitos semelhantes ou mais potentes para obter patentes. Todos esses trabalhos eram financiados pelos grandes laboratórios farmacêuticos. É o modo dos pesquisadores terem uma melhor qualidade de vida. Nada contra, porém, muitos trabalhos apresentam conflitos de interesse não declarado.

Os pesquisadores nada conseguiram e, dessa forma, os laboratórios perderam o interesse nesta droga órfã de nome esquisito, acetazolamida, de custo muito baixo e com efeitos anticâncer dignos de nota e de maiores estudos.

Não vamos desistir desta luta.

No mundo não há fracassados e sim desistentes. **Confúcio**

Referências

1. Beasley NJ, Wykoff CC, Watson PH, et al. Carbonic anhydrase IX, an endogenous hypoxia marker, expression in head and neck squamous cell carcinoma and its relationship to hypoxia, necrosis, and microvessel density. Cancer Res. 61:5262-7;2001.
2. Bekku S, Mochizuki H, Yamamoto T, et al. Expression of carbonic anhydrase I or II and correlation to clinical aspects of colorectal câncer. Hepatogastroenterology. 47:998-1001;2000.
3. Carta F, Maresca A, Covarrubias AS, et al. Carbonic anhydrase inhibitors. Characterization and inhibition studies of the most active beta-carbonic anhydrase from Mycobacterium tuberculosis, Rv3588c. Bioorg Med Chem Lett. Dec 1;19(23):6649-54;2009.
4. Chia SK, Wykoff CC, Watson PH, et al. Prognostic significance of a novel hypoxia-regulated marker, carbonic anhydrase ix, in invasive breast carcinoma. J Clin Oncol. 19:3660-8;2001.
5. Chiang WL, Chu SC, Yang SS, et al. The aberrant expression of cytosolic carbonic anhydrase and its clinical significance in human non-small cell lung cancer. Cancer Lett. 188:199-205;2002.
6. Das A, Banik NL, Ray SK. Modulatory effects of acetazolomide and dexamethasone on temozolomide-mediated apoptosis in human glioblastoma T98G and U87MG cells. Cancer Invest. 26(4):352-8;2008.
7. Faes S, Planche A, Uldry E, et al. Targeting carbonic anhydrase IX improves the anti-cancer efficacy of mTOR inhibitors. Oncotarget. 7(24):36666-80;2016.
8. Felippe JJ. Câncer e Amiloride: diminui o pH intracelular, inativa a via Akt, inibe o NF-kappa, diminui o gene erbB2 (HER-2/neu) e ativa drasticamente a apoptose pelo TRAIL: efeitos semelhantes ao trastuzamab-Herceptin. Revista Eletrônica da Associação Brasileira de Medicina Biomolecular. www.medicinabiomolecular.com.br. Tema da semana de 01/01/2008.
9. Felippe JJ. Todos nós temos o poder de curar a nós mesmos. Revista Eletrônica da Associação Brasileira de Medicina Biomolecular. www.medicinabiomolecular.com.br. Tema do mês de dezembro de 2008.
10. Filippi L, Bagnoli F, Margollicci M, et al. Pathogenic mechanism, prophylaxis, and therapy of symptomatic acidosis induced by acetazolamide. J Investig Med. 50(2):125-32;2002.
11. Gao H, Dong H, Li G, Jin H. Combined treatment with acetazolamide and cisplatin enhances chemosensitivity in laryngeal carcinoma Hep-2 cells. Oncol Lett. Jun;15(6):9299-9306;2018.
12. Geers C, Gros G. Carbon dioxide transport and carbonic anhydrase in blood and muscle. Physiol Rev. 80:681-715;2000.
13. Ghandour MS, Parkkila AK, Parkkila S, et al. Mitochondrial carbonic anhydrase in the nervous system: expression in neuronal and glial cells. J Neurochem. 75(5):2212-20;2000.
14. Guan G, Dong Z. Effect of inhibiting aquaporin-1 on proliferation and apoptosis of the Hep-2 cell. Lin Chuang Er Bi Yan Hou Ke Za Zhi. 20(21):988-91;2006.
15. Ivanov S, Liao SY, Ivanova A, et al. Expression of hypoxia-inducible cell-surface transmembrane carbonic anhydrases in human cancer. Am J Pathol. 158(3):905-19;2001.
16. Ivanova L, Zandaberga E, Silina K, et al. Prognostic relevance of carbonic anhydrase IX expression is distinct in various subtypes of breast cancer and its silencing suppresses self-renewal capacity of breast cancer cells. Cancer Chemother Pharmacol.75(2):235-46;2015.
17. Juhász M, Chen J, Lendeckel U, et al. Expression of carbonic anhydrase IX in human pancreatic cancer. Aliment Pharmacol Ther. 18(8):837-46;2003.
18. Kasai H, Tonda K, Hirata M. Potentiation of antitumor activity of 1-phthalidyl 5-fluorouracil by acetazolamide. Cancer Chemother Pharmacol. 16(1):55-7;1986.
19. Kopecka J, Campia I, Jacobs A, et al. Carbonic anhydrase XII is a new therapeutic target to overcome chemoresistance in cancer cells. Oncotarget. 6(9):6776-93;2015.
20. Koukourakis MI, Giatromanolaki A, Sivridis E, et al. Hypoxia-regulated carbonic anhydrase -9 (CA9) relates to poor vascularization and resistance of squamous cell head and neck cancer to chemoradiotherapy. Clin Cancer Res. 7:3399-403;2001.
21. Leppilampi M, Koistinen P, Savolainen ER, et al. The expression of carbonic anhydrase II in hematological malignancies. Clin Cancer Res. 8: 2240-5;2002.
22. Loncaster JA, Harris AL, Davidson SE, et al. Carbonic anhydrase (CA IX) expression, a potential new intrinsic marker of hypoxia: correlations with tumor oxygen measurements and prognosis in locally advanced carcinoma of the cervix. Cancer Res. 61:6394-9;2001.
23. Maclean R, O'Callaghan U, Lim SH. Acetazolamide-induced severe pancytopenia mimicking myelodysplasia relapse following allogeneic bone marrow transplantation. Bone Marrow Transplant. 21(3): 309-11;1998.
24. Méhes G, Matolay O, Beke L, et al. Carbonic Anhydrase Inhibitor Acetazolamide Enhances CHOP Treatment Response and Stimulates Effector T-Cell Infiltration in A20/BalbC Murine B-Cell Lymphoma.Int J Mol Sci. Jul 15;21(14):5001;2020.
25. Mokhtari RB, Kumar S, Islam SS, et al. Combination of carbonic anhydrase inhibitor, acetazolamide, and sulforaphane, reduces the viability and growth of bronchial carcinoid cell lines. BMC Cancer. 13:378;2013.

26. Mohammadpour R, Safarian S, Ejeian F, et al. Acetazolamide triggers death inducing autophagy in T-47D breast cancer cells. Cell Biol Int. 38(2):228-38;2014.
27. Monzani E, Shtil AA, La Porta CA. The water channels, new druggable targets to combat cancer cell survival, invasiveness and metastasis. Curr Drug Targets. 8(10):1132-7;2007.
28. O'Byrne KJ, Cox G, Swinson D, et al. Towards a biological staging model for operable non-small cell lung cancer. Lung Cancer. 34: S83-9;2001.
29. Ozensoy O, Kockar F, Arslan O, et al. An evaluation of cytosolic erythrocyte carbonic anhydrase and catalase in carcinoma patients: an elevation of carbonic anhydrase activity. Clin Biochem. 39(8): 804-9;2006.
30. Parkkila AK, Scarim AL, Parkkila S, et al. Expression of carbonic anhydrase V in pancreatic beta cells suggests role for mitochondrial carbonic anhydrase in insulin secretion. J Biol Chem. 273(38):24620-3;1998.
31. Parkkila S, Parkkila AK, Juvonen T, et al. Immunohistochemical demonstration of the carbonic anhydrase isoenzymes I and II in pancreatic tumours. Histochem J. 27:133-8;1995.
32. Parkkila S, Rajaniemi H, Parkkila AK, et al. Carbonic anhydrase inhibitor suppresses invasion of renal cancer cells in vitro. Proc Natl Acad Sci U S A. 97(5):2220-4;2000.
33. Pastorekova S, Kopacek J, Pastorek J. Carbonic anhydrase inhibitors and the management of cancer. Curr Top Med Chem. 7(9):865-78; 2007.
34. Pastorekova S, Parkkila S, Zavada J. Tumor-associated carbonic anhydrases and their clinical significance. Adv Clin Chem. 42:167-216;2006.
35. Potter C, Harris AL. Hypoxia inducible carbonic anhydrase IX, marker of tumour hypoxia, survival pathway and therapy target. Cell Cycle. 3(2):164-7;2004.
36. Potter CP, Harris AL. Diagnostic, prognostic and therapeutic implications of carbonic anhydrases in cancer. Br J Cancer. 89(1):2-7; 2003.
37. Robertson N, Potter C, Harris AL. Role of carbonic anhydrase IX in human tumor cell growth, survival, and invasion. Cancer Res. 64(17): 6160-5;2004.
38. Saarnio J, Parkkila S, Parkkila AK, et al. Immunohistochemical study of colorectal tumours for expression of a novel transmembrane carbonic anhydrase, MN/CA IX, with potential value as a marker of cell proliferation. Am J Pathol. 153:279-85;1998.
39. Sterling D, Reithmeier RA, Casey JR. A transport metabolon. Functional interaction of carbonic anhydrase II and chloride/bicarbonate exchangers. J Biol Chem. 276:47886-94;2001.
40. Supuran CT, Briganti F, Tilli S, et al. Carbonic anhydrase inhibitors: sulfonamides as antitumor agents? Bioorg Med Chem. 9:703-14; 2001.
41. Svastová E, Zilka N, Zat1ovicová M, et al. Carbonic anhydrase IX reduces E-cadherin-mediated adhesion of MDCK cells via interaction with beta-catenin. Exp Cell Res. 290(2):332-45;2003.
42. Teicher BA, Liu SD, Liu JT, et al. A carbonic anhydrase inhibitor as a potential modulator of cancer therapies. Anticancer Res. 13:1549-56;1993.
43. Thiry A, Dogné JM, Masereel B, Supuran CT. Targeting tumor-associated carbonic anhydrase IX in cancer therapy. Trends Parmacol Sci. 27(11):566-73;2006.
44. Tripp BC, Smith K, Ferry JG. Carbonic anhydrase: new insights for an ancient enzyme. J Biol Chem. 276:48615-8;2001.
45. Ward C, Meehan J, Mullen P. Evaluation of carbonic anhydrase IX as a therapeutic target for inhibition of breast cancer invasion and metastasis using a series of in vitro breast cancer models. Oncotarget. 6(28):24856-70;2015.
46. Watling CJ, Cairncross JG. Acetazolamide therapy for symptomatic plateau waves in patients with brain tumors. Report of three cases. J Neurosurg. 97(1):224-6;2002.
47. Wykoff CC, Beasley N, Watson PH, et al. Expression of the hypoxia-inducible and tumor-associated carbonic anhydrases in ductal carcinoma in situ of the breast. Am J Pathol. 158:1011-9;2001.
48. Wykoff CC, Beasley NJ, Watson PH, et al. Hypoxia-inducible expression of tumor-associated carbonic anhydrases. Cancer Res. 60: 7075-83;2000.
49. Xiang Y, Ma B, Li T, et al. Acetazolamide suppresses tumor metastasis and related protein expression in mice bearing Lewis lung carcinoma. Acta Pharmacol Sin. 23(8):745-51;2002.
50. Xiang Y, Ma B, Li T, et al. Acetazolamide inhibits aquaporin-1 protein expression and angiogenesis. Acta Pharmacol Sin. 25(6):812-6; 2004.
51. Xiang Y, Ma B, Li T, et al. Acetazolamide suppresses tumor metastasis and related protein expression in mice bearing lewis lung carcinoma. Acta Pharmacol Sin. 23(8):745-51;2002.
52. Zavadova Z, Zavada J. Carbonic anhydrase IX (CA IX) mediates tumor cell interactions with microenvironment. Oncol Rep. 13(5): 977-82;2005.

CAPÍTULO 43

Alcaçuz (*Glycyrrhiza glabra*) de uma iguaria adocicada a antineoplásico

Anti-EBV, CMV, HPV, HSV1, H1N1, Vírus da Hepatite C, *H. pylori*, *Mycobacterium tuberculosis*; diminui a expressão da COX-2 e LOX; inibe PKC; inibe EGF e EGFR; inibidor natural do c-Jun N-terminal kinase1; inibe a proliferação celular com aumento drástico da apoptose, ao lado de ser anti-PD-1/PDL-1 e ativar linfócitos T citotóxicos

José de Felippe Junior

A raiz do alcaçuz é um dos mais antigos (2100 a.C.) e dos mais frequentes fitoterápicos utilizados na medicina chinesa. No livro chinês muito antigo de Shang Han Lun, das 110 prescrições de ervas, 70 incluíam o alcaçuz, possivelmente por ser eficaz contra o vibrião da cólera, salmoneloses e vários vírus. Nos Estados Unidos é usado como agente que proporciona aroma e sabor adocicado ao tabaco, gomas de mascar, bebidas, creme dental e doces.

Essa planta cresce na Ásia e Europa, principalmente na China, Rússia, Espanha, Pérsia e Índia. O nome botânico do alcaçuz é *Glycyrrhiza*, da família Fabaceae (Jiangshu, 1979). O nome é derivado das palavras gregas que significam "raiz doce".

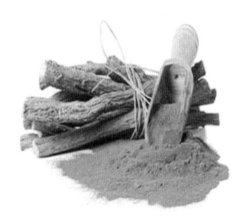

Raiz do alcaçuz

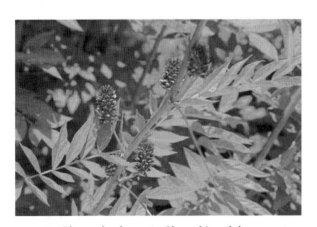

Planta do alcaçuz – *Glycyrrhiza glabra*

Muitos compostos naturais possuem atividade anticâncer aumentando a taxa de morte celular programada (apoptose) e inibindo a proliferação celular neoplásica. Entre eles está o alcaçuz, Glycyrrhiza glabra, cujo princípio ativo é a glicirrizina, também conhecida como ácido glicirrízico. O Instituto Nacional do Câncer dos Estados Unidos considera a raiz de alcaçuz como um dos medicamentos fitoterápicos que contêm substâncias anticâncer (Craig, 1999; Wang, 2001). Outros compostos ativos que mostram atividade biológica incluem ácido glicirretinínico, glabridina, licochalcones e liquiritina.

A fórmula do princípio ativo glicirrizina é $C_{42}H_{62}O_{16}$, peso molecular 822, 9g/mol e nome químico: (2S, 3S, 4S, 5R, 6R)-6-[(2R, 3R, 4S, 5S, 6S)-2-[[(3S, 4aR, 6aR,

6bS, 8aS, 11S, 12aR, 14aR, 14bS)-11-carboxy-4, 4, 6a, 6b, 8a, 11, 14b-heptamethyl-14-oxo-2, 3, 4a, 5, 6, 7, 8, 9, 10, 12, 12a, 14a-dodecahydro-1H-picen-3-yl]oxy]-6-carboxy-4, 5-dihydroxyoxan-3-yl]oxy-3, 4, 5-trihydroxyoxane-2-carboxylic acid. Outros nomes: Uralsaponin A, Glycyrrhizin (JAN), AC1L2TF0, Glycyrrhizin e Glycyrrhizic acid; 103000-77-7.

Glicirrizina é doadora de 8 elétrons e aceptora de 12, portanto a molécula é oxidante, como a maioria das substâncias anticâncer.

Glicirrizina

Licochalcone a, $C_{21}H_{22}O_4$, MW: 338,4g/mol

Extrato da planta inteira do alcaçuz é anti PD-1/PD-L1

O ligante de morte programada 1 (PD-L1), que pode ser induzido por interferon-gama (IFN-γ) no microambiente tumoral é um ponto de verificação imunológico crítico na imunoterapia contra o câncer. Produtos naturais que reduzem a PD-L1 induzida por IFN-γ podem exercer efeito de imunoterapia. Licochalcone A (LCA), um composto natural derivado da raiz de Glycyrrhiza inflata Batalin. (Fabaceae), interfere no PD-L1 induzido por IFN-γ. De fato, LCA regula para baixo a expressão da proteína PD-L1 induzida por IFN-γ independentemente de inibir o nível de mRNA de PD-L1 ou promover a degradação de sua proteína. O LCA diminui a apoptose e a inibição proliferativa de células T Jurkat causadas pela expressão de PD-L1 induzida por IFN-γ em células A549 do câncer pulmonar no sistema de co-cultura. Surpreendentemente, o LCA foi verificado como um inibidor da síntese de proteínas, a qual reduz a translação cap-dependente e independente. LCA inibe a tradução de PD-L1, provavelmente devido à inibição da fosforilação 4EBP1 (Ser 65) e ativação da via PERK-eIF2α. Além disso, o LCA induz a geração de ROS de uma maneira dependente do tempo em células de câncer de pulmão (Yuan, 2021).

Compostos fenólicos da Glycyrrhiza uralensis provocam inibição do PD-1/PL-L1.

Um novo composto e quinze compostos fenólicos conhecidos foram isolados e identificados nas raízes e rizomas de Glycyrrhiza uralensis, incluindo dez flavonoides, quatro cumarinas e dois compostos de benzofuranos. Suas estruturas foram identificadas por análise de NMR e MS. A maioria desses compostos mostrou atividades inibidoras de PD-1/PD-L1 fracas com as razões de inibição de 30 a 65% a 100 uM. Até onde sabemos, é a primeira vez que suas atividades de inibição de PD-1/PD-L1 foram relatadas (Bao, 2021).

Quatro compostos eriodictiol > fisetina > quercetina > liquiritigenina bloquearam a interação de PD-1/PD-L1 no teste ELISA competitivo (Li, 2019).

O alcaçuz é constituído por mais de 20 triterpenoides, quase 300 flavonoides, ao lado de poliaminas, óleos essenciais, alcaloides e polissacarídeos (Fenwick, 1990; Kuwajima, 1999). Ele possui vários efeitos farmacológicos: aumento da função dos macrófagos e das células *natural killer*, anti-inflamatório, antialérgico, antiviral, anti-*Helicobacter pylori*, antiulceroso, antigastrite, antiesofagite, antiaterogênico, anti-hepatite, anticarcinogênico etc.

Glicirrizina, silimarina e ácido ursólico regulam a expressão de genes apoptóticos e estresse oxidativo em células HepG2 do hepatocarcinoma. De um total de 30.968 genes, que são os genes funcionantes nos humanos, 252 são regulados pelas 3 substâncias acima.

O ácido glicirrízico é um inibidor da lipoxigenase e da cicloxigenase, ele inibe a importante enzima proliferativa proteína quinase C (PKC) e diminui os efeitos do fator de crescimento tumoral, EGF (*epidermal growth factor*) (Wang, 2001; Fukai, 2002).

O extrato da raiz do alcaçuz mostrou atividade antitumoral em células dos seguintes tipos de câncer humanos: glioma, pulmonar, mama, próstata, gástrico, cólon, hepático, endometrial, epidérmico, leucemia e renal (Li, 2014; Rafi, 2000; Baba, 2002; Amato, 2002; Ma, 2000 e 2001; Mori, 2000; Watari, 1976; Wang, 1992; Agarwal, 1991; Yamazaki, 2002).

Já foram identificados vários componentes derivados da raiz do alcaçuz que promovem apoptose: ácido glicerretínico, isoliquiritigenina, 1-(2,4-di-hidroxifenil)-3--hidroxi-3-(4-hidroxifenil)-1-propanona, licocumarone etc., razão pela qual utilizamos o extrato da raiz e não somente a glicirrizina.

O ácido glicirrízico inibe o crescimento de células U251 do glioblastoma multiforme humano de modo tempo e dose-dependentes. Inibe NF-kappaB e provoca apoptose (Li, 2014).

Watanabe, em 2002, mostrou que a fração solúvel do extrato metanólico a 70% da raiz do alcaçuz inibe a proliferação celular da leucemia monoblástica humana, U937, por induzir apoptose. A substância ativa foi identificada como licocumarone. Watanabe verificou que, de 9 frações do alcaçuz separadas por cromatografia de alta resolução (HPLC), 8 delas apresentavam atividade inibitória da proliferação celular da leucemia monoblástica humana, sugerindo que o alcaçuz contém vários compostos ainda não identificados com atividade indutora da apoptose. A combinação de todos certamente possui efeitos sinérgicos.

O câncer de próstata agressivo é a principal causa de morte do homem americano (Greelee, 2001). A terapia disponível promove regressão tumoral de curta duração e a doença segue seu curso com sobrevida média de 18 meses (Crawford, 1992; Denis, 1998; Schroder, 1999; Klotz, 2001; Labrie, 2002).

O tratamento convencional do câncer de próstata consiste em prostatectomia radical, radioterapia, terapia supressora de andrógenos e quimioterapia. Embora a terapia supressora de andrógenos seja inicialmente eficaz, ela não é curativa na maioria dos casos e o tumor volta a crescer de um modo independente dos andrógenos (Landis, 1998; Pirtskhalaishvili, 2001).

Esses fatos incentivaram os pesquisadores a procurar substâncias alternativas para os casos em que a quimioterapia fosse ineficaz. Essas substâncias deveriam ser capazes de induzir parada da proliferação celular, apoptose e diferenciação celular, particularmente em células andrógeno-independentes. Destacamos aqui a mistura de ervas chinesas PC-SPES, onde um dos princípios ativos, o licochalcone-A, é retirado da raiz do alcaçuz (Fu, 2004).

O licochalcone-A (LA) é um novo flavonoide isolado da raiz do alcaçuz que possui significante atividade antitumoral em várias linhagens de células neoplásicas humanas. O LA em células hormônio-independente PC-3 do câncer de próstata humano induz modesta apoptose, entretanto, possui efeito pronunciado sobre a progressão do ciclo celular, parando a proliferação das células em G2/M, acompanhado pela supressão das ciclinas B1 e cdc2.

Também ocorre inibição da fosforilação da proteína retinoblastoma, diminuição da expressão do fator de transcrição E2F junto com a redução da ciclina D1 e diminuição das CDKs 4 e 6, porém ocorre aumento da expressão da ciclina E. Muito importante de destacar é que a supressão da proliferação celular neoplásica foi tempo e dose-dependentes (Fu, 2004). O LA pode induzir parada do ciclo celular em G1 e S no chamado efeito da parada hipermitogênica (Blagosklonny, 2003).

A mistura PC-SPES apresenta significante eficácia clínica no câncer de próstata tanto na forma hormônio-dependente como na forma refratária ao hormônio. Muitos trabalhos científicos comprovam essa afirmação: DiPaola, 1998; Porterfield, 1999 e 2000; Small, 2000; Pfeifer, 2000; Taille, 2000 e 2000; Pirani, 2001; Oh, 2001 e 2002.

Após o estudo da atividade dessa mistura fitoterápica, verificou-se que os extratos derivados da *Scutellaria baicalensis* e *Glycyrrhiza uralensis* continham os princípios ativos da mistura PC-SPES, evidenciados pela redução da proliferação das células CaP do câncer de próstata humano e diminuição da expressão de dois genes específicos da próstata, o receptor androgênico (AR) e o antígeno prostático específico (PSA) (Hsieh, 2000). Nas análises posteriores dos extratos desse suplemento isolou-se o licochalcone-A que está presente em boas quantidades na *Glycyrrhiza glabra*. A *Scutellaria* pode raramente provocar hepatite fulminante, controverso.

O LA isolado da raiz do *Glycyrrhiza* demonstrou potente efeito antitumoral em células do câncer de próstata, mama e leucemia humana (Rafi, 2000). O LA induziu apoptose em células MCF-7 do câncer de mama e células HL60 da leucemia, reduziu a expressão do bcl-2 e diminuiu o quociente bcl-2/bax (Rafi, 2000 e 2002). Descobriu-se que a raiz do *Glycyrrhiza* diminui os níveis de testosterona no homem (Armanini, 1999 e 2002).

A isoliquitigenina inibe significativamente a proliferação da linhagem de células DU145 (andrógeno-independente) e da LNCaP (andrógeno-dependente) do câncer de próstata de maneira tempo e dose-dependentes. Ocorre parada do ciclo celular na fase S e G2/M devido ao aumento da expressão do GADD153 mRNA e de proteínas associadas com o ciclo celular. Não se observou apoptose (Kanazawa, 2003). Entretanto, em outros tipos de células, MCF-7 e T47D do câncer de mama humano, observou-se apoptose com o uso da isoliquitigenina (Rafi, 2002).

A isoliquitigenina (ILTG), flavonoide extraído da raiz da *Glycyrrhiza glabra*, possui atividade antitumoral *in vivo* e *in vitro* (Ma, 2001; Tamir, 2001; Baba, 2002; Rafi, 2002).

A ILTG, possivelmente o principal agente antitumoral do alcaçuz, induz apoptose em células MGC-803 do câncer gástrico humano. Acontece aumento da concentração intracelular de cálcio com diminuição do potencial transmembrana Delta-psi mitocondrial de modo dose-dependente e a seguir vem a apoptose (Ma, 2001). Nesse modelo, não ocorre aumento da expressão do gene apoptótico p53 (Ma, 2000).

A ILTG diminui a expressão da cicloxigenase-2 e assim reduz a produção de PGE2 e também diminui a expressão da óxido nítrico sintase induzível (iNOS), o que suprime a proliferação celular e aumenta a apoptose em células do carcinoma de cólon humano (Takahashi, 2004).

A ILTG reduz significativamente o aparecimento de metástases pulmonares provenientes do carcinoma renal de ratos. Ocorre aumento da função dos macrófagos e da citotoxicidade dos linfócitos. Em adição, tal substância impede a severa leucopenia provocada pela administração do 5-fluorouracil (Yamazaki, 2002).

A raiz do alcaçuz, que contém beta-hidroxi-DHP e induz fosforilação da proteína antiapoptótica Bcl-2, induz apoptose e parada do ciclo celular na fase G2/M em células do câncer de mama e de próstata, de modo semelhante ao quimioterápico paclitaxel, agente antimicrotúbulo (Rafi-Vastano, 2002).

Os assim chamados proto-oncogenes, c-fos, c-jun e c-myc estão relacionados com a proliferação e a diferenciação celular (Adamson, 1987). O 17-beta estradiol (E2) provoca aumento da expressão desses três oncogenes seguido pela replicação do DNA (Weizt, 1988 e 1990). A *Glycyrrhizae radix* suprime o efeito do E2 na expressão do c-fos e c-jun no corpo uterino e inibe o efeito da nitrosoureia e do E2 na indução no câncer endometrial de camundongo (Mori, 2000).

O ácido glicirrízico inibe a cicloxigenase, a lipoxigenase e o aumento da ornitina decarboxilase induzido pelo TPA – tetraforbolacetato (Wang, 1991). O ácido glicirrízico liga-se ao receptor TPA na membrana celular da epiderme e inibe a proteína quinase C e a atividade da ornitina decarboxilase, e ainda diminui a função dos receptores do fator de crescimento tumoral epidérmico, EGF (Nishino, 1986; Kitagawa, 1986; Okamoto, 1983; O'Brian, 1990).

Sabe-se que os hormônios esteroides, particularmente os estrógenos, possuem papel relevante no desenvolvimento do câncer de mama, endométrio e próstata (in Yager, 2000; Carolin, 2000). O alcaçuz possui efeitos preventivos e supressivos sobre o câncer de mama (Kelloff, 1994; Hundertmark, 1997; Rafi, 2000; Tamir, 2000; Zava, 1998).

A raiz do alcaçuz possui atividade fitoestrogênica. Entre mais de 150 ervas estudadas, as mais potentes que se ligaram aos receptores estrogênicos foram a soja, o alcaçuz e o *red clover* (trevo dos prados). O alcaçuz e o *red clover*, mas não a soja, também possuem atividade antiprogesterona. A capacidade de 2g de alcaçuz inibir o receptor estrogênico e o receptor da progesterona é equivalente a 4 microgramas de alfaestradiol e a 3g de progesterona (Zava, 1998).

O extrato da *Glicyrrhiza uralensis* em células MCF-7 do câncer de mama aumenta a expressão do gene apoptótico p53, aumenta a proteína pró-apoptótica Bax, aumenta o p21(waf1/cip1), diminui a cdk2, diminui a ciclina E e promove a parada do ciclo celular na fase G1 (Jo, 2005).

Ge, em 1998, mostrou que a glicirrizina inibe a proliferação do fibrossarcoma da glândula submandibular do camundongo, com parada do ciclo celular em G1/S e diminuição da síntese de DNA. Yu, em 2004, complementou o estudo mostrando que no fibrossarcoma induzido quimicamente e transplantado no camundongo a glicirrizina inibe o crescimento tumoral. Ocorre parada da progressão do ciclo celular em G1/S devido à inibição da ribonucleotídeo redutase, enzima limitante da síntese do DNA (Yu, 2004).

Mecanismo de ação indireto do alcaçuz no câncer

Em 1966, Hoffer e Osmond escreveram que o adrenocromo inibe marcantemente a mitose de células neoplásicas altamente proliferativas (Hoffer, 1996). O adrenocromo é proveniente da oxidação da adrenalina e está aumentado quando a monoaminoxidase (MAO) é inibida. Os inibidores da MAO, aumentando a concentração de adrenocromo, provocam inibição da proliferação celular. Hatano, em 1991, mostrou que extratos do alcaçuz possuem atividade inibidora da MAO e, assim, efeito antidepressivo, o que aumenta o limiar da dor, e efeito antitumoral aumentando o adrenocromo.

Efeitos colaterais

Na medicina chinesa antiga, o alcaçuz foi listado como erva "não tóxica". Em estudo promovido pelo Instituto Nacional do Câncer, doses de 100, 300 e 1000mg/kg/dia não mostraram alterações clínicas ou histológicas em voluntários, a curto prazo (in Kelloff, 1994).

Usado por longo tempo, pode provocar efeitos semelhantes à aldosterona: retenção de sódio, perda de potássio, edema e hipertensão arterial (Felippe, 1990; Nobata, 2001; Shibata, 2000; Conn, 1968).

Em pacientes mais sensíveis, a ingestão diária de 100mg/dia de glicirrizina, que corresponde a 50g de alcaçuz, já pode provocar efeitos colaterais. A ingestão de 10g/dia, que é aquela consumida em alguns países, é segura (Stormer, 1993).

O extrato de alcaçuz possui uma substância, a glabrene, que em baixa dose apresenta efeito semelhante ao estradiol (efeito agonista em baixa dose), podendo promover a proliferação do câncer de mama. Em concentrações altas, o efeito é antiproliferativo (efeito antagonista em altas doses) (Tamir, 2001).

O extrato do alcaçuz após exaustivo estudo não demonstrou nenhuma evidência de toxicidade ou de tumorigenicidade em camundongos machos e fêmeas (Kobuke, 1985). Ele protege o camundongo contra a mutagênese induzida pela ciclofosfamida (Liu, 1990).

Alvos moleculares do alcaçuz (*Glycyrrhiza glabra*)

1. **Cuidado**: a cafeína pode minimizar os efeitos anticâncer do alcaçuz.
2. **Antiviral**
   a) **Anti-EBV**: inibe a DNA polimerase viral e abole a replicação viral.
   b) **Anti-CMV**: diminui significativamente os níveis do dímero D plasmático e do vWF na hepatite por CMV infantil.
   c) **Anti-HSV1** (*anti-herpes simplex virus type 1*). Glicirrizina é um forte indutor da Beclin 1, um ativador da autofagia que estabelece um estado de resistência à replicação viral.
   d) **Anti-HPV**. O extrato aquoso de *Glycyrrhiza uralensis* melhora a maturação das células dendríticas e a eficácia antitumoral da vacina baseada em células dendríticas do HPV (Aipire-2017).
   e) **Anti-influenza A H1N1**.
   f) **Anti-hepatite C** e outros vírus: rotavírus, HCV1, H5N1, CVA16, EV71, HRCV, HSV1.
3. **Antibacteriano**: *S. aureus* resistente a meticilina, vibrião da cólera, salmonela entérica (*S. typhimurium*), *Streptococcus mutans*, *Helicobacter pylori*, infecções do trato respiratório superior, *Klebsiella pneumoniae*, sem efeito no *Mycobacterium avium*.
4. **Antifúngico**: *Candida albicans*.
5. **Anti-*Mycobacterium tuberculosis*** (Gupta, 2008, 2018; Viswanathan, 2019).
   Efeito em várias neoplasias
6. Parada do ciclo celular na fase G2/M.
7. Parada do ciclo celular na fase S e G1.
8. Suprime a ciclina B1, a ciclina cdc2 e a ciclina E: antiproliferativo.
9. Defosforila e inibe a proteína retinoblastoma: antiproliferativo.
10. Diminui a expressão do fator de transcrição E2F e reduz a ciclina D1.
11. Diminui a CDK 2, CDK 4 e a CDK 6.
12. Aumenta a expressão da ciclina E (para alguns diminui).
13. Reduz a expressão da proteína antiapoptótica Bcl-2.
14. Fosforila e inibe a proteína antiapoptótica Bcl-2.
15. Aumenta a expressão do bax – apoptótico.
16. Aumenta a expressão do gene apoptótico p53.
17. Aumenta o p21 (waf1/cip1).
18. Aumenta a expressão do GADD153 mRNA.
19. Em dose alta suprime o efeito do estradiol sobre os proto-oncogenes: c-fos, c-jun e c-myc.
20. Em dose alta suprime os efeitos da progesterona.
21. Diminui a expressão da COX-2.
22. Diminui a expressão da lipoxigenase.
23. Inibe a proteína quinase C (PKC).
24. Inibe o fator de crescimento tumoral epidérmico (EGF) e consequentemente o EGFR.
25. Aumenta o cálcio intracelular e diminui o potencial transmembrana mitocondrial (Delta-psi-mt) provocando apoptose.
26. Inibe atividade da ornitina descarboxilase (ODC).
27. Inibe a monoaminoxidase (MAO), aumenta o adrenocromo e inibe a mitose.
28. Diminui os níveis séricos de testosterona.
29. Baixa dose: agonista do estradiol.
30. Alta dose: antagonista do estradiol.
31. Licochalcone A é inibidor natural do c-Jun N-terminal kinase1 (Yao, 2014).
32. Ácido glicirretínico possui efeito citotóxico em células do câncer de ovário, mama, bexiga, hepatocarcinoma e adenoma de hipófise.
33. Liquiritigenina bloqueia a interação de PD-1/PD-L1 (Li, 2019).
34. Licochalcone A (LA) isolado da raiz da Glycyrrhiza demonstrou um potente efeito antitumoral nas células do câncer de próstata, mama e leucemia humana (Rafi, 2000). O LA induziu apoptose em células do câncer de mama MCF-7 e células HL-60 de leucemia, reduziu a expressão de bcl-2 e diminuiu o quociente de bcl-2/bax (Rafi, 2000 e 2002). Foi descoberto que a raiz da Glycyrrhiza diminui os níveis de testosterona no homem (Armanini, 1999-2002).
35. Onze compostos da *Glyciriza inflate* exibiram potente atividade citotóxica em três linhagens de câncer humano, **HepG2 (fígado), SW480 (cólon) e MCF-7 (mama)**, mas apresentaram somente pouco efeito sobre LO2 (linfoblastos) e HEK293T (células epiteliais de rim embrionário) (Lin, 2017).
36. Glabridin, flavonoide extraído da *Glycyrrhiza glabra*, induz apoptose e parada do ciclo celular no câncer oral via JNK1/2 (Chen, 2018).
37. **Glioblastoma**
    a) Ácido glicirrízico inibe o crescimento de células U251 do glioblastoma multiforme humano de

modo tempo e dose-dependentes. Inibe NF--kappaB e provoca apoptose (Li, 2014).
b) Licochalcone A (LA) inibe efetivamente o crescimento de células do glioma U87, induzindo a interrupção do ciclo celular nas fases G0/G1 e G2/M. A parada do ciclo celular é atribuída à redução mediada por LA do mRNA e dos níveis de proteína das ciclinas e quinases dependentes de ciclinas. O LA inibe significativamente o crescimento do tumor in vitro e in vivo (Lu, 2018).
c) A isoliquiritigenina inibe a proliferação e induz a diferenciação das células-tronco do glioma humano (Lin, 2018).
d) Licochalcone A induz especificamente a morte celular em células-tronco de glioma por disfunção mitocondrial (Kuramoto, 2017).

38. Carcinoma de cabeça e pescoço
a) Isoliquiritigenina como causa de dano ao DNA e inibidor da expressão mutada de ataxia-telangiectasia, levando à parada de fase G2/M e apoptose no carcinoma epidermoide oral (Hsia, 2016).
b) Licochalcone-A induz apoptose intrínseca e extrínseca via expressão de TRAIL mediada por fosforilação ERK1/2 e p38 em células FaDu de carcinoma escamoso de cabeça e pescoço (Parj, 2015).

39. Câncer de pulmão
a) Ácido glicirretínico induz parada do ciclo celular em G1 em células do câncer pulmonar via estresse do retículo endoplasmático.
b) Ácido glicirretínico suprime a proliferação de células do câncer de pulmão, A549 e NCI-H460, inibindo a tromboxano sintase.
c) Ácido glicirretínico inibe a proteína quinase C alfa-beta II e ativa c-Jun NH2-terminal quinase e induz apoptose em células, NCI-H460 do câncer pulmonar.
d) Licochalcone-A inibe a migração e a invasão de células do câncer de pulmão via inativação da via Akt, com diminuição da expressão das MMP1-2-3.
e) Componentes do alcaçuz, liquiritina, isoliquiritina e isoliquirigenina induzem apoptose em células A549 do câncer pulmonar aumentando a expressão do p53 e p21.
f) Licochalcone-A inibe a proliferação de células A549 e H460 do câncer de pulmão induzindo parada do ciclo celular em G2/M e estresse do retículo endotelial (Qiu, 2017).

40. Câncer de mama
a) *Glycyrrhiza glabra* inibe metástases do câncer de mama prevenindo a migração e a invasão por diminuir a atividade da COX-2 e citocromo P450.
b) Licochalcone-A suprime a proteína específica-1 (Sp-1) e provoca diminuição da proliferação e aumento da apoptose em células do câncer de mama, MCF-7 de modo tempo e dose-dependentes. Ocorre estresse oxidativo (Kang, 2017).
c) Extrato de Glycyrrhiza uralensis no câncer de mama. Aumenta a expressão do gene p53 apoptótico nas células MCF-7, aumenta a proteína Bax pró-apoptótica, aumenta p21 (waf1/cip1), diminui cdk2, diminuí cdk2, diminui a ciclina E e promove a fase G1 (Jo, 2005).
d) Licochalcone A suprime a especificidade da proteína 1 sendo um novo alvo em células de câncer de mama humano, o MCF-7. A LA mostra efeito antiproliferativo e apoptótico em células do câncer de mama através da regulação de proteínas relacionadas à Sp1 e à apoptose de maneira dependente da dose e do tempo (Kang, 2017).
e) Glabridina (GLA) inibe as propriedades de células-tronco cancerígenas (CSC) nas células humanas de câncer de mama MDA-MB-231 e Hs-578T. O GLA atenua as propriedades do tipo CSC através da via de sinal microRNA-148a (miR-148a)/fator de crescimento transformador beta (TGFβ)-SADM2 *in vitro* e *in vivo*. O GLA melhorou a expressão do miR-148a através da demetilação do DNA (Jiang, 2016).
f) Ácido glicirretinínico (GA) suprime fortemente a invasão e as metástases do câncer de mama, comprometendo o eixo de sinalização p38 MAPK-AP1. O GA inibe efetivamente a expressão de MMP-2/MMP-9 das células cancerígenas mediada pela capacidade do GA de inibir especificamente a atividade da MAPK p38 e sua ativação AP1 a jusante. O GA regula para baixo os níveis de Fra-1 e c-Jun, dois componentes principais do complexo de transcrição da AP1 em células invasivas de câncer de mama e esse inibidor específico de AP1 anula a invasão de células de câncer de mama. Esses resultados sugerem que o GA prejudica o eixo de sinalização p38 MAPK-AP1, levando à repressão da invasão de células de câncer de mama. Finalmente, a GA suprime efetivamente o crescimento tumoral e as metástases pulmonares sem causar perda de peso animal ou provocar toxicidade hepática/renal nos animais receptores (Wang, 2015).
g) O extrato de alcaçuz torrado inibe a destruição óssea induzida por células de câncer de mama metastático humano (Lee, 2013).
h) Isoliquitigenina provoca apoptose no câncer de mama humano, MCF-7 e T47D (Rafi, 2002).

41. **Câncer de mama triplo negativo**
   a) Glicirrizina e ácido glicirretínico agem seletivamente sobre a topoisomerase II-alfa e induzem apoptose em combinação com o etoposide em células MDA-MB-231 do câncer de mama triplo negativo (Caiu, 2017).
   b) Licochalcone-A suprime Sp-1 e provoca diminuição da proliferação e aumento da apoptose em células MDA-MB-231 do câncer de mama triplo negativo de modo dose e tempo-dependentes (Kang, 2017).
   c) O ácido c-glicirrízico induz a morte e autofagia das células humanas do câncer de mama MDA-MB-231 através da via ROS-mitocondrial (Lin, 2018).
   d) O extrato de Glycyrrhiza glabra e a quercetina invertem a resistência à cisplatina em células de câncer de mama triplo-negativas MDA-MB-468 através da inibição da enzima citocromo P450 1B1 (Sharma, 2017).
   e) Licochalcone A suprime a especificidade da proteína 1 sendo um novo alvo nas células humanas de câncer de mama MDA-MB-231. LA mostra efeito antiproliferativo e apoptótico em células de câncer de mama através da regulação de proteínas relacionadas à Sp1 e à apoptose de maneira dependente da dose e do tempo (Kang, 2017).

42. **Câncer de próstata**
   a) Licochalcone-A provoca parada do ciclo celular em G2/G1 em células PC-3 do câncer de próstata andrógeno-independente (Fu, 2004).
   b) Isoangustane-A presente no extrato hexano/etanol da *Glycyrrhiza uralensis* induz apoptose em células DU145 do câncer de próstata humano ativando o DR4 (*death receptor-4*) e a via intrínseca de apoptose (Seon, 2010).
   c) Isoliquiritigenina inibe o crescimento do câncer de próstata, linhagens DU145 e LNCaP (Kanazawa, 2003).
   d) A isoliquiritigenina possui atividade antineoplásica em células PC-3 e 22RV1 do câncer de próstata provocando apoptose e parada do ciclo celular em G2/M *in vitro* e das células PC3 *in vivo* (Zhang, 2018).
   e) A isoliquitigenina inibe significativamente a proliferação da linha celular DU145 (independente de androgênio) e LNCaP (dependente de androgênio) de câncer de próstata de maneira dependente do tempo e da dose. A parada do ciclo celular ocorre na fase S e no G2/M devido ao aumento da expressão do mRNA do GADD153 e das proteínas associadas ao ciclo celular. Não foi observada apoptose (Kanazawa, 2003).

43. **Câncer gástrico**
   a) Os flavonóides do extrato de alcaçuz têm efeitos anti-Helicobacter pylori. Glabridina e glabrene (componentes da Glycyrrhiza glabra), licochalcone A (G. inflata), licoricidina e licoisoflavona B (G. uralensis) exibiram atividade inibitória contra o crescimento de Helicobacter pylori *in vitro*. Esses flavonóides também mostraram atividade anti-H.pylory contra uma cepa resistente à claritromicina e à amoxicilina (Fukai, 2002).
   b) A liquiritina (LIQ) induz apoptose e autofagia em células cancerígenas gástricas resistentes à cisplatina (DDP) in vitro em camundongos no xeno-enxerto *in vivo*. DDP e LIQ em combinação induziram a parada do ciclo celular em G0/G1e suprimiu a proliferação de células cancerígenas gástricas, que foram associadas à diminuição da ciclina D1, ciclina A e ciclina quinase dependente 4 (CDK4) e ao aumento do p53 e do p21. Além disso, a LIQ combinada com o DDP induziu significativamente a apoptose e a autofagia *in vitro* e *in vivo* através do aumento da clivagem das caspases-8/-9/-3 e PARP, bem como da expressão de LC3B e Beclin 1 (Wei, 2017).
   c) A isoliquiritigenina inibe a proliferação, migração, invasão e metástase das células cancerígenas do estômago MKN28, suprimindo a via de sinalização PI3K/AKT/mTOR (Zhang, 2018).
   d) Licochalcone A suprime a glicólise tumoral mediada pela hexoquinase 2 no câncer gástrico por meio de regulação negativa da via de sinalização Akt (Wu, 2018).
   e) O ácido18β-glicirretinico inibe a migração e a invasão de células cancerígenas gástricas humanas através da via ROS/PKC-α/ERK (Cai, 2018).
   f) Licochalcone A induziu apoptose de células BGC-823 de câncer gástrico humano através da regulação de MAPKs mediadas por ROS e vias de sinalização PI3K/AKT (Hao, 2015).

44. **Hepatoma**
   a) Glicirrizina, silimarina e ácido ursólico regulam a expressão de genes apoptóticos e o estresse oxidativo em células HepG2 do hepatocarcinoma. De um total de 30.968 genes, 252 são regulados pelas 3 substâncias acima.
   b) Licochalcone-A inibe o crescimento de células HepG2 do hepatocarcinoma humano por meio da parada do ciclo celular e subsequente indução de apoptose, atenua a via de sinalização p38/JNK/ERK de modo dose-dependente (Chen, 2017).
   c) Glicirrizina provoca inibição da via Akt/mTOR e concorrente ativação da via ERK1/ERK2, provo-

cando autofagia em células do carcinoma hepatocelular, HepG2 e MHCC97-H (Zhang, 2017).

d) Licochalcone-A é um inibidor natural da JNK1 (c-Jun N-terminal quinase 1), importante no hepatoma, HCT116 suprimindo a proliferação e a formação de colônias. No xenotransplante murino diminui o volume tumoral (Yao, 2014).

e) O ácido glicirretinínico combinado com a curcumina inibe o desenvolvimento de células do carcinoma hepatocelular por meio da regulação negativa da via de sinalização PTEN/PI3K/AKT (Chang, 2017).

f) O tratamento com licochalcone A e sorafenibe tem efeito antimetastático sinérgico nas células do carcinoma hepatocelular humano SK-Hep-1 e Huh-7 através da inativação da expressão de MKK4/JNK e uPA (Wu, 2018).

g) Licochalcone A da raiz de alcaçuz é um inibidor do crescimento celular de hepatoma humano através da indução de apoptose celular e parada do ciclo celular (Wang, 2018).

h) Glabridin induz apoptose e autofagia através da via JNK1/2 em células de hepatoma humano (Hsieh, 2016).

45. Câncer de cólon

a) Extrato proteico do alcaçuz provoca apoptose em duas linhagens de câncer de cólon humano (HT29 e CT-6) e uma linhagem murina (HEK293) (Khazraei-Moradian, 2017).

b) Licoricidina inibe o crescimento de células SW480 do adenocarcinoma colorretal *in vitro* e *in vivo* por induzir parada do ciclo celular, apoptose e autofagia (Ji, 2017).

c) Liquiritigenina inibe a proliferação, invasão e a transição epitélio mesenquimal do câncer colorretal diminuindo a expressão do runt-related transcription factor 2 (Meng, 2018).

d) Isoliquiritigenina (ISL), um flavonóide do alcaçuz bloqueia a polarização de macrófagos M2 na tumorogênese associada à colite, através da regulação negativa de PGE2 e IL-6. A administração intragástrica de ISL por 12 semanas reduziu significativamente a incidência de câncer de cólon, multiplicidade e tamanho do tumor em 60%, 55,4% e 42,6%, respectivamente. Além disso, o ISL inibiu a polarização de macrófagos M2 tumorais. Tais alterações foram acompanhadas por uma regulação negativa da sinalização de PGE2 e IL-6 (Zhao, 2014).

e) Nas linhagens celulares de câncer de cólon, o JNK1 é altamente expresso em comparação com linhas celulares normais. A licochalcone A inibiu a fosforilação de c-Jun mediada por JNK1, mas não mediada por JNK2, nos sistemas in vivo e in vitro, e suprimiu a proliferação de células do câncer de cólon e a formação de colônias. Ocorre parada do ciclo celular em G1 e apoptose. O estudo in vivo com ratos xenoenxertados mostrou que o tratamento com licochalcone A efetivamente suprimiu o crescimento dos xenoenxertos HCT116, sem afetar o peso corporal dos ratos (Yao, 2014).

f) A glicirrizizina induz a inibição do mTOR em simultâneo com a ativação do ERK1/2 e causa forte autofagia no carcinoma hepatocelular (Zhang, 2017).

46. Câncer de pâncreas

a) Licochalcone-A é um inibidor natural da JNK1 (c-Jun N-terminal quinase 1), importante no câncer de pâncreas, suprimindo a proliferação e a formação de colônias (Yao, 2014).

b) Licochalcone A, um constituinte fenólico importante isolado da raiz do alcaçuz, suprimiu a atividade de JNK1, mas teve pouco efeito na atividade *in vitro* de JNK2. A licochalcone A inibiu a fosforilação de c-Jun mediada por JNK1, mas não mediada por JNK2, nos sistemas ex vivo e in vitro. Nas linhas celulares de câncer de cólon e pâncreas, JNK1 é altamente expresso em comparação com linhas celulares normais. Nas linhas celulares de câncer, o tratamento com licochalcone A suprimiu a proliferação de células do câncer de cólon e pâncreas e a formação de colônias. A inibição resultou em parada da fase G1 e apoptose. Além disso, um estudo *in vivo* com ratos xenoenxertos mostrou que o tratamento com licochalcone A efetivamente suprimia o crescimento de xenoenxertos HCT116, sem afetar o peso corporal dos ratos. Estes resultados mostram que a licochalcone A é um inibidor seletivo de JNK1. Portanto, os autores sugeriram que devido ao papel crítico do JNK1 no câncer de cólon e na carcinogênese pancreática, a licochalcone A possa ter potencial preventivo ou terapêutico contra essas doenças devastadoras (Yao, 2014).

c) O metil2-ciano-3,11-dioxo-18beta-olean-1,12--dieno-30-oato de metila (CDODA-Me), triterpenóide sintético derivado do ácido glicirretetínico inibe o crescimento das linhas celulares de câncer pancreático Panc1 e Panc28 e ativa a transativação dependente do receptor PPAR-gamma nessas células. O CDODA-Me também induziu a expressão das proteínas p21 e p27 e regulou negativamente a ciclina D1; no entanto, essas respostas foram independentes do receptor. O CDODA-Me induziu apoptose nas células Panc1 e Panc28, e isso foi acompanhado pela indução independente do receptor das proteínas pró-apoptóticas de crescimento precoce (Egr-1), gene-1 ativado por drogas anti-inflamatórias não esteróides (NAG-1) e ativando o fator de transcrição 3 (ATF3). A indução de NAG-1 e Egr-1 por CDODA-Me foi dependente da ativação de fosfatidilinositol-3-quinase (PI3/K) e/ou pela vias MAPKs p42 e p38, mas houve diferenças entre Panc28 e Panc1. A indução de NAG-1 nas células Panc28 foi dependente de p38-MAPK e PI3/K, mas independente do Egr-1, enquanto a indução em células Panc1 estava associada à ativação de p38-MAPK, PI3/K e p42-MAPK e apenas parcialmente dependente de Egr-1. Este é o primeiro relato de indução da proteína pró-apoptótica NAG-1 em células de câncer de pâncreas (Jutooru, 2009).

47. **Câncer de ovário**
    a) O ácido 18β-glicirrhetínico potencializa o efeito apoptótico da tricostatina A nas linhas celulares do carcinoma epitelial do ovário humano, OVCAR-3 e SK-OV-3 (Lee, 2010).
    b) A isoliquiritigenina (ISL) induz a apoptose das células SKOV-3 via estresse do retículo endoplasmático. Ocorre aumento dos níveis intracelulares de ERTOs que causam apoptose das células SKOV-3. O ISL desencadeia o estresse do retículo endoplasmático (ER), conforme indicado pelo aprimoramento das moléculas relacionadas ao estresse do ER p-eIF2α, expressão de GADD153/CHOP, GRP78, XBP1 e clivagem de ATF6α (Yuan, 2013).
    c) A isoliquiritigenina induz a autofagia e inibe o crescimento celular de câncer de ovário OVCAR5 e ES-2. O ISL inibe significativamente a viabilidade das células cancerígenas de maneira dependente da concentração e do tempo e causa parada do ciclo celular na fase G2/M. A expressão dos níveis de PARP clivada, caspase-3 clivada, razão Bax/Bcl-2, LC3B-II e Beclin-1 aumentou (Chen, 2017).
    d) Isoliquiritigenina induz autofagia e inibe o crescimento do câncer de ovário, OVCAR5 e ES-2 (Hsin, 2017).

48. **Câncer de endométrio**
    a) Isoliquiritigenina (ISL) induz apoptose e autofagia e inibe o crescimento do câncer endometrial murino, *in vitro* e *in vivo*. ISL inibe significativamente a viabilidade das células cancerosas de maneira dependente da dose e do tempo, mas com pouca toxicidade em células normais. Além disso, ISL induz parada de fase sub-G1 ou G2/M, ativa a via de sinalização ERK e aumenta a expressão da caspase-7/LC3BII associada à apoptose/autofagia. Além disso, o ISL suprime o crescimento do tumor de xenoenxerto *in vivo* (Wu, 2016).
    b) ISL reverte EMT (Epithelial-Mesenchymal Transition) ao modular a sinalização TGF-beta/Smad no câncer de endométrio (Chen, 2021).
    c) O autor já relatou anteriormente o efeito inibitório de Glycyrrhizae radix (Gl radix) na carcinogênese endometrial de camundongos. O presente estudo foi realizado para esclarecer os efeitos do Gl radix e da glicirrizina (GL), a parte principal do Gl radix, na carcinogênese endometrial relacionada ao estradiol (E2). Ambos Gl radix e GL provocaram diminuição significativa nas expressões de mRNA de COX-2, IL-1alfa e TNF-alfa. GL gerou diminuição significativa na incidência de adenocarcinoma endometrial. Nesse sentido, os efeitos preventivos do Gl radix podem ser atribuídos ao GL, estando, portanto, relacionados à supressão de COX-2, IL-1alfa e TNF-alfa. Gl radix e GL poderiam, portanto, ser uma fórmula promissora para a quimioprevenção do câncer endometrial humano (Niwa, 2007).

49. **Câncer cervical uterino**
    a) Liquiritina suprime o crescimento do câncer cervical do útero *in vitro* e *in vivo* ao ativar a caspase-3 (He, 2017).
    b) Glicirrizina induz espécies reativas tóxicas de oxigênio e provoca apoptose e parada do ciclo celularem Go/G1 em células do câncer cervical linhagem HeLa (Farooqui, 2018).
    c) Isoliquiritigenina (ISL) induz apoptose dependente das caspases via regulação para baixo da expressão do HPV16 E6 em células Ca Ski do câncer cervical (Hirchaud, 2013).
    d) ISL inibe as células HeLa, bloqueando a progressão do ciclo celular na fase G2/M e induzindo a apoptose. O bloqueio do ciclo celular está associado ao aumento da ativação do gene ataxia telangiectasia mutada (ATM). A ativação de ATM por ISL fosforila p53 resultando em estabilidade aumentada de p53. Além disso, a parada de fase G2/M mediada por ISL também se associa a diminuições nas quantidades de ciclina B, ciclina A, cdc2 e cdc25C, e aumentos na fosforilação de Chk2, cdc25C e cdc2. O inibidor específico de ATM cafeína diminui significativamente a parada G2/M mediada por ISL ao inibir a fosforilação de p53 e Chk2. A morte celular apoptótica induzida por ISL está associada a alterações na expressão de Bax e Bak, diminuindo os níveis de Bcl-2 e Bcl-X (L) e, subsequentemente, desencadeando a via apoptótica mitocondrial (Hsu, 2009).

50. **Linfoma de Hodgkin**. Nada encontrado.
51. **Linfoma não Hodgkin**. Nada encontrado.
52. **Melanoma**
    a) Isoliquiritigenina, um produto natural extraído do alcaçuz, induz diferenciação em células B16F do melanoma humano (Chen, 2016).
    b) Compostos naturais do licochalcone-B induzem apoptoses extrínseca e intrínseca no melanoma de pele humana (A375) e carcinoma epidermoide (A431) (Kang, 2017).
    c) Os flavonóides pré-alquilados das raízes de Glycyrrhiza uralensis induzem a diferenciação das células de melanoma B16-F10 (Zheng, 2018).
    d) A isoliquiritigenina suprime o crescimento do melanoma humano via sinalização miR-301b/LRIG1 (Xiang, 2018).
    e) A isangustona A, um novo composto do alcaçuz, inibe a proliferação celular via PI3K, MKK4 e MKK7 no melanoma humano. Ela bloqueia significativamente a progressão do ciclo celular na fase G1 e inibe a expressão de proteínas reguladoras da fase G1, incluindo as ciclinas D1 e E na linha celular de melanoma humano SK-MEL-28 (Song, 2013).
    f) Isoliquiritigenina induz diferenciação na linha celular B16F0 do melanoma de camundongo (Chen, 2012).
53. **Sarcoma**
    a) O ácido glicirrízico inibe o herpes vírus associado ao sarcoma de Kaposi porque provoca o rompimento da coesina-CTCF-RNA polimerase II e a coesão da cromatína irmã. Também inibe a transcrição de alguns genes celulares, como o c-myc, que contêm um local de ligação semelhante à CTCF-coesina no primeiro íntron (Kang, 2011).
    b) A glicirrizizina inibe a proliferação do fibrosarcoma da glândula submandibular do camundongo na fase G1/S e diminui a síntese de DNA (Ge, 1998).
    c) No fibrossarcoma quimicamente induzido e transplantado no rato a glicirrizina inibe o crescimento do tumor. A progressão do ciclo celular para em G1/S devido à inibição da ribonucleotídeo redutase, enzima limitadora da síntese de DNA (Yu, 2004).
54. **Vários**
    a) A glicirrizina protege contra lesão hepática aguda induzida por acetaminofeno por meio de alívio da apoptose mediada pelo fator de necrose tumoral (Yan, 2016).
    b) A liquiritigenina (LQ) é componente ativo importante da raiz de alcaçuz, flavona usada no tratamento de muitas doenças, incluindo diabetes. Foi demonstrado que o LQ exibe um efeito de redução da glicose em camundongos diabéticos. Portanto, foi investigado o potencial do LQ em proteger contra a apoptose das células beta induzida por lipotoxicidade e os mecanismos moleculares subjacentes. A exposição das células de insulinoma de rato INS-1 ao LQ aumentou significativamente a viabilidade celular e a apoptose induzida por palmitato bloqueado (PA), como evidenciado pela redução de células coradas com Anexina-V, níveis de caspase-3 clivados e atividade da poli (ADP-ribose) polimerase (PARP), bem como a regulação para cima da expressão de Bcl-2. Além disso, o tratamento com LQ reduziu significativamente a resposta ao estresse do retículo endoplasmático (ER), reduzindo a fosforilação da proteína quinase do retículo endoplasmático (PERK), o eIF-2a fosforilado e a expressão do CHOP em células INS-1 tratadas com PA. O LQ também aumentou a fosforilação do AKT e a inativação deste evento molecular falhou em diminuir a fosforilação de PERK com o tratamento de LQ em células INS-1 tratadas com PA. Este efeito foi ainda acompanhado por uma incapacidade de recuperar a viabilidade celular. Estes resultados sugerem que o LQ protege as células INS-1 da apoptose induzida por lipotoxicidade, suprimindo o estresse do ER. Concluímos que a fosforilação da AKT mediada por receptores de estrogênio é um dos mecanismos que contribuem para o efeito anti-apoptótico do LQ (Bae, 2018).
    c) Talvez o LQ possa ser útil no tratamento da diabetes tipo 1.

Conclusão

Doce gostoso, apreciado pelas crianças do mundo inteiro, quem iria suspeitar que o alcaçuz guardava tantos segredos.

Referências

1. Abstracts and papers in full on site medicinabiomolecular.com.br
2. Adamson E D. Oncogenes in development. Development; 99: 449-471, 1987.
3. Agarwal R; Wang Z Y, and Mukhtar H: Inhibition of mouse skin tumor-initiating activity of DMBA by chronic oral feeding of glycyrrhizin in drinking water. Nutr Cancer; 15: 187-193, 1991.
4. Aipire A, Li J, Yuan P, et al. Glycyrrhiza uralensis water extract enhances dendritic cell maturation and antitumor efficacy of HPV dendritic cell-based vaccine . Sci Rep. Mar 8;7:43796, 2017.
5. Amato P; Christophe S; Mellon P L. estrogenic activity of herbs

commonly used as remedies for menopausal symptoms. Menopause; 9(2): 145-50, 2002.
6. Armanini D; Bonanni G; Palermo M. Reduction of serum testosterone in men by licorice. N Engl J Med; 341: 1158, 1999.
7. Armanini D; Fiore C; Mattarello M J; Bielenberg J; Palermo M. History of the endocrine effects of licorice. Exp Clin Endocrinol Diabetes; 110: 257-261, 2002.
8. Baba M; Asano R; Takigami I; Takaahshi T; Ohmura M; Okada Y, et al. Studies on cancer chemoprevention by tradicional Fol. Medicines XXV. Inhibitory effect of isoliquiritigenin on azoxymethane-induced murine colon aberrant crypt focus formation and carcinogenesis. Biol Pharm Bull; 25: 247-50, 2002.
9. Bae GD, Park EY, Baek DJ, et al. Liquiritigenin prevents palmitate-induced beta-cell apoptosis via estrogen receptor-mediated AKT activation. Biomed Pharmacother. May;101:348-354;2018.
10. Bao F, Bai HY, Wu ZR, Yang ZG. Phenolic compounds from cultivated Glycyrrhiza uralensis and their PD-1/PD-L1 inhibitory activities. Nat Prod Res. Feb;35(4):562-569, 2021.
11. Blagosklonny M V. Cell senescence and hypermitogenic arrest. EMBO Rep; 4: 358-362, 2003.
12. Cai Y, Zhao B, Liang Q, et al. The selective effect of glycyrrhizin and glycyrrhetinic acid on topoisomerase IIα and apoptosis in combination with etoposide on triple negative breast cancer MDA-MB-231 cells. Eur J Pharmacol. Aug 15;809:87-97. 2017.
13. Cai H, Chen X, Zhang J, Wang J. 18β-glycyrrhetinic acid inhibits migration and invasion of human gastric cancer cells via the ROS/PKC-α/ERK pathway. J Nat Med. Jan;72(1):252-259;2018.
14. Carolin K A, and Pass H A: Prevention of breast cancer. Crit Rev Oncol Hematol; 33: 221-238, 2000.
15. Chang M, Wu M, Li H. Curcumin combined with glycyrrhetinic acid inhibits the development of hepatocellular carcinoma cells by down-regulating the PTEN/PI3K/AKT signalling pathway. Am J Transl Res. Dec 15;9(12):5567-557;2017.
16. Chen X, Yang M, Hao W,et al Differentiation-inducing and anti-proliferative activities of isoliquiritigenin and all-trans-retinoic acid on B16F0 melanoma cells: Mechanisms profiling by RNA-seq. Gene.30;592(1):86-98. 2016.
17. Chen X, Liu Z, Meng R, Shi C, Guo N. Antioxidative and anticancer properties of Licochalcone A from licorice. J Ethnopharmacol. Feb 23;198:331-337. 2017.
18. Chen CT, Chen YT, Hsieh YH, et al. Glabridin induces apoptosis and cell cycle arrest in oral cancer cells through the JNK1/2 signaling pathway. Environ Toxicol. Jun;33(6):679-685;2018.
19. Chen X, Zhang B, Yuan X, et al. Isoliquiritigenin-induced differentiation in mouse melanoma B16F0 cell line . Oxid Med Cell Longev. 2012:534934;2012.
20. Chen HY, Huang TC, Shieh TM, et al. Isoliquiritigenin Induces Autophagy and Inhibits Ovarian Cancer Cell Growth. Int J Mol Sci. Sep 21;18(10);2017.
21. Chen HY, Chiang YF, Huang JS, et al. Isoliquiritigenin Reverses Epithelial-Mesenchymal Transition Through Modulation of the TGF-beta/Smad Signaling Pathway in Endometrial Cancer. Cancers (Basel). Mar 11;13(6):1236, 2021.
22. Conn J W; Rovner D R, and Cohen E L.: Licorice-induced pseudo-aldosteronism. Hypertension, hypokalemia, aldosteronopenia, and suppressed plasma rennin activity. JAMA; 205: 492-496, 1968.
23. Craig W J. Health-promoting properties of common herbs. Am J Clin Nutr; 70: 491S-499S, 1997.
24. Crawford E D. Challenges in the management of prostate cancer. Br J Urol; 70(1): 33-38, 1992.
25. de la Taille A; Buttyan R; Hayek O; Bagiella E; Shabsigh A; Burchardt M; Burchardt T; Chopin D K; Katz A E. Herbal therapy PC-SPES: in vitro effects and evaluation of its efficacy in 69 patients with prostate cancer. J Urol; 164: 1229-1234, 2000.
26. de la Taille A; Hayak O R; Burchardt M; Burchardt T; Katz A E. Role of herbal compounds (PC-SPES) in hormone-refractory prostate cancer: two case reports. J Altern Complement Med; 6: 449-451;2000.
27. Denis L J; Maximal androgen blockade: facts and fallacies. Endocr Relat Cancer; 5: 353-356, 1998.
28. DiPaola R S; Zhang H; Lambert G H; Meeker R; Licitra E; Rafi M M; Zhu B T; Spaulding H; Goodin S; Toledano M B; Hait W N; Gallo M A. Clinical and biologic activity of an estrogenic herbal combination (PC-SPES) in prostate cancer. N Engl J Med; 339: 785-791, 1998.
29. Farooqui A, Khan F, Khan I, Ansari IA. Glycyrrhizin induces reactive oxygen species-dependent apoptosis and cell cycle arrest at G0/G1 in HPV18+ human cervical cancer HeLa cell line. Biomed Pharmacother. Jan;97:752-764;2018.
30. Felippe JJ. Pronto Socorro: Fisiopatologia – Diagnostico – Tratamento. Ed. Guanabara Koogan RJ- 1990.
31. Fenwick G R; Lutomski J, and Nieman C; Liquorice, Glycyrrhiza glabra L.: composition, uses and analysis. Food Chem; 38: 119-143, 1990.
32. Fu Y; Hsieh T C; Guo J; Kunicki J; Lee M Y; Darzynkiewicz Z; Wu J M. Licochalcone-A, a novel flavonoid isolated from licorice root (Glycyrrhiza glabra), causes G2 and late-G1 arrests in androgen-independent PC-3 prostate cancer cells. Biochem Biophys Res Commun; 322(1): 263-70, 2004.
33. Fukai T; Marumo A; Kaitou K; Kanda T; Terada S; Nomura T. Anti-Helicobacter pylori flavonoids from licorice extract. Life Sci; 71(12): 1449-63, 2002.
34. Ge S, Lan X, Satoru S. The inhibiting effect of glycyrrhizin on proliferation of the mice submandibular gland fibrosarcoma cell line in vitro. Zhonghua Kou Qiang Yi Xue Za Zhi. Nov;33(6):341-3. 1998.
35. Greenlee R T; Hill-Harmon M B; Murray T; Thun M. cancer statistics. CA Cancer J Clin; 51: 15-36, 2001.
36. Hao W, Yuan X, Yu L, et al. Licochalcone A-induced human gastric cancer BGC-823 cells apoptosis by regulating ROS-mediated MAPKs and PI3K/AKT signaling pathways . Sci Rep. May 18;5:1033;2015.
37. Hirchaud F, Hermetet F, Ablise M,et al. Isoliquiritigenin induces caspase-dependent apoptosis via downregulation of HPV16 E6 expression in cervical cancer Ca Ski cells. Planta Med. Nov;79(17): 1628-35, 2013.
38. Hsu YL, Chia CC, Chen PJ,et al. Shallot and licorice constituent isoliquiritigenin arrests cell cycle progression and induces apoptosis through the induction of ATM/p53 and initiation of the mitochondrial system in human cervical carcinoma HeLa cells. .Mol Nutr Food Res. Jul;53(7):826-35, 2009.
39. Gupta VK, Fatima A, Faridi U, et al. Antimicrobial potential of Glycyrrhiza glabra roots. J Ethnopharmacol. Mar 5;116(2):377-80, 2008.
40. Gupta VK, Kaushik A, Chauhan DS, Anti-mycobacterial activity of some medicinal plants used traditionally by tribes from Madhya Pradesh, India for treating tuberculosis related symptoms.J Ethnopharmacol. Dec 5;227:113-120, 2018.
41. Hatano T. Yakugaku Zasshi (Faculty of Pharm Sci Okayama Univ. Okayama, Japan. 111(6):311-321,1991.
42. He SH, Liu HG, Zhou YF, Yue QF. Liquiritin (LT) exhibits suppressive effects against the growth of human cervical cancer cells through activating Caspase-3 in vitro and xenograft mice in vivo. Biomed Pharmacother. Aug;92:215-228. 2017.

43. Hoffer A and Weiner MA. Botanical inhibitors of amino oxidase: relevance to cancer therapy. J.Orthomolecular. Med. 11(2):83-86, 1996.
44. Hsia SM, Yu CC, Shih YH, et al. Isoliquiritigenin as a cause of DNA damage and inhibitor of ataxia-telangiectasia mutated expression leading to G2/M phase arrest and apoptosis in oral squamous cell carcinoma.
45. Hsieh MJ, Chen MK, Chen CJ, et al. Glabridin induces apoptosis and autophagy through JNK1/2 pathway in human hepatoma cells. Phytomedicine. Apr 15;23(4):359-66;2016.
46. Hsin-Yuan Chen, Tsui-Chin Huang, Tzong-Ming Shieh et al. Isoliquiritigenin Induces Autophagy and Inhibits Ovarian Cancer Cell Growth . Int. J. Mol. Sci. 18(10), 2025. 2017.
47. Hsieh T C; Wu J M. Mechanism of action of herbal supplement PC-SPES: elucidation of effects of individual herbs of PC-SPES on proliferation and prostate specific gene expression in androgen-dependent LNCaP cells. Int J Oncol; 20: 583-588, 2002.
48. Head Neck. Apr;38 Suppl 1:E360-71;2016.
49. Hundertmark S; Buhler H; Rudolf M; Weitzel H K, and Ragosch V.: Inhibition of 11β-hydroxysteroid dehydrogenase activity enhances the antiproliferative effect of glucocorticosteroids on MCF-7 and ZR-75-1 breast cancer cells. J Endocrinol; 155: 171-180, 1997.
50. Ji S, Tang S, Li K. Licoricidin inhibits the growth of SW480 human colorectal adenocarcinoma cells in vitro and in vivo by inducing cycle arrest, apoptosis and autophagy. Toxicol Appl Pharmacol. Jul 1;326:25-33. 2017.
51. Jiang F, Li Y, Mu J, Hu C, et al. Glabridin inhibits cancer stem cell-like properties of human breast cancer cells: An epigenetic regulation of miR-148a/SMAd2 signaling. Mol Carcinog. May;55(5):929-40;2016.
52. Jiangshu New medical School: Cyclopedia of Chinese Traditional medicine Shanghai: Shanghai Science and technology Press, 1979.
53. Jo E H; Kim S H; Ra J C; et al. Chemopreventive properties of the ethanol extract of chinese licorice (Glycyrrhiza uralensis) root: induction of apoptosis and G 1 cell cycle arrest in MCF-7 human breast cancer cells. Cancer Lett; 203(2): 239-47, 2005.
54. Jutooru I, Chadalapaka G, Chintharlapalli S, et al. Induction of apoptosis and nonsteroidal anti-inflammatory drug-activated gene 1 in pancreatic cancer cells by a glycyrrhetinic acid derivative. Mol Carcinog. Aug;48(8):692-702;2009.
55. Kanazawa M, Satomi Y, Mizutani Y, et al . Isoliquiritigenin inhibits the growth of prostate cancer.Eur Urol. May;43(5):580-6. 2003.
56. Kanazawa M; Satomi Y; Mizutani Y; Ukimura O; Kawauchi A; Sakai T; Baba M; Okuyama T; Nishino H; Miki T. Isoliquiritigenin inhibits the growth of prostate cancer. Eur Urol; 43(5): 580-6, 2003.
57. Kang H, Lieberman PM. Mechanism of glycyrrhizic acid inhibition of Kaposi's sarcoma-associated herpesvirus: disruption of CTCF-cohesin-mediated RNA polymerase II pausing and sister chromatid cohesion. J Virol. Nov;85(21):11159-69;2011.
58. Kang TH, Seo JH, Oh H, et al. Licochalcone A Suppresses Specificity Protein 1 as a Novel Target in Human Breast Cancer Cells. J Cell Biochem. May 12. 2017.
59. Kang TH, Yoon G, Kang IA. Natural Compound Licochalcone B Induced Extrinsic and Intrinsic Apoptosis in Human Skin Melanoma (A375) and Squamous Cell Carcinoma (A431) Cells. Phytother Res. Oct 13. 2017.
60. Kelloff G J; Crowell J A; Boone C W; Steele V E; Lubet R A, et al.: Clinical development plan: 18β-glycyrrhetinic acid. J Cell Biochem Suppl; 20: 166-175, 1994.
61. Khazraei-Moradian S, Ganjalikhani-Hakemi M, Andalib A, Yazdani R, Arasteh J, Kardar GA. The Effect of Licorice Protein Fractions on Proliferation and Apoptosis of Gastrointestinal Cancer Cell Lines. Nutr Cancer. Feb-Mar;69(2):330-339. 2017.
62. Kitagawa K; Nishino H, and Iwashima A.: Inhibition of the specific binding of 12-O-tetradecanoylphorbol-13-acetate to mouse epidermal membrane fractions by glycyrrhetic acid. Oncology; 43: 127-130, 1986.
63. Klotz L. Combined androgen blockade in prostate cancer: meta-analyses and associated issues. BJU Int; 87: 806-813, 2001.
64. Kobuke T; Inai K; Nambu S; Ohe K; Takemoto T, et al.: Tumori-genicity study of disodium glycyrrhizinate administered orally to mice. Food Chem Toxicol; 23: 979-983, 1985.
65. Kuramoto K, Suzuki S, Sakaki H, et al. Licochalcone A specifically induces cell death in glioma stem cells via mitochondrial dysfunction. FEBS Open Bio. May 8;7(6):835-844;2017.
66. Kuwajima H; Taneda Y; Chen W Z; Kawanishi T; Hori K, et al.: Variation of chemical constituents in processed licorice roots: quantitative determination of saponin and flavonoid constituents in bark-removed and roasted licorice roots. Yakugaku Zasshi; 119: 945-955, 1999.
67. Labrie F; Candas B; Gomez J L; Cusan L. Can combined androgen blockade provide long-term control or possible cure of localized prostate cancer? Urology; 60: 115-119, 2002.
68. Landis S H; Murray T; Bolden S; Wingo PA. Cancer statistics, 1998. CA Cancer J Clin; 48: 6-29, 1998.
69. Lee CS, Yang JC, Kim YJ, et al. 18β-Glycyrrhetinic acid potentiates apoptotic effect of trichostatin A on human epithelial ovarian carcinoma cell lines. Eur J Pharmacol. Dec 15;649(1-3):354-61;2010.
70. Lee SK, Park KK, Park JH, et al. The inhibitory effect of roasted licorice extract on human metastatic breast cancer cell-induced bone destruction. Phytother Res. Dec;27(12):1776-83;2013.
71. Lin SC, Chu PY, Liao WT, et al. Glycyrrhizic acid induces human MDA-MB-231 breast cancer cell death and autophagy via the ROS-mitochondrial pathway . Oncol Rep. Feb;39(2):703-710;2018.
72. Lin Y, Sun H, Dang Y, Li Z. Isoliquiritigenin inhibits the proliferation and induces the differentiation of human glioma stem cells. Oncol Rep. Feb;39(2):687-694;2018.
73. Li S, Zhu JH, Cao LP, Sun Q, Liu HD, Li WD, Li JS, Hang CH. Growth inhibitory in vitro effects of glycyrrhizic acid in U251 glioblastoma cell line. Neurol Sci. Jul;35(7):1115-20. 2014.
74. Li W, Kim TI, Kim JH, Chung HS. Immune Checkpoint PD-1/PD-L1 CTLA-4/CD80 are Blocked by Rhus verniciflua Stokes and its Active Compounds. Molecules. Nov 9;24(22):4062, 2019.
75. Lin Y, Kuang Y, Li K, et al. Screening for bioactive natural products from a 67-compound library of Glycyrrhiza inflata. Bioorg Med Chem. Jul 15;25(14):3706-3713. 2017.
76. Liu D; Yin X; Wang H; Zhou Y, and Zhang Y: Antimutagenicity screening of water extracts from 102 kinds of Chinese medicinal herbs. Chung Kuo Chung Yao Tsa Chih; 15: 617-622, 640, 1990.
77. Lu WJ, Wu GJ, Chen RJ, et al. Licochalcone A attenuates glioma cell growth in vitro and in vivo through cell cycle arrest. Food Funct. Aug 15;9(8):4500-4507;2018.
78. Ma J; Peng W; Liang D. Apoptosis of human gastric cancer cell line MGC-803 induced by glycyrrhiza uralensis extract. Zhongguo Zhong Xi Yi Jie He Za Zhi; 20(12): 928-30, 2000.
79. Ma J; Fu N Y; Pang D B; Wu W Y; Xu A L. Apoptosis induced by isoliquiritigenin in human gastric cancer MGC-803 cells. Planta Med; 67(8): 754-7, 2001.
80. Meng FC, Lin JK. Liquiritigenin inhibits colorectal cancer proliferation, invasion and epithelial to mesenchymal transition by decreasing expression of runt-related transcription factor 2. Oncol Res. Feb 22;2018.

81. Mori H; Niwa K; Zheng Q; Yamada Y; Sakata K; Yoshimi N. Cell proliferation in cancer prevention; effects of preventive agents on estrogen-related endometrial carcinogenesis model and on an in vitro model in human colorectal cells. Mutat Res; 480-481:201-7, 2001.
82. Niwa K, Lian Z, Onogi K, et al. Preventive effects of glycyrrhizin on estrogen-related endometrial carcinogenesis in mice. Oncol Rep. Mar;17(3):617-22, 2007.
83. Nishino H; Yoshioka K; Iwashima A; Takizawa H; Konishi S, et al.: Glycyrrhetic acid inhibits tumor-promoting activity of teleocidin and 12-O-tetradecanoylphorbol-13-acetate in two-stage mouse skin carcinogenesis. Jpn J Cancer Res; 77: 33-38, 1986.
84. Nobata S; Ohira T; Nagae H; Ushiyama T; Suzuki K; Fujita K. Licorice-induced pseudoaldosteronism in a patient with a non-functioning adrenal tumor. Hinyokika Kiyo; 47(9): 633-5, 2001.
85. O'Brian C A; Ward N E, and Vogel V G.: Inhibition of protein kinase C by the 12-O-tetradecanoylphorbol-13-acetate antagonist glycyrrhetic acid. Cancer Lett; 21: 29-35, 1983.
86. Oh W K; George D J; Hackmann K; Manola J; Kantoff P W. Activity of the herbal combination, PC-SPES, in the treatment of patients with androgen-independent prostate cancer. Urology; 57: 122-126, 2001.
87. Oh W K; Small E J. PC-SPES and prostate cancer. Urol Clin North Am; 29: 59-66 (p.viii), 2002.
88. Okamoto H; Yoshida D; Saito Y, and Mizusaki S.: Inhibition of 12-O-tetradecanoylphorbol-13-acetate-induced ornithine decarboxylase activity in mouse epidermis by sweetening agents and related compounds. Cancer Lett; 21: 29-35, 1983.
89. Park MR, Kim SG, Cho IA, et al. Licochalcone-A induces intrinsic and extrinsic apoptosis via ERK1/2 and p38 phosphorylation-mediated TRAIL expression in head and neck squamous carcinoma FaDu cells. Food Chem Toxicol. Mar;77:34-43;2015.
90. Pfeifer B L; Pirani J F; Hamann S R; Klippel K F. PC-SPES a dietary supplement for the treatment of hormone-refractory prostate cancer. BJU Int; 85: 481-485, 2000.
91. Pirani J F. The effects of phytotherapeutic agents on prostate cancer: an overview of recent clinical trials of PC-SPES. Urology; 58: 36-38, 2001.
92. Pirtskhalaishvili G; Hrebinko R L; Nelson J B. The treatment of prostate cancer: an overview of current options. Cancer Pract; 9: 295-306, 2001.
93. Porterfield H. Survey of ustoo members and other prostate cancer patients to evaluate the efficacy and safety of PC-SPES. Mol Urol; 3: 333-336, 1999.
94. Porterfield H. UsToo PC-SPES surveys: review of studies and update of previous survey results. Mol Urol; 4: 289-291, 2000.
95. Qiu C, Zhang T, Zhang W et al. Licochalcone A Inhibits the Proliferation of Human Lung Cancer Cell Lines A549 and H460 by Inducing G2/M Cell Cycle Arrest and ER Stress. Int J Mol Sci. Aug 12;18(8). pii: E1761. 2017.
96. Rafi M M; Rosen R T; Vasil A; Ho C T; Zhang H; Ghai G; Lambert G; Dipaola R S. Modulation of bcl-2 and cytotoxicity by licochalcone-A, a novel estrogenic flavonoid. Anticancer Res; 20: 2653-2658, 2000.
97. Rafi M M; Vastano B C; Zhu N; Ho C T; Ghai G; Rosen R T; Gallo M A; DiPaola R S. Novel polyphenol molecule isolated from licorice root (Glycyrrhiza glabra) induces apoptosis, G2/M cell cycle arrest, and Bcl-2 phosphorylation in tumor cell lines. J Agric Food Chem; 50: 677-684, 2002.
98. Seon MR, Lim SS, Choi HJ, et al. Isoangustone A present in hexane/ethanol extract of Glycyrrhiza uralensis induces apoptosis in DU145 human prostate cancer cells via the activation of DR4 and intrinsic apoptosis pathway. Mol Nutr Food Res. Sep;54(9):1329-39. 2010.
99. Sharma R, Gatchie L, Williams IS, et al. Glycyrrhiza glabra extract and quercetin reverses cisplatin resistance in triple-negative MDA-MB-468 breast cancer cells via inhibition of cytochrome P450 1B1 enzyme . Bioorg Med Chem Lett. Dec 15;27(24):5400-5403;2017.
100. Schroder F H. Endocrine treatment of prostate cancer-recent developments and the future. Part I: maximal androgen blockade, early vs delayed endocrine treatment and side-effects. BJU Int; 83: 161-170, 1999.
101. Shibata S: A drug over the millennia: pharmacognosy, chemistry, and pharmacology of licorice. Yakugaku Zasshi; 120: 849-862, 2000.
102. Small E J; Frohlich M W; Bok R; Shinohara K; Grossfeld G; Rozenblat Z; Kelly W K; Corry M; Reese D M. Prospective trial of the herbal supplement PC-SPES in patients with progressive prostate cancer. J Clin Oncol; 18: 3595-3603, 2000.
103. Stormer F C; Reistad R, and Alexander J.: Glycyrrhizic acid in liquorice-evaluation of health hazard. Food Chem Toxicol; 31: 303-312, 1993.
104. Song NR, Lee E, Byun S, et al. Isoangustone A, a novel licorice compound, inhibits cell proliferation by targeting PI3K, MKK4, and MKK7 in human melanoma . Cancer Prev Res (Phila). Dec;6(12):1293-303;2013.
105. Takahashi T; Takasuka N; Iigo M; Baba M; Nishino H; Tsuda H; Okuyama T. Isoliquiritigenin, a flavonoid from licorice, reduces prostaglandin E2 and nitric oxide, causes apoptosis, and suppresses aberrant crypt foci development. Cancer Sci; 95(5): 448-53, 2004.
106. Tamir S; Eizenberg M; Somjen D; Stern N; Shelach R, et al.: Estrogenic and antiproliferative properties of glabridin from licorice in human breast cancer cell. Cancer Res; 60: 5704-5709, 2000.
107. Tamir S; Eizenberg M; Somjen D; Izrael S; Vaya J. Estrogen-like activity of glabrene and other constituents isolated from licorice root. J Steroid Biochem Mol Biol; 78: 291-8, 2001.
108. Viswanathan V, Pharande R, Bannalikar A et al. Inhalable liposomes of Glycyrrhiza glabra extract for use in tuberculosis: formulation, in vitro characterization, in vivo lung deposition, and in vivo pharmacodynamic studies.Drug Dev Ind Pharm. 2019 Jan;45(1):11-20.
109. Wang Z Y; Agarwal R; Zhou Z C; Bickers D R, and Mukhtar H: Inhibition of mutagenicity in Salmonella typhimurium and skin tumor initiating and tumor promoting activities in SENCAR mice by glycyrrhetinic acid: comparison of 18α- and 18β- stereoisomers. Carcinogenesis; 12: 187-192, 1991.
110. Wang Z Y; Agarwal R; Khan W A, and Mukhtar H: Protection against benzo[a]pyrene- and N-nitrosodiethylamine-induced lung and forestomach tumorigenesis in A/J mice by water extracts of green tea and licorice. Carcinogenesis; 13: 1491-1494, 1992.
111. Wang Z Y; Nixon D W. Licorice and cancer. Nutr Cancer; 39(1): 1-11, 2001.
112. Wang XF, Zhou QM, Lu YY, et al. Glycyrrhetinic acid potently suppresses breast cancer invasion and metastasis by impairing the p38 MAPK-AP1 signaling axis. Expert Opin Ther Targets. May;19(5):577-87;2015. .
113. Wang J, Zhang YS, Thakur K, et al. Licochalcone A from licorice root, an inhibitor of human hepatoma cell growth via induction of cell apoptosis and cell cycle arrest . Food Chem Toxicol. Oct;120: 407-417;2018.
114. Watanabe M; Hayakawa S; Isemura M; Kumazawa S; Nakayama T; Mori C; Kawakami T. Identification of licocoumarone as an apop-

tosis-inducing component in licorice. Biol Pharm Bull; 25(10): 1388-90, 2002.

115. Watari N; Torizawa K; Kanai M; Mabuchi Y, and Suzuki Y: Ultrastructural studies on the protective effect of glycyrrhizin for liver injury induced by a carcinogen (3'-Me-DAB) (the second report). J Clin Electron Microsc; 9: 394-395, 1976.

116. Wei F, Jiang X, Gao HY, Gao SH. Liquiritin induces apoptosis and autophagy in cisplatin (DDP)-resistant gastric cancer cells in vitro and xenograft nude mice in vivo. Int J Oncol. Nov;51(5):1383-1394;2017.

117. Weizt A; Brescianni F. Estrogen induces expression of c-fos and c-myc proto-oncogenes in the rat uterus. Mol Endocrinol; 2: 816-824, 1988.

118. Weizt A; Cicatiello L; Persiot E; Scalona M; Bresciani F. Estrogen stimulation of transcription of c-jun proto-oncogene. Mol Endocrinol; 4: 1031-1050, 1990.

119. Wu MH, Chiu YF, Wu WJ, et al. Synergistic antimetastatic effect of cotreatment with licochalcone A and sorafenib on human hepatocellular carcinoma cells through the inactivation of MKK4/JNK and uPA expression. Environ Toxicol. Sep 6;2018.

120. Wu J, Zhang X, Wang Y, et al. Licochalcone A suppresses hexokinase 2-mediated tumor glycolysis in gastric cancer via downregulation of the Akt signaling pathway . Oncol Rep. Mar;39(3):1181-1190;2018.

121. Wu CH, Chen HY, Wang CW, et al. Isoliquiritigenin induces apoptosis and autophagy and inhibits endometrial cancer growth in mice. Oncotarget. Nov 8;7(45):73432-73447, 2016.

122. Xiang S, Chen H, Luo X, et al. Isoliquiritigenin suppresses human melanoma growth by targeting miR-301b/LRIG1 signaling . J Exp Clin Cancer Res. Aug 6;37(1):184;2018.

123. Yan T, Wang H, Zhao M, et al. Glycyrrhizin Protects against Acetaminophen-Induced Acute Liver Injury via Alleviating Tumor Necrosis Factor α-Mediated Apoptosis. Drug Metab Dispos. 44(5): 720-31;2016

124. Yager J D.: Endogenous Estrogens as Carcinogens Through Metabolic Activation. Bethesda MD: National cancer Institute, chapt 3, pp 67-73, 2000.

125. Yamazaki S; Morita T; Endo H; Hamamoto T; baba M; Joichi Y; Kaneko S; Okada Y; Okuyama T; Nishino H; Tokue A. Isoliquiritigenin suppresses pulmonary metastasis of mouse renal cell carcinoma. Cancer Lett; 183(1): 23-30, 2002.

126. Yao K, Chen H, Lee MH, et al. Licochalcone A, a natural inhibitor of c-Jun N-terminal kinase 1. Cancer Prev Res (Phila). Jan;7(1):139-49. 2014.

127. Yu H, Ge SF, Wang YG. Inhibition effect of glycyrrhizin on transplanted mandibular gland fibrosarcoma of mice. Hua Xi Kou Qiang Yi Xue Za Zhi. Dec;22(6):452-5. 2004.

128. Yuan LW, Jiang XM, Xu YL, et al. Licochalcone A inhibits interferon-gamma-induced programmed death-ligand 1 in lung cancer cells. JJ.Phytomedicine. Jan;80:153394, 2021.

129. Yue Fu; Tze-chen Hsieh; Junqiao Guo; Jan Kunicki; Marietta Y W T Lee; Zbigniew Darzynkiewicz; Joseph M Wu. Licochalcone-A, a novel flavonoid isolated from licorice root (Glycyrrhiza glabra), causes G2 and late-G1 arrests in androgen-independent PC-3 prostate cancer cells. Biochemical and Biophysical research Communications; 322: 263-270, 2004.

130. Yuan X, Yu B, Wang Y, et al. Involvement of endoplasmic reticulum stress in isoliquiritigenin-induced SKOV-3 cell apoptosis. Recent Pat Anticancer Drug Discov. May;8(2):191-9;2013.

131. Zhang X, Yang H, Yue S,et al. The mTOR inhibition in concurrence with ERK1/2 activation is involved in excessive autophagy induced by glycyrrhizin in hepatocellular carcinoma. Cancer Med. Aug;6(8):1941-1951. 2017.

132. Zhang XR, Wang SY, Sun W, Wei C. Isoliquiritigenin inhibits proliferation, and metastasis of MKN28 gastric cancer cells by suppressing the PI3K/AKT/mTOR signaling pathway . Mol Med Rep. Sep;18(3):3429-3436;2018.

133. Zhang B, Lai Y, Li Y, et al. Antineoplastic activity of isoliquiritigenin, a chalcone compound, in androgen-independent human prostate cancer cells linked to G2/M cell cycle arrest and cell apoptosis. Eur J Pharmacol. Feb 15;821:57-67;2018.

134. Zhao H, Zhang X, Chen X, et al. Isoliquiritigenin, a flavonoid from licorice, blocks M2 macrophage polarization in colitis-associated tumorigenesis through downregulating PGE2 and IL-6 . Toxicol Appl Pharmacol. Sep 15;279(3):311-21;2014.

135. Zheng Y, Wang H, Yang M, et al. Prenylated Flavonoids from Roots of Glycyrrhiza uralensis Induce Differentiation of B16-F10 Melanoma Cells . Int J Mol Sci. Aug 16;19(8);2018. .

136. Zava D T; Dollbaum C M, and Blen M.: Estrogen and progestin bioactivity of foods, herbs, and spices. Proc Soc Exp Biol Med; 217: 369-378, 1998.

137. Zhi Y; Wang and Daniel W Nixon. Licorice and Cancer. Nutrition and Cancer; 39(1): 1-11, 2001.

CAPÍTULO 44

Álcool perílico e limoninas no câncer: diminuem a proliferação celular, aumentam a apoptose, diminuem a neoangiogênese e induzem a diferenciação celular

José de Felippe Junior

A tragédia de uma investigação é que uma bela hipótese pode ser assassinada por um feio fato discordante. **Huxley**

As limoninas, entre elas o limoneno, são monoterpenos que possuem diversos efeitos farmacológicos, incluindo propriedades antitumorais (Elegbede, 1984 e 1986; Elson, 1988; Maltzman, 1989; Haag, 1992; Crowell, 1994).

O limoneno é o principal componente do óleo da casca da laranja e quando usado como substrato da biotransformação pelo fungo *Fusarium verticilloides* fornece o álcool perílico (Oliveira, 2000).

A fórmula do álcool perílico é $C_{10}H_{16}O$, peso molecular 152,2g/mol e nome químico: (4-prop-1-en-2-ylcyclohexen-1-yl) methanol ou 4- isopropenil-ciclohexene carbinol. Outros nomes: PERILLYL ALCOHOL, Perilla alcohol, Perillol, Isocarveol P-Mentha-1,8-dien-7-ol e 536-59-4.

Álcool perílico

O álcool perílico é membro da família dos monoterpenos, substâncias que estão naturalmente presentes em várias frutas e vegetais. Demonstrou-se que o álcool perílico é citotóxico para uma grande variedade de células cancerosas, tanto *in vitro* como *in vivo*, e vários trabalhos clínicos apontam para sua utilidade em seres humanos. Ele é considerado o agente anticâncer mais potente entre os monoterpenos (Belanger, 1998; Gould, 1997; Crowell, 1999).

É encontrado em grande quantidade nas cerejas, alfazema (lavanda), hortelã, sálvia, artemísia, *cranberries*, perila, capim-santo (capim-limão), bergamota silvestre, folhas do gengibre, cominho-armênio e sementes de aipo (Belanger, 1998).

O álcool perílico inibe a carcinogênese, suprime a proliferação celular, aumenta drasticamente a apoptose tumoral e induz diferenciação celular das células neoplásicas *in vitro* e *in vivo*, provocando quase sem toxicidade a regressão total de vários tipos de tumores em animais de experimentação (Haag, 1994; Stark, 1995; Mills, 1995; Stayrook, 1997; Reddy, 1997; Ariazi, 1999; Shin, 1999; Unlu, 2000; Wei, 2000; Clark, 2002 e 2003).

Em trabalhos clínicos de fase I, o álcool perílico também demonstrou efeitos terapêuticos contra vários tipos de tumores, quase sem efeitos tóxicos (Ripple, 2000; Hudes, 2000).

No carcinoma mamário avançado de ratas ele provoca a regressão completa do tumor. As células primeiramente perdem sua característica anaplásica em um processo morfológico semelhante à rediferenciação e em seguida acontece a reposição do parênquima tumoral por células do estroma (Haag, 1992).

O álcool perílico também induz a diferenciação de células do neuroblastoma (Shi, 1995) e do glioblastoma multiforme (Fonseca, 2003). Ele possui efeitos pleiotrópicos para o tratamento de tumores cerebrais, tendo como alvo os radicais livres e o reticulo endotelial (Gomes, 2017). O álcool perílico e seus derivados podem ser úteis no tratamento de metástases cerebrais (Chen, 2016).

Lembrar que o limoneno possui efeito antibacteriano e antifúngico (Palá-Paúl, 2012).

Alvos moleculares dos monoterpenos no câncer

A) Sistema imune

Álcool perílico induz apoptose em linfócitos T (Wei, 2000).

B) Efeito preventivo

O efeito preventivo dos monoterpenos no câncer se atribui à desintoxicação através da ativação de enzimas metabolizantes de carcinógenos, juntamente com a inibição da interação do carcinógeno com o DNA (Gould, 1997; Belanger, 1998; Crowell, 1999).

C) Efeito antitumoral

O efeito antitumoral dos monoterpenos se deve às alterações metabólicas e moleculares impostas às células neoplásicas:

1. Ativação da sinalização do TGF-beta (*transforming growth factor-beta*)

Para alguns é o principal mecanismo de ação antitumoral do álcool perílico (Jirtle, 1993; Mills, 1995; Grasl-Kraupp, 1998; Ariazi, 1999).

Primeiro acontece o aumento da M6P/IGFR-II (*manose 6 phosfato/insulin growth factor II receptor*) e depois a ativação do TGF-beta (Jirtle, 1993; Yu, 1997). A ativação do TGF-beta dispara sinal de transdução que acarreta a parada do ciclo celular em G1 e apoptose (Wang, 1991; Lin, 1992; Lopez-Casillas, 1993; Wrana, 1994; Bassing, 1994; Grasl-Kraupp, 1998).

O álcool perílico suprime o crescimento de tumores de fígado de rato e esse efeito se associa à grande elevação dos níveis de mRNA do receptor M6P/IGF-II e de receptores do TGF-beta (Mills, 1995).

No carcinoma de mama de rata, o álcool perílico ativa imediatamente a via de sinalização TGF-beta, a qual ativa fatores pró-apoptóticos como Bax, Bak e Bad, sem afetar a expressão do p53 ou do Bcl-2 (Stayrook, 1997; Ariazi, 1999).

O aumento dos sinais apoptóticos é seguido pela ativação de sinais relacionados com a parada do ciclo celular, tais como o aumento da expressão do gene p21 e a diminuição da expressão do CdK-2 (*ciclin dependent kinase-2*) e da ciclina-E (Shi, 2002).

2. Supressão da isoprenilação das pequenas proteínas G

Outro mecanismo de ação dos monoterpenos é a supressão das pequenas proteínas G, como as Ras (Crowell, 1991 e 1994; Kato, 1992; Schultz, 1994; Haag, 1994; Hohl, 1995) e o RhoA (Perone, 1993; Ren, 1998).

A atividade oncogênica das proteínas G requer que sofram isoprenilação pós-translacional (Crowell, 1999; Kato, 1992). O álcool perílico inibe esta isoprenilação.

3. Inibição da síntese da coenzima Q10

A diminuição da concentração de ubiquinona na membrana citoplasmática retarda a transdução de sinal relacionada com a proliferação celular e torna as células tumorais mais vulneráveis à lesão oxidativa (Ren, 1994; Gould, 1997).

Não cremos que esse efeito seja relevante, pois acreditamos que, se a inibição da síntese da coenzima Q10 fosse mesmo importante, diminuiria a produção de ATP via fosforilação oxidativa mitocondrial. É a produção de ATP por essa via, mecanismo bem conhecido, que promove a diferenciação das células neoplásicas em benignas e faz cessar a proliferação celular.

4. Outros mecanismos

Limoneno é antitumoral no câncer de pulmão via aumento da autofagia da célula neoplásica e apoptose (Yu, 2018).

Hipertermia e álcool perílico

A hipertermia é uma potente arma anticâncer (Overgaard, 1995; Vernon, 1996; van der Zee, 2000; Harima, 2001; Felippe, 2003 e 2004).

A hipertermia é citotóxica para as células tumorais, aumenta a sensibilidade das células neoplásicas à radioterapia e à quimioterapia e destrói os leitos vasculares do tumor (Song, 1984; Urano, 1999; Dahl, 2002).

Em 2003, Ki-Jung mostra de maneira peculiar e irrefutável que a citotoxicidade do álcool perílico é potenciada pela hipertermia em vários tipos de células neoplásicas humanas *in vitro*.

Considerações

Para concluir a breve revisão, gostaria de citar o estudo de pesquisadores brasileiros, entre eles o Dr. Clóvis Orlando Pereira da Fonseca e o Dr. Júlio Cesar Thome, médicos do Rio de Janeiro que escreveram sobre os efeitos do álcool perílico, intranasal nos gliomas.

O estudo de coorte envolveu 117 homens e 81 mulheres com GBM primário (n = 154), astrocitoma grau III (n = 26) e oligodendroglioma anaplástico (n = 5). O álcool perílico por via intranasal foi administrado 4 vezes ao dia com dose inicial de 66,7mg/dose (266,8mg/dia), aumentando posteriormente para 133,4mg/dose (533,6mg/dia). A adesão ao protocolo foi acima de 95%. Ocasionalmente, observaram-se coriza e raramente sangramento nasal. Após 4 anos de tratamento contínuo exclusivamente com essa substância, 19% dos pacientes permaneciam vivos (da Fonseca, 2013).

Os mesmos autores brasileiros, juntamente com mais colaboradores, publicaram em 2018 estudo combinando álcool perílico e dieta cetogênica. Trinta e dois pacientes inscritos foram divididos em dois grupos, dieta cetogênica (KD) ou dieta padrão, com tratamento com álcool perílico intranasal (POH) (n = 17 e n = 15, respectivamente). Os pacientes que aderiram ao KD mantiveram um regime alimentar rigoroso, além de receber 55 mg de POH quatro vezes ao dia, em esquema de administração ininterrupto por três meses. Um total de 9/17 pacientes no grupo KD sobreviveu e manteve a conformidade com o KD. Após três meses de tratamento bem tolerado foi observado resposta parcial (RP) para 77,8% (7/9) dos pacientes, doença estável (DP) em 11,1% (1/9) e 11,1% (1/9) apresentou doença progressiva (DP). Entre os pacientes designados para o grupo da dieta padrão, a taxa de RP foi de 25% (2/8 pacientes), DP de 25% (2/8) e DP de 50% (4/8 pacientes). Os pacientes designados para o grupo KD apresentaram níveis lipídicos séricos reduzidos e níveis baixos de colesterol e de lipoproteína de baixa densidade. Esses resultados são encorajadores e sugerem que a KD associada à POH intranasal pode representar uma opção viável como terapia adjunta para GBM recorrente (Santos, 2018).

Novamente, os autores não pesquisaram as causas e provavelmente os tumores sofreram recorrências.

Conclusão

Chegará o dia em que os médicos se preocuparão com as causas da doença. Não há doenças sem causa / causas. Quando você remove a causa fatalmente, o problema será resolvido. Só assim podemos esperar uma cura definitiva de qualquer tipo de doença.

Referências

1. Ariazi EA, Satomi Y, Ellis MJ, et al. Activation of the transforming growth factor b signaling pathway and induction of cytostasis and apoptosis in mammary carcinomas treated with the anticancer agent perillyl alcohol. Cancer Res. 59:1917-28;1999.
2. Barthelman M, Chen W, Gensler HL, et al. Inhibitory effects of perillyl alcohol on UVB-induced murine skin cancer and AP-1 transactivation. Cancer Res. 58:711-6;1998.
3. Bassing CH, Yingling JM, Howe DJ, et al. A transforming growth factor-b type I receptor that signals to activate gene expression. Science. 263:87-9;1994.
4. Belanger JT. Perillyl alcohol: aplications in oncology. Atern Med Rer. 3:448-57;1998.
5. Chen TC, Da Fonseca CO, Schönthal AH. Perillyl alcohol and its drug-conjugated derivatives as potential novel methods of treating brain metastases. Int J Mol Sci. 17(9):1463;2016.
6. Clark SS, Perman SM, Sahin MB, et al. Antileukemia activity of perillyl alcohol (POH): uncoupling apoptosis from GO/G1 arrest suggests that the primary effect of POH on Bcr/Abl transformed cells is to induce growth arrest. Leukemia. 16:213-22;2002.
7. Crowell PL. Prevention and therapy of cancer by dietary monoterpenes. J Nutr. 129:775S-8S;1999.
8. Crowell PL, Chang RR, Ren Z, et al. Selective inhibition of isoprenylation of 21-26-KDa proteins by the anticarcinogen d-limonene and its metabolites. J Biol Chem. 266:17679-85;1991.
9. Crowell PL, Chang RR, Ren Z, et al. Selective inhibition of isoprenylation of 21-26 KDa proteins by the anticarcinogen d-limonene and its metabolites. J Biol Chem. 266:17679-85;1991.
10. Crowell PL, Gould MN. Chemoprevention and therapy of cancer by d-limonene. Crit Rev Oncog. 5:1-22;1994.
11. Crowell PL, Ren Z, Lin S, et al. Structure-activity relationships among monoterpene inhibitors of protein isoprenylation and cell proliferation. Biochem Parmacol. 47:1405-15;1994.
12. da Fonseca CO, Teixeira RM, Silva JC, et al. Long-term outcome in patients with recurrent malignant glioma treated with Perillyl alcohol inhalation. Anticancer Res. 33(12):5625-31;2013.
13. Dahl O, Mella O. Hyperthermia alone or combined with cisplatin in addition to radiotherapy for advanced uterine cervical cancer. In J Hyperthermia. 18:25-30;2002.
14. Elegbede JA, Elson CE, Tanner MA, et al. Regression of rat mammary tumors following dietary d-limonene. J Natl Cancer Inst. 76: 323-5;1986.
15. Elegbede JA, Elson CE, Qureshi A, et al. Inhibition of DMBA – induced mammary cancer by the monoterpene d-limonene. Carcinogenesis. 5:661-4;1984.
16. Elson CE, Maltzman TH, Boston JL, et al. Anti-carcinogenic activity of d-limonene during the initiation and promotion/progression stages of DMBA-induced rat mammary carcinogenesis. Carcinogenesis. 9:331-2;1988.
17. Felippe J Jr. Eficácia da indução oxidante intracelular e da aplicação de radio freqüência no tratamento do câncer: Estratégia Química e Física . Site da Associação Brasileira de Medicina Biomolecular. www.medicinabiomolecular.com.br. Biblioteca de Câncer. 2003.
18. Felippe J Jr. Câncer avançado: Tratamento com a Radio Freqüência e a oxidação Sistêmica. Site da Associação Brasileira de Medicina Biomolecular. www.medicinabiomolecular.com.br. Biblioteca de Câncer. 2004.
19. Fonseca COP. Efeito do tratamento in vitro e in vivo do monoterpeno álcool perílico no crescimento e controle da expressão gênica no glioma de alto grau. Dissertação de Mestrado – Faculdade de Medicina da Universidade Federal do Rio de Janeiro. 2003.
20. Gomes AC, Mello AL, Ribeiro MG, et al. Perillyl alcohol, a pleiotropic natural compound suitable for brain tumor therapy, targets free radicals. Arch Immunol Ther Exp (Warsz). 65(4):285-97;2017.

21. Gould MN. Cancer chemoprevention and therapy by monoterpenes. Environ Health Perspect. 105:977-9;1997.
22. Gould MN. Prevention and therapy of mammary cancer by monoterpenes. J Cell Biochem. 22:139-44;1995.
23. Grasl-Kraupp B, Rossmanith W, Rutkay-Nedecky B, et al. Levels of tranforming growth factor b and transforming growth factor B receptors in rat liver during growth, regression by apoptosis and neoplasia. Hepatology. 28:717-26;1998.
24. Haag JD, Gould MN. Mammary carcinoma regression induced by perillyl alcohol, a hydroxylated analog of limonene. Cancer Chemother Pharmacol. 34:477-83;1994.
25. Haag JD, Lindstrom MJ, Gould MN. Limonene-induced regression of mammary carcinomas. Cancer Res. 52:4021-6;1992.
26. Harima Y, Nagata K, Harima K, et al. A randomised clinical trial of radiation therapy versus thermoradiotherapy in stage IIIb cervical carcinoma. Int J Hyperthermia. 17:97-105;2001.
27. Hohl RJ, Lewis K. Differential effects of monoterpenes and lovastatin on RAS processing. J Biol Chem. 270:17508-12;1995.
28. Hoshino R, Chatani Y, Yamori T, et al. Constitutive activation of the 41-/43-KDa mitogen-activated protein Kinase signaling pathway in human tumors. Oncogene. 18:813-22;1999.
29. Hudes GR, Szarka CE, Adams A, et al. Phase I pharmacokinetic trial of perillyl alcohol (NSC 641066) in patientes withs refractory solid malignancies. Clin Cancer Res. 6:3071-80;2000.
30. Jirtle RL, Haag JD, Ariazi EA, et al. Increased mannose 6-phosphate/insulin-like growth factor II receptor and transforming growth factor b1 levels during monoterpene-induced regression of mammary tumors. Cancer Res. 53:3849-52;1993.
31. Kato K, Cox AD, Hisaka MM, et al. Isoprenoid addition to Ras protein is the critical modification for its membrane association and transforming activity. Proc Natl Acad Sci U S A. 89:6403-7;1992.
32. Lin H, Wang XF, Eaton HG, et al. Expression cloning of the TGF-b type II receptor, a functional transmembrane serine/threonine Kinase. Cell. 68:775-85;1992.
33. López-Casillas F, Wrana JL, Massague J. Betaglycan presents ligand to the TGF-b signaling receptor. Cell. 73(7):1435-44;1993.
34. Maltzman TH, Hurt LM, Elson CE, et al. The prevention of nitrosomethylurea-induced mammary tumors by d-limonene and orange oil. Carcinogenesis. 10:781-3;1989.
35. Mandell JW, Hussaini IM, Zecevic M, et al. In situ visualization of intratumor growth factor signaling: immunohistochemical localization of activated ERK/MAP Kinase in glial neoplasms. Am J Pathol. 153:1411-23;1998.
36. Mills JJ, Chari RS, Boyer IJ, et al. Induction of apoptosis in liver tumors by the monoterpene perillyl alcohol. Cancer Res. 55:979-83;1995.
37. Mills JJ, Chari RS, Boyer IJ, et al. Induction of apoptosis in liver tumors by the monoterpene perillyl alcohol. Cancer Res. 55:979-83;1995.
38. Oliveira BH, Strapasson RA. Biotransformation of the Monoterpene, Limonene, by Fusarium verticillioides. Arch Biol Technol. 43(1): 11-14;2000.
39. Overgaard J, Gonzalez DG, Hume SP, et al. Randomized trial of hyperthemia as adjuvant to radiotherapy for recurrent or metastatic malignant melanoma. Lancet. 345:540-3;1995.
40. Palá-Paúl J, Usano-Alemany J, Granda E, Soria AC. Antifungal and antibacterial activity of the essential oil of Chamaecyparis lawsoniana from Spain. Nat Prod Commun. 7(10):1383-6;2012.
41. Perone R, Esteve P, Jimenez B, et al. Tumorigenic activity of rho genes from Aplysia californica. Oncogene. 8:1285-92;1993.
42. Reddy BS, Wang CX, Samaha H, et al. Chemoprevention of colon carcinogenesis by dietary perillyl alcohol. Cancer Res. 57:420-5;1997.
43. Reddy BS, Wang CX, Samaha H, et al. Chemoprevention of colon carcinogenesis by dietary perillyl alcohol. Cancer Res. 57:420-5;1997.
44. Ren Z, Gould MN. Inhibition of ubiquinone and cholesterol synthesis by the monoterpene perillyl alcohol. Cancer Lett. 76:185-90;1994.
45. Ren Z, Gould MN. Modulation of small G protein isoprenylation by anticancer monoterpenes in in situ mammary gland epithelial cells. Carcinogenesis. 19:827-32;1998.
46. Ren Z, Gould MN. Inhibition of ubiquinone and cholesterol synthesis by the monoterpene perillyl alcohol. Cancer Lett. 76:185-90;1994.
47. Ripple GH, Gould MN, Arzoomanian RZ, et al. Phase I clinical and pharmacokinetic study of perillyl alcohol administered four times a day. Clin Cancer Res. 6:390-6;2000.
48. Santos JG, Da Cruz WMS, Schönthal AH, Salazar MD, Fontes CAP, Quirico-Santos T, Da Fonseca CO. Efficacy of a ketogenic diet with concomitant intranasal perillyl alcohol as a novel strategy for the therapy of recurrent glioblastoma. Oncol Lett. Jan;15(1):1263-1270;2018.
49. Sawyers CL, Denny CT. Chronic myelomonocytic leukemia: Tel-a-kinase what Ets all about. Cell. 77:171-3;1994.
50. Schultz S, Buhling F, Ansorge S. Prenylated proteins and lymphocyte proliferation: inhibition by d-limonene and related monoterpenes. Eur J Immunol. 24:301-7;1994.
51. Shi W, Gould MN. Induction of cytostasis in mammary carcinoma cells treated with anticancer agent perillyl alcohol. Carcinogenesis. 23:131-42;2002.
52. Shin MB, Perman SM, Jenkins G, et al. Perillyl alcohol selectively induces G0/G1 arrest and apoptosis in Bcr/Abl transformed myeloid cell lines. Leukemia. 13:1581-91;1999.
53. Sivaraman VS, Wang H, Nuovo GJ, Malbon CC. Hyperexpression of mitogen-activated protein kinase in human breast cancer. J Clin Invest. 99:1478-83;1997.
54. Song CW, Park HJ, Griffin RJ. Improvement of tumor oxygenation by mild hyperthermia: Rewiew. Radiat Res. 155:515-28;2001.
55. Song CW. Effect of local hyperthermia on blood flow and microenvironment: A review. Cancer Res. 44:4721s-30s;1984.
56. Stark MJ, Burke YD, McKinzie JH, et al. Chemotherapy of pancreatic cancer with the monoterpene perillyl alcohol. Cancer Lett. 96:15-21;1995.
57. Stark MJ, Burke YD, Mckinzie JH, et al. Chemotherapy of pancreatic cancer with the monoterpene perillyl alcohol. Cancer Lett. 96:15-21;1995.
58. Stayrook KR, McKinzie JH, Burke YD, et al. Induction of the apoptosis-promoting protein Bak by perillyl alcohol in pancreatic ductal adenocarcinoma relative to untransformed ductal epithelial cells. Carcinogenesis. 18:1655-8;1997.
59. Stayrook KR, McKinzie JH, Burke YD, et al. Induction of the apoptosis-promoting protein Bak by perillyl alcohol in pancreatic ductal adenocarcinoma relative to untransformed ductal epithelial cells. Carcinogenesis (Lond). 18:1655-8;1997.
60. Unlu S, Mason CD, Schachter M, et al. Perillyl alcohol, an inhibitor of geranylgeranyl transferase, induces apoptosis of immortalized human vascular smooth muscle cells in vitro. J Cardiovasc Pharmacol. 35:341-4;2000.
61. Urano M, Kuroda M, Nishimura Y. For the clinical application of thermochemotherapy given at mild temperatures. Int J Hyperthermia. 15:79-107;1999.
62. Van der Zee J, Gonzales GD, van Rhoon GC, et al. Comparsion of radiotherapy alone with radiotherapy plus hyperthermia in locally

62. advanced pelvic tumours: a prospective, randomized, multicentre trial. Dutch Hyperthermic Group. Lancet. 355:1119-25;2000.
63. Vernon CC, Hand JW, Field SB, et al. Radiotherapy with or without hyperthermia in the treatment of superficial localized breast cancer: Results from five randomized controlled trials. Int J Radiat Oncol Biol Phys. 35:731-44;1996.
64. Wang XF, Lin HY, Eaton NG, et al. Expression cloning and characterization of the TGF-b III receptor. Cell. 67:797-805;1991.
66. Wei X, Si MS, Imagawa DK, et al. Perillyl alcohol inhibits TCR-mediated CA^{2+} signaling, alters cell shape and motility, and induces apoptosis in T lymphocytes. Cell Immunol. 201:6-13;2000.
66. Wrana JL, Attisano L, Wieser R, et al. Mechanism of activation of the TGF-b receptor. Nature (Lond). 370:341-7;1994.
67. Yu W, Heim K, Qian M, et al. Evidence for role of transforming growth factor-beta in RRR-alpha-tocopheryl succinate-induced apoptosis of human MDA-MB435 breast cancer cells. Nutr Cancer. 27:267-78;1997.
68. Yu X, Lin H, Wang Y, et al. d-limonene exhibits antitumor activity by inducing autophagy and apoptosis in lung cancer. Onco Targets Ther. Apr 4;11:1833-1847;2018.

CAPÍTULO 45

Aloe vera e *Aloe arborescens* no câncer

Poderoso efeito sobre o sistema imune aumentando o número e função dos linfócitos T, macrófagos, GM-CSF, IFN-gama, IL-2 e TNF; diminui Her/Neu; inibe EGF, ciclinas A e E, JAK2, MMP2 e as vias PI3K/Akt/mTOR, β-catenina, MAPK, ERK1/2, STAT3; ativa p53, p21, Bax, Fas/APO-1 e a autofagia

José de Felippe Junior

Aloe protege células em sofrimento. A Natureza antes de nós já sabia que células cancerosas são células doentes e não devem ser aniquiladas e sim cuidadas. **JFJ**

O *Aloe vera* L. e o *Aloe arborescens* Miller possuem longa história de uso em queimaduras, alívio da dor e como antibacteriano. No Brasil são chamados de babosa. O seu uso está escrito em papiros egípcios que datam 4200 anos a.C. sendo chamada de "Planta da Imortalidade". Alguns pesquisadores a consideram com a "Imperatriz das Plantas Medicinais".

O *Aloe vera* é antiviral, antifungo, antibacteriano, hepatoprotetor, gastroprotetor (gastrite, úlceras e dispepsias), laxante, cicatrizante, sendo usado na fibromialgia, psoríase, AIDS e câncer.

O *Aloe* é potente anti-inflamatório, antioxidante e anticâncer. Ele induz parada do ciclo celular e apoptose em células do câncer de mama, ovário, carcinoma uterino, melanoma B16-F10, e em células Jurkat dos linfócitos T humano. É também poderoso antiangiogênico.

Quando altamente concentrado possui poderoso efeito sobre o sistema imune aumentando número e função dos linfócitos T e daí o efeito no câncer, AIDS, herpes e outras viroses. A atividade imunoestimulante é devida principalmente ao acemannan, substância semelhante à glucana.

O *Aloe arborescens* é mais eficaz que o *Aloe vera* em várias linhagens de células cancerosas provocando diminuição da proliferação, apoptose e antiangiogênese, entretanto, a maioria dos trabalhos versam sobre o *Aloe vera*.

O princípio ativo principal do *Aloe vera* é o *Aloe emodin* (1,8-dihidroi-3-hidroximetil-antraquione) e

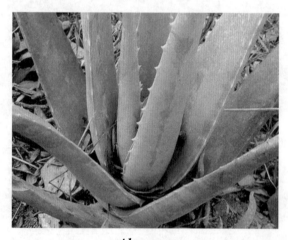

Aloe vera

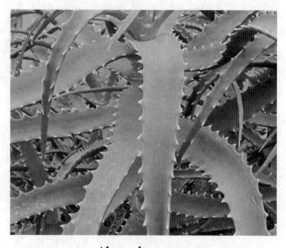

Aloe arborescens

do *Aloe arborescens* a aloína (10-beta-D-Glucopiranosil-1,8-dihidroxi-3-(hidroximetil)-9(10H)-antracenone). Os *Aloes* possuem 3 antraquinonas, aloesin, aloin, aloe-emodin e barbaloin.

O *Aloe emodin* de fórmula $C_{15}H_{10}O_5$ e peso molecular 270,2 g/mol é também conhecido como 481-72-1, *Aloe emodine, Aloe emodin* e *Rhabarberone*. A molécula doa 3 e é aceptora de 5 elétrons. É, portanto, oxidante.

Aloe emodin

A aloína de fórmula $C_21H_{22}O_9$ e peso molecular 418,4g/mol é também conhecida como aloin A e Aloin B e barbaloin. A molécula doa 7 elétrons e é aceptora de 9. É, portanto, oxidante.

Aloína

Emodin potencialmente diminui a proteína Her/Neu dose e tempo-dependentes e inibe a via MAPK e a PI3K/Akt. Inibe EGF.

No Brasil o Frei Romano Zago recebeu a receita de como usar os Aloes, por colonos de uma cidadezinha do Rio Grande do Sul e difundiu o que aprendeu em livro e palestras.

Receita brasileira dos *Aloes*

a) 300g de folhas frescas, lavadas, preferencialmente da *Aloe arborescens* Miller ou como segunda escolha a *Aloe vera* L, cortando-se antes os espinhos das bordas. Com faca cortar em pedaços de 1-2cm e colocar no liquidificador.
b) Despejar, em cima dos pedaços, 500g de mel puro de abelhas.
c) Adicionar 40-50ml (5-6 colheres das de sopa) de destilado com teor alcoólico de pelo menos 40%: cachaça. Podem-se usar: whisky, conhaque, vodca, rum, Aquavit (Dinamarca – batata), Pisco (Peru), Stenhaeger, gim (zimbro), grapa (Itália), Calvados (França – maçã), araque/arak (uvas, tâmaras e anis), kirsch (cereja), tequila (agave) etc. Não usar licores.
d) Para aumentar a eficácia acrescentar 24g de cloreto de magnésio (não pertence à receita original).
e) Bater no liquidificador até formar um suco, geralmente 5 minutos. Guardar em geladeira em frasco escuro/âmbar. Validade 30 dias.
f) Evite a incidência de luz solar ou artificial durante o preparo e armazenamento.
g) Tomar 1 colher das de sopa 10-20 minutos antes do café da manhã, almoço e jantar. Agitar o frasco antes de servir-se.

Encontramos dois estudos a mostrar que a mistura Aloe e mel é mais eficaz que o Aloe sozinho, mas, perdemos a referência.

Muito interessante uma planta que possui efeito anticanceroso estimular a diferenciação e ao mesmo tempo proteger as células cancerosas da oxidação provocada pelo óxido nítrico (NO).

A Natureza antes de nós já sabia que células cancerosas são células doentes e não devem ser aniquiladas e sim cuidadas.

Emprego no câncer: suco de *Aloe vera* ou melhor de *Aloe arborescens* 1 colher das de sopa 4× ao dia.

Alvos moleculares do *Aloe emodin* in vitro (cada frase corresponde a 1 trabalho)

1. **Cuidado**: o *Aloe vera* diminui o efeito da cisplatina, entretanto, estudos com maior número de pacientes mostrou que o *Aloe vera* é sinérgico com os quimioterápicos habituais: cisplatina, doxorrubicina, docetaxel e 5-fluorouracil.
2. **Vários**: Ácido ascórbico aumenta os efeitos do *Aloe emodin* nas linhagens – A549 (pulmão), HCT-15 (cólon), MG-63 (osso), LNCaP (próstata andrógeno-sensível) e PC-3 (próstata andrógeno-insensível).
3. **Gliomas**
   a) Diminui a proliferação da glia transformada (SVG) e do glioma humano U-373MG, com parada do ciclo celular na fase S e aumento da apoptose via diminuição da atividade da PKC.

b) Na linhagem astrocítica aumenta a diferenciação e provoca a morte por autofagia no glioma C6 do rato. Diminui a via ERK1 e ERK2 e forma vesículas ácidas no citoplasma.
c) No glioblastoma multiforme provoca parada do ciclo celular e apoptose.
d) Reduz a citotoxicidade do THF-alfa no glioma U251 e no fibrossarcoma L929 aumentando a morte por autofagia e diminuindo a via ERK.
e) Extrato de *Aloe vera* suprime a proliferação de células do neuroblastoma linhagens, IMR-32, TGW, CHP-126 e NBL-S.

4. **Carcinoma de cabeça e pescoço**
a) Emodin suprime as células do carcinoma nasofaríngeo visando os canais de cloreto (Ma, 2017).
b) Emodin reprime a transição epitélio-mesenquimal (EMT) induzida pelo TWIST1 nas células do carcinoma espinocelular de cabeça e pescoço, inibindo as vias de β-catenina e Akt (Way, 2014).
c) Emodin, *Aloe emodin* e rhein induzem danos no DNA e inibem a expressão do gene de reparo do DNA em células de câncer de língua humana SCC-4 (Chen, 2010).
d) Emodin, *Aloe emodin* e *rhein* inibem a migração e invasão em células SCC-4 de câncer de língua humana através da inibição da expressão gênica da matriz metaloproteinase-9 (Chen, 2010).
e) A regulação negativa da MMP-2 através da via dependente de p38 MAPK-NF-kappaB pela *Aloe emodin* leva à inibição da invasão celular do carcinoma nasofaríngeo (Lin, 2010).
f) *Aloe emodin* induz a morte celular por meio de parada na fase S e vias dependentes de caspase em células SCC-4 de câncer epidermoide da língua humana (Chiu, 2009).
g) Aloe-emodin induz apoptose de células de carcinoma nasofaríngeo humano através da ativação mediada por caspase-8 da via de morte mitocondrial (Lin, 2010).
h) Aloe-emodin induz parada in vitro em G2/M e ativação da fosfatase alcalina em células KB de câncer bucal humano [Xiao B, Guo J, Liu D, Zhang S. Oral Oncol 2007; 43(9):905-10].
i) Induz morte celular no carcinoma epidermoide de língua SCC-4 aumentando a apoptose, ativando caspase -3 e 9 e a pró-caspase-9, aumentando AIF, EndoG, Bax/Bcl-2 e parando o ciclo celular em S.
j) No carcinoma epidermoide de língua: Parada do ciclo celular na fase S e aumento da apoptose de um modo dose dependente por ativação do p53, p21 e p27 e inibição das ciclinas A e E.

5. **Câncer de pulmão**
a) No carcinoma epidermoide de pulmão CH27 aumenta Bax e Fas e ativa caspases-3, 8, 9.
b) Citotóxico no carcinoma de pulmão não de pequenas células H460 com aumento da apoptose, Bcl-2, ativação da caspase-3, aumento da expressão da proteína p38 e modulação da *cAMP-dependent protein kinase*.

6. **Câncer de mama**
a) Atividade citotóxica contra duas linhagens de câncer de mama MCF-7 e SKBR-3, com aumento da apoptose, diminuição da topoisomerase tipo IIA e diminuição da ciclina B1.
b) *Aloe emodin* suprime a proliferação do câncer de mama por inibir o receptor ER-alfa.
c) *Aloe vera* inibe a proliferação do câncer de mama MCF-7 e cervical uterino HeLa e age de modo sinérgico com a cisplatina (Hussain, 2015).
d) *Aloe emodin* aumenta a citotoxicidade do tamoxifeno suprimindo Ras/ERK e PI3K/mTOR em células do câncer de mama MCF-7 (Tseng, 2017).

7. **Câncer de próstata**
a) Suprime câncer de próstata inibindo o mTORC2 (mTOR complexo 2).
b) Emodin inibe a proliferação de células PC3 do câncer prostático independente de andrógeno via aumento da expressão do Notch e diminuição da expressão do VEGF. Suprime o crescimento, induz apoptose e para o ciclo celular em G2/M.
c) Emodin inibe a invasão e migração de células do câncer de próstata e pulmão diminuindo a expressão do receptor CXCR4.

8. **Carcinoma de esôfago**
A apoptose induzida pelo emodin está associada a alterações da acidificação intracelular e espécies reativas de oxigênio na CE-109 de células de carcinoma de esôfago. Emodim é um forte medicamento anticâncer contra células cancerígenas do esôfago (Wang, 2010).

9. **Câncer de cólon**
a) Atividade citotóxica no câncer de cólon humano DLD-1 e WiDr com aumento da apoptose, diminuição da caseína quinase II, aumento do citocromo c e ativação da caspase-3.
b) Citotóxico no câncer de cólon DLD-1 e HT2.
c) Induz a parada do ciclo celular em G2/M e provoca apoptose via ativação da caspase-6 no câncer de cólon humano.
d) Câncer de cólon diminuindo a migração e a angiogênese por induzir diminuição do MMP-2, RhoB e VEGF via redução da ligação do NF-kappaB ao DNA.

10. **Câncer de estômago**
    a) Antiproliferativo no câncer de estômago humano MGC-803 e SGC-7901 com diminuição da PKC e do c-myc.
    b) Morte celular no câncer de estômago humano AGS e NCI-N87 aumentando a apoptose, o citocromo c, ativando a caspase-3 e diminuindo pBid e caseína quinase.
    c) Antiproliferativo no câncer gástrico com aumento das células na fase S e diminuição da fosfatase alcalina indicando diferenciação celular.

11. **Hepatoma**
    a) Inibe a proliferação do câncer de fígado HepG2 e Hep3B aumentando a apoptose, p53, p21 e parando o ciclo celular em G1.
    b) No hepatoma: antiproliferativo e apoptótico via p53 e p21.

12. **Melanoma**
    a) **Não usar *Aloe emodin* quando melanoma em tratamento quimioterápico, questionável.**
    b) *Aloe vera* em células do melanoma provoca diminuição da proliferação celular, diminuição das metástases e diferenciação celular.
    c) *Aloe emodin*: potente efeito anticâncer (antiproliferativo, antinvasivo e aumento da diferenciação) e potente imunomodulador (aumento da produção de GM-CSF e IFN-gama) em células do melanoma com mutação BRAF, linhagens SK-MEL-28 e A375.

13. **Fibrossarcoma**
    a) Inibe o crescimento do fibrossarcoma induzido quimicamente no camundongo BALB/c.
    b) *Aloe emodin* mais terapia fotodinâmica no osteossarcoma MG-63 provoca autofagia e apoptose.
    c) *Aloe arborescens* e *Aloe vera* inibem o crescimento do sarcoma 180 murino e prolongam a sobrevida.
    d) Emodin induz apoptose de células de osteossarcoma humano, U2OS, através de vias relacionadas ao estresse das mitocôndrias e do retículo endoplasmático. Ocorre apoptose de maneira dependente da concentração; colapso do potencial da membrana mitocondrial e geração de ERTOs na concentração inicial de 80 μmol/L de emodin (Ying, 2015).

14. **Leucemias**
    a) Compostos antraquinoides retirados da *Aloe vera* provoca parada do ciclo celular em S e G2/M em células leucêmicas K562/R resistentes a múltiplas drogas.
    b) *Aloe emodin* possui atividade inibidora da leucemia linfocítica murina linhagem, P-388.
    c) Na leucemia miélogena aguda humana as *Aloes* provocam fragmentação internucleossomal do DNA o que leva a apoptose. A eficácia das antraquinonas é a seguinte: aloe-emodin > aloesin > barbaloin.
    - *Aloe emodin* induz parada do ciclo celular em G2/M na leucemia promielocítica humana HL-60.
    - *Aloe emodin* provoca parada do ciclo celular em G2-M e induz diferenciação em células do câncer cervical humano, HeLa.
    - *Aloe emodin* provoca efeito antiproliferativo e aumenta a diferenciação em células da leucemia monoblástica linhagem U937.

15. **Câncer cervical**
    a) Inibe ciclo celular proliferativo na fase G2/M, induz à diferenciação e aumenta a apoptose em células HeLa.
    b) *Aloe emodin* provoca catástrofe mitótica em células HeLa do câncer cervical humano. Ocorrem diminuição do índice mitótico de modo concentração dependente e inibição do ciclo celular em G2/M (Trybus, 2018).

16. **Câncer endometrial**
    a) Emodin possui efeito citotóxico no mieloma múltiplo humano inibindo a JAK2. Emodin inibe a ativação da JAK2 induzida pela interleucina-6 e a fosforilação do transdutor de sinal e ativador da transcrição 3 (STAT3), seguida pela diminuição da expressão do Mcl-1 (leucemia de células mieloides 1) (Muto, 2007).
    b) Após o tratamento das células RPMI 8226 com 16 tipos de derivados de emodin por 48 horas, o IC50 de 14 derivados do emodin ficaram entre 0,83-34,68μmol/l. O IC50 de E11 para as células RPMI 8226 e U266 do mieloma múltiplo foi de 0,831 ± 0,0453μmol/l e 1,039 ± 0,093μmol/l, respectivamente. O ensaio de formação de colônias celulares mostrou que E11 poderia inibir a formação de colônias de células RPMI8226 e U266 de maneira dependente da dose e do tempo (r = 0,72). A apoptose celular foi observada nas células RPMI8226 e U266 por coloração com DAPI e também pela detecção de fragmentação do DNA (Liu, 2018).

17. **Câncer de bexiga:** inibe a viabilidade do T24 com aumento da p53, p21, BaX, Fas/APO-1 e ativação da caspase-3.

18. **Câncer de ovário**: Aloesin suprime o crescimento e metástases de células câncer de ovário SKOV3 via inibição da sinalização MAPK, in vitro e in vivo (Zhang, 2017).

19. **Outros**
Tratamento de neoplasia epidermoide na superfície ocular com *Aloe vera* tópica em gotas – caso clínico in Cornea. 2015 Jan; 34(1):87-9.

Alvos moleculares do *Aloe emodin* in vivo

1. Aumento da atividade de macrófagos no sarcoma 180 implantado em camundongo.
2. Necrose tumoral na infiltração linfocítica e efeito imunomodulador em cães.
3. Aumenta a sobrevida de animais implantados com tumores estimulando a blastogênese nos timócitos e a produção de fagócitos.
4. Inibe seletivamente o crescimento do tumor neuroectodérmico no camundongo e aumenta a apoptose.
5. *Aloe emodin* no tratamento dos tumores neuroectodérmicos periféricos (pPNET), sarcoma652 de Ewing, melanoma e microcitoma.
6. Reduz volume tumoral e prolonga a sobrevida de tumores em geral implantados em camundongos, aumentando IL-2, TNF e atividade do sistema imune.
7. Aloína proveniente do *Aloe arborescens* inibe a angiogênese e bloqueia a proliferação via STAT3 de células do câncer colorretal humano *in vivo* e *in vitro*.
8. Diminuição da alfa fetoproteína em pacientes com cirrose hepática com o extrato a 10%.
9. *Aloe arborescens* e *Aloe vera* prolongam a vida do rato implantado com sarcoma 180.
10. *Aloe arborescens*: efeito antitumoral no fibrossarcoma murino e leucemia linfocítica no rato mais imunomodulação.
11. *Aloe arborescens*: atividade antitumoral no sarcoma 180 implantado no camundongo.
12. *Aloe arborescens*: previne o aparecimento de câncer de pâncreas induzido quimicamente em fêmeas de hamster Sírio. Diminui a formação de aductos de DNA.
13. *Aloe arborescens* e quimioterapia são sinérgicos no câncer gástrico, pancreático e pulmonar metastático humano: 240 pacientes.
14. Melatonina com *Aloe vera* aumenta a sobrevida de pacientes com tumores sólidos avançados e considerados intratáveis.

Conclusão

Muito interessante uma planta que possui efeito anticanceroso estimular a diferenciação e ao mesmo tempo proteger as células cancerosas da oxidação provocada pelo óxido nítrico (NO).

A Natureza antes de nós já sabia que células cancerosas são células doentes e não devem ser aniquiladas e sim cuidadas.

Referências

1. Abstracts or papers in full on Site www.medicinabiomolecular.com.br
2. Chen YY et al. Emodin, aloe-emodin and rhein inhibit migration and invasion in human tongue cancer SCC-4 cells through the inhibition of gene expression of matrix metalloproteinase-9. Int J Oncol. May;36(5):1113-20;2010.
3. Chen YY et al. Emodin, aloe-emodin and rhein induced DNA damage and inhibited DNA repair gene expression in SCC-4 human tongue cancer cells. Anticancer Res. Mar; 30(3):945-51,2010.
4. Chiu TH, Lai WW, Hsia TC, et al. Aloe-emodin induces cell death through S-phase arrest and caspase-dependent pathways in human tongue squamous cancer SCC-4 cells.
5. Anticancer Res. Nov;29(11):4503-11;2009.
6. Hussain A, Sharma C, Khan S, et al. Aloe vera inhibits proliferation of human breast and cervical cancer cells and acts synergistically with cisplatin. Asian Pac J Cancer Prev. 16(7):2939-46;2015.
7. Lin ML, Lu YC, Chung JG, et al. Down-regulation of MMP-2 through the p38 MAPK-NF-kappaB-dependent pathway by aloe-emodin leads to inhibition of nasopharyngeal carcinoma cell invasion. Mol Carcinog. Sep;49(9):783-97;2010.
8. Lin ML, Lu YC, Chung JG, et al. Aloe-emodin induces apoptosis of human nasopharyngeal carcinoma cells via caspase-8-mediated activation of the mitochondrial death pathway. Cancer Lett. May 1;291(1):46-58;2010.
9. Liu TB, Li XQ, Wang WF, Hu JD. [Inhibitory and Inducing Effects of Emodin Derivative E11 on Proliferation and Apoptosis of Multiple Myeloma Cells]. Zhongguo Shi Yan Xue Ye Xue Za Zhi. Oct;26(5):1407-1413;2018.
10. Ma L, Yang Y, Yin Z, et al. Emodin suppresses the nasopharyngeal carcinoma cells by targeting the chloride channels. Biomed Pharmacother. Jun;90:615-625;2017.
11. Muto A, Hori M, Sasaki Y, et al. Emodin has a cytotoxic activity against human multiple myeloma as a Janus-activated kinase 2 inhibitor. Mol Cancer Ther. Mar;6(3):987-94;2007.
12. Tseng HS, Wang YF, Tzeng YM, et al. Aloe-Emodin Enhances Tamoxifen Cytotoxicity by Suppressing Ras/ERK and PI3K/mTOR in Breast Cancer Cells. Am J Chin Med. 45(2):337-350;2017.
13. Trybus W, Król T, Trybus E, et al. Induction of Mitotic Catastrophe in Human Cervical Cancer Cells After Administration of Aloe-emodin. Anticancer Res. Apr;38(4):2037-2044;2018.
14. Ying J, Xu H, Wu D, Wu X. Emodin induces apoptosis of human osteosarcoma cells via mitochondria- and endoplasmic reticulum stress-related pathways. Int J Clin Exp Pathol. Oct 1;8(10):12837-44;2015.
15. Wang QJ, Cai XB, Liu MH, et al. Apoptosis induced by emodin is associated with alterations of intracellular acidification and reactive oxygen species in EC-109 cells.
16. Biochem Cell Biol. Aug;88(4):767-74;2010.
17. Way TD et al. Emodin represses TWIST1-induced epithelial-mesenchymal transitions in head and neck squamous cell carcinoma cells by inhibiting the β-catenin and Akt pathways. Eur J Cancer. Eur J Cancer. Jan;50(2):366-78, 2014.
18. Zhang LQ, Lv RW, Qu XD, et al. Aloesin Suppresses Cell Growth and Metastasis in Ovarian Cancer SKOV3 Cells through the Inhibition of the MAPK Signaling Pathway. Anal Cell Pathol (Amst). 2017:8158254;2017.

CAPÍTULO 46

Amiloride de diurético poupador de potássio a potente antineoplásico

Inibe NHE1 e diminui o pH intracelular; inativa a via Akt; inibe uPAR (receptor do ativador do plasminogênio tipo uroquinase); inibe NF-kappaB e IGFI/IGFI-R; diminui a expressão do gene erbB2 (HER-2/neu); e ativa drasticamente a apoptose pelo TRAIL: efeitos semelhantes ao trastuzamabe

José de Felippe Junior

Na arte de curar, deixar de aprender é omitir socorro e retardar tratamentos esperando maiores evidências científicas é ser cientista e não médico. **JFJ**

Em primeiro lugar sempre a Medicina Convencional. **JFJ**

Se a Medicina Convencional não surtiu os efeitos desejados temos o direito e o dever como médicos de utilizar os recursos da Medicina Complementar. **JFJ**

Nunca devemos trocar uma Medicina pela Outra, podemos sim complementá-la com Estratégias muito bem estudadas. **JFJ**

Na verdade, a MEDICINA é uma só. **Vários Autores**

É do médico a responsabilidade do paciente.
Convenção de Helsinque

Curar muitas vezes, aliviar e consolar sempre, desistir nunca.
Médicos Humanos

Se toda a medicina não está na bondade, menos vale dela separada.
Miguel Couto

O amiloride ou amilorida é usado/a em clínica há muitos anos pelo seu efeito diurético poupador de potássio, mas, atualmente, seu efeito principal é como agente anticâncer.

O amiloride, potente inibidor da bomba de Na^+/H^+ da membrana celular, também conhecida com NHE1, não permite a saída do próton H^+ do intracelular em troca pelo Na^+ do extracelular, provocando queda do pH citoplasmático. O pH ácido intracelular diminui a atividade das enzimas do ciclo de Embden-Meyerhof e suprime a glicólise anaeróbia com queda do fornecimento de ATPs para o núcleo, o que provoca parada do ciclo celular mitótico proliferativo. São vários os mecanismos anticâncer que o amiloride carrega na sua molécula.

O amiloride é o 3,5-diamino-6-cloro-N-(diaminome-tileno), sua ação se faz em todas as membranas de mamíferos e não possui efeitos colaterais importantes (Benos, 1997; Garty, 1997).

A fórmula estrutural do amiloride, amipramidin, midamor, amipramizid, amipramizide ou guanampra-

Amiloride
Fórmula: $C_6H_8ClN_7O$, Peso Molecular: 229,6g/mol

zin merece aparecer em destaque neste livro, porque, apesar de não ser molécula natural, possui efeitos particulares e inigualáveis no tratamento do câncer.

A membrana celular da maioria dos vertebrados contém um sistema de transporte transmembrana que troca sódio por hidrogênio, na proporção estequiométrica de 1:1. Essa bomba de Na^+/H^+ desempenha papel fisiológico no controle da regulação do pH intracelular, do volume celular, do potencial de membrana, no controle do crescimento e da proliferação celular, no estímulo-resposta dos leucócitos e plaquetas, na resposta metabólica a hormônios como a insulina e os glicocorticoides e na absorção e secreção transepitelial de íons sódio, hidrogênio, bicarbonato, cloreto e ânions orgânicos. Alterações desse mecanismo de controle desempenha importante papel fisiopatológico em diversas condições, como hipertensão arterial essencial, hipertrofia de tecidos e órgãos e câncer (Mahnebsmith, 1985).

O início da proliferação celular por indução da mitose geralmente é precedido pela alcalinização do citoplasma usualmente desencadeada pela estimulação dos canais de Na^+/H^+ (Tannock, 1989).

Desde 1992, sabe-se que a regressão espontânea de alguns tipos de câncer se deve ao aumento da acidificação do meio intracelular provocado por vários fatores, entre eles o bloqueio da bomba de sódio/hidrogênio (Harguindey, 1992). O amiloride, acidificando o meio intracelular, impede a proliferação celular.

De fato, a maioria das células neoplásicas funciona com a energia proveniente da glicólise anaeróbia, que gera grandes quantidades de ácido lático e acidifica o meio intracelular. O meio ácido inibe as enzimas da glicólise, motor da mitose, e assim como mecanismo de sobrevivência as células neoplásicas aumentam a expressão de elementos que facilitam o fluxo de prótons H^+ para fora das células. Um desses elementos é a bomba Na^+/H^+ e, desse modo, ocorre aumento da expressão dessa bomba extrusora de prótons na membrana celular dessas células (Barriere, 2001). No final teremos a normalização ou até a alcalinização do pH intracelular e acidificação do meio intersticial que banha as células neoplásicas. De fato, o pH extracelular dos tumores é cerca de 0,5 unidade de pH inferior ao tecido correspondente não neoplásico (Yamagata, 1996).

É interessante apontar que na fase inicial da proliferação celular neoplásica, juntamente com o aumento da expressão da bomba Na^+/H^+, acontece o aumento da atividade da via Akt, que protege as células da apoptose (Wu, 2004).

Quando ocorre aumento da atividade da via Akt observamos o bloqueio da citotoxicidade do TRAIL (Chen, 2001; Thakkar, 2001) e o aumento da atividade do fator nuclear primordial na sobrevivência das células neoplásicas, o NF-kappaB (Ozes, 1999).

TRAIL (*tumor necrosis fator-related apoptosis-inducing ligand* ou ligante indutor de apoptose relacionado ao TNF)

O amiloride além de inibir a bomba NHE1 acidificando o meio intracelular e inibindo as enzimas da glicólise, inibe a atividade da via Akt, o que provoca a citotoxicidade induzida pelo TRAIL.

O TRAIL é membro da família das citocinas do TNF, isto é, dos genes dos fatores de necrose tumoral. Atualmente, o TRAIL é considerado arma muito promissora no combate ao câncer devido a sua habilidade de induzir apoptose seletiva das células neoplásicas. O TRAIL é capaz de induzir apoptose em grande variedade de células cancerosas em cultura, sem provocar apoptose das células normais (Wiley, 1995).

Os receptores indutores de apoptose do TRAIL incluem os receptores transmembrana tipo I, TRAIL-R1 ou DR4 e TRAIL-R2 ou DR5. Esses receptores são expressos na superfície de muitas células tumorais, sendo capazes de transmitir sinais apoptóticos via receptores DISC (*death-inducing signaling complex*) do citoplasma. Entretanto, o TRAIL também se liga a receptores de não apoptose, DcR1 e DcR2, que possuem a capacidade de deletar sua função apoptótica (Pan, 1997).

A ligação do TRAIL a receptores do citoplasma forma o DISC com a subsequente ativação da caspase-8 que ativa diretamente as caspases-3, 6 e 7 (Cohen, 1997). A caspase-8 também cliva o Bid (p22) e forma o Bid (p15), o qual se transloca do citosol para a membrana mitocondrial liberando o citocromo c (Li, 1998). O citocromo c agora no citoplasma interage com a Apaf-1 e a pró-caspase-9, formando na presença de ATP um apoptossomo que ativa a caspase-9. A caspase-9 ativa a protease caspase-3, a qual ativa a DNA se que cliva o DNA e provoca apoptose.

O amiloride ativa drasticamente a apoptose induzida pelo TRAIL. Outra substância que ativa a apoptose promovida pelo TRAIL é a piperina, com a particularidade de o estudo ter sido feito no câncer de mama triplo negativo (Abdelhamed, 2014).

A serina/treonina quinase AKT, que funciona como proto-oncogene, participa na manutenção de fatores de crescimento de sobrevida celular e previne a morte das células neoplásicas por apoptose (Bellacosa, 1991). O aumento da atividade da via Akt leva ao aumento da fosforilação de proteínas como Bad, caspase-9 e fator de transcrição *forkhead* que provocam abolição da apoptose (Cross, 2000).

A Akt também está envolvida na fosforilação da IkB quinase com o consequente aumento do NF-kappaB, levando à indução de genes antiapoptóticos e ao aumento da superóxido dismutase, potente enzima antioxidante e, portanto, proliferativa (Ozes,1999).

O HER-2/neu, também conhecido como erbB2, é um gene do receptor da família do fator de crescimento epidérmico (EGFR) que possui na membrana a enzima tirosina quinase. O aumento da expressão do erbB2 impede o efeito apoptótico do TRAIL. O amiloride defosforila a tirosina quinase do erbB2 e permite que o TRAIL promova a apoptose.

Evidências sugerem que os canais de sódio sensíveis ao amiloride (ENaCs) estão associados a proliferação, apoptose, invasão e migração das células cancerosas. O influxo de sódio pode estimular sinais mitogênicos iniciando o ciclo celular e, o mais importante, a inibição do transporte de sódio reduz a síntese de DNA requerida para a proliferação celular (O'Donnell, 1982 e 1983). Bondarava, em 2009, pela primeira vez mostrou que o amiloride silencia o canal ENac subunidade alfa e reduz a entrada de sódio no intracelular em 60%, o que induz redução de 50% na proliferação celular do HepG2 do hepatoma humano, em relação ao controle. A fase G1 diminui drasticamente e ocorre apoptose.

O amiloride inibe os canais ENacs, não permite a entrada de sódio no intracelular e ajuda a polarizar o potencial de membrana, Em. A polarização da membrana celular diminui a síntese de DNA no ciclo celular – mecanismo arcaico adquirido na fase unicelular que serviu para controlar a proliferação nos seres pluricelulares.

Antiviral

Amiloride inibe a replicação do CMV humano (Fons, 1991).

Amiloride inibe a replicação do RNA do Coxsackie vírus B3. Ele é inibidor competitivo da polimerase desse vírus em cultura de células e também inibe a atividade enzimática do CVB3 3D(pol), *in vitro*. Essa droga é conhecido bloqueador do antiporter NHE1 e do canal de Na+ epitelial e mais recentemente demonstrou-se que ele também inibe canais iônicos formados por inúmeras proteínas virais. O vírus Ebola entra nas células por macropinocitose e endocitose mediada pela clatrina. O amiloride inibe a macropinocitose.

Glioblastoma multiforme

Gliomas são tumores do cérebro de alta complexidade e muito invasivos. Apresentam 95% de recorrência após radioterapia, quimioterapia ou terapêuticas antiangiogênicas.

Gliomas de alto grau possuem alto fluxo de Na+ para dentro da célula, amiloride-dependente, isto é, dependente do canal de Na+/H+. Dessa forma, esse fluxo pode ser impedido pelo amiloride e todos os inibidores da NHE1.

O fluxo intracelular de sódio não existe na glia normal ou nos gliomas de baixo grau, sendo que sua inibição diminui o crescimento e a invasividade tumoral apenas nos gliomas de alto grau (Bubien, 1999).

Para Hedge et al., o amiloride tem a capacidade de matar células do glioma de alto grau de modo independente da inibição da NHE1 ou da acidificação intracelular. Possivelmente o mecanismo envolvido na apoptose ou necrose, das células do glioma de alto grau, seja por aumento do influxo intracelular de cálcio (Hedge, 2004). Amiloride inibe a bomba Na+/Ca++ (Smith, 1982).

É bem conhecido o papel do sódio intracelular ativando os mecanismos de proliferação celular – mecanismo antigo de sobrevivência celular (revisão in Felippe, 2003).

Os canais sensíveis a íons ácidos (ASICs) são membros da família do canal epitelial Na+ (ENaC)/degenerina (DEG) ou ENaC/DEG.

Vila-Carriles, em 2006, mostrou que a inibição do canal ASIC tipo 2, com chaperones (*heat shock proteins*), glicerol ou 4-fenilbutirato inibem a corrente de sódio para dentro das células, inibindo o crescimento de gliomas de alto grau como o glioblastoma multiforme. Esses canais também são inibidos pelo amiloride. As *heat shock* proteínas são geradas durante a hipertermia, uma das terapias do câncer.

Outro mecanismo de ação do amiloride nos gliomas é a inibição de proteínas da uroquinase uPA/uPAR (Gorin, 2017).

Carcinoma de cabeça e pescoço

O fator de crescimento epidérmico (EGF) aumenta a captação de Na+ em vários tipos de células por meio de uma via eletroneutra sensível à amiloride, identificada como contratransporte de Na+/H+ na linhagem celular A431 do carcinoma epidermoide humano. Amiloride diminui a atividade da bomba de Na+/H+ (Rothenberg, 1983).

A adição de amilorida às membranas celulares do carcinoma epidermoide humano A431 inibe a autofosforilação do receptor do fator de crescimento epidérmico (EGF) (Davis, 1985).

Câncer de pulmão

O amiloride, por inibir o uPA, suprime a invasão e as metástases do câncer de pulmão não de pequenas células (Provost, 2012).

Câncer de mama

O amiloride suprime de modo dose e tempo-dependentes as metástases pulmonares do câncer de mama murino por inibir o uPA (Evans, 1998).

Vírus do sarampo entra em linhagens do câncer de mama e cólon por pinocitose através do PVRL4 (*poliovirus receptor-like 4*) Nectin-4 (Delpeut, 2017) e cremos ser esse mais um agente etiológico de ambas as neoplasias.

Câncer de mama triplo negativo

Inibidores da bomba NHE1 suprimem o potencial metastático do câncer de mama triplo negativo, KR-33028 (Amit, 2016) e também o amiloride.

A bomba NHE1 é crítica nas metástases do câncer de mama triplo negativo e sua inibição química aumenta a eficácia do paclitaxel *in vitro* (Amith, 2015). O amiloride é forte inibidor do NHE1.

Câncer de próstata e ativadores do plasminogênio

Sabe-se que alguns tumores de próstata refratários ao tratamento habitual apresentam altos níveis de ativadores do plasminogênio do tipo uroquinase (uPA) e que o amiloride, um inibidor da uPa, reduz a invasividade da linhagem PC-3 do câncer de próstata humano (in Helenius, 2006).

Foram analisados 63 tumores de próstata com recorrência local e refratários ao tratamento hormonal e 78 metástases de tumores de próstata humanos hormônio-refratário. Nos tumores com recorrência local, 21% apresentavam aumento de uPA e nas metástases o uPA estava elevado em 31% dos casos. Esses resultados indicam possível efeito terapêutico dos inibidores de uPA, como o amiloride no câncer de próstata (Helenius, 2006).

O amiloride, além de inibir o uPA (ativador do plasminogênio do tipo uroquinase), inibe a importante enzima COX-2 (Evans, 2004).

Câncer de próstata e de ovário

Nas células LNCaP do câncer de próstata existe aumento constitutivo da atividade da Akt, o que confere resistência à apoptose via TRAIL. Cho, em 2004, mostrou que neste câncer o amiloride, inibindo a bomba Na^+/H^+ e acidificando o meio intracelular, inibe a Akt e ativa a caspase-8, fatores que ativam o TRAIL e provocam drástica morte celular neoplásica por apoptose.

As linhagens de adenocarcinoma LNCaP do câncer de próstata e SK-OV-3 do câncer de ovário, as quais expressam altos níveis de erbB2 e aumento da ativação da Akt, são pouco sensíveis ao TRAIL (Nesterov, 2001; Li, 2004). O TRAIL sozinho não possui efeito nessas linhagens, porém na presença do amiloride, o qual diminui a erbB2 e a Akt, o TRAIL promove a ativação das caspases-3, 8 e 9 e a clivagem do DNA pelo PARP, poli(ADP-ribose) polimerase, provocando a apoptose neoplásica (Kim, 2005).

O antiporter NHE1 regula a proliferação do câncer de ovário promovendo a acidificação citoplasmática via ativação do fator induzido pela hipóxia – HIF2alfa (Sanhuesa, 2016).

Cuello, em 2001, mostrou que o tratamento com "Herceptin" – trastuzumabe – promove a queda da proteína erbB2 e a inibição da atividade da Akt, o que aumenta o efeito do TRAIL na indução de apoptose. Kim, em 2005, mostrou que o amiloride possui efeitos semelhantes à droga de alto custo "Herceptin", provocando tanto a queda do erbB2 como a inibição da atividade da Akt.

Alguns pesquisadores, entre eles Kim, Lee e Song, creem que o amiloride causa diminuição da fosforilação do Akt inibindo a PI3K (fosfatidilinositol-3-quinase) e inibindo a PDK-1 quinase (fosfoinositide-dependente-quinase), assim como provocando a ativação da PP1 (fosfatase proteica 1). O amiloride defosforila e ativa a PP1 o que indiretamente inativa a Akt e diretamente defosforila e inativa a Akt. Entretanto, Cho, Nesmkoong e Han acreditam que seja a acidificação intracelular que provoca a inativação da Akt.

Câncer de esôfago

A NHE1 está altamente expressa no adenocarcinoma de esôfago, 65,3% em 101 casos, mas não está expresso na mucosa epidermoide normal do epitélio esofageal, 3,8% em 26 casos. Dessa forma, o amiloride diminui a proliferação e aumenta a apoptose no adenocarcinoma de esôfago e apresenta efeito sinérgico com a gugulsterona, inibidor natural do receptor ácido da bile (Guan, 2014).

Câncer gástrico

O amiloride, por inibir o uPA, suprime as metástases peritoneais do câncer gástrico (Ding, 2012).

NHE1 está super-regulado no câncer gástrico e regula a proliferação, migração e invasão (Xie, 2017). Amiloride é forte inibidor do NHE1.

Câncer colorretal

Bauer, no mesmo ano de 2005, continuou estudando os efeitos do amiloride, agora em células do câncer colorretal. Tais células expressam o receptor do IGF-I, o IGF-IR, o receptor do c-Met e o receptor do uPA, o uPAR (receptor do ativador do plasminogênio tipo uroquinase) três conhecidos elementos que aumentam a migração e a invasão tumoral.

A inibição do uPA/uPAR pelo amiloride bloqueia o efeito do IGF-I, do HGF (fator de crescimento do hepatócito) e do c-Met, o que diminui a invasividade e a migração celular.

Câncer de fígado

Amiloride provoca redução de 50% na proliferação celular, em relação ao controle, em células HepG2 do hepatoma humano. A fase G1 diminui drasticamente e ocorre apoptose.

Câncer de pâncreas

O carcinoma de pâncreas expressa altos níveis de ativador do plasminogênio do tipo uroquinase (uPA) e seu receptor (uPAR), sendo que ambos promovem a migração e a invasão celular. No camundongo com câncer de pâncreas, a inibição da uPA/uPAR com amiloride inibiu o fator de crescimento dependente de insulina (IGF-I) e a migração e invasão celular para o retroperitônio (Bauer, 2005), o que pode fazer do amilorida mais uma estratégia no tratamento do câncer de pâncreas.

O amiloride sensibiliza as células do câncer pancreático ao erlotinibe inibindo a via PI3K/Akt (Zheng, 2015).

Mieloma múltiplo

Amilorida é droga potencial para ser usada no mieloma múltiplo. Provoca apoptose *in vivo* em modelo xenotransplante no camundongo. Mesmo em células deficientes do p53, o amiloride o induz em células do mieloma e provoca apoptose (Rojas, 2017).

Sarcoma

Os transportadores monoamina carboxilatos (MCTs) estão envolvidos nas metástases do câncer associadas ao BI-1 em células de fibrossarcoma do cólon HT1080 e (N-etil-N-isopropil) amilorida ou dimetilamilorida, inibidores da NHE, revogaram a expressão elevada dos MCTs (Lee, 2011).

A ativação da uroquinase (uPA) é passo fundamental no intravasamento do fibrossarcoma humano HT-1080 (entrada de células malignas na vasculatura) e o sistema circulatório fornece o meio de transportar células tumorais para locais distantes (metástases). A inibição da atividade da uPA com inibidores naturais (inibidor do ativador do plasminogênio-1) ou sintéticos (amilorida) diminu a invasão do Matrigel in vitro e o intravasamento (metástases) *in vivo* (Madsen, 2006).

Carcinoma renal

O peptídeo vasoativo bradicinina (BK) atua como potente fator de crescimento para células renais normais e para células A498 de carcinoma renal humano.

Foi demonstrada a presença de mRNAs para os receptores BK B(1) e BK B(2) nas células A498. A exposição a 100 nM de BK resultou na rápida elevação de Ca^{++} intracelular e provocou aumento de ≥ 30% na atividade da NHE e aumento de ≥ 300% na fosforilação do ERK. Estudos de inibidores sugerem que a ativação da ERK induzida por BK requer a atividade da fosfolipase C e da proteína quinase C e é dependente de Ca^{++}/calmodulina. O análogo da amilorida 5-(N-metil-N-isobutil)-amiloride (MIA) bloqueia a ativação do NHE a curto prazo e inibe a fosforilação do ERK, sugerindo que o NHE é crítico para a ativação do ERK pela bradicinina. Esta é capaz de induzir aumento de aproximadamente 40% na proliferação de células A498. Este efeito foi bloqueado pelo inibidor de ERK PD98059 e dependia da atividade do NHE. Os autores concluem que a bradicinina exerce efeitos mitogênicos nas células A498 por meio da ativação do receptor BK B(2) do NHE e do ERK (Ktamarenko, 2012).

Linfangioleiomiomatose

É doença pulmonar fatal devido à inativação dos genes do complexo esclerose tuberosa (TSC1 ou TSC2). Amiloride inibe uPAR e reduz a carcinogênese *in vivo* (Stepanova, 2017).

Linfoma de Hodgkin e não Hodgkin.

Nada encontrado.

Alvos moleculares do amiloride no câncer

1. Inibe a bomba Na^+/H^+ (NHE1)
   a) Acidifica o citoplasma provocando inibição de várias enzimas da glicólise anaeróbia, motor da mitose. A acidificação, ao lado de estruturar a água intracelular, aumenta o efeito apoptótico do TRAIL e diminui a síntese do DNA e de proteínas (Zhuang, 1984; Mahnensmith, 1985).
   b) Alcaliniza o ambiente peritumoral por dois mecanismos: inibição da NHE1 e diminuição do tráfico dos lisossomos da periferia celular para o interstício. Alcalinização peritumoral provoca inibição da metaloproteinases e ativação dos linfócitos citotóxicos, células dendríticas, células *natural killer* e o importante macrófago antitumoral M1. Na verdade, o que acontece é a transformação do macrófago tumoral M2 em macrófago antitumoral M1.
   c) Aumenta a polarização da membrana celular, Em. Se o EM atingir valores superiores a –15mv/–20mv diminui ou cessa a proliferação celular mitótica (Cameron, 1980; Cone, 1970, 1974 e 1978).
   d) Diminui a quantidade de sódio do núcleo da célula que se correlaciona com a diminuição da proliferação celular neoplásica.

e) Amiloride inibe a proliferação do linfoma B humano inibindo o anti-Ig, que é dependente da ativação do NHE1.
2. Antiviral: CMV, EBV, Ebola, Coxsackie vírus B3.
3. Mesmo em baixas doses: estrutura a água protoplasmática.
4. Inibe o uPA/uPAR, ativador do plasminogênio do tipo uroquinase e seu receptor, e assim inibe IGF-1R e GHF (fator de crescimento hepático).
5. Diminui a síntese de proteínas, DNA e de proteínas S6 ribossomal.
6. Inibe a glicólise anaeróbia por acidificar o citoplasma.
7. Aumenta a ação apoptótica do TRAIL (Kim, 2005):
    a) Ativando as caspases-3, 6, 7, 8 e 9.
    b) Ativando a PARP – poli(ADP-ribose) polimerase.
    c) Aumentando a liberação do citocromo c mitocondrial.
    d) Inibindo a atividade da proteína Akt.
    e) Provocando apoptose no adenocarcinoma prostático andrógeno independente.
    f) Induzindo apoptose no adenocarcinoma de próstata resistente – em linhagem andrógena dependente, células LNCaP que expressam altos níveis do gene HER-2/neu (erbB2) e ativação da proteína Akt.
    g) Induzindo apoptose no adenocarcinoma de ovário – linhagem, SK-OV-3 que expressa altos níveis do gene HER-2/neu (erbB2) e ativação da proteína Akt.
8. Inibe a atividade da serina quinase.
9. Inibe proteína quinase C (PKC).
10. Inibe diretamente a atividade dos receptores dos fatores de crescimento tirosina quinase EGF, insulina e PDGF: EGFR, IGF-1R e PDGFR.
11. Inibe o IGF-I e IGF-IR.
12. Inibe GHF: fator de crescimento hepático.
13. Inibe o GHF – fator de crescimento do hepatócito.
14. Inibe a atividade da Akt – potente proteína antiapoptótica e geradora de NF-kappaB.
15. Possui efeito semelhante ao "Herceptin" promovendo a queda do erbB2 e diminuição da atividade da Akt, o que provoca aumento drástico da apoptose pelo TRAIL.
16. Inibe o c-Met e diminui a migração e invasão.
17. Aumenta a sensibilidade das células neoplásicas à hipertermia.
18. Inibe a termotolerância das células neoplásicas.
19. Inibe a bomba Na$^+$/Ca^{++} (Smith, 1982).
20. Inibe a bomba (Na$^+$/K$^+$) – ATPase (Soltoff, 1983).
21. Diminui a fosforilação e inibe AKT, ERK1, ERK2 e PP1, enquanto aumenta a fosforilação e inibe o p38 e o JNK, isto é, o amiloride diminui os níveis de quinases e aumenta os de fosfatases nas vias de sinalização conhecidas como fator *alternative splicing* (emendas alternativas) da fosforilação proteica e que provocam:
    a) Diminuição da migração/invasão citocinética.
    b) Retardo da progressão do ciclo celular com defeitos mitóticos.
    c) Aumento dos sinais apoptóticos.
    d) Lesão grave do DNA celular.
    e) Morte celular.
22. Modula a resposta das *unfolded* proteínas (UPR) ao estresse do reticuloendotelial.
23. Inibe a ornitina decarboxilase (ODC).
24. Inibe COX-2 (Evans, 2004).
25. Amiloride pode funcionar como análogo do ATP e ativar AMPK.
26. Inibe a condutância do Na$^+$ nas células linfoides B.

Conclusão

O amiloride acidifica o meio intracelular neoplásico, inibe a proteína Akt, inibe IGFI/IGFI-R, diminui a expressão do gene erbB2, ativa o TRAIL e, portanto, inibe a proliferação celular e provoca aumento drástico da apoptose. Além disso, ele inibe o ativador do plasminogênio do tipo uroquinase diminuindo a invasão tumoral local e as metástases.

Sendo droga órfã de pai e mãe e, portanto, não patenteável, não esperamos, no futuro, trabalhos de grande casuística. O que teremos são alguns estudos pequenos feitos por médicos que se preocupam em tratar o melhor possível seus pacientes, quando já cessaram as armas da nossa querida medicina convencional.

Não vamos desistir desta luta.

No mundo não há fracassados e sim desistentes. **Confúcio**

Referências

1. Amith SR, Wilkinson JM, Baksh S, Fliegel L. The Na+/H+ exchanger (NHE1) as a novel co-adjuvant target in paclitaxel therapy of triple-negative breast cancer cells. Oncotarget. 6(2):1262-75;2015.
2. Amith SR, Wilkinson JM, Fliegel L. KR-33028, a potent inhibitor of the Na+/H+ exchanger NHE1, suppresses metastatic potential of triple-negative breast cancer cells. Biochem Pharmacol. 118:31-9;2016.
3. Barriere H, Poujeol C, Tauc M, et al. CFTR modulates programmed cell death by decreasing intracellular pH in Chinese Hamster lung fibroblasts. AM J Physiol Cell Physiol. 281:C810-24;2001.
4. Bauer TW, Fan F, Liu W, et al. Insulin like growth factor-I mediated migration and invasion of human colon carcinoma cells requires activation of c-Met and urokinase plasminogen activator receptor. Ann Surg. 241(5):748-56;2005.
5. Bauer TW, Liu W, Fan F, et al. Targeting of urokinase plasminogen activator receptor in human pancreatic carcinoma cells inhibits c-Met-and insulin-like growth factor-I receptor-mediated migra-

tion and invasion and orthotopic tumor growth in mice. Cancer Res. 65(17):7775-81;2005.
6. Bellacosa A, Testa JR, Staal SP, Tsichlis PN. A retroviral oncogene, akt, encoding a serine-thereonine kinase containing an SH2-like region. Science. 254:274-7;1991.
7. Benos DJ. Amilotide-sensitive Na+ channels: insights and outlooks. N Physiol Sci. 12:55-61;1997.
8. Bondarava M, Li T, Endl E, Wehner F. ẞ-ENaC is a functional elemento of the hypertonicity-induced cation channel in HepG2 cells and it mediates proliferation. Pflugers Arch. 458(4):675-87;2009.
9. Bubien JK. Maligtnant human gliomas express an amiloride-sensitive Na+ conductance. Am J Physiol Cell Physiol. 276:C1405-10;1999.
10. Cameron IL, Smith NK, Pool TB, Sparks RL. Intracellular concentration of sodium and other elements as related to mitogenesis and oncogenesis in vivo. Cancer Res. 40:1493-500;1980.
11. Cone CD Jr. The role of the surface electrical transmembrane potential in normal and malignant mitogenesis. Ann Ny Acad Sci. 238:420-35;1974.
12. Cone CD Jr. Variation of the transmembrane potential level as a basic mechanism of mitosis control. Oncology. 24:438-70;1970.
13. Cone CD, Cone CM. Evidence of normal mitosis with complete cytokinesis in central nervous system neurons during sustained depolarization with ouabain. Exp Neurol. 60(1):41-55;1978.
14. Chen X, Thakkar H, Tyan F, et al. Constitutively active Akt is and important regulator of TRAIL sensitivity in prostate cancer. Oncogene. 20:6073-83;2001.
15. Cho YL, Lee SJ, Namkoong S, et al. Amiloride potentiates TRAIL-induced tumor cell apoptosis by intracellular acidification-dependent Akt inactivation. Biochem Biophys Res Commun. 326(4):752-8;2005.
16. Cohen GM. Caspase: the executioners of apoptosis. Biochem J. 326:1-16;1997.
17. Cross TG, Scheel-Toellner D, Henriquez NV, et al. Serine/threonine protein kinases and apoptosis. Exp Cell Res. 256:34-41;2000.
18. Davis RJ, Czech MP. Amiloride directly inhibits growth factor receptor tyrosine kinase activity. J Biol Chem. Feb 25;260(4):2543-51;1985.
19. Delpeut S, Sisson G, Black KM, Richardson CD. Measles Virus Enters Breast and Colon Cancer Cell Lines through a PVRL4-Mediated Macropinocytosis Pathway. J Virol. 91(10):pii: 02191-16;2017.
20. Ding Y, Zhang H, Zhou Z, et al. u-PA inhibitor amiloride suppresses peritoneal metastasis in gastric cancer. World J Surg Oncol. 10: 270;2012.
21. Evans DM, Sloan-Stakleff K, Arvan M, Guyton DP. Time and dose dependency of the suppression of pulmonary metastases of rat mammary cancer by amiloride. Clin Exp Metastasis. 16(4):353-7;1998.
22. Evans DM, SloanStakleff KD. Control of pulmonary metastases of rat mammary cancer by inhibition of uPA and COX-2, singly and in combination. Clin Exp Metastasis. 21(4):339-46;2004.
23. Felippe JJr. Em Busca do Mecanismo de Ação Único para o Tratamento das Doenças: Energia Livre – ATP. Um ensaio teórico com evidências experimentais. Revista Eletrônica da Associação Brasileira de Medicina Biomolecular. www.medicinabiomolecular.com.br. Biblioteca de Câncer. Maio de 2003.
24. Felippe JJr. Todos nós temos o poder de curar a nós mesmos. Revista Eletrônica da Associação Brasileira de Medicina Biomolecular. www.medicinabiomolecular.com.br. Tema do mês de dezembro de 2008.
25. Fons M, Nokta M, Cerruti-Sola S, Albrecht T. Amiloride inhibition of human cytomegalovirus replication. Proc Soc Exp Biol Med. 196(1):89-96;1991.
26. Garty H, Palmer LG. Epithelial sodium channels: function, structure, and regulation. Physiol Rev. 77:359-96;1997.
27. Gorin FA, Pasupuleti N, Mahajan D, Dugar S. Killing Glioma 'Stem-like' Cells via Drug-Induced Relocation of Endosomal Urokinase Proteins. Anticancer Agents Med Chem. 17(1):40-47;2017.
28. Guan B, Hoque A, Xu X. Amiloride and guggulsterone suppression of esophageal cancer cell growth in vitro and in nude mouse xenografts. Front Biol (Beijing). 9(1):75-81;2014.
29. Harguindey S, Cragoe EJ. The Na+-H+ antiporter in oncology in the light of the spontaneous regression of cancer and cell metabolism. Med Hypotheses. 39(3):229-37;1992.
30. Helenius MA, Savinainen KJ, Bova GS, Visakorpi T. Amplification of the urokinase gene and the sensitivity of prostate cancer cells to urokinase inhibitors. BJU Int. 97(2):404-9;2006.
31. Hegde M, Roscoe J, Cala P, Gorin F. Amiloride kills malignant glioma cells independent of its inhibition of the sodium-hydrogen exchanger. J Pharmacol Exp Ther. 310(1):67-74;2004.
32. Kramarenko II, Morinelli TA, Bunni MA, et al. The bradykinin B(2) receptor induces multiple cellular responses leading to the proliferation of human renal carcinoma cell lines. Cancer Manag Res. 4:195-205;2012.
33. Kim GE, Lyons JC, Song CW. Effects of amiloride on intracellular pH and thermosensitivity. Int J Radiat Oncol Biol Phys. 20:541-9; 1991.
34. Kim KM, Lee YJ. Amiloride augments TRAIL-induced apoptotic death by inhibiting phosphorylation of kinases and phosphatases associated with the P13K-Akt pathway. Oncogene. 24:355-66;2005.
35. Kim KM, Lee YJ. Role of HER-2/neu signaling in sensitivity to tumor necrosis factor-related apoptosis-inducing ligand: enhancement of TRAIL-mediated apoptosis by amiloride. J Cell Biochem. 96(2):376-89;2005.
36. Lee GH, Chae HJ, Kim HR. Monoamine carboxylate transporters are involved in BI-1-associated cancer metastasis in HT1080 colon fibrosarcoma cells. Int J Oncol. Jul;39(1):209-16;2011.
37. Li H, Zhu H, Xu CJ, Yuan J. Cleavage of BID by caspase 8 mediates the mitochondrial damage in the Fas pathway of apoptosis. Cells. 94(4):491-501;1998.
38. Li Y, Cozzi PJ, Qu CF, et al. Cytotoxicity of human prostate cancer cell lines in vitro and induction of apoptosis using 213Bi-Herception alpha-conjugate. Cancer Lett. 205:161-71;2004.
39. Madsen MA, Deryugina EI, Niessen S, et al. Activity-based protein profiling implicates urokinase activation as a key step in human fibrosarcoma intravasation. J Biol Chem. Jun 9;281(23):15997-6005;2006.
40. Mahnensmith RL, Aronson PS. The plasma membrane sodium-hydrogen exchange and its role in physiological and pathophysiological processes. Circ Res. 56:773-88;1985.
41. Mahnensmith RL, Aronson PS. The plasma membrane sodium-hydrogen exchanger and its role in physiological and pathophysiological processes. Circ Res. 56(6):773-88;1985.
42. Miyakoshi J, Oda W, Hirata M, et al. Effects of amiloride on thermosensitivity of Chinese hamster cells under neutral and acidic pH. Cancer Res. 46:1840-3;1986.
43. Nesterov A, Lu X, Johnson M, et al. Elevated Akt activity protects the prostate cancer cell line LNCaP from TRAIL-induced apoptosis. J Biol Chem. 276:10767-74;2001.
44. O'Donnell ME, Cragoe E Jr, Villereal ML. Inhibition of Na+ influx and DNA synthesis in human fibroblasts and neuroblastoma-glioma hybrid cells by amiloride analogs. J Pharmacol Exp Ther. 226(2): 368-72;1983.

45. O'Donnell ME, Villereal ML. Membranepotentialand sodium flux in neuroblastoma glioma hybrid cells: effects of amiloride and serum. J Cell Physiol. 113(3):405-12;1982.
46. Ozes ON, Mayo LD, Gustin JA, et al. NF-KappaB activation by tumor necrosis factor requires the Akt serine-threonine kinase. Nature. 401:82-5;1999.
47. Pan JG, Ni J, Wei YF, et al. An antagonist decoy receptor and a death domain-containing receptor for TRAIL. Science. 277:815-8;1997.
48. Provost JJ, Rastedt D, Canine J, et al. Urokinase plasminogen activator receptor induced non-small cell lung cancer invasion and metastasis requires NHE1 transporter expression and transport activity. Cell Oncol (Dordr). 35(2):95-100;2012.
49. Rojas E, Corchete L, San-Segundo L, et al. Amiloride, an old diuretic drug, is a potential therapeutic agent for multiple myeloma. Clin Cancer Res. 23(21):6602-15;2017.
50. Rothenberg P, Glaser L, Schlesinger P, Cassel D. Activation of Na+/H+ exchange by epidermal growth factor elevates intracellular pH in A431 cells. J Biol Chem. Oct 25;258(20):12644-53;1983.
51. Sanhueza C, Araos J, Naranjo L, et al. Modulation of intracellular pH in human ovarian cancer. Curr Mol Med. 16(1):23-32;2016.
52. Stepanova V, Dergilev KV, Holman KR, et al. Urokinase-type plasminogen activator (uPA) is critical for progression of tuberous sclerosis complex 2 (TSC2)-deficient tumors. J Biol Chem. 292(50): 20528-43;2017.
53. Tannock IF, Rotin D. Acid pH in tumors and its potential for therapeutic exploitation. Cancer Res. 49(16): 4373-84;1989.
54. Thakkar H, Chen X, Tyan F, et al. Pro-survival function of Akt/protein kinase B in prostate cancer cells. Relationship with TRAIL, resistance. J Biol Chem. 276:38361-9;2001.
55. Vila-Carriles WH, Kovacs GG, Jovov B, et al. Surface expression of ASIC2 inhibits amiloride-sensitive current and migration of glioma cells. J Biol Chem. 281(28): 19220-32;2006.
56. Xie R, Wang H, Jin H, et al. NHE1 is upregulated in gastric cancer and regulates gastric cancer cell proliferation, migration and invasion. Oncol Rep. 37(3):1451-60;2017.
57. Wiley SR, Schooley K, Smolak PJ. Identification and characterization of a new member of the TNF family that induces apoptosis. Immunity. 3:673-82;1995.
58. Wu KL, Khan S, Lakhe-Reddy S, et al. The NHE1 Na$^+$/H$^+$ exchanger recruits ezrin/radixin/moesin proteins to regulate Akt-dependent cell survival. J Biol Chem. 279:26280-86;2004.
59. Yamagata M, Tannock IF. The chronic administration of drugs that inhibit the regulation of intracellular pH: in vitro and anti-tumours effects. Br J Cancer. 73(11):1328-34;1996.
60. Zheng YT, Yang HY, Li T, et al. Amiloride sensitizes human pancreatic cancer cells to erlotinib in vitro through inhibition of the PI3K/AKT signaling pathway. Acta Pharmacol Sin. 36(5):614-26;2015.
61. Zhuang YX, Cragoe EJ Jr, Glaser JS, Cassel D. Characterization of potent Na$^+$/H$^+$ exchange inhibitors from the amiloride series in A431 cells. Biochemistry. 23:4481-8;1984.

CAPÍTULO 47

Antocianinas: os pigmentos multicoloridos anticâncer

Ativam AMPK e inibem mTOR; inibem COX-2, u-PA, vias PI3K/Akt, ERK1/ERK2 e RAS-RAF-MAPK; diminuem a ativação do NF-kappaB, AP-1, TNF-alfa; CDK-1, CDK-2, ciclina B1 e D1, MMPs; induzem DR5; estimulam a via p38MPK. É anti-PD-1/PDL-1 ativador de linfócitos T citotóxicos

José de Felippe Junior

As antocianinas são polifenóis com o maior número de pigmentos solúveis em água do reino vegetal, sendo as responsáveis pela maioria das cores vermelhas, azuis e roxas das frutas, vegetais e flores. Elas são particularmente abundantes nas frutas vermelhas, azuis ou roxas e no vinho tinto.

Os flavonoides são divididos em antocianinas e flavonas. As flavonas mais conhecidas são as isoflavonas da soja: genisteína e daidizeína.

Já foram identificados quase 400 tipos de antocianinas. As seis mais comuns encontradas no reino vegetal são classificadas de acordo com o número e a posição do radical hidróxido (OH) e metoxi (OCH$_3$) no núcleo flavan, 2-fenilcromenilium, e são assim chamadas: cianidina, delfinidina, peonidina, petunidina, malvidina e pelargonidina. A mais comum na natureza é a cianidina.

As principais fontes de antocianinas são amoras, cerejas, framboesas, morangos, groselhas, uvas roxas, mirtilo e vinho tinto. A porção de 100g de frutas vermelhas contém 400 a 500mg de antocianinas. Outras fontes: açaí, repolho roxo, *Oryza sativa* (arroz negro), uva preta, soja preta, feijão-preto, batata-roxa, batata doce, cebola roxa, beterraba e milho vermelho.

O milho vermelho é empregado no tratamento do diabetes, hipertensão e nos cânceres de mama e colorretal.

O açaí (*Euterpe oleracea* Mart.), além de ser rico em antocianinas, é rico em ácidos graxos monoinsaturados de alto valor biológico, potássio e fibras, além disso, e muito importante, é isento de frutose contendo apenas 1,5g de açúcares em 100g do fruto.

As antocianinas são substâncias promíscuas, isto é, agem em vários lugares e com múltiplos efeitos: antioxidantes, antinflamatórias, antimicrobianas, melhoria da visão, neuroprotetoras, cardioprotetoras, reparam e protegem o DNA genômico, antidiabéticas, anti-hipertensivas, anticarcinogênicas e apoptóticas.

As antocianinas diferem das antocianidinas. Quando as antocianidinas são acopladas com açúcar se formam as antocianinas.

Estudos recentes mostraram forte atividade inibidora da produção de óxido nítrico (NO) no macrófago ativado com LPS/IFN-gama sem mostrar citotoxicidade.

Na procura de melhores agentes quimiopreventivos ou quimioterapêuticos, foi isolado a glucosídio-3-cianidina (G3C) das amoras, mas também presente nas uvas pretas, couve e açaí. O extrato de amora (*Morus rubra*) contém quase 80% de G3C do total de antocianinas. O arroz negro e o açaí também são ricos em G3C.

As antocianinas possuem atividade quimiopreventiva e quimioterapêutica em animais de experimentação, via inativação dos radicais livres de oxigênio, por interferir na transdução de sinais dos seguintes elementos AP-1, MAPK, NF-kappaB, COX-2, TNF-alfa, e de crucial importância sem toxicidade para os tecidos normais.

Na figura 47.1 vemos a classificação dos polifenóis de acordo com Md Nur Alam, 2018.

Delfinidina-3-O-glucosídeo (D3G) possui efeito anti-PD-1/PD-L1

Os fenólicos puros de antocianina (ANC), incluindo delfinidina-3-O-glucosídeo (D3G) e seus metabólitos, delfinidina (DC) e ácido gálico (GA), foram testados isoladamente ou em combinação em células de câncer

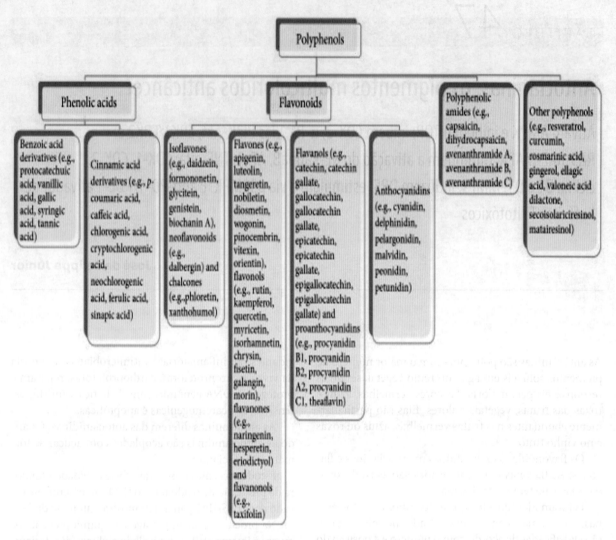

Figura 47.1 Classificação dos polifenois (Md Nur Alam, 2018).

colorretal humano HCT-116 e HT-29. Usando *docking* molecular, cianidina-3-O-glucosídeo (C3G) mostrou o maior potencial para inibir pontos de verificação imunológicos: proteína-1 de morte celular programada (PD-1) e ligante de morte programada-1 (PD-L1).

Extratos ricos em C3G, D3G, DC e GA diminuíram a expressão da proteína PD-L1 em células HCT-116. C3G diminuiu a intensidade de fluorescência de PD-L1 em 39%. ANC diminuiu a expressão de PD-1 em células mononucleares do sangue periférico em monocultura em 41% e 55%, e a co-cultura com células HCT-116 e HT-29 em 39% e 26% (C3G) e 50% e 51% (D3G), respectivamente. D3G e C3G, abundantes em alimentos vegetais, mostraram potencial para se ligar e inibir pontos de verificação imunológicos, PD-1 e PD-L1, que podem ativar a resposta imune no microambiente tumoral e induzir a morte de células cancerosas (Mazewski, 2019).

Alvos moleculares no câncer

1. Antimicrobiano.
2. Não possui atividade antiviral.
3. Varredor de radicais livres de oxigênio.
4. Antocianinas estimulam a AMPK e consequentemente inibem o mTOR e suprimem o crescimento tumoral.
5. Ativa caspase-3 e induz condensação de cromatina e morte celular.
6. Inibe ciclina D1.
7. Para o ciclo celular em Go/G1.
8. Diminui a concentração de CDK-1, CDK-2, ciclina B1 e ciclina D1.
9. Inibe COX-2.
10. Inibem a via PI3K/Akt.
11. Diminui a ativação:
    a) NF-kappaB.

b) AP-1.
c) COX-2.
d) TNF-alfa.
e) MAPK.
f) Metaloproteinases.
12. Inibe u-PA (*urokinase-type plasminogen activator*).
13. Extrato de frutas vermelhas são antiangiogênicas.
14. **Gliomas**
   a) Cianidina, delfinidina e petunidina são potentes inibidores da migração de células do glioblastoma. Diminuem a expressão do uPAR (*urokinase-type plasminogen activator receptor*) e do LRP (*receptor-related protein*). Em adição, aumenta o uPA (*urokinase-type plasminogen activator*) e diminui o PAI-1 (*plasminogen activator inhibitor-1*). Não há indução de atividade plaminolítica.
   b) Células dos gliomas são muito sensíveis à inibição da COX-2 e as antocianinas são eficazes nessa inibição.
   c) Efeito antiproliferativo.
   d) As antocianinas ultrapassam a barreira hematoencefálica.
15. **Carcinoma epidermoide**
   a) Antocianinas do arroz negro são antimetastáticas, reduzindo a expressão das MMPs e do NF-kappaB no câncer oral humano, CAL27 (Fan, 2015).
   b) Antocianinas do mirtilo induzem parada do ciclo celular e apoptose no câncer oral KB por meio da diminuição da metilação do gene p53 – efeito epigenético.
   c) A ingestão de flavonoides da dieta reduz o risco de câncer de cabeça e pescoço, mas não de esôfago ou gástrico, em homens e mulheres dos EUA (Dom, 2017).
16. **Câncer de pulmão**
   a) Diminui a proliferação de células do câncer de pulmão humano *in vitro* e i*n vivo*.
   b) Diminui a invasão, a migração e as metástases do câncer de pulmão.
   c) Inibe COX-2 na linhagem, NCI-H460.
17. **Câncer de mama**
   a) Inibe o câncer de mama resistente ao trastuzamab *in vitro* e *in vivo*. Cianidina-3-glucosídio e peonidina-3-glucosídio inibem a fosforilação do HER2, induzem apoptose, suprimem a migração e a invasão e inibem o crescimento tumoral.
   b) Antocianinas do arroz negro suprimem metástases do câncer de mama via RAS-RAF-MAPK.
   c) Antocianinas, incluindo a cianidina-3-glucosídio e a delfinidina-3-glucosídio no câncer de mama: inibição drástica do ER+/MCF7, mas somente leve efeito antiproliferativo.
   d) Efeito anticâncer das antocianinas do arroz negro (*Oryza nigra*) no câncer de mama: aumenta a apoptose e antiangiogênico.
   e) Inibe COX-2 na linhagem, MCF-7.
18. **Câncer de mama triplo negativo**
Cianidina-3-O-glucosídio liga-se diretamente ao receptor ERalfa-36 e inibe o câncer de mama triplo negativo EGFR-positivo (Wang, 2016).
19. **Câncer de próstata**
   a) Cianidina (G3C) induz apoptose e diferenciação no câncer de próstata linhagem DU145 e LnCap.
   b) Delfinidina sensibiliza células do câncer de próstata ao TRAIL – induzir apoptose via indução do DR5 (*death receptor 5*) e clivagem pelas caspases da HDAC3 (*histone deacetylase 3*).
   c) Antocianinas do milho vermelho previnem a carcinogênese prostática.
   d) Extrato de batata-doce (*Ipomoea batata*) ou suas folhas ricas em polifenóis inibem a proliferação e induzem apoptose em células do câncer de próstata *in vitro* e *in vivo*.
   e) Antocianinas da soja preta (*seed coat of black soybean*) induz apoptose em células DU-145 *in vitro* e inibe o crescimento do câncer de próstata *in vivo* no modelo "tumor transplantado" (*xenograft*). Houve aumento significante da apoptose de modo dose-dependente, aumento significante na expressão do p53 e do Bax, diminuição drástica do Bcl-2 e significante diminuição do PSA e do AR (receptor de andrógeno). Observou-se aumento da razão NAD$^+$/NADH. No modelo *in vivo* houve inibição significante do volume tumoral: em 12 semanas 831,3mm^3 no controle e 288,4mm^3 no grupo tratado.
20. **Câncer de esôfago**
Frutos ricos em antocianinas, incluindo o açaí, previnem o câncer de esôfago induzido quimicamente.
21. **Câncer colorretal**
   a) Antocianinas da batata roxa e couve vermelha são anticarcinogênicas no câncer colorretal.
   b) Antocianinas da batata roxa, da couve vermelha e do milho vermelho previnem a carcinogênese colorretal induzida pela hidrazina.
   c) Antocianinas estimulam a via p38MPK e inibem o Akt provocando apoptose no câncer colorretal, linhagem HCT116.
   d) Antocianinas reduzem a proliferação de células do câncer de cólon, linhagens HT29 e HCT116.
   e) Prevenção da carcinogênese colorretal com batata-doce roxa e repolho roxo.
   f) Inibe COX-2 na linhagem HCT116.
   g) Antocianinas do *Vaccinium myrtillus* (mirtilo) induzem apoptose em células do carcinoma de

cólon HCT116. De dez frutas vermelhas o mirtilo foi o mais eficaz.

22. **Hepatoma**
   a) Antocianinas do *blackcurrant* (groselha preta) possuem efeitos antiproliferativos no carcinoma hepatocelular.
   b) As antocianinas induzem apoptose em células do hepatoma regulando o gene Bcl-2 e ativando a cascata c-Jun N-terminal quinase.

23. **Câncer de ovário**
A delfinidina possui a maior atividade quimiopreventiva entre os seis componentes da antocianidina que são pigmentos de frutas e vegetais, dando-lhes as cores azul, roxa ou vermelha. A delfinidina suprime a proliferação e migração de células de carcinoma de células claras do ovário humano através do bloqueio das vias de sinalização AKT e ERK1/2 e MAPK (Lim, 2016).

24. **Carcinoma endometrial**
O alto consumo de proantocianidinas selecionadas pode reduzir o risco de câncer endometrial. O estudo de caso-controle italiano incluiu 454 incidentes, cânceres endometriais confirmados histologicamente e 908 controles hospitalares. As informações foram coletadas por meio de questionário validado de frequência alimentar para estimar a ingestão de flavanóis, flavanonas, flavonóis, antocianidinas, flavonas, isoflavonas e proantocianidinas. As mulheres na categoria quartil mais alta de proantocianidinas com ≥ 3 mers em comparação as três primeiras categorias do quartil apresentaram OR para câncer endometrial de 0,66 (IC 95% = 0,48-0,89). Para nenhuma outra classe de flavonoides foi encontrada associação geral significativa. Houve sugestão de associação inversa para flavanonas e isoflavonas entre mulheres com índice de massa corporal < 25kg/m^2, e para flavanonas, entre parentes ou não usuárias de mulheres em terapia de reposição hormonal.

25. **Câncer cervical uterino**
   a) Antocianinas de Vitis coignetiae Pulliat inibem a invasão do câncer e a transição epitelial-mesenquimal em células HeLa de câncer cervical uterino humano (Lu, 2013).
   b) Oncoproteínas HPV E6 e E7 desempenham papel central na formação do carcinoma cervical. Um análogo da cianidina, cloreto de idaeína, induz apoptose dependente da dose em células HPV positivas – HeLa. Ocorre parada do ciclo celular na fase G1 com aumento da população de células sub G1 na 12ª h de exposição. Os níveis reduzidos de expressão registrados de proteínas do ciclo celular – ciclina D, cdk 4 e cdk 6 – confirmam a ocorrência de parada do ciclo celular na fase G1. Além disso, o cloreto de idaeína inibe significativamente a expressão das proteínas E6 e E7, resultando na re-expressão de p53 e, portanto, no desencadeamento de apoptose dependente de p53. Isto foi ainda apoiado pelas variações registradas nos padrões de expressão das proteínas regulatórias p21 / WAF, pRb e E2F. No caso de marcadores apoptóticos mitocondriais, a expressão de Bax foi restaurada e o nível de Bcl-2 diminuiu na 12ª h. As caspases clivadas 3 e 9 e PARP também foram observadas após 3 horas de tratamento. Curiosamente, as enzimas regulatórias epigenéticas (DNMTs) foram inibidas pelo cloreto de idaein. Assim, o cloreto de idaein pode ser uma fonte potente para o desenvolvimento de um medicamento contra o carcinoma cervical (Natarajan, 2016).

26. **Carcinoma renal**
A cianidina tem potencial terapêutico para o tratamento e prevenção de recorrência e metástases do carcinoma de células renais (CCR): primeiro papear. Ocorrem indução significativamente maior de parada do ciclo celular, apoptose e supressão da invasão e migração de células RCC em concentrações de 25μM e 100μM. Também foi descoberto, primeiro por meio do RNA-seq e depois confirmado por RT-PCR, que a cianidina (100μM) inibiu a carcinogênese do RCC através da proteína 1 de resposta ao crescimento precoce (EGR1) e da selenoproteína W1 (SEPW1). Os dados do Atlas do Genoma do Câncer (TCGA) indicaram que o nível de expressão de EGR1 era menor e o de SEPW1 era maior no tecido tumoral do CCR do que nos tecidos normais. Além disso, a caspase-3 clivada estava aumentada e a caderina-E inibida pelo tratamento com cianidina. Além disso, os autores mostraram regulação de p62 e ATG4, os quais estão associados à autofagia. A cianidina in vivo inibiu significativamente o crescimento de xenoenxertos em camundongos *nude* (Liu, 2018).

27. **Melanoma**
   a) Antocianinas diminuem metástases no melanoma via Ras/PI3K.
   b) Antocianinas do mirtilo e melanoma metastático: efeito antiproliferativo e apoptótico em células B16-F10 do melanoma murinho.
   c) Antocianina, cianidina-3-O-beta-glicopiranosídio, aumenta a diferenciação de células do melanoma TVM-A12.

28. **Leucemia**
   a) Antocianinas do *Vaccinium myrtillus* (mirtilo) induzem apoptose em células da leucemia HL60 e carcinoma. De dez frutas vermelhas, o mirtilo foi o mais eficaz.

b) Cianidina-3-rutinosídio mata seletivamente células leucêmicas, HL60, via estresse oxidativo e sem afetar as células normais.

29. **Fibrossarcoma**
   a) Ácido gálico e antocianinas da dieta apresentam citotoxicidade em células do fibrossarcoma humano, HT1080. Ocorrem diminuição da invasão e migração devido à inibição das MMP2 e MMP9 e efeito citotóxico.
   b) Delfinidina, principal antocianidina extraída de muitas frutas e vegetais pigmentados, induz apoptose e inibe a transição epitélio-mesenquimal (EMT) através da via de sinalização ERK/p38 MAPK nas linhas celulares do osteossarcoma humano. Ocorre redução profunda das formas fosforiladas do ERK e p38 (Kang, 2018).
   c) Delfinidina causa citotoxicidade dependente da concentração nas células humanas de osteossarcoma. Ocorre morte celular apoptótica relacionada ao acúmulo de ERTOs. Além disso, observamos a formação de autofagossomos induzidos por delfinidina e níveis crescentes de conversão de LC3-II. No entanto, apesar da autofagia induzida pela delfinidina, os efeitos citotóxicos induzidos nas células do osteossarcoma podem não estar operando através de mecanismos autofágicos de morte celular. A delfinidina pode desempenhar papel crítico como agente quimioterapêutico, impedindo o desenvolvimento e a progressão das células do osteossarcoma (Lee, 2018).
   d) Antocianinas (ATCs) da soja preta (Glycine max L.) induziram marcas de autofagia, incluindo a formação de puncta LC3 e a conversão de LC3-I em LC3-II em células de osteossarcoma humano U2OS. A indução da autofagia foi acompanhada pela fosforilação de múltiplas proteíno quinases, incluindo ERK 1/2, (MAPK p38, JNK, AKT e AMPK. Coletivamente, pode-se concluir que as ATCs induzem autofagia em células U2OS via ativação da via AMPK-FOXO3a e protegem as células da apoptose induzida por ATC via AMPK-p27KIP1 (Choe, 2012).
   e) A delfinidina da Solanum melongena (berinjela) diminui a invasão do fibrossarcoma humano HT-1080 *in vitro*. A delfinidina inibi a atividade das MMPs, e podem ser responsáveis, em parte, pela inibição da invasão das células tumorais. (Nagase, 1998).

30. **Linfoma de Hodgkin**. Nada encontrado.

31. **Linfoma não Hodgkin**
   Aumento da ingestão de flavonoides diminui o risco de linfoma não Hodgkin (Frankenfeld, 2008).

30. **Várias neoplasias**
   a) Antocianinas do arroz negro inibem invasão cancerosa (células SCC-4, Huh-7 e HeLa) via inibição das MMPs e da expressão da u-PA e também diminui a proliferação tumoral.
   b) Forte inibidor do crescimento tumoral via parada do ciclo celular em G2/M.
   c) Supressão do crescimento tumoral *in vitro* pelas antocianinas (trabalho de 1995).
   d) Efeitos antitumorais *in vitro* e *in vivo* de combinações de polifenóis, incluindo as antocianinas ou polifenóis e drogas anticâncer – Revisão no Int J Mol Sci.16:9236-82;2015.
   e) Antocianinas da batata roxa diminuem o crescimento do câncer de bexiga urinária linhagem BIU87 provocando apoptose de modo dose dependente (Li, 2018).

31. **Metabolismo**
   a) *Synadenium grantii* possui antocianinas em sua constituição química.
   b) Efeito antidiabético das antocianinas em ratos induzidos com estreptozoticina via regulação do transportador 4 de glicose e prevenção da resistência à insulina e da apoptose pancreática. Envelhecimento cerebral. A batata roxa protege neurônios do cérebro porque possui alto conteúdo em antocianinas via sobrevivência dos neurônios ativando PI3K e inibindo a apoptose.
   c) Obesidade. *Synadenium* é rico em antocianinas que no tecido adiposo ativam a AMPK e aumentam a relação ATP/AMP devido ao aumento da adiponectina e leptina no tecido adiposo.
   d) Antocianinas aumentam a secreção da adipocitocina e a expressão de genes adipócito-específicos *in vitro*.

Referências

1. Abstracts or papers in full on Site www.medicinabiomolecular.com.br
2. Choe YJ, Ha TJ, Ko KW, et al. Anthocyanins in the black soybean (Glycine max L.) protect U2OS cells from apoptosis by inducing autophagy via the activation of adenosyl monophosphate-dependent protein kinase. Oncol Rep. Dec;28(6):2049-56;2012.
3. Fan MJ, Wang IC, Hsiao YT, et al. Anthocyanins from black rice (Oryza sativa L.) demonstrate antimetastatic properties by reducing MMPs and NF-κB expressions in human oral cancer CAL 27 cells. Nutr Cancer. 67(2):327-38;2015.
4. Frankenfeld CL, James R Cerhan, Wendy Cozen, et al. Dietary flavonoid intake and non-Hodgkin lymphoma risk. Am J Clin Nutr. May;87(5):1439-45, 2008.
5. Kang HM, Park BS, Kang HK, et al. Delphinidin induces apoptosis and inhibits epithelial-to-mesenchymal transition via the ERK/p38 MAPK-signaling pathway in human osteosarcoma cell lines. Environ Toxicol. Jun;33(6):640-649;2018.

6. Lee DY, Park YJ, Hwang SC, et al. Cytotoxic effects of delphinidin in human osteosarcoma cells.
7. Acta Orthop Traumatol Turc. Jan;52(1):58-64;2018.
8. Li WL, Ji GH, Zhang XZ, Yu HY. The influence and mechanisms of purple sweet potato anthocyanins on the growth of bladder cancer BIU87 cell.Wang L, Li H, Yang S, et al. Cyanidin-3-o-glucoside directly binds to ERα36 and inhibits EGFR-positive triple-negative breast cancer. Oncotarget. 7(42):68864-82;2016.
9. Lim W, Jeong W, Song G. Delphinidin suppresses proliferation and migration of human ovarian clear cell carcinoma cells through blocking AKT and ERK1/2 MAPK signaling pathways. Mol Cell Endocrinol. Feb 15;422:172-181;2016.
10. Lu JN, Lee WS, Yun JW, et al. Anthocyanins from Vitis coignetiae Pulliat Inhibit Cancer Invasion and Epithelial-Mesenchymal Transition, but These Effects Can Be Attenuated by Tumor Necrosis Factor in Human Uterine Cervical Cancer HeLa Cells. Evid Based Complement Alternat Med.;2013:503043, 2013.
11. Liu X, Zhang D, Hao Y, et al. Cyanidin Curtails Renal Cell Carcinoma Tumorigenesis. Cell Physiol Biochem. 46(6):2517-2531;2018.
12. Mazewski C, Kim MS, Gonzalez de Mejia E. Anthocyanins, delphinidin-3-O-glucoside and cyanidin-3-O-glucoside, inhibit immune checkpoints in human colorectal cancer cells in vitro and in silico. Sci Rep. Aug 9;9(1):11560, 2019.
13. Nagase H, Sasaki K, Kito H, et al. Inhibitory effect of delphinidin from Solanum melongena on human fibrosarcoma HT-1080 invasiveness in vitro. Planta Med. Apr;64(3):216-9;1998.
14. Md Nur Alam, Muhammad Almoyad, Fazlul Huq. Polyphenols in Colorectal Cancer: Current State of Knowledge including Clinical Trials and Molecular Mechanism of Action. Biomed Res Int. 2018: 4154185;2018.
15. Natarajan T, Anandhi M, Aiswarya D,et al. Idaein chloride induced p53 dependent apoptosis in cervical cancer cells through inhibition of viral oncoproteins. Biochimie. Feb;121:13-20, 2016.
16. Qi C, Li S, Jia Y, Wang L. Blueberry anthocyanins induce G2/M cell cycle arrest and apoptosis of oral cancer KB cells through down-regulation methylation of p53. Yi Chuan. Jun;36(6):566-73;2014.
17. Rossi M, Edefonti V, Parpinel M, et al. Proanthocyanidins and other flavonoids in relation to endometrial cancer risk: a case-control study in Italy. Br J Cancer. Oct 1;109(7):1914-20;2013.
18. Sun L, Subar AF, Bosire C, et al. Dietary Flavonoid Intake Reduces the Risk of Head and Neck but Not Esophageal or Gastric Cancer in US Men and Women. J Nutr. Sep;147(9):1729-1738;2017.
19. Wang L, Li H, Yang S, et al. Cyanidin-3-o-glucoside directly binds to ERα36 and inhibits EGFR-positive triple-negative breast cancer. Oncotarget. Oct 18;7(42):68864-68882;2016.

CAPÍTULO 48

Artemisinina de antimalárico a potente agente antineoplásico

Anti-CMV, EBV, HPV, HSV-1, HHV6, Hepatite B, Hepatite C, *H. pylori*, *Mycobacterium tuberculosis* e *bovis*; diminui e normaliza o potencial transmembrana mitocondrial; aumenta a geração de ERTOS; ativa células *natural killer*, diminui células MDSC e Treg, aumenta T CD4+ IFN-γ+ T e os CTL, o que polariza o sistema imune para M1/Th1; provoca ferroptose; anti-NF-kappaB, COX-2, Wnt/β-catenina e HIF-alfa; diminui a expressão da piruvato quinase II, do GLUT1 e de várias enzimas envolvidas na glicólise; aumenta a expressão de p53 e de genes apoptóticos; diminui a expressão de genes antiapoptóticos, os relacionados com o ciclo celular, os relacionados com a angiogênese; inibe a via de sinalização PI3K/AKT, EGFR/PI3K/AKT, Akt/mTOR/STAT3, JAK2/STAT3, PTEN/AKT; induz drasticamente a expressão do antiproliferativo miR-34a; inibe survivina; inibe o receptor de andrógeno (AR) e inibe as histonas desacetilases: induz acetilação da zona CpG *com* diminuição da função dos genes de sobrevivência celular – efeito epigenético

Jose de Felippe Junior

Artemisinina mais uma dádiva da Natureza para manter a raça humana andando, trabalhando e amando no Planeta. **JFJ**

Artemisia annua (Qinghao ou Gaeddongssuk) é uma planta da família Asteraceae usada em toda a Ásia e África como chá e suco para tratar a malária e sintomas relacionados como febre e calafrios. O princípio ativo artemisinina foi descoberto na década de 1970 e, desde então, estudos de modificação estrutural química foram realizados para obter novos compostos com atividade antimalárica e anticâncer.

Artemisinina, composto químico extraído da planta do absinto doce (*Artemisia annua L.*) é medicamento usado na medicina tradicional chinesa há mais de 3 mil anos e recentemente foi utilizada como antimalárico (Woodrow, 2005; Miller, 2011).

É imunomodulador e possui atividade antiviral, sendo antiproliferativo em vários tipos de câncer, tais como gliomas, esôfago, pulmão, cabeça e pescoço, mama, incluindo triplo negativo, próstata, fígado, rins,

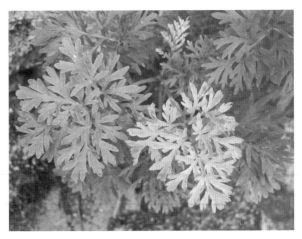

Artemisia absinthium – Losna ou Absinto

cólon, ovário e pâncreas, tanto *in vitro* como *in vivo*, com baixa toxicidade para as células normais (Dreher, 1996; Lai, 2013; Tilaoui, 2014; Mondal, 2015; Tai,

2016). A concentração eficaz anticâncer e antiviral (EC50) está na faixa micromolar, enquanto em relação à malária é nanomolar (Efferth, 2006-2008).

Os glóbulos vermelhos infectados com o parasita da malária, *Plasmodium falcipurum*, apresentam altos níveis de ferro livre intracelular e, portanto, são suscetíveis à artemisinina, porque essa substância é forte agente oxidante. A ponte de peróxido que constitui parte de sua molécula reage com o ferro livre no citoplasma gerando radicais livres tóxicos para o *Plasmodium* (Pandy, 1999; Zhu, 2020).

As células neoplásicas possuem maiores concentrações de ferro citoplasmático do que as células normais e assim a artemisinina, mesmo em baixas concentrações, provoca ferroptose nas células neoplásicas, mas não nas células normais. Ferroptose é a apoptose provocada pela presença do ferro como catalisador dos radicais livres citotóxicos.

É provável que praticamente todos os tipos de células exijam ferro na sua multiplicação e crescimento, principalmente as células cancerosas, sendo a transferrina a glicoproteína que transporta ferro dos locais de absorção (intestino) e dos locais de armazenamento (fígado, baço e medula óssea) para os locais de utilização. Devido à rápida taxa de multiplicação e crescimento, a maioria das células cancerígenas apresenta alta concentração citoplasmática de ferro e expressam na superfície celular alta concentração de receptores de transferrina, que é a responsável pelo transporte de ferro para dentro das células (Karin, 1981; Kawamoto, 2011). Em geral, a agressividade dos tumores está diretamente relacionada com a concentração do receptor de transferrina em suas células. Assim, a artemisinina pode ser seletivamente tóxica para as células cancerígenas devido ao seu alto teor de ferro. Pelo fato de as células normais captarem menor quantidade de ferro e apresentarem melhor regulação intracelular do seu conteúdo, elas são significativamente menos suscetíveis à artemisinina.

Como outros fitoterápicos, a artemisinina age em várias vias de sinalização e de transdução nas células neoplásicas. Seu efeito celular ou de seus derivados (di-hidroartemisinina, artesunato, artemeter) inclui estresse oxidativo por espécies reativas tóxicas de oxigênio e óxido nítrico, dano e reparo do DNA, vários modos de morte celular (apoptose, autofagia, ferroptose, necrose, necroptose, oncose), inibição da angiogênese e da proliferação alterando as vias de transdução de sinal como Wnt/β-catenina, AMPK, NF-kappaB, MYC/MAX, AP-1, CREBP, mTOR, PTEN/AKT, TGF-β1, Ciclina D1 – CDK4-Rb, AKT/mTOR, Hippo-Yap, DapK1-Beclin1, vias metastáticas etc. (Efferth, 2017; Thongchot, 2018; Liu, 2019; Li, 2019 e 2020; Zhu, 2020; An, 2020; Dong, 2020; Fan, 2020).

Recentemente, descobriu-se os efeitos da artemisinina no sistema imune, ela é forte ativadora das células *natural killer* de modo dose-dependente e diminui significativamente a quantidade de células MDSC e Treg após o tratamento, enquanto as células T CD4 + IFN-γ + T e os CTL aumentam significativamente (Cao, 2019; Houth, 2017).

Quimicamente, a artemisinina é uma sesquiterpeno lactona contendo uma ponte de peróxido em sua estrutura. É justamente essa ponte de endoperóxido que se transforma em radical livre oxidante tendo o ferro como catalisador. Sua fórmula química é $C_{15}H_{22}O_5$ de peso molecular 282.33g/mol e nome oficial (1*R*,4*S*,5*R*,8*S*,9*R*,12*S*,13*R*)-1,5,9-trimethyl-11,14,15,16-tetraoxatetracyclo[10.3.1.0^{4,13}.0^{8,13}]hexadecan-10-one. Outros nomes: artemisinin, Qinghaosu, Huanghuahaosu, 63968-64-9, Arteannuin, Artemisinine, Artemisine e Artemisininum. A molécula não doa e é aceptora de 5 elétrons: forte agente oxidante.

A artemisinina foi administrada em pacientes com câncer de próstata com esquema de 7 dias sim e, em seguida, 7 dias de folga porque a absorção de artemisinina para após aproximadamente 5 a 7 dias de uso contínuo. Isso acontece devido à regulação para cima do CYP2D6 intestinal, que bloqueia completamente a absorção após alguns dias. Com base na dosagem de artemisinina em pacientes com malária, uma dose diária de 400mg três vezes ao dia foi usada durante semanas de tratamento. Um paciente durante a terapia em conjunto com radiação desenvolveu dormência leve e formigamento nos pés com essa dose após vários meses de tratamento. Assim, o autor passou a tratar com 300mg três vezes ao dia. Não ocorreram outros efeitos adversos óbvios da artemisinina nessa dose (Yarnell, 2015).

A molécula de di-hidroartemisinina, de nome oficial (1*R*,4*S*,5*R*,8*S*,9*R*,10*R*,12*R*,13*R*)-1,5,9-trimethyl-11,14,15,16-tetraoxatetracyclo[10.3.1.0^{4,13}.0^{8,13}]hexadecan-10-ol, doa 1 e é aceptora de 5 elétrons: agente oxidante, menor que a artemisinina.

A molécula artesunato, de nome oficial 4-oxo-4-[[(1*R*,4*S*,5*R*,8*S*,9*R*,10*S*,12*R*,13*R*)-1,5,9-trimethyl-11,14,15,16-tetraoxatetracyclo[10.3.1.0^{4,13}.0^{8,13}]hexadecan-10-yl]oxy]butanoic acid.

Artemisinina - $C_{15}H_{22}O_5$ – PM: 282,33g/mol

Di-hidroartemisinina - $C_{15}H_{24}O_5$ – PM: 284,35g/mol

Artesunato - $C_{19}H_{28}O_8$ – PM: 384,4g/mol

A molécula doa 1 e é aceptor de 8 elétrons: fortíssimo agente oxidante, maior que a artemisinina. O artesunato é mais solúvel que a artemisinina.

Até 200mg/dia (2,2-3,9mg/kg/dia) de artesunato por via oral foram seguros e bem tolerados no câncer metastático de mama; portanto, 200mg/dia são recomendados para ensaios de fase II/III (von Hagens, 2017).

Neste compêndio sempre demos muita importância aos extratos da planta inteira.

Lang, em 2019, testou o extrato da planta inteira de *Artemisia annua* em várias linhages neoplásicas. Esse extrato praticamente não continha artemisinina (limite de detecção = 0,2ng/mg). Verificou inibição da viabilidade de células do câncer de mama (MDA-MB-231 e MCF-7), pâncreas (MIA PaCa-2), próstata (PC-3) e pulmão não de pequenas células (A459); enquanto células epiteliais mamárias normais, linfócitos e monócitos eram relativamente resistentes ao tratamento com o extrato. Da mesma forma, os ingredientes mais abundantes do extrato, o crossplenol D, a arteannuina B e a casticina, mas não o ácido arteannuico ou a 6,7-dimetoxicumarina, inibiram a viabilidade das células do câncer de mama triplo negativo MDA-MB-231. O extrato induziu o acúmulo de células cancerígenas multinucleadas em 24 horas de tratamento, aumentou o número de células nas fases S e G2/M do ciclo celular, seguido por perda do potencial da membrana mitocondrial, ativação da caspase-3 e formação de uma população de células apoptóticas. Além disso, o extrato inibiu a proliferação de células cancerígenas, diminuiu o crescimento tumoral e induziu apoptose *in vivo* em xenoenxertos do câncer MDA-MB-231 crescidos em camundongos com e sem timo.

Toxicidade

Os derivados da artemisinina têm sido associados a uma baixa taxa de elevação sérica das transaminases (1% a 4%) que geralmente são assintomáticas, leves a moderadas e autolimitadas, geralmente com resolução mesmo com a continuação da terapia. É importante ressaltar que tem havido um número crescente de relatos de lesão hepática aguda idiossincrásica em pacientes que tomam derivados da artemisinina. O início da lesão geralmente demora de alguns dias a semanas após o início do tratamento junto com a elevação das transaminases séricas. Características de hipersensibilidade, como erupção cutânea, febre e eosinofilia, são incomuns e não foram descritos autoanticorpos. Os sintomas podem assemelhar-se aos da hepatite viral aguda e a hepatite pode ser grave, e vários casos fatais ou casos que necessitaram de transplante de fígado de emergência foram relatados. No entanto, a lesão hepática clinicamente aparente devido aos derivados da artemisinina é muito rara e não foi citada em vários grandes ensaios clínicos de tratamento da malária. A maioria dos relatos publicados de hepatotoxicidade da artemisinina foi associada ao uso de suplementos de ervas contendo quantidade desconhecida de artemisinina ou ao uso prévio de outros antimaláricos e ainda com tratamento prolongado (https://pubchem.ncbi.nlm.nih.gov/compound/68827#section=Toxicity).

Foi observado um caso de encefalopatia de tronco cerebral após o emprego da artemisinina em 1 caso de câncer de mama (Panossian, 2005).

Modo de administração no câncer:
Artemisinina tintura ....300ml.

Tomar 3ml em um pouco de água 3 vezes ao dia, 7 dias sim/7 dias não.

Alvos moleculares da artemisinina e seus derivados no câncer

I – Antiviral

1. **Anti-CMV.** Citomegalovírus humano é o mais estudado.
   a) Artesunato: Efferth, 2002; Kapstein, 2006; Shapira, 2008; Wolff, 2011, Zeng, 2015; Schnepf, 2011; Chou, 2011.

b) Outros derivados da artemisinina: Flobinus, 2014; He, 2013; Reiter, 2015; Oiknine-Djian, 2018.
2. **Anti-EBV**. Artesunato (Auerochs, 2011).
3. **Anti-hepatite B**. Artemisinina e artesunato (Romero, 2005).
4. **Anti-hepatite C**. Artemisinina (Fillebeen, 2005; Paeshuyse, 2006; Obeid, 2013).
5. **Anti-HPV-39** infectando células do carcinoma cervical: artemisinina (Mondal, 2015).
6. **Anti-HPV** do câncer de colo uterino (Gooddrich, 2014).
7. **Anti-HPV**. Di-hidroartemisinina e artesunato exibem fortes efeitos citotóxicos em células cervicais imortalizadas e transformadas por HPV *in vitro*, com pouco efeito em células epiteliais cervicais normais (Disbrow, 2016).
8. **Anti-HPV** de células epiteliais: di-hidroartemisinina. (Disbrow, 2005).
9. **Anti-HSV-1** (herpes simplex tipo 1): derivados da artemisinina. (Efferth,2008).
10. **Anti-HHV6** (herpesvírus humano-6) e outros herpesvírus humanos: artesunato (Milbradt, 2009).
11. **Anti-Covid-19** (Lee, 2020).
12. Artemisinina e artesunato inibem citomegalovírus humano e outros membros da família Herpesviridae (por exemplo, vírus herpes simplex tipo 1 e vírus Epstein-Barr), vírus da hepatite B, vírus da hepatite C e vírus da diarreia viral bovina (Efferth, 2008).

II – Antimicobactérias

a) Anti-*Mycobacterium tuberculosis* e *bovis*. Efeito sinérgico da artemisinina com a rifampicina, isoniazida, amicacina, etambutol via oxidação e geração de peróxido. Efeito aditivo da artemisinina com a moxifloxacina (Patel, 2019).
b) Anti-*Mycobacterium tuberculosis* cepa virulenta H37Rv: efeito sinérgico da di-hidroartemisinina com a rifampicina (Kalani, 2019).
c) Anti-*Mycobacterium tuberculosis*: artesunato maior potência que a artemisinina, *in vitro* e *in vivo* (Choi, 2017).
d) O extrato de hexano, mas não o aquoso, de *Artemisia ludoviciana*, *Chamaedora tepejilote*, *Lantana hispida*, *Juniperus communis* e *Malva parviflora* e os extratos de metanol de *Artemisia ludoviciana* e *Juniperus communis* inibem o crescimento de *Mycobacterium tuberculosis* resistente a múltiplas drogas (Jimenez-Arellanes, 2003).

III – Antimalária nos casos resistentes ou não à cloroquina (Gu, 1980; Vantaux, 2020).

IV – Antiesquistossomose
(Efferth, 2008-2018).

V – Anti-*H. pylori* (Goswami, 2012).

VI – Efeitos gerais

1. **CUIDADO**. A artemisinina e seu homólogo estrutural *parthenolide* podem atuar como inibidores da SERCA (*sarcoplasmic/endoplasmic reticulum* Ca(++)-ATPase) e induzir resistência à doxorrubicina em células cancerígenas do cólon humano, por meio da ativação dependente de CaMKII do HIF-1-alfa e da indução de Pgp (P-glicoproteína) (Riganti, 2009). Entretanto, lembrar que em outros tipos de tumores foi observado efeito aditivo ou sinérgico (Tai, 2016).
1. **Efeito epigenético**. Artemisinina inibe as histonas desacetilases (HDACs) acetila e acorda genes supressores de tumor silenciados pelo câncer (Wen, 2018).
2. **Efeito anestésico**. Alguns derivados da artemisinina possuem efeitos anestésicos. Eles inibem de modo dose-dependente a corrente de sódio para o intracelular (Huang, 1998). Sabe-se que a despolarização celular a –15mv provoca proliferação celular. A artemisinina e seus derivados polarizam as células de maneira mais intensa que a procaína e atenuam ou impedem a proliferação mitótica.
3. **Sistema imune**
   a) A suplementação com artemisinina nos camundongos com câncer de mama diminui significativamente a quantidade de células MDSC e Treg, enquanto as células T CD4 + IFN-γ + T e os CTL aumentam significativamente (Cao 2019). Isso significa polarização do sistema imune para M1/Th1.
   b) Artemisinina é forte ativadora das células *natural killer* de modo dose-dependente. A célula NK é linfócito citotóxico que faz parte do sistema imunológico inato e pode lisar células infectadas por vírus e transformadas malignamente na ausência de estimulação prévia (Houth, 2017).
4. **Vários tecidos neoplásicos**
   a) Combinação de di-hidroartemisinina (DHA) e doxorrubicina inibe a viabilidade tumoral, *in vitro* e *in vivo* em várias linhagens de células neoplásicas: HeLa (cervical uterino), OVCAR-3 (ovário), MCF-7 (mama), PC-3 (próstata) e A549 (pulmão) (Tai, 2016).
   b) A ferroptose é um tipo de morte celular recentemente descoberta que difere da apoptose e necrose tradicional e resulta do acúmulo de peróxido lipídico dependente de ferro. A ferroptose

desempenha papel de destaque na regulação do crescimento e proliferação de alguns tipos de células tumorais, como linfocitoma, câncer de células ductais do pâncreas, carcinoma de células renais e carcinoma hepatocelular (Yu, 2017).
5. Anti-NF-kappaB.
6. Anti-COX-2.
7. Aumenta a geração de ERTOS, espécies reativas tóxicas de oxigênio.
8. Diminui a expressão da piruvato quinase MII (PK-MII) e inibe a glicólise.
9. Diminui a expressão de várias enzimas envolvidas na glicólise anaeróbia.
10. Inibe GLUT1.
11. Ativa caspases, incluindo a caspase-3 efetora.
12. Libera citocromo c no citoplasma.
13. Diminui o potencial transmembrana mitocondrial ($\Delta\Psi m$).
14. Ativa a poli-ADP ribose polimerase (PARP).
15. Aumenta a expressão de genes apoptóticos.
16. Aumenta a expressão do p53.
17. Diminui a expressão de genes antiapoptóticos.
18. Diminui a expressão de genes relacionados com o ciclo celular.
19. Diminui a expressão de genes relacionados com a angiogênese.
20. Diminui a expressão do HIF-1-alfa.
21. Diminui a expressão do Axl.
22. Diminui a expressão do HSP70.
23. Diminui a expressão do Ki-67.
24. Inibe mTOR.
25. Inibe STAT3.
26. Inibe EGFR.
27. Inibe a via de sinalização PI3K/AKT.
28. Inibe a via EGFR-PI3K/AKT.
29. Inibe a via Akt/mTOR/STAT3.
30. Inibe a via de sinalização JAK2/STAT3.
31. Inibe a expressão da survivina.
32. Aumenta a expressão do microRNA miR-34a.
33. Inibe a expressão de genes envolvidos na formação de osteoclastos.
34. Diminui a atividade do receptor de andrógeno (AR).
35. Regula o eixo N-caderina-Snail-E-caderina.
36. Inativa transdução do sinal Hippo-YAP.
37. Suprime a fosforilação da Janus Kinase 2 (JAK2).

VII – Glioblastoma multiforme

1. DHA (di-hidroartemisinina) ultrapassa facilmente a barreira hematoencefálica e atinge concentrações eficazes nos tumores cerebrais (Xie, 2009).
2. DHA aumenta a eficácia da temozolomida em células do glioblastoma U87MG e A172 (Karpel-Massler, 2014).
3. DHA aumenta a eficácia da temozolomida em células do glioma SKMG-4 (Zhang, 2015; Wang, 2015).
4. DHA aumenta a eficácia da temozolomida em células do glioma induzindo autofagia (Wang, 2015).
5. DHA aumenta a radiossensibilidade do glioma U373MG (Kim, 2006).
6. Artesunato (ART) inibe a proliferação de células A172, U251, U87 do glioblastoma de modo dose e tempo-dependentes, parando o ciclo celular, via regulação para baixo da CDK2, CDK4, ciclina D1 e ciclina B1 (Weng, 2018).
7. Di-hidroartemisinina (DHA) inibe a invasividade de células U87 (p53-wild) e U251 (p53 mutante) do glioblastoma. DHA inibe proliferação, migração e invasão de modo dose-dependente. DHA gera ERTOS (espécies reativas tóxicas de oxigênio) e ativa p53 em ambas as linhagens. Nas células U87 regula para cima a expressão da p-βcatenina (S45) e inibe EGFR, β-catenina, p-β-catenina (Y333) e a atividade da matriz metaloproteinase7/9. Nas células U251 provoca os mesmos efeitos exceto que não altera a expressão da β-catenina (Que, 2017).
8. ART aumenta o efeito citotóxico da temozolomida em células do glioblastoma e nas suas células-tronco. Ocorre regulação para baixo da expressão da proteína RAD51 com diminuição da atividade da recombinação homóloga. O efeito antitumoral da combinação de ambas as drogas aumenta o efeito antitumoral *in vitro* e *in vivo* (Berte, 2016).
9. Elevação da transferrina *in vitro* aumenta o efeito antiproliferativo da DHA em células C6 do glioma murino. A porcentagem de apoptose em células controle e tratadas com transferrina, somente DHA e transferrina mais DHA foi de 1,2 ± 0,15%, 7,15 ± 4,15%, 34,3 ± 5,15% e 66,42 ± 5,98%, respectivamente (Kim, 2016).
10. ART possui atividade antiviral semelhante ao ganciclovir no citomegalovírus humano em células do astrocitoma linhagem U373MG (Schnepf, 2011).
11. Artemisinina inibe eficazmente o crescimento, migração e metástases. ART inibe a via mevalonato e promove a senescência de células do glioma. ART afeta a interação entre SREBP2 (*sterol regulatory element-binding protein 2*) e P53 e restaura a expressão do P21em células com P53 tipo-*wild*, promovendo a senescência do glioma (Wei, 2020).
12. DHA provoca apoptose em células do glioma C6 murino, diminui a síntese de DNA e da geração de AMP cíclico e induz aumento de 55% da apoptose em relação ao controle. Acontece redução das células em G2/M com aumento na fase G0/G1 (Guo, 2017).
13. DHA induz apoptose de células malignas do glioma por meio do eixo da proteína quinase B (AKT),

induz a morte regulando para baixo o miR-21 e inibe a invasão regulando para cima o RECK (*reversion-inducing-cysteine-rich protein with kazal motifs*) (Shao, 2017).
14. ART atenua a proliferação, migração e invasão do glioma SHG44 por vários mecanismos (Lian, 2016).
15. DHA inativa células-tronco do glioma por inibir a fosforilação do AKT (p-AKT) e ativar a caspase-3 (Cao, 2014).
16. DHA suprime a proliferação e a invasão de células do glioma inibindo a expressão proteica de uma desintegrina e metaloproteinase 17 (ADAM17). Foram suprimidos pelo DHA o receptor do fator de crescimento epidérmico fosforilado e o AKT (p-EGFR e p-AKT, respectivamente). Esses dados sugerem que o DHA inibe a proliferação e invasão de glioma por meio da supressão da ADAM17 e da regulação negativa da sinalização de EGFR-PI3K/AKT (Chen, 2015).
17. DHA inibe a ativação do fator induzível pela hipóxia 1-alfa (HIF-1-alfa) em células C6 do glioma murino (Huang, 2007).

VIII – Neuroblastoma

1. Artemeter aumenta a sensibilidade da doxorrubicina via B7-H3 em células do neuroblastoma humano (Tan, 2017).
2. Somente a di-hidroartemisinina e artesunato afetam a viabilidade celular do neuroblastoma, sendo o artesunato mais ativo. Das 16 linhagens celulares e duas culturas primárias, apenas o CDDP UKF-NB-3 (r) (1000) apresentou baixa sensibilidade ao artesunato. O aumento da expressão dos genes envolvidos na síntese de glutationa faz as linhagens de neuroblastoma serem resistentes ao artesunato. O autor mostrou que o neuroblastoma representa uma entidade de câncer sensível ao artesunato e que ele é também eficaz em células do neuroblastoma quimiorresistentes (Michaelis, 2009).
3. Artemisinina reduz a proliferação celular e induz apoptose em células do neuroblastoma (Zhu, 2014).
4. Artemisinina inibe a proliferação de células SHSY5Y do neuroblastoma via ativação da AMPK e inibição da sinalização do mTOR/p70S6K/pS6 (Tan, 2014).

IX – Câncer de cabeça e pescoço

1. Artemisinina e seus derivados possuem efeitos citotóxicos contra o câncer de cabeça e pescoço por meio da indução da parada do ciclo celular, indução da apoptose e inibição da invasão e migração celular, dano oxidativo, bloqueio da transdução do sinal celular e inibição da angiogênese (Lin, 2018).
2. DHA induz morte por autofagia do carcinoma epidermoide de língua Cal-27 via estresse oxidativo do DNA. Acontece inibição da proliferação de modo tempo e dose-dependente. A autofagia é visualizada pelo aumento do nível de LC3B-II, da formação de autofagossomos e da Baclin-1. DHA induz quebra da dupla hélice do DNA por estresse oxidativo, o qual diminui a localização nuclear do p-STAT3 (Shi, 2017).
3. ART inibe significativamente a proliferação por meio da parada do ciclo celular na fase G2/M, induz apoptose por vias dependentes de caspase e independentes de mitocôndrias em várias linhas de células do carcinoma de cabeça e pescoço. A combinação de artesunato e cisplatina é sinérgica *in vitro* e em modelos de tumor xenoenxertados *in vivo*. ART inibe a fosforilação de moléculas essenciais envolvidas na via Akt/mTOR, como Akt, mTOR e 4EBP1 (Li, 2017).
4. DHA provoca parada do ciclo celular em 5 linhagens de carcinoma de cabeça e pescoço mediada pela proteína M1 da Forkhead (FOXM1) e induz ferroptose e apoptose. DHA altera o fenótipo angiogênico das células cancerígenas, reduzindo a expressão de fatores angiogênicos e a capacidade das células cancerígenas de formar túbulos celulares endoteliais (Lin, 2016).
5. DHA inibe fortemente a proliferação celular induzindo parada do ciclo na fase G1 e apoptose em células CNE-2 do carcinoma nasofaríngeo. Em adição, acontece supressão da motilidade, invasão e formação de colônias (Huang, 2016).
6. DHA é um notável inibidor do STAT3 e suprime o crescimento do carcinoma epidermoide de cabeça e pescoço (HNSCC) inibindo a via de sinalização JAK2/STAT3. DHA inibe significativamente o crescimento do HNSCC, tanto *in vitro* quanto *in vivo*, possivelmente por meio da indução de apoptose e atenuação da migração celular. Possui efeito sinérgico com a cisplatina (Jia, 2016).
7. O DHA induz apoptose acentuada em células CNE-2 do carcinoma nasofaríngeo de maneira dose-dependente via caspase-3 (Huang, 2013).
8. ART no carcinoma epidermoide oral provoca apoptose e o 5-fluorouracil citotoxicidade (Yamachika, 2004).

X – Câncer de esôfago

1. Pela primeira vez, demonstrou-se que o DHA reduziu a viabilidade das células cancerígenas esofágicas de maneira dose-dependente. O mecanismo foi pelo menos parcialmente devido à apoptose induzida por DHA, por meio da regulação para cima

da expressão do Bax, regulação para baixo do Bcl-2, Bcl-xL e procaspase-3, aumento da ativação da caspase-9 e interrupção do ciclo celular induzida pela regulação para baixo da ciclina E, CDK2 e CDK4. Além disso, o autor descobriu que o DHA induz autofagia das células cancerígenas. Concluiu que o DHA pode ser um novo agente contra o câncer de esôfago (Du, 2013).
2. A piruvato quinase M2 (PKM2) está superexpressa no câncer de esôfago. DHA regula para baixo a PKM2 e diminui drasticamente a glicólise anaeróbia do câncer de esôfago (diminui a entrada de glicose e a geração de lactato), o que provoca diminuição da proliferação celular e apoptose (Li, 2019). Lembrar que é a glicólise que fornece ATPs para o ciclo celular proliferativo.
3. DHA reduz a viabilidade das células do câncer de esôfago humano de maneira dose-dependente *in vitro*, interrompe o ciclo celular e provoca apoptose. Pela primeira vez, descobriu-se que o DHA inibe significativamente a proliferação celular do tumor xenoenxertado em comparação com o controle. O mecanismo é por apoptose em ambas as linhagens celulares Eca109 e Ec9706 *in vivo* de maneira dose-dependente (Jiang, 2018).
4. ART induz apoptose e inibe o crescimento do câncer esofágico humano, linhagem Eca 109 e Ec9706, *in vitro* e *in vivo* (Liu, 2015).
5. DHA acentua os efeitos antitumorais da terapia fotodinâmica inativando o NF-kappaB nas células Eca109 e Ec9706 do câncer de esôfago (Li, 2014).

XI – Câncer de pulmão não de pequenas células

1. Artemisinina provoca estresse do retículo endoplasmático e inibe a proliferação de células A549 do câncer de pulmão (Xiao, 2020).
2. Artemeter, derivado da artemisinina, atenua a progressão do câncer de pulmão por induzir apoptose, parada do ciclo celular e senescência celular. Acontece inibição da proliferação de modo dose e tempo-dependentes. A apoptose acontece por regulação para baixo de proteínas antiapoptóticas Bcl-2 (*B-cell lymphoma-2*), cIAP1 (*cellular inhibitor of apoptosis protein 1*) e cIAP2 (*cellular inhibitor of apoptosis protein 2*). Baixa concentração de artemeter inibe a concentração de mRNA de genes relacionados com o ciclo celular, CDK1 (*cyclin-dependent kinase 1*), CDK2 (*cyclin-dependent kinase 2*), CDK6 (*cyclin-dependent kinase 6*), ciclina A2, ciclina B1, ciclina D1 e provoca parada do ciclo celular. Acontece também quebra da dupla fita do DNA com senescência celular via regulação para cima do mRNA e proteínas p16. Tudo isso de modo independente do p53 (Chen, 2019).
3. Foram utilizadas três linhagens de células do câncer pulmonar, uma de fibroblastos humanos não cancerígenos e modelos murinos de xenoenxerto para comparar a eficácia da artemisinina (AS), da folha seca da *A. annua* (DLA) e do extrato da folha seca de *A. annua* (DLAe). O DLAe foi comparado com a AS utilizando as linhas celulares A549, H1299 e PC9, bem como a linha de fibroblastos dérmicos humanos não cancerígenos. A viabilidade celular, a migração celular e o ciclo celular foram comparados para AS e DLAe. Tanto o DLAe como a AS suprimiram a viabilidade das células A549, H1299 e PC9 sem inibir as células não cancerígenas. As caspases-3, 8 e 9 foram ativadas, sugerindo que a morte celular foi estimulada por vias apoptóticas intrínsecas e/ou extrínsecas. Ambos os fármacos induziram parada na fase G2/M nas células PC9 e H1299, e DLAe induziu parada G1 nas células A549. AS e DLAe induziram danos ao DNA como quebras de fita dupla evidenciadas pela fosforilação da histona H2AX. DLAe inibiu a migração de células PC9 e A549. Em animais xenoenxertados A549, AS e DLA inibiram o crescimento relativo do tumor em 40% e 50%, respectivamente, em comparação com os controles. AS foi ineficaz na inibição do crescimento tumoral induzido por PC9, mas o DLA inibiu o crescimento relativo do tumor em cerca de 50%, em comparação com os controles (Rassias, 2019).
4. DHA suprime a sinalização STAT3 e Mcl-1 e a expressão da survivina e induz apoptose no câncer pulmonar com mutação do EGFR e do RAS (Yan, 2018).
5. Artemisinina e artesunato causaram citotoxicidade dependente da dose nas células epiteliais brônquicas humanas normais (HBE) e do câncer pulmonar A549 com ligeira seletividade às células A549. Além disso, as células HBE e A549 demonstraram níveis elevados de espécies reativas intracelulares de oxigênio (ROS) e aumento do dano ao DNA. Como a artemisinina e o artesunato exerceram efeito citotóxico significativo nas células normais e nas células cancerígenas pela mesma via de dano ao DNA mediado por ROS, os efeitos colaterais da artemisinina e do artesunato nas células normais não podem ser ignorados no desenvolvimento de seus efeitos antitumorais (Li, 2017).
6. DHA e gefitinibe sinergisticamente inibem o crescimento e promovem apoptose via Akt/mTOR/STAT3 em células do câncer de pulmão humano, NCIH1975 (Jin, 2017).
7. DHA suprime metástases do câncer pulmonar inibindo o eixo NF-kappaB/Glut1 (Jiang, 2016).

8. Artemisinina e seus derivados DHA e ART inibem drasticamente a carcinogênese e as metástases do câncer pulmonar A549 e H1299 via Wnt/beta-catenina. Acontece parada do ciclo celular em G1. Estão muito suprimidos migração, invasão, células-tronco e EMT (*epithelial-mesenchymal transition*). Todos esses compostos marcantemente diminuem o crescimento tumoral *in vivo* e também diminuem drasticamente a concentração de Wnt5-a/b e simultaneamente aumentam NKD2 e Axin2, resultando em regulação para baixo da beta-catenina (Tong, 2016).
9. DHA inibe a captação de glicose e coopera com a inibição da glicólise para induzir apoptose em células A549 e PC-9 do câncer pulmonar. DHA inativa mTOR e diminui a expressão da GLUT provocando supressão da glicólise. Ativa caspase-9, 8 e 3 e aumenta a liberação do citocromo c e do AIF (fator indutor de apoptose) (Mi, 2015).
10. A inibição da autofagia peritumoral pela cloroquina é sinérgica com a artemisinina, promovendo aumento das espécies reativas tóxicas de oxigênio no câncer pulmonar A549 (Ganguli, 2014).
11. Artemisinina induz apoptose via ERTOS mediando amplificação com as caspases-9, 8 e 3 no câncer pulmonar A549 (Gao, 2013).
12. Em células AST-a-1 e A549 do adenocarcinoma pulmonar, o artesunato (ART) induz apoptose via ERTOS de maneira tempo e dose-dependentes com perda do potencial de membrana mitocondrial e subsequente liberação de Smac e AIF pertencentes à via intrínseca de apoptose. Muito importante, ART induz ativação da Bak, mas não da Bax, provocando apoptose ao lado de liberar AIF (Zhou, 2012).

XII – Câncer de mama

1. DHA inibe a proliferação e metástases de células do câncer de mama, MCF-7, MDA-MB-231e BT549 com efeitos mais potentes quando comparado com a artemisinina. DHA inibe a expressão de CIZ1, TGF-β1 e Snail. O modelo de xenoenxertos do MCF-7 demonstrou que o DHA inibe a carga tumoral e apresenta boa tolerância *in vivo* (Li, 2020).
2. ART e DHA revertem CAFs (fibroblastos associados ao câncer) e CAFs do estado ativado para o inativado *in vitro*. Mecanicamente, ART e DHA suprimem a sinalização de TGF-β para inibir a ativação de CAFs e diminuen a interação entre o tumor e o microambiente do tumor. Os resultados mostraram que ambos suprimem o crescimento e as metástases do câncer de mama induzido por CAFs no modelo ortotópico. Os fibroblastos associados ao câncer (CAFs) foram isolados a partir de tumores da mama de camundongos MMTV-PyMT (Yao, 2018).
3. Artemisinina modifica o metabolismo do ferro das células de câncer de mama por seu efeito oxidante e também induz mudanças na expressão de proteínas reguladoras do ferro e microRNAs (miRNAs) envolvidos em sua regulação. Essa modificação afeta os mecanismos implicados na resistência à quimioterapia (Chekhun, 2017).
4. A suplementação com artemisinina aumenta significativamente a apoptose das células 4T1 do câncer de mama do camundongo e diminui os níveis de TGF-β *in vitro*. Também impede o crescimento do tumor e prolonga sua sobrevida. A quantidade de células MDSC e Treg diminuem significativamente nos camundongos 4T1 TB após o tratamento com artemisinina, enquanto as células T CD4 + IFN-γ + T e os CTL aumentam significativamente. Essa substância aumenta significativamente os níveis de mRNA de T-bet, IFN-γ e TNF-α no tumor e diminui significativamente os níveis de mRNA de TGF-β (Cao, 2019).
5. ART induz apoptose no câncer de mama E2 positivo, MCF-7 via caspases iniciantes-8 e 9 e caspase efetora-3 (Jamalzadeh, 2017).
6. ART provoca parada do ciclo celular em células MCF-7 via ativação da ATM (ataxia- telangiectasia mutado). O número de células na fase G2/M aumentou significativamente e a expressão de proteínas associadas ao ATM também aumentou significativamente, como fosfo-ATM (S1981), γH2AX (S139), fosfo-CHK2 (T68) e fosfo-cdc25C (S216) (Wen, 2018).
7. O autor estudou a alteração na expressão de 84 genes. A artemisinina inibiu a proliferação celular de células de câncer de mama negativas para receptores de estrógeno com menos eficácia, em comparação com aquelas positivas para receptores de estrógeno. Ao mesmo tempo, a viabilidade celular e a proliferação de células epiteliais normais da mama MCF10A não foram afetadas. A artemisinina inibiu fortemente a migração e invasão de células cancerígenas. Juntamente com os receptores nucleares órfãos (ERRα, ERRβ e ERRγ), a artemisinina alterou o *status* de expressão ERα/ERβ/PR/Her das células MCF-7. A expressão dos genes envolvidos nas vias de sinalização associadas a proliferação, migração, invasão e apoptose foi significativamente alterada, o que cooperativamente resultou em redução do crescimento tumoral. Importante foi o efeito epigenético da artemisinina inibindo as histonas desacetilases (HDACs). Em resumo, houve redução da expressão de genes supressores de tu-

mor juntamente com a diminuição da expressão dos genes envolvidos nas vias de sinalização estimuladoras do crescimento (Kumari, 2017).
8. O micro-RNA miR-34a é componente essencial das atividades antiproliferativas da artemisinina, artesunato e I3C (Indol-3-Carbinol), de modo dependente e independente de p53-wild, e tais substâncias induzem drasticamente a expressão do miR-34a (Hargraves, 2016).

XIII – Câncer de mama triplo negativo

1. Artemisinina é antiproliferativa e antiangiogênica em modelo xenoenxertado de câncer de mama triplo negativo MDA-MB-231 (Dong, 2020).
2. ART possui efeito inibitório dose e tempo-dependentes no crescimento de células de câncer de mama SK-BR-3 enriquecidas com MDA-MB-468, e SK-BR-3 enriquecidas com HER2 (*human epidermal growth factor 2*). ART inibe a proliferação por meio da parada do ciclo celular em G2/M dependente de espécies reativas de oxigênio (ROS) e parada em G1 independente de ROS. As células tratadas com ART também apresentaram morte celular apoptótica, que depende de ROS e ferro. O estresse oxidativo induzido causou a perda da integridade da membrana externa mitocondrial e danificou o DNA celular. Além disso, a exposição a doses baixas de ART sensibilizou as células MDA-MB-468 e SK-BR-3 a drogas quimioterápicas. Com base nesses achados, o autor sugeriu que a ART possa ter utilidade clínica no tratamento de câncer de mama triplo-negativo com HER2 positivo (Greenshields, 2019).
3. Artemisinina inibe a osteolise provocada pelo câncer de mama triplo negativo MDA-MB-231 por inibir a formação de osteoclastos. A artemisinina reduz a expressão de genes envolvidos na formação de osteoclastos e inibe a reabsorção óssea provocada por eles de maneira dependente da concentração. Ocorre ativação das vias de apoptose e inibição da formação e diferenciação de osteoclastos (Li, 2019).

XIV – Câncer de próstata

1. DHA suprime a glicólise de células LNCaP do câncer prostático humano inibindo a via PI3K/AKT e regulando para baixo a expressão do HIF-1alfa. DHA inibe consideravelmente a proliferação celular e induz a apoptose celular, sendo que 1.293 genes são regulados para cima e 2.322 genes são regulados para baixo. Acontece diminuição do GLUT1 e diminuição da expressão de genes envolvidos na via glicolítica provavelmente suprimindo a atividade da via Akt/mTOR e HIF-1α intracelulares (Zhu, 2019).
2. DHA inibe a expressão do HSP70 e induz apoptose das células PC-3 do câncer de próstata humano de modo dose-dependente. Com o aumento da dose de DHA, a expressão do mRNA da HSP70 diminui significativamente. Comparada com os grupos controle e DMSO, a expressão da proteína HSP70 diminui significativamente e as da proteína Apaf-1, caspase-3 e AIF aumentam significativamente por 48 horas. O DHA não altera a localização do HSP70 ou do AIF (Kong, 2019).
3. A expressão da Axl está desregulada em vários tipos de câncer, prevê baixa sobrevida do paciente e está ligada à resistência à quimioterapia. A di-hidroartemisinina (DHA) bloqueia a expressão da Axl levando à apoptose, diminuição da proliferação celular, migração e desenvolvimento de tumores cancerígenos da próstata. O tratamento com DHA é sinérgico com o docetaxel no câncer de próstata metastático, aumentando a sobrevida global de camundongos com xenoenxertos humanos. DHA controla a expressão do miR-34a e miR-7 e leva à inibição da expressão de Axl em um processo pelo menos parcialmente dependente da regulação do JARID2 (Paccez, 2019).
4. A expressão e a atividade do receptor de andrógeno (AR) estão ligada fortemente ao desenvolvimento e à progressão do câncer de próstata. A artemisinina induz a degradação mediada pelo proteossomo 26S da proteína receptora, sem alterar os níveis de transcrição do AR, em células do câncer de próstata LNCaP responsivas a andrógeno ou em células de câncer de próstata PC-3 que expressam AR exógena de tipo selvagem. Além disso, a artemisinina estimula a ubiquitinação do AR e as interações dos receptores de AR com a ubiquitina ligase E3 MDM2 nas células LNCaP. A perda da proteína AR induzida por artemisinina impede a proliferação celular responsiva a andrógenos e abole totalmente a atividade transcricional do AR. Tomados em conjunto, a artemisinina induz a degradação da proteína AR e interrompe a resposta androgênica das células cancerígenas da próstata humana, sugerindo que esse composto natural representa uma nova molécula terapêutica potencial que atinge seletivamente o receptor AR (Steely, 2017).
5. ART suprime o crescimento das células do câncer de próstata inibindo o receptor de andrógeno, AR e ativando DNA-metiltransferases, *in vitro* e *in vivo*. ART, dose-dependente, suprime o crescimento tumoral, inibe a viabilidade celular, aumenta a apoptose, diminui a expressão de AR e aumenta a expressão e a atividade catalítica da DNA metiltransferase 3b (DNMT3b), *in vitro* ou em células 22rv1 do câncer prostático transplantadas *in vivo*. Os resultados in-

dicam que a ART suprime o crescimento tumoral das células do câncer de próstata através da via AR-DNMT3b (Wang, 2017).

XV – Câncer de fígado

1. β-di-hidroartemisinina-emodin (β-DHA-emodin) suprime a proliferação de células HepG-2 de câncer de fígado humano através da inibição da expressão do Ki-67. Tal substância aumenta a apoptose e impede a progressão do ciclo celular da fase G1 para a fase S. A β-DHA-emodin também regulou para cima a expressão das caspases-3, 8, 9 e Bax, enquanto regulou para baixo a expressão de Bcl-2. A migração diminui via queda da expressão da survivina (Li, 2019).

2. Artemisinina em células do carcinoma hepatocelular primário, *in vitro*, dramaticamente suprime o crescimento tumoral por parar o ciclo celular e reprime a migração e invasão por regular o eixo N-caderina-Snail-E-cadherin. Em adição, acontece ruptura do metabolismo bioenergético, o que contribui para a inibição do crescimento, migração e invasão. *In vivo*, 100mg/kg intraperitoneal substancialmente diminui o crescimento do xenoenxerto.

    É importante ressaltar que a transdução do sinal Hippo-YAP é notavelmente inativada nas células do carcinoma após a administração da artemisinina (Li, 2019). A via de sinalização Hippo-YAP medeia o controle da proliferação celular por inibição de contato, bem como outros atributos do estado físico das células nos tecidos.

3. ART suprime o crescimento do carcinoma hepatocelular via inibição do STAT3 (Llamathi, 2016).

4. DHA induz apoptose preferencialmente via Bim-mediado pela via intrínseca em células do hepatocarcinoma. Acontece perda do potencial transmembrana mitocondrial ($\Delta\Psi m$), liberação do citocromo c, ativação das caspases e exteriorização da fosfatidilserina indicativos de apoptose. Silenciando, Bak previne de modo importante o colapso da $\Delta\Psi m$ e da apoptose, o que mostra o papel-chave da Bak mediando apoptose pela via intrínseca. DHA aumenta a expressão do Bim e Bak e diminui a expressão do Mcl-1 (Qin, 2015).

5. ART de modo dose-dependente reduz a viabilidade e aumenta a atividade da caspase-3 em células HepG2 e BWTG3. Tais efeitos aumentam por hipóxia. O artesunato reduz a expressão do fator de crescimento vascular endotelial (VEGF) e do fator de crescimento placentário (PGF) *in vitro* (ambos p < 0,05) e *in vivo* (ambos p < 0,01). Em camundongos, o artesunato diminuiu a densidade dos vasos e a carga tumoral (ambos p < 0,05). Esses efeitos *in vivo* foram aumentados por combinação com sorafenibe (p < 0,05 e p = 0,07, respectivamente), sem hepatotoxicidade aparente. Além disso, o artesunato *in vitro* e *in vivo* aumenta a sinalização pró-apoptótica e não induz a quimiorresistência à doxorrubicina (Vandewynckel, 2014).

6. Inibidores das histonas desacetilases (HDACs) facilitam a apoptose induzida pela DHA em células HepG2 do câncer de fígado, *in vitro* e *in vivo*. Comparado com o DHA, o tratamento combinado DHA e inibidores das HDACs reduziu o potencial de membrana mitocondrial, liberou citocromo c no citoplasma, aumentou p53 e Bak, diminuiu Mcl-1 e p-ERK, ativou a caspase-3 e PARP e induziu células apoptóticas. Além disso, o pré-tratamento com inibidores das HDACs facilitou a apoptose induzida por DHA. A injeção intraperitoneal de ambos provocou inibição significativa dos tumores do xenoenxerto de células HepG2. Os dados imuno-histoquímico revelaram ativação do PARP e diminuição do Ki-67, p-ERK e Mcl-1. Tomados em conjunto, os dados sugerem que a combinação de inibidores das HDACs e DHA oferece efeito antitumoral no câncer de fígado e esse tratamento combinado deve ser considerado uma estratégia promissora (Zhang, 2012).

XVI – Câncer de colorretal

1. DHA aumenta a apoptose de células do câncer de cólon via transdução de sinal da Janus quinase 2 e ativando a transcrição do STAT3. Acontece inibição da viabilidade celular, promoção da apoptose celular, aumento da expressão da proteína X associada ao linfoma de células B-2, aumento da atividade da caspase-3 e 9, diminuição dos níveis de polimerase de poli (ADP-ribose), diminuição da fosforilação da quinase regulada por sinal extracelular, e fosforilação aumentada da quinase N-terminal c-Jun e da proteína quinase ativada por mitogênio p38 em células cancerígenas do cólon. Por outro lado, a fosforilação da Janus quinase 2 (JAK2) e do transdutor de sinal e ativador da transcrição 3 (STAT3) foi suprimida pela di-hidroartemisinina nas células cancerígenas do cólon (Wang, 2018).

2. Agentes indutores de ferroptose como o artesunato e o sorafenibe provocam e aumentam a apoptose induzida pelo TRAIL por meio da regulação para cima do receptor da morte DR5 em células HCT116, CX-1 e LS174T do câncer de cólon humano (Lee, 2019).

3. ART induz apoptose e autofagia das células HCT116 do câncer de cólon humano e a inibição da autofagia com cloroquina aumenta o efeito do ART em

induzir apoptose *in vitro* e *in vivo*. Acontecem níveis elevados de caspase-3 mitocondrial clivada, de poli-ADP ribose polimerase (PARP), de caspase-9 e de Bcl2 associada à proteína X, juntamente com a diminuição dos níveis do linfoma 2 de células B (Bcl2), tanto *in vitro* como *in vivo*. ART provocou autofagia das células cancerosas evidenciada pelo aumento da expressão proteica da cadeia leve 3 (LC3) e beclina-1, e pela presença de autofagossomos. Notavelmente, o bloqueio farmacológico da autofagia com a hidroxicloroquina aumentou significativamente a apoptose induzida por ART: aumentou os níveis da caspase-3 clivada e do PARP, enquanto os níveis de LC3 e beclina-1 diminuíram (Jiang, 2018).
4. ART regula para baixo a beta-catenina, suprime a angiogênese e a proliferação celular e induz apoptose em modelo pré-clínico de câncer colorretal (Verma, 2017).
5. Existem linhagens do câncer de cólon resistentes ao ART, mas não à camptotecina e doxorrubicina (Lu, 2012).
6. Pela análise de fatores de transcrição c-Myc e Max, descobriu-se que 53 de 56 genes continham um ou mais locais de ligação para c-Myc/Max a montante da localização do gene. O controle transcricional mediado por c-Myc e Max da expressão gênica pode contribuir para os efeitos terapêuticos do artesunato em células cancerígenas, mas também pode conferir efeitos colaterais indesejados ao afetar genes não relacionados à terapia (Sertel, 2010).
7. ART age via p53-dependente e independente em isogênicos p53+/+ p21WAF1/CIP1+/+, p53–/– p21WAF1/CIP1+/+, e p53+/+ p21WAF1/CIP1–/– em células do carcinoma de cólon humano (Efferth, 2003).

XVII – Câncer de pâncreas

1. DHA inibe a proliferação de células do câncer de pâncreas JF-305 via aumento de ERTOS e de proteínas envolvidas com a apoptose. Acontece significante inibição da proliferação mitótica, o ciclo celular é bloqueado em G2/M, a expressão da proteína antiapoptótica Bcl-2 é regulada para baixo, a expressão da proteína apoptótica Bax é regulada para cima, aumenta a expressão da caspase-3 clivada, da caspase-9 clivada e do citocromo c (Li, 2017).
2. DHA induz parada do ciclo celular, apoptose, inibe o crescimento e a angiogênese e aumenta a sensibilidade à quimioterapia no câncer pancreático.
3. DHA suprime a proliferação, inibe a angiogênese e promove apoptose em duas linhagens diferentes de câncer pancreático, estando envolvidos 5 microRNAs e 11 mRNAs com 19 interações microRNA-mRNA. *In vivo* estão envolvidos 4 microRNAs e 9 mRNAs com 17 interações microRNA-mRNA (Li, 2016).
4. DHA ativa c-Jun NH_2-terminal quinase (JNK1/2) e provoca autofagia em células do câncer de pâncreas (Jia, 2014).
5. Artemisinina provoca seletivamente apoptose de modo dose-dependente via ERTOS ativando a via intrínseca em células do câncer de pâncreas humano (Noori, 2014).
6. DHA aumenta a apoptose em células do câncer pancreático mediada por Apo2L/TRAIL via ERTOS regulando para cima o receptor da morte DR5 (Kong, 2012).
7. DHA inibe a angiogênese no câncer de pâncreas tendo como alvo o NF-kappaB. Acontece inibição da proliferação celular e a formação de tubos de HUVECs (*human umbilical vein endothelial cells*) de maneira tempo e dose-dependentes e também redução da viabilidade celular. O DHA inibe significativamente a ligação do DNA ao NF-kappaB, de modo a diminuir drasticamente a expressão de produtos gênicos pró-angiogênicos relacionados ao NF-kappaB: VEGF, IL-8, COX-2 e MMP-9 *in vitro*. Em estudos *in vivo*, o DHA reduz notavelmente o volume do tumor, diminui a densidade dos microvasos e regula para baixo a expressão gênica dos produtos pró-angiogênicos relacionados ao NF-kappaB (Wang, 2011).
8. DHA inativa NF-kappaB e potencia o efeito antitumoral da gemcitabina *in vitro* e *in vivo* em células BxPC-3 e PANC-1 do câncer pancreático (Wang, 2010).
9. ART induz morte celular tipo oncose e diminui o volume tumoral do câncer pancreático xenoenxertado *in vivo* (Du, 2010).
10. DHA inibe o crescimento do câncer de pâncreas BxPC-3 e AsPC-1, *in vitro* e *in vivo*. Em cultura, o DHA inibe a viabilidade celular, diminui a expressão do antígeno nuclear celular proliferativo e da ciclina D1 e aumenta a expressão do p21 (WAF1/CIP1). Induz apoptose reduzindo a proporção de Bcl-2/Bax e aumentando a ativação da caspase-9, de maneira dose-dependente. Da mesma forma, em camundongos portadores de tumores xenoenxertados com células BxPC-3, a administração de DHA inibe o crescimento tumoral de maneira dose-dependente e modifica a expressão gênica tumoral, consistente com as observações *in vitro*. Esse estudo indica que o DHA pode ser um agente potente e promissor para combater o câncer de pâncreas (Chen, 2009).

XVIII – Câncer de ovário

1. ART e DHA inibiram o crescimento de células do câncer de ovário. Ambos os agentes provocaram parada do ciclo celular em G2/M e induziram autofagia. Houve supressão da via de sinalização NF-kappaB relacionada ao ciclo celular (Li, 2018).
2. ART inibe o crescimento *in vitro* de um painel de linhagens celulares de câncer de ovário, bem como o crescimento de células de câncer de ovário isoladas de pacientes. Além disso, diminui o crescimento do tumor *in vivo* em modelo de camundongo com câncer de ovário. As células cancerígenas tratadas com ART mostraram forte indução de espécies reativas tóxicas de oxigênio (ERTOs) e redução da proliferação. A parada do ciclo celular dependente de ERTOs ocorreu na fase G2/M, enquanto a parada do ciclo celular independente de ERTOs ocorreu na fase G1 e foi dependente da concentração. O efeito antiproliferativo foi associado à expressão alterada de várias proteínas reguladoras do ciclo celular, incluindo ciclina D3, E2F-1 e p21, bem como inibição do alvo mecanicista da sinalização da rapamicina, mTOR. A exposição de células cancerígenas do ovário a concentrações mais elevadas de ART provocou danos ao DNA dependentes da concentração das ERTOs e morte celular. O pré-tratamento de células de câncer de ovário com um inibidor da pan-caspase ou inibidor da ferroptose diminuiu, mas não eliminou completamente, a citotoxicidade mediada por ART, sugerindo o envolvimento de vias de morte dependentes e independentes da caspase (Greenshields, 2017).
3. O modelo celular EMT (*epithelial-mesenchymal transition*) exibe capacidade de proliferar, de migração e expressão da vimentina aumentadas e expressão de E-caderina diminuída. Por outro lado, a artemisinina consegue diminuir a capacidade proliferativa e de migração e diminui a expressão de vimentina enquanto aumenta a expressão de caderina-E das células SKOV3 do câncer de ovário humano (Liang, 2019).
4. ART promove diferenciação Th1 das células T CD4+ e aumenta a apoptose via miR-142 em modelo murino de câncer de ovário *in vivo*. O artesunato promove a expressão do miR-142 nas células T CD4+ periféricas e a diferenciação Th1 das células T CD4+. Ele promove apoptose celular de células de câncer de ovário induzindo a diferenciação em Th1. Ao regular o miR-142, o artesunato diminui a concentração de Sirt1 e promove a diferenciação em Th1. O artesunato aumenta os efeitos pró-apoptóticos das células Th1 no câncer de ovário pela via miR-142/Sirt1 (Liang, 2019).
5. DHA induz apoptose drasticamente e inibe a proliferação, a migração e a invasão epitelial do câncer de ovário via inibição da sinalização hedgehoh *in vitro*. Em contraste o DHA não afeta as células normais do ovário (Liu, 2018).
6. DHA aumenta a eficácia da gemcitabina no câncer de ovário por induzir espécies reativas tóxicas de oxigênio (Yang, 2019).
7. DHA e curcumina atenuam sinergisticamente a expressão do oncogene MK, regulam para cima o miR-124 e induzem apoptose em células SKOV3 do câncer de ovário humano, *in vitro* e *in vivo* (Zhao, 2017).
8. DHA seletivamente inibe o crescimento e metástases do câncer de ovário PDGFRα-positivo por meio da indução da degradação da proteína PDGFRα, *in vitro* e *in vivo* (Li, 2017).
9. ART sensibiliza as células do câncer de ovário à cisplatina regulando para baixo a expressão do gene RAD51, o que impede a regeneração das duplas fitas do DNA (Wang, 2015).
10. DHA inibe o crescimento das metástases do câncer epitelial de ovário murino, HO8910PM, *in vitro* e *in vivo*. O DHA inibe a proliferação, a adesão, a migração e a invasão de células do câncer de ovário *in vitro* de maneira dose-dependente, consistente com a expressão diminuída de pFAK e MMP-2, mas não MMP-9. O DHA inibe significativamente as metástases *in vivo*, associadas à expressão reduzida do fator de von Willebrand (vWF) e à infiltração reduzida de macrófagos M2 (Wu, 2012).

XIX – Câncer de endométrio

1. Artemisinina desencadeia parada do ciclo celular em G1 de células de câncer endometrial humano de Ishikawa e inibe a atividade e a expressão do promotor da quinase-4 dependente da ciclina, interrompendo a sinalização transcricional do fator nuclear kappaB (Tran, 2014).
2. Novo dímero de di-hidroartemisinina contendo átomos de nitrogênio inibe o crescimento das células cancerosas do endométrio e pode correlacionar-se com o aumento do peroxinitrito intracelular (Zhu, 2019).
3. Artesunato induz autofagia e aumenta a citotoxicidade em células NK92 do câncer endometrial via interações entre CD155 e CD226/TIGIT (Zhang, 2021).
4. Artesunato inibe a angiogênese e a expressão do VEGF e o receptor VEGF KDR/flk-1(Chen, 2004).
5. Artesunato suprime a proliferação do carcinoma endometrial RL95-2 ao induzir apoptose (Zheng, 2008).

XX – Câncer cervical uterino

1. Artemisinina e derivados administram o HPV que está infectando as células do câncer cervical (Goodrich, 2014).
2. Artemisinina e derivados estimulam o receptor da morte DR5 ao regular p53 nativo (Zhou, 2020).
3. Di-hidroartemisinina (DHA) provoca autofagia em células HeLa do câncer cervical humano por meio da fosforilação da Bcl-2. O DHA desencadeia autofagia, onde a expressão de LC3B-II foi aumentada de forma dose-dependente. Além disso, foi revelado que o DHA promove a geração de espécies reativas de oxigênio (ROS), com quebras de fita dupla de DNA (DSB), como a regulação positiva da proteína γH2AX e a formação de focos. Curiosamente, primeiro demonstrou-se que o DHA induz autofagia por meio da promoção da fosforilação de Bcl-2 (Ser70), independente do JNK1/2 fosforilado (Thr183/Tyr185). Além disso, as células HeLa tratadas com DHA exibiram aumento na proteína pró-autofágica Beclin-1 com regulação negativa do fosfo-mTOR (Ser2448). Além disso, proteína pró-apoptótica Bak-1 regulada positivamente, mas não Bax, sugere que Bak-1 está incluída na autofagia induzida por DHA (Wang, 2019).
4. Artemisinina reprime a telomerase e induz apoptose em células do carcinoma cervical humano infectadas com HPV-39 (Mondal, 2015).
5. DHA induz apoptose em células do câncer cervical regulando para cima o RKIP (*Raf kinase inhibitor protein*) e para baixo o Bcl-2 (Hu, 2014).
6. DHA inibe a viabilidade de células do câncer cervical regulando para cima a caveolin-1 e o carregador homólogo 2 mitocondrial e acontece ativação do p53 supressor tumoral e regulação para baixo de NADPH, promotora tumoral (Zhang, 2017).

XXI – Linfoma de Hodgkin.
Nada encontrado.

XXII – Linfoma não Hodgkin

1. Artesunato possui potente atividade antitumoral no linfoma de células B (Vatsveen, 2018).
2. Artesunato ativa a via ATF4-CHOP-CHAC1 e aumenta a ferroptose do linfoma de Burkitt (Wang, 2019).
3. Derivado da artemisinina induz autofagia e apoptose no linfoma de células B (Cheng, 2018).
4. Di-hidroartemisinina possui atividade citotóxica em células do linfoma de células T (Wang, 2015).
5. Di-hidroartemisinina induz apoptose via Bak no linfoma de células T Jurkat (Handrick, 2010).

XXIII – Carcinoma renal

1. Inibição da AKT aumenta os efeitos anticâncer da artemisinina no carcinoma renal de células claras (Yu, 2019).
2. Artesunato induz morte das células Caki do carcinoma renal via produção de radicais livres de oxigênio dependente de RIP1 (*receptor-interacting serine/threonine-protein kinase 1*) (Chauhan, 2017).
3. Artesunato atenua o crescimento, metástases e angiogênese em células do carcinoma renal metastático (Jeong, 2015).

XXIV – Leucemia

1. Artemisinina e butirato de sódio em baixas doses são sinérgicos quanto à citotoxicidade em células Molt-4 (*human lymphoblastoid leukemia cell line*) (Singh, 2005).
2. DHA inibe a proliferação e induz ferroptose em células da leucemia mielógena por meio da autofagia dependente da degradação da ferritina (Du, 2019).

XXIV – Rabdomiossarcoma

DHA inibe mTOR e diminui a proliferação e aumenta a apoptose em células Rh30 e RD do rabdomiossarcoma (Odaka, 2014).

Conclusão

A *Artemisia annua* e suas primas e irmãs são dádivas da Natureza que crescem no solo para ajudar a nos manter acima dele. O licor de absinto é muito apreciado.

Referências

1. An YH, DU J, Hou ZW, et al. Dihydroartemisinin Induces AML cell Apoptosis by Inhibition of PTEN/AKT pathway. Zhongguo Shi Yan Xue Ye Xue Za Zhi. 2020;28(1):88-92.
2. Anguli A, Choudhury D, Datta S, et al. Inhibition of autophagy by chloroquine potentiates synergistically anti-cancer property of artemisinin by promoting ROS dependent apoptosis. Biochimie. 2014;107 Pt B:338-49.
3. Auerochs S, Korn K, Marschall M. A reporter system for Epstein-Barr virus (EBV) lytic replication: anti-EBV activity of the broad anti-herpesviral drug artesunate. J Virol Methods. 2011;173(2):334-9.
4. Berte N, Lokan S, Eich M, et al. Artesunate enhances the therapeutic response of glioma cells to temozolomide by inhibition of homologous recombination and senescence. Oncotarget. 2016;7(41):67235-50.
5. Cao L, Duanmu W, Yin Y, et al. Dihydroartemisinin exhibits anti-glioma stem cell activity through inhibiting p-AKT and activating caspase-3. Pharmazie. 2014;69(10):752-8.
6. Cao Y, Feng YH, Gao LW, et al. Artemisinin enhances the anti-tumor immune response in 4T1 breast cancer cells in vitro and in vivo. Int Immunopharmacol. 2019;70:110-6.

7. Chekhun VF, Lukianova NY, Borikun TV, et al. Artemisinin modulating effect on human breast cancer cell lines with different sensitivity to cytostatics. Exp Oncol. 2017;39(1):25-9.

8. Chen H, Sun B, Pan S, et al. Dihydroartemisinin inhibits growth of pancreatic cancer cells in vitro and in vivo. Anticancer Drugs. 2009;20(2):131-40.

9. Chen J, Chen X, Wang F, et al. Dihydroartemisinin suppresses glioma proliferation and invasion via inhibition of the ADAM17 pathway. Neurol Sci. 2015;36(3):435-40.

10. Chen J, Huang X, Tao C, et al. Artemether Attenuates the Progression of Non-small Cell Lung Cancer by Inducing Apoptosis, Cell Cycle Arrest and Promoting Cellular Senescence. Biol Pharm Bull. 2019;42(10):1720-5.

11. Chen X, Zhang XL, Zhang GH, Gao YF. Artesunate promotes Th1 differentiation from CD4+ T cells to enhance cell apoptosis in ovarian cancer via miR-142. Braz J Med Biol Res. 2019;52(5):e7992.

12. Chen HH, Zhou HJ, Wu GD, Lou XE. Inhibitory effects of artesunate on angiogenesis and on expressions of vascular endothelial growth factor and VEGF receptor KDR/flk-1. Pharmacology. 2004;71(1):1-9.

13. Cheng C, Wang T, Song Z, et al. Induction of autophagy and autophagy-dependent apoptosis in diffuse large B-cell lymphoma by a new antimalarial artemisinin derivative, SM104 Cancer Med. 2018;7(2):380-96.

14. Choi WH. Novel Pharmacological Activity of Artesunate and Artemisinin: Their Potential as Anti-Tubercular Agents. J Clin Med. 2017;6(3). pii: E30.

15. Chou S, Marousek G, Auerochs S, et al. The unique antiviral activity of artesunate is broadly effective against human cytomegaloviruses including therapy-resistant mutants. Antivir. Res. 2011;92:364-8.

16. Chauhan AK, Min KJ, Kwon TK. RIP1-dependent reactive oxygen species production executes artesunate-induced cell death in renal carcinoma Caki cells. Mol Cell Biochem. 2017;435(1-2):15-24.

17. Disbrow GL, Baege AC, Kierpiec KA, et al. Dihydroartemisinin is cytotoxic to papillomavirus-expressing epithelial cells in vitro and in vivo. Cancer Res. 2005;65(23):10854-61.

18. Dong J, Chen Y, Yang W, et al. Antitumor and anti-angiogenic effects of artemisinin on breast tumor xenografts in nude mice. Res Vet Sci. 2020;129:66-69.

19. Dreher D, Junod AF. Role of oxygen free radicals in cancer development. Eur. J. Cancer. 1996;32:30-8.

20. Du J, Wang T, Li Y, et al. DHA inhibits proliferation and induces ferroptosis of leukemia cells through autophagy dependent degradation of ferritin. Free Radic Biol Med. 2019;131:356-69.

21. Du JH, Zhang HD, Ma ZJ, Ji KM. Artesunate induces oncosis-like cell death in vitro and has antitumor activity against pancreatic cancer xenografts in vivo. Cancer Chemother Pharmacol. 2010;65(5):895-902.

22. Du XX, Li YJ, Wu CL, et al. Initiation of apoptosis, cell cycle arrest and autophagy of esophageal cancer cells by dihydroartemisinin. Biomed Pharmacother. 2013;67(5):417-24.

23. Efferth T, Romero MR, Wolf DG, et al. The antiviral activities of artemisinin and artesunate. Clin Infect Dis. 2008;47(6):804-11.

24. Efferth T, Sauerbrey A, Olbrich A, et al. Molecular modes of action of artesunate in tumor cell lines. Mol Pharmacol. 2003;64(2):382-94.

25. Efferth T. Beyond malaria: The inhibition of viruses by artemisinin-type compounds. Biotechnol. Adv. 2018;36:1730-7.

26. Efferth T. From ancient herb to modern drug: Artemisia annua and artemisinin for cancer therapy. Semin Cancer Biol. 2017;46:65-83.

27. Efferth T. Willmar Schwabe A. Antiplasmodial and antitumor activity of artemisinin—From bench to bedside. Planta Med. 2007;73:299-309.

28. Efferth T, Marschall M, Wang X, et al Antiviral activity of artesunate towards wild-type, recombinant, and ganciclovir-resistant human cytomegaloviruses. J Mol Med. 2002;80:233-42.

29. Efferth T, Serrano MA, et al. Effect of artemisinin/artesunate as inhibitors of hepatitis B virus production in an "in vitro" replicative system. Antivir. Res. 2005;68:75-83.

30. Fan HN, Zhu MY, Peng SQ, et al. Dihydroartemisinin inhibits the growth and invasion of gastric cancer cells by regulating cyclin D1-CDK4-Rb signaling. Pathol Res Pract. 2020;216(2):152795.

31. Fillebeen C, Rivas-Estilla AM, Bisaillon M, et al. Iron inactivates the RNA polymerase NS5B and suppresses subgenomic replication of hepatitis C virus. J Biol Chem. 2005;280:9049-57.

32. Flobinus A, Taudon N, Desbordes M, et al. Stability and antiviral activity against human cytomegalovirus of artemisinin derivatives. J. Antimicrob. Chemother. 2014;69:34-40.

33. Gao W, Xiao F, Wang X, Chen T. Artemisinin induces A549 cell apoptosis dominantly via a reactive oxygen species-mediated amplification activation loop among caspase-9, -8 and -3. Apoptosis. 2013;18(10):1201-13.

34. Goodrich SK, Schlegel CR, Wang G, Belinson JL. Use of artemisinin and its derivatives to treat HPV-infected/transformed cells and cervical cancer: a review. Future Oncol. 2014;10(4):647-54.

35. Goswami S, Bhakuni RS, Chinniah A, et al. Anti-*Helicobacter pylori* potential of artemisinin and its derivatives. Antimicrob Agents Chemother. 2012;56(9):4594-607.

36. Greenshields AL, Fernando W, Hoskin DW. The anti-malarial drug artesunate causes cell cycle arrest and apoptosis of triple-negative MDA-MB-468 and HER2-enriched SK-BR-3 breast cancer cells. Exp Mol Pathol. 2019;107:10-22.

37. Greenshields AL, Shepherd TG, Hoskin DW. Contribution of reactive oxygen species to ovarian cancer cell growth arrest and killing by the anti-malarial drug artesunate. Mol Carcinog. 2017;56(1):75-93.

38. Gu HM, Lu BF, Qu ZX. Antimalarial activities of 25 derivatives of artemisinine against chloroquine-resistant plasmodium berghei. Zhongguo Yao Li Xue Bao. 1980;1(1):48-50.

39. He R, Forman M, Mott BT, et al. Unique and highly selective anticytomegalovirus activities of artemisinin-derived dimer diphenyl phosphate stem from combination of dimer unit and a diphenyl phosphate moiety. Antimicrob. Agents Chemother. 2013;57:4208-14.

40. Handrick R, Ontikatze T, Bauer KD, et al. Dihydroartemisinin induces apoptosis by a Bak-dependent intrinsic pathway. Mol Cancer Ther. 2010;9(9):2497-510.

41. Houh YK, Kim KE, Park S, et al. The effects of artemisinin on the cytolytic activity of natural killer (NK) cells. Int J Mol Sci. 2017;24;18(7):1600.

42. Hu CJ, Zhou L, Cai Y. Dihydroartemisinin induces apoptosis of cervical cancer cells via upregulation of RKIP and downregulation of bcl-2. Cancer Biol Ther. 2014;15(3):279-88.

43. Huang FS, Hu Q, Shi YL. The inhibitory effects of artemisinin-derivatives on Na+ and K+ channels in comparison with those of procaine]. Sheng Li Xue Bao. 1998;50(2):145-52.

44. Huang XJ, Ma ZQ, Zhang WP, Lu YB, Wei EQ. Dihydroartemisinin exerts cytotoxic effects and inhibits hypoxia inducible factor-1alpha activation in C6 glioma cells. J Pharm Pharmacol. 2007;59(6):849-56.

45. Huang Z, Huang X, Jiang D, et al. Dihydroartemisinin inhibits cell proliferation by induced G1 arrest and apoptosis in human nasopharyngealcarcinoma cells. J Cancer Res Ther. 2016;12(1):244-7.

46. Huang Z, Zhang Y, Jiang D, et al. Apoptosis of nasopharyngeal carcinoma cells line CNE-2 induced by dihydroartemisinin and its possible mechanism. Lin Chung Er Bi Yan Hou Tou Jing Wai Ke Za Zhi. 2013;27(13):717-20.

47. Ilamathi M, Santhosh S, Sivaramakrishnan V. Artesunate as an anti-cancer agent targets stat-3 and favorably suppresses hepatocellular carcinoma. Curr Top Med Chem. 2016;16(22):2453-63.
48. Jamalzadeh L, Ghafoori H, Aghamaali M, Sariri R. Induction of apoptosis in human breast cancer MCF-7 cells by a semi-synthetic derivative of artemisinin: A caspase-related mechanism. Iran J Biotechnol. 2017;15(3):157-65.
49. Jia G, Kong R, Ma ZB, et al. The activation of c-Jun NH$_2$-terminal kinase is required for dihydroartemisinin-induced autophagy in pancreatic cancer cells. J Exp Clin Cancer Res. 2014;18;33:8.
50. Jia L, Song Q, Zhou C, et al. Dihydroartemisinin as a putative STAT3 inhibitor, suppresses the growth of head and neck squamous cell carcinoma by targeting Jak2/STAT3 signaling. PLoS One. 2016;11(1):e0147157.
51. Jiang C, Li S, Li Y, Bai Y. Anticancer effects of dihydroartemisinin on human esophageal cancer cells in vivo. Anal Cell Pathol (Amst). 2018;2018:8759745.
52. Jiang F, Zhou JY, Zhang D, et al. Artesunate induces apoptosis and autophagy in HCT116 colon cancer cells, and autophagy inhibition enhances the artesunateinduced apoptosis. Int J Mol Med. 2018; 42(3):1295-304.
53. Jiang J, Geng G, Yu X, et al. Repurposing the anti-malarial drug dihydroartemisinin suppresses metastasis of non-small-cell lung cancer via inhibiting NF-κB/GLUT1 axis. Oncotarget. 2016;7(52):87271-83.
54. Jimenez-Arellanes A, Meckes M, Ramirez R, et al. Activity against multidrug-resistant Mycobacterium tuberculosis in Mexican plants used to treat respiratory diseases. Phytother Res. 2003;17(8):903-8.
55. Jin H, Jiang AY, Wang H, et al. Dihydroartemisinin and gefitinib synergistically inhibit NSCLC cell growth and promote apoptosis via the Akt/mTOR/STAT3 pathway. Mol Med Rep. 2017;16(3):3475-81.
56. Jeong DE, Song HJ, Lim S, et al. Repurposing the anti-malarial drug artesunate as a novel therapeutic agent for metastatic renal cell carcinoma due to its attenuation of tumor growth, metastasis, and angiogenesis. Oncotarget. 2015;6(32):33046-64.
57. Kalani K, Chaturvedi V, Trivedi P, et al. Dihydroartemisinin and its Analogs: A New Class of Antitubercular Agents. Curr Top Med Chem. 2019;19(8):594-9.
58. Kaptein SJ, Efferth T, Leis M, et al. The anti-malaria drug artesunate inhibits replication of cytomegalovirus in vitro and in vivo. Antivir Res. 2006;69:60-9.
59. Karin M, Mintz B. Receptor-mediated endocytosis of transferrin in developmentally totipotent mouse teratocarcinoma stem cells. J Biol Chem. 1981;256(7):3245-52.
60. Karpel-Massler G, Westhoff MA, Kast RE, Dwucet A, et al. Artesunate enhances the antiproliferative effect of temozolomide on U87MG and A172 glioblastoma cell lines. Anticancer Agents Med Chem. 2014;14(2):313-8.
61. Kawamoto M, Horibe T, Kohno M, Kawakami K. A novel transferrin receptor-targeted hybrid peptide disintegrates cancer cell membrane to induce rapid killing of cancer cells. BMC Cancer. 2011;11:359.
62. Kim SH, Kang SH, Kang BS. Therapeutic effects of dihydroartemisinin and transferrin against glioblastoma. Nutr Res Pract. 2016; 10(4):393-7.
63. Kim SJ, Kim MS, Lee JW, et al. Dihydroartemisinin enhances radiosensitivity of human glioma cells in vitro. J Cancer Res Clin Oncol. 2006;132(2):129-35.
64. Kong J, Li SS, Ma Q, Liu L, Zheng LJ. Effects of dihydroartemisinin on HSP70 expression in human prostate cancer PC-3 cells. Andrologia. 2019;51(6):e13280.
65. Kong R, Jia G, Cheng ZX, et al. Dihydroartemisinin enhances Apo2L/TRAIL-mediated apoptosis in pancreatic cancer cells via ROS-mediated up-regulation of death receptor 5. PLoS One. 2012; 7(5):e37222, 2.
66. Kumari K, Keshari S, Sengupta D, Sabat SC, Mishra SK. Transcriptome analysis of genes associated with breast cancer cell motility in response to Artemisinin treatment. BMC Cancer. 2017;17(1):858.
67. Lai HC, Singh NP, Sasaki T. Development of artemisinin compounds for cancer treatment. Investig New Drugs. 2013;31:230-46.
68. Lang SJ, Schmiech M, Hafner S, et al. Antitumor activity of an Artemisia annua herbal preparation and identification of active ingredients. Phytomedicine. 2019;62:152962.
69. Lee YS, Lee DH, Jeong SY, et al. Ferroptosis-inducing agents enhance TRAIL-induced apoptosis through upregulation of death receptor 5. J Cell Biochem. 2019;120(1):928-39.
70. Li B, Bu S, Sun J, Guo Y, Lai D. Artemisinin derivatives inhibit epithelial ovarian cancer cells via autophagy-mediated cell cycle arrest. Acta Biochim Biophys Sin (Shanghai). 2018;50(12):1227-35.
71. Li C, Gao S, Yang WS, et al. β-Dihydroartemisinin-Emodin Promotes Apoptosis by Activating Extrinsic and Intrinsic Pathways in Human Liver Cancer Cells. Ann Clin Lab Sci. 2019;49(3):281-90.
72. Li J, Feng W, Lu H, et al. Artemisinin inhibits breast cancer-induced osteolysis by inhibiting osteoclast formation and breast cancer cell proliferation. J Cell Physiol. 2019;234(8):12663-75.
73. Li Q, Ni W, Deng Z, et al. Targeting nasopharyngeal carcinoma by artesunate through inhibiting Akt/mTOR and inducing oxidative stress. Fundam Clin Pharmacol. Jun;31(3):301-310, 2017.
74. Li S, Huang P, Gan J, et al. Dihydroartemisinin represses esophageal cancer glycolysis by down-regulating pyruvate kinase M2. Eur J Pharmacol. 2019;854:232-9.
75. Li X, Ba Q, Liu Y, et al. Dihydroartemisinin selectively inhibits PDGFRα-positive ovarian cancer growth and metastasis through inducing degradation of PDGFRα protein. Cell Discov. 2017;3:17042.
76. Li X, Gu S, Sun D, et al. The selectivity of artemisinin-based drugs on human lung normal and cancer cells. Environ Toxicol Pharmacol. 2018;57:86-94.
77. Li X, Zhang C, Liu L, Gu M. Existing bitter medicines for fighting 2019-nCoV-associated infectious diseases. FASEB J. 2020;34(5): 6008-6.
78. Li Y, Lu J, Chen Q, et al. Artemisinin suppresses hepatocellular carcinoma cell growth, migration and invasion by targeting cellular bioenergetics and Hippo-YAP signaling. Arch Toxicol. 2019;93(11): 3367-83.
79. Li Y, Lu J, Chen Q, et al. Artemisinin suppresses hepatocellular carcinoma cell growth, migration and invasion by targeting cellular bioenergetics and Hippo-YAP signaling. Arch Toxicol. 2019;93(11): 3367-83.
80. Li Y, Wang Y, Kong R, et al. Dihydroartemisinin suppresses pancreatic cancer cells via a microRNA-mRNA regulatory network. Oncotarget. 2016;7(38):62460-73.
81. Li Y, Zhou X, Liu J, et al. Dihydroartemisinin inhibits the tumorigenesis and metastasis of breast cancer via downregulating CIZ1 expression associated with TGF-β1 signaling. Life Sci. 2020;248:117454.
82. Li YJ, Zhou JH, Du XX, et al. Dihydroartemisinin accentuates the anti-tumor effects of photodynamic therapy via inactivation of NF-κB in Eca109 and Ec9706 esophageal cancer cells. Cell Physiol Biochem. 2014;33(5):1527-36.
83. Li YW, Zhang W, Xu N, et al. Dihydroartemisinin inhibits proliferation of pancreatic cancer JF-305 cells by regulating expression of apoptosis related proteins and production of reactive oxygen species. Zhongguo Zhong Yao Za Zhi. 2017;42(15):3026-30.

84. Lian S, Shi R, Huang X, et al. Artesunate attenuates glioma proliferation, migration and invasion by affecting cellular mechanical properties. Oncol Rep. 2016;36(2):984-90.
85. Liang W, Liu J, Wu H, et al. Artemisinin induced reversal of EMT affects the molecular biological activity of ovarian cancer SKOV3 cell lines. Oncol Lett. 2019;18(3):3407-14.
86. Liang YZ, Nong XL. Progress in the study of artemisinin and its derivatives against head and neck cancer. Lin Chung Er Bi Yan Hou Tou Jing Wai Ke Za Zhi. 2018;32(19):1519-23.
87. Lin R, Zhang Z, Chen L, et al. Dihydroartemisinin (DHA) induces ferroptosis and causes cell cycle arrest in head and neck carcinoma cells. Cancer Lett. 2016;381(1):165-75.
88. Liu J, Ren Y, Hou Y et al Dihydroartemisinin Induces Endothelial Cell Autophagy through Suppression of the Akt/mTOR Pathway. J Cancer. 2019;10(24):6057-64.
89. Liu L, Zuo LF, Zuo J, Wang J. Artesunate induces apoptosis and inhibits growth of Eca109 and Ec9706 human esophageal cancer cell lines in vitro and in vivo. Mol Med Rep. 2015;12(1):1465-72.
90. Liu Y, Gao S, Zhu J, et al. Dihydroartemisinin induces apoptosis and inhibits proliferation, migration, and invasion in epithelial ovarian cancer via inhibition of the hedgehog signaling pathway. Cancer Med. 2018;7(11):5704-15.
91. Lu JJ, Chen SM, Ding J, Meng LH. Characterization of dihydroartemisinin-resistant colon carcinoma HCT116/R cell line. Mol Cell Biochem. 2012;360(1-2):329-37.
92. Mi YJ, Geng GJ, Zou ZZ, et al. Dihydroartemisinin inhibits glucose uptake and cooperates with glycolysis inhibitor to induce apoptosis in non-small cell lung carcinoma cells. PLoS One. 2015;10(3):e0120426.
93. Michaelis M, Kleinschmidt MC, Barth S, et al. Anti-cancer effects of artesunate in a panel of chemoresistant neuroblastoma cell lines. Biochem Pharmacol. 2010;79(2):130-6.
94. Milbradt J, Auerochs S, Korn K, Marschall M. Sensitivity of human herpesvirus 6 and other human herpesviruses to the broad-spectrum antiinfective drug artesunate. J Clin Virol. 2009;46(1):24-8.
95. Miller L.H., Su X. Artemisinin: Discovery from the Chinese herbal garden. Cell. 2011;146:855-8.
96. Mondal A, Chatterji U. Artemisinin represses telomerase subunits and induces apoptosis in HPV-39 infected human cervical cancer cells. J Cell Biochem. 2015; 116(9):1968-81.
97. Noori S, Hassan ZM, Farsam V. Artemisinin as a Chinese medicine, selectively induces apoptosis in pancreatic tumor cell line. Chin J Integr Med. 2014;20(8):618-23.
98. Obeid S, Alen J, Nguyen VH, et al. Artemisinin analogues as potent inhibitors of in vitro hepatitis C virus replication. PLoS ONE. 2013;8:e81783.
99. Odaka Y, Xu B, Luo Y, et al. Dihydroartemisinin inhibits the mammalian target of rapamycin-mediated signaling pathways in tumor cells. Carcinogenesis. 2014;35(1):192-20.
100. Oiknine-Djian E, Weisblum Y, Panet A, et al. The artemisinin derivative artemisone is a potent inhibitor of human cytomegalovirus replication. Antimicrob Agents Chemother. 2018;62(7):e00288-18.
101. Paccez JD, Duncan K, Sekar D, et al. Dihydroartemisinin inhibits prostate cancer via JARID2/miR-7/miR-34a-dependent downregulation of Axl. Oncogenesis. 2019;8(3):14.
102. Paeshuyse J, Coelmont L, Vliegen I, et al. Hemin potentiates the anti-hepatitis C virus activity of the antimalarial drug artemisinin. Biochem Biophys Res Commun. 2006;348:139-44.
103. Pandey AV, Tekwani BL, Singh RL, Chauhan VS. Artemisinin, an endoperoxide antimalarial, disrupts the hemoglobin catabolism and heme detoxification systems in malarial parasite. J Biol Chem. 1999;274:19383-8.
104. Panossian LA, Garga NI, Pelletier D. Toxic brainstem encephalopathy after artemisinin treatment for breast cancer. Ann Neurol. 2005;58(5):812-3.
105. Patel YS, Mistry N, Mehra S. Repurposing artemisinin as an anti-mycobacterial agent in synergy with rifampicin. Tuberculosis (Edinb). 2019;115:146-53.
106. Qin G, Zhao C, Zhang L, et al. Dihydroartemisinin induces apoptosis preferentially via a Bim-mediated intrinsic pathway in hepatocarcinoma cells. Apoptosis. 2015;20(8):1072-86.
107. Que Z, Wang P, Hu Y, et al Dihydroartemisin inhibits glioma invasiveness via a ROS to P53 to β-catenin signaling. Pharmacol Res. 2017;119:72-88.
108. Rassias DJ, Weathers PJ. Dried leaf Artemisia annua efficacy against non-small cell lung cancer. Phytomedicine. 2019;52:247-53.
109. Reiter C, Fröhlich T., Zeino M., et al. New efficient artemisinin derived agents against human leukemia cells, human cytomegalovirus and Plasmodium falciparum: 2nd generation 1,2,4-trioxane-ferrocene hybrids. Eur J Med Chem. 2015;97:164-72.
110. Riganti C, Doublier S, Viarisio D, Miraglia E. Artemisinin induces doxorubicin resistance in human colon cancer cells via calcium-dependent activation of HIF-1alpha and P-glycoprotein overexpression. Br J Pharmacol. 2009;156(7):1054-66.
111. Romero Mondal A, Chatterji U. Artemisinin represses telomerase subunits and induces apoptosis in HPV-39 infected human cervical cancer cells. J Cell Biochem. 2015;116:1968-81.
112. Schnepf N, Corvo J, Pors MJ, Mazeron MC. Antiviral activity of ganciclovir and artesunate towards human cytomegalovirus in astrocytoma cells. Antivir Res. 2011;89:186-8.
113. Sertel S, Eichhorn T, Simon CH, Efferth T. Pharmacogenomic identification of c-Myc/Max-regulated genes associated with cytotoxicity of artesunate towards human colon, ovarian and lung cancer cell lines. Molecules. 2010;15(4):2886-910.
114. Shao YY, Zhang TL, Wu LX, et al. AKT Axis, miR-21, and RECK Play Pivotal Roles in Dihydroartemisinin Killing Malignant Glioma Cells. Int J Mol Sci. 2017;18(2). pii: E350.
115. Shapira MY, Resnick IB, Chou S, et al. Artesunate as a potent antiviral agent in a patient with late drug-resistant cytomegalovirus infection after hematopoietic stem cell transplantation. Clin Infect Dis. 2008;46:1455-7.
116. Shi X, Wang L, Li X, et al. Dihydroartemisinin induces autophagy-dependent death in human tongue squamous cell carcinoma cells through DNA double-strand break-mediated oxidative stress. Oncotarget. 2017;8(28):45981-93.
117. Singh NP, Lai HC. Synergistic cytotoxicity of artemisinin and sodium butyrate on human cancer cells. Anticancer Res. 2005;25(6B):4325-31.
118. Steely AM, Willoughby JA Sr, Sundar SN, et al. Artemisinin disrupts androgen responsiveness of human prostate cancer cells by stimulating the 26S proteasome-mediated degradation of the androgen receptor protein. Anticancer Drugs. 2017;28(9):1018-31.
119. Tai X, Cai XB, Zhang Z, Wei R. In vitro and in vivo inhibition of tumor cell viability by combined dihydroartemisinin and doxorubicin treatment, and the underlying mechanism. Oncol Lett. 2016;12(5):3701-6.
120. Tan WQ, Chen G, Jia B, Ye M. Artemisinin inhibits neuroblastoma proliferation through activation of AHP-activated protein kinase (AMPK) signaling. Pharmazie. 2014;69(6):468-72.

121. Tan WQ, Chen G, Ye M, Jia B. Artemether regulates chemosensitivity to doxorubicin via regulation of B7-H3 in human neuroblastoma cells. Med Sci Monit. 2017;23:4252-9.
122. Thongchot S, Vidoni C, Ferraresi A et al. Dihydroartemisinin induces apoptosis and autophagy-dependent cell death in cholangiocarcinoma through a DAPK1-BECLIN1 pathway. Mol Carcinog. 2018;57(12):1735-50.
123. Tilaoui M, Mouse HA, Jaafari A, Zyad A. Differential effect of artemisinin against cancer cell lines. Nat Prod Bioprospect. 2014; 4:189-96.
124. Tong Y, Liu Y, Zheng H, et al. Artemisinin and its derivatives can significantly inhibit lung tumorigenesis and tumor metastasis through Wnt/β-catenin signaling. Oncotarget. 2016;7(21):31413-28.
125. Tran KQ, Tin AS, Firestone GL. Artemisinin triggers a G1 cell cycle arrest of human Ishikawa endometrial cancer cells and inhibits cyclin-dependent kinase-4 promoter activity and expression by disrupting nuclear factor-kappaB transcriptional signaling. Anticancer Drugs. 2014;25(3):270-81.
126. Vandewynckel YP, Laukens D, Geerts A, et al. Therapeutic effects of artesunate in hepatocellular carcinoma: repurposing an ancient antimalarial agent. Eur J Gastroenterol Hepatol. 2014;26(8): 861-70.
127. Vantaux A, Kim S, Piv E, et al. Significant efficacy of single low dose primaquine compared to stand alone artemisinin combination therapy in reducing gametocyte carriage in Cambodian patients with uncomplicated multidrug resistant Plasmodium falciparum malaria. Antimicrob Agents Chemother. 2020;64(6): e02108-19.
128. Våtsveen TK, Myhre MR, Steen CB, et al. Artesunate shows potent anti-tumor activity in B-cell lymphoma. J Hematol Oncol. 2018;11(1):23.
129. Verma S, Das P, Kumar VL. Chemoprevention by artesunate in a preclinical model of colorectal cancer involves down regulation of β-catenin, suppression of angiogenesis, cellular proliferation and induction of apoptosis. Chem Biol Interact. 2017;278:84-91.
130. von Hagens C, Walter-Sack I, Goeckenjan M, et al. Prospective open uncontrolled phase I study to define a well-tolerated dose of oral artesunate as add-on therapy in patients with metastatic breast cancer (ARTIC M33/2). Breast Cancer Res Treat. 2017; 164(2):359-69.
131. Wang B, Hou D, Liu Q, et al. Artesunate sensitizes ovarian cancer cells to cisplatin by downregulating RAD51.Cancer Biol Ther. 2015;16(10):1548-56.
132. Wang D, Zhong B, Li Y, Liu X. Dihydroartemisinin increases apoptosis of colon cancer cells through targeting Janus kinase 2/signal transducer and activatorof transcription 3 signaling. Oncol Lett. 2018;15(2):1949-54.
133. Wang SJ, Gao Y, Chen H, et al. Dihydroartemisinin inactivates NF-kappaB and potentiates the anti-tumor effect of gemcitabine on pancreatic cancer both in vitro and in vivo. Cancer Lett. 2010;293(1):99-108.
134. Wang SJ, Sun B, Cheng ZX, et al. Dihydroartemisinin inhibits angiogenesis in pancreatic cancer by targeting the NF-κB pathway. Cancer Chemother Pharmacol. 2011;68(6):1421-30.
135. Wang Z, Wang C, Wu Z, et al. Artesunate Suppresses the Growth of Prostatic Cancer Cells through Inhibiting Androgen Receptor. Biol Pharm Bull. 2017;40(4):479-85.
136. Wang Z-S Z, J, Y-B S, et al. Dihydroartemisinin increases temozolomide efficacy in glioma cells by inducing autophagy. Oncol Lett. 2015;10(1):379-83.
137. Wang L, Li J, Shi X, et al. Antimalarial Dihydroartemisinin triggers autophagy within HeLa cells of human cervical cancer through Bcl-2 phosphorylation at Ser70. Phytomedicine. 2019;52:147-56.
138. Wang N, Zeng GZ, Yin JL, Bian ZX. Artesunate activates the ATF4-CHOP-CHAC1 pathway and affects ferroptosis in Burkitt's Lymphoma. Biochem Biophys Res Commun. 2019;519(3):533-9.
139. Wang Q, Wu S, Zhao X, et al. Mechanisms of dihydroartemisinin and dihydroartemisinin/holotransferrin cytotoxicity in T-cell lymphoma cells. PLoS One. 2015;10(10):e0137331.
140. Wei S, Liu L, Chen Z, et al. Artesunate inhibits the mevalonate pathway and promotes glioma cell senescence. J Cell Mol Med. 2020;24(1):276-284.
141. Wen L, Liu L, Wen L, Yu T, et al. Artesunate promotes G2/M cell cycle arrest in MCF7 breast cancer cells through ATM activation. Breast Cancer. 2018;25(6):681-6.
142. Weng X, Zhu SQ, Cui HJ. Artesunate inhibits proliferation of glioblastoma cells by arresting cell cycle. Zhongguo Zhong Yao Za Zhi. 2018;43(4):772-8.
143. Wolf DG, Shimoni A, Resnick IB, et al. Human cytomegalovirus kinetics following institution of artesunate after hematopoietic stem cell transplantation. Antivir Res. 2011;90:183-6.
144. Woodrow CJ, Haynes RK, Krishna S. Artemisinins. Postgrad Med J. 2005;81:71-8.
145. Wu B, Hu K, Li S, et al. Dihydroartiminisin inhibits the growth and metastasis of epithelial ovarian cancer. Oncol Rep. 2012;27(1): 101-8.
146. Xiao R, Ding C, Zhu H, et al. Suppression of asparagine synthetase enhances the antitumor potency of ART and artemalogue SOM-CL-14-221 in non-small cell lung cancer. Cancer Lett. 2010;475: 22-33.
147. Xie LH, Li Q, Zhang J, Weina PJ. Pharmacokinetics, tissue distribution and mass balance of radiolabeled dihydroartemisinin in male rats. Malar J. 2009;8:112.
148. Xu CH, Liu Y, Xiao LM, et al. Dihydroartemisinin treatment exhibits antitumor effects in glioma cells through induction of apoptosis. Mol Med Rep. 2017;16(6):9528-32.
149. Yamachika E, Habte T, Oda D. Artemisinin: an alternative treatment for oral squamous cell carcinoma. Anticancer Res. 2004;24(4):2153-60
150. Yan X, Li P, Zhan Y, et al. Dihydroartemisinin suppresses STAT3 signaling and Mcl-1 and Survivin expression to potentiate ABT-263-induced apoptosis in Non-small Cell Lung Cancer cells harboring EGFR or RAS mutation. Biochem Pharmacol. 2018;150:72-85.
151. Yang S, Zhang D, Shen N, et al. Dihydroartemisinin increases gemcitabine therapeutic efficacy in ovarian cancer by inducing reactive oxygen species. J Cell Biochem. 2019;120(1):634-44.
152. Yao Y, Guo Q, Cao Y, et al. Artemisinin derivatives inactivate cancer-associated fibroblasts through suppressing TGF-β signaling in breast cancer. J Exp Clin Cancer Res. 2018;37(1):282.
153. Yarnell E. Preliminary case series of artemisinin for prostate cancer in a naturopathic practice. J Restor Med. 2015;4(1):24-32.
154. Yu H, Guo P, Xie X, et al. Ferroptosis, a new form of cell death, and its relationships with tumourous diseases. J Cell Mol Med. 2017;21(4): 648-57.
155. Yu C, Sun P, Zhou Y, et al. Inhibition of AKT enhances the anti-cancer effects of Artemisinin in clear cell renal cell carcinoma. Biomed Pharmacother. 2019;118:109383.
156. Zeng AH, Ou YY, Guo MM, et al. Human embryonic lung fibroblasts treated with artesunate exhibit reduced rates of proliferation and human cytomegalovirus infection in vitro. J Thorac Dis. 2105;7:1151-7.

157. Zhang CZ, Pan Y, Cao Y, et al. Histone deacetylase inhibitors facilitate dihydroartemisinin-induced apoptosis in liver cancer in vitro and in vivo. PLoS One. 2012;7(6):e39870.
158. Zhang ZS, Wang J, Shen YB, et al. Dihydroartemisinin increases temozolomide efficacy in glioma cells by inducing autophagy. Oncol Lett. 2015;10(1):379-83.
159. Zhang T, Yuan Hu, Ting Wang, Peiling Cai. Dihydroartemisinin inhibits the viability of cervical cancer cells by upregulating caveolin 1 and mitochondrial carrier homolog 2: Involvement of p53 activation and NAD(P)H: quinone oxidoreductase 1 downregulation. Int J Mol Med. 2017;40(1):21-30.
160. Zhang J, Zhou L, Xiang JD, et al. Artesunate-induced ATG5-related autophagy enhances the cytotoxicity of NK92 cells on endometrial cancer cells via interactions between CD155 and CD226/TIGIT. Int Immunopharmacol. 2021;97:107705.
161. Zheng JS, Wang MH, Huang M, Luo YP. [Artesunate suppresses human endometrial carcinoma RL95-2 cell proliferation by inducing cell apoptosis]. Nan Fang Yi Ke Da Xue Xue Bao. 2008; 28(12):2221-3.
162. Zhu Y, Klausen C, Zhou J, et al. Novel dihydroartemisinin dimer containing nitrogen atoms inhibits growth of endometrial cancer cells and may correlate with increasing intracellular peroxynitrite. Sci Rep. 2019;9(1):15528.
163. Zhao J, Pan Y, Li X, et al. Dihydroartemisinin and Curcumin Synergistically Induce Apoptosis in SKOV3 Cells Via Upregulation of MiR-124 Targeting Midkine. Cell Physiol Biochem. 2017;43(2): 589-601.
164. Zhou C, Pan W, Wang XP, Chen TS. Artesunate induces apoptosis via a Bak-mediated caspase-independent intrinsic pathway in human lung adenocarcinoma cells. J Cell Physiol. 2012;227(12):3778-86.
165. Zhou X, Zijlstra SN, Soto-Gamez A, et al. Artemisinin Derivatives Stimulate DR5-Specific TRAIL-Induced Apoptosis by Regulating Wildtype P53. J Cancers (Basel). 2020;12(9):2514.
166. Zhu S, Liu W, Ke X, Li J, et al. Artemisinin reduces cell proliferation and induces apoptosis in neuroblastoma. Oncol Rep. 2014; 32(3):1094-100.
167. Zhu S, Yu Q, Huo C, et al. Ferroptosis: a novel mechanism of artemisinin and its derivatives in cancer therapy. Curr Med Chem. 2021;28(2):329-45.
168. Zhu W, Li Y, Zhao D, et al. Dihydroartemisinin suppresses glycolysis of LNCaP cells by inhibiting PI3K/AKT pathway and downregulating HIF-1α expression. Life Sci. 2019;233:116730.

CAPÍTULO 49

Azul de metileno de corante a antineoplásico

Anti-*Mycobacterium tuberculosis*; inibe NADPH e provoca estresse oxidativo; aumenta a beta-oxidação mitocondrial e eleva a geração de ATP; ativa marcantemente AMPK, CPT-1, PPAR-alfa e PGC-1 alfa; reverte o efeito Warburg no câncer e é potente inibidor do PD-1/PDL-1 e assim ativa linfócitos T citotóxicos

José de Felippe Junior

Azul de metileno: duplo efeito anticâncer – reverte efeito Warburg e inibe PD-1. **Vários autores**

Azul de metileno (AM) ou cloreto de metioninium é uma fenotiazina sintetizada em 1876 pelo químico alemão Heinrich Caro, altamente solúvel em água e solventes orgânicos e daí a alta permeabilidade nas membranas biológicas penetrando livremente nas mitocôndrias, lisossomos e núcleo. Ehrlich demonstrou em 1891 a eficácia do AM no tratamento da malária e também o empregou como corante terapêutico com atividade antimicrobiana, na coloração supravital para uso histopatológico de diagnóstico, ação como fotossensibilizador medicinal, na quimioterapia do câncer e como agente psicoativo em demência e psicose (Wainwright, 2002; Rohs, 2004; Atamna, 2008 e 2010).

O azul de metileno é um estimulante da memória em animais e seres humanos depois de uma dose única e baixa 0,5-4mg/kg, mas tem efeitos opostos em doses superiores a 10mg/kg (Bruchev, 2008). A dose usual é de < 2mg/kg/dia em duas tomadas.

AM está em uso clínico há mais de um século em procedimentos diagnósticos e no tratamento de várias patologias, como meta-hemoglobinemia, malária, encefalopatia pela ifosfamida, choque séptico, hipotensões de doenças crônicas e na terapia fotodinâmica do câncer. É anti-inflamatório, pode funcionar como oxidante ou antioxidante e protege a pele contra o fotoenvelhecimento. Acrescem as propriedades antienvelhecimento em geral (Atamna, 2008; Harrison, 2014; Xiong, 2016). AM atravessa a barreira hematoencefálica e aumenta a eficácia da bioenergética cerebral exercendo efeitos neuroprotetores nas doenças de Alzheimer, Parkinson e Huntington (Callaway, 2002; Atamna, 2008 e 2010; Paciullo, 2010; Medina, 2011; Ohlow, 2011; Scheimer, 2011; Sontag, 2012; Rojas, 2012; Xiong, 2017). De interesse são relatos de que o AM possui atividade antidepressiva e ansiolítica em modelos pré-clínicos e se mostrou promissora em ensaios clínicos para esquizofrenia e transtorno bipolar (Delport, 2017).

O azul de metileno de fórmula $C_{16}H_{18}ClN_3S$ e peso molecular de 319,9g/mol é também conhecido como Methylthioninium chloride [7-(dimethylamino) phenothiazin-3-ylidene]-dimethylazanium; chloride), Methylthionine chloride, Basic blue 9, Blue Swiss, Chromosmon, Methylene Blue N.

Não doa e é aceptor de 4 elétrons: molécula oxidante.

Cloreto de azul de metileno ou Cloreto de metioninium

Azul de metileno melhora a função mitocondrial e reverte o efeito Warburg no câncer

AM apresenta baixo potencial redox (11mv), o que permite maior eficácia de ciclar entre a forma oxidada AM (cor azul escura) e a forma reduzida AMH2 (sem cor – leucometileno), facilitando assim o transporte de elétrons nas mitocôndrias e reduzindo a geração do radical superóxido. Ele também induz a expressão dos complexos mitocondriais II e IV.

Na mitocôndria isolada, aumenta a velocidade de redução do citocromo c devido seu bem conhecido efeito carregador de elétrons (Weinstein, 1964). Funciona como via alternativa de transferência de elétrons entre o complexo I e o complexo II mitocondrial, aumenta o consumo de oxigênio e diminui a produção de lactato em células do hipocampo murino (Wen, 2012).

A capacidade do AM como portador de elétrons é reconhecida há muito tempo. AM aceita diretamente elétrons do NADH, NADPH e FADH2 (Atamna, 2008; Buchholz, 2008). AM é capaz de mediar o fluxo de elétrons de certas enzimas para o citocromo c sob condições anaeróbias e aeróbicas (McCord e Fridovich, 1970). Assim, o AM pode ser capaz de atuar como transportador alternativo de transferência de elétrons que substitui os complexos respiratórios mitocondriais danificados. Usando mitocôndrias isoladas, o AM demonstrou melhorar as atividades do complexo de transporte de elétrons mitocondrial I, I-III, mas não as atividades dos complexos II-III (Poteet, 2012; Wen, 2011a) Mais importante, o aumento induzido através do AM das atividades do complexo mitocondrial I e I-III é insensível à inibição do complexo I e III. Além disso, verificou-se que a forma reduzida AM (AMH2) é capaz de entregar os elétrons ao citocromo c na presença de oxigênio nas mitocôndrias. Tomados em conjunto, o AM poderia funcionar como um portador de elétrons alternativo mitocondrial. No seu ciclo redox (AM-AMH2-AM), os elétrons do NADH são entregues ao citocromo c em uma rota alternativa, apesar da inibição do complexo I e III (Bruchey, 2008; Rojas, 2012) (Figura 49.1).

AM reencaminha elétrons na cadeia mitocondrial de transferência de elétrons diretamente da NADH para o citocromo c aumentando a atividade do complexo IV e efetivamente aumentando a atividade da fosforilação oxidativa, enquanto protege a mitocôndria diminuindo o estresse oxidativo (Tucker, 2017). Em outras palavras, o AM recebe elétrons do NADH na presença do complexo I e doa tais elétrons para o citocromo c, proporcionando uma via alternativa de transferência eletrônica. AM aumenta o consumo de oxigênio, diminui a glicólise e aumenta a captação de glicose, *in vitro*. Dessa forma, promove proteção dos neurônios e dos astrócitos contra vários insultos *in vitro* e *in vivo* (Yang, 2017).

Em mitocôndrias tratadas com inibidores do complexo I ou III, o AM aumenta moderadamente, mas de

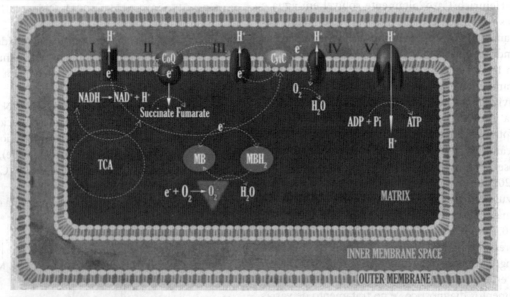

Figura 49.1 Função do azul de metileno (AM) como transportador alternativo de transferência de elétrons mitocondriais e antioxidante regenerável. AM aceita elétron do NADH na presença do complexo I. Após o ciclo redox (AM-AMH2-AM), os elétrons são entregues ao citocromo c em uma rota alternativa, apesar da inibição do complexo I e III. A propriedade redox distinta permite que o AM seja um antioxidante regenerável nas mitocôndrias, distinto dos eliminadores tradicionais de radicais livres. Transcrição livre de Yang, 2017).

modo significante, a produção de ATP, restaura o Delta-psimt e aumenta a captação de cálcio iônico. Por outro lado, AM aumenta de modo significante a produção de H_2O_2 em condições de normoxia ou hipóxia, ao lado de diminuir sua eliminação. A geração de H_2O_2 acontece sem o aumento da formação da superóxido dismutase interpretada como resultado da redução do oxigênio molecular em H_2O_2 pelo AM reduzido (Tretter, 2014).

Nas células do glioblastoma, o AM reverte o efeito de Warburg, aumenta a fosforilação oxidativa mitocondrial pára o ciclo celular na fase S e inibe a proliferação celular. AM ativa a AMPK (*AMP-activated protein kinase*) e inibe a ACC (*acetyl-coA carboxylase*) e as CDKs (*cyclin-dependent kinases*) em células do glioblastoma (Yang, 2017).

A maioria dos cânceres cursa com uma assinatura metabólica peculiar descrita em 1926 por Otto Warburg, onde a célula transformada passa a operar primariamente com a glicólise anaeróbia que supre ATPs para o núcleo e faz funcionar o ciclo celular mitótico proliferativo com aumento da biomassa tumoral. Os assim chamados oncogenes, que nada mais são que **redentores gênicos** da sobrevivência das células em sofrimento que chamam de câncer, aumentam a expressão da maquinaria do ciclo de Embden-Meyerhof, **redentor metabólico** da manutenção da vida dessas células.

Pois bem, Ethan Poteet, em 2013, mostra que o azul de metileno reverte o efeito Warburg em um dos tumores mais proliferativos dos seres humanos, o glioblastoma multiforme. E de acordo com o conceito geral da carcinogênese, o azul de metileno também reverterá o efeito Warburg em outras neoplasias altamente proliferativas dependentes da glicose.

O azul de metileno induz apoptose seletiva de células cancerosas via aumento da geração de radicais livres de oxigênio, via inibição de uma das mais importantes enzimas redutoras do intracelular, a NADPH (Wondrak, 2007).

Barron, lá nos idos de 1928, já havia observado que o AM aumentava o consumo de oxigênio, principalmente em células com metabolismo altamente fermentativo, isto é, nas células cancerosas em alta proliferação celular e dependentes do ciclo de Embden-Meyerhof. Dependendo do grau do metabolismo glicolítico, ele observou elevações de 19,2 a 116% no consumo de oxigênio juntamente com a diminuição da produção de ácido láctico nesse tipo de célula. Em outras palavras, o azul de metileno diminuiu a glicólise e aumentou a fosforilação oxidativa, tudo o que queremos para tratar o câncer. Entretanto, Barron, pesquisador puro, não notou a importância prática da sua descoberta.

A oxidação dos ácidos graxos pela mitocôndria é estimulada pelo AM, isto é, acontece aumento da beta-oxidação com a elevação da geração de ATP (Visarius, 1997).

Azul de metileno é eficaz na mitocôndria doente

Os efeitos benéficos do AM foram atribuídos à melhoria das funções mitocondriais. A fosforilação no de substrato (SLP) resulta na produção de ATP independente da ATP sintase (ATPase). Nas mitocôndrias energeticamente comprometidas, o ATP produzido por SLP pode impedir a reversão da translocase de nucleotídeos da adenina e, portanto, a hidrólise do ATP glicolítico. Na presença do inibidor de ATPase, a oligomicina AM estimulou a respiração com todos os substratos respiratórios. No entanto, a taxa de síntese de ATP aumentou apenas com os substratos α-cetoglutarato e glutamato (formando succinil-CoA). AM estimulou eficientemente o SLP e restaurou o potencial de membrana nas mitocôndrias também com a inibição combinada do complexo I e ATP sintase. O ATP formado pelo SLP atenuou a insuficiência energética gerada pela falta de fosforilação oxidativa. Assim, a estimulação da SLP mediada por AM pode ser importante na manutenção da competência energética das mitocôndrias e na prevenção da hidrólise mitocondrial do ATP glicolítico. Os efeitos mitocondriais do AM são explicados pela capacidade de aceitar elétrons da redução e transferi-los para o citocromo c ignorando os complexos respiratórios I e III (Komlódi, 2017).

Atualmente, uma série de análogos do azul de metileno foi sintetizada e demonstrou aumentar os níveis de frataxina, a biogênese mitocondrial e melhorar a atividade da aconitase. Verificou-se que os análogos eram bons sequestradores de ERTOs e capazes de proteger os linfócitos cultivados do estresse oxidativo resultante da inibição do complexo I e do esgotamento da glutationa. Os análogos também preservaram o potencial da membrana mitocondrial e aumentaram a produção de ATP (Khdou, 2018).

Ácido α-lipoico mais azul de metileno são sinérgicos no aumento da eficácia da fosforilação oxidativa

O uso do ácido α-lipoico, um ativador da piruvato desidrogenase, reabastece o ciclo de Krebs através do aumento da anaplerose, mas provoca saturação mitocondrial. A função de transporte de elétrons do azul de metileno aumenta a capacidade mitocondrial. Finalmente, a combinação de ambos os medicamentos provoca efeito sinérgico para estimular a atividade do ciclo de Krebs e a respiração mitocondrial – **Reversão do Efeito Warburg** (Montegut, 2020).

Azul de metileno inibe PD-1/PD-L1 (*Programmed Death-1/ Programmed Death Ligand-1*)

Anticorpos contra PD-1 impedem a interação com o seu ligante PD-L1, bloqueiam a ativação de PD-1 e, assim, restauram a atividade dos linfócitos T citotóxicos (CTL) para lisar células-alvo que expressam PD-L1 e provocar regressão tumoral *in vivo* (Hirano, 2005). Um benefício clínico impressionante foi observado em vários tipos de câncer (Topalian, 2012; Powles, 2014). Infelizmente, os inibidores de PD-1 usados atualmente em clínica mostram efeitos colaterais graves, às vezes fatais (Moslehi, 2018). Em contraste, os camundongos com deficiência de PD-1 de fundo, C57BL/6, se desenvolvem e crescem normalmente com doença autoimune observada no estágio final de sua vida. Evidências sugerem que as regiões cristalizáveis do fragmento da região Fc desses anticorpos desempenham papel na mediação do efeito do tratamento. Esses dados sugerem que são os anticorpos, e não a inibição da PD-1 *per se*, que causam os efeitos colaterais atualmente observados na clínica. Espera-se, portanto, que pequenos inibidores moleculares de PD-1 atinjam efeito terapêutico comparável aos medicamentos de anticorpos, eliminando os problemas de toxicidade. Uma porção significativa dos medicamentos PD-1 atuais inibe a função de PD-1 através do bloqueio da interação entre PD-1 e PD-L1. As vias de sinalização que levam da ligação de PD-L1/2 a PD-1 até a inibição da ativação de células T e expressão de citocinas são claras. Embora SHP1 e SHP2 tenham sido relatados anteriormente como recrutados por PD-1 para exercer função imunoinibitória, foi confirmado que SHP2 é o principal responsável pela ação. Os estudos mostraram que a fosforilação do CD28 nas células T é crítica para mediar o efeito do tratamento da inibição da PD-1 (Kamphorst, 2017).

O azul de metileno é medicamento de baixo peso molecular aprovado pela FDA, usado para tratar pacientes com níveis de meta-hemoglobina acima de 30% ou com sintomas de hipóxia apesar da oxigenoterapia. É conhecido por seu perfil de segurança altamente favorável refletido em estudo que mostra que o AM pode ser administrado com segurança para atingir concentração sérica de até 6μM (Baddeley, 2015).

Fan, em 2020, relatou que o AM neutralizou efetivamente a atividade supressora de PD-1 nos linfócitos T citotóxicos (CTLs) e restaurou sua atividade de citotoxicidade: ativação, proliferação e secreção de citocinas. Mecanicamente, o AM bloqueou a interação entre o ITSM fosforilado por SHP2 e Y248 da PD-1 humana e, assim, inibiu potentemente o recrutamento de SHP2 por PD-1 em CTLs estimulados por PD-L1. Impressionante efeito antitumoral do AM foi observado em aloenxertos e modelos de tumores de camundongos geneticamente modificados. AM também recuperou a proliferação e expressão de citocinas por células T CD8+ humanas. Portanto, esse trabalho não apenas identificou um agente de baixo peso molecular e potente IPPI (*inhibitors of protein– protein interactions*) que bloqueia a interação entre PD-1 e SHP2, como também lançou nova estratégia para o desenvolvimento de inibidores direcionados ao eixo de sinalização PD-L1/PD-1.

Lembrar que as taxas de cura dos bloqueios contra PD-1, PD-L1 ou CTLA-4 (linfócito T citotóxico associado à proteína 4) isoladamente são pequenas. A estratégia de combinação, anti-PD-1/anti-CTLA-4 aumenta significativamente as células T CD+ ativadas e as células NK e diminui as células supressivas CD4+ FoxP3+ Treg (Reardon, 2016). É o acelerar e brecar do sistema imune.

Os inibidores de PD-1 usados atualmente em clínica exibem toxicidade e taxa de resposta limitada ao paciente. O estudo de Fan e colaboradores identifica o azul de metileno como um novo e potente inibidor da PD-1 (Figura 49.2) (Fan, 2020). Não há efeitos colaterais com o uso apropriado.

O custo de 1 ampola 100mg/4ml de inibidor padrão de PD-1 usado em oncologia é de 5mil dólares. Uso intravenoso de 3/3 semanas, com todos os efeitos colaterais clássicos. O custo do AM é de 5 dólares.

Azul de metileno inibe a MAO – monoaminaoxidase – efeito antitumoral indireto

O azul de metileno possui propriedades inibidoras da MAO-A. Assim sendo, quando usado por via intravenosa pode desencadear síndrome serotoninérgica (Zuschlaq, 2018).

Em 1966, Hoffer e Osmond escreveram que o adrenocromo inibe marcantemente a mitose de células neoplásicas altamente proliferativas (Hoffer, 1996). O adrenocromo é proveniente da oxidação da adrenalina e está aumentado quando a monoaminoxidase (MAO) é inibida. Os inibidores da MAO, aumentando a concentração de adrenocromo, provocam inibição da proliferação celular. Hatano, em 1991, mostrou que extratos do alcaçuz possuem atividade inibidora da MAO e, assim, efeito antidepressivo, o que aumenta o limiar da dor, e efeito antitumoral aumentando o adrenocromo.

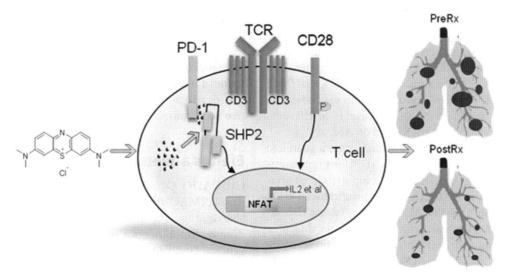

Figura 49.2 Mecanismo de ação do azul de metileno inibindo PD-1 e ativando linfócitos T citotóxicos. Efeito figurativo no câncer de pulmão (Fan, 2020).

Azul de metileno mais riboflavina para controle da dor

O azul de metileno mostrou efeito antinociceptivo e efeito analgésico na dor visceral em ratos quando comparada ao grupo controle, sendo que a inibição da dor foi mais importante após adicionar riboflavina (Luca, 2015).

Azul de metileno e mucosite

Mucosite provoca dor e diminuição da função e pode persistir muito tempo após a conclusão da quimioterapia. Embora a maioria dos pacientes responda ao tratamento conservador, um subconjunto deles desenvolve dor intratável com graves consequências. A terapia de lavagem oral com azul de metileno a 0,5% é modalidade eficaz e não dispendiosa que pode ser usada com segurança para amenizar a dor oral intratável em pacientes com mucosite associada à quimioterapia. O autor relata uma série de 5 pacientes consecutivos com dor intratável relacionada à mucosite oral, apesar do tratamento convencional com opiáceos sistêmicos. Todos os 5 pacientes responderam bem ao uso de azul de metileno a 0,5% como enxágue bucal, demonstrando analgesia sustentada por 3 semanas. O tratamento foi bem tolerado e a satisfação geral do paciente foi muito alta. Também observou que o enxágue com azul de metileno reduziu significativamente a necessidade total de opioides, conforme demonstrado pelas reduções nos escores de dose diária equivalente de morfina dos pacientes após seu uso. Nossa série de casos sugere que a terapia de enxágue oral com azul de metileno a 0,5% é uma modalidade eficaz e de baixo custo que pode ser usada com segurança para aliviar a dor oral intratável em pacientes com mucosite associada ao tratamento do câncer. Até onde sabemos, este é o primeiro relato de uso dessa terapia no tratamento da dor da mucosite oral (Roldan, 2017).

Outros efeitos do azul de metileno

AM reduz a agregação da proteína tau e melhora o metabolismo energético cerebral, o que é muito importante nas doenças neurodegenerativas. Regula para cima os genes Nrf2/ARE (*NF-E2-related factor 2* – Nrf2/*antioxidant response element* – ARE) e previne a neurotoxicidade relacionada às proteínas tau funcionando como antioxidante e anti-inflamatório. AM inibe a óxido nítrico sintase, diminui a lesão oxidativa e melhora a função mitocondrial nas doenças neurodegenerativas (Stack, 2014).

O azul de metileno atrasa a senescência celular, induz o complexo IV e ativa Keap1/Nrf2; no entanto, a ligação molecular desses efeitos ao MB não é clara. O aumento transitório de NAD/NADH observado nas células tratadas com AM desencadeou uma investigação do regulador de energia AMPK. AM induz a fosforilação da AMPK em um padrão transitório, que foi seguido pela indução de PGC1α e SIRT1: ambos são indutores da biogênese mitocondrial e do complexo IV. Posteriormente, as células tratadas com AM exibiram aumento >100% da atividade do complexo IV e declínio de 28% nos oxidantes celulares. A taxa de erosão dos telômeros também foi significativamente menor nas células tratadas com AM. Identificou-se que a atividade antissenescência do AM (ativador transitório) é 8 vezes maior que a do AICAR (ativador crônico). Os achados em conjunto com a ativação do Keap1/Nrf2 sugerem uma ativação sincronizada das vias de defesa celular e de energia como um possível fator-chave na potente atividade antissenescência do AM.

AM é inibidor de outras enzimas como a guanilato ciclase, aldeído desidrogenase, NADPH e a monoamina oxidase A (MAO-A). Melhora a hipotensão associada a alguns estados clínicos, como insuficiências renal e hepática (Bosoy, 2008). Melhora a hipóxia e a circulação hiperdinâmica na cirrose hepática e na síndrome hepatopulmonar grave (Schenk, 2000), assim como no choque séptico (Preiser, 1995). Ao inibir a guanilato ciclase diminui a cGMP (*cyclic guanosine monophosphate*) e consequentemente diminui o relaxamento da musculatura lisa vascular e aumenta a pressão se esta estiver baixa. AM inibe a aldeído desidrogenase de eritrócitos e leucócitos humanos e de mitocôndrias de fígado de rato de modo concentração-dependente. A inibição é reversível (Helander, 1993). Ao inibir a enzima NADPH pode provocar estresse oxidativo (Wondrak, 2007).

Após administração por via oral, o azul de metileno distribui-se pelo fígado e aumenta a razão NAD+/NADPH. Regula para cima o gene SIRT1 e, portanto, diminui a acetilação da PGC-1alfa (*peroxisome proliferator-activated receptor gamma coactivator-1alpha*), o que promove fortemente sua ativação provocando biogênese mitocondrial. O conteúdo de DNA mitocondrial hepático e o consumo de oxigênio aumentam. O AM notavelmente ativa AMPK, CPT-1 e PPAR-alfa. Todos esses fatores são importantes no tratamento da esteatose hepática (Shin, 2014) e do câncer.

Após trombose cerebral em ratos, AM tem a capacidade de promover neurogênese e melhorar a sobrevivência dos neurônios recém-nascidos no reparo isquêmico do cérebro, inibindo a inflamação microambiental e aumentando a função mitocondrial (Ahmed, 2016).

AM é um corante sintético básico. Ele provoca coloração em componentes celulares negativamente carregados como os ácidos nucleicos e, quando administrado no leito linfático de um tumor durante cirurgia oncológica, tinge o linfonodo de drenagem do tumor ajudando na localização visual do linfonodo sentinela.

Muito interessante é que desde a época de Ehrlich (1854-1915) se conhece a atividade antimicrobiana de compostos sintéticos não quimioterapêuticos, como a fenotizina, azul de metileno.

Kristiansen, em 1997, em revisão da literatura sugere que alguns compostos fenotiazínicos ativos em membrana, como o azul metileno, aumentam a atividade dos antibióticos convencionais, eliminam a resistência natural a antibióticos específicos (reversão da resistência) e exibem forte atividade contra o *Mycobacterium tuberculosis* resistente a múltiplas drogas. Assim, os não antibióticos podem ter um papel significativo no tratamento de certas infecções bacterianas.

Efeitos adversos

CUIDADO: O azul de metileno inibe a monoaminoxidase-A (MAO-A) e quando associado com antidepressivos que aumentam serotonina pode desencadear síndrome serotoninérgica se administrado por via intravenosa (Zuschlaq, 2018).

AM é droga segura quando utilizada em doses terapêuticas, < 2mg/kg/dia. Em altas doses pode provocar arritmias cardíacas, vasoconstrição coronária, diminuição do débito cardíaco, do fluxo sanguíneo renal e fluxo sanguíneo mesentérico, aumento da pressão em artéria pulmonar e diminuição das trocas gasosas no pulmão.

AM é relativamente contraindicado em pacientes com deficiência de G6PD (*Glucose-6-phosphate dehydrogenase*), podendo provocar hemólise severa (Clifton, 2003). Os recém-nascidos são particularmente vulneráveis aos efeitos adversos do AM apresentando hiperbilirrubinemia, meta-hemoglobinemia, anemia hemolítica, insuficiência respiratória, edema pulmonar e fototoxicidade.

AM interfere na leitura do oxímetro por emissão de luz resultando em leituras falsamente diminuídas da saturação de oxigênio.

Cuidado; benzocaína tópica usada em formulações para tratar estomatite pode provocar meta-hemoglobinemia (Kaczorowska-Hac, 2012).

Alvos moleculares do azul de metileno no câncer

1. Pode ser ativo contra o *Plasmodium falciparum* resistente (Meissner, 2006). Aqui funciona como inibidor seletivo da glutationa redutase (Schirmer, 2003) provocando diminuição da GSH e estresse oxidativo, o que sensibiliza o plasmódio aos efeitos da cloroquina.
2. **Anti-*Mycobacterium tuberculosis*** resistente a múltiplas drogas, antimalária e antitripanossoma (Kristiansen, 2015; Wu, 2016).
3. Anti-*Mycobacterium tuberculosis* (Pal, 2018).
4. Pode ser ativo contra vários tipos de bactérias resistentes (Kristiansen, 1997-2015).
5. Anti-*Candida albicans* (Pal, 2018).

6. Na meta-hemoglobinemia, a dose é de 1-2mg/kg de azul de metileno a 1%, por via intravenosa (Boylston, 2002).
7. Inibe a enzima NADPH e provoca estresse oxidativo em várias linhagens de células cancerosas (Wondrak, 2007).
8. Aumenta a beta-oxidação mitocondrial e eleva a geração de ATP (Visarius, 1997).
9. Funciona como via alternativa de transporte de elétrons na cadeia transportadora de elétrons mitocondrial.
10. Ativa marcantemente AMPK, CPT-1 e PPAR-alfa.
11. Ativa fortemente a PGC-1 alfa (*peroxisome proliferator-activated receptor gamma coactivator-1 alpha*) e induz aumento do conteúdo de DNA mitocondrial seguido de biogênese mitocondrial.
12. Aumenta a fosforilação oxidativa via transferência alternativa de elétrons na cadeia de elétrons mitocondrial no câncer e nas doenças neurodegenerativas (Yang, 2017).
13. **Glioblastoma multiforme**
    a) O azul de metileno em células U87 diminui a glicólise anaeróbia, o que reduz a produção de lactato e por aumentar a eficácia da função mitocondrial eleva o consumo de oxigênio. Em linhagens U87 e A172 aumenta a produção de ATP, diminui NADPH e para o ciclo celular na fase S, o que diminui a proliferação celular. Dramaticamente provoca inibição das ciclinas A2, B1 e D1 com menor efeito na E1. Ativa fortemente a AMPK (*AMP-activated protein kinase*) o que inibe a via mTOR. A ativação da AMPK provoca robusta inibição da ACC (acetil-CoA carboxilase), enzima-chave na síntese de ácidos graxos. Inibe a proliferação de linhagens de gliomas sensíveis e insensíveis à temozolomida. Azul de metileno muda as células de **central biosintética** para **central bioenergética** e inibe a proliferação de células do glioblastoma. Em resumo, provoca reversão do efeito Warburg (Poteet, 2013).
    b) Azul de metileno induz citotoxicidade em célula U-373 do astrocitoma humano de modo dose-dependente. O mecanismo citotóxico é devido ao aumento da geração de radical hidroxila e aumento do cálcio iônico intracelular (Lee, 1995).
    c) Azul de metileno reverte o efeito Warburg no glioblastoma. Aumenta a fosforilação oxidativa mitocondrial, impede o ciclo celular na fase S e inibe a proliferação celular. Ativa a AMPK (AMP-activated protein kinase), inibe a acetil-coA carboxilase a jusante e as quinases dependentes de ciclina. Em resumo, existem evidências que o aprimoramento da fosforilação oxidativa mito-

condrial via transferência alternativa de elétrons mitocondriais oferece ação protetora contra doenças neurodegenerativas (neurônios) e inibe a proliferação de cânceres (glia) (Yang, 2017).
    d) Os autores avaliaram o efeito do óxido nítrico (NO) na expressão gênica do fator de crescimento vascular endotelial (VEGF) em células de glioblastoma A-172 humano. O NO aumenta a expressão do VEGF através da atividade da guanilato ciclase, sendo que a expressão de VEGF induzida por NO é inibida pelo inibidor da guanilato ciclase, azul de metileno (10 microM) e pelo inibidor da síntese proteica, ciclo-heximida (25 microg/ml). Estes resultados sugerem que a indução da expressão do gene VEGF pelo NO é mediada pela atividade da guanilato ciclase e requer síntese protéica contínua (Chin, 1997). Vários antibióticos diminuem a síntese proteica: minociclina, doxiciclina, claritromicina, azitromicina.
14. **Neuroblastoma**
Azul de metileno induz citotoxicidade em células SK-N-MC do neuroblastoma (Lee, 1995).
15. **Câncer de cabeça e pescoço**
AM é usado com fins diagnósticos para encontrar linfonodos sentinela e na terapia fotodinâmica.
16. **Câncer de pulmão**
    a) Os inibidores de anticorpo PD-1/PD-L1 atualmente aprovados para uso clínico bloqueiam a interação entre PD-L1 e PD-1 para aumentar a citotoxicidade do linfócito T citotóxico CD8 + (CTL). O azul de metileno inibe fortemente a sinalização de PD-1. Aumenta a citotoxicidade, ativação, proliferação celular e atividade secretora de citocinas dos linfócitos T citotóxicos inibidos pela PD-1. O AM permite que os CTL ativados reduzam os aloenxertos tumorais que expressam PD-L1 e cânceres de pulmão autóctones em modelo de camundongo transgênico. O AM também neutraliza efetivamente a sinalização PD-1 em células T humanas isoladas do sangue periférico de doadores saudáveis. O autor identificou um produto químico aprovado pela FDA capaz de inibir potentemente a função do PD-1 e de baixíssimo custo (Fan, 2020).
    b) Vários estudos sobre terapia fotodinâmica.
    c) AM inibe *heat shock protein* 70 e inibe proliferação neoplásica, linhagem A549 *in vitro* e *in vivo* (Sanchala, 2018).
17. **Câncer de mama**
Azul de metileno é empregado para facilitar a retirada de linfonodo axilar sentinela (Parmar, 2020). AM é usado com fins diagnósticos para encontrar linfonodos sentinela e na terapia fotodinâmica.

18. Câncer hepático

Os autores avaliaram o efeito do óxido nítrico (NO) na expressão gênica do fator de crescimento vascular endotelial (VEGF) em células de carcinoma hepatocelular HepG2 humano. O NO aumenta a expressão do VEGF através da atividade da guanilato ciclase, sendo que a expressão de VEGF induzida por NO é inibida pelo inibidor da guanilato ciclase, azul de metileno (10 microM) e pelo inibidor da síntese proteica, ciclo-heximida (25 microg/ml). Estes resultados sugerem que a indução da expressão do gene VEGF pelo NO é mediada pela atividade da guanilato ciclase e requer síntese protéica contínua (Chin, 1997). Vários antibióticos diminuem a síntese proteica: minociclina, doxiciclina, claritromicina, azitromicina.

19. Câncer de pâncreas

Azul de metileno é empregado para facilitar a retirada de linfonodo axilar sentinela. AM é usado com fins diagnósticos para encontrar linfonodos sentinela e na terapia fotodinâmica.

20. Câncer endometrial e cervical uterino

Azul de metileno é empregado para facilitar a retirada de linfonodo axilar sentinela. AM é usado com fins diagnósticos para encontrar linfonodos sentinela e na terapia fotodinâmica.

21. Câncer de ovário

AM induz apoptose no câncer de ovário, HO-8910. O uso de ácido α-lipoico, um ativador da piruvato desidrogenase, reabasteceu o ciclo de Krebs por meio do aumento da anaplerose, mas resultou em saturação mitocondrial. A função de transporte de elétrons de uma segunda droga, o azul de metileno, aumentou a capacidade mitocondrial. Ele puxou as vias anaperóticas enquanto reduzia os sinais de estresse e resultou em um aumento de 24% da produção máxima de mAb. Por fim, a combinação das duas drogas mostrou-se promissora para estimular a atividade do ciclo de Krebs e a respiração mitocondrial (Montegut, 2020).

22. Linfomas

Azul de metileno é empregado para facilitar a retirada de linfonodo axilar sentinela. AM é usado com fins diagnósticos para encontrar linfonodos sentinela e na terapia fotodinâmica.

Conclusão

Realmente, deixar de aprender é omitir socorro. Doravante minha estratégia no tratamento das células doentes que chamam de câncer vai incluir o azul de metileno que reverte o efeito Warburg e aumenta a ativação dos linfócitos T citotóxicos inibindo PD1/PD-L1.

Vida longa ao não dispendioso e eficaz azul de metileno no câncer.

Referências

1. Ahmed ME, Tucker D, Dong Y, et al. Methylene Blue promotes cortical neurogenesis and ameliorates behavioral deficit after photothrombotic stroke in rats.Neuroscience. Nov 12;336:39-48, 2016.
2. Atamna H, Nguyen A, Schultz C, et al. Methylene blue delays cellular senescence and enhances key mitochondrial biochemical pathways. FASEB J. 22:703-12;2008.
3. Atamna H, Kumar R. Protective role of methylene blue in Alzheimer's disease via mitochondria and cytochrome c oxidase. J Alzheimers Dis. 20(Suppl 2):S439-52;2010.
4. Atamna H, Atamna W, Al-Eyd G, et al. Combined activation of the energy and cellular-defense pathways may explain the potent antissenescence activity of methylene blue. Redox Biol. Dec;6:426-435,2015.
5. Baddeley TC, McCaffrey J, Storey JMD, et al. Complex disposition of methylthioninium redox forms determines efficacy in tau aggregation inhibitor therapy for Alzheimer's disease. J Pharmacol Exp Ther 352:110–118, 2015.
6. Barron SG. Catalytic effect of methylene hlue 011 the oxygen consumption of tumors and normal tissues. J Exper Mecl. 52:447;1930.
7. Barron ESO, Harrogp A Jr. Studies on blood cell metabolism. 11. The effect of methylene blue and other dyes upon the glycolysis and lactic acid formation of mammalian and avian erythrocytes. J Biol Chem. 79:65;1928.
8. Bosoy D, Axelband J, Pursell RN, et al. Utilization of methylene blue in the setting of hypotension associated with concurrent renal and hepatic failure:a concise review. OPUS 12 Scientist. 2:21-9;2008.
9. Boylston M, Beer D. Methemoglobinemia:A Case Study. Critical Care Nurse. 22:50-5;2002.
10. Bruchey AK, Gonzalez-Lima F. Behavioral,physiological and biochemical hormetic responses
11. to the autoxidizable dye methylene blue. Am J Pharmacol Toxicol 3(1):72–79,2008.
12. Buchholz K, Schirmer RH, Eubel JK, Akoachere MB, Dandekar T, Becker K, Gromer S. Interactions of methylene blue with human disulfide reductases and their orthologues from Plasmodium falciparum. Antimicrob Agents Chemother. 52:183–191,2008.
13. Callaway NL, Riha PD, Wrubel KM, et al. Methylene blue restores spatial memory retention impaired by an inhibitor of cytochrome oxidase in rats. Neurosci Lett. 332:83-6;2002.
14. Chin K, Kurashima Y, Ogura T, et al. Induction of vascular endothelial growth factor by nitric oxide in human glioblastoma and hepatocellular carcinoma cells. Oncogene.Jul24;15(4):437-42,1997.
15. Clifton J, Leikin JB. Methylene blue. Am J Ther. 10(4):289-91;2003.
16. Delport A, Harvey BH, Petzer A, Petzer JP. Methylene blue and its analogues as antidepressant compounds. Metab Brain Dis. Oct;32(5):1357-1382,2017.
17. Fan Z, Tian Y, Chen Z, Liu L,et al. Blocking interaction between SHP2 and PD-1 denotes a novel opportunity for developing PD-1 inhibitors. EMBO Mol Med. May 11:e11571, 2020.
18. Harrison DE, Strong R, Allison DB, et al. Acarbose, 17-alpha-estradiol, and nordihydroguaiaretic acid extend mouse lifespan preferentially in males. Aging Cell. 13:273-82;2014.
19. HatanoT. Yakugaku Zasshi (Faculty of Pharm Sci Okayama Univ. Okayama, Japan. 111(6):311-321,1991.

20. Hoffer A and Weiner MA. Botanical inhibitors of amino oxidade:relevance to cancer therapy. J. Orthomolecular. Med. 11(2): 83-86,1996
21. Hirano F, Kaneko K, Tamura H, et al Blockade of B7-H1 and PD-1 by monoclonal antibodies potentiates cancer therapeutic immunity. Cancer Res 65:1089–1096, 2005.
22. Helander A, Cronholm T, Tottmar O. Inhibition of aldehyde dehydrogenases by methylene blue. Biochem Pharmacol. 46(12):2135-8;1993.
23. Kaczorowska-Hac B, Stefanowicz J, Stachowicz-Stencel T, et al. Methemoglobinemia in postchemotherapy stomatitis topical treatment:2 pediatric cases. J Pediatr Hematol Oncol. Mar;34(2):137-9, 2012.
24. Kamphorst AO, Wieland A, Nasti T, Yang S, Zhang R, Barber DL, Konieczny BT, Daugherty CZ, Koenig L, Yu K et al. Rescue of exhausted CD8 T cells by PD-1-targeted therapies is CD28-dependent. Science 355:1423–1427, 2017.
25. Khdour OM, Bandyopadhyay I, Chowdhury SR, et al Lipophilic methylene blue analogues enhance mitochondrial function and increase frataxin levels in a cellular model of Friedreich's ataxia. Bioorg Med Chem. Jul 23;26(12):3359-3369, 2018.
26. Komlódi T, Tretter L. Methylene blue stimulates substrate-level phosphorylation catalysed by succinyl-CoA ligase in the citric acid cycle. Neuropharmacology. Sep 1;123:287-298, 2017.
27. Kristiansen JE, Dastidar SG, Palchoudhuri S, et al. Phenothiazines as a solution for multidrug resistant tuberculosis:From the origin to present. Int Microbiol. Mar;18(1):1-12, 2015.
28. Kristiansen JE, Amaral L. The potential management of resistant infections with non-antibiotics. J Antimicrob Chemother. Sep;40(3): 319-27, 1997.
29. Lee YS, Wurster RD. Methylene blue induces cytotoxicity in human brain tumor cells. Cancer Lett. 88(2):141-5;1995.
30. Luca A, Alexa T, Dondaş A, eta al. The effects of riboflavin and methilene blue on nociception and visceral pain. Rev Med Chir Soc Med Nat Iasi. Apr-Jun;119(2):466-72, 2015.
31. McCord JM, Fridovich I. The utility of superoxide dismutase in studying free radical reactions. II. The mechanism of the mediation of cytochrome c reduction by a variety of electron carriers. J Biol Chem.245:1374–1377,1970.
32. Medina DX, Caccamo A, Oddo S. Methylene blue reduces aβ levels and rescues early cognitive deficit by increasing proteasome activity. Brain Pathol. 21:140-9;2011.
33. Meissner PE, Mandi G, Coulibaly B, et al. Methylene blue for malaria in Africa:results from a dose-finding study in combination with chloroquine. Malar J. 5:84;2006.
34. Montégut L, Martínez-Basilio PC, da Veiga Moreira J, et al. Combining lipoic acid to methylene blue reduces the Warburg effect in CHO cells:From TCA cycle activation to enhancing monoclonal antibody production. PLoS One. Apr 16;15(4):e0231770, 2020.
35. Moslehi JJ, Salem JE, Sosman J, et al. Increased reporting of fatal immune checkpoint inhibitor-associated myocarditis. Lancet 391: 933, 2018.
36. Ohlow MJ, Moosmann B. Phenothiazine:the seven lives of pharmacology's first lead structure. Drug Discov Today. 16:119-31;2011.
37. Paciullo CA, McMahon Horner D, Hatton KW, Flynn JD. Methylene blue for the treatment of septic shock. Pharmacotherapy 30: 702-15;2010.
38. Pal R, Ansari MA, Saibabu V, et al. Nonphotodynamic Roles of Methylene Blue:Display of Distinct Antimycobacterial and Anticandidal Mode of Actions. J Pathog. Jan 31;2018:3759704, 2018.
39. Poteet E, Choudhury GR, Winters A, et al. Reversing the Warburg effect as a treatment for glioblastoma. J Biol Chem. 288(13):9153-64;2013.
40. Parmar V, Nair NS, Vanmali V, et al. Sentinel Node Biopsy Versus Low Axillary Sampling in Predicting Nodal Status of Postchemotherapy Axilla in Women With Breast Cancer. JCO Glob Oncol. Oct;6:1546-1553, 2020.
41. Poteet E, Winters A, Yan LJ, et al. Neuroprotective actions of methylene blue and its derivatives. PLoS One. 2012;7:e48279,2012.
42. Preiser L. Methylene blue administration in septic shock:A Clinical Trial. Crit Care Med. 23:259-64;1995.
43. Powles T, Eder JP, Fine GD, Braiteh FS, et al. MPDL3280A (anti-PD-L1) treatment leads to clinical activity in metastatic bladder cancer. Nature 515:558–562, 2014.
44. Reardon DA, Gokhale PC, Klein SR, et al. Glioblastoma eradication following immune checkpoint blockade in an Orthotopic, Immunocompetent Model. Cancer Immunol Res. 4:124–135, 2016.
45. Rojas JC, Bruchey AK, Gonzalez-Lima F. Neurometabolic mechanisms for memory enhancement and neuroprotection of methylene blue. Prog Neurobiol. 96:32-45;2012.
46. Rohs R, Sklenar, H. Methylene blue binding to DNA with alternating AT base sequence:minor groove binding is favored over intercalation. J Biomol Struct Dyn. 21, 699–711, 2004.
47. Roldan CJ, Nouri K, Chai T, et al. Methylene Blue for the Treatment of Intractable Pain Associated with Oral Mucositis. Nov;17(8):1115-1121, 2017.
48. Sanchala D, Bhatt LK, Pethe P,et al. Anticancer activity of methylene blue via inhibition of heat shock protein 70. Biomed Pharmacother. Nov;107:1037-1045, 2018.
49. Schenk P, Madl C, Rezaie-Majd S, et al. Methylene blue improves the hepatopulmonary syndrome. Ann Intern Med. 133:701-6;2000.
50. Schirmer RH, Adler H, Pickhardt M, Mandelkow E. Lest we forget you--methylene blue…. Neurobiol Aging. 32(2325):e2327-16;2011.
51. Shin SY, Kim TH, Wu H, et al. SIRT1 activation by methylene blue, a repurposed drug, leads to AMPK-mediated inhibition of steatosis and steatohepatitis. Eur J Pharmacol. 727:115-24;2014.
52. Schirmer RH, Coulibaly B, Stich A, et al. Methylene blue as an antimalarial agent. Redox Rep. 8(5):272-5;2003.
53. Stack C, Jainuddin S, Elipenahli C, et al. Methylene blue upregulates Nrf2/ARE genes and prevents tau-related neurotoxicity. Hum Mol Genet. 23(14):3716-32;2014.
54. Sontag EM, Lotz GP, Agrawal N, et al. Methylene blue modulates huntingtin aggregation intermediates and is protective in Hunington's disease models. J. Neurosci. 32:11109-9;2012.
55. Topalian SL, Hodi FS, Brahmer JR, et al. Safety, activity, and immune correlates of anti-PD-1 antibody in cancer. N Engl J Med 366:2443–2454, 2012.
56. Tretter L, Horvath G, Hölgyesi A, et al. Enhanced hydrogen peroxide generation accompanies the beneficial bioenergetic effects of methylene blue in isolated brain mitochondria. Free Radic Biol Med. 77:317-30;2014.
57. Tucker D, Lu Y, Zhang Q. From Mitochondrial Function to Neuroprotection-an Emerging Role for Methylene Blue. Mol Neurobiol. Aug 24. 2017.
58. Visarius TM, Stucki JW, Lauterburg BH. Stimulation of respiration by methylene blue in rat liver mitochondria. FEBS Lett. 412(1):157-60;1997.
59. Xiong ZM, Choi JY, Wang K, et al. Methylene blue alleviates nuclear and mitochondrial abnormalities in progeria. Aging Cell. 15:279-90;2016.

60. Yang SH, Li W, Sumien N, et al. Alternative mitochondrial electron transfer for the treatment of neurodegenerative diseases and cancers: methylene blue connects the dots. Prog Neurobiol. 151:273-291;2017.
61. Xiang J, Xia X, Jiang Y, et al. Ultrasonics. Apoptosis of ovarian cancer cells induced by methylene blue-mediated sonodynamic action. Apr;51(3):390-5,2011.
62. Xiong ZM, O'Donovan M, Sun L, et al. Anti-aging potentials of methylene blue for human skin longevity. Sci Rep. 7:2475;2017.
63. Zuschlag ZD, Warren MW, K Schultz S. Serotonin Toxicity and Urinary Analgesics:A Case Report and Systematic Literature Review of Methylene Blue-Induced Serotonin Syndrome. Psychosomatics. Nov;59(6):539-546, 2018.
64. Wainwright M, Crossley KB. Methylene Blue--a therapeutic dye for all seasons? J. Chemother. 14:431–443,2002.
65. Weinstein J, Scott A, Hunter FE Jr. The action of gramicidin D on isolated liver mitochondria. J Biol Chem. 239:3031-303;1964.
66. Wen Y, Li W, Poteet EC, et al. Alternative mitochondrial electron transfer as a novel strategy for neuroprotection. J Biol Chem. 286: 16504-15;2011.
67. Wondrak GT. NQO1-activated phenothiazinium redox cyclers for the targeted bioreductive induction of cancer cell apoptosis. Free Radic Biol Med. 43(2):178-90;2007.
68. Wu S, Mao G, Kirsebom LA. Biomolecules. Inhibition of Bacterial RNase P RNA by Phenothiazine Derivatives. Sep 8;6(3):38,2016.

CAPÍTULO 50

BCG no tratamento de vários tipos de câncer

Polariza o sistema imune para M1/Th1, diminui a proliferação celular e a angiogênese, aumenta a apoptose, além de ser potente antiviral via imunidade treinada

Jose de Felippe Junior

A vacina da tuberculose, Bacillus Calmette-Guérin (BCG), é uma cepa viva atenuada derivada do *Mycobacterium bovis*. A BCG é atualmente uma das vacinas mais amplamente utilizadas no mundo, com mais de 4 bilhões de indivíduos vacinados com BCG em todo o mundo e 100 milhões de crianças recém-nascidas vacinadas com BCG a cada ano. A vacina oferece proteção contra formas disseminadas de tuberculose em crianças, incluindo meningite tuberculosa e tuberculose miliar. No entanto, sua eficácia contra a tuberculose pulmonar em adultos é limitada e varia de 0 a 80%, dependendo de vários fatores, como localização geográfica e exposição prévia a micobactérias ambientais. BCG também confere proteção contra a lepra (Mangtani, 2014; Arts, 2018).

Curiosamente, logo após sua introdução na década de 1920, estudos epidemiológicos demonstraram que a vacina BCG reduz a mortalidade infantil independente de seu efeito sobre a tuberculose (Shann, 2013). Vários estudos observacionais na África Ocidental demonstraram redução de 50% na mortalidade geral em crianças vacinadas com BCG, efeito muito grande para ser explicado apenas pela proteção contra a tuberculose (Garly, 2003; Roth, 2005).

A redução da mortalidade infantil pelo BCG parece ser devida à indução de efeitos "heterólogos" ou "não específicos" e que Netea em 2011 chamou de imunidade treinada.

Algumas cepas da vacina BCG não apenas conferem proteção contra formas disseminadas de tuberculose, mas também reduzem a mortalidade por todas as causas pela indução de proteção contra infecções por patógenos não relacionados, como por exemplo as infecções virais (Moorlag, 2019).

A vacinação infantil com BCG foi associada ao menor risco de desenvolvimento de câncer de pulmão em populações adultas indígenas americanas e nativas do Alasca. Essa descoberta tem implicações potencialmente importantes para a saúde, dada a alta taxa de mortalidade associada ao câncer de pulmão e a disponibilidade de vacinas BCG de baixo custo (Usher, 2019).

A vacinação com Bacillus Calmette-Guérin (BCG) diminui a suscetibilidade a infecções do trato respiratório, efeito mediado pelo reforço geral de longo prazo dos mecanismos imunológicos inatos, também denominado imunidade treinada. BCG possui efeitos benéficos não específicos contra infecções virais e contra a COVID-19 (Redelma, 2020; O'Neill, 2020). Possivelmente a BCG reduza a mortalidade dessa doença (Miyasaka, 2020; Urashima, 2020).

Se no intratumoral: > IL-12, IFN-gama, TNF ....M2 → M1.

A vacina BCG aumenta IFN-gama e, portanto, polariza o sistema imune de M2 para M1. M1 são macrófagos "Fight", produzem NO, a enzima é a iNOS e a função é antiproliferativa e matar germes.

Se no intratumoral: > IL-4, IL-10, IL-13, TGF-beta..............................M1 → M2.

M2 são macrófagos "Fix", produzem ornitina, a enzima é a arginase e a função é proliferativa e regeneradora.

BCG provoca resposta imune treinada

A memória imunológica tem sido vista como sendo exclusivamente mediada por células T e B. No entanto, evidências indicam proteção não específica exacerbada contra reinfecções em plantas e insetos que carecem de imunidade adaptativa (Durrant, 2004; Pham, 2007). Da mesma forma, as células imunes inatas de mamíferos, como as células *natural killer*, apresentam características de memória imunológica (Sun, 2009; O'Leary, 2006).

A vacinação BCG ativa o sistema imune inato e induz mudanças no padrão de modificações das histonas de genes específicos em células imunes inatas, principalmente monócitos, macrófagos e células *natural killer* (NK). Esse rearranjo da cromatina induz um estado "treinado" na célula, aumentando a eficácia da resposta imune inata quando exposta a um patógeno não específico, induzindo a secreção de citocinas pró-inflamatórias, como TNF-α, IL-1β e IL-6 (Figura 50.1).

Netea et al. foram os primeiros a propor o conceito de "imunidade treinada", que é definida como resposta não específica aumentada a uma infecção secundária mediada pelo sistema imune inato, seja para o mesmo ou diferentes microrganismos (Netea, 2011).

Esse tipo de imunidade é caracterizado por ser independente das respostas das células T e B e é mediado por monócitos/macrófagos e células NK (Kleinnijenhuis, 2014).

Entretanto, a droga prototípica da imunidade treinada é a β-glucana. A imunidade inata treinada, induzida por meio da modulação de células mieloides maduras ou seus progenitores da medula óssea, medeia o aumento sustentado da responsividade aos desafios secundários. O pré-tratamento de camundongos com β-glucana, um agonista prototípico da imunidade treinada, resulta na diminuição do crescimento do tumor. O efeito antitumoral da imunidade treinada induzida por β-glucana se associa à reconfiguração transcriptômica e epigenética da granulopoiese e reprogramação de neutrófilos em direção a um fenótipo antitumoral; esse processo exige sinalização do interferon tipo I, independentemente da imunidade adaptativa do hospedeiro (Kalafati, 2020).

Em estudo randomizado e controlado com placebo, descobriu-se que a vacinação com BCG induz a reprogramação epigenética de monócitos em todo o genoma e protege contra infecção experimental em humanos com uma cepa de vacina atenuada do vírus da febre amarela. A reprogramação epigenética foi acompanhada por alterações funcionais indicativas de imunidade treinada. A redução da viremia foi altamente correlacionada com a suprarregulação de IL-1β, uma citocina heteróloga associada à indução de imunidade treinada, mas não com a resposta específica de IFNγ. A importância da IL-1β para a indução da imunidade treinada foi validada por meio de estudos genéticos, epigenéticos e imunológicos. Em conclusão, a BCG induz reprogramação epigenética em monócitos humanos *in vivo*, seguida de reprogramação funcional e proteção contra infecções virais não relacionadas, com papel fundamental para IL-1β como mediador de respostas imunológicas treinadas – figura 50.2 (Arts e Netea, 2018).

A vacina BCG possui efeitos inespecíficos no controle das infecções virais e bacterianas

Numerosos estudos epidemiológicos, clínicos e imunológicos demonstram que a vacinação BCG impacta a

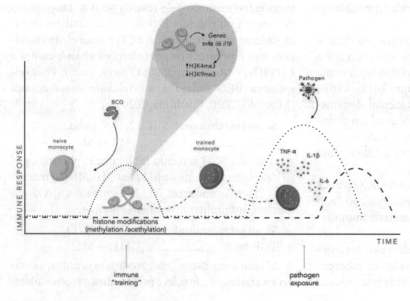

Figura 50.1 A vacinação com BCG induz um treinamento imunológico inato. A linha pontilhada representa resposta imune inata treinada: alta concentração de citocinas IL-1β, TNF-α e IL-6 ao contato com agente biológico não relacionado ao bacilo de tuberculose. A linha tracejada grande representa resposta imune inata naïve, virgem de estimulação prévia com ausência de produção de citocinas ao contato com agente biológico (Netea, 2011).

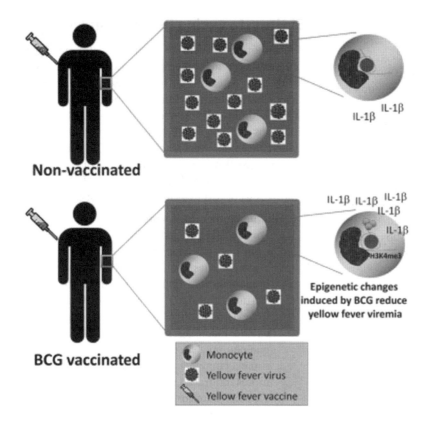

Figura 50.2 Acima: o voluntário não vacinado com BCG ao receber a vacina contra a febre amarela apresenta resposta comum da citocina IL-1β. Abaixo: o voluntário previamente vacinado com BCG ao receber a vacina contra febre amarela produz maior número da citocina IL-1β, o que reduz a carga viral: imunidade treinada (Arts e Netea, 2018).

resposta imunológica de infecções subsequentes, resultando em redução da morbidade e mortalidade. Importantes evidências indicam que a BCG protege contra patógenos virais e bacterianos em humanos e em estudos experimentais em camundongos que mostram que a BCG oferece proteção contra o vírus DNA e RNA, incluindo herpes e vírus influenza e diminuição do risco de pneumonia em idosos.

Idosos foram vacinados uma vez por mês e durante os três meses seguintes examinou-se o impacto da BCG na incidência de infecções agudas do trato respiratório superior. A vacinação BCG reduziu de modo significante a quantidade de infecções do trato respiratório em comparação com o placebo.

Estudo em adolescentes na África do Sul também relatou redução de quase três vezes nas infecções do trato respiratório pela vacinação BCG.

Ensaio clínico realizado no Japão demonstrou o impacto da vacinação BCG no risco de pneumonia em idosos tuberculínicos e encontrou risco reduzido em indivíduos que desenvolveram resultados positivos do teste tuberculínico após a vacinação BCG. Não poderia ser diferente, já que o estudo mostrou apenas que pessoas com boa imunidade celular, atestada pelo teste positivo com BCG, são menos propensas a infecções.

Recentemente, foi demonstrado o efeito da BCG em infecção viral experimental em voluntários humanos. Acredita-se que esses efeitos sejam mediados pela indução de memória imune inata e ativação de linfócitos heterólogos resultando em produção aumentada de citocinas, atividade de macrófagos, respostas de células T e títulos de anticorpos.

A descoberta da memória imune inata melhorou muito nossa compreensão dos mecanismos subjacentes aos efeitos não específicos induzidos pela vacinação BCG. Ao identificar os fatores que impactam os efeitos não específicos da BCG, daremos passo importante em direção a novas opções terapêuticas e estratégias de vacinação, que podem levar à redução da morbidade e mortalidade graves associadas às infecções virais (Moorlag, 2019).

O bacilo de Calmette-Guérin (BCG) é uma vacina viva atenuada contra tuberculose que tem a capacidade de induzir proteção cruzada não específica contra patógenos que podem não estar relacionados à doença-alvo. A vacinação com BCG reduz a mortalidade em recém-nascidos e induz uma resposta imune inata melhorada contra microrganismos diferentes do *Mycobacterium tuberculosis*, como *Candida albicans* e *Staphylococcus aureus*. As células imunes inatas, incluindo monócitos e células NK, contribuem para essa proteção imune não específica de forma que é independente das células T ou B de memória. Esse fenômeno associado a uma resposta semelhante à memória em células imunes inatas é conhecido como "imunidade treinada". A reprogramação epigenética por meio da modificação das histonas nos elementos reguladores de genes específicos foi relatada como um dos mecanismos associados à indução de imunidade treinada em humanos e camundongos.

De fato, foi demonstrado que a vacinação com BCG induz mudanças no padrão de metilação das histonas associadas a genes específicos em monócitos circulantes levando a um estado "treinado". É importante ressaltar que essas modificações podem levar à expressão e/ou repressão de genes que estão relacionados ao aumento da proteção contra infecções secundárias após a vacinação, com melhor reconhecimento do patógeno e respostas inflamatórias mais rápidas (De Castro, 2015; De Bree, 2018).

A vacina BCG é eficaz nas infecções virais

Estudos em humanos

HPV – desaparecimento das verrugas (Podder, 2017; Daulatabab, 2016; Salem, 2013).

H1N1 (influenza A) – BCG aumenta imunogenicidade da vacina para influenza: aumento da produção de anticorpos (Leentjens, 2005).

HSV – redução dos episódios agudos de herpes genital recidivante (Andersom, 2019; Hippmann, 1992).

RSV (vírus sincicial respiratório) – proteção maior nas meninas do que nos meninos (Stensballe, 2005).

Hepatite B – BCG aumenta a imunogenicidade da vacina para hepatite B no recém-nascido: aumento da produção de anticorpos (Sheid, 2018).

SARS-2 (COVID-19) – BCG diminui a suscetibilidade a infecções do trato respiratório e possivelmente reduza a mortalidade dessa doença (Redelma, 2020; O'Neill, 2020; Miyasaka, 2020; Urashima, 2020).

Estudos em animais

HSV1 – aumento da sobrevida (Floc'f, 1976).

HSV2 – aumento da sobrevida e diminuição das infecções (Floc'f, 1976; Starr, 1976).

Encefalite japônica – retardo no aparecimento dos sintomas e aumento da sobrevida (Kulkarni, 2016).

Vírus da encefalomiocardite – aumento da resistência em adquirir a doença (Lodmell, 1978a e 1978b).

Vaccínia – proteção contra infecção e aumento de IFN--gama (Mathurin, 2009).

Efeitos da vacina BCG no câncer

A imunoterapia com o Bacillus Calmette-Guérin (BCG) está sendo usada com sucesso no tratamento de vários tipos de câncer e não somente no câncer de bexiga urinária, como se fazia antigamente.

Os agonistas do receptor *Toll-like 4* (TLR4) foram utilizados por longo tempo no tratamento imunoterápico do câncer, entretanto, somente BCG e monofosforil lipídio A (MPLA) foram aprovados pelo FDA (Shetab, 2018). A β-glucana também é agonista do TLR4, porém, sendo droga órfã, o FDA nem sabe que ela existe.

1. **Glioblastoma multiforme**
   a) Foi extraída a fração DNA da BCG (*Mycobacterium bovis*) e feitas injeções 2 a 3 vezes por semana intralesional no **glioblastoma** humano implantado em ratos. Aconteceu destruição da estrutura tumoral e formação de cistos. Na histologia observou-se infiltração tumoral de linfócitos e macrófagos (Nakaichi, 1995). Sabemos que não precisa ser a fração do DNA da BCG e sim ela completa para provocar em diversos tumores infiltração de macrófagos e linfócitos.
   b) Trabalho anterior **já havia demonstrado** em pacientes com glioblastoma multiforme injetados com BCG intratumoral a ineficácia do procedimento (Bergquist, 1980).

2. **Carcinoma de cabeça e pescoço**
   a) A combinação do metotrexato (MTX) com a BCG não altera a resposta terapêutica, a qualidade de vida ou a mortalidade (Papac, 1978). Não sabemos como a vacina BCG foi administrada.
   b) Cem pacientes com carcinoma espinocelular avançado, recorrente ou metastático de cabeça e pescoço foram tratados com quimioterapia e BCG como imunoterapia adjuvante. A taxa de resposta geral foi de 35% e a duração mediana da resposta foi de 17 semanas. BCG não prolonga a duração da remissão ou o tempo de sobrevivência (Suen, 1977). Não sabemos como a vacina BCG foi administrada.
   c) Em estudo prospectivo randomizado de pacientes com carcinoma espinocelular avançado de cabeça e pescoço, o tratamento com MTX mais BCG e com MTX mais BCG mais INH não produziu melhor taxa de resposta ou tempo de sobrevivência do que o tratamento com MTX sozinho (Woods, 1977). Não sabemos como a vacina BCG foi administrada.
   d) Cinquenta e dois pacientes com carcinoma epidermoide de cabeça e pescoço localmente avançado foram incluídos em ensaio randomizado de vacina BCG após terapia local definitiva. Os

pacientes foram estratificados e randomizados para receber a vacina BCG (25 pacientes) ou nenhuma imunoterapia adjuvante (27 pacientes). A terapia com a vacina BCG começou duas semanas após a terapia definitiva com 2 a 4 × 10^6 organismos da cepa Tice da BCG administrados por via intradérmica (ID) em lados alternados do pescoço a cada duas semanas seis vezes, depois a cada quatro semanas nove vezes. Além disso, todos os pacientes receberam metotrexato antes da terapia definitiva. A duração média do acompanhamento no momento da análise foi de 41 meses. Os grupos foram equilibrados por sexo, local e estágio da doença, grau histológico e terapia anterior. Treze pacientes do grupo tratado com a vacina BCG (52%) permanecem livres da doença contra sete (26%) dos controles. Da mesma forma, 17 (68%) do grupo tratado com a vacina BCG sobreviveram contra 11 (41%) dos controles. Concluiu-se que a vacina ID BCG regional aumenta a sobrevida livre de doença (Taylor, 1983).

e) A ativação do sistema imune pela BCG reduz o crescimento e a angiogênese de modelo *in vitro* de carcinoma epidermoide de cabeça e pescoço (CECP). Pacientes com esse tipo de tumor apresentam padrão imunossupressor com a liberação de citocinas pelo sistema imune adaptativo, indução de apoptose das células T e alterações do processamento de antígenos. BCG ativa células imunes mononucleares (CIMs), aumenta os subconjuntos de linfócitos CD4+ e CD8+ concomitante com a elevação nos níveis das citocinas antitumorais IL-6, TNF-α e IFN-γ e o EGFR em células FaDu do carcinoma epidermoide citado. Além disso, a cocultura com CIMs ativadas por BCG reduz a proliferação de células FaDu e aumenta a citotoxicidade e apoptose em paralelo com o aumento da atividade da caspase-3 e da expressão do p53. Finalmente, reduz os níveis dos fatores angiogênicos, fator de crescimento endotelial vascular e angiopoietina-2 produzidos por células endoteliais aórticas humanas e inibe sua proliferação e diferenciação em estruturas semelhantes a capilares. Tomados em conjunto, esses resultados demonstram que a vacinação BCG induz respostas antitumorais em modelo de carcinoma epidermoide de cabeça e pescoço *in vitro* e sugere que a vacina BCG pode ser terapia alternativa eficaz para o tratamento desse tumor (Sanchez-Rodriguez, 2017).

f) BCG é capaz de modular a resposta imune de células de pacientes com câncer supraglótico de laringe avançado *in vitro*, aumentando a secreção de TNF e IL-6 pelos macrófagos durante o período pós-operatório (Conti-Freitas, 2009).

g) Quatorze pacientes com câncer de laringe supraglótico avançado foram estudados. Culturas de células mononucleares do sangue periférico isoladas durante os períodos pré e pós-operatório tardio foram estimuladas com concanavalina A e bacilo de Calmette-Guérin e foram medidas as concentrações de interferon-gama e interleucina-10 no sobrenadante. Para culturas não estimuladas, os níveis de interferon-gama produzidos pelas culturas do período pré-operatório e pós-operatório tardio foram inferiores aos níveis produzidos pelas culturas do grupo controle isento de câncer. Os níveis de interferon-gama após estimulação com concanavalina A foram maiores nas culturas do pós-operatório tardio do que nas culturas de avaliação pré-operatória. A estimulação com o bacilo de Calmette-Guérin aumentou os níveis de interferon-gama produzidos pelas culturas pré e pós-operatórias em relação aos níveis produzidos pelas culturas não estimuladas correspondentes. Concluindo: pacientes com câncer de laringe supraglótico avançado apresentam deficiência *in vitro* na secreção de interferon-gama por células mononucleares. As células estimuladas com BCG recuperam essa função no pós-operatório (Conti-Freitas, 2012).

3. **Câncer de pulmão**
   a) **CUIDADO:** BCG pode causar granulomas pulmonares e esses granulomas podem ser confundidos com doença metastática pulmonar.

   A vacina BCG administrada pela técnica de punção múltipla foi usada em estudo prospectivo randomizado no tratamento adjuvante de pacientes com sarcoma osteogênico. Granulomas pulmonares foram encontrados nos pulmões de quatro dos cinco pacientes que receberam BCG, os quais foram submetidos a toracotomia para o diagnóstico de nódulos pulmonares dentro de três semanas da última injeção de BCG. Exceto por um único granuloma de corpo estranho, nenhum granuloma pulmonar foi observado em sete pacientes randomizados que não receberam BCG. Além disso, dois pacientes que receberam BCG apresentaram evidências de granulomas na medula óssea e em um linfonodo mediastinal. A vacina BCG administrada pela técnica de punções múltiplas é capaz de causar granulomas em locais distantes do local da aplicação do BCG (Au, 1978).

   b) O esqueleto da parede celular do bacilo de Calmette-Guérin (BCG-CWS) é um componente bioativo e forte adjuvante imunológico para imunoterapia contra o câncer. O BCG-CWS ativa o sistema imune inato por meio de vários receptores de reconhecimento-padrão e provoca respostas imunes celulares específicas. Neutrófilos e monócitos aumentaram transitoriamente em resposta ao BCG-CWS. Alguns pacientes demonstraram a indução do subconjunto de células T CD4 e sua diferenciação do fenótipo naïve para o de memória, resultando em uma resposta tumoral (Nishida, 2019).

c) BCG aumenta a geração de interferon-gama nos linfócitos sanguíneos de pacientes com câncer pulmonar ativando o sistema imune inato via Mphi/APC IL-12/I-18 (Matsumoto, 2001).

d) BCG intrapleural no tratamento do câncer pulmonar grau I elaborado pelo Instituto Nacional do Câncer nos EEUU mostrou-se ineficaz (NCI, 1981).

e) A maioria dos estudos utilizando BCG **intrapleural não mostraram benefícios.**

f) Estudo semelhante, também randomizado e duplo-cego, mostrou que a vacina BCG **intrapleural** apresentou benefícios em 38 pacientes com empiema no pós-operatorio (McKneally, 1976).

g) A maioria dos trabalhos consultados com BCG **intrapleural** não mostraram benefícios.

h) BCG (Glaxo) (0,5ml = 5 × 10⁶ organismos) foi administrado por **via subdérmica** a 250 pacientes dez dias para estimular o sistema imunológico após a ressecção de um carcinoma de pulmão. O aumento da atividade de linfócitos e macrófagos poderia possivelmente provocar a destruição de pequenos depósitos tumorais extrapulmonares que antes não eram identificados. A sobrevida de dois anos desse grupo de pacientes foi comparada com 250 controles que não receberam BCG após a operação. Uma análise comparativa do sexo, tipos histológicos e comprometimento linfonodal em relação às sobrevidas ocorridas nesses dois grupos mostrou que a administração de BCG pelo método descrito produziu uma sobrevida numericamente maior, o que foi particularmente perceptível nas mulheres. Nenhum desses números, entretanto, é estatisticamente significativo. Não seria sensato tirar qualquer conclusão final até que uma pesquisa de cinco anos tenha sido concluída (Edwards, 1979). Concordo, pórem é querer muito de apenas 1 dose de BCG. Temos empregado a BCG junto com o coadjuvante glucana 2 a 3 vezes por semana durante 2 a 3 meses.

i) Usando **apenas duas doses** de BCG por **escarificação** não houve diferenças entre o grupo tratado e o não tratado com BCG. Ambos os grupos receberam radioterapia e 4 tipos de quimioterápicos (McCrachen, 1982).

4. **Câncer de mama**
a) A imunoterapia com BCG por **escarificação** prolonga a remissão e a sobrevida no **câncer de mama avançado**. Pois bem, 45 pacientes com câncer de mama disseminado receberam quimioterapia com 3 drogas, fluorouracil, adriamicina e ciclofosfamida (FAC), combinada com imunoterapia BCG administrada por escarificação. Os resultados foram comparados com grupo semelhante de 44 pacientes tratados apenas com FAC. As durações de remissão para pacientes em FAC-BCG (média 12 meses) foram maiores do que as remissões alcançadas para pacientes que receberam somente FAC (média 8 meses) (p = 0,068). O efeito mais notável da BCG foi na sobrevivência. Vinte e seis dos 45 pacientes que receberam FAC-BCG estavam vivos no momento do último exame de acompanhamento (mediana de 22 meses), em comparação com 12 dos 44 pacientes que receberam FAC (mediana de 15 meses) (p = 0,005) (Gutterman, 1976).

b) Cento e cinco pacientes com **câncer de mama metastático** foram tratados com 5-fluorouracil, adriamicina, ciclofosfamida e BCG (FAC-BCG). Os resultados foram comparados aos observados em um grupo de 44 pacientes tratados apenas com quimioterapia FAC. Os pacientes com 1 ou 2 locais metastáticos sobreviveram significativamente mais do que aqueles com mais de 3 locais de órgãos envolvidos (p = 0,02). Essa combinação quimioterápica é altamente eficaz na indução de remissões. Além disso, a imunoterapia inespecífica com BCG parece prolongar a duração da remissão e a sobrevida dos pacientes que respondem (Hortobagyi, 1979).

c) Um ensaio clínico com BCG como adjuvante, cirúrgico e randomizado em 242 pacientes com câncer de mama T1-3a, N0-1 e M0 foi iniciado há 4 anos. Foi utilizada a quimioterapia combinada oral bem tolerada com seis ciclos de Leukeran mais metotrexato mais fluorouracil (LMF) mais **escarificações cutâneas repetidas** com BCG. Após 4 anos, os seguintes resultados foram observados: 1. aumento de sobrevida livre de recidiva (RFS) significativo e também sobrevida global (S) em pacientes com linfonodo negativo pré e pós-menopausa *versus* controles cirúrgicos (RFS 91,1 *versus* 70,1%, p = 0,003; S 96 *versus* 88%, p = 0,03); 2. nenhum aumento significativo de RFS ou S em pacientes com linfonodo positivo e pós-menopausa *versus* controles cirúrgicos (RFS 50,1 *versus* 44%, p = 0,49; S 70 *versus* 68%, p = 0,9, respectivamente); 3. os pacientes que receberam mais de 90% da dose planejada de LMF apresentaram sobrevida significativamente melhor após 4 anos (Senn, 1986).

d) Os autores relatam o resultado clínico da terapia convencional e terapia de imunização com BCG para 40 pacientes com **carcinoma de mama avançado**. O resultado clínico foi melhor para os 20 pacientes que receberam terapia de imunização com BCG. Todos os pacientes foram avaliados quanto à competência imunológica mediada por células antes de iniciar o tratamento e após a conclusão do tratamento. Depois disso, eles foram acompanhados por um ano. Os pacientes que apresentaram boa resposta local à vacinação com BCG antes do início da terapia tiveram melhor prognóstico, e aqueles para os quais a anergia ao PPD e DNCB poderia ser revertida pela imunoterapia com BCG apresentaram melhora clínica. Outro achado interessante: a IgA foi a imunoglobulina predominante localizada no tecido mamário normal e nos tumores benignos da mama, enquanto a IgG foi predominante na maioria dos tumores malignos da mama (Saha, 1986).

5. **Câncer de próstata**
a) Noventa e dois pacientes com câncer de próstata comprovado histologicamente foram estudados. Quarenta e seis pacientes foram tratados com imunoterapia adjuvante do bacilo de Calmette-Guérin (BCG), e 46 outros pacientes, pareados para estadiamento e terapia hormonal, serviram como controles. A sobrevida a partir do momento do diagnóstico histológico foi de dezesseis meses e meio a mais (37 1/2 *versus* 21 meses) nos pacientes tratados com BCG. Não houve mortalidade e apenas morbidade mínima. Alterações em alguns parâmetros imunológicos (contagem de leucócitos, testes cutâneos) sugerem uma resposta imunológica (Guinan, 1979).
b) Quarenta e dois pacientes com câncer de próstata avançado foram prospectivamente randomizados para receber imunoterapia adjuvante com bacilo de Calmette-Guérin (BCG) mais terapia convencional ou terapia convencional sozinha. A terapia convencional consistia em estrógenos ou observação. Houve sobrevida estatisticamente significativa (p = menos de 0,05) mais longa nos 21 pacientes tratados com BCG (trinta e oito semanas) do que nos 21 pacientes controle (vinte e oito semanas). Curiosamente, a qualidade de vida, medida pelo número de infecções, foi significativamente menor (p < 0,05) no grupo tratado com imunoterapia (Guinan, 1982).

6. **Câncer colorretal**
a) Foram inseridos no Protocolo C-01 do National Surgical Adjuvant Breast and Bowel Project (NSABP), entre novembro de 1977 e fevereiro de 1983, 1.166 pacientes com carcinoma Dukes B e C do cólon. Os pacientes foram randomizados para uma das três categorias terapêuticas: 1. nenhum tratamento adicional após a ressecção curativa (394 pacientes); 2. quimioterapia pós-operatória composta por 5-fluorouracil, semustina e vincristina (379 pacientes); ou 3. BCG pós-operatório (393 pacientes). O tempo médio de estudo foi de 6 1/2 anos. Em 5 anos não há diferença entre usar ou não a quimioterapia no pós-operatório. A comparação do grupo tratado com BCG com o grupo tratado apenas com cirurgia indicou uma vantagem de sobrevivência em favor do grupo tratado com BCG (p = 0,03) (Wolmark, 1988).
b) Em uma série inicial consecutiva de pacientes com câncer metastático ou recorrente, foi estudada uma tentativa de melhorar a sobrevida com imunoestimulação inespecífica combinada pela administração **intraperitoneal** de BCG seguida por BCG oral ciclada com quimioterapia. Os resultados sugeriram que uma população de pacientes com câncer gástrico e de cólon apresentou melhora na sobrevida com esse tratamento (Falk, 1977).
c) É descrita a experiência do Toronto General Hospital no uso da estimulação inespecífica do sistema imunológico com o bacilo de Calmette-Guérin (BCG) para o tratamento de câncer do trato gastrointestinal, melanoma maligno e câncer de mama. O uso de BCG administrado por via **intraperitoneal** em estudo randomizado de pacientes com cânceres gástrico, pancreático e colorretal não apresentou benefício. Por outro lado, quando a BCG foi administrada por **via oral** em estudo randomizado de pacientes com câncer ressecável do cólon e em estudos consecutivos não randomizados de pacientes com melanoma maligno e carcinoma estágio IV da mama, a sobrevida aumentou (Falk, 1983).
d) Oitenta e três pacientes com carcinoma colorretal da classe C de Dukes foram randomizados para receber terapia adjuvante pós-operatória com apenas BCG ou a combinação BCG com doses orais de 5-fluorouracil (5-FU). Eles foram acompanhados por até 30 meses. Os resultados

foram comparados com controles históricos cuidadosamente selecionados tratados apenas por cirurgia. Um prolongamento estatisticamente significativo do intervalo livre de doença e da sobrevida global foi observado em 50 pacientes que receberam a combinação de BCG e 5-FU, bem como em 33 pacientes que receberam apenas a BCG sozinha. A eficácia de BCG + 5-FU foi independente do número de linfonodos envolvidos com tumor na peça cirúrgica. Em contraste, BCG administrada sozinha parece ser altamente eficaz entre 10 pacientes com 6 ou mais linfonodos positivos e ineficaz entre 23 pacientes com 5 ou menos linfonodos positivos. Esses resultados sugerem que a imunoterapia adjuvante com BCG, com ou sem quimioterapia, pode melhorar o prognóstico de pacientes tratados cirurgicamente com carcinoma colorretal da classe C de Dukes (Mavligit, 1976).
e) Cinquenta e três pacientes com câncer colorretal Dukes 'B2 e C foram randomizados após a cirurgia. Um grupo foi tratado por rádio e/ou quimioterapia e o segundo por rádio e/ou quimioterapia e BCG-MER (*BCG-methanol extraction residue*). Após 24 e 36 meses, um intervalo livre de doença significativamente maior, menor taxa de recorrência e melhor sobrevida foi encontrado no grupo tratado por radio/quimioterapia e BCG (Robinson, 1979).
f) Trabalho semelhante ao anterior mostrou que BCG não aumentou a sobrevida (GTI, 1984).
g) BCG **via oral** (120mg) 1 vez ao mês por 5 anos não interferiu na sobrevida dos pacientes com carcinoma colorretal Duke B2 e C, após cirurgia dita curativa (Abdi, 1989).

7. **Câncer de pâncreas:** não encontramos referências.
8. **Hepatocarcinoma**
   a) A incidência de carcinoma hepatocelular diminui drasticamente após vacina contra hepatite B (84%) e vacinas BCG, DTP, OPV, sarampo, febre amarela (94%) no Gâmbia (Viviani, 1997).
   b) No carcinoma hepatocelular da linhagem 10 de cobaias, infiltrados celulares mostram que há uma resposta imune contínua contra o tumor. Essa resposta imune é melhorada pela administração intralesional de BCG levando à regressão do tumor e à imunidade. No linfonodo drenante, a BCG induz aumento considerável no número de células T auxiliares/indutoras e de células T supressoras/citotóxicas, bem como o aumento na expressão do antígeno MHC de classe II. Portanto, é razoável supor que a resposta imune local já existente seja reativada pela resposta à micobactéria, devido à comunicação renovada entre os leucócitos infiltrantes do tumor por meio de linfocinas secretadas (Steerenberg, 1991).
   c) Em cobaias consanguíneas, a administração de *Mycobacterium bovis* cepa BCG por escarificação em um local distante de tumor cutâneo excisado, mas na drenagem linfonodal regional, foi avaliado o efeito imunoterapêutico no desenvolvimento de metástases linfonodais. A escarificação foi realizada após a excisão cirúrgica de hepatocarcinoma singênico transplantado intradérmico (linhagem 10) em um momento em que focos microscópicos de células tumorais estavam presentes em linfonodos regionais. Várias cepas de BCG foram avaliadas quanto ao seu potencial imunoterapêutico: Phipps, Pasteur e Tice recém-congelados; e liofilizados Pasteur, Tice e Connaught. A escarificação começou 3 dias após a remoção cirúrgica do tumor e continuou uma vez por semana durante 5 semanas. Apenas os linfonodos de animais com escarificação de Phipps e Pasteur foram significativamente menores do que os dos grupos controle. Esse efeito citostático teve vida curta; eventualmente, o crescimento do tumor metastático não foi significativamente diferente daquele dos animais controle. Não foram observadas diferenças significativas no tempo médio de sobrevivência: todos os animais morreram como resultado de metástases 3 meses após a inoculação do tumor. Esses resultados demonstraram que a escarificação limitada com BCG de certas cepas inibe temporariamente o crescimento e a proliferação de metástases em linfonodos regionais após a remoção do tumor primário (Hanna, 1976).
   d) Múltiplos carcinomas hepatocelulares diagnosticados primeiramente como adenoma regrediram totalmente com BCG, melatonina e Il-2 (Tomov, 2013).
9. **Câncer renal**
   a) Existe aumento de sobrevida do paciente operado que usou BCG. Estudo randomizado com inclusão de certos tipos de imunoterapia no esquema de tratamento complexo foi realizado em 89 pacientes com carcinoma renal no pós-operatório. Em 63 pacientes, o tumor estava no estágio T3N0M0. Os pacientes foram separados em 4 grupos após a operação. O grupo 1 foi composto por 23 pacientes nos quais nenhuma medida terapêutica adicional foi aplicada no período pós-operatório; a sobrevida em 8 anos foi de 48%. O grupo 2 foi composto por 23 pacientes que receberam imunoterapia com a vacina BCG

no pós-operatório; a sobrevida em 8 anos foi de 60,5%. O grupo 3 consistiu de 9 pacientes que receberam levamisol para imunoterapia no período pós-operatório; a sobrevida em 8 anos foi de 44%. O grupo 4 foi composto por 8 pacientes que foram tratadas por método combinado no pós-operatório: administração da vacina BCG, suspensão placentária e ciclofosfamida; a sobrevida em 8 anos foi de 75% (Mavrichev, 1990).

10. **Melanoma**
    a) BCG confere proteção contra o desenvolvimento do **melanoma** (Ktone, 2005).
    b) Um total de 199 pacientes com melanoma maligno em estágio I no nível de Clark 3 a 5 de invasão foram incluídos em ensaio clínico randomizado, prospectivo e controlado que avaliou o valor da imunoterapia local e sistêmica com BCG (bacilo de Calmette-Guérin) após a cirurgia. Os pacientes foram designados aleatoriamente, com estratificação pelo nível de Clark, para receber acompanhamento de rotina ou imunoterapia com BCG, administrado por **via intradérmica** com uma arma Heaf ao redor do local de excisão ampla e então administrado por via oral durante 2 anos. A **administração intradérmica de BCG foi repetida após 1 ano de terapia oral com BCG.** Dos 99 pacientes no grupo de tratamento, 66 tinham nível de Clark 3, 28 tinham nível 4 e 5 tinham nível 5 de invasão. Dos 100 pacientes do grupo controle, 61 tinham nível 3, 36 tinham nível 4 e 3 tinham nível 5 de invasão. Outros parâmetros, como sexo, profundidade de invasão, características histológicas, local da doença e tipo de cirurgia, foram distribuídos uniformemente. Houve 57 recorrências do melanoma, 24 no grupo de tratamento e 33 no grupo de controle. No entanto, essa tendência não foi estatisticamente significativa (p = 0,194). A sugestão de que a BCG pode reduzir a probabilidade de recorrência local/regional não foi confirmada com um acompanhamento mais longo. Houve 13 dessas recorrências no grupo BCG, em comparação com 21 no grupo de controle; as proporções de pacientes em cada grupo que tiveram essa recorrência não foram significativamente diferentes. Dos 199 pacientes, 41 morreram, 24 no grupo controle e 17 no grupo de tratamento; novamente, essa diferença não foi significativa. Embora possa haver atividade menor em pacientes selecionados, parece não haver benefício dessa forma de terapia adjuvante com BCG em pacientes com melanoma maligno (Paterson, 1984). Creio que a administração da BCG por via oral e somente 2 vezes intradérmica seja insuficiente para provocar resposta imune, a qual deveria ser dosada pelos autores. Defícil encontrar BCG por via oral de boa qualidade. O Instituto Butantã de São Paulo fornece BCG de excelente qualidade.
    c) Empregaram-se dois tipos diferentes de imunoterapia. Um subgrupo de pacientes de ensaio multicêntrico adjuvante com BCG no estágio I (pT3-4N0M0) com melanoma de alto risco foi prospectivamente submetido a uma análise detalhada em relação à reatividade ao teste cutâneo de tuberculina (PPD, derivado de proteína purificada), reações locais, regionais e sistêmicas à vacinação BCG, resposta de anticorpos PPD e sobrevida livre de doença. Os pacientes foram randomizados em três braços e não receberam tratamento adjuvante (22 pacientes), BCG RIV (40 pacientes) ou BCG Pasteur (44 pacientes). Todos os pacientes foram acompanhados por até 10 anos (acompanhamento médio de 6 anos). Resultados: os pacientes tratados com BCG Pasteur apresentaram uma resposta de anticorpos mais forte, experimentaram reações regionais e sistêmicas mais fortes à vacinação e converteram com mais frequência em testes cutâneos PPD positivos, em comparação com controles e pacientes vacinados com BCG RIV. Todos os pacientes tratados com BCG que desenvolveram uma resposta de anticorpos tiveram um intervalo livre de doença mais longo (p = 0,05), com significância um pouco maior para os pacientes tratados com BCG Pasteur (p = 0,02). Conclusões: as respostas imunes celulares e humorais ao PPD e à BCG identificam, assim, pacientes com melanoma maligno em estágio I com um prognóstico geral melhor (Henz, 1996).
    d) Este estudo de fase III foi realizado para avaliar a eficácia de uma vacina alogênica de células inteiras (Canvaxin™) mais o bacilo de Calmette-Guérin (BCG) após a ressecção completa do melanoma em estágio IV. Neste, o maior estudo de terapia adjuvante pós-cirúrgica para melanoma em estágio IV relatado até o momento, BCG/Cv não melhorou os resultados em relação à BCG/placebo. A sobrevida favorável em longo prazo entre os pacientes do estudo sugere que a metastasectomia deve ser considerada para pacientes selecionados com melanoma em estágio IV (Faries, 2007).

11. **Câncer de bexiga urinária**
    a) O tratamento de escolha para o câncer não invasivo de bexiga de alto risco (NMIBC) é o bacilo

de Calmette-Guérin (BCG). Porém, quando isso falha, o tratamento indicado é a cistectomia radical (Ávarez-Maestro, 2021).

b) Pacientes com câncer de bexiga não invasivo ao músculo de alto grau (NMIBC) apresentam altas taxas de recorrência e progressão. Atualmente, existem poucas opções de tratamento além da cistectomia para essa população de risco, especialmente aqueles com doença não responsiva à BCG. Novas imunoterapias usadas no tratamento de NMIBC de alto grau e doença não responsiva à BCG permitem aos pacientes mais opções e têm o potencial de reduzir a necessidade de cistectomia radical. Atualmente, várias opções têm como alvo o eixo morte programada 1 (PD-1)/morte programada ligante 1 (PD-L1), pois esse mecanismo de imunoterapia tem-se mostrado eficaz em vários cânceres, incluindo câncer de bexiga, melanoma e de pulmão (Pfail, 2021).

c) O câncer de bexiga urinária não invasivo do músculo de alto risco (NMIBC) apresenta risco aumentado de progressão e morte por câncer. Para reduzir esses riscos, dois tratamentos diferentes são recomendados – BCG ou cistectomia radical (RC). O objetivo deste estudo é analisar a sobrevida específica do câncer desses dois tratamentos iniciais. Bladder BaSe vincula informações do SNRUBC de 1997 a 2014 com uma série de registros demográficos e de saúde nacionais. BCG foi usada em 3.862 pacientes (399 tinham RC retardado), enquanto 687 tinham RC inicial. Os escores de propensão foram usados para combinar os pacientes tratados com RC e com variáveis relevantes como idade, sexo e estágio do tumor com o mesmo número tratado com BCG (673 cada braço). Resultados: a chance de sobrevida específica ao câncer em 5 anos foi maior para o grupo BCG do que para o grupo RC inicial, 87% *versus* 71%, respectivamente. Na população com correspondência de escore de propensão, 78 morreram de câncer no grupo BCG durante o acompanhamento e 162 no grupo RC. Na análise da variável instrumental, a diferença de risco multivariada ajustada de morte específica por câncer 2 anos após o diagnóstico foi de 32 por 100 pacientes tratados, em favor do grupo BCG. Conclusões: a terapia com BCG teve melhor sobrevida específica ao câncer do que o RC, também quando dois métodos estatísticos diferentes foram usados para tentar a compreensão. Um estudo prospectivo randomizado será necessário para descartar que a seleção é um fator importante para o resultado (Wang, 2021).

Conclusão

Temos utilizado a BCG há mais de 15 anos no tratamento de vários tipos de tumores. Na época, não sabíamos do importante efeito antiviral via imunidade treinada. Entretanto, sabíamos da eficácia em polarizar o sistema imune de M2/Th2 para M1/Th1, o que leva ao aumento de células imunosupressoras (Treg, MDSCs, TAMs). Dessa forma, sempre utilizamos a beta-glucana junto com a BCG, porque a beta-glucana possui o importante efeito de diminuir as células Treg (células T reguladoras), suprimir as MDSCs (*myeloid-derived suppressor cells*) no ambiente peritumoral e transformar os TAMs (macrófago associado a tumor) de fenótipo M2 para M1, também no ambiente peritumoral. Acresce que BCG e beta-glucana possuem muitos efeitos sinérgicos.

Referências

1. Abdi EA, Hanson J, Harbora DE, Young DG, McPherson TA. Adjuvant chemoimmuno- and immunotherapy in Dukes' stage B2 and C colorectal carcinoma: a 7-year follow-up analysis J Surg Oncol. 1989;40(3):205-13.
2. Álvarez-Maestro M, Guerrero-Ramos F, Rodríguez-Faba O, et al. Current treatments for BCG failure in non-muscle invasive bladder cancer (NMIBC). Actas Urol Esp (Engl Ed). 2021;45(2):93-102.
3. Anderson FD, Ushijima RN, Larson CL. Recurrent herpes genitalis. Treatment with Mycobacterium bovis (BCG). Obstet Gynecol. 1974;43(6):797-805.
4. Arts RJW, Moorlag SJCFM, et al. BCG Vaccination Protects against Experimental Viral Infection in Humans through the Induction of Cytokines Associated with Trained Immunity. Cell Host Microbe. 2018;23(1):89-100.e5.
5. Au FC, Webber B, Rosenberg SA. Pulmonary granulomas induced by BCG. Cancer. 1978;41(6):2209-14.
6. Bergquist BJ, Mahaley MS Jr, Steinbok P, Dudka L. Treatment of a brain tumor with BCG cell wall preparation. Surg Neurol. 1980;13(3):197-201.
7. Conti-Freitas LC, Foss-Freitas MC, Mamede RC, Foss NT. Effect of BCG stimulus on proinflammatory cytokine production in laryngeal cancer. Cancer Immunol Immunother. 2009;58(1):25-9.
8. Conti-Freitas LC, Foss-Freitas MC, Mamede RC, Foss NT. Interferon-gamma and interleukin-10 production by mononuclear cells from patients with advanced head and neck cancer. Clinics (Sao Paulo). 2012;67(6):587-90.
9. Daulatabad D, Pandhi D, Singal A. BCG vaccine for immunotherapy in warts: is it really safe in a tuberculosis endemic area? Dermatol Ther 2016;29:168-72.
10. De Bree LCJ, Koeken VACM, Joosten LAB, Aaby P, Benn CS, van Crevel R, et al. Non-specific effects of vaccines: Current evidence and potential implications. Semin Immunol. 2018;39:35-43.
11. De Castro MJ, Pardo-Seco J, Martinón-Torres F. Nonspecific (heterologous) protection of neonatal BCG vaccination against hospitalization due to respiratory infection and sepsis. Clin Infect Dis. 2015; 60:1611-9.
12. Durrant WE, Dong X. Systemic acquired resistance. Annu Rev Phytopathol.2004;42:185-209.

13. Edwards FR. Use of BCG as an immunostimulant after resection of carcinoma of the lung: a two-year assessment of a trial of 500 patients. Thorax. 1979;34(6):801-6.
14. Falk RE, MacGregor AB, Ambus U, et al. Combined treatment with BCG and chemotherapy for metastatic gastrointestinal cancer. Dis Colon Rectum. 1977;20(3):215-22.
15. Falk RE, Makowka L, Ambus U, et al. Nonspecific and selective stimulation of the immune system in the treatment of carcinoma in humans. Can Med Assoc J. 1983;128(12):1385-8, 1422.
16. Faries MB, Mozzillo N, Kashani-Sabet M, et al. MMAIT-IV Clinical Trial Group. Long-Term Survival after Complete Surgical Resection and Adjuvant Immunotherapy for Distant Melanoma Metastases Ann Surg Oncol. 2017;24(13):3991-4000.
17. Floc'h F, Werner GH. Increased resistance to virus infections of mice inoculated with BCG (Bacillus calmette-guerin). Ann Immunol (Paris). 1976;127:173-86.
18. Garly ML, Martins CL, Bale C, et al. BCG scar and positive tuberculin reaction associated with reduced child mortality in West Africa. A non-specific beneficial effect of BCG? Vaccine. 2003;21:2782-90.
19. GTI – Gastrointestinal Tumor Study Group. Adjuvant therapy of colon cancer--results of a prospectively randomized trial. N Engl J Med. 1984;310(12):737-43.
20. Guinan P, Crispen R, Baumgartner G, et al. Adjuvant immunotherapy with bacillus Calmette-Guerin in prostatic cancer. Urology. 1979;14(6):561-5.
21. Guinan P, Toronchi E, Shaw M, Bacillus calmette-guerin (BCG) adjuvant therapy in stage D prostate cancer. Urology. 1982;20(4):401-3.
22. Gutterman JU, Cardenas JO, Blumenschein GR, et al. Chemoimmunotherapy of advanced breast cancer: prolongation of remission and survival with BCG. Br Med J. 1976;2(6046):1222-5.
23. Hanna MG Jr, Peters LC, Gutterman JU, Hersh EM. Evaluation of BCG administered by scarification for immunotherapy of metastatic hepatocarcinoma in the guinea pig. J Natl Cancer Inst. 1976;56(5):1013-7.
24. Henz BM, Macher E, Bröcker EB, et al. Prognostic value of tuberculin and BCG immunoreactivity in stage I high-risk malignant melanoma (EORTC protocol 18781). Dermatology. 1996;193(2):105-9.
25. Hippmann G, Wekkeli M, Rosenkranz AR, Jarisch R, Gotz M. [Nonspecific immune stimulation with BCG in Herpes simplex recidivans. Follow-up 5 to 10 years after BCG vaccination]. Wien Klin Wochenschr 1992;104:200e4.
26. Hortobagyi GN, Gutterman JU, Blumenschein GR, et al. Combination chemoimmunotherapy of metastatic breast cancer with 5-fluorouracil, adriamycin, cyclophosphamide, and BCG. Cancer. 1979;44(5):1955-62.
27. Kalafati L, Kourtzelis I, Schulte-Schrepping J, et al. Innate Immune Training of Granulopoiesis Promotes Anti-tumor Activity. Cell. 2020;183(3):771-785.e12.
28. Kim HS, Park KH, Lee HK, et al. Curdlan activates dendritic cells through dectin-1 and toll-like receptor 4 signaling. Int Immunopharmacol. 2016;39:71-8.
29. Kleinnijenhuis J, Van Crevel R, Netea MG. Trained immunity: consequences for the heterologous effects of BCG vaccination. Trans R Soc Trop Med Hyg. 2014;109:29-35.
30. Krone B, Kölmel KF, Henz BM, Grange JM. Protection against melanoma by vaccination with Bacille Calmette-Guerin (BCG) and/or vaccinia: an epidemiology-based hypothesis on the nature of a melanoma risk factor and its immunological control. Eur J Cancer. 2005;41(1):104-17.
31. Kulkarni S, Mukherjee S, Pandey A, et al. Bacillus Calmette-Guerin confers neuroprotection in a murine model of Japanese encephalitis. Neuroimmunomodulation. 2016;23:278-86.
32. Leentjens J, Kox M, Stokman R, et al. BCG vaccination enhances the immunogenicity of subsequent influenza vaccination in healthy volunteers: a randomized, placebo-controlled pilot study. J Infect Dis. 2015;212:1930-8.
33. Lodmell DL, Ewalt LC. Enhanced resistance against encephalomyocarditis virus infection inmice, induced by a nonviable Mycobacterium tuberculosis oil-droplet vaccine. Infect Immun. 1978;19:225-30.
34. Lodmell DL, Ewalt LC. Induction of enhanced resistance against encephalomyocarditis virus infection of mice by nonviable Mycobacterium tuberculosis: mechanisms of protection. Infect Immun. 1978;22:740-5.
35. Mangtani P, Abubakar I, Ariti C. et al. Protection by BCG vaccine against tuberculosis: a systematic review of randomized controlled trials. Clin Infect Dis. 2014;58:470-80.
36. Mathurin KS, Martens GW, Kornfeld H, Welsh RM. CD4 T-cell-mediated heterologous immunity between mycobacteria and poxviruses. J Virol. 2009;83:3528-39.
37. Matsumoto M, Seya T, Kikkawa S, et al. Interferon gamma-producing ability in blood lymphocytes of patients with lung cancer through activation of the innate immune system by BCG cell wall skeleton. Int Immunopharmacol. 2001;1(8):1559-69.
38. Mavligit GM, Gutterman JU, Burgess MA, et al. Prolongation of postoperative disease-free interval and survival in human colorectal cancer by BCG or BCG plus 5-fluorouracil. Lancet. 1976;1(7965): 871-6.
39. Mavrichev AS, Grigorovich NA, Sukonko OG, Rovbut' II. [The late results of the combined treatment of kidney cancer patients]. Urol Nefrol (Mosk). 1990;(5):13-6.
40. McCracken JD, Chen T, White J, et al. Combination chemotherapy, radiotherapy, and BCG immunotherapy in limited small-cell carcinoma of the lung: a Southwest Oncology Group Study. Cancer. 1982; 49(11):2252-8.
41. McKneally MF, Maver C, Kausel HW, Alley RD. Regional immunotherapy with intrapleural BCG for lung cancer. J Thorac Cardiovasc Surg. 1976;72(3):333-8.
42. Miyasaka M. Is BCG vaccination causally related to reduced COVID-19 mortality? EMBO Mol Med. 2020;12(6):e12661.
43. Moorlag SJCFM, Arts RJW, van Crevel R, Netea MG. Non-specific effects of BCG vaccine on viral infections. Clin Microbiol Infect. 2019;25(12):1473-8.
44. Nakaichi M, Takeuchi A, Shitara N, Takakura K. The antitumor activity of the DNA fraction from Mycobacterium bovis BCG (MY-1) for glioblastoma. J Vet Med Sci. 1995;57(3):583-5.
45. NCI. Surgical adjuvant intrapleural BCG treatment for stage I non-small cell lung cancer. Preliminary report of the National Cancer Institute Lung Cancer Study Group. [No authors listed] J Thorac Cardiovasc Surg. 1981;82(5):649-57.
46. Netea MG, Quintin J, Van Der Meer JWM. Trained immunity: a memory for innate host defense. Cell Host Microbe. 2011;9:355-61.
47. Nishida S, Tsuboi A, Tanemura A, et al. Immune adjuvant therapy using Bacillus Calmette-Guerin cell wall skeleton (BCG-CWS) in advanced malignancies: A phase 1 study of safety and immunogenicity assessments. Medicine (Baltimore). 2019;98(33):e16771.
48. O'Neill LAJ, Netea MG. Nat Ver. BCG-induced trained immunity: can it offer protection against COVID-19? Nat Rev Immunol. 2020; 20(6):335-7.
49. O'Leary JG, Goodarzi M, Drayton DL, von Andrian UH. T cell- and B cell-independent adaptive immunity mediated by natural killer cells. Nat Immunol. 2006;7:507-16.
50. Papac R, Minor DR, Rudnick S, et al. Controlled trial of methotrexate and Bacillus Calmette-Guerin therapy for advanced head and neck cancer. Cancer Res. 1978;38(10):3150-3.

51. Paterson AH, Willans DJ, Jerry LM, Hanson J, McPherson TA. Adjuvant BCG immunotherapy for malignant melanoma. Can Med Assoc J. 1984;131(7):744-8.
52. Pfail JL, Katims AB, Alerasool P, Sfakianos JP. Immunotherapy in non-muscle-invasive bladder cancer: current status and future directions. World J Urol. 2021;39(5):1319-29.
53. Pham LN, Dionne MS, Shirasu-Hiza M, Schneider DS. A specific primed immune response in Drosophila is dependent on phagocytes. PLoS Pathog. 2007;3:e26.
54. Podder I, Bhattacharya S, Mishra V, et al. Immunotherapy in viral warts with intradermal Bacillus Calmette-Guerin vaccine versus intradermal tuberculin purified protein derivative: a double-blind, randomized controlled trial comparing effectiveness and safety in a tertiary care center in Eastern India. Indian J Dermatol Venereol Leprol 2017;83:411.
55. Redelman-Sidi G. Could BCG be used to protect against COVID-19? Nat Rev Urol. 2020;17(6):316-7.
56. Rey-Jurado E, Soto J, Gálvez N, Kalergis AM. A safe and efficient BCG vectored vaccine to prevent the disease caused by the human respiratory syncytial virus. Hum Vaccin Immunother. 2017;13(9):2092-7.
57. Robinson E, Bartal A, Cohen Y, et al. Adjuvant therapy in colorectal cancer. (A randomized trial comparing radio-chemotherapy and radio-chemotherapy combined with the methanol extraction residue of BCG, MER). Biomedicine. 1979;31(1):8-10.
58. Roth A, Gustafson P, Nhaga A, et al. BCG vaccination scar associated with better childhood survival in Guinea-Bissau. Int J Epidemiol. 2005;34(3):540-7.
59. Saha K, Kapila H, Madan R, Shinghal RN. Immunologic tools to decipher efficacy of BCG immunotherapy in advanced breast cancer: a one year follow up study. Asian Pac J Allergy Immunol. 1986; 4(2):139-48.
60. Salem A, Nofal A, Hosny D. Treatment of common and plane warts in children with topical viable Bacillus Calmette-Guerin. Pediatr Dermatol. 2013;30:60e3.
61. Sánchez-Rodríguez C, Cruces KP, Riestra Ayora J, Martín-Sanz E. BCG immune activation reduces growth and angiogenesis in an in vitro model of head and neck squamous cell carcinoma.Vaccine. 2017;35(47):6395-403.
62. Senn HJ, Jungi WF, Amgwerd R, et al. Swiss adjuvant trial (OSAKO 06/74) with chlorambucil, methotrexate, and 5-fluorouracil plus BCG in node-negative breast cancer patients: nine-year results. NCI Monogr. 1986;(1):129-34.
63. Shann F. Nonspecific effects of vaccines and the reduction of mortality in children. Clin Ther. 2013;35:109-14.
64. Scheid A, Borriello F, Pietrasanta C, et al. Adjuvant effect of bacille calmette-guerin on hepatitis B vaccine immunogenicity in the preterm and term newborn. Front Immunol. 2018;9:29.
65. Shetab Boushehri MA, Lamprecht A. TLR4-Based Immunotherapeutics in Cancer: A Review of the Achievements and Shortcomings. Mol Pharm. 2018;15(11):4777-800.
66. Starr SE, Visintine AM, Tomeh MO, Nahmias AJ. Effects of immunostimulants on resistance of newborn mice to herpes simplex type 2 infection. Proc Soc Exp Biol Med. 1976;152:57e60.
67. Steerenberg PA, De Jong WH, Ruitenberg EJ. Mechanism of BCG induced regression of line 10 hepatocarcinoma in the guinea pig. In Vivo. 1991;5(6):655-61.
68. Stensballe LG, Nante E, Jensen IP, et al. Acute lower respiratory tract infections and respiratory syncytial virus in infants in Guinea-Bissau: a beneficial effect of BCG vaccination for girls community based case-control study. Vaccine. 2005;23:1251-7.
69. Suen JY, et al. Results of BCG adjuvant immunotherapy in 100 patients with epidermoid carcinoma of the head and neck. Am J Surg. 1977;134(4):474-8.
70. Sun JC, Beilke JN, Lanier LL. Adaptive immune features of natural killer cells. Nature. 2009;457: 557-61.
71. Taylor SG, Sisson GA, Bytell DE, Raynor WJ Jr. A randomized trial of adjuvant BCG immunotherapy in head and neck cancer. Arch Otolaryngol. 1983109(8):544-9.
72. Tomov B, Popov D, Tomova R, et al. Therapeutic response of untreatable hepatocellular carcinoma after application of the immune modulators IL-2, BCG and melatonin. Anticancer Res. 2013;33(10): 4531-5.
73. Urashima M, Otani K, Hasegawa Y, Akutsu T. BCG Vaccination and Mortality of COVID-19 across 173 Countries: An Ecological Study. Int J Environ Res Public Health. 2020;17(15):5589.
74. Usher NT, Chang S, Howard RS, et al. Association of BCG Vaccination in Childhood With Subsequent Cancer Diagnoses: A 60-Year Follow-up of a Clinical Trial. JAMA Netw Open. 2019;2(9):e1912014.
75. Viviani S, Jack A, Bah E, Montesano R. Hepatocellular carcinoma: a preventable cancer. Epidemiol Prev. 1997;21(2):129-36..
76. Wang EY, Larsson U, Gårdmark T, Malmström PU. Radical cystectomy compared to intravesical BCG immunotherapy for high-risk non-muscle invasive bladder cancer - is there a long-term survival difference? A Swedish nationwide analysis. Scand J Urol. 2021; 55(1):46-52.
77. Wolmark N, Fisher B, Rockette H, et al. Postoperative adjuvant chemotherapy or BCG for colon cancer: results from NSABP protocol C-01. J Natl Cancer Inst. 1988;80(1):30-6.
78. Woods JE, et al. A controlled study of combined methotrexate, BCG, and INH therapy for squamous cell carcinoma of the head and neck. Surg Clin North Am. 1977;57(4):769-78.

CAPÍTULO 51

Benzaldeído no câncer – oxidante e estruturador forte da água citoplasmática com efeito em várias neoplasias

Leucemia mielocítica aguda, linfoma maligno, mieloma múltiplo, leiomiossarcoma e carcinomas de língua, parótida, pulmão, mama, esôfago, estômago, fígado, pâncreas, cólon, reto, rins, cérebro, bexiga e seminoma de testículo

José de Felippe Junior

Drogas órfãs também têm seu lugar na medicina e podem ser usadas. **Desconhecido do século XIX**

A tentativa de mudar a estrutura do potente e simples anticâncer benzaldeído para patenteá-lo resultou em fracasso. **JFJ**

O benzaldeído é um composto químico constituído por um anel benzeno com um radical aldeído. É o representante mais simples dos aldeídos aromáticos e encontra-se na natureza em muitos alimentos. Ele dá ao café e ao chocolate um aroma especial. Possui odor parecido com o das amêndoas, sendo o componente primário do extrato oleoso das amêndoas amargas. Na sua forma simples é extraído do damasco, cerejas e folhas do louro (*Laurus nobilis*) e na sua forma combinada com um glicosídeo é encontrado nas sementes do pêssego e recebe o nome de amigdalina.

A amigdalina é usada no tratamento do câncer há mais de 40 anos, sendo conhecida como nitriloside, mandelonitrile, laetrile e vitamina B_{17}. Ela está presente no núcleo da semente do damasco, pêssego, cereja e ameixa (Song, 2014). A amigdalina se transforma no organismo em benzaldeído, glicose e cianeto de hidrogênio (HCN).

Pensava-se que por não possuir rodanase, enzima que metaboliza o cianeto, as células neoplásicas seriam exterminadas por esse veneno metabólico. Errado, elas morrem sem inflamação devido ao benzaldeído.

Encontramos vários relatos de intoxicação por cianeto na literatura médica com o emprego da amigdalina no câncer. Em clínica não empregamos a amigdalina, preferimos a segurança e ausência de efeitos colaterais do benzaldeído.

Sinônimos: aldeído benzoico, óleo essencial artificial de amêndoas, benzenocarbonal, benzeno carboxaldeído, óleo artificial de amêndoa, óleo de amêndoas amargas. Fórmula: C_6H_5CHO; e peso molecular: 106,1g/mol. A molécula é aceptora de 1 elétron: oxidante.

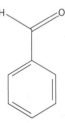

Benzaldeído

O benzaldeído estrutura a água citoplasmática: osmólito cosmotropo e oxidante

A saúde é caracterizada pelo equilíbrio dinâmico e constante entre a água estruturada e a água desestruturada. Esse equilíbrio é mantido por fatores dependentes do meio intracelular e do meio intersticial.

O benzaldeído é um soluto inorgânico francamente hidrófobo. Por ser hidrófobo e de relativo baixo peso molecular acredita-se que ele tenha a capacidade físico-química de estruturar as moléculas de água. Por outro lado, o benzaldeído é um oxidante potente e assim forte aceptor de elétrons, o que lentifica ou mesmo impede o ciclo de Embden-Meyerhof. Esse ciclo gera grandes quantidades de piruvato, forte desestruturador da água citoplasmática. O benzaldeído, impedindo o ciclo, dificultará a desestruturação.

Dessa forma, o mecanismo de ação do benzaldeído é por efeito direto físico-químico e indireto como aceptor de elétrons.

O benzaldeído como forte estruturador da água citoplasmática e oxidante provoca efeitos benéficos no câncer e até faz desaparecer tumores de pacientes que foram considerados refratários ao tratamento clássico: carcinomas de língua, parótida, pulmão, mama, esôfago, estômago, fígado, pâncreas, cólon, reto, rins, cérebro, bexiga, seminoma de testículo, leucemia mielocítica aguda, linfoma maligno, mieloma múltiplo e leiomiossarcoma (Kochi, 1980).

Histórico

Os estudos se iniciaram com Takeuchi que empregou uma fração volátil extraída das folhas do figo, no carcinoma de Ehrlich de camundongos.

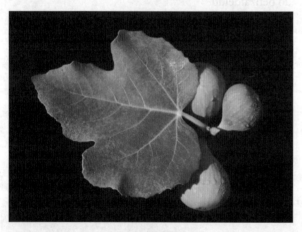

Folha do figo

Entre 1965 e 1975, 83 pacientes foram tratados pela via intravenosa com essa fração. Essa fração, de difícil padronização, foi eficaz em 12 pacientes, 4 dos quais responderam completamente, enquanto não se observou resposta nos 71 pacientes restantes. Estudando o componente carcinostático da fração volátil do figo, identificou-se que o agente eficaz era o benzaldeído.

Trabalho mais importante

Em 1980, Mutsuyuki Kochi et al. publicaram o trabalho mais importante da literatura médica sobre a atividade antitumoral do benzaldeído em seres humanos, medicamento de baixo custo e atóxico.

Noventa pacientes com carcinoma inoperável em estágio terminal e 12 pacientes em sérias condições clínicas com sarcomas receberam por via oral ou retal o benzaldeído, na forma de beta-ciclodextrina-benzaldeído (CDBA), na dose de 10mg/kg/dia de benzaldeído, dividida em 4 doses. Somente se considerou os 57 pacientes que tomaram regularmente o benzaldeído por um período superior há 1 mês.

Medicamento

Como o benzaldeído é muito pouco solúvel em água, ele não é adequado para injeção por vias intravenosa, intramuscular ou subcutânea. Dessa forma, preparou-se a inclusão de beta-ciclodextrina com benzaldeído e administrou-se na forma de cápsulas ou supositórios. A quantidade de benzaldeído no CDBA é de 8,3% e assim 6g de CDBA contém cerca de 500mg de benzaldeído.

Resultado do estudo

Todos os 57 pacientes que entraram no estudo possuíam confirmação histológica do diagnóstico tumoral. Os pacientes já haviam se submetido a todo tipo de tratamento convencional, tais como cirurgia, quimioterapia e/ou radioterapia, sem sucesso terapêutico e com progressão da doença neoplásica.

Dos 57 pacientes, 32 eram homens, 15 eram mulheres e todos se encontravam em estágio bem avançado da doença neoplásica, sendo considerados pacientes terminais. A idade variou de 4 a 82 anos, com média de 53 anos. Os tipos de câncer eram os mais variados: leucemia mielocítica aguda (2), linfoma maligno (2), mieloma múltiplo (1), leiomiossarcoma (1); e os seguintes carcinomas: língua (4), parótida (2), pulmão (9), mama (2), esôfago (2), estômago (10), fígado (6), pâncreas (4), cólon (1), reto (3), rins (2), cérebro (3), bexiga (2) e seminoma de testículo (1).

Neste estudo a administração do benzaldeído durou em média 2 anos e 5 meses e todos os pacientes foram observados durante 4 semanas a mais de 2 anos.

Segundo Kochi, dos 57 pacientes com câncer terminal, 19/57 ou 33% apresentaram remissão completa do tumor; 10/57 ou 17,5% apresentaram remissão parcial (acima de 50% de regressão); 19/57 ou 33% estavam melhorando ao ser escrito o trabalho; 7/57 ou 12,3% permaneceram com a doença estável e em 2 pacientes houve progressão da doença.

Dos 9 carcinomas de pulmão, 3 apresentaram remissão completa, 3 remissões parciais, 1 estabilizou e 2 apresentaram progressão da doença.

Três dos 4 pacientes com carcinoma epidermoide de língua haviam recebido previamente radioterapia e quimioterapia e todos se encontravam em péssimas condições clínicas no início do tratamento. Após 1,5 a 6 meses de CDBA, todos os pacientes com câncer de língua alcançaram remissão completa. Nesses 4 pacientes houve fato da maior relevância: a diferenciação das células tumorais em células epidermoides normais e queratinizadas. Espetacular.

Paciente de 83 anos com adenocarcinoma de reto e obstrução quase completa do canal anal respondeu completamente ao CDBA, não sendo necessária a cirurgia, pois as fezes agora passavam livremente pelo canal anal. Aqui também se observou diferenciação do adenocarcinoma em células normais. Espetacular.

Menino de 4 anos com leucemia mielocítica aguda já havia recebido, nos últimos 10 meses, adriamicina, arabinosídeo citosina, vincristina, prednisolona e como manutenção o metotrexato, entretanto, sem conseguir remissão do quadro leucêmico. Dez dias após o início do tratamento com CDBA houve remissão completa do quadro leucêmico e na evolução as plaquetas, os leucócitos e a hemoglobina retornaram aos valores normais. A remissão completa durou mais de 4 meses e não houve efeitos tóxicos durante o tratamento.

Apesar da persistente administração por via oral do CDBA, cerca de 500mg/dia de benzaldeído por mais de 1 ano, não se observaram efeitos tóxicos ou reações colaterais hepáticas ou renais. Não se observaram leucopenia, trombocitopenia, anemia, anorexia, vômitos ou queda de cabelo. A resposta terapêutica perdurou enquanto o paciente ingeriu o medicamento. Este fato compreendemos muito bem: o autor não afastou os fatores causais.

Vários tipos de tumor apresentaram diferentes sensibilidades ao benzaldeído. No leiomiossarcoma, doses de 30mg/dia se mostraram muito eficazes, já no carcinoma epidermoide ou no adenocarcinoma foram necessárias doses de 300 a 500mg/dia.

Esses dados foram transcritos literalmente do trabalho de Kochi, isto é, não devemos aceitar esses resultados como definitivos, pois são muito bons e os pacientes muito graves. É querer muito de somente uma droga. Não encontramos repetições de trabalhos semelhantes na literatura médica.

A seguir, a casuística do Dr. Kochi retirada do seu trabalho original. São cinquenta e sete pacientes que não haviam respondido ao melhor tratamento convencional da época e, dessa forma, houve a tentativa de usar o benzaldeído. O pesquisador e seus colaboradores encontraram grande número de erradicação total dos tumores, bom número de doença estável, sempre com melhoria da qualidade de vida (Quadro 51.1).

Beta-ciclodextrina

É interessante frisar que a beta-ciclodextrina pode funcionar como agente antiviral. De fato, esta substância depleta o colesterol do vírus tipo 1 da imunodeficiência e do vírus simian da imunodeficiência e inativa e permeabiliza os vírions (Graham, 2003). Inibe a formação de cavéolas e reduz a entrada basolateral do EBV (Tugizov, 2013).

Tentativas de patentes

Em 1985, Kochi utiliza um derivado do benzaldeído, o 4,6-benzilideno-alfa-D-glicose (BG), em 65 pacientes com carcinoma inoperável de diversos tipos, em estágio avançado. A dose foi de 720-1.800mg/m² diariamente pela via intravenosa. Houve resposta em 55% dos pacientes: 7 alcançaram resposta completa, 29 conseguiram resposta parcial, 24 permaneceram estáveis e 5 mostraram progressão da doença. Não houve efeitos colaterais e foi evidente o aumento da sobrevida.

Em 1990, Tatsumura empregou o BG por via intravenosa em 24 pacientes: 11 casos de tumor primário de pulmão, 4 de câncer metastático de pulmão, 5 de câncer gástrico e 1 caso de cada um dos seguintes tipos de câncer: cólon, fígado, pâncreas e próstata. Houve resposta benéfica em 10/24 pacientes ou em 41,7% dos casos. Observaram-se duas remissões completas: metástase pulmonar de câncer de mama e metástase de fígado de câncer gástrico.

Mecanismo de ação

Em seu magnífico livro intitulado *The Living State*, Albert Szent-Gyorgyi, o descobridor da vitamina C, afirma que todas as substâncias químicas aceptoras de elétrons possuem a capacidade de abolir a proliferação das células neoplásicas e o benzaldeído é um excelente aceptor de elétrons. Aceptores de elétrons ou de íons hidrogênio são agentes oxidantes que aumentam a dessaturação eletrônica. Pois bem, para este prêmio Nobel em Química, o nível de dessaturação eletrônica domina a evolução – domina a vida.

As células normais encontram-se no estado "beta": luz – metabolismo aeróbio, onde predomina a dessaturação e a oxidação. Nesse regime, o mecanismo de sobrevivência é a diferenciação celular. O motor dessas células é a fosforilação oxidativa mitocondrial, o combustível é o HIDROGÊNIO e o aceptor final é o GS-SG.

As células cancerosas estão no estado "alfa", o mais arcaico da nossa evolução: escuridão – metabolismo anaeróbio, onde predominam a saturação e o estado redutor. Neste regime o mecanismo de sobrevivência é

Quadro 51.1 Cinquenta e sete pacientes com câncer refratário tratados com benzaldeído. Retirado do trabalho original de Kochi, 1980.

	Nº of patients	Complete	Partial	Improvement	Stable disease	Progression
Carcinoma						
Tongue	4	4				
Parasinus	1	1				
Parotid	1	1				
Lung	9	3	3		1	2
Breast	2	1		1	1	
Esophagus	2		1	0		
Stomach	10	2		8		
Liver	6		2	3	1	
Pancreas	4	1		2	1	
Colon	1	1				
Rectum	3	1		2		
Testis (seminoma)	1				1	
Kidney (Grawiz's tumor)				2		
Brain	3	1			2	
Gall bladder	1	1				
Transitional cell	1		1			
Acute myelocytic leukemia	2	2				
Malignant lymphoma	2		1	1		
Multiple myeloma	1	1				
Leiomyosarcoma	1		1			
Total	57	19	10	19	7	2

a proliferação celular. O motor destas células é o ciclo de Embden-Meyerhof, o combustível é o HIDROGÊNIO e o aceptor final o GS-SG.

A ameaça de morte ou severa lesão à célula descarta o pesado estado beta; descarta o mecanismo oxidativo – metabolismo aeróbio – dessaturação e passa para o mais simples estado alfa: metabolismo anaeróbio – redutor – proliferativo. É um estado onde predomina a saturação eletrônica – estado primitivo de sobrevivência.

De acordo com essa teoria, que já foi comprovada em experimentos *in vitro* e *in vivo*, os agentes que favorecem a dessaturação eletrônica (aceptores de elétrons) são substâncias altamente eficazes no tratamento do câncer e o benzaldeído é justamente uma dessas substâncias. Sabe-se que os aceptores de elétrons impedindo a glicólise anaeróbia facilitam a estruturação da água citoplasmática.

O benzaldeído abstrai elétrons de várias substâncias do meio intracelular, incluindo o GSH (glutationa reduzida), transformando-o em GS-SG (glutationa oxidada), o que aumenta o potencial redox-oxidativo citoplasmático, isto é, o benzaldeído é um agente oxidante.

O dissulfiram, inibidor da aldeído-desidrogenase, potencia a queda do GSH provocada pelo acetaldeído (Vina, 1980) e possivelmente o mesmo deve ocorrer com o benzaldeído. Quero dizer, possivelmente o dissulfiram aumente a eficácia do benzaldeído.

Devemos lembrar que as substâncias que provocam queda do GSH estimulam a atividade da glicose-6-fosfato desidrogenase (G6PD), como mecanismo de defesa, o que aumenta a produção de NADPH na tentativa de corrigir o excesso de oxidação. Esta é a razão da necessidade de se inibir a G6PD e também a transcetolase do *shunt* das pentoses, para provocarmos oxidação sustentada e com ela uma estruturação sustentada da água citoplasmática e assim aumentarmos a eficácia dessa estratégia anticâncer. Podemos usar, por exemplo, o DHEA mais a genisteína.

Há muitos anos, precisamente em 1935, Dixon sugeriu que a presença de agentes oxidantes poderia controlar o câncer e Baker, em 1937, demonstrou essa hipótese verificando que o aumento da glutationa oxidada (GS-SG) era capaz de inibir a glicólise anaeróbia.

De fato, quando o meio intracelular é oxidante, isto é, o equilíbrio da oxirredução tende para a oxidação, à medida que a GS-SG é formada ela inibe a glicólise anaeróbia. A inibição da glicólise anaeróbia estrutura a água citoplasmática, aumenta a água tipo B, diminui a entropia, aumenta o grau de ordem-informação do sistema termodinâmico celular e acontece a parada do ciclo celular proliferativo (mitose), porque a célula sai do "estado de quase-morte". A consequência é a diminuição da proliferação celular neoplásica com apoptose das células tumorais. Se a oxidação for exagerada, como acontece na quimioterapia, teremos a catastrófica necrose das células tumorais e das células normais (Felippe, 2004, 2008 e 2009).

Quando o potencial redox é alto, predomina no intracelular a água tipo B estruturada e as células permanecem em estágio quiescente, sem proliferação. Quando o potencial redox é alto, isto é, quando o meio intracelular é oxidante se formam pontes S-S de dissulfeto (por exemplo: GS-SG) e pontes H-H de hidrogênio. Essas pontes estabilizam a estrutura das enzimas, da membrana celular, da membrana mitocondrial, das macromoléculas, do RNA e do DNA. Estabilizam inclusive a estrutura tridimensional da proteína retinoblastoma (RBp) que permanece defosforilada e, portanto, não ocorre a transcrição nuclear necessária para o avanço do ciclo celular e as células continuam no estado quiescente, sem proliferação. Fato importante é outro efeito do potencial redox alto. Ele inibe o fator de transcrição nuclear NF-kappaB, o que diminui a proliferação celular, promove a apoptose da célula neoplásica e dificulta a neoangiogênese tumoral (Felippe, 1990, 1994, 2003, 2004 e 2005). Talvez o mecanismo que realmente esteja ocorrendo seja a não mais necessidade de ativação desse fator de transcrição nuclear de sobrevivência fortemente proliferativo, porque as células saíram do "estado de quase-morte" com o predomínio da água estruturada no intracelular.

Se o meio intracelular é mantido oxidante, consegue-se bloquear a proliferação celular e a célula entra na fase G0 para depois caminhar para apoptose.

É muito interessante saber que as células neoplásicas requerem apenas leve aumento do potencial redox para cessarem a proliferação, entretanto esse leve aumento deve ser contínuo e ininterrupto até acontecer a apoptose, porque se houver queda do potencial redox restaura-se a fosforilação da proteína retinoblastoma e as células voltam a proliferar (Felippe, 2004 e 2005).

Dessa forma, o crucial para vencer essa luta é manter o meio intracelular apenas levemente oxidante por um período de tempo suficiente, isto é, manter a estruturação da água citoplasmática por um tempo seguro para as células saírem do "estado de quase-morte", o que Kochi conseguiu com a administração contínua do benzaldeído.

Saindo do "estado de quase-morte" cessam os mecanismos de sobrevivência celular, cessa a ativação dos oncogenes e da sinalização celular e as células não mais necessitam proliferar para sobreviver e podem se diferenciar e caminhar para morte programada, sem alarde, sem inflamação, a apoptose.

Recentemente surgiram inúmeros trabalhos em animais de experimentação inoculados com células de vários tipos de câncer humano e em cultura de vários tipos de células neoplásicas humanas, mostrando que o meio intracelular oxidante provoca parada do ciclo celular e apoptose pelos seguintes mecanismos:

a) Acúmulo da proteína p53.
b) Ativação da cascata das caspases.
c) Ativação da deoxirribonuclease.
d) Defosforilação da proteína retinoblastoma.
e) Inibição da proteína tirosina quinase (PTK).
f) Inibição da Cdc25 fosfatase.
g) Inativação do cdK1.
h) Diminuição da atividade da fosfofrutoquinase com diminuição do NADH.
i) Inibição da expressão da proteína antiapoptótica Bcl-2.
j) Inibição do fator de transcrição nuclear NF-kappaB.

Esses efeitos, diretamente explicáveis pela saída da célula neoplásica do "estado de quase-morte", foram observados em mais de 20 tipos de câncer humano incluindo: mama, próstata, pulmão, astrocitomas, gliomas, tumores de cabeça e pescoço, tumor colorretal, tumores de fígado, tumores de pâncreas, carcinoma epidermoide etc. (Felippe, 2004 e 2005).

Pettersen, em 1983, mostra que o benzaldeído inibe a proliferação celular neoplásica interferindo no ciclo celular. Ocorre inibição das fases G1, S e G2 do ciclo provocando a parada da mitose.

O benzaldeído provoca alterações citomorfológicas e citotoxicidade em células de mamífero em cultura, compatíveis com a inibição da síntese de DNA (Nishimura, 1981).

Quatro derivados do benzaldeído apresentaram atividade antiproliferativa potente em células glioblastoma multiforme humano com doses muito pequenas (da Silva, 2016).

Em 1987, Masuyama mostra que a beta-ciclodextrina-benzaldeído inibe metástases pulmonares do sarcoma, tanto as espontâneas como as experimentais. Sugere que o benzaldeído possui efeito direto sobre o tumor e indireto sobre as células *natural killer*, células do sistema imune de capital importância. No ano seguinte, o mesmo autor mostrou inibição de metástases de pulmão em camundongos propensos ao câncer. Ochiai e Masuyama já haviam mostrado, em 1986, que a inibição das metástases pulmonares em camundongo atingia quase 100%, dependendo da dose do benzaldeído. Especificamente, a inibição atingiu 73,8%, 85,6% e 95,7%, respectivamente, com as doses de 0,5, 5 e 25mg por camundongo, por dia.

Demonstrou-se também que o benzaldeído abolia o efeito supressor do fluorouracil sobre as células *Natural Killer*. O benzaldeído aumenta a atividade da *lymphokine-activated killer cell activity* das células esplênicas, quando junto com a interleucina-2 (Kuroki, 1991).

Em 1987, Kano revela que o benzaldeído aumenta a termo sensibilidade das neoplasias e inibe a temida termotolerância tumoral, o que aumenta drasticamente a eficácia da hipertermia no tratamento do câncer.

Em 2003, Li et al., estudando um derivado do benzaldeído, esclareceram vários pontos do seu mecanismo de ação: ele suprime a super expressão do oncogene c-myc, inibe a função da oncoproteína Ras, aumenta a expressão do gene supressor de tumor p53 e interrompe a via P46 associada à ativação da mitose, por mecanismo diferente da farnesilação da proteína Ras.

Em células humanas do tumor oral (HSC-2, HCG) em cultura, o cloreto de cobalto reduz a atividade citotóxica do ascorbato de sódio, da curcumina e da dopamina, porém não interfere com os efeitos do benzaldeído (Sakagami, 2000).

O benzaldeído da dieta e compostos estruturalmente relacionados inibem o metabolismo das nitrosaminas, potentes agentes inicializadores e promotores da carcinogênese (Morse, 1995). Dessa forma, o benzaldeído, constituinte natural de sementes e frutos, pode ser considerado agente quimiopreventivo do câncer.

Outro efeito do benzaldeído é como potente inibidor parcial e reversível da enzima tirosinase (Kubo, 1999; Nihei, 2004).

As células da leucemia mielógena (HL-60, ML-1, KG-1) são as mais sensíveis ao complexo benzaldeído-maltedextrina, CDBA, seguida das células carcinoma epidermoide (HSC-2, HSC-3, HSC-4) e do glioblastoma humano (T98G, U87MG).

Alvos moleculares do benzaldeído

1. Aceptor de íons hidrogênio: oxidante.
2. **Cuidado**: aumenta a atividade da glicose-6-fosfatodesidrogenase por efeito indireto e secundário como mecanismo de defesa contra a oxidação intracelular – efeito prejudicial no câncer. Dessa forma, quando empregamos o benzaldeído devemos inibir a G6PD, por exemplo com DHEA, genisteína ou somatostatina.
3. Inibe fases G1, S e G2 do ciclo celular.
4. Inibe a síntese do DNA.
5. Aumenta número e atividade das células *natural killer*.
6. Aumenta atividade das células LAK – *lymphokine-activated killer cell*.
7. Aumenta a termo sensibilidade do tumor e evita a termotolerância.
8. Suprime a superexpressão do oncogene c-myc.
9. Inibe a função da oncoproteína Ras.
10. Aumenta a expressão do gene p53 – supressor tumoral.
11. Interrompe a via P46 da mitose.
12. Inibe a tirosinase.

Efeitos com agente oxidante

13. Aumenta a proteína p53.
14. Ativa a cascata das caspases.
15. Ativa a deoxirribonuclease.
16. Defosforila e assim inibe a proteína retinoblastoma.
17. Inibe a proteína tirosina quinase.
18. Inibe a Cdc25 fosfatase.
19. Inativa o cdK1.
20. Inibe a MAP quinase.
21. Diminui a atividade da fosfofrutoquinase com diminuição do NADH.
22. Inibe a expressão da proteína Bcl-2.
23. Inibe o fator de transcrição nuclear NF kappa B: diminui a proliferação celular neoplásica, aumenta a apoptose e diminui a neoangiogênese tumoral.

Amigdalina/laetrile

A partir de 1960, centenas de pessoas foram tratadas nos Estados Unidos e depois no México com laetrile, substância extraída da amígdala interior do caroço do damasco. A eficácia do laetrile ou amigdalina em pacientes com câncer refratário está ao redor de 30 a 50% nos vários livros consultados. A amigdalina é composta de uma molécula de benzaldeído e uma molécula de cianeto e referida como vitamina B_{17}. Provou-se, em 1980, que a substância ativa da amigdalina não era o cianeto, como por anos se pensou, e sim o benzaldeído, um oxidante poderoso e inofensivo. O laetrile foi muito combatido e depois proibido pelo FDA dos Estados Unidos, justamente por conter cianeto na molécula.

No PubMed encontramos 338 referências quando na busca colocamos "laetrile cancer" em dezembro de 2020.

Alvos moleculares da amigdalina

1. **Cuidado**: megadoses de ácido ascórbico depleta GSH intracelular e aumenta o risco de intoxicação por cianeto se administrada com a amigdalina (Calabrese, 1979).
2. **Cuidado**: muitos trabalhos na literatura versam sobre a intoxicação por cianeto devido ao emprego da amigdalina.
3. Inibe NF-kappaB.
4. Inibe COX-2.
5. Inibe iNOS (*inducible nitric oxide synthase*).
6. **Gliomas**
   a) Amigdalina suprime a expressão da cicloxigenase-2 induzida por lipopolissacarídeo e suprime iNOS (*inducible nitric oxide synthase*) em células BV2 da micróglia murina (Yang, 2007).
   b) Criança com 4 anos apresentou intoxicação grave com amigdalina por vias intravenosa e oral, mais a ingestão de núcleos das sementes de damasco para o tratamento de ependimoma. Melhorou com tiossulfato de sódio (Sauer, 2015).
7. **Câncer de pulmão**
   Inibe a invasão do câncer pulmonar, linhagem altamente metastática, H1299/M e PA/M *in vitro*. Acontece extensa regulação da expressão de genes reguladores da integrina e E-caderina, ao lado de regulação para baixo da via de sinalização Akt/mTOR (Qian, 2015).
8. **Câncer de mama**
   Exerce atividade citotóxica em células MCF-7 do câncer de mama ER-positivo (Lee, 2016).
9. **Câncer de mama triplo negativo**
   Amigdalina aumenta a apoptose e a adesão em células Hs578T e MDA-MB-231 do câncer de mama triplo negativo. Acontece diminuição do Bcl-2 (*B-cell lymphoma 2*) associado ao aumento do Bax, ativação da caspase-3 com clivagem do PARP (*poly ADP-ribose polymerase*) e ativação da molécula pró-apoptótica p38 MAPK (*p38 mitogen-activated protein kinase*) (Lee, 2016).
10. **Câncer de próstata**
    a) Induz apoptose regulando Bax e Bcl-2 em células do câncer prostático humano, DU145 e LNCaP (Chang, 2006).
    b) Amigdalina retarda a progressão do ciclo celular e bloqueia o crescimento de células do câncer prostático em células LNCaP (*castration-sensitive*) e DU-145 e PC3 (*castration-resistant*). Acontece diminuição da proliferação de modo dose-dependente. A apoptose é reduzida nas células PC3 e LNCap, mas não nas DU-145, enquanto a formação de colônias é suprimida em todas as linhagens. O ciclo para em G0/G1 devido à modulação das proteínas do ciclo celular cdk1, cdk2 e cdk4, assim como as ciclinas A, B e D3 e as p19 e p27 (Makarevic, 2016).
11. **Câncer de fígado**
    Induz a expressão da folistatina e inibe a proliferação de células HepG2 do carcinoma hepatocelular (Yang, 2014).
12. **Câncer de cólon**
    Inibe genes do ciclo celular e diminui a proliferação do câncer de cólon, linhagem SNU-C4 (Park, 2005).
13. **Câncer cervical uterino**
    Induz apoptose em células HeLa do câncer cervical humano (Chen, 2013).
14. **Leucemia**
    Induz apoptose em células HL-60 da leucemia promielocítica humana (Kwon, 2003).
15. **Câncer de bexiga**
    Bloqueia o crescimento do câncer de bexiga urinária linhagem UMUC-3, RT112 e TCCSUP diminuindo a expressão da ciclina A e cdk2 (Makarevic, 2014).
16. **Câncer renal**
    a) Bloqueia a invasão do carcinoma renal via integrinas.
    b) Benzaldeído em combinação com irradiação é eficaz no carcinoma de células renais heterotransplantado em camundongos nus (Onishi, 1986).
    c) Os produtos ativos do benzaldeído têm atividade contra as linhas de carcinoma de células renais (Parise, 2013).

Conclusão

Por ser substância que não pode ser patenteada pela indústria farmacêutica, não se investiu em trabalhos duplos cegos e randomizados.

Por ser atóxica pode ser administrada por longo tempo, mantendo contínuo e ininterrupto o aumento do potencial redox oxidativo, contínuo e ininterrupto aumento da água estruturada tipo B no intracelular com todos os efeitos benéficos para o organismo como um todo, além do antitumoral.

Após publicar este artigo no *site* da Associação Brasileira de Medicina Biomolecular recebemos carta de professor de oncologia da Universidade de Montpellier, França, onde escrevia que na Bíblia havia relato de "chaga" possivelmente carcinomatosa que cicatrizou somente após o uso de compressas de folhas de figo, que sabemos serem ricas em benzaldeído.

"Deixar de aprender é omitir socorro". **JFJ**

Referências

1. Albert Szent-Gyorgyi The Living State – with observations on câncer. New York and London: Academic Press; 1972.
2. Baker Z. Studies on the inhibition of glycolysis by glyceraldehydes. Biochem J. 32:332-41;1938.
3. Calabrese EJ. Conjoint use of laetrile and megadoses of ascorbic acid in cancer treatment: possible side effects. Med Hypotheses. 5(9):995-7;1979.
4. Chang HK, Shin MS, Yang HY, et al. Lee JW, et al. Amygdalin induces apoptosis through regulation of Bax and Bcl-2 expressions in human DU145 and LNCaP prostate cancer cells. Biol Pharm Bull. 29:1597-602;2006.
5. Chen Y, Ma J, Wang F, et al. Amygdalin induces apoptosis in human cervical cancer cell line HeLa cells. Immunopharmacol Immunotoxicol. 35:43-51;2013.
6. Dixon KC. The oxidative disappearance of lactic acid from brain and the Pasteur reaction. Biochem J. 29:973-7;1935.
7. da Silva DS, da Silva CEH, Soares MSP, et al. Thiazolidin-4-ones from 4-(methylthio) benzaldehyde and 4-(methylsulfonyl)benzaldehyde: Synthesis, antiglioma activity and cytotoxicity. Eur J Med Chem. 124:574-82;2016.
8. Felippe JJr. Radicais Livres como Mecanismo Intermediário de Moléstia. In: Felippe Jr. Pronto Socorro: Fisiopatologia – Diagnóstico – Tratamento. Rio de Janeiro: Guanabara Koogan. p. 1168-1173. 1990.
9. Felippe JJr. Medicina Biomolecular. Revista Brasileira de Medicina Biomolecular e Radicais Livres. 1(1):6-7;1994.
10. Felippe JJr. Estratégia Biomolecular: uma das Bases da Medicina do Futuro. Revista Brasileira de Medicina Biomolecular. 7(1):8-9;2001.
11. Felippe JJr. Metabolismo da Célula Tumoral – Câncer como um Problema da Bioenergética Mitocondrial: Impedimento da Fosforilação Oxidativa – Fisiopatologia e Perspectivas de Tratamento. Revista Eletrônica da Associação Brasileira de Medicina Biomolecular. www.medicinabiomolecular.com.br. Tema do mês de agosto de 2004a
12. Felippe JJr. Metabolismo das Células Cancerosas: A Drástica Queda do GSH e o Aumento da Oxidação Intracelular Provoca Parada da Proliferação Celular Maligna, Aumento da Apoptose e Antiangiogênese Tumoral Revista Eletrônica da Associação Brasileira de Medicina Biomolecular. www.medicinabiomolecular.com.br. Tema do mês de setembro de 2004b.
13. Felippe JJr. A hipoglicemia induz citotoxidade no carcinoma de mama resistente à quimioterapia. Revista Eletrônica da Associação Brasileira de Medicina Biomolecular. www.medicinabiomolecular.com.br. Tema do mês de fevereiro de 2005.
14. Graham DR, Chertova E, Hilburn JM, et al. Cholesterol depletion of human immunodeficiency virus type 1 and simian immunodeficiency virus with beta-cyclodextrin inactivates and permeabilizes the virions: evidence for virion-associated lipid rafts. J Virol. Aug;77(15):8237-48, 2003.
15. Kano E. [Fundamentals of thermochemotherapy of cancer]. Gan No Rinsho. 33(13):1657-63;1987.
16. Kochi M, Takeuchi S, Mizutani T, et al. Antitumor activity of benzaldehyde. Cancer Treat Rep. 64(1):21-3;1980.
17. Kochi M, Isono N, Niwayama M, Shirakabe K, et al. Antitumor activity of a benzaldehyde derivative. Cancer Treat Rep. 69(5):533-7; 1985.
18. Kubo I, Kinst-Hori I. 2-Hydroxy-4-methoxybenzadehyde: a potent tyrosinase inhibitor from African medicinal plants. Planta Med. 65(1):19-22;1999.
19. Kuroki Y, Ochiai H, Kurokawa M, et al. Augmentation of murine lymphokine-activates killer cell cytotoxicity by betacyclodextrin-benzaldehyde. J Cancer Res Clin Oncol. 117(2):109-14;1991.
20. Kwon HY, Hong SP, Hahn DH, Kim JH. Apoptosis induction of Persicae Semen extract in human promyelocytic leukemia (HL-60) cells. Arch Pharm Res. 26:157-61;2003.
21. Lee HM, Moon A. Amygdalin regulates apoptosis and adhesion in Hs578T triple-negative breast cancer Ccells. Biomol Ther (Seoul). 24(1):62-6;2016.
22. Li HY, Li Y, Yan CH, et al. Inhibition of tumor growth by S-3-1, a synthetic intermediate of salvianolic acid A. J Asian Nat Prod Res. 4(4):271-80;2002.
23. Makarević J, Rutz J, Juengel E, et al. Amygdalin blocks bladder cancer cell growth in vitro by diminishing cyclin A and cdk2. PLoS One. 9(8):e105590;2014.
24. Makarević J, Tsaur I, Juengel E, et al. Amygdalin delays cell cycle progression and blocks growth of prostate cancer cells in vitro. Life Sci. 147:137-42;2016.
25. Masuyama K, Ochiai H, Ishizawa S, et al. Inhibition of pulmonary metastases in mice by beta-cyclodextrin-benzaldehyde. Gan To Kagaku Ryoho. 15(3):443-7;1988.
26. Masuyama K, Ochiai H, Niwayama S, et al. Inhibition of experimental and spontaneous pulmonary metastasis of murine RCT (+) sarcoma by beta-cyclodextrin-benzaldehyde. Jpn J Cancer Res. 78(7): 705-11;1987.
27. Morse MA, Kresty LA, Toburen AL. Inhibition of metabolism of 4-(methylnitrosamino)-1-(3-pyridyl)-1-butanone by dietary benzaldehydes. Cancer Lett. 97(2):255-61;1995.
28. Nihei K, Yamagiwa Y, Kamikawa T, Kubo I. 2-hydroxy-4-isopropylbenzaldehyde, a potent partial tyrosinase inhibitor. Bioorg Med Chem Lett. 14(3):681-3;2004.
29. Nishimura M, Umeda M, Kusanagi A, et al. Cytomorphological study of cultured mammalian cells treated with benzaldehyde, catechol and their derivatives with special reference to inhibition of DNA synthesis. Gann. 72(2):272-9;1981.
30. Ochiai H, Niwayama S, Masuyama K. Inhibition of experimental pulmonary metastasis in mice by beta-cyclodextrin-benzaldehyde. J Cancer Res Clin Oncol. 112(3):216-20;1986.
31. Onishi T, Machida T, Masuda F, et al. [Treatment in established human renal cell carcinoma heterotransplanted in nude mice. 4. Experimental treatment with benzaldehyde derivative and combination therapy with irradiation]. Nihon Hinyokika Gakkai Zasshi. Apr;77(4):594-9;1986.
32. Parise RA, Anyang BN, Eiseman JL et al. Formation of active products of benzaldehyde dimethane sulfonate (NSC 281612, DMS612) in human blood and plasma and their activity against renal cell carcinoma lines. Cancer Chemother Pharmacol. Jan;71(1):73-83;2013.
33. Park HJ, Yoon SH, Han LS, et al. Amygdalin inhibits genes related to cell cycle in SNU-C4 human colon cancer cells. World J Gastroenterol. 11:5156-61;2005.
34. Pettersen EO, Nome O, Ronning OW, Oftebro R. Effects of benzaldehyde on survival and cell-cicle kinetics of human cells cultivated in vitro. Eur J Cancer Clin Oncol. 19(4):507-14;1983.

35. Qian L, Xie B, Wang Y, Qian J. Amygdalin-mediated inhibition of non-small cell lung cancer cell invasion in vitro. Int J Clin Exp Pathol. 8(5):5363-70;2015.
36. Sakagami T, Satoh K, Ishihara M, et al. Department of Biochemistry, School of Medicine, Showa University, Tokyo, Japan. Anticancer Res. 20(5A):3143-50;2000.
37. Sauer H, Wollny C, Oster I, et al. Severe cyanide poisoning from an alternative medicine treatment with amygdalin and apricot kernels in a 4-year-old child. Wien Med Wochenschr. 165(9-10):185-8;2015.
38. Song Z, Xu X. Advanced research on anti-tumor effects of amygdalin. J Can Res Ther. 10:3-7;2014.
39. Takeuchi S, Kochi M, Sakaguchi K, et al. Benzaldehyde as a carcinostatic principle in figs. Agric Biol Chem. 42:1449-51;1978.
40. Tatsumura T, Tsujimoto M, Koyama S, et al. 4,6-o-benzylidene-D-glucopyranose (BG) in the treatment of solid malignant tumors, an extended phase I study. Br J Cancer. 62(3):436-9;1990.
41. Tugizov SM, Herrera R, Palefsky JM. Epstein-Barr virus transcytosis through polarized oral epithelial cells. J Virol. Jul;87(14):8179-94, 2013.
42. Vina J. Effect of ethanol on glutathione concentration in isolated hepatocytes. Biochem J. 15;188(2):549-52;1980.
43. Yang HY, Chang HK, Lee JW, et al. Amygdalin suppresses lipopolysaccharide-induced expressions of cyclooxygenase-2 and inducible nitric oxide synthase in mouse BV2 microglial cells. Neurol Res. 29 Suppl. 1:S59-64;2007.
44. Yang C, Li X, Rong J. Amygdalin isolated from Semen Persicae (Tao Ren) extracts induces the expression of follistatin in HepG2 and C2C12 cell lines. Chin Med. 9:23;2014.

CAPÍTULO 52

Berberina, de antidiabético a potente agente antineoplásico: "uma epifania, a manifestação divina contra o câncer"

Anti-EBV, CMV, HSV, HPV, H1N1, Covid-19, Chikungunya, HIV, vírus das Hepatites B e C, *H. pylori*, *M. tuberculosis*; antiviral inespecífico; inibe NF-kappaB, COX-2, GSK-3 e NRF2; inibe as principais vias de proliferação e as proteínas do ciclo celular; aumenta a autofagia; inibe hTERT e assim a telomerase. Anti-PD-1/PDL-1 e ativa linfócitos T citotóxicos

José de Felippe Junior

Mais uma vez a Natureza ajudando o Homem permanecer no Planeta.
Botânico maravilhado

A berberina é uma isoquinolina quaternária presente em muitas plantas: *Berberis vulgaris, Chelidoneum majus, Sanguinaria canadensis,* Hydrastis canadensis, *Berberis aristata, Coptis chinensis, Coptis japonica, Phellondendron amurense, Phellondendron chinense* Schneid etc. Na China foi muito utilizada como remédio popular para tratar diarreia e gastroenterites (Huang, 2011).

Em vários países ao redor do mundo, a berberina é usada para tratar infecções intestinais, hiperglicemia, hiperlipemia, síndrome metabólica, obesidade, esteatose hepática, coronariopatias e câncer (Shvarev, 1972; Ikram, 1975; Ivanovska 1996; Vuddanda, 2010; Tilhon, 2012; Derosa, 2014).

Ortiz, em 2014, elegantemente clama: "A berberina é uma epifania, a manifestação divina contra o câncer".

A planta *Berberis vulgaris* da família Berberdaceae ordem Ranunculales, é espinhenta e cresce até 1,80 metro.

A berberina de fórmula $C_{20}H_{18}NO_4$, peso molecular 336,4g/mol, conhecida como Berberine, Berberin, Umbellatine, 2086-83-1, Majarine, Thalsine, possui a seguinte estrutura:

O princípio ativo da berberina é um alcaloide isoquinolínico que modula o metabolismo da glicose e dos lipídios por múltiplas vias que incluem a ativação da AMP-proteína quinase (AMPK), do p38 MAPK, do GLUT-1 e as vias JNK e PPAR-alfa. Possui efeito anti-

Berberina

proliferativo e apoptótico em várias linhagens do câncer humano. Seus efeitos antiproliferativos ou citotóxicos contra vários tipos de neoplasias se fazem via estresse oxidativo e aumento da expressão do p53 wild-type.

De modo geral, os alvos moleculares da berberina incluem: p53, AKT, MAPK, STAT3 e NF-kappaB, os quais provocam parada do ciclo celular, apoptose e diminuição da angiogênese, da migração e da invasão.

A telomerase possui papel primordial na imortalização e na carcinogênese, sendo detectada em 80-90% dos cânceres humanos. A berberina inibe o alongamento do telômero bloqueando a atividade da telomerase por meio da formação de um G-quadruplex com o DNA telomérico. De modo marcante, ela interage com a proteína POT1, fator essencial na proteção

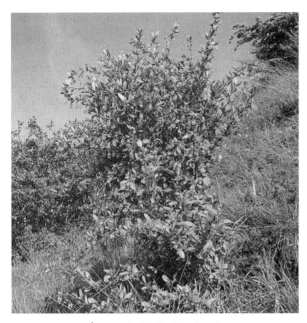
Árvore da *Berberis vulgaris*

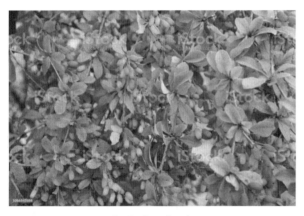
Berberis vulgaris

dos telômeros, abolindo assim sua ligação ao DNA telomérico e comprometendo a imortalidade celular (Noureini, 2017).

Sete compostos terpenoides e alcaloides, como a berberina, piperina, Withaferin A, nimbina, andrographolide, zingiberene e tebaina, são inibidores não específicos da enzima de conversão da angiotensina-2 (ECA-2), enquanto 7 compostos fenólicos como a curcumina, luteolina, hesperidina, quercetina, naringenina, mangiferina e ácido gálico aumentam a atividade da ECA-2 e a esculetina diminui a expressão da ECA-2 *in vivo*. É importante frisar que alguns compostos naturais como resveratrol, ácido rosmarínico, magnolol, tansinona IIA e nicotina também demonstram potencial para aumentar a atividade ou a expressão da ECA-2 e, portanto, podem agravar a infecção por SARS-CoV-2 (Junior, 2021).

A berberina possui efeito citoprotetor nas células normais não neoplásicas, como neurônios, células endoteliais, fibroblastos e células β do pâncreas. Esse efeito pode ser explicado mecanicamente pela mitomitose, uma forma particular de hormese mitocondrial (Zhu, 2020). Uma dose baixa de berberina atinge as mitocôndrias através das propriedades físico-químicas de sua forma carregada positivamente. A seguir inibe levemente a cadeia de transporte de elétrons mitocondrial (ETC), acumulando-se nas mitocôndrias e causando diminuição na eficiência da energia produzida pela fosforilação oxidativa (déficit de ATP) e aumento moderado de ERTOS e NAD+. Isso leva a uma resposta mito-hormética nas seguintes vias de sinalização: (1) via redox mediada por ERTOS, (2) via AMPK induzida por AMP/ATP, (3) via Sirtuínas mediada por NAD+/NADH (ou seja, SIRT1) e (4) via UPRmt. Em certo sentido, a montante dessas vias se originou o estresse energético (déficit de ATP) e existiam interações de sinais a jusante dessas vias, como aumento de NAD+ regulado por AMPK e expressão gênica relativa a UPRmt regulada por SIRT1. Todas essas vias poderiam finalmente melhorar a adaptabilidade das células a circunstâncias adversas, através da regulação positiva da transcrição envolvida na resolução da adaptação metabólica, na resposta antioxidante e na sobrevivência celular.

A berberina possui forte atividade antimicrobiana: *Klebsiella pneumoniae*, *Proteus vulgaris*, *Mycobacterium smegmatis*, *Candida albicans*, *Helicobacter pylori* e o protozoário parasita intestinal *Blastocystis hominis*. A berberina inibe *in vitro* com um MIC (*minimum inhibitory concentration*) de apenas 12,5mg/ml o *Staphylococcus aureus*, diferentes cepas de *Candida* spp., *Entamoeba histolytica*, *Giardia lamblia*, *Trichomonas vaginalis* e *Leishmania donovani*. Na hepatite B a berberina reduz drasticamente a carga viral. Salientamos que a berberina é ativa contra o *Mycobacterium tuberculosis* resistente a múltiplas drogas.

Berberina inibe a GSK-3 e, portanto, funciona como Anti-PD-1/PDL-1

Pequenas moléculas inibidoras da GSK-3 são alternativas eficazes de bloqueio de anticorpos na terapia anticâncer (Taylor, 2018). A inativação da glicogênio sintase quinase 3 impulsiona a regulação para baixo do co-receptor PD-1 para aumentar as respostas das células T citolíticas CD8+ (Taylor, 2016).

Recentemente, foi demonstrado que a regulação para baixo ou a inibição da glicogênio sintase quinase 3 (GSK-3) regula negativamente a expressão de PD-1 em doenças infecciosas e câncer (Krueger, 2019).

Berberina, curcumina e resveratrol regulam para baixo a GSK-3. Cumpre salientar que cada um dos elementos apontados inibe a crucial via proliferativa PI3K/Akt/mTORC1/PTEN/GSK-3 (McCubrey, 2017).

A terapia de bloqueio de morte celular programada-1 (PD-1)/ligante de morte celular programada-1 (PD-L1) tornou-se recentemente o principal pilar da imunoterapia contra o câncer. Em comparação com os anticorpos direcionados, os inibidores de *immune checkpoint* de moléculas pequenas são muito bem-vindos. Comprovou-se que a berberina (BBR) regula para baixo o PD-L1. A BBR aumenta a sensibilidade das células tumorais às células T co-cultivadas, diminuindo o nível de PD-L1 em células cancerosas. Além disso, a BBR exerce seu efeito antitumoral em camundongos com xenoenxerto de tumor Lewis através do aumento da imunidade de células T infiltrantes de tumor e atenuação da ativação de células supressoras derivadas de mieloide imunossupressoras (MDSCs) e células T reguladoras (Tregs). BBR desencadeia a degradação de PD-L1 através da via dependente de ubiquitina (Ub)/proteassoma. Notavelmente, a BBR se liga seletivamente ao ácido glutâmico 76 do sinalossomo 5 fotomorfogênico constitutivo-9 (CSN5) e inibe o eixo PD-1/PD-L1 por meio de sua atividade de desubiquitinação, resultando na ubiquitinação e degradação de PDL-1 (Liu, 2020).

Berberina inibe o NRF2 (*Nuclear factor erythroid2-related factor2*) no câncer

Berberina promove a degradação do NRF2 via GSK-3β/β-TrCP na presença do câncer (Tang, 2009; Zhang, 2016) e mantem um estado oxidativo e, portanto, antiproliferativo. Nas condições sem neoplasia a berberina ativa o NRF2 e mantem um estado redutor regenerativo.

A figura 52.1 resume os principais alvos da berberina no tratamento do câncer (Wang, 2020).

Na tabela 52.1, Ortiz, em 2014, resume os efeitos da berberina em várias linhagens neoplásicas.

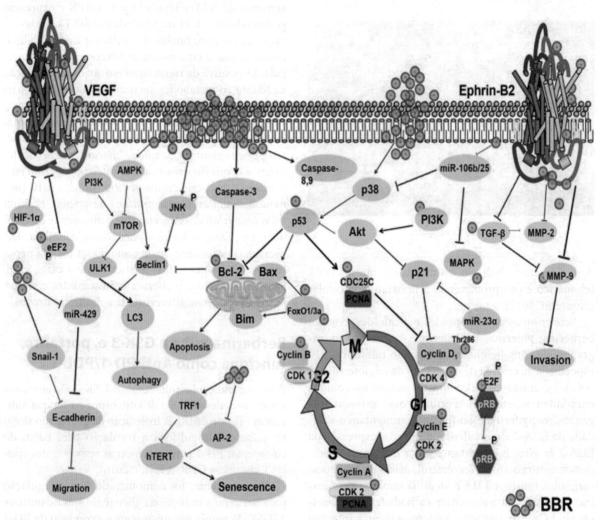

Figura 52.1 Principais alvos da berberina no câncer. BBR = berberina. (Wang, 2020).

Tabela 52.1 Exemplos dos múltiplos efeitos da berberina em várias linhagens neoplásicas. Retirado de Luis Miguel Guamán Ortiz. Molecules. 19:12349-67; 2014.

Cell Line	Origin	Effect
8505C, TPC1	Thyroid carcinoma	Cell cycle arrest
OVCAR-3, Skov-3	Ovarian carcinoma	Cell cycle arrest
SCC-4, HSC-3	Oral squamous carcinoma	Caspase activation; MMP disruption; Cell cycle arrest Cytochrome c release; ROS production
SK-N-SH, SK-N-MC	Neuroblastoma	Caspase activation; PARP-1 cleavage
T98G	Glioblastoma	Caspase activation; PARP-1 cleavage
A375, Hs29	Melanoma	COX-2 downregulation
HONE-1, NPC, C666-1	Nasopharyngeal carcinoma	Caspase activation; PARP-1 cleavage; STAT3 inhibition; Mcl-1 downregulation
Panc-1	Pancreatic cancer	TRAIL activation
A549, H1299	Lung câncer	Caspase activation; MMP disruption; Bcl-2/Bcl-xL decrease; COX-2 downregulation; Cell cycle arrest
MCF-7, MDA-MB-231, MDA-MB-468, SK-BR-3	Breast cancer	Caspase activation; PARP-1 cleavage; cytochrome c release; Cell cycle arrest
HepG2	Hepatoma	Caspase activation; PARP-1 cleavage; MMP disruption; Cytochrome c release; Bcl-2/Bcl-xL decrease
IMCE, HCT-116, SW480, SW620, SW613	Colorectal cancer	Caspase activation; PARP-1 cleavage; ROS production; Cytochrome c release; Cell cycle arrest
LNCaP, PC-3, DU145, ROS production; C4-2B	Prostate carcinoma	Caspase activation; PARP-1 cleavage; MMP disruption; Cytochrome c release; Bcl-2/Bcl-xL decrease
A431	Epidermoid carcinoma	Caspase activation; PARP-1 cleavage; MMP disruption; Bcl-2/Bcl-xL decrease
U937, HL-60	Lymphoma, leucemia	Caspase activation; ROS production
SiHa, HeLa	Cervical cancer	Caspase activation; Telomerase downregulation

Alvos moleculares da berberina no câncer. Cada linha um trabalho

Agentes biológicos

A) **Antiviral**
   a) **Anti-EBV**.
      1. Induz apoptose via mitocôndria em células B transformadas pelo EBV.
      2. Efeito inibitório direto sobre o EBV.
   b) **Anti-HCMV**: Citomegalovírus humano: a atividade anti-HCMV de 0,68 microM de berberina é equivalente a 0,91 microM de ganciclovir.
   c) **Antivírus da Hepatite B**: Na hepatite B reduz drasticamente a carga viral.
   d) **Antivírus da Hepatite C**.
   e) **Anti-HPV**.
      1. Modula as oncoproteínas do HPV E6-E7 tendo como alvo o p53 (Saha, 2014).
      2. Modula a atividade da AP-1 e suprime a transcrição do HPV (Mahata, 2011).
   f) **Anti-HSV** (Chin, 2010; Song, 2014).
   g) **Anti-Chikungunya vírus** (Varghese, 2016, 2016a).
   h) **Antiviral inespecífico**: Aumenta a geração de IFN-gama: antiviral inespecífico.
   i) **Vários vírus**:
      1. Berberina reduz a replicação do vírus e tem como alvo interações específicas entre o vírus e seu hospedeiro. A berberina se intercala no DNA e inibe a sua síntese e inibe a atividade da transcriptase reversa. Ela inibe a replicação do vírus herpes simplex (HSV), citomegalovírus humano (HCMV), vírus do papiloma humano (HPV) e vírus da imunodeficiência humana (HIV). Este alcaloide isoquinolínico tem a capacidade de regular as vias de sinalização MEK-ERK, AMPK/mTOR e NF-κB, que são necessárias para a replicação viral (Warowicka, 2020).
      2. Antivírus da influenza H1N1 (Yan, 2018).
      3. Anticorona vírus (Kim, 2007; Katare, 2020; Wang, 2021).

4. Berberina reduz mediadores inflamatórios em pacientes com Covid-19 grave (Zhang, 2021).

B) **Antibacteriano**
IMPORTANTE – Forte atividade anti-*Mycobacterium tuberculosis* e outras bactérias, incluindo o *Mycobacterium smegmatis* e o *Helicobacter pylori*.
- Forte atividade contra *Klebsiella pneumoniae*, *Proteus vulgaris* e *Candida albicans*.
- Inibe *in vitro* com um MIC (*minimum inhibitory concentration*) de 12,5/ml o *Staphylococcus aureus*.

C) **Anti-*Mycobacterium tuberculosis***
- Salientamos que a berberina é ativa contra o Mycobacterium tuberculosis resistente a múltiplas drogas (Gentry, 1998).
- Berberina inibe a bomba de efluxo e aumenta a eficácia da claritromicina no combate ao Mycobacterium avium (Menichini, 2020).

D) **Antiparasitas**: *Entamoeba histolytica*, *Giardia lamblia*, *Trichomonas vaginalis* e *Leishmania donovani*.

E) **Antifúngico**: ativo contra *Candida albicans* e contra diferentes cepas de *Candida* spp.

I – Câncer em geral

1. Inibe a GSK-3beta. Sabe-se que os inibidores da GSK-3beta inibem a expressão do PD-1/PD-L1.
2. Ativa AMPK e inibe mTOR/NF-kappaB.
3. Inibe NHE1 e acidifica o citoplasma.
4. Inibe extrusão do ácido láctico e acidifica o citoplasma.
5. Inibe anidrase carbônica CAIX e acidifica o citoplasma.
6. Inibe o CD147 e diminui a função das 3 bombas: lactato/H$^+$, MCT1 e MCT4 e acidifica o citoplasma.
7. Inibe a glicólise anaeróbia via CD147 por acidificar o protoplasma.
8. Para o ciclo celular em G1 (baixa dose) ou G2 (alta dose).
9. Diminui a migração celular: invasão e metástases.
10. Suprime a migração e invasão: inibe FAK, IKK, NF-kappaB, u-PA, MMP-2 e MMP-9.
11. Inibe as metaloproteinases: MMP-1, MMP-2 e MMP-9.
12. Diminui a proliferação.
13. Aumenta a apoptose.
14. Antimutagênico.
15. Diminui o potencial de membrana mitocondrial (delta-psi-mt).
16. Interage com DNA e RNA formando complexos.
17. Aumenta a expressão do gene p53 e inibe a degradação da proteína p53.
18. Inibe o HIF-1.
19. Inibe o c-myc.
20. Reduz Bcl-2 e Bcl-xL e aumenta BAX, Bak e caspase-3: apoptose.
21. Inibe a NAT – N-acetiltransferase.
22. Inibe a telomerase.
23. Inibe a topoisomerase I.
24. Inibe a COX-2, PGE2 e receptor do PGE2.
25. Inibe aldocetorredutase 1C3 e reduz a síntese de testosterona.
26. Inibe a metionina adenosiltransferase e diminui a síntese de S-adenosilmetionina (SAM).
27. Inibe a via RAF/MEK/ERK.
28. Inibe a via HER2/PI3K/Akt.
29. Inibe o GSK-3 beta.
30. Inibe o iNOS (óxido nítrico induzível).
31. Inibe iNOS, mas mesmo assim polariza o sistema imune para M1/Th1 por inibir fortemente a COX-2.
32. Inibe a 5-alfarredutase tipo 2.
33. Ativa o p21, p27 e o Wee1 e inibe a Cdk1, Cdk2, Cdk4/6, ciclina A, E, D1 e D2: inibição do ciclo celular.
34. Aumenta a expressão do Fas/FasL – receptores da morte.
35. Ativa a família let-7 de microRNAs: genes supressores de tumor.
36. Inibe o fator nuclear NF-kappaB.
37. Inibe vários fatores de crescimento.
38. Aumenta a sensibilidade do câncer resistente a múltiplas drogas (MDR).
39. Diminui CYP2D6, CYP2C9 e CYP3A4 se administrações repetidas (300mg/dia).
40. Berberina e sanguinarina interagem com DNA telomérico e C-myc22 (G4) e induzem a formação e estabilização da proteína G4 inibindo a carcinogênese.
41. Interage com a proteína POT1 e afeta a função do telômero em células cancerosas: novo alvo no câncer.
42. Inibe significativamente a atividade da Hedgehog (Hh) e o crescimento de vários tumores.
43. Diminui a expressão do c-Flip e aumenta a potência apoptótica do TRAIL.
44. Berberina induz morte autofágica elevando GRP78 (*glucose regulated protein 78*) em células cancerosas (La, 2017).
45. Cheleritrina, sanguinarina e berberina provocam forte efeito inibidor da atividade da telomerase devido à forte interação com a sequência telomérica G-quadruplex. Chelidonina e papaverina inibem fortemente a telomerase via inibição da transcrição da hTERT (Noureini, 2017).
46. A proteína Id-1 (Inhibitor of differentiation/DNA binding-1) está superexpressa em mais de 20 tipos de câncer e faz o seu papel induzindo a tumorogênese de uma ampla gama de tecidos. Berberina inibe a expressão da Id-1 1 (inibidor da diferenciação/ligação ao DNA) (Tsang, 2015).

47. Berberina suprime a expressão de proteínas relacionadas à sinalização Nrf2 (Nrf2, HO-1 NQO-1) (You, 2019).

II – Gliomas

1. Suprime o crescimento do **meduloblastoma** *in vitro* e *in vivo* via Hh (Hedgehog).
2. Efeito antiproliferativo, apoptótico e provoca autofagia das células neoplásicas.
3. Berberina induz senescência de células do glioblastoma diminuindo a via de sinalização EGFR-RAF-MEK-ERK – novo mecanismo anticâncer. Possui IC50 inferior ao da temozolamida *in vitro* nas linhagens, U87, U251 e U118 do **glioblastoma**. Inibe o crescimento do glioblastoma *in vivo*.
4. Induz apoptose no **glioblastoma** humano, T98G mediado por estresse do retículo endoplasmático acompanhado por espécies reativas tóxicas de oxigênio e disfunção mitocondrial. Berberina aumenta a geração de espécies reativas de oxigênio e o nível de Ca^{++} intracelular. Induz estresse do retículo endoplasmático evidenciado pela detecção de moléculas relacionadas ao estresse do RE: como a *phosphorylated protein kinase-like ER kinase, eukaryotic translation initiation factor-2α, glucose-regulated protein 78/immunoglobulin heavy chain-binding protein* e CCAAT/*enhancer-binding protein* (C/EBP)-*homologous protein/growth arrest*.
5. Em células do **glioblastoma** provoca lesão do DNA induzida pelo p53 associado à ativação da caspase-3. Antioxidantes, glutationa e NAC revertem a apoptose. Ocorrem indução do aumento da razão Bax/Bcl-2, rompimento do Delta-psimt, ativação da caspase-3 e 9, e clivagem do PARP.
6. Berberina induz parada do ciclo celular em G1 e apoptose em células T98G do **glioblastoma** humano através da via mitocondrial/caspases.
7. Berberina aumenta o efeito do trióxido de arsênio inibindo a migração e a invasividade no **glioma U-87** humano e C6 murino.
8. Berberina sensibiliza várias linhagens de células do **glioblastoma** humano à radioterapia.
9. Suprime a ativação constitutiva do EGFR no **glioblastoma**.
10. Protoberberinas apresentam citotoxicidade seletiva direcionada para as topoisomerases I e II, contra células do **glioblastoma multiforme** humano, SF-26.
11. A berberina induz apoptose em células U87MG de **glioblastoma multiforme** via estresse oxidativo e independente da atividade da AMPK. Ela reduz a viabilidade celular de maneira dependente da concentração e do tempo. Suprime significativamente a proliferação e aumenta a apoptose precoce. A apoptose independe da atividade da AMPK e não ocorre alteração dos níveis totais de caspase-3 e p-p53. Além disso, a berberina provocou estresse oxidativo nas células U87MG, evidenciado por altos níveis de espécies reativas de oxigênio (Palma, 2020).
12. Combinação de berberina e curcumina aumenta a morte celular de células U-87MG e U-251MG do glioblastoma inibindo a via PI3K/Akt/mTOR de modo mais eficaz do que quando usadas separadamente (Maiti, 2019).
13. Berberina induz apoptose no GBM U87MG via estresse oxidativo e de forma independente da atividade da AMPK (Palma, 2020).

III – Neuroblastoma

1. Inibe neuroblastoma humano por ativar o p53 e provocar apoptose e parada do ciclo celular em G0-G1.
2. Induz diferenciação de células do neuroblastoma via inibição de células-tronco e inibição da transição epitélio-mesenquimal (EMT). Berberina atenua os marcadores das células-tronco CD133, beta-catenina, c-myc, Sox, notch2 e nestina. Potencia a parada do ciclo em G0/G1 e inibe a proliferação dependente das ciclinas quinases e ciclinas, promovendo apoptose por meio do aumento da razão bax/bcl2. Restaura os supressores tumorais p27 e p53. Diminui a da MMP2 e MMP9. Regula EMT regulando para baixo a sinalização PI3/Akt e Ras-Raf-ERK e regulando para cima a p38-MAPK. TGF-beta diminui. Restaura E-caderina, fibronectina e vimentina (Naveen, 2016).
3. Combinação de berberina e curcumina aumenta a morte celular de células SH-SY5Y do neuroblastoma inibindo a via PI3K/Akt/mTOR de modo mais eficaz do que quando usadas separadamente (Maiti, 2019).

IV – Carcinoma nasofaringeal

1. Berberina inibe metástases do carcinoma nasofaringeal 5-8F.
2. Inibe a proliferação de células do carcinoma nasofaringeal humano por mecanismo Epstein-Barr vírus dependente do antígeno nuclear-1. EBNA-1 codificado pelo EBV é indispensável para partição, transcrição e manutenção dos genomas virais. A berberina diminui a expressão de EBNA-1 em mRNA e proteínas (Wang, 2017).
3. Berberina sensibiliza células do carcinoma nasofaringeal à radiação inibindo Sp1 (*specificity protein* 1) e EMT (*epithelial-to-mesenchymal transition*) e para o ciclo em G0/G1 e provoca apoptose (Wang, 2017).

4. Berberina inibe o crescimento, induz parada do ciclo em G1 e apoptose no carcinoma epidermoide humano A431 regulando a cascata das ciclinas Cdki-Cdk, ruptura do potencial de membrana mitocondrial e clivagem da caspase-3 e do PARP.
5. Berberina inibe o crescimento, induz parada do ciclo celular em G1 e apoptose no carcinoma epidermoide A431 regulando a cascata Cdki-Cdk-ciclina, ruptura do potencial de membrana mitocondrial e clivagem do PARP com aumento das caspases (Mantena, 2006).

V – Câncer de pulmão

1. Berberina induz inibição do crescimento e apoptose do câncer de pulmão não de pequenas células, linhagens A549 e H1299 *in vitro* e *in vivo*, via p53, e redução dos níveis de Bcl-2, Bcl-xl, aumento do Bax, Bak, e ativação da caspase-3.
2. No câncer de pulmão a berberina inibe a proliferação celular diminuindo a expressão das *enhancer-binding protein (AP)-2 alfa e (AP)-2 beta*, necessárias para a expressão do hTERT, o que provoca diminuição da expressão da telomerase.
3. Demonstrou-se que a TGF-beta 1 induz a EMT (*epithelial-to-mesenchymal transition*) e promove a invasão e metástases no câncer pulmonar. A berberina inibe a invasão e migração de células A549, aumenta a expressão da E-caderina (marcador do fenótipo epitelial), reprime a expressão da vimentina (marcador do fenótipo mesenquimal), diminui a concentração dos fatores Snail e Slug (indutores da transcrição epitélio-mesenquimal) nas fases iniciais da ativação do TGF-beta 1. No modelo xenotransplantado inibe o crescimento tumoral (Qi, 2014).
4. Berberina inibe a proliferação, induz apoptose e suprime a formação de esferoides em células do câncer de pulmão não de pequenas células suprimindo o STAT3 total e o fosforilado. Berberina é capaz de inibir a ativação do STAT3 provocada pela doxorrubicina e assim sensibiliza as células neoplásicas ao efeito citotóxico do quimioterápico (Zhu, 2015).
5. Berberina suprime o crescimento de células não pequenas do câncer de pulmão, tendo como alvo simultaneamente a sinalização AP-2/hTERT, NF-kappaB/COX-2, HIF-1alfa/VEGF, PI3K/AKT, Raf/MEK/ERK. Dispara a liberação do citocromo c mitocondrial para o citosol, promove a clivagem da caspase e do PARP e aumenta a expressão do BAX e diminui a do Bcl-2 ativando a via apoptótica (Fu, 2013).
6. Diminui a motilidade e invasão aliviando a ativação do c-Fos, c-Jun e NF-kappaB e assim inibe u-PA (*urokinase-plasminogen activator*) e MMP2 (*matrix metalloproteinase-2*) (Peng, 2006).
7. Melatonina inibe a sinalização AP-2β/hTERT, NF-kappaB/COX-2 e Akt/ERK e ativa caspase/citocromo c e aumenta a atividade antitumoral da berberina em células H1299 e A549 do câncer pulmonar (Lu, 2016).
8. Berberina inibe a proliferação e induz apoptose por meio da ativação da sinalização do p38 alfa MAPK, seguida pela indução da expressão do p53 e FOXO3a. Este contribui para aumentar a expressão do p21 (CIPI/WAF1) (Zheng, 2014).
9. Berberina induz inibição do crescimento e apoptose do câncer de pulmão não de pequenas células linhagens A549 e H1299 *in vitro* e *in vivo*, via p53, e redução dos níveis de Bcl-2, Bcl-xl, aumento no Bax, Bak, e ativação da caspase-3 (Katiyar, 2009).
10. Berberina recebe a colaboração do gene p53 na inibição da proliferação e aumento da apoptose do câncer de pulmão *in vitro* e *in vivo* (Katiyar, 2009a).
11. Berberina ou extrato de *Phellodendron amurense* inibe a progressão do ciclo celular no câncer de pulmão (James, 2011).
12. Berberina inibe a proliferação celular e promove apoptose em células do câncer pulmonar A549 suprimindo MMP2 e a via de sinalização Bcl-2/Bax (Li, 2018).
13. A berberina induz quiescência e apoptose dependentes da dose nas células cancerígenas A549, modulando as ciclinas celulares e a inflamação, independentemente da via mTOR (Kumar, 2020).

VI – Câncer de mama

1. Berberina em combinação com a cisplatina suprime o crescimento por induzir quebra do DNA e apoptose dependente da caspase-3.
2. Em combinação com a curcumina possui efeito sinérgico induzindo apoptose dependente das caspases e morte autofágica via sinalização ERK e JNK/Beclin1/Bcl-2 em células do câncer de mama (Wang, 2016).
3. Inibe a proliferação e aumenta a apoptose no câncer de mama. Inibe as vias MAPK e Wnt/beta-catenina e regula microRNAs. Suprime a ativação do EGFR, ERB-B2 e VEGF.
4. Reprograma o metabolismo do câncer de mama e aumenta a fosforilação oxidativa.
5. Induz apoptose em células MCF-7 do câncer de mama via mitocondrial aumentando os níveis do citocromo c citoplasmático, a atividade da caspase-9 e clivando a PARP, enquanto diminui os níveis do Bcl-2.
6. Suprime a migração de células MCF-7 diminuindo os receptores das quimocinas.
7. Diminui a proliferação e aumenta a apoptose em linhagens T47D e MCF7 humanas.

8. Provoca apoptose em células (MCF-7 e MDA-MB-231) do câncer de mama via aumento das espécies reativas de oxigênio e via mitocondrial.
9. Berberina inibe a proliferação e a migração do câncer de mama ZR-75-30 tendo como alvo o Ephrin-B2. Acontece regulação para baixo da fosforilação do VEGFR2 e diminuição da sinalização do AKT e EKK1/2, o que diminui a expressão do MMP2 e MMP9 (Ma, 2017).
10. Berberina inibe o crescimento do *anoikis-resistente* MCF-7 e MDA-MB-231 induzindo parada do ciclo celular em G0/G1 (Kim, 2010).
11. Berberina aumenta a quimio sensibilidade e induz apoptose via ativação do AMPK em células MCF-7/MDR do câncer de mama resistentes à quimioterapia (Pan, 2017).
12. Berberina induz apoptose de células resistentes ao lapatinibe revertendo a ativação dependente de c-MYC e GSK-3β da resposta antioxidante de NRF2, levando ao acúmulo de ERTOs (Zhang, 2016).

VII – Câncer de mama triplo negativo

1. Sinalização do WNT10B-betacatenina induz HMGA2 (*high mobility group protein A2*) e aumenta a proliferação do câncer de mama triplo negativo metastático (Wend, 2013). Sua inibição pode ter valor terapêutico. Inibem a via Wnt/β-catenina: berberina, genisteína, lítio, sais bivalentes do zinco, procaína, niclosamida e clotrimazol.
2. Berberina induz apoptose em células MDA-MB-231 e inibe significantemente a proliferação celular. Ocorre expressão das pró-caspases-3 e 9 e diminuição do PARP com aumento dos seus fragmentos (Yao, 2014).
3. Berberina ativa caspase-9 e libera citocromo c induzindo apoptose para suprimir o câncer de mama triplo negativo, MDA-MB-231 e BT549, *in vitro* e *in vivo*. Ocorre ativação das caspases-3 e -9 com liberação do citocromo c, diminui o Bcl-2 e aumenta Bax (Zhao, 2017).
4. Inibição do p38 AMPK potencia o efeito apoptótico da berberina e do TRAIL (*tumor necrosis factor-related apoptosis-inducing ligand combination therapy*) no câncer de mama triplo negativo, MDA-MB-468 (Refaat, 2015).
5. Berberina suprime a motilidade celular através da regulação para baixo do TGF-beta1 em células do câncer de mama triplo negativo MDA-MB-231 (Kim, 2018).
6. Berberina impede a sobrevida de todas as linhagens de células do câncer de mama triplo negativo: MDA-MB-468, MDA-MB-231, HCC70, HCC38, HCC1937, HCC1143, BT-20 e BT-549. Induz parada do ciclo celular nas fases G1 e/ou G2/M e apoptose sem interferir nas células não neoplásicas (El Khalki, 2020).
7. A berberina inibe as células MDA-MB-231, atenuando suas respostas inflamatórias. Ela reduz significativamente a expressão aumentada de TNF-α e IL-6. Enquanto isso, inibe a ativação do NF-κB, impedindo a degradação do IκBα (Zhao, 2020).

VIII – Câncer de próstata

1. Em células andrógeno-insensíveis, DU145 e PC-3, e andrógeno-sensíveis, LNCaP, a berberina inibe a proliferação e induz apoptose de modo dose e tempo-dependentes. As células do epitélio prostático normais não são afetadas. Acontece parada do ciclo celular em G1. Nas células DU145 ocorre inibição da expressão das ciclinas D1, D2 e E, das ciclinas-dependente quinases Cdk2, Cdk4 e Cdk6, aumento da expressão de proteínas inibitórias do ciclo celular (Cip1/p21 e Kip1/p27) e aumento dos inibidores do Cdk. A razão Bax/Bcl-2 aumenta, o potencial de membrana mitocondrial diminui, as caspases-9 e 3 são ativadas e o PARP é clivado. Berberina é ativa em células andrógeno-sensíveis e insensíveis (Mantena, 2006).
2. Berberina suprime a sinalização do receptor andrógeno (AR) no câncer de próstata resistente à castração (CRPC). Acontece diminuição da atividade transcricional do AR. Ocorre degradação das proteínas do AR, mas a expressão do mRNA do AR não é afetada (Li, 2011).
3. Berberina inibe a enzima aldoceto-redutase 1C3 e reduz a síntese de testosterona de modo dose-dependente em células 22Rv1 do câncer de próstata (Tian, 2016).
4. Berberina inibe o crescimento do câncer de próstata, LnCaP e PC3, de modo dose e tempo-dependentes, para o ciclo celular em G1 e aumenta a apoptose. O mecanismo desses efeitos é a inibição da expressão do PSA (*prostatespecific antigen*) e a ativação do EGFR (*epidermal growth factor receptor*) e do EGF (Huang, 2015).
5. Berberina inibe a habilidade metastática das células do câncer prostático suprimindo a EMT (*epithelial-to mesenquimal transition*) e com relevância prognóstica (Liu, 2015).
6. Berberina aumenta a radio sensibilidade de células do câncer de próstata, LNCaP e DU-145, e em modelo xenotransplantado de maneira dose-dependente e isso se correlaciona com a inibição da expressão do HIF1-alfa (*hypoxia induction factor-1 alpha*) e do VEGF (Zhang, 2014).
7. Induz parada do ciclo celular em G0/G1 ou G2/M e inibe a proliferação de células do câncer de prósta-

ta, PC3 humano e RM1 murino, de modo dose e tempo-dependentes (Lu, 2015).
8. Berberina inibe o p53 e induz a apoptose em células do câncer de próstata, LNCaP e PC-3, *in vitro* e *in vivo*. A diminuição do crescimento tumoral é tempo-dependente e não afeta as células normais. As células LNCaP expressam p53 e são mais sensíveis à berberina que a linhagem PC-3 que não expressa o p53. No modelo xenotransplantado acontece diminuição do volume e do peso tumoral acompanhado por aumento da expressão de proteínas apoptóticas e apoptose. O efeito mais pronunciado é no camundongo xenotransplantado com as células LNCaP (Choi, 2009).

IX – Câncer colorretal

1. Inibe a proliferação do câncer de cólon inativando a via Wnt/betacatenina. Inibe a proliferação, induz a apoptose e promove a parada do ciclo celular (Wu, 2012).
2. Berberina atenua a polipose adenomatosa familial via inibição do Wnt.
3. Inibe a migração de células, SW480 e HCT116, do câncer de cólon ativando a via AMPK (*AMP activated protein kinase*) por provocar regulação para baixo da beta 1 integrina. É drástica a ativação da AMPK por reduzir a concentração da integrina beta 1 ao lado de diminuir sua fosforilação (Park, 2012).
4. Suprime a ativação constitutiva do EGFR no tumor de cólon.
5. Berberina inibe a proliferação e regula para baixo o EGFR ativando a ubiquitina ligase Cbl em células do tumor de cólon (Wang, 2013).
6. A amplificação do MET, FGFR1 e ERBB2 está envolvida na resistência dos cânceres colorretal e gástrico. A berberina reduz a fosforilação ao mesmo tempo de vários fatores, EGFR, ERBB2, FGFR1, cMET, VEGFR2 e pode ser útil quando houver resistência ao EGFR.
7. Berberina e seus derivados 13-arilalkil, NAX012, NAX014 e NAX018 provocam múltiplos efeitos no câncer de cólon, HCT116 e SW613-B3: inibem o ciclo celular e aumentam a apoptose (Ortiz, 2014a).
8. Aumenta a sensibilidade ao irinotecan, 5-fluorouracil e doxorrubicina via inibição do NF-kappaB, nas linhagens (Yu, 2014).
9. Inibe *in vitro* e *in vivo* o crescimento, a migração e invasão e as metástases em células do câncer de cólon atenuando a expressão da COX-2/PGE2 via redução da fosforilação do JAK2 e STAT3, ao lado da expressão da MMP2 e MMPO9 (Liu, 2015).
10. Berberina significativamente inibe o crescimento de células HCT-8 de modo dose e tempo-dependentes. Acontece parada do ciclo na fase S de modo tempo-dependente e regulação para cima da expressão do mRNA e proteínas Fas, FasL, TNF-alfa, caspase-3, terminando em morte celular por apoptose. A Bcl-2 diminui e o Bax, tanto as proteínas como o mRNA, o que provoca apoptose. Terceiro modo de apoptose é a regulação para cima do p53 e da proibitina com diminuição da expressão da vimentina (Xu, 2012).
11. Berberina inibe a proliferação de células SW480 do câncer de cólon de modo dose e tempo-dependentes com mínima toxicidade para as células normais com 200mcg. O ciclo celular para em G2/M por indução da expressão do p21. O potencial de membrana mitocondrial (delta-psi-mt) cai, o citocromo c e a caspase-3 são liberados para o citosol, ocorre clivagem do PARP e finalmente vem a apoptose. Em adição, o NF-kappaB e o COX-2 são inibidos. O VEGF e a survivina são inibidos junto com o TRAIL (*tumor necrotic factor related apoptosis-inducing ligand*). No final, temos diminuição da proliferação e da angiogênese com aumento da apoptose (Chidambara, 2012).
12. Uma das maneiras de a berberina inibir a COX-2 no câncer de cólon é pelo mecanismo transcricional (Fukuda, 1999).
13. Berberina desacelera o metabolismo da glicose suprimindo a síntese proteica do mTOR-dependente HIF-1 alfa em células do câncer de cólon HCT116 e KM12C. A captação da glicose está grandemente inibida devido à diminuição da transcrição dos genes GLUT1, LDHA e HK2 (Mao, 2018).
14. A berberina suprime a proliferação de células de câncer de cólon inibindo a lipogênese mediada pela via de sinalização de SCAP/SREBP-1(Liu, 2020).
15. A berberina inibe a proliferação e migração de células cancerígenas colorretais pela regulação negativa do GRP78 (Glucose-regulated protein 78) (Gang, 2020).

X – Câncer de estômago

1. Berberina possui efeito citotóxico no adenocarcinoma gástrico SNU-638.
2. Berberina inibe EGFR e aumenta os efeitos dos inibidores do EGFR (Erlotinibe) no câncer gástrico. Inibe a fosforilação do STAT3, diminui as expressões do Bcl-xL e ciclina d1 enquanto ocorre aumento considerável da concentração do PARP (*poly-ADP ribose polymerase*).
3. Induz apoptose em células do câncer gástrico com aumento da expressão da PARO e caspase-3 e despolarização do potencial de membrana mitocondrial. Berberina inibe a via Akt/mTOR/p70S6/S6 em células BGC-823.

4. A berberina reprime o crescimento de células de câncer gástrico humano *in vitro* e *in vivo*, induzindo autofagia citostática via inibição das vias de sinalização MAPK/mTOR/p70S6K e Akt (Zhang, 2020).
5. A berberina inibe o crescimento celular de câncer gástrico humano através da desativação da via p38/JNK, indução de apoptose mediada por mitocôndrias, ativação de caspase e inibição de NF-κB (Wang, 2020).

XI – Câncer de fígado

1. Berberina induz morte autofágica e apoptose mitocondrial em células do hepatoma humano, linhagens HepG2 e MHCC97-L. Acontece ativação da beclina-1 e do mTOR (Wang, 2010).
2. Berberina induz apoptose em células HepG2 do carcinoma hepatocelular regulando para baixo o NF-kappaB, via p65 (Li, 2017).
3. Berberina induz apoptose seletiva via AMPK mediando a ativação das caspases via mitocondrial no carcinoma hepatocelular linhagens HepG2, SMMC7721 e Bel7402 HCC de modo dose-dependente. Em adição, a ativação da AMPK foi acompanhada por apoptose dependente da via mitocondrial com liberação de citocromo c das mitocôndrias e ativação das caspases-9 e 3. A razão Bax/Bcl-2 aumenta de modo dose-dependente (Yang, 2013).
4. Novo mecanismo de ação: inibição do CD147 verificado em células do hepatoma humano e provocando apoptose e autofagia (Hou, 2011).
5. Berberina induz miR-23a e suprime a expressão do Nek6. Provoca parada do ciclo celular em G2/M e inibição do crescimento tumoral *in vivo*, tudo relacionado ao aumento da expressão do supressor tumoral, p53 (Wang, 2014).
6. Importância do gene Id-1 (*inhibitor of differentiation/DNA binding-1*). Berberina possui potente atividade antimetastática e antiproliferativa *in vivo*. Em modelo ortotópico de hepatocarcinoma, MHCC-97L, o qual desenvolve metástases pulmonares espontaneamente, a berberina reduziu drasticamente o número de metástases pulmonares a partir do tumor hepático, 85% de redução. Aconteceu grande supressão da invasão local. A atividade antitumoral foi acompanhada por supressão da proliferação celular, da invasão e da sinalização HIF-1-alfa/VEGF. Observou-se profundo efeito inibidor da expressão do gene Id-1, regulador-chave do desenvolvimento e metástases do hepatocarcinoma. A supressão é na transcrição da sua zona promotora (Tsang, 20150).
7. Metionina adenosiltransferase é enzima celular que catalisa a síntese de S-adenosilmetionina (SAM), principal doador biológico de radical metila e um dos reguladores-chave da proliferação, morte e diferenciação celular. Berberina induz o MicroRNA-21-3p e diretamente regula para baixo as enzimas metionina adenosiltransferases 2A e 2B e inibe o crescimento de células do hepatoma humano (Lo, 2013).
8. Berberina retirada do *Coptis chinensis* induz apoptose via mitocondrial e provoca parada do ciclo celular em M/G1. A expressão do Bax aumenta, o que resulta em ativação da cascata das caspases em células do câncer Huh7 (Yip, 2013).
9. Inibe a invasão de células do hepatoma humano sem provocar citotoxicidade nos hepatócitos normais (Liu, 2016).
10. Induz apoptose suprimindo a via do ácido araquidônico (AA) no carcinoma hepatocelular humano, H22, HepG2 e Bel7404. Acontecem redução da viabilidade celular de modo dose e tempo-dependentes e aumento do número de células apoptóticas. O HIF-1 se transloca da mitocôndria para o núcleo. De importante ocorre profunda supressão da expressão da fosfolipase citosólica A2 (cPLA2) e da cicloxigenase (COX-2) e elevação da razão AA/PGE2. Os tumores transplantados no camundongo diminuem em volume e peso (Li, 2015).
11. Berberina provoca parada do ciclo celular em G0/G1 no carcinoma hepatocelular Huh-7 e HepG2, via eixo Akt/FoxO3a/Skp2 (Li, 2018).
12. A berberina inibe a viabilidade celular de linhagens HepG2, Hep3B e SNU-182 e regula a proliferação através da modulação da expressão de proteínas de múltiplos genes relacionados à tumorogênese. Acontece expressão proteica regulada para cima dos genes supressores de tumor, incluindo o fator 6 do tipo Kruppel (KLF6), ativando o fator de transcrição 3 (ATF3) e p21, enquanto reduz a expressão de oncogenes selecionados, incluindo o fator de transcrição E2F 1 (E2F1) e gene 1 de transformação de tumor da hipófise (PTTG1). O inibidor específico da ERK1/2, PD98059, inibiu parcialmente os efeitos da berberina (Chuang, 2017).
13. Berberina suprime a expressão de proteínas relacionadas à sinalização Nrf2 (Nrf2, HO-1 e NQO-1) nas células Huh7 e HepG2 do hepatocarcinoma e aumenta a sensibilidade dessas células à radioterapia, através da supressão da via de sinalização Nrf2 (You, 2019).

XII – Câncer de pâncreas

1. Berberina e metformina de modo dose-dependente ativam AMPK e inibe mTORc1, ERK, síntese do DNA e a proliferação de células do adenocarcinoma ductal pancreático PANC-1 e MiaPaCa-2 (Ming, 2014).

2. Regula para baixo genes associados às células-tronco, POU5F1, SOX2 e NANOG em células PANC-1 e MIA PaCa-2 do câncer pancreático (Park, 2014).
3. Induz apoptose via geração de espécies reativas de oxigênio em células PANC-1 e MIA-PaCa2. Inibe a proliferação induzindo parada do ciclo celular em G1. Aumenta a apoptose em 7% nas células PANC-1, mais eficaz que a gemcitabina e aumenta somente 2% nas células MIA-PaCa2 (Park, 2015).
4. Em 24 horas de tratamento a berberina, preferencialmente, induz diminuição da proliferação nas células neoplásicas, sem afetar as normais. Acontece ativação do BRCA1 mediando lesão de DNA, parada do ciclo celular em G1/S e G2/M com aumento do p53 e inibição das topoisomerases (Pinto-Garcia, 2010).

XIII – Câncer de ovário

1. Inibe a proliferação de células SKOV3 de modo dose e tempo-dependentes. De modo dose-dependente induz apoptose diminuindo genes antiapoptóticos survivina e BCL-2 e aumentando os genes pró-apoptóticos BAX.
2. Berberina inibe a proliferação e induz apoptose em células do câncer de ovário (Jin, 2015).

XIV – Câncer de endométrio

Berberina suprime o crescimento, invasão, migração e metástases de células do câncer endometrial via miR-101/COX-2 (Wang, 2018).

XV – Câncer cervical uterino

1. Berberina altera modificações epigenéticas, interrompe a rede de microtúbulos e modula as oncoproteínas E6-E7 do HPV-18, visando a p53 na célula cancerígena do colo do útero HeLa: um estudo mecanístico incluindo acoplamento molecular (Saha, 2014).
2. A berberina modula a atividade da AP-1 para suprimir a transcrição do HPV e a sinalização a jusante para induzir a parada do crescimento e apoptose nas células cancerígenas do colo do útero (Mahata, 2011).

XVI – Fibrossarcoma – Osteossarcoma – Condrossarcoma

1. Efeito citotóxico da berberina e seus compostos fenólicos contra células do fibrossarcoma humano, HT1080.
2. Berberina possui efeito citotóxico no fibrossarcoma HT1080.

3. A berberina induziu aumento significativo da apoptose nas células humanas de osteossarcoma MG-63 de maneira dependente da concentração e do tempo (Zhu, 2014).
4. A expressão da caspase-1 e seu alvo a jusante IL-1β foram maiores em células de osteossarcoma em comparação com células normais tanto *in vitro* quanto *in vivo*. A berberina é capaz de aumentar a expressão de caspase-1 e IL-1β em células de osteossarcoma e inibir o crescimento de células tumorais. O efeito é a regulação negativa do eixo de sinalização inflamatória da caspase-1/IL-1β (Jin, 2017).
5. A berberina inibe a proliferação celular de maneira dependente da concentração na linha celular do condrossarcoma humano, HTB-94. Ocorre parada de fase G2/M por regulação para cima da expressão de p53 e p21 e da ciclina B1 e regulação para baixo da cdc2, cdc25c e da proteína retinoblastoma fosforilada (pRb) (Eo, 2014).
6. A berberina induz a parada do ciclo celular dependente de p53 e apoptose de células de osteossarcoma humano, infligindo dano ao DNA. As quebras de fita dupla do DNA foram notavelmente acumuladas em células tratadas com berberina de maneira dependente da dose. Assim, o mecanismo principal pelo qual a berberina exerce seu efeito inibidor do crescimento é infligir lesões genômicas nas células, que por sua vez acionam a ativação das respostas celulares dependentes de p53 incluindo parada do ciclo celular e apoptose (Liu, 2009).

XVII – Carcinoma renal

A decocção de Gegen Qinlian (GQLD) é uma fórmula de medicina chinesa antiga composta por berberina, baicalina, baicaleína, pueranina, daizidina, liquiritina, wogonosídeo e wogonina. O tratamento com GQLD não induziu a morte celular de células de carcinoma renal (CCR), mas bloqueou a neoangiogênese no tumor de CCR xenoenxertado. Particularmente, foi descoberto que o GQLD inibiu significativamente a MMP-2 nas células do CCR, que estava envolvido como um fator crítico no crescimento avascular do CCR. O GQLD suprimiu diretamente a atividade enzimática da MMP-2. *Radix Scutellariae* foi o principal componente herbal que contribuiu para a potente inibição da MMP-2 (Wang, 2015).

XVIII – Melanoma

1. Berberina inibe a proliferação de células A375 do melanoma humano de maneira dependente do tempo e da dose e aumenta de forma significativa e dependente da dose a apoptose celular. O ensaio de raspagem mostrou um efeito inibidor da berberina

na migração de células A375. A berberina em baixas concentrações (20 e 40µM) causa parada do ciclo celular nas fases S e G2/M, enquanto o tratamento com altas concentrações de berberina (60 e 80µM) interrompe o ciclo celular na fase G2/M. O aumento na concentração de berberina leva ao aumento na expressão de miRNA-582-5p e miRNA-188-5p e diminuição na expressão de mRNA para os genes-alvo correspondentes que codificam CDK1, CDK2 e ciclinas D1 e A. Assim, a berberina suprime o crescimento e a migração das células do melanoma humano e promove sua apoptose. A berberina pode aumentar a expressão de miRNAs relacionados ao ciclo celular e causar degradação dos genes-alvo correspondentes, bloqueando assim a progressão do ciclo celular e inibindo as células de melanoma A375 (Ren, 2020).
2. Berberina inibe a migração e invasão do melanoma humano, A375.S2, afetando a via FAK, uPA e NF-kappaB e inibe linhagens resistentes (Liu, 2018).
3. Berberina induz ativação da AMPK e inibe o potencial metastático de células do melanoma via redução da atividade do ERK e da expressão da proteína COX-2 (Kim, 2012).
4. Berberina inibe a migração de células do melanoma ao reduzir a expressão da cicloxigenase-2, prostaglandina E2 e do receptor da prostaglandina E2 (Singh, 2011).
5. Berberina suprime a EMT (*epithelial mesenchymal transition*) por meio da regulação para baixo da expressão do p-PI3K, p-AKT e RARalfa (*retinoic acid receptor* α) e regulação para cima da expressão do RARbeta e gama (RARβ and RARγ) em células do melanoma B6 de rato (Kou, 2016).
6. Berberina possui atividade antiangiogênica mediada por regulação para baixo do HIF-1 (*hypoxia-inducible factor-1*), VEGF e mediadores pró-inflamatórios (Hansa, 2012).

XIX – Linfoma de Hodgkin e não Hodgkin

Vários trabalhos sobre a berberina com antitumoral.

XX – Metabolismo

1. Reduz a resistência à insulina.
2. Diminui a glicemia, aumenta a sensibilidade periférica à insulina, diminui insulinemia, diminui LDL-colesterol e aumenta HDL-colesterol.
3. É uma nova droga anti-LDL-colesterol por estabilizar a expressão do receptor mRNA hepático da LDL-colesterol, via ERK.
4. Ativa AMPK no tecido adiposo e assim ativa o GLUT-1 provocando aumento da entrada de glicose no tecido adiposo. Não ativa GLUT-4.

Conclusão

Mais uma dádiva da natureza trabalhando para a saúde e bem-estar dos seres humanos. A berberina faz parte de todos os nossos tratamentos no câncer humano. Em praticamente todos os tipos de neoplasias usamos o extrato fluido da planta inteira, *Berberis vulgaris*, na dose de 5-10ml (500-1.000mg) 3 vezes ao dia em ½ copo de água. Tem gosto da bebida italiana um pouquinho amarga "Fernet", mistura divina de ervas.

Referências

1. Abstracts and papers in full on site www.medicinabiomolecular.com.br.
2. Ashrafizadeh M, Fekri HS, Ahmadi Z, Therapeutic and biological activities of berberine: The involvement of Nrf2 signaling pathway. J Cell Biochem. Feb;121(2):1575-1585, 2020.
3. Chidambara Murthy KN, Jayaprakasha GK, Patil BS. The natural alkaloid berberine targets multiple pathways to induce cell death in cultured human colon cancer cells. Eur J Pharmacol. 688(1-3):14-21;2012.
4. Chin LW, Cheng YW, Lin SS,et alAnti-herpes simplex virus effects of berberine from Coptidis rhizoma, a major component of a Chinese herbal medicine, Ching-Wei-San. Arch Virol. Dec;155(12):1933-41, 2010.
5. Choi MS, Oh JH, Kim SM, et al. Berberine inhibits p53-dependent cell growth through induction of apoptosis of prostate cancer cells. Int J Oncol. 34(5):1221-30;2009.
6. Chuang TY, Wu HL, Min J.et al. Berberine regulates the protein expression of multiple tumorigenesis-related genes in hepatocellular carcinoma cell lines. Cancer Cell Int. May 30;17:59, 2017.
7. Derosa G, Maffioli P. Alkaloids in the nature: pharmacological applications in clinical practice of berberine and mate tea. Curr Top Med Chem. 14(2):200-6;2014.
8. El Khalki L, Maire V, Dubois T, Zyad A. Berberine Impairs the Survival of Triple Negative Breast Cancer Cells: Cellular and Molecular Analyses. Molecules. Jan 24;25(3):506, 2020.
9. Eo SH, Kim JH, Kim SJ. Induction of G$_2$/M Arrest by Berberine via Activation of PI3K/Akt and p38 in Human Chondrosarcoma Cell Line. Oncol Res. 22(3):147-57;2014.
10. Fu L, Chen W, Guo W, et al. Berberine Targets AP-2/hTERT, NF-κB/COX-2, HIF-1α/VEGF and Cytochrome-c/Caspase Signaling to Suppress Human Cancer Cell Growth. PLoS One. 8(7):e69240;2013.
11. Fukuda K, Hibiya Y, Mutoh M, et al. Inhibition by berberine of cyclooxygenase-2 transcriptional activity in human colon cancer cells. J Ethnopharmacol. 66(2):227-33;1999.
12. Gentry EJ, Jampani HB, Keshavarz-Shokri A, et al. Antitubercular natural products: berberine from the roots of commercial Hydrastis canadensis powder. Isolation of inactive 8-oxotetrahydrothalifendine, canadine, beta-hydrastine, and two new quinic acid esters, hycandinic acid esters-1 and -2. J Nat Prod. 1998 Oct;61(10):1187-93.
13. Gong C, Hu X, Xu Y,et al. Berberine inhibits proliferation and migration of colorectal cancer cells by downregulation of GRP78. Anticancer Drugs. Feb;31(2):141-149, 2020.
14. James MA, Fu H, Liu Y, et al. Dietary administration of berberine or Phellodendron amurense extract inhibits cell cycle progression and lung tumorigenesis. Mol Carcinog. 50(1):1-7;2011.

15. Jin H, Jin X, Cao B, Wang W. Berberine affects osteosarcoma via downregulating the caspase-1/IL-1β signaling axis. Oncol Rep. Feb;37(2):729-736;2017.
16. Hamsa TP, Kuttan G. Antiangiogenic activity of berberine is mediated through the downregulation of hypoxia-inducible factor-1, VEGF, and proinflammatory mediators. Drug Chem Toxicol. Jan;35(1):57-70, 2012..
17. Hou Q, Tang X, Liu H, et al. Berberine induces cell death in human hepatoma cells in vitro by downregulating CD147. Cancer Sci. 102(7):1287-92;2011.
18. Huang Z-J, Zeng Y, Lan P, et al. Advances in structural modifications and biological activities of berberine: an active compound in traditional Chinese medicine. Mini Rev Med Chem. 11(13):1122-9;2011.
19. Huang ZH, Zheng HF, et al. Berberine targets epidermal growth factor receptor signaling to suppress prostate cancer proliferation in vitro. Mol Med Rep. 11(3):2125-8;2015.
20. Ikram MA. review on the chemical and pharmacological aspects of genus Berberis. Planta Med. 28:353-8;1975.
21. Ivanovska N, Philipov S. Study on the anti-inflammatory action of Berberis vulgaris root extract, alkaloid fractions and pure alkaloids. Int J Immunopharmacol. 18:553-61;1996.
22. Jin P, Zhang C, Li N. Berberine exhibits antitumor effects in human ovarian cancer cells.

Anticancer Agents Med Chem. 15(4):511-6; 2015.
23. Junior Alberto Gasparotto , Tolouei SEL, Dos Reis Lívero FA, Gasparotto F. Natural agents modulating ACE-2: A review of compounds with potential against SARS-CoV-2 infections.Curr Pharm Des. Jan 14, 2021.
24. Katare AK, Singh B, Shukla P, et al. Rapid determination and optimisation of berberine from Himalayan Berberis lycium by soxhlet apparatus using CCD-RSM and its quality control as a potential candidate for COVID-19. Nat Prod Res. Aug 13:1-6,2020.
25. Katiyar SK1, Meeran SM, Katiyar N, Akhtar S. p53 Cooperates berberine-induced growth inhibition and apoptosis of non-small cell human lung cancer cells in vitro and tumor xenograft growth in vivo. Mol Carcinog. 48(1):24-37;2009.
26. Kim JB,et al. The alkaloid Berberine inhibits the growth of Anoikis-resistant MCF-7 and MDA-MB-231 breast cancer cell lines by inducing cell cycle arrest. Phytomedicine. May;17(6):436-40;2010.
27. Kim S, Lee J, You D, et al. Berberine Suppresses Cell Motility Through Downregulation of TGF-β1 in Triple Negative Breast Cancer Cells. Cell Physiol Biochem. 45(2):795-807;2018.
28. Kim HY, Shin HS, Park H, et al. In vitro inhibition of coronavirus replications by the traditionally used medicinal herbal extracts, Cimicifuga rhizoma, Meliae cortex, Coptidis rhizoma, and Phellodendron cortex. J Clin Virol. 41(2):122–128, 2007.
29. Kim HS, Kim MJ, Kim EJ,et al. Berberine-induced AMPK activation inhibits the metastatic potential of melanoma cells via reduction of ERK activity and COX-2 protein expression. Biochem Pharmacol. Feb 1;83(3):385-94. 2012.
30. Kou Y, Li L, Li H,et al. Berberine suppressed epithelial mesenchymal transition through cross-talk regulation of PI3K/AKT and RARalpha/RARbeta in melanoma cells. Biochem Biophys Res Commun. Oct 14;479(2):290-296, 2016.
31. Kumar R, Awasthi M, Sharma A, et al. Berberine induces dose-dependent quiescence and apoptosis in A549 cancer cells by modulating cell cyclins and inflammation independent of mTOR pathway. Life Sci. Mar 1;244:117346, 2020.
32. Krueger J, Rudd CE, Taylor A. Glycogen synthase 3 (GSK-3) regulation of PD-1 expression and and its therapeutic implications. Semin Immunol. Apr;42:101295, 2019.
33. La X, Zhang L, Li Z, Yang P, Wang Y . Berberine-induced autophagic cell death by elevating GRP78 levels in cancer cells. Oncotarget. Mar 28;8(13):20909-20924;2017.
34. Li J, Cao B, Liu X, et al. Berberine suppresses androgen receptor signaling in prostate cancer. Mol Cancer Ther. Aug;10(8):1346-56;2011.
35. Li M et al. Induction of Apoptosis by Berberine in Hepatocellular Carcinoma HepG2 Cells via Downregulation of NF-κB. Oncol Res. Jan 26;25(2):233-239;2017.
36. Li J, Li O, Kan M, et al. Berberine induces apoptosis by suppressing the arachidonic acid metabolic pathway in hepatocellular carcinoma. Mol Med Rep. Sep;12(3):4572-7;2015.
37. Li F, Dong X, Lin P, Jiang J. Regulation of Akt/FoxO3a/Skp2 Axis Is Critically Involved in Berberine-Induced Cell Cycle Arrest in Hepatocellular Carcinoma Cells. Int J Mol Sci. Jan 23;19(2);2018.
38. Li J, Liu F, Jiang S, et al. Berberine hydrochloride inhibits cell proliferation and promotes apoptosis of non-small cell lung cancer via the suppression of the MMP2 and Bcl-2/Bax signaling pathways. Oncol Lett. May;15(5):7409-7414;2018.
39. Liu Z, Liu Q, Xu B, Wu J, et al. Berberine induces p53-dependent cell cycle arrest and apoptosis of human osteosarcoma cells by inflicting DNA damage. Mutat Res. Mar 9;662(1-2):75-83;2009.
40. Liu B, Wang G, Yang J, et al. Berberine inhibits human hepatoma cell invasion without cytotoxicity in healthy hepatocytes. PLoS One. 6(6):e21416;2016.
41. Liu CH, Tang WC, Sia P, et al. Berberine inhibits the metastatic ability of prostate cancer cells by suppressing epithelial-to-mesenchymal transition (EMT)-associated genes with predictive and prognostic relevance. Int J Med Sci. Jan 1;12(1):63-71. 2015.
42. Liu X, Ji Q, Ye N, et al. Berberine Inhibits Invasion and Metastasis of Colorectal Cancer Cells via COX-2/PGE2 Mediated JAK2/STAT3 Signaling Pathway. PLoS One. May 8;10(5):e0123478;2015.
43. Liu JF, Lai KC, Peng SF, et al Berberine Inhibits Human Melanoma A375.S2 Cell Migration and Invasion via Affecting the FAK, uPA, and NF-kappaB Signaling Pathways and Inhibits PLX4032 Resistant A375.S2 Cell Migration In Vitro. Molecules. Aug 13;23(8):2019,2018.
44. Liu Y, Hua W, Li Y, et al. Berberine suppresses colon cancer cell proliferation by inhibiting the SCAP/SREBP-1 signaling pathway-mediated lipogenesis. Biochem Pharmacol. Apr;174:113776, 2020.
45. Liu Y, Liu X, Zhang N, et al. Berberine diminishes cancer cell PD-L1 expression and facilitates antitumor immunity via inhibiting the deubiquitination activity of CSN5. Acta Pharm Sin B. Dec;10(12):2299-2312, 2020.
46. Lo TF, Tsai WC, Chen ST. MicroRNA-21-3p, a berberine-induced miRNA, directly down-regulates human methionine adenosyltransferases 2A and 2B and inhibits hepatoma cell growth. PLoS One. Sep 30;8(9):e75628;2013.
47. Lu W, Du S, Wang J. Berberine inhibits the proliferation of prostate cancer cells and induces G_0/G_1 or G_2/M phase arrest at different concentrations. Mol Med Rep. May;11(5):3920-4;2015.
48. Lu JJ, Fu L, Tang Z, et al. Melatonin inhibits AP-2β/hTERT, NF-κB/COX-2 and Akt/ERK and activates caspase/Cyto C signaling to enhance the antitumor activity of berberine in lung cancer cells. Oncotarget. Jan 19;7(3):2985-3001;2016.
49. Ma W, Zhu M, Zhang D, et al. Berberine inhibits the proliferation and migration of breast cancer ZR-75-30 cells by targeting Ephrin-B2. Phytomedicine. Feb 15; 25:45-51;2017.

50. Mahata S, Bharti AC, Shukla S, et al. Berberine modulates AP-1 activity to suppress HPV transcription and downstream signaling to induce growth arrest and apoptosis in cervical cancer cells. Mol Cancer. Apr 15;10:39;2011.
51. Menichini M, Lari N, Rindi L. Effect of efflux pump inhibitors on the susceptibility of Mycobacterium avium complex to clarithromycin. J Antibiot (Tokyo). 2020 Feb;73(2):128-132
52. Naveen CR, Gaikwad S, Agrawal-Rajput R. Berberine induces neuronal differentiation through inhibition of cancer stemness and epithelial-mesenchymal transition in neuroblastoma cells. Phytomedicine. Jun 15;23(7):736-44;2016.
53. Maiti P, Plemmons A, Dunbar GL. Combination treatment of berberine and solid lipid curcumin particles increased cell death and inhibited PI3K/Akt/mTOR pathway of human cultured glioblastoma cells more effectively than did individual treatments. PLoS One. Dec 16;14(12):e0225660, 2019.
54. Mantena SK, Sharma SD, Katiyar SK. Berberine, a natural product, induces G1-phase cell cycle arrest and caspase-3-dependent apoptosis in human prostate carcinoma cells. Mol Cancer Ther. Feb;5(2):296-308;2006.
55. Mantena SK, Sharma SD, Katiyar SK. Berberine inhibits growth, induces G1 arrest and apoptosis in human epidermoid carcinoma A431 cells by regulating Cdki-Cdk-cyclin cascade, disruption of mitochondrial membrane potential and cleavage of caspase 3 and PARP. Carcinogenesis. Oct;27(10):2018-27;2006.
56. McCubrey JA, Lertpiriyapong K, Steelman LS, et al. Regulation of GSK-3 activity by curcumin, berberine and resveratrol: Potential effects on multiple diseases.Adv Biol Regul. Aug;65:77-88, 2017.
57. Mao L, Chen Q, Gong K, et al. Berberine decelerates glucose metabolism via suppression of mTOR dependent HIF 1α protein synthesis in colon cancer cells. Oncol Rep. May;39(5):2436-2442;2018.
58. Ming M, Sinnett-Smith J, Wang J, et al. Dose-Dependent AMPK-Dependent and Independent Mechanisms of Berberine and Metformin Inhibition of mTORC1, ERK, DNA Synthesis and Proliferation in Pancreatic Cancer Cells. bPLoS One. Dec 10;9(12):e114573;2014.
59. Noureini SK, Esmaeili H, Abachi F, et al. Selectivity of major isoquinoline alkaloids from Chelidonium majus towards telomeric G-quadruplex: A study using a transition-FRET (t-FRET) assay. Biochim Biophys Acta. Aug;1861(8):2020-2030. 2017;2017.
60. Ortiz LM, Lombardi P, Tillhon M, Scovassi AI. Berberine, an epiphany against cancer. Molecules. Aug 15;19(8):12349-67;2014.
61. Ortiz G LM, Tillhon M, Parks M, et al. Multiple effects of berberine derivatives on colon cancer cells. Biomed Res Int. 2014:924585;2014a.
62. Pan Y, et al . Berberine Enhances Chemosensitivity and Induces Apoptosis Through Dose-orchestrated AMPK Signaling in Breast Cancer. J Cancer. Jun 5;8(9):1679-1689;2017.
63. Palma TV, Lenz LS, Bottari NB, et al. Berberine induces apoptosis in glioblastoma multiforme U87MG cells via oxidative stress and independent of AMPK activity. Mol Biol Rep. May 14, 2020.
64. Park JJ, Seo SM, Kim EJ, et al. Berberine inhibits human colon cancer cell migration via AMP-activated protein kinase-mediated downregulation of integrin β1 signaling. Biochem Biophys Res Commun. Oct 5;426(4):461-7;2012.
65. Park SH, Sung JH, Chung N. Berberine diminishes side population and down-regulates stem cell-associated genes in the pancreatic cancer cell lines PANC-1 and MIA PaCa-2. Mol Cell Biochem. Sep;394(1-2):209-15; 2014.
66. Park SH, Sung JH, Kim EJ, Chung N. Berberine induces apoptosis via ROS generation in PANC-1 and MIA-PaCa2 pancreatic cell lines. Braz J Med Biol Res. Feb;48(2):111-9;2015.
67. Peng PL, Hsieh YS, Wang CJ, et al. Inhibitory effect of berberine on the invasion of human lung cancer cells via decreased productions of urokinase-plasminogen activator and matrix metalloproteinase-2. Toxicol Appl Pharmacol. Jul 1; 214(1):8-15;2006.
68. Pinto-Garcia L, Efferth T, Torres A, et al. Berberine inhibits cell growth and mediates caspase-independent cell death in human pancreatic cancer cells. Planta Med. Aug;76(11):1155-61;2010.
69. Qi HW, Xin LY, Xu X, et al. Epithelial-to-mesenchymal transition markers to predict response of Berberine in suppressing lung cancer invasion and metastasis. J Transl Med. Jan 24; 12:22;2014.
70. Refaat A, Abdelhamed S, Saiki I, Sakurai H. Inhibition of p38 mitogen-activated protein kinase potentiates the apoptotic effect of berberine/tumor necrosis factor-related apoptosis-inducing ligand combination therapy. Oncol Lett. Sep;10(3):1907-1911;2015.
71. Ren M, Yang L, Li D, et al. Cell Cycle Regulation by Berberine in Human Melanoma A375 Cells. Bull Exp Biol Med. Aug;169(4):491-496, 2020.
72. Sahoo M, Jena L, Daf S, Kumar S. Virtual Screening for Potential Inhibitors of NS3 Protein of Zika Virus. Genomics Inform. Sep; 14(3):104-111;2016.
73. Saha SK, Khuda-Bukhsh AR. Berberine alters epigenetic modifications, disrupts microtubule network, and modulates HPV-18 E6-E7 oncoproteins by targeting p53 in cervical cancer cell HeLa: a mechanistic study including molecular docking. Eur J Pharmacol. Dec 5;744:132-46;2014.
74. Shvarev IF, Tsetlin AL. Anti-blastic properties of berberine and its derivatives. Farmakol Toksikol 35:73-5; 1972.
75. Song S, Qiu M, Chu Y, Chen D, et al. Downregulation of cellular c-Jun N-terminal protein kinase and NF-κB activation by berberine may result in inhibition of herpes simplex virus replication. Antimicrob Agents Chemother. Sep;58(9):5068-78, 2014
76. Singh T, Vaid M, Katiyar N, et al. Berberine, an isoquinoline alkaloid, inhibits melanoma cancer cell migration by reducing the expressions of cyclooxygenase-2, prostaglandin E2 and prostaglandin E2 receptors. Carcinogenesis. Jan;32(1):86-92, 2011.
77. Tang JW, Lin J. Apoptosis of MDA-MB-231 cells induced by berberine alpha-hydroxy beta-decanoylethyl sulfonate. Yao Xue Xue Bao. Jan;49(1):131-5;2014.
78. Tang J., Feng Y., Tsao S., Wang N., Curtain R., Wang Y. Berberine and Coptidis rhizoma as novel antineoplastic agents: a review of traditional use and biomedical investigations. Journal of Ethnopharmacology. 126(1):5–17, 2009.
79. Taylor A, Harker, JA, Chantong K, et al., Glycogen Synthase Kinase 3 Inactivation Drives T-bet-Mediated Downregulation of Co-receptor PD-1 to Enhance CD8(+) Cytolytic T Cell Responses. Immunity 44, 274-86, 2016.
80. Taylor A, Rothstein D and E. Rudd CE. Small-Molecule Inhibition of PD-1 Transcription Is an Effective Alternative to Antibody Blockade in Cancer Therapy. Cancer Research 78, 706-717, 2018.
81. Tian Y, Zhao L, Wang Y, et al. Berberine inhibits androgen synthesis by interaction with aldo-keto reductase 1C3 in 22Rv1 prostate cancer cells. Asian J Androl. Jul-Aug;18(4):607-12;2016.
82. Tillhon M, Guamán Ortiz LM, Lombardi P, Scovassi AI. Berberine: new perspectives for old remedies. Biochemical Pharmacology. 84(10):1260–1267;2012.
83. Tsang CM, Cheung KC, Cheung YC, et al. Berberine suppresses Id-1 expression and inhibits the growth and development of lung metastases in hepatocellular carcinoma. Biochim Biophys Acta. Mar;1852(3):541-51;2015.
84. Varghese FS, Thaa B, Amrun SN, et al. The Antiviral Alkaloid Berberine Reduces Chikungunya Virus-Induced Mitogen-Activated Protein Kinase Signaling. J Virol. Oct 14;90(21):9743-9757;2016.

85. Varghese FS, Kaukinen P, Gläsker S, et al. Discovery of berberine, abamectin and ivermectin as antivirals against chikungunya and other alphaviruses. Antiviral Res. Feb;126:117-24;2016a.
86. Vuddanda PR, Chakraborty S, Singh S. Berberine: a potential phytochemical with multispectrum therapeutic activities. Expert Opinion on Investigational Drugs. 19(10):1297–1307;2010.
87. Xu LN, Lu BN, Hu MM, et al. Mechanisms involved in the cytotoxic effects of berberine on human colon cancer HCT-8 cells. Biocell. Dec;36(3):113-20;2012.
88. Wang K, Zhang C, Bao J, et al. Synergistic chemopreventive effects of curcumin and berberine on human breast cancer cells through induction of apoptosis and autophagic cell death. Sci Rep. Jun 6; 6():26064;2016.
89. Wang L, Cao H, Lu N, et al. Berberine inhibits proliferation and down-regulates epidermal growth factor receptor through activation of Cbl in colon tumor cells. PLoS One. 8(2): e56666;2013.
90. Wang N, Zhu M, Wang X, et al. Berberine-induced tumor suppressor p53 up-regulation gets involved in the regulatory network of MIR-23a in hepatocellular carcinoma. Biochim Biophys Acta. Sep;1839(9):849-57; 2014.
91. Wang N. Berberine induces autophagic cell death and mitochondrial apoptosis in liver cancer cells: The cellular mechanism. J. Cell. Biochem. 111: 1426–1436;2010.
92. Wang C, et al. Berberine inhibits the proliferation of human nasopharyngeal carcinoma cells via an Epstein-Barr virus nuclear antigen 1-dependent mechanism. Oncol Rep. Apr;37(4):2109-2120; 2017.
93. Wang J, Kang M, et al . Berberine sensitizes nasopharyngeal carcinoma cells to radiation through inhibition of Sp1 and EMT. Oncol Rep. Apr;37(4):2425-2432;2017.
94. Wang Y, Zhang S. Berberine suppresses growth and metastasis of endometrial cancer cells via miR-101/COX-2. Biomed Pharmacother. Jul;103:1287-1293;2018.
95. Wang N, Feng Y, Cheung F, et al. A Chinese medicine formula Gegen Qinlian decoction suppresses expansion of human renal carcinoma with inhibition of matrix metalloproteinase-2. Integr Cancer Ther. Jan;14(1):75-85;2015.
96. Wang Y, Liu Y, Du X, et al. The Anti-Cancer Mechanisms of Berberine: A Review. Cancer Manag Res. Jan 30;12:695-702, 2020.
97. Warowicka A, Nawrot R, Goździcka-Józefiak A. Antiviral activity of berberine. Arch Virol. Sep;165(9):1935-1945, 2020.
98. Wang Y, Zhou M, Shang D.Berberine inhibits human gastric cancer cell growth via deactivation of p38/JNK pathway, induction of mitochondrial-mediated apoptosis, caspase activation and NF-κB inhibition. J BUON. Jan-Feb;25(1):314-318, 2020.
99. Wang ZZ, Li K, Maskey AR, et al. A small molecule compound berberine as an orally active therapeutic candidate against COVID-19 and SARS: A computational and mechanistic study. FASEB J. Apr;35(4):e21360, 2021.
100. Wend P, Runke S, Wend K et al. WNT10B/β-catenin signalling induces HMGA2 and proliferation in metastatic triple-negative breast cancer. EMBO Mol Med. Feb;5(2):264-79;2013.
101. Wu K, Yang Q, Mu Y, et al. Berberine inhibits the proliferation of colon cancer cells by inactivating Wnt/β-catenin signaling. Int J Oncol. Jul;41(1):292-8;2012.
102. Yang X, Huang N. Berberine induces selective apoptosis through the AMPK mediated mitochondrial/caspase pathway in hepatocellular carcinoma. Mol Med Rep. Aug;8(2):505-10;2013.
103. NK, Ho WS. Berberine induces apoptosis via the mitochondrial pathway in liver cancer cells. Oncol Rep. Sep;30(3):1107-12;2013.
104. Yan YQ, Fu YJ, Wu S, et al. Anti-influenza activity of berberine improves prognosis by reducing viral replication in mice. Phytother Res. 32(12):2560–2567, 2018.
105. Yu M, Tong X, Qi B, et al. Berberine enhances chemosensitivity to irinotecan in colon cancer via inhibition of NF κB. Mol Med Rep. Jan;9(1):249-54;2014.
106. You X, Cao X, Lin Y. Berberine enhances the radiosensitivity of hepatoma cells by Nrf2 pathway. Front Biosci (Landmark Ed). Jun 1;24:1190-1202, 2019.
107. Zhang R., Qiao H., Chen S., et al. Berberine reverses lapatinib resistance of HER2-positive breast cancer cells by increasing the level of ROS. Cancer Biology & Therapy. 17(9):925–934, 2016
108. Zhang Q, Zhang C, Yang X, et al. Berberine inhibits the expression of hypoxia induction factor-1alpha and increases the radiosensitivity of prostate cancer. Diagn Pathol. May 27; 9:98;2014.
109. Zhang Q, Wang X, Cao S, et al. Berberine represses human gastric cancer cell growth in vitro and in vivo by inducing cytostatic autophagy via inhibition of MAPK/mTOR/p70S6K and Akt signaling pathways. Biomed Pharmacother. May 23;128:110245, 2020.
110. Zhang BY, Chen M, Chen XC, et al. Berberine reduces circulating inflammatory mediators in patients with severe COVID-19. Br J Surg. Jan 27;108(1):e9-e11, 2021.

CAPÍTULO 53

Boswellia serrata de antirreumático a antineoplásico

Aumenta a expressão do DR4 e DR5; inibe NF-kappaB, COX-2, STATs, ciclina D1, PCNA, survivina, c-Myc, MMP-2-7, ERK, beta-catenina, LTB4, topoisomerases I e II, ativa p21 (Waf1/Cip1), p53, GSK3beta. Diminui edema cerebral

José de Felippe Junior

A *Boswellia serrata* é um excelente anti-inflamatório nas doenças reumáticas por diminuir a expressão do NF-kappaB e da COX-2. Estudos pré-clínicos demonstraram a citotoxicidade e a habilidade do ácido boswélico em provocar apoptose *in vitro* e *in vivo* em vários tipos de tumores. Em crianças com tumores cerebrais progressivos ou recorrentes, mostrou melhoria clínica na dose de 40-120mg/kg.

Nos gliomas e astrocitomas, foi eficaz em diminuir o edema cerebral associado com radioterapia, quimioterapia e leucoencefalopatia em trabalho prospectivo, randomizado, controlado com placebo e duplo-cego na dose de 4.200mg ao dia.

Como sempre utilizamos o extrato da planta inteira.

A fórmula do ácido boswélico e $C_{30}H_{48}O_3$, de peso molecular 456,7g/mol, conhecido como: Alpha-Boswellic acid, (4R)-3alpha-Hydroxyolean-12-en-24-oic acid, 471-66-9, AC1LCTSD, Ambap471-66-9 e CHEMBL395428. Doa 2 e é aceptor de 3 elétrons.

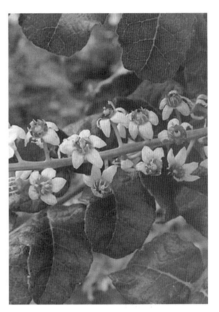

Boswellia serrata

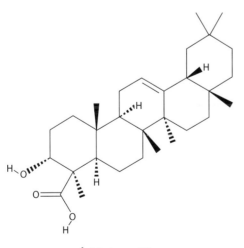

Ácido boswélico

Alvos moleculares do ácido boswélico

1. Atividade antibiofilmes bacterianos e antiestafilococos.
2. Imunoestimulante.
3. Inibe algumas CYPs.
4. Induz apoptose.
5. Atividade citostática.
6. Ativa caspase-8 que provoca a expressão dos receptores da morte 4 e 5.
7. Inibe a transdução de sinal da via ERK.
8. Inibe a liberação do LTB4.
9. Antioxidante.

10. Modula a função da P-glicoproteína.
11. Inibidor específico não competitivo da 5-lipoxigenase.
12. Inibe topoisomerase I e II-alfa mais intensamente que a camptotecina e a ansacrina, respectivamente.
13. Desregula a expressão dos microRNAs e precocemente diminui a progressão e metástases.
14. Ativa a p21 (Waf1/Cip1) e o p53 na mitocôndria e aumenta a clivagem da caspase-3, caspase-9, PARP e a razão Bax/Bcl-2 e provoca apoptose.
15. Inibe a expressão da beta-catenina do núcleo e ativa a de membrana. Ativa GSK3 beta. Diminui os níveis da ciclina D1, PCNA, survivina, c-Myc, MMP-2, e MMP-7.
16. Inibe NF-kappaB e STATs.
17. **Glioma**
    a) Efeito apoptótico em células do glioma maligno.
    b) Inibe o crescimento de gliomas malignos.
    c) Efeito antiproliferativo no meningeoma.
    d) Antiedema cerebral.
18. **Câncer de pulmão**
    O ácido a-11-carbonil-β-boswélico diminui o crescimento do câncer de pulmão de células não pequenas, H446 de maneira dependente da dose e do tempo (Huang, 2018).
19. **Câncer de mama**
    No câncer de mama, de pâncreas, leucemia e mieloma, diminui a expressão do CXCR4 e diminui a proliferação.
20. **Câncer de mama triplo negativo**
    Boswellia ovalifoliolata não permite que radicais livres ativem NF-kappaB e provocam apoptose e quimio sensibilização de duas linhagens do câncer de mama triplo negativo, MDA-MB-231 e MDA-MB-453 (Thummuri, 2014).
21. **Câncer de próstata**
    No câncer de próstata, Sp1 regula uma gama de genes, como receptor andrógeno, TGF-beta, c-Met, ácido graxo sintase, matriz-metaloproteínas (MT-1-MMP), PSA e alfaintegrina. O Sp1 é controlado com quercetina, ácido betulínico, ácido acetil-11-ceto-beta-boswélico, polifenóis do chá, isiotiocianatos, trióxido de arsênio e selênio.
22. **Câncer de cólon**
    a) Dispara apoptose via ativação da caspase-8 e independente do Fas/ligante do Fas em células do câncer de cólon.
    b) Efeito apoptótico.
    c) No câncer colorretal modula a expressão da família let-7 e microRNA miR-200 e diminui a proliferação mitótica.
    d) Efeito epigenético demetilador em células do câncer colorretal.
    e) No câncer colorretal suprime drasticamente a ativação do NF-kappaB e diminui a expressão da COX-2, bcl-2, bcl-xL, dos inibidores da apoptose IAP-1 e survivina, da proliferativa ciclina D1, da *invasiva intercelular adhesion molecule 1* e matriz-metaloproteinase-9 e dos angiogênicos C-X-C receptor 4 e VEGF.
    f) Efeito citotóxico na linhagem HCT 116.
    g) Curcumina e ácido boswélico inibem a proliferação, induzem apoptose e promovem a parada do ciclo celular em linhagem do câncer colorretal, aumentando a expressão do miR-34, supressor tumoral e diminuindo a expressão do miR27, proliferativo. Em conjunto, acontece aumento da eficácia antitumoral *in vivo*.
    h) Efeito antitumoral em células do câncer colorretal modulando a expressão da família let-9 e miR200.
    i) Efeito epigenético. Ácido boswélico demetila o DNA em linhagens do câncer colorretal, RKO, SW48 e SW480.
    j) Inibe o crescimento e metástases no câncer colorretal implantados nos camundongos, diminuindo a inflamação, proliferação, invasão e marcadores angiogênicos.
23. **Câncer de pâncreas**
    a) No câncer de pâncreas, inibe o constitutivo e ativo NF-kappaB e suprime sua expressão gênica, diminui a expressão do COX-2, MMP-9, CXCR4 e VEGF, enquanto aumenta a atividade da gemcitabina.
    b) Metformina mais ácido boswélico em nanopartículas provocam queda de 80% na proliferação da linhagem MiaPaCa-2.
    c) Suprime o crescimento e metástases no tumor pancreático humano implantado no camundongo modulando vários alvos. Inibe a proliferação de quatro tipos diferentes de linhagens, PaCa, AsPC-1, PANC-28 e 2 com mutações K-Ras e p53; BxPC-3 com *wild-type* K-Ras e mutação MIA PaCa – somente do p53. Alvos: diminuição significante da expressão dos genes regulados pelo NF-kappaB e diminuição da expressão do COX-2, MMP-9, CXCR4 e VEGF.
24. **Câncer gástrico**
    Inibe o crescimento do carcinoma gástrico humano modulando a via Wnt/beta-catenina: parada do ciclo celular e apoptose.
25. **Hepatoma**
    a) Inibe a proliferação e induz apoptose no carcinoma hepatocelular via caspase-8.
    b) Extrato de *Boswellia serrata* aumenta a eficácia da doxorrubicina em provocar apoptose no hepatocarcinoma.
    c) Efeito citotóxico na linhagem HepG2.

26. **Câncer de ovário**
    Ácido boswélico inibe o câncer de ovário MDR ao taxol (Jin, 2019).
27. **Linfoma de Hodgkin e não Hodgkin**: nada encontrado.
28. **Melanoma – Fibrossarcoma – Sarcoma**
    a) Induz diferenciação e apoptose no melanoma altamente metastático (B16F10) e em células do fibrossarcoma (HT1080).
    b) O análogo semi-sintético do ácido boswélico, isto é, o ácido 3-α-butiriloxi-β-boswélico (BOBA), causa inibição do crescimento nos modelos de tumor de Ehrlich Ascitic (EAT), Ehrlich Ascitic Carcinoma (EAC) e Sarcoma-180. Ocorre regulação negativa da clivagem NF-kappaB e PARP (Qurishi-2013).
29. **Leucemia**
    Induz apoptose via caspases em células da leucemia mieloide.
30. **Mieloma múltiplo**
    O ácido a-acetil-11-ceto-beta-boswélico, originalmente isolado de Boswellia serrata bloqueia transdutores de sinal e ativadores da sinalização da transcrição, proliferação e sobrevivência de mieloma múltiplo por meio da proteína tirosina fosfatase SHP-1 (KJunnumakkara, 2009).

Referências

1. Site www.medicinabiomolecular.com.br com os resumos ou trabalhos na íntegra.
2. Huang G, Yang J, Zhang L, et al. Inhibitory effect of 11-carbonyl-beta-boswellic acid on non-small cell lung cancer H446 cells. Biochem Biophys Res Commun. Jun 25;2018.
3. Jin L, Yingchun W, Zhujun S, et al. 3-acetyl-11-keto-beta-boswellic acid decreases the malignancy of taxol resistant human ovarian cancer by inhibiting multidrug resistance (MDR) proteins function. Biomed Pharmacother. Aug;116:108992, 2019.
4. Kunnumakkara AB, Nair AS, Sung B, et al. Boswellic acid blocks signal transducers and activators of transcription 3 signaling, proliferation, and survival of multiple myeloma via the protein tyrosine phosphatase SHP-1. Mol Cancer Res. Jan;7(1):118-28;2009.
5. Thummuri D, Jeenger MK, Shrivastava S, et al. Boswellia ovalifoliolata abrogates ROS mediated NF-κB activation, causes apoptosis and chemosensitization in Triple Negative Breast Cancer cells. Environ Toxicol Pharmacol. 38(1):58-70;2014.
6. Qurishi Y, Hamid A, Sharma PR, et al. NF-κB down-regulation and PARP cleavage by novel 3-α-butyryloxy-β-boswellic acid results in cancer cell specific apoptosis and in vivo tumor regression. Anticancer Agents Med Chem. Jun;13(5):777-90; 2013.
7. Zhao W, Entschladen F, Liu H, et al. Boswellic acid acetate induces differentiation and apoptosis in highly metastatic melanoma and fibrosarcoma cells. Cancer Detect Prev. 27(1):67-75;2003.

CAPÍTULO 54

Cannabis sativa, canabidiol e THC nas neoplasias

Aumenta o apetite e o estado geral; regula para baixo a expressão dos genes Id-1 e IG1, do receptor de quimocinas CXCR4 e da glicoproteína CD147; suprime várias vias proliferativas de sinalização, inibe COX-2, topoisomerase II, MMP-1; inibe a síntese de DNA; inibe a molécula de adesão-1 e MAPK p38; diminui a expressão do VEGF; ativa TRPV2, Bcl-2, PPAR-gama, estimula a apoptose e/ou a morte por autofagia, inibe a proliferação, a angiogênese, a migração celular e aumenta o fator pró-diferenciação Id-2; ENTRETANTO, cuidado: perigo de trombose, pode diminuir os linfócitos T e B, os linfócitos T Helper e os linfócitos T citotóxicos, pode diminuir a produção de IL-8, MIP-1alfa, MIP-1 beta e a produção de TNF-alfa, GM-CSF e IFN-gama nas células NK

José de Felippe Junior

O potencial terapêutico da Cannabis sativa é reconhecido desde a antiguidade, entretanto somente em1970, verificou-se que o canabidiol provocava inibição do crescimento tumoral em modelos de adenocarcinoma de pulmão e posteriormente os mesmos resultados foram mostrados *in vitro* e *in vivo* no glioblastoma multiforme, câncer de mama, próstata, cólon, pâncreas, tiroide, pele, leucemias e linfomas (Jiang, 2006).

Os princípios ativos, retirados da Cannabis sativa, maconha, são o THC psicoativo (delta-9-tetra-hidrocanabinol) e o CBD (canabidiol) não psicoativo.

Fitocanabinoides, endocanabinoides e canabinoides sintéticos ativam dois principais receptores acoplados à proteína G, subtipos 1 e 2 (CB1 e CB2). Os canabinoides nas células cancerosas podem provocar apoptose, autofagia, antiproliferação, diminuição da migração, antiangiogênese e antilinfangiogênese *in vivo*. Receptores CB2 e, em menor intensidade, CB1 são expressos nas células imunes presentes no microambiente tumoral, tais como células T, macrófagos, mastócitos, neutrófilos, células NK, células dendríticas, monócitos e eosinófilos (Lal, 2021; Braile, 2021).

A figura 54-1 mostra vários mecanismos de ação dos derivados da *Cannabis sativa* (Pagano, 2021).

Cento e cinquenta participantes foram recrutados de cinco locais dentro do Grupo de Pesquisa em Cuidados

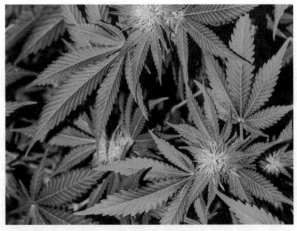

Cannabis sativa

Paliativos de Queensland (QPCRG) e designados aleatoriamente para um grupo de tratamento ativo ou placebo. Este estudo é um ensaio pragmático multicêntrico, randomizado, controlado por placebo, de dois braços de doses crescentes de uma preparação oral de **canabinoide THC/CBD 1:1**. Ele compara os resultados de eficácia e segurança de uma dose titulada (formulação de solução oral de 10mg/10mg/ml, faixa de dose 2,5mg/2,5mg--30mg/30mg/dia) contra placebo. Houve uma fase de

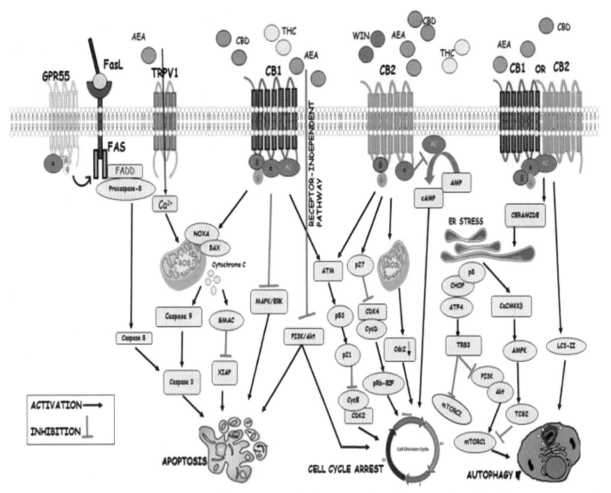

Figura 54.1 Principais vias moleculares anticancerígenas mediadas por canabinoides. Os canabinoides inibem a progressão do ciclo celular (↓complexos ciclina-CDK, ↓cAMP, ↑ROS, ↓PI3K/Akt), podem induzir apoptose (↑ROS, ↑caspase-8 e 9, ↓MAPK/ERK, ↓ PI3K/Akt) e ↑ autofagia (↑ceramida, ↑ER STRESS, ↓mTORC1/2, ↑LC3-II) pela ativação dos receptores canabinoides CB1 ou CB2, mas também podem ser induzidos por mecanismos independentes dos receptores CB1 e CB2, como TRPV1 e receptor da morte (FAS) e GPR55. Retirado de Pagano, 2021.

titulação de 2 semanas determinada pelo paciente, usando doses crescentes de 1:1 THC/CBD ou placebo, para atingir uma dose que alcance o alívio dos sintomas com efeitos colaterais toleráveis. Isto foi seguido por um período de avaliação adicional de 2 semanas sobre a dose estável determinada em colaboração com os médicos. O objetivo primário foi avaliar o efeito de doses crescentes de uma preparação de canabinoide THC/CBD 1:1 contra placebo na mudança na pontuação total de sintomas, com objetivos secundários incluindo o estabelecimento de uma dose eficaz determinada pelo paciente, a mudança no total de alterações físicas e emocionais, impressão global de mudança, ansiedade e depressão, uso de opioides, qualidade de vida e efeitos adversos. Discussão: Este será o primeiro ensaio clínico controlado por placebo a avaliar rigorosamente a eficácia, segurança e aceitabilidade do THC/CBD 1:1 para alívio dos sintomas em pacientes com câncer avançado. Este estudo permitirá que a comunidade médica tenha algumas evidências para apresentar aos pacientes que desejam acessar a cannabis por seus sintomas causados por malignidade avançada (Hardy, 2020). Vamos aguardar os resultados. Trials 2020 Jul 6;21(1):611. doi: 10.1186/s13063-020-04541-6. Oral medicinal cannabinoids to relieve symptom burden in the palliative care of patients with advanced cancer: a double-blind, placebo-controlled, randomised clinical trial of efficacy and safety of 1:1 delta-9-tetrahydrocannabinol (THC) and cannabidiol (CBD). Janet Hardy, Alison Haywood, Gauri Gogna, Jennifer Martin, Patsy Yates, Ristan Greer, Phillip Good.

O THC possui a fórmula $C_{21}H_{30}O_2$ e peso molecular de 314,5g/mol e o CBD possui a fórmula $C_{21}H_{30}O_2$ e peso molecular de 314,5g/mol, isto é, são diastereo-isômeros, isto é, possuem forma espelhada um do outro.

THC – Delta-9-tetra-hidrocanabinol

CBD – Canabidiol

No Brasil não está ainda regulamentada para uso em câncer. Porquê? Não sei.

Alvos moleculares do canabidiol e do THC no câncer

1. **Cuidado**: o THC e o CBD provocam marcante estimulação da fosfolipase A2 quando incubados com plaquetas humanas intactas, perigo de tromboses.
2. **Cuidado**: o THC e o CBD alteram a produção de citocinas pelas células imunes humanas. O THC diminui a produção de IL-8, MIP-1 alfa, MIP-1 beta e a produção de TNF-alfa, GM-CSF e IFN-gama pelas células NK quando estimuladas com o éster de forbol. CBD gera efeito complexo, mas ambos, THC e CBD, podem piorar a infecção por HIV, a carcinogênese pulmonar e as alergias.
3. **Cuidado**: a marijuana aumentou o risco de carcinoma epidermoide de cabeça e pescoço em usuários. Em estudo caso controle envolvendo 173 usuários (OR = 2,6; 95%IC = 1,1-6,6; p < 0,05) houve relação dose-resposta para uso/dia e uso/anos na incidência de câncer de cabeça e pescoço (Zhang, 1999).
4. **Cuidado**: canabidiol induz linfocitopenia. Diminui os linfócitos T e B, os linfócitos T Helper e os linfócitos citotóxicos, entretanto aumenta as células *natural killer* (NK) e as células n*atural killer* T (NKT).
5. **Cuidado**: a estimulação do receptor 1 canabinoide diminui a biogênese mitocondrial em adipócitos brancos, através da regulação negativa da eNOS e ativação da MAPK p38, e prejudica a função mitocondrial em tecidos metabolicamente ativos de camundongos obesos em dieta.
6. Receptores canabinoides estão presentes em maior concentração em células tumorais do que nas células normais correspondentes.
7. A ativação de ambos os receptores, CB1 e CB2, é necessária para o canabidiol manter atividade antiproliferativa.
8. Interessante o fato de os efeitos anticâncer poderem ocorrer de modo completamente independente da ativação dos receptores canabinoides, CB1 e CB2.
9. Antiangiogênico – diminui a expressão do VEGF e vários outros mecanismos.
10. Canabidiol inibe a angiogênese e a migração celular.
11. Canabidiol suprime várias vias proliferativas de sinalização.
12. Canabidiol estimula a apoptose e/ou a morte por autofagia.
13. Canabidiol inibe MMP-1, metaloproteinase-1.
14. Canabidiol despolariza a membrana mitocondrial. Lembrar que 95% das células tumorais apresentam hiperpolarização do deltapsi-mt, fenótipo de Chen. A despolarização aumenta a função mitocondrial.
15. Canabidiol inibe a COX-2 e provoca apoptose.
16. Canabidiol ativa PPAR-gama e provoca apoptose.
17. Canabidiol inibe a molécula de adesão-1.
18. Canabidiol inibe a topoisomerase II.
19. Canabidiol inibe a síntese de DNA.
20. Canabidiol ativa as caspases.
21. **Gliomas**
    a) A morte celular é por diminuição da atividade das vias PI3K/Akt e MAPK e a indução da apoptose acontece por ativação da proteína pró-apoptótica Bcl-2 associada ao promotor da morte celular – BAD.
    b) Canabidiol ativa TRPV2. A ativação do TRPV2 (*transient receptor potential vanilloid type 2*) inibe a proliferação do glioblastoma multiforme e anula a resistência do GBM ao BCNU.
    c) Canabidiol ativa TRPV e ativa fagocitose.
    d) THC induz apoptose em células C6 do glioma.
    e) THC inibe a progressão de células U251-MG e U87-MG do glioblastoma multiforme humano regulando para baixo duas proteínas do ciclo celular e parando o ciclo em G0/G1.

f) CBD e THC agem de modo sinérgico diminuindo a proliferação de células U251 e SF126 do glioblastoma humano.
g) A combinação do CBD com o THC aumenta os efeitos anticâncer da radioterapia em modelo murino de glioma ortotópico.
h) Canabidiol drasticamente regula para baixo a expressão do gene Id-1. Sabe-se que o regulador transcricional Id-1 desempenha papel crítico, diminuindo a invasividade e a viabilidade das células-tronco tumorais (*self-renew-cells*) em várias linhagens do glioblastoma (Soroceanu, 2013).

22. **Câncer da cabeça e pescoço**
   a) Canabidiol inibe a expressão do gene IG1 e suprime a invasão e metástases de células agressivas da glândula salivar (Murase, 2016).
   b) Os endocanabinoides inibiram efetivamente a proliferação de linhagens celulares de carcinoma espinocelular de cabeça e pescoço (HNSCC) de maneira independente do receptor (in Park, 2016).

23. **Câncer de pulmão**
   No câncer de pulmão, o canabidiol inibe o ativador do plasminogênio e possui efeito anti-invasivo.

24. **Câncer de mama**
   a) Em modelo de camundongo com tumor epitelial de mama e receptor HER2 positivo o canabinoide diminui o volume tumoral e as metástases pulmonares inibindo o Akt via CB2.
   b) Canabidiol inibe a proliferação e invasão do câncer de mama modulando a diferenciação celular do ERK (*extracellular signal-regulated kinase*) e das espécies reativas de oxigênio, sendo que ambas levam à diminuição da expressão do Id-1.
   c) Canabidiol é um novo inibidor da expressão do gene Id-1 no câncer de mama agressivo.
   d) THC psicoativo e canabidiol não psicoativo, diminuem a proliferação do câncer de mama por mecanismos diferentes. Juntos aumentam a eficácia.
   e) Células do câncer de mama expressando baixos níveis de receptores canabinoides apresentam aumento da proliferação mitótica quando expostas ao canabinoide.
   f) THC inibe a progressão do ciclo celular de células do câncer de mama humano via Cdc2.
   g) Canabidiol aumenta a diferenciação em vários tipos de câncer aumentando o fator pró-diferenciação Id-2.

25. **Câncer de próstata**
   a) Efeito antiproliferativo e apoptótico.
   b) THC induz apoptose em células PC-3 do câncer de próstata humano, independente do efeito em receptor.

26. **Câncer de cólon**
   a) Necrose tumoral mediada pelo TNF-alfa e indução de apoptose são induzidas pela ceramida *in vitro* e *in vivo*.
   b) THC inibe a via PI3K/Akt e Ras-MAPK e provoca apoptose em células do câncer colorretal.

27. **Colangiocarcinoma**
   Em baixa concentração, o THC possui atividade antinvasiva e em alta concentração provoca apoptose.

28. **Câncer endometrial**
   a) Em concentrações superiores a 5µM, os endocanabinoides (eCBs) e o canabidiol (CBD) induziram redução significativa na viabilidade celular das células Ishikawa e Hec50co, enquanto o Delta-9-tetra-hidrocanabinol (THC) não causou nenhum efeito. Nas células de Ishikawa, ao contrário do Hec50co, o tratamento com anandamida (AEA) e CBD resultou em aumento nos níveis de caspase ativada −3/−7, na PARP clivada e na geração de espécies reativas de oxigênio, confirmando que a redução da viabilidade celular observada no ensaio MTT foi causada pela ativação da via apoptótica. Finalmente, esses efeitos foram dependentes da ativação do potencial do receptor transitório vaniloide 1 (TRPV1) e dos níveis intracelulares de cálcio. Esses dados indicam que os canabinoides modulam a morte de células cancerígenas endometriais. O direcionamento seletivo de TPRV1 por AEA, CBD ou outros análogos estáveis pode ser uma área de pesquisa atraente para o tratamento de carcinoma endometrial dependente de estrogênio. Nossos dados apoiam ainda a avaliação de CXBD ou de extratos ricos em CBD para o tratamento potencial do câncer endometrial, particularmente aqueles que se tornaram não responsivos a terapias comuns (Fonseca, 2018).

29. **Mieloma múltiplo**
   a) Os canabinoides sinergizam com o carfilzomibe (CFZ) reduzindo a viabilidade e a migração de células do mieloma múltiplo (MM). A combinação CBD-THC foi capaz de reduzir a migração de células MM pela regulação negativa da expressão do receptor de quimiocina CXCR4 e da glicoproteína da membrana plasmática CD147. A inibição do imunoproteassoma cria adutos irreversíveis com a subunidade β5i do imuno-proteassoma. A combinação de CBD e THC é capaz de reduzir a expressão da subunidade β5i, além de atuar em sinergia com o CFZ para aumentar a morte celular do MM e inibir a migração celular. Em resumo, esses resultados provaram que essa combinação exerce fortes atividades antimieloma (Nabissi, 2016).

b) A ativação potencial do receptor transitório vaniloide tipo 2 (TRPV2) pelo CBD diminui a proliferação e aumenta a suscetibilidade à morte celular induzida por drogas em células cancerígenas humanas. Neste estudo, os autores identificaram a presença de populações heterogêneas de CD138+ TRPV2+ e CD138+ TRPV2– PC em pacientes com mieloma múltiplo (MM), enquanto apenas a população CD138+ TRPV2– estava presente nas linhas celulares RPMI8226 e U266 MM. Como o bortezomibe (BORT) é comumente usado no tratamento de MM, foram investigados os efeitos do CBD e BORT nas células CD138+ TRPV2– MM e nas linhas celulares MM transfectadas com TRPV2 (CD138+ TRPV2+). O CBD por si só ou em sinergia com o BORT inibiu fortemente o crescimento, interrompeu a progressão do ciclo celular e induziu a morte de células MM, regulando as vias ERK, AKT e NF-kappaB com efeitos importantes nas células TRPV2+ (Morelli, 2014).

30. **Diversos**
   a) THC inibe a trombaxano sintetase e a prostaglandina cicloxigenase. O THC, estimulando fortemente a fosfolipase A2, é responsável pelo efeito anticonvulsivo, anti-inflamatório e hipotensor.
   b) Diminui a dor e as náuseas.
   c) Melhora o bem-estar.
   d) Melhora o apetite.

Conclusão

Temos mais uma arma poderosa vinda da Natureza para amenizar o sofrimento dos homens.

Referências

1. Abstracts in site www.medicinabiomolecualr.com.br
2. Braile, M.; Marcella, S.; Marone, G, et al. The Interplay between the Immune and the Endocannabinoid Systems in Cancer. Cells. 10, 1282, 2021.
3. Carchman RA, Harris LS, Munson AE. The inhibition of DNA synthesis by cannabinoids Cancer Res. 1976 Jan;36(1):95-100.PMID: 1248011
4. Fonseca BM, Correia-da-Silva G, Teixeira NA. Cannabinoid-induced cell death in endometrial cancer cells: involvement of TRPV1 receptors in apoptosis. J Physiol Biochem. May;74(2):261-272;2018.
5. Haustein M, Ramer R, Linnebacher M. Cannabinoids increase lung cancer cell lysis by lymphokine-activated killer cells via upregulation of ICAM-1.. Biochem Pharmacol. 2014 Nov 15;92(2):312-25. PMID:25069049
6. Jiang, H.-E.; Li, X.; Zhao, Y.-X.; Ferguson, D.K.; Hueber, F.; Bera, S.; Wang, Y.-F.; Zhao, L.-C.; Liu, C.-J.; Li, C.-S. A new insight into Cannabis sativa (Cannabaceae) utilization from 2500-year-old Yanghai Tombs, Xinjiang, China. J. Ethnopharmacol. 108, 414–422, 2006.
7. Lal, S.; Shekher, A.; Puneet; Narula, A.S.; Abrahamse, H.; Gupta, S.C. Cannabis and its constituents for cancer: History, biogenesis, chemistry and pharmacological activities. Pharmacol. Res. 163, 105302, 2021.
8. Morelli MB, Offidani M, Alesiani F, et al. The effects of cannabidiol and its synergism with bortezomib in multiple myeloma cell lines. A role for transient receptor potential vanilloid type-2. Int J Cancer. Jun 1;134(11):2534-46;2014.
9. Murase R, Kawamura R, Singer E,et al. Targeting multiple cannabinoid anti-tumour pathways with a resorcinol derivative leads to inhibition of advanced stages of breast cancer. Br J Pharmacol. 2014 Oct;171(19):4464-77.PMID:24910342
10. Nabissi M, Morelli MB, Offidani M, et al. Cannabinoids synergize with carfilzomib, reducing multiple myeloma cells viability and migration. Oncotarget. Nov 27;7(47):77543-77557;2016.
11. Pagano C, Navarra G, Coppola L, Bifulco M. Molecular Mechanism of Cannabinoids in Cancer Progression. Int J Mol Sci. Apr 1;22(7): 3680, 2021.
12. Ramer R, Fischer S, Haustein M. Cannabinoids inhibit angiogenic capacities of endothelial cells via release of tissue inhibitor of matrix metalloproteinases-1 from lung cancer cells.. Biochem Pharmacol. 2014 Sep 15;91(2):202-16. PMID:24976505
13. Soroceanu L, Murase R, Limbad C, et al. Id-1 is a key transcriptional regulator of glioblastoma aggressiveness and a novel therapeutic target. Cancer Res.Mar 1;73(5):1559-69, 2013.
14. Zhang ZF, Morgenstern H, Spitz MR, Marijuana use and increased risk of squamous cell carcinoma of the head and neck. Cancer Epidemiol Biomarkers Prev. Dec;8(12):1071-8. 1999.
15. Tedesco L, Valerio A, Dossena M, Cardile A, et al. Cannabinoid receptor stimulation impairs mitochondrial biogenesis in mouse white adipose tissue, muscle, and liver: the role of eNOS, p38 MAPK, and AMPK pathways. Diabetes. Nov;59(11):2826-36, 2010.

THC psicoativo e Canabidiol não psicoativo diminuem a proliferação do câncer de mama por mecanismos diferentes. Juntos ocorre aumento da eficácia

16. Cannabidiol protects liver from binge alcohol-induced steatosis by mechanisms including inhibition of oxidative stress and increase in autophagy. Yang L, Rozenfeld R, Wu D, Devi LA, Zhang Z, Cederbaum A. Free Radic Biol Med. 2014 Mar;68:260-7. doi: 10.1016/j.freeradbiomed.2013.12.026. Epub 2014 Jan 4.PMID:24398069.
17. Inhibition of colon carcinogenesis by a standardized Cannabis sativa extract with high content of cannabidiol. Romano B, Borrelli F, Pagano E, Cascio MG, Pertwee RG, Izzo AA. Phytomedicine. 2014 Apr 15;21(5):631-9. doi: 10.1016/j.phymed.2013.11.006. Epub 2013 Dec 25 PMID:24373545.
18. Direct modulation of the outer mitochondrial membrane channel, voltage-dependent anion channel 1 (VDAC1) by cannabidiol: a novel mechanism for cannabinoid-induced cell death. Rimmerman N, Ben-Hail D, Porat Z, Juknat A, Kozela E, Daniels MP, Connelly PS, Leishman E, Bradshaw HB, Shoshan-Barmatz V, Vogel Z. Cell Death Dis. 2013 Dec 5;4:e949. doi: 10.1038/cddis.2013.471.PMID: 24309936.
19. Cannabidiol, a non-psychoactive cannabinoid compound, inhibits proliferation and invasion in U87-MG and T98G glioma cells through a multitarget effect. Solinas M, Massi P, Cinquina V, Valenti M, Bolognini D, Gariboldi M, Monti E, Rubino T, Parolaro D. PLoS One. 2013 Oct 21;8(10):e76918. doi: 10.1371/journal.pone.0076918. eCollection 2013. PMID:24204703.

20. Cannabidiol changes P-gp and BCRP expression in trophoblast cell lines. Feinshtein V, Erez O, Ben-Zvi Z, Erez N, Eshkoli T, Sheizaf B, Sheiner E, Huleihel M, Holcberg G.PeerJ. 2013 Sep 12;1:e153. doi: 10.7717/peerj.153. eCollection 2013.PMID:24058883.
21. Park SW, Hah JH, Oh SM, et al. 5-lipoxygenase mediates docosahexaenoyl ethanolamide and N-arachidonoyl-L-alanine-induced reactive oxygen species production and inhibition of proliferation of head and neck squamous cell carcinoma cells. BMC Cancer. Jul 13;16:458;2016.

Pode ser benéfico no paciente MDR

22. The inhibitory effects of cannabidiol on systemic malignant tumors. Kapoor S.J Pain Symptom Manage. 2013 Apr;45(4):e1. doi: 10.1016/j.jpainsymman.2013.02.002. No abstract available. PMID: 23544909.
23. Cannabidiol inhibits growth and induces programmed cell death in kaposi sarcomaassociated herpesvirus-infected endothelium. Maor Y, Yu J, Kuzontkoski PM, Dezube BJ, Zhang X, Groopman JE. Genes Cancer. 2012 Jul;3(7-8):512-20. doi: 10.1177/1947601912466556. PMID:23264851.
24. Cannabidiol arrests onset of autoimmune diabetes in NOD mice. Weiss L, Zeira M, Reich S, Slavin S, Raz I, Mechoulam R, Gallily R. Neuropharmacology. 2008 Jan;54(1):244-9. Epub 2007 Jul 17.PMID: 17714746.
25. HU-331, a novel cannabinoid-based anticancer topoisomerase II inhibitor. Kogan NM, Schlesinger M, Priel E, Rabinowitz R, Berenshtein E, Chevion M, Mechoulam R.Mol Cancer Ther. 2007 Jan;6(1):173-83.PMID:17237277 The non-psychoactive cannabidiol triggers caspase activation and oxidative stress in human glioma cells
26. Massi P, Vaccani A, Bianchessi S, Costa B, Macchi P, Parolaro D. Cell Mol Life Sci. 2006 Sep;63(17):2057-66.PMID:16909207.
27. Cannabidiol-induced apoptosis in human leukemia cells: A novel role of cannabidiol in the regulation of p22phox and Nox4 expression. McKallip RJ, Jia W, Schlomer J, Warren JW, Nagarkatti PS, Nagarkatti M. Mol Pharmacol. 2006 Sep;70(3):897-908. Epub 2006 Jun 5.PMID:16754784.
28. Cannabidiol inhibits human glioma cell migration through a cannabinoid receptorindependent mechanism. Vaccani A, Massi P, Colombo A, Rubino T, Parolaro D. Br J Pharmacol. 2005 Apr;144(8): 1032-6.PMID:15700028.
29. Antitumor effects of cannabidiol, a nonpsychoactive cannabinoid, on human glioma cell lines. Massi P, Vaccani A, Ceruti S, Colombo A, Abbracchio MP, Parolaro D. J Pharmacol Exp Ther. 2004 Mar;308(3):838-45. Epub 2003 Nov 14.PMID:14617682.
30. Cannabinoid inhibition of adenylate cyclase. Pharmacology of the response in neuroblastoma cell membranes. Howlett AC, Fleming RM. Mol Pharmacol. 1984 Nov;26(3):532-8. PMID:6092901.
31. Effects of delta 9-tetrahydrocannabinol and cannabidiol on phospholipase and other enzymes regulating arachidonate metabolism. White HL, Tansik RL. Prostaglandins Med. 1980 Jun;4(6):409-17. PMID:6251493.

Id-1 é um regulador transcricional que promove a diferenciação das células neoplásicas

32. Id-1 is a key transcriptional regulator of glioblastoma aggressiveness and a novel therapeutic target. Soroceanu L, Murase R, Limbad C, Singer E, Allison J, Adrados I, Kawamura R, Pakdel A, Fukuyo Y, Nguyen D, Khan S, Arauz R, Yount GL, Moore DH, Desprez PY, McAllister SD.Cancer Res. 2013 Mar 1;73(5):1559-69. doi: 10.1158/0008-5472.CAN-12-1943. Epub 2012 Dec 13.PMID: 23243024.
33. COX-2 and PPAR-γ confer cannabidiol-induced apoptosis of human lung cancer cells. Ramer R, Heinemann K, Merkord J, Rohde H, Salamon A, Linnebacher M, Hinz B. Mol Cancer Ther. 2013 Jan;12(1):69-82. doi: 10.1158/1535-7163.MCT-12-0335. Epub 2012 Dec 7. PMID:23220503.
34. Triggering of the TRPV2 channel by cannabidiol sensitizes glioblastoma cells to cytotoxic chemotherapeutic agents. Nabissi M, Morelli MB, Santoni M, Santoni G. Carcinogenesis. 2013 Jan;34(1):48-57. PMID:23079154 Nota: activation of the transient receptor potential vanilloid type 2 (TRPV2) has been found to inhibit human GBM cell proliferation and overcome BCNU resistance of GBM cells. Canabidiol ativa o TRPV2.
35. Towards the use of non-psychoactive cannabinoids for prostate cancer. Pacher P.Br J Pharmacol. 2013 Jan;168(1):76-8. doi: 10.1111/j.1476-5381.2012.02121.x. PMID:22849856.
36. Non-THC cannabinoids inhibit prostate carcinoma growth in vitro and in vivo: proapoptotic effects and underlying mechanisms. De Petrocellis L, Ligresti A, Schiano Moriello A, Iappelli M, Verde R, Stott CG, Cristino L, Orlando P, Di Marzo V. Br J Pharmacol. 2013 Jan;168(1):79-102. doi: 10.1111/j.1476-5381.2012.02027.x.PMID: 22594963.
37. Cannabidiol inhibits angiogenesis by multiple mechanisms. Solinas M, Massi P, Cantelmo AR, Cattaneo MG, Cammarota R, Bartolini D, Cinquina V, Valenti M, Vicentini LM, Noonan DM, Albini A, Parolaro D. Br J Pharmacol. 2012 Nov;167(6):1218-31. doi: 10.1111/j.1476-5381.2012.02050.x.PMID:22624859.
38. Cannabidiol inhibits lung cancer cell invasion and metastasis via intercellular adhesion molecule-1.Ramer R, Bublitz K, Freimuth N, Merkord J, Rohde H, Haustein M, Borchert P, Schmuhl E, Linnebacher M, Hinz B.FASEB J. 2012 Apr;26(4):1535-48. doi: 10.1096/fj.11-198184. Epub 2011 Dec 23. PMID:22198381.
39. Induction of apoptosis by cannabinoids in prostate and colon cancer cells is phosphatase dependent. Sreevalsan S, Joseph S, Jutooru I, Chadalapaka G, Safe SH. Anticancer Res. 2011 Nov;31(11):3799-807. PMID:22110202.
40. Cannabidiol induces programmed cell death in breast cancer cells by coordinating the cross-talk between apoptosis and autophagy. Shrivastava A, Kuzontkoski PM, Groopman JE, Prasad A. Mol Cancer Ther. 2011 Jul;10(7):1161-72. doi: 10.1158/1535-7163.MCT-10-1100. Epub 2011 May 12. PMID:21566064.
41. Evaluation of the cyclooxygenase inhibiting effects of six major cannabinoids isolated from Cannabis sativa. Ruhaak LR, Felth J, Karlsson PC, Rafter JJ, Verpoorte R, Bohlin L. Biol Pharm Bull. 2011;34(5):774-8.PMID:21532172.
42. A combined preclinical therapy of cannabinoids and temozolomide against glioma. Torres S, Lorente M, Rodríguez-Fornés F, Hernández-Tiedra S, Salazar M, GarcíaTaboada E, Barcia J, Guzmán M, Velasco G. Mol Cancer Ther. 2011 Jan;10(1):90-103. doi: 10.1158/1535-7163.MCT-10-0688.PMID:21220494.
43. Pathways mediating the effects of cannabidiol on the reduction of breast cancer cell proliferation, invasion, and metastasis. McAllister SD, Murase R, Christian RT, Lau D, Zielinski AJ, Allison J, Almanza C, Pakdel A, Lee J, Limbad C, Liu Y, Debs RJ, Moore DH, Desprez PY. Breast Cancer Res Treat. 2011 Aug;129(1):37-47. Sep 22. PMID: 20859676.
44. Decrease of plasminogen activator inhibitor-1 may contribute to the anti-invasive action of cannabidiol on human lung cancer cells. Ramer R, Rohde A, Merkord J, Rohde H, Hinz B. Pharm Res. 2010

Oct;27(10):2162-74. doi: 10.1007/s11095-010-0219-2. Epub 2010 Jul 29. PMID:20668920.
45. Suppression of invasion and metastasis in aggressive salivary cancer cells through targeted inhibition of ID1 gene expression. Cancer Lett. Jul 10;377(1):11-6;2016. Murase R, Sumida T, Kawamura R, et al.

Canabidiol inibe TRPV2

46. TRPV2 activation induces apoptotic cell death in human T24 bladder cancer cells: a potential therapeutic target for bladder cancer. Yamada T, Ueda T, Shibata Y, Ikegami Y, Saito M, Ishida Y, Ugawa S, Kohri K, Shimada S. Urology. 2010 Aug;76(2):509.e1-7. PMID: 20546877.
47. Cannabidiol enhances the inhibitory effects of delta9-tetrahydrocannabinol on human glioblastoma cell proliferation and survival.
48. Marcu JP, Christian RT, Lau D, Zielinski AJ, Horowitz MP, Lee J, Pakdel A, Allison J, Limbad C, Moore DH, Yount GL. Mol Cancer Ther. 2010 Jan;9(1):180-9. PMID: 20053780.
49. Cannabidiol inhibits cancer cell invasion via upregulation of tissue inhibitor of matrix metalloproteinases-1. Ramer R, Merkord J, Rohde H, Hinz B. Biochem Pharmacol. 2010 Apr 1;79(7):955-66. PMID:19914218.
50. Multicenter, double-blind, randomized, placebo-controlled, parallel-group study of the efficacy, safety, and tolerability of THC:CBD extract and THC extract in patients with intractable cancer-related pain. Johnson JR, Burnell-Nugent M, Lossignol D, Ganae-Motan ED, Potts R, Fallon MT. J Pain Symptom Manage. 2010 Feb;39(2): 167-79. PMID:19896326.
51. Comparative study on cannabidiol-induced apoptosis in murine thymocytes and EL-4 thymoma cells. Lee CY, Wey SP, Liao MH, Hsu WL, Wu HY, Jan TR. Int Immunopharmacol. 2008 May;8(5): 732-40. PMID:18387516.

Apoptose por aumento de ROS. NAC atenua efeito

52. Plant-derived cannabinoids modulate the activity of transient receptor potential channels of ankyrin type-1 and melastatin type-8. De Petrocellis L, Vellani V, Schiano-Moriello A, Marini P, Magherini PC, Orlando P, Di Marzo V. J Pharmacol Exp Ther. 2008 Jun; 325(3):1007-15. PMID:18354058.
53. Cannabidiol as a novel inhibitor of Id-1 gene expression in aggressive breast cancer cells. McAllister SD, Christian RT, Horowitz MP, Garcia A, Desprez PY. Mol Cancer Ther. 2007 Nov;6(11):2921-7. PMID:18025276.
54. The multidrug transporter ABCG2 (BCRP) is inhibited by plant-derived cannabinoids. Holland ML, Lau DT, Allen JD, Arnold JC. Br J Pharmacol. 2007 Nov;152(5):815-24. PMID:17906686.

CAPÍTULO 55

Carnosina e beta-alanina: de suplementos para aumentar o desempenho físico a agentes antineoplásicos

Antiglioma: diminui a atividade da DHL-A; inibe as vias proliferativas PI3K/Akt, p38 MAPK, ras/MAPK, ERK1/2; inibe a fosforilação do Akt, erbB-2, EGFR, anidrase carbônica CAIX, o início da translação do RNA via eIF4E; diminui a expressão do HIF-1 alfa; aumenta a expressão da ciclina D1; inibe a aldeído desidrogenase e diminui células-tronco provocando diminuição da proliferação, aumento da apoptose e aumento da diferenciação celular

José de Felippe Junior

A L-carnosina é um dipeptídeo formado pelos aminoácidos beta-alanina e L-histidina. Acredita-se que a L--carnosina (beta-alanil-L-histidina) inibe a senescência das células somáticas e assim exibe suas atividades anticâncer. Ela é uma substância de ocorrência natural com alto potencial de inibir o crescimento de células neoplásicas, ditas "malignas", *in vivo*. A carnosina mimetiza a rapamicina, poderoso agente inibidor do mTOR.

A carnosina possui efeito anti-inflamatório, neurotransmissor, varredor de aldeídos, funciona como tampão orgânico do pH e quelante de metais. Possui potencial terapêutico na doença de Alzheimer, acidente vascular cerebral, diabetes e nos distúrbios da visão.

A administração de beta-alanina aumenta a concentração tecidual da carnosina apor meio da carnosina-sintetase. Dessa forma, tecidos neoplásicos ricos em carnosina-sintetase geram carnosina a partir da beta-alanina provocando diminuição da proliferação, aumento da apoptose e aumento da diferenciação celular. Importante saber que o glioblastoma multiforme é muito rico na enzima carnosina-sintase. Beta-alanina é um aminoácido para praticantes de esportes de força e de resistência.

A dose habitual da L-carnosina é de 400mg duas vezes ao dia. A dose habitual de beta-alanina é de 800-1.000mg 3 vezes ao dia em jejum. O odor da carnosina é insuportável para muitas pessoas.

A fórmula da carnosina é $C_9H_{14}N_4O_3$, de peso molecular 226,3g/mol, conhecida como: L-Carnosine, Carnosine, Beta-Alanyl-L-histidine, Ignotine, Karnozin e Karnozzn. Doa 4 elétrons e é aceptor de 5: molécula oxidante.

L-carnosina

Os principais alimentos ricos em carnosina possuem elementos que aumentam a proliferação celular: carnes vermelha e de carneiro, leite e queijo.

Os principais alimentos ricos em alanina são: ovo, peixe, lentilha, aspargo, cenoura, abacate, berinjela, beterraba, aveia, cacau, centeio, cevada, coco, avelã, nozes, castanha-de-caju, castanha-do-pará, milho e feijão. Uma pequena quantidade é produzida no intestino e nos rins. Preferimos utilizar a beta-alanina.

A fórmula da beta-alanina é $C_3H_7NO_2$, peso molecular 89,1. Outros nomes: Beta-alanine, 3-Aminopropanoic acid, 107-95-9, 3-Aminopropionic acid, Abufene e 2-Carboxy ethylamine. Doa 2 elétrons e é aceptor de 3: molécula oxidante.

Beta-alanina

Alvos moleculares da carnosina ou beta-alanina nos gliomas malignos

1. Diminui a proliferação celular *in vitro* e *in vivo*.
2. Aumenta apoptose ou necrose.
3. Mimetiza a restrição calórica.
4. Mimetiza a rapamicina e inibe mTOR.
5. Diminui a glicólise anaeróbia.
6. Diminui drasticamente a produção de ATP da via glicolítica do glioma maligno T98G e não interfere na via mitocondrial.
7. Varredor de espécies reativas de oxigênio e de aldeídos.
8. Inibe anidrase carbônica – CAIX e acidifica o citoplasma.
9. Diminui a ativação da via ERK e diminui a proliferação mitótica.
10. Inibe ERK1/2.
11. Para o ciclo celular em G1-S.
12. Inibe p38 MAP quinase.
13. Inibe fosforilação do Akt.
14. Inibe a via proliferativa PI3K/Akt.
15. Inibe a via proliferativa ras/MAP quinase.
16. Inibe o início da translação do RNA via eIF4E.
17. Diminui a expressão do HIF-1 alfa.
18. Inibe EGFR-2-erbB-2 da família das tirosino quinases envolvidas no ciclo celular e diferenciação.
19. Inibe o erbB-2.
20. Diminui a atividade da DHL e a geração de ATP glicolítico.
21. Carnosina induz inibição da proliferação de células U-118-MG do glioblastoma associada a diminuição do estresse oxidativo, aumento da SOD-Mn e aumento da expressão da ciclina D1, resultando em bloqueio do ciclo em G2.
22. Carnosina diminui a proliferação do glioblastoma e está associada a *BCL2-associated athanogene 2* e ao *von Hippel-Lindau binding protein 1*, o que liga a ação da carnosina à diminuição da sinalização do HIF-1 alfa.
23. Carnosina inibe o crescimento de células isoladas do glioblastoma multiforme humano. Reduz a atividade das desidrogenases e assim diminui significantemente a geração de ATP. Reduz a síntese de DNA entre 10 e 50%, dependendo da cultura. Inibe a proliferação celular.
24. Carnosina inibe a produção de ATP glicolítico no glioma maligno, T98G.
25. Diminuição da carnosina dipeptidase-1 circulante se associa a pobre prognóstico e caquexia.
26. A aldeído desidrogenase aumenta a proliferação das células-tronco. A carnosina inibe a aldeído desidrogenase.
27. Carnosina aumenta a expressão da SOD-Mn e da ciclina B1 e inibe a proliferação de células U-118-MG do glioblastoma.
28. Nos astrócitos normais a respiração mitocondrial é responsável por 80% da respiração total celular e 85% da síntese de ATP. A carnosina nos astrócitos normais reduz em 42% a concentração de ATP celular.
29. A carnosina inibe seletivamente a migração de células de glioblastoma do tipo selvagem IDH em modelo de co-cultura com fibroblastos (Oppermann, 2018).

Carnosina ou beta-alanina. Alvos moleculares em outras neoplasias

1. Carnosina e rapamicina (sirolimus) inibem a atividade glicolítica, estimulam a proteólise e modulam a síntese proteica em âmbito translacional, ambos inibem o início da translação via efeitos sobre a função do eIF4E (*eukaryotic translation initiation factor 4E*).
2. Carnosina diminui a proliferação de fibroblastos NIH3T3 que expressam o HER2/neu (*human epidermal growth factor receptor 2*) *in vivo*. Fibroblastos implantados no camundongo.
3. Carnosina reage fortemente com grupos aldeído e grupos ceto dos açúcares na reação de Amadori e assim depleta certos intermediários da glicólise: um dos mecanismos anticâncer.
4. **Sistema imunológico**
   a) Suprime a atividade simpática do baço, aumenta a atividade das células *natural killer* e diminui a proliferação do câncer colorretal.
   b) Provoca aumento inespecífico da função do sistema imunológico.
5. **Câncer de mama**
   a) Beta-alanina suprime a agressividade das células epiteliais do câncer de mama por meio de alterações no metabolismo e acidez celular *in vitro*.
   b) Beta-alanina suprime metabolismo glicolítico e oxidativo e diminui a velocidade metabólica, sem alterar a viabilidade celular, na linhagem MCF-7 do câncer de mama. Reduz a acidez extracelular e diminui a invasão e metástases. Aumenta entrada da glicose nas células via aumento do GLUT-1.
6. **Câncer gástrico**
   a) Diminuição de carnosina dipeptidase-1 circulante se associa a pobre prognóstico e caquexia.
   b) Carnosina não induz apoptose ou necrose em células do câncer gástrico, SGC-7901, entretanto, reduz sua proliferação por meio da inibição da respiração mitocondrial e glicolítica.

c) Carnosina inibe a proliferação de células do carcinoma gástrico retardando a via de sinalização Akt/mTOR/p70S6K. Mimetiza a rapamicina e assim inibe mTOR.

7. **Hepatoma**
   a) Inibe metástases do hepatocarcinoma inibindo a expressão da MMP-9 e induzindo o gene antimetastático nm23-H1, em linhagem SK-Hep-1.
   b) Efeitos anticarcinogênicos da L-carnosina em células do carcinoma de fígado humano SNU-423. Acontece diminuição significante da proliferação de modo dose dependente (Ding, 2018).

8. **Câncer colorretal**
   a) Inibe a proliferação do câncer colorretal: diminui ATP glicolítico, diminui ROS mitocondrial, diminui via ERK1/2 e aumenta proteína p21waf1r.
   b) Diminui HIF1-alfa e induz apoptose em células HT29 do câncer de cólon.
   c) Diminui HIF1-alfa e induz apoptose em células HT29 do câncer de cólon resistente ao 5-fluorouracil.
   d) Diminui a expressão do HIF-1 em células HCT116 do câncer de cólon humano.
   e) Efeito antiproliferativo da L-carnosina se correlaciona com a diminuição da expressão do HIF-1-alfa em células do câncer de cólon, HCT116.
   f) Na linhagem HCT116, a ativação da mutação KRAS induz a produção de radicais livres de oxigênio (ERTOS) mitocondrial, o que aumenta a proliferação neoplásica. Carnosina inibe KRAS e diminui a proliferação de células HCT116 do câncer de cólon diminuindo ATP e ERTOS e induz parada do ciclo celular em G1. Esses feitos estão relacionados à diminuição da fosforilação da via ERK1/2 e ao aumento da proteína p21waf1.
   g) Carnosina possui efeito protetor contra o estresse oxidativo em células epiteliais do intestino.
   h) Carnosina ativa a via CREB e vias relacionadas ao CREB ativando vias relacionadas ao Ca^{++} em células Caco-2 do câncer de cólon, o que regula genes da mucosa intestinal.
   i) L-carnosina induz apoptose e parada do ciclo celular via supressão do NF-kappaB/STAT1 em células HCT116 do câncer colorretal (Lee, 2018).

9. **Câncer de ovário**
   Carnosina é droga anticâncer de real valor na prevenção e no tratamento de metástases intraperitoneais do câncer de ovário.

10. **Câncer de endométrio.** Nada encontrado.

11. **Câncer cervical uterino**
    a) Carnosina inibe o crescimento celular em 23%, ERTOS aumentam 30% em células HeLa e MDCK (*madin-darby kidney cells*) e apoptose acontece em 42 e 14% nas células neoplásicas e normais, respectivamente.
    b) Carnosina inibe anidrase carbônica IX que provoca acidose extracelular e suprime crescimento do tumor HeLa implantado no camundongo. Creio que aconteceu o seguinte: acidose extracelular provocou acidose intracelular que inibiu a glicólise e provocou supressão do crescimento tumoral.
    c) Carnosina inibe a proliferação de células glandulares do carcinoma cervical, HeLa e SiHa (carcinoma epidermoide), inibindo a bioenergética mitocondrial e glicolítica, o que retarda a progressão do ciclo celular. Ela reduz a atividade da isocitrato desidrogenase e malato desidrogenase do ciclo de Krebs e reduz a atividade da cadeia de transporte de elétrons mitocondriais I, II, III e IV nas células HeLa, mas não nas SiHa. Induz parada do ciclo celular em G1 por inibir a transição G1-S em ambas as linhagens.
    d) Carnosina inibe a proliferação de células do carcinoma cervical humano HeLa inibindo a bioenergética mitocondrial e a glicólise o que retarda a progressão do ciclo celular proliferativo. Acontece diminuição da geração de ATP mitocondrial e glicolítico; redução da atividade da isocitrato desidrogenase e malato desidrogenase; diminuição da atividade da cadeia de elétrons mitocondrial I, II, II, e IV e parada do ciclo celular em G1 (Bao, 2018).

12. **Linfoma de Hodgkin e não Hodgkin.** Nada encontrado.

13. **Leucemia e linfomas**
    Antigenotóxico e antioxidante em cultura de linfócitos humanos.

14. **Sarcoma**
    a) No sarcoma 180 murino: a carnosina diminui a proliferação, prolonga a sobrevida e diminui a mortalidade.
    b) Efeitos antineoplásicos da carnosina e beta-alanina no sarcoma 180 sólido: inibem o crescimento tumoral e aumentam a sobrevida em 132%.
    c) Carnosina e ácido gálico inibem a MMP-2 e MMP-9 em células do fibrossarcoma HT1080 (Kim, 2014).
    d) Beta-alanina inibe PTHR1 (parathyroid hormone 1 receptor) e suprime a proliferação, adesão, invasão, migração e carcinogênese no osteosarcoma humano U2OS metastático. Acontece diminuição da expressão do mRNA das MMPs-2/9; redução da proteína e do mRNA do PTHR1 e aumento dos inibidores tissulares das MMPs (Li, 2018).
    e) Carnosina e beta-alanina em camundongos implantados com o tumor sólido Sarcoma 180. Ocorre inibição do crescimento tumoral, pro-

longamento da sobrevida e diminuição da mortalidade (Nagai, 1986).

f) A beta-2-tienil-DL-alanina diminui o crescimento do sarcoma T241 em camundongos pretos C57 (Jacquez, 1953).

15. **Carcinoma renal**

Carnosina inibiu o crescimento de células de câncer renal em até 40%, enquanto nas células normais foi de apenas 25%. A atividade da enzima caspase-3 aumentou gradualmente nas células do carcinoma renal de maneira dependente da concentração, indicando apoptose. Sugere-se que a carnosina possa ser um potencial agente antiproliferativo no tumor de carcinoma renal.

16. **Metabolismo**

a) Reage com as AGE's.
b) Retarda o envelhecimento.
c) Atrasa o acúmulo de lactato durante o exercício transformando o lactato em piruvato.
d) Carnosina e beta-alanina estimulam a granulação e aceleram a cicatrização de feridas, ao lado de aumentar a imunocompetência, o que acelera a cura da região traumatizada.

Referências

1. Abstracts and papers in full on site: www.medicinabiomolecular.com.br
2. Asperger A, Renner C, Menzel M, et al. Identification of factors involved in the anti-tumor activity of carnosine on glioblastomas using a proteomics approach. Cancer Invest. May;29(4):272-81;2011.
3. Bao Y, Ding S, Cheng J, et al. Carnosine Inhibits the Proliferation of Human Cervical Gland Carcinoma Cells Through Inhibiting Both Mitochondrial Bioenergetics and Glycolysis Pathways and Retarding Cell Cycle Progression. Integr Cancer Ther. Mar;17(1):80-91;2018.
4. Ding M, Jiao G, Shi H, Chen Y. Investigations on in vitro anti-carcinogenic potential of L-carnosine in liver cancer cells. Cytotechnology. 2018 Feb;70(1):163-16,2018.
5. Fujii K1, Abe K2, Kadooka K3, et al. Carnosine activates the CREB pathway in Caco-2 cells. Cytotechnology. Apr 3;2017.
6. Gaunitz F , Hipkiss AR. Carnosine and cancer: a perspective. Amino Acids 43:135–142;2012.
7. Jacquez JA, Stock CC, Barclay RK. Effect of beta-2-thienyl-DL-alanine on the growth of sarcoma T241 in C57 black mice. Cancer. Jul; 6(4):828-36;1953.
8. Kim SR, Eom TK, Byun HG. Inhibitory effect of the carnosine-gallic acid synthetic peptide on MMP-2 and MMP-9 in human fibrosarcoma HT1080 cells. J Pept Sci. Sep;20(9):716-24;2014.
9. Lee J, Park JR, Lee H, et al. L-carnosine induces apoptosis/cell cycle arrest via suppression of NF-κB/STAT1 pathway in HCT116 colorectal cancer cells. In Vitro Cell Dev Biol Anim. Jun 4;2018.
10. Mikuła-Pietrasik J1, Książek K2. L-Carnosine Prevents the Pro-cancerogenic Activity of Senescent Peritoneal Mesothelium Towards Ovarian Cancer Cells. Anticancer Res. Feb;36(2):665-71;2016.
11. Nagai K, Suda T. Antineoplastic effects of carnosine and beta-alanine--physiological considerations of its antineoplastic effects. Nihon Seirigaku Zasshi. 48(11):741-7;1986.
12. Oppermann H, Dietterle J, Purcz K, et al. Carnosine selectively inhibits migration of IDH-wildtype glioblastoma cells in a co-culture model with fibroblasts. Cancer Cell Int. Aug 13;18:111;2018.
13. Pandurangan M, Mistry B, Enkhataivan G, Kim DH. Efficacy of carnosine on activation of caspase 3 and human renal carcinoma cell inhibition. Int J Biol Macromol. Nov;92:377-382;2016.
14. Renner C, Asperger A, Seyffarth A, et al. Carnosine inhibits ATP production in cells from malignant glioma. Neurol Res. Nov 1;2009.
15. Renner C, Asperger A, Seyffarth A, et al. Carnosine Inhibits Growth of Cells Isolated from Human Glioblastoma Multiforme. International Journal of Peptide Research and Therapeutics June, Volume 14, Issue 2, pp 127-135;2008.
16. Rybakova YS1, Kalen AL2, Eckers JC2, et al. Increased manganese superoxide dismutase and cyclin B1 expression in carnosine-induced inhibition of glioblastoma cell proliferation. Biomed Khim. Jul-Aug;61(4):510-8;2015.

56. *Chelidonium majus* no câncer

Anti-*H. pylori* e *Mycobacterium tuberculosis*; inibe as 12 isoformas da proteína quinase C (PKC); inibe a DHL-A; indutor seletivo da morte celular neoplásica via TSC2; inibe a bomba NHE1 e anidrase carbônica e acidifica o protoplasma; diminui hTERT e inibe a telomerase; regula para baixo a expressão do VEGFA, BCL2 e KRAS; polariza o sistema imune para M1/Th1, inibe COX-2, NF-kappaB, HIF-1, ornitina descarboxilase, EGF; inibe ciclinas A, B, CDK1, CDK2, ativa p27 e cessa o ciclo; inibe as vias de sinalização PI3K/Akt, Ras/Raf-1/MEK1, 2/ERK1,2, ERKs/JNK/MAPK; diminui a expressão do c-myc; inibe Bcl-X(L) e ativa Bcl-2 e diminui a proliferação, aumenta a apoptose e a almejada diferenciação

José de Felippe Junior

Chelidonium majus L., ou grande celandina da família Papaveraceae, é uma importante planta da fitoterapia chinesa. Extratos crus da planta inteira exibem várias atividades biológicas: antimicrobiana, antiviral, antifúngica, anti-inflamatória, analgésica, anestésica local, simpatolítica, adrenolítica, hepatoprotetora, sedativa da tosse, diurética e citotóxica contra várias linhagens cancerosas humanas. Alguns estudos encontraram hepatotoxicidade como reação talvez idiossincrásica.

O ideal é usarmos o extrato da planta inteira e não seu princípio ativo, a cheleritrina/chelidonina.

Na Europa existe medicamento baseado nesta planta, o UKRAIN, para uso parenteral. Os fabricantes insistem em afirmar que o UKRAIN é molécula nova, entretanto, a maioria dos pesquisadores discorda, dizendo que é apenas um complexo dos princípios ativos principais com o ácido tiofosfórico. Cuidado: UKRAIN se associa com conflito de interesse declarado.

Nome científico: *Chelidonium majus* L., família Papaveraceae.
Sinônimos: Celandine comum, Celandine do jardim, Tetterwort, Devil's Milk.
Nomes comuns: Grande celidonea, Grande celandine, Celandine comum.

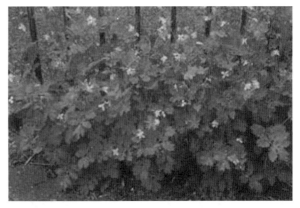

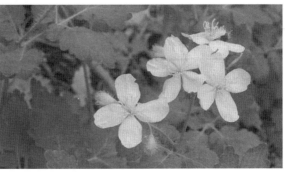

Chelidonium majus

Inglaterra: *Greater Celandine*.

França: *Eclaire, herbe de Sainte Claire, herbe de hirondelle, felouque*.

Composição

1. Tipo benzilisoquinolinas (0,01-1%): com pelo menos 3 subgrupos:
   a) Benzofenantridinas: cheleritrina, celidonina, sanguinarina, isocelidonina.
   b) Protoberberinas: berberina, coptisina, di-hidrocoptisina, estilopina.
   c) Protopina.
2. Ácidos: celidônico, málico, cítrico, cafeico (0,4%), ferúlico (0,02%), p-coumaric (0,06%), gentísico e ácidos p-hidroxibenzoicos.
3. Derivados do ácido hidroxicinâmico: ácido (−)2-(E)-cafeoil-D-glicérico, ácido (−)-4-(E)-cafeoil-L-treonico, ácido (−)-(2)-(E)-caffeoil treonico lactonea, ácido (+)-(E)-cafeoil-L-málico.
4. Outros: saponinas, carotenoides, phitocitostatina (celidocistatina), esparteína e flavonoides.

A cheleritrina de fórmula $C_{21}H_{18}NO_4^+$, peso molecular 348,4g/mol, de nome químico 1,2-dimethoxy-12--methyl-[1,3]benzodioxolo[5,6-c] phenanthridin-12--ium, é conhecida como Chelerythrine; Toddalin; 34316-15-9; Chelerythrine hydroxide; EINECS 251--930-0; CHEMBL13045.

Cheleritrina. $C_{21}H_{18}NO_4^+$. PM: 348,4g/mol

Anel benzofenantridina. $C_{17}H_{11}N$. PM: 229,3g/mol

Alvos moleculares do *Chelidonium majus* – cheleritrina – chelidonina

1. Antibacteriano, antifúngico e antiviral.
2. Ativo contra *Mycobacterium bovis*, *aurum* e *smegmatis* (Newton, 2002; Liang, 2011)
3. Ativo contra *Helicobacter pylori* (Mahady, 2003; Lu, 2020).
4. Atenua efluxo celular da taurina: efeito estruturador do protoplasma.
5. Aumenta a diferenciação celular.
6. Baixa dose: apoptose.
7. Alta dose: parada do ciclo celular em G2/M.
8. Antiproliferativo.
9. Antiangiogênico.
10. Inibe as 12 isoformas da proteína quinase C (PKC). A ativação da PKC possui papel central na transdução de sinais envolvendo a proliferação, a diferenciação celular e a apoptose.
11. Cheleritrina é indutor seletivo da morte celular neoplásica via TSC2 – *Tuberous Sclerosis Complex-2*.
12. Cheleritrina, sanguinarina e berberina provocam forte efeito inibidor da atividade da telomerase devido à forte interação com a sequência telomérica G-quadruplex. Chelidonina e papaverina inibem fortemente a telomerase via inibição da transcrição da hTERT (Noureini, 2017).
13. Cheleritrina liga-se seletivamente e estabiliza fortemente a forma tipo-híbrida K⁺ humana do DNA telomérico G-quadruplex. A ligação é mais forte com o RNA G-quadruplex do que com o DNA g-quadruplex (Rai, 2014). Estabilizar o telômero é importante no tratamento do câncer.
14. Inibe a telomerase (hTERT): celidonina.
15. Cheleritrina regula para baixo a expressão do VEGFA, BCL2 e KRAS prendendo as estruturas G-quadruplex em suas regiões promotoras (Jana, 2017).
16. Inibe a bomba NHE1: acidifica o protoplasma.
17. Inibe a anidrase carbônica: acidifica o protoplasma.
18. Inibe a glicólise anaeróbia.
19. Inibe a DHL-A: acidifica protoplasma, inibe glicólise anaeróbia e ativa fosforilação oxidativa.
20. Inibe iNOS, mas, mesmo assim, polariza o sistema imune para M1/Th1 por inibir fortemente a COX-2.
21. Anti-inflamatório.
22. Inibe a polimerização da actina/tubulina – antimicrotúbulo.
23. Inibe a endotelina-1.
24. Diminui o potencial de membrana mitocondrial (delta-psi-mt).
25. Inibe ciclinas A, B, CDK1, CDK2, ativa p27 e cessa o ciclo celular em G2/M.
26. Inibe Ras/Raf-1/MEK1, 2/ERK1, 2.

27. Inibe ERKs/JNK/MAPK.
28. Inibe a via de sinalização PI3K/AKT.
29. Inibe o HIF-1.
30. Inibe o NF-kappaB.
31. Inibe a aminopeptidase N e a dipeptidil peptidase IV.
32. Ativa o sistema imune: aumenta número e atividade dos linfócitos T, aumenta atividade e número das células dendríticas e das *natural killer*, aumenta função dos macrófagos, aumenta IL-2 e Interferon-gama.
33. Sinérgico com cisplatina como antiproliferativo.
34. Protege células normais da radioterapia.
35. Impede mudança estrutural da piruvato quinase tetramérica (PKM4) para dimérica (PKM2).
36. Inibe a ornitina decarboxilase.
37. Diminui a expressão do c-myc.
38. Inibe vários fatores de crescimento, incluindo EGF (*epidermal growth factor*).
39. Inibe a potenciação genômica do estradiol no câncer mamário.
40. A inibição das PKC induz aumento da expressão do fator estimulante de colônias dos granulócitos (G-CSF) que reduz a morte celular e aumenta a proliferação celular da medula produtora de granulócitos.
41. Bloqueia OrfaninFG/Nociceptina e restabelece o efeito analgésico da morfina.
42. Inibe expressão do Bcl-X(L): antiapoptótico crucial na hipóxia.
43. Ativa família pró-apoptótica Bcl-2.
44. Inibe IGFBP-5.
45. Aumenta a adesão e diminui a invasão e metástases.
46. **Câncer de várias linhagens**
    a) Quatro alcaloides benzilisoquinolinicos, chelidonina, sanguinarina, cheleritrina e protopina do Ukrain mostraram alta atividade citotóxica contra linhagens pâncreas – PANC-1 (IC50, 20,7μg/ml), cólon – HT-29 (IC50, 20,6μg/ml); moderada citotoxicidade contra e pâncreas – PANC02; baixa citotoxicidade ou quase nula, câncer primário de endométrio, PC-EM005, PC-EM002 e fibroblastos normais (Capistrano, 2015).
    b) Extrato de *C. majus* de modo dose e tempo-dependentes possui efeito citotóxico em todas as 6 linhagens: pulmão – A549 e H460, cólon – HCT116-SW480 e mama E2 positivo – MCF-7 (Deljanin, 2016).
47. **Glioblastoma multiforme**
    Chelidonina induz a morte celular dependente de caspase e independente de caspase por meio de parada G2/M na linha celular de glioblastoma humano T98G (Lee, 2019).
48. **Câncer de cabeça e pescoço**
    Chelidonina não produziu citotoxicidade tipo-específica e não provocou apoptose em várias linhas celulares de câncer de cabeça e pescoço (Herrmann, 2018).
49. **Câncer de pulmão**
    a) Cheleritrina induz espécies reativas de oxigênio e induz autofagia em células do câncer de pulmão A549 e NCI-H1299.
    b) Cheleritrina e análogos exibem inibição seletiva da proliferação em células do câncer de pulmão, A549, NCI-H1299, NCI-H292 e NCI-H460.
    c) Cheleritrina induz espécies reativas de oxigênio e provoca autofagia de células do câncer de pulmão, NSCLC A549 e NCI-H1299 (Tang, 2017).
50. **Câncer de mama triplo negativo**
    a) Extrato de *C. majus* de modo dose e tempo-dependentes possui efeito citotóxico em todas as 6 linhagens: MDA-MB 231 (IC50, 73,9μg/ml) (Deljanin, 2016).
    b) Chelidonina suprime migração e invasão de células MDA-MB-231 por inibir a integrina ligada ao complexo quinase/PINCH/alfa-parvin (Kim, 2015).
    c) Cheleritrina inibidor da proteína quinase C seletivamente inibe a proliferação de células do câncer de mama triplo negativo (Lin, 2017).
51. **Câncer de próstata**
    a) Cheleritrina é mais eficaz que a sanguinarina no câncer de próstata linhagem LNCaP e DU-145 (Maliková, 2006).
    b) Cheleritrina induz morte celular provocando estresse oxidativo no retículo endoplasmático em células PC-3 do câncer de próstata. Pré-tratamento com N-acetil-cisteína impede o processo (Wu, 2018).
52. **Carcinoma epidermoide**
    a) *C. majus* induz apoptose via caspase e MAPK independente do NF-kappaB em células do **carcinoma epidermoide**, A431(Park, 2015).
53. **Câncer de ovário.** Nada encontrado.
54. **Linfoma de Hodgkin.** Nada encontrado.
55. **Linfoma não Hodgkin**
    a) Cheleritrina induz ROS e provoca apoptose via mitocondrial no linfoma de células T murino (Kumar, 2014).
    b) Cheleritrina induz apoptose no linfoma de Dalton (Kumar, 2013).
    c) Cheleritrina prova apoptose no linfoma de células T murino de modo dependente e independente do p53 (Kumar, 2015).

Conclusão

Juntamente com a berberina empregamos o extrato fluido de *Chelidoneum majus* em praticamente todos os pacientes com neoplasias. Preferimos utilizar a planta inteira que possui mais princípios ativos e de uma maneira já racionalizada pela Natureza no lugar do princípio ativo cheleritrina ou benzofenantridina. Estes são válidos para pesquisas e a planta inteira para tratamento clínico.

O medicamento UKRAIN é muito conhecido na Europa e a literatura mostra efeitos muito bons em vários tipos de câncer. O difícil é distinguir sobre a presença de conflito de interesse não declarado. Os fabricantes dizem que modificaram a molécula e a vendem na forma injetável a peso de ouro. A maioria dos autores não acredita que a molécula foi modificada.

Referências

1. Abstracts and papers in full on site www.medicinabiomolecular.com.br
2. Almeida IV, Fernandes LM, Biazi BI, Vicentini VE. Evaluation of the Anticancer Activities of the Plant Alkaloids Sanguinarine and Chelerythrine in Human Breast Adenocarcinoma Cells. Anticancer Agents Med Chem. 17(11):1586-92;2017.
3. Bai LP, Hagihara M, Nakatani K, Jiang ZH. Recognition of chelerythrine to human telomeric DNA and RNA G-quadruplexes. Sci Rep. 4:6767;2014.
4. Capistrano IR, Wouters A, Lardon F, et al. In vitro and in vivo investigations on the antitumour activity of Chelidonium majus. Phytomedicine. 22(14):1279-87;2015.
5. Deljanin M, Nikolic M, Baskic D, et al. Chelidonium majus crude extract inhibits migration and induces cell cycle arrest and apoptosis in tumor cell lines. J Ethnopharmacol. 190:362-71;2016.
6. Gagliano N, Pettinari L, Aureli M, et al. Malignant phenotype of renal cell carcinoma cells is switched by ukrain administration in vitro. Anticancer Drugs. Sep;22(8):749-62;2011.
7. Jana J, Mondal S, Bhattacharjee P, et al. Chelerythrine down regulates expression of VEGFA, BCL2 and KRAS by arresting G-Quadruplex structures at their promoter regions. Sci Rep. 7:40706;2017.
8. Herrmann R, Roller J, Polednik C, Schmidt M. Effect of chelidonine on growth, invasion, angiogenesis and gene expression in head and neck cancer cell lines. Oncol Lett. Sep;16(3):3108-3116;2018.
9. Kim O, Hwangbo C, Kim J. Chelidonine suppresses migration and invasion of MDA-MB-231 cells by inhibiting formation of the integrin-linked kinase/PINCH/α-parvin complex. Mol Med Rep. 12(2):2161-8;2015.
10. Kumar S, Deepak P, Kumar S, et al. A benzophenanthridine alkaloid, chelerythrine induces apoptosis in vitro in a Dalton's lymphoma.J Cancer Res Ther. Oct-Dec;9(4):693-700, 2013.
11. Kumar S, Acharya A. Chelerythrine induces reactive oxygen species-dependent mitochondrial apoptotic pathway in a murine T cell lymphoma. Tumour Biol. Jan;35(1):129-40, 2014.
12. Kumar S, Tomar MS, Acharya A. Activation of p53-dependent/-independent pathways of apoptotic cell death by chelerythrine in a murine T cell lymphoma. Leuk Lymphoma. Jun;56(6):1846-55, 2015
13. Lanvers-Kaminsky C, Nolting DM, Köster J, et al. In-vitro toxicity of Ukrain against human Ewing tumor cell lines. Anticancer Drugs. Oct;17(9):1025-30;2006.
14. Lee YK, Lee KW, Kim M,et al. Chelidonine Induces Caspase-Dependent and Caspase-Independent Cell Death through G(2/M) Arrest in the T98G Human Glioblastoma Cell Line. Evid Based Complement Alternat Med. 2019: 6318179, 2019.
15. Liang J, Zeng F, Guo A, Liu L, et al. Microarray analysis of the chelerythrine-induced transcriptome of Mycobacterium tuberculosis.Curr Microbiol. 2011 Apr;62(4):1200-8.
16. Lin W, Huang J, Yuan Z, et al. Protein kinase C inhibitor chelerythrine selectively inhibits proliferation of triple-negative breast cancer cells. Sci Rep. 7(1):2022;2017.
17. Lu Q, Li C, Wu G. Insight into the inhibitory effects of Zanthoxylum nitidum against Helicobacter pylori urease and jack bean urease: Kinetics and mechanism. Ethnopharmacol. Mar 1;249:112419, 2020.
18. Mahady GB, Pendland SL, Stoia A, Chadwick LR. In vitro susceptibility of Helicobacter pylori to isoquinoline alkaloids from Sanguinaria canadensis and Hydrastis canadensis. Phytother Res. Mar; 17(3):217-21, 2003.
19. Malíková J, Zdarilová A, Hlobilková A, Ulrichová J. The effect of chelerythrine on cell growth, apoptosis, and cell cycle in human normal and cancer cells in comparison with sanguinarine. Cell Biol Toxicol. 22(6):439-53;2006.
20. Newton SM, Lau C, Gurcha SS,et al. The evaluation of forty-three plant species for in vitro antimycobacterial activities; isolation of active constituents from Psoralea corylifolia and Sanguinaria canadensis. J Ethnopharmacol. Jan;79(1):57-67, 2002.
21. Noureini SK, Esmaeili H, Abachi F, et al. Selectivity of major isoquinoline alkaloids from Chelidonium majus towards telomeric G-quadruplex: a study using a transition-FRET (t-FRET) assay. Biochim Biophys Acta. 1861(8):2020-30;2017.
22. Park SW, Kim SR, Kim Y, et al. Chelidonium majus L. extract induces apoptosis through caspase activity via MAPK-independent NF-κB signaling in human epidermoid carcinoma A431 cells. Oncol Rep. 33(1):419-24;2015.
23. Prokopchuk OL, Zemskov SV, Susak YM. Ukrain treatment of a patient with retroperitoneal synovial sarcoma. Case report. Drugs Exp Clin Res. 26(5-6):255-6;2000.
24. Tang ZH, Cao WX, Wang ZY, et al. Induction of reactive oxygen species-stimulated distinctive autophagy by chelerythrine in non-small cell lung cancer cells. Redox Biol. 12:367-76;2017.
25. Wu S, Yang Y, Li F, et al. Chelerythrine induced cell death through ROS-dependent ER stress in human prostate cancer cells. Onco Targets Ther. May 8;11:2593-2601;2018.

CAPÍTULO 57

Chenopodium ambrosioides – mastruz – de regulador menstrual a poderoso agente anticâncer

Anti-*Helicobacter pylori* e *Mycobacterium tuberculosis* resistentes; forte agente oxidante

José de Felippe Junior

Chenopodium ambrosioides Lineu é uma erva da família Chenopodiaceae de origem na América do Sul, com larga distribuição geográfica no Brasil e conhecida popularmente como mastruz. Já foram provadas as suas ações como antiparasítica, anti-inflamatória e antibiótica (de Souza, 2006; Senna, 2010).

O *Chenopodium ambrosioides* é também conhecido como erva-de-santa-maria, canudo, cravinho-do-campo, erva de bicho, anserina, vermífuga e mastruço, sendo usado na medicina tradicional cabocla como vermífugo, na cicatrização de feridas infectadas, gastrite, nas dismenorreias, no tratamento do mioma uterino, na hemorragia uterina, como regulador do ciclo menstrual, no tratamento de vários tipos de tumores e na tuberculose (Bezerra, 2009; Kumar, 2007).

O princípio ativo desta planta é o ascaridol, mas preferimos utilizar o extrato da planta inteira. Em análise recente constatou-se a presença de mais doze elementos químicos no *Chenopodium ambrosioides*: kaempferol-7--O-alpha-L-rhamnopyranoside, kaempferol-3,7-di-O-alpha-L-rhamnopyranoside, patuletin, quercetin-7-O-alpha-L-rhamnopyranoside, grasshopper ketone, 4-hy--droxy-4-methyl-2-cyclohexen-1-one (6), syringaresinol, benzyl beta-D-glucopyranoside, dendranthemoside B, N--trans-feruloyl tyramine, N-trans-feruloyl 4'-O-methyldopamine, e 4-hydroxy-N-[2-(4-hydroxyphenyl) ethyl] benzamide (Song, 2014).

A fórmula do ascaridol é $C_{10}H_{16}O_2$, peso molecular 168,2g/mol, de nome químico 1-methyl-4-propan-2--yl-2,3-dioxabicyclo[2.2.2]oct-5-ene. Outros nomes: ASCARIDOLE, Ascaricum, Ascarisin, Askaridol, 1,4--Peroxido-p-menthene-2.

O ascaridol não doa elétrons e é aceptor de 2, portanto a molécula é oxidante.

O DNA pode ser lesado por radiação ultravioleta, tabaco, álcool, metais tóxicos, e na fisiologia normal os aductos do DNA são reparados pelo NER – *nucleotide excision repair*. O NER é considerado o **Guardião do genoma-2** contra a radiação ultravioleta e o estresse oxidativo.

O ascaridol possui a habilidade de provocar estresse oxidativo e lesar o DNA. A geração de espécies reativas tóxicas de oxigênio intracelular é dose-dependente,

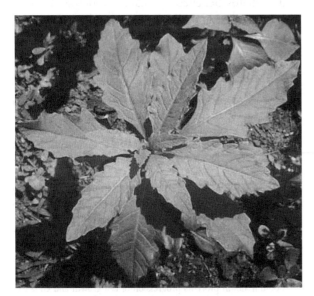

Mastruz – Erva de Santa Maria

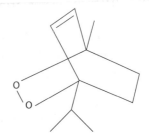

Ascaridol

mas somente as células deficientes em NER é que sofrem citotoxicidade.

Foi constatado que a maioria dos tumores sólidos apresenta deficiência do NER e que o ascaridol produz 3 vezes mais lesão do DNA nas células deficientes em NER em comparação com as células sem deficiência.

O ascaridol é substância presente em várias espécies de *Chenopodium* e torna as células neoplásicas mais sensíveis aos quimioterápicos.

Fontes de ascaridol

1. *Chenopodium ambrosioides*: 0,02 a 2% de ascaridol nas folhas do mastruz.
2. Óleo de *Chenopodium ambrosioides*: 40% de ascaridol. Não usamos.
3. Óleo de *Croton regelianus* Muell. Arg., popularmente conhecido como "velame-de-cheiro", contém alta porcentagem de ascaridol. Não usamos.

Alvos moleculares antitumorais do mastruz

1. **Antibacteriano** contra *Helicobacter pylori* resistente a antibióticos – *in vitro*.
2. **Anti micobactérias** incluindo *Mycobacterium bovis* e *Mycobacterium tuberculosis* resistente a múltiplas drogas (Lall, 1999; Kokanova, 2009; Nguta, 2015).
3. **Antiviral de plantas**
4. **Antifungo**: o óleo essencial possui eficácia *in vitro* contra vários tipos de fungos: *Aspergillus niger*, *Aspergillus fumigatus*, *Botryodiplodia theobromae*, *Fusarium oxysporum*, *Sclerotium rolfsii*, *Macrophomina phaseolina*, *Cladosporium cladosporioides*, *Helminthosporium oryzae* e *Pythium debaryanum* a somente 100mcg/ml.
5. **Antiparasitas**: potente inibidor *in vitro* do *Plasmodium falciparum*, *Trypanosoma cruzi* e *Leishmania amazonensis*.
6. Provoca forte estresse oxidativo.
7. **Efeito em vários tumores**: atividade antitumoral na **leucemia HL-60**, **melanoma**, **cérebro** (SF-295), **cólon** (HCT-8), **mama triplo negativo** (MDA-MB-231, MDA-MB-435), CCRF-CEM e **no sarcoma 180 murino** (Efferth, 2002).
8. Inibe o tumor de Ehrlich ascítico e o não ascítico.
9. Aumenta a atividade dos macrófagos: espraiamento, fagocitose, liberação de citocinas e geração de NO.
10. Recruta órgãos linfoides, gânglios linfáticos e baço aumentando o número e a função dos linfócitos.
11. Para o ciclo celular em G2/M, aumenta a porcentagem de células na fase sub-G1 e induz substancial lesão do DNA.
12. Efeitos desconhecidos. Efeito muito bom em tumores não responsivos à terapêutica habitual – os deficientes em NER (Abbasi, 2012).
13. **Câncer de mama**
    a) Câncer com metástases pulmonares tratado com *Chenopodium*.
    b) Câncer de mama recidivado com metástases cerebrais tratado com *Chenopodium*.
    c) Câncer de mama tratado com *Chenopodium*.
    d) *Chenopodium album* previne a progressão do crescimento e aumenta a toxicidade em células do câncer de mama humano linhagem estrógeno dependente, MCF-7, e estrógeno independente, MDA-MB-468 (Khoobchandani, 2009).
14. **Câncer de próstata**
    Câncer de próstata tratado com *Chenopodium*.
15. **Hepatoma**
    Hepatocarcinoma primário avançado mais câncer de próstata tratados com *Chenopodium*.
16. **Miomas**
    a) Mioma de útero (tamanho de uma laranja bahia) tratado com *Chenopodium*.
    b) Mioma uterino e infertilidade tratados com *Chenopodium*.
    c) Mioma uterino tratado com *Chenopodium* – 2 casos.
17. Pseudomixoma peritoneal ou cistoadenoma pseudomucinoso tratado com *Chenopodium*.
18. Melhora a função hepática.

Conclusão

Ninguém está interessado em estudar esta erva com tantos efeitos benéficos no câncer e outras doenças. Usamos de rotina o *Chenopodium ambrosioides* pelas razões acima descritas.

Referências

1. Abbasi R, Efferth T, Kuhmann C, et al. The endoperoxide ascaridol shows strong differential cytotoxicity in nucleotide excision repair-deficient cells. Toxicol Appl Pharmacol. 259(3):302-10;2012.
2. Bezerra DP, Marinho Filho JD, Alves AP, et al. Antitumor activity of the essential oil from the leaves of Croton regelianus and its component ascaridole. Chem Biodivers. 6(8):1224-31;2009.
3. De Souza CD, Felfili JM. Uso de plantas medicinais na região de Alto Paraíso de Goiás, GO, Brasil. Acta Botanica Brasilica. 20:135-42;2006.
4. Efferth T, Olbrich A, Sauerbrey A, Ross DD, et al. Anticancer Activity of ascaridol from the anthelmintic herb Chenopodium anthelminticum L. against sensitive and multidrug-resistant tumor cells. Res. 22(6C):4221-4; 2002.
5. Khoobchandani M, Ojeswi BK, Sharma B, Srivastava MM. Chenopodium album prevents progression of cell growth and enhances cell toxicity in human breast cancer cell lines. Oxid Med Cell Longev. 2(3):160-5;2009.

6. Kokanova-Nedialkova Z, Nedialkov PT, Nikolov SD. The genus Chenopodium: phytochemistry, ethnopharmacology and pharmacology. Pharmacogn. Rev., 3 (2009), pp. 280-306.
7. Kumar R, Mishra AK, Dubey NK, Tripathi YB. Evaluation of Chenopodium ambrosioides oil as a potential source of antifungal, antiaflatoxigenic and antioxidant activity. Int J Food Microbiol. 115(2):159-64;2007.
8. Lall N, Meyer JJ. In vitro inhibition of drug-resistant and drug-sensitive strains of Mycobacterium tuberculosis by ethnobotanically selected South African plants. J Ethnopharmacol. 1999 Sep;66(3):347-54.
9. Losurdo G, Principi M, Girardi B, et al. Histamine and Histaminergic Receptors in Colorectal Cancer: From Basic Science to Evidence-based Medicine. Anticancer Agents Med Chem. 18(1):15-20, 2018.
10. Nguta JM, Appiah-Opong R, Nyarko AK, et al. Medicinal plants used to treat TB in Ghana. Int J Mycobacteriol. 2015 Jun;4(2):116-23.
11. Senna L. Lista de espécies da flora do Brasil. Brasil: Jardim Botânico do Rio de Janeiro; 2010. Chenopodium.
12. Song K, Wang HQ, Liu C, et al. Chemical constituents from Chenopodium ambrosioides. Zhongguo Zhong Yao Za Zhi. Jan;39(2):254-7;2014.
13. Site www.medicinabiomolecular.com.br com resumos e trabalhos na íntegra.

CAPÍTULO 58

Cimetidina de antiulceroso a antineoplásico

Anti-EBV; inibe a bomba NHE1, acidifica o intracelular e lentifica a glicólise; diminui a síntese de GSH; inibe E-caderina, E-selectina, NCAM, EGF; aumenta o número de linfócitos T intratumoral, aumenta CD4 e neutrófilos no sangue; ativa monócitos e diminui Treg; diminui a concentração intracelular do AMPc e inibe a autofosforilação do EGFR

José de Felippe Junior

A cimetidina é um dos mais populares e mais estudados antagonistas do receptor H2 tendo surgido em 1970 para tratar úlceras gastroduodenais e gastrites.

Sua fórmula é $C_{10}H_{16}N_6S$, peso molecular 252,3 g/mol e nome químico 1-cyano-2-methyl-3-[2-[[(5-methyl-1H-imidazol-4-yl)methylsulfanyl] ethyl] guanidine. Outros nomes: Cimetidine; Tagamet; 51481-61-9; Cimetag; Eureceptor; Ulcedine.

Muitos autores verificaram que a cimetidina nos pacientes com câncer gástrico, colorretal, tumor de glândulas salivares, carcinoma hepático e renal, melanoma e glioblastoma multiforme funciona como antiproliferativo, antiangiogênico, antimetastático, apoptótico e estimulante da imunidade celular.

Alguns pesquisadores notaram melhora das condições clínicas, mas não na sobrevida com o uso da cimetidina no pós-operatório de cirurgia de tumor colorretal.

A cimetidina inibe a ligação da desidrotestosterona ao receptor andrógeno e diminui levemente o risco de câncer de próstata em estudo que envolveu 48.512 homens seguidos por 17 anos. Entretanto, o uso diário de cimetidina por 10 anos seguidos aumentou o risco de câncer de próstata em estudo com 33.506 pacientes entre 50 e 70 anos. Como regra geral em medicina, não se deixa pacientes recebendo drogas da indústria farmacêutica por longo tempo. A Indústria não possui estudos de efeitos colaterais de longo prazo, pois não efetuam testes farmacogenéticos.

A cimetidina inibe a hidroxilação do estradiol e aumenta a secreção de prolactina, porém não interfere na incidência do câncer de mama.

A cimetidina inibe o antiporter NHE1 e acidifica o citoplasma sendo mais um medicamento que podemos

Cimetidina

utilizar no tratamento coadjuvante de qualquer tipo de câncer. A acidificação citoplasmática provoca vários efeitos na fisiopatologia das neoplasias: lentifica a glicólise anaeróbia e assim diminui os ATPs para o ciclo celular proliferativo.

A cimetidina inibe o fator de crescimento epitelial (EGF) e induz diminuição da proliferação celular e da migração das linhagens neoplásicas do hepatocarcinoma (Hep3B, HLF, SK-Hep-1 e JHH-2). Ela não atua nas linhagens PLC/PRF/5 e HLE. A cimetidina impede a função do EGF de induzir a autofosforilação do EGFR e diminui os seus efetores MAPK (mitogen activated protein kinase) e fosfolipase C-gama. A base molecular é que a cimetidina diminui a concentração intracelular de AMP cíclico (AMPc) e esta diminuição do AMPc inibe a auto fosforilação do EGFR.

Alvos moleculares da cimetidina no câncer

1. **Anti-EBV** (Goldstein, 1986).
2. **Cimetidina local trata verrugas de pele provocadas por HPV** (Stefani, 2009).
3. **Antiproliferativo**
   a) Inibe a bomba NHE1 e acidifica o intracelular.
   b) Antagoniza o efeito proliferativo da histamina.
   c) Diminui a atividade da glutationa S-transferase e diminui a síntese de GSH.
   d) Bloqueia NCAN (*neural cell adhesion molecule*) nas glândulas salivares.
4. **Indutor de apoptose**
   Ativa caspases-3, 7, 8, 9 em tumor de glândulas salivares por diminuir a expressão da NCAM.
5. **Antimetastático**
   a) Diminui a expressão da E-caderina induzida pelo 5-fluorouracil.
   b) Inibe a migração das células do hepatocarcinoma por diminuir o AMPc.
   c) Antagoniza a IL-1 e inibe a E-selectina no hepatoma.
   d) Inibe a E-selectina independente do seu efeito antagonista da histamina.
   e) Diminui a expressão do NCAM nas glândulas salivares.
6. **Antiangiogênico**
   a) Diminui a produção endotelial do "Vascular-Like-Tube" (VLT).
   b) Inibe o fator de crescimento endotelial (EGF) por diminuir o AMPc.
7. **Imunoestimulante**
   a) Aumenta o número de linfócitos T intratumoral.
   b) Aumenta CD4 no sangue.
   c) Aumenta neutrófilos no sangue.
   d) Aumenta a atividade das células *natural killer* do baço.
   e) Aumenta a produção de IL-18 pelos monócitos via ativação da caspase-1 e do aumento do AMPc, o que ativa a proteína quinase A (PKA).
   f) Per-operatório: aumenta o número de linfócitos no sangue periférico e linfócitos infiltrados no tumor – estudo randomizado e controlado.
   g) Diminui Treg.
8. **Gliomas**
   a) Agente antitumoral no glioblastoma.
   b) Inibe a proliferação e a migração de 3 das 5 linhagens de gliomas.
   c) Inibe o crescimento de 4 dos 5 gliomas testados e a histamina aumenta a proliferação.
9. **Câncer de cabeça e pescoço**
   a) Cimetidina inibe a adesão de células tumorais da glândula salivar em células neurais e induz apoptose ao bloquear a expressão de NCAM (Fukuda, 2008).
   b) Cimetidina induz apoptose de células tumorais da glândula salivar humana (Fukuda, 2007).
10. **Câncer de pulmão**
    Suprime o câncer pulmonar por aumentar a apoptose via Fas e caspases – murino.
11. **Câncer gástrico**
    a) Efeito antimetastático no câncer gástrico por bloquear a expressão da E-selectina.
    b) Induz apoptose e parada do ciclo celular em G0/G1.
    c) Induz apoptose *in vitro* e inibe a proliferação *in vivo*.
    d) Reverte a proliferação provocada pela histamina em células do câncer gástrico. Ranitidina e Famotidina – sem efeito.
12. **Câncer colorretal**
    Em recente meta-análise, a cimetidina, inibidor da histamina HR2, prolonga a sobrevida de pacientes com câncer colorretal. Promove o crescimento de linfócitos no ambiente peritumoral, aumentando a resposta imune antitumoral, suprime a metástase, reduz o VEGF sendo antiangiogênico e aumenta a produção de citocinas, como o TNF-alfa, IL-10, e IL-15 (Losurdo, 2018).
13. **Hepatoma**
    a) Inibe o EGF (Epidermal Growth Factor) no hepatocarcinoma e diminui proliferação e migração celular.
    b) Inibe a expressão da E-selectina na superfície das células endoteliais e inibe o crescimento do carcinoma hepatocelular por diminuir a angiogênese (Borentain, 2016).
    c) Possui efeito antitumoral no hepatocarcinoma induzido quimicamente no rato.
14. **Câncer de pâncreas**
    a) Inibe o câncer pancreático.
15. **Melanoma**
    a) Junto com a cumarina pode ser eficaz no melanoma (Thornes, 1983).
16. **Carcinoma epidermoide**
    a) Reverte a anergia dos pacientes com câncer, em especial no carcinoma epidermoide.
    b) Ativa células *natural killer* no carcinoma epidermoide de nasofaringe.
17. **Carcinoma de células renais**
    a) Quarenta e cinco pacientes com carcinoma de células renais metastáticas foram tratados com

cumarina (1,2-benzopirona) e cimetidina. Os pacientes receberam cumarina, 100mg por via oral diariamente; a administração de cimetidina, 300mg por via oral quatro vezes ao dia, foi iniciada no 15º dia da terapia e o tratamento com os dois medicamentos foi continuado até a progressão da doença. Respostas objetivas (redução maior ou igual a 50% da doença mensurável) ocorreram em 14 dos 42 pacientes avaliados (33,3%) (o intervalo de confiança de 95% com base nessa taxa é de +/- 14,3%), com três respostas completas e 11 respostas parciais (RP). As respostas completas duraram 9,5 meses (variação de 4 a 0,5 meses). A duração mediana da resposta para o grupo PR foi de 5 meses (variação de 4 a 21 meses). Doze pacientes experimentaram estabilização da doença variando de 4 a 16,5 meses ou mais. Nenhuma resposta foi observada em 16 pacientes. Não houve toxicidade sintomática, hematológica ou química (disfunção orgânica) entre os 45 pacientes tratados. Coumarina e cimetidina parecem ser agentes seguros e ativos no tratamento de carcinoma renal metastático (Marshall, 1987).

b) Resposta favorável ao tratamento combinado de cimetidina, inibidor da cicloxigenase-2 e inibidor do sistema renina-angiotensina no carcinoma de células renais metastático: Relato de três casos (Tatokoro, 2008).

c) O tratamento combinado com interferon-alfa natural e cimetidina para carcinoma de células renais avançado não resultou em melhora significativa nas taxas de resposta ou no tempo de progressão da doença em comparação à terapia interferon-alfa natural sozinha (Tatokoro, 2006).

18. **Mieloma múltiplo**
Possivelmente existiu sinergismo positivo entre cimetidina e interferon em um caso de mieloma múltiplo resistente (Osby, 1987).

19. **Metabolismo**
Cimetidina (inibe o citocromo P450), nifedipina (bloqueia entrada de Cálcio) e ácido ascórbico (inibe radical livre), juntos protegem o fígado da toxicidade induzida pelo dietilditiocarbamato.

Referências

1. Abstracts and papers in full on site www.medicinabiomolecular.com.br
2. Adams WJ, Morris D L. Short-course cimetidine and survival with colorectal cancer. Lancet. 344:1768-9; 1994.
3. Adams WJ, Morris D L. Cimetidine inhibits in vivo growth of human colon cancer and reverses histamine stimulated in vitro and in vivo growth. Gut. 35:1632-6;1994.
4. Adams WJ, Lawson JA, Morris DL. Cimetidine inhibits in vivo growth of human colon cancer and reverses histamine stimulated in vitro and in vivo growth. Gut. 35:1632-6;1994.
5. Asakage M, Tsuno NH, Kitayama J, et al. The effect of cimetidine mainly increases CD4+ cells of peripheral blood T lymphocytes Gan To Kagaku Ryoho. 32:1576;2005.
6. Borentain P, Pentaim P, Carmona S, et al. Inhibition of E-selectin expression on the surface of endothelial cells inhibits hepatocellular carcinoma growth by preventing tumor angiogenesis. Cancer Chemother Pharmacol. 77:847-56;2016.
7. Creagan ET, Ahman DL, Green SJ, et al. Phase II study of recombinant leukocyte A interferon (IFN-RA) plus cimetidine in disseminated malignant melanoma. J Clin Oncol. 3:977-81;1992.
8. Fukuda M, Tanaka S, Suzuki S, et al. Cimetidine induces apoptosis of human salivary gland tumor cells. Oncol Rep. 17:673-8;2007.
9. Fukuda M, Kusama K, Sakashita H. Cimetidine inhibits salivary gland tumor cell adhesion to neural cells and induces apoptosis by blocking NCAM expression. BMC Cancer. Dec 18;8:376;2008.
10. Fujikawa T, Shiraha H, Nakanishi Y, et al. Cimetidine inhibits epidermal growth factor-induced cell signaling. J Gastroenterol Hepatol. 22:436-43;2007.
11. Furuta K, Sato S, Miyake T, et al. Anti-tumor effects of cimetidine on hepatocellular carcinomas in diethylnitrosamine-treated rats. Oncol Rep. 19:361-8;2008.
12. Goldstein JA. Treatment of chronic Epstein-Barr virus disease with H2 blockers. J Clin Psychiatry. 47:572;1986.
13. Hansbrough JF, Zapata-Sirvent RL, Bender EM. Prevention of alterations in postoperative lymphocyte subpopulations by cimetidine and ibuprofen. Am J Surg, 151:249-55;1986.
14. Hellstrand K, Naredi P, Lindner P, et al. Histamine in immunotherapy of advanced melanoma. Cancer Immunol Immunother. 39:416-9;1994.
15. Kawase J, Kobayashi K, Imaeda Y, et al. Effect of cimetidine on E-selectin expression on the vascular endothelium stimulated by anti-cancer drug. Gan To Kagaku Ryoho. 34:1902-4;2007.
16. Kobayashi K, Matsumoto S, Morishima T, Okamoto T. Cimetidine inhibits cancer cell adhesion to endothelial cells and prevents metastasis by blocking E-selectin expression. Cancer Res. 60:3978-84; 2000.
17. Kinouchi T, Sakamoto J, Tsukamoto T, et al. Prospective randomized trial of natural interferon-alpha versus natural interferon-alpha plus cimetidine in advanced renal cell carcinoma with pulmonary metastasis. J Cancer Res Clin Oncol. Aug;132(8):499-504;2006.
18. Kelly MD, King J, Cherian M, et al. Randomized trial of preoperative cimetidine in patients with colorectal carcinoma with quantitative assessment of tumor-associated lymphocytes. Cancer (Phila). 85:1658-63;1999.
19. Lefranc F, Yeaton P, Brotchi J, Kiss R. Cimetidine, an unexpected anti-tumor agent, and its potential for the treatment of glioblastoma (review). Int J Oncol. 28:1021-30;2006.
20. Li Y, Yang GL, Yuan HY, et al. Effects of perioperative cimetidine administration on peripheral blood lymphocytes and tumor infiltrating lymphocytes in patients with gastrointestinal cancer: results of a randomized controlled clinical trial. Hepatogastroenterology. 52:504-8;2005.
21. Losurdo G, Principi M, Girardi B, et al. Histamine and Histaminergic Receptors in Colorectal Cancer: From Basic Science to Evidence-based Medicine. Anticancer Agents Med Chem. 18(1):15-20,2018.

22. Marshall ME, Mendelsohn L, Butler K, et al. Treatment of metastatic renal cell carcinoma with coumarin (1,2-benzopyrone) and cimetidine: a pilot study. J Clin Oncol. Jun;5(6):862-6;1987.
23. Matsumoto S. Cimetidine and survival with colorectal cancer. Lancet. 346:115;1995.
24. Morris DL, Adams WJ. Cimetidine and colorectal cancer – old drug, new use? Nat Med. 1:1243-4;1995.
25. Natori T, Sata M, Nagai R, Makuuchi M. Cimetidine inhibits angiogenesis and suppresses tumor growth. Biomed Pharmacother. 59: 56-60;2005.
26. Osby E, Bernell P, Hast R. Possible synergism between cimetidine and interferon in a case of resistant multiple myeloma. Eur J Haematol. Jul;39(1):86-7;1987.
27. Rossing MA, Scholes D, Cushing-Haugen KL, Voigt LF. Cimetidine use and risk of prostate and breast cancer. Cancer Epidemiol Biomarkers Prev. M9:319-23;2000.
28. Svendsen LB, Ross C, Knigge U, et al. Cimetidine as an adjuvant treatment in colorectal cancer. A double-blind, randomized pilot study. Dis Colon Rectum. 38:514-8;1995.
29. Sagaster P, Micksche M, Flamm J, Ludwig H. Randomised study using IFN-α versus IFN-α plus coumarin and cimetidine for treatment of advanced renal cell cancer. Ann Oncol. 6:999-1003;1995.
30. Sasson AR, Gamagami R, An Z, et al. Cimetidine: an inhibitor or promoter of tumor growth? Int J Cancer. 81:835-8;1999.
31. Stefani M , Giuliana Bottino, Elisa Fontenelle, David Rubem Azulay. Efficacy comparison between cimetidine and zinc sulphate in the treatment of multiple and recalcitrant warts. An Bras Dermatol. Jan-Feb 84(1):23-9, 2009.
32. Takahashi HK, Watanabe T, Yokoyama A, et al. Cimetidine induces interleukin-18 production through H2-agonist activity in monocytes. Mol Pharmacol. 70:450-3;2006.
33. Tatokoro M, Fujii Y, Kawakami S, et al. Favorable response to combination treatment of cimetidine, cyclooxygenase-2 inhibitor and renin-angiotensin system inhibitor in metastatic renal cell carcinoma: Report of three cases. Int J Urol. Sep;15(9):848-50;2008.
34. Tomita K, Nakamura E, Okabe S. Histamine regulates growth of malignant melanoma implants via H2 receptors in mice. Inflammopharmacology.13:281-9;2005.
35. Thornes RD, Lynch G, Sheehan MV. Coumarin and cimetidine in malignant melanoma. Ir Med J. 76:53;1983.
36. Velicer CM, Dublin S, White E. Cimetidine use and the risk for prostate cancer: results from the VITAL cohort study. Ann Epidemiol. 16:895-900;2006.
37. Yoshimatsu K, Ishibashi K, Yokomizo H, et al. Can the survival of patients with recurrent disease after curative resection of colorectal cancer improve with cimetidine. Gan To Kagaku Ryoho. 33:1730-2; 2006.

CAPÍTULO 59

Citrato no câncer: uma grande promessa e não dispendioso

Ativa a citrato-sintase; aumenta o oxaloacetato que inibe DHL-A, ACLY, IGF1R, GLUT-4, Mcl-1 e via PI3K/Akt; inibe várias enzimas glicolíticas, PFK-1, PFK-2, frutose-bifosfato, PK, DHL-A, HK2 e lentifica a glicólise; acetila a zona CpG e diminui a função dos genes de sobrevivência celular – efeito epigenético

José de Felippe Junior

Estávamos esperando há muito tempo por substância de efeito crucial no metabolismo do câncer e de baixo custo – citrato. **JFJ**

Ácido cítrico é um ácido orgânico tricarboxílico presente em muitas frutas, especialmente nas cítricas como limão, laranja, tangerina e pomelo. Os sucos do limão, seja qual for a variedade, contêm 6% de ácido cítrico e os sucos da laranja, tangerina e pomelo contêm apenas 0,6%.

O ácido cítrico é utilizado como aditivo ou preservativo em muitos alimentos processados, como ingrediente em cosméticos e como poderoso agente clareador.

No processo bioquímico, o ácido cítrico é o principal intermediário do ciclo dos ácidos tricarboxílicos o qual é via final comum da oxidação dos carboidratos, lipídios e aminoácidos para no final dar em CO_2, H_2O e gerar energia eletrônica, ATP.

O ácido cítrico de fórmula, $C_6H_8O_7$ e peso molecular, 192,1g/mol é também conhecido como: 2-hydro-

Ácido cítrico. $C_6H_8O_7$
Peso molecular: 192,1g/mol

Citrato de sódio. $C_6H_5Na_3O_7$
Peso molecular: 258,1g/mol

xyropane-1,2,3-tricarboxylic acid; 77-92-9; Citric acid, anhydrous; Citro; Anhydrous citric acid. A molécula do ácido cítrico doa 4 e é aceptora de 7 elétrons.

Em 1866, o médico inglês Charles J. Denny escrevia na revista *The Lancet* artigo de nome *Citric acid as an application in cancer* e, em 2004, o médico mexicano Alberto Halabe Bucay mostrou que o ácido cítrico possui valor inestimável no tratamento de vários tipos de câncer.

As células neoplásicas em proliferação reduzem o metabolismo oxidativo e passam a funcionar com a glicólise mesmo na presença de oxigênio (efeito Warburg). Essa mudança de metabolismo reduz a biossíntese de citrato e diminui a acidez intracelular e ambos promovem a sustentação do crescimento tumoral. Como o citrato é doador de acetil-CoA, a diminuição de sua produção favorece um estado de desacetilação das proteínas, o que provoca alterações epigenéticas e resistência à apoptose, levando ao aumento da agressividade tumoral. Concentração reduzida de citrato em células neoplásicas é indicador de agressividade e tal fato mostra possível alvo terapêutico (Philippe, 2016).

De fato, o crescimento de várias linhagens de células tumorais humanas cessa quando cultivadas com apenas 10mM de citrato e observa-se maciça morte celular por necrose ou apoptose, dependendo da maior ou menor queda do ATP intracelular. Citrato suprime o crescimento neoplásico inibindo a glicólise, o ciclo dos ácidos tricarboxílicos e a via IGF-1R em vários modelos: câncer de pulmão A549, câncer de mama MCF-7, câncer pancreático BxPC3, melanoma B16F10 e WM983B. As linhagens têm sensibilidade diferente ao citrato, com 5mM inibe-se significantemente as linhagens MCF-7 e BxPC3 e necessita-se do dobro, 10mM, para inibir a linhagem A549 (Ren, 2017).

Quando ácido cítrico ou citrato é administrado em excesso acontece inibição da fosfofrutoquinase-1 (PFK-1), da fosfofrutoquinase-2 (PFK-2), da DHL-A, enquanto destaca a hexoquinase-2 da membrana mitocondrial induzindo a parada da glicólise e inibição da proliferação mitótica neoplásica.

Citrato pode inibir todas as vias de produção de ATP, glicólise, ciclo de Krebs e beta-oxidação, enquanto estimula seu consumo a gliconeogênese e a síntese de lipídios. Esses mecanismos podem rapidamente depletar severamente a quantidade de ATP intracelular levando à parada da proliferação e à morte celular. A natureza da morte, apoptose ou necrose, dependerá da severidade da depleção de energia e da resistência da célula tumoral.

Também provoca diminuição precoce da expressão da proteína antiapoptótica Mcl-1 e, quando adicionado a células tumorais que expressam a proteína apoptótica Bcl-xL, aumenta a N-alfa-acetilação sensibilizando essas células à apoptose quando submetidas à quimioterapia. Ele promove acetilação das histonas e assim reativa genes supressores de tumor, efeito epigenético.

Citrato age como uma espécie de poderoso sensor de energia e, sendo o primeiro componente do ciclo de Krebs, exerce, quando suficientemente elevado, *feedback* negativo na glicólise e no ciclo de Krebs, lentificando ambos.

Ele é poderoso inibidor da primeira enzima da glicólise, a fosfofrutoquinase-1 (PFK-1), sendo a inibição total quando o citrato é abundante. O citrato também inibe a fosfofrutoquinase-2 (PFK-2), a frutose-bifosfato e a piruvato desidrogenase (PDH). A frutose-bifosfato é poderosa ativadora da PFDK-1 e, dessa forma, quando inibida, ocorre também, de modo indireto, forte inibição da PFK-1. O citrato inibe indiretamente a piruvato quinase (PK), enzima limitante da fase final da glicólise. Todos esses mecanismos inibem ou lentificam de modo marcante a glicólise anaeróbia.

O citrato inibe o ciclo de Krebs lentificando o fluxo de carbono na entrada e na saída; na entrada diminuindo a função da PDH (piruvato desidrogenase) e na saída inibindo a SDH (succinato desidrogenase).

Oxaloacetato e acetil-CoA, na presença da enzima citrato sintase, produz citrato. Citrato ativa a citrato-sintase e, portanto, aumenta o substrato a jusante, que é o oxaloacetato. O oxaloacetato inibe a DHL, que inibe a glicólise.

A enzima ATP citrato liase (ACLY) está superexpressa em vários tipos de câncer: gliomas, mama, próstata, pulmão, fígado, estômago, colorretal e bexiga urinária. Nas células cancerosas, a ativação da ACLY é regulada diretamente pela via PI3K/Akt.

ACLY é a primeira enzima da lipogênese e o elo entre o metabolismo da glicose e dos lipídios. Ela ativa a GLUT-4 e três enzimas-chave da glicólise: fosfofrutoquinase-1, hexoquinase-2 e DHL-A. Também aumenta a síntese de ácidos graxos (lipogênese) e de colesterol a partir do citrato que passou para o citosol, proveniente da mitocôndria. ACLY aumenta a síntese de palmitato, o qual ativa a via PI3K/Akt. Essa via, além de facilitar a entrada de glicose na célula, ativa a ACLY.

De real valor é esse fato, o citrato inibe a enzima ACLY.

A inibição da ACLY induz parada da proliferação celular *in vitro* e *in vivo*, mediada por parada do ciclo celular, sendo que os tumores altamente glicolíticos são os mais sensíveis. A inibição da ACLY afeta a proliferação celular por impedimento do metabolismo da glicose, mais do que pela depleção de produtos lipídicos.

Sabemos que, ao diminuir a glicólise anaeróbia, a fosforilação oxidativa aumenta. A diminuição do ATP glicolítico faz cessar o ciclo celular proliferativo dentro do núcleo e assim o citrato é eficaz em vários tipos de neoplasias, especialmente naquelas onde o efeito Warburg é predominante.

Ácido cítrico inibe a reentrada de células cancerígenas inativas

De real importância é o fato a seguir. A reentrada de células cancerígenas inativas no ciclo celular desempenha papel fundamental na recorrência do câncer. A análise do ciclo celular mostrou que as células cancerígenas inativas PC-3 e LNCaP do câncer de próstata na presença de extrato aquoso de cítricos foram prejudicadas em sua capacidade de entrar na fase S e G0/G1. Baixa taxa de síntese de DNA e apoptose fraca foram observadas em células cancerígenas inativas tratadas com o extrato. Hesperidina e narirutina, flavonoides predominantes encontrados nas frutas cítricas, não foram responsáveis pela atividade biológica observada, implicando compostos bioativos alternativos. Notavelmente, o ácido cítrico foi identificado como um dos compostos presentes nos extratos cítricos que atua como inibidor da reentrada no ciclo celular. O ácido cítrico exibiu um efeito de toxicidade celular mais alto nas células cancerígenas da próstata PC-3 do que as células prostáticas não cancerígenas RWPE-1, sugerindo benefícios específicos para o tratamento do câncer. Em conclusão, extrato de casca de cítricos contendo ácido cítrico, juntamente com vários compostos bioativos, pode ser usado como agente quimiopreventivo para pacientes com câncer pós-terapia convencional (Shammugasamy, 2019).

Resumindo, o excesso de citrato, endógeno ou exógeno:

1. Inibe a PFK-1 que diminui a glicólise logo na entrada da glicose na célula.
2. Inibe várias enzimas glicolíticas, PFK-1, PFK-2, frutose-bifosfato, PK e lentifica a glicólise.
3. Ativa a citrato sintase e aumenta o oxaloacetato, que inibe a DHL, que atenua o fluxo glicolítico.
4. Desloca a hexoquinase II da mitocôndria e diminui a velocidade da glicólise.
5. Aumenta o malonato que inibe a enzima succinato desidrogenase e lentifica o ciclo de Krebs.
6. Inibe PDH e diminui o fluxo de carbono que chega ao ciclo de Krebs.
7. Inibe a ACLY que diminui a geração de palmitato e diminui a função da via PI3K/Akt, o que lentifica a proliferação celular.
8. Inibe a ACLY e inativa a GLUT-4, enquanto inativa a hexoquinase-2, PFK-1 e DHL.
9. Diminui a expressão da proteína antiapoptótica Mcl-1.
10. Como doador de acetil-CoA, é agente acetilador de genes, reativando genes supressores de tumor – efeito epigenético.
11. Inibe a via IGF-1R.
12. Inibe glicólise, ciclo de Krebs e beta-oxidação.
13. Aumenta a gliconeogênese e a síntese de lipídios.
14. Os dois acima, doze e treze, diminuem a concentração de ATP no intracelular, o que pode provocar apoptose ou necrose.

Trabalhos clínicos do médico e pesquisador Dr. Alberto Halabe Bucay do México mostram a eficácia do ácido cítrico na dose de 4 a 10g/dia no mesotelioma peritoneal, leucemia mieloide crônica, tumor hepático endócrino, linfoma não Hodgkin, mieloma múltiplo, glioblastoma multiforme, câncer de esôfago, pâncreas, mama, bexiga e medular da tiroide.

Citrato: alvos moleculares no câncer

1. **Cuidado: EGCG inibe a citrato sintase, portanto, não usar junto com o citrato.**
2. Cosmotropo estrutura a água citoplasmática: 3 trabalhos.
3. Ativa a citrato sintase do ciclo de Krebs e, portanto, aumenta o substrato a jusante, que é o oxaloacetato, o qual inibe a DHL, inibindo a glicólise.
4. Inibe a ATP-citrato liase (ACLY).
5. Inibe a enzima succinato desidrogenase do ciclo de Krebs.
6. Inibe a desidrogenase láctica, DHL e lentifica a glicólise.
7. Diminui a liberação de DHL, desidrogenase láctica.
8. Inibe drasticamente a fosfofrutoquinase-1 e reduz ATP da glicólise anaeróbia e assim lentifica o ciclo celular proliferativo.
9. Inibe o complexo piruvato desidrogenase, PDHc: controverso.
10. Diminui a expressão da proteína antiapoptótica Mcl-1.
11. Promove acetilação das histonas e reativa genes supressores de tumor – epigenética.
12. Ativa caspase-8.
13. Ativa pró-caspase-9 na ordem de 70 vezes.
14. Ativa caspase-4 na ordem de 40 vezes.
15. Aumenta GSH e diminui a produção de H_2O_2 *in vitro*.
16. Sensibiliza as células cancerosas à quimioterapia.
17. Diminui muito a formação de ATP pela glicólise, enquanto consome ATP na gliconeogênese e na síntese de ácidos graxos.
18. A diminuição da glicólise ativa a fosforilação oxidativa mitocondrial.
19. A drástica depleção do ATP glicolítico provoca diminuição da proliferação celular e apoptose ou necrose.
20. Aumenta a NADPH (nicotinamida adenina dinucleotídeo fosfato reduzida) e a GSH (glutationa reduzida), agindo, assim, como antioxidante, protegendo o epitélio renal de ser lesado pelo oxalato,
21. Hidroxicitrato diminui o consumo de piruvato em 70-85% e aumenta a oxidação de 75 para 91%, nas células tumorais.
22. **Gliomas**
    a) Ácido cítrico/citrato provoca apoptose em células do glioma aumentando a expressão de genes que induzem apoptose.
    b) Glioblastoma multiforme regrediu totalmente em 6 meses com ácido cítrico como único tratamento.
    c) O citrato é um intermediário no ciclo do ácido tricarboxílico (TCA) e se acumula no tecido quando a taxa glicolítica excede a atividade do ciclo do TCA, uma característica dos tumores malignos. As concentrações de citrato foram medidas com MRS *in vivo* de 29 astrocitomas pediátricos: 6 pacientes com astrocitomas (OMS II)

que apresentavam doença estável (LGA indolente) por > 2 anos, 7 com astrocitomas agressivos de grau II (LGA agressivo), 13 com astrocitomas anaplásicos (OMS III) e 3 com glioblastoma (OMS IV) com progressão da doença em 2 anos. Observou-se citrato em todos os pacientes com LGA agressivo, e a concentração média de citrato foi significativamente maior nesse grupo do que naqueles com LGA indolente. Não houve padrão consistente para citrato no astrocitoma anaplásico e no glioblastoma. Citrato identificou um subgrupo de astrocitomas pediátricos de grau II destinados ao comportamento agressivo.

23. **Câncer de mama**
Carcinoma lobular e ductal de mama cuja massa tumoral desapareceu totalmente em 2 meses com ácido cítrico, 4-5g ao dia.

24. **Câncer de próstata**
Baixa concentração de citrato à biópsia do câncer prostático se correlaciona com alta proliferação mitótica neoplásica.

25. **Câncer de esôfago**
a) Ácido cítrico diminui a proliferação e aumenta a apoptose de células EC109 do carcinoma esofageal humano.
b) Câncer de esôfago que melhorou consideravelmente após o ácido cítrico.

26. **Câncer gástrico**
a) Ácido cítrico/citrato provoca apoptose em células do câncer gástrico via mitocondrial.
b) Citrato, agente antiglicolítico e inibidor da fosfofrutoquinase 1 e 2 (PFK-1 e PFK-2), induz apoptose em duas linhagens de câncer gástrico via mitocondrial de modo dose-dependente e associado à redução da proteína antiapoptótica Mcl-1.
c) Citrato induz morte celular apoptótica em células EC-109: um modo promissor de tratar o carcinoma gástrico.
d) O citrato demonstra forte atividade citotóxica contra duas linhas de câncer gástrico, levando à diminuição precoce da expressão de Mcl-1 e à morte celular apoptótica maciça envolvendo a via mitocondrial.

27. **Câncer hepático**
a) Hidroxicitrato diminui a síntese de colesterol e de ácidos graxos em células do hepatoma humano, HepG2.
b) Tumor hepático endócrino regrediu com ácido cítrico e apresentou longa sobrevida.

28. **Câncer de pâncreas**
Adenocarcinoma de pâncreas com metástases hepáticas e linfonodos abdominais respondeu ao ácido cítrico.

29. **Câncer cólon**
Câncer de cólon metastático em fígado e pulmão que melhorou após 4-5g de ácido cítrico ao dia.

30. **Câncer de tiroide**
Câncer medular de tiroide refratário ao tratamento convencional respondeu ao ácido cítrico 1,5g, 3 vezes ao dia, como único tratamento.

31. **Mesotelioma maligno**
Impressionante efeito em um caso de mesotelioma resistente à quimioterapia quando associado à cisplatina. Ácido cítrico foi administrado 2g, 3 vezes ao dia, com omeprazol e sucralfate para proteger a mucosa gástrica.

32. **Leucemia**
a) Citrato induz apoptose em células U937 da leucemia monocítica aguda via regulação do HIF-1-alfa. Citrato inibe a expressão do Bcl-2, enquanto induz a ativação das caspases-3 e 9. Em adição, a apoptose é dose e tempo-dependentes, regulando a expressão do HIF-1-alfa e diminuindo o GLUT-1.
b) Leucemia mieloide crônica refratária: o ácido cítrico 10g/dia provocou remissão.

33. **Mieloma múltiplo**
Regressão com ácido cítrico 10g/dia.

34. **Linfoma**
Linfoma não Hodgkin refratário ao tratamento convencional regrediu com ácido cítrico.

35. **Câncer de bexiga**
Carcinoma adenoepidermoide de bexiga desapareceu totalmente após 4-5g de ácido cítrico diariamente.

36. **Neoplasia endócrina**
Neoplasia endócrina múltipla tipo 2B que sobreviveu 6 anos com o tratamento pelo ácido cítrico.

37. **Câncer cervical uterino**
Câncer cervical radiorresistente é sensível à inibição da glicólise e metabolismo redox. Os cânceres cervicais altamente glicolíticos resistem amplamente ao tratamento com cisplatina e irradiação pélvica coadministrada. Em painel de múltiplas linhas de células de câncer cervical, avaliou-se a sensibilidade à inibição da glicólise (2-desoxiglicose, 2-DG) com ou sem inibição simultânea da glutationa e do metabolismo da tiorredoxina (BSO/AUR). Os níveis intracelulares de glutationa total e oxidada, atividade da tiorredoxina redutase e medidas indiretas de espécies reativas de oxigênio intracelular foram comparados antes e após o tratamento. As células altamente radiorresistentes foram as mais sensíveis a 2-DG, enquanto as células radiorresistentes intermediárias foram sensíveis a 2-DG mais BSO/AUR. Em resposta ao tratamento

com 2-DG/BSO/AUR, observamos níveis aumentados de glutationa oxidada intracelular, oxidação de corante sensível a redox e redução da utilização de glicose por meio de múltiplas vias metabólicas, incluindo o ciclo do ácido tricarboxílico. O tratamento com 2-DG/BSO/AUR atrasou o crescimento de tumores compostos de células radiorresistentes intermediárias e efetivamente radiossensibilizou esses tumores em doses de radiação clinicamente relevantes tanto *in vitro* quanto *in vivo*. Em geral, os resultados suportam a inibição da glicólise e do metabolismo redox intracelular como alternativa eficaz para o tratamento de cânceres cervicais altamente glicolíticos e radiorresistentes (Rashmi, 2018).

38. **Várias neoplasias**
    a) Citrato e celecoxibe são sinérgicos no tratamento de vários tipos de neoplasias, incluindo o câncer de mama canino, onde em conjunto induzem apoptose de modo dose-dependente e diminuem a necrose tumoral.
    b) Apenas 10miliMol de citrato faz parar a proliferação da maioria das linhagens neoplásicas.

39. **Oxaloacetato**
    a) Inibe fortemente a desidrogenase láctica (DHL), mesmo em concentração de 200nanoMoles. Talvez seja a substância mais eficaz em inibir a DHL, ao lado do oxalato, este proibitivo mesmo nas pessoas sem neoplasias.
    b) Mimetiza a dieta de restrição calórica.
    c) Pacientes com câncer evoluem melhor com oxaloacetato.
    d) Ativa a AMPK (*AMP-protein-kinase*), forte inibidor do câncer por inibir o mTOR que diminui a proliferação mitótica e a motilidade e inibe a autofagia peritumoral diminuindo nutrientes para a célula neoplásica.
    e) Oxaloacetato, citrato e malato são quelantes do ferro, formando compostos inativos e, assim, possuem atividade antioxidante. Lembrar que o ferro é proliferativo.
    f) Estende a sobrevida média e retarda as doenças próprias do envelhecimento em ratos.
    g) Aumenta a sobrevida média do *Caenorhabditis elegans* por meio da ativação da via AMPK-FOXO.
    h) Na dose de 7mg/kg/dia durante 30 dias reduz os sintomas associados ao envelhecimento, incluindo diminuição da glicemia e insulinemia de jejum, dos triglicérides, da pressão sistólica e diastólica, do PCR-ultrassensível, do colesterol total e do LDL-colesterol. Reduz o risco de aterosclerose.
    i) A obesidade mórbida pode ser tratada com 1.000mg/dia de oxaloacetato.
    j) Oxaloacetato de sódio administrado por longo tempo induz proliferação das ilhotas de Langerhans do pâncreas no rato, mas não em outros tecidos. Ele estimula a secreção de insulina.
    k) Decocção da *Euonymus alatus* ieb contém grandes quantidades de oxaloacetato e efeito hipoglicêmico nos ratos, camundongos e cães.

Notas:
a) **Cuidado**: enzima citrato sintase é inativada por estresse oxidativo.
b) **Cuidado**: epigalocatequina galato e chá-verde não protegem e ainda inativam a citrato sintase.
c) **Excelente**: ácido ascórbico, glutationa e oxaloacetato protegem a citrato sintase mitocondrial.

Conclusão

Ácido cítrico de baixíssimo custo e eficaz no tratamento de vários tipos de câncer e agindo em mecanismo arcaico de sobrevivência celular, o Ciclo de Embden-Meyerhof.

Referências

1. Abstracts and papers in full in site: www.medicinabiomolecular.com.br.
2. Charles J. Denny. CITRIC ACID AS AN APPLICATION IN CANCER. The Lancet Volume 87, Issue 2221, 24 March, Page 312.1866.
3. Chepelev NL, Bennitz JD, Wright JS, et al. Oxidative modification of citrate synthase by peroxyl radicals and protection with novel antioxidants. J Enzyme Inhib Med Chem. Dec;24(6):1319-31;2009.
4. Halabe Bucay A. Pathological report of a patient with cancer of the esophagus improved considerably after receiving citric acid orally. Glob Adv Res J Med and Medical Sci (GARJMMS) 3: 159;2014.
5. Halabe Bucay. Medical Science. A Patient with Metastatic Colon Cancer who Improved after the Treatment with Citric Acid that He Received. Volume: 5 Issue: 9 September;2015.
6. Halabe Bucay. Case Report: A Patient With Pancreatic Cancer Who Improved After the Treatment with Citric Acid That She Received. Medical Science. Volume: 5 Issue: 12 December 2015.
7. Halabe Bucay. A Patient With Breast Cancer That Disappeared After The Treatment With Citric Acid That She Received. Medical Science. Vol5, issue6, jun;2016.
8. Iacobazzi V, Infantino V. Citrate--new functions for an old metabolite. Biol Chem. Apr;395(4):387-99;2014.
9. Icard P, Poulain L, Lincet H. Understanding the central role of citrate in the metabolism of cancer cells. Biochim Biophys Acta. Jan;1825(1):111-6;2012.
10. Lu Y, Zhang X, Zhang H, et al. Citrate Induces Apoptotic Cell Death: A Promising Way to Treat Gastric Carcinoma? Anticancer Research 31: 797-806;2011.
11. Granchi C. ATP citrate lyase (ACLY) inhibitors: An anti-cancer strategy at the crossroads of glucose and lipid metabolism. Eur J Med Chem. Sep 5;157:1276-1291;2018.

12. Jian-Guo Ren, Pankaj Seth, Huihui Y, et al. Citrate Suppresses Tumor Growth in Multiple Models through Inhibition of Glycolysis, the Tricarboxylic Acid Cycle and the IGF-1R Pathway. Scientific Reports 7: 4537.DOI:10.1038/s41598-017-04626-4
13. Mycielska ME, Geissler EK. Extracellular Citrate and Cancer Metabolism-Response. Cancer Res. Sep 1;78(17):5177;2018.
14. Philippe I, Hubert L. The reduced concentration of citrate in cancer cells: An indicator of cancer aggressiveness and a possible therapeutic target. Drug Resist Updat. Nov;29:47-53;2016.
15. Rashmi R, Huang X, Floberg JM, et al. Radioresistant Cervical Cancers Are Sensitive to Inhibition of Glycolysis and Redox Metabolism. Cancer Res. Mar 15;78(6):1392-1403, 2018.
16. Ren JG, Seth P, Ye H, et al Citrate Suppresses Tumor Growth in Multiple Models through Inhibition of Glycolysis, the Tricarboxylic Acid Cycle and the IGF-1R Pathway. Sci Rep. Jul 3;7(1):4537;2017.
17. Shammugasamy B, Valtchev P, Dong Q, Dehghani F. Effect of citrus peel extracts on the cellular quiescence of prostate cancer cells.Food Funct. Jun 19;10(6):3727-3737, 2019.
18. Stefan Bluml, Ashok Panigrahy, Mikhail Laskov, et al. Elevated citrate in pediatric astrocytomas with malignant progression. Neuro-Oncology 13(10):1107–1117;2011.
19. Xu X, Li B, Huang P,et al. Citrate induces apoptosis of the acute monocytic leukemia U937 cell line through regulation of HIF-1α signaling. Mol Med Rep. Nov;8(5):1379-84;2013.
20. Zhang X, Varini E, Allouche S, et al. Effect of Citrate on Malignant Pleural Mesothelioma Cells: A Synergistic Effect with Cisplatin. Anticancer Research 29: 1249–1254;2009.
21. Zhou X, Chen, R, Yu Z, eta al. Dichloroacetate restores drug sensitivity in paclitaxel-resistant cells by inducing citric acid accumulation Molecular Cancer 14:63;2015.

CAPÍTULO 60

Cloroquina de antimalárico a potente antineoplásico e antiviral, além de aumentar drasticamente a autofagia tumoral

Anti-EBV, HPV, HSV, Hepatites A, B e C, vírus influenza, coronavírus, flaviviroses, vírus da raiva, Poliovírus, HIV, Influenza A e B vírus, Influenza A H5N1 e H5N vírus, Chikungunya vírus, Dengue vírus, Zika vírus, Lassa vírus, Hendra e Nipah vírus, Vírus da febre hemorrágica Crimean-Congo e Ebola vírus, *Mycobacterium tuberculosis*; aumenta a autofagia da célula tumoral e inibe a autofagia das células do estroma peritumoral; internaliza dois receptores altamente proliferativos, do IGF-I e da insulina; estabiliza o gene p53; inibe a via PI3K/Akt/mTOR, a p-glicoproteína; inibe a expressão mRNA de NF-kappaB, COX 2, MMP 2, MMP 7; aumenta expressão do Beclin-A e assim a almejada diferenciação

José de Felippe Junior

Cloroquina surgiu como antimalárico e descobriu-se potente efeito anticâncer. **Vários autores**

Internaliza e inibe dois receptores altamente proliferativos: IGF-I e Insulina. **Vários autores**

A cloroquina, conhecida desde 1934, é utilizada no tratamento de várias doenças crônicas e na malária. É eficaz na artrite reumatoide, giardíase, hepatite amebiana, lúpus eritematoso sistêmico, porfiria cutânea tardia, vários tipos de vírus e em todas as formas de malária: terçã benigna, terçã maligna e quartã.

É importante saber que a hidroxicloroquina não atravessa a barreira hematoencefálica, o que ocorre facilmente com o difosfato de cloroquina.

Muito interessante é o fato de a cloroquina internalizar dois receptores altamente proliferativos, receptor do IGF-I e da insulina, o que impede as funções desses dois elementos carcinocinéticos. Sais de zinco aumentam o efeito anticâncer e apoptótico da cloroquina.

As propriedades anticâncer da cloroquina deve-se principalmente à sua capacidade de inibir a autofagia peritumoral. Ela estabiliza o gene p53 e induz apoptose dependente do p53 ou parada do ciclo celular. Importante é o fato de ela sensibilizar as células neoplásicas à quimioterapia e à radioterapia.

Foi demonstrado que os cânceres associados ao HPV, incluindo o anal e o cervical, com sorotipos de alto risco do HPV (HPV-16 e 18) inibem a via autofágica do hospedeiro. A inibição da autofagia pelo HPV é uma resposta adaptativa para evitar a depuração viral. O HPV-16 ativa a via mTOR, resultando em inibição autofágica. O HPV produz oncoproteínas que inibem a autofagia, fornecendo um mecanismo para infecção, persistência e replicação viral. A cloroquina inibe a autofagia e reduz a proliferação do câncer provocado por HPV (Carchman, 2016; Rademacher, 2017).

A fórmula do difosfato de cloroquina é $C_{18}H_{32}ClN_3O_8P_2$, de peso molecular 515,9g/mol e seu nome químico: 4-N-(7-chloroquinolin-4-yl)-1-N,1-N-diethyl-pentane-1,4-diamine; phosphoric acid. É também conhecida como Chloroquine diphosphate, Chloroquine phosphate, 50-63-5, Aralen phosphate, Chingamin phosphate e Chingaminum. Doa 7 elétrons e é aceptora de 11. Forte agente oxidante.

Difosfato de cloroquina

Hidroxicloroquina poderia interferir no benefício dos anti-PD-1 na imunoterapia tumoral: controverso

A imunoterapia usando o *immune checkpoint blockade* (ICB) com anticorpos como o anti-PD-1 revolucionou o tratamento de muitos tipos de câncer. A hidroxicloroquina (HCQ) sozinha ou em combinação com azitromicina (AZ), em doses usadas para tratar pacientes, diminui o benefício terapêutico do anti-PD-1 na imunoterapia contra o câncer. Mecanisticamente, HCQ e HCQ/AZ inibem a expressão de PD-L1 em células tumorais, enquanto alvejavam especificamente o aumento induzido por anti-PD-1 em células T de infiltração tumoral progenitoras CD8+ CD44+ PD-1+ TCF + TCF1+ (TILs) e a geração de efetores CD8+ CD44+ PD-1+. Surpreendentemente, também prejudicou o aparecimento de um subconjunto de TILs CD8+ com exaustão terminal. Nenhum efeito foi observado na presença de células T CD4+, células T reguladoras FoxP3 + (Tregs), subconjuntos tímicos, células B, produção de anticorpos, células mieloides ou vasculatura de camundongos. Este estudo indica pela primeira vez que o HCQ e o HCQ/AZ impactam negativamente a capacidade do bloqueio do ponto de verificação anti-PD-1 de promover a rejeição do tumor (Krueger, 2021).

Estudo contrariando o exposto foi escrito 1 ano antes. Em meio a relatos controversos de que Covid-19 pode ser tratado com uma combinação do medicamento antimalárico hidroxicloroquina (HCQ) e do antibiótico azitromicina (AZI). Ensaio clínico (ONCO-COVID, NCT04341207) foi lançado no Gustave Roussy Cancer Campus para investigar a utilidade dessa terapia de combinação em pacientes com câncer. Nesse estudo pré-clínico, investigou-se se a combinação de HCQ + AZI seria compatível com a indução terapêutica de respostas imunes anticâncer. Para isso, usou-se doses de HCQ e AZI que afetam a fisiologia de corpo inteiro (conforme indicado por um bloqueio parcial no fluxo autofágico cardíaco e hepático para HCQ e uma redução no peso corporal para AZI) mostrando que a administração combinada não interferiu com o controle do crescimento tumoral induzido pelo indutor de morte celular imunogênico oxaliplatina. Além disso, a combinação HCQ + AZI não afeta a capacidade de um regime curativo (cisplatina + crizotinibe + bloqueio PD-1) de erradicar cânceres ortotópicos de pulmão em camundongos. Em conclusão, parece que HCQ + AZI não interfere na indução terapêutica de respostas imunes terapêuticas anticâncer (Liu, 2020).

Cloroquina e EBV (referências no capítulo EBV)

Dois trabalhos da década de 1970 inferiram que a **cloroquina**, *in vitro*, aumentava a multiplicação do EBV, entretanto, 10 anos antes, *in vivo*, vários autores já haviam mostrado sua eficácia na mononucleose infecciosa em trabalhos duplo-cegos e controlados com placebo (Gothberg, 1960; Dalrymple, 1961; Cowley, 1962; Robert, 1962; Talsted, 1964; Norfleet, 1964; Updike, 1967).

Encontramos na literatura dois casos clínicos interessantes. Paciente com leucemia linfoide crônica respondeu a 200mg/dia de cloroquina e viveu durante 12 anos. Vários pacientes com moléstia de Hodgkin e outros linfomas responderam muito bem à cloroquina 240mg/dia por 50 dias, com marcante redução dos linfonodos e, nos casos com envolvimento peritoneal, a ascite desapareceu completamente. Sabe-se que o EBV é o fator causal de tais neoplasias. A cloroquina é detentora de várias ações inibidoras do câncer com alvos moleculares.

Modo de emprego

Dose usual no câncer: 10mg/kg/24h ou pouco superior.
Difosfato de cloroquina 250mg
Vitamina B_6 ....10mg
Acetato de zinco 40mg
Tomar 1cp 3 vezes ao dia com o estômago cheio.

Alvos moleculares: cada linha um trabalho

1. **Cuidado**: a cloroquina e a primaquina, dois antimaláricos, inibem a piridoxal quinase e diminuem a síntese da vitamina B$_6$. Dessa forma, acrescentar o cloridrato de piridoxina na prescrição.
2. **Importante**
   a) A cloroquina aumenta a autofagia de células tumorais e a eficácia dos inibidores de HDAC em tumores sólidos avançados, como, por exemplo, do ácido valproico (Mahalingam, 2014).
   b) Sais de zinco aumentam a eficácia da cloroquina.
   c) Cloroquina internaliza dois importantes receptores carcinocinéticos, o da insulina e do IGF-I.
   d) **Novo mecanismo de ação**: a cloroquina atua potencialmente como novo inibidor das bombas ATPase de sódio/potássio (NKA) e retículo sarcoplasmático (SERCA) com efeitos antiproliferativos e anticâncer (Yatime, 2009).
   e) Cloroquina aumenta a expressão do **EBV** (Karmali, 1978; Li, 2017), entretanto, vários outros estudos mostram justamente o contrário (ver capítulo EBV).
3. **Antiviral**
   a) Impede a replicação: **vírus influenza, vírus da imunodeficiência humana, coronavírus** (síndrome respiratória aguda grave) e **flaviviroses**.
   b) Reduz a carga viral e normaliza a TGO na **hepatite C** genótipo 1, que não responde ao tratamento usual em estudo prospectivo, randomizado e triplo cego, na dose de 150mg/dia, durante 8 semanas.
   c) Eficaz nas **influenzas A e B**.
   d) *In vitro*, a cloroquina possui atividade antiviral contra os **RNA vírus** como, **vírus da raiva, poliovírus, HIV, hepatite A, hepatite C, influenza A e B vírus, influenza A H5N1 vírus, chikungunya** vírus, **dengue vírus, zika** vírus, **lassa vírus, Hendra e Nipah** vírus, vírus da **febre hemorrágica Crimean-Congo e Ebola vírus**, assim como vários **DNA vírus** como **hepatite B e herpes simplex** (Devaux, 2020).
   e) HPV via inibição da autofagia peritumoral (Carchman, 2016; Rademacher, 2017).
   f) **Vírus da dengue** (Wang, 2015).
   g) **Vírus da zika** (Delvecchio, 2016).
   h) **Vírus da influenza A H5N1**. É ficaz no tratamento (Yan, 2013).
   i) **Vírus da influenza A H5N**. É altamente eficaz na prevenção em trabalho randomizado e duplo-cego (Patton, 2011; Yan, 2013).
   j) **Anticorona** vírus (Devaux, 2020).
   k) Cloroquina e principalmente amodiaquine são eficazes contra a família Filoviridae, **Ebola e Marburg** (Akpovwa, 2016).
4. **Poderoso contra giárdia e ameba**.
5. **Dengue**. A cloroquina melhora os sintomas e a qualidade de vida dos pacientes com dengue, possivelmente devido ao efeito anti-inflamatório da inibição do TNF-alfa. Dose: 300mg 2 vezes ao dia.
6. **Antimicobactérias**
   a) Cloroquina aumenta a atividade antimicobactéria da isoniazida e pirazinamida inibindo bomba de efluxo dos macrófagos (Matt, 2017).
   b) A inibição farmacológica da acidificação fagossômica pelo antimalárico cloroquina erradica o ***Mycobacterium tuberculosis*** tolerante a antibióticos, melhora a patologia pulmonar e reduz a recaída pós-terapêutica em modelos *in vivo* (Mishra, 2019).
7. **Geral**
   a) Cloroquina (100μmol) inibe o processamento intracelular da insulina em células neoplásicas.
   b) Inibe a autofagia das células do estroma peritumoral e impede a nutrição das células neoplásicas.
   c) Aumenta a autofagia da célula tumoral.
   d) Aumenta a eficácia antiproliferativa e apoptótica dos inibidores da via PI3K/Akt/mTOR e assim aumenta a eficácia de vários quimioterápicos.
   e) Cloroquina, glicirrizina e clomipramina bloqueiam a autofagia do estroma tumoral e podem ser muito úteis no tratamento coadjuvante do câncer. As células neoplásicas, células doentes que chegaram a um estado de quase-morte, colocam em ação mecanismos milenares de sobrevivência e começam a se multiplicar para não morrerem. Um dos mecanismos de sobrevivência esquecido pelos médicos é a autofagia. Dispomos de drogas pouco tóxicas, difosfato de cloroquina, hidroxicloroquina, ou atóxicas como a glicirrizina (alcaçuz) e a clomipramina que inibem a autofagia do estroma peritumoral e podem auxiliar na administração dessa doença metabólica crônica que chamam de câncer.
   f) Cloroquina inibe a p-glicoproteína (bomba extrusora de quimioterápico) e produz autofagia, dois mecanismos que facilitam os efeitos da quimioterapia citotóxica.
   g) Aumenta o efeito da quimioterapia e da radioterapia.
   h) Primaquina e cloroquina aumentam a sensibilidade de drogas antimitóticas em células de câncer resistentes, por mecanismos diferentes.
   i) Cloroquina inibe a liberação das lisozimas e mesmo assim provoca autofagia da célula tumoral, via ativação do mTORC1.

j) Cloroquina e primaquina, dois antimaláricos, inibem a enzima essencial para a produção de vitamina B_6, piridoxal quinase.
k) Provoca alcalinização intracelular: controverso.
l) Estabiliza o gene p53 e induz apoptose ou parada do ciclo celular dependente do p53.

8. **Gliomas**
   a) A cloroquina ativa p53 e induz apoptose no glioma humano.
   b) Aumenta a apoptose e suprime a proliferação no glioblastoma multiforme por dois mecanismos distintos: de modo dependente e independente do p53.
   c) Cloroquina no glioblastoma multiforme – novos horizontes para uma droga antiga. A administração crônica de cloroquina aumenta a resposta do GBM à radioterapia e à quimioterapia, possivelmente devido ao forte efeito antimutagênico da cloroquina.
   d) Cloroquina inibe o fenótipo maligno do glioblastoma parcialmente, suprimindo o TGF-beta: inibe a proliferação e a invasão. Sensibiliza o tumor à radioterapia.
   e) Cloroquina provoca aumento do estresse oxidativo induzido pela radioterapia em células do glioblastoma multiforme (Toler, 2006).
   f) Cloroquina aumenta a apoptose provocada pela silibinina em células do GBM (Bai, 2018).

9. **Câncer de cabeça e pescoço**
   a) A cloroquina aumenta a eficácia da cisplatina no tratamento do carcinoma hipofaríngeo em camundongos xenoenxertados (Zhao, 2015).
   b) A cloroquina inibiu acentuadamente a capacidade de proliferação e formação de colônias de ambas as linhas celulares de carcinoma epidermoide SCC25 e CAL27, de maneira dose e tempo-dependentes *in vitro*. A cloroquina também interrompeu o ciclo celular resultando na parada do ciclo celular das células CAL27 e SCC25 na fase G0/G1, por meio de regulação negativa da ciclina D1. Além disso, a cloroquina inibiu a autofagia e induziu o acúmulo de autofagossomo e autolisossomo no citoplasma. Estudo *in vivo* mostrou que a cloroquina inibiu efetivamente o crescimento do tumor OSCC no modelo de xenoenxerto CAL27 (Jia, 2017).
   c) A inibição da autofagia prejudica a transição epitélio-mesenquimal e aumenta a sensibilidade à cisplatina no carcinoma nasofaríngeo (Su, 2017).
   d) Cloroquina sensibiliza as células do carcinoma nasofaríngeo, mas não as células nasoepiteliais à irradiação, bloqueando a autofagia (Makowska, 2016).
   e) Cloroquina aumenta a morte celular induzida pela luteolina em células metastáticas do carcinoma epidermoide de cabeça e pescoço metastático (Verschooten, 2012).
   f) Cloroquina, uma inibidora da autofagia do estroma peritumoral, aumenta a morte celular provocada pela luteolina no carcinoma epidermoide metastático, MET4.

10. **Câncer de pulmão**
    a) Cloroquina difosfato inibe a proliferação e aumenta a apoptose e a necrose no câncer de pulmão linhagem A549. Em baixa concentração, aumenta o volume dos lisossomos, sendo que a fosfatidilcolina-específica da fosfolipase C (PC-PLC) está envolvida no processo.
    b) Autofagia do estroma aumenta a resistência do adenocarcinoma de pulmão à cisplatina e a autofagia tumoral provocada pela cloroquina aumenta a eficácia do quimioterápico.
    c) Cloroquina inibe a proliferação de células do câncer de pulmão A549 bloqueando a autofagia peritumoral e induzindo apoptose via mitocondrial (Liu, 2018).

11. **Câncer de mama**
    a) Cessa o ciclo celular em G2/M, aumenta a apoptose e altera o citoesqueleto, sendo eficaz no câncer de mama linhagem Bcap-37. Diminui o nível do potencial transmembrana mitocondrial (Delta-psimt), o que é acompanhado por ativação da caspase-3 e clivagem da poli(ADP-ribose) polimerase (PARP) e ainda induz anormalidades no fuso do centrômero.
    b) Cloroquina difosfato é eficaz no câncer de mama altamente metastático murino com aumento da sobrevida. Acontece significante inibição da proliferação celular e da viabilidade e indução da apoptose em células 4T1 de modo tempo e dose-dependentes. A apoptose foi associada com perda do potencial de membrana mitocondrial, liberação de citocromo c, ativação da caspase-3, caspase-9 e clivagem da poli(ADP-ribose) polimerase.
    c) Hidroxicloroquina e ácido retinoico all-trans (ATRA). Efeitos epigenéticos no câncer de mama.
    d) Aumenta IFN-gama no câncer de mama irradiado e polariza o sistema imune para M1/Th1 que é anticâncer.
    e) A inibição da autofagia pela cloroquina aumenta a inibição da proliferação e da apoptose induzida por inibidores do PI3K/mTOR em células de câncer de mama (Ji, 2015).

12. **Câncer de mama triplo negativo**
    a) Cloroquina inibidora da autofagia tem como alvo células-tronco do câncer de mama triplo

negativo e provoca lesão mitocondrial e impede a reparação do DNA. Despolariza a membrana mitocondrial, reduz fortemente a atividade do citocromo c e aumenta o estresse oxidativo por elevação do radical superóxido, o que provoca quebra das duas fitas do DNA.

b) Câncer de mama triplo negativo contém alta porcentagem de células-tronco CD44(+)/CD24(–/low). A cloroquina suprime a autofagia peritumoral e elimina as célula-tronco via inibição do Jak2 (*Janus-activated kinase 2*) e da DNMT1 (*DNA methyltransferase-1*) (Choi, 2014).

c) Cloroquina, uma inibidora da autofagia, tem como alvo as células-tronco do câncer de mama triplo negativo por induzir lesão mitocondrial e impedimento da reparação do DNA (Liang, 2016).

d) Cloroquina possui atividade antitumoral prótumoral no câncer de mama triplo negativo (Toumela, 2013).

e) Cloroquina potencia os efeitos de agentes quimioterapêuticos no câncer de mama triplo negativo (Lefort, 2014).

f) As células do câncer de mama triplo negativo morrem preferencialmente ao combinar inibidores da autofagia (cloroquina) com estressores farmacológicos do retículo endoplasmático – celecoxibe (inibidor da cicloxigenase-2) (Thomas, 2012).

g) Combinação de um pan-inibidor da histona desacetilase (panobinostat) e inibidor da autofagia (cloroquina) possui eficácia maior contra células do câncer e mama triplo negativo (Rao, 2012).

13. **Câncer de próstata**
    a) No câncer de próstata, a autofagia do estroma facilita a progressão da doença e a resistência à terapêutica. A privação de andrógenos, quimioterapia com taxanos, inibição de quinases e restrição de nutrientes induzem estresse celular e subsequente autofagia peritumoral (estroma). Cloroquina, metformina e dimetil-clomipramina inibem a autofagia do estroma e aumentam a eficácia da terapia convencional.
    b) Bloqueio da autofagia aumenta a eficácia da enzalutamide.
    c) Bloqueio da autofagia aumenta a eficácia dos inibidores de quinases.
    d) Piperina inibe a proliferação do câncer de próstata via indução da parada do ciclo celular em G0/G1 devido à diminuição da ciclina D1 e ciclina A e aumento do p21(Cip1) e p27(Kip1), de modo dose-dependente, nas linhagens LNCaP e DU145, mas não na PC-3. Piperina induz autofagia quando junto com a cloroquina.
    e) Cloroquina e privação de andrógenos possuem efeito sinérgico no câncer de próstata.

14. **Câncer de estômago**
    a) Inibição da autofagia no câncer gástrico com cloroquina aumenta a eficácia da cisplatina.
    b) Quercetina promove autofagia das células do câncer gástrico via Akt-mTOR e fator HIF-1 alfa. Cloroquina aumenta a autofagia provocada pela quercetina.
    c) Cloroquina inibe a migração de células cancerígenas do estômago MGC803 através da via de sinalização do receptor 9 tipo Toll/fator nuclear kappaB. Ocorrem efeitos antiproliferativos e inibição da expressão de mRNA de COX-2, MMP-2, MMP-7 e NFκB p65 (Zhang Y, 2015).
    d) Cloroquina aumenta os efeitos da cisplatina no câncer gástrico humano (Zhang H, 2015).

15. **Câncer colorretal**
    a) Cloroquina potencia os efeitos do 5-fluorouracil no câncer colorretal.
    b) Inibição da autofagia com cloroquina sensibiliza as células do câncer de cólon a agentes citotóxicos e antiangiogênicos.

16. **Câncer de fígado**
    Cloroquina inibe o crescimento do carcinoma hepatocelular *in vitro* e *in vivo*. *In vitro*, acontece parada do ciclo celular em G0/G1, lesão de DNA e apoptose de modo dose e tempo-dependentes em células HepG2 e Huh7.

17. **Câncer de pâncreas**
    a) Cloroquina aumenta TRAIL-indutor de apoptose e induz parada do ciclo celular em células do câncer pancreático MiaPaCa-2 e Panc-1 (Monna, 2018).
    b) O estado hipercoagulável associado ao adenocarcinoma pancreático (ADP) resulta em risco aumentado de tromboembolismo venoso, levando à substancial morbimortalidade. Recentemente, armadilhas extracelulares de neutrófilos (NETs) foram implicadas no ADP e na trombose associada ao câncer. As NETs promovem hipercoagulabilidade no ADP murino por meio da estimulação de plaquetas e liberação do fator tecidual. A cloroquina inibe as NTEs e diminui a hipercoagulabilidade (Boone, 2018).

18. **Câncer de ovário**
    Cloroquina aumenta a entrada de zinco em células A2780 do carcinoma de ovário humano de modo concentração-dependente e provoca apoptose. A combinação da cloroquina com zinco aumenta a citotoxicidade e induz apoptose em maior grau.

19. **Câncer endometrial**
    a) A autofagia está envolvida no crescimento do tumor endometrial e na resistência à cisplatina. A

cloroquina (CQ) suprime a proliferação e supera a resistência à cisplatina das células cancerígenas endometriais por meio da inibição da autofagia. Ela suprime a proliferação em todas as seis linhas celulares de câncer endometrial de maneira dose-dependente, enquanto aumenta a população de células apoptóticas. A inibição da autofagia via knockdown do ATG5 ou ATG7 (proteínas indispensáveis para a indução da autofagia) diminui a sensibilidade ao CQ. Além disso, a sensibilidade à cisplatina foi melhorada ao derrubar o ATG5 ou o ATG7. Finalmente, as células Ishikawa CP-r, com alto nível basal de autofagia, eram mais sensíveis à CQ do que as células parentais Ishikawa (Fukuda, 2015).
    b) A inibição da autofagia por cloroquina (CQ) aumenta a sensibilidade das células do carcinoma endometrial ao paclitaxel. Autofagia induzida por paclitaxel em células HEC-1A e JEC insensíveis ao paclitaxel exibem aumento da proteína associada à cadeia leve 3 da proteína 1 (LC3)-II/LC3-I, diminuição da abundância de p62 SQSTM1 e aumento da expressão de Beclin 1. A morte celular mediada por paclitaxel foi potencializada pelo pré-tratamento com inibidor da autofagia cloroquina (CQ) ou shRNA contra o gene autofágico Beclin 1. Além disso, o paclitaxel estimulou a geração de espécies reativas de oxigênio (ROS) e a inibição da ROS pelo antioxidante N-acetil-cisteína (NAC) bloqueou a autofagia induzida por paclitaxel, indicando que a autofagia induzida por paclitaxel em células de carcinoma endometrial é mediada por ROS. Esses achados sugerem que a resposta autofágica induzida por paclitaxel desempenha papel protetor que impede a morte eventual de células de carcinoma endometrial, e que a terapia inibidora de autofagia pode ser estratégia eficaz e potente para melhorar os resultados do tratamento com paclitaxel na terapia de carcinoma endometrial (Liu, 2015).

20. **Câncer cervical uterino**
    a) Inibição da autofagia tumoral aumenta o efeito citotóxico da cisplatina via estresse do retículo endoplasmático em células do câncer cervical (Xu, 2012).
    b) Inibição da autofagia tumoral aumenta o efeito citotóxico do paclitaxel via estresse do retículo endoplasmático em células do câncer cervical (Xu, 2015).

21. **Trofoblasto**
    Antimaláricos – cloroquina, quinino, artemisina e pirimetamina induzem a parada do ciclo celular e aumento da apoptose do trofoblasto.

22. **Linfoma de Hodgkin**
    a) Moléstia de Hodgkin e linfomas podem responder muito bem à cloroquina 240mg/dia por 50 dias: marcante redução dos linfonodos e desaparecimento da ascite, caso clínico.
    b) A inibição da autofagia com cloroquina prejudicou significativamente o crescimento do linfoma de Hodgkin (LH) *in vivo* em camundongos NOD SCID γc-/-(NSG). A autofagia basal desempenha papel fundamental na sustentação da função mitocondrial. Conclui-se que as células do LH requerem autofagia basal para crescimento, sobrevivência e metabolismo sustentado, tornando-as sensíveis à inibição da autofagia. Isso sugere a autofagia basal como alvo útil para novas estratégias no tratamento com cloroquina (Birkenmeier, 2016).
    c) EBV-LMP-1 (*Epstein-Barr virus latent membrane protein-1*) regula para cima a autofagia e promove a viabilidade do linfoma de Hodgkin. Importância da cloroquina ao inibir a autofagia (Lin, 2021).

23. **Linfoma não Hodgkin**
    a) Estão em andamento os ensaios para reintroduzir a cloroquina em regiões da África onde *P. falciparum* recuperou a suscetibilidade à cloroquina. No entanto, há preocupações de longa data sobre se a cloroquina aumenta a replicação lítica do vírus Epstein-Barr (EBV), contribuindo assim para o desenvolvimento do linfoma de Burkitt endêmico. Foi relatado que a cloroquina de fato conduz a replicação do EBV ao vincular a maquinaria de reparo do DNA à repressão transcricional mediada pela remodelação da cromatina. Especificamente, a cloroquina utiliza ataxia-telangiectasia mutada (ATM) para fosforilar o correpressor transcricional universal Krüppel associado à proteína Box 1/proteína contendo motivo tripartido 28 (KAP1/TRIM28) na serina 824 – um mecanismo que normalmente facilita o reparo da fita dupla quebra na heterocromatina, para ativar o EBV. Notavelmente, a ativação de ATM ocorre na ausência de danos detectáveis no DNA. Essas descobertas: I – esclarecem o efeito da cloroquina na replicação do EBV; II – devem estimular as investigações de campo sobre a conexão entre a cloroquina e o linfoma de Burkitt endêmico; e III – devem fornecer um contexto único no qual a ATM modifica KAP1 para regular a persistência de um herpes vírus em humanos (Li, 2017).
    b) Inibição da autofagia pela cloroquina induz apoptose no linfoma de infusão primária *in vitro* e *in vivo* ao provocar estresse do retículo endoplasmático (Masus, 2016).

c) A elevação da autofagia pela cloroquina aumenta a eficácia do tratamento convencional dos linfomas não Hodgkin (Wang, 2018).

d) Os dois modos de autodestruição no nível celular – apoptose (*self-killing*) e autofagia (*self-eating*) – são considerados supressores de tumor. Em particular, a perda de função da linha germinativa de genes envolvidos na autofagia foi associada à tumorogênese. No entanto, estudos recentes indicam que a autofagia do estroma peritumoral pode fornecer um meio de sobrevivência celular quando os nutrientes são limitantes, de modo que sua inibição pela cloroquina pode inibir a tumorogênese, especificamente o linfoma induzido por Myc em camundongos (Dang, 2008).

e) Linfoma cutâneo primário disseminado de células T CD8+ de pequeno/médio porte respondeu à hidroxicloroquina (Amann, 2015).

24. **Melanoma**
    a) A cloroquina promove apoptose em células do melanoma inibindo Bcl homólogo-3 (BH3) mediado pela degradação do PUMA (*protein p53 up regulated modulator of apoptosis*). Os resultados apontam para efeito lisossomal protease independente da cloroquina, que seletivamente promove apoptose nas células do melanoma (2 trabalhos).
    b) Amodiaquine, antimalárico derivado da cloroquina, provoca autofagia lisossomal e bloqueio proliferativo em células do melanoma sensibilizadas com inanição e induz morte celular com quimioterapia.
    c) Inibição da autofagia no melanoma com cloroquina é eficaz.

25. **Tumor neuroendócrino**
    Inibição da autofagia com cloroquina sozinha ou em combinação com inibidores do mTOR induz apoptose e diminuição da proliferação em células do tumor neuroendócrino.

26. **Leucemia**
    Leucemia linfoide crônica respondeu a 200mg/dia de cloroquina. Evolução de 12 anos.

27. **Mieloma múltiplo**
    a) Inibição da autofagia com cloroquina potencializa a apoptose induzida por carfilzomibe nas células do mieloma *in vitro* e *in vivo* (Jarauta, 2016).
    b) Após o tratamento com lutelina, a expressão de caspase-3 e LC3 II/cl clivadas em células RPMI 8826 de mieloma múltiplo aumentou significativamente. CUIDADO: após o tratamento com cloroquina ao mesmo tempo, a expressão da caspase clivada-3 e LC3 II/I diminuiu significativamente (Chen, 2018).
    c) A resistência à quimioterapia tem sido considerada grande problema no tratamento do mieloma múltiplo (MM) e o microambiente da medula óssea desempenha papel crucial na progressão e na quimiorresistência do MM. As células-tronco mesenquimais da medula óssea derivadas de pacientes com MM (MM-MSCs) revelaram várias características importantes: mecanicamente, as MM-MSCs promovem a expressão de genes relacionados à autofagia para ativar a autofagia, seguidos por ativação de sinalização de NF-kappaB em células MM. A inibição da sinalização de NF-kappaB reverteu os efeitos protetores do MM-MSC nas células MM. O tratamento com inibidor da autofagia, cloroquina (CQ), suprimiu significativamente a fosforilação e consequentemente a degradação do inibidor de NF-kappaB I-kBalpha, reduziu a MM-MSCs para mediar a ativação do NF-kappaB e impediu a resistência induzida por MM-MSCs. Em conjunto, os MM-MSCs estão envolvidos no mecanismo de resistência à quimioterapia do MM. Portanto, a inibição da autofagia induzida por MM-MSCs pode combater a resistência à quimioterapia e fornecer estratégia terapêutica promissora para o tratamento de MM (Yang, 2017).
    d) Dupla estimulação da autofagia usando quimioterapia e inibição de mTOR combinada com hidroxicloroquina (800mg/dia) em pacientes com mieloma múltiplo recidivado ou refratário é uma maneira possível de obter melhores resultados (Scott, 2017).

28. **Osteossarcoma**
    a) Cloroquina internaliza receptores de insulina que são proliferativos em células do osteossarcoma humano e muito provavelmente em outros tipos de neoplasias.
    b) Internaliza receptores do IGF-I que são proliferativos em células do osteossarcoma humano e muito provavelmente em outros tipos de neoplasias.
    c) Cloroquina e ácido valproico aumentam a citotoxicidade em células do osteossarcoma, U2OS e HOS. Acontece aumento da geração de radicais livres de oxigênio que aumentam a expressão de genes apoptóticos e diminuem os relacionados à antiapoptose (Wang, 2013).
    d) Cloroquina bloqueia a autofagia e faz a cisplatina voltar a funcionar em células do osteossarcoma, antes resistente à cisplatina.
    e) Células do osteossarcoma possuem receptores para insulina e IGF-I, ambos proliferativos. A cloroquina internaliza esses receptores e diminui ou abole o crescimento tumoral (Shen, 2013).

f) A rapamicina ou cloroquina provocaram efeito antitumoral *in vitro* e *in vivo* na linha celular 143B de osteossarcoma humano. Ocorre sinergismo na apoptose e na parada do ciclo celular bloqueada principalmente na fase G0/G1 (Liu, 2017).
g) A cloroquina inibe a replicação lítica do herpes vírus associado ao sarcoma de Kaposi, interrompendo a ativação do mTOR e da p38-MAPK (Yang, 2016).

29. **Carcinoma renal**
    a) Cloroquina inibe a viabilidade das células do carcinoma renal e melhora a apoptose dependente da caspase induzida pelo sunitinibe. O tratamento combinado promoveu sinergicamente a perda de viabilidade celular (Sun, 2018).
    b) Cloroquina potencializa o efeito anticâncer do sunitinibe no carcinoma de células renais, inibindo a autofagia e induzindo a apoptose (Sun, 2018).
    c) A autofagia induz resistência, fornecendo uma estratégia de sobrevivência para as células e é importante nas células do carcinoma renal (CCR). O uso combinado de inibidor da autofagia cloroquina e temsirolimus melhorou a atividade antitumoral contra o CCR nas células metastáticas transformadas em transição epitelial-mesenquimal (EMT) (Singla, 2017).
    d) Importância da hidroxicloroquina: os inibidores da mTOR são usados no tratamento do câncer de células renais metastático (CCR), mas a maioria dos pacientes acaba se tornando resistente e um mecanismo possível é a regulação positiva da autofagia. O tratamento com hidroxicloroquina (HCQ) inibe o crescimento de células RCC, promove a apoptose, inibe o consumo de oxigênio mitocondrial e aumenta as taxas de glicólise. Uma leitura-chave a jusante da via, a proteína fosfo-S6, foi inibida pelo HCQ e pelo RAD001. No entanto, a quinase a montante, P70S6K, foi inibida apenas pelo RAD001 e não pelo HCQ, sugerindo que o bloqueio pelo HCQ estava a jusante de P70S6K. O tratamento com o inibidor do proteossomo bortezomib restaurou os níveis de fosfo-S6, sugerindo que a redução de fosfo-S6 é causada pelo aumento da degradação de fosfo-S6, mas não do total de S6. Surpreendentemente, o tratamento com outros inibidores da autofagia não exibiu os mesmos efeitos. Tais descobertas sugerem que o HCQ causa a regulação negativa de fosfo-S6 nas linhas de células RCC por meio de um novo mecanismo que não é compartilhado com outros inibidores de autofagia (Lee, 2015).

30. **Câncer de bexiga**
    a) Hidroxicloroquina inibe o crescimento do câncer de bexiga via autofagia e aumento da apoptose (Lin, 2017).
    b) Inibição da GSK-3-beta potencia o efeito anticâncer da cloroquina no câncer de bexiga (Kuroki, 2019).
    c) Hidroxicloroquina atenua o potencial invasivo do câncer de bexiga ao diminuir a expressão doa MMP2 (Chou, 2021).

31. **Metabólico**
    a) Anemia sideroblástica pode ser tratada com cloroquina.
    b) Exoftalmia unilateral em paciente com mixedema recebendo levotiroxina desapareceu em 2 meses com 250mg/dia de cloroquina: caso clínico.
    c) Tireoidite de Hashimoto e asma brônquica, ptose palpebral, tireotoxicose com exoftalmia responderam à cloroquina – possível causa biológica, para o Dr. Wyburn-Mason, ameba.

32. **Efeito colateral**
    Quatro em 217 (1,84%) pacientes reumatológicos tomando cloroquina durante 10 anos desenvolveram síndrome mielodisplásica.

Conclusão

Deus proteja a cloroquina dos políticos do Brasil e do mundo. JFJ julho/2021.

Referências

1. Abstracts and papers in full on the website: www.medicinabiomolecular.com.br
2. Akpovwa H. Chloroquine could be used for the treatment of filoviral infections and other viral infections that emerge or emerged from viruses requiring an acidic pH for infectivity. Cell Biochem Funct. 34(4):191-6;2016.
3. Amann VC, Dreier J, Ignatova D, et al. Disseminated Primary Cutaneous CD8+ Small/Medium-sized Pleomorphic T-cell Lymphoma Responding to Hydroxychloroquine. Acta Derm Venereol. 95(5):602-3;2015.
4. Bai ZL, Tay V, Guo SZ, et al. Silibinin Induced Human Glioblastoma Cell Apoptosis Concomitant with Autophagy through Simultaneous Inhibition of mTOR and YAP. Biomed Res Int. 2018:6165192;2018.
5. Birkenmeier K, Moll K, Newrzela S, et al. Basal autophagy is pivotal for Hodgkin and Reed-Sternberg cells' survival and growth revealing a new strategy for Hodgkin lymphoma treatment. Oncotarget. 7(29):46579-46588;2016.
6. Boone BA, Murthy P, Miller-Ocuin J. Chloroquine reduces hypercoagulability in pancreatic cancer through inhibition of neutrophil extracellular traps. BMC Cancer. 18(1):678;2018.
7. Carchman EH, Matkowskyj KA, Meske L, Lambert PF. Dysregulation of Autophagy Contributes to Anal Carcinogenesis. PLoS One. 11(10):e0164273;2016.

8. Choi DS, Blanco E, Kim YS, et al. Chloroquine eliminates câncer stem cells through deregulation of Jak2 and DNMT1. Stem Cells. 32(9):2309-23;2014.
9. Chen T, Li XF, Wang JF, et al. [Effects of Luteolin on Proliferation and Programmed Cell Death of Human Multiple Myeloma Cell RPMI-8226]. Zhongguo Shi Yan Xue Ye Xue Za Zhi. 26(5):1425-1429;2018.
10. Chou KY, Chen PC, Chang AC, et al. Attenuation of chloroquine and hydroxychloroquine on the invasive potential of bladder cancer through targeting matrix metalloproteinase 2 expression. Environ Toxicol. 36(11):2138-2145;2021.
11. Dang CV. Antimalarial therapy prevents Myc-induced lymphoma. J Clin Invest. 118(1):15-7;2008.
12. Delvecchio R, Higa LM, Pezzuto P, et al. Chloroquine, an endocytosis blocking agent, inhibits zika virus infection in different cell models. Viruses. 8(12):pii: E322;2016.
13. Devaux CA, Rolain J-M, Colson P, Raoult D. New insights on the antiviral effects of chloroquine against coronavirus: what to expect for COVID-19? Int J Antimicrob Agents. 2020:105938;2020.
14. Fukuda T, Oda K, Wada-Hiraike O, et al. The anti-malarial chloroquine suppresses proliferation and overcomes cisplatin resistance of endometrial cancer cells via autophagy inhibition. Gynecol Oncol. 137(3):538-45;2015.
15. Jarauta V, Jaime P, Gonzalo O, et al. Inhibition of autophagy with chloroquine potentiates carfilzomib-induced apoptosis in myeloma cells in vitro and in vivo. Cancer Lett. 382(1):1-10;2016.
16. Ji Y, Di W, Yang Q, et al. Inhibition of autophagy increases proliferation inhibition and apoptosis induced by the PI3K/mTOR inhibitor NVP-BEZ235 in breast cancer cells. Clin Lab. 61(8):1043-51;2015.
17. Jia L, Wang J, Wu T, et al. In vitro and in vivo antitumor effects of chloroquine on oral squamous cell carcinoma. Mol Med Rep. 16(5):5779-578;2017.
18. Krueger J, Santinon F, Kazanova A, et al. Hydroxychloroquine (HCQ) decreases the benefit of anti-PD-1 immune checkpoint blockade in tumor immunotherapy. PLoS One. 16(6):e0251731;2021.
19. Kuroki H, Anraku T, Kazama A, et al. 9-ING-41, a small molecule inhibitor of GSK-3beta, potentiates the effects of anticancer therapeutics in bladder cancer. Sci Rep. 9(1):19977;2019.
20. Lefort S, Joffre C, Kieffer Y, et al. Inhibition of autophagy as a new means of improving chemotherapy efficiency in high-LC3B triple-negative breast cancers. Autophagy. 10(12):2122-42;2014.
21. Lee HO, Mustafa A, Hudes GR, Kruger WD. Hydroxychloroquine destabilizes Phospho-S6 in human renal carcinoma cells. PLoS One. 10(7):e0131464;2015.
22. Li ML, Xu YZ, Lu WJ, et al. Chloroquine potentiates the anticancer effect of sunitinib on renal cell carcinoma by inhibiting autophagy and inducing apoptosis. Oncol Lett. 15(3):2839-2846;2018.
23. Li X, Burton EM, Bhaduri-McIntosh S. Chloroquine triggers Epstein-Barr virus replication through phosphorylation of KAP1/TRIM28 in Burkitt lymphoma cells.PLoS Pathog. 13(3):e1006249; 2017.
24. Liang DH, Choi DS, Ensor JE, et al. The autophagy inhibitor chloroquine targets cancer stem cells in triple negative breast cancer by inducing mitochondrial damage and impairing DNA break repair. Cancer Lett. 376(2):249-58;2016.
25. Lin HC, Chang Y, Chen RY, et al. Epstein-Barr virus latent membrane protein-1 upregulates autophagy and promotes viability in Hodgkin lymphoma: Implications for targeted therapy. Cancer Sci. 112(4):1589-1602;2021.
26. Lin YC, Lin JF, Wen SI, et al. Chloroquine and hydroxychloroquine inhibit bladder cancer cell growth by targeting basal autophagy and enhancing apoptosis. Kaohsiung J Med Sci. 33(5):215-223;2017.
27. Liu L, Han C, Yu H, et al. Chloroquine inhibits cell growth in human A549 lung cancer cells by blocking autophagy and inducing mitochondrialmediated apoptosis. Oncol Rep. 39(6):2807-2816; 2018.
28. Liu WD, Sun W, Hua YQ, et al. Effect of rapamycin and chloroquine on osteosarcoma. Zhonghua Yi Xue Za Zhi. 97(19):1510-1514;2017.
29. Liu S, Li X. Autophagy inhibition enhances sensitivity of endometrial carcinoma cells to paclitaxel. Int J Oncol. 46(6):2399-408;2015.
30. Liu P, Zhao L, Ferrere G, et al. Combination treatments with hydroxychloroquine and azithromycin are compatible with the therapeutic induction of anticancer immune responses. Oncoimmunology. 9(1):1789284, 2020.
31. Makowska A, Eble M, Prescher K, et al. Chloroquine Sensitizes Nasopharyngeal Carcinoma Cells but Not Nasoepithelial Cells to Irradiation by Blocking Autophagy. PLoS One. 11(11):e0166766;2016.
32. Mahalingam D, Mita M, Sarantopoulos J, et al. Combined autophagy and HDAC inhibition: a phase I safety, tolerability, pharmacokinetic, and pharmacodynamic analysis of hydroxychloroquine in combination with the HDAC inhibitor vorinostat in patients with advanced solid tumors. Autophagy. 10(8):1403-14;2014.
33. Masud Alam M, Kariya R, Kawaguchi A, et al. Inhibition of autophagy by chloroquine induces apoptosis in primary effusion lymphoma in vitro and in vivo through induction of endoplasmic reticulum stress. Apoptosis. 21(10):1191-201;2016.
34. Matt U, Selchow P, Dal Molin M et al. Chloroquine enhances the antimycobacterial activity of isoniazid and pyrazinamide by reversing inflammation-induced macrophage efflux. Int J Antimicrob Agents. 50(1):55-62;2017.
35. Monma H, Iida Y, Moritani T, et al. Chloroquine augments TRAIL-induced apoptosis and induces G2/M phase arrest in human pancreatic cancer cells. PLoS One. 7;13(3):e0193990;2018.
36. Mishra R, Kohli S, Malhotra N, et al. Targeting redox heterogeneity to counteract drug tolerance in replicating *Mycobacterium tuberculosis*. Sci Transl Med. 13;11(518): eaaw6635;2019.
37. Pun KK1, Lau P, Ho PW. The characterization, regulation, and function of insulin receptors on osteoblast-like clonal osteosarcoma cell line. J Bone Miner Res. 4(6):853-62;1989.
38. Rademacher BL, Matkowskyj KA, Meske LM, et al. The role of pharmacologic modulation of autophagy on anal cancer development in an HPV mouse model of carcinogenesis. Virology. 507:82-88;2017.
39. Paton NI, Lee L, Xu Y, et al. Chloroquine for influenza prevention: a randomised, double-blind, placebo controlled trial. Lancet Infect Dis. 11(9):677-683;2011.
40. Rao R, Balusu R, Fiskus W, et al. Combination of pan-histone deacetylase inhibitor and autophagy inhibitor exerts superior efficacy against triple-negative human breast cancer cells. Mol Cancer Ther. 11(4):973-83;2012.
41. Scott EC, Maziarz RT, Spurgeon SE, et al. Double autophagy stimulation using chemotherapy and mTOR inhibition combined with hydroxychloroquine for autophagy modulation in patients with relapsed or refractory multiple myeloma. Haematologica. 102(7): e261-e265;2017.
42. Singla M, Bhattacharyya S. Autophagy as a potential therapeutic target during epithelial to mesenchymal transition in renal cell carcinoma: An in vitro study. Biomed Pharmacother. 94:332-340;2017.
43. Shen C, Wang W, Tao L, et al. Chloroquine blocks the autophagic process in cisplatin-resistant osteosarcoma cells by regulating the expression of p62/SQSTM1. Int J Mol Med. 32(2):448-56;2013;2013.
44. Su Z, Li G, Liu C, et al. Autophagy inhibition impairs the epithelial-mesenchymal transition and enhances cisplatin sensitivity in nasopharyngeal carcinoma. Oncol Lett. 13(6):4147-4154;2017.

45. Sun J, Song WD, Yan SY, Xi ZJ. Chloroquine inhibits viability of renal carcinoma cells and enhances sunitinib-induced caspase-dependent apoptosis. Beijing Da Xue Xue Bao Yi Xue Ban. 18;50(5):778-784; 2018.
46. Toler SM, Noe D, Sharma A. Selective enhancement of cellular oxidative stress by chloroquine: implications for the treatment of glioblastoma multiforme. Neurosurg Focus. 15;21(6):E10;2006.
47. Thomas S, Sharma N, Golden EB, et al. Preferential killing of triple-negative breast cancer cells in vitro and in vivo when pharmacological aggravators of endoplasmic reticulum stress are combined with autophagy inhibitors. Cancer Lett. 325(1):63-71;2012.
48. Tuomela J, Sandholm J, Kauppila JH, et al. Chloroquine has tumor-inhibitory and tumor-promoting effects in triple-negative breast cancer. Oncol Lett. 6(6):1665-72;2013.
49. Verschooten L, Barrette K, Van Kelst S, et al. Autophagy inhibitor chloroquine enhanced the cell death inducing effect of the flavonoid luteolin in metastatic squamous cell carcinoma cells. PLoS One. 7(10):e48264;2012.
50. Xu Y, Yu H, Qin H, Kang J, et al. Inhibition of autophagy enhances cisplatin cytotoxicity through endoplasmic reticulum stress in human cervical cancer cells. Cancer Lett. 28;314(2):232-43;2012.
51. Xu L, Liu JH, Zhang J, et al. Blockade of autophagy aggravates endoplasmic reticulum stress and improves Paclitaxel cytotoxicity in human cervical cancer cells. Cancer Res Treat. 47(2):313-21;2015.
52. Yan Y, Zou Z, Sun Y, et al. Anti-malaria drug chloroquine is highly effective in treating avian influenza A H5N1 virus infection in an animal model. Cell Res. 23(2):300–302,2013.
53. Yang M, Huang L, Li X, Kuang E. Chloroquine inhibits lytic replication of Kaposi's sarcoma-associated herpesvirus by disrupting mTOR and p38-MAPK activation. Antiviral Res. Sep;133:223-33;2016.
54. Yang H, Zheng Y, Zhang Y, Cao Z, Jiang Y. Mesenchymal stem cells derived from multiple myeloma patients protect against chemotherapy through autophagy-dependent activation of NF-κB signaling. Leuk Res. 60:82-88;2017.
55. Yatime L, Buch-Pedersen MJ, Musgaard M, et al. P-type ATPases as drug targets: tools for medicine and science. Biochim Biophys Acta. 1787(4):207-20;2009.
56. Zhang HQ, Fang N, Liu XM, et al. Antitumor activity of chloroquine in combination with Cisplatin in human gastric cancer xenografts. Asian Pac J Cancer Prev.16(9):3907-12;2015.
57. Zhang Y, Li Y, Li Y, et al. Chloroquine inhibits MGC803 gastric cancer cell migration via the Toll-like receptor 9/nuclear factor kappa B signaling pathway. Mol Med Rep. 11(2):1366-71;2015.
58. Zhao XG, Sun RJ, Yang XY, et al. Chloroquine-enhanced efficacy of cisplatin in the treatment of hypopharyngeal carcinoma in xenograft mice. PLoS One. 29;10(4):e0126147;2015.
59. Wang CK, Yu XD, Li Q, et al. Chloroquine and valproic acid combined treatment in vitro has enhanced cytotoxicity in an osteosarcoma cell line. Asian Pac J Cancer Prev. 2013;14(8):4651-4;2013.
60. Wang LF, Lin YS, Huang NC, et al. Hydroxychloroquine-inhibited dengue virus is associated with host defense machinery. J Interferon Cytokine Res. 35(3):143-156;2015.
61. Wang Y, Zhang X, Fan J, et al. Activating Autophagy Enhanced the Antitumor Effect of Antibody Drug Conjugates Rituximab-Monomethyl Auristatin E. Front Immunol. 9:1799;2018.

CAPÍTULO 61

Clotrimazol de antifúngico a antineoplásico

Destaca a HK2 da mitocôndria e inibe a PFK1 e a via PI3K/Akt; inibe o canal cálcio-potássio tipo IK que inibe o fator proliferativo bFGF; polariza a membrana celular

José de Felippe Junior

O clotrimazol, 1-(alpha-2-clorotritil)imidazole, é um antifúngico que possui a importante função de deslocar a hexoquinase-2 (HK2) das mitocôndrias, o que provoca diminuição da produção de ATP pela glicólise anaeróbia. São os ATPs da glicólise anaeróbia que fazem funcionar o ciclo celular mitótico proliferativo, porque o núcleo não gera ATP e os ATPs da fosforilação oxidativa mitocondrial não suprem o núcleo. No PubMed encontramos 176 referências do clotrimazol no câncer.

O nome químico do clotrimazol é 1-[(2-chlorophenyl)-diphenylmethyl] imidazole, de fórmula $C_{22}H_{17}ClN_2$ e peso molecular de 344,8g/mol. Outros nomes: Lotrimin, Canesten, Mycelex, Empecid e Mycosporin.

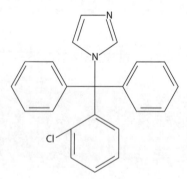

Clotrimazol

Alvos moleculares no câncer. Cada linha um trabalho

1. Destaca a hexoquinase-2 (HK2) da mitocôndria e inibe a fosfofrutoquinase, a via PI3K/Akt e a glicólise anaeróbia diminuindo drasticamente a proliferação mitótica.
2. Provoca apoptose diretamente correlacionada com o destacamento da HK2 da mitocôndria e o destacamento da PFK1 e da aldolase do citoesqueleto. Lembrar que a aldolase regula positivamente a via de sinalização canônica proliferativa Wnt.
3. Inibe a importante PFK1, fosfofrutoquinase-1, e impede a passagem da frutose 6-fosfato em frutose 1-6 difosfato. A PFK1 é enzima limitante da velocidade da glicólise anaeróbia.
4. Inibe diretamente a via PI3K (phosphatidylinositol-3-phosphate kinase) e quanto maior a hipóxia maior a inibição.
5. Inibe a via Akt, o que aumenta a dissociação da hexoquinase-2 das mitocôndrias.
6. Provoca dissociação da HK-2, libera citocromo c e provoca apoptose por interação alostérica.
7. Clotrimazol inibe a fosfofrutoquinase-1 de modo dose-dependente.
8. Clotrimazol é potente inibidor da angiogênese *in vitro*.
9. É agonista da calmodulina e induz a liberação das reservas intracelulares de Ca^{++} e lentifica seu preenchimento, assim inibindo a translação e lentificando o crescimento do tumor.
10. A maioria dos cânceres possui canal cálcio-potássio tipo IK que regula o potencial de membrana e pode aumentar a proliferação e a migração. O clotrimazol inibe o canal IK.
11. A expressão do canal IK aumenta em 4 vezes a ativação dos linfócitos T e a inibição do IK com clotrimazol inibe a proliferação dos linfócitos T. Bloqueio do IK em células do endotélio e fibroblasto inibe o fator proliferativo bFGF (fator de crescimento dos fibroblastos). Os fibroblastos são o alimento peritumoral das células neoplásicas.

12. **Gliomas**
    a) No glioblastoma multiforme duas enzimas são altamente expressas: a PFK1, inibida pelo clotrimazol, e a PDK1 (piruvato desidrogenase quinase 1), que inibe o complexo piruvato desidrogenase e impede a entrada do piruvato no ciclo de Krebs, inibida pelo ácido ursólico, ácido lipoico ou dicloroacetato de sódio.
    b) Induz parada do ciclo celular em G1 e sensibiliza as células do glioblastoma à radioterapia *in vitro*.
    c) Um paciente com astrocitoma grau 2 respondeu ao clotrimazol 100mg/kg/dia. Recobrou a consciência, melhorou da confusão mental e do edema de papila.

13. **Carcinoma de cabeça e pecoço**
    a) Ativo no carcinoma epidermoide oral, em três linhagens OSCC, *in vitro* e *in vivo*. Reduz a formação de colônias dose e tempo-dependentes, provoca parada do ciclo celular em G0/G1 e induz apoptose diminuindo Bcl-2 e aumentando Bax.
    b) Ativo no carcinoma epidermoide oral, OSCC-25, por induzir parada do ciclo celular em G0 e G1, com concomitante diminuição das células nas fases G2-M e S. Também diminui os níveis da ciclina D, ciclina E e CDK-4.

14. **Câncer de mama**
    a) Em células do câncer de mama, próstata e pâncreas, o clotrimazol para o ciclo celular em G1/S inibindo o canal cálcio-potássio, IK.
    b) Em células do câncer de mama MCF-7, após apenas 4 horas, diminui a viabilidade, provoca apoptose, despolariza mitocôndria e inibe enzimas-chaves da glicólise, o que diminui o ATP glicolítico. Interfere na autofagia.
    c) Clotrimazol inibe a proliferação celular no câncer de mama, preferencialmente inibindo a glicólise nas linhagens MCF10A, MCF-7 e MDA-MB-231.
    d) Inibe a glicólise do câncer de mama, diminuindo 85% da geração de lactato, sem alterar a função glicolítica das células normais. O principal efeito é destacar a PFK1 da f-actina.

15. **Câncer de próstata**
    a) Clotrimazol-rutênio provoca apoptose sem alterar estrutura do DNA.
    b) Diminui a produção de andrógenos. Inibe a 17 alpha-hydroxylase e 17,20-lyase testicular, mas não a 3 beta-hydroxy steroid dehydrogenase-isomerase ou 17 beta-hydroxy steroid oxidoreductase.

16. **Câncer de pulmão**
    a) Inibe a glicólise anaeróbia e a concentração de ATP glicolítico no carcinoma de pulmão linhagem LL/2 do carcinoma de Lewis.
    b) A inibição da glicólise foi verificada nas linhagens MCF-7, MCF10A, MDAMB-231, HeLa, B16-F10, e no carcinoma pulmonar de Lewis.

17. **Câncer colorretal**
    a) Inibe a glicólise anaeróbia e a concentração de ATP glicolítico em células CT-26 do adenocarcinoma colorretal.
    b) Induz apoptose em células do câncer colorretal, CCL229.

18. **Melanoma**
    Ativo em células do melanoma linhagem A375, reduz a expressão da HK2, induz a parada do ciclo celular em G1-S, altera a reatividade da anexina V e provoca fragmentação do DNA sem evidências de necrose.

19. **Hepatoma**
    Diminui a viabilidade das células do hepatoma, HA59T.

20. **Endométrio**
    No câncer endometrial, o principal efeito do clotrimazol parece ser inibindo a aldolase, o que inibe a via Wnt-catenina.

21. Limitação do clotrimazol: pouco solúvel em água, o que reduz sua biodisponibilidade. Complexado com beta-ciclodextrina aumenta a absorção.

Referência

Site www.medicinabiomolecular.com.br com os resumos ou trabalhos na íntegra.

CAPÍTULO 62

Crisina como antineoplásico

Anti-HSV1-2, EBV, Covid-19, Vírus da dengue, *H. pylori*; potente inibidor da aromatase CYP19A1 da família P450; induz diminuição do GSH citoplasmático; inibe NRF2, STAT3, HI1-alfa, MMP-10, EMT, ciclina D1, hTERT e assim a telomerase e as vias proliferativas PI3K/Akt/mTOR/NF-kappaB, PI3K/Akt/P70S6K/S6/P90RSK, ERK1/2/Nrf2 e MEK/ERK/c-Fos; aumenta a razão Bax/Bcl-2; ativa AMPK e inibe mTOR; regula para cima a expressão do miR-132 e miR-502c; aumenta E-caderina e diminui a vimentina; acetila a zona CpG e diminui a função dos genes de sobrevivência celular – efeito epigenético

José de Felippe Junior

Crisina é um bioflavonoide encontrado em plantas, vegetais, mel, própolis e flores do maracujá (Robards, 1997; Pietta, 2000). A crisina possui efeitos antiaromatase, antioxidante, anti-inflamatório e anticâncer, incluindo gliomas, cabeça e pescoço, mama, mama triplo negativo, estômago, colorretal, próstata, pâncreas, útero, bexiga, melanoma e ovário (Sak, 2014).

Estudos recentes mostraram que esse flavonoide pode inibir a autorrenovação de células-tronco do câncer de fígado e do câncer de cabeça e pescoço (Zou, 2016; Laishram, 2015) e talvez de muitos outros tipos de câncer.

O problema da crisina é sua insolubilidade em água, o que limita a absorção intestinal. Vários autores tentaram aumentar a biodisponibilidade da crisina usando substâncias patenteáveis, entretanto, Fenyvesi e colaboradores descobriram que a adição de beta-ciclodextrina aumenta a capacidade de solubilização e absorção desse composto, tão importante e que agora pode ser utilizado em clínica. A mistura consiste de beta-ciclodextrina ou beta-ciclodextrina metilada na proporção molar 1:1 ou 1:2 e os testes foram feitos em monocamadas de células do câncer de cólon, Caco2 (Fenyvesi, 2020).

Quando começam a aparecer vários estudos procurando modificar a molécula de fitoterápico não patenteável, como é a crisina, acredito mais ainda em seus poderes medicinais. Somente vou deixar aqui uma referência das dezenas que encontramos (Chen, 2020).

A enzima aromatase (CYP19A1) converte androgênios em estrogênios. Especificamente, a androstenediona e a testosterona são convertidas em estrona e estradiol. Os inibidores de aromatase impedem a formação do estrogênio e reduzem o crescimento dos cânceres dele dependentes. A crisina é potente inibidor natural da aromatase. Na indústria dispomos do letrozol (Femara), anastrozol (Arimidex) e exemestano (Aromasin).

Devemos ter em mente que os seguintes tipos de tumores sólidos possuem receptores ER-alfa que aumentam a proliferação: gliomas, câncer de cabeça e pescoço, pulmão, mama, próstata, estômago, cólon, fígado, pâncreas, ovário, bexiga, sarcomas. O receptor ER-alfa não é carcinogênico, porém é fortemente carcinocinético, provocando aumento do volume tumoral. O uso de antiaromatases nesses tipos de tumores pode ser estratégia viável e eficaz.

Crisina inibe NRF2 (*nuclear factor erythroid2-related factor 2*)

A crisina reduz significativamente a expressão de NRF2 no mRNA e de proteínas. NRF2, por ser redutor, aumenta a proliferação celular – carcinocinético.

A crisina de peso molecular 254g/mol e fórmula $C_{15}H_{10}O_4$ é também conhecida como crisine, chrysin,

4H-1-Benzopyran-4-one, 5,7-dihydroxy-2-phenyl-UNII--3CN01F5ZJ5. A molécula doa 2 e é aceptora de 4 elétrons, oxidante.

Crisina

Modo de prescrição para facilitar a absorção da crisina:

Crisina..500mg
Beta-ciclodextrina.....................500mg
Tomar 1cp 2 a 3 vezes ao dia.

Alvos moleculares da crisina no câncer

1. **Efeito antiviral**
   a) **Anti-HSV 1-2:** inibe a atividade no uso local (Lyu, 2005; Schnitzler, 2010).
   b) **Anti-EBV** (Mi, 2020).
   c) **Vírus da dengue:** inibe a replicação (Du, 2016).
   d) **Anti-Covid**-19 (Al-Hatamleh, 2020).
   CMV, HPV: nada encontrado.
2. **Efeito anti-*H. pylori*.** Crisina é altamente eficaz contra o *Helicobacter pylori*. Os autores examinaram 1.120 drogas aprovadas pela FDA para moléculas que se ligam ao regulador de resposta essencial HsrA e potencialmente inibem a função biológica do *H. pylori*. Sete flavonoides naturais foram identificados como ligantes de HsrA. Todos esses compostos inibiram visivelmente a atividade de ligação do DNA ao HsrA, mas apenas quatro deles, apigenina, crisina, kaempferol e hesperetina, exibiram alta atividade bactericida contra o *H. pylori*. Crisina mostrou a atividade bactericida mais potente e o efeito mais sinérgico em combinação com claritromicina ou metronidazol (González, 2019).
3. **Efeito epigenético.** Crisina inibe a histona desacetilase-8 (HDAC-8). Acetila a zona CpG e reativa genes supressores de tumor (Sun, 2012).
4. **Glioblastoma multiforme – GBM**
   a) Sabemos que o fator nuclear eritroide 2 (Nrf2) está altamente expresso em grande variedade de linhagens de células do glioblastoma e está associado ao aumento da atividade da via proliferativa MAPK. Crisina suprime a proliferação, migração e invasão de células do glioblastoma, de modo dose e tempo-dependentes, via supressão da via ERK/Nrf2, *in vitro* e *in vivo*. Crisina desativa a via de sinalização Nrf2 diminuindo sua translocação para o núcleo e suprimindo a expressão da heme-oxigenase-1 (HO-1) e da NADPH quinino oxidorredutase-1, o que provoca oxidação intracelular. Além disso, a crisina regula para baixo a expressão do ERK1/2, mas não afeta os níveis de expressão de p-JNK e p-P38. Finalmente, ela inibe o crescimento do tumor em xenoenxertos de células U87 do GBM humano, isto é, *in vivo* (Wang, 2018).
   b) Inibidores da aromatase como o letrozol, mas não o anastrozol, diminuem a biossíntese local de estrogênios e induzem a diminuição da proliferação e migração de células do glioma (Dave, 2015; Wang, 2018).
   c) O mecanismo de ação do letrozol no GBM não é apenas como inibidor da aromatase. A expressão aberrante dos canais de potássio do gene humano relacionado ao hERG (ether-a-go-go-related gene) foi implicada na fisiopatologia do glioblastoma. O letrozol, mas não o exemestano, reduz a proliferação celular em relação ao controle em células de glioblastoma humano U87 e U373. A expressão de hERG foi associada à redução da sobrevida geral na coorte de GBM do banco de dados do *Cancer Genome Atlas* (Shugg, 2021).
   d) Todas as linhas de células de glioma incluídas, LN229, T98G, U373MG, U251MG, U87MG de humanos e C6 de rato, expressaram CYP19A1 (aromatase). O letrozol exerceu citotoxicidade considerável, ao lado de diminuir a atividade de aromatase. A análise de imagem empregando μPET/CT F18-FDG demonstrou nos xenoenxertos redução acentuada do volume do tumor ativo (> 75%) após 8 dias de tratamento com letrozol. A análise imuno-histoquímica revelou redução acentuada na expressão da aromatase em regiões tumorais do cérebro após o tratamento com letrozol. Assim, a aromatase pode ser um novo alvo para o tratamento de gliomas (Dave, 2015).
   e) Crisina é potente inibidor da aromatase (CYP19A1) no glioblastoma.
   f) Metástase cerebral e de escalpo de câncer de mama que respondeu ao letrozol – inibidor de aromatase (Madhup, 2006).
5. **Carcinoma de cabeça e pescoço**
   a) Os autores identificaram 396 DEGs (genes diferencialmente expressos) regulados positivamente e 19 regulados negativamente. Além disso,

eles identificaram 1 DEM (miRNA expresso diferencialmente) regulado positivamente, miR-135b, e 1 DEM regulado negativamente, miR-574-5p. A análise de enriquecimento funcional indicou que ambos os genes-alvo DEGs e DEMs participaram do processo biológico de regulação da transcrição do promotor da RNA polimerase II, regulação positiva da transcrição modelada por DNA e importante via de sinalização de infecção pelo **vírus Epstein-Barr**. A análise do banco de dados CMap (mapa de conectividade) indicou que a crisina, sanguinarina e verteporfina são drogas potenciais para prevenção e tratamento de metástases de carcinoma nasofaríngeo EBV-positivos (Mi, 2020).

b) Células KB do arcinoma epidermoide oral foram tratadas com diferentes concentrações de crisina (1, 2, 4, 8, 16 e 32μmol/l) por 24 horas. A crisina inibe a proliferação de células KB de maneira dependente da concentração, acompanhada por aumento na apoptose de células KB, ativação das caspases-3/7, diminuição do potencial de membrana mitocondrial e supressão da fosforilação de Akt e PI3K, ou seja, inibição da via PI3K/Akt (Xie, 2019).

c) Os autores avaliaram o *status* do receptor do hormônio sexual em cânceres de cabeça e pescoço (HNC). Amostras cirúrgicas congeladas (n = 67) de pacientes com HNC foram analisadas. A expressão proteica do receptor de estrogênio (ER)-alfa, ER-beta e receptor de progesterona (PgR) de células tumorais foi determinada por imunocitoquímica. Os dados foram confirmados no mRNA por nested-PCR e sequenciamento. As expressões ER e PgR confirmadas por análise de PCR foram frequentes no HNC: 50,7 e 49,3%, respectivamente. Com relação às isoformas ER, a expressão ERα foi predominante sobre ERβ em ambos os cânceres da cavidade oral, bem como da laringe/hipofaringe (LH). A incidência de expressão de receptor funcional (coexpressão de ER e PgR) foi relativamente frequente também no HNC (27/67, 40,3%), que foi independente da localização anatômica do tumor. No subgrupo de câncer de LH, a expressão ER foi associada a uma tendência de sobrevida encurtada (p = 0,0636, Mantel-Cox generalizado selvagem). As expressões ER-alpha, beta e PgR são frequentes no HNC e podem afetar o prognóstico da doença (Lukits, 2007). Inibidores da aromatase seriam benéficos?

d) Há expressão de ERα e ERβ na linhagem de células Tca8113 de câncer escamoso de língua humana e o beta-estradiol promove a proliferação e aumento do ciclo celular de células Tca8113 humanas cultivadas (Liu, 2003).

e) ERα e ERβ são expressos no HNSCC e a estimulação com ligantes do receptor de estrogênio provoca transdução de sinal citoplasmático e ativação transcricional proliferativa. O receptor de estrogênio e o EGFR conversam entre si (*cross-talk*). Coletivamente, esses estudos indicam que o receptor de estrogênio e EGFR juntos podem contribuir para o desenvolvimento de HNSCC e progressão da doença (Egloff, 2009).

6. Câncer de pulmão

a) Claudin-2 está altamente expresso em tecidos de adenocarcinoma de pulmão humano A549 e pode ser novo alvo para a quimioterapia do câncer porque o *knockdown* do claudin-2 diminui a proliferação celular. Crisina, kaempferol e luteolina diminuem de forma dependente da concentração a expressão do claudin-2 em células A549 do adenocarcinoma pulmonar. A expressão do claudin-2 é regulada para cima por MEK/ERK/c-Fos e PI3K/Akt/NF-kappaB, mas essas atividades não foram inibidas por crisina, kaempferol ou luteolina. Tomados em conjunto, os 3 flavonoides diminuíram a proliferação celular inibindo claudin-2 (Sonoki, 2017).

b) A viabilidade celular diminui de maneira dependente da concentração e do tempo no adenocarcinoma de pulmão humano A549 tratado com mel ou crisina, em comparação com as células normais. Os valores de IC50 do mel contra células A549 é de 15 ± 0,05% após 48h. Os valores de IC50 da crisina é 49,2 ± 0,6 após 48h. Crisina inibe o crescimento e induz apoptose pela ativação da caspase-3 e 9 e o aumento na razão Bax/Bcl-2. A expressão da proteína Bax aumenta e a da Bcl-2 diminui por ação da crisina (Samarghandian, 2014).

c) O ligante indutor de apoptose relacionado ao fator de necrose tumoral (TRAIL) mata seletivamente vários tipos de células cancerosas sem prejudicar as células normais, mas a resistência ao TRAIL é frequentemente observada em células cancerosas. O extrato de própolis e a crisina sensibilizam as linhagens celulares de câncer humano A549 à apoptose induzida por TRAIL. A crisina diminui seletivamente os níveis da proteína Mcl-1, regulando para baixo a expressão do seu gene. Entre as vias de sinalização que regulam a expressão do gene Mcl-1, apenas a fosforilação de STAT3 constitutiva foi suprimida pela crisina (Lirdprapamongkol, 2013).

d) Crisina ativa AMPK (AMP-proteinoquinase) e inibe o crescimento e induz apoptose em células

A549 do câncer pulmonar. Ocorre ativação significativa da AMPK após tratamento com crisina em células A549. A crisina inibe a ativação de Akt/mTOR e o *knockdown* da AMPK por shRNA quase reverte esse efeito. Finalmente, uma dose relativamente baixa de crisina aumenta a ativação da AMPK induzida pela doxorrubicina e promove apoptose das células A549. Este estudo sugere que a ativação da AMPK pela crisina contribui para a supressão de Akt/mTOR provocando inibição do crescimento e apoptose em células de câncer de pulmão humano. Os agentes que podem ativar AMPK podem servir como adjuvantes úteis para a quimioterapia tradicional contra o câncer de pulmão (Shao, 2012).
e) Crisina aumenta a citotoxicidade da doxorrubicina por elevar o efluxo de GSH das células neoplásicas do pulmão. Crisina provoca significante e sustentada depleção de GSH do intracelular e da rede enzimática do GSH em 4 tipos diferentes de células cancerosas. Esta abordagem pode permitir o uso de concentrações mais baixas e/ou sensibilizar as células cancerosas a drogas que são tipicamente resistentes à terapia (Brechbuhl, 2012).
f) Metástases pulmonares de câncer de mama tratadas com sucesso com inibidor de aromatase – letrozol (Hasegawa, 2016).
g) Desvendar a contribuição dos estrogênios no desenvolvimento do câncer de pulmão é pré-requisito para o desenvolvimento de tratamentos baseados no sexo e identificar pacientes que poderiam se beneficiar de tratamentos antiestrogênicos. O enxerto ortotópico de células singenicas de câncer de pulmão em camundongos imunocompetentes mostrou que os tumores de pulmão crescem mais rápido em camundongos fêmeas do que em machos. Além disso, o estradiol (E2) promoveu o desenvolvimento de tumor, aumento da linfa/angiogênese e dos níveis de VEGFA e bFGF em tumores de pulmão de mulheres por meio de uma via dependente do receptor de estrogênio (ER)-alfa. A quantificação das vasculaturas linfática e sanguínea de biópsias de adenocarcinoma de pulmão de pacientes com idade entre 35 e 55 anos revelou linfangiogênese e angiogênese mais extensas em amostras de tumor provenientes de mulheres do que de homens. Em conclusão, os resultados destacam uma modulação dependente de E2/ERα dos componentes linfáticos e vasculares do microambiente do tumor pulmonar (Dubois, 2019).
h) A expressão de ER (receptor de estrogênio) foi examinada usando métodos imuno-histoquímicos com seções de 132 amostras ressecadas de NSCLC (câncer de pulmão de células não pequenas). O ERα foi detectado no citoplasma de 73% dos espécimes analisados, enquanto o ERβ foi detectado no núcleo de 51%. A expressão do ERα correlacionou com pior sobrevida global (p < 0,001), assim como a ausência de expressão ERβ (p = 0,048). Da mesma forma, no estágio histopatológico I, a expressão ERα (p = 0,028) ou a ausência de ERβ (p = 0,037) se correlacionou com pior prognóstico e os pacientes ERα (+) ERβ (–) tiveram prognóstico significativamente pior do que pacientes ERα (–) ERβ (+) (p = 0,00007). A análise de regressão multivariada de Cox revelou que a ausência de ERβ é um fator independente preditivo de resultado ruim da doença (razão de risco, 1,9; intervalo de confiança de 95%, 1,1-3,4; p = 0,0264). Conclusões: a expressão de ERα e a ausência de expressão de ERβ estão associadas a pior prognóstico entre pacientes com NSCLC. Em particular, a ausência de ER-beta poderia servir como um marcador para identificar pacientes de alto risco, mesmo em um estágio clínico inicial (Kawai, 2005).

7. **Câncer de mama**
   a) A enzima citocromo P450 (aromatase) funciona na transformação de andrógenos em estrogênios. A inibição da aromatase é um dos objetivos significativos do tratamento de doenças dependentes de hormônios, como o câncer de mama, especialmente em mulheres na pós-menopausa. Compostos naturais como a crisina podem ser úteis na inibição da aromatase para quimioprevenção após o tratamento ou em mulheres com risco de adquirir câncer de mama. Os autores pesquisaram sistematicamente o Science Direct, PubMed e Google Scholar até 5 de fevereiro de 2019. Todos os estudos, exceto um, mostraram que a crisina tinha a potência de inibir a aromatase; entretanto, apenas um estudo realizado em células do estroma endometrial mostrou que a crisina e a naringenina não inibiram a aromatase. E apenas um estudo foi realizado em mulheres. Crisina inibe fortemente a enzima aromatase (citocromo P450) e, portanto, pode ser útil na prevenção e tratamento do câncer de mama dependente de hormônio e como terapia adjuvante para doenças dependentes de estrogênio (Balam, 2020).
   b) Combinação de crisina e metformina possui efeito sinérgico em células do câncer de mama T47D via supressão da hTERT e ciclina D1 (Rasouli, 2018).

c) Crisina provoca diminuição da proliferação de modo dose e tempo-dependentes e aumento da apoptose em células MCF-7 do adenocarcinoma de mama (Samarghandian, 2016).
d) Crisina suprime a sobrevivência hipóxica e o crescimento de metástases de células do câncer de mama murino (Lirdprapamongkol, 2013).
e) Crisina e silibinina possuem efeitos sinérgicos em células T47D do câncer de mama. Crisina ou silibinina isoladamente inibem a proliferação de maneira tempo e dose-dependentes, e as drogas combinadas sinergicamente regulam para baixo os níveis de mRNA do hTERT e ciclina D1 em todas as concentrações usadas em comparação com as drogas usadas sozinhas após 48 horas de tratamento. Essa combinação pode ter valor terapêutico no tratamento do câncer de mama (Javan, 2017).
f) Remissão completa de metástases peritoneais disseminadas de câncer de mama com inibidor de aromatase – letrozol (Fuke, 2010).

8. **Câncer de mama triplo negativo**
a) Curcumina nanoencapsulada e crisina possuem efeitos antiproliferativos sinérgicos em células de câncer de mama triplo negativo MDA-MB-231 por regular para cima a expressão do miR-132 e miR-502c com acúmulo de células neoplásicas na fase G2/M do ciclo celular (Javan, 2019).
b) Skp2 (*S-phase kinase-associated protein 2*) e LRP6 (*low-density lipoprotein receptor-related protein 6*) estão altamente expressos no câncer de mama triplo negativo. Crisina mais apigenina por 72-96 horas reduzem a viabilidade das células MDA-MB-231 e induzem apoptose por meio da regulação para baixo da expressão da Skp2 (*S-phase kinase-associated protein 2*) e LRP6 (*low-density lipoprotein receptor-related protein 6*). O tratamento de combinação por 36 horas diminui sinergicamente a motilidade das células MDA-MB-231, mas não a viabilidade celular por meio da regulação para baixo de MMP2, MMP9, fibronectina e *SNAIL* em células MDA-MB-231. Além disso, a crisina combinada com a apigenina também suprimem o crescimento do tumor em células de câncer de mama MDA-MB-231 humanas xenoenxertadas por meio da regulação para baixo do ki-67 e proteína Skp2. Os resultados experimentais mostraram que a crisina combinada com apigenina reduzem a proliferação e motilidade celular e induzem apoptose no câncer triplo negativo MDA-MB-231 (Huang, 2016).
c) Crisina inibe o potencial metastático do câncer de mama triplo negativo de modo dose-dependente modulando a MMP-10 (*matrix metalloproteinase-10*), EMT (*epithelial to mesenchymal transition*) e a via PI3K/Akt. Crisina induz o aumento da expressão da E-caderina e a diminuição da expressão da vimentina, *SNAIL* e *Slug* em células triplo negativas, sugerindo que a crisina possui efeito de reverter a EMT. Mais importante, foi demonstrado que a inibição da via PI3K/Akt desempenha papel central na atividade antimetastática regulando a MMP-10 e a EMT (Yang, 2014).
d) O ingrediente ativo anticâncer da própolis chinesa foi isolado, caracterizado contra células humanas de câncer de mama MDA-MB-231 e identificado como crisina. Crisina está presente em níveis elevados em todas as amostras da própolis, constituindo aproximadamente 2,52% a 6,38% dos extratos. Os resultados das análises da atividade enzimática indicaram que a crisina é um inibidor da histona desacetilase (HDACi) e inibe marcadamente a atividade enzimática da HDAC8 [EC (50) = 40,2µM]. As análises *in vitro* demonstraram que a crisina suprime significativamente o crescimento celular e induz a diferenciação das células MDA-MB-231. Em modelo animal de xenoenxerto (células MDA-MB-231), a crisina administrada por via oral (90mg/kg/dia) inibiu significativamente o crescimento do tumor. No geral, os dados *in vitro* e *in vivo* indicaram que a crisina inibe a HDAC8 e de modo significativo diminui o crescimento do tumor (Sun, 2012).
e) Crisina é um potencial inibidor do crescimento da linha celular MDA-MB-231. O estudo, pela primeira vez, fornece evidências mecanicistas de que o tratamento com crisina inibe o crescimento das células MDA-MB-231 e resulta direta ou indiretamente do aumento da expressão do mRNA de PPAR-alfa. No entanto, mais estudos são necessários para investigar o papel do PPAR-alfa no mecanismo de morte dessas células após o tratamento com crisina (Hong, 2010).

9. **Câncer de próstata**
a) Crisina induz morte celular de células do câncer de próstata, DU145 e PC3, ao provocar aumento da geração de ERTOS e estresse do retículo endoplasmático. Acontece aumento da apoptose e diminuição da proliferação celular concomitante com a redução do potencial de membrana mitocondrial, enquanto aumenta a produção de espécies reativas de oxigênio e peroxidação lipídica de modo dose-dependente. Também é induzido estresse do retículo endoplasmático por ativação da UPR (*unfolded protein response*), da PERK (*PRKR-*

-like ER kinase), eIF2α (*eukaryotic translation initiation factor 2α*) e GRP78 (*78 kDa glucose-regulated protein*). A crisina suprime a via PI3K/Akt, P70S6K, S6 e P90RSK, ao lado de estimular MAPK (*mitogen-activated protein kinases*) e ativar as proteínas ERK1/2 e P38 (Ryu, 2017).
b) Mel, composto rico em crisina, ácido gálico, kaempferol e ácido cafeico reduz as características metastáticas do câncer de próstata, PC3 e DU145, promovendo perda da adesão celular à matriz extracelular *in vitro* (Abel, 2018).

Lembrar que 99% do peso seco do mel é constituído de açúcar (frutose 40,5%, glicose 33,5%, maltose 7,5% e sacarose 1,5%). Lembrar também que as células neoplásicas são 15 vezes mais ávidas por glicose do que as células normais.

c) Crisina aumenta a eficácia terapêutica do docetaxel e mitiga o edema por ele induzido (Lim, 2017).
d) Tanto o mel de abelhas como a crisina reduzem a proliferação e induzem apoptose em células PC-3 do câncer prostático, de modo dose e tempo-dependentes, *in vitro*. Entretanto, os valores de IC50 para mel e crisina contra células PC-3 foram 2,5% e 24,5% após 48 horas e 1,8% e 8,5% após 72 horas, respectivamente (Samarghandian, 2011).
e) Crisina inibe a expressão do HIF-1α (*hypoxia-inducible factor-1alpha*) reduzindo sua estabilidade e sua síntese em células DU145 do câncer de próstata. Acresce a inibição da expressão do VEGF (*vascular endothelial growth fator*). Finalmente, a crisina inibe a angiogênese em modelo de camundongo atímico xenotransplantado com células DUY145 (Fu, 2007).
f) Flavonoides como crisina e apigenina induzem depleção da glutationa em células PC-3 do câncer de próstata. A depleção chega a atingir 50 a 70% do GSH intracelular. Acontece desvio do equilíbrio da oxirredução para oxidação com diminuição da proliferação e aumento da apoptose celular. A curcumina aumenta o efeito da crisina (Kachadourian, 2006).
g) Canal de K+ (KV) controlado por voltagem na membrana plasmática contribui para ampla gama de processos celulares, incluindo a progressão do câncer. Crisina, naringenina e ácido cafeico não modulam a condutância do canal KV em células LNCaP ou PC-3. Zingerona bloqueia IK (corrente de potássio) de maneira dependente da concentração em células LNCaP, enquanto o efeito inibitório do ácido gálico em IK foi significativamente menos potente do que a inibição causada pela zingerona (George, 2019).
h) A hesperetina e outros flavonoides com propriedades antioxidantes como a crisina, assim como qualquer antioxidante suprimem notavelmente a eficácia citotóxica dos taxanos e outros quimioterápicos nas células do câncer de próstata e outros tipos de cânceres (Sak, 2018).
i) O receptor beta de estrogênio (ERβ) é o receptor estrogênico (ER) mais prevalente na próstata humana, enquanto o receptor alfa de estrogênio (ERα) é restrito às células basais do epitélio prostático e às células do estroma. Na neoplasia intraepitelial prostática de alto grau (HGPIN), o ERα é regulado positivamente e muito provavelmente medeia os efeitos carcinogênicos do estradiol, conforme demonstrado em modelos animais. A perda parcial do ERβ em HGPIN indica que o ERβ atua como um supressor de tumor. A função de promoção de tumor da fusão TMPRSS2-ERG, um dos principais impulsionadores da carcinogênese da próstata, é desencadeada pelo ERα e reprimida pelo ERβ. O ERβ é geralmente retido no câncer de próstata metastático e virgem para o hormônio, mas é parcialmente perdido na doença resistente à castração. O surgimento progressivo de ERα e dos genes regulados por ERα (por exemplo, receptor de progesterona – PR, PS2, fusão TMPRSS2-ERG e NEAT1) durante a progressão do câncer de próstata e doença refratária aos hormônios sugere que esses tumores podem contornar o receptor de androgênio (AR) usando estrogênios e progestagênios para seu crescimento. Dessa forma, evidências crescentes demonstram que os mecanismos locais de sinalização do estrogênio são necessários para a carcinogênese da próstata e progressão do tumor (Bonkhoff, 2018).

10. **Câncer de estômago**
a) Enzimas TET (*ten-eleven translocation*) que oxidam a 5-metilcitosina (5mC) para produzir 5-hidroximetilcitosina (5hmC) têm sido responsáveis pelo ajuste fino dos padrões de metilação e exibem papel nas modificações epigenéticas. Crisina, significativamente, promove a expressão de TET1 em células do câncer gástrico. Os níveis de TET1 e 5hmC aumentam, significativamente, após o uso da crisina em células MKN45. Além disso, esses resultados sugerem que crisina visivelmente induz apoptose e inibe a migração e invasão celular. Os resultados indicam que a superexpressão de TET1 promove marcante apoptose e inibição da migração e da invasão celular. Esses dados sugerem que a expressão de TET1 está associada ao crescimento

do tumor de câncer gástrico *in vivo*. TET1 é um novo alvo terapêutico promissor para a terapia do câncer gástrico (Zhon, 2020).
   b) A expressão da proteína ERα e β foi observada em tecidos normais e com câncer gástrico. No entanto, em células gástricas cultivadas, apenas ERβ foi observado em mkn28 e mkn74. De 148 cânceres gástricos, 67 (45,3%) eram ERβ positivos. O grupo ERβ positivo foi associado a estágio inferior do tumor, tipo intestinal de Lauren, invasão perineural negativa e livre de recorrência. O grupo ERβ positivo teve melhor sobrevida de 3 anos em comparação com o grupo negativo na análise de sobrevida. Os resultados sugerem que a presença de ERβ no câncer gástrico pode ter um efeito protetor contra a invasividade do câncer gástrico (Ryu, 2012).
   c) Uma variante do receptor-alfa de estrogênio, ERα6, está expressa no câncer gástrico humano, sendo altamente correlacionada com metástases em linfonodos. A expressão de ERα36 pode ser usada como um marcador preditivo para metástases em linfonodos de câncer gástrico (Deng, 2010).
   d) A variante ERα36 induz proliferação gástrica via c-Src (Wang, 2013).
11. **Câncer colorretal**
   a) **CUIDADO.** O diclofenaco (Dic) aumenta os níveis de espécies reativas de oxigênio (ROS), resultando em estresse oxidativo e morte celular apoptótica no câncer de cólon. Os antioxidantes podem prevenir e reparar o dano oxidativo causado pelas ROS. Os processos celulares de morte celular desencadeada por Dic foram associados ao aumento de ROS, dos níveis de malondialdeído e de liberação de lactato desidrogenase, ao lado de diminuição da atividade antioxidante total e da catalase, enquanto o pré-tratamento com crisina reverte esses efeitos. O nível de expressão de p53, caspase-3, caspase-8, Bax e citocromo c aumenta no grupo exposto a Dic, enquanto está reduzido no grupo crisina. O uso de suplementos nutricionais antioxidantes, e neste estudo em particular de crisina, pode reduzir a eficácia do diclofenaco na indução de apoptose de células cancerosas do cólon (Özbolat, 2020).
   b) **CUIDADO.** Bombas de efluxo impulsionadas por ATP, como fosfoglicoproteína-170 (P-gp), proteína-2 associada à multirresistência (MRP-2) ou proteína de resistência ao câncer de mama (BCRP), desempenham papel crucial na limitação da eficácia da farmacoterapia tumoral. Neste estudo é mostrado que a crisina atua como potente inibidor da P-gp, MRP-2 e BCRP em células de carcinoma de cólon Caco-2. **ENTRETANTO**, apesar do aumento do acúmulo de droga intracelular, a apoptose induzida por topotecano é potentemente inibida pela crisina. Estes estudos mostram que a crisina, apesar de aumentar as concentrações celulares de topotecano, inibe potentemente as atividades indutoras de apoptose do fármaco antitumoral (Schumacher, 2010).
   c) No câncer de cólon HCT-119, a população de células da fase G0/G1 aumenta significativamente nas células tratadas com crisina, o que é acompanhado por diminuição na porcentagem da população de células da fase S após 12 horas de tratamento e a expressão de PPARα não está associada ao efeito da crisina no ciclo celular. Entretanto, a taxa de migração das células HCT116 tratadas com crisina foi reduzida significativamente após 24 e 36 horas de tratamento e está correlacionada com o aumento da expressão de PPARα provocado pela crisina (Khor, 2020).
12. **Câncer hepático**
   a) Crisina inibe a formação de esferas em células SMMC-7721 do carcinoma hepatocelular, por meio da modulação da via de sinalização SHP-1/STAT3.
   A expressão da proteína SHP-1 é regulada para baixo nas esferas de ambas as células SMMC-7721 e MHCC97H. Crisina inibe significativamente a formação de esferas e regula para cima a expressão da proteína SHP-1 em ambas as células, SMMC-7721 e MHCC97H, bem como reduz as expressões do p-STAT3 e Twist1 em células SMMC-7721. Crisina é candidata ao tratamento do hepatocarcinoma (Zhang, 2019).
   b) Crisina induz a fosforilação do ERK1/2 e aumenta a sensibilidade das células do carcinoma hepatocelular humano ao sorafenibe (Wei, 2019).
   c) Crisina provoca apoptose em células SMMC-7721 do hepatocarcinoma de modo dose-dependente, ativando a sinalização MAPK e provocando significante clivagem do PARP e da caspase-3 (Wei, 2018).
   d) Crisina mais apigenina por 72-96 horas reduzem a viabilidade das células HepG2 e induzem apoptose por meio da regulação para baixo da expressão da Skp2 (*S-phase kinase-associated protein-2*) e LRP6 (*low-density lipoprotein receptor-related protein 6*). Os resultados experimentais mostraram que a crisina combinada com apigenina reduzem a proliferação e motilidade celulares, além de induzir apoptose em células HepG2 do hepatocarcinoma (Huang, 2016).

e) Metástase hepática de câncer e mama que regrediu totalmente com inibidor de aromatase – letrozol (Hata, 2012).

13. **Câncer de pâncreas**
   a) A própolis mexicana possui pelo menos 46 substâncias bem conhecidas. O composto (7"R)-8-[-1-(4'-hydroxy-3'-methoxyphenyl)prop-2-en-1-yl]galangina provoca a maior citotoxicidade *in vitro* em células PANC-1 do câncer pancreático, juntamente com forte apoptose (Li, 2010).
   b) As células do câncer pancreático humanas PANC-1 expressam muito mais ERα do que células SW1990, e o nível de ERβ é irrelevante. Consequentemente, a proliferação de células PANC-1, em vez de células SW1990, pode ser estimulada por E2 (estradiol) e apenas PANC-1 pode responder à terapia endócrina com letrozol (inibidor de aromatase) em camundongos fêmeas, mas não em camundongos machos. A terapia combinada de letrozol e gemcitabina mostrou eficácia e segurança aceitáveis. Este estudo mostra os papéis importantes do ERα na progressão do tumor e no benefício do seu emprego no câncer de pâncreas de mulheres (Xue, 2020). Lembrar que a crisina é potente inibidor da aromatase.
   c) A proliferação de células do câncer pancreático *in vitro* é altamente sensível ao estradiol (Konduri, 2007). Inibidores de aromatase é opção terapêutica.

14. **Câncer de ovário**
   a) Crisina atenua a progressão e induz apoptose de células ES2 (carcinoma de células claras) e OV90 (carcinoma seroso) do câncer de ovário humano aumentando ROS e a concentração de cálcio citoplasmático, ao lado de induzir perda do potencial da membrana citoplasmática. Ela ativa a cascata MAPK e a via proliferativa PI3K/Akt de modo dependente da concentração (Lim, 2018).
   b) Crisina (5,0, 10,0 e 20,0μmol/l) reduz significativamente a taxa de formação de esferas de células-tronco de câncer de ovário derivadas de SKOV3, de maneira dependente da concentração, porque regula negativamente as expressões proteicas de CK2α (caseína quinase), CD133 e CD44 nas células-tronco (Li, 2016).
   c) O receptor de estrógeno (ER) tem funcionalidade em subtipos selecionados de câncer de ovário e representa um alvo potencial para terapia. A maioria (> 80%) dos carcinomas serosos de alto grau, serosos de baixo grau, carcinomas endometrioides e muitos tumores de células da granulosa expressam ERα e esses tipos de tumor demonstraram respostas à terapia endócrina (tamoxifeno e inibidores de aromatase) em vários estudos. Biomarcadores de respostas a essas drogas estão sendo ativamente procurados para ajudar a identificar cânceres responsivos. Evidências para papéis pró-proliferativos e pró-migratórios para ERα foram obtidas em sistemas-modelo. O ERβ é geralmente considerado tendo um papel supressor de tumor nas células do câncer de ovário, estando associado à repressão do crescimento celular e da invasão (Langdon, 2020).

15. **Câncer endometrial**
    Crisina inibe a biossíntese do estrógeno ao suprimir a enzima aromatase – CYP19 (Balam, 2020).

16. **Câncer cervical uterino**
    a) Crisina inibe o fenótipo EMT (transição epitélio mesenquimal) induzido por fator pró-inflamatório e células-tronco cancerosas de células HeLa por meio do bloqueio do eixo NF-kappaB/Twist (Dong, 2019).
    b) O ligante indutor de apoptose relacionado ao fator de necrose tumoral (TRAIL) mata seletivamente vários tipos de células cancerosas sem prejudicar as células normais, mas a resistência ao TRAIL é frequentemente observada em células cancerosas.
    c) O extrato de própolis e a crisina sensibilizam as linhagens celulares de câncer humano cervical HeLa à apoptose induzida por TRAIL. A crisina diminui seletivamente os níveis da proteína Mcl-1, regulando para baixo a expressão do gene Mcl-1. Entre as vias de sinalização que regulam a expressão do gene Mcl-1, apenas a fosforilação de STAT3 constitutiva foi suprimida pela crisina (Lirdprapamongkol, 2013).
    d) Crisina induz morte de células do câncer cervical via parada do ciclo celular e apoptose por ativação das caspases (Laishram, 2015).
    e) Crisina ultrapassa a resistência ao TRAIL ao regular para baixo o Mcl-1 por inibir a fosforilação do STAT3 (Lirdprapamongkol, 2013).

17. **Bexiga urinária**
    a) Crisina inibe a proliferação celular do câncer de bexiga aumentando as espécies reativas tóxicas de oxigênio (ERTOS) e os danos ao DNA e inibe a migração celular em todas as linhas celulares. Em células TP53 de tipo selvagem, uma população apoptótica sub-G1 está presente. Em células TP53 mutadas, a crisina causa parada na fase G2/M e alterações morfológicas acompanhadas por regulação para baixo dos genes PLK1, SRC e HOXB3. Além disso, nas células de grau 2, a crisina induz hipermetilação global do DNA e, nas células de alto grau de proliferação, diminui a

expressão dos genes c-MYC, FGFR3 e mTOR (Lima, 2020).

b) Crisina induz parada da proliferação celular, apoptose e estresse do retículo endoplasmático e inibe a ativação do STAT3 via aumento da geração de ERTOS em células do câncer de bexiga (Xu, 2018).

c) A expressão de ERα e ERβ em 224 amostras de tumor de bexiga foi avaliada usando *microarray* de tecido e imuno-histoquímica. As análises revelaram que apenas dois cânceres de bexiga humanos expressaram ERα fracamente. Em contraste, a expressão de ERβ foi detectada em 141 tumores (63%). O ERβ foi expresso em 58% dos tumores de graus 1 e 2 da OMS, enquanto 70% dos tumores de grau 3 demonstraram expressão (p = 0,085). ERβ é o receptor dominante expresso em linhagens de células de câncer de bexiga e na maioria dos tumores de bexiga humana. Além disso, o grau de expressão de ERβ aumenta com a elevação do estágio e do grau de diferenciação. Os antiestrogênios têm efeito inibitório sobre o crescimento das células cancerosas da bexiga *in vitro* (Shen, 2006).

18. **Linfoma de Hodgkin**. Nada encontrado.
19. **Linfoma não Hodgkin**

    Própolis da região de Sonora no México, rico em pinocembrin, pinobanksin 3-acetato e crisina, aumenta a apoptose no linfoma de células B (Alday, 2015).

20. **Melanoma**

    a) Crisina inibe a migração e invasão das células do melanoma humano A375.S2 ao ativar a sinalização MAPK e inibir a via NF-kappaB *in vitro* (Chen, 2019).

    b) Pacientes com diagnóstico histopatológico de MM (melanoma maligno) foram estudados para ERα usando imuno-histoquímica (IHQ). Estudaram 38 pacientes (sexo feminino/masculino; 20/18) com diagnóstico definitivo de melanoma cutâneo maligno e idade média de 52,4 ± 11,2 anos. Usando a coloração de IHC de visão, não houve nenhum caso com expressão de ERα. Na confirmação da maioria dos estudos anteriores, a expressão de ERα foi negativa no MM (Rajabi, 2017).

21. **Sarcoma**

    a) Um caso sarcoma endometrial estromal recorrente que respondeu ao letrozol, inibidor da aromatase (Sylvestre, 2010).

    b) Sarcoma endometrial estromal de baixo grau tratado com inibidor da aromatase – letrozol (Leunen, 2004).

Conclusão

Mais um elemento da natureza ajudando o homem a permanecer no pequeno planeta Terra. Quais são os segredos que esconde a selva amazônica?

Referências

1. Abel SDA, Dadhwal S, Gamble AB, Baird SK. Honey reduces the metastatic characteristics of prostate cancer cell lines by promoting a loss of adhesion. Peer J. 6:e5115;2018.
2. Alday E, Valencia D, Carreño AL, et al. Apoptotic induction by pinobanksin and some of its ester derivatives from Sonoran propolis in a B-cell lymphoma cell line. Chem Biol Interact. 242:35-44;2015.
3. Al-Hatamleh MAI, Hatmal MM, Sattar K, et al. Antiviral and Immunomodulatory Effects of Phytochemicals from Honey against COVID-19: Potential Mechanisms of Action and Future Directions. Molecules. 25(21):0;2020.
4. Balam FH, Ahmadi ZS, Ghorbani A. Inhibitory effect of chrysin on estrogen biosynthesis by suppression of enzyme aromatase (CYP19): A systematic review. Heliyon. 6(3):e03557;2020.
5. Bonkhoff H. Estrogen receptor signaling in prostate cancer: Implications for carcinogenesis and tumor progression. Prostate. 78(1):2-10;2018.
6. Brechbuhl HM, Kachadourian R, Min E, Chan D, Day BJ. Chrysin enhances doxorubicin-induced cytotoxicity in human lung epithelial cancer cell lines: the role of glutathione. Toxicol Appl Pharmacol. 258(1):1-9;2012.
7. Chen HY, Jiang YW, Kuo CL, et al. Chrysin inhibit human melanoma A375.S2 cell migration and invasion via affecting MAPK signaling and NF-κB signaling pathway in vitro. Environ Toxicol. 34(4):434-42;2019.
8. Chen N, Wang R, Lu LJ, et al. Synthesis of chrysin derivatives and screening of antitumor activity. J Asian Nat Prod Res. 22(5):444-51;2020.
9. Dave N, Chow LM, Gudelsky GA, et al. Preclinical pharmacological evaluation of letrozole as a novel treatment for gliomas. Mol Cancer Ther. 14(4):857-64;2015.
10. Deng H, Huang X, Fan J, et al. A variant of estrogen receptor-alpha, ER-alpha36 is expressed in human gastric cancer and is highly correlated with lymph node metastasis. Oncol Rep. 24(1):171-6;2010.
11. Dong W, Chen A, Chao X, et al. Chrysin Inhibits Proinflammatory Factor-Induced EMT Phenotype and Cancer Stem Cell-Like Features in HeLa Cells by Blocking the NF-κB/Twist Axis. Cell Physiol Biochem. 52(5):1236-50;2019.
12. Dubois C, Rocks N, Blacher S, et al. Lymph/angiogenesis contributes to sex differences in lung cancer through oestrogen receptor alpha signalling. Endocr Relat Cancer. 26(2):201-16;2019.
13. Du J, Chen Z, Zhang T, Wang J. Inhibition of dengue virus replication by diisopropyl chrysin-7-yl phosphate. Sci China Life Sci. 59(8):832-8;2016.
14. Egloff AM, Rothstein ME, Seethala R, et al. Cross-talk between estrogen receptor and epidermal growth factor receptor in head and neck squamous cell carcinoma.Clin Cancer Res. 15(21):6529-40;2009.
15. Fenyvesi F, Nguyen TLP, Haimhoffer A, et al. Cyclodextrin Complexation Improves the Solubility and Caco-2 Permeability of Chrysin. Materials (Basel). 13(16):E3618;2020.

16. Fu B, Xue J, Li Z, et al. Chrysin inhibits expression of hypoxia-inducible factor-1alpha through reducing hypoxia-inducible factor-1alpha stability and inhibiting its protein synthesis. Mol Cancer Ther. 6(1):220-6;2007.
17. Fuke A, Tabei I, Okamoto T, Takeyama H. Complete remission from peritoneal metastasis of late recurrent breast cancer by endocrine therapy: a case report. Surg Case Rep. 6(1):313;2020.
18. George K, Thomas NS, Malathi R. Modulatory Effect of Selected Dietary Phytochemicals on Delayed Rectifier K(+) Current in Human Prostate Cancer Cells. J Membr Biol. 252(2-3):195-206; 2019.
19. González A, Salillas S, Velázquez-Campoy A, et al. Identifying potential novel drugs against Helicobacter pylori by targeting the essential response regulator HsrA. Sci Rep. 9(1):11294;2019.
20. Hasegawa K, Higashi Y, Kamiya A, et al. [Two Cases of Lung Metastasis from Breast Cancer Successfully Treated with Endocrine Therapy]. Gan To Kagaku Ryoho. 43(12):2419-21;2016.
21. Hata K, Hirai I, Tanaka T, Tanino H. [A case of liver metastasis of breast cancer responding to letrozole]. Gan To Kagaku Ryoho. 39(2):257-60;2012.
22. Hong TB, Rahumatullah A, Yogarajah T, et al. Potential effects of chrysin on MDA-MB-231 cells. Int J Mol Sci. Mar 11;11(3):1057-69, 2010.
23. Huang C, Wei YX, Shen MC, et al. Chrysin, Abundant in Morinda citrifolia Fruit Water-EtOAc Extracts, Combined with Apigenin Synergistically Induced Apoptosis and Inhibited Migration in Human Breast and Liver Cancer Cells. J Agric Food Chem. 64(21):4235-45;2016.
24. Javan Maasomi Z, Pilehvar Soltanahmadi Y, Dadashpour M, et al. Synergistic Anticancer Effects of Silibinin and Chrysin in T47D Breast Cancer Cells. Asian Pac J Cancer Prev. 18(5):1283-7;2017.
25. Javan N, Khadem Ansari MH, et al. Synergistic Antiproliferative Effects of Co-nanoencapsulated Curcumin and Chrysin on MDA-MB-231 Breast Cancer Cells Through Upregulating miR-132 and miR-502c. Nutr Cancer.71(7):1201-13;2019.
26. Kachadourian R, Day BJ. Flavonoid-induced glutathione depletion: potential implications for cancer treatment. Free Radic Biol Med. 41(1):65-76;2006.
27. Kawai H, Ishii A, Washiya K, et al. Estrogen receptor alpha and beta are prognostic factors in non-small cell lung cancer. Clin Cancer Res. 11(14):5084-9;2005.
28. Khor CY, Khoo BY. PPARα plays an important role in the migration activity, and the expression of CYP2S1 and CYP1B1 in chrysin-treated HCT116 cells. Biotechnol Lett. 42(8):1581-95;2020.
29. Konduri S, Schwarz RE. Estrogen receptor beta/alpha ratio predicts response of pancreatic cancer cells to estrogens and phytoestrogens. J Surg Res. 140(1):55-66;2007.
30. Laishram S, Moirangthem DS, Borah JC, et al. Chrysin rich Scutellaria discolor Colebr. induces cervical cancer cell death via the induction of cell cycle arrest and caspase-dependent apoptosis. Life Sci. 143:105-13;2015.
31. Langdon SP, Herrington CS, Hollis RL, Gourley C. Estrogen Signaling and Its Potential as a Target for Therapy in Ovarian Cancer. Cancers (Basel). 12(6):1647;2020.
32. Leunen M, Breugelmans M, De Sutter P, et al. Low-grade endometrial stromal sarcoma treated with the aromatase inhibitor letrozole. Gynecol Oncol. 95(3):769-71;2004.
33. Li F, Awale S, Tezuka Y, et al. Study on the constituents of Mexican propolis and their cytotoxic activity against PANC-1 human pancreatic cancer cells.J Nat Prod. 73(4):623-7;2010.
34. Li HZ, Chen YH, Fang YL, et al. Effects of chrysin on sphere formation and CK2alpha expression of ovarian cancer stem-like cells derived from SKOV3 cell line. Zhonghua Yi Xue Za Zhi. 96(25):2013-6;2016.
35. Lim HK, Kim KM, Jeong SY, et al. Chrysin Increases the Therapeutic Efficacy of Docetaxel and Mitigates Docetaxel-Induced Edema. Integr Cancer Ther. 16(4):496-504;2017.
36. Lim W, Ryu S, Bazer FW, et al. Chrysin attenuates progression of ovarian cancer cells by regulating signaling cascades and mitochondrial dysfunction. J Cell Physiol. 233(4):3129-40;2018.
37. Lima APB, Almeida TC, Barros TMB, et al. Toxicogenetic and antiproliferative effects of chrysin in urinary bladder cancer cells. Mutagenesis. geaa021;2020.
38. Lirdprapamongkol K, Sakurai H, Abdelhamed S, et al. Chrysin overcomes TRAIL resistance of cancer cells through Mcl-1 downregulation by inhibiting STAT3 phosphorylation. Int J Oncol. 43(1):329-37;2013.
39. Lirdprapamongkol K, Sakurai H, Abdelhamed S, et al. A flavonoid chrysin suppresses hypoxic survival and metastatic growth of mouse breast cancer cells. I.Oncol Rep. 30(5):2357-64;2013.
40. Liu YL, Chi SM, Zhu YL, et al. [Expression of estrogen receptors alpha and beta in human tongue squamous cancer cell and influence of beta-estradiol on the proliferation of tongue cancer cell]. Zhongguo Ying Yong Sheng Li Xue Za Zhi. 19(1):65-9;2003.
41. Lyu SY, Rhim JY, Park WB. Antiherpetic activities of flavonoids against herpes simplex virus type 1 (HSV-1) and type 2 (HSV-2) in vitro. Arch Pharm Res. 28(11):1293-301;2005.
42. Lukits J, Remenár É, Rásó E, et al. Molecular identification, expression and prognostic role of estrogen- and progesterone receptors in head and neck cancer. J.Int J Oncol. 30(1):155-60;2007.
43. Madhup R, Kirti S, Bhatt ML, et al. Letrozole for brain and scalp metastases from breast cancer--a case report.Breast. 15(3):440-2;2006.
44. Mi JL, Xu M, Liu C, Wang RS. Identification of novel biomarkers and small-molecule compounds for nasopharyngeal carcinoma with metastasis. Medicine (Baltimore). 99(32):e21505;2020.
45. Özbolat SN, Ayna A. Chrysin Suppresses HT-29 Cell Death Induced by Diclofenac through Apoptosis and Oxidative Damage. Nutr Cancer. 73:1419-28;2021.
46. Pietta PG. Review Flavonoids as antioxidants J Nat Prod. 63(7):1035-42;2000.
47. Rajabi P, Bagheri M, Hani M. Expression of Estrogen Receptor Alpha in Malignant Melanoma. Adv Biomed Res. 6:14;2017.
48. Rasouli S, Zarghami N. Synergistic Growth Inhibitory Effects of Chrysin and Metformin Combination on Breast Cancer Cells through hTERT and Cyclin D1 Suppression. Asian Pac J Cancer Prev. 19(4):977-82;2018.
49. Robards K, Antolovich M. Analytical chemistry of fruit bioflavonoids: A review. Analyst.122:11-34;1997.
50. Ryu WS, Kim JH, Jang YJ, et al. Expression of estrogen receptors in gastric cancer and their clinical significance. J Surg Oncol. 106(4):456-61;2012.
51. Ryu S, Lim W, Bazer FW, Song G. Chrysin induces death of prostate cancer cells by inducing ROS and ER stress. J Cell Physiol. Dec;232(12):3786-97, 2017.
52. Sak K. Cytotoxicity of dietary flavonoids on different human cancer types. Pharmacogn Rev. 8(16):122-46;2014.
53. Sak K, Lust H, Kase M, et al. Suppression of Taxanes Cytotoxicity by Citrus Flavonoid Hesperetin in PPC-1 Human Prostate Cancer Cells. Anticancer Res. 38(11):6209-15;2018.
54. Samarghandian S, Nezhad MA, Mohammadi G. Role of caspases, Bax and Bcl-2 in chrysin-induced apoptosis in the A549 hu-

55. Samarghandian S, Afshari JT, Davoodi S. Chrysin reduces proliferation and induces apoptosis in the human prostate cancer cell line pc-3. Clinics (Sao Paulo). 66(6):1073-9;2011.
56. Samarghandian S, Azimi-Nezhad M, Borji A, et al. Inhibitory and Cytotoxic Activities of Chrysin on Human Breast Adenocarcinoma Cells by Induction of Apoptosis. Pharmacogn Mag. 12(Suppl 4):S436-40;2016.
57. Shen SS, Smith CL, Hsieh JT, et al. Expression of estrogen receptors-alpha and -beta in bladder cancer cell lines and human bladder tumor tissue.Cancer. 106(12):2610-6;2006.
58. Sylvestre VT, Dunton CJ. Treatment of recurrent endometrial stromal sarcoma with letrozole: a case report and literature review. Horm Cancer. 1(2):112-5;2010.
59. Shao JJ, Zhang AP, Qin W, et al. AMP-activated protein kinase (AMPK) activation is involved in chrysin-induced growth inhibition and apoptosis in cultured A549 lung cancer cells. Biochem Biophys Res Commun. 423(3):448-53;2012.
60. Shugg T, Dave N, Amarh E, et al. Letrozole targets the human ether-a-go-go-related gene potassium current in glioblastoma. Basic Clin Pharmacol Toxicol. 128(3):357-65;2021.
61. Schumacher M, Hautzinger A, Rossmann A, et al. Chrysin blocks topotecan-induced apoptosis in Caco-2 cells in spite of inhibition of ABC-transporters. Biochem Pharmacol. 80(4):471-9;2010.
62. Schnitzler P, Neuner A, Nolkemper S, et al. Antiviral activity and mode of action of propolis extracts and selected compounds. Phytother Res. 24 Suppl 1:S20-8;2010.
63. Sonoki H, Tanimae A, Endo S, et al. Kaempferol and Luteolin Decrease Claudin-2 Expression Mediated by Inhibition of STAT3 in Lung Adenocarcinoma A549 Cells. Nutrients. 9(6):597;2017.
64. Sun LP, Chen AL, Hung HC, et al. Chrysin: a histone deacetylase 8 inhibitor with anticancer activity and a suitable candidate for the standardization of Chinese propolis. J Agric Food Chem. 60(47):11748-58;2012.
65. Wang X, Deng H, Zou F, et al. ER-alpha36-mediated gastric cancer cell proliferation via the c-Src pathway. Oncol Lett. 6(2):329-35;2013.
66. Wang J, Wang H, Sun K, et al. Chrysin suppresses proliferation, migration, and invasion in glioblastoma cell lines via mediating the ERK/Nrf2 signaling pathway. Drug Des Devel Ther. 12:721-33;2018.
67. Wei X, Peng W, Jiang Q, et al. Chrysin promotes SMMC-7721 cell apoptosis by regulating MAPKs signaling pathway. Nan Fang Yi Ke Da Xue Xue Bao. 38(10):1187-94;2018.
68. Wei CT, Chen LC, Hsiang YP, et al. Chrysin-induced ERK1/2 Phosphorylation Enhances the Sensitivity of Human Hepatocellular Carcinoma Cells to Sorafenib. Anticancer Res. 39(2):695-701;2019.
69. Yang B, Huang J, Xiang T, et al. Chrysin inhibits metastatic potential of human triple-negative breast cancer cells by modulating matrix metalloproteinase-10, epithelial to mesenchymal transition, and PI3K/Akt signaling pathway. J Appl Toxicol. 34(1):105-12;2014.
70. Xie Y, Peng X. Effects of chrysin on the apoptosis in oral squamous carcinoma KB cell line and the underlying mechanisms. Zhong Nan Da Xue Xue Bao Yi Xue Ban. 44(5):522-52;2019.
71. Xu Y, Tong Y, Ying J, et al. Chrysin induces cell growth arrest, apoptosis, and ER stress and inhibits the activation of STAT3 through the generation of ROS in bladder cancer cells. J Oncol Lett. 15(6):9117-25;2018.
72. Xue J, Yao Y, Yao Q, et al. Important roles of estrogen receptor alpha in tumor progression and anti-estrogen therapy of pancreatic ductal adenocarcinoma.Life Sci. 260:118302;2020.
73. Zhang Y, Chen F, Xiao X, et al. Chrysin inhibits sphere formation in SMMC-7721 cells via modulation of SHP-1/STAT3 signaling pathway. Cancer Manag Res. 11:2977-85;2019.
74. Zhong X, Liu D, Jiang Z, et al. Chrysin Induced Cell Apoptosis and Inhibited Invasion Through Regulation of TET1 Expression in Gastric Cancer Cells. Onco Targets Ther. 13:3277-87;2020.
75. Zou H, Cao X, Xiao Q, et al. Synergistic inhibition of characteristics of liver cancer stem-like cells with a combination of sorafenib and 8-bromo-7-methoxychrysin in SMMC-7721 cell line. Oncol Rep. 36:1731-8;2016.

CAPÍTULO 63

Curcuma longa de um delicioso tempero a potente antineoplásico

Anti-HPV, HIV, *H. pylori*, *M. tuberculosis*; inibe várias vias de sinalização, transdução e transcrição; diminui bcl-2 e bcl-x e aumenta bax; induz a expressão do gene p53 e p21; diminui hTERT e inibe telomerase; aumenta oxidação intracelular e diminui GSH; inibe as vias PI3K/Akt/PTEN/mTORC1/GSK3; inibe PTK, PKC, PKA, PhK, NF-kappaB, STAT3, COX-2/LOX, EGF, Egr-1, AP-1, PAK-1, MMPs, aldeído desidrogenase, Notch e ErbB2; suprime a formação de citocinas inflamatórias, TNF-alfa, IL-1, IL-12 e quimocinas; inibe o fenótipo células-tronco; efeito epigenético duplo – demetila e acetila a zona CpG e reativa genes supressores de tumor – epigenética. Anti-PD-1/PDL-1 e ativa linfócitos T citotóxicos

José de Felippe Junior

Na arte de curar, deixar de aprender é omitir socorro. **JFJ**

Na arte de curar, retardar tratamentos esperando maiores evidências científicas é ser cientista e não médico. **JFJ**

Em primeiro lugar sempre a Medicina Convencional. **JFJ**

Se a Medicina Convencional não surtiu os efeitos desejados temos o direito e o dever como médicos de utilizar os recursos da Medicina Não Convencional. **JFJ**

Nunca devemos trocar uma Medicina pela Outra, podemos sim complementá-la com Estratégias bem estudadas da Medicina Complementar. **JFJ**

Na verdade, a MEDICINA é uma só. **Vários Autores**

É do médico a responsabilidade do paciente.
Convenção de Helsinque

Curar muitas vezes, aliviar e consolar sempre, desistir nunca.
Médicos Humanos

O açafrão da Índia ou "Turmeric" ou "Cúrcuma" (*Curcuma longa* Linn.) é uma planta da família do gengibre (Zingiberaceae), sendo a raiz a parte mais utilizada na culinária e na medicina. No Brasil, principalmente em Minas Gerais e Goiás, é conhecida como açafrão-da-terra, açafroa ou gengibre amarelo. De acordo com o Eng. Agrônomo Ademar Menezes Junior, não se pode confundir o "açafrão-da-índia" com o "açafrão verdadeiro" utilizado nas *paellas* espanholas (lê-se *paelhas* na Espanha e *paejas* na Argentina), que é dispendioso e corresponde aos estigmas dessecados da bela flor amarela ou vermelha da planta *Crocus sativus*.

É no rizoma da *Curcuma longa* que está o componente mais ativo da planta, a curcumina presente em 2 a 5% desse delicioso tempero.

A curcumina, isolada pela primeira vez por Vogel em 1842, é um pó amarelo insolúvel na água e no éter, mas solúvel no etanol e no DMSO. Sua estrutura foi descrita por Lampe e Milobedeska em 1910 e quimicamente é um diferoilmetano com a fórmula: $C_{21}H_{20}O_6$, peso molecular: 368,4 e nome químico: (1E,6E)-1,7-bis(4-hydroxy-3-methoxyphenyl)hepta-1,6-diene-3,5-dione. Outros nomes: Curcumin; Diferuloylmethane; Natural yellow 3; 458-37-7; Turmeric yellow; Turmeric. A curcumina é doadora de 2 e aceptora de 6 elétrons.

A curcumina merece aparecer de corpo inteiro, embora o melhor é usarmos o extrato da raiz inteira da *Curcuma longa*.

A curcumina comercial encontrada nos mercados a preços bem acessíveis contém três cucurminoides que lhe confere a cor amarelo alaranjada: curcumina (77%), demetoxicurcumina (17%) e bisdemetoxicurcumina (3%).

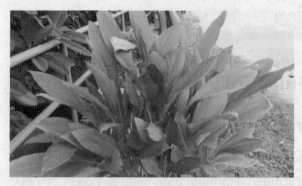

Curcuma longa – açafrão da terra

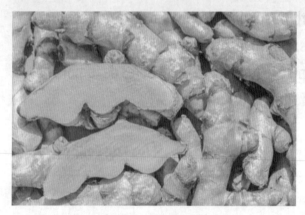

Raízes da curcuma longa

Curcumina

Ela é muito consumida como tempero na Índia, cerca de 100mg/dia por habitante. Estudos recentes mostram que podemos ingerir até 8g/dia sem efeitos colaterais, entretanto a biodisponibilidade celular da curcumina é muito baixa, devido à rápida glucoronidação hepática e intestinal. O folclore nos ensinou que a adição de pimenta do reino (*Piper nigra*) aumenta em 2.000% a biodisponibilidade do princípio ativo. Na Índia, o povo adora refeições regadas a açafrão e pimenta.

Nos Estados Unidos, é muito comum o câncer de mama, de cólon, de próstata e de pulmão, o que não acontece na Índia, onde é alta a ingestão de cúrcuma mais pimenta. Observou-se aumento da incidência de câncer de cólon em imigrantes da Índia vivendo nos Estados Unidos, o que mostra o valor da dieta como fator quimiopreventivo (Aggarwal, 2003).

A medicina integrativa baseada em evidências científicas e na observação cuidadosa pode e deve ser utilizada em conjunto com a medicina convencional ou quando não se obtém desta os resultados esperados. O médico não pode simplesmente dizer que não há mais nada a fazer, sem antes tentar de modo firme, sensato, ético e rigoroso todas as armas disponíveis no Planeta (Felippe, 2006 e 2007). Um dos exemplos é o uso da cúrcuma.

A cúrcuma tem sido utilizada na medicina Ayurvédica, medicina tradicional da Índia, há mais de 6000 anos nas seguintes situações: desordens biliares, anorexia, tosse, feridas em diabéticos, males hepáticos, reumatismo, sinusite, câncer etc.

A literatura médica mostra que a curcumina possui os seguintes efeitos biológicos:

1. Anticâncer.
2. Aumenta o efeito da quimioterapia nas situações de resistência a múltiplas drogas.
3. Antiaterosclerótico.
4. Anti-inflamatório.
5. Reduz o colesterol.
6. Diminui a oxidação da LDL-colesterol.
7. Inibe a agregação das plaquetas.
8. Diminui o tamanho da trombose no infarto do miocárdio.
9. Diabetes tipo II: hipoglicemiante, diminui os níveis de hemoglobina glicosilada e diminui a micro albuminúria.
10. Esclerose múltipla: diminui as crises de exacerbação.
11. Alzheimer: retarda o processo degenerativo.
12. Fibrose cística: corrige alguns defeitos.
13. Doenças inflamatórias dos olhos: uveíte anterior crônica, pseudotumor orbital idiopático.
14. Diminui as dores na artrite reumatoide.
15. Efeito nas doenças de pele: psoríase e dermatites.
16. Efeito na esclerodermia.
17. Estimula a regeneração muscular.
18. Melhora a regeneração das feridas.
19. Cicatriza escaras.
20. Protege o fígado e rins de lesões tóxicas.
21. Aumenta a secreção biliar.
22. Diminui a formação de cálculo biliar.

23. Efeito nas doenças inflamatórias dos intestinos.
24. Protege contra a formação de catarata.
25. Protege o pulmão da fibrose.
26. Inibe a replicação do HIV.
27. Inibe a reprodução das leishmanias.
28. Melhora a *miastenia gravis* experimental.

Curcumina inibe a GSK-3 e, portanto, funciona como Anti PD-1/PD-L1

Pequenas moléculas inibidoras da GSK-3 são alternativas eficazes de bloqueio de anticorpos na terapia anticâncer (Taylor, 2018).

A inativação da glicogênio sintase quinase 3 impulsiona a regulação negativa do co-receptor PD-1 para aumentar as respostas das células T citolíticas CD8 (+) (Taylor, 2016).

Recentemente, foi demonstrado que a regulação negativa ou inibição da glicogênio sintase quinase 3 (GSK-3) regula negativamente a expressão de PD-1 em doenças infecciosas e câncer (Krueger, 2019).

Berberina, curcumina e resveratrol regulam para baixo a GSK-3. Cumpre salientar que cada um dos elementos apontados inibe a via proliferativa do câncer PI3K/Akt/PTEN/mTORC1/GSK3 (McCubrey, 2017).

As citocinas pró-inflamatórias produzidas no microambiente tumoral levam à erradicação da imunidade antitumoral e aumentam a sobrevivência das células tumorais. O principal fator desencadeador da imunossupressão de células cancerígenas contra a vigilância de células T é o TNF-α (fator de necrose tumoral alfa) por meio da estabilização do PD-L1 (ligante de morte celular programado 1). O sinalossomo 5 da COP9 (CSN5) induzido por NF-κB p65 é necessário para a estabilização do PD-L1 mediado por TNF-α em células cancerígenas. O CSN5 inibe a ubiquitinação e a degradação do PD-L1. A curcumina inibe o CSN5 e diminui a expressão de PD-L1 das células cancerígenas e sensibiliza as células cancerígenas à terapia anti-CTLA4 (Lim, 2016).

O sinalossomo 5 de COP9 induzido por NF-κB (CSN5) é necessário para a estabilização de PD-L1 mediada por TNF-α em células cancerosas. A curcumina demonstrou inibir CSN5 para diminuir a expressão de PD-L1 em células cancerosas. O tratamento com curcumina inibe a expressão de PD-L1 e p-STAT3Y705 *in vitro* e *in vivo*. Além disso, o tratamento com curcumina pode alterar o microambiente imunossupressor do tumor (Lim, 2016).

Curcumina regula para baixo CD28/CD80 e para cima CTLA4

Seis descobertas principais emergiram deste estudo.

O resveratrol e a curcumina suprimem:

(i) a proliferação de células T e a secreção de IFN-γ e IL-4;
(ii) a proliferação de células B e produção de isotipos IgG1 e IgG2a;
(iii) citocinas pró-inflamatórias (IL-1, IL-6, TNF-α), mas aumenta os níveis de citocina antinflamatória IL-10;
(iv) tanto o resveratrol quanto a curcumina regulam negativamente a expressão de CD80 e CD28;
(v) a curcumina, mas não o resveratrol, regula positivamente a expressão de CTLA-4; e
(vi) a curcumina e o resveratrol falham em modular as células T reguladoras CD4 + CD25 + e a expressão de CD40 (Sharma, 2007).

Lembrar que, CTLA-4 suprime a proliferação de células T no início de uma resposta imune, principalmente em nódulos linfáticos, enquanto PD-1 suprime as células T posteriormente em uma resposta imune, principalmente em tecidos periféricos. (Buchbinder, 2016; Rowshanravan, 2018).

Nas palavras de Bharat Aggarwal e Shishir Shishodia: "Vamos fazer uma viagem para nossas **RAÍZES** antigas para explorar as **RAÍZES** *da Curcuma longa*".

Efeitos da curcumina no câncer

Em maio de 2018, encontramos 4.404 referências no PubMed quando se coloca na busca *curcumin cancer*. A curcumina possui uma série de efeitos na prevenção e no tratamento do câncer. É o fitoquímico que inibe o maior número de vias de sinalização, transdução e transcrição que conhecemos e por esse motivo possui potente efeito no câncer como antiproliferativo, apoptótico, antiangiogênico e antimetastático, apesar de quando usado isoladamente polariza o sistema imune para M2/Th2.

Efeitos da curcumina *in vitro*

A curcumina suprime a proliferação de vários tipos de células tumorais *in vitro*: carcinoma de mama, carcinoma de cólon, carcinoma de próstata, carcinoma basocelular, melanoma, leucemia mielógena aguda, leucemia de células T e linfoma de células B.

A curcumina interfere na proliferação celular neoplásica de várias maneiras: inibe os efeitos dos fatores de crescimento tumoral, inibe proteínas envolvidas no ciclo celular e inibe a ornitina decarboxilase (ODC).

A apoptose é um modo discreto das células morrerem sem fazer alarde, digo inflamação. Provocar apoptose em paciente com câncer grau IV não faz piorar seu estado geral já tão comprometido.

A curcumina é capaz de induzir apoptose nas células neoplásicas por mecanismos dependentes e não dependentes da mitocôndria.

Em grande número de neoplasias opera o mecanismo mitocondrial e sequencialmente a curcumina: ativa a caspase-8, diminui o potencial transmembrana mitocondrial, abre os poros de transição, libera o citocromo c, ativa a caspase-9, ativa a caspase-3, cliva o PARP e finalmente fragmenta o DNA e provoca apoptose.

Nos mecanismos não mitocondriais a apoptose acontece por:

1. Diminuir a produção das proteínas antiapoptóticas bcl-2 e bcl-x.
2. Induzir a proteína bax por meio da p53 provocando apoptose no câncer de mama.
3. Induzir a proteína p53 mediadora da apoptose no câncer de cólon.
4. Aumentar a oxidação intracelular por aumento da geração de radicais livres com diminuição do GSH intracelular.
5. Inibir PTK e PKC.

Bharat Aggarwal, grande estudioso dos efeitos da curcumina no câncer, afirma que ela inibe o crescimento tumoral e induz a apoptose de vários tipos de células neoplásicas de modo semelhante à maioria dos agentes quimioterápicos (Aggarwal, 2003), porém, sem os efeitos prejudiciais sobre as células normais.

A seguir vamos enumerar os efeitos da curcumina nas diversas vias de sinalização que culminam na indução de apoptose, na diminuição da proliferação celular, na inibição da neoangiogênese e no efeito antimetastático.

Inibição da inflamação pela curcumina

A inflamação está implicada na carcinogênese e a curcumina é potente agente anti-inflamatório.

Joe, em 1997, mostrou que 10 micromoles de curcumina inibe em 82% a incorporação de ácido araquidônico na membrana citoplasmática de macrófagos do peritônio do rato. Também inibe em 45% a incorporação de prostaglandina E2 e 61% de leucotrieno B4, ao lado de aumentar em 40% a secreção de 6-ceto PGF1-alfa.

A curcumina inibe a secreção de colagenase, elastase e hialuronidase, ao lado de inibir vários tipos de fosfolipases: fosfolipase D, fosfolipase A2 e fosfolipase C.

A curcumina inibe vários fatores inflamatórios como o NF-kappaB e AP-1 e também reduz a produção de citocinas pró-inflamatórias como o TNF-alfa, IL-1 beta e IL-8.

A curcumina inibe a *farnesil protein transferase* – FPTase

As proteínas Ras devem ser isopreniladas para apresentarem atividade biológica: proliferação celular neoplásica.

O farnesil pirofosfato é um intermediário da via mevalonato e doa seu radical isoprenil ativando o oncogene ras. Chen, em 1997, mostrou que a curcumina inibe a FPTase, o que impede a farnelização da proteína Ras p21 e consequentemente impede seu efeito proliferativo.

A curcumina inibe a atividade da telomerase

A ativação da telomerase é uma etapa crucial da proliferação celular e a curcumina é potente inibidor da ativação da telomerase. A melatonina e a epigalatocatequina-3-galato também inibem a telomerase.

A atividade da telomerase nas células MCF-7 do câncer de mama humano é 7 vezes maior do que nas células mamárias correspondentes não neoplásicas. A curcumina na concentração de somente 100 micromoles inibe em 93,5% a atividade da telomerase nessas células neoplásicas (Ramachandran, 2002). Essa inibição é devido à diminuição da expressão do hTERT (*human telomerase reverse transcriptase*), sem a interferência do c-myc. É possível que a diminuição da expressão do hTERT seja mediada pela supressão do NF-kappaB.

Efeitos da curcumina *in vivo*

I – Animais

A) Farmacocinética

Quando a curcumina é administrada na dose de 1g/kg em ratos, por via oral, cerca de 75% aparece nas fezes e praticamente nada é excretado pela urina (Wahlstrom, 1978). Dosagens no sangue e bile mostram que a curcumina é rapidamente metabolizada. De fato, em suspensão de hepatócitos, cerca de 90% da curcumina é metabolizada em apenas 30 minutos. Doses de 5g/kg não provocaram efeitos colaterais em ratos.

Foram administrados em ratos por via oral 400mg de curcumina e verificou-se que cerca de 60% da droga era absorvida pelo intestino. Em 24 horas, 38% da dose administrada estava presente no ceco e intestino grosso. A forma encontrada na urina foi conjugada com glucoronídeos ou sulfatos. Encontraram-se somente traços de curcumina na veia porta, fígado e rins e nada no sangue do coração em 15 minutos a 24 horas após a administração (Ravindranath, 1980). Outros autores mostraram que a absorção da curcumina variou de 60 a 66%, independentemente da quantidade ingerida.

Todos esses estudos mostram que a curcumina é razoavelmente absorvida e rapidamente metabolizada e excretada.

B) Carcinogênese experimental

Vários estudos indicam que a curcumina é potente agente químio preventivo, agindo tanto na iniciação, como na promoção de vários tipos de tumores: mama, cavidade oral, estômago, esôfago, intestino, cólon, pulmão e fígado (Lu, 1993 e 1994; Susan, 1992; Shalini, 1990; Li, 2002; Inano, 1999, 2000 e 2002; Liao, 2001; Sindhwani, 2001; Ikezaki, 2001; Chuang e Kuo, 2000; Chuang e Cheng, 2000; Churchill, 2000; Chun, 1999; Kawamori, 1999; Huang, 1994 e 1998; Kim, 1998; Krishnaswamy, 1998; Limtrakul, 1997; Rao, 1995; Azuine, 1994; Tanaka, 1994; Kuttan, 1985; Sharma, 2001).

Busquets, em 2001, mostrou que a administração de curcumina durante 6 dias consecutivos em ratos com caquexia devido ao hepatoma de Yoshida provocou redução de 31% do tamanho dos tumores.

No câncer de próstata humano refratário à hormonioterapia e implantado no camundongo, a curcumina reduziu marcantemente a proliferação celular e aumentou drasticamente a apoptose. Juntamente, promoveu significante diminuição da neoangiogênese (Dorai, 2001). Esse trabalho mostra que a curcumina pode ser útil no tratamento do câncer de próstata humano hormônio-refratário.

Nas metástases pulmonares de melanoma, a curcumina provoca 90% de redução do volume tumoral pulmonar e assim aumenta em 144% a sobrevida dos camundongos (Menon, 1995). A explicação é que a curcumina inibe as metaloproteinases (MMPs) responsáveis pela degradação da substância amorfa intersticial.

II – Seres humanos

A) Farmacocinética

Estudos em animais mostraram que a curcumina é rapidamente metabolizada no fígado e na parede intestinal, o que provoca a baixa biodisponibilidade celular da substância.

Shoba, em 1998, conhecedor do fato que os indianos apreciam no seu cardápio diário o uso da cúrcuma com muita pimenta, resolveu estudar o efeito da piperina extraída da pimenta negra (*Piper nigrum* L.) ou da pimenta longa (*Piper longum* L.) sobre a biodisponibilidade da curcumina. A piperina é a amida do ácido piperínico com o azinane (piperidina).

A piperina presente em 5% da *Piper nigrum* e 6% da *Piper longum* aumenta a biodisponibilidade celular de várias drogas por inibição da glucoronidação no fígado e intestino delgado.

O grande pesquisador Guido Shoba revelou ao mundo algo de interesse prático e de suma importância.

Quando a curcumina é administrada sozinha a ratos, na dose de 2g/kg, a concentração sérica aumenta moderadamente em 4 horas de observação. A administração concomitante de 20mg/kg de piperina aumenta a concentração sérica e diminui a excreção renal no curto período de 1 a 2 horas, o que faz aumentar a biodisponibilidade celular da curcumina em 154%.

Em humanos, após a ingestão de 2g de curcumina sozinha (4 cápsulas de 500mg), os níveis séricos foram muito baixos ou até indetectáveis. A administração concomitante de 20mg de piperina provocou grande aumento da concentração sérica da curcumina em 45 minutos a 1 hora após ingestão, o que representa aumento de 2.000% na biodisponibilidade celular da curcumina. Não houve efeitos colaterais.

A piperina na dose empregada em voluntários normais inibe a glucoronidação hepática e intestinal, o que provoca o aumento da biodisponibilidade da curcumina nas células do organismo.

Devemos nos lembrar que as drogas metabolizadas por glucoronidação também vão experimentar aumento da biodisponibilidade, como o propranolol e a teofilina (Bano, 1991).

Pelo fato da baixa biodisponibilidade da curcumina, estudaram-se os efeitos dos seus principais metabólitos, o hexa-hidrocurcumina, o hexa-hidrocurcuminol e o sulfato de curcumina, e constatou-se que eles também possuem efeitos semelhantes à curcumina, embora menos pronunciados.

B) Estudos clínicos

1. Fase clínica I

Sharma, em 2001, investigou a farmacocinética de extratos de cúrcuma na dose escalonada entre 440 e 2.200mg/dia, correspondendo de 36 a 180mg de curcumina em 15 pacientes com câncer colorretal avançado e refratário ao tratamento convencional. Em 4 meses de tratamento, o uso por via oral da cúrcuma foi bem tolerado e não houve toxicidade na dosagem máxima. O número de leucócitos permaneceu estável. A curcumina ou seus metabólitos não foram detectados no sangue ou na urina. As imagens revelaram estabilização da doença em 5 pacientes no período de 2 a 4 meses de tratamento.

O trabalho foi feito em 2001, e o autor perdeu a oportunidade de mostrar o real valor da curcumina, pois não aumentou sua biodisponibilidade com a *Piper nigrum*. Paciência, estamos na fase I.

Na verdade, o autor nada queria mostrar utilizando tão baixas doses de curcumina, 36 a 180mg/dia. Utilizamos 1.500mg/dia de curcumina e com 20% de piperina ou 300mg/dia. A piperina também possui efeitos anticâncer potentes.

E sabe-se que a piperina aumenta duas mil vezes a absorção da curcumina (Singh, 2013).

2. Fase clínica II

Cheng, em 2001, em pacientes com câncer de elevada gravidade observou que a curcumina na dose de 8g/dia durante 3 meses foi bem tolerada pelos 25 pacientes incluídos no estudo. Doses superiores a 8g ao dia não foram toleradas pela maioria dos pacientes. A concentração sérica atingiu o pico máximo em 1 a 2 horas e gradualmente caiu nas próximas 12 horas. O pico sérico após ingerir 4g, 6g e 8g de curcumina foi, respectivamente, 0,51 ± 0,11 micromol/ml, 0,63 ± 0,06 micromol/ml e saltou para 1,77 ± 1,87 micromol/ml com 8g ao dia.

Notar que o autor não usou piperina.

Paciência, estamos na fase II. Será que vai haver fase III? Creio que não, pois se trata de droga não patenteável.

A curcumina tem mostrado atividade quimiopreventiva em vários modelos carcinogênicos nos quais ela inibe a transcrição da COX-2. A COX-2 está implicada em vários tipos de cânceres humanos.

Plummer, em 2001, em 15 pacientes com câncer colorretais avançados observou que a ingestão do extrato de cúrcuma provocou inibição da formação da PGE2 de uma forma dose-dependente, entretanto sem diferença significante comparado com o valor pré-tratamento.

Notar que o autor não utilizou piperina.

Acabou a paciência.

Curcumina como agente anticâncer – Alvos moleculares nas vias de sinalização

A curcumina inibe: NF-kappaB, telomerase, STAT3, COX-2 e inúmeras vias de sinalização. Inibe a aldeído desidrogenase e o mTOR. Diminui o GSH intracelular. Possui atividade antibacteriana e antiviral e importante efeito epigenético duplo: demetila e acetila a zona CpG.

1. **Anti-HPV**: a curcumina suprime as oncoproteínas do papilomavírus humano, restaura as proteínas p53, Rb e PTPN13 e inibe a regulação positiva do HPV E7 induzida por benzo [a] pireno (Maher, 2011).
2. **Efeito anti-HIV**. A curcumina e seus análogos inibem a infecção e replicação de genes virais e previnem a multiplicidade do HIV. Eles são inibidores da protease e da integrase do HIV. A curcumina também inibe a transativação Tat do genoma HIV1-L-TR, moléculas inflamatórias (interleucinas, TNF-α, NF-κB, COX-2) e várias quinases associadas ao HIV, incluindo tirosina quinase, PAK1, MAPK, PKC, cdk e outras. Além disso, a curcumina aumenta o efeito de drogas terapêuticas convencionais e minimiza seus efeitos colaterais (Prasad, 2015).
3. **Efeito anti-*Mycobacteria tuberculosis*** (Leal-2003, Bai-2016, Marini-2018, Adnan-2019). A curcumina é um potente indutor de apoptose dos macrófagos infectados por Mycobacterium tuberculosis intracelular.
4. **Efeito antibacteriano**: *Salmonella typhimurium, Pseudomonas aeruginosa, E. coli, S. aureus, B. cereus, Helicobacter pylori, and Listeria monocytogenes* (Anjusha, 2014; Mary Helen, 2012; Rai, 2008).
5. **Efeito epigenético**: curcumina possui efeito epigenético duplo – demetila e acetila a zona CpG e reativa genes supressores de tumor silenciados pela doença.
6. **Inibe a via fator de crescimento**
    a) Inibe a atividade da proteína tirosina quinase (PTK) do receptor EGF.
    b) Inibe a fosforilação da tirosina provocada pelo receptor EGF.
    c) Inibe a atividade quinase intrínseca do receptor EGF.
7. **Inibe a via MAPK** – *mitogen activated protein kinases*
    a) Inibe a via de sinalização c-Jun N terminal quinase (JNK).
    b) Inibe a ativação da IL-1 sobre a MAP quinase.
    c) Diminui a expressão do gene MMP.
8. **Suprime a transcrição do fator de transcrição *Early growth response-1* (Egr-1).**
9. **Diminui a expressão de receptores andrógenos e sua transativação.**
10. **Inibe a via da proteína quinase – serina/treonina proteína quinases.**
    a) Inibe a proteína quinase C (PKC).
    b) Inibe a proteína quinase A (PKA).
    c) Inibe a fosforilase quinase (PhK).
    d) Inibe a autofosforilação ativada pela proteína quinase (AK).
    e) Inibe a proteína quinase dependente do AMP cíclico.
11. **Inibe a via AP-1 (ativador da proteína-1)**
    a) Inibe a expressão dos proto-oncogenes c-fos, c-jun e c-myc induzidos por TPA (agente promotor de tumor).
    b) Inibe a expressão das proteínas c-Jun e c-Fos induzidas por raio ultravioleta e TPA.
    c) Inibe a IL-1 e o TNF induzido pelo AP-1.
    d) Inibe a ativação do AP-1 induzida por TPA.
    e) Inibe a liberação do AP-1.

f) Inibe a IL-1 estimulada pelo AP-1.
g) Diminui a expressão do gene MMP.

12. **Inibe a via NF-kappaB**
    a) Suprime a ativação da transcrição do NF-kappaB no núcleo.
    b) Inibe a IL-1, a IL-1 alfa e o TNF induzido pelo NF-kappaB.
    c) Inibe a ativação do NF-kappaB induzido pelo TPA (agente indutor de tumor).
    d) Inibe a ativação do NF-kappaB induzido por quimioterápicos.
    e) Inibe a produção e a liberação de TNF.
    f) Inibe a produção de citocinas inflamatórias pelos monócitos do sangue e macrófagos alveolares.
    g) Regula a expressão de citocinas pró-inflamatórias.
    h) Inibe a atividade da Ikappa B quinase, um ativador do NF-kappaB.
    i) Inibe a resposta angiogênica induzida pelo MMP-9 (matriz metaloprotease). e FGF-2 (*fibroblast growth factor*).
    j) Diminui a expressão do gene MMP.
    k) Reduz a expressão do gene fator de crescimento endotelial (EGF).
    l) Inibe a transcrição e a expressão da COX-2.
    m) Inibe a expressão da enzima óxido nítrico sintetase induzida (iNOS) e diminui a produção de ácido nítrico.
    n) Induz a expressão do gene p21.

Outros mecanismos de ação da curcumina

a) Potente ativador do NRF2 nos pacientes sem câncer (Kao, 2020). O que revela o papel do alimento Curcuma longa na prevenção de muitas doenças.
b) Anti PAK1. PAK1 é requerido para proliferação de 70% dos cânceres humanos (Maruta, 2017).
c) Suprime a ciclina dependente da quinase (CDK), ciclina D1 e inibe o ciclo celular.
d) Inibe a atividade da fosfolipase D em mamíferos.
e) Curcumina é considerada uma pan-inibidora das histonas desacetilases no câncer (Soflaei, 2018).
f) Inibe a Ca-ATPase do retículo sarcoplásmico.
g) Aumenta a velocidade de acúmulo intracelular de cálcio iônico.
h) Inibe a atividade e a expressão da LOX e COX.
i) Induz aumento da atividade da glutationa S-transferase (GST).
j) Modula a atividade do citocromo P450.
k) Modula a P-glicoproteína e induz sensibilidade aos quimioterápicos.
l) Estimula a expressão das proteínas de estresse.
m) Inibe a proteína farnesil transferase (FPTase).
n) Suprime moléculas de adesão, suprimindo metástases.
o) Suprime a formação de citocinas inflamatórias: TNF-alfa, IL-1, IL-12 e quimocinas.
p) Inibe a atividade da telomerase.
q) Inibe a aldeído desidrogenase.
r) Potente inibidor da COX-2, lipoxigenase, ornitina descarboxilase, NF-kappaB, c-Jun N terminal quinase e proteína quinase C.
s) Potente inibidor do citocromo P450 fase I enquanto aumenta glutationa S-transferase da fase II.
t) Inibe o receptor da morte c-Flip (Khan, 2012).
u) Curcumina inibe a progressão de vários tipos de câncer regulando a expressão dos microRNAs. Curcumina ativa ou inativa uma série de vias de sinalização, tais como Akt, Bcl-2, PTEN, p53, Notch e Erbb (Zhou, 2017).
v) **Células-tronco**
    a) Curcumina inibe o fenótipo células-tronco e é clinicamente segura e tolerável em combinação com quimioterapia FOLFOX (James, 2015).
    b) Curcumina e EGCG inibem o fenótipo células-tronco do câncer via diminuição da sinalização STAT3-NF-kappaB (Chung, 2015).
    c) Curcumina suprime as células-tronco do câncer de pulmão, linhagens A549 e H1299, ao inibir as vias Wnt/beta-catenina e Hedgehog Sonic (Zhu, 2017).

13. **Gliomas – meduloblastoma e glioblastoma**
    a) Curcumina suprime a proliferação celular do **meduloblastoma** via Wnt/betacatenina (He, 2014).
    b) Curcumina inibe a telomerase e induz apoptose em células dos tumores cerebrais. Provoca diminuição da expressão do CCNE1, E2F1 e CDK2 e aumento da expressão do PTEN, resultando parada do ciclo celular em G2/M no **glioblastoma e meduloblastoma** (Khaw, 2013).
    c) Inibição do NF-kappaB provoca diminuição acima de 40% do crescimento do **meduloblastoma** (Spiller, 2011).
    d) Curcumina induz apoptose e bloqueia a migração de células do **meduloblastoma**: diminuição do Bcl-2 e MMP-9 (Bangaru, 2010).
    e) Curcumina inibe a via Sonic Hedgehog e desencadeia apoptose em células do **meduloblastoma**. Ela inibe a via de sinalização Shh-Gli1 ao regular para baixo a proteína Shh e seus alvos mais importantes a jusante GLI1 e PTCH1. Além disso, a curcumina reduz os níveis de beta-catenina, a forma ativa/fosforilada de Akt e NF-kappaB, o que

leva à regulação para baixo dos três principais efetores comuns, a saber, C-myc, N-myc e Ciclina D1. Consequentemente, a apoptose é desencadeada pela curcumina através da via mitocondrial através da regulação para baixo de Bcl-2, um efetor antiapoptótico a jusante da sinalização de Shh. É importante ressaltar que as células resistentes que não exibiram diminuição nos níveis de Shh e Bcl-2, foram sensibilizadas à curcumina pela adição do antagonista de Shh, ciclopamina. Além disso, a curcumina aumenta a eficiência de doses não tóxicas de cisplatina e raios gama. A piperina, um potencializador da biodisponibilidade da curcumina em humanos, potencializa o efeito apoptótico da curcumina contra as células do meduloblastoma. Este efeito foi mediado por forte regulação para baixo do Bcl-2. Esses resultados indicam que a curcumina, um composto natural não tóxico, representa uma grande promessa como terapia direcionada a Shh para meduloblastomas (Elamin, 2010).
f) Curcumina induz inibição da HDAC e lentifica crescimento do **meduloblastoma** *in vivo* e *in vitro*.
g) Curcumina inibe células-tronco do **glioblastoma** (Sordillo, 2015).
h) Curcumina suprime crescimento e invasão e induz apoptose diminuindo a via Skp2 (*S-phase kinase associated protein 2*) em células do glioma (Wang, 2015).
i) Curcumina inibe a proliferação celular, a migração e a invasão de células dos gliomas (Kundu, 2012).
j) Curcumina inibe a proliferação, induz apoptose e autofagia de células do glioma e induz a formação de células-tronco. Acontece aumento da expressão Sox4, Sox2, e Oct4 (Shi, 2015).
k) Curcumina *in vivo* aumenta expressão do MicroRNA-326 o que provoca aumento do efeito antiproliferativo e apoptótico da curcumina em células do **glioblastoma multiforme** U251 (p53 mutante) e U87 (p53 wild-type). Observou-se inibição da via SHH/GLI1. Acontecem diminuição do volume tumoral e aumento da sobrevida. MicroRNA-326 é gene supressor tumoral em vários tipos de neoplasias (Yin, 2018).
l) Curcumina suprime o crescimento de células do **glioblastoma multiforme** U87 e induz apoptose por inibir a via de sinalização SHH-GLI1, *in vitro* e *in vivo*. Tanto o mRNA como os níveis proteicos da SHH/GLI1 (Shh, Smo, GLI1) estão regulados para baixo de modo dose e tempo dependentes. Genes dependentes do GLI1 também estão regulados para baixo: Ciclina D1, Bcl-2, Foxm1. Curcumina impede a translocação da GLI1 para o núcleo. A apoptose acontece por aumento da razão Bax/Bcl2. *In vivo* observa-se diminuição do volume tumoral e aumento da sobrevida (Du, 2013).

14. **Câncer cabeça e pescoço**
a) Curcumina interfere em células do carcinoma epidermoide de língua: diminui a proliferação e a migração e aumenta a apoptose em baixa concentração, 10 micromoles (Ardito, 2018).
b) Curcumina diminui a proliferação e aumenta a sobrevida em revisão sistemática *in vivo* e *in vitro* (Borges, 2017).
c) A curcumina possui pronunciado efeito no carcinoma de cabeça e pescoço HPV (-) e a metformina é mais eficaz no HPV (+). Elas não são sinérgicas (Lidsay, 2019).
d) Curcumina regula para baixo a via PI3K/Akt/mTOR e inibe o crescimento e progressão de células do carcinoma de hipofaringe (FaDu) e de língua (SCC-9) de modo dose dependente (Borges, 2020).
e) Curcumina promove resposta imune antitumoral eficaz no carcinoma de células escamosas da língua (Liao, 2018).

15. **Câncer de pulmão**
a) Curcumina provoca autofagia das células A549 do adenocarcinoma pulmonar (Liu, 2017).
b) Curcumina inibe o crescimento do carcinoma epidermoide de pulmão NCI-H292 de modo tempo dependente inibindo STAT3 e aumentando a expressão do FOXA2 (Tang, 2018).
c) Curcumina possui atividade anticâncer modulando a apoptose e a autofagia em células A549 do câncer de pulmão via inibição da sinalização PI3K-Akt-mTOR (Liu, 2018).
d) Curcumina converte células T regulatórias Foxp3+ (Treg.) em T helper1 em pacientes com câncer de pulmão. Polariza sistema imune de Th2 proliferativo para Th1 antiproliferativo. A curcumina converte Tregs em Th1 reprimindo a transcrição do gene forkhead protein-3 e aumentando a expressão do Interferon-gama (Zou, 2018).

16. **Câncer de mama**
a) Curcumina modula a carcinogênese da mama interferindo no ciclo celular, proliferação, apoptose. Senescência, metástases e angiogênese modulando vias de sinalização-chave, tais como NF-kappaB, PI3K/Akt/mTOR, MAPK, JAK/STAT e alterações dos microRNAs (Banik, 2017).
b) A curcumina tem como alvo várias vias de sinalização associadas à terapia do câncer, incluindo as mediadas por p53, Ras, PI3K, PKB (proteína quinase B), Wnt-β catenina e mTOR. Estudos clínicos demonstraram que a curcumina sozinha ou combinada com outras drogas exibe atividade

anticâncer promissora em pacientes com câncer de mama, sem efeitos adversos (Song, 2019).

c) A curcumina exerce seu efeito anticâncer por meio de uma rede de sinalização molecular complicada, envolvendo vias de proliferação, receptor de estrogênio (ER) e receptor de fator de crescimento epidérmico humano 2 (HER2). Evidências experimentais mostraram que a curcumina também regula a apoptose e genes relacionados à fase celular e microRNA em células de câncer de mama (Wang, 2016).

d) A curcumina exibiu atividades antiproliferativas e inibidoras da formação de colônias na linha celulare MCF-7. A subpopulação CD44 + CD24-/baixa foi maior nas mamoesferas quando as células aderentes da MCF-7 foram cultivadas com SFM (serum free médium). Outros estudos revelaram que a curcumina inibiu a formação da mammosfera e as habilidades de diferenciação. Além disso, a curcumina regulou negativamente a expressão de mRNA da Vimentina, Fibronectina e β-catenina, e regulou positivamente os níveis de expressão de mRNA da E--caderina. A análise de Western blot demonstrou que a curcumina diminuiu a expressão de proteínas de genes de células-tronco, incluindo Oct4, Nanog e Sox2 (Hu, 2019).

e) As propriedades antitumorais da curcumina são mediadas por diversos mecanismos, incluindo inibição da proliferação celular, metástase, migração, invasão e angiogênese e indução da parada do ciclo celular G2/M, apoptose e paraptose. Evidências recentes indicam que a curcumina pode interagir com vários miRNAs oncogênicos e tumor supressores envolvidos em diferentes estágios do câncer de mama. Neste contexto, a regulação positiva de miR181b, miR-34a, miR--16, miR-15a e miR-146b-5p e a regulação negativa de miR-19a e miR-19b foram mostradas após o tratamento de vários cânceres de mama linhas celulares com curcumina. Esses efeitos levam à supressão da tumorogênese e metástase e à indução de apoptose (Norouzi, 2018).

f) Evidências emergentes sugerem a existência de células-tronco cancerígenas (CSCs), uma população de células com capacidade de se auto-renovar, diferenciar e ser capaz de iniciar e sustentar o crescimento do tumor. Além disso, acredita-se que as CSCs sejam responsáveis pela recorrência do câncer, resistência aos medicamentos anticâncer e metástases. Compostos de ocorrência natural, principalmente fitoquímicos, ganharam imensa atenção nos últimos tempos. Os autores resumem a compreensão atual das CSCs da mama e suas vias de sinalização e os fitoquímicos que afetam essas células, incluindo curcumina, resveratrol, polifenóis do chá (epigalocatequina-3-galato, epigalocatequina), sulforafano, genisteína, indol-3-carbinol, 3, 3 '-di-indolilmetano, vitamina E, ácido retinóico, quercetina, partenolida, triptólida, 6-shogaol, pterostilbeno, isoliquiritigenina, celastrol e koenimbina. Esses fitoquímicos podem servir como novos agentes terapêuticos para o tratamento do câncer de mama e futuras pistas para o desenvolvimento de drogas (Dandawate, 2016).

g) A curcumina modula a carcinogênese da mama por meio de seu efeito no ciclo e proliferação celular, apoptose, senescência, disseminação do câncer e angiogênese. Em grande parte, o NFkB, PI3K/Akt/mTOR, MAPK e JAK/STAT são as principais vias de sinalização envolvidas (Banik, 2017).

17. **Câncer de mama triplo negativo**

a) Curcumina restaura a sensibilidade do ácido retinoico no câncer de mama triplo negativo (Thulasiraman, 2014).

b) Curcumina induz apoptose e diminuição da proliferação no câncer de mama triplo negativo, MDA-MB-231, por inibir a expressão do EGFR. Acontece com 30 microMol/ml: aumento da expressão pERK1/2 e pEGFR (Sun, 2012). Nota: p = fosfato.

c) Curcumina e resveratrol são promissores no tratamento do câncer de mama triplo negativo na forma de nanopartículas (Shindikar, 2016).

d) NF-kappaB é alvo molecular no câncer de mama triplo negativo e a curcumina é muito eficaz na inibição (Poma, 2017).

e) O 4-hidroxitamoxifeno (4-OHT) promoveu a expressão de SLUG (membro da família de caracóis de fatores de transcrição), que foi bloqueada pela curcumina. SLUG ativou a transcrição da hexoquinase-2 (HK2) ligando-se ao promotor HK2. O knockdown de SLUG inibiu a expressão de HK2 e enfraqueceu a resistência de 4-OHT das células MDA-MB-231. Por outro lado, a super-expressão do SLUG elevou o nível de HK2 e aumentou a resistência de 4-OHT das células MCF7. A combinação de curcumina e 4-OHT suprimiu a expressão de SLUG e HK2, levando à apoptose mediada por mitocôndria. Esses resultados sugeriram o SLUG como alvo potencial e a curcumina como agente natural promissor para superar a resistência ao TNBC no 4-OHT. Em resumo: a curcumina suprime a resistência ao 4-hidroxitamoxifeno nas células de câncer de mama via SLUG/Hexocinase 2 (Geng, 2016).

f) A curcumina exibiu atividades antiproliferativas e inibidoras da formação de colônias na linha celular MDA-MB-231. Também suprimiu a migração e invasão de células MDA-MB-231. A subpopulação CD44+ CD24– baixa foi maior nas mamoesferas quando as células aderentes da MDA-MB-231 foram cultivadas com SFM (serum free médium). Outros estudos revelaram que a curcumina inibiu a formação da mammosfera e as habilidades de diferenciação. Além disso, a curcumina regulou negativamente a expressão de mRNA da Vimentina, Fibronectina e β-catenina, e regulou positivamente os níveis de expressão de mRNA da E-caderina. A análise de Western blot demonstrou que a curcumina diminuiu a expressão de proteínas de genes de células-tronco, incluindo Oct4, Nanog e Sox2. Ela inibe EMT (transição mesenquimo-epitelial) (Hu, 2019).

g) Curcumina exibe efeito citotóxico contra células de câncer de mama com super expressão do HER2 e também inibe a localização do HER2 na membrana. A curcumina mostrou sinergismo forte com a doxorrubicina. Em relação à metástase do câncer, a curcumina apresenta atividades inibitórias contra a migração celular e inibe a expressão das proteínas MMP-2 e MMP-9 (Meiyanto, 2021).

h) Curcumina suprime o eixo p300/miR-142-3p/PSMB5 levando à inibição da atividade CT-1 do proteassoma 20S. Estes resultados fornecem uma explicação nova e alternativa para o efeito inibitório da curcumina na atividade do proteassoma e também aumentam os potenciais alvos terapêuticos para o tratamento do câncer de mama triplo negativo (Liu, 2020).

18. **Câncer de próstata**
a) Curcumina suprime a proliferação e invasão de células-tronco do câncer de próstata (HuPCaSC) modulando o DLK1-DIO3 *Imprinted Gene Cluster MicroRNAs* (Zhang, 2018).
b) Curcumina suprime *in vivo* a proliferação do câncer de próstata LNCaP inibindo a via JNK via regulação epigenética, reprimindo o gene H3K4me3e (Zhao, 2018).
c) PGK1, um oncogene do eixo FOXD3/miR-143 do câncer prostático, tem diminuída sua expressão pela curcumina (Cao, 2017).
d) Induz apoptose e autofagia protetora do ambiente peritumoral em células do câncer de próstata resistente à castração por meio da quelação do ferro (Yang, 2017).
e) Os fibroblastos associados ao câncer (CAFs) podem induzir transição epitélio-mesenquimal (EMT) de células cancerígenas da próstata e invasão por meio da via de sinalização mTOR/HIF-1α que explora espécies reativas tóxicas de oxigênio (ERTOS) para conduzir um fenótipo migratório e agressivo das células do carcinoma da próstata. Além disso, os CAFs são capazes de aumentar a expressão do receptor de quimiocina CXC 4 (CXCR4) e do receptor de interleucina-6 (IL-6) em células de câncer de próstata. No entanto, a curcumina revoga a invasão induzida por CAF e EMT e inibe a produção de ERTOS e a expressão do receptor CXCR4 e IL-6 em células do câncer de próstata através da inibição da sinalização MAOA/mTOR/HIF-1α, apoiando assim o efeito terapêutico da curcumina no câncer de próstata (Du, 2015).

19. **Câncer colorretal**
a) Curcumina e ácido boswélico inibem a proliferação, induzem apoptose e promovem a parada do ciclo celular em linhagem do câncer colorretal, aumentando a expressão do miR-34, supressor tumoral, e diminuindo a expressão do miR27, proliferativo. Em conjunto acontece aumento da eficácia antitumoral *in vivo* (Toden, 2015).
b) Combinação da curcumina e EGCG inibe a angiogênese do carcinoma colorretal, linhagem SW620, HT-29, HCT116, via JAK/STAT3/IL-8 (Jin, 2017).
c) Curcumina induz apoptose e parada do ciclo celular via ativação das espécies reativas tóxicas de oxigênio e independente da via mitocondrial em células do **adenocarcinoma de cólon** HT29 com mutação do p53 e Smad4 (Agarwal, 2018).
d) Curcumina diminui a proliferação e aumenta a apoptose em células HCT-116 do câncer de cólon via miR-491-PEG10 (Li, 2018).
e) Curcumina é forte candidata a integrar o tratamento convencional do câncer colorretal (Jalili-Nik, 2018).

20. **Câncer gástrico**
a) Curcumina suprime a proliferação do câncer gástrico diminuindo a proliferação e aumentando a apoptose. Também provoca diminuição da gastrina junto com a diminuição da secreção gástrica (Zhou, 2017).
b) Curcumina suprime a proliferação e invasão do câncer gástrico humano regulando para baixo a atividade da PAK1 e a expressão da ciclina D1(-Cai, 2009).

21. **Câncer de pâncreas**
a) A inibição do adenocarcinoma de pulmão e pancreático está associada com apoptose, regulação para baixo da COX-2 e EGFR e inibição da atividade do ERK1/ERK2 (Lev-Ari, 2016).

b) Em células do câncer pancreático Patu8988 e Panc-1, a inibição da sobrevivência celular está associada à regulação para baixo da expressão do gene Cdc20 (*cell Ddivision cycle 20*) (Zhang, 2017).

c) Eficácia terapêutica aumenta com a combinação curcumina com gemcitabina ou FOLFORINOX no adenocarcinoma ductal pancreático (Hosseini, 2017).

d) Curcumina provoca parada do ciclo celular em G2/M e apoptose em células do câncer de pâncreas ativando a ATM/Chk1, duas distintas quinases de sinalização (Sahu, 2009).

e) Curcumina induz morte celular apoptótica em células PANC-1 do **câncer de pâncreas** via sinalização miR-340/XIAP (Yang, 2017).

f) MicroRNA-7 funciona como gene supressor de tumor. A curcumina aumenta a expressão do miR-7 e suprime a proteína ILF2 e diminui a proliferação em células PANC-1 do carcinoma pancreático (Bi, 2017).

g) NEDD4 (*neural precursor cell expressed developmentally down-regulated protein 4*) está frequentemente superexpresso em vários tipos de câncer e facilita a carcinogênese degradando múltiplas proteínas supressoras do câncer, incluindo o PTEN. Curcumina inibe NEDD4, o que provoca supressão da proliferação, migração e invasão de células do câncer de pâncreas associadas ao aumento da expressão do PTEN e p73 (Su, 2017).

h) Curcumina inibe a indução da EMT (transição epitélio mesenquimal) pela SOD (superóxido dismutase) via inibição da PI3K-Akt-NF-kappaB em células do câncer pancreático BxPC-3 e Panc-1. Curcumina ativa a pAkt e a pNF-kappaB e diminui a SOD induzida pelos radicais livres de oxigênio e peroxido de hidrogênio (Li, 2018).

i) Curcumina suprime EMT (transição epitélio-mesenquimal) e as metástases em células do câncer de pâncreas associado a fibroblastos (Wang, 2017). O mesmo acontece no câncer de mama e prostático.

22. Câncer de fígado

a) Curcumina inibe a carcinogênese do carcinoma hepatocelular associado com a a infrarregulação do gene LEF1 e a do CTGF regulada pelo MIR-19A e pela super-regulação do CDKN1A. Ela super-regula 345 genes e infrarregula 212. A maioria dos genes super-regulados pertencem à sinalização TNF e os infrarregulados pertencem a via TGF-beta (Zeng, 2018).

b) Curcumina inibe o crescimento do carcinoma hepatocelular H22HCC via diminuição da expressão do VEGF *in vitro* e *in vivo*. Também acontece diminuição signficante da expressão da via proliferativa PI3K/AKT (Pan, 2018).

c) Curcumina inibe o crescimento de células tronco do câncer hepático tendo como alvo a via de sinalização PI3K – proteína quinase B – mTOR (Wang, 2018).

d) Curcumina em combinação com a metformina inibe o crescimento (aumenta a apoptose e diminui a proliferação), metástases e angiogênese do carcinoma hepatocelular *in vitro* e *in vivo*. Acontece regulação para baixo da expressão das MMPS 2/9, VEGF e VEGFR-2, ao lado de regulação para cima do PTEN, P53 e supressão da sinalização PI3K/Akt/mTOR/NF-kappaB e EGFR/STAT3 (Zhang, 2018).

23. Câncer de ovário

a) A curcumina suprime a ativação constitutiva do STAT-3, inibindo a regulação de proteínas inibidoras do STAT-3 ativado (PIAS-3) em células cancerígenas do ovário (Saydmohammed, 2010).

b) A curcumina induz apoptose por inibição da atividade sarco/retículo endoplasmático Ca2 + ATPase em células de câncer de ovário (Seo, 2016).

c) Di-hidroartemisinina e curcumina induzem sinergicamente apoptose em células SKOV3 via regulação positiva do MiR-124 visando o oncogene Midkine, tanto *in vitro* quanto *in vivo* (Zhao, 2017).

d) A curcumina induz citotoxicidade que o microRNA-9 medeia contra células de câncer de ovário SKOV3 (Zhao, 2014).

e) A curcumina suprime o desenvolvimento da resistência à cisplatina, em parte através da modulação da transferência extracelular mediada por vesícula extracelular de MEG3 e miR-214 no câncer de ovário (Zhang, 2017).

24. Carcinoma endometrial

a) A curcumina exibe efeito antitumoral e atenua a migração celular via regulação negativa mediada por Slit-2 de SDF-1 e CXCR4 em células de adenocarcinoma endometrial (Sirohi, 2017).

b) A curcumina suprime a migração e a invasão de células de carcinoma endometrial humano (Chen, 2015).

c) A curcumina promove a apoptose das células do carcinoma endometrial humano, através da regulação negativa da expressão do receptor de andrógeno através da via de sinal Wnt (Feng, 2014).

d) A curcumina suprime a ativação constitutiva do STAT-3, inibindo a regulação da proteína inibidora das células cancerígenas endometriais ativadas pelo STAT-3 (PIAS-3) (Saydmohammed, 2010).

e) A curcumina regula negativamente a expressão do proto-oncogene Ets-1 e da molécula anti-apoptótica Bcl-2 em células HEC-1-A de carcinoma endometrial humano. A curcumina induziu alterações morfológicas do tipo apoptose e degradação do DNA e níveis basais diminuídos do conteúdo das proteínas Ets-1 e Bcl-2 nas células HEC-1-A de maneira dependente do tempo e da dose. A superexpressão de Ets-1 na célula resultou em um aumento no conteúdo de proteína Bcl-2 e esse aumento foi atenuado pelo tratamento com curcumina (Yu, 2007).

25. Câncer cervical uterino

a) Curcumina inibe as vias NF-kappaB e WNt/beta-catenina em células HeLa do câncer cervical (Ghasemi, 2019).

b) Curcumina reverte resistência da cisplatina em células do câncer cervical (Roy, 2014).

c) Curcumina aumenta a geração de radicais livres e induz estresse oxidativo no retículo endoplasmático o que provoca apoptose nas células cervicais do útero (Kim, 2016).

d) Creme vaginal a base de curcumina efetivamente erradica células HPV+ e não afeta o tecido normal. Possível conflito de interesse (Dabata, 2013).

e) Curcumina é composta com múltiplas ações na infecção por HPV e no câncer cervical (Teymouri, 2017).

26. Linfoma de Hodgkin

a) Curcumina induz parada do ciclo celular e apoptose juntamente com inibição do NF-kappaB constitutivamente ativado e do STAT3 em células do linfoma de Hodgkin (2008).

b) A curcumina reduz o crescimento das células do linfoma de Hodgkin (LH) *in vitro*. Explorou-se se a formulação de curcumina em nanopartículas de lipídeos sólidos (SLN-curc) ou nanopartículas de succinato de d-α-Tocoferil polietilenoglicol 1000 (TPGS) (TPGS-curc) poderia aumentar sua eficácia em camundongos. A curcumina formulada em SLN e em TPGS resulta em níveis plasmáticos mais elevados de curcumina em camundongos. Em comparação com os controles tratados com veículo, SLN-curc e TPGS-curc reduziram o crescimento do xenoenxerto HL em 50,5% (p <0,02) e 43,0% (p <0,04), respectivamente, enquanto a curcumina o reduziu em 35,8% (p <0,05). Além disso, o SLN-curc reduz a expressão de proteínas envolvidas na proliferação e apoptose celular (XIAP e Mcl-1) em extratos de tumor HL. Em células HL em cultura, a curcumina diminui a expressão de citocinas inflamatórias relevantes (IL-6 e TNF-α) de maneira dependente da concentração. Além disso, quando administrada em combinação com bleomicina, doxorrubicina e vinblastina, a curcumina mostra efeito inibidor aditivo no crescimento (Guorgui, 2018).

27. Linfoma não Hodgkin

a) Curcumina possui efeito anticâncer em células B do linfoma não Hodgkin (2005).

b) Curcumina inibe a proliferação, migração, invasão e promove apoptose na linhagem de linfoma de grandes células B ao regular o eixo MiR-21/VHL (Chen, 2020).

c) Curcumina possui efeito anti tumoral no linfoma difuzo de grandes células B ao aumentar a expressão do PPAR-gama (Zhang, 2020).

d) Curcumina aumenta a eficacia da radioterapia no linfoma de Burkitii ao inibir a via PI3K/AKT-NF-kappaB (Qiao, 2013).

e) Curcumina seletivamente induz apoptose no linfoma cutâneo de células T (CTCL). A curcumina a 5-20 microM por 24 e 48 horas induz apoptose de uma maneira dependente do tempo e da dose em três linhas de células CTCL (nomeadamente MJ, Hut78 e HH). A curcumina em 5-20 microM por 48 horas também causa mais apoptose. A curcumina diminui os níveis de expressão de proteína e mRNA do transdutor de sinal e ativador da transcrição STAT-3, bcl-2 e survivina nas três linhas celulares. Ela inibe a fosforilação de STAT-3 e IkappaB-alfa, bem como suprimi a ligação ao DNA do fator nuclear NF-kappaB nessas células. A caspase-3 foi ativada e a poli (ADP-Ribose) polimerase foi clivada após o tratamento com curcumina (Zhang, 2010).

f) Curcumina inibe a ativação do NF-kappaB constitutivo, induz parada do ciclo celular em G1/S, suprime a proliferação e induz apoptose em células do linfoma em manto, um agressivo linfoma não Hodgkin de células B (Shishodia, 2005).

27. Carcinoma renal

a) A autofagia é mecanismo importante para os efeitos duplos da curcumina nas células do carcinoma de células renais (Deng, 2018).

b) A curcumina aumenta a radio sensibilidade das células cancerígenas renais, suprimindo a via de sinalização NF-kappaB (Li, 2017).

c) A curcumina aumenta a apoptose induzida por temsirolimus em células de carcinoma renal humano através da regulação positiva de YAP/p53 (Xu, 2016).

d) A curcumina promove a parada do ciclo celular e inibe a sobrevivência de células cancerígenas renais humanas por modulação negativa da via de sinalização PI3K/AKT (Zhang, 2015).

e) A curcumina melhora significativamente a apoptose induzida por NVP-BEZ235 e inibidor de PI3K/Akt e mTOR em células Caki de carcinoma renal humano, através da regulação negativa da expressão de Bcl-2 dependente de p53 e inibição da estabilidade de proteínas Mcl-1 (Seo, 2016).

f) A curcumina sensibiliza a apoptose induzida por ligante indutor de apoptose relacionada ao fator de necrose tumoral (TRAIL) através da regulação positiva mediada por espécies reativas de oxigênio do receptor de morte 5 (DR5) mediado por espécies reativas de oxigênio (Jung, 2005).

28. **Melanoma**
   a) Curcumina modula miR21 e regula o ciclo celular e apoptose regulando as proteínas PTEN e PDCD4 em células do melanoma. Inibe Jak-2/STAT3 (Lelli, 2017).
   b) Curcumina inibe a proliferação, apoptose, migração e invasão de células do melanoma A375 (Zhang, 2015).
   c) Curcumina e apigenina mostraram efeitos supressores do crescimento e pró-apoptóticos em células do melanoma. A regulação positiva da PD-L1 induzida por IFN-γ foi significativamente inibida por ambos flavonóides, especialmente apigenina, com reduções correlacionadas com a fosforilação do STAT1. As células A375 tratadas com apigenina exibiram sensibilidade aumentada em relação à morte mediada por células T. A apigenina também inibiu fortemente o crescimento do xenoenxerto de melanoma A375 *in vivo*, com maior infiltração de células T nos tecidos tumorais. A expressão de PD-L1 em células dendríticas foi reduzida pela apigenina, que potencializou a citotoxicidade de células assassinas induzidas por citocinas co-cultivadas com células de melanoma (Xu, 2018).

29. **Câncer de bexiga**
   a) Curcumina inibe a progressão do câncer de bexiga, linhagens T24 e 5637, diminuindo a expressão da beta-catenina e revertendo a EMT (transição epitélio-mesenquimal) (Shi, 2017).

30. **Câncer de tiroide**
   a) Curcumina induz parada do ciclo celular em G2/M, apoptose, inibição do NF-kappaB e aumenta a expressão de genes de diferenciação celular da tiroglobulina e do *simporter* sódio/iodo, em células do carcinoma de tiroide, linhagens TPC-1 (papilar), FTC-133 (folicular) e BHT-101 (anaplásico). Ocorre diminuição da regulação de vários miRNAs: miRNA-200c, 21, let7c, 26a e 125b (Schwertheim, 2017).

   b) Curcumina induz apoptose associada ao estresse do retículo endoplasmático em células BCPAP de carcinoma papilífero da tireoide humano via ruptura da homeostase intracelular de cálcio (Zhang, 2018).

   c) Curcumina inibe a metástase nas células BCPAP do carcinoma papilífero da tireoide humano por meio de regulação negativa da via de sinalização TGF-β/Smad2/3 (Zhang, 2016).

   d) Curcimin induz dano ao DNA independente de ROS e leva à parada do ciclo celular G2/M e apoptose em células BCPAP de carcinoma papilífero da tireoide humano (Zhang, 2016).

   e) Curcumina inibe a metástase das células cancerígenas da tireóide papilar K1 através da modulação da expressão da caderina-E e da metaloproteinase-9 da matriz (Zhang, 2013).

31. **Mieloma múltiplo**
   a) Paciente com mieloma múltiplo que iniciou suplemento dietético diário de curcumina ao se aproximar de sua terceira recaída: Na ausência de outros tratamento anti mieloma, a paciente permaneceu estável nos últimos 5 anos com boa qualidade de vida (Zaidi, 2017).

   b) EZH2 e SUZ12 são as proteínas principais da PRC2 e suas expressões estão aumentadas em vários cânceres humanos, incluindo o mieloma múltiplo de prognóstico ruim. A curcumina pode inibir significativamente a proliferação de células MM de maneira dependente do tempo e da concentração. A curcumina foi capaz de induzir apoptose por inibição da expressão de EZH2, e as taxas de apoptose foram de 16,42% e 25,62% quando as células RPMI8226 incubaram com 5 e 10μMol/L de curcumina. Para células U266, as taxas de apoptose foram de 15,25% e 21,28%. A regulação positiva do miR-101 levou à menor expressão de EZH2. Por outro lado, a expressão de EZH2 induziu menor expressão de miR-101. As proteínas a jusante do miR-101 foram reguladas por curcumina e EZH2 ao mesmo tempo (Wu, 2018).

   c) A curcumina inibiu a proliferação das células MM RPMI 8226 de maneira dependente da dose e do tempo. Nas células MM RPMI 8226 tratadas com curcumina, a expressão dos genes p53 e Bax foi supra-regulada, enquanto a expressão do gene MDM2 foi sub-regulada. A expressão da proteína p53 foi maior no grupo experimental de curcumina em comparação com o grupo controle. Após o tratamento com curcumina, o crescimento da linha celular MM RPMI 8226 foi inibido de maneira dependente da concentração e do tempo. Nas células MM RPMI 8226 tratadas com curcumina, os níveis de proteína p53 foram aumentados, o que sugeriu que a curcumina pode promover a apoptose de células MM ao regular positivamente a expressão da proteína p53 (Li, 2015).

d) A curcumina induz a morte celular dos principais subtipos de mieloma molecular, particularmente os subgrupos de mau prognóstico. Um grande painel de linhas celulares de mieloma humano (HMCLs) (n = 29), representando os principais subgrupos moleculares de MM, foi rastreado quanto à sensibilidade à curcumina. Observou-se que a indução de morte celular com a curcumina era heterogênea, as células 16 HMCLs eram altamente sensíveis à curcumina (LD50 < 20,5μM), as células 6 HMCLs exibiram valores intermediários de LD50 (20,5μM ≤ LD50 < 32,2μM) e apenas as células 7 HMCLs foram pouco sensíveis (35 < LD50 < 56μM). As linhas de células que abrigam a translocação t (11; 14) eram menos sensíveis (LD50 mediana 32,9μM) do que as não-t (11;14) (LD50 mediana 17,9μM), que incluíam mau prognóstico t (4; 14) et (14).; 16) células. Curiosamente, a sensibilidade à curcumina não dependia do status do TP53. Pela primeira vez, mostrou-se que as células do mieloma primário também eram sensíveis, mesmo as que apresentavam del (17p), outro fator de mau prognóstico. Também desvendou-se a contribuição das moléculas da família Bcl-2 anti-apoptóticas na resposta à curcumina. Descobriu-se que a regulação negativa do Mcl-1, fator essencial de sobrevivência ao MM, estava associado à morte celular induzida pela curcumina e seu knockdown sensibilizava as células do mieloma à curcumina, destacando o Mcl-1 como alvo importante da apoptose induzida pela curcumina. No total, esses resultados apoiam ensaios clínicos, incluindo curcumina em associação à terapia padrão (Gomez-Bougie, 2015).

32. **Osteossarcoma**
    a) Curcumina dissolvida em lípides é segura no osteosarcoma e em voluntários (Gota, 2017). Lembrar que vamos tratar de crianças.
    b) Curcumina induz apoptose em células do osteosarcoma humano, U2OS (Shen, 2009).
    c) Curcumina inibe a proliferação e invasão em células do osteosarcoma via inativação da sinalização Notch-1 (Li, 2012).
    d) Curcumina inibe a indução de proliferação e invasão pela hipóxia do osteosarcoma humano MG63 regulando para baixo a expressão do Notch-1 (Wang, 2017).
    e) Curcumina induz morte celular do osteosarcoma humano ao ativar a via de sinalização miR-125a/ERRalpha (Chen, 2017).
    f) Curcumina inibe significativamente o osteossarcoma. A curcumina regulou positivamente a expressão de RECK via miR-21, consequentemente regulando a sinalização de Wnt/β-catenina levando à inibição do osteossarcoma (Zhou, 2020).
    g) Curcumina induz apoptose e autofagia em células MG63 do osteosarcoma via regulação para ciuma do JNK (c-Jun N-terminal kinase) (Zhang, 2017).
    h) Curcumina inibe a proliferação e invasão de células MG63 do osteosarcoma inativando a via p-JAK2/p-STAT3 (Sun, 2019).
    i) Curcumina provoca apoptose em células MG63 do osteosarcoma humano via ROS/Cyto-C/Caspase-3 (Chang, 2014).

Conclusão

Apesar de Guido Shoba ter mostrado que a biodisponibilidade celular da curcumina (estou dizendo celular e não intestinal) pode ser aumentada em até 2.000%, não se encontram na literatura trabalhos que utilizam a curcumina mais piperina no tratamento do câncer ou de doenças inflamatórias. Existem sim inúmeras tentativas de modificações da molécula da curcumina para se conseguir a patente do produto.

Não importa se o fitoquímico possui alta atividade nas diversas vias de sinalização das células neoplásicas, não importa se ele possui alto potencial no tratamento do câncer humano, não importa se ele é desprovido dos efeitos colaterais dos anti-inflamatórios não hormonais e dos quimioterápicos, o que importa é que ele **não pode ser patenteado e, portanto, não apresenta nenhum interesse**.

Não importa o câncer, não importa a dor, não importa a humanidade, o que importa são os lucros. E o que fazer com tanto dinheiro?

A maioria dos trabalhos científicos publicados no Planeta é encomendada pelas grandes indústrias farmacêuticas. Podemos realmente acreditar nos seus resultados? **JFJ**

Referências

1. Abstracts and papers in full on site: www.medicinabiomolecular.com.br

2. Adnan M, Ali S, Sheikh K, Amber R. Review on antibacterial activity of Himalayan medicinal plants traditionally used to treat pneumonia and tuberculosis. J Pharm Pharmacol. 2019 Nov;71(11):1599-1625.
3. Aggarwal BB, Kumar A, Bharti AC. Anticancer potencial of curcumin: preclinical and clinical studies. Anticancer Res. 23:363-98;2003.
4. Agarwal A, Kasinathan A, Ganesan R, et al. Curcumin induces apoptosis and cell cycle arrest via the activation of reactive oxygen species-independent mitochondrial apoptotic pathway in Smad4 and p53 mutated colon adenocarcinoma HT29 cells. Nutr Res. Mar;51:67-81;2018.
5. Anjusha S, Gangaprasad A. Phytochemical and antibacterial analysis of two importantCurcumaspeciesCurcuma aromaticaSalisb andCurcuma xanthorrhizaRoxb. (Zingiberaceae) J. Pharm. Phytochem. 2014;3:50–53.
6. Ardito F, Perrone D, Giuliani M, et al. Effects of Curcumin on Squamous Cell Carcinoma of Tongue: An In Vitro Study. Curr Top Med Chem. 18(3):233-243;2018.
7. Azuine MA, Bhide SV. Adjuvant chemoprevention of experimental cancer: catechin and dietary turmeric in forestomach and oral cancer models. J Ethnopharmacol. 44:211-7;1994.
8. Bai X, Oberley-Deegan RE, Bai A, et al Curcumin enhances human macrophage control of Mycobacterium tuberculosis infection. Respirology. 2016 Jul;21(5):951-7.
9. Bangaru ML, Chen S, Woodliff J, Kansra S. Curcumin (diferuloylmethane) induces apoptosis and blocks migration of human medulloblastoma cells. Anticancer Res. 30(2):499-504;2010.
10. Banik U, Parasuraman S, Adhikary AK, Othman NH. Curcumin: the spicy modulator of breast carcinogenesis. J Exp Clin Cancer Res. 36(1):98;2017.
11. Bano G, Raina RK, Zutshi U, et al. Effect of piperine on bioavailability and pharmacokinetics of propranolol and theophylline in healthy volunteers. Eur J Clin Pharmacol. 41(6): 615-7;1991.
12. Bi Y, Shen W, Min M, Liu Y. MicroRNA-7 functions as a tumor-suppressor gene by regulating ILF2 in pancreatic carcinoma. Int J Mol Med. 39(4):900-6;2017.
13. Busquets S, Carbo N, Almendro V, et al. Curcumin, a natural product present in turmeric, decreases tumor growth but does not behave as na anticachectic compound in a rat model. Cancer Lett. 167:33-8;2001.
14. Borges GÁ, Rêgo DF, Assad DX, et al. In vivo and in vitro effects of curcumin on head and neck carcinoma: a systematic review. J Oral Pathol Med. Jan;46(1):3-20, 2017.
15. Borges GA, Elias ST, Amorim B, et al. Curcumin downregulates the PI3K-AKT-mTOR pathway and inhibits growth and progression in head and neck cancer cells. Phytother Res. Dec;34(12):3311-3324, 2020.
16. Buchbinder EI, Desai A. CTLA-4 and PD-1 Pathways: Similarities, Differences, and Implications of Their Inhibition. Am J Clin Oncol. Feb;39(1):98-106, 2016.
17. Cai XZ, Wang J, Li XD, et al. Curcumin suppresses proliferation and invasion in human gastric cancer cells by downregulation of PAK1 activity and cyclin D1 expression. Cancer Biol Ther. Jul;8(14):1360-8, 2009.
18. Cao H, Yu H, Feng Y, et al. Curcumin inhibits prostate cancer by targeting PGK1 in the FOXD3/miR-143 axis. Cancer Chemother Pharmacol. 79(5):985-94;2017.
19. Chang Z, Xing J, Yu X. Curcumin induces osteosarcoma MG63 cells apoptosis via ROS/Cyto-C/Caspase-3 pathway. Tumour Biol. Jan;35(1):753-8, 2014.
20. Chen P, Wang H, Yang F, et al. Curcumin Promotes Osteosarcoma Cell Death by Activating miR-125a/ERRalpha Signal Pathway. J Cell Biochem. Jan;118(1):74-81, 2017.
21. Chen Q, Gao Q, Chen K, et al. Curcumin suppresses migration and invasion of human endometrial carcinoma cells. Oncol Lett. Sep;10(3):1297-1302;2015.
22. Chen L, Zhan CZ, Wang T, et al. Curcumin Inhibits the Proliferation, Migration, Invasion, and Apoptosis of Diffuse Large B-Cell Lymphoma Cell Line by Regulating MiR-21/VHL Axis. Yonsei Med J. Jan;61(1):20-29, 2020.
23. Cheng AL, Hsu CH, Lin JK, et al. Phase I clinical trial of curcumin, a chemopreventive agent, in patients with high-risk or pre-malignant lesions. Anticancer Res. 21:2895-900;2001.
24. Choe SR, Kim YN, Park CG, et al. RCP induces FAK phosphorylation and ovarian cancer cell invasion with inhibition by curcumin. Exp Mol Med. Apr 27;50(4):52;2018.
25. Chuang SE, Cheng AL, Lin JK, Kuo ML. Inhibition by curcumin of diethylnitrosamine-induced hepatic hyperplasia, inflammation, cellular gene products and cell-cycle-related proteins in rats. Food Chem Toxicol 38:991-5;2000.
26. Chuang SE, Kuo ML, Hsu CH, et al. Curcumin-containing diet inhibits diethylnitrosamine-induced murine hepatocarcinogenesis. Carcinogenesis. 21:331-5;2000.
27. Chun KS, Sohn Y, Kim HS, et al. Anti-tumor promoting potencial of naturally occurring diaryheptanoids structurally related to curcumin. Mutat Res. 428:49-57;1999.
28. Chung SS, Vadgama JV. Curcumin and epigallocatechin gallate inhibit the cancer stem cell phenotype via down-regulation of STAT3-NFκB signaling. Anticancer Res. 35(1):39-46;2015.
29. Churchill M, Chadbum A, Bilinski RT, Bertagnolli MM. Inhibition of intestinal tumors by curcumin is associated with changes in the intestinal immune cell profile. J Surg Res. 89:169-75;2000.
30. Dandawate PR, Subramaniam D, Jensen RA, Anant S. Targeting cancer stem cells and signaling pathways by phytochemicals: Novel approach for breast cancer therapy. Semin Cancer Biol. Oct;40-41:192-208, 2016.
31. Deng Q, Liang L, Liu Q, et al. Autophagy is a major mechanism for the dual effects of curcumin on renal cell carcinoma cells. Eur J Pharmacol. May 5;826:24-30;2018.
32. Debata PR, Castellanos MR, Fata JE, et al. A novel curcumin-based vaginal cream Vacurin selectively eliminates apposed human cervical cancer cells. .Gynecol Oncol. Apr;129(1):145-53, 2013.
33. Dorai T, Cao YC, Dorai B, et al. Therapeutic potential of curcumin in human prostate cancer. III. Curcumin inhibits proliferation, induces apoptosis, and inhibits angiogenesis of LNcaP prostate cancer cells in vivo. Prostate. 47:293-303;2001.
34. Du WZ, Feng Y, Wang XF, et al. Curcumin suppresses malignant glioma cells growth and induces apoptosis by inhibition of SHH/GLI1 signaling pathway in vitro and vivo. CNS Neurosci Ther. Dec;19(12):926-36;2013.
35. Du Y, Long Q, Zhang L, et al. Curcumin inhibits cancer-associated fibroblast-driven prostate cancer invasion through MAOA/mTOR/HIF-1α signaling. Int J Oncol. Dec;47(6):2064-72, 2015.
36. Elamin MH, Shinwari Z, Hendrayani SJ, et al. Curcumin inhibits the Sonic Hedgehog signaling pathway and triggers apoptosis in medulloblastoma cells. Mol Carcinog. 49(3):302-14;2010.
37. Felippe JJr. Todos nós temos o poder de curar a nós mesmos. Revista Eletrônica da Associação Brasileira de Medicina Biomolecular. www.medicinabiomolecular.com.br. Tema de janeiro de 2006.
38. Felippe JJr. Sintomas de deficiência de Ácido Graxo Omega- 3 e fontes alimentares. Revista Eletrônica da Associação Brasileira de Me-

dicina Complementar. Biblioteca de Câncer. Janeiro. Tema da semana de 24/04/06.
39. Felippe JJr. Efeitos da vitamina K no câncer: indução de apoptose e inibição da proliferação celular maligna. Revista Eletrônica da Associação Brasileira de Medicina Biomolecular. www.medicinabiomolecular.com.br. Biblioteca de Câncer. Tema da semana de 01/05/06.
40. Felippe JJr. Inflamação Crônica Subclínica – Peste Bubônica do Século XXI – Mecanismo Intermediário da Maioria das Moléstias que Afligem a Humanidade. Revista Eletrônica da Associação Brasileira de Medicina Biomolecular. www.medicinabiomolecular.com.br. Biblioteca de Câncer. Tema de maio de 2006.
41. Felippe JJr. Selênio: diminui a proliferação celular maligna, inibe a angiogênese tumoral e provoca apoptose. Revista Eletrônica da Associação Brasileira de Medicina Biomolecular. www.medicinabiomolecular.com.br. Biblioteca de Câncer. Tema da semana de 08/05/06.
42. Felippe JJr. Efeitos da deficiência de cobre no câncer: antiangiogênese. Revista Eletrônica da Associação Brasileira de Medicina Biomolecular, www.medicinabiomolecular.com.br. Tema da semana de 26/05/06.
43. Felippe JJr. Efeitos do vanádio no câncer: indução de apoptose e inibição da proliferação celular maligna. Revista Eletrônica da Associação Brasileira de Medicina Biomolecular. Tema da semana de 01/06/06.
44. Felippe JJr. Efeitos da vitamina B12 (hidroxicobalamina) no câncer: indução de apoptose. Revista Eletrônica da Associação Brasileira de Medicina Biomolecular. Biblioteca de Câncer. Tema da semana de 05/06/06.
45. Felippe JJr. Efeitos da vitamina D no câncer: indução da apoptose, inibição da proliferação celular maligna e antiangiogênese. Revista Eletrônica da Associação Brasileira de Medicina Biomolecular. www.medicinabiomolecular.com.br. Biblioteca de Câncer. Tema da semana de 12/06/06.
46. Felippe JJr. Efeito dos Ácidos Graxos Poli Insaturados no câncer: indução de apoptose, inibição da proliferação celular e antiangiogênese. Revista Eletrônica da Associação Brasileira de Medicina Complementar. www.medicinabiomolecular.com.br. Biblioteca de Câncer. Tema da semana de 19/06/06.
47. Felippe JJr. Naltrexone e câncer. Revista Eletrônica da Associação Brasileira de Medicina Biomolecular. www.medicinabiomolecular.com.br. Biblioteca de Câncer. Janeiro. Tema da semana de 23/10/06.
48. Felippe JJr. Disulfiram e câncer. Revista Eletrônica da Associação Brasileira de Medicina Biomolecular. www.medicinabiomolecular.com.br. Biblioteca de Câncer. Janeiro. Tema da semana de 30/10/06.
49. Felippe JJr. Benzaldeído e câncer: leucemia mielocítica aguda, linfoma maligno, mieloma múltiplo, leiomiossarcoma e carcinomas de língua, parótida, pulmão, mama, esôfago, estômago, fígado, pâncreas, cólon, reto, rins, cérebro, bexiga e seminoma de testículo. Revista Eletrônica da Associação Brasileira de Medicina Biomolecular. www.medicinabiomolecular.com.br. Biblioteca de Câncer. Tema de novembro de 2006.
50. Felippe JJr. Molibdênio e Câncer. Revista Eletrônica da Associação Brasileira de Medicina Biomolecular. www.medicinabiomolecular.com.br. Biblioteca de Câncer.Tema da semana de 06/11/06.
51. Felippe JJr. Ácido linoleico conjugado (CLA) e câncer: inibição da proliferação celular maligna, aumento da apoptose e diminuição da neoangiogênese tumoral. Revista Eletrônica da Associação Brasileira de Medicina Biomolecular. www.medicinabiomolecular.com.br. Biblioteca de Câncer. Tema da semana de 13/11/06.
52. Felippe JJr. Óleo de peixe ômega-3 e câncer: diminuição da proliferação celular maligna, aumento da apoptose, indução da diferenciação celular e diminuição da neoangiogênese tumoral. Revista Eletrônica da Associação Brasileira de Medicina Biomolecular. Tema da semana de 20/11/06. www.medicinabiomolecular.com.br.
53. Felippe JJr. Genisteína e câncer: diminui a proliferação celular maligna, aumenta a apoptose, suprime a neoangiogênese e diminui o efeito dos fatores de crescimento tumoral. Revista Eletrônica da Associação Brasileira de Medicina Biomolecular. www.medicinabiomolecular.com.br. Tema da semana de 27/11/06.
54. Felippe JJr. Glicose-6-fosfato-dehidrogenase (G6PD) e câncer: a inibição da enzima diminui drasticamente a proliferação celular maligna, aumenta a apoptose e suprime os efeitos de fatores de crescimento tumoral. Revista Eletrônica da Associação Brasileira de Medicina Biomolecular. www.medicinabiomolecular.com.br. Biblioteca de Câncer. Tema de dezembro de 2006.
55. Felippe JJr. Alcaçuz (Glycyrrhiza glabra) e câncer: inibição da proliferação celular maligna com aumento drástico da apoptose. Revista Eletrônica da Associação Brasileira de Medicina Biomolecular. www.medicinabiomolecular.com.br. Biblioteca de Câncer. Tema de janeiro de 2007.
56. Felippe JJr. Tratamento nutricional e endócrino do câncer: benefícios da integração do médico clínico com o oncologista. Revista Eletrônica da Associação Brasileira de Medicina Biomolecular. Tema de fevereiro de 2007.
57. Felippe JJr. Proposta de dieta inteligente para o tratamento coadjuvante do câncer. Revista Eletrônica da Associação Brasileira de Medicina Biomolecular. Biblioteca de Câncer. Tema de março de 2007.
58. Felippe JJr. Câncer: Tratamento com Radio Frequência e Oxidação Sistêmica. Revista Eletrônica da Associação Brasileira de Medicina Biomolecular. Tema de maio de 2007.
59. Felippe JJr. Dicloroacetato e Câncer: Aumenta a Apoptose e Diminui a Proliferação Celular Maligna. Revista Eletrônica da Associação Brasileira de Medicina Biomolecular. www.medicinabiomolecular.com.br. Biblioteca de Câncer. Tema de maio de 2007.
60. Feng W, Yang CX, Zhang L, et al. Curcumin promotes the apoptosis of human endometrial carcinoma cells by downregulating the expression of androgen receptor through Wnt signal pathway. Eur J Gynaecol Oncol. 35(6):718-23;2014.
61. Food, Nutrition and the Prevention of Cancer: A global perspective. Washington DC: World cancer research fund/American Institute for Cancer Research, 1997.
62. Ghasemi F, Shafiee M, Banikazemi Z, et al. Curcumin inhibits NF-kB and Wnt/beta-catenin pathways in cervical cancer cells. Pathol Res Pract. Oct;215(10):152556, 2019.
63. Geng C, Li J, Ding F, et al. Curcumin suppresses 4-hydroxytamoxifen resistance in breast cancer cells by targeting SLUG/Hexokinase 2 pathway. Biochem Biophys Res Commun. Apr 22;473(1):147-153;2016.
64. Gomez-Bougie P, Halliez M, Maïga S, et al. Curcumin induces cell death of the main molecular myeloma subtypes, particularly the poor prognosis subgroups.Cancer Biol Ther. 16(1):60-5;2015.
65. Gota V.S., Maru G.B., Soni T.G. et al. Safety and pharmacokinetics of a solid lipid curcumin particle formulation in osteosarcoma patients and healthy volunteers. J. Agric. Food Chem. 58:2095–2099, 2010.
66. Guorgui J, Wang R, Mattheolabakis G, Mackenzie GG. Curcumin formulated in solid lipid nanoparticles has enhanced efficacy in Hodgkin's lymphoma in mice. Arch Biochem Biophys. Jun 15;648:12-19, 2018.
67. He M, Li Y, Zhang L, et al. Curcumin suppresses cell proliferation through inhibition of the Wnt/β-catenin signaling pathway in medulloblastoma. Oncol Rep. 32(1):173-80;2014.

68. Hosseini M, Hassanian SM, Mohammadzadeh E, et al. Therapeutic Potential of Curcumin in Treatment of Pancreatic Cancer: Current Status and Future Perspectives. J Cell Biochem. 118(7):1634-8;2017.
69. Hu C, Li M, Guo T, et al. Anti-metastasis activity of curcumin against breast cancer via the inhibition of stem cell-like properties and EMT. Phytomedicine. May;58:152740, 2019.
70. Huang MT, Lou YR, Ma W, et al. Inhibitory effects of dietary curcumin on forestomach, duodenal, and colon carcinogesis in mice. Cancer Res. 54:5841-7;1994.
71. Huang MT, Lou YR, Xie JG, et al. Effect of dietary curcumin and dibenzoylmethane on formation of 7,12dimethylbenz(a)anthracene induced mammary tumors and lymphomas/leukemias in Sencarmice. Carcinogenesis. 19:1697-700;1998.
72. Ikezaki S, Nishikawa A, Furukawa F, et al. Chemopreventive effects of curcumin on glandular stomach carcinogenesis induced by N-methyl-N'-nitro-N- nitrosoguanidine and sodium chloride in rats. Anticancer Res. 21:3407-11;2001.
73. Inano H, Onoda M. Prevention of radiation-induced mammary tumors. Int J Radiat Oncol Biol Phys. 52:212-23;2002.
74. Inano H, Onoda M, Inafuku N, et al. Potent preventive action of curcumin on radiation-induced initiation of mammary tumorigenesis in rats. Carcinogenesis. 21:1835-41;2000.
75. Inano H, Onoda M, Inafuku N, etal. Chemoprevention by curcumin during the promotion state of tumorigenesis of mammary gland in rats irradiated with gamma-rays. Carcinogenesis. 20:1011-8;1999.
76. Jalili-Nik M, Soltani A, Moussavi S, et al. Current status and future prospective of Curcumin as a potential therapeutic agent in the treatment of colorectal cancer. J Cell Physiol. Sep;233(9):6337-6345;2018.
77. James MI, Iwing C, Irving G, et al. Curcumin inhibits cancer stem cell phenotypes in ex vivo models of colorectal liver metastases, and is clinically safe and tolerable in combination with FOLFOX chemotherapy. Cancer Lett. 364(2):135-41;2015.
78. Jin G, Yang Y, Liu K, et al. Combination curcumin and (-)-epigallocatechin-3-gallate inhibits colorectal carcinoma microenvironment-induced angiogenesis by JAK/STAT3/IL-8 pathway. Oncogenesis. 6(10):e384;2017.
79. Joe B, Lokesh BR. Effect of curcumin and capsaicin on arachidonic acid metabolism and lysosomal enzyme secretion by rat peritoneal macrophages. Lipids. 32:1173-80;1997.
80. Jin S., Xu H.G., Shen J.N. et al. Apoptotic effects of curcumin on human osteosarcoma U2OS cells. Orthop. Surg. 1:144–152, 2009.
81. Jung EM, Lim JH, Lee TJ, et al. Curcumin sensitizes tumor necrosis factor-related apoptosis-inducing ligand (TRAIL)-induced apoptosis through reactive oxygen species-mediated upregulation of death receptor 5 (DR5). Carcinogenesis. Nov;26(11):1905-13;2005.
82. Kao YT, Chen YS, Tang KW, et al. Discovery of 4-Anilinoquinolinylchalcone Derivatives as Potential NRF2 Activators. Molecules. Jul 8;25(14):E3133, 2020.
83. Khan MA, Gahlot S, Majumdar S, et al. Oxidative stress induced by curcumin promotes the death of cutaneous T-cell lymphoma (HuT-78) by disrupting the function of several molecular targets. Mol Cancer Ther. 11(9):1873-83;2012.
84. Kawamori T, Lubet R, Steele VE, et al. Chemopreventive effect of curcumin, a naturally occurring anti-inflammatory agent, during the promotion/progression stages of colon cancer. Cancer Res. 59:597-601;1999.
85. Khaw AK, Hande MP, Kalthur G, Hande MP. Curcumin inhibits telomerase and induces telomere shortening and apoptosis in brain tumour cells. J Cell Biochem. 114(6):1257-70;2013.
86. Kim B, Kim HS, Jung EJ, et al. YSCurcumin induces ER stress-mediated apoptosis through selective generation of reactive oxygen species in cervical cancer cells.
87. Mol Carcinog. May;55(5):918-28, 2016.
88. Kim JM, ARaki S, Kim DJ, et al. Chemopreventive effects of carotenoids and curcumins on mouse colon carcinogenesis after 1,2-dimethylhylhydrazine initiation. Carcinogenesis. 19:81-5;1998.
89. Krishnaswamy K, Goud VK, Sesikeran B, Krishna TP. Retardation of experimental tumorigenesis and redutction in DNA adducts by turmeric and curcumin. Nutr Cancer. 30:163-6;1998.
90. Kundu P, Mohanty C, Sahoo SK. Antiglioma activity of curcumin-loaded lipid nanoparticles and its enhanced bioavailability in brain tissue for effective glioblastoma therapy. Acta Biomater. 8(7):2670-87;2012.
91. Kuttan R, Bhanumathy P, Nirmala K, George MC. Potential anticancer activity of turmeric (Curcuma longa). Cancer Lett. 29:197-202;1985.
92. Krueger J, Rudd CE, Taylor A. Glycogen synthase 3 (GSK-3) regulation of PD-1 expression and and its therapeutic implications. Semin Immunol. Apr;42:101295, 2019.
93. Leal PF, Braga ME, Sato DN, et al. Functional properties of spice extracts obtained via supercritical fluid extraction. J Agric Food Chem. 2003 Apr 23;51(9):2520-5.
94. Lelli D, Pedone C, Sahebkar A. Curcumin and treatment of melanoma: The potential role of microRNAs. Biomed Pharmacother. 88:832-4;2017.
95. Li Y., Zhang J., Ma D. et al. Curcumin inhibits proliferation and invasion of osteosarcoma cells through inactivation of Notch-1 signaling. FEBS J. 279:2247–2259, 2012.
96. Lev-Ari S, Starr A, Vexler A, et al. Inhibition of pancreatic and lung adenocarcinoma cell survival by curcumin is associated with increased apoptosis, down-regulation of COX-2 and EGFR and inhibition of Erk1/2 activity. Anticancer Res. 26:4423-30;2006.
97. Li W, Wang Y, Song Y, et al. A preliminary study of the effect of curcumin on the expression of p53 protein in a human multiple myeloma cell line. Oncol Lett. Apr;9(4):1719-1724;2015.
98. Li G, Wang Z, Chong T, et al. Curcumin enhances the radiosensitivity of renal cancer cells by suppressing NF-κB signaling pathway. Biomed Pharmacother. Oct;94:974-981;2017.
99. Li W, Jiang Z, Xiao X, et al. Curcumin inhibits superoxide dismutase-induced epithelial-to-mesenchymal transition via the PI3K/Akt/NF-κB pathway in pancreatic cancer cells. Int J Oncol. Mar 1.doi:10.3892/ijo; 2018.
100. Li N, Chen X, Liao J, et al. Inhibition of 7,12-dimethylbenz(a)anthracene (DMBA)-induced oral carcinogenesis in hamsters by tea and curcumin. Carcinogenesis. 23:1307-13;2002.
101. Li B, Shi C, Li B, et al. The effects of Curcumin on HCT-116 cells proliferation and apoptosis via the miR-491/PEG10 pathway. J Cell Biochem. Apr;119(4):3091-3098;2018.
102. Liao S, Lin J, Dang MT, et al. Growth suppression of hamster flank organs by topical application of catechins, alizarin, curcumin, and myristoleic acid. Arch Dermatol Res. 293:200-5;2001.
103. Liao F., Liu L., Luo E., Hu J. Curcumin enhances anti-tumor immune response in tongue squamous cell carcinoma. Arch. Oral Biol. 92:32–37, 2018.
104. Limtrakul P, Lipigorngoson S, Namwong O, et al. Inhibitory effect of dietary curcumin on skin carcinogenesis in mice. Cancer Lett. 116:197-203;1997.
105. Lim SO, Li CW, Xia W, et al. Deubiquitination and Stabilization of PD-L1 by CSN5. Cancer Cell. 2016 Dec 12;30(6):925-939.

106. Lindsay C, Kostiuk M, Conrad D, et al. Antitumour effects of metformin and curcumin in human papillomavirus positive na negative head and neck cancer cells. Mol Carcinog. Nov;58(11):1946-1959, 2019.
107. Lim S.O., Li C.W., Xia W., Cha J.H., Chan L.C., Wu Y., Chang S.S., Lin W.C., Hsu J.M., Hsu Y.H., et al. Deubiquitination and stabilization of PD-L1 by csn5. Cancer Cell. 30:925–939, 2016
108. Liu F, Gao S, Yang Y, et al. Curcumin induced autophagy anticancer effects on human lung adenocarcinoma cell line A549. Oncol Lett. 14(3):2775-82;2017.
109. Liu F, Gao S, Yang Y, et al. Antitumor activity of curcumin by modulation of apoptosis and autophagy in human lung cancer A549 cells through inhibiting PI3K/Akt/mTOR pathway. Oncol Rep. Mar;39(3):1523-1531;2018.
110. Liu L, Fu Y, Zheng Y, Ma M. Curcumin inhibits proteasome activity in triple-negative breast cancer cells through regulating p300/miR-142-3p/PSMB5 axis. Phytomedicine. Nov;78:153312, 2020.
111. Lu YP, Chang RL, Huang MT, Conney AH. Inhibitory effect of curcumin on 120-tetradecanoylphorbol-13-acetate-induced increase in ornithine decarboxylase mRNA in mouse epidermis. Carcinogenesis. 14:293-7;1993.
112. Lu YP, Chang RL, Lou YR, et al. Effect of curcumin on 12-O-tetradecanoylphorbol-13-acetate and ultraviolet B light-induced expression of cJun and c-Fos in J136 cells and in mouse epidermis. Carcinogenesis. 15:2363-70;1994.
113. Mackenzie GG, Queisser N, Wolfson ML, et al. Curcumin induces cell-arrest and apoptosis in association with the inhibition of constitutively active NF-kappaB and STAT3 pathways in Hodgkin's lymphoma cells. Int J Cancer. Jul 1;123(1):56-65, 2008.
114. Marini E, Di Giulio M, Magi G, et al. Curcumin, an antibiotic resistance breaker against a multiresistant clinical isolate of Mycobacterium abscessus. Phytother Res. Mar;32(3):488-495, 2018.
115. Maruta H, Ahn MR. From bench (laboratory) to bed (hospital/home): How to explore effective natural and synthetic PAK1-blockers/longevity-promoters for cancer therapy. Eur J Med Chem. Dec 15;142:229-243, 2017.
116. Mary Helen P.A, Susheela G.K, Jayasree S, Nizzy A.M, Rajagopal B, Jeeva S. Phytochemical characterization and antimicrobial activity ofCurcuma xanthorrhizaRoxb. Asian. Pac. J. Trop. Biomed. 2:S637–S640, 2012.
117. McCubrey JA, Lertpiriyapong K, Steelman LS, et al. Regulation of GSK-3 activity by curcumin, berberine and resveratrol: Potential effects on multiple diseases.Adv Biol Regul. Aug;65:77-88, 2017.
118. Menon LG, Kuttan R, Kuttan G. Inhibition of lung metastasis in mice induced by B16F10 melanona cells by polyphenolic compounds. Cancer Lett. 95:221-5;1995.
119. Meiyanto E, Husnaa U, Kastian RF, et al. The Target Differences of Anti-Tumorigenesis Potential of Curcumin and its Analogues Against HER-2 Positive and Triple-Negative Breast Cancer Cells.
120. Adv Pharm Bull. Jan;11(1):188-196, 2021.
121. Norouzi S, Majeed M, Pirro M, et al. Curcumin as an Adjunct Therapy and microRNA Modulator in Breast Cancer. Curr Pharm Des. 24(2):171-177, 2018.
122. Pan Z, Zhuang J, Ji C, et al. Curcumin inhibits hepatocellular carcinoma growth by targeting VEGF expression. Oncol Lett. Apr;15(4):4821-4826;2018.
123. Plummer SM, Hill KA, Festing MF, et al. Clinical development of leukocyte cyclooxygenase 2 activity as a systemic biomarker for cancer chemopreventive agents. Cancer Epidemiol Biomarkers Prev. 10:1295-9;2001.
124. Poma P, Labbozzetta M, D'Alessandro N, Notarbartolo M. NF-κB is a Potential Molecular Drug Target in Triple-Negative Breast Cancers. OMICS. 21(4):225-31;2017.
125. Prasad S, Tyagi AK. Curcumin and its analogues: a potential natural compound against HIV infection and AIDS. Food Funct. Nov;6(11):3412-9, 2015.
126. Qiao Q, Jiang Y, Li G. Inhibition of the PI3K/AKT-NF-kappaB pathway with curcumin enhanced radiation-induced apoptosis in human Burkitt's lymphoma. J Pharmacol Sci.;121(4):247-56, 2013.
127. Ramachandran C, Fonseca HB, Jhabvala P, et al. Curcumin inhibits telomerase activity through human telomerase reverse transcriptase in MCF-7 breast cancer cell line. Cancer Lett. 184:1-6;2002.
128. Rai D, Singh J.K, Roy N, Panda D. Curcumin inhibits FtsZ assembly:An attractive mechanism for its antibacterial activity. Biochem. J. 410:147–155, 2008.
129. Rao CV, Rivensona, Simi B, Reddy BS. Chemoprevention of colon carcinogenesis by dietary curcumin, a naturally occurring plant phenolic compound. Cancer Res. 55:259-66;1995.
130. Rao CV, Rivensona, Simi B, Reddy BS. Chemoprevention of colon cancer by dietary curcumin. Ann N Y Acad Sci. 768:201-4;1995.
131. Ravindrana THV, Chandrasekhara N. Absorption and tissue distribution of curcumin in rats. Toxicology. 16:259-65;1980.
132. RavindranaTHV, Chandrasekhara N. In vitro studies on the intestinal absorption of curcumin in rats. Toxicology. 20:251-7;1981.
133. Roy M, Mukherjee S. Reversal of resistance towards cisplatina by curcumin in cervical cancer cells.Asian Pac J Cancer Prev.;15(3): 1403-10, 2014
134. Rowshanravan B, Halliday N, Sansom DM. CTLA-4: a moving target in immunotherapy. Blood. Jan 4;131(1):58-67, 2018.
135. Sahu RP, Batra S, Srivastava SK. Activation of ATM/Chk1 by curcumin causes cell cycle arrest and apoptosis in human pancreatic cancer cells. Br J Cancer. 100:1425-33;2009.
136. Saydmohammed M, Joseph D, Syed V. Curcumin suppresses constitutive activation of STAT-3 by up-regulating protein inhibitor of activated STAT-3 (PIAS-3) in ovarian and endometrial cancer cells. J Cell Biochem. May 15;110(2):447-56;2010.
137. Schwertheim S, Wein F, Lennartz K, et al. Curcumin induces G2/M arrest, apoptosis, NF-κB inhibition, and expression of differentiation genes in thyroid carcinoma cells. J Cancer Res Clin Oncol. 143(7):1143-54;2017.
138. Seo BR, Min KJ, Cho IJ, et al. Correction. Curcumin significantly enhances dual PI3K/Akt and mTOR inhibitor NVP-BEZ235-induced apoptosis in human renal carcinoma Caki cells through down-regulation of p53-dependent Bcl-2 expression and inhibition of Mcl-1 protein stability. PLoS One. Mar 14;11(3):e0151886;} 2016.
139. Seo JA, Kim B, Dhanasekaran DN, et al. Curcumin induces apoptosis by inhibiting sarco/endoplasmic reticulum Ca2+ ATPase activity in ovarian cancer cells. Cancer Lett. Feb 1;371(1):30-7;2016.
140. Singh AK, Misra K. Human papilloma virus 16 E6 protein as a target for curcuminoids, curcumin conjugates and congeners for chemoprevention of oral and cervical cancers. Interdiscip Sci. Jun;5(2):112-8. 2013
141. Sirohi VK, Popli P, Sankhwar P, et al. Curcumin exhibits anti-tumor effect and attenuates cellular migration via Slit-2 mediated down-regulation of SDF-1 and CXCR4 in endometrial adenocarcinoma cells. J Nutr Biochem. Jun;44:60-70;2017.
142. Shalini VK, Srinivas L. Fuel smoke condensate induced DNA damage in human lymphocytes and protection by turmeric (Curcuma Longa). Mol Cell Biochern. 95:21-30;1990.

143. Sharma RA, Ireson CR, Verschoyle RD, et al. Effects of dietary curcumin on glutathione S-transferase and malondialdehyde-DNA adducts in rat liver and colon mucosa: relationship with drug levels. Clin Cancer Res. 7:1452-8;2001.
144. Sharma RA, McLelland HR, Hill KA, et al. Pharmacodynamic and pharmacokinetic study of oral Curcuma extract in patients with colorectal cancer. Clin Cancer Res. 7:1894-900;2001.
145. Sharma S, Chopra K, Kulkarni SK, Agrewala JN. Resveratrol and curcumin suppress immune response through CD28/CTLA-4 and CD80 co-stimulatory pathway. Clin Exp Immunol. Jan;147(1):155-63, 2007.
146. Shindikar A, Singh A, Nobre M, Kirolikar S. Curcumin and Resveratrol as Promising Natural Remedies with Nanomedicine Approach for the Effective Treatment of Triple Negative Breast Cancer. J Oncol. 2016: 9750785;2016.
147. Shi J, Wang Y, Jia Z, et al. Curcumin inhibits bladder cancer progression via regulation of β-catenin expression. Tumour Biol. 39(7):1010428317702548;2017.
148. Shi L, Wang Z, Sun G. Curcumin induces glioma stem-like cell formation. Neuroreport. 26(3):167-72;2015.
149. Shishodia S, Amin HM, Lai R, Aggarwal BB. Curcumin (diferuloylmethane) inhibits constitutive NF-kappaB activation, induces G1/S arrest, suppresses proliferation, and induces apoptosis in mantle cell lymphoma. Biochem Pharmacol. Sep 1;70(5):700-13, 2005.
150. Shoba G, Joy D, Joseph T, et al. Influence of piperine on the pharmacokinetics of curcumin in animals and human volunteers. Planta Med. 64:353-6;1998.
151. Sindhwani P, Hampton JA, Baig MM, et al. Curcumin prevents intravesical tumor implantation of the MBT-2 tumor cell line in OH mice. J Urol. 166:1498-501;2001.
152. Spiller SE, Logsdon NJ, Deckard JA, Sontheimer H. Inhibition of nuclear factor kappa-B signaling reduces growth in medulloblastoma in vivo. BMC Cancer. 11:136;2011.
153. Soflaei SS, Momtazi-Borojeni AA, et al. Curcumin: A Natural Pan-HDAC Inhibitor in Cancer. Curr Pharm Des. 2018;24(2):123-129.
154. Song X, Zhang M, Dai E, Luo Y. Molecular targets of curcumin in breast cancer (Review). Mol Med Rep. Jan;19(1):23-29, 2019.
155. Sordillo LA, Sordillo PP, Helson L. Curcumin for the Treatment of Glioblastoma. Anticancer Res. 35(12):6373-8;2015.
156. Su J, Zhou X, Yin X, et al. The effects of curcumin on proliferation, apoptosis, invasion, and NEDD4 expression in pancreatic cancer. Biochem Pharmacol. 140:28-40; 2017.
157. Sun XD, Liu XE, Huang DS. Curcumin induces apoptosis of triple-negative breast cancer cells by inhibition of EGFR expression. Mol Med Rep. 6(6):1267-70;2012.
158. Sun Y, Liu L, Wang Y, et al. Curcumin inhibits the proliferation and invasion of MG-63 cells through inactivation of the p-JAK2/p-STAT3 pathway. Onco Targets Ther. Mar 15;12:2011-2021, 2019.
159. Sun C, Liu X, Chen Y, Liu F. Anticancer effect of curcumin on human B cell non-Hodgkin's lymphoma. J Huazhong Univ Sci Technolog Med Sci.;25(4):404-7, 2005.
160. Susan M, Rao MN. Induction of glutathione S-transferase activity by curcumin in mice. Arzneimittelforschung. 42: 962-4;1992.
161. Tanaka T, Makita H, Ohnishi M, et al. Chemoprevention of 4-nitroquinoline 1-oxide-induced oral carcinogenesis by dietary curcumin and hesperidin: comparison with the protective effect of betacarotene. Cancer Res. 54:4653-9;1994.
162. Tang L, Liu J, Zhu L, et al. Curcumin Inhibits Growth of Human NCI-H292 Lung Squamous Cell Carcinoma Cells by Increasing FOXA2 Expression. Front Pharmacol. Feb 2;9:60; 2018.
163. Taylor A, Harker, JÁ, Chantong K, et al. Glycogen Synthase Kinase 3 Inactivation Drives T-bet-Mediated Downregulation of Co-receptor PD-1 to Enhance CD8(+) Cytolytic T Cell Responses. Immunity 44, 274-86, 2016.
164. Taylor A, Rothstein D and E. Rudd CE. Small-Molecule Inhibition of PD-1 Transcription Is an Effective Alternative to Antibody Blockade in Cancer Therapy. Cancer Research 78, 706-717, 2018.
165. Teymouri M, Pirro M, Johnston TP, Sahebkar A. Curcumin as a multifaceted compound against human papilloma virus infection and cervical cancers: A review of chemistry, cellular, molecular, and preclinical features. Biofactors. May 6;43(3):331-346, 2017.
166. Thulasiraman P, McAndrews DJ, Mohiudddin IQ. Curcumin restores sensitivity to retinoic acid in triple negative breast cancer cells. BMC Cancer. 14:724;2014.
167. Toden S, Okugawa Y, Buhrmann C, et al. Novel Evidence for Curcumin and Boswellic Acid-Induced Chemoprevention through Regulation of miR-34a and miR-27a in Colorectal Cancer. Cancer Prev Res (Phila). 8(5):431-43;2015.
168. Wahlstrom B, Blennow G. A study on the fate of curcumin in the rat. Acta Pharmacol Toxicol (Copenh). 43:86-92;1978.
169. Wang L, Ye X, Cai X, et al. Curcumin suppresses cell growth and invasion and induces apoptosis by down-regulation of Skp2 pathway in glioma cells. Oncotarget. 6(20):18027-37;2015.
170. Wang Y, Yu J, Cui R, et al . Curcumin in Treating Breast Cancer: A Review. J Lab Autom. Dec;21(6):723-731, 2016.
171. Wang Q, Qu C, Xie F, et al. Curcumin suppresses epithelial-to-mesenchymal transition and metastasis of pancreatic cancer cells by inhibiting cancer-associated fibroblasts. Am J Cancer Res. 7(1):125-33;2017.
172. Wang J, Wang C, Bu G. Curcumin inhibits the growth of liver cancer stem cells through the phosphatidylinositol 3-kinase/protein kinase B/mammalian target of rapamycin signaling pathway. Exp Ther Med. Apr;15(4):3650-3658;2018.
173. Wang Z, Zhang K, Zhu Y, et al. Curcumin inhibits hypoxia-induced proliferation and invasion of MG-63 osteosarcoma cells via downregulating Notch1. Mol Med Rep. Apr;15(4):1747-1752, 2017.
174. Wu C, Ruan T, Liu W, et al. Effect and Mechanism of Curcumin on EZH2 – miR-101 Regulatory Feedback Loop in Multiple Myeloma. Curr Pharm Des.24(5):564-575;2018.
175. Xu S, Yang Z, Fan Y, et al. Curcumin enhances temsirolimus-induced apoptosis in human renal carcinoma cells through upregulation of YAP/p53. Oncol Lett. Dec;12(6):4999-5006;2016.
176. Xu X, Qin J, Liu W. Curcumin inhibits the invasion of thyroid cancer cells via down-regulation of PI3K/Akt signaling pathway. Gene. Aug 10;546(2):226-32;2014.
177. Xu L, Zhang Y, Tian K, et al. Apigenin suppresses PD-L1 expression in melanoma and host dendritic cells to elicit synergistic therapeutic effects. J Exp Clin Cancer Res. Oct 29;37(1):261, 2018.
178. Yang D, Li Y, Zhao D. Curcumin induces apoptotic cell death in human pancreatic cancer cells via the miR-340/XIAP signaling pathway. Oncol Lett. 14(2):1811-6;2017.
179. Yang C, Ma X, Wang Z, et al. Curcumin induces apoptosis and protective autophagy in castration-resistant prostate cancer cells through iron chelation. Drug Des Devel Ther. 11:431-9;2017.
180. Yu Z, Shah DM. Curcumin down-regulates Ets-1 and Bcl-2 expression in human endometrial carcinoma HEC-1-A cells. Gynecol Oncol. Sep;106(3):541-8;2007.
181. Yin S, Du W, Wang F, et al. MicroRNA-326 sensitizes human glioblastoma cells to curcumin via the SHH/GLI1 signaling pathway. Cancer Biol Ther. Apr 3;19(4):260-270;2018.

182. Zaidi A, Lai M, Cavenagh J.Long-term stabilisation of myeloma with curcumin. BMJ Case Rep. Apr 16;2017.
183. Zeng Y, Shen Z, Gu W, Wu M. Inhibition of hepatocellular carcinoma tumorigenesis by curcumin may be associated with CDKN1A and CTGF. Gene. Apr 20;651:183-193;2018.
184. Zhang CY, Zhang L, Yu HX, et al. Curcumin inhibits the metastasis of K1 papillary thyroid cancer cells via modulating E-cadherin and matrix metalloproteinase-9 expression.
185. Biotechnol Lett. Jul;35(7):995-1000;2013.
186. Zhang H, Xu W, Li B, et al. Curcumin Promotes Cell Cycle Arrest and Inhibits Survival of Human Renal Cancer Cells by Negative Modulation of the PI3K/AKT Signaling Pathway. Cell Biochem Biophys. Dec;73(3):681-6;2015.
187. Zhang YP, Lv YQ, Lv YT, Wang JM. Effect of curcumin on the proliferation, apoptosis, migration, and invasion of human melanoma A375 cells. Genet Mol Res. 14(1):1056-67;2015.
188. Zhang L, Cheng X, Gao Y, et al. Curcumin inhibits metastasis in human papillary thyroid carcinoma BCPAP cells via down-regulation of the TGF-β/Smad2/3 signaling pathway.
189. Exp Cell Res. Feb 15;341(2):157-65;2016.
190. Zhang L, Cheng X, Gao Y, et al. Induction of ROS-independent DNA damage by curcumin leads to G2/M cell cycle arrest and apoptosis in human papillary thyroid carcinoma BCPAP cells. Food Funct. Jan;7(1):315-25;2016.
191. Zhang J, Liu J, Xu X, Li L. Curcumin suppresses cisplatin resistance development partly via modulating extracellular vesicle-mediated transfer of MEG3 and miR-214 in ovarian cancer. Cancer Chemother Pharmacol. Mar;79(3):479-487;2017.
192. Zhang YU, Xue Y, Li H, et al. Inhibition of Cell Survival by Curcumin Is Associated with Downregulation of (Cdc20) in Pancreatic Cancer Cells. Nutrients. 9(2):109;2017.
193. Zhang L, Cheng X, Xu S, et al. Curcumin induces endoplasmic reticulum stress-associated apoptosis in human papillary thyroid carcinoma BCPAP cells via disruption of intracellular calcium homeostasis. Medicine (Baltimore). 2018 Jun;97(24):e11095;2018.
194. Zhang H, Zheng J, Shen H, Huang Y, Liu T, Xi H, Chen C. Genet Test Mol Biomarkers. Jan;22(1):43-50;2018.
195. Zhang Y, Chen P, Hong H, et al. JNK pathway mediates curcumin-induced apoptosis and autophagy in osteosarcoma MG63 cells. Exp Ther Med. Jul;14(1):593-599, 2017.
196. Zhang C, Li B, Zhang X, Hazarika P, et al. Curcumin selectively induces apoptosis in cutaneous T-cell lymphoma cell lines and patients' PBMCs: potential role for STAT-3 and NF-kappaB signaling. J Invest Dermatol. Aug;130(8):2110-9, 2010.
197. Zhang W, Li Q, Yang C, et al. Curcumin exerts anti-tumor effects on diffuse large B cell lymphoma via regulating PPARgamma expression. Biochem Biophys Res Commun. Mar 26;524(1):70-76, 2020.
198. Zhao SF, Zhang X, Zhang XJ, et al. Induction of microRNA-9 mediates cytotoxicity of curcumin against SKOV3 ovarian cancer cells. Asian Pac J Cancer Prev. 15(8):3363-8;2014.
199. Zhao J, Pan Y, Li X, et al. Dihydroartemisinin and Curcumin Synergistically Induce Apoptosis in SKOV3 Cells Via Upregulation of MiR-124 Targeting Midkine. Cell Physiol Biochem. 43(2):589-601;2017.
200. Zhou L, Lu Y, Liu JS, et al. The role of miR-21/RECK in the inhibition of osteosarcoma by curcum. Mol Cell Probes. Jun;51:101534, 2020.
201. Zhou S, Yao D, Guo L, Teng L. Curcumin suppresses gastric cancer by inhibiting gastrin-mediated acid secretion. FEBS Open Bio. 7(8):1078-84;2017.
202. Zhou S, Zhang S, Shen H, et al. Curcumin inhibits cancer progression through regulating expression of microRNAs. Tumour Biol. 39(2):1010428317691680;2017.
203. Zou JY, Su CH, Luo HH, et al. Curcumin converts Foxp3+ regulatory T cells to T helper 1 cells in patients with lung câncer. J Cell Biochem. Feb;119(2):1420-1428;2018.
204. Zhang HH, Zhang Y, Cheng YN, et al. Metformin in combination with curcumin inhibits the growth, metastasis, and angiogenesis of hepatocellular carcinoma in vitro and in vivo. Mol Carcinog. 2018 Jan;57(1):44-56;2018
205. Zhu JY, Yang X, Chen Y, et al. Curcumin Suppresses Lung Cancer Stem Cells via Inhibiting Wnt/β-catenin and Sonic Hedgehog Pathways. Phytother Res. 31(4):680-8;2017.

CAPÍTULO 64

Digitálicos de cardiotônico a antineoplásico

Acidificam o citoplasma e diminuem a glicólise, inibem G6PD, NF-kappaB, (Cdk)5, p35, p25, EGFR; ativam Apo2L/TRAIL, DR4 e DR5; diminuem a proliferação celular e induzem a apoptose no câncer de pulmão, mama, próstata, leucemias, linfomas, glioblastoma, rins e outros, ENTRETANTO, inibem a *de novo* síntese do p53

José de Felippe Junior

Trinta e seis anos de medicina para aprender que os digitálicos são muito mais do que um medicamento para o coração. **JFJ**

Infelizmente os professores de Medicina nos ensinam apenas o que eles aprenderam com seus antigos professores. **JFJ**

Digitálicos é um termo geral de drogas esteroides provenientes de folhas e sementes de plantas do gênero *Digitalis* e usados como estimulante do coração. O uso médico desses glicosídeos cardíacos como remédio de ervas remonta há mais de 200 anos. Em 1775, um médico inglês William Withering descobriu que a planta dedaleira (*foxglove*) era útil no tratamento da insuficiência cardíaca e, em 1930, Sydney Smith isolou da *Digitalis* lanata um glicosídeo que chamou de digoxina.

Os glicosídeos digitoxina, digoxina e ouabaína foram introduzidos como medicamentos padronizados em 1940 e são usados até hoje na insuficiência cardíaca e fibrilação atrial. Desde esse tempo, os médicos, com capacidade não somente de prescrever novidades, mas os verdadeiramente observadores, notaram que os pacientes que ingeriam digitálicos apresentavam menor risco de contrair câncer de vários tipos e várias localizações.

Os esteroides cardiotônicos, há muito usados no tratamento da insuficiência cardíaca, são produzidos endogenamente em mamíferos. Entre eles estão o cardenolídeo hidrofílico ouabaína e o cardenolídeo digoxina mais hidrofóbico, bem como os bufadienolides marinobufagenina e telecinobufagina.

Glicosídeos cardíacos endógenos e exógenos estão implicados em papéis na hipertensão arterial, metabolismo do sal e crescimento celular. Os efeitos fisiológi-

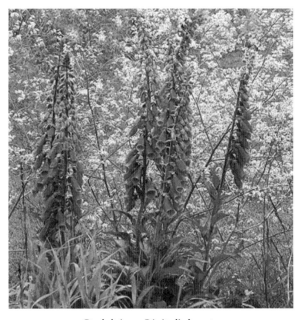

Dedaleira – *Digitalis lanata*

cos dos glicosídeos cardíacos endógenos na pressão sanguínea e na atividade cardíaca são consistentes com a hipótese "Na^+-lag". Essa hipótese pressupõe que nos miócitos cardíacos e arteriais, o aumento local da concentração de Na^+ devido à inibição da Na^+/K^+-ATPase leva ao aumento da concentração intracelular de Ca^{2+} ($[Ca^{2+}]$ i) por meio de Na^+/Permutador Ca^{++}. O aumento de $[Ca^{2+}]$ i ativa a contração muscular.

Os esteroides cardiotônicos podem influenciar a proliferação, diferenciação e, eventualmente, a morte celular pelas vias de sinalossomo Na^+/K^+-ATPase.

O Prof. Quintiliano de Mesquita, não somente cardiologista, mas um verdadeiro médico, em 28 anos de prática clínica no Brasil mostrou excepcional baixa mortalidade por câncer em 1.150 pacientes com doença coronariana que estavam tomando: digitoxina, digoxina, acetildigoxina, betametildigoxina, procilaridin-A ou lanatosídeo-C. A mortalidade global desses 1.150 pacientes foi de:

a) sem infarto do miocárdio prévio, 14,2% (0,5% ao ano);
b) com infarto do miocárdio prévio, 41% (1,4% ao ano); e
c) surpreendentemente a mortalidade por câncer foi de apenas 1,7% do total.

A digitoxina é lipossolúvel e atravessa a barreira hematoencefálica, acumula-se no tecido cerebral e diminui a proliferação das células do glioblastoma.

A dose eficaz como antiproliferativo no câncer de seres humanos é metade da dose habitual usada em clínica. Em doses nanomoleculares *in vitro* a digitoxina já apresenta a totalidade dos seus efeitos oncológicos. A digitoxina é superior à digoxina nos efeitos comentados. A digitoxina é potente inibidor da proliferação celular neoplásica e indutor de apoptose.

Em 175 pacientes que adquiriram câncer de mama, 32 estavam tomando digitálicos. A mortalidade desse grupo foi de apenas 6%, enquanto no grupo sem o glicosídeo foi de 34% (Stenkvist, 2001).

A inibição da bomba Na^+/K^+-ATPase aumenta a concentração de cálcio iônico citoplasmático e pode disparar o mecanismo de apoptose, especialmente em células leucêmicas *in vitro*. As células normais não são afetadas.

Células do câncer de fígado são sensíveis ao lanatosídeo-C e induzem morte celular independente do estado do PTEN (Durmaz, 2016).

A digitoxina ativa o EGR1 e é sinérgica com o paclitaxel nas células do câncer de mama humano (Einbond, 2010).

Alvos moleculares dos digitálicos no câncer

1. Acidificação intracelular:
   a) Inibe a fosfofrutoquinase.
   b) Diminui a glicólise anaeróbia, que é o motor da proliferação mitótica, pois fornece ATP para o núcleo.
   c) Ativa a fosforilação oxidativa e o ciclo de Krebs.
   d) Diminui a síntese de DNA por inibir a glicose-6-fosfato desidrogenase (G6PD) e o ciclo das pentoses, evento precoce da mitose.
   e) Inibe o ciclo celular: fase S e fase G2/M.
   f) Facilita a apoptose.
   g) Dificulta a transformação neoplásica.
   h) Diminui a proliferação celular neoplásica.
   i) Diminui a expressão de oncogenes.
   j) Diminui a atividade de fatores de crescimento.
   k) Diminui a invasividade tumoral.
   l) Diminui a migração celular: metástases.
   m) Diminui a angiogênese.
   n) Diminui a resistência à quimioterapia.
   o) Diminui a resistência à radioterapia.
2. Inibe o fator de proliferação celular NF-kappaB.
3. Ativa o fator pró-apoptótico: Apo2L/TRAIL ativando os *death receptors* 4 e 5.
4. Diminui a proliferação de células do glioblastoma.
5. Aumenta a sensibilidade das células do glioblastoma multiforme à radioterapia.
6. Inibe a *ciclin dependent kinase*-(Cdk)5, a p35 e a p25 ativando a apoptose.
7. Inibe EGFR, o receptor do EGF.
8. Inibe a proliferação do câncer de próstata andrógeno dependente e andrógeno independente.
9. **Gliomas**

Apoptose das células de glioblastoma induzida por Ouabain e aumento da geração de ERTOs em células de glioma U373MG e U87MG humanas. A eliminação das ERTOs por três diferentes métodos de remoção inverteu parcialmente, mas não totalmente, o efeito da ouabaína na apoptose celular. A geração de ERTOs induzida por Ouabain não foi regulada por sobrecarga de cálcio, oxidação reduzida de nicotinamida adenina dinucleotídeo-fosfato, mas pela fosforilação de p66Shc. O tratamento com Ouabain aumentou a fosforilação de p66Shc Ser36. Fosforilação de p66Shc induzida por Ouabain através da via de sinal da quinase regulada por sinal extracelular Src/Ras/. Os resultados revelaram uma nova via de sinalização com p66Shc, geração de ERTOs induzida por ouabaína e apoptose de células de glioblastoma (Yan, 2015).

Trabalhos relevantes

Digitoxin Inhibits the Growth of Cancer Cell Lines at Concentrations Commonly Found in Cardiac Patients. Miguel López-Lázaro et al. *Nat. Prod.*, **68** (11), 1642-1645, 2005.

Abstract: The cardiac glycosides digitoxin (**1**) and digoxin (**3**) have been used in cardiac diseases for many years. During this time several reports have suggested the possible use of digitalis in medical oncology. Several analogues of digitoxin (**1**) were evaluated for growth inhibition activity in three human cancer cell

	R₁	R₂	R₃
digitoxin (1)	(digitoxose)₃	H	H
digitoxigenin (2)	H	H	H
digoxin (3)	(digitoxose)₃	OH	H
digoxigenin (4)	H	OH	H
gitoxin (5)	(digitoxose)₃	H	OH
gitoxigenin (6)	H	H	OH

lines; this study showed that digitoxin (**1**) was the most active compound and revealed some structural features that may play a role in the growth inhibition activity of these drugs. The IC$_{50}$ values for **1** (3-33 nM) were within or below the concentration range seen in the plasma of patients with cardiac disease receiving this glycoside (20-33 nM). A renal adenocarcinoma cancer cell line (TK-10) was hypersensitive to this drug, and digitoxin toxicity on these cells was mediated by apoptosis. In vitro experiments showed that **1** at 30 nM induced levels of DNA-topoisomerase II cleavable complexes similar to etoposide, a topoisomerase II poison widely used in cancer chemotherapy. Using the individual cell assay TARDIS, cells exposed to **1** for 30 min showed low but statistically significant levels of DNA-topoisomerase II cleavable complexes; however these complexes disappeared after 24 h exposure.

Digitoxin medication and cancer; case control and internal dose-response studies. Haux J, Klepp O, Spigset O, Tretli S. BMC Cancer.;1:11. 2001

BACKGROUND: Digitoxin induces apoptosis in different human malignant cell lines in vitro. In this paper we investigated if patients taking digitoxin for cardiac disease have a different cancer incidence compared to the general population.

METHODS: Computer stored data on digitoxin concentrations in plasma from 9271 patients with cardiac disease were used to define a user population. Age and sex matched controls from the Norwegian Cancer Registry were used to calculate the number of expected cancer cases.

RESULTS: The population on digitoxin showed a higher incidence of cancer compared to the control population. However, an additional analysis showed that the population on digitoxin had a general increased risk of cancer already, before the start on digitoxin. Leukemia/lymphoma were the cancer types which stood out with the highest risk in the digitoxin population before starting on digitoxin. This indicates that yet unknown risk factors exist for cardiovascular disease and lymphoproliferative cancer. An internal dose-response analysis revealed a relationship between high plasma concentration of digitoxin and a lower risk for leukemia/lymphoma and for cancer of the kidney/urinary tract.

CONCLUSION: Morbidity and mortality are high in the population on digitoxin, due to high age and cardiac disease. These factors disturb efforts to isolate an eventual anticancer effect of digitoxin in this setting. Still, the results may indicate an anticancer effect of digitoxin for leukemia/lymphoma and kidney/urinary tract cancers. Prospective clinical cancer trials have to be done to find out if digitoxin and other cardiac glycosides are useful as anticancer agents. PMID: 11532201

Digitoxin decreases cell growth and may work as radiosensitizer in glioblastoma cell lines ABL Marthinsen PhD, T Strickert MSc, KM Jensen MSc, J Haux MD

AIM: Digitoxin is lipid soluble and can cross the blood-brain barrier and accumulate in brain tissue. If digitalis drugs have anticancer effects and also possibly work as radiosensitizers, such drugs could be proposed as cancer treatment. It is therefore interesting to study effects of digitoxin on cells from brain tumours.

METHODS: Three different glioblastoma cell lines (U-373 MG, U-118 MG and U-87 MG) in exponential growth were exposed to digitoxin (in concentrations up to 100 ng/ml). Growth rates were determined by cell counting at different times after seeding, viability assessed with the MTT assay and proliferation examined by 3^H thymidine incorporation. Flowcytometry analyses were used for obtaining DNA histograms. After three days of digitoxin exposure cell lines were irradiated (0 – 8 Gy) and radiosensitivity determined by a clonogenic assay.

RESULTS: Digitoxin decreased viability, proliferation and plating efficiency of all three cell lines in a dose dependent manner, the U-373 MG line being most resistant. DNA histogram analysis revealed accumulation of the digitoxin treated cells in the G$_2$M phase as well as increased DNA fragmentation. Morphological changes together with other results suggest cell death through apoptosis. The U-373 MG cell line was more radioresistant and had higher plating efficiency than the other two cell lines. Digitoxin increased the radio sensitivity of the cell lines in a dose dependent response, especially in the most radio resistant line U-373 MG.

CONCLUSIONS: Digitoxin introduce growth repression and increase radio sensitivity to different extents in glioblastoma cell lines in vitro. The effects occur at concentrations achieved in brain tissue by therapeutic plasma concentrations of digitoxin. Digitoxin may be of benefit in the treatment of glioblastoma.

Cardiac glycosides as novel cancer therapeutic agents
Cancer Detection and Prevention 2000; 24(Supplement 1) Newman RA, Yang P, Pawlus AD

The class of steroid-like compounds designated cardiac glycosides includes well-known drugs such as digoxin, digitoxin, and ouabain. Their continued efficacy in treatment of congestive heart failure and as anti-arrhythmic agents is well appreciated. Less well known, however, is the emerging role of this category of compounds in the prevention and/or treatment of proliferative diseases such as cancer. New findings within the past five years have revealed these compounds to be involved in complex cell-signal transduction mechanisms, resulting in selective control of human tumor but not normal cellular proliferation. As such, they represent a promising form of targeted cancer chemotherapy. New clinical studies of their anticancer potential as single or adjuvant treatments may provide insight into these potentially valuable therapeutic options. This review focuses on recent findings on cellular pharmacology of cardiac glycosides as they relate to treatment of human cancer and attempts to explain why these agents have been overlooked in the past. PMID: 18332483

Involvement of Cdk5/p25 in digoxin-triggered prostate cancer cell apoptosis. Lin H, Juang JL, Wang PS. PMID: 15123618

Cardiac digitalis has been considered to be a treatment for breast cancer. Our previous study indicates that digoxin, one member in digitalis, decreases the proliferation of prostate cancer cells, but the mechanisms remain unclear. In the present study, Ca(2+) proved to be an important factor in digoxin-triggered prostate cancer cell death. Because cyclin-dependent kinase (Cdk)5 and p35 cleavage (p25 formation) have been reported to be targets of intracellular Ca(2+), and subsequently correlated to apoptosis, we not only demonstrated first that Cdk5, p35, and p25 proteins were all expressed in prostate cancer cells (including lymph node carcinoma of the prostate (LNCaP) and DU-145 cells), but also showed where p25 formation and Cdk5 kinase activity were affected by treatment with digoxin. The inhibitor of p35 cleavage (calpeptin) was used to reduce p25 formation, and the result suggested that p25 accumulation might be the major cause of digoxin-triggered LNCaP cell death. Butyrolactone-I and roscovitine, two Cdk5 kinase inhibitors, were also found to prevent digoxin-triggered LNCaP cell death. In addition, treatment of siRNA-Cdk5 diminished digoxin-triggered cell death, as compared with the treatments of siRNA-Cdk1 or siRNA-Cdk2, which implies the specific involvement of Cdk5 in digoxin-triggered cell death. Caspase inhibitor set and terminal deoxynucleotidyltransferase-mediated dUTP nick end labeling assay were used to demonstrate that digoxin-triggered LNCaP cell apoptosis through Cdk5 activation. These results suggest that Cdk5/p35 and p25 are novel players in digoxin-triggered prostate cancer cell apoptosis and, therefore, become potential therapeutic targets.

Digitalis; impinges on more than just the (ion-) pump. Haux J. Med Hypotheses. 2002 Dec;59(6):781-2.

Some forms of digitalis, such as digitoxin, inhibits proliferation and induces apoptosis in cancer cells in clinically relevant concentrations. Recently, it has been demonstrated that digitalis, in addition to inhibiting the Na(+)/K(+)-ATPase, also signals through the pathways of the epidermal growth factor receptor (EGFR). Digitalis has complex dose-dependent mechanisms of action involving many signaling systems and the relevance of this for the anticancer effects are discussed. PMID: 12445525

Digitoxin is a potential anticancer agent for several types of cancer. Haux J. Med Hypotheses. 1999 Dec;53(6):543-8.

The ability of digitalis to block cell proliferation has been well established for some time. Recently, digitalis in non-toxic concentrations has been showed to induce apoptosis in different malignant cell lines. In light of the pivotal role of apoptosis in cancer development and progression and this new experimental finding concerning digitalis, it seems probable that the apoptosis-inducing capability is explained by mechanisms other than just Na+/K+ ATPase inhibition. In this article, features of the cardiac glycosides which make them interesting to evaluate further as potential anticancer drugs are discussed. Some new data concerning inhibition and apoptosis in three human glioblastoma cell lines by digitoxin are also presented. PMID: 10687899

Digitoxin, in non-toxic concentrations, inhibits proliferation and induces cell death in prostate cancer cell lines Haux J, Solheim O, Angelsen A. ZONKOL. Zeitschrift für Onkologie. 2000; 32/1 (11-16)

Abstract: In an earlier study we found apoptosis induction in human leukemia cell lines by digitoxin. The main known pharmacological effect of digitoxin is Na+/K+ATPase inhibition. In fact, the Na+/K+ATPase has been proposed to be the actual androgen receptor of the prostate. Hence, it is of interest to examine the effects of the clinically used cardiac glycosides digoxin and digitoxin on human prostate cancer cell lines. In the present study we assessed the cancer prostate cancer cell lines LNCaP, PC-3, TSU-pr1 and DU-145 for susceptibility to digoxin and digitoxin. Digoxin, in clinically relevant concentrations, induced minor inhibition of viability, whereas digitoxin potently inhibited all 4 cell lines. DNA histogram analysis revealed an accumulation of the digitoxin treated cells in the G2M phase of the cell cycle as well as DNA fragmentation. Proliferation data, MTT data and DNA histograms together with phase contrast light microscopy indicated cell death induced through apoptosis. These results imply a possible role for cardiac glycosides in the management of prostate cancer.

Digitoxin, in non toxic concentrations, induces apoptotic cell death in Jurkat T cells in vitro. Haux J, Lam M, Marthinsen ABL, Strickert T, Lundgren S.*Z-ONKOL. Zeitschrift für Onkologie*. 1999; 31/1 (14-20).

Abstract: Reports concerning the anti-cancer effects of digitalis interested us in performing an in vitro study of digitoxin and digoxin on 5 different malignant cell lines. Two breast cancer cell lines, MDA-MB-231 (receptor negative), T47D (receptor positive) and three malignant hematological cell lines, Jurkat, Daudi and K562, were tested for sensitivity for digitoxin and digoxin. Peripheral blood mononuclear cells (PBMC) and natural killer cells (NK), both non stimulated and interleukin 2 (IL-2) stimulated, were used as control cells. Digitoxin has growth inhibitory effects on both breast cancer cell lines and inhibited proliferation and decreased viability of two of the three malignant hematological cell lines tested. Digitoxin exerted these effects in therapeutic concentrations for treating cardiac congestion. In the hematological cell lines Jurkat and Daudi digitoxin induced apoptotic cell death. PBMC and NK cells, both non-stimulated and IL-2 stimulated, were not affected by the same concentrations of digitoxin. Digoxin also showed inhibiting properties on the malignant cell lines, but the effects were less pronounced and not dose dependent. Digitoxin may be a prototype anticancer drug exerting its effect through a mechanism other than cytotoxicity.

Digitoxin sensitizes malignant breast cancer cells for radiation in vitro. Haux J, Marthinsen ABL, Gulbrandsen M, Alfredsen AS, Johansen H, Strickert T, Lundgren S.*Z-ONKOL. Zeitschrift für Onkologie*. 1999; 31/3 (61-65).

Abstract: The malignant breast cancer cell lines T47D and MDA-MB-231 were examined for altered radiosensitivity during treatment with the cardiac glycosides digoxin and digitoxin. The effects were assessed with a clonogenic assay and DNA histograms. Digitoxin sensitized both cell lines for radiation when applied at least 3 days before radiation. Digoxin also induced changes in radiosensitivity, but not to the same extent. Digitoxin seem to halt T47D and MDA-MB-231 in the G2M phase of the cell cycle and this may be one explanation for the increased radiosensitivity.

Inhibitory effects of digitalis on the proliferation of androgen dependent and independent prostate cancer cells. Yeh JY, Huang WJ, Kan SF, Wang PS. J Urol. 2001 Nov;166(5):1937-42.

PURPOSE: Digitalis or cardiac glycosides have been noted to induce tumor static or oncolytic effects in various types of cancer. We evaluated the effects and underlying mechanisms of cardiac glycosides, including digoxin, digitoxin and ouabain, on the proliferation of hormone dependent and independent prostate cancer cell lines. MATERIALS AND METHODS: Cell proliferation of the 3 human prostate cancer cell lines LNCaP, DU145 and PC3 was measured by 3-(4,5-dimethylthiazol-2-yle)2,5-diphenyltetralozium bromide (Sigma Chemical Co., St. Louis, Missouri) colorimetric assay. The cytotoxic effects of digitalis on prostate cancer cells were determined by lactate dehydrogenase measurements of the culture medium. Intracellular Ca2+ was measured by a dual wavelength spectrometer system. The percent of apoptotic cells after digitalis treatment was measured by terminal deoxynucleotidyl transferase-mediated deoxyuridine triphosphate nick end-labeling and flow cytometry. RESULTS: Digoxin, digitoxin and ouabain significantly inhibited the proliferation of LNCaP, DU145 and PC3 cells at a dose of 1 or 10 microM. after 1 to 4 days of culture. Cytotoxicity of digitalis on the DU145 and LNCaP cells was dose dependent but cytotoxicity was not obvious in PC3. Digitalis (1 microM.) significantly increased intracellular Ca2+ in LNCaP and DU145 after 12 hours of culture but PC3 cells needed a 24-hour treatment to show any effect. In the apoptosis measurement digitalis at a dose of 1 and 10 microM. also significantly increased the percent of apoptotic cells in the LNCaP, DU145 and PC3 cell lines. Normal control human glomerular epithelial cells showed no response to digitalis treatment at all tested doses. CONCLUSIONS: Digitalis may inhibit the proliferation of prostate cancer cell lines, although the 3 cell lines showed varied sensitivity to digitalis. These effects are possibly the result of a mechanism involving sustained elevation of the concentration of intracellular Ca2+ and of apoptosis. PMID: 11586264

Is digitalis a therapy for breast carcinoma? Stenkvist B. Oncol Rep. 1999 May-Jun;6(3):493-6. PMID: 10203580

We have previously reported effects on breast carcinoma by digitalis on patients in vivo with significant effects on cytometric features and recurrence rate. Increased attention is now paid to the anti-proliferative and apoptosis inducing effect on cancer cells in vitro by glycosides from foxglove as well as by some other glycosides. The present study is a long-term follow-up (22.3 years) of 175 patients with breast carcinoma, of which 32 were on digitalis treatment, when they acquired their breast carcinoma. There was a lower death rate (6%) from breast carcinoma among the patients on digitalis, when compared with patients not on digitalis (34%). Also proliferation/aneuploidy was less pronounced of the tumors in patients on digitalis. These observations were statistically significant although the statistical analysis was hampered in the life-table analysis by the fact that only 2/32 patients on digitalis died from breast cancer. Serious consideration should be given to the effects of digitalis derivatives on cancer cells in cancer drug design. This field of research is not sufficiently explored and holds promise to contain drugs superior to present-day adjuvant therapy both with respect to effects and side-effects.

Evidence of a modifying influence of heart glucosides on the development of breast cancer. Stenkvist B, Bengtsson E, Eklund G, Eriksson O, Holmquist J, Nordin B, Westman-Naeser S.

Patients on digitalis medication at the time of diagnosis of breast cancer seem to develop tumors that have a lower growth potential than do patients not on such medication. These tumors are photometrically characterized by small nuclei with lower DNA-RNA content and less variation in morphometric characteristics. PMID: 7377665

Cardiac Glycosides Initiate Apo2L/TRAIL-Induced Apoptosis in Non–Small Cell Lung Cancer Cells by Up-regulation of Death Receptors 4 and 5 Steffen Frese, Manuela Frese-Schaper, Anne-Catherine Andres, Daniela Miescher, Beatrice Zumkehr and Ralph A. Schmid Mol Interv. 2008 Feb;8(1):36-49

AIM. Tumor necrosis factor (TNF)–related apoptosis-inducing ligand (Apo2L/TRAIL) belongs to the TNF family known to transduce their death signals via cell membrane receptors. Because it has been shown that Apo2L/TRAIL induces apoptosis in tumor cells without or little toxicity to normal cells, this cytokine became of special interest for cancer research. Unfortunately, cancer cells are often resistant to Apo2L/TRAIL-induced apoptosis; however, this can be at least partially negotiated by parallel treatment with other substances, such as chemotherapeutic agents. Here, we report that cardiac glycosides, which have been used for the treatment of cardiac failure for many years, sensitize lung cancer cells but not normal human peripheral blood mononuclear cells to Apo2L/TRAIL-induced apoptosis. Sensitization to Apo2L/TRAIL mediated by cardiac glycosides was accompanied by up-regulation of death receptors 4 (DR4) and 5 (DR5) on both RNA and protein levels. The use of small interfering RNA revealed that up-regulation of death receptors is essential for the demonstrated augmentation of apoptosis. Blocking of up-regulation of DR4 and DR5 alone significantly reduced cell death after combined treatment with cardiac glycosides and Apo2L/TRAIL. Combined silencing of DR4 and DR5 abrogated the ability of cardiac glycosides and Apo2L/TRAIL to induce apoptosis in an additive manner. To our knowledge, this is the first demonstration that glycosides up-regulate DR4 and DR5, thereby reverting the resistance of lung cancer cells to Apo2/TRAIL-induced apoptosis. Our data suggest that the combination of Apo2L/TRAIL and cardiac glycosides may be a new interesting anticancer treatment strategy. (Cancer Res 2006; 66(11): 5867-74)

Anti-tumour activity of Digitalis purpurea L. subsp. heywoodii. López-Lázaro M, Palma De La Peña N, Pastor N. Planta Med. 2003 Aug;69(8):701-4.

Recent research has shown the anticancer effects of digitalis compounds suggesting their possible use in medical oncology. Four extracts obtained from the leaves of Digitalis purpurea subsp. heywoodii have been assessed for cytotoxic activity against three human cancer cell lines, using the SRB assay. All of them showed high cytotoxicity, producing IC50 values in the 0.78 – 15 microg/mL range with the methanolic extract being the most active, in non toxic concentrations. Steroid glycosides (gitoxigenin derivatives) were detected in this methanolic extract. Gitoxigenin and gitoxin were evaluated in the SRB assay using the three human cancer cell lines, showing IC50 values in the 0.13 – 2.8 microM range, with the renal adenocarcinoma cancer cell line (TK-10) being the most sensitive one. Morphological apoptosis evaluation of the methanolic extract and both compounds on the TK-10 cell line showed that their cytotoxicity was mediated by an apoptotic effect. Finally, possible mechanisms involved in apoptosis induction by digitalis compounds are discussed.

Liver cancer cells are sensitive to Lanatoside C induced cell death independent of their PTEN status. Durmaz I. Phytomedicine. Jan 15;23(1):42-51.2016

Digitoxin activates EGR1 and synergizes with paclitaxel on human breast cancer cells. Einbond LS, Wu HA, Su T, Chang T, Panjikaran M, Wang X, Goldsberry SJ Carcinog. Nov 18;9:10. 2010

Referências

1. Digitoxin Inhibits the Growth of Cancer Cell Lines at Concentrations Commonly Found in Cardiac Patients. Miguel López-Lázaro et al. Nat. Prod., 68 (11), 1642 -1645, 2005.
2. Digitoxin medication and cancer; case control and internal dose-response studies. Haux J, Klepp O, Spigset O, Tretli S. BMC Cancer; 1:11. 2001.
3. Cardiac glycosides as novel cancer therapeutic agents. Newman RA, Yang P, Pawlus AD. Cancer Detection and Prevention; 24(Supplement 1), 2000.
4. Involvement of Cdk5/p25 in digoxin-triggered prostate cancer cell apoptosis. Lin H, Juang JL, Wang PS. PMID: 15123618.
5. Digitalis; impinges on more than just the (ion-) pump. Haux J. Med Hypotheses. Dec;59(6):781-2. 2002.
6. Digitoxin is a potential anticancer agent for several types of cancer. Haux J. Med Hypotheses. Dec;53(6):543-8. 1999.
7. Digitoxin, in non-toxic concentrations, inhibits proliferation and induces cell death in prostate cancer cell lines Haux J, Solheim O, Angelsen A. ZONKOL. Zeitschrift für Onkologie.; 32/1 (11-16). 2000.
8. Digitoxin, in non toxic concentrations, induces apoptotic cell death in Jurkat T cells in vitro. Haux J, Lam M, Marthinsen ABL, Strickert T, Lundgren S.Z-ONKOL. Zeitschrift für Onkologie.; 31/1 (14-20), 1999.
9. Digitoxin sensitizes malignant breast cancer cells for radiation in vitro. Haux J, Marthinsen ABL, Gulbrandsen M, Alfredsen AS, Johansen H, Strickert T, Lundgren S.Z-ONKOL. Zeitschrift für Onkologie. 1999; 31/3 (61-65).
10. Inhibitory effects of digitalis on the proliferation of androgen dependent and independent prostate cancer cells. Yeh JY, Huang WJ, Kan SF, Wang PS. J Urol. Nov;166(5):1937-42, 2001.
11. Is digitalis a therapy for breast carcinoma? Stenkvist B. Oncol Rep. May-Jun;6(3):493-6. 1999. PMID: 10203580. Evidence of a modifying influence of heart glucosides on the development of breast cancer. Stenkvist B, Bengtsson E, Eklund G, Eriksson O,Holmquist J, Nordin B,Westman-Naeser S.
12. Patients on digitalis medication at the time of diagnosis of breast cancer seem to develop tumors that have a lower growth potential than do patients not on such medication.
    A) Cardiac Glycosides Initiate Apo2L/TRAIL-Induced Apoptosis in Non–Small Cell Lung Cancer Cells by Up-regulation of Death Receptors 4 and 5 Steffen Frese, Manuela Frese-Schaper, Anne-Catherine Andres, Daniela Miescher, Beatrice Zumkehr and Ralph A. Schmid Mol Interv. Feb;8(1):36-49. 2008.
    B) Anti-tumour activity of Digitalis purpurea L. subsp. heywoodii. López-Lázaro M, Palma De La Peña N, Pastor N. Planta Med. Aug;69(8):701-4,2003.
    C) Liver cancer cells are sensitive to Lanatoside C induced cell death independent of their PTEN status. Durmaz I. Phytomedicine. Jan 15;23(1):42-51.2016.
    D) Digitoxin activates EGR1 and synergizes with paclitaxel on human breast cancer cells. Einbond LS, Wu HA, Su T, Chang T, Panjikaran M, Wang X, Goldsberry SJ Carcinog. Nov 18;9:10. 2010.
13. Stenkvist B. Cardenolides and cancer. Anticancer Drugs. Aug 12(7):635-8;2001 .
14. Yan X, Liang F, Li D, Zheng J. Ouabain elicits human glioblastoma cells apoptosis by generating reactive oxygen species in ERK-p66SHC-dependent pathway. Mol Cell Biochem. Jan;398(1-2):95-104;2015.

CAPÍTULO 65

Dissulfiram de tratamento do alcoolismo a agente anticâncer – oxidante e estruturador da água intracelular

José de Felippe Junior

Nunca é tarde para aprender.

O dissulfiram é o dissulfeto de tetraetiltiouram de fórmula: $C_{10}H_{20}N_2S_4$ e peso molecular: 296,5g/mol. Outros nomes: Antabuse, 97-77-8, Anticol e Esperal.

Dissulfiram

O dissulfiram é usado há muito tempo em clínica para tratamento do alcoolismo por inibir a enzima aldeído desidrogenase. É uma velha droga com novos potenciais terapêuticos como agente anticâncer em humanos. É medicamento atóxico e de baixo custo e, como está sendo usado nos últimos 75 anos, constitui-se em medicamento muito seguro.

O dissulfiram altera marcantemente o metabolismo intermediário do álcool etílico por inibir a enzima aldeído desidrogenase. Quando o etanol é administrado para um organismo que recebeu dissulfiram, a inibição enzimática provoca drástico aumento, 5 a 10 vezes, na concentração sérica de acetaldeído. Esse efeito é acompanhado por sinais e sintomas da conhecida "síndrome do acetaldeído": rosto quente em ondas com acentuada vermelhidão como fogachos, dor de cabeça pulsátil, hipotensão arterial, náuseas e vômitos, sudorese, sede, dor no peito e confusão mental. O efeito de quantidades tão pequenas quanto 7ml de etanol causa sintomas com duração de 30 minutos a horas, dependendo da sensibilidade da pessoa.

O dissulfiram apresenta alta biodisponibilidade, superior a 80%, e a dose habitual no tratamento do alcoolismo é de 500mg ao dia após o almoço. Inicia-se com 250mg e depois de um mês atingimos os 500mg. Alguns pacientes requerem doses maiores.

Histórico

O dissulfiram foi sintetizado em 1881 e primeiramente usado na vulcanização da borracha. Em 1930 foi usado na medicina como vermicida e escabicida porque ele é tóxico para formas animais inferiores devido à sua habilidade de quelar o cobre, componente essencial da cadeia respiratória desses organismos. Em 1948, foi proposto seu emprego no tratamento do alcoolismo crônico, como terapia que provoca aversão ao álcool e assim é prescrito até hoje.

Extensa revisão da literatura não mostrou toxicidade hepática, cerebral, neural ou qualquer tipo de interação medicamentosa perigosa em clínica médica. Hepatotoxicidade é o efeito colateral mais comum e mais sério, felizmente muito raro. Na Dinamarca, local do Planeta onde mais se prescreve o dissulfiram, de 30.000 pacientes ingerindo o medicamento há longo prazo houve somente 1 caso de hepatotoxicidade fatal. Geralmente a hepatotoxicidade é caracterizada apenas por elevação das enzimas hepáticas, sendo reversível após suspensão do medicamento (in Sauna, 2005).

O dissulfiram inibe o crescimento de fungos como a *Candida albicans*, *in vitro* e *in vivo*, com uma potência semelhante à anfotericina B e outros antifúngicos mais modernos. Ele também sensibiliza fungos resistentes ao tratamento fungicida habitual (in Sauna, 2005).

Dissulfiram e câncer

A quimioterapia é rotineiramente usada como tratamento de escolha do câncer com ou sem metástases e sabe-se que as metástases ocorrem em mais de 50% de todos os cânceres. Entretanto, Gottesman, em 2002, afirma que não mais do que 10% dos pacientes são curados pela quimioterapia. O frustrante fenômeno da resistência a múltiplas drogas (MDR) ocorre nas leucemias e nos tumores sólidos como de mama, ovário e colorretal. Em muitos casos tal fenômeno acontece porque as células neoplásicas desenvolvem um processo de bombeamento das drogas citotóxicas para fora das células por aumento da expressão da p-glicoproteína – bomba extrusora de quimioterápicos. Pois bem, o dissulfiram bloqueia a função dessa bomba tornando mais eficaz os efeitos da quimioterapia ao lado de aumentar a sensibilidade do câncer aos quimioterápicos (Loo, 2000 e 2004; Sauna, 2004).

O dissulfiram facilita a estruturação da água citoplasmática por ser oxidante

A saúde é caracterizada pelo equilíbrio dinâmico e constante entre a água estruturada e a água desestruturada. Esse equilíbrio é mantido por fatores dependentes do meio intracelular e do meio intersticial.

O disulfiram é oxidante potente porque aumenta a geração de acetaldeído. Assim, como forte aceptor de elétrons, o acetaldeído diminui o GSH citoplasmático enquanto aumenta o GS-SG, o que lentifica ou mesmo impede o ciclo de Embeden-Meyerhof. Esse ciclo gera grandes quantidades de piruvato, forte desestruturador da água citoplasmática. O dissulfiram, impedindo o ciclo da glicólise anaeróbia, facilitará a estruturação.

Efeitos anticâncer mostrados na literatura médica

O dissulfiram possui vários efeitos na carcinogênese humana. Ele induz apoptose das células neoplásicas, possui efeito antiangiogênico e previne a invasão celular e as metástases (Cen, 2004; Brar, 2004; Shiah, 2003; Marikosky, 2002; Zhao, 2000; Stefan, 1997). Foram demonstrados efeitos apoptóticos em timócitos e em células do hepatoma humano (Nobel, 1995; Pyatt, 2000).

O dissulfiram induz apoptose após parar o ciclo celular em G1/S. Durante a apoptose das células do hepatoma observam-se fosforilação e degradação da ciclina E e inibição da atividade da ciclina dependente da quinase 2 (CDK-2). O dissulfiram, durante o processo de morte celular programada, diminui a concentração da proteína antiapoptótica bcl-2, do NF-kappaB e da AP-1, enquanto aumenta os níveis da proteína apoptótica p53 (Tsai, 1996; Liu, 1998).

O dissulfiram inibe o crescimento das células cancerosas *in vitro* e *in vivo* e íons divalentes como o zinco aumentam sua atividade antineoplásica (Cen, 2002 e 2004; Brar, 2004).

Demonstrou-se que o dissulfiram provoca diretamente a inibição do ATF/CREB, fator ativador da transcrição/proteína ligante do elemento responsivo – AMP cíclico, que é potenciado pelos íons cobre ou zinco (Brar, 2004). Esse efeito provoca a parada do crescimento do melanoma, tumor altamente resistente à quimioterapia (Chin, 2003).

Recentemente, Brar e colaboradores mostraram o excelente resultado da terapêutica com dissulfiram e gluconato de zinco em paciente com melanoma ocular em estágio IV, com regressão acima de 50% das múltiplas metástases hepáticas.

A invasão celular e a angiogênese são processos cruciais na produção de metástases e requerem a degradação da matriz extracelular, isto é, a degradação proteolítica da matriz extracelular precede a angiogênese e a invasão celular neoplásica. O dissulfiram é um eficaz inibidor das metaloproteinases e assim inibe a degradação da matriz extracelular e bloqueia a angiogênese e a invasividade tumoral e, portanto, bloqueia as metástases (Shiah, 2003).

O dissulfiram inibe a ativação do fator de transcrição nuclear NF-kappaB de células do câncer colorretal tratadas com 5-fluoruracil e aumenta o efeito apoptótico *in vitro* desse agente quimioterápico (Wang, 2003). Além de acelerar o ciclo celular (mitose), o NF-kappaB induz a expressão de vários genes antiapoptóticos, isto é, ele aumenta o grau de sobrevivência das células neoplásicas, daí a importância de se inibir tal fator.

O dissulfiram inibe a DNA topoisomerase (Yakisch, 2002), ao lado de induzir a apoptose em células do melanoma humano (Cen, 2002), reduzir a angiogênese (Shiah, 2003; Marikovsky, 2003) e inibir as metaloproteinases da matriz extracelular e a invasividade tumoral (Shiah, 2003).

Brar, em 2004, mostra que o disulfiram reduz a expressão da ciclina-A e para a progressão do ciclo celular em G2-M, o que reduz a proliferação do melanoma humano de forma dose-dependente e facilitada por íons metálicos como o cobre e o zinco.

A atividade antineoplásica do disulfiram é atribuída à permeabilização da membrana mitocondrial pela sua capacidade de oxidar tal estrutura e provocar efeitos pró-apoptóticos (Cen, 2002), à complexação com o zinco inibindo as metaloproteinases dependentes do zinco (Shiah, 2003) e à complexação com o cobre inativando a superóxido dismutase cobre-zinco (SODCu-Zn) (Marikovsky, 2002 e 2003).

As células endoteliais produzem espontaneamente espécies reativas de oxigênio e a SODCu-Zn é importante enzima protetora do excesso de radicais livres. Em camundongos transgênicos com níveis elevados de SODCu-Zn, a injeção de um fator de crescimento de endotélio aumenta a produção de novos vasos em até 3 vezes. A administração por via oral de dissulfiram, inibidor da SODCu-Zn, inibe quase que completamente a angiogênese e sabemos que o desenvolvimento tumoral é dependente da formação de novos vasos.

Marikovsky notou que a administração de dissulfiram no camundongo causou significante inibição do glioma C6 e redução surpreendente de 10 a 19 vezes das metástases do carcinoma pulmonar de Lewis. Esses dados sugerem o papel da SOD na angiogênese e estabelece o dissulfiram como um potencial inibidor da angiogênese (Marikovsky, 2002).

O dissulfiram possui a habilidade de reagir com a glutationa reduzida (GSH) transformando-a em glutationa oxidada (GS-SG) e reagir com outros grupamentos sulfidrilas (Nobel, 1995; Burkitt, 1998). Depois da oxidação nos correspondentes dissulfides, o disulfiram inibe radicais sulfidrilas formando dissulfides com tióis críticos para a função celular, o que acarreta inibição das caspases, entretanto, ocorre aumento da permeabilidade da membrana mitocondrial e a consequente apoptose por via independente, apesar da inibição das caspases (Nobel, 1997). Outros autores encontraram ativação da cascata das caspases, que sabidamente promovem apoptose da célula tumoral. A diminuição da concentração intracelular da glutationa reduzida aumenta o potencial oxidativo da célula neoplásica, diminuindo a proliferação mitótica, via inibição da glicólise anaeróbia (Felippe, 2004).

Há muitos anos, precisamente em 1935, Dixon sugeriu que a presença de agentes oxidantes poderia controlar o câncer, e Baker em 1938 demonstrou essa hipótese verificando que o aumento da glutationa oxidada (GS-SG) era capaz de inibir a glicólise anaeróbia.

De fato, quando o meio intracelular é oxidante, isto é, o equilíbrio da oxirredução tende para a oxidação, à medida que a GS-SG (glutationa oxidada) é formada ela inibe a glicólise anaeróbia. A inibição da glicólise anaeróbia impede o ciclo celular e a consequência é a diminuição da proliferação celular com apoptose ou necrose da célula tumoral (Felippe, 2004). Juntamente acontece o aumento da água estruturada no citoplasma, o que retira a célula neoplásica do "estado de quase morte", tornando desnecessária a ativação de oncogenes e do NF-kappaB porque a célula não mais necessita proliferar para sobreviver (Felippe, 2008 e 2009).

Quando o potencial redox é alto, as células estão em estágio quiescente, sem proliferação. Quando o potencial redox é alto, isto é, quando o meio intracelular é oxidante se formam pontes S-S de dissulfeto (por exemplo: GS-SG). Essas pontes estabilizam a estrutura tridimensional das proteínas e nessas condições a proteína retinoblastoma (RBp) está defosforilada e, portanto, não ocorre a transcrição nuclear necessária para o avanço do ciclo celular e as células continuam no estado quiescente, sem proliferação. Fato importante é o outro efeito do potencial redox alto. Ele inibe o fator de transcrição nuclear NF-kappaB, o qual diminui a proliferação celular, promove a apoptose da célula neoplásica e dificulta a neoangiogênese tumoral (Felippe, 1990, 1994, 2003, 2004 e 2005).

Se o meio intracelular é mantido oxidante, pela administração continuada do dissulfiram, consegue-se bloquear a proliferação celular neoplásica e a célula pode entrar na fase G0 ou sofrer citotoxicidade, caminhando para apoptose e/ou necrose.

É muito interessante saber que as células cancerosas requerem apenas leve aumento do potencial redox para cessar a proliferação, entretanto esse leve aumento deve ser contínuo e ininterrupto até acontecer a apoptose, porque se houver queda do potencial redox restaura-se a fosforilação da proteína retinoblastoma e as células voltam a proliferar (Felippe, 2004 e 2005).

Dessa forma, o crucial para vencermos essa luta é manter o meio intracelular oxidante por um período de tempo suficiente, o que se consegue com a administração contínua do agente oxidante, para a célula acumular GS-SG, inibir a glicólise anaeróbia, estruturar a água intracelular, parar o ciclo celular e entrar em apoptose.

Recentemente surgiram inúmeros trabalhos em animais de experimentação inoculados com células de vários tipos de câncer humano mostrando que o meio intracelular oxidante provoca parada do ciclo celular e apoptose pelos seguintes mecanismos:

a) Acúmulo da proteína p53.
b) Ativação da cascata das caspases.
c) Ativação da deoxirribonuclease.
d) Defosforilação da proteína retinoblastoma.
e) Inibição da proteína-tirosina-quinase.
f) Inibição da Cdc25 fosfatase.
g) Inativação do cdK1.
h) Inibição da MAP quinase.
i) Diminuição da atividade da fosfofrutoquinase com diminuição do NADH.
j) Inibição da expressão da proteína Bcl-2.
k) Inibição do fator de transcrição nuclear NF-kappaB.

Esses efeitos foram observados em mais de 20 tipos de câncer humano, incluindo mama, próstata, pulmão, astrocitomas, gliomas, carcinoma epidermoide, tumores de cabeça e pescoço, colorretal, de fígado, de pâncreas etc. (in Felippe, 2004 e 2005).

Recentemente, Chu mostrou que o dissulfiram apresenta efeitos preventivos no câncer interferindo na família da proteína quinase C (PKC). A família PKC desempenha papel fundamental na regulação da proliferação e influencia o desenvolvimento e a progressão da doença neoplásica. A cistina dissulfide da fisiologia normal do organismo regula as isoenzimas da família PKC por mecanismo de S-tiolação, sendo excelente quimiopreventivo do câncer. O dissulfiram é um tiouram dissulfide com potente atividade preventiva no câncer em modelos *in vivo* de carcinogênese química.

Chu mostrou que o dissulfiram promove a S-tiolação da PKC e induz efeitos regulatórios sobre as isoenzimas PKC que se correlacionam com a atividade quimiopreventiva no câncer (Chu, 2005).

Outro efeito muito interessante e de suma importância é o fato de o dissulfiram inibir a enzima glicose-6--fosfato-desidrogenase (Marselos, 1976). A G6PD possui dois efeitos devastadores na carcinogênese. Por um lado, ela produz NADPH que mantém o meio intracelular "redutor" e assim facilita a glicólise anaeróbia, que é o motor da mitose, e de outro lado essa enzima possui papel fundamental na via das pentoses, aumentando a síntese de ribose, matéria-prima do DNA e RNA das células neoplásicas. Já foi mostrado que a inibição da G6PD inibe o crescimento de vários tipos de tumores humanos (Felippe, 2005).

Alvos moleculares do dissulfiram no câncer

1. Inibe a aldeído desidrogenase aumentando a concentração intracelular de acetaldeído, potente aceptor de íons hidrogênio e, portanto, forte oxidante: bloqueia o motor da mitose.
2. Reage com a glutationa reduzida e grupamentos tióis aumentando o potencial oxidativo intracelular, o que diminui a proliferação celular neoplásica.
3. Bloqueia a bomba de extrusão p-glicoproteína dos quimioterápicos.
4. Aumenta o efeito da quimioterapia.
5. Promove a apoptose.
6. Reduz a angiogênese.
7. Inibe o crescimento tumoral.
8. Inibe o fator ATF/CREB: parada da proliferação celular.
9. Inibe as metaloproteinases e assim inibe a degradação da matriz extracelular e diminui a invasividade e as metástases.
10. Inibe o fator de transcrição nuclear: NF-kappaB.
11. Diminui a expressão da ciclina-A: inibe o ciclo celular em G2-M (inibe a mitose).
12. Promove a parada do ciclo celular em G1-S: fosforila e degrada a ciclina-E e inibe a atividade da CDK-2.
13. Diminui a concentração da proteína antiapoptótica Bcl-2.
14. Aumenta a proteína apoptótica p53.
15. Inibe a DNA topoisomerase.
16. Inibe a glicose-6-fosfato desidrogenase (G6PD) com diminuição do NADPH e da ribose.
17. Inibe o crescimento da *Candida albicans* e outros fungos.
18. Aumenta o efeito dos antifúngicos.
19. Dissulfiram e glioblastoma: 22 trabalhos no PubMed.
20. Câncer de cabeça e pescoço: O dissulfiram surgiu como um acerto que poderia gerar espécies reativas de oxigênio, ativar a UPR (resposta desdobrada das proteínas) e apoptose e reduzir a proliferação em culturas de células e xenoenxertos de carcinoma de cabeça e pescoço oral (Shah, 2019).

Efeitos como agente oxidante:

21. Aumenta a proteína p53: produto de gene supressor tumoral.
22. Ativa a cascata das caspases.
23. Ativa a deoxirribonuclease.
24. Defosforila a proteína retinoblastoma.
25. Inibe a proteína-tirosina quinase (PTK).
26. Inibe a Cdc25 fosfatase.
27. Inativa do cdK1.
28. Diminui a atividade da fosfofrutoquinase com diminuição do NADH.
29. Inibe a expressão da proteína Bcl-2: aumento da apoptose.
30. Inibe o fator de transcrição nuclear NF-kappaB: diminui a proliferação celular, aumenta a apoptose e diminui a neoangiogênese tumoral.

Os mecanismos intrínsecos de sobrevivência celular são metabólicos e muito poderosos, pois existem para manter o genoma adquirido nos últimos 3,8 bilhões de anos de evolução.

Ao colocar em prática os conhecimentos da bioquímica e fisiologia celular, seremos capazes de fazer cair por terra essa doença metabólica crônica que chamamos de câncer. Afastamos o fator causal, oxidamos e a célula falece em 4 meses por apoptose, sem extermínio inflamatório ou necrótico. A matança desenfreada das células neoplásicas as torna mais proliferativas e mais resistentes à quimioterapia.

Precisamos de trabalhos clínicos prospectivos, randomizados e controlados, entretanto não há interesse das indústrias farmacêuticas em promover medicamentos de tão baixo custo.

"Esperar por trabalhos que nos mostrem maiores evidências científicas é ser cientista; nós somos apenas e tão somente médicos, porém médicos humanos". **JFJ**

Referências

1. Baker Z. Studies on the inhibition of glycolysis by glyceraldehydes. Biochem J. 32:332-41;1938.
2. Brar SS, Grigg C, Wilson KS, et al. Disulfiram inhibits activating transcription factor/cyclic AMP-responsive element binding protein and in a patient with metastatic disease. Mol Cancer Ther. 3(9): 1049-60;2004.
3. Burkitt MJ, Bishop HS, Milne L, et al. Dithiacarbamate toxicity toward thymocytes involves their copper-catalyzed conversion to thiuram disulfides, which oxidize glutathione in a redox cycle without the release of reactive oxygen species. Arch Biochem Biophys. 353: 73-84;1998.
4. Cen DZ, Brayton D, Shahandeh B, et al. Disulfiram facilitates intracellular Cu uptake and induces apoptosis in human melanoma cells. J Med Chem. 47:6914-20;2004.
5. Cen D, Gonzalez RI, Buckmeir JA, et al. Disulfiram induces apoptosis in human melanoma cells: a redox-related process. Mol Cancer Ther. 1:197-204;2002.
6. Chin L. The genetics of malignant melanoma: lessons from mouse and mab. Nat Rev Cancer. 3(8):559-70;2003.
7. Chu F, O'Brian CA. PKC sulphydryl targeting by disulfiram produces divergent isozymic regulatory responses that accord with the cancer preventive activity of the thiuram disulfide. Antioxid Redox Signal. 7(7-8):855-62;2005.
8. Dixon KC. The oxidative disappearance of lactic acid from brain and the Pasteur reaction. Biochem J. 29: 973-7;1935.
9. Felippe JJr. Radicais Livres como Mecanismo Intermediário de Moléstia. In: Felippe Jr. Pronto Socorro: Fisiopatologia – Diagnóstico – Tratamento. Rio de Janeiro: Guanabara Koogan; p. 1168-73. 1990.
10. Felippe JJr. Medicina Biomolecular. Revista Brasileira de Medicina Biomolecular e Radicais Livres. 1(1):6-7;1994.
11. Felippe JJr. Estratégia Biomolecular: uma das Bases da Medicina do Futuro. Revista Brasileira de Medicina Complementar. 7(1): 8-9; 2001.
12. Felippe JJr. Metabolismo da Célula Tumoral – Câncer como um Problema da Bioenergética Mitocondrial: Impedimento da Fosforilação Oxidativa – Fisiopatologia e Perspectivas de Tratamento. Revista Eletrônica da Associação Brasileira de Medicina Biomolecular. Tema de agosto de 2004.
13. Felippe JJr. Metabolismo das Células Cancerosas: A Drástica Queda do GSH e o Aumento da Oxidação Intracelular Provoca Parada da Proliferação Celular Maligna, Aumento da Apoptose e Antiangiogênese Tumoral. Revista Eletrônica da Associação Brasileira de Medicina Biomolecular. Tema de setembro de 2004.
14. Felippe JJr. A hipoglicemia induz citotoxidade no carcinoma de mama resistente à quimioterapia. Revista Eletrônica da Associação Brasileira de Medicina Biomolecular. www.medicinabiomolecular.com.br. 2005.
15. Felippe JJr. Vitamina B1 administrada em baixas doses está contraindicada no câncer porque aumenta a proliferação celular neoplásica. Em altas doses ativa a piruvato-dehidrogenase e diminui a proliferação celular. Revista Eletrônica da Associação Brasileira de Medicina Biomolecular. www.medicinabiomolecular.com.br. 2015.
16. Felippe JJr. Somatostatina: efeitos anticâncer ligados ao seu papel no metabolismo dos carboidratos porque ela inibe as enzimas glicose-6-fosfato dehidrogenase e transcetolase. Revista Eletrônica da Associação Brasileira de Medicina Biomolecular. www.medicinabiomolecular.com.br. 2005.
17. Gottesman MM. Mechanisms of cancer drug resistance. Annu Rev Med. 53:615-27;2002.
18. Liu GY, Frank N, Bartsch H, Lin JK. Induction of apoptosis by thiuramdisulfides, the reactive metabolites of dithiocarbamates, through coordinative of NFkappaB, c-fos/c-jun, and p53 proteins. Mol Carcinog. 22(4):235-46;1998.
19. Loo TW. Disulfiram metabolites permanently inactivate the human multidrug resistance P-glycoprotein. Mol Pharm. 1(6):426-33;2004.
20. Loo TW, Clarke DM. Blockage of drug resistance in vitro by disulfiram, a drug used to treat alcoholism. J Natl Cancer Inst. 92(11): 898-902;2000.
21. Marcelos M, Lang M, Torronen R. Modification of drug metabolism by disulfiram and diethyldithiocarbamate. II D-glucuronic acid pathway. Chem Biol Interact. 15(3):277-87;1976.
22. Marikovsky M, Nevo N, Vadai E, Harris-Cerruti C. Cu/Zn superoxide dismutase plays a role in angiogenesis. Int J Cancer. 97(1):34-41;2002.
23. Marikovsky M, Ziv V, Nevo M, et al. Cu/Zn superoxide dismutase plays important role in immune response. J Immunol. 170:2993-3001;2003.
24. Nobel CSI, Burgess DH, Zhivotovsky B, et al. Mechanism of dithiocarbamate inhibition of apoptosis: thiol oxidation by dithiocarbamate disulfides directly inhibits processing of the caspase-3 proenzyme. Chem Res Toxicol. 10:636-43;1997.
25. Nobel CSI, Kimland M, Lind B, et al. Dithiocarbamates induce apoptosis in thymocytes by raising the intracellular level of redox-active copper. J Biol Chem. 270:26202-8;1995.
26. Pyatt DW, Yang YZ, Stillman WS, Irons RD. Dithiocarbamates inhibit hematopoiesis via a copper-dependent mechanism. Biochem Biophys Res Commun. 274(2):513-8;2000.
27. Sauna ZE, Peng XH, Nandigama K, et al. The molecular basis of the action of disulfiram as a modulator of the multidrug resistance-linked ATP binding cassette transporters MDR1 (ABCB1) and MRP1 (ABCC1). Mol Pharmacol. 65(3):675-84;2004.
28. Sauna ZE, Shukla S, Ambudkar SV. Disulfiram, an old drug with new potential therapeutic uses for human cancers and fungal infections. Mol Biosyst. 1(2):127-34;2005.
29. Shah O'Brien P, Xi Y. Disulfiram (Antabuse) Activates ROS-Dependent ER Stress and Apoptosis in Oral Cavity Squamous Cell Carcinoma. J Clin Med. May 6;8(5):611, 2019.
30. Shiah SG, Kao YR, Wu FY, Wu CW. Inhibition of invasion and angiogenesis by zinc-chelating agent disulfiram. Mol Pharmacol. 64(5): 1076-84;2003.
31. Stefan C, Nobel I, Burgess DH, et al. Chem Res Toxicol. 10:636-43; 1997.
32. Tsai JC, Jain M, Hsieh CM, et al. Induction of apoptosis by pyrrolidinedithiocarbamate and N-acetylcysteine in vascular smooth muscle cells. J Biol Chem. 271:3667-70;1996.
33. Wang W, McLeod HL, Cassidy J. Disulfiram-mediated inhibition of NF-κB activity enhances cytotoxicity of 5-fluorouracil in colorectal cancer cell lines. Int J Cancer. 104:504-11;2003.
34. Yakisch JS, Siden A, Eneroth P, et al. Disulfiram is a potent in vitro inhibitor of DNA topoisomerases. Biochem Biophys Res Commun. 289:586-90;2002.
35. Zhao, AP, Wu ZQ, Pollack M, et al. Disulfiram inhibits TNF-alpha-induced cell death. Cytokine, 12(9):1356-67;2000.

CAPÍTULO 66

DHEA, o mais abundante hormônio esteroide do organismo é também poderoso antineoplásico

Inibe a Glicose-6-fosfato desidrogenase e inibe a geração de NADPH, suprime o efeito de vários fatores de crescimento tumoral; ativa o complexo piruvato desidrogenase e aumenta a fosforilação oxidativa; ativa a AMPK e inibe mTOR, polariza o sistema imune para M1/Th1; aumenta a autofagia tumoral; inibe a via PI3K/Akt e diminui a proliferação e aumenta a apoptose no câncer. Ativa o gene supressor de tumor p53

José de Felippe Junior

DHEA: substância sintetizada no organismo com múltiplas ações – manter a saúde, prevenir doenças e ajudar a saná-las. **JFJ**

Atenção: sua suprarrenal está proibida de fabricar DHEA se você reside no Brasil. **Médicos inconformados**

O DHEA nos Estados Unidos da América é considerado um complemento alimentar, na Europa como um hormônio que requer prescrição médica (Samaras, 2013) e no Brasil, por razões desconhecidas é proibida a comercialização.

A dehidroepiandrosterona – DHEA – é produzida na cortical da glândula suprarrenal e ativada por sulfatação no fígado e nos órgãos-alvo. O DHEA é o hormônio ou o pré-hormônio esteroide em maior quantidade no organismo: 72% do total (Ebeling, 1994; Traish, 2011). Se o DHEA existe em tão alta concentração no sangue é porque sua importância em nossa economia é do mesmo quilate. Dosamos no sangue o DHEA-sulfato.

O DHEA-sulfato é a forma circulante e o DHEA não sulfatado é a forma bioativa com as diversas funções nas células e órgãos munidos de sulfatases. O DHEA não sulfatado circulante não possui valor para diagnóstico no sangue, porque seu efeito se faz na intimidade dos tecidos. Leucócitos, macrófagos, linfonodos periféricos e baço possuem sulfatases necessárias para a conversão do DHEA-sulfato em DHEA e ativar o sistema imune.

O DHEA-sulfato plasmático declina a partir de um pico aos 20 anos, tanto nos homens como nas mulheres. (Labrie, 1997).

As ações biológicas do DHEA envolvem múltiplos receptores. O DHEA liga-se aos receptores esteroide/nucleares (exemplo, pregnane *vs. receptor/steroid* e *xenobiotic receptor* ou PXR/SXR), receptores estrogênicos alfa, beta (ER-alfa e ER-beta) e androgênico (AR), receptores de membrana celular e de células endoteliais (ativa G-proteínas acoplados a receptores (GPCR) levando à ativação da MAPK e da NOS-endotelial (*endothelial nitric-oxide synthase*) (Webb, 2006; in Teng, 2015).

Encontrou-se em japoneses com mais de 100 anos de idade aumento do comprimento dos telômeros nos leucócitos, aumento da concentração de adiponectina ao lado de níveis normais de DHEA-sulfato no sangue, sugerindo a importância desse pré-hormônio (Aoki, 2017).

A maioria dos hormônios do nosso corpo em condições fisiológicas estimula a proliferação celular das células normais e das células neoplásicas: IGF-I, insulina, aldosterona, tiroxina, prolactina, estradiol, testosterona, DHEA, enquanto a melatonina e o DHEA-sulfato, este em dose suprafisiológica provoca no câncer efeito antiproliferativo.

O DHEA merece destaque especial porque em **doses fisiológicas** aumenta a síntese de estrógenos e testosterona, ambos envolvidos diretamente na proliferação celular normal, isto é, efeito carcinocinético e não carcinogênico. Ele é, portanto, carcinocinético e não carcinogênico. Entretanto, **em altas doses** e a curto prazo, como no tratamento das neoplasias, o DHEA inibe a glicose-6-fosfato desidrogenase (G6PD) e provoca efeito anticâncer por vários mecanismos na maioria das linhagens do câncer humano (Boros, 1997).

Na literatura encontramos trabalhos onde o DHEA elevado, acima do normal, aumentou o risco de câncer de mama na mulher na pós-menopausa (Gomes, 1988; Dorgan, 1997; Stoll, 1999). Pois bem, DHEA elevado na população geral acontece por reposição sem controle ou mais raramente por tumor de suprarrenaL. Na pós-menopausa ou não, incluindo no homem, o DHEA em excesso inibe a G6PD, o que provoca diminuição da geração de NADPH e aumento dos radicais livres de oxigênio de maneira contínua e ininterrupta e o consequente estresse oxidativo contínuo e ininterrupto, o que provoca o aumento do risco de câncer. É inconsequente e pecaminoso repor o DHEA, como qualquer outro hormônio, sem os devidos controles.

Em **doses fisiológicas**, o DHEA aumenta a geração de estrógeno porque ativa a enzima crítica no processo de síntese, 3-beta-hidroxisteroide desidrogenase tipo 1 e quando colocado em culturas de células MCF-7 do câncer de mama ER-positivo provoca o que ele sabe fazer, aumento da proliferação celular. Foi o que mostrou Thomas em 2011. Sabemos que a 3-beta-hidroxisteroide desidrogenase tipo 1 é enzima crítica na conversão do DHEA em estradiol nos tumores de mama e também nas células normais. Mostrou o autor que o DHEA em concentração fisiológica aumenta a proliferação das células MCF-7 ER-positivo e a inibição da enzima crítica por duas substâncias, trilostano ou epostano, inibe a proliferação induzida pelo DHEA (Thomas, 2011). O autor mostrou somente algo que já está descrito na literatura desde a descoberta do DHEA.

Recentemente, em 317 pacientes com câncer de mama, não se observou associação entre a concentração de DHEA ou DHEA-sulfato com o risco de câncer de mama, *in situ* ou invasivo. O risco relativo (RR) do DHEA não sulfatado, limite superior *versus* quartil inferior, foi de 1,2; 95% de intervalo de confiança (95%IC), 0,8-1,8, p = 0,53; e do DHEA-sulfato: RR = 1,3; 95% IC = 0,9-2,0; p = 0,07, isto é, não significantes (Tworoger, 2006).

Dosou-se DHEA-sulfato em 70 pacientes com tumores sólidos, 28 gastrintestinal, 24 mamário e 18 pulmonar, sendo que 42 pacientes apresentavam metástases à distância. O grupo controle de 100 pessoas saudáveis correlacionou-se com o grupo de câncer sem metástases: ambos apresentaram a esperada queda fisiológica do DHEA-sulfato com o avançar da idade. Em contraste, os pacientes metastáticos, independentemente do tipo de tumor, sempre mostravam DHEA-sulfato mais baixo que o grupo controle ou o grupo não metastático (Lissoni, 1998).

Esse trabalho sugere que os pacientes com metástases evoluem com diminuição exagerada do DHEA à medida que a doença progride. Dessa forma, dada a importância desse hormônio ou pré-hormônio, devemos estar atentos para iniciar o quanto antes sua reposição correta.

Para examinar a associação entre os níveis circulantes de DHEA e DHEA-sulfato com o desenvolvimento de câncer gástrico, os autores mediram os níveis séricos desses esteroides em 13 indivíduos que doadores de sangue do condado de Washington em 1974 e que posteriormente desenvolveram câncer gástrico e em 52 controles normais. Os níveis séricos pré-diagnóstico de DHEA foram 38% menores no câncer gástricos em comparação aos controles (P = 0,09). O risco de desenvolver câncer gástrico aumentou com a diminuição dos níveis de ambos os esteroides. O ajuste para fatores de confusão como tabagismo ou o intervalo entre a doação de sangue e o tempo até o diagnóstico não alterou os achados. Estes resultados sugerem que pode haver um papel para este esteroide na prevenção do câncer gástrico (Gordon, 1993).

Estudos epidemiológicos mostram que o risco de desenvolver cânceres específicos está relacionado aos níveis séricos ou urinários de DHEA e DHEA-sulfato. Além disso, a dehidroepiandrosterona evita uma variedade de tumores espontâneos e induzidos quimicamente quando administrados a animais de laboratório (in Gordon, 1993).

Verificou-se que a dehidroepiandrosterona inibe o desenvolvimento experimental de câncer no pulmão, cólon e glândula mamária de camundongo e rato. Uma vez que o DHEA é potente inibidor da G6PD de mamíferos foi formulada a hipótese de que o composto poderia inibir a proliferação celular através da inibição da via da pentose fosfato. Os autores estudaram os efeitos do DHEA na proliferação *in vitro* de linfócitos humanos induzidos por vários mitógenos (PHA, ConA e PWM), medindo a captação de 3H-timidina. O DHEA inibiu a captação de 3H-timidina de células estimuladas por mitógenos de indivíduos G6PD+ e G6PD- (deficiência do tipo mediterrâneo) de maneira dependente da dose e reversível. Estes dados sugerem que a inibição da captação de timidina induzida por DHEA em linfócitos humanos não depende da inibição de G6PD (Ennas, 1987).

É interessante frisar que a atividade física aumenta a concentração sérica do DHEA-sulfato nas pessoas normais ou com câncer. Particularmente nas sobreviventes de câncer de mama, 12 semanas de treino aeróbico melhora a saúde psicossocial, ao lado de aumentar o DHEA-sulfato sérico e diminuir o cortisol salivar (Di Blasio, 2017).

Na população em geral, baixos níveis de DHEA-sulfato e aumento da razão cortisol/DHEA-s se correlacionam com o aparecimento de câncer, doença cardiovascular, síndrome metabólica e todas as causas de doenças, ao lado de aumentar mortalidade (Phillips, 2010).

O nome químico do DHEA é [(3S,8R,9S,10R,13S,14S)-10,13-dimethyl-17-oxo-1,2,3,4,7,8,9,11,12,14,15,16-dodecahydrocyclopenta[a]phenanthren-3-yl] hydrogen sulfate, de fórmula: $C_{19}H_{28}O_5S$, e peso molecular: 368,5g/mol. Outros nomes: DHEA sulfato, Prasterone sulfato, DEHIDROEPIANDROSTERONA SULFATO, Dehidroisoandrosterona sulfato e DHEAS. Doa 1 e é aceptor de 5 elétrons: molécula oxidante.

A molécula doa 1 e é aceptora de 5 elétrons: molécula é forte oxidante.

DHEA-sulfato

DHEA aumenta a autofagia tumoral e modula a autofagia das células normais

A autofagia é um processo auto digestivo, pelo qual a homeostase celular é mantida, as organelas danificadas são removidas e a sobrevivência celular é assegurada mediante este processo. No entanto, a alta taxa de autofagia é prejudicial e leva a uma forma de morte celular programada conhecida como morte celular autofágica (MCA). O DHEA em diversas patologias regula os processos de morte celular nas células normais senescentes (Lee, 2015; Vegliante, 2018).

A autofagia peritumoral é um processo catabólico que as células cancerosas geralmente exploram durante condições de estresse para fornecer energia por meio da reciclagem de organelas e proteínas. Além de seu papel pró-sobrevivência, é bem aceito que a ocorrência de autofagia é frequentemente associada a um tipo particular de morte celular programada conhecida como morte celular autofágica (MCA). DHEA é um hormônio endógeno que apresenta propriedades anticâncer, mesmo que os mecanismos subjacentes ainda não estejam totalmente esclarecidos. Aqui, o autor fornece mais evidências do seu efeito antitumoral que é induzir autofagia da célula tumoral, no caso as células HepG2 do hepatoma humano. DHEA induz autofagia dependente de p62, que se e causa a morte das células do hepatoma. DHEA estimula a fosfo-ativação da quinase N-terminal jun (JNK) independente de espécies reativas de oxigênio e o tratamento com inibidor de JNK reduz os níveis de mRNA de p62, bem como a autofagia induzida por DHEA. De fato, os inibidores de autofagia (isto é, 3-metiladenina ou siRNA de Atg5) reduziram significativamente a porcentagem de células mortas pelo DHEA.

O Nrf2 (transcription factor nuclear factor (erythroid-derived-2)-like-2 constitui a ligação entre JNK e p62, uma vez que sua migração para o núcleo é suprimida pelo inibidor de JNK e sua inibição por meio de uma transfecção de plasmídeo Nrf2 dominante negativo diminui os níveis de proteína p62. No geral, os dados indicam que DHEA induz autofagia em células HepG2 do hepatoma humano por meio do eixo JNK-Nrf2-p62. Assim, DHEA pode representar uma nova droga atraente para a eliminação de células tumorais por meio de autofagia, particularmente em casos resistentes à apoptose (Vegliante, 2016).

DHEA ativa a AMPK: AMP-proteína quinase

Evidências substanciais relacionam os níveis de DHEA aos efeitos antiobesidade e antidiabéticos do exercício. O tratamento com DHEA ativa a via AMPK em miotubos C2C12 e a adição de DHEA a pré-adipócitos e adipócitos ativa a AMPK e inibe mTORC1, resultando na inibição da adipogênese e do acúmulo de lipídios em camundongos (Yokokawa, 2020).

O DHEA ao ativar a AMPK aumenta a expressão do PGC1alfa envolvido na biogêneses mitocondrial (Yokokawa, 2015).

DHEA aumenta a fosforilação da AMPK (p-AMPK). Níveis elevados de p-AMPK reduzem a expressão da acetil CoA carboxilase, ácido graxo sintase e aumenta a expressão do PPAR-alfa e da carnitina palmitoil transferase-I, levando à redução de gotículas de lipídios e o seu acúmulo em hepatócitos (Li, 2018).

Vários estudos demonstraram que o DHEA regula a expressão e a secreção de adipocinas, como leptina, adiponectina e resistina. Na verdade, o DHEA aumenta a expressão do gene da adiponectina, possivelmente por aumentar a expressão do PPAR-gama (Karbowska, 2005-2013). Lembrar que a adiponectina é um excelente ativador da AMPK, a qual inibe mTOR/ERK1/ERK2/NF-kappaB.

Dose do DHEA: 100mg/dia. Atualmente prescrevemos doses altas em todos tumores, incluídos os hormônios dependentes para inibir a G6PD e assim diminuir a síntese de ribose, coluna dorsal do DNA e RNA. Junto prescrevemos a genisteína e o fenofibrato que inibem a transcetolase, principal enzima do ramo não oxidativo do ciclo das pentoses e responsável por 70 a 85% da ribose.

DHEA – Alvos moleculares no câncer

1. *Mycobacterium tuberculosis* é um dos mais frequentes causadores do câncer, incluindo o de pulmão, e o DHEA aumenta a eficácia dos tuberculostáticos. DHEA aumenta a proliferação de células T antígeno-específicas e a produção de IL-12 e IFN-gama em resposta à infecção por *Mycobacterium tuberculosis* e ao mesmo tempo diminui IL-10, o que desvia o equilíbrio de M2/Th2 para M1/Th1: aumento da imunidade celular (Angerami, 2013).
2. Inibe a importantíssima enzima glicose-6-fosfato desidrogenase que diminui a geração de NADPH, agente redutor. A inibição da G6PD diminui drasticamente a proliferação celular neoplásica, aumenta a apoptose e suprime os efeitos de vários fatores de crescimento tumoral (Fang, 2016; Stanton, 2012).
3. DHEA aumenta a fosforilação oxidativa no fígado e no cérebro: estimula os complexos III e IV mitocondriais e as enzimas glutamato desidrogenase e succinato redutase do ciclo de Krebs (Patel, 2007 e 2008).
4. DHEA baixo é fator que contribui para o aparecimento de câncer e síndrome metabólica (Howard, 2007) e essa aumenta o risco de câncer.
5. Possui efeito antimutagênico e assim tem papel na quimioprofilaxia do câncer (Yang, 2002).
6. Aumenta drasticamente a expressão do gene adiponectina nos adipócitos do omento. A adiponectina ativa a AMPK que inibe o mTOR: antiproliferação, apoptótico e inibição da autofagia tumoral. Acresce a diminuição do volume do tecido adiposo.
7. Inibe o eficaz eixo proliferativo PI3K/Akt quase sempre presente nas neoplasias (Jiang, 2005).
8. Os efeitos do DHEA são mediados pela inibição do Akt e subsequente inibição da GSK-3 beta, o que provoca despolarização mitocondrial, aumento das espécies reativas de oxigênio, ativação dos canais voltagem-dependentes do K^+ redox-sensíveis de membrana e diminuição do Ca^{++} intracelular, todos com efeitos anticâncer.
9. DHEA-sulfato baixo no sangue possivelmente aumenta o risco de metástases nos pacientes com câncer já instalado (Lissoni, 1998).
10. Para Hans Nieper, o DHEA aumenta a colinesterase sérica e quanto maior a concentração dessa substância maior é a regressão do câncer.
11. DHEA ativa o gene supressor tumoral p53. TP53 é gene supressor de tumor. DHEA sulfato se transforma em DHEA intracelular nas células com p53 inativo e provoca a sua ativação (Nyce, 2018).
12. DHEA aumenta a autofagia tumoral e modula a autofagia das células normais (Vegliante, 2016-2018).
13. **Várias neoplasias**
    a) Metabólitos do DHEA possuem atividade antiproliferativa em várias linhagens de câncer humano, Hep G2, Caco-2 e HT-29. Metabólitos: DHEA-sulfato, derivados 7-oxigenados do DHEA, androsterona, epiandrosterona e etiocolanolona. Acrescem gliomas malignos e linfoma com outros metabólitos (Yoshida, 2003).
    b) DHEA inibe os tumores de mama, colorretal e pulmonar no camundongo, via inibição da G6PD e diminuição da geração de NADPH, o que provoca estresse oxidativo (Schwartz, 2016).
14. **Imunidade**
    a) Aumenta a atividade do complexo piruvato desidrogenase (PDHc) nos linfócitos T e aumenta o número e a função dessas células. Esse é outro mecanismo de ação do DHEA no câncer (Schriock, 1994).
    b) Estimula a maturação e a atividade das células dendríticas – aumenta IFN-gama e IFN-alfa e, portanto, polariza o sistema imune para M1/Th1 (Leplina, 2009).
    c) Aumenta a atividade das células *natural killer* (in Leplina, 2009).
    d) Diminuição de DHEA-sulfato no sangue induz Th2 (Reed, 1995).
15. **Gliomas**
    a) Os neuroesteroides metabólitos do DHEA, 3beta-androstene-17alpha-diol (17alpha-AED), 3beta-androstene-17beta-diol (17beta-AED), 3beta-androstene-7alpha,-17beta-triol (7alpha-AET) e 3beta-androstene-7beta,-17beta-triol (7beta-AET) são produzidos no tecido neuroectodérmico. Em células T98G e U251MG do glioblastoma esses metabólitos provocam diminuição da proliferação e morte celular não apoptótica. O metabólito mais potente é o 17alpha-AED (Graf, 2007).
    b) A enzima glicose-6-fosfato desidrogenase (G6PD) dificulta o efeito anticâncer do ácido gamalinolênico (GLA) nos gliomas. O DHEA inibe a G6PD e aumenta a eficácia do GLA nos gliomas (Ramos, 2003).
    c) Radioterapia no tumor cerebral pode provocar insuficiência de suprarrenal e diminuir a concentração sérica de DHEA-sulfato em 4 de 10 pessoas irradiadas (Oberfield, 1997) e principalmente em crianças.

d) A expressão do CYP17A1 está significativamente aumentada nos gliomas, A172, U87MG e U373MG, os quais secretam mais DHEA que os astrócitos normais. Quanto mais proliferativo e invasivo se torna o glioma, mais CYP17A1 e DHEA estão super-regulados nas linhagens resistentes à temozolomida (TMZ). A CYP17A1 é requerida para a invasividade e resistência ao TMZ. Em adição, o DHEA em concentração fisiológica marcantemente atenua os efeitos do TMZ (Chuang, 2017).

e) Lembrar que o DHEA em concentração fisiológica é neuroprotetor, atenuando o estresse oxidativo e prevenindo doenças neurodegenerativas (Bastianetto, 1999; Aly, 2011).

16. **Câncer de esôfago**

Concentrações mais altas de dehidroepiandrosterona (DHEA) foram associadas a um risco diminuído de 38% de adenocarcinoma de esôfago (AE) e adenocarcinoma de cárdia gástrica (ACG). AE/GCA (OR por aumento de unidade no log2 DHEA = 0,62, IC 95% = 0,47 a 0,82, Ptrend = 0,001). Concentrações mais altas de estradiol foram associadas a um risco reduzido de 34% de AE/GCA (OR = 0,66, IC 95% = 0,45 a 0,98, Ptrend = 0,05), e a associação com estradiol livre foi semelhante (Petrick, 2018).

17. **Câncer de pulmão**

A androsterona normal aumenta a sobrevida dos pacientes com câncer de pulmão submetidos à cirurgia (Pankov, 1977). DHEA é um precursor da androsterona.

18. **Câncer de mama**

a) DHEA diminui a proliferação e a migração de células do câncer de mama humano MCF-7, receptor de estrógeno positivo (López-Marure, 2011).

b) DHEA provoca efeito antiproliferativo em células MCF-7 do câncer de mama humano independente do receptor estrogênico ou androgênico (Gayosso, 2006).

c) A 7 beta-hidroxiepiandrosterona, metabólito do DHEA, exerce efeitos antiestrogênicos no câncer de mama: efeito antiproliferativo (Sandra, 2012).

d) DHEA diminui a proliferação e a migração e aumenta a morte das células do câncer de mama. Isso se associa com a parada do ciclo celular na fase G1 e morte das células MCF-7. O DHEA também suprime a migração de todas as linhagens do câncer de mama, independentemente da presença de receptores de estrógeno, *in vitro* (in López-Marure, 2011).

e) Aumenta a atividade do complexo piruvato desidrogenase (PDHc). Mais um mecanismo de ação importante e pouco conhecido do DHEA no câncer.

f) DHEA normal diminui alguns efeitos colaterais de inibidores de aromatase sintéticos no câncer de mama (Gallicchio, 2011).

g) DHEA inibe a invasão e a migração de células do câncer de mama, MCF-7, porque diminui IL-1alfa, IL-6, IL-8 e TNF-alfa e, dessa forma, provoca diminuição do crescimento tumoral. Deve ser usado nas fases iniciais do tratamento do câncer de mama em humanos (López-Marure, 2016).

h) Encontra-se baixa concentração de DHEA e testosterona na saliva das mulheres com câncer de mama (Dimitrakakis, 2010).

i) Ácido graxo ômega-3 poli-insaturado e DHEA induzem autofagia das células do câncer de mama, MCF-7, via ativação do PPAR-gama. As células normais não são afetadas (Rovito, 2013).

j) Doze semanas de treino aeróbico melhora a saúde psicossocial de sobreviventes de câncer de mama, ao lado de aumentar o DHEA-sulfato e diminuir o cortisol salivar (Di Blasio, 2017).

k) Em murinos, a prolactina aumenta e o DHEA diminui a carcinogênese mamária provocada por agente químico carcinogênico, DMBA (Kohama, 1997).

19. **Câncer de mama triplo negativo**

a) DHEA aumenta os marcadores epiteliais e diminui proteínas mesenquimais de células do câncer de mama triplo negativo, MDA-MB-231, e reduz o crescimento tumoral *in vivo*, em modelo xenotransplantado em camundongo. Ocorre inibição da migração com reversão do fenótipo mesenquimal (Colin, 2017).

b) DHEA aumenta drasticamente a expressão do gene da adiponectina. A adiponectina atenua de modo significativo a proliferação de duas típicas linhagens de câncer de mama, MDA-MB231 e T47D. Promove apoptose e parada da progressão do ciclo celular na fase G0/G1. Aumento prolongado da adiponectina bloqueia a fosforilação da Akt (inibe a via) e ativa a enzima GSK-3 beta, suprime o acúmulo de beta-catenina e suas atividades nucleares e consequentemente reduz a expressão da ciclina D1. O lítio impede esse efeito por inibir a GSK-3 beta. Ocorre redução da tumorogênese *in vivo* no camundongo. Adiponectina representa novo tratamento do câncer de mama e o DHEA aumenta a expressão do gene da adiponectina (Hernandez-Morante, 2006).

c) DHEA diminui a proliferação e a migração de células do câncer de mama humano MDA-MB-231 e Hs578T, receptor de estrógeno negativo (López-Marure, 2011).
d) DHEA inibe a invasão e a migração de células do câncer de mama, MDA-MB-231, ZR-75-30, porque diminui IL-1 alfa, IL-6, IL-8 e TNF-alfa. Provoca diminuição do crescimento tumoral e o autor aconselha o uso nas fases iniciais do tratamento do câncer de mama em humanos (López-Marure, 2016).

20. **Câncer de próstata**
a) Baixo nível de DHEA no sangue se correlaciona com maior gravidade, maior escore de Gleason e estágios clínicos avançados do câncer de próstata. Nível de DHEA é útil como fator prognóstico nos pacientes com esse problema (Miyoshi, 2016).
b) *In vitro* o DHEA aumenta a proliferação de células do câncer prostático via androgênica e estrogênica. Em clínica os efeitos do DHEA na função prostática são desconhecidos. O trabalho possui conflito de interesse (Liu, 2010).
c) DHEA em baixos níveis se associa com a piora do câncer de próstata.
d) Atividade estrogênica ER-alfa carcinocinética > cloreto de cádmio > cloreto de antimônio > hidróxido de lítio > cloreto de bário > selenato de sódio > cloreto de cromo (Choe, 2003).
e) *DHEA ativa o receptor do NGF (nerve growth fator), fosforila a TrkA (tropomyosin-related kinase) e o p75 (neurotrophin receptor)* e diminui a apoptose de células do câncer de próstata. Esse efeito antiapoptótico é revertido pela testosterona. Testosterona exerce efeitos pró-apoptóticos em células do câncer de próstata (Anagnostopoulou, 2013).
f) Citocromo P450 17A1 (CYP17A1) converte a pregnenolona em DHEA e aumenta a progressão do câncer de próstata e provoca resistência à quimioterapia (in Chuang, 2017).
g) DHEA sulfato baixo no soro prediz pobre resposta da hormonioterapia em pacientes com câncer de próstata e metástases ósseas (Miyoshi, 2016; Yano, 2017).
h) O acetato de abiraterona, orterenol e galeterona inibem apenas 90% da enzima 17α-hidroxilase-17,20-liase (P450c17) que gera DHEA na intimidade prostática intratumoral (Penning-2018). Mantemos o DHEA abaixo dos níveis normais no câncer de próstata porque é carcinocinético. Não é cancerígeno/carcinogênico.
i) Início da terapia de privação pós-androgênica, os autores mediram amostras em 219 pacientes, bem como duas amostras anuais subsequentes em um subconjunto de 101 pacientes. Tercis mais altos de estrona (E1) e estradiol (E2) associaram-se significativamente com o tempo mais cedo ao câncer de próstata resistente à castração. Em pacientes com amostras longitudinais, os aumentos no DHEA sérico e na androsterona foram significativamente associados ao menor tempo de câncer de próstata resistente à castração (Toren, 2018).
j) A sinalização J-AR no câncer de próstata regula um mecanismo de avanço da síntese de andrógenos por meio da regulação positiva do HSD3B1 (Hettel, 2018).
k) Além da T e DHT existem outros derivados esteróides capazes de ativar o receptor de andrógeno do tipo selvagem: 11-desoxicorticorterona (DOC) e 11beta-hidroxiandrostenediona (11OH-AED) (Mostaghel, 2014).

21. **Câncer gástrico**
Concentrações mais altas de dehidroepiandrosterona (DHEA) foram associadas a um risco diminuído de 38% de adenocarcinoma de esôfago (AE) e adenocarcinoma de cárdia gástrica (ACG). EA/GCA (OR por aumento de unidade no log2 DHEA = 0,62, IC 95% = 0,47 a 0,82, Ptrend = 0,001). Concentrações mais altas de estradiol foram associadas a um risco reduzido de 34% de EA/GCA (OR = 0,66, IC 95% = 0,45 a 0,98, Ptrend = 0,05), e a associação com estradiol livre foi semelhante (Petrick, 2018).

22. **Câncer de cólon**
a) DHEA inibe o crescimento e provoca parada do ciclo celular em G2/M em células HT-29 SF do adenocarcinoma de cólon humano, via inibição da isoprenilação de algumas proteínas (Schulz, 1992).
b) Em células HT-29 do câncer de cólon humano a proliferação é inibida de modo dose e tempo-dependentes com acúmulo de células na fase G0/G1. Ao inibir a via PI3K/Akt, provoca apoptose. Efeito é menor daquele observado nas células HepG2 (Jiang, 2005).
c) DHEA inibe a prenilação do PRL-3 (*phosphatase of regenerating liver-3*) e pode prevenir ou retardar o aparecimento de metástases do câncer de cólon (Sundar, 2013).
d) DHEA ativa o receptor do NGF (*nerve growth fator*) fosforila a TrkA (*tropomyosin-related kinase*) e o p75 (*neurotrophin receptor*) e diminui a apoptose de células do câncer de cólon. Esse efeito antiapoptótico é revertido pela testosterona. Testosterona exerce efeitos pró-apoptóticos em células do câncer de cólon (Anagnostopou-

lou, 2013). Andrógenos influenciam tumores hormônios sensíveis via cruzada com os receptores NGF. DHEA e NGF possuem os mesmos efeitos antiapoptóticos.
e) DHEA a 100 microM inibe a proliferação em 30% das células Caco-2 do adenocarcinoma de cólon.

23. **Hepatoma**
a) A incidência de hepatoma é 2 a 4 vezes maior nos homens do que nas mulheres, possivelmente devido ao papel protetor do estrógeno e estimulante dos andrógenos (El-Serag, 2011; Dorak, 2012; Yang, 2012).
b) DHEA dispara morte autofágica em células do hepatoma, HepG2 via JNK mediada pelo aumento da expressão do p62/SDSTM1 (Vegliante, 2016).
c) Inibe a atividade e a expressão gênica da 3-hidroxi-3-metilglutaril-CoA redutase em nódulos hepáticos pré-neoplásicos de rato: antiproliferativo (Pascale, 1995).
d) Inibe o fator de transcrição nuclear NF-kappaB nos hepatócitos (Yasumasa, 2004).
e) DHEA. Efeito antiproliferativo no hepatoma por mecanismo de ação diferente da inibição da glicose-6- fosfato-desidrogenase (G6PD), diminuindo a expressão e a função de genes mitocondriais e depletando a geração de ATP mitocondrial. Controverso. Possível erro metodológico (Ho, 2008).
f) Em células HepG2 do hepatoma humano, a proliferação é drasticamente inibida de modo dose e tempo-dependentes com acúmulo de células na fase G0/G1. Ao inibir a via PI3K/Akt, provoca apoptose (Jiang, 2005).
g) DHEA a 100 microM inibe a proliferação em quase 50% das células Hep G2 do hepatoma.
h) MicroRNA-21 (miR-21) está elevado de uma a dez vezes no hepatocarcinoma humano e regula para baixo a expressão de vários genes supressores de tumor, incluindo o PCD4 (*Programmed Cell Death 4*). Dez nanoM de DHEA, dose baixíssima, ativa a G-proteína acoplada ao receptor de estrógeno e estimula rapidamente a transcrição do miR-21 no carcinoma hepatocelular humano. No final, aumenta a proliferação neoplásica (Teng, 2015). Doses elevadas inibem a proliferação em vários estudos.
i) Em ratos, o DHEA induz tumor hepatocelular de modo dose, gênero e cepa-dependentes. Em contraste, no homem o DHEA inibe a proliferação do carcinoma hepatocelular com 100 a 200microM (in Ho, 2008).
j) FASTKD2 (*FAST kinase domain-containing protein 2*) é importante regulador da fisiologia mitocondrial. O DHEA reduz significativamente a expressão do FASTKD2 e provoca significante redução da proliferação, da formação de colônias e do crescimento em meio semissólido em células SK-Hep-1 do hepatoma. Acontece despolarização mitocondrial, aumento da massa mitocondrial e diminuição da atividade respiratória. As espécies reativas de oxigênio aumentam nas células tumorais (Cheng, 2016).

24. **Câncer de pâncreas**
a) DHEA inibe a proliferação de células, MiaPaCa-2, Capan-1, Capan-2, CAV e Panc-1 do carcinoma pancreático *in vitro* e *in vivo*. O volume tumoral decresce de 53 a 73% (Melvin, 1997).
b) DHEA por via oral *ad libitum* na água (0,6%) inibe o crescimento do câncer de pâncreas no camundongo atímico. Acontece aumento significante da concentração sérica de DHEA-sulfato, testosterona e progesterona. No grupo tratado, o DHEA-sulfato está 50 vezes maior que no grupo controle. Não houve redução de peso ou efeitos colaterais (Muscarella, 1998).
c) DHEA-sulfato injetado por via intraperitoneal inibe o crescimento do câncer de pâncreas xenotransplantado no camundongo (in Lascarella, 1998).
d) Cinco dias de DHEA (inibidor de G6PD) em cultura de células MIA do câncer pancreático inibem em 23% a proliferação. Quando em combinação com oxitiamina (inibidora da transcetolase), a inibição atinge 60% (Boros, 1997).

25. **Câncer de ovário.** Nada encontrado.

26. **Câncer de endométrio**
Quando a G6PD é inibida pelo DHEA em células HeLa do carcinoma cervical acontece diminuição da proliferação e da migração como resultado da desorganização dos microfilamentos e microtúbulos do citoesqueleto provocada pelo aumento dos radicais livres de oxigênio, aumento do potencial redox. O autor conclui: "a supressão da G6PD pode ser estratégia promissora no desenvolvimento de novos métodos terapêuticos do câncer cervical" (Fang, 2016).

27. **Câncer cervical uterino**
a) DHEA inibe a proliferação e induz a morte do câncer cevical, HPV-positivo (CASKI e HeLa) e HPV-negativo (C33A) por via independente do receptor de andrógeno e estrógeno. DHEA inibe a proliferação celular de maneira dose-dependente nas três linhas celulares. O efeito antiproliferativo não foi anulado por inibidores de andrógenos e receptores de estrogênio ou por um inibidor da conversão de testosterona em estra-

diol, e esse efeito foi associado ao aumento na morte celular necrótica em células HPV-negativas e apoptose em células HPV-positivas. Esses resultados sugerem que o DHEA inibe fortemente a proliferação de células do câncer cervical, mas seu efeito não é mediado por andrógenos ou vias receptoras de estrógeno. DHEA pode, portanto, ser usado como uma alternativa no tratamento do câncer cervical (Giron, 2009).

b) DHEA inibe o aparecimento do câncer cervical murino induzido por metilcolantreno (Rao, 1989).

28. **Linfoma de Hodgkin**. Nada encontrado. Entretanto se DHEA-sulfato < 150ng/dl, fazemos a reposição.

29. **Linfoma não Hodgkin**
Em células U937 do linfoma, os metabólitos do DHEA provocam diminuição da proliferação e morte celular não apoptótica. O metabólito mais potente é o 17 alpha-AED (Graf, 2007).

30. **Melanoma**
a) DHEA normal diminui o risco de melanoma e carcinoma espinocelular (Alberg, 2001).

b) DHEA inibe o crescimento, por indução de diferenciação, em células B16 do melanoma murino (Kawai, 1995).

31. **Mieloma múltiplo**
Deidroepiandrosterona pode inibir a proliferação de células do mieloma e a produção de interleucina-6 de células mononucleares da medula óssea de pacientes com mieloma (Liu, 2005).

32. **Carcinoma renal**
Níveis séricos elevados de cortisol estão associados a um alto grau de tumor em pacientes com carcinoma de células renais (Rasmuson, 2001).

33. **Outros**
a) DHEA na pós-menopausa aumenta a densidade mineral óssea, diminui a resistência à insulina e a massa gorda e exerce efeito estrogênico na citologia vaginal sem estimular o endométrio (Perzylo, 2011).

b) DHEA na pós-menopausa por longo tempo e baixa dose na fase precoce ou tardia da menopausa modulam parâmetros endócrinos e a síntese de esteroides neuroativos. Suplementação é benéfica (Genazzani, 2003).

c) DHEA baixo na mulher idosa e testosterona baixa no homem idoso aumentam o risco de morrer (Fukai, 2011).

d) Quanto maior a razão entre cortisol sérico e DHEA maior a incidência de síndrome metabólica na população. O cortisol nos dá ideia do grau de estresse e sabe-se que maior o estresse maior a resistência periférica à insulina. O DHEA baixo se correlaciona com resistência periférica à insulina. Dessa maneira, os resultados deste trabalho mostram mais uma vez a importância do estresse e dos baixos níveis de DHEA no cotidiano (Phillips, 2010).

e) Na síndrome dos ovários policísticos, a atorvastatina diminui a concentração do DHEA-sulfato e da androstenediona (Sathypalan, 2012).

Conclusão

O DHEA é importante hormônio do organismo e devemos respeitar a fisiologia normal sabendo perfeitamente o momento certo de fazer a reposição, seja na saúde seja na doença.

Precisamos com urgência enviar à Vigilância Sanitária do País os inúmeros trabalhos sobre os benefícios do DHEA na manutenção da saúde, na prevenção de doenças e no tratamento das doenças. Uma voz somente é como a fábula da "andorinha".

Agora resta a pergunta.

Pergunta: Por que o DHEA está proibido no Brasil?

Resposta: Não sei.

Referências

1. Abstracts and papers in full on the site: www.medicina biomolecular.com.br
2. Alberg AJ, Gordon GB, Genkinger JM, et al. Serum dehydroepiandrosterone and dehydroepiandrosterone sulfate and risk of melanoma or squamous cell carcinoma of the skin. Anticancer Res. 21(6A):4051-4;2001.
3. Aly HF, Metwally FM, Ahmed HH. Neuroprotective effects of dehydroepiandrosterone (DHEA) in rat model of Alzheimer's disease. Acta Biochim Pol. 58(4):513-20;2011.
4. Anagnostopoulou V, Pediaditakis I, Alkahtani S, et al. Differential effects of dehydroepiandrosterone and testosterone in prostate and colon cancer cell apoptosis: the role of nerve growth factor (NGF) receptors. Endocrinology. 154(7):2446-56;2013.
5. Angerami M1, Suarez G, Pascutti MF, et al. Modulation of the phenotype and function of Mycobacterium tuberculosis-stimulated dendritic cells by adrenal steroids. Int Immunol. 25(7):405-11;2013.
6. Aoki Y, Aoki M, Yamada K. Leukocyte Telomere Length and Serum Levels of High-Molecular-Weight Adiponectin and Dehydroepiandrosterone-Sulfate Could Reflect Distinct Aspects of Longevity in Japanese Centenarians. Gerontol Geriatr Med. 3:2333721417696 672;2017.
7. Bastianetto S, Ramassamy C, Poirier J, Quirion R. Dehydroepiandrosterone (DHEA) protects hippocampal cells from oxidative stress-induced damage. Brain Res Mol Brain Res. 66(1-2):35-41;1999.
8. Boros LG, Puigjaner J, Cascante M, et al. Oxythiamine and dehydroepiandrosterone inhibit the nonoxidative synthesis of ribose and tumor cell proliferation. Cancer Res. 57(19):4242-8;1997.
9. Cheng ML, Chi LM, Ho HY. Dehydroepiandrosterone-induced changes in mitochondrial proteins contribute to phenotypic alterations in hepatoma cells. Biochem Pharmacol. 117:20-34;2016.
10. Choe SY, Kim SJ, Kim HG, et al. Evaluation of estrogenicity of major heavy metals. Sci Total Environ. 312(1-3):15-21;2003.

11. Colín-Val Z, González-Puertos VY, Mendoza-Milla C, et al. DHEA increases epithelial markers and decreases mesenchymal proteins in breast cancer cells and reduces xenograft growth. Toxicol Appl Pharmacol. 333:26-34;2017.
12. Chuang JY, Lo WL, Ko CY, et al. Upregulation of CYP17A1 by Sp1-mediated DNA demethylation confers temozolomide resistance through DHEA-mediated protection in glioma. Oncogenesis. 6(5):e339;2017.
13. Di Blasio A, Morano T, Cianchetti E, et al. Psychophysical health status of breast cancer survivors and effects of 12 weeks of aerobic training. Complement Ther Clin Pract. 27:19-26;2017.
14. Dimitrakakis C, Zava D, Marinopoulos S, et al. Low salivary testosterone levels in patients with breast cancer. BMC Cancer. 10:547, 2010.
15. Dorak MT, Karpuzoglu E. Gender differences in cancer susceptibility: an inadequately addressed issue. Front Genet. 3:268;2012.
16. Dorgan JF, Stanczyk FZ, Longcope C, et al. Relationship of serum dehydroepiandrosterone (DHEA), DHEA sulfate, and 5-androstene-3 beta, 17 beta-diol to risk of breast cancer in postmenopausal women. Cancer Epidemiol Biomarkers Prev. 6(3):177-81;1977.
17. Ebeling P, Koivisto VA. Physiological importance of dehydroepiandrosterone. Lancet. 343(8911):1479-81;1994.
18. El-Serag HB. Hepatocellular carcinoma. N Engl J Med. 365:1118-27;2011.
19. Ennas MG, Laconi S, Dessí S, et al. Influence of dehydroepiandrosterone on G-6-PD activity and 3H-thymidine uptake of human lymphocytes in vitro. Toxicol Pathol. 15(2):241-4;1987.
20. Fang Z, Jiang C, Feng Y, et al. Effects of G6PD activity inhibition on the viability, ROS generation and mechanical properties of cervical cancer cells. Biochim Biophys Acta. 1863(9):2245-54;2016.
21. Fukai S, Akishita M, Yamada S, et al. Plasma sex hormone levels and mortality in disabled older men and women. Geriatr Gerontol Int. 11(2):196-203;2011.
22. Gallicchio L, Macdonald R, Rushovich E, Helzlsouer KJ. Androgens and musculoskeletal symptoms among breast cancerpatients on aromatase inhibitor therapy. Breast Cancer Res Treat. 130(2):569-77;2011.
23. Gayosso V, Montano LF, López-Marure R.DHEA-induced antiproliferative effect in MCF-7 cells is androgen- and estrogen receptor-independent. Cancer J. 12(2):160-5;2006.
24. Genazzani AD, Stomati M, Bernardi F, et al. Long-term low-dose dehydroepiandrosterone oral supplementation in early and late postmenopausal women modulates endocrine parameters and synthesis of neuroactive steroids. Fertil Steril. 80(6):1495-501;2003.
25. Girón RA, Montaño LF, Escobar ML, López-Marure R. Dehydroepiandrosterone inhibits the proliferation and induces the death of HPV-positive and HPV-negative cervical cancer cells through an androgen- and estrogen-receptor independent mechanism. FEBS J. Oct;276(19):5598-609, 2009.
26. Graf MR, Jia W, Loria RM. The neuro-steroid, 3β androstene 17α diol exhibits potent cytotoxic effects on human malignant glioma and lymphoma cells through different programmed cell death pathways. Br J Cancer. 97:619-27;2007.
27. Gomes P, Cassanas G, Halberg F, et al. Blood levels of dehydroepiandrosterone sulfate (DHEA-S) and the risk of breast cancer. C R Acad Sci III. 1988;306(7):261-4.
28. Gordon GB, Helzlsouer KJ, Alberg AJ, Comstock GW. Serum levels of dehydroepiandrosterone and dehydroepiandrosterone sulfate and the risk of developing gastric cancer. Cancer Epidemiol Biomarkers Prev. Jan-Feb;2(1):33-5;1993.
29. Hernandez-Morante JJ, Milagro F, Gabaldon JA, et al. Effect of DHEA-sulfate on adiponectin gene expression in adipose tissue from different fat depots in morbidly obese humans. Eur J Endocrinol. 155(4):593-600;2006.
30. Hettel D, Zhang A, Alyamani M, et al. AR Signaling in Prostate Cancer Regulates a Feed-Forward Mechanism of Androgen Synthesis by Way of HSD3B1 Upregulation. Endocrinology. Aug 1;159(8):2884-2890;2018.
31. Ho HY, Cheng ML, Chiu HY, et al. Dehydroepiandrosterone induces growth arrest of hepatoma cells via alteration of mitochondrial gene expression. and function. Int J Oncol. 33:969-77;2008.
32. Howard JM. Common factor of cancer and the metabolic syndrome may be low DHEA. Ann Epidemiol. 17(4):270;2007.
33. Jiang Y, Miyazaki T, Honda A, et al. Apoptosis and inhibition of the phosphatidylinositol 3-kinase/Akt signaling pathway in the anti-proliferative actions of dehydroepiandrosterone. J Gastroenterol. 40(5):490-7;2005.
34. Karbowska J, Kochan Z. Effect of DHEA on endocrine functions of adipose tissue, the involvement of PPAR gamma. Biochem Pharmacol. Jul 15;70(2):249-57, 2005.
35. Karbowska J, Kochan Z. Effects of DHEA on metabolic and endocrine functions of adipose tissue. Horm Mol Biol Clin Investig. Aug;14(2):65-74, 2013.
36. Kawai S, Yahata N, Nishida S, et al. Dehydroepiandrosterone inhibits B16 mouse melanoma cell growth by induction of differentiation. Anticancer Res. 15(2):427-31;1995.
37. Kohama T, Terada S, Suzuki N, Inoue M. Effects of dehydroepiandrosterone and other sex steroid hormones on mammary carcinogenesis by direct injection of 7,12-dimethylbenz(a) anthracene (DMBA) in hyperprolactinemic female rats. Breast Cancer Res Treat. 43(2):105-15;1997.
38. Labrie F, Bélanger A, Cusan L, et al. Marked decline in serum concentrations of adrenal C19 sex steroid precursors and conjugated androgen metabolites during aging. J Clin Endocrinol Metab. 82:2396-402;1997.
39. Leplina OY, Tikhonova MA, Sakchno LV, et al. Effect of dehydroepiandrosterone sulfate on maturation and functional properties of interferon-alpha-induced dendritic cells. Bull Exp Biol Med. 148(1):68-71;2009.
40. Lee MJ, Kim EH, Lee SA, et al. Dehydroepiandrosterone prevents linoleic acid-induced endothelial cell senescence by increasing autophagy.Metabolism. Sep;64(9):1134-45, 2015.
41. Li L, Ge C, Wang D, et al. Dehydroepiandrosterone reduces accumulation of lipid droplets i primary chicken hepatocytes by biotransformation mediated via the cAMP/PKA-ERK1/2 signaling pathway. Biochim Biophys Acta Mol Cell Biol Lipids. Jun;1863(6):625-638, 2018.
42. Liu S, Ishikawa H, Li FJ, et al. Dehydroepiandrosterone can inhibit the proliferation of myeloma cells and the interleukin-6 production of bone marrow mononuclear cells from patients with myeloma. Cancer Res. Mar 15;65(6):2269-76;2005.
43. López-Marure R, Contreras PG, Dillon JS. Effects of dehydroepiandrosteroneon proliferation, migration, and death of breast cancer-cells. Eur J Pharmacol. 660(2-3):268-74;2011.
44. Liu X, Arnold JT, Blackman MR. Dehydroepiandrosterone administration or Gαq overexpression induces β-catenin/T-Cell factor signaling and growth via increasing association of estrogen receptor-β/Dishevelled2 in androgen-independent prostate cancer cells.. Endocrinology. 151(4):1428-40;2010.
45. Lissoni P, Rovelli F, Giani L, et al. Dehydroepiandrosterone sulfate (DHEAS) secretion in early and advanced solid neoplasms: selective deficiency in metastatic disease. A. Int J Biol Markers. 13(3):154-7;1998.

46. Melvin WS, Boros LG, Muscarella P, et al. Dehydroepiandrosterone-sulfate inhibits pancreatic carcinoma cell proliferation in vitro and in vivo. Surgery. 121(4):392-7;1997.
47. Miyoshi Y, Uemura H, Umemoto S, et al. Low serum dehydroepiandrosterone examined by liquid chromatography-tandem mass spectrometry correlates with poor prognosis in hormone-naïve prostate cancer. Prostate. 76(4):376-82;2016.
48. Nyce JW. A novel, primate-specific 'kill switch' tumor suppression mechanism for p53. Endocr Relat Cancer. Jun 25. pii: ERC-18-0241;2018.
49. Muscarella P, Boros LG, Fisher WE, et al. Oral dehydroepiandrosterone inhibits the growth of human pancreatic cancer in nude mice. J Surg Res. 79(2):154-7;1998.
50. Pascale RM, Simile MM, De Miglio MR, et al. Inhibition of 3-hydroxy-3-methylglutaryl-CoA reductase activity and gene expression by dehydroepiandrosterone in preneoplastic liver nodules. Carcinogenesis. 16(7):1537-42;1995.
51. Miyoshi Y, Uemura H, Umemoto S, et al. Low serum dehydroepiandrosterone examined by liquid chromatography-tandem mass spectrometry correlates with poor prognosis in hormone-naïve prostate cancer. Prostate. 76(4):376-82;2016.
52. Mostaghel EA. Beyond T and DHT – novel steroid derivatives capable of wild type androgen receptor activation. Int J Biol Sci. Jun 3;10(6):602-13;2014.
53. Oberfield SE, Nirenberg A, Allen JC, et al. Hypothalamic-pituitary-adrenal function following cranial irradiation. Horm Res. 47(1):9-16;1997.
54. Pankov AK, Chirvina ED, Tiutiunova AM. Prognostic value of the level of glucocorticoids and androgens in lung cancer patients. Vopr Onkol.23(4):21-4;1977.
55. Patel MA, Katyare SS. Effect of dehydroepiandrosterone (DHEA) treatment on oxidative energy metabolism in rat liver and brain mitochondria. A dose-response study. Clin Biochem. 40(1-2):57-65;2007.
56. Patel MA, Katyare SS. Treatment with dehydroepiandrosterone (DHEA) stimulates oxidative energy metabolism in the cerebral mitochondria. A comparative study of effects in old and young adult rats. Neurosci Lett. 402(1-2):131-6;2006.
57. Penning TM. Dehydroepiandrosterone (DHEA)-SO4 Depot and Castration-Resistant Prostate Cancer. Vitam Horm. 108:309-331;2018.
58. Perzyło K, Kulik-Rechberger B, Gałczyński K, Rechberger T. Intracrinology and dehydroepiandrosterone--a new perspective for the use of androgens in hormone replacement therapy in postmenopausal women. Ginekol Pol. 82(9):690-5;2011.
59. Petrick JL, Hyland PL, Caron P, et al. Associations Between Prediagnostic Concentrations of Circulating Sex Steroid Hormones and Esophageal/Gastric Cardia Adenocarcinoma Among Men. J Natl Cancer Inst. May 17;2018.
60. Phillips AC, Carroll D, Gale CR, et al. Cortisol, DHEA sulphate, their ratio, and all-cause and cause-specific mortality in the Vietnam Experience Study. Eur J Endocrinol. 163(2):285-92;2010.
61. Ramos KL, Colquhoun A. Protective role of glucose-6-phosphate dehydrogenase activity in the metabolic response of C6 rat glioma cells to polyunsaturated fatty acid exposure. Glia. 43(2):149-66;2003.
62. Rasmuson T, Ljungberg B, Grankvist K, et al. Increased serum cortisol levels are associated with high tumour grade in patients with renal cell carcinoma. Acta Oncol. 40(1):83-7;2001.
63. Rao AR. Inhibitory action of dehydroepiandrosterone on methylcholanthrene-induced carcinogenesis in the uterine cervix of mouse. Cancer Lett. Apr;45(1):1-5, 1989.
64. Reed MJ. The discriminant-function test: a marker of Th1/Th2 cell cytokine secretion and breast tumour oestrogen synthesis. Mol Med Today. 1(2):98-103;1995.
65. Rovito D, Giordano C, Vizza D, et al. Omega-3 PUFA ethanolamides DHEA and EPEA induce autophagy through PPARγ activation in MCF-7 breast cancer cells. J Cell Physiol. 228(6):1314;2013.
66. Samaras N, Samaras D, Frangos E, et al. A review of age-related dehydroepiandrosterone decline and its association with well-known geriatric syndromes: is treatment beneficial? Rejuvenation Res. 16:285-94;2013.
67. Sandra N, Ester P, Marie-Agnès P, et al. The DHEA metabolite 7β-hydroxy-epiandrosterone exerts antiestrogenic effects on breast cancer cell lines. Steroids. 77(5):542-51;2012.
68. Sathyapalan T, Smith KA, Coady AM, et al. Atorvastatin therapy decreases androstenedione and dehydroepiandrosterone sulphate concentrations in patients with polycystic ovary syndrome: randomized controlled study. Ann Clin Biochem. 49(Pt 1):80-5;2012.
69. Schulz S, Klann RC, Schönfeld S, Nyce JW. Mechanisms of cell growth inhibition and cell cycle arrest in human colonic adenocarcinoma cells by dehydroepiandrosterone: role of isoprenoid biosynthesis. Cancer Res. 52(5):1372-6;1992.
70. Schriock ED, Buffington CK, Givens JR, Buster JE. Enhanced post-receptor insulin effects in women following dehydroepiandrosterone infusion. J Soc Gynecol Investig. 1(1):74-8;1994.
71. Schwartz AG, Pashko L, Whitcomb JM. Inhibition of tumor development by dehydroepiandrosterone and related steroids. Toxicol Pathol. 14(3):357-62;1986.
72. Stanton RC. Glucose-6-phosphate dehydrogenase, NADPH, and cell survival. IUBMB Life. 64(5):362-9;2012.
73. Stoll BA. Dietary supplements of dehydroepiandrosterone in relation to breast cancer risk. Eur J Clin Nutr. 53(10):771-5;1999.
74. Sundar J, Gnanasekar M. Can dehydroepiandrostenedione (DHEA) target PRL-3 to prevent colon cancer metastasis? Med Hypotheses. 80(5):595-7;2013.
75. Teng Y, Radde BN, Litchfield LM, et al. Dehydroepiandrosterone Activation of G-protein-coupled Estrogen Receptor Rapidly Stimulates MicroRNA-21 Transcription in Human Hepatocellular Carcinoma Cells. J Biol Chem. 290(25):15799-811;2015.
76. Thomas JL, Bucholtz KM, Kacsoh B. Selective inhibition of human 3β-hydroxysteroid dehydrogenase type1 as a potential treatment for breast cancer. J Steroid Biochem Mol Biol. 125(1-2):57-65;2011.
77. Toren P, Hoffman A, Ding K, et al. Serum Sex Steroids as Prognostic Biomarkers in Patients Receiving Androgen Deprivation Therapy for Recurrent Prostate Cancer: A Post Hoc Analysis of the PR.7 Trial. Clin Cancer Res. Jul 18;2018.
78. Traish AM, Kang HP, Saad F, Guay AT. Dehydroepiandrosterone (DHEA): a precursor steroid or an active hormone in human physiology (CME). J Sex Med. 8:2960-82;2011.
79. Tworoger SS, Missmer SA, Eliassen AH, et al. The association of plasma DHEA and DHEA sulfate with breast cancer risk in predominantly premenopausal women. Cancer Epidemiol Biomarkers Prev. 15(5):967-71;2006.
80. Vegliante R, Desideri E, Di Leo L, Ciriolo MR. Dehydroepiandrosterone triggers autophagic cell death in human hepatoma cell line HepG2 via JNK-mediated p62/SQSTM1 expression. Carcinogenesis. 37(3):233-44;2016.
81. Vegliante R, Ciriolo MR. Autophagy and Autophagic Cell Death: Uncovering New Mechanisms Whereby Dehydroepiandrosterone Promotes Beneficial Effects on Human Health. Vitam Horm. 108:273-307, 2018.

82. Yang W, Lu Y, Xu Y, et al. Estrogen represses hepatocellular carcinoma (HCC) growth via inhibiting alternative activation of tumor-associated macrophages (TAMs). J Biol Chem. 287:40140-9;2012.
83. Yang S, Fu Z, Wang F, et al. Anti-mutagenicity activity of dehydroepiandrosterone. Zhonghua Zhong Liu Za Zhi. 24(2):137-40;2002.
84. Yano A, Kagawa M, Takeshita H, et al. Baseline low serum dehydroepiandrosterone sulfate can predict poor responsiveness to hormone therapy in patients with hormone-naïve prostate cancer with skeletal metastases. Int J Urol. 24(12):861-2;2017.
85. Yasumasa I, Asai M, Yoshida M, et al. Dehydroepiandrosterone-sulfate inhibits nuclear factor-kappaB-dependent transcription in hepatocytes, possibly through antioxidant effect. J Clin Endocrinol Metab. 89(7):3449-54;2004.
86. Yokokawa T, Sato K, Iwanaka N, Honda H, et al. Dehydroepiandrosterone activates AMP kinase and regulates GLUT4 and PGC-1alpha expression in C2C12 myotubes. Biochem Biophys Res Commun. Jul 17-24;463(1-2):42-7, 2015.
87. Yokokawa T, Sato K, Narusawa R, et al. Dehydroepiandrosterone activates 5'-adenosine monophosphate-activated protein kinase and suppresses lipid accumulation and adipocyte differentiation in 3T3-L1 cells. Biochem Biophys Res Commun. Jul 30;528(3):612-619, 2020.
88. Yoshida S, Honda A, Matsuzaki Y, et al. Anti-proliferative action of endogenous dehydroepiandrosterone metabolites on human cancer cell lines. Steroids. 68(1):73-83;2003.
89. Webb SJ, Geoghegan TE, Prough RA, Michael Miller KK. The biological actions of dehydroepiandrosterone involves multiple receptors. Drug Metab Rev. 38(1-2):89-116;2006.

CAPÍTULO 67

Euforbiáceas no câncer: Avelós (*Euphorbia tirucalli*) e Chorona (*Synadenium umbellatum*)

CUIDADO: ambos reativam, recrudescem o EBV e o Avelós possui substâncias anticâncer e substâncias que podem promover o câncer (ingenol)

José de Felippe Junior

Euphorbia tirucalli (AVELÓS)

O avelós pertence à família Euphorbiaceae, e o caboclo a chama de dedo-do-diabo, graveto-do-cão, figueira-do-diabo, pau-pelado, dedinho, árvore-lápis e árvore-de-são-sebastião. O avelós pode crescer até 10 metros de altura e ao ser cortada verte um líquido branco leitoso como látex, de modo semelhante à *Synadenium*.

É nativa das Montanhas Altas do Marrocos, África, mas se naturalizou muito bem na Amazônia e Nordeste, onde são usadas como cercas vivas e perigosas.

Há 20 anos o Prof. de Botânica da ESALQ, Dr. Walter Accorsi, emprestou-me um pequeno livro que narrava sobre um câncer de pulmão em fase final da mãe de um médico. Esse médico sonhou com uma planta que brotava leite e que no sonho curava sua mãe. Descreveu a planta para um botânico que não teve dúvida em afirmar ser o avelós. O líquido leitoso, agora na vida real, foi administrado e a mãe do médico livrou-se do câncer. Achei curioso e fui até o PubMed, e verifiquei que o princípio ativo do avelós, euphol, já havia sido isolado e possuía efeitos antiproliferativo e apoptótico, inclusive no câncer de pulmão.

O euphol de fórmula $C_{30}H_{50}O$ e peso molecular de 426,6g/mol também é conhecido como 514-47-6, Euphadienol, (+)-Euphol, CHEBI:4940, Eupha-8,24-dienol.

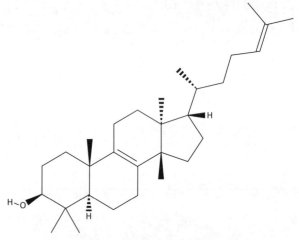

Euphol

O avelós é empregado na medicina popular como antirreumático, antibacteriano, antiviral, antiparasitário, anti-inflamatório, na cólica, asma, gastralgia, tosse e sífilis, como cicatrizante e anticâncer.

Receita brasileira do avelós:

Colocam-se 16 gotas do líquido branco da planta em 1 litro de água e toma-se 1 xícara das de café 3-4 vezes ao dia. O leite dessa planta já cegou muitas pessoas por lesão de córnea. O ideal é livrar-se do látex.

Análise cromatográfica e espectroscópica dos extratos identificam compostos fenólicos e terpenos, sen-

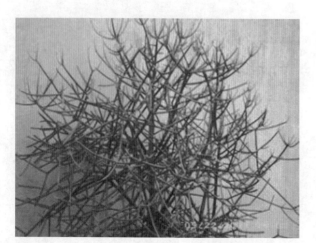

Avelós

do os mais importantes os triterpenos euphol e turucal. Os compostos fenólicos são antioxidantes e os triterpenos são anticâncer. O euphol é um triterpeno tetracíclico com efeito em vários tipos de câncer principalmente e mais fortemente no carcinoma epidermoide de esôfago e pâncreas. Ele é anti-inflamatório e antiviral, principalmente no câncer gástrico.

O avelós possui diterpenos do tipo inganen (éster do ingenol) e do tipo tigliane (éster do forbol) que provocam **recrudescimento do vírus Epstein-Barr e o aparecimento do linfoma de Burkitt**. Em países da África onde cresce a *Euphorbia tirucalli* é frequente o aparecimento desse tipo de linfoma. A incidência do vírus Epstein-Barr e certos tipos de linfomas são endêmicos onde a população utiliza essa planta.

Outros ésteres do inganen prejudicam a polimerização de proteínas citoplasmáticas que formam os microtúbulos constituintes do citoesqueleto e assim diminui a sobrevivência da célula neoplásica. Agiria como as drogas quimioterápicas no sentido de aniquilação. Cremos que as células neoplásicas devam ser tratadas como células doentes que necessitam de cuidados e não aniquilação.

Entretanto, se formos utilizar o avelós, ou qualquer outra planta medicinal, devemos ingeri-la por inteiro e não seus princípios ativos isolados. No caso do avelós, refiro-me ao líquido branco leitoso e sem o látex.

Alvos moleculares no câncer

1. **CUIDADO: ela ativa, recrudesce o EBV**
   a) Exposição do leite da *Euphorbia tirucalli* ativa diretamente o ciclo lítico do vírus Epstein-Barr, *in vitro*.
   b) A ativação do genoma latente do EBV e a transformação induzida pelo EBV também são observadas com o solo e a água de beber retiradas ao redor das plantas, indicando fortemente que as pessoas vivendo em regiões endêmicas do linfoma de Burkitt estão frequentemente expostas às substâncias promotoras do EBV.
   c) *Euphorbia tirucalli* reduz a imunidade celular específica ao vírus Epstein-Barr. Um de seus componentes, o éster de 4-deoxiforbol, aumenta a infecção pelo vírus EBV nos linfócitos B (Imai, 1994).
   d) Em seres humanos diminui a imunidade celular e faz recrudescer o vírus Epstein-Barr, implicado no aparecimento do linfoma de Burkitt, glioblastoma multiforme, linfoma de Hodgkin e não Hodgkin e carcinoma de cabeça e pescoço.
   e) Uma linha celular de linfoma de Burkitt foi tratada com diluições variadas do látex e os efeitos na expressão do gene EBV foram dosados. Observou-se que o látex era capaz de reativar o ciclo lítico do EBV de maneira dependente da dose e em diluições tão baixas quanto 10 (-6). O tratamento simultâneo de células com látex de *E. tirucalli* e um inibidor da proteína cinase C bloqueou a ativação do ciclo lítico. Esses dados sugerem que a exposição ambiental ao látex de *E. tirucalli* poderia ativar diretamente o ciclo lítico do EBV e fornecer mais evidências de um papel de *E. tirucalli* no linfoma de Burkitt endêmico etiológico (MacNeil, 2003).
   f) Extratos de *E. tirucalli* são promotores de tumores e podem induzir a característica 8; 14 translocação do linfoma endêmico de Burkitt em linhagens celulares infectadas por EBV. Eles também ativam o EBV latente nas células infectadas, melhoram a transformação celular mediada por EBV e modulam para menos a imunidade específica ao EBV (Van Den Bosc, 2004).

2. **Cuidado**
   a) Avelós possui substâncias anticâncer e substâncias que podem promover o câncer.
   b) Ésteres do ingenol, um dos componentes do avelós é cancerígeno.

3. **Efeito em várias neoplasias**
   a) O euphol foi testado em 77 linhagens de células neoplásicas, *in vitro*, e exibiu efeitos citotóxicos (tipo extermínio) de modo dose e tempo-dependentes no câncer de mama, próstata, pulmão, pâncreas, bexiga, esôfago, glioblastoma, melanoma, carcinoma de cabeça e pescoço e câncer cervical. Os mais responsivos foram o carcinoma de esôfago e o de pâncreas.
   b) O presente estudo avaliou o efeito antitumoral do eupol em painel de 73 linhas de câncer humano de 15 tipos de tumores. O eufol mostrou efeito citotóxico contra várias linhas de células cancerígenas (intervalo IC50, 1,41-38,89 μM), particularmente em células escamosas esofágicas (11,08 μM) e células de carcinoma pancreático (6,84 μM), seguidas por câncer de próstata, melanoma e cólon. Os efeitos da citotoxicidade foram observados em todas as linhas de células cancerígenas, sendo mais da metade considerada altamente sensível. O eufol inibiu a proliferação, a motilidade e a formação de colônias em células de câncer de pâncreas. É importante ressaltar que o euphol exibiu interações sinérgicas com gemcitabina e paclitaxel nas linhas celulares pancreáticas e esofágicas, respectivamente. Até onde sabemos, este estudo constituiu a maior triagem *in vitro* da eficácia do eupol nas linhas celulares de câncer e revelou suas propriedades anticancerígenas *in vitro*, particularmente nas linhas celulares pancreáticas e esofágicas, suge-

rindo que o euphol, como agente único ou em combinação com quimioterapia convencional, é um potencial medicamento anticâncer (Silva, 2018).

4. **Efeitos gerais**
   a) Ésteres do inganen diminuem a proliferação por reduzir a polimerização dos microtúbulos do citoesqueleto.
   b) No camundongo com tumor, o avelós diminui a produção de prostaglandinas E2 (PG2), abole a mielossupressão e aumenta a geração de granulócitos e macrófagos e no final temos a diminuição do volume tumoral e aumento da sobrevida.
   c) Extrato metanólico do látex muito mais ativo que o extrato aquoso (90 graus Célsius por 27minutos) quanto ao poder antioxidante e antitumoral.
   d) TGF-beta promove a invasão e metástases nas fases finais da carcinogênese. O euphol suprime a sinalização TGF-beta.
   e) Extrato cru da *E. tirucalli* inibe o tumor ascítico de Ehrlich.

5. **Glioblastoma**
   a) No glioblastoma o euphol mostra eficácia 30 vezes maior que a temozolamida (Temodal) *in vitro*. **Cuidado**: se o GBM foi provocado pelo EBV ocorrerá aumento da proliferação mitótica e piora do efeito de massa. Lembrar que o Temodal foi aprovado no glioblastoma multiforme humano porque aumenta a sobrevida em 2 meses, sim apenas 2 meses: com náuseas, mal-estar geral, diminuição do apetite e cansaço.
   b) Euphol, triterpeno tetracíclico, da *Euphorbia tirucalli* induz autofagia e sensibiliza as células do glioblastoma à temozolomida. Ele provoca diminuição da proliferação e da motilidade sendo mais citotóxico do que a temozolomida. Também possui atividade antiproliferativa e antiangiogênica *in vivo* (Silva, 2018).

6. **Câncer de cabeça e pescoço**
   Euphorbia tirucalli modula a expressão gênica no carcinoma espinocelular da laringe com efeitos anticâncer (Franco-Salla, 2016).

7. **Câncer de mama**
   a) Extratos de avelós no câncer de mama: antiproliferativo com parada do ciclo celular em Go-G1 por super expressão do p21 e apoptótico por ativar a caspase-3 e aumentar o Bcl-2.
   b) Triterpenos da *Euphorbia macrostegia* é anticâncer de mama, linhagens MDA-MB48 e MCF-7.
   c) Euphol para o ciclo celular na fase G1 modulando a expressão da ciclina D1, p21 e p27 na linhagem T47D do câncer de mama humano (Wang, 2013).
   d) As hastes de *E. tirucalli* foram secas, trituradas e extraídas com butanol, hexano ou metanol (com base em 1 g de substância seca em 10 mL de solvente). Os extratos secos foram redissolvidos em DMSO e investigados. As linhas celulares de câncer de mama (MCF-7 e MDA-MB 231) foram tratadas com várias concentrações dos extratos por até 48 h. Verificou-se que os extratos inibem a proliferação celular de maneira dependente da concentração e do tipo celular. A análise da causa da antiproliferação revelou que a maioria das células parou na fase G0/G1 do ciclo celularpor superexpressão de p21. Em geral, a maioria dos genes pró-apoptóticos como Bax e caspase-8 foram significativamente regulados para cima em células tratadas com esse extrato. Esses resultados sugerem que os extratos podem induzir a parada do ciclo celular em G0.G1, e como mecanismo molecular a super-expressão do p21 (Choene, 2016).

8. **Câncer gástrico**
   Euphol da *Euphorbia tirucalli* inibe seletivamente células do câncer gástrico CS12 por induzir apoptose via ERK1/ERK2. Provoca apoptose por aumentar BAX, diminuir Bcl-2 e ativar caspase-3 e é antiproliferativo, aumentando p27(kip1) e diminuindo a ciclina B1 (Lin, 2012).

9. **Anti-inflamatório**
   Euphol atenua a colite experimental do camundongo – prevenção e tratamento.

Synadenium umbellatum (Janaúba)

A planta *Synadenium*, família Euphorbiaceae, é de origem africana e altamente tóxica. As espécies *umbellatum* e *grantii* são encontradas no Brasil. Essa planta é conhecida popularmente como janaúba, chorona, leitosa, colanota, cancerola e milagrosa. O caboclo utiliza seu látex no tratamento de doenças gástricas, verrugas, *diabetes*

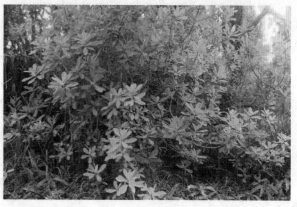

Janaúba

mellitus, moléstia de Hansen, tripanossomíases, leucemia e câncer. Como todas as euforbiáceas, o líquido branco leitoso, que verte da planta lacerada, é rico em diterpenos, triterpenos, antocianinas e enzimas proteolíticas, compostos com atividade antitumoral e antiaids.

As antocianinas, na composição química do *Synadenium*, possuem efeito antioxidante, inibem o NF-kappaB induzido e reparam e protegem a integridade do DNA genômico, ao lado de estimular a AMPK e assim inibir o mTOR e o IGF-I. Também ativam a via p38MPK e inibem avia Akt. O extrato etanólico da *Synadenium* possui forte efeito inibidor da cicloxigenase-2, COX-2.

A *Synadenium* é mais um presente da Natureza para o Homem sobreviver no Planeta.

A família Euphorbiaceae compreende cerca de 290 gêneros e aproximadamente 7.500 espécies. Quanto à espécie *Synadenium* encontramos na natureza 19 espécies: *Synadenium grantii*, *Synadenium umbellatum*, *Synadenium angolense*, *Synadenium arborescens*, *Synadenium ballyi*, *Synadenium calycinum*, *Synadenium cameronii*, *Synadenium carinatum*, *Synadenium compactum*, *Synadenium cupulare*, *Synadenium cymosum*, *Synadenium gazense*, *Synadenium glabratum*, *Synadenium glaucescens*, *Synadenium halipedicola*, *Synadenium kirkii*, *Synadenium molle*, *Synadenium piscatorium* e *Synadenium volkensii*.

O látex, líquido branco leitoso, é empiricamente recomendado para o tratamento do câncer, como se segue:

Receita brasileira para a chorona – *Synadenium*
Colocar 18 gotas do látex em 1 litro de água e conservar na geladeira. Tomar pela manhã, à tarde e à noite uma xícara das de café ou substituir a água pela solução bebendo várias vezes ao dia. Logo em seguida ao tomar a solução costuma provocar leve irritação da garganta.

Alvos moleculares no câncer

1. **Efeitos tóxicos:**
   a) Camundongos foram expostos a dose única, por via oral, de *Synadenium umbelatum* e 24 horas após a exposição foram sacrificados para a realização do estudo (n = 5/grupo). Os resultados obtidos demonstraram potencial efeito citotóxico e mutagênico, de forma dose-dependente, sobre as células da medula óssea de camundongos, *in vitro* e *in vivo*.
   b) Látex do *Synadenium grantii* pode provocar quadro de eritrodermia.
   c) Látex dos *Synadenium* é irritante para a pele e pode provocar cegueira quando em contato com os olhos, opacidade de córnea.
2. Antiangiogênico: *Synadenium umbellatum* Pax possui atividade angiogênica em estudo histológico de embrião de galinha.
3. Anti-inflamatório:
   a) *Synadenium umbellatum* possui atividade anti-inflamatória e analgésica. Efeito anti-inflamatório: reduz o edema de pata induzido por carregenina ou dextrana e diminui o edema de orelha induzido por óleo de Cróton. Efeito analgésico: diminui as contorções abdominais induzidas pela injeção de ácido acético e a reação ao calor lesivo aplicado nas patas dos camundongos.
   b) Anti-inflamatório: extrato etanólico de *Synadenium cupulare* inibe a síntese de prostaglandinas.
4. Adjuvante de vacina. Látex do *Synadenium carinatum* induz a produção de TNF-alfa, IL-6, IL-10 e IL-12 de modo dose-dependente.
5. Antileishmania: látex do *Synadenium carinatum* é ativo contra os promastigotos e amastigotos da *Leishmania amazonensis* e está associado com o aumento da expressão das citocinas IL-12, IL-1 e TNF-alfa.
6. *Synadenium grantii* Hook possui a enzima acetilcolinesterase.
7. *Synadenium* é rico em antocianinas que no tecido adiposo ativa a AMPK e aumenta a relação ATP/AMP devido ao aumento da adiponectina e leptina no tecido adiposo e pode ser útil na obesidade e *diabetes mellitus*.
8. Possui atividade hemostática.
9. **Melanoma**
   Synadenium grantii Hook f. possui efeito antitumoral no melanoma linhagem B16-F10 murina, concentração e tempo-dependentes, provocando redução de 40% do volume tumoral de camundongos com melanoma. Para o ciclo celular nas fases S-G2/M. O princípio ativo usado foi o triterpeno euphol.
10. **Sarcoma de Ehrlich**
    a) *Synadenium umbelatum* Pax, encontrada no Brasil, possui atividade antitumoral e antiangiogênica *in vitro* no tumor de Ehrlich ascítico K-562 e o de Ehrlich EAT e *in vivo* somente no EAT murino. *In vivo*, diminui o volume tumoral de modo dose-dependente e prolonga a sobrevida. Provoca marcante diminuição do VEGF.
    b) *Synadenium umbelatum* é eficaz no tumor de Ehrlich ascítico.
    c) *Synadenium umbelatum* Pax provoca apoptose no tumor ascítico de Ehrlich. Observaram-se os seguintes efeitos:
    – grande aumento da geração de radicais livres de oxigênio;
    – aumento da concentração intracelular de Ca^{++};
    – alteração do potencial de membrana mitocondrial;

- externalização da fosfatidilserina de membrana e, portanto, maior suscetibilidade ao sistema imune;
- ativação das caspases-3, 8 e 9;
- as lesões das células da medula óssea foram em grau 8 vezes menor do que as lesões nas células tumorais.

11. **Câncer de estômago**: longa sobrevida de paciente com câncer gástrico com metástases em conjunto com o pembrolizumabe, um anti-PD1. O *Synadenium grantii* foi usado 36 gotas do látex em 1 litro de água e tomado 1 xícara das de café 4 vezes ao dia. O paciente de 56 anos ganhou 7 quilos em 2 meses, tem apetite conservado, não se queixa de cansaço e está trabalhando a todo vapor. Um bom amigo de anos a fio.

Caso típico de aumento do volume tumoral com o emprego de Euforbiaceas onde existe infecção por EBV e ou CMV.

JMS, 59 anos, masculino, operado em 30/10/2017 de Glioblastoma multiforme e depois submeteu-se a 30 sessões de radioterapia e temodal. No terceiro ciclo de temodal em 09/04/18 o tumor voltou a crescer. Em 20/04/18 apresentou convulsão generalizada. Veio ao consultório em 07/05/2018 em bom estado geral, mas deambulando com dificuldade. Nova tomo: aumento do volume tumoral. IgG para EBV: 52ui (reagente acima de 1,0) e CMV superior a 500ui (reagente superior a 1,1). A família administrou avelós mais janaúba desde o início do tratamento. Começou nosso tratamento apenas 40 dias após a primeira consulta e faleceu 2 dias após. Clínica JFJ.

Referências

1. Abstracts and papers in full on site www.medicinabiomolecular.com.br.
2. Choene M, Motadi L. Validation of the Antiproliferative Effects of Euphorbia tirucalli Extracts in Breast Cancer Cell Lines. Mol Biol (Mosk). 2016 Jan-Feb;50(1):115-27;2016.
3. Franco-Salla GB, Prates J, Cardin LT, et al. Euphorbia tirucalli modulates gene expression in larynx squamous cell carcinoma. BMC Complement Altern Med. May 21;16:136;2016.
4. Imai S, Sugiura M, Mizuno F, et al. African Burkitt's lymphoma: a plant, Euphorbia tirucalli, reduces Epstein-Barr virus-specific cellular immunity. Anticancer Res. May-Jun;14(3A):933-6;1995.
5. Lin MW, Lin AS, Wu DC, et al. Euphol from Euphorbia tirucalli selectively inhibits human gastric cancer cell growth through the induction of ERK1/2-mediated apoptosis. Food Chem Toxicol. Dec;50(12):4333-9;2012.
6. MacNeil A, Sumba OP, Lutzke ML, et al. Activation of the Epstein-Barr virus lytic cycle by the latex of the plant Euphorbia tirucalli. Br J Cancer. May 19;88(10):1566-9;2003.
7. MacNeil A, Sumba OP, Lutzke ML, et al. Activation of the Epstein-Barr virus lytic cycle by the latex of the plant Euphorbia tirucalli. Br J Cancer. May 19;88(10):1566-9;2003.
8. Silva VAO, Rosa MN, Tansini A, et al. In vitro screening of cytotoxic activity of euphol from Euphorbia tirucalli on a large panel of human cancer-derived cell lines. Exp Ther Med. Aug;16(2):557-566; 2018.
9. Silva VAO, Rosa MN, Miranda-Gonçalves V. Euphol, a tetracyclic triterpene, from Euphorbia tirucalli induces autophagy and sensitizes temozolomide cytotoxicity on glioblastoma cells. Invest New Drugs. Jun 22;2018.
10. van den Bosch CA. Is endemic Burkitt's lymphoma an alliance between three infections and a tumour promoter? Lancet Oncol. Dec;5(12):738-46;2004.
11. Wang L, Wang G, Yang D, et al. Euphol arrests breast cancer cells at the G1 phase through the modulation of cyclin D1, p21 and p27 expression. Mol Med Rep. Oct;8(4):1279-85;2013.

CAPÍTULO 68

Epigalocatequina galato como poderoso antineoplásico

Anti-EBV, HPV, HSV, Adenovírus, HIV, Influenza A, vírus das Hepatites B e C, Retroviridae, Orthomyxoviridae, *H. pylori*, *M. tuberculosis*; inibe significativamente as atividades e os níveis de mRNA das enzimas glicolíticas HK, PFK, DHL-A e PK; diminui a expressão da PDH; inibe NF-kappaB, COX-2, STAT3, FASN, EGFR, PDGFR, IGF-1R, 67LR, AP-1, Pin1,c-Jun, HIF1α, GLUT1; ciclina D1, VEGF, survivina, GRP78, PEA15, P-gp e MMPs; ativa p53; inibe as vias PI3K/Akt/mTOR/ MAPK/ ERK1/2; diminui a glicólise e aumenta a fosforilação oxidativa. Anti-PDL-1 e ativa linfócitos T citotóxicos. Acetila a zona CpG e diminui a função dos genes de sobrevivência celular – efeito epigenético

José de Felippe Junior

Epigalocatequina galato (EGCG) é o polifenol mais abundante e mais ativo do chá-verde e preto, sendo poderoso anti-inflamatório e antioxidante. Como todo antioxidante, dependendo da dose e algumas condições, pode funcionar como oxidante e provocar estresse oxidativo.

Um terço do peso seco do chá-verde ou preto é constituído pelo EGCG. Seu nome químico é [(2R,3R)-5,7-dihydroxy-2-(3,4,5-trihydroxyphenyl)-3,4-dihydro-2H-chromen-3-yl] 3,4,5-trihydroxybenzoate, de fórmula: $C_{22}H_{18}O_{11}$ e peso molecular: 458,4g/mol.

EGCG doa 8 elétrons e é aceptora de 12 e, portanto, a molécula é oxidante.

EGCG: Epigalocatequina galato

Em geral, os efeitos anticâncer do EGCG em humanos são mediados por múltiplos mecanismos como inibição da MAPK (*mitogen activation protein kinases*), do AP-1 (*activator protein-1*), da DNA metiltransferase e da fosforilação do EGFR (*epidermal growth factor receptor*). Ele induz a parada do ciclo celular em G0/G1 e inibe a fosforilação do ERK1/2 (*extracellular-signal-regulated kinase 1/2*), do c-Jun e da COX-2.

EGCG: Epigalocatequina galato

A ingestão de chá-verde ou preto descafeinado diminui o risco de câncer de esôfago em ratos tratados com N-nitrosometil-benzilamina por atenuar a expressão do gene da ciclina D1 e do COX-2, o que reduz a produção de PGE2.

Os efeitos antidiabetes, antiobesidade e anti-hepatite do EGCG são devidos ao SRBP (*sterol regulatory element-binding proteins*), TNF-alfa (*tumor necrosis factor-alpha*) e HNF-4alfa (*hepatocyte nuclear factor-4α*).

EGCG diminui a geração de ATP pelo ciclo de Embden-Meyerhof

EGCG inibe significativamente as atividades e os níveis de mRNA das enzimas glicolíticas hexoquinase (HK), fosfofrutocinase (PFK) e desidrogenase láctica (LDH) e, em menor grau, a atividade da piruvato quinase (PK). Além disso, ele diminui a expressão do fator 1α induzível por hipóxia (HIF1α) e do transportador de glicose 1 (GLUT1), atores críticos na regulação da glicólise. In vivo, o EGCG reduz o peso do tumor de mama de forma dose-dependente, reduz os níveis de glicose e ácido láctico e reduz a expressão do fator de crescimento endotelial vascular (VEGF) (Wei, 2018).

Em conclusão, o EGCG exerce efeito antitumoral por meio da inibição de enzimas-chave que participam da via glicolítica e da supressão do metabolismo da glicose.

EGCG regula para baixo a PDHA1 e diminui carga do HPV 8 em células do linfoma de efusão primária (LEP). A piruvato desidrogenase (PDH) controla o fluxo de metabólitos entre a glicólise e o ciclo do ácido tricarboxílico (ciclo do TCA) e é uma enzima-chave na reprogramação metabólica do câncer. A glutaminólise é necessária para a sobrevivência das células de vários tipos de tumores. A glutamato desidrogenase 1 (GDH1) converte o glutamato em α-cetoglutarato, fornecendo ao ciclo do TCA intermediários para apoiar a anaplerose. Neste estudo, os resultados mostraram que EGCG reduziu a expressão da piruvato desidrogenase E1-alfa (PDHA1), o principal regulador de PDH e GDH1. EGCG também reduziu os níveis do oncometabólito D-2-hidroxiglutarato (D2HG) (Yeh, 2020).

Estes resultados sugerem que o EGCG pode modular o metabolismo das células de vários tipos de câncer ao aumentar o fluxo de ATP via fosforilação oxidativa.

EGCG inibe PD-L1

A atividade anticâncer dos inibidores do ponto de controle imunológico atrai a atenção pesquisadores e clínicos. Descobriu-se que EGCG inibe a expressão de ligante de morte celular programada 1 (PD-L1) em células não pequenas de câncer de pulmão, induzida por interferon (IFN)-γ e fator de crescimento epidérmico (EGF). Os níveis de mRNA e proteína de PD-L1 induzido por IFN-γ⁻ foram reduzidos em 40-80% após o pré-tratamento com EGCG e extrato de chá-verde (GTE) em células A549, via inibição da sinalização JAK2/STAT1. Da mesma forma, a expressão de PD-L1 induzida por EGF foi reduzida em cerca de 37 ~ 50% em células Lu99 pré-tratadas com EGCG através da inibição da sinalização do receptor de EGF/Akt. Além disso, 0,3% GTE na água potável reduziu o número médio de tumores por camundongo de 4,1 ± 0,5 para 2,6 ± 0,4 e a porcentagem de células PD-L1 positivas de 9,6% para 2,9%, uma diminuição de 70%, em tumores de pulmão de Camundongos A/J que receberam uma única injeção intraperitoneal de 4-(metilnitrosamino)-1-(3-piridil)-1-butanona (NNK). Em experimentos de co-cultura usando células de melanoma F10-OVA e células T CD3 + específicas de tumor, EGCG reduziu a expressão de mRNA de PD-L1 em cerca de 30% em células F10-OVA e restaurou a expressão de mRNA de interleucina-2 em células T CD3+ específicas de tumor. Os resultados mostram que a catequina do chá-verde é um inibidor do ponto de controle imunológico (Rawangkan, 2018).

Alvos moleculares no câncer – cada linha um trabalho

A) **Atenção:** EGCG interage com sunitimibe e pode diminuir a sua biodisponibilidade (Ge, 2011). Outro trabalho afirma que o EGCG potencía os efeitos antiproliferativos do sunitimibe em células do câncer humano (Zhou, 2016).

B) **Atenção:** EGCG exibe atividade inibitória do câncer de pulmão *in vitro* e em modelos animais, entretanto, ele é rapidamente metilado e inativado pela COMT (catecol-O-metiltransferase). Por analogia, tal fato deve também acontecer em outros tipos de câncer.

C) **Atenção:** o epigalocatequina galato – extrato do chá-verde – não protege e ainda inativa a **citrato sintase**. Ao usarmos ácido cítrico/citrato no câncer não podemos prescrever EGCG e não podemos nos esquecer de avisar o paciente para não tomar chá-mate.

1. **Anti-EBV. Benéfico nos tumores EBV positivo**
    a) EGCG inibe a via e PI3-K/Akt e ERK1/2 e assim inibe a infecção lítica espontânea do EBV.
    b) EGCG codifica o sinal de transdução AP-1 e inibe AP-1, JNK, c-Jun e ciclina D1, o que interfere na sobrevivência do EBV.
    c) EGCG bloqueia a ligação do EBNA1 (Epstein-Barr nuclear antígeno1) ao orip-DNA *in vitro* e *in vivo* e debilita a persistência do EBV latente (Chen, 2012).
    d) EGCG, inibidor da histona acetiltransferase, inibe a indução do EBV na transformação dos linfócitos B, via supressão da acetilação do Rel-A (p65), fator crítico para ativação do NF-kappa B.
    e) EGCG inibe a iniciação da cascata lítica do EBV, via supressão da transcrição de genes imediatos.
    f) EGCG inibe a infecção lítica espontânea do Epstein-Barr vírus regulando para baixo a proteína

latente de membrana1 (LMP1) e inibindo a via PI3K/Akt e MAPK – ERK1/2) (Liu, 2018).
2. **Antiviral contra: Retroviridae, Orthomyxoviridae e Flaviviridae, incluindo o HIV humano, Influenza A, vírus das Hepatites B e C, herpes simples vírus, adenovírus**.
3. **Anti-HPV** (Tsai, 2017; Yeh, 2020).
4. **CMV**: não encontramos referências sobre o efeito contra o citomegalovírus.
5. **É antibacteriano** na dose 10 a 100 vezes maior em comparação com a dose usada como antiviral.
    a) EGCG é microbicida contra o *Mycoplasma pneumoniae* e *Mycoplasma orale* e *Klebsiella pneumoniae* e *Staphylococcus aureus* meticilina-resistentes.
    b) Anti-*Mycobacterium tuberculosis*, *Mycobacterium smegmatis*.
    c) Anti-*H. pylori*. EGCG possui forte atividade anti--H. pylori.
6. **Antifúngico**
    a) Efeito contra várias espécies de *Candida*: *Candida albicans*, *Candida glabrata*, *Candida krusei*, *Candida parapsilosis*, *Candida tropicalis* e *Aspergillus fumigatus*, especialmente a *Candida glabrata*.
    b) Efeito contra *Candida albicans*.
7. **Mecanismos de ação moleculares**
    a) Enzima citrato sintase é inativada por estresse oxidativo. Na mitocôndria isolada, o ácido ascórbico, glutationa e oxaloacetato protegem a citrato sintase.
    CUIDADO: o epigalocatequina galato – extrato do chá-verde – não protege e ainda inativa a citrato sintase, portanto, não usá-la quando usar ácido cítrico.
    b) Epigalocatequina galato (EGCG) inibe a FASN, porém, as catequinas do chá-verde inativam a citrato sintase na primeira reação do ciclo de Krebs e assim podem diminuir a fosforilação oxidativa e aumentar a glicólise.
    c) Epigalocaquetina galato e luteolina apresentam efeito sinérgico no câncer via p53.
    d) Regulação dos miRNAs pode suprimir o câncer via elementos da natureza: epigalocatequina galato, curcumina, indol-3-carbinol, isoflavona e resveratrol.
    e) O aumento do Pin1 humano nas células neoplásicas desempenha papel crítico na sinalização oncogênica. A inibição do Pin1 impede a ação do c-Jun, diminui a abundância da ciclina D, da AP-1 e do NF-kappa B. EGCG inibe diretamente o Pin1.
    f) EGCG e curcumina inibem o fenótipo células-tronco do câncer via diminuição da sinalização STAT3/NF-kappa B.
    g) EGCG está associado à prevenção do câncer, seu desenvolvimento, metástases e angiogênese.
    h) EGCG atenua de modo eficaz a atrofia do músculo esquelético provocado pela caquexia do câncer (Wang, 2011).
    i) EGCG, curcumina, genisteína e resveratrol são consideradas no "Halifax Project" como fitoquímicos com efeito sinérgico na supressão das células tronco tumorais (Chan, 2018).
    j) EGCG e chá-verde nos gliomas. Inibe proteínas de sobrevivência como telomerase, survivina, GRP78, PEA15 e P-gp, ao lado de inibir a sinalização, PDGFR, IGF-1R, e 67LR e reduzir a invasividade por inibir as MMPs (Le, 2018).
8. **Várias neoplasias**: a mistura dos seguintes nutrientes: EGCG, ácido ascórbico, prolina, magnésio, cálcio, selênio, cobre e manganês é forte estruturadora da água intracelular e provoca inibição da proliferação, da invasividade e das metástases do câncer de pulmão, próstata, mama, pâncreas, bexiga, cérebro, testículo, mesotelioma, melanoma e fibrossarcoma – Saga de Roomi.
9. **Gliomas**
    a) EGCG induz apoptose, inibe proliferação e diminui a invasão de células do glioma linhagem U251.
    b) EGCG inibe as células-tronco do glioma e é sinérgico com a temozolomida inibindo a P-glicoproteína.
    c) GDH, glutamato desidrogenase, reguladora da alfa-cetoglutarato mitocondrial está superexpressa nos gliomas, aumenta a proliferação e é de mau prognóstico. O EGCG é poderoso inibidor da GDH e reprime o crescimento de células U251 do glioma.
    d) O gene supressor de tumor NDRG2 (*N-Myc downstream-regulated gene 2*) está reprimido nos gliomas, o que aumenta a glicólise e a glutaminólise via aumento da expressão do c-Myc. O EGCG inibe c-Myc.
    e) Flavonoides, EGCG, genisteína e apigenina ativam caspases e provocam apoptose no glioblastoma humano T98G e U87MG, mas não nos astrócitos normais. Esses flavonoides desencadeiam a produção de radicais livres de oxigênio que induzem apoptose com fosforilação da MAPK e ativação da via redox-sensível c-Jun N-terminal kinase 1. Outros eventos na apoptose incluem superexpressão do Bax, perda do Deltapsi-mt, liberação de citocromo c e Smac no citosol, ao lado da ativação da calpaína, caspases-3 e 9.
    f) A GDH, glutamato desidrogenase, regula a alfa-cetoglutarato mitocondrial e está superexpressa

nos gliomas, aumentando a proliferação e sendo de mau prognóstico. O c-Myc ativa a GDH e o epigalocatequina-galato é poderoso inibidor da GDH.

10. **Neuroblastoma**
Survivina está altamente expressa em alguns neuroblastomas malignos e desempenha papel significativo na inibição da diferenciação e da apoptose e na promoção da proliferação, invasão e angiogênese celular. Inibindo a survivina o EGCG passa a agir em células SK-N-BE2 e SH-SY5Y do neuroblastoma (Hossain, 2012).

11. **Carcinoma de cabeça e pescoço**
   a) EGCG interfere no vírus EBV codificando o sinal de transdução AP-1 e diminui a proliferação do carcinoma de nasofaringe porque inibe AP-1, JNK, c-Jun e ciclina D1, os quais são alvos-chave da via de transdução de sinal AP-1.
   b) EGCG e resveratrol no carcinoma epidermoide: diminuem a viabilidade somente das células neoplásicas.
   c) Epigalocatequina galato – extrato de chá-verde – induz FAS/CD95 e provoca apoptose por meio da inibição do JAK/STAT3 constitutivo e induzido pela IL-6 no carcinoma epidermoide de cabeça e pescoço.

12. **Câncer de pulmão**
   a) *Vitis amurensin*, uva e vinho contêm resveratrol e derivados estilbenos e oligoestilbenos que inibem células do câncer de pulmão via inibição do Pin1.
   b) EGCG diminui o crescimento de células H1229 do câncer de pulmão através geração de radicais livres de oxigênio intracelular e mitocondrial, *in vitro* e *in vivo*, provocando apoptose e lesão oxidativa do DNA de modo dose-dependente.
   c) EGCG inibe TGF-beta, um fator que estimula EMT (*epithelial-to-mesenchymal transition*), via inibição do Smad2 e Erk1/2 no câncer de pulmão.
   d) EGCG lentifica a progressão da carcinogênese pulmonar agindo em vários alvos, ERK, VEGF, COX2, NEAT, Ras-GTPase, e quinases. Acresce a inibição de várias vias proliferativas, AKT, NF-kappaB, MAPK, Bcl/Bax, DNMT1 e HIF-1α (Dhatwalia, 2018).
   e) A epigalocatequina-3-galato (EGCG) foi estudado quanto à atividade inibitória do câncer de pulmão *in vitro* e em modelos animais, mas, infelizmente, é rapidamente metilado e inativada pela catecol-O-metiltransferase (COMT).
   f) EGCG inibe a angiogênese induzida por oncoproteína do HPV-16 em células do câncer pulmonar através da inibição da expressão da proteína HIF-1α e da expressão dependente de HIF-1α do VEGF, IL-8 e CD31, além da ativação de Akt, sugerindo que o HIF-1α pode ser um alvo potencial de EGCG contra a angiogênese relacionada ao HPV (He, 2013).
   g) EGCG exibe atividade inibitória do câncer de pulmão *in vitro* e em modelos animais, entretanto ele é rapidamente metilado e inativado pela COMT (catechol-O-methyltransferase)
   h) IFN-gama aumenta a expressão do PD-L1 via sinalização PI3K/Akt no câncer pulmonar (Gao, 2018) e IFN-gama aumenta PD-L1 via JAK/STAT3 (Zhang, 2017). A boa notícia é que a EGCG inibe o efeito do IFN-gama sobre a PD-L1 (Rawangkan, 2018).

13. **Câncer de mama**
   a) AhR (*arylhydrocarbon receptor*) está superexpresso e constitutivamente ativado no câncer de mama avançado humano e sabemos que ele aumenta a progressão do câncer. São potentes antagonistas do AhR o EGCG e o resveratrol.
   b) Combinação de EGCG (metilador) e sulforafane (acetilador) reativa p21CIO1/WAF1 e KLOTHO e ativa ER-alfa em células do câncer de mama ER-alfa negativo, revertendo a refratariedade à quimioterapia.
   c) Após a incubação das células de câncer de mama MCF-7 e MDA-MB-23 com extrato de chá-verde, EGCG, quercetina e tamoxifeno, foi encontrada diminuição na viabilidade ou na proliferação. Os efeitos foram semelhantes nas duas linhas celulares. Este trabalho confirmou que o EGCG e a quercetina estão contidos no chá-verde e que ambas as substâncias na forma pura e no chá-verde possuem efeito anticarcinogênico nas células de câncer de mama positivas e negativas para os receptores de estrogênio. Este efeito também pode ser demonstrado com tamoxifen em ambas as linhas celulares. Esses resultados sugerem que os efeitos observados nessas experiências não são gerados apenas por vias mediadas por receptores de estrogênio (Schroder, 2018).
   d) Epigalocatequina-3-galato promove apoptose em células T47D de câncer de mama humano através da regulação negativa de PI3K/AKT e telomerase (Moradzadeh, 2017).
   e) O EGCG inibe o EGFR (receptor do fator de crescimento epidérmico) e reduz a invasão do câncer de mama em três linhas celulares de carcinoma da mama: MCF-7, MCF-7TAM e MDA-MB-231 (Farabegoli, 2017).

f) EGCG suprime o metabolismo glicolítico e reduz o crescimento do câncer de mama linhagem 4T1 *in vivo* (Wei, 2018).

14. **Câncer de mama triplo negativo**
    a) A EGCG e seus análogos sintéticos inibem a ácido graxo sintase e possuem atividade antineoplásica no câncer de mama triplo negativo (Crous-Masó, 2018).
    b) O receptor de estrogênio-alfa36 está envolvido na inibição do crescimento induzido por epigalocatequina-3-galato de células-tronco/progenitoras de câncer de mama ER-negativas, MDA-MB-231 e MDA-MB-436 (Pan, 2016).
    c) EGCG inibe o crescimento de células de câncer de mama MDA-MB-231 via inativação da via de sinalização de β-catenina (Hong, 2017).
    d) Os análogos sintéticos do epigalocatequina 3-galato inibem a síntese de ácidos graxos e mostram atividade anticâncer no câncer de mama triplo negativo, MDA-MB-231 (Crous-Masó, 2018).
    e) Sulforafano (SFN) e EGCG restauram a expressão de receptores de estrogênio modulando eventos epigenéticos na linha celular MDA-MB-231: Revisão Sistemática e Meta-Análise. Os autores identificaram 7 estudos, 4 sobre o efeito de 10μM de SFN nas células MDA-MB-231 (ES = 4,59, intervalo de confiança de 95% 4,05-5,20) e 3 com foco no impacto de 20μM de EGCG (ES = 2,84, 95% de intervalo de confiança 2,60-3,10). (Gianfredi, 2017).

15. **Câncer de próstata**
    a) Consumo de chá-verde diminui o risco de câncer de próstata.
    b) EGCG tem efeito preventivo e antiproliferativo no câncer de próstata.
    c) EGCG mostrou efeito inibitório mais fraco na proliferação de células PC3 do que outras duas linhas celulares de câncer de próstata, LNCaP e DU145. Mas a combinação EGCG e curcumina tem efeito sinérgico como anticâncer nas células cancerígenas PC3. As expressões proteicas de p21 foram aumentadas significativamente pelo co-tratamento de EGCG e curcumina, enquanto que não foi alterado pelo tratamento com cada composto individual. Além disso, os tratamentos de EGCG e curcumina provocaram parada do ciclo celular nas fases S e G2/M das células PC3. Esses resultados sugerem que o efeito inibitório aumentado do EGCG na proliferação de células PC3 pela curcumina foi mediado pela regulação sinérgica da parada do crescimento induzida por p21 seguida da parada do crescimento celular (Eom, 2015).
    d) Os polifenóis EGCG e luteolina inibem sinergicamente os fenótipos de miofibroblastos induzidos por TGF-β através da inibição de RhoA e ERK.
    e) As combinações micromolares de EGCG e um segundo polifenol, luteolina, inibem sinergicamente os fenótipos de miofibroblastos induzidos por TGF-β nas linhas celulares de fibroblastos da próstata, como observado principalmente por potenciação da expressão de fibronectina. Funcionalmente, EGCG e luteolina inibiram a contração da matriz extracelular induzida por TGF-β, um intensificador da invasão de células tumorais. EGCG e luteolina inibiram a sinalização induzida por TGF-β a jusante, incluindo a ativação de ERK e AKT, respectivamente, mas mecanicamente, apenas ERK parecia ser necessário para a expressão de fibronectina induzida por TGF-β. Nem EGCG nem luteolina afetaram a sinalização Smad ou a translocação nuclear. Verificou-se que a sinalização de Rho é necessária para a expressão de fibronectina induzida por TGF-β e EGCG e luteolina reduzem a ativação de RhoA. Finalmente, demonstrou-se que EGCG e luteolina invertem a expressão de fibronectina induzida por TGF-β, implicando que esses compostos naturais podem ser úteis não apenas na prevenção, mas também no tratamento de miofibroblastos já ativados e das doenças que causam, incluindo câncer. A capacidade do EGCG e da luteolina de atingir sinergicamente os miofibroblastos sugere que o uso clínico combinado desses compostos pode prevenir ou reverter a progressão do câncer através do direcionamento do microambiente do tumor, além do próprio tumor (Gray, 2014).
    f) As células cancerígenas da próstata F-LNCaP e as células do câncer de mama MCF-7 foram tratadas com 2-4mg/l (cerca de 5-10μM) de curcumina (Cur), Arctigenina 1μM (lignano das sementes de Arctium lappa – Arc) e EGCG 40μM isoladamente ou em combinação por 48h. Nas duas linhas celulares, o tratamento com a mistura de Cur, Arc e EGCG aumentou sinergicamente o efeito antiproliferativo. Nas células LNCaP, tanto o Arc como o EGCG aumentaram o efeito pró-apoptótico do Cur. Enquanto nas células MCF-7, o Arc aumentou a apoptose celular de Cur, enquanto o EGCG aumentou a parada do ciclo celular de Cur na fase G0/G1. Os efeitos mais fortes na parada do ciclo celular e apoptose foram alcançados combinando todos os três compostos em ambas as linhas celulares. O tratamento combinado aumentou significativa-

mente a proporção de proteínas Bax para Bcl-2, diminuiu a ativação das vias NFκB, PI3K/Akt e STAT3 e a migração celular em comparação com o tratamento individual (Wang, 2014).

16. **Câncer de esôfago**
    a) Inibição da tumorogênese: inibição da atividade da enzima citocromo P450.
    b) Anti-inflamação: inibição da expressão do ERK1/2, c-Jun e COX-2 fosforilados e diminuição da produção de PGE2.
    c) Inibição da proliferação: inibição da fosforilação do EGFR.
    d) Indução de parada do ciclo celular: inibição da ciclina D1.
    e) Epigenética: inibição da atividade da DNA metiltransferase – demetilação que acorda genes silenciados. Metilação da zona CpG suprime a transcrição gênica.
    f) Câncer resistente a múltiplas drogas (MDR) em células do câncer de mama MCF-7 e MCF-7/Adr. Os polifenóis do chá-verde inibem a atividade da ATPase, a qual provoca diminuição da função da proteína extrusora de quimioterápicos a P-glicoproteína. O efeito é semelhante ao da quinidina, entretanto, o índice de reversão da condição MDR é de 3 para o EGCG e 10 para a quinidina. A vantagem do chá está na total ausência de toxicidade. Acresce que os polifenóis do chá-verde diminuem a expressão do gene MDR1 (3 trabalhos).
    g) No carcinoma epidermoide de esôfago, o EGCG inibe a fosforilação do EGFR e HER-2/neu inibindo o receptor do fator de crescimento e exercendo atividade anticarcinogênica.

17. **Câncer gástrico**
    a) EGCG inibe survivina e aumenta a expressão do Bax e do TRAIL provocando apoptose em 5 linhagens do câncer gástrico: MKN-1, MKN-28, MKN-45, NUGC-3 e TMK-1.
    b) EGCG inibe a expressão do mRNA VEGF e a proteína VEGF em células do câncer gástrico, AGS, de modo dose-dependente. EGCG inibe a proteína STAT3 induzida pela IL-6.
    c) EGCG inibe o STAT3 (*signal-transducer-and-activator-of-transcription-3*): STAT3 está constitutivamente ativo em muitos tipos de câncer. Ele é ativado por fatores de crescimento (e.g., EGF, TGF-alfa, IL-6, *hepatocyte growth factor*) e quinases oncogênicas (e.g., Src). STAT3 regula a expressão de genes que interferem na proliferação (e.g., c-myc e cyclin D1), suprimem a apoptose (e.g., Bcl-xL e survivina) ou promovem a angiogênese (e.g., VEGF). Ativação do STAT3 está ligada a quimio resistência e radio resistência.
    d) EGCG em células AGS câncer gástrico pobremente diferenciado. EGCG provoca diminuição do Id1 mRNA e proteína com aumento da apoptose e diminuição da proliferação celular. Gene Id1 e proteína Id pertencem a uma família de fatores de transcrição, família "helix-loop-helix" (HLH), que incluem Id1 a Id4.
    e) EGCG suprime a ativação do Egr-1 em células do câncer gástrico.
    f) No câncer gástrico é frequente a metilação da zona CpG. Os polifenóis do chá-verde inibem a atividade das DNA metiltransferases.
    g) EGCG inibe a expressão do VGEF induzida pela IL-6 via STAT3 no câncer gástrico, AGS (Zhu, 2011).

18. **Câncer de colorretal**
    a) O 5-fluorouracil, o epigalocatequina galato (chá-verde) e a timoquinona (*Nigella sativa*) produzem efeitos semelhantes no câncer colorretal: diminuição da viabilidade das células neoplásicas.
    b) No carcinoma de cólon e vulvar, a inibição do EGFR e do receptor ErbB2 segue a ordem delfinidina → EGCG → quercetina.
    c) Catequinas do chá-verde inibem EGFR, IGF-1R e VEGF no câncer colorretal e hepatocelular.
    d) EGCG aumenta CD8+ citotóxico induzido por vacina de DNA. Vacina de DNA e EGCG oral por longo tempo protege o camundongo de recidiva tumoral. Foram usadas 3 linhagens de células neoplásicas.
    e) EGCG inibe o crescimento de células SW837 do câncer colorretal implantadas no rato, inibindo a ativação do eixo VEGF/VGEFR suprimindo a expressão do HIF-1alfa e vários fatores de crescimento e inibindo vários tipos de receptores das tirosina-quinases.
    f) Combinação da curcumina e EGCG inibe a angiogênese do carcinoma colorretal, linhagem SW620, HT-29, HCT116, via JAK/STAT3/IL-8 (Jin, 2017).

19. **Câncer de pâncreas**
    a) EGCG e derivados diminuem a viabilidade de células do câncer de pâncreas (Pan1), bexiga (RT112), estômago (MGLVA1), fígado (HepG2) e fibroblastos (46Br.1G1).
    b) EGCG induz apoptose em células cancerígenas do pâncreas humano via fosfatase e PTEN. O PTEN é gene supressor de câncer e importante regulador negativo na fosfatidil inositol 3 quinase (PI3K)/proteína quinase B (Akt)/alvo mecanístico da via de sinalização da rapamicina (mTOR). O EGCG é capaz de reduzir a proliferação e induzir a apoptose das células canceríge-

nas pancreáticas associadas à expressão de PTEN. Além disso, o EGCG pode suprimir a expressão de p Akt e p mTOR via PTEN para regular a via PI3K/Akt/mTOR. Os resultados sugerem que o EGCG pode representar tratamento potencial para o câncer de pâncreas, com base na ativação do PTEN. (Liu, 2016).

c) Fitoquímicos que têm como alvo as Células-Tronco do Câncer (CSCs) no câncer de pâncreas incluem o polifenol EGCG do chá-verde, curcumina, resveratrol, ácido crocetínico, sulforafano, genforina, indol-3-carbinol, delta-tocotrienol, plumbagina, quercetina, triptólido, licofeleno e licofeleno e quinomicina. Esses compostos naturais ou fitoquímicos, que inibem as células-tronco do câncer podem revelar-se agentes promissores para a prevenção e tratamento de câncer de pâncreas (Subramaniam, 2018).

d) A inibição da sinalização PI3K/AKT/mTOR está envolvida na apoptose induzida por EGCG em células de carcinoma do pâncreas humano (Liu, 2013).

e) EGCG inibe a invasão ao induzir a expressão da proteína inibidora de Raf quinase em células de adenocarcinoma do pâncreas humano AsPC 1 através da modulação da atividade da histona desacetilase (Kim, 2013).

f) Os fatores de transcrição FOXO desempenham papel importante na proliferação celular, angiogênese, metástase e tumorogênese. O EGCG inibe o crescimento de tumores pancreáticos humanos, linha celular PANC-1, implantados ortotopicamente em camundongos *nude* Balb C através da modulação de FKHRL1/FOXO3a e neuropilina. Os camundongos tratados com EGCG mostraram inibição significativa no crescimento do tumor que foi associado à fosforilação reduzida de ERK, PI3K, AKT e FKHRL1/FOXO3a e modulação dos genes-alvo do FOXO. EGCG induziu apoptose pela regulação positiva do Bim e pela ativação da caspase-3. EGCG modula tais marcadores: ciclo celular (p27/KIP1), angiogênese (CD31, VEGF, IL-6, IL-8, SEMA3F e HIF1alpha) e metástase (MMP2 e MMP7). A inibição do VEGF pelo EGCG foi associada à supressão da neuropilina. O EGCG inibiu a transição epitelial-mesenquimal ao regular positivamente a expressão de E-caderina e inibir a expressão de N-caderina e Zeb1. Esses dados sugerem que o EGCG inibe o crescimento de tumores ortotópicos do câncer de pâncreas, a angiogênese e as metástases associadas à inibição das vias PI3K/AKT e ERK e à ativação de FKHRL1/FOXO3a (Shankar, 2013).

g) EGCG sinergiza com o celecoxib para inibir mediadores tumorogênicos induzidos por IL-1 por células de adenocarcinoma do pâncreas humano Colo357 (Hardtner, 2012).

h) EGCG provoca inibição na proliferação celular e na expressão de HIF-1alpha e P-gp na linha celular de carcinoma pancreático humano PANC-1 (Zhu, 2012).

i) EGCG aumenta o potencial terapêutico da gemcitabina inibindo a via de sinalização STAT3 (Transdutor de Sinal e Ativador da Transcrição 3) nas linhas celulares de câncer de pâncreas humano AsPC-1 e PANC-1. O EGCG inibiu a expressão de fosfo e a transcrição/ativação total de JAK3 e STAT3 e a expressão de genes regulados por STAT3, resultando na inibição da motilidade celular, migração e invasão e na indução da clivagem de caspase-3 e PARP. A inibição do STAT3 aumentou os efeitos inibitórios do EGCG na motilidade e viabilidade celular. Além disso, a gemcitabina inibiu os genes-alvo STAT3 e foi sinérgica com EGCG para inibir a viabilidade celular e induzir a apoptose nas células cancerígenas do pâncreas (Tang, 2012).

j) EGCG desregula a expressão de IL-1RI e suprime os fatores tumorogênicos induzidos por IL-1 em células de adenocarcinoma do pâncreas humano (Hoffmann, 2011).

k) EGCG exibe efeito anticâncer nas células do carcinoma pancreático humano através da inibição da adesão focal cinase e do receptor do IGF-I (Vu, 2010).

l) Epigalocatequina-3-galato inibe o ciclo celular e induz apoptose no câncer de pâncreas (Shankar, 2007).

m) Epigalocatequina-3-galato induz despolarização da membrana mitocondrial e apoptose dependente da caspase em células cancerígenas do pâncreas. A ação antiproliferativa no carcinoma pancreático é mediada através da morte celular programada ou apoptose, como fica evidente pela condensação nuclear, ativação da caspase-3 e clivagem da PARP. A apoptose induzida por EGCG de células de câncer de pâncreas é acompanhada por parada do crescimento em uma fase anterior do ciclo celular. Além disso, o EGCG invoca a oligomerização Bax e a despolarização das membranas mitocondriais para facilitar a liberação do citocromo c no citosol. A regulação negativa induzida por EGCG do inibidor da proteína da apoptose ligada ao cromossomo X da família IAP (XIAP) pode ser útil para facilitar a ativação da caspase a jusante mediada pelo citocromo c. Por outro lado, o EGCG provocou a produção de espécies reativas intracelulares de oxigênio (ERTOs), bem como a ativação da c-Jun N-terminal quinase (JNK) em células de carcinoma pancreático. O inibidor da via de sinalização de JNK, bem como o antioxidante N-acetil-L-cisteína (NAC), bloquearam a apoptose induzida por EGCG (Qanungo, 2005).

n) Catequina e IP6 são duas moléculas naturais encontradas no chá-verde e em alimentos ricos em fibras, respectivamente. A combinação de catequina e IP6 em células PANC-1 e MIAPACA inibe significativamente a proliferação na linha celular PANC-1 às 24, 48 e 72 h em comparação com os agentes únicos. Cada agente sozinho inibiu o crescimento da linha celular MIAPACA, mas não foram observados efeitos inibitórios aditivos. Um aumento na apoptose precoce foi atribuído à terapia com catequina em ambas as linhas celulares. A combinação desses agentes também aumenta a atividade apoptótica precoce quando comparada ao controle. IP6 reduz o VEGF em ambas as linhas celulares. Em combinação, a catequina e o IP6 amplificaram a redução do VEGF em comparação com cada agente no MIAPACA e controle (McMillan, 2007).

20. **Câncer de fígado**
Inúmeros trabalhos mostram a eficácia do EGCG no hepatocarcinoma.

21. **Colangiocarcinoma**
EGCG e quercetina suprimem a via JAK/STAT no colangiocarcinoma.

22. **Câncer de ovário**
   a) EGCG inibe a proliferação e migração de células de carcinoma do ovário humano modulando a p38 cinase e a matrix metaloproteinase 2 (Wang, 2014).
   b) O tratamento combinado de EGCG e sulforafano induz apoptose em células cancerígenas do ovário resistentes ao paclitaxel por meio da regulação negativa de hTERT e Bcl-2 (Chen, 2013).
   c) EGCG inibiu a proliferação e induziu a apoptose das células SKOV3 do câncer de ovário. EGCG regulou para baixo a expressão da aquaporina 5 (AQP5), o que inibe o crescimento do tumor e esta associada ao fator de transcrição nuclear NF-kappaB (Yan, 2012).
   d) Ocorre sinergismo de combinações sequenciadas de curcumina e epigalocatequina-3-galato com cisplatina na morte de linhas celulares de câncer de ovário humano, A2780 e A2780 (cisR) (Yunos, 2011).
   e) EGCG inibe a proliferação celular e induz a apoptose em células cancerígenas do ovário humano, SKOV-3 de maneira dependente da dose. A inibição do crescimento celular SKOV-3 mediada por EGCG foi associada a alterações apoptóticas, como é evidente pela interrupção do ciclo celular e acúmulo de células na fase apoptótica, alterações morfológicas celulares, fragmentação do DNA e células apoptóticas TUNEL positivas (Rao, 2010).

23. **Carcinoma endometrial**
   a) Pro-EGCG inibiu a angiogênese tumoral em modelos de xenoenxerto através da regulação negativa do fator VEGF-A, do fator HIF-1alpha em células tumorais e do ligante 12 de quimiocina (CXCL12) do estroma do hospedeiro. A secreção de VEGF-A das células cancerígenas endometriais reduziram pelo tratamento com Pro-EGCG através da inibição da via PI3K/AKT/mTOR/HIF-1alpha. Além disso, a regulação negativa de CXCL12 em células estromais pelo tratamento com Pró-EGCG restringiu a migração e a diferenciação de macrófagos, inibindo assim a infiltração de macrófagos associados a tumores (TAMs) que expressam VEGF-A. Tomando em conjunto, o tratamento com Pro-EGCG não apenas diminui o VEGF-A secretado por células cancerígenas, mas também inibe o VEGF-A secretado pelos TAMs no câncer endometrial. Esses achados demonstram que o Pro-EGCG é um novo inibidor da angiogênese para o câncer endometrial (Wang, 2018).
   b) EGCG inibe a proliferação em células Ishikawa, bem como nas células primárias de adenocarcinoma do endométrio, e efetivamente desregula a expressão de marcadores de proliferação, isto é, receptor de estrogênio alfa, receptor de progesterona, antígeno nuclear de célula em proliferação e ciclina D1. O EGCG também diminuiu a ativação dos fatores de transcrição a jusante ERK, fos e jun. O EGCG provocou morte celular apoptótica acompanhada de regulação positiva do Bax pró-apoptótico e regulação negativa da proteína antiapoptótica Bcl2. O EGCG induziu a clivagem da caspase-3 e do PARP (poli (ADP-ribose) polimerase), marcas registradas da apoptose. O EGCG induziu significativamente a geração de ERTOs, bem como a ativação de p38 nas células de Ishikawa. O efeito apoptótico de EGCG e a ativação de p38 foram bloqueados pelo pré-tratamento com a N-acetilcisteína eliminadora de ERTOs. O EGCG reduziu os níveis de glutationa causando estresse oxidativo nas células cancerígenas do endométrio. Resumo: O EGCG inibe a proliferação celular através da inibição da ativação do ERK e da indução de apoptose via geração de ERTOs e ativação de p38 (Manohar, 2013).

c) O resveratrol e o EGCG induziram reduções significativas na quantidade de VEGF secretado no sobrenadante de células cancerígenas endometriais cultivadas. Esses resultados sugerem que o resveratrol e o EGCG podem ter o potencial de inibir a angiogênese em tumores endometriais (Dann, 2009).

24. **Câncer cervical uterino**
    a) EGCG provoca antiproliferação, antimetástase e pró-apoptose em células do câncer cervical. Além disso, EGCG também tem efeitos farmacêuticos sinérgicos com agentes convencionais, como cisplatina e bleomicina (Wang, 2018).
    b) EGCG inibe o crescimento do câncer cervical humano linhagem CaSki, via apoptose parada do ciclo celular e regulação da expressão gênica (Ahn, 2003).
    c) EGCG provoca apoptose no carcinoma cevical humano (Asif, 2011).
    d) EGCG e extrato de chá-verde suprimem a EMT induzida por TGF-β em células Hela e SiHa e o mecanismo molecular subjacente está relacionado à geração de ROS e à via de sinalização de Smad (Panji, 2021).

25. **Linfoma de Hodgkin**
    a) EGCG inibe a ligação NF-kappaB – DNA e assim inativa o NF-kappaB em células L-428 e KM-H2 do linfoma de Hodgkin. Ocorre inibição parcial das células do linfoma.
    b) Modula a transcrição do NF-kappaB no linfoma de Hodgkin.

26. **Linfoma não Hodgkin**
    a) EGCG inibe a ativação do NF-kappaB induzido pelo PMA em células T Jurkat.
    b) Regula para baixo a PDHA1 e diminui carga viral do HPV 8 em células do linfoma de efusão primária (Yeh, 2020).
    c) Induz apoptose no linfoma de células B via caspase e Bcl-2 (Wang, 2015).
    d) Suprime a replicação do HPV 8 e induz ROS com apoptose e autofagia em células do linfoma de infusão primária (Tsai, 2017).
    e) Induz apoptose em células linfoblastoides B humanas (Noda, 2007).

27. **Pele**
    EGCG previne foto carcinogênese murina através da IL-12 dependente da reparação do DNA.

28. **Leucemia**
    a) Epigalocatequina galato induz apoptose e parada do ciclo celular em células leucêmicas ATL, HTLV-1-positivas e negativas: aumenta p53, Bax e p21 e diminui a Bcl-2alfa. A concentração do TGF-alfa está diminuída enquanto a do TGF-beta 2 está elevada.
    b) Leucemia linfocítica crônica – efeitos da curcumina e epigalocatequina galato.
    c) Leucemia linfocítica crônica – epigalocatequina galato aumenta apoptose e inibe VEGF.
    d) Leucemia linfocítica crônica de células B – epigalocatequina galato aumenta apoptose e inibe VEGF: quatro estudos.
    e) EGCG induz morte celular em células da leucemia mieloide crônica por ativar a esfingomielinase ácida.

29. **Mieloma múltiplo**
    a) EGCG inibe a proliferação e induz a apoptose de células do mieloma múltiplo através da inativação do EZH2 (Zhou, 2018).
    b) Nas células de mieloma múltiplo IM9, o EGCG age de maneira dependente da dose e do tempo para induzir a morte celular apoptótica. Entre as enzimas antioxidantes expressas nas células IM9, os níveis de peroxiredoxina V (PrdxV) foram seletiva e significativamente reduzidos pelo EGCG. Além disso, o NAC eliminador de ER-TOs inibiu completamente a apoptose induzida por EGCG e a redução de PrdxV, enquanto a superexpressão de PrdxV, mas não um mutante de Prdx (VC48S), protegeu as células IM9 da apoptose induzida por EGCG. Também foram observadas reduções induzidas por EGCG na viabilidade celular e nos níveis de PrdxV em células primárias de mieloma múltiplo CD138+ de pacientes. Esses resultados sugerem que o PrdxV é um alvo importante por meio do qual o EGCG medeia seus efeitos anticâncer (Ren, 2017).
    c) O polifenol EGCG do chá-verde induz o agrupamento de clusters lipídicos e o aumento da morte celular apoptótica, ativando a proteína quinase Cδ e a esfingomielinase ácida através do receptor 67-kDA da laminina em várias células do mieloma (Tsukamoto, 2012).
    d) EGCG potencializa a apoptose induzida por bortezomídeos em várias células do mieloma, KM3. Os resultados demonstraram, pela primeira vez, que o tratamento da linha celular KM3 com EGCG inibe a proliferação celular e induz apoptose, e há efeito sinérgico quando o EGCG e o bortezomibe são combinados (Wang, 2009).
    e) EGCG induziu a parada do crescimento dependente da dose e do tempo e a morte celular apoptótica subsequente em linhas celulares MM, incluindo células dependentes da IL-6 e células primárias do paciente, sem efeito significativo no crescimento de células mononucleares do sangue periférico (PBMCs) e fibroblastos normais. O tratamento com EGCG também levou a apoptose significativa em células de mieloma

humano cultivadas como tumores em camundongos SCID. O EGCG interage com o receptor 1 de 67-kDa da laminina (LR1), que está significativamente elevado nas linhas celulares de mieloma e nas amostras de pacientes em relação às PBMCs normais. A inibição do LR1 mediada por RNAi resultou na revogação da apoptose induzida por EGCG em células de mieloma, indicando que o LR1 desempenha papel importante na mediação da atividade de EGCG em MM, poupando PBMCs. A avaliação das alterações no perfil de expressão gênica indica que o tratamento com EGCG ativa vias distintas de parada do crescimento e apoptose em células MM, induzindo a expressão da proteína cinase-2 associada à morte, os iniciadores e mediadores da apoptose dependente do receptor da morte (ligante Fas, Fas, e caspase-4), proteínas do tipo p53 (p73, p63), reguladores positivos da apoptose e ativação de NF-kappaB (CARD10, CARD14) e inibidores de quinase dependentes de ciclina (p16 e p18) (Shammas, 2006).

30. **Tiroide**
   a) EGCG induz inibição do crescimento e apoptose no carcinoma anaplástico de tiroide devido à supressão da via EGFR/ERK e do complexo ciclina B1/CDK1. complex (Lim, 2011).
   b) EGCG – inibiu o crescimento epitelial-mesenquimal e a transição das células FB-2 e WRO do carcinoma da tireoide humana. O tratamento com EGCG (10, 40, 60 μM) inibiu o crescimento de células FB-2 e WRO de maneira dependente da dose. Essas alterações foram associadas à redução da ciclina D1, aumento da expressão de p21 e p53. Além disso, o EGCG suprimiu a fosforilação de AKT e ERK1/2. Além disso, o tratamento com EGCG resultou em redução da motilidade celular e da migração. Alterações na motilidade e migração no FB-2 foram associadas à modulação na expressão de várias proteínas envolvidas na adesão celular e na reorganização do citoesqueleto de actina. Após 24 h, o EGCG provocou aumento da expressão da E-caderina e diminuição concomitante de SNAIL, ZEB e do fator de transcrição básico hélice-alça-hélice TWIST. Além disso a expressão de Vimentin, N-caderina e α5-integrina foram reguladas para baixo. Esses dados estão bem correlacionados com a redução da atividade da MMP9 (De Amicis, 2013).
   c) Todos os nutracêuticos testados, resveratrol, genisteína, curcumina e EGCG nas linhas celulares SW1736 e 8505C de carcinoma anaplásico da tireoide provocaram, em ambas as linhas celulares, diminuição da viabilidade celular e aumento da apoptose. Por outro lado, apenas a curcumina reduziu a agressividade in vitro nas linhas celulares SW1736 e 8505C, enquanto a genisteína e o EGCG determinaram redução da formação de colônias apenas nas células 8505C. Os efeitos nos genes relacionados ao fenótipo diferenciado da tireoide também foram testados: a administração de resveratrol e genisteína determinou o incremento de quase todos os mRNAs testados nas duas linhas celulares. Em vez disso, os tratamentos com curcumina e EGCG tiveram efeitos opostos nas duas linhas celulares, causando o incremento de quase todos os mRNAs nas células 8505C e sua redução no SW1736. Finalmente, os efeitos dos nutracêuticos nos níveis de vários miRNAs, conhecidos como importantes na progressão do câncer de tireoide (hsa-miR-221, hsa-miR-222, hsa-miR-21, hsa-miR-146b, hsa-miR-204), foram testados. A curcumina induziu redução forte e significativa de todos os miR analisados, exceto o has-miR-204, em ambas as linhas celulares (Allegri, 2018).

31. **Carcinoma renal**
   a) EGCG pode inibir a atividade da DNMT (DNA metiltransferase) e causar desmetilação e reativação de genes silenciados por metilação na zona CpG. O inibidor da via do fator tecidual-2 (TFPI-2), membro da família de inibidores da serina proteinase do tipo Kunitz, está inversamente relacionado a um grau crescente de malignidade. A superexpressão de TFPI-2 pode induzir apoptose de células tumorais no carcinoma de células renais. A menor expressão de TFPI-2 no carcinoma de células renais foi parcialmente devida à hipermetilação do promotor gênico CpG. O EGCG inibe o crescimento e induz apoptose no carcinoma de células renais através da superexpressão de TFPI-2. Este é o primeiro estudo que mostra que o EGCG provavelmente é eficaz no carcinoma de células renais (Gu, 2009).
   b) A indução do gene da conexina 32 pela epigalocatequina-3-galato potencializa a citotoxicidade induzida pela vinblastina no carcinoma renal humano. O tratamento com EGCG provocou aumento significativo da Cx32 nas células Caki-1, e a indução da Cx levou à supressão da expressão do mRNA do MDR1 através da inativação de Src e subsequente ativação da c-Jun NH2-cinase terminal (JNK). A sensibilidade química à vinblastina nas células Caki-1 foi aumentada pelo pré-tratamento com EGCG, e esse efeito foi revogado por knockdown mediado por siRNA de Cx32 (Sato, 2013).

c) A epigalocatequina-3-galato sensibiliza as células do carcinoma de células renais 786-O humanas à apoptose induzida pelo TRAIL. O tratamento de células 786-O com EGCG e TRAIL regulam para baixo as proteínas c-FLIP, Mcl-1 e Bcl-2 em via dependente da caspase. Além disso, o pré-tratamento com NAC inibiu acentuadamente os níveis de expressão de c-FLIP, Mcl-1 e Bcl-2 desregulados pelo tratamento combinatório, sugerindo que o efeito regulador do EGCG nessas moléculas relevantes para a apoptose acima foi parcialmente mediado pela geração de ER-TOs. Em conjunto, o presente estudo demonstra que o EGCG sensibiliza as células do carcinoma de células renais 786-O humanas à apoptose induzida por TRAIL por meio de regulação negativa de c-FLIP, Mcl-1 e Bcl-2 (Wei, 2015).

32. **Melanoma**
   a) Epigalocatequina galato diminui o potencial metastático em células (B16-F10, B16-BL6 e B16-F1 do melanoma via diminuição da elasticidade (*stiffiness*).
   b) EGCG: múltiplos alvos eficazes no melanoma; diminui proliferação e aumenta apoptose.
   c) EGCG possui atividade antimelanoma uveal *in vitro* (in Salem, 2011).

33. **Fibrossarcoma**
   a) EGCG provoca apoptose no fibrossarcoma humano HT-1080 via indução do p53 e caspases, ao lado de suprimir Bcl-2 e NF-kappaB. Ocorre inibição do ciclo celular em Go/G1 de modo dose-dependente e fragmentação do DNA.
   b) EGCG suprime ERK1/ERK2 e MMP2/MMP9 em células do fibrossarcoma humano, HT1080.
   c) Em células do fibrossarcoma humano, HT1080, apenas 10 microM de EGCG causa forte aumento da concentração de MT1-MMP e acúmulo de pró-MMP2 e ativa MMP2. Dessa forma, ele confere atividade antimetastática e antiangiogênica.
   d) Polifenóis do chá – EGCG – suprime a invasão de células HT1080 do fibrossarcoma humano por inibir as metaloproteinases-2 e 9.
   e) EGCG suprime a expressão do ativador do plasminogênio tipo uroquinase (uPA) em células do fibrossarcoma humano, HT1080. A inibição da via ERK1/ERK2 e p38MAPK suprime a atividade do uPa, acresce que a EGCG desestabiliza o mRNA uPA de modo independente da via ERK/p38.

34. **Câncer de bexiga urinária**
   EGCG inibe a proliferação e migração de células T24 e 5637 do câncer de bexiga urinária via inibição do PI3K/AKT (Luo, 2018).

35. **Metabólico**
   a) EGCG aumenta a razão Treg/Th17 e pode ser útil na obesidade, artrite e doenças autoimunes.
   b) Extrato de chá-verde diminui a LDL-colesterol, a glicemia e a insulinemia nas mulheres em menopausa.
   c) EGCG melhora a função endotelial.
   d) EGCG inibe a hipertrofia músculo liso vascular induzida pela angiotensina II.
   e) EGCG possui efeito inibidor sobre a atividade da renina – teria lugar no tratamento da hipertensão arterial.
   f) Síndrome metabólica e controle do peso – papel da EGCG na modulação da dieta, absorção e metabolismo das gorduras, aumento da utilização de glicose, diminuição da *de novo* lipogênese e aumento da resposta vascular.
   g) Modula a secreção de insulina por inibir a glutamato desidrogenase.

Referências

1. Abstracts and papers in full on site www.medicinabiomolecular.com.br
2. Ahn WS, Huh SW, Bae SM, et al. A major constituent of green tea, EGCG, inhibits the growth of a human cervical cancer cell line, CaSki cells, through apoptosis, G(1) arrest, and regulation of gene expression. DNA Cell Biol. Mar;22(3):217-24, 2003.
3. Allegri L, Rosignolo F, Mio C, et al. J Cancer Res Clin Oncol. Feb; 144(2):285-294;2018.
4. Asif Siddiqui F, Naim M, Islam N. Apoptotic effect of green tea polyphenol (EGCG) on cervical carcinoma cells. Diagn Cytopathol. Jul;39(7):500-4, 2011.
5. Chan MM, Chen R, Fong D. Targeting Cancer Stem Cells with Dietary Phytochemical – Repositioned Drug Combinations. Cancer Lett. Jun 27;2018.
6. Chen H, Landen CN, Li Y, et al. Epigallocatechin gallate and sulforaphane combination treatment induce apoptosis in paclitaxel-resistant ovarian cancer cells through hTERT and Bcl-2 down-regulation. Exp Cell Res. Mar 10;319(5):697-706;2013.
7. Chen YL, Tsai HL, Peng CW. EGCG debilitates the persistence of EBV latency by reducing the DNA binding potency of nuclear antigen 1. Biochem Biophys Res Commun. 417(3):1093-9;2012.
8. Crous-Masó J, Palomeras S, Relat J, (-)-Epigallocatechin 3-Gallate Synthetic Analogues Inhibit Fatty Acid Synthase and Show Anticancer Activity in Triple Negative Breast Cancer. Molecules. May 11;23(5);2018.
9. De Amicis F, Perri A, Vizza D, et al. Epigallocatechin gallate inhibits growth and epithelial-to-mesenchymal transition in human thyroid carcinoma cell lines. J Cell Physiol. Oct;228(10):2054-62;2013.
10. Dann JM, Sykes PH, Mason DR, Evans JJ. Regulation of Vascular Endothelial Growth Factor in endometrial tumour cells by resveratrol and EGCG. Gynecol Oncol. Jun;113(3):374-8;2009.
11. Dhatwalia SK, Kumar M, Dhawan DK. Role of EGCG in Containing the Progression of Lung Tumorigenesis – A Multistage Targeting Approach. Nutr Cancer. Apr;70(3):334-349;2018.
12. Eom DW, Lee JH, Kim YJ, et al. Synergistic effect of curcumin on epigallocatechin gallate-induced anticancer action in PC3 prostate cancer cells. BMB Rep. Aug;48(8):461-6;2015.
13. Farabegoli F, Govoni M, Spisni E, Papi A. EGFR inhibition by (-)-epigallocatechin-3-gallate and IIF treatments reduces breast cancer cell invasion. Biosci Rep. May 17;37(3);2017.

14. Gao Y, Yang J, Cai Y, et al. IFN-γ-mediated inhibition of lung cancer correlates with PD-L1 expression and is regulated by PI3K-AKT signaling. Int J Cancer. Aug 15;143(4):931-943, 2018.
15. Gianfredi V, Vannini S, Moretti M, et al. Sulforaphane and Epigallocatechin Gallate Restore Estrogen Receptor Expression by Modulating Epigenetic Events in the Breast Cancer Cell Line MDA-MB-231: A Systematic Review and Meta-Analysis. J Nutrigenet Nutrigenomics. 10(3-4):126-135;2017.
16. Ge J, Tan BX, Chen Y, et al. Interaction of green tea polyphenol epigallocatechin-3-gallate with sunitinib: potential risk of diminished sunitinib bioavailability.
17. J Mol Med (Berl). Jun;89(6):595-602;2011.
18. Gu B, Ding Q, Xia G, Fang Z. EGCG inhibits growth and induces apoptosis in renal cell carcinoma through TFPI-2 overexpression. Oncol Rep. Mar;21(3):635-40;2009.
19. Gray AL, Stephens CA, Bigelow RL, et al. The polyphenols (-)-epigallocatechin-3-gallate and luteolin synergistically inhibit TGF-β-induced myofibroblast phenotypes through RhoA and ERK inhibition. PLoS One. Oct 1;9(10):e109208;2014.
20. Härdtner C, Multhoff G, Falk W, Radons J. (-)-Epigallocatechin-3-gallate, a green tea-derived catechin, synergizes with celecoxib to inhibit IL-1-induced tumorigenic mediators by human pancreatic adenocarcinoma cells Colo357. Eur J Pharmacol. Jun 5;684(1-3):36-43;2012.
21. He L, Zhang E, Shi J, et al. -)-Epigallocatechin-3-gallate inhibits human papillomavirus (HPV)-16 oncoprotein-induced angiogenesis in non-small cell lung cancer cells by targeting HIF-1α. Cancer Chemother Pharmacol. Mar;71(3):713-25, 2013.
22. Hoffmann J, Junker H, Schmieder A, et al. EGCG downregulates IL-1RI expression and suppresses IL-1-induced tumorigenic factors in human pancreatic adenocarcinoma cells. Biochem Pharmacol. Nov 1;82(9):1153-62;2011.
23. Hong OY, Noh EM, Jang HY, et al. Epigallocatechin gallate inhibits the growth of MDA-MB-231 breast cancer cells via inactivation of the β-catenin signaling pathway. Oncol Lett. Jul;14(1):441-446;2017.
24. Hossain MM, Banik NL, Ray SK. Survivin knockdown increased anti-cancer effects of (-)-epigallocatechin-3-gallate in human malignant neuroblastoma SK-N-BE2 and SH-SY5Y cells. Exp Cell Res. Aug 1;318(13):1597-610, 2012.
25. Jin G. Combination curcumin and (-)-epigallocatechin-3-gallate inhibits colorectal carcinoma microenvironment-induced angiogenesis by JAK/STAT3/IL-8 pathway. Oncogenesis. 6(10):e384;2017.
26. Kim SO, Kim MR. (-)-Epigallocatechin 3-gallate inhibits invasion by inducing the expression of Raf kinase inhibitor protein in AsPC1 human pancreatic adenocarcinoma cells through the modulation of histone deacetylase activity. Int J Oncol. Jan;42(1):349-58;2013.
27. Kürbitz C, Heise D, Redmer T, et al. Epicatechin gallate and catechin gallate are superior to epigallocatechin gallate in growth suppression and anti-inflammatory activities in pancreatic tumor cells. Cancer Sci. Apr;102(4):728-34;2011.
28. Liu S, Li H, Tang M, Cao Y. (-)-Epigallocatechin-3-gallate inhibition of Epstein-Barr virus spontaneous lytic infection involves downregulation of latent membrane protein 1. Exp Ther Med. Jan;15(1):1105-1112;2018.
29. Liu S, Xu ZL, Sun L, et al. ()Epigallocatechin3gallate induces apoptosis in human pancreatic cancer cells via PTEN. Mol Med Rep. Jul;14(1):599-605;2016.
30. Lim YC, Cha YY. Epigallocatechin-3-gallate induces growth inhibition and apoptosis of human anaplastic thyroid carcinoma cells through suppression of EGFR/ERK pathway and cyclin B1/CDK1 complex. J Surg Oncol. Dec;104(7):776-80;2011.
31. Luo KW, Lung WY, Chun-Xie, et al. EGCG inhibited bladder cancer T24 and 5637 cell proliferation and migration via PI3K/AKT pathway. Oncotarget. Jan 16;9(15):12261-12272;2018.
32. Le CT, Leenders WPJ, Molenaar RJ, van Noorden CJF. Effects of the Green Tea Polyphenol Epigallocatechin-3-Gallate on Glioma: A Critical Evaluation of the Literature. Nutr Cancer. Apr;70(3):317-333;2018.
33. Liu S, Wang XJ, Liu Y, Cui YF. PI3K/AKT/mTOR signaling is involved in (-)-epigallocatechin-3-gallate-induced apoptosis of human pancreatic carcinoma cells. Am J Chin Med. 41(3):629-42;2013.
34. McMillan B, Riggs DR, Jackson BJ, et al. Dietary influence on pancreatic cancer growth by catechin and inositol hexaphosphate. J Surg Res. Jul;141(1):115-9, 2007.
35. Manohar M, Fatima I, Saxena R, et al. (-)-Epigallocatechin-3-gallate induces apoptosis in human endometrial adenocarcinoma cells via ROS generation and p38 MAP kinase activation. J Nutr Biochem. Jun;24(6):940-7;2013.
36. Moradzadeh M, Hosseini A, Erfanian S, Rezaei H. Epigallocatechin-3-gallate promotes apoptosis in human breast cancer T47D cells through down-regulation of PI3K/AKT and Telomerase. Pharmacol Rep. Oct;69(5):924-928;2017.
37. Noda C, He J, Takano T, et al. Induction of apoptosis by epigallocatechin-3-gallate in human lymphoblastoid B cells. Biochem Biophys Res Commun. Nov 3;362(4):951-7, 2007.
38. Pan X, Zhao B, Song Z, et al. Estrogen receptor-α36 is involved in epigallocatechin-3-gallate induced growth inhibition of ER-negative breast cancer stem/progenitor cells.
J Pharmacol Sci. Feb;130(2):85-93;2016.
39. Panji M, Behmard V, Zare Z, et al. Suppressing effects of green tea extract and Epigallocatechin-3-gallate (EGCG) on TGF-beta- induced Epithelial-to-mesenchymal transition via ROS/Smad signaling in human cervical cancer cells.Gene. Aug 20;794:145774, 2021.
40. Rao SD, Pagidas K. Epigallocatechin-3-gallate, a natural polyphenol, inhibits cell proliferation and induces apoptosis in human ovarian cancer cells. Anticancer Res. Jul;30(7):2519-23;2010.
41. Raj R, Agarwal N, Raghavan S,et al. Epigallocatechin Gallate with Potent Anti-Helicobacter pylori Activity Binds Efficiently to Its Histone-like DNA Binding Protein. ACS Omega. Feb 1;6(5):3548-3570, 2021.
42. Rawangkan A · Pattama Wongsirisin , Kozue Namiki , et al. Green Tea Catechin Is an Alternative Immune Checkpoint Inhibitor that Inhibits PD-L1 Expression and Lung Tumor Growth. Molecules. Aug 18;23(8):2071, 2018.
43. Ren L, Yang HY, Choi HI, et al. The role of peroxiredoxin V in (-)-epigallocatechin 3-gallate-induced multiple myeloma cell death. Oncol Res. 19(8-9):391-8;2011.
44. Salem MM, Davidorf FH, Abdel-Rahman MH. In vitro anti-uveal melanoma activity of phenolic compounds from the Egyptian medicinal plant Acacia nilotica. Fitoterapia. 82(8):1279-84;2011.
45. Sato A, Sekine M, Kobayashi M, et al. Induction of the connexin 32 gene by epigallocatechin-3-gallate potentiates vinblastine-induced cytotoxicity in human renal carcinoma cells. Chemotherapy. 59(3):192-9;2013.
46. Shammas MA, Neri P, Koley H, et al. Specific killing of multiple myeloma cells by (-)-epigallocatechin-3-gallate extracted from green tea: biologic activity and therapeutic implications. Blood. Oct 15;108(8):2804-10;2006.
47. Shankar S, Suthakar G, Srivastava RK. Epigallocatechin-3-gallate inhibits cell cycle and induces apoptosis in pancreatic cancer. Front Biosci. Sep 1;12:5039-51;2007.

48. Shankar S, Marsh L, Srivastava RK. EGCG inhibits growth of human pancreatic tumors orthotopically implanted in Balb C nude mice through modulation of FKHRL1/FOXO3a and neuropilin. Mol Cell Biochem. Jan;372(1-2):83-94;2013.
49. Schröder L, Marahrens P, Koch JG, et al. Effects of green tea, matcha tea and their components epigallocatechin gallate and quercetin on MCF7 and MDA-MB-231 breast carcinoma cells. Oncol Rep. Oct 12. doi: 10.3892/or.2018.6789;2018.
50. Subramaniam D, Kaushik G, Dandawate P, Anant S. Targeting Cancer Stem Cells for Chemoprevention of Pancreatic Cancer. Curr Med Chem. 25(22):2585-2594;2018.
51. Qanungo S, Das M, Haldar S, Basu A. Epigallocatechin-3-gallate induces mitochondrial membrane depolarization and caspase-dependent apoptosis in pancreatic cancer cells.
Carcinogenesis. May;26(5):958-67;2005.
52. Tang SN, Fu J, Shankar S, Srivastava RK. EGCG enhances the therapeutic potential of gemcitabine and CP690550 by inhibiting STAT3 signaling pathway in human pancreatic cancer.
PLoS One. 7(2):e31067;2012.
53. Trudel D, Labbé DP, Araya-Farias M, et al. A two-stage, single-arm, phase II study of EGCG-enriched green tea drink as a maintenance therapy in women with advanced stage ovarian cancer. Gynecol Oncol. Nov;131(2):357-61;2013.
54. Tsai CY, Chen CY, Chiou YH, et alEpigallocatechin-3-Gallate Suppresses Human Herpesvirus 8 Replication and Induces ROS Leading to Apoptosis and Autophagy in Primary Effusion Lymphoma Cells. Int J Mol Sci. Dec 21;19(1):16, 2017.
55. Tsukamoto S, Hirotsu K, Kumazoe M, et al. Green tea polyphenol EGCG induces lipid-raft clustering and apoptotic cell death by activating protein kinase Cδ and acid sphingomyelinase through a 67 kDa laminin receptor in multiple myeloma cells. Biochem J. Apr 15;443(2):525-34;2012.
56. Vu HA, Beppu Y, Chi HT, et al. Green tea epigallocatechin gallate exhibits anticancer effect in human pancreatic carcinoma cells via the inhibition of both focal adhesion kinase and insulin-like growth factor-I receptor.J Biomed Biotechnol. 2010:290516;2010.
57. Wang H, Lai YJ, Chan YL, et al. Epigallocatechin3-gallate effectively attenuates skeletal muscle atrophy caused by cancer cachexia. Cancer Lett. 305(1):40-9;2011.
58. Wang Q, Li J, Gu J, et al. Potentiation of (-)-epigallocatechin-3-gallate-induced apoptosis by bortezomib in multiple myeloma cells. Acta Biochim Biophys Sin (Shanghai). Dec;41(12):1018-26;2009.
59. Wang F, Chang Z, Fan Q, Wang L. Epigallocatechin3gallate inhibits the proliferation and migration of human ovarian carcinoma cells by modulating p38 kinase and matrix metalloproteinase2. Mol Med Rep. Mar;9(3):1085-9;2014.
60. Wang P, Wang B, Chung S, et al. Increased chemopreventive effect by combining arctigenin, green tea polyphenol and curcumin in prostate and breast cancer cells. RSC Adv. Aug 5;4(66):35242-35250;2014.
61. Wang J, Man GCW, Chan TH, et al. A prodrug of green tea polyphenol (-)-epigallocatechin-3-gallate (Pro-EGCG) serves as a novel angiogenesis inhibitor in endometrial cancer. Cancer Lett. Jan 1;412:10-20;2018.
62. Wang YQ, Lu JL, Liang YR, Li QS. Suppressive Effects of EGCG on Cervical Cancer. Molecules. Sep 12;23(9):2334, 2018.
63. Wang J, Xie Y, Feng Y, et al. -)-Epigallocatechingallate induces apoptosis in B lymphoma cells via caspase-dependent pathway and Bcl-2 family protein modulation. Int J Oncol. Apr;46(4):1507-15, 2015.
64. Wang J, Xie Y, Feng Y,et al. (-)-Epigallocatechingallate induces apoptosis in B lymphoma cells via caspase-dependent pathway and Bcl-2 family protein modulation. Int J Oncol. Apr;46(4):1507-15, 2015.
65. Wei R, Mao L, Xu P,et al. Suppressing glucose metabolism with epigallocatechin-3-gallate (EGCG) reduces breast cancer cell growth in preclinical models. Food Funct. Nov 14;9(11):5682-5696, 2018.
66. Wei R, Zhu G, Jia N, Yang W. Epigallocatechin-3-gallate Sensitizes Human 786-O Renal Cell Carcinoma Cells to TRAIL-Induced Apoptosis. Cell Biochem Biophys. May;72(1):157-64;2015.
67. Yan C, Yang J, Shen L, Chen X. Inhibitory effect of Epigallocatechin gallate on ovarian cancer cell proliferation associated with aquaporin 5 expression. Arch Gynecol Obstet. Feb;285(2):459-67;2012.
68. Yeh LC, Shyu HW, Jin YR, et al. Epigallocatechin-3-gallate downregulates PDHA1 interfering the metabolic pathways in human herpesvirus 8 harboring primary effusion lymphoma cells. Toxicol In Vitro. Jun;65:104753, 2020.
69. Yunos NM, Beale P, Yu JQ, Huq F. Synergism from sequenced combinations of curcumin and epigallocatechin-3-gallate with cisplatin in the killing of human ovarian cancer cells. Anticancer Res. Apr;31(4):1131-40;2011.
70. Zhang X, Zeng Y, Qu Q, et al. PD-L1 induced by IFN-γ from tumor-associated macrophages via the JAK/STAT3 and PI3K/AKT signaling pathways promoted progression of lung cancer. Int J Clin Oncol. Dec;22(6):1026-1033, 2017.
71. Zhou CG, Hui LM, Luo JM. Epigallocatechin gallate inhibits the proliferation and induces apoptosis of multiple myeloma cells via inactivating EZH2. Eur Rev Med Pharmacol Sci. Apr;22(7):2093-2098;2018.
72. Zhu BH, Chen HY, Zhan WH, et al. (-)-Epigallocatechin-3-gallate inhibits VEGF expression induced by IL-6 via Stat3 in gastric cancer. World J Gastroenterol. May 14;17(18):2315-25;2011.
73. Zhu Z, Wang Y, Liu Z, et al. Inhibitory effects of epigallocatechin-3-gallate on cell proliferation and the expression of HIF-1α and P-gp in the human pancreatic carcinoma cell line PANC-1. Oncol Rep. May;27(5):1567-72;2012.
74. Zhou Y, Tang J, Du Y, et al. The green tea polyphenol EGCG potentiates the antiproliferative activity of sunitinib in human cancer cells (Zhou, 2016). Tumour Biol. Jul;37(7):8555-66;2016.

CAPÍTULO 69

Fibratos – Nova função para uma droga antiga: excelente anticâncer

Inibe a transcetolase e diminui a geração de ribose, coluna dorsal do DNA e RNA; inibe a glicólise; aumenta a beta-oxidação mitocondrial; ativa AMPK e inibe mTOR; inibe Akt e NF-kappaB; aumenta a eficácia dos linfócitos T CD8+ infiltrados no tumor; aumenta o beta-hidroxibutirato que acetila e a zona CpG e diminui a função dos genes de sobrevivência celular – efeito epigenético

Jose de Felippe Junior

Cada dia que passa encontramos novas funções para drogas antigas. **JFJ**

Por que o médico tem medo de falar a palavra cura? **JFJ**

O fenofibrato (FF) é um fármaco redutor de lipídios e um potente agonista do peroxissomo proliferador do receptor alfa (PPARα). PPARα é um receptor nuclear que atua como o principal fator de transcrição responsável pela mobilização dos estoques de lipídios, oxidação de ácidos graxos e cetogênese durante o jejum (Pyper, 2010).

Vários estudos indicam o papel benéfico do FF no tratamento do câncer (Egerod, 2005; Grabacka, 2004-2008; Panigrahy, 2008; Saidi, 2006) e ainda alguns estudos demonstram um papel preventivo nessa doença. No *Prospective Epidemiological Study of Myocardial Infarction [PRIME] prospective cohort* que envolveu 7.722 pacientes tratados com diferentes fibratos e se estendeu por 10 anos revelou que o uso desses medicamentos está associado a uma taxa de mortalidade total significativamente mais baixa e a uma probabilidade reduzida de morte por câncer (Gardette, 2009).

Na verdade, o espectro de ação dos fibratos é ampla. O FF inibe o crescimento dos tumores reduzindo a inflamação e a angiogênese (Panigrahy, 2008). O FF é sinérgico com a estaurosporina e reduz as metástases pulmonares do melanoma (Grabacka, 2006), reduz significativamente a invasividade do glioblastoma (Drukala, 2010), provoca apoptose no meduloblastoma (Urbanska, 2008) e apoptose em algumas linhagens de células do glioblastoma humano pela indução de FOXO3A-Bim (Wilk, 2012). O clofibrato com ou sem cisplatina atenua a proliferação das células cancerígenas do ovário (Shigeto, 2007; Yokoyama, 2011) e o gemfibrozil inibe a capacidade de invasão das células do glioblastoma multiforme (Stakova, 2005).

A função primária e convencional do FF é ativar a atividade transcricional do PPARα. Nesse processo, o FF deve primeiro ser convertido em ácido fenofíbrico (AF) pelas esterases sanguíneas e teciduais. Seguindo adiante, o AF se liga e ativa o PPARα, que desencadeia a expressão de numerosas enzimas metabólicas envolvidas na β-oxidação de ácidos graxos (Grabacka, 2013; Finck, 2002). Além disso, o PPARα ativado diminui a captação de glicose ao reprimir o GLUT4 (Ahmed, 2007), enquanto a oxidação elevada dos ácidos graxos e os corpos cetônicos suprimem ainda mais a expressão de enzimas glicolíticas do ciclo de Embden-Meyerhof (Randle, 1998; Wolfe, 1998). Essa mudança metabólica inicia um declínio gradual de produção de ATPs glicolíticos, justamente aqueles que mantêm ativo o ciclo celular proliferativo (Gajewski, 2003; Geisbuhler, 1984). A ativação do PPARα interrompe o metabolismo do tumor e promove a atividade anticâncer por meio da interferência com o efeito Warburg que demonstrou que as células tumorais são unicamente dependentes da glicólise (Warburg, 1924 e 1956a e b).

No entanto, em comparação com os efeitos anticâncer de outros agonistas potentes do PPARα, os do FF são muito mais pronunciados, o que implica que o FF atua também de maneira independente do PPARα. Nesse sentido, o FF diminui a expressão do fator de diferenciação do crescimento 15; afeta a fluidez da membrana celular de maneira semelhante à do colesterol; e interfere com a função respiratória de mitocôndrias isoladas de fígado e coração (Deliconstantinos, 1987; Gamerdinger, 2007; Nadanaciva, 2006; Zungu, 2006).

Os receptores ativados por proliferadores de peroxissomo (PPARs) são receptores nucleares que funcionam como fatores de transcrição ativados por ligante. Os PPARs existem em três isoformas: PPARα, PPARβ/δ e PPARγ. Para todos os PPARs, os lipídios são ligantes endógenos, conectando-os diretamente ao metabolismo. Os PPARs formam heterodímeros com receptores retinoicos X e, após a ligação do ligante, eles modulam a expressão gênica de genes-alvo a jusante, dependendo da presença de correpressores ou coativadores. Isso resulta em regulação da proliferação, diferenciação e sobrevivência celulares complexa e específica para cada tipo de célula. Os agonistas PPARα e PPARγ já estão em uso clínico para o tratamento de hiperlipidemia e diabetes tipo 2, respectivamente.

No sistema de nomenclatura atual, os PPARs são agrupados como subfamília do receptor nuclear 1C (PPARα – NR1C1; PPARβ/δ – NR1C2; PPARγ – NR1C3) (Comitê, sistema de nomenclatura unificado NRN A para a superfamília do receptor nuclear (Cell 1999, 97:161-3).

Resumidamente a ativação do:

1. PPARα regula a homeostase energética.
2. PPARβ/δ atua como regulador do metabolismo ligado a múltiplas funções celulares.
3. PPARγ causa sensibilização à insulina e melhora o metabolismo da glicose.

Todos os PPARs afetam a angiogênese. PPARα e PPARγ medeiam principalmente processos antiangiogênicos; em contraste, PPARβ/δ emerge como fator pró-angiogênico (Wagner, 2020).

Coativador PPAR-gama 1α (PGC1α) e linfócitos T citotóxicos

Embora os linfócitos T tumorais específicos reconheçam as células cancerosas, muitas vezes são disfuncionais devido ao microambiente imunossupressor. Aqui, o autor verificou que os linfócitos T citotóxicos demonstraram perda persistente da massa e da função mitocondrial ao se infiltrarem em tumores humanos, um efeito específico do microambiente tumoral. Os linfócitos T infiltrantes de tumor mostraram perda progressiva do coativador PPARγ 1α (PGC1α), o qual programa a biogênese mitocondrial. A reprogramação dos linfócitos T tumorais citotóxicos específicos por meio da expressão forçada de PGC1α resulta em aumento da função metabólica e efetora antitumoral (Scharping, 2016).

Fenofibrato de fórmula $C_{20}H_{21}ClO_4$ e peso molecular 360,8g/mol também conhecido como isopropyl 2-(4-(4-chlorobenzoyl)phenoxy)-2-methylpropionate; 2-(4-(4-chlorobenzoyl)phenoxy)-2-methylpropanoic acid 1-methylethyl ester; Lipidex; Lipifen; Lipofen; Liposit; Lipsin.

A molécula do fenofibrato não doa e é aceptora de 4 elétrons e, portanto, forte oxidante.

Fenofibrato

A figura 69.1 mostra os mecanismos de redução dos lipídios pelo fenofibrato.

Regulação do metabolismo do corpo cetônico e o papel do PPARα

A cetogênese e a cetólise são processos metabólicos centrais ativados durante a resposta ao jejum. A cetogênese é regulada em vários estágios, e o PPARα é um dos principais fatores de transcrição que participam dessa regulação. PPARα é elemento importante na rede metabólica, onde participa da sinalização conduzida pelos principais sensores de nutrientes, como AMPK, PGC-1α e mTOR, e induz mediadores hormonais, como o FGF21 – fator de crescimento de fibroblastos 21 (Figura 69.2).

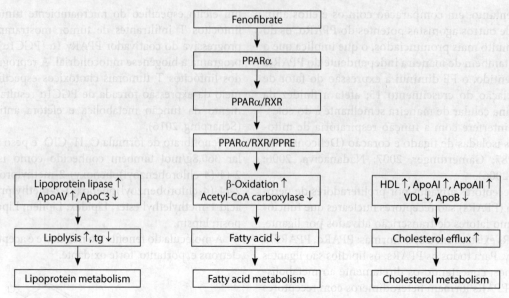

Figura 69.1 Mecanismos de redução dos lipídios pelo fenofibrato. O fenofibrato ativa o PPARα e forma um heterodímero com o RXR e, a seguir, interage com o PPRE, levando à ativação da transcrição de genes-alvo que regulam o metabolismo lipídico. PPARα = receptor α ativado por proliferador de peroxissomo; RXR = receptor de retinoide X; PPRE = elemento de resposta do proliferador de peroxissomo; Apo = apolipoproteína; HDL = lipoproteína de alta densidade; VLDL = lipoproteína de densidade muito baixa; TG = triglicerídeo (Pyper, 2010).

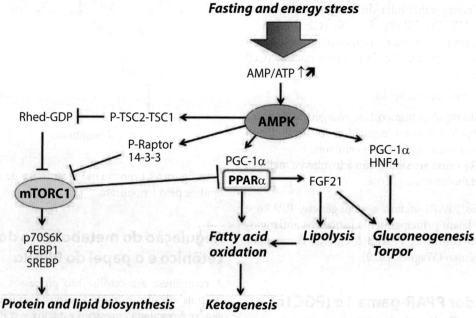

Figura 69.2 AMPK e mTOR complexo 1 (mTORC1) respondem ao fornecimento de nutrientes e ao estado de energia celular. AMPK estimula o catabolismo e a cetogênese por meio da ativação de PPARα e PGC-1α. mTORC1 bloqueia PPARα e induz processos anabólicos, como a biossíntese de proteínas e lipídios (Grabacka, 2008).

Outras funções do fenofibrato (FF)

a) FF ativa a via de sinalização AMPK de maneira independente de PPARα e aumenta a expressão do gene SHP (*orphan nuclear receptor small heterodimer partner*) em células hepáticas em cultura e no fígado de camundongo normal e diabético. A cascata regulatória de FF-AMPK-SHP desempenha papel fundamental na regulação negativa do gene PAI-1 e pode reverter a fibrose hepática (Chanda, 2009).
b) As concentrações hepáticas de PPARα e carnitina palmitoil acil-CoA transferase 1 (CPT1A) expressas pelos hepatócitos são profundamente prejudicadas no fígado de pacientes com infecção por hepatite C (HCV). Diminuição média de 85% na expressão de mRNA de PPARα é paralela à falta de indução de mRNA da carnitina palmitoil acil-CoA transferase 1. A supressão do PPARα é um mecanismo subjacente à patogênese da infecção pela hepatite C e pode ser um novo alvo terapêutico no tratamento tradicional da lesão hepática induzida pelo HCV, usando o FF (Dharancy, 2005).
c) FF diminui IL-17 e interferon-gama e pode ser útil na doença de Crohn (Lee, 2007).

Dose usual de fenofibrato: 200mg/dia.

Alvos moleculares do Fenofibrato no câncer

I – Efeitos gerais do fenofibrato (FF) no câncer

A-I: Metabolismo geral

1. Aumenta a atividade da lipoproteína lipase – lipólise e diminui triglicérides.
2. Diminui a atividade da acetil-CoA carboxilase: diminui a lipogênese.
3. Aumenta o catabolismo dos ácidos graxos – lipólise.
4. Aumenta os níveis de HMGCS1 citoplasmático, uma enzima envolvida na síntese do colesterol.
5. Aumenta HDL, APOA1 e APOA2.
6. Diminui LDL e APOB.
7. Diminui triglicérides e VLDL.

A-II: Câncer

1. Aumenta a beta-oxidação mitocondrial de ácidos graxos.
2. A oxidação elevada dos ácidos graxos suprime ainda mais a expressão de enzimas glicolíticas do ciclo de Embden-Meyerhof.
3. Diminui a razão PKM2/PKM1 e assim diminui a glicólise.
4. Altera as expressões das proteínas hexoquinase-II (HK-II), piruvato quinase, piruvato desidrogenase (PDH) e canal aniônico voltagem-dependente (VDAC) e diminui a glicólise.
5. Aumenta a atividade da PDH e metabólitos do ciclo de Krebs e assim diminui a produção de ATP glicolítico.
6. Provoca inibição da glicólise via NF-kappaB/RelA -PKM2-HK-II.
7. Reprime GLUT-4 e diminui a captação de glicose, o que diminui a glicólise.
8. Reduz o uso de glicose por células tumorais e estromais no microambiente tumoral e promove o uso de ácidos graxos para suas necessidades metabólicas.
9. Ativa AMPK que inibe mTOR.
10. Regula para baixo a transcetolase, principal enzima do ramo não oxidativo do ciclo das pentoses (PPP) e diminui em 70 a 85% da ribose, coluna dorsal do DNA e RNA. O PPP é ativo na maioria dos tecidos e quase todas as células precisam de intermediários de fosfato de açúcar para produzir não apenas nucleotídeos para a síntese de ácido nucleico, mas também derivados de nucleotídeos cruciais, como NAD (P), FAD, ATP e CoA-SH.
11. Aumenta a expressão do miR-199a2 e reduz a expressão do HIF-1α (*hypoxia-inducible factor-1α*) e da ET-1 (*endothelin-1*) (Li, 2014).
12. Diminui a síntese de GM-CSF e impede a linfopenia, imunossupressora tumoral.
13. Induz a formação de corpos cetônicos tipo beta-hidroxibutirato. Independente da sua função como PPARα.
14. Regula para cima a síntese GDF15: aumenta a diferenciação.
15. Aumenta os níveis do miR 3189-3p e inibe o crescimento tumoral *in vivo*.
16. Inibe a atividade transcricional do NF-kappaB/RelA.
17. Promove apoptose pela via PPARα/AMPK/AKT/FoxO1.
18. Inibe AKT e NF-kappaB.
19. Aumenta a capacidade dos linfócitos T que se infiltram no tumor (TILs CD8+) ao promover aumento do catabolismo dos ácidos graxos.
20. Pode aumentar a eficácia de vacina contra o câncer reprogramando as células dentro dos tumores para elevar o metabolismo dos ácidos graxos, proporcionando às células T acesso à glicose no microambiente tumoral (Chekaoui, 2021).
21. Talvez o fenofibrato possa ativar uma alça autócrina e conduzir a translocação e ativação do FOXO3A, gene supressor de tumor.
22. Dispara a produção de beta-hidroxibutirato (bHB) independentemente da expressão de PPARα ou do *status* de atividade (Graback, 2016).

23. O aumento de beta-hidroxibutirato provoca:
    a) Efeito epigenético: inibição das histonas desacetilases de classe I (HDAC 1, 2, 3, 8) e histona desacetilases classe IIa (HDAC 4, 5, 7, 9). A supressão da atividade da HDAC leva à hiperacetilação global das histonas, um efeito epigenético que acorda genes supressores de tumor silenciados.
    b) Induz o gene de resposta ao estresse FOXO3A, que é um gene supressor de tumor responsável pela parada do ciclo celular, desintoxicação de espécies reativas de oxigênio e apoptose.

II – Gliomas

1. O aumento da proporção de neutrófilos circulantes em relação aos linfócitos é achado comum no glioblastoma e em outros tipos de câncer. Comprovou-se que qualquer dano ao tecido cerebral tende a causar aumento da síntese de GM-CSF pelo cérebro. As próprias células do glioblastoma também sintetizam GM-CSF. GM-CSF sintetizado pelo cérebro devido ao dano por um tumor em crescimento e pelo próprio tumor estimula a medula óssea a desviar a hematopoiese em direção às linhagens granulocíticas e relegar s linhagens linfocíticas. Essa mudança é imunossupressora e gera a linfopenia relativa característica do glioblastoma. Altos níveis de GM-CSF contribuem para a neutrofilia e linfopenia características do glioblastoma. O agente hipolipemiante fenofibrato, o antibiótico dapsona e a droga antiviral ribavirina diminuem a síntese ou os efeitos do GM-CSF e contribuem para privar o glioblastoma dos efeitos promotores de crescimento do GM-CSF (Kast, 2017).

2. Os corpos cetônicos [beta-hidroxibutirato (bHB) e acetoacetato] são produzidos principalmente no fígado durante jejum prolongado ou fome. O bHB é um substrato de energia muito eficiente para sustentar a produção de ATP nos tecidos periféricos e seu consumo é preferível à glicose nos tecidos sem neoplasia. No entanto, a maioria das células malignas, particularmente as células cancerosas de origem neuroectodérmica, como o glioblastoma, não são capazes de usar os corpos cetônicos como fonte de energia. O fenofibrato, um agonista sintético do PPARα, induz a produção de bHB em células de glioblastoma e melanoma, bem como em neuroesferas compostas por células transformadas. Muito importante, seu efeito não depende do nível de expressão ou da atividade do PPARα. A cetogênese induzida por fenofibrato é acompanhada por parada do crescimento e regulação para baixo da transcetolase, mas as razões NADP/NADPH e GSH/GSSG permanecem inalteradas. Os resultados revelam um aspecto novo e intrigante da biologia das células cancerosas e destacam os benefícios do fenofibrato como suplemento para abordagens terapêuticas dietéticas (cetogênicas) contra o glioblastoma (Grabachka, 2016).

3. FF é muito eficaz contra células tumorais de origem neuroectodérmica. Os autores relatam novo mecanismo independente de PPARα explicando a citotoxicidade do FF *in vitro* e em um modelo de glioblastoma em camundongo intracraniano. O mecanismo envolve o acúmulo de FF na fração mitocondrial, seguido pelo comprometimento imediato do complexo I da cadeia de transporte de elétrons da respiração mitocondrial. Essa ação mitocondrial sensibiliza as células do glioblastoma para mudança metabólica de glicólise para a β-oxidação do ácido graxo dependente do PPARα. Como consequência, a exposição prolongada ao FF esgota o ATP intracelular, ativa a via AMPK-autofagia e provoca extensa morte de células tumorais. Importante saber que os inibidores da autofagia aumentam a citotoxicidade do glioblastoma induzida por FF (Wilk, 2015).

4. FF regula para cima a síntese GDF15, o que aumenta a diferenciação de células do glioblastoma (Jeansonne, 2015).

5. A expressão do miR-3189-3p está regulada para baixo em amostras clínicas de astrocitoma e glioblastoma humanos em comparação com controles de tecido cerebral normal. FF aumenta os níveis do miR-3189-3p em células do glioblastoma e inibe o crescimento do tumor *in vivo*. Mais uma vez fica comprovada a função supressora tumoral desse microRNA (Jeansonne, 2015).

6. FF induz parada do ciclo celular em G0/G1 ao modular a via PPARα/FoxO1/p27 kip em células do glioblastoma humano. FF reduz a expressão de 405 genes e aumenta a expressão de 2.280 genes. A análise DAVID sugere que o FF afeta significativamente a progressão do ciclo celular e as vias envolvidas no câncer, incluindo a via de sinalização mTOR e a via de sinalização de insulina (Han, 2015a).

7. FF provoca inibição da glicólise em células do glioblastoma via NF-kappaB/RelA-PKM2. FF inibe a glicólise de maneira dependente de PPARα em células do glioblastoma humano. O FF inibe a atividade transcricional do NF-kappaB/RelA e também interrompe sua associação com o HIF1α (fator 1 alfa induzível por hipóxia), que é necessário para a ligação de NF-kappaB/RelA ao promotor PKM e à expressão de PKM2. Altas razões de PKM2/PKM1 promovem a glicólise e inibem a fosforilação oxidativa. O FF diminui a razão PKM2/PKM1 e reduz a glicólise, o que facilita a fosforilação oxidativa mitocondrial (Han, 2015b).

8. O FF promove a cetogênese não apenas nas células malignas, mas também nas neuroesferas compostas por neurônios e glia (Grabachka, 2016).
9. Em células do glioblastoma LN229, o FF provoca acúmulo de FOXO3A no núcleo e o aumento da atividade transcricional dessa proteína, o que promove a parada do ciclo celular e apoptose. FOXO3A é gene supressor de tumor (Grabachka, 2016).

III – Câncer de cabeça e pescoço

1. FF aumenta a radiossensibilidade no carcinoma epidermoide de cabeça e pescoço linhagem CNE-2 e KB ao induzir parada do ciclo celular em G2/M e apoptose (Liu, 2015).
2. FF ativa a AMPK e suprime invasão e migração de células CAL27 do câncer oral via inibição do NF-kappaB (Tsai, 2016).
3. FF suprime a tumorogênese oral via reprogramação metabólica. O FF induz a citotoxicidade pela diminuição da taxa de consumo de oxigênio (OCR), que é acompanhada pelo aumento da taxa de acidificação extracelular (ECAR) e redução do conteúdo de ATP. Além disso, ele altera as expressões das proteínas hexoquinase II (HK II), piruvato quinase, piruvato desidrogenase e canal aniônico voltagem-dependente (VDAC) que estão associadas ao efeito Warburg. Além disso, o FF reprograma a via metabólica interrompendo a ligação do HK II ao VDAC. Em modelo de camundongo com câncer de boca, o FF exibe eficácia preventiva e terapêutica na tumorogênese oral. Sua administração suprime a taxa de incidência de lesões na língua, reduz os tamanhos dos tumores, diminui a multiplicidade do tumor e as imunorreatividades de VDAC e mTOR. Os mecanismos moleculares incluíram a regulação para baixo da atividade de mTOR via sinalização dependente de TSC1/2 por meio da ativação de AMPK e inativação de Akt ou por meio de supressão direta do raptor (Jan, 2016).
4. Foram analisados cinco pares de tecidos tumorais de língua e tecidos de referência adjacentes obtidos a partir do modelo de camundongo induzido por 4-NQO/arecoline. Mudanças nos níveis de expressão de proteínas revelaram que sete proteínas, que estavam envolvidas na glicólise, no ciclo do ácido tricarboxílico e na cadeia respiratória, foram reguladas negativamente nos tecidos tumorais. A ativação do PPARα por meio do fenofibrato inibiu o crescimento das células cancerosas orais e mudou a forma de produção de energia do efeito Warburg para a fosforilação oxidativa. O fenofibrato induziu redução dos níveis da proteína hexoquinase II, aumento da atividade de PDH e metabólitos do ciclo de TCA e comprometimento da produção de ATP glicolítico. Essas descobertas sugeriram que a ativação do PPARα reprograma a via metabólica ao prejudicar o efeito Warburg e desencadear a morte de células cancerosas (Huang, 2017).
5. FF possui alto potencial para suprimir a formação do carcinoma epidermoide oral provocado por carcinogênico, em camundongo (Chang, 2011).

IV – Câncer de pulmão

1. O agonista PPARαfenofibrato alivia a resistência adquirida ao gefitinibe no câncer de pulmão de não pequenas células ao promover a apoptose pela via PPAR-alfa/AMPK/AKT/FoxO1 (Wang, 2021).
2. FF previne sarcopenia no camundongo com câncer de pulmão (Gonçalves, 2018).
3. Os autores investigaram os potenciais efeitos aditivos ou inibitórios sinérgicos na proliferação de células cancerosas pela aplicação simultânea de fenofibrato e budesonida, agonistas do PPARα e do receptor de glicocorticoide, respectivamente. Eles observaram efeitos diferenciais na proliferação celular em células de câncer de pulmão A549 e SK-MES-1 por budesonida e fenofibrato. O fenofibrato inibiu a proliferação celular tanto em células TP53 de tipo selvagem quanto em células deficientes do câncer de pulmão. O efeito antiproliferação de budesonida em células A549 de tipo selvagem TP53 foi abolido em células SK-MES-1 que não possuem a proteína TP53 de tipo selvagem. Um efeito aditivo contra a proliferação celular pela combinação de budesonida e fenofibrato foi observado apenas em células de câncer A549 de tipo selvagem TP53. A análise da distribuição do ciclo celular e do perfil de ciclina indicou que a inibição da proliferação celular estava associada à parada do ciclo celular G1. A supressão da atividade de NF-kappaB e da sinalização de ERK pode contribuir para a inibição da proliferação celular por budesonida e/ou fenofibrato. O efeito inibitório aditivo na proliferação celular pela combinação de budesonida e fenofibrato sugere que maior efeito terapêutico pode ser alcançado com dosagem reduzida quando os dois compostos são aplicados simultaneamente (Liang, 2014).

V – Câncer de mama

1. FF suprime o crescimento das células SKBR3 e MDA-MB-231 de maneira dose-dependente, da mesma forma que o paclitaxel e doxorrubicina. A quimiossensibilidade promovida pelo fenofibrato é predominantemente mediada pela ativação da caspase-9, da caspase-3 e permeabilização da membrana externa mitocondrial. Enquanto isso, a qui-

miossensibilidade promovida pelo fenofibrato também aumenta a expressão de Bax e Bok e diminuiu a expressão de Mcl-1 e Bcl-xl. Mecanisticamente, o fenofibrato reduz efetivamente os níveis de fosforilação de AKT e NF-kappaB (Sun, 2019).

2. FF induz apoptose em células do câncer de mama dos 5 tipos existentes triplo negativo, ao ativar a via NF-kappaB. *In vivo* diminui o volume tumoral. Tais efeitos são independentes do PPARα (Li, 2014).

3. FF inibe extravasão tumoral do câncer de mama triplo negativo MDA-MB231 e do câncer de mama usual MCF-7 por vários mecanismos independentes de PPARα. Acontece inibição do NF-kappaB e ICAM-1 (*molecule for lymphoid trafficking*) e inativação do FAK (*focal adhesion kinase*), o que atenua a entrada das células tumorais nos linfáticos e capilares (intravasação) (Nguuen, 2017).

4. FF provoca aumento do catabolismo de ácidos graxos dos macrófagos dentro do microambiente do câncer de mama e restabelece a função antitumoral dos macrófagos ao ativar STAT1 (*signal transducer and activator of transcription 1*) e aumentar a produção de ATPs (beta-oxidação). A combinação de fenofibrato e terapia anti-CD47 inibe significativamente o crescimento do tumor em modelo de camundongo com tumor 4T1 no câncer de mama triplo negativo (Gu, 2021).

VI – Câncer de próstata

1. FF inibe o crescimento do câncer de próstata ao aumentar a autofagia tumoral e o estresse do retículo endoplasmático (Tao, 2018).

2. FF inibe a via de sinalização mTOR-p70S6K e induz apoptose de células PC3 do câncer prostático de modo tempo e dose-dependentes (Lian, 2018).

3. FF possui atividade anti-invasiva em células DU-145 do câncer prostático (Wybieralska, 2011).

4. FF regula para baixo a expressão do AR (*androgen receptor*) e genes-alvo do AR e induz estresse oxidativo em células LNCaP do câncer de próstata. Acontece parada do ciclo celular na fase G1 e apoptose nas células LNCaP, redução das expressões do AR e genes-alvo de AR (antígeno específico da próstata e TMPRSS2) e inibe a fosforilação de Akt. O fenofibrato induz acúmulo de espécies reativas intracelulares de oxigênio e diminui a atividade antioxidante total e a atividade da superóxido dismutase nas células LNCaP. O fenofibrato exerce propriedade antiproliferativa ao inibir a expressão do AR e induz a apoptose ao causar estresse oxidativo. Em resumo: FF previne o crescimento do câncer de próstata ao inibir a ativação e a expressão de andrógenos (Zhao, 2013).

VII – Câncer hepático

1. FF induz apoptose e necroptose em células Hep3B do hepatoma humano ao inibir a FASN (*fatty acid synthase*). Acontece parada do ciclo celular em S e G2/M ao induzir a ciclina A/Cdk2 e reduzir a ciclina D1e a proteína E (You, 2019).

2. A superexpressão do ER2-alfa (*oestrogen receptor alpha*) atenua, em células do hepatoma humano Hep3B, a expressão do PPARα provocada pelo FF (Jeng, 2018).

3. FF suprime o crescimento do carcinoma hepatocelular humano por mecanismo independente do PPAR-alfa. Acontece parada em G1 pela redução da ciclina A e E2F1 e pelo acúmulo do inibidor quinase dependente da ciclina p27. O efeito antiproliferativo do fenofibrato não foi afetado pelo antagonista PPARα (GW6471) ou pelo siRNA específico do PPARα. Esses resultados sugerem que o fenofibrato suprime o crescimento das células Huh7 por meio de um mecanismo independente de PPARα. Além disso, o tratamento de células Huh7 com fenofibrato leva à supressão da fosforilação de AKT e, portanto, à sua inibição. Também, pela primeira vez, descobriu-se que o fenofibrato aumenta a proteína moduladora do terminal C (CTMP), a qual inibe a fosforilação de AKT. Esses dados sugerem que o fenofibrato inibe a proliferação de células Huh7 por meio do bloqueio da ativação de Akt e que CTMP é um dos principais participantes dessa propriedade antiproliferativa do fenofibrato em células Huh7 (Yamasaki, 2011).

4. FF induz maciça regressão de múltiplos adenomas hepatocelulares inflamatórios (Poupon, 2016).

5. FF em 10^{-9}-10^{-4}mol/l induz o crescimento celular e 10^{-4}, 10^{-5}, 10^{-6} reduz o número de células da fase G0/G1 e aumenta o número de células em S e G2/M do ciclo celular em células SMMC-7721 do hepatocarcinoma humano. Além disso, o fenofibrato aumenta significativamente a expressão de proteínas relacionadas ao ciclo celular (CyclinD1, CDK2) e proteínas relacionadas à proliferação celular (PCNA) (Li, 2021).

6. Em contraste com os efeitos promotores de tumor em roedores, altas concentrações de FF induzem a morte de células HepG2 do hepatocarcinoma humano por meio de um mecanismo envolvendo aumento de ERTOS e depleção de GSH intracelular, que leva, por meio da disfunção mitocondrial e perturbação da homeostase do Ca (2+) intracelular, à morte celular. O PPARα é expresso após o tratamento com FF. Os resultados sugerem que FF inibe o crescimento de células HepG2 humanas de maneira relacionada à dose e o estresse oxidativo (Jiao, 2002).

VIII – Câncer de pâncreas

FF inibe a proliferação do câncer de pâncreas ao regular para cima a LncRNA MEG3, a qual ativa o p53. MEG3 (*maternal expressed gene 3*) é um LncRNA supressor tumoral em vários tipos de câncer (Hu, 2016).

IX – Câncer de estômago

PPARα está altamente expresso nos tecidos do câncer gástrico e negativamente correlacionado com o prognóstico. Fenofibrato reverte o metabolismo celular e a disfunção mitocondrial em células de câncer gástrico por meio de PPARα. FF altera o metabolismo da glicose e dos lipídios, inibe a proliferação das células cancerosas gástricas e promove apoptose nas células cancerosas gástricas. FF induz reprogramação mitocondrial via CPT1 e via oxidação de ácidos graxos, bem como pela ativação da via AMPK e inibição da via HK-II. Além disso, inibe o crescimento do tumor de células cancerosas gástricas subcutâneas sem toxicidade em camundongos. Coletivamente, FF exibe atividade antitumoral *in vitro* e *in vivo* por meio da mitocôndria e reprogramação metabólica, demonstrando que a regulação mitocondrial e a normalização do metabolismo das células cancerosas são novas estratégias terapêuticas para o câncer (Chen, 2020).

X – Câncer colorretal

1. A perda de PPARα do intestino promove a carcinogênese do cólon aumentando a metilação mediada por DNMT1 de P21 e metilação de p27 mediada por PRMT6 em camundongos. Os tumores colorretais humanos têm níveis mais baixos de RNA mensageiro e proteína PPARα do que os tecidos não tumorais. Os agentes que ativam o PPARα como o fenofibrato podem ser desenvolvidos para quimioprevenção ou tratamento do câncer de cólon (Luo, 2019).
2. Extravasão de células SW620 do câncer de cólon é inibida *in vitro* por flavonoides (apigenina e hispidulina) e drogas de uso clínico (carbamazepina e fenofibrato) (Holzner, 2018).

XI – Câncer ovário

1. Fenofibrato (10, 25, 50, 75, 100 micromoles/l) pode inibir a proliferação de células SKOV3 do câncer de ovário após 24, 48 e 72 horas de tratamento (p < 0,05). A taxa de inibição para o tratamento de 24, 48 e 72 horas foi de 55,72% +/- 0,28%, 57,63% +/- 0,47%, 72,41% +/- 0,62%, respectivamente (p < 0,05). Os efeitos aumentaram com a elevação das concentrações. FF também inibe a migração das células SKOVe (Wang, 2014).
2. Inibição do ATM (ataxia-telangiectasia) é sinérgico com o fenofibrato em células do câncer de ovário de alto grau (Chen, 2020).

XII – Câncer de endométrio

1. FF em doses acima de 25μM inibe a proliferação e induz a apoptose em células de câncer endometrial de Ishikawa. Esses efeitos são potencializados pelo ácido retinoico, um agonista do receptor retinoide X. A análise de conteúdo de DNA mostra que a progressão da fase G1/S ao longo do ciclo celular é inibida. Ocorre regulação para baixo da ciclina D1 (CCND1). Um modelo de camundongo nude de carcinoma endometrial foi usado para investigar o efeito do fenofibrato *in vivo*, mas não conseguiu mostrar a inibição consistente do crescimento do tumor (Saidi, 2006).
2. Para identificar as vias genéticas que contribuem para o desenvolvimento do câncer endometrial, estudou-se o transcriptoma de 20 cânceres endometriais e 11 tecidos endometriais benignos usando microarranjos de DNA. Entre as alterações de transcrição identificadas no câncer endometrial estavam regulação positiva dos receptores do hormônio nuclear, receptores ativados do PPARα e PPARγ, enquanto o receptor beta do retinoide X estava regulado para baixo. Para esclarecer a contribuição de PPARα para a carcinogênese endometrial, procederam-se experimentos em células de carcinoma endometrial cultivadas que expressam esse transcrito. O tratamento com fenofibrato reduziu significativamente a proliferação e aumentou a morte celular, sugerindo que a expressão alterada de receptores de hormônios nucleares envolvidos com o metabolismo de ácidos graxos leva à proliferação celular desregulada e apoptose. Esses resultados suportam uma investigação mais aprofundada de membros da via do receptor PPAR/retinoide X como novos alvos terapêuticos no câncer endometrial (Holland, 2004).

XIII – Câncer de colo uterino

Nada encontrado.

XIV – Linfoma de Hodgkin

Nada encontrado.

XV – Linfoma não Hodgkin

1. FF suprime o linfoma de células B no camundongo ao modular o metabolismo lipídico. Os tumores de células B desencadeiam a mobilização lipídica sistêmica do tecido adiposo branco para o fígado e

aumentam a liberação de VLDL/LDL do fígado para promover o crescimento do tumor. O emprego de fenofibrato, redutor de lipídios, suprime significativamente o crescimento do tumor independente da angiogênese e inflamação. Além da depleção do tecido adiposo branco, o fenofibrato estimula ainda mais a captação de ácidos graxos livres pelo fígado e restaura a capacidade de oxidação dos ácidos graxos hepáticos, acelerando assim a depuração de lipídios liberados do tecido adiposo branco. Além disso, o fenofibrato bloqueia a liberação de lipídios hepáticos induzida pelos tumores. Em contraste, a utilização de lipídios no próprio tecido tumoral não é aumentada pelo fenofibrato, que se correlaciona com níveis de expressão extremamente baixos de PPARα em células B. Estudos mostram que os efeitos associados ao fenofibrato no metabolismo lipídico hepático e na privação de lipídios séricos são capazes de suprimir o crescimento do linfoma de células B, o que pode direcionar novas estratégias de tratamento (Huang, 2013).
2. FF induz efetiva apoptose em células do linfoma de manto ao inibir o eixo TNF-alfa/NF-kappaB (Zak, 2010).

XVI – Melanoma

1. FF inibe o aparecimento de metástases do melanoma. Os animais tratados por via oral com fenofibrato desenvolveram significativamente menos focos metastáticos nos pulmões, em comparação com o grupo controle; no entanto, o crescimento do tumor primário permaneceu inalterado (Grabacka, 2004).
2. FF inibe significativamente a expressão de mRNA de Tlr-4, Myd-88 e Nf-kb1 e a concentração de TNF-α em células B16F10 estimuladas por LPS. Além disso, o bloqueio da sinalização de TLR-4 aumenta o potencial anti-inflamatório do fenofibrato. Além disso, o fenofibrato pode reduzir o volume do tumor induzido por LPS, Tlr-4, Myd-88, mRNA Nf-kb1 e a expressão da proteína TLR-4 no tecido tumoral e também o nível de TNF-α no tecido tumoral lisado. Conclusão: nossos dados indicam que o fenofibrato pode exercer seus efeitos antimelanoma por meio da interação com a via de sinalização dependente de TLR4 (TLR-4/MyD-88/NF-kappaB) (Dana, 2020).
3. Como os linfócitos T que se infiltram no tumor (TILs) se adaptam às restrições metabólicas dentro do microambiente tumoral (TME) e em que grau isso afeta sua capacidade de combater a progressão do tumor permanece pouco compreendido. Usando modelos de melanoma de camundongo, relatou-se que os linfócitos T que se infiltram no tumor (TILs CD8+) aumentam a sinalização do PPARα e o catabolismo de ácidos graxos (FAs) quando simultaneamente submetidos a hipoglicemia e hipóxia. Essa mudança metabólica preserva parcialmente as funções efetoras dos TILs CD8+, embora a expressão do coinibidor aumente durante a progressão do tumor, independentemente da especificidade do antígeno dos TILs CD8+. A promoção do catabolismo dos ácidos graxos melhora a capacidade dos TILs CD8+ de retardar a progressão do tumor. O bloqueio de PD-1 retarda o crescimento do tumor sem alterar o metabolismo ou as funções de TIL. Ele é sinérgico com a reprogramação metabólica de células T para alcançar eficácia antitumoral superior e até mesmo curas completas (Zhang, 2017). Fenofibrato aumenta o catabolismo dos ácidos graxos sem a necessidade de hipoglicemia ou hipóxia.
4. FF induz a produção de beta-hidroxibutirato (bHB) em células de glioblastoma e melanoma, bem como em neuroesferas compostas por células transformadas. Muito importante, seu efeito não depende do nível de expressão ou da atividade do PPARα. A cetogênese induzida por fenofibrato é acompanhada por parada do crescimento e regulação para baixo da transcetolase. A cetogênese em células B16 F10 é acompanhada por um aumento dependente do tempo no nível da proteína HMGCS2. A cetogênese é acompanhada por parada na proliferação. O fenofibrato induz a parada do ciclo celular na fase G0/G1 de maneira dose-dependente nas células B16 F10 (Grabacka, 2016).
5. FF contribui para controlar a melanogênese em células do melanoma B16F10 (Grabacka, 2017).
6. Ativação do PPARα diminui o potencial metastático de células do melanoma, B16F10 e SkMel188 *in vitro*, via regulação pata baixo do Akt (Graback, 2006).

XVII – Sarcomas

1. FF possui toxicidade específica contra células embrionárias do rabdomiossarcoma humano (Maiguma, 2003).
2. FF possui potente ação antiproliferativa dependente de VEGF nos angiossarcomas *in vitro*, independente da função PPARα (Majeed, 2010).

Conclusão

Dispomos de mais uma substância potente para auxiliar na estratégia de cura dessa doença que chamam de câncer e que nada mais são do que células doentes por alguma causa e que estão simplesmente tentando sobreviver. Almejar a cura é o desejo de todos os médicos. Entretanto, temos medo de falar esta palavra. Agora pergunto: De onde veio esse medo?

Referências

1. Ahmed W, Ziouzenkova O, Brown J, et al. PPARs and their metabolic modulation: new mechanisms for transcriptional regulation? J Intern Med. 2007;262:184-98.
2. Araki H, Tamada Y, Imoto S, et al. Analysis of PPARalpha-dependent and PPARalpha-independent transcript regulation following fenofibrate treatment of human endothelial cells. Angiogenesis. 2009;12:221-9.
3. Chanda D, Lee CH, Kim YH, et al. Fenofibrate differentially regulates plasminogen activator inhibitor-1 gene expression via adenosine monophosphate-activated protein kinase-dependent induction of orphan nuclear receptor small heterodimer partner. Hepato-logy. 2009;50(3):880-92.
4. Chang NW, Tsai MH, Lin C, et al. Fenofibrate exhibits a high potential to suppress the formation of squamous cell carcinoma in an oral-specific 4-nitroquinoline 1-oxide/arecoline mouse model. Biochim Biophys Acta. 2011;1812(4):558-64.
5. Chekaoui A, Ertl HCJ. PPAR-alpha agonist fenofibrate enhances cancer vaccine efficacy. Cancer Res. 2021;81(17):4431-40.
6. Chen CW, Buj R, Dahl ES, Leon KE. ATM inhibition synergizes with fenofibrate in high grade serous ovarian cancer cells. Heliyon. 2020;6(9):e05097.
7. Chen L, Peng J, Wang Y, et al. Fenofibrate-induced mitochondrial dysfunction and metabolic reprogramming reversal: the anti-tumor effects in gastric carcinoma cells mediated by the PPAR pathway. Am J Transl Res. 2020;12(2):428-46.
8. Dana N, Haghjooy Javanmard S, Vaseghi G. The effect of fenofibrate, a PPARalpha activator on toll-like receptor-4 signal transduction in melanoma both in vitro and in vivo. Clin Transl Oncol. 2020;22(4):486-94.
9. Deliconstantinos G. Physiological aspects of membrane lipid fluidity in malignancy. Anticancer Res. 1987;7(5B):1011-21.
10. Dharancy S, Malapel M, Perlemuter G, et al. Impaired expression of the peroxisome proliferator-activated receptor alpha during hepatitis C virus infection. Gastroenterology. 2005;128(2):334-42.
11. Drukala J, Urbanska K, Wilk A, et al. ROS accumulation and IGF-IR inhibition contribute to fenofibrate/PPARalpha-mediated inhibition of glioma cell motility in vitro. Mol Cancer. 2010;9:159.
12. Egerod FL, Nielsen HS, Iversen L, et al. Biomarkers for early effects of carcinogenic dual-acting PPAR agonists in rat urinary bladder urothelium in vivo. Biomarkers. 2005;10:295-309.
13. Finck BN, Kelly DP. Peroxisome proliferator-activated receptor alpha (PPARalpha) signaling in the gene regulatory control of energy metabolism in the normal and diseased heart. J Mol Cell Cardiol. 2002;34:1249-57.
14. Gajewski CD, Yang L, Schon EA, Manfredi G. New insights into the bioenergetics of mitochondrial disorders using intracellular ATP reporters. Mol Biol Cell. 2003;14:3628-35.
15. Gamerdinger M, Clement AB, Behl C. Cholesterol-like effects of selective COX inhibitors and fibrates on cellular membranes and amyloid-beta production. Mol Pharmacol. 2007;72:141-51.
16. Gardette V, Bongard V, Dallongeville J, et al. Ten-year all-cause mortality in presumably healthy subjects on lipid-lowering drugs (from the Prospective Epidemiological Study of Myocardial Infarction [PRIME] prospective cohort). Am J Cardiol. 2009;103:381-6.
17. Geisbuhler T, Altschuld RA, Trewyn RW, et al. Adenine nucleotide metabolism and compartmentalization in isolated adult rat heart cells. Circ Res. 1984;54:536-46.
18. Goncalves MD, Hwang SK, Pauli C, et al. Fenofibrate prevents skeletal muscle loss in mice with lung cancer. Proc Natl Acad Sci U S A. 2018;115(4):E743-52.
19. Grabacka M, Pierzchalska M, Dean M, Reiss K. Regulation of ketone body metabolism and the role of PPARα. Int J Mol Sci. 2016;17(12):2093.
20. Grabacka M, Pierzchalska M, Reiss K. Peroxisome proliferator activated receptor α ligands as anticancer drugs targeting mitochondrial metabolism. Curr Pharm Biotechnol. 2013;14:342-56.
21. Grabacka M, Placha W, Plonka PM, et al. Inhibition of melanoma metastases by fenofibrate. Arch Dermatol Res. 2004;296:54-8.
22. Grabacka M, Plonka PM, Urbanska K, Reiss K. Peroxisome proliferator-activated receptor alpha activation decreases metastatic potential of melanoma cells in vitro via down-regulation of Akt. Clin Cancer Res. 2006;12:3028-36.
23. Grabacka M, Reiss K. Anticancer properties of PPARalpha-effects on cellular metabolism and inflammation. PPAR Res. 2008;2008:930705.
24. Grabacka M, Wieczorek J, Michalczyk-Wetula D, et al. Peroxisome proliferator-activated receptor alpha (PPARalpha) contributes to control of melanogenesis in B16 F10 melanoma cells. Arch Dermatol Res. 2017;309(3):141-57.
25. Grabacka MM, Wilk A, Antonczyk A, et al. Fenofibrate Induces Ketone Body Production in Melanoma and Glioblastoma Cells. Front Endocrinol (Lausanne). 2016;7:5.
26. Gu Y, Niu X, Yin L, et al. Enhancing fatty acid catabolism of macrophages within aberrant breast cancer tumor microenvironment can re-establish antitumor function. Front Cell Dev Biol. 2021;9:665869.
27. Han DF, Zhang JX, Wei WJ, et al. Fenofibrate induces G0/G1 phase arrest by modulating the PPARα/FoxO1/p27 kip pathway in human glioblastoma cells. Tumour Biol. 2015;36(5):3823-9a.
28. Han D, Wei W, Chen X et al. NF-κB/RelA-PKM2 mediates inhibition of glycolysis by fenofibrate in glioblastoma cells. Oncotarget. 2015;6(28):26119-28b.'
29. Holland CM, Saidi SA, Evans AL, et al. Transcriptome analysis of endometrial cancer identifies peroxisome proliferator-activated receptors as potential therapeutic targets. Mol Cancer Ther. 2004;3(8):993-1001.
30. Holzner S, Brenner S, Atanasov AG, et al. Intravasation of SW620 colon cancer cell spheroids through the blood endothelial barrier is inhibited by clinical drugs and flavonoids in vitro. Food Chem Toxicol. 2018;111:114-24.
31. Hu D, Su C, Jiang M, Shen Y, et al. Fenofibrate inhibited pancreatic cancer cells proliferation via activation of p53 mediated by upregulation of LncRNA MEG3. Biochem Biophys Res Commun. 2016; 471(2):290-5.
32. Huang J, Das SK, Jha P, et al. The PPARalpha agonist fenofibrate suppresses B-cell lymphoma in mice by modulating lipid metabolism. Biochim Biophys Acta. 2013;1831(10):1555-65.
33. Huang YP, Chang NW. Proteomic analysis of oral cancer reveals new potential therapeutic targets involved in the Warburg effect. Clin Exp Pharmacol Physiol. 2017;44(8):880-7.
34. Jan CI, Tsai MH, Chiu CF, et al. Fenofibrate Suppresses Oral Tumorigenesis via Reprogramming Metabolic Processes: Potential Drug Repurposing for Oral Cancer. Int J Biol Sci. 2016;12(7):786-98.

35. Jeansonne D, DeLuca M, Marrero L, et al. J Biol Chem. Anti-tumoral effects of miR-3189-3p in glioblastoma. 2015;290(13):8067-80.
36. Jeng LB, Velmurugan BK, Hsu HH, et al. Fenofibrate induced PPAR alpha expression was attenuated by oestrogen receptor alpha overexpression in Hep3B cells. Environ Toxicol. 2018;33(2):234-47.
37. Jiao HL, Zhao BL. Cytotoxic effect of peroxisome proliferator fenofibrate on human HepG2 hepatoma cell line and relevant mechanisms. Toxicol Appl Pharmacol. 2002;185(3):172-9.
38. Kast RE, Hill QA, Wion D, et al. Glioblastoma-synthesized G-CSF and GM-CSF contribute to growth and immunosuppression: Potential therapeutic benefit from dapsone, fenofibrate, and ribavirin. Tumour Biol. 2017;39(5):1010428317699797.
39. Lee JW, Bajwa PJ, Carson MJ, et al. Fenofibrate represses interleukin-17 and interferon-gamma expression and improves colitis in interleukin-10-deficient mice. Gastroenterology. 2007;133(1):108-23.
40. Li B, Jiang HY, Wang ZH, et al. Effect of fenofibrate on proliferation of SMMC-7721 cells via regulating cell cycle. Hum Exp Toxicol. 2021;40(7):1208-21.
41. Li C, Mpollo MS, Gonsalves CS, et al. Peroxisome proliferator-activated receptor-α-mediated transcription of miR-199a2 attenuates endothelin-1 expression via hypoxia-inducible factor-1α. J Biol Chem. 2014;289(52):36031-47.
42. Li T, Zhang Q, Zhang J, et al. Fenofibrate induces apoptosis of triple-negative breast cancer cells via activation of NF-kappaB pathway.BMC Cancer. 2014;14:96.
43. Lian X, Gu J, Gao B, Li Y, et al. Fenofibrate inhibits mTOR-p70S6K signaling and simultaneously induces cell death in human prostate cancer cells. Biochem Biophys Res Commun. 2018;496(1):70-5.
44. Liang H, Kowalczyk P, Junco JJ, et al. Differential effects on lung cancer cell proliferation by agonists of glucocorticoid and PPARalpha receptors. J Mol Carcinog. 2014;53(9):753-63.
45. Liu J, Ge YY, Zhu HC, et al. Fenofibrate increases radiosensitivity in head and neck squamous cell carcinoma via inducing G2/M arrest and apoptosis. Asian Pac J Cancer Prev. 2014;15(16):6649-55.
46. Luo Y, Xie C, Brocker CN, et al. Intestinal PPARα Protects Against Colon Carcinogenesis via Regulation of Methyltransferases DNMT1 and PRMT6. Gastroenterology. 2019;157(3):744-59.e4.
47. Maiguma T, Fujisaki K, Itoh Y, et al. Cell-specific toxicity of fibrates in human embryonal rhabdomyosarcoma cells. Naunyn Schmiedebergs Arch Pharmacol. 2003;367(3):289-96.
48. Majeed Y, Upadhyay R, Alhousseiny S, et al. Potent and PPARα-independent anti-proliferative action of the hypolipidemic drug fenofibrate in VEGF-dependent angiosarcomas in vitro.Sci Rep. 2019;9(1):6316.
49. Nadanaciva S, Dykens JA, Bernal A, Capaldi RA, Will Y. 2007. Mitochondrial impairment by PPAR agonists and statins identified via immunocaptured OXPHOS complex activities and respiration. Toxicol Appl Pharmacol. 2007;223:277-87.
50. Nguyen CH, Huttary N, Atanasov AG, et al. Fenofibrate inhibits tumour intravasation by several independent mechanisms in a 3-dimensional co-culture model. Int J Oncol. 2017;50(5):1879-88.
51. Panigrahy D, Kaipainen A, Huang S, et al. PPARalpha agonist fenofibrate suppresses tumor growth through direct and indirect angiogenesis inhibition. Proc Natl Acad Sci U S A. 2008;105:985-90.
52. Wang MS, Han QS, Jia ZR, et al. PPARalpha agonist fenofibrate relieves acquired resistance to gefitinib in non-small cell lung cancer by promoting apoptosis via PPARalpha/AMPK/AKT/FoxO1 pathway. Acta Pharmacol Sin. 2022;43(1):167-76.
53. Poupon R, Cazals-Hatem D, Arrivé L. Fenofibrate-induced massive regression of multiple inflammatory hepatocellular adenoma. Clin Res Hepatol Gastroenterol. 2016;40(1):e1-3.
54. Randle PJ. Regulatory interactions between lipids and carbohydrates: the glucose fatty acid cycle after 35 years. Diabetes Metab Rev. 1998;14:263-83.
55. Saidi SA, Holland CM, Charnock-Jones DS, Smith SK. In vitro and in vivo effects of the PPAR-alpha agonists fenofibrate and retinoic acid in endometrial cancer. Mol Cancer. 2006;5:13.
56. Saidi SA, Holland CM, Charnock-Jones DS, Smith SK. In vitro and in vivo effects of the PPAR-alpha agonists fenofibrate and retinoic acid in endometrial cancer. Mol Cancer. 2006;5:13.
57. Scharping NE, Menk AV, Moreci RS, et al. The Tumor Microenvironment Represses T Cell Mitochondrial Biogenesis to Drive Intratumoral T Cell Metabolic Insufficiency and Dysfunction. Immunity. 2016;45(2):374-88.
58. Shigeto T, Yokoyama Y, Xin B, Mizunuma H. Peroxisome proliferator-activated receptor alpha and gamma ligands inhibit the growth of human ovarian cancer. Oncol Rep. 2007;18:833-40.
59. Stalinska J, Zimolag E, Pianovich NA, et al. Chemically modified variants of fenofibrate with antiglioblastoma potential. Transl Oncol. 2019;12(7):895-907.
60. Strakova N, Ehrmann J, Bartos J, et al. Peroxisome proliferator-activated receptors (PPAR) agonists affect cell viability, apoptosis and expression of cell cycle related proteins in cell lines of glial brain tumors. Neoplasma. 2005;52:126-36.
61. Sun J, Zheng Z, Chen Q, et al. Fenofibrate potentiates chemosensitivity to human breast cancer cells by modulating apoptosis via AKT/NF-kappaB pathway. Onco Targets Ther. 2019;12:773-83.
62. Tao T, Zhao F, Xuan Q, et al. Fenofibrate inhibits the growth of prostate cancer through regulating autophagy and endoplasmic reticulum stress. Biochem Biophys Res Commun. 2018;503(4):2685-9.
63. Tsai SC, Tsai MH, Chiu CF, et al. AMPK-dependent signaling modulates the suppression of invasion and migration by fenofibrate in CAL 27 oral cancer cells through NF-kappaB pathway. Environ Toxicol. 2016;31(7):866-76.
64. Urbanska K, Pannizzo P, Grabacka M, et al. Activation of PPARalpha inhibits IGF-I-mediated growth and survival responses in medulloblastoma cell lines. Int J Cancer. 2008;123:1015-24.
65. *Wagner N, Wagner KD* PPARs and Angiogenesis-Implications in Pathology. *Int J Mol Sci.* 2020 Aug 10; 21(16).
66. Wang H, He CH, Bai LP, et al. Effects of fenofibrate on the growth and migration of ovarian cancer cells in vitro. Sichuan Da Xue Xue Bao Yi Xue Ban. 2014 Sep;45(5):789-92.
67. Warbug O, Posener K, Negelein E. Ubner den/stoffwechsel der Carcinomzella. Biochem Z. 152:309-44;1924.
68. Warburg O. On the origin of cancer cells. Science, 1956, 123:309–314-a.
69. Warburg O. 1956. On respiratory impairment in cancer cells. Science. 1956;124(3215):269-70b.
70. Wilk A, Urbanska K, Grabacka M, et al. Fenofibrate-induced nuclear translocation of FoxO3A triggers Bim-mediated apoptosis in glioblastoma cells in vitro. Cell Cycle. 2012;11:2660-71.
71. Wilk A, Wyczechowska D, Zapata A, et al. Molecular mechanisms of fenofibrate-induced metabolic catastrophe and glioblastoma cell death. Mol Cell Biol. 2015;35(1):182-98.
72. Wolfe RR. Metabolic interactions between glucose and fatty acids in humans. Am J Clin Nutr. 1998;67:519S-6S.
73. Wybieralska E, Szpak K, Górecki A, et al. Fenofibrate attenuates contact-stimulated cell motility and gap junctional coupling in DU-

145 human prostate cancer cell populations. J.Oncol Rep. 2011; 26(2):447-53.
74. Yamasaki D, Kawabe N, Nakamura H, et al. Fenofibrate suppresses growth of the human hepatocellular carcinoma cell via PPARalpha-independent mechanisms. Eur J Cell Biol. 2011;90(8):657-64.
75. Yokoyama Y, Xin B, Shigeto T, Mizunuma H. Combination of ciglitazone, a peroxisome proliferator-activated receptor gamma ligand, and cisplatin enhances the inhibition of growth of human ovarian cancers. J Cancer Res Clin Oncol. 2011;137:1219-28.
76. You BJ, Hour MJ, Chen LY, et al. Fenofibrate induces human hepatoma Hep3B cells apoptosis and necroptosis through inhibition of thioesterase domain of fatty acid synthase. Sci Rep. 2019;9(1):3306.
77. Zak Z, Gelebart P, Lai R. Fenofibrate induces effective apoptosis in mantle cell lymphoma by inhibiting the TNFalpha/NF-kappaB signaling axis. Leukemia. 2010;24(8):1476-86.
78. Zhang Y, Kurupati R, Liu L, et al. Enhancing CD8(+) T Cell Fatty Acid Catabolism within a Metabolically Challenging Tumor Microenvironment Increases the Efficacy of Melanoma Immunotherapy. Cancer Cell. 2017;32(3):377-91.e9.
79. Zhao H, Zhu C, Qin C, et al. Fenofibrate down-regulates the expressions of androgen receptor (AR) and AR target genes and induces oxidative stress in the prostate cancer cell line LNCaP. Biochem Biophys Res Commun. 2013;432(2):320-5.
80. Zungu M, Felix R, Essop MF. Wy-14,643 and fenofibrate inhibit mitochondrial respiration in isolated rat cardiac mitochondria. Mitochondrion. 2006;6:315-22.

CAPÍTULO 70

Fosfoetanolamina: não no câncer

José de Felippe Junior

Ninguém pode brincar de médico. **Conceito milenar**

O conteúdo de fosfoetanolamina celular funciona como marcador da atividade tumoral. **Vários autores**

Cuidado: Quanto maior a quantidade de fosfoetanolamina no citoplasma maior o número de mitoses e proliferação celular, em 53 espécimes de câncer de mama humano. **Kano-Sueoka**

Cuidado: A fosfoetanolamina está associada com o aumento da proliferação do câncer de mama em estudo com ressonância magnética com espectroscopia do P31. **Kalra**

Cuidado: No câncer de mama a diminuição da fosfoetanolamina celular se associa com doença estável ou respondendo ao tratamento e o aumento se associa com doença em progressão. **Leach**

Cuidado: A fosfoetanolamina está elevada no câncer de mama no início do tratamento e diminui após a regressão tumoral. **Ng**

Cuidado: A fosfoetanolamina está elevada no câncer de próstata humano em proliferação quando comparado com o tecido prostático normal. **Swanson**

Cuidado: Tumores malignos cerebrais apresentam maior quantidade de fosfoetanolamina quando comparados com as células normais. **Cadoux-Hudson**

Cuidado: Na leucemia linfocítica crônica humana o conteúdo de fosfoetanolamina é maior quando comparado com linfócitos normais. **Franks**

Cuidado: Os pacientes com linfoma não Hodgkin que apresentam elevado nível de fosfoetanolamina mais fosfocolina não respondem ao tratamento, enquanto os com soma baixa de tais elementos respondem completamente. **Arias-Mendoza**

Cuidado: Inibição do gene supressor de tumor PCYT2 diminui a concentração citoplasmática de fosfatidilcolina e aumenta a de fosfoetanolamina provocando aumento da proliferação mitótica. **Vários autores**

Cuidado: Células do câncer de mama e de pâncreas possuem quantidades elevadas de fosfoetanolamina em relação ao tecido normal. Estratégias para diminuir a sua concentração inibindo as enzimas que catalisam a síntese de fosfoetanolamina diminuem a proliferação neoplásica **(Shah, 2018).**

Primeiramente, é importante frisar que o tratamento do câncer deve ser feito por médicos e, em segundo lugar, não se encontra na literatura médica de bom nível o uso da fosfoetanolamina no câncer humano. Sua síntese não foi descoberta no Brasil e sim na Alemanha por Franz Kholer, em 1965.

Análise realizada por laboratório contratado pelo Ministério da Ciência, Tecnologia e Inovação (MCTI) revelou que a fosfoetanolamina sintética (syn-phospho) continha grande quantidade de impurezas e não atendia aos padrões de qualidade farmacêutica exigidos por um medicamento em investigação. A citotoxicidade contra linhas celulares de tumores humanos e ensaios *in vivo* de tumores de xenoenxertos de roedores falhou consistentemente em demonstrar uma potencial atividade anticâncer do syn-phospho. Os estudos pré-clínicos de segurança do syn-phospho também foram insuficientes para apoiar estudo experimental com este medicamento em pacientes com câncer. Além disso, a decisão de aprovação ética aparentemente ignorou dois achados anteriores que sugeriam um possível aumento da proliferação de células de carcinoma mamário por fosfoetanolamina e um aparente aumento nas metástases pulmonares pelo syn-phospho em ensaio de tumor implantado em ratos. A relação risco-benefício é claramente desfavorável e, portanto, este estudo em pacientes com câncer não preenche requisito essencial para tornar ética uma pesquisa clínica. Também há preocupações sobre se o desenho do estudo é suficientemente robusto (validade científica) e o valor social do julgamento do syn-phospho em pacientes com câncer é questionável (Paumgartten, 2017).

Um estudo transversal foi desenvolvido pela Sociedade Brasileira de Oncologia Clínica (SBOC). O questionário objetivamente estruturado foi enviado por e-mail e SMS aos membros ativos do MD do SBOC. A pesquisa foi enviada a 1.072 oncologistas, e 398 (37,1%) responderam pelo menos em parte. Cento e quinze (28,9%) haviam acompanhado pacientes que usavam fosfoetanolamina. Entre estes, 14 (12,2%) observaram eventos adversos e quatro (3,5%) atribuíram benefício clínico à substância. A maioria dos oncologistas (n = 331; 83,2%) acredita que ele deve ser usado apenas como parte de um protocolo de ensaio clínico. A maioria dos médicos não recomendou este medicamento a seus pacientes (n = 311; 78,1%). Esta é a primeira pesquisa a avaliar a opinião e a experiência dos oncologistas sobre essa terapia alternativa. A maioria dos oncologistas no Brasil não acredita que a fosfoetanolamina sintética seja ativa no tratamento do câncer, não recomenda seu uso sem avaliação adequada e afirma que ela deve estar disponível apenas para pacientes no contexto de ensaios clínicos.

O autor deste livro não recomenda em espécie alguma o uso deste medicamento em cânceres, inclusive no contexto de ensaios clínicos, e os motivos pelos quais assim pensamos vamos expor a seguir.

Em vários tipos de carcinomas ocorre inibição do gene supressor de tumor PCYT2, o que provoca diminuição da concentração citoplasmática de fosfatidilcolina e aumento da concentração de fosfoetanolamina, induzindo o aumento da proliferação mitótica neoplásica. Nas células normais o gene supressor de tumor PCYT2 está superexpresso, o que aumenta a síntese de fosfatidilcolina citoplasmática por ativação da via Kennedy-fosfatidilcolina e mantém o estado quiescente, não proliferativo. Nas células transformadas e nas neoplásicas o gene PCYT2 está inibido, o que provoca diminuição da síntese de fosfatidilcolina e aumento da síntese de fosfoetanolamina citoplasmática, o aumentando a velocidade de proliferação mitótica do câncer. A vitamina K_2 aumenta a síntese de fosfoetanolamina na intimidade da membrana e diminui a proliferação mitótica.

Trabalho muito elegante mostrou em 53 biópsias consecutivas de câncer de mama que quanto maior a concentração de fosfoetanolamina no citoplasma maior era o número de mitoses nas células cancerígenas, isto é, maior era a proliferação celular. Outro estudo mostrou que a fosfoetanolamina estava associada com o aumento da proliferação do câncer de mama em estudo com ressonância magnética por espectroscopia do P31. Em 19 pacientes com câncer de mama, a diminuição da fosfoetanolamina celular se associou com doença estável ou respondendo ao tratamento e o aumento se associou com a doença em progressão. Em 12 pacientes o teor de fosfoetanolamina estava elevado no câncer de mama e diminuiu após o tratamento.

Tumores malignos cerebrais apresentam maior quantidade de fosfoetanolamina quando comparados com as células normais. Na leucemia linfocítica crônica humana, o conteúdo de fosfoetanolamina é maior quando comparado com linfócitos normais. Quarenta e sete peças cirúrgicas de 22 pacientes com câncer de próstata foram analisadas. A fosfoetanolamina, glicerol-fosfoetanolamina, glicerofosfocolina e fosfocolina estavam elevadas no câncer de próstata quando comparadas com o tecido prostático normal. Os 10 pacientes com linfoma não Hodgkin que apresentavam a soma da fosfoetanolamina e fosfocolina elevadas não responderam ao tratamento. Os 17 pacientes cuja soma foi pequena apresentaram completa resposta terapêutica ao mesmo tratamento.

Mas, "A César o que é de César". Jesus Cristo

A fosfoetanolamina é substância conhecida do mundo científico desde 1939, quando o famoso bioquímico alemão Dr. Erwin Chergoff mostrou que tal substância é componente essencial da estrutura de todas as membranas celulares. Quimicamente é o Ca-EAP, Etanol Amina Phosphato de Cálcio ou Mg-EAP, Etanol Amina Phosphato de Magnésio.

Fosfoetanolamina $C_2H_8NO_4P$, PM: 141g/mol

Estudos posteriores, em 1952, do Dr. Buchi, cientista suíço, colaboraram com os achados de Chergoff enfatizando a importante função da etanolamina-fosfato na fisiologia da membrana celular e das organelas, principalmente a mitocondrial.

Hans A. Nieper, presidente da Sociedade Alemã de Cancerologia, sabendo da importância da substância em questão, pediu em 1965 para o químico Franz Kholer preparar o sal cálcico da fosfoetanolamina para estudo clínico.

Nieper descobriu que a fosfoetanolamina era um eficaz transportador de minerais e eletrólitos e diminuía a permeabilidade da membrana selando poros lipídicos defeituosos. Dessa forma, o Ca-EAP diminuía o risco de infecções por bactérias, vírus e inflamações por toxinas (Agressologie, 1967 e 1968). Em 1972, Moenninghoff, usando microscopia eletrônica, confirmou os resultados de Nieper.

O primeiro estudo clínico com a fosfoetanolamina foi realizado na esclerose múltipla. Em 35 anos de uso clínico, Nieper observou bons resultados em 68% dos 3.150 pacientes que usaram o medicamento.

O estudo na esclerose múltipla foi confirmado nos Estados Unidos por George Morisette em 300 pacientes. O autor observou resultados positivos em 82% dos casos e quando se administrava o fármaco na fase inicial da doença a melhora se elevava para 92%.

Outras doenças tratadas na Alemanha com a fosfoetanolamina foram osteoporose, *diabetes mellitus*, retinopatia diabética, neuropatia diabética e diabetes tipo I, onde se verificou alguns casos de regressão parcial ou total da doença. A ingestão de vitamina C aumenta a eficácia terapêutica nas doenças elencadas. Junto com sais de magnésio, potássio e selênio melhora a função miocárdica, sendo útil na hipertensão arterial e nas arritmias.

Não encontramos estudos clínicos sobre a fosfoetanolamina no câncer na Alemanha, berço da droga, ou em qualquer outro país.

Recentemente, descobriu-se que a vitamina K_2 aumenta a síntese de fosfoetanolamina na membrana celular e sabe-se o grande valor dessa vitamina na prevenção e tratamento do câncer. Entretanto, a vitamina K_2 possui inúmeras funções anticarcinogênicas não relacionadas com a fosfoetanolamina.

Diante da angústia de pacientes e familiares que convivem com doença grave como o câncer, e que desejam usar a fosfoetanolamina, não comprovada no tratamento do câncer, e fazendo piorar o câncer de mama e muitos outros, saibam que a vitamina K_2 está disponível no mercado, faz parte da farmacopeia nacional e é enorme a quantidade de trabalhos que mostram benefícios consistentes nos pacientes com câncer que a utilizam.

Em medicina é mais eficaz prover meios de síntese intramembrana do que administrar substâncias que vão fazer parte dela. A vitamina K_2 aumenta a síntese de fosfoetanolamina na intimidade da membrana celular e não aumenta a proliferação mitótica, mas, ao contrário, provoca diferenciação celular, justamente **por não aumentar a concentração dessa substância no citoplasma.** O aumento da síntese de fosfoetanolamina na membrana proporciona diferenciação celular. Quando ingerida aumenta a concentração no citoplasma, o que provoca aumento da proliferação cancerígena no câncer de mama, nos gliomas malignos, leucemias, linfomas e no câncer de próstata.

A vitamina K_2 provoca diminuição da proliferação neoplásica e aumento da apoptose na maioria dos tumores sólidos mais frequentes dos adultos: mama, próstata, pulmão, gliomas, glioblastoma, ovário, estômago, colorretal, pulmão etc. A vitamina K_2 provoca algo de muito importante, a diferenciação celular, sonho de todos os médicos: transformação das células neoplásicas em células normais. Essa é a busca incansável de Felippe Jr e colaboradores há mais de 19 anos.

Para o médico biomolecular, células cancerosas não são malignas e sim células doentes que necessitam de tratamento e não extermínio. Quando uma célula entra em sofrimento por vírus, bactérias, metais carcinogênicos como flúor, níquel, chumbo, mercúrio, cádmio, arsênio, elas entram em "estado de quase morte". Nesse momento, colocam em ação mecanismos anciões de sobrevivência celular, os mesmos que nos mantiveram vivos durante a Evolução no planeta, e para manter o patrimônio gênico adquirido nos últimos 3,8 bilhões de anos começam a proliferar. O crucial no tratamento é afastar o fator causal, pois como em Física não existe efeito sem causa, em biologia não existe doença sem causa.

Muitos trabalhos mostram que o aumento da concentração de fosfoetanolamina no tecido canceroso se correlaciona com a proliferação tumoral e neoplasia ativa, enquanto a diminuição de sua concentração significa que o tumor está respondendo ao tratamento ou está em fase de baixa proliferação mitótica, baixa atividade ou mesmo inativo.

Fosfoetanolamina é o substrato da enzima reguladora CTP: fosfoetanolamina citidiltransferase (ECT) na *de novo* biossíntese da fosfatidiletanolamina na via Kennedy. No câncer de mama MCF-7, a atividade da ECT está reduzida, o que leva ao acúmulo de fosfoetanolamina e à diminuição da síntese de fosfatidiletanolamina em comparação com células epiteliais mamárias, MCF-10A.

Nas células normais, o aumento da atividade da enzima ECT é devido ao significante aumento da expressão do gene PCYT2 (CTP: fosfoetanolamina citidiltransferase-2), na região promotora, mRNA e conteúdo proteico. Dessa forma, o gene PCYT2 funciona como supressor tumoral. Esse gene está funcionante nas células normais e aumenta o conteúdo de fosfatidiletanolamina celular, e assim as células ficam quiescentes, sem proliferação.

O EGR1 (*earlygrowth response protein 1*) é o responsável pela atividade elevada da enzima ECT nas células normais em relação às células neoplásicas. Nessas, o EGR1 está presente em baixas concentrações e o promotor basal do gene PCYT2 é mantido pela elevação da atividade do NF-kappaB.

O EGR1 é importante estimulante transcricional do gene PCYT2 humano e as condições que modificam o EGR1 também afetam a função do ECT e consequentemente a síntese de fosfoetanolamina.

A fosfatidiletanolamina é o fosfolipídio dominante do citoplasma e das membranas das células normais onde está envolvido diretamente em importantes processos celulares, como sinalização, fusão de lipídios de membrana, divisão celular e apoptose. Ele pode ser derivado de outros fosfolipídios por descarboxilação da fosfatidilserina na mitocôndria e por outros mecanismos no retículo endoplasmático. Entretanto, mais importante é sua *de novo* síntese pela via Kennedy CDP-etanolamina, que contribui para a maioria da fosfatidiletanolamina presente na célula e para a produção de plasmalógenos.

Essa via é composta por 3 etapas:

1. Etanolamina → Fosfoetanolamina enzima: etanolamina-quinase.
2. Fosfoetanolamina → CDP-etanolamina enzima: CTP ou fosfoetanolamina citidiltransferase.
3. CDP-etanolamina + diacilglicerol → plasmalógenos da fosfatidiletanolamina.

A via Kennedy é de fundamental importância no desenvolvimento do feto e sem ela não há crescimento fetal perfeitamente administrado. Essa via está espalhada em todas as células dos mamíferos, constituindo-se em elemento essencial de sobrevivência da espécie. Entretanto, nos casos de neoplasias ou células transformadas, a via Kennedy está inibida, ocorre acúmulo de fosfoetanolamina e o tumor passa a se desenvolver livremente.

A via Kennedy-etanolamina e ECT está inibida em vários tipos de câncer e células transformadas, incluindo o câncer de mama. O gene PCYT2 humano está localizado no cromossomo 17q25.3, na vizinhança de um supressor tumoral e é a mais frequente modificação encontrada no câncer de mama. Ocorrem mudanças fenotípicas precoces na composição lipídica durante a progressão do câncer e ela se caracteriza por aumento da concentração intracelular de fosfoetanolamina e fosfocolina.

Em biópsias de tumores de mama e células em cultura, a análise por ressonância nuclear magnética demonstra acúmulo de fosfomonoesteres como a fosfoetanolamina e a fosfocolina, indicando proliferação mitótica ativa. As concentrações dessas duas substâncias diminuem a valores normais na regressão espontânea ou na regressão medicamentosa do tumor. Dessa forma, o conteúdo de fosfoetanolamina celular funciona como marcador da atividade tumoral.

A fosfoetanolamina (PE) elevada é frequentemente observada em estudos de MRS de cânceres e xenoenxertos humanos. O papel da PE na sobrevivência celular e as causas moleculares subjacentes a esse aumento são, no entanto, relativamente pouco exploradas. Os autores investigaram os papéis das etanolamina cinases (Etnk-1 e 2) e colina cinases (Chk-α e β) na contribuição para o aumento da PE nas células de câncer de mama e de câncer de pâncreas humano. Eles investigaram o efeito do silenciamento de Etnk-1 e Etnk-2 na viabilidade celular como estratégia terapêutica potencial. As células cancerígenas da mama e do pâncreas apresentaram maior PE em comparação com as contrapartes não malignas. Eles identificaram Etnk-1 como uma das principais causas dos níveis elevados de PE nessas células cancerígenas, com pouca ou nenhuma contribuição de Chk-α, Chk-β ou Etnk-2. O aumento de PE observado em células de câncer de pâncreas em cultura foi replicado nos xenoenxertos de tumor correspondentes. A regulação negativa de Etnk-1 com siRNA resultou em citotoxicidade celular que se correlacionou com a diminuição dos níveis de PE nas células de câncer de mama e de pâncreas. Etnk-1, o qual diminui a geração de PE, pode fornecer um potencial alvo terapêutico em câncer de mama e pancreático (Shah, 2018).

Alvos moleculares no câncer

In vitro e em camundongos: às vezes funciona

1. Citotoxicidade contra linhas celulares de tumores humanos e ensaios *in vivo* de tumores de xenoenxertos de roedores falharam consistentemente em demonstrar uma potencial atividade anticâncer do syn-phospho
2. A fosfoetanolamina aumenta a proliferação celular de carcinoma mamário de camundongos.
3. Provoca aumento das metástases pulmonares em ensaio de tumor implantado em ratos.
4. Atividade antiangiogênica e antimetastática em células do carcinoma renal.
5. Efeito antileucemia promielocítica aguda *in vitro* e *in vivo* murino.
6. Efeito anticâncer no tumor ascítico de Ehrlich.
7. Reduz o crescimento tumoral e induz apoptose no melanoma B16 murino *in vivo*. Baixas doses modulam o ciclo celular e altas doses provocam apoptose.
8. Provoca parada do ciclo celular e apoptose em células MCF-7 do câncer de mama humano diminuindo o potencial transmembrana mitocondrial, ativando caspase-3, inibindo Bcl-2 e liberando citocromo c. Induz parada do ciclo celular em G1 por meio da inibição da ciclina D1 e estimulando o p53.
9. A fosfoetanolamina induz a morte celular independente da caspase, reduzindo a expressão de C-RAF e inibe o crescimento de tumores no modelo de melanoma humano (Mambelli, 2018).

Em seres humanos: não funciona

1. Quanto maior a quantidade de fosfoetanolamina no citoplasma, maior o número de mitoses em 53 espécimes de câncer de mama humano.

2. Fosfoetanolamina está associada com o aumento da proliferação do câncer de mama utilizando o método da ressonância magnética com espectroscopia do P31.
3. Em 12 pacientes, o teor de fosfoetanolamina estava elevado no câncer de mama e diminuiu após a regressão do tumor.
4. Em 19 pacientes com câncer de mama, a diminuição da fosfoetanolamina celular se associou com doença estável ou respondendo ao tratamento e o aumento se associou com doença em progressão.
5. A fosfoetanolamina está elevada no câncer de próstata humano quando comparado com o tecido prostático normal.
6. Tumores malignos cerebrais apresentam maior quantidade de fosfoetanolamina quando comparados com as células normais utilizando o método da ressonância magnética com espectroscopia do P31.
7. Na leucemia linfocítica crônica humana, o conteúdo de fosfoetanolamina é maior quando comparado com linfócitos normais.
8. Os 10 pacientes com linfoma não Hodgkin que apresentavam a soma da fosfoetanolamina e fosfocolina elevadas não responderam ao tratamento. Os 17 pacientes cuja soma foi pequena apresentaram completa resposta terapêutica.

Casos clínicos típicos do uso da fosfoetanolamina: piora da evolução ou óbito

Caso 1. Paciente F.C.Z. do sexo masculino com 60 anos de idade foi diagnosticado em 2011 com adenocarcinoma de cólon. Tratado com quimioterapia, cirurgia e radioterapia. Não foi retirado o fator causal e em 2014 apresentou duas metástases pulmonares. Uma delas foi retirada cirurgicamente. Em julho de 2017, o PET-SCAN-FDG revelou no nódulo restante o SUV de 18%. Começou a usar fosfoetanolamina, 500mg 3 vezes ao dia, por conta própria e em 6 meses o SUV aumentou para 40%. Ao chegar no consultório contou que há 3 dias aumentou a dose de fosfoetanolamina para 6g ao dia. Suspenso o carcinocinético. Clínica JFJ-jan/2018.

Caso 2. Paciente M.D.S.F., 81 anos de idade. Adenocarcinoma de mama em 2006. Fez quadrantectomia e 30 sessões de radioterapia. Em dezembro de 2016 a tomografia revelou vários nódulos metastáticos no pulmão. Ganhou liminar para tomar fosfoetanolamina. Nova tomografia ingerindo por conta própria 3g ao dia durante 2 meses mostrou que os nódulos metastáticos dobraram de volume. Clínica JFJ- fev/2018.

Caso 3. Glioma difuso de tronco que piorou e faleceu após uso de fosfoetanolamina. M.L.G., menino de 7 anos foi diagnosticado com glioma difuso de tronco com extensão para cerebelo em 18 de abril de 2016. Submeteu-se a todos os tratamentos convencionais incluindo nimotuzumab. Houve leve regressão com posterior aumento do volume tumoral. Submeteu-se a nova série de radioterapia que não surtiu efeito. Veio em consulta em 09 de maio de 2017 após dois oncologistas afirmarem que nada mais poderia ser feito. Menino em bom estado geral, andando com dificuldade, bom apetite e sem cansaço. Possíveis causas da neoplasia: IgG para Epstein-Barr vírus: 18,4 (reagente > 1,1) e aumento de cádmio (metal carcinogênico). Prescrito a estratégia biomolecular para retirada do metal, controle do EBV e fitonutrientes carcinostáticos, ao lado de dieta inteligente. Somente foi administrado beta-alanina e fórmula de Roomi dos 18 itens prescritos. Posteriormente descobrimos que a família estava administrando fosfoetanolamina na dose de 2g/dia há 1 ano. Faleceu em outubro de 2017. Estamos diante de mais um dos inúmeros pacientes com câncer que pioram com a fosfoetanolamina. Vide capítulo: fosfoetanolamina: não no câncer. Clínica JFJ

Caso 4. Linfoma de Hodgkin tipo esclerose nodular. PSD, 31 anos, feminina, diagnosticada há 2 anos. Fez quimioterapia AVD e o PET-Scan mostrou regressão total. Após 2 anos houve recidiva na axila. Após 2 meses de fosfoetanolamina 500mg 2 vezes ao dia sentiu aumento do volume na axila e aparecimento de tumefação infraclavicular esquerda.

Referências

1. Abstracts and papers in full on site www.medicinabiomolecular.com.br
2. Arias-Mendoza F, Smith MR, Brown TR. Predicting treatment response in non-Hodgkin's lymphoma from the pretreatment tumor content of phosphoethanolamine plus phosphocholine. Acad Radiol. 11(4):368-76;2004.
3. Cadoux-Hudson TAD, Blackledge MJ, Rajagopalan B, et al. Human primary brain tumour metabolism in vivo: a phosphorus magnetic resonanc spectroscopy study. Br J Cancer. 60:430-6; 1989.
4. Franks SE, Smith MR, Arias-Mendoza F, et al. Phosphomonoester concentrations differ between chronic lymphocytic leukemia cells and normal human lymphocytes. Leuk Res. 26(10):919-26;2002.
5. Kalra R. Phosphomonoester is associated with proliferation in human breast cancer: a 31P MRS study. Br J Cancer. 67:1145-53; 1993.
6. Kano-Sueoka T, Watanabe T, Miya T, Kasai H. Analysis of cytosolic phosphoethanolamine and ethanolamine and their correlation with prognostic factors in breast cancer. Jpn J Cancer Res. 82(7):829-34; 1991.
7. Leach MO, Verrill M, Glaholm J, et al. Measurements of human breast cancer using magnetic resonance spectroscopy: a review of

clinical measurements and a report of localized 31P measurements of response to treatment. NMR Biomed. 11(7):314-40;1998.
8. Mambelli LI, Teixeira SF, Jorge SD, et al. Biomed Pharmacother. Jul;103:18-282018.
9. Ng TC, Grundfest S, Vijayakumar S, et al. Therapeutic response of breast carcinoma monitored by 31P MRS in situ. Magn Reson Med. 10 (1):125-34;1989.
10. Nieper H. The curious man. The life and works of Dr. Hans Nieper. New York: Avery Publ. Group; 1999.
11. Nieper H. The curious man. The life and works of Dr. Hans Nieper. New York: Avery Publ. Group; 1999.
12. Paumgartten FJR. Ethical issues on the "synthetic" phosphoethanolamine clinical trial. Rev Assoc Med Bras (1992). 2017 May;63(5): 388-392.
13. Rêgo JF, Lopes G, Riechelmann RP, et al. A "miracle" cancer drug in the era of social media: A survey of Brazilian oncologists' opinions and experience with phosphoethanolamine. Rev Assoc Med Bras (1992). Jan 1;63(1):70-77,2017.
14. Shah T, Krishnamachary B, Wildes F, et al. Molecular causes of elevated phosphoethanolamine in breast and pancreatic cancer cells. NMR Biomed. Jun 21:e3936;2018.
15. Swanson G. Quantification of choline- and ethanolamine – containing metabolites in human prostate tissues using 1H HR-MAS total correlation spectroscopy. Magn Reson Med. 60(1):33-40;2008.

CAPÍTULO 71

Fucoidans das algas marrons são potentes anticâncer

Anti-EBV, CMV, HSV, HPV, HIV, Hepatite B vírus, Hepatite C vírus, *H. pylori*; polariza sistema imune para M1/Th1; bloqueia VEGFR2/Erk/VEGF; diminui a transcrição de MMP-2 e KIF4A; inibe PI3K-Akt-mTOR; ativa o eixo de estresse TLR4/ERTOs/ER; inibe a expressão do PTEN, AKT, IGF-IR, Shc, Ras, SOS, Raf, MEK, proteína Retinoblastoma (pRb) e da proteína fator E2; induz a supressão do ID-1 e facilita a diferenciação, além de demetilar a zona CpG e diminuir a função dos genes de sobrevivência celula — Epigenética

José de Felippe Junior

Fucoidans são uma classe de polímeros sulfatados ricos em fucose encontrados em diferentes espécies de macroalgas marrons que possuem propriedades anti-inflamatória, antidiabética, antiulcerosa, anticoagulante e no câncer é antiproliferativo, antimetastático, antiangiogênico e apoptótico. Pesquisas recentes *in vivo, in vitro* e clínicas mostraram efeitos em outras patologias, como osteoartrite, aderência cirúrgica, fibroses, doenças cardíacas, renais e hepáticas, doenças infecciosas, modulação de células-tronco hematopoiéticas, neurodegeneração, proteção contra danos causados por radiação e veneno de cobras (Nishino, 1994; Berteau, 2003; Fitton, 2011; van Weelden, 2019).

Fucoidans do *Sargassum* fusiforme (Figura 71.1) e outros fucoidans possuem as seguintes atividades farmacológicas, antioxidante, antitumoral, aumento da imunidade celular, antienvelhecimento, aumento da função dos osteoblastos, hipoglicemiante, anticoagulação, antivírus, antibactéria, antifatiga, promotor do crescimento e desenvolvimento.

A macroalga mais estudada quanto a estrutura e função é a *Fucus vesiculosus* (Figura 71.2).

Nos distúrbios neurodegenerativos, as células gliais ativadas produzem óxido nítrico (NO) em excesso, o que causa neurotoxicidade. A NO sintase induzível (iNOS) é um alvo terapêutico potencial nas doenças neurodegenerativas. O fucoidan suprime a produção de NO induzida por TNFα e IFNγ e a expressão de iNOS. Além disso, ele inibe a ativação de AP-1, IRF-1, JAK/STAT e MAPK induzida por TNFα e IFN-gama, além de induzir a expressão do receptor sequestrador B1 (SR-B1). O fucoidan pode ser um potencial agente terapêutico para o tratamento de lesões neuronais inflamatórias neurodegenerativas (Do, 2010).

Existe uma gama enorme de macroalgas marrons usadas na medicina do Japão, China e regiões da Ásia,

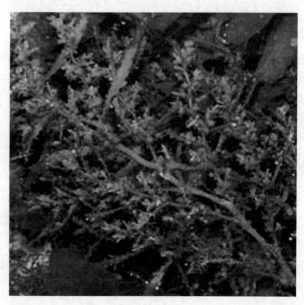

Figura 71.1 *Sargassum* sp.

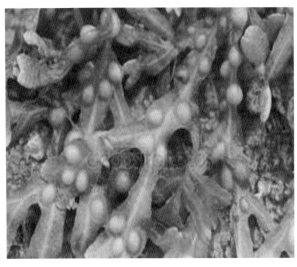

Figura 71.2 *Fucus vesiculosus*.

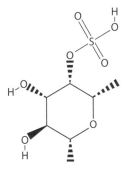

Fucoidan

como *Ascophyllum nodosum, Fucus distichus, Pelvetia canaliculata, Fucus serratus, Himanthalia elongata, Bifurcaria bifurcat, Cladosiphon okamuranus, Undaria pinnatifida*, todas elas ricas em fucoidans de diferentes estruturas na sua coluna dorsal de carbono e nos compostos laterais.

A estrutura do fucoidan depende muito das espécies de algas, mas sempre contém uma espinha dorsal de fucoidans sulfatados. Em algumas espécies, o esqueleto dos fucoidans contém ramificações de açúcares, fucose ou ácido urônico.

O fucoidan do *Fucus vesiculosus* possui estrutura relativamente simples que consiste em uma espinha dorsal com ramificações de sulfato e fucoses ligadas a α-(1 → 3) e a α-(1 → 4).

O fucoidan de fórmula e peso molecular de 242,3g/mol é também conhecido como fucan sulfate, fucan sulfate Hor-1, fucoidin. meFucoidan, Mekabu fucoidan, sulfated fucans. Seu nome químico é: [(2S,3S,4S,5S,6R)-4,5--dihydroxy-2,6-dimethyloxan-3-yl] hydrogen sulfate. A molécula doa 3 e é aceptora de 7 elétrons: forte oxidante.

Absorção

A absorção do fucoidan administrado a voluntários saudáveis é muito limitada. No rato a concentração máxima no sangue é alcançada em torno de 4 horas ao administrar por via oral o *F. vesiculosus*, 737kDa (Tokita, 2010; Pozharitskaya, 2018).

A ingestão de 1g por dia de fucoidan da *Undaria pinnatifida* funcionou com bom adjuvante de vacinas sazonais em um grupo de muitos idosos internados em casa de repouso (Negishi, 2013).

Toxicidade

O fucoidan derivado de todas as espécies de macroalgas marrons carece de toxicidade *in vitro, in vivo* e em estudos clínicos. Fucoidan por via oral na dose de 1.000mg/dia por 3 meses em portadores de osteoartrite não demonstrou toxicidade (Myers, 2010). O mesmo ocorreu na dose de 3.000mg/dia por 12 dias em voluntários saudáveis (Irhimeh, 2009). *In vitro*, o fucoidan em altas doses pode ser anticoagulante.

Dificuldades no estudo dos fucoidans

O estudo dos fucoidans é confuso devido a diversas fontes e frações utilizadas nos trabalhos clínicos e experimentais. A dificuldade em fazer comparações na literatura reside nas muitas variações de peso molecular e composição das frações de fucoidans utilizados. As frações variam amplamente em termos de pureza, composição, peso, sulfatação, modo de extração, mesmo em se tratando da mesma espécie de alga. Os polifenóis e outros componentes presentes nas macroalgas também têm bioatividade e, assim, frações menos puras podem gerar dados difíceis de interpretação (Berteau, 2003; Fitton, 2011).

O quadro 71.1 mostra o efeito do fucoidan de várias algas marrons nos mais frequentes tipos de câncer, juntamente com o mecanismo de ação mecanicista (van Weelden, 2019). Logo a seguir elencamos os alvos moleculares no câncer.

Alvos moleculares dos fucoidans no câncer

1. **Vírus**
   Quanto mais sulfatada a molécula do fucoidan, maior a atividade antiviral.
   a) Anti-**HCMV** (citomegalovírus humano).
   b) Anti-**EBV**.
   c) Anti-**HPV**.
   d) Anti-**HSV**.

Quadro 71.1 Efeito do fucoidan em vários tipos de câncer. Retirado da robusta revisão de Geert van Weelden, 2019.

Cancer type	Cell line	Fucoidan	Mechanism	Research methods
Breast cancer	MDA-MB-231 and MCF-7	*Fucus vesiculosus*	Inhibiting proliferation and metastasis	In vitro
	MCF-7	*Fucus vesiculosus*	Inhibiting proliferation, inducing cell cycle arrest, and inducing apoptosis	In vitro
	MDA-MB-231	*Fucus vesiculosus*	Inhibiting proliferation and inducing apoptosis	In vitro
	MDA-MB-231 and MCF-7	*Sargassum hemiphyllum*	Inhibiting proliferation, inducing cell cycle arrest, and inducing apoptosis	In vitro
	MDA-MB-231 and MCF-7	*Fucus vesiculosus* (extract)	Inhibiting proliferation and inducing apoptosis	In vitro
	MCF-7	Not stated (supposed *Fucus vesiculosus*)	Inhibiting proliferation and inducing apoptosis	In vitro
	MCF-7	*Fucus vesiculosus* (derivatives)	inhibiting proliferation	In vitro
	T47D	*Fucus vesiculosus* (extract)	Inhibiting proliferation and inducing apoptosis	In vitro
B-cell lymphoma	HS-sultan and IM-9	*Fucus vesiculosus*	Inhibiting proliferation and inducing apoptosis	In vitro
	DLBCL lines	*Fucus vesiculosus*	Inhibiting proliferation, inducing cell cycle arrest, and inducing apoptosis	In vitro and In vivo
	Raji cells	*Saccharina latissima* and *Fucus vesiculosus*	Inhibiting metastasis	In vitro
	BCBL-1 and TY-1	*Cladosiphon okamuranus*	Inhibiting proliferation and inducing apoptosis	In vitro and In vivo
T-cell lymphoma	MOLT-4	*Fucus vesiculosus*	Inhibiting proliferation and inducing apoptosis	In vitro
	MT-2, MT-4, HUT-102, and MT-1	*Cladosiphon okamuranus*	Inhibiting growth and inducing apoptosis	In vitro
Fibroblastic sarcoma	HT 1080	*Cladosiphon novae-caledoniae* (extract)	Inhibiting metastasis	In vitro
Uterine sarcoma	HeLa	*Cladosiphon novae-caledoniae* (extract)	Inhibiting metastasis	In vitro
	HeLa	*Fucus vesiculosus* (derivatives)	inhibiting proliferation	In vitro
	HeLa	*Fucus vesiculosus* (fractions)	Inhibiting proliferation, growth, and inducing apoptosis	In vitro
	MES-SA	*Fucus vesiculosus* (extract)	Inhibiting proliferation and inducing apoptosis	In vitro
Lung cancer	LLC1	*Fucus evanescens*	Inhibiting proliferation and metastasis	In vitro
	LLC1	*Sargassum sp.* And *Fucus vesiculosus*	Inhibiting proliferation and inducing apoptosis	In vitro
	A549	*Fucus vesiculosus*	Inhibiting metastasis	In vitro
	LLC1, A549, and CL1-5	*Fucus vesiculosus*	Inhibiting proliferation, metastasis and inducing apoptosis	In vitro and In vivo
	LLC1	*Fucus vesiculosus*	Inhibiting proliferation and metastasis	In vitro and In vivo
	A549	*Sargassum fusiforme* (sulfated extract)	Inhibiting proliferation and metastasis	In vitro and In vivo
	A549, LLC1, and CL1-5	*Fucus vesiculosus* and *Saccharina Japonica*	Inhibiting proliferation and inducing apoptosis	In vitro and In vivo

(Continua)

Quadro 71.1 Efeito do fucoidan em vários tipos de câncer. Retirado da robusta revisão de Geert van Weelden, 2019. (*Continuação*).

Cancer type	Cell line	Fucoidan	Mechanism	Research methods
Hepatocellular carcinoma	HuH-6	*Cladosiphon okamuranus*	Inhibiting biotinidase activity	In vitro
	Huh-6, HUH-7, SK-Hep1, and HepG2	*Sargassum hemiphyllum*	Inhibiting proliferation and metastasis	In vitro
	HepG2	*Fucus vesiculosus* (fractions)	Inhibiting proliferation, growth and inducing apoptosis	In vitro
	Hca-F	*Kjellmaniella crassifolia*	inhibiting proliferation	In vitro
Colorectal cancer	HCT-15	*Fucus vesiculosus*	Inhibiting proliferation and inducing apoptosis	In vitro
	HT-29 and HCT-116	*Fucus vesiculosus*	Inhibiting proliferation and metstasis	In vitro
	HCT-116	*Fucus vesiculosus*	Inhibiting proliferation and inducing apoptosis	In vitro
	HT-29	*Fucus vesiculosus*	Inhibiting proliferation, inducing cell cycle arrest, and inducing apoptosis	In vitro and In vivo
	HCT-116, HT-29, and WiDr	*Fucus evanescens*	Inhibiting colony formation and growth	In vitro and In vivo
	HCT116	*Sargassum hemiphyllum* (LMWF, oligo-fucoidan)	Inhibiting proliferation, inducing cell cycle arrest, and inducing apoptosis	In vitro and In vivo
	HCT116	*Fucus vesiculosus*	Inhibiting proliferation, inducing cell cycle arrest, and inducing apoptosis	In vitro
Keratinocytes	HaCaT	*Costaria costata*	Inhibiting metastasis	In vitro
Melanoma	B16	*Sargassum sp.* And *Fucus vesiculosus*	Inhibiting proliferation and inducing apoptosis	In vitro
Bladder cancer	5637 and T-24	Not stated	Inhibiting proliferation, growth and inducing cell cycle arrest	In vitro
	T-24	*Sargassum hemiphyllum*	Inhibiting angiogenesis	In vitro and In vivo
	5637	Fucus vesiculosus	induction apoptosis	In vitro
Plasma cell myeloma	RPMI8226 and U266	Not stated	Inhibiting angiogenesis	In vitro
Leukemia	U937, HL60, K562, THP1	*Fucus vesiculosus*	Inhibiting proliferation and inducing apoptosis	In vitro
	NB4, HL60, and K562	*Fucus vesiculosus*	Inhibiting proliferation and inducing cell cycle arrest	In vitro and In vivo
	SKM-1	Not stated (supposed *Fucus vesiculosus*)	Inhibiting proliferation and inducing apoptosis	In vitro
Stomach cancer	MKN45	*Cladosiphon okamuranus*	Inhibiting proliferation and inducing cell cycle arrest	In vitro
Pancreatic cancer	MiaPaCa-2 and Panc-1	*Turbinaria conoides*	Inhibiting proliferation, metastasis and inducing apoptosis	In vitro and ex vivo
Ovarian cancer	OVCAR-3	*Fucus vesiculosus* (extract)	Inhibiting proliferation and inducing apoptosis	In vitro
Endometrium carcinoma	HEC-1B, RL95-2, and AN3CA	*Fucus vesiculosus* (extract)	Inhibiting proliferation and inducing apoptosis	In vitro
Prostate cancer	DU-145	Not stated (supposed *Fucus vesiculosus*)	Inhibiting proliferation and metastasis	In vitro and In vivo
Osteosarcoma	MG63	*Fucus vesiculosus*	Inhibiting angiogenesis	In vitro

Cancer type	Cell line	Fucoidan	Mechanism	Research methods
Uterine sarcoma	HeLa	*Cladosiphon novae-caledoniae* (extract)	Inhibiting metastasis	In vitro
	HeLa	*Fucus vesiculosus* (derivatives)	inhibiting proliferation	In vitro
	HeLa	*Fucus vesiculosus* (fractions)	Inhibiting proliferation, growth, and inducing apoptosis	In vitro
	MES-SA	*Fucus vesiculosus* (extract)	Inhibiting proliferation and inducing apoptosis	In vitro
Lung cancer	LLC1	*Fucus evanescens*	Inhibiting proliferation and metastasis	In vitro
	LLC1	*Sargassum sp. And Fucus vesiculosus*	Inhibiting proliferation and inducing apoptosis	In vitro
	A549	*Fucus vesiculosus*	Inhibiting metastasis	In vitro
	LLC1, A549, and CL1-5	*Fucus vesiculosus*	Inhibiting proliferation, metastasis and inducing apoptosis	In vitro and In vivo
	LLC1	*Fucus vesiculosus*	Inhibiting proliferation and metastasis	In vitro and In vivo
	A549	*Sargassum fusiforme* (sulfated extract)	Inhibiting proliferation and metastasis	In vitro and In vivo
	A549, LLC1, and CL1-5	*Fucus vesiculosus and Saccharina Japonica*	Inhibiting proliferation and inducing apoptosis	In vitro and In vivo
Hepatocellular carcinoma	HuH-6	*Cladosiphon okamuranus*	Inhibiting biotinidase activity	In vitro
	Huh-6, HUH-7, SK-Hep1, and HepG2	*Sargassum hemiphyllum*	Inhibiting proliferation and metastasis	In vitro
	HepG2	*Fucus vesiculosus* (fractions)	Inhibiting proliferation, growth and inducing apoptosis	In vitro
	Hca-F	*Kjellmaniella crassifolia*	inhibiting proliferation	In vitro
Colorectal cancer	HCT-15	*Fucus vesiculosus*	Inhibiting proliferation and inducing apoptosis	In vitro
	HT-29 and HCT-116	*Fucus vesiculosus*	Inhibiting proliferation and metstasis	In vitro
	HCT-116	*Fucus vesiculosus*	Inhibiting proliferation and inducing apoptosis	In vitro
	HT-29	*Fucus vesiculosus*	Inhibiting proliferation, inducing cell cycle arrest, and inducing apoptosis	In vitro and In vivo
	HCT-116, HT-29, and WiDr	*Fucus evanescens*	Inhibiting colony formation and growth	In vitro and In vivo
	HCT116	*Sargassum hemiphyllum* (LMWF, oligo-fucoidan)	Inhibiting proliferation, inducing cell cycle arrest, and inducing apoptosis	In vitro and In vivo
	HCT116	*Fucus vesiculosus*	Inhibiting proliferation, inducing cell cycle arrest, and inducing apoptosis	In vitro
Keratinocytes	HaCaT	*Costaria costata*	Inhibiting metastasis	In vitro
Melanoma	B16	*Sargassum sp. And Fucus vesiculosus*	Inhibiting proliferation and inducing apoptosis	In vitro
Bladder cancer	5637 and T-24	Not stated	Inhibiting proliferation, growth and inducing cell cycle arrest	In vitro
	T-24	*Sargassum hemiphyllum*	Inhibiting angiogenesis	In vitro and In vivo
	5637	*Fucus vesiculosus*	induction apoptosis	In vitro

(Continua)

Quadro 71.1 Efeito do fucoidan em vários tipos de câncer. Retirado da robusta revisão de Geert van Weelden, 2019. *(Continuação).*

Cancer type	Cell line	Fucoidan	Mechanism	Research methods
Plasma cell myeloma	RPMI8226 and U266	Not stated	Inhibiting angiogenesis	In vitro
Leukemia	U937, HL60, K562, THP1	*Fucus vesiculosus*	Inhibiting proliferation and inducing apoptosis	In vitro
	NB4, HL60, and K562	*Fucus vesiculosus*	Inhibiting proliferation and inducing cell cycle arrest	In vitro and In vivo
	SKM-1	Not stated (supposed *Fucus vesiculosus*)	Inhibiting proliferation and inducing apoptosis	In vitro
Stomach cancer	MKN45	*Cladosiphon okamuranus*	Inhibiting proliferation and inducing cell cycle arrest	In vitro
Pancreatic cancer	MiaPaCa-2 and Panc-1	*Turbinaria conoides*	Inhibiting proliferation, metastasis and inducing apoptosis	In vitro and ex vivo
Ovarian cancer	OVCAR-3	*Fucus vesiculosus* (extract)	Inhibiting proliferation and inducing apoptosis	In vitro
Endometrium carcinoma	HEC-1B, RL95-2, and AN3CA	*Fucus vesiculosus* (extract)	Inhibiting proliferation and inducing apoptosis	In vitro
Prostate cancer	DU-145	Not stated (supposed *Fucus vesiculosus*)	Inhibiting proliferation and metastasis	In vitro and In vivo
Osteosarcoma	MG63	*Fucus vesiculosus*	Inhibiting angiogenesis	In vitro

e) Anti-influenza A vírus (**IAV**). Fucoidan da alga *Kjellmaniella crassifolia* tendo como alvo a neuraminidase viral e a via EGFR. É superior à amantadina (Wang, 2017).

f) Anti-**Hepatite B vírus**. Fucoidan da *Fucus vesiculosus* inibe a via ERK (Li, 2017).

g) Anti-**Hepatite B**. Fucoidan, 4.400mg/dia, funciona como antiviral somente nos pacientes que apresentam concentração normal de vitamina D_3 no sangue (Ko, 2020). Na verdade, concentração normal do hormônio D_3, pois é ele e não a vitamina D_3 que faz funcionar 4.500 genes ao ocupar o receptor VDR,

h) Anti-**Hepatite C**. Fucoidan do *Cladosiphon okamuranus* Tokida O inibe de maneira dose-dependente a expressão do *replicon* do HCV. Aos 8-10 meses de tratamento, os níveis de RNA do HCV diminuem significativamente junto com a queda da TGO (Mori, 2012).

i) Antiparainfluenza vírus tipo 2 (**hPIV-2**) (Taoda, 2008).

j) Anti-**HIV**, fucoidan do Sargassum swartzii (Dinesh, 2016).

k) **Antiavian influenza A vírus** (subtipos H5N3 e H7N2). Fucoidan mekabu da *Undaria pinnatifida* reduz a replicação viral e aumenta a produção de anticorpos (Synytsya, 2014).

l) Fucoidan e outros polissacarídeos sulfatados são inibidores seletivos de vírus envelopados, herpes simplex vírus, citomegalovírus humano, vírus da estomatite vesicular, Sindbis vírus e vírus da imunodeficiência humana – HIV (Baba, 1988).

m) Fontes de glucanas provenientes dos oceanos (exempli, fucoidans) exibem atividade antiviral contra: Epstein-Barr vírus, citomegalovírus humano, citomegalovírus, dengue vírus, vírus da febre suína africana, encefalomiocardite viral, HIV, hepatite C vírus, herpes simplex vírus, papilomavírus humano (HPV), rinovírus humano, influenza vírus, vírus da encefalite japonesa, vírus da leucemia murina, sarcoma vírus murino, Newcastle vírus, parainfluenza vírus, vírus sincicial respiratório, Semliki Forest vírus, vírus mosaico do tabaco, vírus da vaccínia, vírus varicela-zóster, septicemia viral hemorrágica (Grice, 2018).

2. **Bactéria**

a) Fucoidan não inibe *Mycobacterium tuberculosis*.

b) Fucoidan da *Laminaria japonica*, rica em sulfatos, aumenta a resposta imune inata e adaptativa e protege contra o *Mycoplasma pneumoniae* (Hwang, 2019).

c) Fucoidan inibe com sucesso o *Helicobacter pylori* (Besendnova, 2015).

3. **Sistema imune**

a) Polariza o sistema imune de M2/Th2 para M1/Th1.

b) Aumenta a reposta imune inata e adaptativa.

4. **Várias neoplasias**
   a) Examinaram-se os efeitos antitumorais do fucoidan extraído de Okinawa mozuku em 15 linhas celulares de câncer humano, 6 carcinomas hepatocelulares, 1 colangiocarcinoma, 1 câncer de vesícula biliar, 2 cânceres de ovário, 1 hepatoblastoma, 1 neuroblastoma e 3 cânceres renais. Os resultados revelaram que a proliferação celular foi suprimida em 13 linhas celulares de maneira tempo e/ou dose-dependente; essa supressão foi marcada nas linhas celulares de carcinoma hepatocelular, colangiocarcinoma e carcinoma da vesícula biliar. Por outro lado, a proliferação do neuroblastoma e uma das duas linhas celulares de carcinoma ovariano não foi afetada. A proporção de células apoptóticas aumentou significativamente em cinco das seis linhas celulares de carcinoma hepatocelular, e a proporção de células G2/M aumentou nas três linhas celulares hepatocelulares examinadas. Essas observações indicam que o fucoidan é um potencial agente antitumoral para o tratamento de cânceres do ducto biliar, como carcinoma hepatocelular, colangiocarcinoma e carcinoma da vesícula biliar (Fukahori, 2008).
   b) **Efeito epigenético**. Inibe 3 tipos de DNA-metiltransferases.
   c) Antiangiogênico via elevação do fator antiangiogênico, sFLT-1.
   d) Antiangiogênico bloqueando a sinalização de VEGFR2/Erk/VEGF
   e) Aumenta estresse oxidativo.
   f) Diminui a transcrição de MMP-2 e KIF4A.
   g) Inibe a via PI3K-Akt-mTOR.
   h) Ativa o eixo de estresse TLR4/ERTOs/ER.
   i) Anti-inflamatório.
   j) Inibe a expressão do IGF-IR, PTEN, PI3K e AKT e suas formas fosforiladas p-IRS-1, p-PI3K e p-AKT.
   k) Inibe a expressão de IGF-IR, Shc, Ras, SOS, Raf e MEK.
   l) Ativa a via de sinalização Akt e diminui a proliferação.
   m) Diminui a expressão da proteína Retinoblastoma (pRb) e da proteína fator E2.
   n) Induz a supressão do ID-1(*inhibitor of differentiation/DNA binding-1*)

5. **Gliomas**
   a) A indução da diferenciação via epigenética é uma estratégia anticâncer. Estudaram-se os efeitos do oligofucoidan (OF) de algas marinhas marrons em células de glioma maligno (MG), incluindo células U87MG de grau III e células 8401 de glioblastoma multiforme (GBM) 8401 de glioblastoma multiforme de grau IV (GBM). OF suprime marcadamente a proliferação de células MG e afeta apenas levemente as células normais. OF inibiu as expressões proteicas das DNA metiltransferases 1, 3A e 3B (DNMT1, 3A e 3B) acompanhadas com indução óbvia de mRNA de marcadores de diferenciação (MBP, OLIG2, S100β, GFAP, NeuN e MAP2), tanto nas células U87MG como GBM8401. Por conseguinte, a metilação de p21, um gene-alvo DNMT3B, foi diminuída por OF (Liao, 2019).
   b) sFLT-1 compreende os domínios extracelulares do VEGFR-1, é solúvel e está presente na circulação. Atua como uma proteína antiangiogênica, antagonizando as ações do fator de crescimento vascular endotelial (VEGF) e do fator de crescimento placentário (PlGF). As células do glioma T98G e os monócitos THP1 foram pré-tratados com marchantina C ou fucoidan, respectivamente. A marchantina C inibiu a angiogênese induzida pelas células T98G, enquanto o fucoidan inibiu a angiogênese induzida pelas células T98G e THP1. Nos três grupos em que a angiogênese foi inibida, o nível de sFlt-1 nos sobrenadantes estava elevado. Este estudo sugeriu pela primeira vez que a marchantina C e o fucoidan inibem significativamente a angiogênese induzida por células do glioma ou monócitos via regulação para cima do fator antiangiogênico sFlt-1 (Yafeng, 2012).

6. **Carcinoma de cabeça e pescoço**
   a) Fucoidan como extrato de *Fucus vesiculosus* (FV) exibe propriedades anticâncer contra o carcinoma epidermoide de cabeça e pescoço (HNSCC), que se manifestam pela indução de apoptose, regulação da produção de ERTOs, parada do ciclo celular e inibição da proliferação sozinho *in vitro*. FV inibiu a proliferação em todas as linhas celulares testadas (H103, FaDu, KB). Provocou parada do ciclo celular, dose-dependente, na fase S/G2 (H103, FaDu) ou na fase G1 (KB). Além disso, aumentou a apoptose de modo dose-dependente. A produção de espécies reativas tóxicas de oxigênio (ERTOs) foi dose-dependente na linha celular H103, enquanto as células FaDu permaneceram sem resposta. Pelo contrário, uma linha celular positiva para HPV (KB) demonstrou diminuição das ERTOs dose-dependente. Observou-se efeito sinérgico do fucoidan com a cisplatina em todas as linhas celulares, sendo a mais positiva para o HPV (KB) (Blaszczak, 2018).
   b) Fucoidan reduz a invasão do carcinoma epidermoide oral, linhagem CAL27, com diminuição

da transcrição de MMP-2 e KIF4A. O knockdown de KIF4A nas células CAL27 levou à diminuição da invasão e da expressão de MMP-2. O meio condicionado das células CAL27 tratadas com fucoidan promoveu recrutamento e secreção de citocinas inflamatórias em macrófagos derivados de THP-1. Análises posteriores descobriram que o fucoidan aumentou a produção de anticorpos neutralizantes de CCL3 nas células CAL27. O estudo constatou que o fucoidan regulou a invasão de células de carcinoma epidermoide oral e também seus efeitos de recrutamento e reeducação em macrófagos, sugerindo que poderia ser uma abordagem complementar no tratamento dessa patologia (Lin, 2017).

7. Câncer de pulmão

a) Fucoidan evita a tumorogênese e reduz o tamanho do tumor em camundongos LLC1-xenoenxerto macho C57BL/6. Fucoidan induz resposta ao estresse do ER ativando a via PERK-ATF4-CHOP, resultando em morte celular apoptótica *in vitro* e *in vivo*. Especificamente, o fucoidan aumenta as espécies reativas tóxicas de oxigênio intracelular (ERTOs), que aumentam o ATF4 e o CHOP nas células do câncer de pulmão. Usando a N-acetil-l-cisteína (NAC), os autores descobriram que a geração de ERTOs está envolvida na apoptose mediada por estresse de ER. Se *Toll-like* receptor 4 (TLR4) for inibido, a expressão de ERTOs e CHOP é atenuada. O fucoidan inibe a viabilidade do tumor ativando o eixo de estresse TLR4/ERTOs/ER e regula para baixo a via PERK-ATF4-CHOP levando à apoptose e à supressão da progressão das células cancerígenas do pulmão. Esse estudo é o primeiro a identificar novo mecanismo para a atividade antitumoral do fucoidan (Hsu, 2017).

b) Fucoidan regula para cima TLR4/CHOP mediando caspase-3 e a ativação do PARP e aumenta a citotoxicidade da cisplatina em células de câncer pulmonar (Hsu, 2018).

c) Fucoidan inibe pneumonite e fibrose pulmonar induzida por radioterapia ao reduzir a expressão de citocinas inflamatórias. Fucoidan reduz drasticamente a expressão de TIMP-1, CXCL1, MCP-1, MIP-2 e interleucina-1Ra (Yu, 2018).

d) Fucoidan sulfatado FP08S2 do Sargassum fusiforme inibe o crescimento de células A549 do câncer de pulmão *in vivo*, interrompendo a angiogênese via VEGFR2/VEGF e bloqueando a sinalização de VEGFR2/Erk/VEGF. Inibe a formação de tubos, bem como a migração e invasão de células endoteliais microvasculares humanas (HMEC-1). Perturba a angiogênese induzida por VEGF *in vitro* e *in vivo*. FP08S2 liga-se ao VEGF e ao VEGFR2 e interfere na interação VEGF-VEGFR2. FP08S2 bloqueia a via de sinalização VEGFR2/Erk/VEGF nas células HMEC-1. É importante ressaltar que o FP08S2 impede o crescimento e a formação de microvasos do xenoenxerto de células cancerígenas A549 em camundongos atímicos (Chen, 2016).

e) Fucoidan do *Fucus vesiculosus* inibe a migração e a invasão de células do câncer pulmonar A549 inibindo a via PI3K-Akt-mTOR (Lee, 2012).

f) Fucoidan da *Undaria pinnatifida* induz apoptose em células A549 do câncer de pulmão (Boo, 2011). Acontecem condensação da cromatina e aumento de células na fase sub-G1 hipodiploide. A expressão do Bcl-2 é reduzida e a do Bax aumentada de modo dose-dependente. Aumenta a clivagem da poli-ADP-ribose polimerase (PARP) e induz ativação da caspase-9, mas não da pró-caspase-3. Fucoidan ativa o ERK1/2 nas células A549. Ao contrário do ERK1/2, no entanto, o tratamento com fucoidan resulta na regulação negativa da expressão de fosfo-p38. Além disso, o fucoidan provoca regulação para baixo da fosfo-PI3K/Akt. Juntos, esses resultados indicam que o fucoidan induz a apoptose das células de câncer de pulmão humano A549 por meio da regulação para baixo de p38, PI3K/Akt e ativação da via ERK1/2 MAP (Boo, 2018).

8. Câncer de mama incluindo o triplo negativo

a) Fucoidan induz apoptose no câncer de mama triplo negativo MDA-MB-231 caspase-dependente e caspase-independente via inibição da via PI3K/AKT/GSK3β, *in vitro* e *in vivo* (Xue, 2017).

b) Fucoidan promove apoptose e inibe transição epitélio-mesenquimal (EMT) em células MCF-7 do câncer de mama. Acontece regulação para cima da E-caderina, regulação para baixo da MMP-9, inibição da proliferação e aumento da apoptose. A invasão e a migração foram inibidas via diminuição do processo de transição EMT. O fucoidan pode ser um agente terapêutico promissor para câncer de mama humano (He, 2019).

c) Estudo aberto, não cruzado, em pacientes com câncer de mama em uso de letrozol ou tamoxifeno (n = 10 para cada grupo). Os pacientes tomaram fucoidan da *Undaria pinnatifida* por via oral, administrado sob a forma de extrato, por um período de três semanas (500mg duas vezes ao dia). As concentrações plasmáticas mínimas de letrozol, tamoxifeno, 4-hidroxitamoxifeno e endoxifeno foram medidas usando HPLC-CAD (detector de aerossol carregado por cromatografia líquida de alta eficiência), na linha de base e após administração concomitante de fucoidan. Resultados: não foram detectadas alterações significativas nas concentrações plasmáticas no estado estacionário dos metabólitos letrozol, tamoxifeno ou metabólitos do tamoxifeno após a administração concomitante de fucoidan. Além disso, não foram relatados efeitos adversos do fucoidan, e o monitoramento da toxicidade não mostrou diferenças significativas em todos os parâmetros medidos durante o período do estudo. Conclusões: a administração de fucoidan da *Undaria pinnatifida* não teve efeito significativo nas concentrações mínimas no estado estacionário de letrozol ou tamoxifeno e foi bem tolerada. Esses resultados sugerem que o fucoidan na forma e dosagem estudada pode ser tomado concomitantemente com letrozol e tamoxifeno sem o risco de interações clinicamente significativas (Tocaciu, 2018).

d) Fucoidan inibe a progressão do câncer de mama MCF-7 e MDA-MB-231 por dois mecanismos, regula para cima o microRNA (miR)-29c e regula para baixo o eixo miR-17-5p suprimindo os genes-alvo, a disintegrina e metaloproteinase 12 (ADAM12) e o PTEN, respectivamente. Inibe EMT evidenciado por aumento da E-caderina e diminuição da N-caderina (Wu, 2016).

e) Fucoidan da *Laminaria japonica* provoca efeitos antitumorais no câncer de mama triplo negativo inibindo a angiogênese e as micrometástases. Acontece diminuição da proliferação, invasão e migração. Fucoidan suprime a ativação da MAPK e PI3K seguida da inibição do AP-1 e NF--kappaB. Ele inibe a angiogênese e as micrometástases *in vivo* (Hsu, 2020).

f) Fucoidan inibe EMT via regulação da via HIF-1alfa em células do câncer de mama triplo negativo em hipóxia (Li-2019).

g) Fucoidan do *F. vesiculosus* provoca clivagem da PARP dependente da concentração e a indução das atividades da caspase-3 e 7 foi observada em células MDA-MB-231, apoiando um papel do FVE na promoção da apoptose (Zhang, 2016).

9. Câncer de próstata

a) Fucoidan possui efeitos antitumorais e antiangiogênicos no câncer de próstata linhagem DU-145, via inibição do eixo JAK-STAT3, *in vitro* e *in vivo*. De modo dose-dependente acontecem inibição da viabilidade e proliferação. Decrescem o JAK e STAT3 fosforilados no tecido tumoral, o que promove redução do VEGF, Bcl-xL e Ciclina D1 (Rui, 2017).

b) Fucoidan em células DU-145 do câncer de próstata possui efeitos anticâncer por meio da inibição da expressão das vias PI3K/Akt e MAPK (Choo, 2016).

c) Fucoidan da *Undaria pinnatifida* possui efeitos anticâncer em células PC-3 do câncer de próstata humano. Induz apoptose ativando as vias intrínseca e extrínseca. A indução da apoptose é acompanhada pela ativação da ERK1/2-MAPK e pela inativação de p38 MAPK/PI3K/Akt. Além disso, o fucoidan induz a regulação para cima do p21Cip1/Waf e a regulação para baixo de proteínas relacionadas ao ciclo celular E2F-1. Na via Wnt/β-catenina, o fucoidan ativa a GSK-3β que diminui o nível de β-catenina e provoca a queda das expressões do c-myc e ciclina D1, genes-alvo da β-catenina nas células PC-3. Esses resultados sugerem que o tratamento com fucoidan induz vias de apoptose intrínseca e extrínseca por meio da ativação da ERK1/2- MAPK, da inativação da via de sinalização p38 MAPK e PI3K/Akt e da regulação para baixo da via de sinalização Wnt/β-catenina. Esses dados apoiam que o fucoidan pode ter potencial para o tratamento do câncer de próstata (Boo, 2013).

10. Câncer colorretal

a) Fucoidan regula para baixo o IGF-I em células HT-29 do câncer de cólon humano. A via de sinalização do IGF-I regula o crescimento das células HT-29 por meio das vias IRS-1/PI3K/AKT e Ras/Raf/ERK (IRS-1 = substrato-1 do receptor de insulina). Fucoidan inibe drasticamente a expressão do IGF-IR, PTEN, PI3K e AKT, bem como suas formas fosforiladas (p-IRS-1, p-PI3K e p-AKT). Fucoidan inibe drasticamente a expressão de IGF-IR, Shc, Ras, SOS, Raf e MEK. Fucoidan inibe a fosforilação induzida por IGF-I de IGF-IR, PI3K, Shc (IP, IGF-IR) e IRS-1 fosforilado e PI3K (IP, IRS-1) em comparação ao grupo controle. A análise por *Western blot* mostrou que o fucoidan inibe a expressão de p-IGF-IR/IGF-IR e p-AKT/AKT induzidos por IGF-I, mas não de p-ERK/ERK. Em conclusão, a inibição da viabilidade celular pelo fucoidan nas células HT-29 pode ser devida à regulação negativa da sinalização de IGF-IR por meio da principal via IRS-1/PI3K/AKT. O fucoidan também impactou parcialmente a sinalização de Ras/Raf na via Ras/Raf/ERK (Kim, 2018).

b) Os autores identificaram um novo mecanismo de sinalização Akt onde o fucoidan induz a supressão da proliferação de células de câncer de cólon humano (HT29). O tratamento com fucoidan inibe significativamente o crescimento, induz a regulação para cima da expressão de p21WAF1 associada à fase G1 e suprime a expressão da ciclina e CDKs em células de câncer de cólon HT29. Além disso, o tratamento com fucoidan ativa a via de sinalização Akt. A inibição da ativação de Akt reverte a diminuição da proliferação celular induzida por fucoidan, a indução da expressão de p21WAF1 associada à fase G1 e a redução na expressão da proteína reguladora do ciclo celular. A injeção intraperitoneal de fucoidan reduz o volume do tumor; essa eficácia antitumoral aumentada se associa à indução de apoptose e à diminuição da angiogênese. Esses dados sugerem que a ativação da sinalização de Akt está envolvida na inibição do crescimento de células cancerígenas do cólon tratadas com fucoidan. Assim, o fucoidan pode servir como um potencial agente terapêutico para o câncer de cólon (Han, 2015).

c) O tratamento com fucoidan de células HT-29 em alta densidade provoca inibição do crescimento celular e aumento da apoptose. A análise citométrica de fluxo revela que o fucoidan provoca interrupção do ciclo celular na fase sub-G1 e isso se associa à diminuição da expressão da proteína Retinoblastoma (pRb) e da proteína fator E2. Em conclusão, o fucoidan inibe o crescimento celular e a progressão do ciclo celular (Kim, 2017).

d) Fucoidan inibe a proliferação e a migração do câncer de cólon HT-29 via inibição da via PI3K/Akt/mTOR (Han, 2015).

e) O fucoidan extraído de *Sargassum cinereum* contém 65,8% de fucose e 3,7 ± 1,5% de sulfato. Esse extrato provocou cerca de 50% de morte celular após 24 horas de incubação com 75 ± 0,9µg/ml contra o câncer de cólon HCT-15 (Somasundaram, 2016).

f) Silenciando a proteína príon celular (PrPc) no câncer colorretal aumenta a resposta anticâncer do fucoidan (Yun, 2016). Algumas maneiras de silenciar tais proteínas: estratégias para inibir a atividade da via de sinalização PI3K/Akt, aumentar a família Bax e diminuir a família Bcl-2, ao lado de propiciarmos um ambiente celular oxidante e administrar as ciclodextrinas, cloroquina e seus derivados e melatonina.

11. Câncer de fígado

a) Fucoidan do *Sargassum* possui efeito antimetastático no carcinoma hepatocelular, SMMC-7721, Huh7 e HCCLM3 de modo dose-dependente, provocando diminuição da expressão de invanopodia e proteínas relacionadas, Src, Cortactin, N-WASP, ARP3, CDC42, MMP2, MT-1-MMP e como alvo receptores das integrinas αV e β3. Além disso, fuccoidan aumenta os níveis de proteínas relacionadas ao retículo endoplasmático, GRP78, IRE1, SPARC e as integrinas α1 e β1. *In vivo*, reduz o tamanho dos tumores hepáticos e diminui o número de metástases pulmonares no camundongo xenoenxertado com carcinoma hepatocelular (Pan, 2019).

b) Fucoidan alivia a hepatotoxicidade do acetaminofeno (paracetamol) inibindo o estresse oxidativo e promovendo aumento da expressão e translocação de NrF2 (*nuclear factor-erythroid 2-related fator*) para o núcleo (Wang, 2018).

c) Fucoidan regula para cima MicroRNA-29b, o que suprime o eixo DNMT3B-MTSS1 e inibe a transição epitélio-mesenquimal (EM) em células do carcinoma hepatocelular humano. Acontecem parada do ciclo celular e indução da apoptose (Yan, 20150.

d) Fucoidan induz apoptose em células HepG2 regulando para baixo o STAT3 fosforilado (p-STAT3) (Roshan, 2014).

e) Fucoidan induz a supressão do ID-1(*inhibitor of differentiation/DNA binding-1*) e inibe *in vitro* e *in vivo* a invasão e metástases do carcinoma hepatocelular, Huh-7, SNU-761 e SNU-3085 (Cho, 2016).

12. Câncer de pâncreas

a) A presença de metástases ocultas no momento do diagnóstico, juntamente com a falta de quimioterapia efetiva, é uma constante no câncer de pâncreas. Fucoidans da *Turbinaria conoides* provoca apoptose, diminuição da proliferação, antiangiogênese e inibição das matriz metaloproteases-2 e 9 (Delma, 2015).

b) Extrato de fucoidan de alga marinha marrom, *Turbinaria conoides* (J. Agardh) Kützing (Sargassaceae), atenua a progressão do câncer de pâncreas regulando p53 e NF-kappaB. Todas as frações provocaram diminuição significativa da sobrevida celular dose e tempo-dependentes. Os fucoidans induziram apoptose, ativação das caspases-3, 8 e 9 e clivagem da PARP. Aconteceu inibição das moléculas da via do NF-kappaB nas duas linhagens de câncer pancreático, MiaPaCa-2 e Panc-1 cells. Além disso, o tratamento com fucoidans aumentou a p53 celular nas células tumorais e reverteu a redução da p53 relacionada à expressão forçada do NF-kappaB (Delma, 2019).

13. Câncer de ovário

a) Fucoidan do *Fucus vesiculosus* inibe o desenvolvimento do câncer de ovário, provocando distúrbios na homeostase do cálcio, no retículo endoplasmático e na angiogênese. Fucoidan aumenta a morte de células ES-2 e OV-90 por meio de redução na proliferação, parada do ciclo

celular, liberação de citocromo c, geração de espécies reativas tóxicas de oxigênio (ERTOs) e estresse no retículo endoplasmático. Acontece aumento da concentração de cálcio citosólico e mitocondrial em ambas as linhagens e ativação das cascatas de sinalização PI3K e MAPK. *In vivo* interrompe a formação do tumor e o desenvolvimento vascular em modelo de xenoenxerto. O fucoidan pode ser um novo medicamento para o tratamento do câncer de ovário humano (Bae, 2020).
b) Utilizando proteômica verificou-se como a ativação impulsionada por IL-4 modulou o proteoma fagossômico para controlar a função de macrófagos. O acionamento do MSR1 (receptor sequestrador de macrófagos 1) em macrófagos ativados por IL-4 leva à ativação de JNK. Além disso, a poliubiquitilação de MSR1 K63 correlaciona-se com a ativação da sinalização de JNK no tecido do câncer de ovário de pacientes humanos, sugerindo que pode ser relevante para a mudança fenotípica de macrófagos *in vivo*, envolvendo a polarização de macrófagos M1 (anticarcinogênico) para M2 (carcinogênico) (Guo, 2019).
c) Fucoidan do *Fucus vesiculosus* (FVE) inibe a ativação do receptor de estrógeno e induz morte celular em linhagens do câncer das mulheres. FVE possui atividade antiestrogênica em linhas celulares de cânceres de mama, ovário e endometrial. FVE reduz a ativação do receptor estrogênico (ER) em 50% e inibe a atividade da aromatase *in vitro*. As linhas celulares de câncer dependentes e independentes de ER mostraram viabilidade significativamente reduzida que se correlacionou com o aumento das concentrações de FVE e apresentaram características morfológicas sugestivas de apoptose e autofagia. A expressão de genes que foram significativamente alterados pelo FVE revelou vias de sinalização predominantemente apoptóticas, autofágicas e das quinases. O FVE também inibiu efetivamente a fosforilação de Akt, resultando em diminuição da atividade do mTORC1, o que estimula a autofagia. A indução de autofagia e apoptose nas linhas celulares de cânceres de mama, endometrial e ovário sugere ações antitumorigênicas adicionais da FVE que são independentes do *status* de ER nos cânceres das mulheres (Zhang, 2016).

14. **Linfoma de Hodgkin**
Nada encontrado.

15. **Linfoma não Hodgkin**
a) O fucoidan inibe, de forma dose-dependente, a proliferação de linhas de células do linfoma de efusão primária (PEL) infectadas com KSHV e provoca a parada do ciclo celular G1, que é acompanhada pela regulação para baixo de CDK4 e CDK6. Fucoidan também induz apoptose de células PEL por meio da ativação da caspase-3, 8 e 9; isso ocorre parcialmente por meio da regulação negativa das proteínas Bcl-xL, Mcl-1 e XIAP antiapoptóticas. O fucoidan também suprime as vias de sinalização do NF-kappaB, da proteína ativadora-1 (AP-1) e da proteína quinase assassina ativada por células T-linfocina (TOPK) por meio da inibição da fosforilação de IκBα e TOPK, e a expressão de AP-1 família de proteínas, JunB e JunD. A administração por via oral de fucoidan inibe efetivamente o desenvolvimento de células PEL e ascite em modelo de camundongo com xenoenxerto, com efeitos adversos graves mínimos. Notavelmente, o **fucoidan nativo** exibe efeito anti-PEL mais eficiente do que o **fucoidan em nanopartículas**. Esses achados pré-clínicos destacam as ações anti-PEL do fucoidan, sugerindo que ele pode ser potencialmente útil para a prevenção e o tratamento do linfoma de efusão primário (Ishikawa, 2017).
b) Fucoidan possui atividade antitumoral contra os linfócitos de grandes células B *in vitro* e *in vivo* (Yang, 2015).
c) No linfoma de Burkitt humano o eixo CXCL12/CXCR4 e o fucoidan são superiores à heparina como antiproliferativos (Schneider, 2015).

Conclusão

Quem diria que as algas marrons lá longe no fundo dos oceanos ajudariam os seres humanos a permanecer mais tempo no planeta para andar, brincar e amar com menos sofrimento.

Referências

1. Baba M, Snoeck R, Pauwels R, de Clercq E. Sulfated polysaccharides are potent and selective inhibitors of various enveloped viruses, including herpes simplex virus, cytomegalovirus, vesicular stomatitis virus, and human immunodeficiency virus. Antimicrob Agents Chemother. 32(11):1742-5;1988.
2. Bae H, Lee JY, Yang C, el al. Fucoidan Derived from Fucus vesiculosus Inhibits the Development of Human Ovarian Cancer via the Disturbance of Calcium Homeostasis, Endoplasmic Reticulum Stress, and Angiogenesis. Mar Drugs. 18(1):45;2020.
3. Berteau O, Mulloy B. Sulfated fucans, fresh perspectives: Structures, functions, and biological properties of sulfated fucans and an overview of enzymes active toward this class of polysaccharide. Glycobiolog. 13:29-40;2003.
4. Besednova NN, Zaporozhets TS, Somova LM, Kuznetsova TA. Review: prospects for the use of extracts and polysaccharides from

marine algae to prevent and treat the diseases caused by helicobacter pylori. Helicobacter. 20:89-97;2015.
5. Blaszczak W, Lach, MF, Barczak W, Suchooska WM. Fucoidan exerts anticancer effects against head and neck squamous cell carcinoma in vitro. Molecules. 23(12):3302;2018.
6. Boo HJ, Hong JY, Kim SC, et al. Mar Drugs. 11(8):2982-99;2013.
7. Boo HJ, Hyun JH, Kim SC, et al. Fucoidan from Undaria pinnatifida induces apoptosis in A549 human lung carcinoma cells. Phytother Res. 25(7):1082-6;2011.
8. Chen H, Cong Q, Du Z, et al. Sulfated fucoidan FP08S2 inhibits lung cancer cell growth in vivo by disrupting angiogenesis via targeting VEGFR2/VEGF and blocking VEGFR2/Erk/VEGF signaling. Cancer Lett. 382(1):44-52;2016.
9. Cho Y, Cho EJ, Lee JH, et al. Fucoidan-induced ID-1 suppression inhibits the in vitro and in vivo invasion of hepatocellular carcinoma cells. Biomed Pharmacother. 83:607-16;2016.
10. Choo GS, Lee HN, Shin SA, et al. Anticancer effect of fucoidan on DU-145 prostate cancer cells through inhibition of PI3K/Akt and MAPK pathway expression. Mar Drugs. 14(7):126;2016.
11. Delma CR, Somasundaram ST, Srinivasan GP, et al. Fucoidan from Turbinaria conoides: a multifaceted 'deliverable' to combat pancreatic cancer progression. Int J Biol Macromol. 74:447-57;2015.
12. Delma CR, Thirugnanasambandan S, Srinivasan GP, et al. Fucoidan from marine brown algae attenuates pancreatic cancer progression by regulating p53 – NFκB crosstalk. Phytochemistry. 167:112078;2019.
13. Dinesh S, Menon T, Hanna LE, et al. In vitro anti-HIV-1 activity of fucoidan from Sargassum swartzii. Int J Biol Macromol. 82:83-8;2016.
14. Do H, Pyo S, Sohn EH. Suppression of iNOS expression by fucoidan is mediated by regulation of p38 MAPK, JAK/STAT, AP-1 and IRF-1, and depends on up-regulation of scavenger receptor B1 expression in TNF-alpha- and IFN-gamma-stimulated C6 glioma cells. J Nutr Biochem. 21(8):671-9;2010.
15. Fitton JH. Mar Drugs. Therapies from fucoidan; multifunctional marine polymers. 9(10):1731-60;2011.
16. Fukahori S, Yano H, Akiba J, et al. Fucoidan, a major component of brown seaweed, prohibits the growth of human cancer cell lines in vitro. Mol Med Rep. 1(4):537-42;2008.
17. Grice ID, Mariottini GL. Glycans with Antiviral Activity from Marine Organisms. Results Probl Cell Differ. 65:439-75;2018.
18. Guo M, Härtlova A, Gierliński M, et al. Triggering MSR1 promotes JNK-mediated inflammation in IL-4-activated macrophages. EMBO J. 38(11):e100299;2019.
19. Han YS, Lee JH, Lee SH. Antitumor effects of fucoidan on human colon cancer cells via activation of Akt signaling. Biomol Ther (Seoul). 23(3):225-32;2015.
20. Han YS, Lee JH, Lee SH. Fucoidan inhibits the migration and proliferation of HT-29 human colon cancer cells via the phosphoinositide-3 kinase/Akt/mechanistic target of rapamycin pathways. Mol Med Rep. 12(3):3446-52;2015.
21. He X, Xue M, Jiang S, et al. Fucoidan promotes apoptosis and inhibits EMT of breast cancer cells. Biol Pharm Bull. 42(3):442-7;2019.
22. Hsu HY, Lin TY, Hu CH, et al. Fucoidan upregulates TLR4/CHOP-mediated caspase-3 and PARP activation to enhance cisplatin-induced cytotoxicity in human lung cancer cells. Cancer Lett. 432:112-120;2018.
23. Hsu HY, Lin TY, Lu MK, et al. Fucoidan induces Toll-like receptor 4-regulated reactive oxygen species and promotes endoplasmic reticulum stress-mediated apoptosis in lung cancer. Sci Rep. 7:44990;2017.
24. Hsu WJ, Lin MH, Kuo TC, et al. Fucoidan from Laminaria japonica exerts antitumor effects on angiogenesis and micrometastasis in triple-negative breast cancer cells. Int J Biol Macromol. 149:600-8;2020.
25. Hwang PA, Lin HV, Lin HY, Lo SK. Dietary supplementation with low-molecular-weight fucoidan enhances innate and adaptive immune responses and protects against Mycoplasma pneumoniae antigen stimulation. Mar Drugs. 17(3):175;2019.
26. Ishikawa C, Mori N. In vitro and in vivo anti-primary effusion lymphoma activities of fucoidan extracted from Cladosiphon okamuranus Tokida. Oncol Rep. 38(5):3197-204;2017.
27. Irhimeh MR, Fitton JH, Lowenthal RM. Pilot clinical study to evaluate the anticoagulant activity of fucoidan. Blood Coagul. Fibrinolysis. 20:607-10;2009.
28. Kim IH, Kwon MJ, Nam TJ. Differences in cell death and cell cycle following fucoidan treatment in high-density HT-29 colon cancer cells. Mol Med Rep. 15(6):4116-22;2017.
29. Kim IH, Nam TJ. Fucoidan downregulates insulin-like growth factor-I receptor levels in HT-29 human colon cancer cells. Oncol Rep. 39(3):1516-22;2018.
30. Ko WS, Shen FP, Shih CJ, Chiou YL. The 25(OH)vitamin D status affected the effectiveness of oligo fucoidan in patients with chronic hepatitis B virus infection with immune tolerance phase. Nutrients. 12(2):321;2020.
31. Lee H, Kim JS, Kim E. Fucoidan from seaweed Fucus vesiculosus inhibits migration and invasion of human lung cancer cell via PI3K-Akt-mTOR pathways. PLoS One. 7(11):e50624;2012.
32. Li H, Li J, Tang Y, et al. Fucoidan from Fucus vesiculosus suppresses hepatitis B virus replication by enhancing extracellular signal-regulated Kinase activation. Virol J. 14:178;2017.
33. Li W, Xue D, Xue M, et al. Fucoidan inhibits epithelial-to-mesenchymal transition via regulation of the HIF-1α pathway in mammary cancer cells under hypoxia. Oncol Lett. 18(1):330-8;2019.
34. Liao CH, Lai IC, Kuo HC, et al. Epigenetic modification and differentiation induction of malignant glioma cells by oligo-jucoidan. Mar Drugs. 17(9):525;2019.
35. Lin J, Wang K, Wang H, et al. Fucoidan reduced the invasion of oral squamous cell carcinoma cells and modified their effects to macrophages. Med Oncol. 34(1):9;2017.
36. Mori N, Nakasone K, Tomimori K, Ishikawa C. Beneficial effects of fucoidan in patients with chronic hepatitis C virus infection. World J Gastroenterol. 18(18):2225-30;2012.
37. Myers SP, O'Connor J, Fitton JH, et al. A combined phase I and II open label study on the effects of a seaweed extract nutrient complex on osteoarthritis. Biologics. 4:33-44;2010.
38. Negishi H, Mori M, Mori H, Yamori Y Supplementation of elderly Japanese men and women with fucoidan from seaweed increases immune responses to seasonal influenza vaccination. J Nutr. 143(11):1794-8;2013.
39. Nishino T, Nishioka C, Ura H, Nagumo T. Isolation and partial characterization of a novel amino sugar-containing fucan sulfate from commercial Fucus vesiculosus fucoidan. Carbohydr Res. 255:213-24;1994.
40. Pan TJ, Li LX, Zhang JW, et al. Antimetastatic Effect of Fucoidan-Sargassum against Liver Cancer Cell Invadopodia Formation via Targeting Integrin αVβ3 and Mediating αVβ3/Src/E2F1 Signaling. J Cancer. 10(20):4777-92;2019.
41. Pozharitskaya ON, Shikov AN, Faustova NM, et al. Pharmacokinetic and Tissue Distribution of Fucoidan from Fucus vesiculosus after Oral Administration to Rats. Mar Drugs. 16:132;2018.
42. Roshan S, Liu YY, Banafa A, et al. Fucoidan induces apoptosis of HepG2 cells by down-regulating p-Stat3. J Huazhong Univ Sci Technolog Med Sci. 34(3):330-6;2014.

43. Rui X, Pan HF, Shao SL, Xu XM. Anti-tumor and anti-angiogenic effects of Fucoidan on prostate cancer: possible JAK-STAT3 pathway. BMC Complement Altern Med. 17(1):378;2017.
44. Schneider T, Ehrig K, Liewert I, Alban S. Interference with the CXCL12/CXCR4 axis as potential antitumor strategy: superiority of a sulfated galactofucan from the brown alga Saccharina latissima and fucoidan over heparins. Glycobiology. 25(8):812-24;2015.
45. Somasundaram SN, Shanmugam S, Subramanian B, Jaganathan R. Cytotoxic effect of fucoidan extracted from Sargassum cinereum on colon cancer cell line HCT-15. Int J Biol Macromol. 91:1215-23;2016.
46. Synytsya A, Bleha R, Synytsya A, et al. Mekabu fucoidan: structural complexity and defensive effects against avian influenza A viruses. Carbohydr Polym. 111:633-44;2014.
47. Taoda N, Shinji E, Nishii K, et al. Fucoidan inhibits parainfluenza virus type 2 infection to LLCMK2 cells. Biomed Res. 29(6):331-4;2008.
48. Tocaciu S, Oliver LJ, Lowenthal RM, et al. The Effect of Undaria pinnatifida Fucoidan on the Pharmacokinetics of Letrozole and Tamoxifen in Patients With Breast Cancer. Integr Cancer Ther. 17(1):99-105;2018.
49. Tokita Y, Nakajima K, Mochida H, et al. Development of a Fucoidan-Specific Antibody and Measurement of Fucoidan in Serum and Urine by Sandwich ELISA. Biosci Biotechnol Biochem. 74:350-7;2010.
50. van Weelden G, Bobiński M, Okła K, et al. Fucoidan Structure and Activity in Relation to Anti-Cancer Mechanisms. Mar Drugs. 17(1):32;2019.
51. Wang W, Wu J, Zhang X, et al. Inhibition of Influenza A Virus Infection by Fucoidan Targeting Viral Neuraminidase and Cellular EGFR Pathway. Sci Rep. 7:40760;2017.
52. Wang YQ, Wei JG, Tu MJ, et al. Fucoidan Alleviates Acetaminophen-Induced Hepatotoxicity via Oxidative Stress Inhibition and Nrf2 Translocation. Int J Mol Sci. 19(12):4050;2018.
53. Wu SY, Wu AT, Yuan KS, et al. Brown Seaweed Fucoidan Inhibits Cancer Progression by Dual Regulation of mir-29c/ADAM12 and miR-17-5p/PTEN Axes in Human Breast Cancer Cells. J Cancer. 7(15):2408-19;2016.
54. Xue M, Ji X, Xue C, et al. Caspase-dependent and caspase-independent induction of apoptosis in breast cancer by fucoidan via the PI3K/AKT/GSK3β pathway in vivo and in vitro. Biomed Pharmacother. Oct;94:898-908, 2017
55. Yafeng LV, Qingxu Song, Qianqian Shao, et al. Comparison of the Effects of Marchantin C and Fucoidan on sFlt-1 and Angiogenesis in Glioma Microenvironment. J Pharm Pharmacol. 64(4):604-9;2012.
56. Yan MD, Yao CJ, Chow JM, et al. Fucoidan Elevates MicroRNA-29b to Regulate DNMT3B-MTSS1 Axis and Inhibit EMT in Human Hepatocellular Carcinoma Cells. Mar Drugs. 13(10):6099-116;2015.
57. Yang G, Zhang Q, Kong Y, et al. Antitumor activity of fucoidan against diffuse large B cell lymphoma in vitro and in vivo. Acta Biochim Biophys Sin (Shanghai). 47(11):925-31;2015.
58. Yu HH, Chengchuan Ko E, Chang CL, et al. Fucoidan Inhibits Radiation-Induced Pneumonitis and Lung Fibrosis by Reducing Inflammatory Cytokine Expression in Lung Tissues. Mar Drugs. 16(10):392;2018.
59. Yun CW, Yun S, Lee JH, et al. Silencing Prion Protein in HT29 Human Colorectal Cancer Cells Enhances Anticancer Response to Fucoidan. Anticancer Res. 36(9):4449-58;2016.
60. Zhang J, Riby JE, Conde L, et al. A Fucus vesiculosus extract inhibits estrogen receptor activation and induces cell death in female cancer cell lines. BMC Complement Altern Med. 16:151;2016.
61. Zhang R, Zhang X, Tang Y, Mao J. Composition, isolation, purification and biological activities of Sargassum fusiforme polysaccharides: a review. Carbohydr Polym. 228:115381;2020.

CAPÍTULO 72

Ganoderma lucidum possui triterpenoides que estimulam a fosforilação oxidativa e beta-glucana que polariza o sistema imune para M1/Th1

Anti-EBV, HSV1-2, HPV, Hepatite B vírus, vírus da estomatite vesicular, vírus da influenza, *H. pylori, M. tuberculosis* e *bovis*, anti-RAS; é antiproliferativo, apoptótico e antiangiogênico no câncer, além de ser anti-PD-1/PD-L1 e ativar linfócitos T citotóxicos

José de Felippe Junior

As enfermidades são muito antigas e nada a respeito delas mudou. Somos nós que mudamos ao aprender a reconhecer nelas o que antes não percebíamos. **Charcot**

A verdadeira causa das doenças e a MEDICINA ainda não fizeram as pazes. É porque a MEDICINA ainda é muito jovem. E o que dizer dos tratamentos. **Felippe Jr.**

O câncer é a segunda doença mais frequente do Planeta e atinge uma em cada 3-4 pessoas nos países de alta renda. Felizmente 75% dos casos podem ser prevenidos por modificações do estilo de vida, como modificações da dieta e parada do cigarro. A prevenção dessa doença é primordial porque nos últimos 50 anos, desde o advento da quimioterapia, a mortalidade não se modificou.

As células neoplásicas são carne da nossa própria carne que se desviaram do seu caminho devido ao "estado de quase morte" que atingiram após muito sofrerem: metais tóxicos, agrotóxicos, pesticidas, herbicidas, flúor, aditivos alimentares, excesso de ferro e de cobre, xenobióticos, infecções etc. Elas, para não morrerem, começam a se multiplicar. Multiplicam-se na tentativa de sobreviver e assim sobrevivem a qualquer custo sem obedecer às regras de convivência celular e sem respeitar limites territoriais.

Quando as células neoplásicas, células doentes que lutam para sobreviver, são duramente agredidas pela quimioterapia ou radioterapia, parte delas morre e a outra parte fica mais forte e mais resistente a novas investidas químicas. Isso acontece porque as células chamadas de malignas colocam em funcionamento os mecanismos de sobrevivência adquiridos nos bilhões de anos de luta pela vida; os mesmos mecanismos que fizeram os seres humanos permanecerem vivos até hoje no planeta Terra. Estes fatos mostram que não devemos agredir as células neoplásicas, elas merecem compreensão, tratamento e cuidados, não aniquilação.

No citoplasma das células normais predomina a água de baixa densidade com pH levemente ácido (água estruturada) e interstício com o mesmo pH do sangue. Nas células neoplásicas predomina a água de alta densidade com pH alcalino (água desestruturada) e interstício ácido. O principal fator responsável por esse contraste é o *antiporter* NHE1. O pH intracelular alcalino provoca a ativação de várias enzimas da glicólise anaeróbia, diminui a apoptose e acelera o ciclo celular facilitando a proliferação mitótica. O pH ácido intersticial ativa as matriz-metaloproteinases que facilitam a invasividade e as metástases ao lado de promover neoangiogênese e inibição dos linfócitos T citotóxicos, das células dendríticas e das células *natural killer*. A estratégia de acidificação intracelular e a alcalinização intersticial podem ser úteis nos pacientes que não estão respondendo à quimioterapia.

Quando um grupo de células é agredido por metais tóxicos, agrotóxicos, xenobióticos etc., desencadeia-se o que chamamos de inflamação crônica subclínica persistente.

A inflamação crônica subclínica persistente evolui em meio hipotônico devido ao edema intersticial em torno das células do sítio inflamatório, o que provoca leve "inchaço celular" e consequente diminuição dos osmólitos cosmotropos citoplasmáticos, os quais vagarosamente provocam a mudança da água estruturada em água desestruturada que gradativamente diminui o grau de ordem-informação do sistema termodinâmico celular que ao atingir o ponto máximo suportável de entropia provoca na célula um "estado de quase morte". Nesse ponto de baixa concentração de osmólitos, predomínio de água desestruturada e alta entropia celular, as células se transformam e lutam para se manterem vivas e o único modo de sobreviver é por meio da proliferação celular. Elas colocam em ação mecanismos milenares de sobrevivência, justamente aqueles que mantiveram as células normais vivas no Planeta durante a Evolução. Dessa forma, ocorre ativação de fatores e vias de sinalização, alcalinização citoplasmática, predomínio do ciclo de Embden-Meyerhof etc., os quais promovem a proliferação celular neoplásica, diminuição da apoptose, formação de novos vasos e impedimento da diferenciação celular. As estratégias que transformam a água desestruturada em água estruturada, como a hiperosmolalidade intersticial e os osmólitos cosmotropos intracelulares, restauram a fisiologia e a bioenergética celular e as células neoplásicas se diferenciam em células normais e caminham para a vida e depois para o processo fisiológico contínuo de morte celular programada – apoptose.

De fundamental importância na multiplicação celular é a produção de ATP pelo ciclo de Embden-Meyerhof, porque ele fornece energia diretamente para o núcleo alimentando o ciclo celular proliferativo. Os ATPs produzidos pelas mitocôndrias não fornecem energia para o núcleo e quando as mitocôndrias estão em pleno funcionamento elas praticamente anulam a proliferação celular. É aqui que o *Ganoderma lucidum* assume seu valor:

1. Aumenta a produção de ATP mitocondrial e diminui a proliferação mitótica.
2. Acidifica levemente o intracelular, estrutura a água citoplasmática e inibe a glicólise anaeróbia.
3. Alcaliniza o meio intersticial e ativa linfócitos T citotóxicos, células dendríticas e células *natural killer*.
4. Polariza o sistema imune de M2/Th2 para M1/Th1.

O *Ganoderma lucidum* (Reishi, Ling Zhi) é cogumelo popular na Ásia, sendo usado há mais de 4 mil anos como promotor da saúde. Ele é hepatoprotetor, anti-hipertensivo, hipocolesterolêmico, anti-histamínico, imunomodulador, antifibrótico, antidiabético, analgésico, antiviral, antibacteriano, antiangiogênico, anti-inflamatório, antirradical livre, antienvelhecimento, antiúlcera gástrica, antitumoral, quimiopreventivo etc. Por todas essas propriedades ele é chamado "Cogumelo da Imortalidade", "Cogumelo do Imperador" ou "Cogumelo Divino".

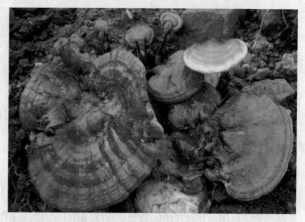

Ganoderma lucidum (Reishi, Ling Zhi)

Foi a Professora Doutora Arailde Fontes Urben, pesquisadora do Embrapa, que nos apresentou o *Ganoderma* quando relatou, em Congresso Internacional sobre Cogumelos Comestíveis, caso comovente de cura de câncer de pulmão na família que não havia respondido a todos os procedimentos da medicina convencional. A partir dessa data começamos a procurar na literatura médica o que poderia explicar tal relato.

As células dos mamíferos necessitam da produção contínua e ininterrupta de ATP, trifosfato de adenosina, para fabricar enzimas, neurotransmissores cerebrais, anticorpos de defesa, hormônios e várias outras substâncias para manterem a vida do organismo e a integridade do genoma. O ATP fabricado no protoplasma supre a célula como um todo, entretanto esse ATP gerado via ciclo de Embden-Meyerhof (metabolismo anaeróbio – 2ATP/mol glicose) supre o núcleo da célula e o ATP gerado pela fosforilação oxidativa mitocondrial (metabolismo aeróbio – 36 ATP/mol glicose) não supre o núcleo.

Quando células em algum lugar do organismo entram em profundo sofrimento (metais tóxicos, pesticidas, agrotóxicos, aditivos alimentares, infecções por vírus, fungos, bactérias, excesso de ferro, excesso de cobre, flúor, parabeno dos cosméticos, fumo etc.) e atingem o "estado de quase morte", algumas realmente morrem e outras começam a se multiplicar para não morrer: câncer. Essas células descartam o recente mecanismo da fosforilação oxidativa mitocondrial e passam a funcionar com o antigo ciclo de Embden-Meyerhof (fenótipo de Warburg), que supre ATP para os cromossomos e esses, recebendo tal suprimento de energia, iniciam o processo de divisão mitótica, redentora da vida. Não são células malignas, são células em sofrimento, células doentes, tentando sobreviver, lutando para manter a integridade e a persistência da sua identidade, do seu genoma.

O principal modo de fazer funcionar as mitocôndrias é ativar o complexo enzimático PDH (piruvato desidrogenase), o qual abre as portas da fosforilação oxidativa mitocondrial. Quando isso acontece, as células neoplásicas param de se reproduzir, começam a se diferenciar e entram em apoptose. Pois bem, o *Ganoderma lucidum* possui triterpenoides e várias outras substâncias que têm a importante e inesperada propriedade de ativar o complexo enzimático PDH e fazer funcionar novamente as mitocôndrias, o que provoca a parada da proliferação celular neoplásica. Isso pode explicar a cura de muitos casos de tumores malignos, alguns considerados refratários ao tratamento convencional.

Somente há pouco tempo a medicina descobriu substâncias que ativam o complexo PDH, e muitos trabalhos estão em andamento com relatos muito promissores, *in vitro*, em animais de experimentação e em humanos: dicloroacetato de sódio, ácido ursólico, ácido lipoico etc.

Grande parte das doenças hereditárias não se manifesta quando a função mitocondrial está preservada e funcionando plenamente. Quando as mitocôndrias começam a claudicar entra em ação a glicólise anaeróbia que começa a enviar ATP para o núcleo, o que provoca aumento da expressão de genes doentes que estavam silenciados e, dessa forma, possíveis doenças latentes podem se manifestar. A ingestão de *Ganoderma* atrasaria ou impediria a manifestação dessas doenças latentes. É o *Ganoderma* como agente preventivo.

Cumpre salientar que os hábitos saudáveis de vida, como exercício moderado, lazer, alimentação rica em frutas, verduras e legumes sem agrotóxicos, alimentos com farinha integral e pão de trigo integral, também atrasam ou impedem o afloramento de doenças.

O *Ganoderma lucidum* (Reishi) aumenta a atividade não somente do complexo piruvato desidrogenase (PDHc), mas também da succinato desidrogenase, malato desidrogenase, alfacetoglutarato desidrogenase e a atividade dos complexos I, II e IV da cadeia de elétrons mitocondrial, ações que em conjunto aumentam a produção de grandes quantidades de ATP via fosforilação oxidativa.

O efeito imunomodulador com aumento do número e função dos linfócitos T, B, monócitos, macrófagos, células dendríticas e células *natural killer* deve-se à riqueza em betaglucana. Em geral, o *Ganoderma lucidum* possui 500mg de polissacarídeos por grama de extrato seco, a maior parte constituída por betaglucana. O *Agaricus blazei* possui em geral apenas 80 a 120mg de betaglucana por grama do extrato.

A literatura médica é rica em trabalhos que mostram o efeito antiproliferativo, apoptótico e antiangiogênico do *Ganoderma lucidum* nos mais variados tipos de câncer: carcinoma pulmonar de pequenas células, adenocarcinoma de pulmão, linfomas, leucemias, carcinoma uroepitelial, fibrossarcoma, osteossarcoma, astrocitoma, câncer colorretal, câncer de próstata, câncer de mama, hepatocarcinoma, carcinoma gástrico, carcinoma cervical uterino e câncer de ovário (Sohretoglu, 2017; Du, 2017; Zhang, 2019).

O *Ganoderma lucidum* é constituído principalmente por dois tipos de compostos ativos: betaglucana e triterpenos. Foram descritos 12 triterpenos ativos no extrato do *Ganoderma lucidum*, incluindo ácido ganodérico A, ácido ganoderenico A, ácido ganodérico B, ácido ganodérico H, ácido ganodérico C2, ácido ganoderenico D, ácido ganodérico D, ácido ganoderenico G, ácido ganodérico Y, kaempferol, genisteína e ergosterol. Foram descobertos 20 alvos para estes 12 compostos. Outra metodologia revelou 122 compostos ativos e 116 alvos (Zhao, 2018).

O ácido ganodérico A de fórmula $C_{30}H_{44}O_7$ e peso molecular 516,8g/mol é também conhecido como Ganoderic acid A; Ganoderic acid; (2R,6R)-6-[(5R,7S,10S,13R,14R, 15S,17R)-7,15-dihydroxy-4,4,10,13,14-pentamethyl-3,11-dioxo-2,5,6,7,12,15,16,17-octahydro-1H--cyclopenta[a]phenanthren-17-yl]-2-methyl-4-oxo-heptanoic acid, (2R,6R)-6-[(5R,7S,10S,13R,14R,15S,17R)-7,15-dihydroxy-4,4,10,13,14-pentamethyl-3,11--dioxo-2,5,6,7,12,15,16,17-octahydro-1H-cyclopenta[a]phenanthren-17-yl]-2-methyl-4-oxoheptanoic acid etc. A molécula doa 3 e é aceptora de 7 elétrons: oxidante.

Ácido ganodérico A

Ganoderma lucidum possui efeito anti PD-1 / PD-L1

Usando extrato preparado a partir de esporos de *G. lucidum* (GLE) demonstrou-se que o tratamento de linfócitos B humanos GM00130 e GM02248 com GLE causou grande redução da proteína PD-1 nessas células. Os resultados do estudo de microscopia de imunofluorescência revelaram que o tratamento com GLE causou redução de células PD-1+ nos linfócitos B GM00130 cultivados. O nível de transcrição do gene pdcd-1 não foi inibido pelo tratamento GLE nessas células, o que exclui a possibilidade de inibição transcricional do gene pdcd-1 para redução da proteína PD-1 mediada por GLE. Além disso, o tratamento com GLE causou um aumento da quimiocina CCL5 em linfócitos B humanos GM00130 e GM02248. Esses resultados sugerem que a redução da proteína PD-1 é um mecanismo importante para a imunomodulação mediada por G lucidum e a redução da proteína PD-1 mediada por GLE não é causada por uma inibição transcricional do gene pdcd-1. Estes resultados sugerem ainda que G lucidum e seus componentes podem servir no desenvolvimento de novos imunomoduladores para direcionar a proteína PD-1 para o tratamento de câncer e muitas outras doenças (Wang, 2019).

Ganoderma como antiviral

Triterpenoides do *Ganoderma lucidum* (GL) inibem a ativação dos antígenos do EBV via inibição da telomerase (Zheng, 2017).

Existem amplos estudos sobre a ação antiviral do *Ganoderma lucidum*, *Lentinus edodes*, *Grifola frondosa*, *Agaricus brasiliensis* e outros metabólitos de basidiomicetos. Os metabólitos dessas espécies de basidiomicetos exibem um efeito antiviral direto nos vírus herpes simplex tipos I e II, vírus da imunodeficiência humana (HIV), vírus da hepatite B, vírus da estomatite vesicular, vírus da influenza, vírus Epstein-Barr e outros. Além disso, os metabólitos dos basidiomicetos aumentam a imunidade antiviral (Avtonomova, 2014).

GL inibe a replicação viral interferindo com os eventos iniciais de adsorção viral e entrada nas células-alvo. Assim, este proteoglicano parece ser um candidato potencial para agentes anti-HSV1 e 2 (Liu, 2004).

Ganoderma lucidum mais Trametes versicolor induzem depuração HPV16 ou HPV18 oral de 88% (p < 0,001) (Donatini, 2014).

Ganoderma lucidum: alvos moleculares no câncer

I – Efeitos gerais

a) Triterpenos

1. Anti-EBV, HSV1-2, HPV, hepatite B vírus, vírus da estomatite vesicular, vírus da influenza. Sem estudos no CMV.
2. Alto conteúdo de triterpenos: aumenta a atividade do complexo piruvato desidrogenase (PDHc).
3. Ativa o ciclo de Krebs: aumenta atividade da succinato desidrogenase, malato desidrogenase e alfacetoglutarato desidrogenase.
4. Ativa a cadeia de elétrons mitocondrial, complexos I, II e IV com aumento da produção de ATP mitocondrial, o que provoca a diminuição da glicólise anaeróbia e assim suprime a proliferação mitótica.
5. Acidifica levemente o intracelular e estrutura a água citoplasmática.
6. Ao inibir a glicólise anaeróbia, alcaliniza o meio intersticial e ativa os linfócitos T citotóxicos, as células dendríticas e as células *natural killer*.
7. Triterpenos dos esporos do *Ganoderma lucidum* possuem atividade inibitória contra a protease do HIV-1.
8. Anti-HIV-1. Ganomicinas I e B extraídas do *Ganoderma* inibem a dimerização e o local ativo da protease do HIV-1.
9. Nas células dos carcinomas humanos o ácido ganodérico promove anti-invasão via aumento da expressão da proteína p53 (Chen, 2011).
10. Anti-*H. pylori* (Shang, 2013).
11. Anti-*Mycobacterium tuberculosis*. O emprego profilático do extrato de *Ganoderma lucidum* inibe a replicação do *M. tuberculosis* em modelo de infecção espontânea de tuberculose do camundongo (Zhan, 2016).

b) Betaglucana – ver capítulo sobre o papel da betaglucana no câncer

1. Polariza sistema imune de M2/Th2 para M1/Th1.
2. Ativa a imunidade celular e humoral, inata e adaptativa.
3. Aumenta a produção de hemácias, neutrófilos, linfócitos e monócitos.
4. Aumenta o número e a função dos linfócitos T, linfócitos B, células dendríticas e células *natural killer*.
5. Aumenta a fagocitose dos monócitos e macrófagos.
6. Antiviral.
7. Antibacteriano.
8. Anti-*Mycobacterium bovis*.

c) Esteroides

Recentemente, descobriu-se que esteroides do *Ganoderma sinense* inibem a importante enzima hexoquinase II (Bao, 2018).

II – Quando não especificado significa o emprego do cogumelo inteiro

a) *Ganoderma lucidum* inibe o Epstein-barr vírus (Iwatsuki, 2003).
b) Proteínas Ras possuem papel capital na regulação do crescimento e desenvolvimento do câncer humano. Muito importante na prevenção: o extrato do *Ganoderma lucidum* impede a transformação neoplásica induzida pelo oncogene ras. Primeiro trabalho da literatura (Wendy, 2004).
c) Antiproliferativo – apoptótico – antiangiogênico.
d) Inibe a transcrição do NF-kappaB constitutivamente ativado.
e) Inibe a proteína proliferativa AP-1.
f) Os dois acima inibem a expressão do ativador do plasminogênio tipo uroquinase (uPA) e seu receptor uPAR.
g) Suprime a expressão do gene TNF-alfa.
h) Inibe a formação de colônias, a migração celular, a formação esferoide e aumenta o efeito da cisplatina na indução da parada do ciclo celular em G2/M e da apoptose ativando as caspases em vários tipos de câncer.
i) **Atenção**: *Ganoderma lucidum* pode provocar aumento do marcador CA72-4 no câncer gastrintestinal, por mecanismo desconhecido. Relato de 5 casos. Ao suspender o uso do cogumelo o marcador diminuiu drasticamente (Yan, 2014).
j) *Ganoderma* aumenta a expressão do PGC-1alfa. Os esporos do *Ganoderma* por via oral aumentam a expressão do PGC1-alfa (peroxisome proliferator-activated recptor gama coactivator 1 alfa) regulador mestre da biogênese mitocondrial (Chen, 2012).

1. Gliomas

Ganoderma lucidum possui efeito antitumoral e imunomodulador no glioma implantado em ratos. Acontece aumento da IL-2, TNF-alfa e Interferon-gama, com aumento da função citotóxica das células *natural killer* que promovem a maturação das células dendríticas que resulta na diminuição do volume tumoral e aumento da sobrevida Wang, 2018).

2. Câncer pulmonar

a) *Ganoderma lucidum* inibe o NF-kappaB, a via de sinalização Akt e o mTOR em células do câncer pulmonar (Gill, 2017).
b) Proteínas do *Ganoderma lucidum* induzem parada do ciclo celular e apoptose em células do câncer de pulmão diminuindo a expressão do EGFR tipo mutante e *wild*, o que provoca a queda dos níveis do AKT e do ERK1/ERK2 (Lin, 2017).
c) Ácido ganodérico, triterpeno do *Ganoderma lucidum*, tem como alvo o fator nuclear eritroide 2 relacionado ao fator 2 (FNE-2) no câncer pulmonar, H460. Esse fator regula a ativação de vários genes antioxidantes no câncer. O ácido ganodérico A inibe a proliferação celular, a migração e as espécies reativas de oxigênio, ao lado de inibir a expressão do mRNA do FNE-2 (Gill e Kumar, 2017).
d) Células cancerosas liberam mediadores imunossupressores, tais como PGE2, TGF-β, IL-10 e VEGF, que inibem a resposta imune e escapam da vigilância imunológica. Plasma de paciente com câncer suprime a ativação de linfócitos pela fito-hemaglutinina que é parcialmente revertida com a adição de polissacarídeos do Gl (Sun, 2014).
e) Extrato etanólico dos esporos do Gl inibe o crescimento do câncer pulmonar humano inibindo a via Akt/mTOR (Chen, 2016). Acontece diminuição da migração e da proliferação de modo dose-dependente. O ciclo celular para em G2/M e a apoptose é iniciada pela diminuição da expressão e da atividade das ciclina B1 e cdc2, assim como das proteínas antiapoptóticas, Bcl-2 e Bcl-xl (Chen, 2016).
f) Ácido ganodérico T do Gl induz apoptose via mitocondrial em células do câncer de pulmão humano, 95-D. Acontece marcante inibição da proliferação da linhagem altamente metastática, 95-D por indução da apoptose e parada do ciclo células em G1. O potencial de membrana mitocondrial (delta-psi-mt) diminui e libera citocromo c durante a apoptose. Aumenta a expressão das proteínas p53 e Bax de modo tempo-dependente, enquanto Bcl2 não se modifica e assim a razão Bcl2/Bax diminui, o que significa apoptose (Tang, 2006).
g) Polissacarídeos do Gl suprimem a produção do TGF-beta 1 (*transforming growth factor β1*), IL-10 (interleucina-10) e VEGF (*vascular endothelial growth factor*) em células LA795 do câncer de pulmão (Sun, 2014).
h) Polissacarídeos e peptídeos do Gl inibem a indução do VEGF e sua função (Cao, 2006).

3. Câncer de mama

a) *Ganoderma lucidum* inibe a proliferação de células do câncer de mama, estrógeno dependente (MCF-7) e estrógeno independente (MDA-MB-231), regulando para baixo o receptor estrogênico e a sinalização do NF-kappaB. Acontece também diminuição do TNF-alfa (Jiang, 2004).
b) *Ganoderma lucidum* inibe a proliferação de células do câncer de mama MCF-7 regulando para

baixo o receptor estrogênico e a sinalização NF--kappaB (Jiang, 2006).
c) Ácido ganodérico B reverte a resistência mediada pelo ABCB1 em células MCF-7/ADR à doxorrubicina (Liu, 2015).
d) Triterpenos do Gl induzem apoptose em células MCF-7 do câncer de mama estrógeno dependente (Smina, 2017).
e) *Ganoderma lucidum* suprime a proliferação e a migração de células do câncer de mama inibindo a via de sinalização Wnt/betacatenina (Zhang, 2017).
f) Suprime a adesão celular e a migração do câncer de mama altamente invasivo.

4. Câncer de mama triplo negativo
a) Extrato do *Ganoderma lucidum* é anti-inflamatório e anticâncer em células do câncer de mama triplo negativo, MDA-MB 231. Acontece inibição da liberação de IL-8, IL-6, MMP-2 e MMP-9, diminuição da viabilidade celular de modo dose e tempo-dependentes e redução da migração (Barbieri, 2017).
b) *Ganoderma lucidum* por via oral no camundongo suprime as metástases da mama para pulmão da linhagem MDA-MB-231 do câncer de mama triplo negativo, através da inibição de genes pró-invasivos: HRAS, VIL2, S100A4, MCAM, I2PP2A e FN1. Acontece somente leve diminuição do crescimento tumoral, porém o número de metástases pulmonares diminui drasticamente (Loganathan, 2009).

5. Câncer de próstata
a) *Ganoderma lucidum* inibe a proliferação e induz apoptose em células PC3 do câncer de próstata. Acontece inibição da proliferação de modo dose e tempo-dependentes, regulando para baixo as ciclinas B e cdc2 e regulando para cima a expressão do p21. O ciclo celular para em G2/M. A apoptose é provocada por diminuição do NF--kappaB com aumento da razão do Bax/Bcl-2 e do Bax/Bcl-xl (Jiang, 2004).
b) Suprime a adesão celular e a migração do câncer de próstata altamente invasivo.
c) Polissacarídeos do Gl inibem o crescimento e a migração de células do câncer prostático humano LNCaP, inibindo a via de sinalização proteína arginina metiltransferases 6 (PRMT6). Acontece inibição do crescimento induzido por parada do ciclo celular e diminuição da PRMT6, da CDK2 (*cyclin-dependent kinase 2*) da FAK (*focal adhesion kinase*), do SRC (*steroid receptor coactivator*), ao lado do aumento da expressão do p21 (Zhao, 2017).

6. Câncer de fígado
a) Extratos do *Ganoderma lucidum* enriquecidos com triterpenos inibem o crescimento de células do hepatoma suprimindo a proteína quinase C, ativando a MAPK e provocando parada do ciclo celular em G2 (Lin, 2003).
b) Resistência a múltiplas drogas mediada pelo ABCB1 é o principal obstáculo da quimioterapia. O ácido ganodérico B reverte a resistência multidroga mediada pelo ABCB1 em células HepG2/ADM do hepatoma humano (Liu, 2015).
c) Componentes ácidos e neutros do *Ganoderma lucidum* possuem atividade anti-hepatoma. O componente neutro é mais importante e indispensável (Lu, 2012).
d) Ácido ganodérico induz parada do ciclo celular e citotoxicidade na linhagem BEL7402 do hepatoma humano. Acontece 70% de inibição da proliferação com bloqueio do ciclo celular na transição G1 para S (Yang, 2005).
e) *Ganoderma lucidum* inibe a carcinogênese e as metástases em células do hepatoma humano linhagem HepG2, implantado em modelos animais. Acontece diminuição da expressão da MMP-9 precedida pela inibição da fosforilação da via ERK1/2 (*extracellular signal-regulated kinase 1/2*) e proteína quinase B citosólica, assim como da redução da AP-1 (*activator protein-1*) e do NF-kappaB do núcleo das células HepG2. No modelo xenotransplantado diminui de modo dose-dependente o volume e o peso dos tumores, assim como diminui o número de metástases e o número de órgãos afetados. No soro encontramos diminuição da atividade das MMP-2 e MMP-9 (Weng, 2009).
f) Polissacarídeo extraído do *Ganoderma lucidum* inibe, *in vivo* e *in vitro*, o crescimento do carcinoma hepatocelular humano H22 regulando para baixo o acúmulo e a função das células T regulatórias (T-reg) pela indução do microRNA--125b. Acontece significante supressão do crescimento do hepatoma transplantado no camundongo associado com o aumento da razão células T-efetoras para T-regs, via aumento da secreção de IL-2. A expressão do Noch1 e do FoxP3 é inibida pelo aumento da expressão do miR125b. As células normais não são afetadas (Liu, 2015).
g) Esporos do *Ganoderma lucidum* inibem o crescimento de células HepG2 de modo tempo e dose-dependentes. Acontece parada do ciclo em G2 e com maior dose provoca apoptose (Li, 2008).

7. **Câncer gástrico**
   a) Extrato metanólico do *Ganoderma lucidum* induz autofagia em células AGS do adenocarcinoma gástrico humano. Acontece aumento de LC-3-II, um marcador de autofagia, enquanto diminui o p62 (Reis, 2015).
   b) Extrato metanólico do corpo do *Ganoderma lucidum* inibe o crescimento de células AGS do adenocarcinoma gástrico humano, suprime o ciclo celular e aumenta a autofagia das células tumorais (Oliveira, 2014).
   c) Extrato etanólico do Gl possui atividade anti-invasiva em células AGS do adenocarcinoma gástrico humano espessando as junções intercelulares e inibindo as metaloproteinases 2 e 9 (Jang, 2011).
   d) Extrato do *Ganoderma applanatum* induz apoptose em células SGC-7901 do câncer gástrico humano. Acontece marcante inibição da proliferação de modo dose-dependente. A expressão da proteína Bcl-2 diminui, enquanto as expressões das proteínas do Bax, c-jun e p53 aumentam. A atividade da caspase-3 está marcantemente elevada, o que libera citocromo c mitocondrial para o citoplasma (Ma, 2011).
   e) Extrato etanólico do Gl induz apoptose em células do carcinoma gástrico humano. Acontece aumento da expressão de proteínas dos receptores da morte, tais como receptor da morte 5 (DR-5) e fator de necrose tumoral ligante relacionado à apoptose (*tumor necrosis factor-related apoptosis--inducing ligand*), os quais disparam a ativação da caspase-8 e a clivagem do Bid. Em adição, a apoptose é provocada pela ativação das caspases-9 e 3, regulação para baixo da família de proteínas IAP, tais como XIAP e survivina, e a concomitante degradação do PARP (poly (ADP-ribose) polymerase). Finalmente ocorre diminuição da atividade da Akt (Jang, 2010).

8. **Câncer colorretal**
   a) Extrato dos esporos do Gl possui efeito anticarcinogênico no câncer colorretal, HCT116, *in vitro* e *in vivo*. O ciclo celular para em G2/M via diminuição das ciclinas B1 e A2 com regulação para cima do P21 ao nível de mRNA. O gene-1 ativado NSAID (NAG-1) está regulado para cima e provoca apoptose (Na, 2017).
   b) Os polissacarídeos do Gl restauram a função supressora tumoral do p53 mutante em células do câncer colorretal, HT29 (p53R273H) e SW480 (p53R273H&P309S), provocando diminuição da proliferação celular e apoptose. Primeiro trabalho a demonstrar tal fato (Jiang, 2017).
   c) Polissacarídeos do *Ganoderma lucidum* inibem a migração e induzem apoptose em células LoVo do câncer de cólon humano. Acontecem inibição da migração, aumento da fragmentação do DNA, alterações morfológicas e aumento da liberação da desidrogenase lática. As caspases-3, 8 e 9 são ativadas e promovem apoptose. Acresce aumento da expressão da Fas e da caspase-3 que cliva a PARP (poly(ADP-ribose) polymerase) (Liang, 2015).
   d) Polissacarídeos do Gl tem como alvo Fas/caspases e induzem apoptose em células HCT116 do câncer de cólon humano. Acontecem inibição da migração, elevação do Ca^{++} intracelular e liberação de desidrogenase láctica. A atividade da caspase-8 aumenta, e a expressão da caspase-3 e a do Fas estão reguladas para cima (Liang, 2014).
   e) Mistura de *Ganoderma lucidum* com *Polyporus umbellatus* induz apoptose em células HCT116 do câncer de cólon humano, acompanhado por aumento das espécies reativas de oxigênio, ativação da caspase-3 e aumento do Ca^{++} intracelular (Kim, 2015). A mistura aumenta a concentração de betaglucana.
   f) Triterpenos do Gl induzem autofagia em células HT-29 do câncer de cólon humano via inibição do p38 MAPK (p38 *mitogen-activated kinase*) e inibe o crescimento do tumor xenotransplantado em camundongo (Thyagarajan, 2010).

9. **Câncer de pâncreas**
   a) Ácido ganodérico, tendo como alvo a via de sinalização Wnt/beta catenina, inibe a proliferação, diminui a viabilidade celular e suprime os radicais livres de oxigênio em células RIN-5F do câncer pancreático de modo dose-dependente (Gill, 2016).
   b) Proteoglicano do extrato de Gl induz apoptose no câncer de pâncreas. Ele inibe seletivamente a viabilidade de células do câncer pancreático PANC-1 e BxPC-3 de maneira dose-dependente, mas não em células Mia PaCa-2 e células de câncer de fígado HepG2. Além disso, pode inibir a migração e a formação de colônias e promover a apoptose em células PANC-1, mas não em células Mia PaCa-2. Ele inibe a expressão da proteína Bcl-2 em células PANC-1, mas não em células Mia PaCa-2, levando ao aumento nas espécies reativas de oxigênio (ROS) e à redução do potencial de membrana mitocondrial e apoptose celular. O aumento de ROS também promove a formação de autofagossomos, juntamente com aumento na razão 3 II/I da cadeia leve da proteína associada aos microtúbulos. No entanto, ele interrompe a autofagia evitando que os autofagossomos entrem nos lisossomos. A inibi-

ção da autofagia aumenta o acúmulo de mitocôndrias defeituosas, bem como a produção de ROS. Tomados em conjunto, os processos de regulação de ROS e inibição da autofagia promoveram apoptose de células PANC-1 através da cascata caspase-3/caspase-3 clivada (Wu, 2021).

10. **Câncer de ovário**
    a) Diminui drasticamente a viabilidade de modo dose-dependente de várias linhagens de células do câncer de ovário, incluindo as resistentes à quimioterapia. O extrato provoca estresse oxidativo e suprime a proliferação de células OVCAR-3 do câncer de ovário (Hsieh, 2011).
    b) Inibe a proliferação de células do câncer de ovário humano HO 8910 suprimindo a expressão do VEGF e super-regulando a expressão da Cx43. Ambos dependentes da concentração (Connexin 43) (Daí, 2014).
    c) Cinco pacientes com carcinoma de ovário e/ou endometrial com metástases que não responderam a pelo menos duas mudanças de quimioterapia e ainda apresentavam progressão do câncer alcançaram estabilidade da doença após a ingestão do *Ganoderma lucidum* na forma de extrato aquoso (Suprasert, 2014).

11. **Câncer endometrial**
    Três linhas celulares de câncer de endométrio, Ishikawa, Hec-1A e AN3-CA (derivadas de cânceres endometriais de grau I, II e III, respectivamente), foram usadas para determinar o efeito dos extratos de cogumelos nas células cancerígenas do endométrio e para analisar o mecanismo molecular. Todos os extratos tiveram efeito inibitório na viabilidade e proliferação celular, provavelmente exercido pela indução de autofagia. Os dados sugerem que esses extratos podem ser utilizados como adjuvantes na terapia de tumores endometriais (Hahne, 2014).

12. **Câncer cervical uterino**
    a) Extrato de *Ganoderma lucidum*, exerce efeito supressor na malignidade das células cancerosas do colo do útero por meio da mitigação do epitélio mesenquimal (EMT) e da via de sinalização JAK / STAT5 (Jin, 2020).
    b) *Ganoderma lucidum* melhora a atividade da cisplatina no carcinoma U14 murino (Zhu, 2019).
    c) Triterpenos do *Ganoderma lucidum* em 48 horas inibem a proliferação de células HeLa do carcinoma cervical humano (Yue, 2010).

13. **Linfoma de Hodgkin**. Nada encontrado.

14. **Linfoma não Hodgkin**
    a) *Ganoderma lucidum* faz regredir linfoma de grandes células B localizado no estômago provocando reação florida de células T (Cheuk, 2007).
    b) Esporos do GL inibem o crescimento do linfoma de células T implantado no rato sem timo (Chen, 2012).
    c) GL inibe o Epstein barr vírus (Iwatsuki, 2003).

15. **Melanoma**
    a) Extrato do *Ganoderma lucidum* é anti-inflamatório e anticâncer em células do melanoma B16-F10. Acontece inibição da liberação de IL-8, IL-6, MMP-2 e MMP-9, diminui a viabilidade de modo dose e tempo-dependentes e reduz a migração (Barbieri, 2017).
    b) Células cancerosas liberam mediadores imunossupressores, tais como PGE2, TGF-β, IL-10 e VEGF, que inibem a resposta imune e escapam da vigilância imunológica. Polissacarídeos do *Ganoderma lucidum* reverte a inibição dos linfócitos em cultura de células do melanoma B16F10 e assim facilita o controle tumoral (Sun, 2011).
    c) Polissacarídeos do Gl revertem a supressão dos macrófagos em cultura do melanoma B16F10 (Lu, 2013).
    d) Polissacarídeos do Gl suprimem a produção do TGF-beta1 (*transforming growth factor β1*), IL-10 (interleucina-10) e VEGF (*vascular endothelial growth factor*) em células B16F10 do melanoma (Sun, 2014).

16. **Leucemia**
    Atividade antiproliferativa e apoptótica do *Ganoderma lucidum* sobre células HL-60 da leucemia aguda e inibindo a via MAPK (Yang, 2016).

17. **Fibrossarcoma**
    Ganoderma lucidum possui atividade antiproliferativa no fibrossarcoma humano, HT1080, de modo dose e tempo-dependentes, sem afetar os fibroblastos normais.

19. **Osteossarcoma**
    a) *Ganoderma lucidum* inibe a proliferação, migração e invasão e induz apoptose em células do osteosarcoma humano, MG63 e U2-OS ao suprimir a importante via de sinalização Wnt/beta catenina (Zhang, 2019).
    b) *G. lucidum* contém minerais como potássio, cálcio, fósforo, magnésio, selênio e zinco que suplementam deficiências de elementos traço provocada pelo osteosarcoma (in Wachtel, 2011).

Conclusão

Autores sérios e sem conflito de interesse, isto é, aqueles que não recebem proventos da Indústria Farmacêutica afirmam que as drogas quimioterápicas geralmente estão desenhadas no velho conceito de "combater o

DNA". Assim, nos últimos 60 anos persiste o velho modo de tratar o câncer atacando o DNA e, desse modo, invariavelmente os tratamentos do câncer continuam a fracassar. Outros autores do mesmo grau de seriedade afirmam que os quimioterápicos são geralmente os responsáveis por exacerbar o fenótipo maligno por induzir a parada da apoptose e, dessa maneira, facilitar a progressão do câncer.

A célula cancerosa não é maligna; é célula doente necessitando de cuidados e não aniquilação. Toda doença tem causa. A causa principal das neoplasias está no meio ambiente, agentes físicos, químicos ou biológicos, que faz um grupo de células sofrer até atingir o "estado de quase morte" e para sobreviverem tem início a proliferação mitótica. No tratamento mais racional das neoplasias, afasta-se o motivo biológico da mitose desenfreada, retirando-se o fator causal do corpo, enquanto se aumenta a eficácia da fosforilação oxidativa mitocondrial, por exemplo, com o *Ganoderma lucidum*.

O *Ganoderma lucidum*, devido à inusitada função de aumentar a produção de ATP mitocondrial (triterpenos), ao lado do seu efeito imunomodulador (betaglucana), provoca no câncer efeitos muito mais eficazes que o *Agaricus blazei* – Murril.

Em vista do mínimo impacto da quimioterapia citotóxica na sobrevida de 5 anos e a falta de progressos sólidos nos últimos 50 anos, urge o encontro de novas modalidades terapêuticas.

O *Ganoderma lucidum* é nosso companheiro em todos os tipos de câncer, ainda mais agora que foi descoberto a sua função como anti PD-1.

Referências

1. Ahmadi K, Riazipour M. Ganoderma lucidum induces the expression of CD40/CD86 on peripheral blood monocytes. Iran J Immunol. 6(2):87-91;2009.
2. Ajith TA, Sudheesh NP, Roshny D, et al. Effect of Ganoderma lucidum on the activities of mitochondrial dehydrogenases and complex I and II of electron transport chain in the brain of aged rats. Exp Gerontol. 44(3):219-23;2009.
3. Avtonomova AV, Krasnopolskaya LM. [Antiviral properties of basidiomycetes metabolites]. Antibiot Khimioter. 59(7-8):41-8, 2014.
4. Barbieri A, Quagliariello V, Del Vecchio V. Anticancer and Anti-Inflammatory Properties of Ganoderma lucidum Extract Effects on Melanoma and Triple-Negative Breast Cancer Treatment. Nutrients. 9(3):pii E210;2017.
5. Bao F, Yang K, Wu C. New natural inhibitors of hexokinase 2 (HK2): Steroids from Ganoderma sinense. Fitoterapia. 125:123-9;2018.
6. Boh B, Berovic M, Zhang J, Zhi-Bin L. Ganoderma lucidum and its pharmaceutically active compounds. Biotechnol Annu Rev. 13:265-301;2007.
7. Bonnet S, Archer SL, Turner JA, et al. A mitochondria-K$^+$ channel axis is suppressed in cancer and its normalization promotes apoptosis and inhibits cancer growth. Cancer Cell. 11:37-51;2007.
8. Calviño E, Manjón JL, Sancho P, et al. Ganoderma lucidum induced apoptosis in NB4 human leukemia cells: involvement of Akt and Erk. J Ethnopharmacol. 128(1):71-8;2010.
9. Calviño E, Pajuelo L, Casas JA, et al. Cytotoxic action of Ganoderma lucidum on interleukin-3 dependent lymphoma DA-1 cells: involvement of apoptosis proteins. Phytother Res. 25(1):25-32;2011.
10. Cao LZ, Lin ZB. Regulation on maturation and function of dendritic cells by Ganoderma lucidum polysaccharides. Immunol Lett. 83(3):163-9;2002.
11. Cao LZ, Lin ZB. Regulatory effect of Ganoderma lucidum polysaccharides on cytotoxic T-lymphocytes induced by dendritic cells in vitro. Acta Pharmacol Sin. 24(4):321-6;2003.
12. Cao QZ, Lin ZB. Ganoderma lucidum polysaccharides peptide inhibits the growth of vascular endothelial cell and the induction of VEGF in human lung cancer cell. Life Sci. 78(13):1457-63;2006.
13. Chang YH, Yang JS, Yang JL, et al. Ganoderma lucidum extracts inhibited leukemia WEHI-3 cells in BALB/c mice and promoted an immune response in vivo. Biosci Biotechnol Biochem. 73(12):2589-94;2009.
14. Chen NH, Liu JW, Zhong JJ. Ganoderic acid T inhibits tumor invasion in vitro and in vivo through inhibition of MMP expression. Pharmacol Rep. 62(1):150-63;2010.
15. Chen Y, Lu H, Song S, Jia X. Preparation of Ganoderma lucidum polysaccharides and triterpenes microemulsion and its anticancer effect in mice with transplant Heps tumors. Zhongguo Zhong Yao Za Zhi. 35(20):2679-83;2010.
16. Chen NH, Zhong JJ. p53 is important for the anti-invasion of ganoderic acid T in human carcinoma cells. Phytomedicine. 18(8-9):719-25;2011.
17. Chen Y, Lv J, Li K, et al. Sporoderm-Broken Spores of Ganoderma lucidum Inhibit the Growth of Lung Cancer: Involvement of the Akt/mTOR Signaling Pathway. Nutr Cancer. 68(7):1151-60;2016.
18. Chen J, Yu YH. Inhibitory effects of sporoderm-broken Ganoderma lucidum spores on growth of lymphoma implanted in nude mouse. Zhongguo Shi Yan Xue Ye Xue Za Zhi. 2012.
19. Chen LW, Lin-Yea Horng, Chia-Ling Wu, Hui-Ching Sung. Activating mitochondrial regulator PGC-1α expression by astrocytic NGF is a therapeutic strategy for Huntington's disease. Neuropharmacology. Sep;63(4):719-32, 2012.
20. Cheng CR, Yue QX, Wu ZY, et al. Cytotoxic triterpenoids from Ganoderma lucidum. Cytochemistry. 71(13):1579-85;2010.
21. Cheuk W, Chan JK, Nuovo G, et al. Regression of gastric large B-Cell lymphoma accompanied by a florid lymphoma-like T-cell reaction: immunomodulatory effect of Ganoderma lucidum (Lingzhi)? Int J Surg Pathol. 15(2):180-6;2007.
22. Dai S, Liu J, Sun X, Wang N. Ganoderma lucidum inhibits proliferation of human ovarian cancer cells by suppressing VEGF expression and up-regulating the expression of connexin 43. BMC Complement Altern Med. Nov 5;14:434. 2014.
23. Deng Y, Ma J, Tang D, Zhang Q. Dynamic biomarkers indicate the immunological benefits provided by Ganoderma spore powder in post-operative breast and lung cancer patients. Clin Transl Oncol. Jan 6, 2021.
24. Donatini B. Control of oral human papillomavirus (HPV) by medicinal mushrooms, Trametes versicolor and Ganoderma lucidum: a preliminary clinical trial. Int J Med Mushrooms. 16(5):497-8, 2014.
25. Du GH, Wang HX, Yan Z, et al. Anti-tumor target prediction and activity verification of Ganoderma lucidum triterpenoids. Zhongguo Zhong Yao Za Zhi. Feb;42(3):517-22;2017.
26. Dudhgaonkar S, Thyagarajan A, Sliva D. Suppression of the inflammatory response by triterpenes isolated from the mushroom Ganoderma lucidum. Int Immunopharmacol. 9(11):1272-80;2009.

27. Felippe J Jr. Interrupção do ciclo celular com aumento da apoptose de células de câncer induzido por hiperosmolalidade com cloreto de sódio hipertônico: relato de caso e revisão da literatura. Rev Bras Oncol Clin. 6(18):23-8;2009.
28. Felippe J Jr. Carcinoma Neuro-Endócrino Metastático do Pâncreas – Relato de Caso e revisão de literatura. Rev Bras Oncol Clin. 7(21): 24-30;2010.
29. Felippe J Jr. Desvendando os segredos do câncer: a água tipo A desestruturada promove a carcinogênese e a água tipo B estruturada restaura a fisiologia e a bioenergética celular transformando as células cancerosas em células normais. Hipótese da carcinogênese. Revista Eletrônica da Associação Brasileira de Medicina Biomolecular, www.medicinabiomolecular.com.br. Biblioteca de Câncer. Tema de fevereiro de 2008.
30. Felippe J Jr. Dieta inteligente. Journal of Biomolecular Medicine & Free Radicals. 6(3):85-95;2000.
31. Felippe J Jr. Tratamento nutricional e endócrino do câncer: benefícios da integração do médico clínico com o oncologista. Revista Eletrônica da Associação Brasileira de Medicina Biomolecular, Biblioteca de Câncer www.medicinabiomolecular.com.br.
32. Felippe J Jr. Estratégia Biomolecular: uma das Bases da Medicina do Futuro. Revista Brasileira de Medicina Complementar. 7(1):8-9; 2001.
33. Felippe J Jr. Metabolismo da Célula Tumoral – Câncer como um Problema da Bioenergética Mitocondrial: Impedimento da Fosforilação Oxidativa – Fisiopatologia e Perspectivas de Tratamento. Revista Eletrônica da Associação Brasileira de Medicina Biomolecular. www.medicinabiomolecular.com.br. Tema de agosto de 2004.
34. Felippe J Jr. Metabolismo das Células Cancerosas: A Drástica Queda do GSH e o Aumento da Oxidação Intracelular Provoca Parada da Proliferação Celular Maligna, Aumento da Apoptose e Antiangiogênese Tumoral Revista Eletrônica da Associação Brasileira de Medicina Biomolecular. www.medicinabiomolecular.com.br. Tema de setembro de 2004.
35. Felippe J Jr. Câncer e Inibidores da SAP/MAPK (JNK/MAPK, ERK/MAPK, p38/MAPK): Resveratrol, Tangeritina e Ligustilide. Revista Eletrônica da Associação Brasileira de Medicina Biomolecular. www.medicinabiomolecular.com.br. Biblioteca de Câncer. Tema de abril de 2006.
36. Felippe J Jr. Câncer e Inibidores do STAT-3: Curcumina, Partenolide e Resveratrol. Revista Eletrônica da Associação Brasileira de Medicina Biomolecular. www.medicinabiomolecular.com.br. Biblioteca de Câncer. Tema de outubro de 2007.
37. Felippe J Jr. Em Busca do Mecanismo de Ação Único para o Tratamento das Doenças: Energia Livre – ATP. Um ensaio teórico com evidências experimentais. Revista Eletrônica da Associação Brasileira de Medicina Biomolecular. www.medicinabiomolecular.com.br. Biblioteca de Câncer. Janeiro. Tema de maio de 2003.
38. Felippe J Jr. Água: vida-saúde-doença-envelhecimento-câncer: Revista Eletrônica da Associação Brasileira de Medicina Biomolecular. www.medicinabiomolecular.com.br. Tema de fevereiro de 2008.
39. Felippe J Jr. Fluidez da membrana: possivelmente o ponto mais fraco das células malignas. Revista Eletrônica da Associação Brasileira de Medicina Biomolecular. www.medicinabiomolecular.com.br. Tema de maio de 2004.
40. Felippe J Jr. Tratamento do câncer com medidas e drogas que inibem o fator nuclear NF-kappaB. Revista Eletrônica da Associação Brasileira de Medicina Biomolecular. www.medicinabiomolecular.com.br. Tema de fevereiro de 2004.
41. Felippe J Jr. Câncer e tiosulfato de sódio: diminuição da proliferação celular do carcinoma epidermóide humano com um forte estruturador de clusters da água intracelular. Revista Eletrônica da Associação Brasileira de Medicina Biomolecular; www.medicinabiomolecular.com.br. 22/03/2008.
42. Felippe J Jr. Epigalocatequina-galato, ácido ascórbico, prolina, magnésio, cálcio, selênio, cobre e manganês são fortes estruturadores da água intracelular e provocam a inibição da proliferação, da invasividade e das metástases do câncer de pulmão, próstata, mama, pâncreas, bexiga, cérebro, testículo, mesotelioma, melanoma e fibrosarcoma. Revista Eletrônica da Associação Brasileira de Medicina Revista Eletrônica da Associação Brasileira de Medicina Biomolecular. www.medicina biomolecular.com.br. Junho de 2008.
43. Felippe J Jr. Câncer: população rebelde de células esperando por compaixão e reabilitação. Revista Eletrônica da Associação Brasileira de Medicina Biomolecular. www.medicinabiomolecular.com.br. Biblioteca de Câncer. Tema da semana 16 de maio de 2005.
44. Felippe J Jr. Inflamação Crônica Subclínica – Peste Bubônica do Século XXI – Mecanismo Intermediário da Maioria das Moléstias que Afligem a Humanidade. Revista Eletrônica da Associação Brasileira de Medicina Biomolecular. www.medicinabiomolecular.com.br. Biblioteca de Câncer. Tema da semana de junho de 2006.
45. Gill BS, Kumar S, Navgeet. Ganoderic Acid A Targeting β-Catenin in Wnt Signaling Pathway: In Silico and In Vitro Study. Interdiscip Sci. Aug 22. 2016.
46. Gill BS, Navgeet, Kumar S. Ganoderma lucidum targeting lung cancer signaling: a review. Tumour Biol. 39(6):1010428317707437;2017.
47. Gill BS, Kumar S, Navgeet. Ganoderic acid targeting nuclear factor erythroid 2-related factor 2 in lung cancer. Tumour Biol. 39(3): 1010428317695530;2017.
48. Harhaji Trajkoviĉ LM, Mijatoviĉ SA, Maksimoviĉ-Ivaniĉ DD, et al. Anticancer properties of Ganoderma lucidum methanol extracts in vitro and in vivo. Nutr Cancer. 61(5):696-707;2009.
49. Hahne JC, Meyer SR, Dietl J, Honig A. The effect of Cordyceps extract and a mixture of Ganoderma lucidum/Agaricus Blazi Murill extract on human endometrial cancer cell lines in vitro. Int J Oncol. Jul;45(1):373-82;2014.
50. Hsieh TC, Wu JM. Suppression of proliferation and oxidative stress by extracts of Ganoderma lucidum in the ovarian cancer cell line OVCAR-3. Int J Mol Med. 28(6):1065-9;2011.
51. Hsu JW, Huang HC, Chen ST, et al. Ganoderma lucidum Polysaccharides Induce Macrophage-like Differentiation in Human Leukemia THP-1 Cells via Caspase and p53 Activation. Evid Based Complement Alternat Med. 2011:358717;2011.
52. Hsu SC, Ou CC, Li JW, et al. Ganoderma tsugae extracts inhibit colorectal cancer cell growth via G(2)/M cell cycle arrest. J Ethnopharmacol. 120(3):394-401;2008.
53. Huang CY, Chen JY, Wu JE, et al. Ling-Zhi polysaccharides potentiate cytotoxic effects of anticancer drugs against drug-resistant urothelial carcinoma cells. J Agric Food Chem. 58(15):8798-805; 2010.
54. Iwatsuki K, Akihisa T, Tokuda H, et al. Lucidenic acids P and Q, methyl lucidenate P, and other triterpenoids from the fungus Ganoderma lucidum and their inhibitory effects on Epstein-Barr virus activation. J Nat Prod. Dec;66(12):1582-5, 2003.
55. Jang KJ, Han MH, Lee BH, et al. Induction of apoptosis by ethanol extracts of Ganoderma lucidum in human gastric carcinoma cells. J Acupunct Meridian Stud. 3(1):24-31;2010.
56. Jang KJ, Son IS, Shin DY, et al. Anti-invasive activity of ethanol extracts of Ganoderma lucidum through tightening of tight junctions and inhibition of matrix metalloproteinase activities in human gastric carcinoma cells. J Acupunct Meridian Stud. 4(4):225-35;2011.
57. Jedinak A, Thyagarajan-Sahu A, Jiang J, Sliva D. Ganodermanontriol, a lanostanoid triterpene from Ganoderma lucidum, suppresses growth of colon cancer cells through ß-catenin signaling. Int J Oncol. 38(3):761-7;2011.

58. Jiang J, Slivova V, Harvey K, et al. Ganoderma lucidum suppresses growth of breast cancer cells through the inhibition of Akt/NF-kappaB signaling. Nutr Cancer. 49(2):209-16;2004.
59. Jiang J, Slivova V, Sliva D. Ganoderma lucidum inhibits proliferation of human breast cancer cells by down-regulation of estrogen receptor and NF-kappaB signaling. Int J Oncol. 29(3):695-703;2006.
60. Jiang J, Slivova V, Valachovicova T, et al. Ganoderma lucidum inhibits proliferation and induces apoptosis in human prostate cancer cells PC-3. Int J Oncol. 24(5):1093-9;2004.
61. Jiang J, Slivova V, Valachovicova T, et al. Ganoderma lucidum inhibits proliferation and induces apoptosis in human prostate cancer cells PC-3. Int J Oncol. 24(5):1093-9;2004.
62. Jiang J, Slivova V, Sliva D. Ganoderma lucidum inhibits proliferation of human breast cancer cells by down-regulation of estrogen receptor and NF-kappaB signaling. Int J Oncol. 29(3):695-703;2006.
63. Jiang D, Wang L, Zhao T, et al. Restoration of the tumor-suppressor function to mutant p53 by Ganoderma lucidum polysaccharides in colorectal cancer cells. Oncol Rep. 37(1):594-600;2017.
64. Jin H, Song C, Zhao Z, Zhou G. Ganoderma Lucidum Polysaccharide, an Extract from Ganoderma Lucidum, Exerts Suppressive Effect on Cervical Cancer Cell Malignancy through Mitigating Epithelial-Mesenchymal and JAK/STAT5 Signaling Pathway. Pharmacology. 105(7-8):461-470, 2020.
65. Katagata Y, Sasaki F. Antiproliferative activity of extracts prepared from three species of Reishi on cultured human normal and tumor cell lines-fibrosarcoma. Mol Med Rep. 3(1):179-84;2010.
66. Kim TH, Kim JS, Kim ZH, et al. Khz (fusion product of Ganoderma lucidum and Polyporus umbellatus mycelia) induces apoptosis in human colon carcinoma HCT116 cells, accompanied by an increase in reactive oxygen species, activation of caspase 3, and increased intracellular Ca^{2+}. J Med Food. 18(3):332-6;2015.
67. Li L, Li T, Wang XJ, et al. Effects of Ganoderma lucidum spores on HepG2 cells proliferation and growth cycle. Zhong Yao Cai. 31(10):1514-8;2008.
68. Li A, Shuai X, Jia Z, et al. Ganoderma lucidum polysaccharide extract inhibits hepatocellular carcinoma growth by downregulating regulatory T cells accumulation and function by inducing microRNA-125b. J Transl Med. 13:100;2015.
69. Liang Z, Guo YT, Yi YJ, et al. Ganoderma lucidum polysaccharides target a Fas/caspase dependent pathway to induce apoptosis in human colon cancer cells. Asian Pac J Cancer Prev. 15(9):3981-6;2014.
70. Liang ZE, Yi YJ, Guo YT, et al. Inhibition of migration and induction of apoptosis in LoVo human colon cancer cells by polysaccharides from Ganoderma lucidum. Mol Med Rep. 12(5):7629-36;2015.
71. Lin CC, Yu YL, Shih CC, et al. A novel adjuvant Ling Zhi-8 enhances the efficacy of DNA cancer vaccine by activating dendritic cells. Cancer Immunol Immunother. 60(7):1019-27;2011.
72. Lin SB, Li CH, Lee SS, Kan LS. Triterpene-enriched extracts from Ganoderma lucidum inhibit growth of hepatoma cells via suppressing protein kinase C, activating mitogen-activated protein kinases and G2-phase cell cycle arrest. Life Sci. 72(21):2381-90;2003.
73. Lin TY, Hsu HY, Sun WH, et al. Induction of Cbl-dependent epidermal growth factor receptor degradation in Ling Zhi-8 suppressed lung cancer. Int J Cancer. 140(11):2596-607;2017.
74. Liu RM, Zhong JJ. Ganoderic acid Mf and S induce mitochondria mediated apoptosis in human cervical carcinoma HeLa cells. Phytomedicine. 18(5):349-55;2011.
75. Liu DL, Li YJ, Yang DH, et al. Ganoderma lucidum derived ganoderenic acid B reverses ABCB1-mediated multidrug resistance in HepG2/ADM cells. Int J Oncol. 46(5):2029-38;2015.
76. Liu J, Yang F, Ye LB, et al. Possible mode of action of antiherpetic activities of a proteoglycan isolated from the mycelia of Ganoderma lucidum in vitro. J Ethnopharmacol. Dec;95(2-3):265-72, 2004.
77. Loganathan J, Jiang J, Smith A, et al. The mushroom Ganoderma lucidum suppresses breast-to-lung cancer metastasis through the inhibition of pro-invasive genes. Int J Oncol. 44(6):2009-15;2014.
78. Lu H, Song J, Jia XB, Feng L. Antihepatoma activity of the acid and neutral components from Ganoderma lucidum. Phytother Res. 26(9):1294-300;2012.
79. Lu J, Sun LX, Lin ZB, et al. Antagonism by Ganoderma lucidum polysaccharides against the suppression by culture supernatants of B16F10 melanoma cells on macrophage. Phytother Res. 28(2):200-6;2014.
80. Ma J, Liu C, Chen Y, et al. Cellular and molecular mechanisms of the Ganoderma applanatum extracts induces apoptosis on SGC-7901 gastric cancer cells. Cell Biochem Funct. 29(3):175-82;2011.
81. Morgan G, Wardt R, Barton M. The contribution of cytotoxic chemotherapy to 5-year survival in adult malignancies. Clin Oncol. 16:549-60;2004.
82. Na K, Li K, Sang T, et al. Anticarcinogenic effects of water extract of sporoderm-broken spores of Ganoderma lucidum on colorectal cancer in vitro and in vivo. Int J Oncol. 50(5):1541-54;2017.
83. Oliveira M, Reis FS, Sousa D, et al. A methanolic extract of Ganoderma lucidum fruiting body inhibits the growth of a gastric cancer cell line and affects cellular autophagy and cell cycle. Food Funct. 5(7):1389-94;2014.
84. Oka S, Tanaka S, Yoshida S, et al. A water-soluble extract from culture medium of Ganoderma lucidum mycelia suppresses the development of colorectal adenomas. Hiroshima J Med Sci. 59(1):1-6; 2010.
85. Paterson RR. Ganoderma – a therapeutic fungal biofactory. Phytochemistry. 67(18):1985-2001;2006.
86. Reis FS, Lima RT, Morales P, et al. Methanolic Extract of Ganoderma lucidum Induces Autophagy of AGS Human Gastric Tumor Cells. Molecules. 20(10):17872-82; 2015.
87. Sadava D, Still DW, Mudry RR, Kane SE. Effect of Ganoderma on drug-sensitive and multidrug-resistant small-cell lung carcinoma cells. Cancer Lett. 277(2):182-9;2009.
88. Sanodiya BS, Thakur GS, Baghel RK, et al. Ganoderma lucidum: a potent pharmacological macrofungus. Curr Pharm Biotechnol. 10(8):717-42;2009.
89. Shang D, Li Y, Wang C, et al. A novel polysaccharide from Se-enriched Ganoderma lucidum induces apoptosis of human breast cancer cells. Oncol Rep. 25(1):267-72;2011.
90. Shang X, Tan Q, Liu R,et al. In vitro anti-Helicobacter pylori effects of medicinal mushroom extracts, with special emphasis on the Lion's Mane mushroom, Hericium erinaceus (higher Basidiomycetes). Int J Med Mushrooms. 15(2):165-74, 2013.
91. Sliva D. Ganoderma lucidum (Reishi) in cancer treatment. Integr Cancer Ther. 2(4):358-64;2003.
92. Smina TP, Nitha B, Devasagayam TP, Janardhanan KK. Ganoderma lucidum total triterpenes induce apoptosis in MCF-7 cells and attenuate DMBA induced mammary and skin carcinomas in experimental animals. Mutat Res. 813:45-51;2017.
93. Sohretoglu D, Huang S. Ganoderma lucidum Polysaccharides as An Anti-cancer Agent. Anticancer Agents Med Chem. Nov13. doi:10.2 174/1871520617666171113121246. 2017.
94. Sudheesh NP, Ajith TA, Janardhanan KK. Ganoderma lucidum (Fr.) P. Karst enhances activities of heart mitochondrial enzymes and respiratory chain complexes in the aged rat. Biogerontology. 10(5): 627-36;2009.
95. Sun LX, Lin ZB, Duan XS, et al. Ganoderma lucidum polysaccharides antagonize the suppression on lymphocytes induced by cul-

ture supernatants of B16F10 melanoma cells. J Pharm Pharmacol. 63(5):725-35;2011.
96. Suprasert P, Apichartpiyakul C, Sakonwasun C, et al. Clinical characteristics of gynecologic cancer patients who respond to salvage treatment with Lingzhi. Asian Pac J Cancer Prev. 15(10):4193-6;2014.
97. Sun LX, Lin ZB, Li XJ, et al. Promoting effects of Ganoderma lucidum polysaccharides on B16F10 cells to activate lymphocytes. Basic Clin Pharmacol Toxicol. 108:149-54;2011.
98. Sun LX, Li WD, Lin ZB, et al. Protection against lung cancer patient plasma-induced lymphocyte suppression by Ganoderma lucidum polysaccharides. Cell Physiol Biochem. 33(2):289-99;2014.
99. Sun LX, Lin ZB, Duan XS, et al. Suppression of the production of transforming growth factor β1, interleukin-10, and vascular endothelial growth factor in the B16F10 and LA795 cells by Ganoderma lucidum polysaccharides. J Interferon Cytokine Res. 34(9):667-75;2014.
100. Szedlay G. Is the widely used medicinal fungus the Ganoderma lucidum (Fr.) Karst. sensu stricto? (A short review). Acta Microbiol Immunol Hung. 49(2-3):235-43;2002.
101. Tang W, Liu JW, Zhao WM, et al. Ganoderic acid T from Ganoderma lucidum mycelia induces mitochondria mediated apoptosis in lung cancer cells. Life Sci. 80(3):205-11;2006.
102. Thyagarajan A, Jedinak A, Nguyen H, et al. Triterpenes from Ganoderma lucidum induce autophagy in colon cancer through the inhibition of p38 mitogen-activated kinase (p38 MAPK). Nutr Cancer. 62(5):630-40;2010.
103. Thyagarajan A, Jedinak A, Nguyen H, et al. Triterpenes from Ganoderma lucidum induce autophagy in colon cancer through the inhibition of p38 mitogen-activated kinase (p38 MAPK). Indianapolis, Indiana, USA: Methodist Research Institute; 2016.
104. Wachtel-Galor S, Yuen J, Buswell JA, Benzie IFF. Ganoderma lucidum (Lingzhi or Reishi): a medicinal mushroom. In: Benzie IFF, Wachtel-Galor S, eds. Herbal Medicine: Biomolecular and Clinical Aspects. 2nd ed. Boca Raton, FL: CRC Press/Taylor & Francis; 2011.
105. Wang C, Shi S, Chen Q, et al. Antitumor and Immunomodulatory Activities of Ganoderma lucidum Polysaccharides in Glioma-Bearing Rats. Integr Cancer Ther. Mar 1:1534735418762537;2018.
106. Wang G, Wang L, Zhou J, Xu X. The Possible Role of PD-1 Protein in Ganoderma lucidum-Mediated Immunomodulation and Cancer Treatment Integr Cancer Ther. Jan-Dec;18:1534735419880275, 2019.
107. Wachtel-Galor S, Yuen J, Buswell JA, Benzie IFF. Ganoderma lucidum (Lingzhi or Reishi): a medicinal mushroom. In: Benzie IFF, Wachtel-Galor S, eds. Herbal Medicine: Biomolecular and Clinical Aspects. 2nd ed. Boca Raton, FL: CRC Press/Taylor & Francis; 2011.
108. Wendy Hsiao WL, Li YQ, Lee TL, et al. Medicinal mushroom extracts inhibit ras-induced cell transformation and the inhibitory effect requires the presence of normal cells. Carcinogenesis. 25:1177-83;2004.
109. Weng CJ, Chau CF, Yen GC, et al. Inhibitory effects of ganoderma lucidum on tumorigenesis and metastasis of human hepatoma cells in cells and animal models. J Agric Food Chem. 57(11):5049-57;2009.
110. Weng CJ, Yen GC. The in vitro and in vivo experimental evidences disclose the chemopreventive effects of Ganoderma lucidum on cancer invasion and metastasis. Clin Exp Metastasis. 27(5):361-9; 2010.
111. Weng CJ, Chau CF, Yen GC. Inhibitory effects of ganoderma lucidum on tumorigenesis and metastasis of human hepatoma cells in cells and animal models. J Agric Food Chem. 10;57(11):5049-57; 2009.
112. Wu X, Jiang L, Zhang Z, et al. Pancreatic cancer cell apoptosis is induced by a proteoglycan extracted from Ganoderma lucidum. Oncol Lett. Jan;21(1):34, 2021.
113. Xu Z, Chen X, Zhong Z, et al. Ganoderma lucidum polysaccharides: immunomodulation and potential anti-tumor activities. Am J Chin Med. 39(1):15-27;2011.
114. Yan B, Meng X, Shi J, et al. Ganoderma lucidum spore induced CA72-4 elevation in gastrointestinal cancer: a five-case report. Integr Cancer Ther. 13(2):161-6;2014.
115. Yang HL. Ganoderic acid produced from submerged culture of Ganoderma lucidum induces cell cycle arrest and cytotoxicity in human hepatoma cell line BEL7402. Biotechnol Lett. 27(12):835-8;2005.
116. Yang G, Yang L, Zhuang Y, et al. Ganoderma lucidum polysaccharide exerts anti-tumor activity via MAPK pathways in HL-60 acute leukemia cells. J Recept Signal Transduct Res. 36(1):6-13;2016.
117. Yoshimura K, Kamoto T, Ogawa O, et al. Medical mushrooms used for biochemical failure after radical treatment for prostate cancer: an open-label study. Int J Urol. 17(6):548-54;2010.
118. Yue GG, Fung KP, Tse GM, et al. Comparative studies of various ganoderma species and their different parts with regard to their antitumor and immunomodulating activities in vitro. J Altern Complement Med. 12(8):777-89;2006.
119. Yue QX, Song XY, Ma C, et al. Effects of triterpenes from Ganoderma lucidum on protein expression profile of HeLa cells. Phytomedicine. Jul;17(8-9):606-13, 2010.
120. Yuen JW, Gohel MD. Anticancer effects of Ganoderma lucidum: a review of scientific evidence. Nutr Cancer. 53(1):11-7;2005.
121. Zhan L, Tang J, Lin S,et al. Prophylactic Use of Ganoderma lucidum Extract May Inhibit Mycobacterium tuberculosis Replication in a New Mouse Model of Spontaneous Latent Tuberculosis Infection.Front Microbiol. Jan 8;6:1490, 2016.
122. Zheng DS, Chen LS. Triterpenoids from Ganoderma lucidum inhibit the activation of EBV antigens as telomerase inhibitors. Exp Ther Med. Oct;14(4):3273-3278, 2017.
123. Zhang Y. Ganoderma lucidum (Reishi) suppresses proliferation and migration of breast cancer cells via inhibiting Wnt/β-catenin signaling. Biochem Biophys Res Commun. 488(4):679-84;2017.
124. Zhang QH, Hu QX, Xie D, et al. Ganoderma lucidum Exerts an Anticancer Effect on Human Osteosarcoma Cells via Suppressing the Wnt/beta-Catenin Signaling Pathway. Integr Cancer Ther. Jan-Dec;18:1534735419890917, 2019.
125. Zhao S, Ye G, Fu G, et al. Ganoderma lucidum exerts anti-tumor effects on ovarian cancer cells and enhances their sensitivity to cisplatin. Int J Oncol. 38(5):1319-27;2011.
126. Zhao X, Zhou D, Liu Y, et al. Ganoderma lucidum polysaccharide inhibits prostate cancer cell migration via the protein arginine methyltransferase 6 signaling pathway. Mol Med Rep. 17(1):147-57;2018.
127. Zhao RL, He YM. Network pharmacology analysis of the anti-cancer pharmacological mechanisms of Ganoderma lucidum extract with experimental support using Hepa1-6-bearing C57 BL/6 mice. J Ethnopharmacol. 210:287-95;2018.
128. Zhu XL, Chen AF, Lin ZB. Ganoderma lucidum polysaccharides enhance the function of immunological effector cells in immunosuppressed mice. J Ethnopharmacol. 111(2):219-26;2007.
129. Zhu J, Xu J, Jiang LL, et al. Improved antitumor activity of cisplatin combined with Ganoderma lucidum polysaccharides in U14 cervical carcinoma-bearing mice. Kaohsiung J Med Sci. Apr;35(4):222-22, 2019.

CAPÍTULO 73

Genisteína, um derivado da soja de alta potência antineoplásica

Inibe PTK, inibe a transcetolase e diminui a geração de ribose, coluna dorsal do DNA e RNA; inibe parcialmente a G6PD; aumenta a concentração do colecalciferol e, portanto, de calcitriol; inibe Akt, NF-kappaB, COX-2 e telomerase; reduz a expressão de uPAR; diminui a proliferação celular, aumenta a apoptose, suprime a neoangiogênese e abole o efeito de vários fatores de crescimento tumoral: IGF-I, EGF e TGFβ, ao lado de demetilar e acetilar zona CpG, reativando genes supressores de tumor – Efeito epigenético duplo

José de Felippe Junior

Somente quem ousa é feliz.

Na medicina o médico deve ter coragem para aplicar todos os conhecimentos disponíveis da literatura médica de bom nível. **JFJ**

A genisteína, 4,5,7-trihidroxi-isoflavona, ocorre como o glicosídeo, genistein-7-glicosídio, nas plantas da família Leguminosae, cujo representante principal é o feijão-soja: Glycine max. A fórmula química da genisteína é $C_{21}H_{20}O_{10}$ de peso molecular 432,4g/mol e nome químico: 5-hydroxy-3-(4-hydroxyphenyl)-7-[(2S,3R,4S,5S,6R)-3,4,5-trihydroxy-6-(hydroxymethyl)oxan-2-yl]oxychromen-4-one. Outros nomes: Genistin; 529-59-9; Genistein 7-glucoside; Genistoside; Genistine; e Genisteol 7-monoglucoside.

O câncer é uma das principais doenças do planeta, mas felizmente 75% dos casos podem ser prevenidos por modificações do estilo de vida, principalmente os que se referem à dieta. Na Ásia, a incidência do câncer de mama, de próstata e de cólon é bem menor que na América do Norte, possivelmente pelo alto consumo de isoflavonas na dieta. Evidências epidemiológicas corroboradas por estudos em animais mostram forte relação entre o consumo de isoflavonas e o baixo índice de câncer (Kennedy, 1995; Valachovicova; 2004; Sarkar, 2002 e 2004; Park, 2004).

O primeiro trabalho a mostrar a genisteína como potente agente anticâncer foi elaborado por Akiyama em 1987. O pesquisador mostrou que a genisteína inibe a atividade da proteína tirosina quinase (PTK) – específica do fator de crescimento epidérmico (EGF), pp60v-src e pp110gag-fes, *in vitro*. A inibição é competitiva com respeito ao ATP e não competitiva ao aceptor fosfato da histona HeB (Akiyama, 1987).

A genisteína, um dos isoflavonoides predominantes da soja, possui potente efeito antiproliferativo e pró-apoptótico em vários tipos de câncer: mama (El-Zarruk, 1999), próstata (Zhou, 1999), cabeça e pescoço (Alhasan, 1999), pulmonar (Lian, 1998), pancreático (Boros, 2001; Douziech, 1998 e 1999), bexiga (Su, 2000), fígado (Tacchini, 2000), endométrio (Konstantakopoulos, 2006), linfomas (Park, 2005) e leucemias refratárias à quimioterapia como a linfoblástica aguda da criança e a linfoblástica crônica do adulto (Uckun, 1999).

A genisteína inibe a tirosina quinase (El-Zarruk, 1999), a proteína quinase (Waldron, 2000), a proteína tirosina quinase (PTK) e inibe a principal enzima do ramo não oxidativo da via das pentoses (transcetolase)

Genisteína

e parcialmente o ramo oxidativo (glicose-6-fosfatodesidrogenase – G6PD). Inibindo a transcetolase diminui a geração de ribose coluna dorsal do DNA e RNA. Inibindo G6PD diminui a geração do NADPH, agente redutor e portanto proliferativo.

Tais efeitos provocam parada do ciclo celular, inibição da proliferação e aumento da apoptose (Boros, 2001). Além disso, a genisteína inibe a neoangiogênese tumoral e o aparecimento de metástases (Zhou, 1999). Inibe ainda a expressão do oncogene MDM2 (Li e Zhang, 2005).

A genisteína aumenta o efeito anticâncer de vários agentes fitoquímicos, como curcumina, epigalocatequina galato, limoneno e sulforafano (Bradlow, 1999), e a sensibilidade das células neoplásicas à quimioterapia e à radioterapia.

Em concentração farmacológica (10 a 100 microM) reduz a atividade da telomerase. Entretanto, em concentrações inferiores a 2 microM aumenta a sua atividade. No câncer de próstata reprime a atividade transcricional da hTERT via c-myc e pela modificação pós-translacional do hTERT via Akt.

Aumenta o efeito da quimioterapia

No câncer de próstata, mama, pâncreas e pulmão, a genisteína, *in vitro*, aumenta os efeitos da cisplatina, docetaxel, doxorrubicina e gemcitabina sobre o crescimento tumoral e a apoptose (Li, 2004 e 2005; Banerjee, 2005). Baixas doses do quimioterápico provocam o mesmo efeito terapêutico quando as células são pré-tratadas com genisteína. Estudos *in vivo* confirmaram esses resultados.

A genisteína também sensibiliza células do linfoma à quimioterapia com ciclofosfamida, vincristina e doxorrubicina (Mohammad, 2003). No câncer de cólon resistente à quimioterapia, a genisteína provoca morte celular quando associada ao 5-fluorouracil (Hwang, 2005).

A genisteína inibe o crescimento de células epiteliais do câncer de mama *in vitro* e a adição de tamoxifeno possui efeito sinérgico ou aditivo nessa inibição (Tanos, 2002). Esses efeitos não são modulados por receptores estrogênicos.

Aumenta o efeito da radioterapia

No câncer de próstata PC-3, a combinação de genisteína e radioterapia aumenta os efeitos inibitórios sobre a síntese de DNA, a proliferação celular e a formação de colônias *in vitro* (Hillman, 2001). Essa combinação promove maior controle da proliferação do tumor primário e das metástases a linfonodos quando comparada com a radioterapia isolada (Hillman, 2004).

A genisteína também aumenta a sensibilidade da radioterapia no tumor cervical (Yashar, 2005), no câncer de esôfago (Akimoto, 2001) e no câncer de mama e de próstata (Ravindranath, 2004), sugerindo que esse efeito possa se estender a outros tipos de tumores.

Inibe vias de apoptose

A genisteína combinada com docetaxel ou gemcitabina inibe significantemente a expressão de vários fatores relacionados à apoptose: Bcl-2, Bcl-XL, p21waf1 e survivina (Banerjee, 2005; Li, 2005).

Inibe a síntese de ribose

A genisteína afeta o metabolismo tumoral diminuindo o fluxo de carbonos pelo ciclo dos ácidos tricarboxílicos, diminuindo a oxidação direta da glicose e diminuindo a síntese de ribose, coluna dorsal do DNA e RNA, pelo ramo não oxidativo da via das pentoses (Boros, 2001).

É bem conhecido que as células tumorais recrutam intensivamente os carbonos da glicose e essa dependência tem dois motivos: uma é fornecer substrato para glicólise anaeróbia, motor da mitose, e a outra é fornecer carbonos para o ciclo das pentoses que via transcetolase sintetiza ribose, matéria-prima do DNA, e via G6PD produz NADPH potente agente redutor e, portanto, proliferativo.

Boros, em 2001, elaborou o primeiro trabalho da literatura mostrando que um fito químico natural, a genisteína, diminui a síntese de ribose por inibir a principal enzima do ramo não oxidativo da via das pentoses, a transcetolase. As células MIA do adenocarcinoma de pâncreas sintetizam quase 100% da ribose via transcetolase. Doses crescentes de genisteína diminuem a síntese de ribose de modo dose-dependente, chegando a atingir 58% de inibição. A inibição da G6PD pela genisteína se consegue somente com doses muito altas. Entretanto, temos o DHEA, potente inibidor da G6PD.

Inibe fatores de crescimento tumoral

De importância crucial é a genisteína inibir vários fatores de crescimento tumoral (Kim, 2005; Okura, 1988; El-Zarruk, 1999; Kim, 1998):

1. IGF-I (fator de crescimento semelhante à insulina-I).
2. EGF (fator de crescimento epidérmico).
3. TGF-beta (fator de crescimento beta).

Um dos mecanismos é por interferência nas vias de sinalização que incluem a transdução da proteína quinase e o acoplamento dos fatores de transcrição que dependem do receptor-Met (Tacchini, 2000).

Sabe-se que a transformação invasiva de vários carcinomas epiteliais humanos em resposta ao TGF-beta (Hojo, 1999) se caracteriza pelo aumento da síntese de ribose pelo ramo não oxidativo da via das pentoses (Boros, 2000). Pois bem, aqui a genisteína pode funcionar de duas maneiras: diretamente inibindo a proliferação celular por modular especificamente as vias de sinalização do TGF-beta (Kim, 1998) e indiretamente inibindo a transcetolase enzima-chave do ramo não oxidativo da via das pentoses (Boros, 2001).

Em células do adenocarcinoma de pâncreas, a genisteína inibe a ativação do P42 e de outros fatores de crescimento (Douziech, 1998 e 1999).

Efeito epigenético: demetilador e acetilador

A genisteína possui efeito epigenético duplo na reativação de genes adormecidos: demetila e acetila a zona CpG e torna funcionantes genes supressores de tumor.

Estudo norueguês sobre o estado de metilação de 485.577 sítios de 21.231 genes foi realizado em amostras de pós-operatório de prostatectomia de pacientes com carcinoma localizado. O estudo foi randomizado, controlado com placebo e duplo-cego envolvendo 10 pacientes que previamente ingeriram 30mg/dia de genisteína durante 3-6 semanas e 10 pacientes placebo. Os genes expressos foram identificados por *microarray*, sendo eles: *CKS2, NOTCH3, HIF1A, CDK6, JAG1, NEU1, ADCY4, MYC, CD24, AMACR, MMP26* e *SPP1*. Estes dados foram confirmados por qPCR. Outros genes expressos foram: *ZNF639, CRIM1, PGC* e *USP54*. Estes dados mostram definitivamente que a genisteína é agente demetilador da zona promotora CpG do DNA (Bilir, 2017).

Genisteína é demetilador e acetilador no câncer cervical (Sundaram, 2017).

Compete com o estrógeno

É bem conhecido o papel promotor do estrógeno na carcinogênese da mama, entretanto também existem receptores de estrógeno na próstata e no cólon, os quais podem promover a proliferação neoplásica desses órgãos (Weihua, 2001; Foley, 2000).

A genisteína compete com o receptor do 17-beta-estradiol devido à similaridade estrutural, resultando em atividade agonista (baixas doses) ou antagonista (altas doses). A atividade antagonista provoca inibição da proliferação celular do câncer de mama e de próstata *in vivo* e *in vitro* (Sarkar, 2006a).

As isoflavonas, daidizina e genistina, do feijão-soja da dieta são metabolizadas em daidizeína e genisteína e a seguir em equol e di-hidrogenistina, respectivamente. Os metabólitos se ligam mais fortemente aos receptores estrogênicos hER beta do que aos hER alfa. A afinidade da genisteína é comparável ao 17-beta-estradiol (Kinjo, 2000).

Genisteína possui efeito antiaromatase fraca no câncer de mama positivo a estrógenos, entretanto, diminui sua proliferação (Amaral, 2017).

Inibe a via Akt

A via Akt é uma importante via de sinalização envolvida na resistência aos quimioterápicos. A genisteína aumenta a morte celular por necrose com significante inibição da atividade da via Akt em células do câncer de mama tratadas com adriamicina (Satoh, 2003).

A via Akt também é inibida pela genisteína em outros tipos de tumores como pâncreas, cervical e esofageal quando tratados por radioterapia ou gemcitabine (Banerjee, 2005; Yashar, 2005; Akimoto, 2001).

Inibe o fator NF-kappaB

O fator de transcrição nuclear NF-kappaB é poderoso fator de sobrevivência das células neoplásicas porque ele aumenta a proliferação celular, abole a apoptose e aumenta a neoangiogênese tumoral (Felippe, 2004). A genisteína inibe o fator de transcrição nuclear NF-kappaB em vários tipos de câncer (Wang, 2006; Sarkar, 2006a).

Os quimioterápicos habitualmente usados no tratamento do câncer induzem o aumento da atividade do NF-kappaB como mecanismo de defesa das células neoplásicas e assim aumentam sua resistência aos quimioterápicos (Chuang, 2002). Estudos *in vivo* e *in vitro* mostraram que o NF-kappaB é drasticamente aumentado pela cisplatina, docetaxel, gemcitabina e radioterapia e que esse aumento de atividade é completamente abolido com o pré-tratamento com genisteína em células do câncer de próstata, mama, pulmão e pâncreas (Li, 2004 e 2005; Hillman, 2001).

A genisteína, ao inibir o NF-kappaB, consegue sensibilizar as células neoplásicas a vários quimioterápicos, tais como cisplatina, docetaxel e gemcitabina (Li, 2005; Sarkar, 2006a e 2006b).

Inibe a cicloxigenase-2 (COX-2)

A presença da COX-2 nos tumores facilita a proliferação neoplásica, bloqueia a apoptose e promove a angiogênese tumoral (Felippe, 2006). A genisteína inibe a cicloxigenase-2, enzima presente em vários tipos de câncer (Sarkar, 2006b).

A genisteína inibiu diretamente a atividade da cicloxigenase-2 (COX-2), enzima induzível que converte o ácido araquidônico em prostaglandinas, semelhante à ação do celecoxibe, um inibidor seletivo da COX-2. No entanto, a atividade da genisteína foi muito mais fraca que a da indometacina (inibidor não seletivo da COX), celecoxibe e baicaleína (flavonoide isolado de Scutellaria baicalensis) (Ye, 2014).

Inibe a neoangiogênese tumoral

A genisteína interfere na angiogênese tumoral diretamente inibindo a expressão do gene do VGEF (*vascular growth endotelial factor*) e indiretamente inibindo o NF-kappaB e a COX-2 (Fotsis, 1998; Zhou, 1999; Sarkar, 2002; Felippe, 2006).

A genisteína é um potente inibidor da proliferação das células endoteliais (Fotsis, 1995).

Inibe a proteína tirosina quinase

A genisteína inibe a proteína tirosina quinase (PTK), a qual está envolvida na fosforilação de resíduos tirosina de receptores de membrana levando à transdução de sinal. Ela também inibe a topoisomerase II que participa da replicação, transcrição e reparo do DNA (Ravindranath, 2004).

Como inibidora da PTK usamos a dose é de 10mg/kg/dia e como efeito epigenético a dose é de 30mg/kg/dia, a qual não usamos.

Devido bloquear a PTK, a topoisomerase II, a MMP-9 (matriz metaloproteinase-9) e diminuir a expressão de 11 genes incluindo o VEGF (*vascular endotelial growth factor*), a genisteína pode provocar parada da proliferação celular, parada do ciclo celular em G2/M e inibição da invasão celular e angiogênese tumoral em várias neoplasias (Ravindranath, 2004).

Na infecção por *Mycobacterias* a genisteína por inibir PTK aumenta a multiplicação destas bactérias no intracelular de macrófagos (Guerra-Lazo, 2013)

Diminui vários sinais de transdução

Os sinais de transdução estão marcantemente elevados em células do câncer humano devido ao aumento da atividade de três enzimas, PI quinase, PIP quinase e PLC, as quais catalisam a conversão do PI (fosfatidil-inositol) nos segundos mensageiros IP3 e DAG. A elevação desses segundos mensageiros aumenta a liberação de cálcio e ativa a proteína quinase C, o que permite a proliferação neoplásica. A genisteína diminui a atividade dos sinais de transdução de modo tempo e dose-dependentes, reduzindo a concentração de IP3 e provocando parada da proliferação celular e morte das células neoplásicas em cultura (Weber, 1997 e 2005). A quercetina e o tamoxifeno também reduzem a concentração do IP3 (Weber, 2002).

Entretanto, o tamoxifeno é repleto de efeitos colaterais e a quercetina não é bem absorvida por via oral, a qual deverá ser administrada por via sublingual, como nos ensinou o saudoso mestre Prof. Helion Póvoa.

Inibe a MMP-2 (gelatinase)

Em modelo de progressão tumoral do neuroblastoma, a expressão da matriz metaloproteinase-2 (MMP-2) ou colagenase tipo IV (gelatinase) é bem maior nas células mais proliferativas. A genisteína induz inibição parcial da atividade gelanolítica, diminuindo a invasividade tumoral (de Veas, 1995).

Inibe o CYP24 e aumenta a concentração de 25(OH)D$_3$ sérico a qual se transforma em 1,25(OH)$_2$D$_3$

Vários tipos de neoplasias ditas malignas expressam aberrantemente o CYP24, o qual degrada a 25(OH)D3 (colecalciferol) e, portanto, diminui a geração de 1,25(OH)D$_3$ (calcitriol).

A genisteína, em baixa concentração inibe o CYP24, aumenta a concentração de 25(OH)D$_3$ sérica o que aumenta a sua disponibilidade para o receptor VDR com aumento da geração do potente agente anticâncer 1,25(OH)$_2$D$_3$ o qual faz funcionar 4.500 genes grande para supressores de tumor e aumenta a síntese de dois antibióticos intracelulares, catelecidina e beta-defensina.

A genisteína, em baixa concentração: 50-100 nanomoles, inibe o CYP24 e potencia os efeitos anticâncer da 1,25(OH)$_2$D$_3$ no câncer de próstata humano linhagem DU145 tanto na proteína como no RNAm (Swami, 2005). Esse efeito é observado em várias linhagens de tumores humanos.

Lembrar: 40% do feijão da soja é isoflavona e 40% da isoflavona é genisteína.

Dose no câncer: dose para inibir PTK é 600mg/dia/70kg (usamos). A dose para demetilar e acetilar a zona CpG é 30mg/kg/dia (não usamos).

Efeitos moleculares da genisteína no câncer

Gliomas

A genisteína, inibidora da proteína tirosina quinase e topoisimerase II, foi estudada em 21 espécimes de gliomas retirados por ressecção cirúrgica. Na concentração de 100 microM houve inibição de 9 a 77% da síntese de DNA em 18/21 espécimes. Nesses casos, a inibição foi de 55 ± 20%. O efeito inibidor foi superior a 50% em 12/18 casos. O início de ação foi rápido e dose-dependente. Em 3 casos houve aumento da síntese de DNA. O autor concluiu que o efeito da genisteína foi por inibir a topoisomerase II e não por interferência sobre a PTK (Yakisich, 2009).

Khaw, em 2012, mostrou pela primeira vez que a genisteína induz parada do ciclo celular em G2/M de células do glioblastoma multiforme e meduloblastoma associada à inibição da telomerase via supressão do Tr mRNA e TERT mRNA. Não há aumento da apoptose ou necrose.

Genisteína suprime a expressão da MMP-2 (*matrix metalloproteinase 2*) e do VEGF (*vascular endothelial growth factor*) em células mesenquimais de células-tronco símile isoladas de gliomas de baixo e de alto grau (Yazdani, 2016).

C/EBPBeta promove angiogênese através secreção de IL-6, a qual é inibida pela genisteína no glioblastoma EGFRvIII-positivo (Liu, 2015).

Genisteína, inibidor da topoisomerase II, induz parada do ciclo celular em G2/M e apoptose em células do glioma maligno, LN-18, LNT-229, LN-308 e T98G com concentração EC50 de 25-80 microM (72 horas de exposição) (Schimidt, 2008).

Genisteína sensibiliza células do glioblastoma humano à radioterapia (high-LET carbon ions) via inibição da fosforilação das DNN-PKcs com subsequente represamento do NHEJ (*non-homologous end joining*) e atraso das vias de reparação HR (*homologous recombination*) (Liu, 2018).

Câncer de pulmão

Genisteína diminui a viabilidade de células A549 do câncer de pulmão inibindo as vias PI3K/AKT/HIF-1α/VEGF e NF-kappa B/COX-2 (Zhang, 2017).

Câncer de cabeça e pescoço

Genisteína é anticâncer potencial no carcinoma de cabeça e pescoço (Ardito, 2018). Ela induz parada do ciclo celular e apoptose regulando para cima o p21 (WAF1) e o Bax e regulando para baixo a ciclina B1 e o Bcl-2 no câncer de cabeça e pescoço (Alhasan, 1999 e 2000). Provoca ainda vários efeitos anticarcinogênicos: regulação para baixo da expressão do c-erbB-2, regulação para baixo da secreção das MMP-2 e MMP-9, inibição da invasão e diminuição da atividade do NF-kappaB. Em adição, inibe a fosforilação do Akt e encurta os telômeros influenciando a hTERT (*human telomerase reverse transcriptase*) (Alhasan, 2001).

Câncer de mama

A genisteína inibe a proliferação celular no carcinoma de mama humano estrógeno dependente (MCF-7) e estrógeno não dependente (MDA-MB-231). Nessas condições, a genisteína inibe em até 54% a atividade da ornitina descarboxilase (ODC) em 6 horas de tratamento e com apenas 50milimol de concentração (Shon, 2006).

A elevação da expressão da COX-2 se associa com o aumento do risco de câncer de mama. A genisteína e a daidizeína inibem a expressão da COX-2 induzida pelo forbol miristato em células MCF-7 (Lau, 2006).

A genisteína, potente inibidor da tirosina quinase, afeta os sinais de transdução de componentes como Akt, ErbB-2 e Bcl-2 e enzimas implicadas na invasão do câncer de mama. Para revisão, ver Kousidou, 2006.

A genisteína induz a expressão do gene supressor de tumor, EGR-1 em células imortalizadas do epitélio de mama humano e suprime a proliferação celular neoplásica e a expressão do oncogene MET e (Singletary, 2006).

A genisteína e o EPA reduzem a atividade da HMG-CoA redutase em células MCF-7 do câncer de mama humano, principalmente por efeitos pós-transcricionais, provocando a diminuição da proliferação por esse mecanismo (Duncan, 2005).

Genisteína melhora o prognóstico do câncer de mama diminuindo a expressão do Ki-67 super-regulado no câncer de mama pós-menopausa e do HER2 (*human epidermal growth factor receptor 2*) (Jaskulski, 2017).

Genisteína inibe a expressão da Skp2 (S-phase kinase-associated protein 2) em células do câncer de mama. Acontece inibição significante da proliferação, invasão e migração e marcante apoptose com parada do ciclo celular em G2/M. Em adição dois potentes supressores de tumor são regulados para cima (Ye, 2018).

Câncer de mama triplo negativo

Sinalização do WNT10B-beta-catenina induz HMGA2 (*high mobility group protein A2*) e aumenta a proliferação do câncer de mama triplo negativo metastático (Wend, 2013). Sua inibição pode ter valor terapêutico. Inibe a via Wnt/b-catenina: genisteína, lítio, berberina, sais bivalentes do zinco, procaína, niclosamida e clotrimazol.

A soja contém anticarcinógenos que agem sinergisticamente como antiproliferativos no câncer de mama triplo negativo, MDA-MB-231 e no câncer estrógeno positivo MCF-7 (Zhu, 2018).

Genisteína e sulforafane possuem efeitos sinérgicos na inibição do câncer de mama, MDA-MB-231 e MCF-7, via epigenética. O primeiro demetilando e o segundo acetilando a zona CpG (Paul, 2018).

Câncer de próstata

Células LNCaP e PC-3 do câncer de próstata foram expostas à genisteína e daidizeína. Ambas exercem efeitos inibitórios sobre a proliferação celular das duas linhagens estudadas de modo tempo e dose-dependentes e o principal mecanismo parece ser a diminuição da atividade da via Akt devido ao aumento da expressão do PTEN, gene supressor de tumor (Cao, 2006).

Células neuroendócrinas estão presentes na próstata normal e seu número aumenta no câncer de próstata avançado. A genisteína induz não somente apoptose, mas também diferenciação das células neuroendócrinas no câncer LNCaP de próstata (Pinski, 2006).

Metástases ósseas são frequentes no câncer de próstata. A genisteína potencia o efeito antimetastático do docetaxel tanto *in vitro* como *in vivo* (Li, 2006).

O uso de inibidores da tirosina quinase (genisteína) em células do câncer de próstata reduz a expressão de uPAR (*urokinase plasminogen activator receptor*), o que provoca a diminuição da invasividade do tumor (Skogseth, 2006).

A genisteína inibe a indução do NF-kappaB provocada pela radiação no câncer de próstata promovendo apoptose e parada do ciclo celular em G2/M, por inibição da ciclina B (Raffoul, 2006).

A invasividade é uma das principais características do comportamento dos tumores e depende da interação célula-matriz extracelular. A genisteína, forte inibidor da tirosina quinase, diminui a expressão da integrina beta 1 e aumenta a adesão das células do carcinoma à matriz extracelular, diminuindo a invasividade tumoral (Skogseth, 2006).

A genisteína potencia os efeitos inibitórios sobre a proliferação celular exercidos pelo hormônio 1,25-di-hidroxivitamina D_3 (calcitriol) em células DU 145 do câncer de próstata humano, ao inibir o CYP24 (Swami, 2005).

A telomerase (hTERT e hTER) desempenha papel crucial para as células ganharem a habilidade de se tornarem imortais e de proliferarem incansavelmente. Em 2005, Ouchi mostrou que a genisteína inibia o câncer de próstata pela supressão da atividade da telomerase. Em fevereiro de 2006, Jagadeesh, pela primeira vez, na literatura, mostra que a genisteína reprime a atividade da telomerase em células do câncer de próstata humano não somente reprimindo a atividade transcricional da hTERT via c-myc, mas também pela modificação pós-translacional do hTER via Akt.

A genisteína inibe a MMP-2 e a invasão metastática do câncer de próstata (Xu, 2006).

Limer observou que em baixas concentrações (menor que 10 micromoles) a genisteína é mitógena, mesmo se a concentração de estrógeno estiver baixa. Concentrações superiores a 10 micromoles de genisteína provocam inibição da proliferação neoplásica, sem relação com os níveis de estrógenos (Limer, 2006).

Em concentração farmacológica (10 a 100 microM) a genisteína reduz a atividade da telomerase. Entretanto em concentrações inferiores a 2 microM aumenta a sua atividade. No câncer de próstata reprime a atividade transcricional da hTERT via c-myc e pela modificação pós-translacional do hTERT via Akt (Eitsuka, 2018).

Cuidado: Concentrações fisiológicas de genisteína aumentam a atividade da telomerase em células do câncer de próstata via ativação do STAT3 (Chau, 2007).

Câncer de cólon

O aumento da expressão e a ativação constitutiva de receptores das tirosina quinases são muito frequentes no câncer humano.

Em células do câncer de cólon humano HT-29, a genisteína inibe a proliferação celular de modo dose-dependente, devido à diminuição da síntese de DNA e à indução de apoptose, por inibir as tirosina quinases. Concomitantemente, ela diminui os níveis da proteína IGF-IR (*insulin-like growth factor-receptor I*). Dessa forma, a inibição da proliferação celular e a indução de apoptose pela genisteína são mediadas em parte por sua habilidade em inibir o IGF-IR e em parte por inibir as tirosina quinases (Kim, 2005).

Genisteína provoca apoptose em células LOVO e HT-29 do câncer de cólon humano inibindo a via NF-kappaB, diminuindo Bcl-2 e aumentando Bax (Luo, 2014).

Genisteína inibe a invasão e migração de células do câncer de colon HT-29 de modo dose dependente recuperando a expressão do WIF1. Acontece diminuição da expressão das MMP2 e 9 enquanto aumenta a expressão da E-caderina e do inibidor da MMP1. Em adição diminui a expressão de modo dose dependente do proto-oncogene Wnt-1/Beta-catenina e do c-Myc ao lado da ciclina D1 (Zhu, 2018).

Carcinoma hepatocelular

A genisteína inibe o potencial invasivo do carcinoma hepatocelular alterando o ciclo celular, a apoptose e a angiogênese. A genisteína inibe a proliferação celular em porcentagens que atingem os 26-42%, o potencial invasivo cai de 11 a 28%, a apoptose aumenta significativamente e ocorre parada do ciclo celular na fase G2/M com diminuição drástica da fase S (síntese de DNA) (Gu, 2005).

As enzimas topoisomerases são fundamentais para a proliferação celular. A genisteína inibe as topoisomerases em células Hep-2 do câncer de fígado humano (Beard, 2005).

Genisteína suprime a glicólise aeróbia, a produção de lactato e a captação de glicose e induz morte celular no carcinoma hepatocelular. O principal efeito parece ser a estabilização do HIF-1 alfa. Não interfere no HK2 ou nas GLUTs (Li, 2017).

Genisteína aumenta a apoptose e diminui a proliferação de modo tempo e dose dependente da linhagem Hepa1-6 do carcinoma hepatocelular (Sanaei, 2018).

Câncer de pâncreas

Genisteína induz efeitos anticâncer em linhagem humana do câncer de pâncreas Mia-PaCa2 e PANC-1 envolvendo apoptose via mitocondrial, parada do ciclo celular em G0/G1 e regulação da via STAT3. Acontece aumento de radicais livres de oxigênio, apoptose e redução das MMP2 e 9 de modo dose dependente. Vitamina C em dose antioxidante abole tais efeitos. A genisteína regula para cima o citocromo c citosólico, Bax, caspases-3 e 9, enquanto regula para baixo a expressão do Bcl-2. Ela inibe a fosforilação do STAT3 e regula para baixo a expressão da survivina, ciclina D1 e ALDH1A1 nas células Mia-PaCa2 de modo dose-dependente (Bi, 2018).

Câncer de ovário

A genisteína provoca inibição da proliferação celular, aumento da apoptose com perda do potencial de membrana mitocondrial sobre células do câncer de ovário SK-OV-3 (Antosiak, 2017).

Células do câncer de ovário expressam receptores ER-alfa e ER-beta. A genisteína e a daidizeína possuem alta afinidade pelo receptor ER-beta que é anticarcinogênico. Genisteína, daidizeína e ERB-041, moduladores de receptores estrogênicos, inibem migração, invasão, proliferação e formação de esferas modulando a expressão do p-FAK, p-PI3K, p-AKT, p-GSK3β, p21 ou ciclina D1 em células do câncer de ovário (Chan, 2018).

A genisteína inibe a polarização de macrófagos M2 e as células tronco da linhagem SKOV3 do câncer de ovário humano inibindo o eixo IL-8/STA3 (Ning, 2019).

Carcinoma endometrial

A genisteína e o indol-3-carbinol são sinérgicos com o TRAIL nas células cancerígenas endometriais de Ishikawa, induzindo apoptose por via dependente do receptor da morte. Não houve efeito apenas na inibição do crescimento celular e na progressão do ciclo celular. No entanto, o tratamento de I3C e Genisteina seguido de TRAIL mostrou morte celular significativa e aumento acentuado na parada sub-G1. O tratamento de três combinações revelou expressão elevada de DR4, DR5 e formas clivadas de caspase-3, caspase-8, PARP. O Flip foi regulado para baixo (Parajuli, 2013).

A genisteína aumentou o receptor basal do toll-like-2 (TLR2) e atenuou a expressão da proteína TLR2 induzida por componente viral nas células epiteliais do endométrio humano. Isto pode indicar o papel potencial da genisteína na promoção da função imune uterina e, provavelmente, no alívio da inflamação do endométrio seguinte ao patógeno viral, poli I: C. Apenas 17β-estradiol antagonizou as alterações induzidas por poli I: C nos TLRs 3 e 9 (Buathong, 2015).

As isoflavonas da soja, incluindo a genisteína, apresentam menor risco de câncer de endométrio quando comparada ao estrogênio nos tratamentos (Carbonel, 2015).

Carcinoma cervical uterino

A genisteína inibe a migração e invasão de celas HeLa do câncer cervical humano ao regular FK-paxilina e a via de sinalização MAPK. A genisteína inibe significativamente as fosforilações de FAK, paxilina, p38 e p42/44. Em comparação com o grupo de controle, 100 µM de genisteína suprimiu significativamente as expressões de mRNA de FAK, paxilina e Snail (Chen, 2020).

A apoptose induzida pela genisteína é mediada pelo estresse oxidativo de retículo endoplasmático (Yang, 2016).

A genisteína inibe a invasão das células do câncer cervical humano inibindo a MMP-9 e a expressão as MMP-1 (Hussain, 2012).

Carcinoma renal

A genisteína possui atividades antiproliferativas e antiangiogênicas de maneira dependente do tempo em linhas celulares de carcinoma de células renais humanas, SMKT R-1, R-2, R-3 e R-4 (Sasamura, 2004).

A genisteína regula negativamente o onco-miR-1260b e inibe a sinalização de Wnt nas células cancerígenas renais. A genisteína promove apoptose enquanto inibe a proliferação e invasão de células de carcinoma renal (CCR). Também diminue a atividade de TCF nas células RCC. Descobri-se que o miR-1260b estava altamente expresso e foi significativamente reduzido pela genisteína nas células RCC. A expressão do miR-1260b foi significativamente maior nos tecidos de câncer renal em comparação com o normal e significativamente relacionada à sobrevida global mais curta. Além disso, o miR-1260b promoveu a proliferação e invasão de células cancerígenas renais em células RCC. A atividade da luciferase 3'UTR dos genes-alvo (sFRP1, Dkk2, Smad4) diminuiu significativamente e sua expressão proteica foi significativamente aumentada em células cancerígenas renais transfectadas com inibidor de miR-1260b (Hirata, 2013).

O miR-23b está localizado no cromossomo número 9 e desempenha papéis diferentes em diferentes órgãos, especialmente no que diz respeito ao desenvolvimento do câncer. Os autores mediram os níveis de miR-23b-3p em 29 pares de carcinoma de células renais e seus tecidos normais, usando PCR em tempo real. O nível de expressão do miR-23b-3p foi correlacionado com a taxa de sobrevida em 5 anos dos pacientes com câncer renal. Em 15 casos (52%), a expressão de miR-23b-3p estava elevada. Todos os pacientes com expressão moderada a baixa de miR-23b-3p sobreviveram 5 anos, enquanto aqueles com alta expressão de miR-23b-3p somente 50% sobreviveram. Depois de derrubar a expressão de miRNA-23b-3p nas linhas celulares de RCC, houve indução de apoptose e capacidades invasivas reduzidas. Foi demonstrado que o MiR-23b-3p tem como alvo direto o gene PTEN. A inibição do miR-23b-3p induz a expressão do gene PTEN com redução concomitante na PI3K/Akt total e IL-32. Nas regiões cancerígenas de amostras de tecido onde a expressão de miR-23b-3p era alta a expressão da proteína PTEN era baixa. A genisteína inibiu a expressão de miR-23b-3p em linhas celulares de carcinoma renal e aumentou a expressão do PTEN (Zaman, 2012a).

A regulação positiva do microRNA-21 se correlaciona com a menor sobrevida do câncer renal e Zaman mostrou que a genisteína inibiu a expressão de miR-21 nas células A-498 e nos tumores formados após a injeção de células A-498 tratadas com genisteína em camundongos, além de inibir a formação de tumores (Zaman, 2012b).

Foi relatado que o BTG3/ANA/APRO4 é um gene supressor de tumor em algumas neoplasias. Constitui importante mecanismo regulador negativo para sinalização mediada por Src, regulador negativo do ciclo celular e inibidor do fator de transcrição E2F1. O BTG3 é desregulado no câncer renal e o mecanismo de inativação é por meio da hipermetilação do promotor. A genisteína e a 5-aza-2'-desoxicitidina (5Aza-C) aumentaram a DNA-metiltransferase (efeito epigenético) e induziram a expressão do RNA mensageiro BTG3 (mRNA) nas linhas celulares A498, ACHN e HEK-293 de carcinoma de células renais. A genisteína tem efeito antiproliferativo no crescimento de células cancerígenas através da indução da parada do ciclo celular. Este é o primeiro estudo a mostrar que o BTG3 é epigeneticamente silenciado no carcinoma de células renais e pode ser reativado por desmetilação do promotor induzido por genisteína e modificação ativa da histona. A genisteína teve efeitos semelhantes aos do 5Aza-C, que é um potente agente demetilante, entretanto com alta toxicidade e instabilidade (Majid, 2009).

Câncer de bexiga

Genisteína induz parada do ciclo celular em G2/M e apoptose em células T24 do câncer de bexiga humano via inibição da via PI3K/Akt ao aumenta a geração de ERTOS (espécies reativas tóxicas de oxigênio (Park, 2019).

Genisteína inibe a mobilidade do câncer de bexiga humano dependente da diminuição da expressão do EGFR (THeodorescu, 1998).

A proibitina, carcinocinética, está superexpressa em 141 de 167 casos (84,4%) de câncer de bexiga. Essa expressão foi positivamente relacionada à superexpressão do receptor met (p = 0,04) e a tumores múltiplos (p = 0,05). A genisteína e a justicidina A, agentes naturais de quimioprevenção, podem suprimir a expressão da proibitina in vitro. Estes elementos seriam abordagem útil para o tratamento e prevenção do câncer de bexiga humana (Wu, 2007).

Câncer de tiroide

É muito interessante: a genisteína melhora a função da tiroide nos pacientes com tireoidite de Hashimoto através da regulação de citocinas Th1 (Zhang, 2018).

Verificou-se que o tratamento com Timoquinona (TQ) e Genisteína (Gen) em células de câncer de tiroide (TCCs) provocou diminuição significante da viabilidade celular e dos níveis de mRNA e dos genes hTERT, VEGF-A e NF-kappaB, ao lado de aumentar de modo significativo a expressão de PTEN e p21 mRNA. Além disso, o tratamento com TQ e Gen também causou aumento significante da proteína CASP-3 ativa nos TCCs. Os resultados demonstraram que, em comparação com os CCT foliculares, os CCT anaplásicos foram mais sensíveis ao tratamento com TQ e Gen (Ozturk, 2018).

As linhas celulares de câncer de tiroide, TPC-1, FTC-133, NPA, FRO e ARO, exibiram inibição do crescimento em resposta à genisteína, resveratrol e quercetina. A genisteína diminuiu o marcador de desdiferenciação CD97 nas células NPA e o resveratrol diminuiu o CD97 nas células FTC-133, NPA, FRO e a quercetina diminuiu o CD97 em todas as linhas celulares. O autor observou aumento da expressão do marcador de diferenciação NIS nas células FTC-133 em resposta à genisteína e resveratrol, mas nenhuma alteração nas células NPA, FRO, ARO. A quercetina aumentou ou induziu o NIS nas células FTC-133, NPA, FRO. Esses achados sugerem que os fitoquímicos polifenóis podem fornecer intervenção terapêutica útil na terapia de rediferenciação do câncer de tireoide (Kang, 2011).

Linfoma não Hodgkin

Genisteína sensibiliza o linfoma difuso de grandes células à quimioterapia, CHOP (Mohammed, 2003). Isoflavonas da soja, genisteína e daidizeína inibem o crescimento de células linfoides caninas (Jamadar, 2009).

Melanoma

Genisteína inibe fortemente a proliferação e induz apoptose de modo tempo e dose-dependentes de células B16F10 do melanoma. Em alta concentração (100 microM) inibe significativamente a adesão celular e a migração por diminuir p-FAK (*focal adhesion kinase*), p-paxilina (*cytoskeletal protein*), tensina-2, vinculina, e alfa-actina. A genistína também provoca dramática diminuição do p-p38, p-ERK e p-JNK. Finalmente a genisteína diminui significativamente a expressão do FAK, paxilina, vimentina e EMT (*epithelial-to-mesenchymal transition*) relacionada ao fator de transcrição Snail. Em baixa concentração (12,5 microM) promove a invasão e migração por ativar as cascatas MAPK e FAK/paxilina (Cui, 2017).

Osteossarcoma osteoblástico

As dietas ricas em soja reduzem a incidência de osteoporose e sabe-se que as isoflavonas induzem a diferenciação dos osteoblastos. A genisteína é capaz de induzir a diferenciação de células MG63 do osteossarcoma osteoblástico humano (Morris, 2006).

Genisteína possui efeito sinérgico com o calcitriol sobre células MG-63c do osteossarcoma imaturas via regulação para cima do SGPL1 (*sphingosine-1-phosphate lyase*) (Engel, 2017).

Genisteína inibe o crescimento de células do osteosarcoma humano, Mg-63 via PPAR-gama (Song, 2015).

Dose de genisteína nos pacientes com câncer

Em 2003, Takimoto administrou dois preparados de soja, um com 43% e outro com 90% de genisteína, em 13 pacientes com câncer de próstata e avaliou os efeitos sobre a proteína tirosina quinase (PTK). As doses foram de 2, 4 e 8mg/kg de genisteína por via oral. Não se observaram efeitos colaterais, exceto que um dos pacientes apresentou *rash* cutâneo. A concentração de genisteína total no plasma variou de 4,3 a 16,3micromol/ml e de genisteína livre de 0,066 a 0,17micromol/ml. Houve inibição da PTK em todas as concentrações utilizadas tipo dose-dependente. Paciente com 70 quilos poderia tomar de 140mg a 560mg/dia de genisteína para inibir a importante enzima proliferativa PTK. Lembrar que a soja apresenta aproximadamente 40% de isoflavona e a isoflavona apresenta aproximadamente 40% de genisteína. A genisteína é 85% metabolizada e 15% excretada sem modificação (Boersma, 2001). Entretanto, para os efeitos epigenéticos da genisteína, demetilando e acetilando a zonna CpG, é necessário 30mg/kg/dia ou 1.800mg/60kg. Não usamos tais doses.

Recente trabalho norueguês mostrou que 30mg ao dia de genisteína durante 3-6 semanas consegue provocar demetilação em vários genes de pacientes com câncer de próstata localizado (Bilir, 2017).

Alvos moleculares da genisteína no câncer

1. Inibe a tirosina quinase.
2. Inibe a proteína quinase.
3. Inibe a proteína tirosina quinase (PTK).
4. Inibe a transcetolase – diminui a síntese de ribose-5P.
5. Inibe parcialmente a G6PD – diminui a produção de NADPH.
6. Inibe o fator de crescimento epidérmico: EGF.
7. Inibe o fator de crescimento beta: TGF-beta.
8. Inibe fatores pró-apoptóticos: Bcl-2, Bcl-XL, p21waf1 e survivina.
9. Inibe o VEGF (*vascular endothelial growth factor*).
10. Inibe a via Akt.
11. Inibe o NF-kappaB.
12. Inibe a COX-2.
13. Reduz os sinais de transdução pela diminuição do segundo mensageiro IP3.
14. Inibe c-myc e, assim, diminui potencial mitocondrial (delta-psi-mt).
15. Inibe NHE1: acidifica protoplasma.
16. Inibe DHL-A: acidifica protoplasma, inibe glicólise anaeróbia e ativa fosforilação oxidativa.
17. Ativa fosforilação oxidativa por inibir DHL-A e c-myc.
18. Efeito epigenético: demetila e acetila e acorda genes supressores de tumor silenciados pela neoplasia.
19. Reverte a hipermetilação e reativa genes p16INK4a, RAR-beta e MGMT.

20. Inibe a DNA metiltransferase, demetila ilhota CpG e acorda genes antitumorais silenciados pela metilação.
21. Inibe expressão da estaroil-CoA-desaturase: inibe a lipogênese.
22. Inibe a ciclina B e promove a parada do ciclo celular em G2/M.
23. Inibe mTOR.
24. Inibe HIF-1 por inibir mTOR.
25. Inibe IGF-1 e para alguns aumenta.
26. Inibe GLUT-1 indireto.
27. Impede mudança estrutural da piruvato quinase tetramérica para dimérica: PKM2.
28. Inibe a ornitina descarboxilase.
29. Aumenta a expressão e atividade do p53.
30. Aumenta a expressão de genes pró-apoptóticos/pró-diferenciação: Bad, p53, PTEN.
31. Diminui a transcrição dos genes antiapoptóticos: Bcl2 e survivina.
32. Ativa o PTEN, gene supressor de tumor.
33. Aumenta a atividade do FOXO3 inibindo a via PI3K/AKT e estimulando a interação FOXO3 – p53.
34. Induz o p53 e bloqueia o ciclo celular em G2/M.
35. Inibe o FOXO3 e aumenta a apoptose.
36. Aumenta a adiponectina que aumenta AMPK e diminui mTOR que aumenta p53.
37. Aumenta o efeito do TRAIL no câncer de próstata.
38. Inibe c-myc.
39. Inibe via PI3K/AKT.
40. Reduz os sinais de transdução pela diminuição do segundo mensageiro IP3.
41. Inibe a topoisomerase II.
42. Inibe a gelatinase – MMP-2.
43. Inibe a ciclina B e promove a parada do ciclo celular em G2/M e aumenta p27kip1.
44. Inibe a expressão do oncogene MDM2.
45. Inibe a neoangiogênese tumoral.
46. Aumenta o efeito da quimioterapia.
47. Aumenta o efeito da radioterapia.
48. Aumenta a expressão do CYP27B1 (promove a síntese de vitamina D_3) e inibe a expressão do CYP24 (diminui a degradação da vitamina D_3), o que aumenta os níveis de $1,25(OH)_2D_3$ no tumor.
49. Genisteína: inibe P-gp, ABCC1 (MRP1), ABCG2 (BCRP, MXR), CYP3A4.
50. Inibe a telomerase: reprime a atividade transcricional da hTERT via c-myc e a atividade pós-translacional do hTER via Akt.
51. Genisteína inibe proliferação de vários tumores, incluindo o meduloblastoma inibindo a via Hh – Hedgehog.
52. Efeito citotóxico sinérgico com a cisplatina no meduloblastoma.
53. Inibidores de proteína tirosina quinases, erbstatina, genisteína e herbemicina induzem a diferenciação em células de tumores neurais. Meduloblastoma (Med-3) e neuroblastoma (SK-N-DZ) (Matsumoto, 1991).
54. Inibe o c-FLIP e aumenta a eficácia apoptótica do TRAL nos gliomas malignos (Siegelin, 2009).
55. Genisteína demetila o promotor CHD5 e inibe o crescimento do neuroblastoma *in vivo* (Li, 2012).
56. Genisteína induz parada do crescimento e suprime a atividade da telomerase em células do câncer cerebral. No meduloblastoma e glioblastoma para o ciclo celular em G2/M via supressão do TR e TERT mRNA (Khaw, 2012).
57. Genisteína suprime a proliferação, inclusive de células tumorais telomerase-negativas por alongar os telômeros de modo alternativo (Lin, 2016).

Conclusão

A genisteína interfere em vários mecanismos envolvidos na carcinogênese, inibindo as vias de apoptose, bloqueando as vias do ciclo celular e impedindo a ação dos fatores de crescimento tumoral. Todos esses elementos provocam drástica inibição da proliferação celular neoplásica, aumento da morte celular e parada da formação de novos vasos, o que impede a nutrição e o desenvolvimento do tumor. Da maior relevância é que tudo isso independe do tipo de tumor, isto é, acontece nos mais variados tipos de tumores.

As células neoplásicas são carne da nossa própria carne que se desviaram do seu caminho devido ao "estado de quase-morte" que atingiram após muito sofrerem. Elas, para não morrerem, sobrevivem a qualquer custo, não obedecem às regras normais de convivência celular e não respeitam seus limites territoriais. Quando as células neoplásicas, células doentes que lutam para sobreviver, são duramente agredidas pela quimioterapia ou radioterapia, parte delas morre e a outra parte fica mais forte e mais resistente a novas investidas terapêuticas. Isso acontece porque as células chamadas de malignas colocam em funcionamento os mecanismos de sobrevivência adquiridos nos bilhões de anos de luta pela vida; os mesmos mecanismos que fizeram os seres humanos permanecerem vivos até hoje no planeta Terra. Esses fatos mostram que não devemos agredir as células neoplásicas, elas merecem compreensão, merecem tratamento.

Hoje em dia dispomos de muitas substâncias que funcionam transformando as células ditas malignas em benignas, em um processo chamado de diferenciação celular: genisteína, óleo de peixe ômega-3, ácido linoleico conjugado (CLA), ácido retinoico, trióxido de arsênio, quercetina, curcumina, ácido ursólico e principalmente os osmólitos e a água cosmotropa e as estratégias hipertônicas para aumentar a água estruturada no citoplasma.

As células neoplásicas, agredidas por um ou mais fatores causais, querem apenas sobreviver e para isso colocam em ação todos os mecanismos potentes de sobrevivência. Essa é a razão de não conseguirmos com apenas um elemento ou substância controlar a situação. Dessa maneira, devemos montar uma estratégia química e física que atinja vários locais da célula transformada e assim interferir em vários pontos do processo proliferativo: estratégia de indução da oxidação intratumoral com inibição das enzimas-chave de defesa metabólica, o emprego do CLA, ômega-3, ácido ursólico e genisteína acrescido da radiofrequência localizada com hipertermia ou aparelho de múltiplas ondas sem hipertermia, uma dieta pobre em açúcar refinado com baixa carga glicêmica e baixo índice glicêmico, baixa frutose e as estratégias de estruturação da água intracelular com a retirada da célula neoplásica do estado de quase-morte. É nossa esperança.

Entretanto, se as células atingiram um ponto de não retorno, o oncologista e o radioterapeuta serão imprescindíveis.

Genisteína um presente da Natureza que não deve faltar nos tratamentos das neoplasias.

Referências

1. Abstracts and papers in full on site www.medicinabiomolecular.com.br.
2. Alhasan SA, Aranha O, Sarkar FH. Genistein elicits pleiotropic molecular effects on head and neck cancer cells. Clin Cancer Res. 7(12);4174-81;2001.
3. Alhasan SA, Ensley JF, Sarkar FH. Genestein induced molecular changes in a squamous cell carcinoma of the head and neck cell line. Int J Oncol. 16:333-8;2000.
4. Alhasan SA, Pietrasczkiwicz H, Alonso MD, et al. Genistein-induced cell cycle arrest and apoptosis in a head and neck squamous cell carcinoma cell line. Nutr Cancer. 34:12-9;1999.
5. Amaral C, Toloi MRT, Vasconcelos LD, et al. The role of soybean extracts and isoflavones in hormone-dependent breast cancer: aromatase activity and biological effects. Food Funct. 8(9):3064-74; 2017.
6. Ardito F, Di Gioia G, Pellegrino MR, Muzio LL. Genistein as a Potential Anticancer Agent Against Head and Neck Squamous Cell Carcinoma. Curr Top Med Chem.18(3):174-181;2018.
7. Akimoto T, Nonaka T, Ishikawa H, et al Genistein, a tyrosine kinase inhibitor, enhanced radiosensitivity in human esophageal cancer cell lines in vitro: possible involvement of inhibition of survival signal transduction pathways. Int J Radiat Oncol Biol Phys. 50:195-201;2001.
8. Akiyama T, Ishida J, Nakagawa S, et al. Genistein, a specific inhibitor of tyrosine-specific protein kinases. J Biol Chem. 262(12):5592-5;1987.
9. Antosiak A, Milowska K, Maczynska K, et al. Cytotoxic activity of genistein-8-C-glucoside form Lupinus luteus L. and genistein against human SK-OV-3 ovarian carcinoma cell line. Med Chem Res. 26(1):64-73;2017.
10. Banerjee S, Zhang Y, Ali S, et al. Molecular evidence for increased antitumor activity of gemcitabine by genistein in vitro and in vivo using an orthotopic model of pancreatic cancer. Cancer Res. 65: 9064-72;2005.
11. Beard N, Benghuzzi H, Tucci M, Cason Z. The effects of genistein concentrations on Hep-2 cellular function. Biomed Sci Instrum. 41: 199-204;2005.
12. Bi YL, Min M, Shen W, Liu Y. Genistein induced anticancer effects on pancreatic cancer cell lines involves mitochondrial apoptosis, G0/G1cell cycle arrest and regulation of STAT3 signalling pathway. Phytomedicine. Jan 15;39:10-16;2018.
13. Bilir B, Sharma NV, Lee J, et al. Effects of genistein supplementation on genome-wide DNA methylation and gene expression in patients with localized prostate cancer. Int J Oncol. 51(1):223-34;2017.
14. Boersma BJ, Barnes S, Kirk M, et al. Soy isoflavonoids and cancer – metabolism at the target site. Mutat Res. 480-481;121-7;2001.
15. Boros LG, Brassilian S, Lim S, Lee WN. Genistein inhibits nonoxidative ribose synthesis in MIA pancreatic adenocarcinoma cells: a new mechanism of controlling tumor growth. Pancreas. 22(1):1-7; 2001.
16. Boros LG, Torday JS, Lin S, et al. TGF-β2 promotes glucose carbon incorporation into nucleic acid ribose through the nonoxidative pentose cycle in lung epithelial carcinoma cells. Cancer Res. 60: 1183-5;2000.
17. Bradlow HL, Telang NT, Sepkovic DW, et al. Phytochemicals as modulators of cancer risk. Adv Exp Med Biol. 472:207-21;1999.
18. Buathong N, Poonyachoti S, Deachapunya C. Isoflavone Genistein Modulates the Protein Expression of Toll-like Receptors in Cancerous Human Endometrial Cells. J Med Assoc Thai. Oct;98 Suppl 9:S31-8;2015.
19. Cao F, Jin TY, Zhou YF. Inhibitory effect of isoflavones on prostate cancer cells and PTEN gene. Biomed Environ Sci. 19(1):35-41;2006.
20. Carbonel AA, Calió ML, Santos MA, et al. Soybean isoflavones attenuate the expression of genes related to endometrial cancer risk. Climacteric. Jun;18(3):389-98;2015.
21. Chan KKL, Siu MKY, Jiang YX, et al. Estrogen receptor modulators genistein, daidzein and ERB-041 inhibit cell migration, invasion, proliferation and sphere formation via modulation of FAK and PI3K/AKT signaling in ovarian cancer. Cancer Cell Int.May 1;18: 65;2018.
22. Chen C, Wang Y, Chen S, et al. Genistein inhibits migration and invasion of cervical cancer HeLa cells by regulating FAK-paxillin and MAPK signaling pathways. Taiwan J Obstet Gynecol. May;59(3): 403-408, 2020.
23. Chen CL, Levine A, Rao A, et al. Clinical pharmacokinetics of the CD19 receptor-directed tyrosine kinase inhibitor B43-Genistein in patients with B-lineage lymphoid malignancies. J Clin Pharmacol. Dec;39(12):1248-55;1999.
24. Chau MN, El Touny LH, Jagadeesh S, Banerjee PP. Physiologically achievable concentrations of genistein enhance telomerase activity in prostate cancer cells via the activation of STAT3 Carcinogenesis. Nov;28(11):2282-90;2007.
25. Chuang SE, Yeh PY, Lu YS, et al. Basal levels and patterns of anticancer drug-induced activation of nuclear factor-kappaB (NF-kappaB), and its attenuation by tamoxifen, dexamethasone, and curcumin in carcinoma cells. Biochem Pharmacol. 63:1709-16;2002.

26. Cui S, Wang J, Wu Q, et al. Genistein inhibits the growth and regulates the migration and invasion abilities of melanoma cells via the FAK/paxillin and MAPK pathways. Oncotarget. 8(13):21674-91; 2017.
27. de Veas RG, Schweigerer L, Medina MA. Matrix metalloproteinase-2 and tissue inhibitor of metalloproteinase-2 expression in paediatric tumour cells. Effects of tumor cell proliferation modulators on gelatinolytic activity. J Cancer Res Clin Oncol. 121(5):275-8; 1995.
28. Douziech N, Calvo E, Laine J, et al. Activation of MAP kinases in growth responsive pancreatic cancer. Cell Signal. 11:591-602;1999.
29. Douziech N, Lajas A, Coulombe Z, et al. Growth effects of regulatory peptides and intracellular signaling routes in human pancreatic cancer cell lines. Endocrine. 9:71-83;1998.
30. Duncan RE, El-Sohemy A, Archer MC. Regulation of HMG-CoA reductase in MCF-7 cells by genistein, EPA, and DHA, alone and in combination with mevastatin. Cancer Lett. 224(2):221-8;2005.
31. Eitsuka T, Nakagawa K, Kato S,et al. Modulation of Telomerase Activity in Cancer Cells by Dietary Compounds: A Review. Int J Mol Sci. Feb 6;19(2);2018.
32. El-Zarruk AA, van de Berg HW. The anti-proliferative effects of tyrosine kinase inhibitors towards tamoxifen-sensitive and tamoxifen-resistant human breast cancer cell lines in relation to the expression of epidermal growth factor receptors (EGF-R) and the inhibition of EGF-R tyrosine kinase. Cancer Lett. 142:185-93; 1999.
33. Engel N, Adamus A, Schauer N, et al Synergistic Action of Genistein and Calcitriol in Immature Osteosarcoma MG-63 Cells by SGPL1 Up-Regulation. PLoS One. 12(1):e0169742;2017.
34. Felippe JJr. Tratamento do câncer com medidas e drogas que inibem o fator de transcrição nuclear NF-kappaB. Revista Eletrônica da Associação Brasileira de Medicina Biomolecular. www.medicinabiomolecular.com.br. Fevereiro de 2004.
35. Felippe JJr. Óleo de peixe ômega-3 e Câncer. Revista Eletrônica da Associação Brasileira de Medicina Biomolecular. www.medicinabiomolecular.com.br. Novembro de 2006.
36. Foley EF, Jazaeri AA, Shupnik MA, et al. Selective loss of estrogen receptor beta in malignant human colon. Cancer Res. 60:245-8; 2000.
37. Fotsis T, Pepper M, Adlercreutz H, et al. Genistein, a dietary ingested isoflavonoid, inhibits cell proliferation and in vitro angiogenesis. J Nutr. 125(3 Suppl):790S-7S;1995.
38. Fotsis T, Pepper MS, Montesano R, et al. Phytoestrogens and inhibition of angiogenesis. Baillieres Clin Endocrinol Metab. 12(4):649-66;1998.
39. Gu Y, Zhu CF, Iwamoto H, Chen JS. Genistein inhibits invasive potential of human hepatocellular carcinoma by altering cell cycle, apoptosis, and angiogenesis. World J Gastroenterol. 11(41):6512-7;2005.
40. Guerra-Laso JM, González-García S, González-Cortés C, et al. Macrophages from elders are more permissive to intracellular multiplication of Mycobacterium tuberculosis. Age (Dordr). 2013 Aug;35(4):1235-50.
41. Hillman GG, Forman JD, Kucuk O, et al. Genistein potentiates the radiation effect on prostate carcinoma cells. Cli Cancer Res. 7:382-90;2001.
42. Hillman GG, Wang Y, Kucuk O, et al. Genistein potentiates inhibition of tumor growth by radiation in a prostate cancer orthotopic model. Mol Cancer Ther. 3:1271-9;2004.
43. Hirata H, Ueno K, Nakajima K, et al. Genistein downregulates onco-miR-1260b and inhibits Wnt-signalling in renal cancer cells. Br J Cancer. May 28;108(10):2070-8;2013.
44. Hojo M, Morimoto T, Maluccid M, et al. Cyclosporine induces cancer progression by a cell-autonomous mechanism. Nature. 397:530-4;1999.
45. Hussain A, Harish G, Prabhu SA, et al. Inhibitory effect of genistein on the invasive potential of human cervical cancer cells via modulation of matrix metalloproteinase-9 and tissue inhibitors of matrix metalloproteinase-1 expression. Cancer Epidemiol. Dec;36(6): e387-93, 2012.
46. Hwang JT, Ha J, Park OJ. Combination of 5-fluorouracil and genistein induces apoptosis synergistically in chemo-resistant cancer cells through the modulation of AMPK and COX-2 signaling pathways. Biochem Biophys Res Commun. 332:433-40;2005.
47. Jagadeesh S, Kyo S, Banerjee PP. Genistein represses telomerase activity via both transcriptional and posttranslational mechanism in human prostate cancer cells. Cancer Res. 66(4): 2107-15;2006.
48. Jamadar-Shroff V, Papich MG, Suter SE. Soy-derived isoflavones inhibit the growth of canine lymphoid cell lines. Clin Cancer Res. Feb 15;15(4):1269-76, 2009.
49. Jaskulski S, Jung AY, Rudolph A, et al. Genistein and enterolactone in relation to Ki-67 expression and HER2 status in postmenopausal breast cancer patients. Mol Nutr Food Res. Jul 21. 2017.
50. Kang HJ, Youn YK, Hong MK, Kim LS. Antiproliferation and redifferentiation in thyroid cancer cell lines by polyphenol phytochemicals. J Korean Med Sci. Jul;26(7):893-9;2011.
51. Khaw AK, Yong JW, Kalthur G, Hande MP. Genistein induces growth arrest and suppresses telomerase activity in brain tumor cells. Genes Chromosomes Cancer. 51(10):961-74;2012.
52. Kennedy AR. The evidence for soybean products as cancer preventive agents. J Nutr. 152(3 Suppl):733S-43S;1995.
53. Kim H, Peterson TG, Barnes S. Mechanisms of action of the soy isoflavone genistein: emerging role for its effects via transforming growth factor beta signaling pathways. Am J Clin Nutr. 68:1418S--25S;1998.
54. Kim EJ, Shin HK, Park JH. Genistein inhibits insulin-like growth factor-I receptor signaling in HT-29 human colon cancer cells: a possible mechanism of the growth inhibitory effect of genistein. J Med Food. 8(4):431-8;2005.
55. Kinjo J. [Phytoestrogens]. Nippon Rinsho. 58(12):2434-8;200.
56. Konstantakopoulos N, Montgomery KG, Chamberlain N, et al. Changes in gene expressions elicited by physiological concentrations of genistein on human endometrial cancer cells. Mol Carcinog. 45(10):752-63;2006.
57. Kousidou OCh, Tzanakakis GN, Karamanos NK. Effects of the natural isoflavonoid genistein on growth, signaling pathways and gene expression of matrix macromolecules by breast cancer cells. Mini Rev Med Chem. 6(3):331-7;2006.
58. Lau TY, Leung LK. Soya isoflavones suppress phorbol 12-myristate 13-acetate-induced COX-2 expression in MCF-7 cells. Br J Nutr. 96(1):169-76;2006.
59. Li Y, Ahmed F, Ali S, et al. Inactivation of nuclear factor kappaB by soy isoflavone genistein contributes to increased apoptosis induced by chemotherapeutic agents in human cancer cells. Cancer Res. 65(15):6934-42;2005.
60. Li Y, Ellis KL, Ali S, et al. Apoptosis-inducing effect of chemotherapeutic agents is potentiated by soy isoflavone genistein, a natural inhibitor of NF-KappaB in BxPC-3 pancreactic cancer cell line. Pancreas. 28:e90-5;2004.
61. Li Y, Kucuk O, Hussain M, et al. Antitumor and antimetastatic activities of docetaxel are enhanced by genistein through regulation of osteoprotegerin/receptor activator of nuclear factor-kappaB

(RANK)/RANK ligand/MMP-9 signaling in prostate cancer. Cancer Res. 66(9):4816-25;2006.
62. Li S, Li J, Dai W, et al. Genistein suppresses aerobic glycolysis and induces hepatocellular carcinoma cell death. Br J Cancer. 117(10):1518-28;2017.
63. Li H, Xu W, Huang Y, et al. Genistein demethylates the promoter of CHD5 and inhibits neuroblastoma growth in vivo. Int J Mol Med. 30(5):1081-6;2012.
64. Li M, Zhang Z, Hill DL, et al. Genistein, a dietary isoflavone, down-regulates the MDM2 oncogene at both transcriptional and posttranslational levels. Cancer Res. 65(18):8200-8;2005.
65. Li W, Frame LT, Hoo KA, et al. Genistein inhibited proliferation and induced apoptosis in acute lymphoblastic leukemia, lymphoma and multiple myeloma cells in vitro. Leuk Lymphoma. Dec;52(12):2380-90;2011.
66. Lian F, Bhuiyan M, Li YW, et al. Genistein-induced G_2-M arrest, p21WAF1 upregulation, and apoptosis in a non-small-cell luna cancer cell line. Nutr Cancer. 31:184-91;1998.
67. Limer JL, Parkes AT, Speirs V. Differential response to phytoestrogens in endocrine sensitive and resistant breast cancer cells in vitro. Int J Cancer. 119(3):5515-21;2006.
68. Lin CC, Hsieh MH, Teng SC. Genistein suppresses the proliferation of telomerase-negative cells. Food Sci Nutr. 5(2):197-204;2016.
69. Liu X, Liu K, Qin J, et al. C/EBPβ promotes angiogenesis through secretion of IL-6, which is inhibited by genistein, in EGFRvIII-positive glioblastoma. Int J Cancer. 136(11):2524-34;2015.
70. Liu X, Li P, Hirayama R, et al. Genistein sensitizes glioblastoma cells to carbon ions via inhibiting DNA-PKcs phosphorylation and subsequently repressing NHEJ and delaying HR repair pathways. Radiother Oncol. Apr 20;2018.
71. Luo Y, Wang SX, Zhou ZQ, et al. Apoptotic effect of genistein on human colon cancer cells via inhibiting the nuclear factor-kappa B (NF-κB) pathway. Tumour Biol. 35(11):11483-8;2014.
72. Majid S, Dar AA, Ahmad AE, et al. BTG3 tumor suppressor gene promoter demethylation, histone modification and cell cycle arrest by genistein in renal cancer.Carcinogenesis. Apr;30(4):662-70;2009.
73. Matsumoto M. Inhibitors for protein tyrosine kinases, erbstatin, genistein and herbimycin A, induce differentiation of human neural tumor cell linesNihon Geka Hokan. 60(2):113-21;1991.
74. Mohammad RM, Al Katib A, Aboukameel A, et al. Genistein sensitizes diffuse large cell lymphoma to CHOP (cyclophosphamide, doxorubicin, vincristine, prednisone) chemotherapy. Mol Cancer Ther. 2:1361-8;2003.
75. Morris C, Thorpe J, Ambrosio L, Santin M. The soybean isoflavone genistein induces differentiation of MG63 human osteosarcoma osteoblasts. J Nutr. 136(5):1166-70;2006.
76. Ning Y, Feng W, Cao X, et al. Genistein inhibits stemness of SKOV3 cells induced by macrophages co-cultured with ovarian cancer stem-like cells through IL-8/STAT3 axis. J Exp Clin Cancer Res. Jan 15;38(1):19, 2019.
77. Okura A, Arakawa H, Oka H, et al. Effect of genistein on topoisomerase activity ando n the growth of [Val 12] Ha-ras-transformed NIH 3T3 cells. Biochem Biophys Res Commun. 157:183-9;1988.
78. Ouchi H, Ishiguro H, Ikeda N, et al. Genistein induces cell growth inhibition in prostate cancer through the suppression of telomerase activity. Int J Urol. 12(1):73-80;2005.
79. Ozturk SA, Alp E, Yar Saglam AS, et al. The effects of thymoquinone and genistein treatment on telomerase activity, apoptosis, angiogenesis, and survival in thyroid cancer cell lines. J Cancer Res Ther. Jan-Mar;14(2):328-334;2018.
80. Park OJ, Surh YJ. Chemopreventive potencial of epigallocatechin gallate and genistein: evidence from epidemiological and laboratory studies. Toxicol Lett. 150(1):43-56;2004.
81. Park SS, Kim YH, Jeon YK, et al. Genistein-induced apoptosis via Akt signaling pathway in anaplastic large-cell lymphoma. Cancer Chemother Pharmacol. 56(3):271-8;2005.
82. Paul B, Li Y, Tollefsbol TO. The Effects of Combinatorial Genistein and Sulforaphane in Breast Tumor Inhibition: Role in Epigenetic Regulation. Int J Mol Sci. Jun 13;19(6);2018.
83. Parajuli B, Shin SJ, Kwon SH, et al. The synergistic apoptotic interaction of Indole-3-Carbinol and Genistein with TRAIL on endometrial cancer cells. J Korean Med Sci. Apr;28(4):527-33;2013.
84. Park C, Cha HJ, Lee H, et al. Induction of G2/M Cell Cycle Arrest and Apoptosis by Genistein in Human Bladder Cancer T24 Cells through Inhibition of the ROS-Dependent PI3k/Akt Signal Transduction Pathway. Antioxidants (Basel). Aug 21;8(9):327, 2019.
85. Pinski J, Wang Q, Quek ML, et al. Genistein-induced neuroendocrine differentiation of prostate cancer cells. Prostate. 66(11):1136-43;2006.
86. Raffoul JJ, Wang Y, Kucuk O, et al. Genistein inhibits radiation-induced activation of NF-kappaB in prostate cancer cells promoting apoptosis and G2/M cell cycle arrest. BMC Cancer. 6:107;2006.
87. Ravindranath MH; Muthugounder S, Presser N, Viswanathan S. Anticancer therapeutic potential of soy isoflavone, genistein. Adv Exp Med Biol. 546:121-65;2004.
88. Sanaei M, Kavoosi F, Valiani A, Ghobadifar MA. Effect of Genistein on Apoptosis and Proliferation of Hepatocellular Carcinoma Hepa1-6 Cell Line. Int J Prev Med. Feb 8;9;12;2018.
89. Sarkar FH, Adsule S, Padhye S, et al. The role of genistein and synthetic derivatives of isoflavone in cancer prevention and therapy. Mini Rev Med Chem. 6(4):401-7;2006a.
90. Sarkar FH, Li Y. Mechanisms of cancer chemoprevention by soy isoflavone genistein. Cancer Metastasis Rev. 21(3-4):265-80;2002.
91. Sarkar FH, Li Y. The role of isoflavones in cancer chemoprevention. Front Biosci. 9:2714-24;2004.
92. Sarkar FH, Li Y. Using chemopreventive agents to enhance the efficacy of cancer therapy. Cancer Res. 66(7):3347-50;2006b.
93. Satoh H, Nishikawa K, Suzuki K, et al. Genistein, a soy isoflavone, enhances necrotic-like cell death in a breast cancer cell treated with a chemotherapeutic agent. Res Commun Mol Pathol Pharmacol. 113-4:149-58;2003.
94. Sasamura H, Takahashi A, Yuan J, et al. Antiproliferative and antiangiogenic activities of genistein in human renal cell carcinoma. Urology. Aug;64(2):389-93;2004.
95. Schmidt F, Knobbe CB, Frank B, et al. The topoisomerase II inhibitor, genistein, induces G2/M arrest and apoptosis in human malignant glioma cell lines. Oncol Rep. 19(4):1061-6;2008.
96. Shon YH, Park SD, Nam KS. Effective chemopreventive activity of genistein against human cancer cells. J Biochem Mol Biol. 39(4):448-51;2006.
97. Siegelin MD, Gaiser T. Genistein enhances proteasomal degradation of the short isoform of FLIP in malignant glioma cells and thereby augments TRAIL-mediated apoptosis. Neurosci Lett. 453 (2):92-7;2009.
98. Singletary K, Ellington A. Genistein suppresses proliferation and MET oncogene expression and induces EGR-1 tumor suppressor expression in immortalized human breast epithelial cells. Anticancer Res. 26(2A):1039-48;2006.
99. Skogseth H, Holt RU, Larsson E, Halgunset J. Tyrosine kinase inhibitors alter adhesivity of prostatic cancer cells to extracellular matrix components. APMIS. 114(3):225-33;2006.

100. Skogseth H, Larsson E, Halgunset J. Urokinase plasminogen activator receptor (uPAR) expression is reduced by tyrosine kinase inhibitors. APMIS. 114(4):307-13;2006.
101. Song M, Tian X, Lu M, Zhang X. Genistein exerts growth inhibition on human osteosarcoma MG-63 cells via PPARgamma pathway. Int J Oncol. Mar;46(3):1131-40, 2015.
102. Su SJ, Yeh TM, Lei HY, et al. The potential of soybean foods as a chemoprevention approach for human urinary tract cancer. Clin Cancer Res. 6:230-6;2000.
103. Sundaram MK, Ansari MZ, Mutery AA, et al. Genistein induces alterations of epigenetic modulatory signatures in human cervical cancer cells. Anticancer Agents Med Chem. Sep 18. 2017.
104. Swami S, Krishnan AV, Peehl DM, Feldman D. Genistein potentiates the growth inhibitory effects of 1,25-dihydroxyvitamin D3 in DU145 human prostate cancer cells: role of the direct inhibition of CYP24 enzyme activity. Mol Cell Endocrinol. 241(1-2):49-61;2005.
105. Tacchini L, Dansi P, Matteucci E, et al. Hepatocyte growth factor signal coupling to various transcription factors depends on triggering of Met receptor and protein kinase transducers in human hepatoma cells Hep G2. Exp Cell Res. 256:272-81;2000.
106. Takimoto CH, Glover K, Huang X, et al. Phase I pharmacokinetic and pharmacodynamic analysis of unconjugated soy isoflavones administered to individuals with cancer. Cancer Epidemiol Biomarkers Prev. 12(11 Pt 1):1213-21;2003.
107. Tanos V, Brzezinski A, Drize O, et al. Synergistic inhibitory effects of genistein and tamoxifen on human dysplastic and malignant epithelial breast cells in vitro. Eur J Obstet Gynecol Reprod Biol. 102:188-94;2002.
108. Theodorescu D, Laderoute KR, Calaoagan JM, Guilding KM. Inhibition of human bladder cancer cell motility by genistein is dependent on epidermal growth factor receptor but not p21ras gene expression. Int J Cancer. Dec 9;78(6):775-82;1998.
109. Uckun FM, Messinger Y, Chen CL, et al. Treatment of therapyrefractory B-lineage acute lymphoblastic leukemia with an apoptosis-inducing CD19-directed tyrosine kinase inhibitor. Clin Cancer Res. 5:3906-13;1999.
110. Valachovicova T, Slivova V, Sliva D. Cellular and physiological effects of soy flavonoids. Mini Rev Med Chem. 4(8):881-7,2004.
111. Weihua Z, Mäkelä S, Andersson LC, et al. A role for estrogen receptor β in the regulation of growth of the ventral prostate. Proc Natl Acad Sci U S A. 98:6330-5;2001.
112. Xie J, Wang J, Zhu B. Genistein inhibits the proliferation of human multiple myeloma cells through suppression of nuclear factor-κB and upregulation of microRNA-29b. Mol Med Rep. 2016 Feb;13(2):1627-32
113. Xu L, Bergan RC. Genistein inhibits matrix metalloproteinase type 2 activation and prostate cancer cell invasion by blocking the transforming growth factor beta-mediated activation of mitogen-activated protein kinase-activated protein kinase 2-27-kDa heat shock protein pathway. Mol Pharmacol. 70(3):869-77;2006.
114. Yang YM, Yang Y, Dai WW, et al. Genistein-induced apoptosis is mediated by endoplasmic reticulum stress in cervical cancer cells. Eur Rev Med Pharmacol Sci. Jul;20(15):3292-6, 2016.
115. Yakisich JS, Ohlsson Lindblom I, Siden A, Cruz MH. Rapid inhibition of ongoing DNA synthesis in human glioma tissue by genistein. Oncol Rep. 22(3):569-74;2009.

116. Yashar CM, Spanos WJ, Taylor DD, Gercel-Taylor C. Potentiation of the radiation effect with genistein in cervical cancer cells. Gynecol Oncol. 99:199-205;2005.
117. Yazdani Y, Sharifi Rad MR, Taghipour M, et al. Genistein Suppression of (MMP-2) and Vascular Endothelial Growth Factor (VEGF) Expression in Mesenchymal Stem Cell Like Cells Isolated from High and Low Grade Gliomas. Asian Pac J Cancer Prev. 17(12):5303-7;2016.
118. Ye F, Wu J, Dunn T, et al. Inhibition of cyclooxygenase-2 activity in head and neck cancer cells by genistein. Cancer Lett. Jul 28;211(1):39-46;2004.
119. Ye D, Li Z, Wei C. Genistein inhibits the S-phase kinase-associated protein 2 expression in breast cancer cells. Exp Ther Med. Jan;15(1):1069-1075;2018.
120. Waltron RT, Rozengurt E. Oxydative stress induces protein kinase-D activation in intact cells involvement of Src and dependence on protein kinase C. J Biol Chem. 275:17114-21;2000.
121. Wang Z, Zhang Y, Banerjee S, et al. Inhibition of nuclear factor kappaB activity by genistein is mediated via Notch-1 signaling pathway in pancreatic cancer cells. Int J Cancer. 118(8):1930-6;2006.
122. Weber G. Down-regulation of increased signal transduction capacity in human cancer cells. Adv Enzyme Regul. 45:37-51;2005
123. Weber G, Shen F, Prajda N, et al. Regulation of the signal transduction program by drugs. Adv Enzyme Regul. 37:35-55;1997.
124. Weber G, Shen F, Yang H, et al. Regulation of signal transduction activity in normal and cancer cells. Anticancer Res. 19(5A):3703-9;1999.
125. Wend P, Runke S, Wend K, et al. WNT10B/β-catenin signalling induces HMGA2 and proliferation in metastatic triple-negative breast cancer. EMBO Mol Med. 5(2):264-79;2013.
126. Wu TF, Wu H, Wang YW, et al. Prohibitin in the pathogenesis of transitional cell bladder cancer. Anticancer Res. Mar-Apr;27(2):895-900, 2007.
127. Zaman MS, Shahryari V, Deng G, et al. Up-regulation of microRNA-21 correlates with lower kidney cancer survival. PLoS One. 7(2):e31060;2012b.
128. Zaman MS, Thamminana S, Shahryari V, et al. Inhibition of PTEN gene expression by oncogenic miR-23b-3p in renal cancer. PLoS One. 7(11):e50203;2012a.
129. Zhang K, Wang Y, Ma W, et al. Genistein improves thyroid function in Hashimoto's thyroiditis patients through regulating Th1 cytokines. Immunobiology. Feb;222(2):183-187;2017.
130. Zhang J, Su H, Li Q, et al. Genistein decreases A549 cell viability via inhibition of the PI3K/AKT/HIF-1α/VEGF and NF-κB/COX-2 signaling pathways. Mol Med Rep. 15(4):2296-302;2017.
131. Zhou JR, Gugger ET, Tanaka T, et al. Soybean phytochemicals inhibit the growth of transplantable human prostate carcinoma and tumor angiogenesis in mice. J Nutr. 129:1628-35;1999.
132. Zhu J, Ren J, Tang L. Genistein inhibits invasion and migration of colon cancer cells by recovering WIF1 expression. Mol Med Rep. May;17(5):7265-7273;2018.
133. Zhu Y, Yao Y, Shi Z, et al. Synergistic Effect of Bioactive Anticarcinogens from Soybean on Anti-Proliferative Activity in MDA-MB-231 and MCF-7 Human Breast Cancer Cells In Vitro. Molecules. Jun 27;23(7). pii: E1557;2018.

CAPÍTULO 74

Ginseng Indiano – *Withania somnifera* (Ashwagandha) potente antineoplásico, enquanto aumenta a qualidade de vida

Anti-HPV, Covid-19, *H. pylori*, *M. tuberculosis*; inibe Notch-1, 2, 3, 4; inibe células-tronco por 4 mecanismos; diminui DHL-A; ativa AMPK e inibe mTOR; inibe o complexo III mitocondrial e aumenta ROS; suprime o gene AKT; inibe PI3K/Akt/mTOR, EGFR, NF-kappaB, EMT, Cdc25C, beta-tubulina, STAT3, ER-alfa, vimentina; ativa autofagia, MAPK, mortalina, receptor da morte 5; induz p53 e Bax enquanto diminui Bcl-2 e Bak; impede o alongamento e a ativação dos telômeros; inibe as enzimas anabólicas dos ácidos graxos (ACLY, ACC1, FASN, CPT1A); e aumenta a almejada por todos, diferenciação celular

José de Felippe Junior

Ashwagandha, planta ancestral e agora no tratamento do câncer.
Vários autores

Ashwagandha (*Withania somnifera*) pertencente à família Solanaceae, é uma erva Ayurvedica também conhecida como cereja de inverno indiana e ginseng indiano. Folhas, raízes, caules e flores possuem 29 metabólitos com valores medicinais, sendo o principal componente a Withaferin A (WFA) (Dutta, 2019).

O Ginseng Indiano (GI) foi usado como medicamento Ayurvedico na forma de Rasayana (tônico), antes de 3000 a.C. na Índia. Ele foi tradicionalmente utilizado no controle do estresse, elevação da energia, fraqueza, impotência, lumbago, leucorreia da mulher, tuberculose pulmonar, melhoria da saúde cognitiva, antiartrítico, antipirético, antiepiléptico e para reduzir a inflamação, os níveis de açúcar no sangue, o cortisol, a ansiedade e a depressão. Recentemente demonstrou atividade anticancerígena em estudos clínicos e em vários modelos experimentais utilizando células neoplásicas humanas. Outras propriedades incluem antioxidante (oxidante), adaptogênico, regenerativo, aumento da força muscular, aumento do ânimo e disposição, o que acarreta aumento da qualidade de vida nos pacientes com câncer, principalmente sob quimioterapia (Rege, 1999; Subbaraju, 2006; Singh, 2008; Mirjalili, 2009; Pratte, 2014; Rai, 2016; Farooqui, 2018; Dutta, 2019; Singh, 2021). O GI foi útil até em pacientes com esquizofrenia em estudos duplo-cego, randomizado e controlado com placebo (Gannon, 2019).

O GI exibe propriedades apoptóticas, antimetastáticas, antinvasivas e anti-inflamatórias em vários tipos de câncer, especialmente no câncer de mama triplo negativo e no câncer de mama ER/PR positivo (Shareef, 2016; Vashi, 2021).

Estudos pré-clínicos no câncer de ovário mostrou que sozinho ou em combinação com a cisplatina provoca redução da 70 a 80% do crescimento tumoral e completa inibição das metástases quando comparado com os controles (Kakar, 2014).

A manutenção do comprimento dos telômeros é o atributo mais consistente das células cancerígenas, o que é alcançado pela ativação da telomerase ou por um mecanismo alternativo de alongamento dos telômeros (ALT). A ativação da telomerase acontece em 85% dos cânceres e o alongamento do telômeros (ALT) em 15%. A Withaferin A impede o ALT (Yu, 2017). Chung, em

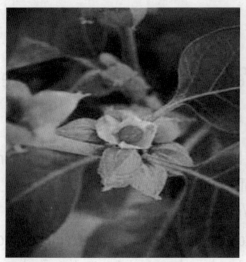
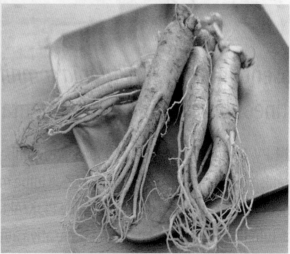
Withania somnifera

2017, mostrou que a WFS também inibe a ativação da telomerase. Assim, a WFA age nos dois mecanismos que envolvem a ativação da telomerase.

Importante frisar que em inúmeros tipos de câncer a Withaferin A inibe as enzimas anabólicas dos ácidos graxos, o que contribui para a diminuição da proliferação celular neoplásica. Ocorre drástica diminuição dos níveis de proteína das principais enzimas anabólicas do metabolismo de ácidos graxos, incluindo ATP citrato liase (ACLY), acetil-CoA carboxilase 1 (ACC1), ácido graxo sintase (FASN) e carnitina palmitoiltransferase 1A (CPT1A). Os níveis de mRNA de ACLY, ACC1, FASN e CPT1A também diminuem (Kim, 2020a e b).

Amin e colaboradores em elegante revisão encontraram exemplos de fitoquímicos de ocorrência natural que podem ser aplicados para prevenir o câncer por antagonizar a sinalização de crescimento e eles propuseram um fitoquímico para cada via. São eles: Withaferin A para Notch, Epigalocatequina-3-galato (EGCG) para a via Retinoblastoma, Luteolina para p53, Curcumina para PTEN, Porfirinas para Hippo, Genisteína para GDF15 (*growth differentiation factor 15*), Resveratrol para ARID1A (AT-rich interactive domain 1A) e Diguelina para a via do receptor IGF1 (Amin, 2015).

A Withaferin A é a principal lactona da *Withania somnifera*, de fórmula $C_{28}H_{38}O_6$ e peso molecular, 470,6g/mol, também conhecida como Ashwagandha, Ginseng Indiano, CHEBI:69120, 4-beta,27-dihydroxy-1-oxo-5beta,6-beta-epoxywitha-2,24-dienolide (4beta,5beta,6beta,22R)-4,27-dihydroxy-5,6:22,26-diepoxyergosta-2,24-diene-1,26-dione, BRN 1335150, 5.beta.-Ergosta-2, 5,6.beta.-epoxy-4.beta.,22,27-trihydroxy-1-oxo-,.delta.-lactone, (20S,22R)-, Ergosta-2, 5,6-epo-xy-4,22,27-trihydroxy-1-oxo-,.delta.-lactone, (4.beta.,5.beta.,6.beta.,22R).

A molécula WFA doa 2 e é aceptora de 6 elétrons e, portanto, comporta-se como forte oxidante.

Withaferin A

A figura 74.1 mostra o mecanismo de ação da Withaferin A no câncer de mama e seus alvos moleculares (Hahm, 2020).

Dose sugerida: Withaferin A, 400mg 2 vezes ao dia.

Alvos moleculares da Withaferin A e do extrato de Ginseng Indiano no câncer

1. **Vírus**
   a) **Anti-HPV**. WFA regula para baixo a expressão da oncoproteína HPV E6 e restaura a via da p53 resultando em apoptose das células cancerígenas cervicais (Munagala, 2011).

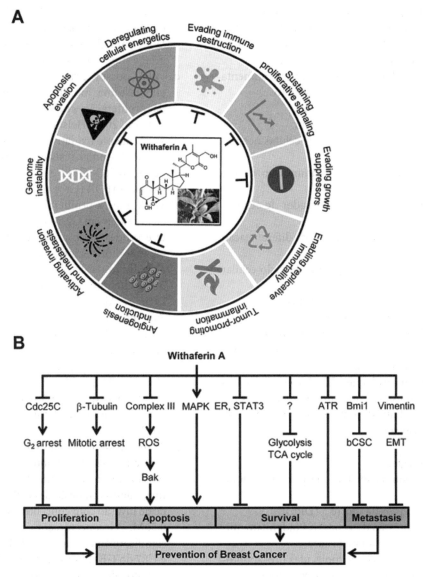

Figura 74.1 Efeitos biológicos e moleculares da Withaferin A no câncer de mama *in vitro* e *in vivo* (Hahm, 2020).

b) **Anti-HPV**. WFA é eficaz contra a oncoproteína E6 do HPV 18 de alto risco do câncer cervical (Kumar, 2015).
c) **Anti-HPV**. Implante cervical de WFA (Munagala, 2011).
d) **Anti-Covid-19** (Straughn, 2020).
e) Withanona e Withaferin bloqueiam entrada do SARS-CoV-2 para dentro das células (Kumar, 2020).
f) Não encontramos trabalhos sobre EBV, CMV, HSV, Coxsackie vírus.

2. **Anti-*H. pylori***
WFA inibe *Helicobacter pylori* ao induzir a produção de IL-8 e ativar NF-kappaB nas células epiteliais gástricas (Kim, 2016).

3. **Anti-*M. tuberculosis*** (Santh, 2011).
4. **Efeitos em vários tumores**
   a) Diminui a expressão e a fosforilação da DHL-A (desidrogenase láctica-A), enzima chave que catalisa a conversão de piruvato em lactato, reduz os níveis de ATP do ciclo de Embeden-Meyerhof.
   b) Aumenta a ativação de AMPK.
   c) Inibe Notch-1 2, 3, 4.
   d) Suprime o gene AKT.
   e) Inibe a importante via proliferativa, PI3K/Akt/mTOR.
   f) Inibe a telomerase (85% dos tumores).
   g) Inibe o alongamento dos telômeros (15% dos tumores).

h) Inibe as enzimas anabólicas dos ácidos graxos: ATP citrato liase (ACLY), acetil-CoA carboxilase 1 (ACC1), ácido graxo sintase (FASN) e carnitina palmitoiltransferase 1A (CPT1A).
i) Inibe o complexo III mitocondrial, aumenta ROS que aumenta Bak e induz apoptose.
j) Ativa AMPK, a qual inibe mTOR.
k) Inibe células-tronco via antinestin.
Inibe células-tronco via inibição de células neoplásicas c-Met-dependentes.
l) Diminui células-tronco via diminuição da expressão da securina.
m) Diminui a expressão do marcador de células-tronco Oct-4.
n) Aumenta a almejada por todos: diferenciação celular.
o) Inibe Cdc25C e provoca parada do ciclo celular em G2.
p) Inibe a beta-tubulina e para a mitose.
q) Ativa MAPK e provoca apoptose.
r) Inibe STAT3 e diminui sobrevida tumoral.
s) Inibe ER-alfa, receptor de estrógeno-alfa e diminui sobrevida tumoral.
t) Inibe vimentina e bloqueia EMT (*epithelial to mesenchymal transition*) que diminui metástases.
v) Bloqueia ATR que diminui a sobrevida tumoral.
w) Inibe NF-kappaB.
x) Inibe EMT.
y) Induz autofagia.
z) WFA e cloroquina: efeitos sinérgicos na autofagia tumoral.
   aa) Ativa receptor da morte 5 (DR5).
   bb) Inibe expressão do gene AK4 (adenilato quinase 4) e diminui metástases.
   cc) Induz a expressão de moléculas pró-apoptóticas, p53 e Bax e diminui a expressão do Bcl-2 antiapoptótico.
   dd) Diminui a transcrição de CLDN-3 e suprime células-tronco e quimiorresistência.
   ee) Inibe o fator de crescimento epidérmico (EGFR).
   ff) Inibe as vias mutadas do Akt, mTOR e NF-kappaB e inibe a angiogênese em tumores.
   gg) Aumenta Bax e diminui Bak: apoptose.
   hh) Aumenta a expressão da mortalina.

5. **Glioblastoma multiforme – GBM**
   a) Withaferin A (WFA) para o ciclo celular em G2/M e promove apoptose intrínseca em células do glioblastoma multiforme via ATF4-ATF3-CHOP (Tang, 2020).
   b) WFA evita alterações de p53 e inativa o MDM2 superexpresso por meio da produção de ARF e ROS. Além disso, WFA regula para cima o Bax, induzindo a cascata de morte mitocondrial, inibe as vias mutadas do Akt, mTOR e NF-kappaB e inibe a angiogênese em tumores. A terapia com WFA para gliomas pediátricos e adultos de alto grau é suportada pela literatura (Marlow, 2017).
   c) WFA possui grande potencial para tratar o glioblastoma multiforme tanto na diminuição da proliferação como da migração e invasão (Dhami, 2017; Helson, 2019).
   d) WFA, agente oxidativo e citotóxico, ressensibiliza glioblastomas resistentes a temozolomida via depleção do MGMT e induz apoptose inibindo a via Akt/mTOR (Grogan, 2014).
   e) WFA inibe a proliferação ao induzir parada do ciclo celular em G2/M de modo dose-dependente e promovendo a morte celular por meio de vias apoptóticas intrínsecas e extrínsecas. Ocorre inibição da via de sinalização de Akt/mTOR que inclui diminuição da expressão e/ou fosforilação de Akt, mTOR, p70, S6K e p85 S6K com aumento da ativação da AMPKα e do supressor tumoral tuberina/TSC2. Também são observadas alterações nas proteínas da via MAPK e em receptores de superfície celular como EGFR, Her2/ErbB2 e c-Met. Tomados em conjunto, o autor sugere que a WFA pode representar candidato promissor na terapia do GBM (Grogan, 2013).
   f) Aumento da expressão da vimentina se associa com a progressão e pobre prognóstico do GBM. A Withaferin A, um inibidor químico da vimentina, inibe a migração de células GBM e a atividade de invasão com concentrações menores do que 0,5μM. As concentrações mais altas diminuem significativamente a viabilidade das células U251 e U87 do GBM humano (Zhao, 2018).
   g) Extrato alcoólico das folhas da ashwagandha (*i-Extract*) é composto de Withaferin A, Withanone e Withanolide A. Withaferin A, Withanone, Withanolide A e *i-Extract*, os quais inibiram marcantemente a proliferação de células do glioma C6 e YKG1 de maneira dose-dependente e alteraram suas morfologias para o tipo astrocítico – diferenciação. A análise molecular revelou que o *i-Extract* e alguns de seus componentes causaram aumento da expressão da proteína glial fibrilar ácida, mudança no padrão da imunocoloração da mortalina de perinuclear para pancitoplasmático, retardo na migração celular e aumento da expressão de moléculas de adesão celular neuronal. Os dados sugerem que o *i-Extract* e seus componentes têm o potencial de induzir a parada do crescimento semelhante à senescência e a diferenciação em células de glioma (Shah, 2009).

h) Estudos anteriores mostraram as propriedades antiproliferativas e indutoras de diferenciação *in vitro* de ashwagandha em linhagens de GBM. O extrato aquoso de ashwagandha (ASH-WEX) induz bloqueio da fase G2/M e causa ativação de múltiplas vias pró-apoptóticas, levando à supressão da ciclina D1, bcl-xl e p-Akt e reduz a expressão das moléculas de adesão de células neurais (PSA-NCAM), bem como a atividade das matrizes metaloproteinases. ASH-WEX reduz os volumes de tumor intracraniano *in vivo* e suprime as proteínas promotoras de tumor NF-kappaB (*p-nuclear factor kappa B*), p-Akt, fator de crescimento endotelial vascular (VEGF), proteína de choque térmico 70 (HSP70), PSA-NCAM e ciclina D1 no modelo de rato de aloenxerto de glioma ortotópico. A redução na proteína glial fibrilar ácida e a regulação para cima da expressão da mortalina e da molécula de adesão de células neurais (NCAM), especificamente em tecido com tumor, indicaram ainda a eficácia do antiglioma do extrato aquoso ASH-WEX *in vivo* (Kataria, 2016).

6. **Neuroblastoma**

ASH-WEX, extrato aquoso da Ashwagandha, reduz significativamente a proliferação celular e a diferenciação celular induzida, conforme indicado por alterações morfológicas e expressão de NF200 em células de neuroblastoma IMR-32 humano. A indução da diferenciação foi acompanhada por HSP70 e indução de mortalina, bem como translocação pancitoplasmática da mortalina em células tratadas com ASH-WEX. Além disso, o tratamento levou à indução da expressão da molécula de adesão de células neurais (NCAM) e à redução de sua polissialilação, elucidando seu potencial antimigratório, que também foi apoiado pela regulação para baixo da atividade de MMP 2 e 9. O tratamento com ASH-WEX levou à parada do ciclo celular na fase G0/G1 e ao aumento na população apoptótica inicial. A modulação do marcador do ciclo celular ciclina D1, marcador antiapoptótico bcl-xl e Akt-P fornecem evidências de que ASH-WEX pode provar ser intervenção fitoterápica promissora no neuroblastoma (Kataria, 2013).

7. **Carcinoma de cabeça e pescoço**

a) WFS induz apoptose e morte celular no carcinoma de cabeça e pescoço humano ao mudar o ciclo celular de G0/G1 para G2, inativar Akt e diminuir a concentração total de Akt (Samadi, 2010).

b) WFS induz apoptose oxidando tióis citoplasmáticos provocando oxidação intracelular em células AMC-HN4 do carcinoma de cabeça e pescoço. A Withaferin A aumenta significativamente a população de células sub-G1 e a clivagem da poli (ADP-ribose) polimerase (PARP), que são marcadores de apoptose (Park, 2015).

c) Extrato metanólico da Ashwagandha mostra atividade inibidora do crescimento dose-dependente devido à apoptose dependente da caspase. A perda do potencial de membrana mitocondrial, a liberação de citocromo c e a ativação da caspase-9 sugerem que o extrato leva à ativação da apoptose mediada pela mitocôndria. Acontece regulação positiva da expressão da proteína Bim ao nível transcricional e translocação da Bim para a mitocôndria. O extrato também causa aumento no Bid truncado (t-Bid), caspase-8 clivada e receptor de morte 5 (DR5) (Lee, 2016).

8. **Câncer pulmonar de não pequenas células**

a) Withaferin A (WFA), uma lactona esteroidal permeável às células, é agente anticâncer de pulmão e anticélulas-tronco (CSC) do câncer de pulmão. Em primeiro lugar, demonstrou-se que a WFA exibe potente citotoxicidade em várias linhagens de células de câncer de pulmão, com baixos valores de IC50. WFA induz autofagia e apoptose concomitantemente pela ativação de espécies reativas de oxigênio (ROS). O aumento do p62 indicou que WFA modula o fluxo de autofagia seguido de apoptose. Pesquisas *in vivo* também demonstraram o efeito antitumoral. Posteriormente, demonstrou-se que a WFA inibe o crescimento das células-tronco do pulmão e inibe a capacidade de formação de esferoides do câncer de pulmão, pelo menos por meio da regulação para baixo da sinalização de mTOR/STAT3. A combinação de WFA e drogas quimioterapêuticas, incluindo cisplatina e pemetrexedo, exerce efeitos sinérgicos na inibição do fator de crescimento epidérmico (EGFR). Além disso, a WFA pode aumentar ainda mais o efeito citotóxico da cisplatina nas células-tronco do pulmão. Portanto, WFA sozinha ou em combinação com a quimioterapia padrão é opção de tratamento potencial para o câncer de pulmão e pode diminuir a ocorrência de resistência à cisplatina ao inibir as células-tronco (Hsu, 2019).

b) WFS inibe EMT (*epithelial to mesenchymal transition*) no câncer de pulmão. WFA exibe citotoxicidade tempo-dependente e da concentração em células A549 e H1299 do câncer pulmonar. O pré-tratamento de células com WFA inibe a adesão, a migração e a invasão de células A549 e H1299. WFA suprime a EMT induzida por TGFβ1 e TNFα em ambas as linhas celulares. Mecanicamente, WFA suprime a fosforilação e translocação nuclear de Smad2/3 e NF-kappaB em células A549 e H1299 (Kyakulaga, 2018).

c) WFS combinada com paclitaxel são sinérgicos no câncer de pulmão (Kyakulaga, 2020).
d) A adenilato quinase 4 (AK4) foi identificada como biomarcador de metástases no câncer de pulmão. A superexpressão de AK4 promove a metástase do câncer de pulmão, aumentando a estabilidade do HIF-1α e a EMT sob hipóxia. Withaferin A reverte a assinatura do gene AK4 (Jan, 2019).
e) WFA atenua a proliferação e a migração do câncer pulmonar via p53-miR-27a/miR-10b. Ela induz a expressão de moléculas pró-apoptóticas, p53 e Bax, e diminui a expressão de Bcl-2 em células A549. De modo dose-dependente consegue diminuir a motilidade em uma concentração relativamente baixa. Acontecem aumento dos níveis de E-caderina e diminuição da expressão da vimentina. Além disso, dois oncomiRs, incluindo miR-10b e miR-27a, que regulam a expressão de E-caderina e Bax, respectivamente, são regulados para baixo. WFA inibe a funcionalidade das células do câncer de pulmão ao diminuir os níveis de expressão de miR-10b e miR-27a de maneira dependente do p53 (Lin, 2021).
f) WFA induz apoptose via dependente da mitocôndria via geração de espécies reativas de oxigênio (Liu, 2017).
g) WFA inibe a proliferação e aumenta a apoptose de células A549 suprimindo a ativação da importante via PI3K/Akt (Cai, 2014).
h) A depleção de Claudin-3 (CLDN-3) diminui as taxas de formação de esferas e de tumores e aumenta a sensibilidade à cisplatina. Na regulação das células-tronco do câncer, Claudin-3 foi identificada como alvo que reduz o receptor alfa de estrógeno. Diminuindo a transcrição de CLDN-3 por molécula pequena como a Withaferin A, suprimem-se as células-tronco e a quimiorresistência. Esses resultados demonstram que a Claudin-3 é reguladora positiva das células-tronco no câncer pulmonar não epidermoide e a WFS é inibidor dessa proteína (Ma, 2019).

9. **Câncer de mama E2/P/Her2 positivos e triplo negativo**
a) WFA possui papel importante na prevenção do câncer de mama. Os autores realizaram análises de RNA-seq usando uma linha celular epitelial mamária não tumorogênica (MCF-10A) e células de câncer de mama humano (BCC) pertencentes ao tipo luminal (MCF-7), enriquecido com HER2 (SK-BR-3) e subtipo tipo (MDA-MB-231) para identificar novos alvos do WFA. O transcriptoma regulado por WFA foi notavelmente diferente entre MCF-10A e BCC. A análise da via da enciclopédia de genes e genomas de Kyoto revelou regulação para baixo de genes associados à senescência celular em BCC tratado com WFA. Consequentemente, o número de células positivas para β-galactosidase associadas à senescência diminuiu significativamente em BCC tratado com WFA, mas não nas células normais, MCF-10A. O tratamento com WFA provocou a regulação para cima do marcador de senescência p21 de forma mais robusta em BCC do que em MCF-10A. A prevenção do câncer de mama por WFA em ratos também foi associada com a regulação para cima da expressão da proteína p21. Finalmente, a expressão de algumas proteínas relacionadas à glicólise foi diminuída pelo tratamento com WFA tanto *in vitro* quanto *in vivo* (Hah, 2021).

b) WFA pode prevenir o câncer de mama triplo negativo: efeito epigenético.
c) Duplo (demetila e acetila) inibe HSP90, diminui a expressão da beta-tubulina, do BRCA1, do HSF1 e do RBB2 e inibe a vimentina, o ATR/CHK1, o Notch2 e a importante via PI3K/Akt (Mallipeddi, 2021).
d) A eliminação das células epiteliais do câncer mamário e das células-tronco do câncer de mama (bCSC) é essencial para maximizar a resposta antitumoral. Withaferin A (WFA) é altamente eficaz na redução da carga e/ou incidência de câncer de mama *in vivo* em vários modelos pré-clínicos. A grande diminuição da incidência de câncer de mama pela administração de WFA em modelo de rato está associada à diminuição na autorrenovação de bCSC. A exposição de células MDA-MB-231 e SUM159 à WFA promove regulação para baixo dos níveis de proteína e mRNA do FoxQ1, bem como na inibição de sua atividade transcricional. A superexpressão de FoxQ1 em células SUM159 e MCF-7 resulta em proteção marcante contra os efeitos do WFA. A superexpressão do FoxQ1 regula para cima muitos genes associados a bCSC em células SUM159, incluindo IL8. WFA inibe drasticamente o IL-8. Por outro lado, a inibição da proliferação ou migração celular mediada por WFA não é afetada pela superexpressão de FoxQ1. A superexpressão de FoxQ1 atenua parcialmente a parada do ciclo celular na fase G2/M mediada por WFA em células SUM159 apenas. Esses resultados indicam que FoxQ1 é um alvo da WFA para a inibição da fração bCSC. Esses fatos possuem relevância na prevenção (Kim, 2021).

e) Withaferin A suprime a proliferação de células de câncer de mama MDA-MB-231 pela inibição do canal TASK-3. Withaferin A inibe a atividade dos canais TASK-3. O efeito inibitório de WFA nas correntes de potássio TASK-3 foi does-dependente e independente da voltagem.

O efeito citotóxico de WFA foi testado em células de câncer de mama humano MDA-MB-231 transfectadas com TASK-3 ou shRNA que diminui a expressão de TASK-3. Juntos, os resultados mostram que o efeito citotóxico de WFA em células MDA-MB-231 totalmente transformadas depende da expressão de TASK-3 (Zuniga, 2020).

f) Um dos mecanismos da WFA suprimindo o crescimento do câncer de mama é inibindo o receptor alfa estrogênico (AR-alfa) altamente proliferativo (Ali, 2020).

g) WFA causa morte celular apoptótica em células de câncer de mama humano, precedida pela inibição do complexo III da cadeia de transporte de elétrons mitocondrial. A função do complexo III diminui em células MCF-7 e SUM159, mas não em MDA-MB-231. WFA inibe a fusão mitocondrial induzida quimicamente e diminui o volume mitocondrial, e esse efeito é acompanhado por diminuição na expressão de proteínas envolvidas no processo de fusão, incluindo mitofusina 1, mitofusina 2 e proteína de atrofia óptica completa 1 (OPA1). A perda de volume em mitocôndrias fragmentadas também ocorre em células expostas a WFA quando comparadas ao controle tratado com veículo. WFA também provoca diminuição no nível da proteína 1 relacionada à dinamina, que regula a fissão mitocondrial (DRP1). Estudos funcionais revelaram que a deficiência de DRP1 e o knockdown de OPA1 atenuaram o potencial apoptótico da WFA. Tomados em conjunto, esses resultados indicam que WFA não apenas altera a estrutura do complexo III, mas também inibe a dinâmica mitocondrial em células do câncer de mama (Sehrawat, 2019).

h) WFS inibe o crescimento do carcinoma de mama resistente induzindo apoptose e autofagia, aumento endógeno de radicais livres de oxigênio, inibição da migração celular e inibição da via de sinalização NF-kappaB/mTOR (Liu, 2019).

i) WFA diminui a expressão e a fosforilação de DHL-A (desidrogenase láctica-A), enzima-chave que catalisa a conversão de piruvato em lactato, reduz os níveis de ATP e aumenta a ativação de AMPK (Muniraj, 2019). Isso significa diminuição da velocidade do ciclo de Embeden-Meyerhof, aquele que gera ATPs para o ciclo celular proliferativo.

j) WFA inibe a expressão do gene ataxia-telangectasia e Rad3-kinase relacionado e aumenta a sensibilidade de células MDA-MB-231 e SUM159 do câncer de mama humano à cisplatina (Hahm, 2019).

k) **Eficácia da Withaferin A *in vivo* em modelos pré-clínicos (Hahm, 2020).**

MDA-MB-231 xenograft	Inhibition of tumor growth (therapy)	Stan, 2008
4T1 xenograft	Inhibition of tumor growth and metastasis (therapy)	Thaiparambil, 2011
MDA-MB-231 and SUM159 xenograft	Inhibition of Notch2-promoted tumor growth (therapy)	Kim, 2016
MDA-MB-231 xenograft	Inhibition of tumor growth (therapy)	Liu, 2019
MMTV-*neu* model	Inhibition of tumor progression (chemoprevention)	Hahm, 2019
MMTV-*neu* model	Inhibition of breast cancer stem cells (Chemoprevention)	Kim, 2014
MDA-MB-231 xenograft	Inhibition of tumor growth and metastasis (therapy)	Yang, 2013

l) **Efeitos biológicos da Withaferin A *in vitro* em várias linhagens (Hahm, 2020).**

MCF-7, MDA-MB-231	Inhibition of growth and induction of apoptosis Stan, 2008	Stan, 2009
MDA-MB-231	Inhibition of cell invasion	Thaiparanbil, 2011
MCF-7, MDA-MB-231	Activation of ERK/RSK-DR5	Nagalingan 2014
MCF-7, SUM159	Inhibition of breast cancer stemness	Kim, 2014
MDA-MB-231	Epigenetic effects	Szark, 2014
MDA-MB-231	Synergistic apoptotic effect with TNF-α	Lu, 2014
SK-BR-3, BT474, ERBB2 overexpressing MCF-7	Role of ERBB2/ERBB3 in anti-proliferative effect	Liu, 2016
MCF-7, T47-D	Inhibition of ER-α signaling	Hahm, 2011
MCF-7	Downregulation of ER-α	Zhang, 2011
MCF-7, SK-BR-3, SUM159	Downregulation and covalent binding of Cys303 of β-Tubulin	Anthony, 2014

MCF-7, SK-BR-3	Inhibition of Pin1 and covalent binding to Cys113 of Pin1	Samanta, 2018
MCF-7, MDA-MB-231, MDA-MB-468	Activation of Notch2 and Notch4	Lee, 2018
MCF-7, MDA-MB-231, MCF-10A	Reversal of experimental EMT	Lee, 2015
MCF-7, MDA-MB-231	ROS-mediated apoptosis	Hahm, 2015
MDA-MB-231, BT-20	Proteasome-dependent degradation of BRCA1 and HSF1	Zhang, 2015
MCF-7, MDA-MB-231	Suppression of IAP family proteins	Hahm, 2013
MCF-7, SUM159	Role of mitogen-activated protein kinases and Mcl-1 in apoptosis induction	Hahm, 2014
MCF-7, MDA-MB-231	ROS-mediated paraptosis	Ghosh, 2016
MCF-7, MDA-MB-231	Inhibition of mitochondrial dynamics and apoptosis induction	Sehrawat, 2019
MCF-7, MDA-MB-231	Induction of autophagy	Hahm, 2013
MCF-7, MDA-MB-231, MDA-MB-468, SUM149, SUM159	Inhibition of lysosomal activity leading to energy insufficiency and subsequent growth suppression and apoptosis induction	Muniraj, 2017
231MFP	Covalent interaction with Cys377 of PPP2R1A and activation of PP2A activity	Grosman, 2017

10. Câncer de próstata

a) Os níveis intracelulares de acetil-CoA, ácidos graxos livres totais e lipídios neutros são reduzidos significativamente após o tratamento WFA em ambas as células do câncer de próstata, LNCaP e 22Rv1, que é acompanhado por regulação para baixo de mRNA (confirmado por reação em cadeia da polimerase de transcrição reversa quantitativa) e níveis de proteína de ácido graxo-chave, enzimas de síntese, incluindo ATP citrato liase, acetil-CoA carboxilase 1, ácido graxo sintase e carnitina palmitoiltransferase 1A. A expressão ectópica de c-Myc, mas não de Akt constitutivamente ativa, confere proteção marcante contra a supressão mediada por WFA da expressão da acetil-CoA carboxilase 1 e da proteína sintase de ácidos graxos e sobrevivência celular clonogênica. WFA é um inibidor superior da proliferação celular e síntese de ácidos graxos em comparação com moduladores conhecidos do metabolismo de ácidos graxos, como a cerulenina e o etomoxir. A administração intraperitoneal de WFA a camundongos transgênicos Hi-Myc (0,1mg/camundongo, três vezes/semana por 5 semanas) também resulta em diminuição significativa nos níveis circulantes de ácidos graxos livres totais e fosfolipídios e expressão de ATP citrato liase, acetil-CoA carboxilase 1, sintase de ácido graxo e proteínas carnitina palmitoiltransferase 1A na próstata *in vivo* (Kim, 2020).

b) A ativação do gene AKT desempenha papel importante na progressão do câncer de próstata e inibe a função pró-apoptótica de FOXO3a e Par-4 (*prostate apoptosis response-4*). WFS inibe AKT e induz Par-4 e suprime a progressão do câncer de próstata em modelos pré-clínicos. Par-4 gene induz apoptose seletiva via p53 e independente do PTEN.

c) WFA inibe a carcinogênese prostática mesmo em camundongos deficientes de PTEN *in vivo*. O tratamento por via oral com WFA foi realizado em duas doses diferentes (3 e 5mg/kg) e comparado ao veículo durante 45 semanas. A administração por via oral com WFA por 45 semanas inibiu efetivamente o crescimento do tumor primário em comparação com os controles. A análise patológica mostrou a ausência completa de lesões metastáticas em órgãos de camundongos tratados com WFA, enquanto metástases discretas para os pulmões foram observadas no controle. A análise imuno-histoquímica revelou a regulação para baixo da expressão de pAKT e marcadores de transição epitelial-mesenquimal (EMT), como β-catenina e N-caderina, em tumores tratados com WFA em comparação aos controles (Moselhy, 2017).

d) Os autores confirmaram a indução de autofagia pelo tratamento com WFA por microscopia eletrônica de transmissão usando três linhagens de células de câncer de próstata (LNCaP, 22Rv1 e PC-3). Foram identificados 14 genes comuns alterados por exposição de 8 e 16 horas a WFA a partir de um *array* de PCR de autofagia humana e esses resultados foram consistentes com os dados de RNA-seq. Dois marcadores principais de autofagia (LC3BII e SQSTM1) aumentaram drasticamente em células LNCaP, 22Rv1 e PC-3 expostas a WFA. O tratamento com WFA induziu a expressão da proteína GABARAPL1 (ATG8L) em todas as três linhagens celulares. A autofagia induzida por WFA não foi afetada na presença de um antioxidante (EUK134). Em conjunto, este estudo revela que a autofagia mediada por WFA é citoprotetora e mediada por GABARAPL1 (Hahm, 2020).

e) WFA administrado por via oral inibe a carcinogênese de próstata no modelo TRAMP (Suman, 2016).

f) WFA induz catástrofe mitótica e parada do crescimento em células do câncer de próstata. WFA ativa Cdc2 e leva à parada na fase M, com duplicação anormal, e início da catástrofe mitótica que resulta em morte celular em células PC-3 e DU-145 do câncer se próstata (Roy, 2013).

g) A deleção ou mutação do receptor de andrógeno (AR) torna os tumores de próstata refratários à apoptose por ablação de andrógeno, a base da terapia do câncer de próstata. WFA induz apoptose dependente de Par-4 em células de câncer de próstata refratárias a andrógenos e regressão de xenoenxertos de PC-3 em camundongos sem timo. Curiosamente, a restauração de AR do tipo selvagem em células PC-3 (AR negativas) anula tanto a indução de Par-4 quanto a apoptose por WFA. Individualmente, WFA ou antiandrógenos não induziram Par-4, nem apoptose em células de câncer de próstata responsivas a andrógeno, entretanto a combinação WFA mais antiandrógeno induz sinergicamente Par-4 e apoptose em células de câncer de próstata responsivas a andrógeno. Assim, quando judiciosamente combinado com antiandrógenos, WFA inibe a sobrevivência de células de câncer de próstata andrógeno-responsivas e andrógeno-refratárias por um mecanismo Par-4-dependente (Srinivasan, 2007).

h) O aumento da síntese de ácidos graxos *de novo* é relevante na patogênese do adenocarcinoma da próstata. O extrato etanólico da raiz de *Withania somnifera* (WRE) padronizado para Withaferin A diminui a síntese de ácidos graxos em células LNCaP e 22Rv1 do câncer de próstata. Ocorre drástica diminuição dos níveis de proteína das principais enzimas anabólicas do metabolismo de ácidos graxos, incluindo ATP citrato liase (ACLY), acetil-CoA carboxilase 1 (ACC1), ácido graxo sintase (FASN) e carnitina palmitoiltransferase 1A (CPT1A) em células tratadas com WRE em comparação com o controle. Os níveis de mRNA de ACLY, ACC1, FASN e CPT1A também foram menores nas células tratadas com WRE, em comparação com o controle. Consequentemente, o tratamento WRE resulta em diminuição significativa dos níveis intracelulares de acetil-CoA, ácidos graxos livres totais e gotículas de lipídios neutros em ambas as células LNCaP e 22Rv1. WRE exibe maior potência para a inibição da síntese de ácidos graxos em concentração equimolar do que cerulenina e etomoxir. A exposição à WRE resulta na regulação negativa das proteínas c-Myc e p-Akt (S473) na linha celular 22Rv1. Em conclusão, esses resultados indicam que WRE é um novo inibidor da síntese de ácidos graxos em células de câncer de próstata humano (Kim, 2020).

i) WFS induz morte celular seletiva em células do câncer de próstata andrógeno-independente, mas não em fibroblastos normais (Nishikawa, 2015).

11. **Câncer gástrico**

a) WFA inibe a proliferação de células do câncer de estômago ao induzir parada do ciclo celular em G2/M e apoptose (Kim, 2017).

b) WFA inibe a produção de IL-1β por *H. pylori* em células dendríticas e pode ser usada como um novo agente preventivo e terapêutico para câncer gástrico. A clivagem de IL-1β e caspase-1 por ativadores de NLRP3 também foi inibida de forma dose-dependente por WFA (Kim, 2015).

12. **Câncer colorretal**

a) WFA de modo dose-dependente inibe o crescimento celular e induz apoptose em células HCT-116 e RKO. O efeito é associado à interrupção do ciclo celular mediada por ROS e à expressão de proteínas apoptóticas. Além disso, WFA promove a produção de ROS e diminuiu o potencial de membrana mitocondrial (Xia, 2018).

b) WFA possui efeito antitumoral sinérgico com o 5-fluorouracil em células do câncer colorretal, WS480, HT-29, HCT-116, ao provocar estresse do sistema reticuloendoplasmático e induzir autofagia e apoptose (Alnuqaydan, 2020).

c) Citocinas pró-inflamatórias IL-6 e TNF-alfa aumentam a atividade da telomerase via ativação do NF-kappaB/STAT1/STAT3 e a Withaferin A inibe essa via em células do câncer colorretal. Notavelmente, a WFA inibe a fosforilação do STAT3 e abole as interações STAT3, STAT1 e NF-kappaB. A expressão do marcador de células-tronco Oct-4 também foi regulada para baixo com a WFA. A ligação de STAT3 à região do promotor hTERT e a atividade da telomerase mostraram redução com a WFA (Chung, 2017).

d) WFA inibe o crescimento do câncer de cólon ao bloquear a atividade transcricional do STAT3 (Choi, 2015).

e) WFA suprime o gene AKT, indutor forte da proliferação tumoral do câncer colorretal (Suman, 2016).

f) WFA inibe a sinalização de Notch-1 e regula para baixo as vias de pró-sobrevivência, como Akt/NF-kappaB/Bcl-2, em três linhas de células de câncer de cólon, HCT-116, SW-480 e SW-620. Além disso, WFA regula para baixo a expressão do mTOR, pS6K e p4E-BP1 e ativa a apoptose mediada por c-Jun-NH (2)-quinase em células de câncer de cólon (Koduru, 2010).

13. **Hepatocarcinoma**

a) Withaferin A em células do carcinoma hepatocelular inibe proliferação, migração, invasão e crescimento independente de ancoragem. Genes-alvo de Withaferin A diminuem a angiogênese. WFA regula para baixo o NF-kappaB, a angiogênese e a secreção de proteínas associadas à inflamação. Curiosamente, a expressão de todos esses genes também é regulada para baixo pelo LXR-α (receptor nuclear do receptor-α do fígado X). O autor mostrou que a WFA ativa LXR-alfa, a qual inibe o NF-kappaB e suprime proliferação, migração, invasão e crescimento independente de ancoragem dessas células do carcinoma hepatocelular. Todos esses dados confirmam fortemente que Withaferin A é um potente anticâncer no hepatocarcinoma (Shiragannavar, 2021).

b) A inibição da autofagia citoprotetora pela cloroquina aumenta a eficácia da WFA em induzir parada do crescimento e apoptose no carcinoma hepatocelular (Siddaharth, 2019).

c) WFA é um agente eficaz na inibição do carcinoma hepatocelular e esta é a primeira vez que temos a evidência *in vitro* e *in vivo* que apoia o papel-chave de um novo *crosstalk* entre WFA, ERK/RSK, ELK1 e DR5 na inibição desse carcinoma (Kuppusamy, 2017).

14. **Câncer de pâncreas**

a) WFA (Withaferin A) e CA (carnosol) são agentes promissores para erradicar CSCs (células-tronco) em cânceres dependentes de c-Met. c-Met é um conhecido marcador de células-tronco de câncer pancreático (CSC) que pertence à família dos RTKs (receptores de tirosina quinases). WFA e CA são dois fitoquímicos de sucesso contra o domínio da quinase c-Met. Ambos os compostos atenuam a proliferação mediada por HGF em várias linhas de células cancerosas c-Met+ e a inibição do ciclo celular é acompanhada por apoptose. A administração de WFA e CA diminui a formação de esferas e o potencial clonogênico, o que foi validado pela regulação para baixo dos genes mantenedores da pluripotência (oct-4 e nanog), demonstrando sua potencialidade para diminuir as CSCs pancreáticas. WFA e CA podem ser promissores para erradicar CSCs nos cânceres c-Met-dependentes (Aliebrahimi, 2018).

b) Análogo da WFS ativa MAPK, diminui glutationa e inibe a proliferação de células do câncer de pâncreas (Liu, 2011).

c) WFS, tendo como alvo a *heat shock protein* 90 em células, Panc-1, MiaPaCa2, BxPc3 do câncer de pâncreas, induz diminuição da proliferação celular (Yu, 2010).

d) WFA possui efeito antitumoral sinérgico com a oxaliplatina via aumento de ROS e inativação da via PI3K/Akt em células do câncer pancreático humano (Li, 2015).

e) O marcador de células-tronco nestin é crítico para o TGF-beta-1 promover a progressão de células PANC-1 e PANC-1 shSmad4 do câncer de pâncreas. WFA exibe atividade antinestin (Su, 2013).

f) WFA especificamente inibe proteossomo e promove acúmulo de proteínas ubiquitinadas, o que resulta em estresse do sistema reticuloendoplasmático e apoptose em células do câncer pancreático humano (Li, 2016).

g) Extrato da *Withania somnifera* possui substâncias que inibem a via Hedgehog, a qual inibe a proliferação do câncer pancreático humano (PANC-1), do prostático (DU 145) e o de mama (MCF7) (Yoneyama, 2015).

15. **Câncer de ovário**

a) Withaferin A reduz a produção de citocina pró-inflamatória dependente de NF-kappaB e atenua o fenótipo caquético em modelo de xenoenxerto de câncer de ovário (Straughn, 2019).

b) O nível circulante de Ang II aumenta significativamente no portador de tumor de ovário e é reduzido pelo tratamento com WFA. Juntamente, a WFA melhora marcadores pró-inflamatórios através da via AT1R, no final acontece a atenuação da caquexia em xenoenxerto murino (Kelm, 2020).

c) WFA e cisplatina possuem efeitos sinérgicos no câncer de ovário (Kakar, 2012).

d) WFSA inibe o crescimento e metástases ao inibir as células-tronco do câncer de ovário. A cisplatina tem como alvo as células cancerosas, mas poupa as células-tronco cancerosas (CSCs), que são responsáveis pela recidiva do tumor levando à recorrência do câncer. As células-tronco cancerosas são positivas para a aldeído desidrogenase I (ALDH1), sendo uma das principais populações de tumor ovariano, e têm sido relacionadas à progressão tumoral e metástase. Elas estão presentes no epitélio da superfície ovariana (OSE) e no córtex. Withaferin A sozinha, ou em combinação com cisplatina (CIS), inibe significativamente a formação de esferoides (potencial tumorogênico) de ALDH1 CSCs isoladas *in vitro* e reduz significativamente sua expressão em tumores coletados de camundongos com tumor ortotópico de ovário. O tratamento de animais com cisplatina sozinha aumenta significativamente a população de ALDH1 CSC em tumores, sugerindo que a cisplatina tem como alvo as células cancerosas, mas poupa as células-tronco, que passam a proliferar. A combinação de WFA e CIS suprime a expressão de securina, um "oncogene", sugerindo que pode servir como um gene de sinalização a jusante para mediar os efeitos antitumorais de WFA (Kakar, 2017).

e) Withaferin A, curcumina, epigalocatequina 3-galato, resveratrol e sulforafano inibem a proliferação de células tumorais, estimulam a autofagia, induzem apoptose e visam especificamente as células-tronco do câncer de ovário (CSCs), que são geralmente consideradas responsáveis pela recorrência do tumor em vários tipos de câncer, incluindo o de ovário (Pistollato, 2017).

f) WFA inibe o crescimento e induz apoptose em células CaOV3 e SKOV3 do câncer de ovário. Acontece regulação para baixo das proteínas do Notch1, Notch3, cdc25C, Akt total e fosforilado e bcl-2 (Zhang, 2012).

16. **Câncer endometrial**

WFA inibe a proliferação do câncer endometrial via TGF-beta. Withaferin A exerce efeitos antiproliferativos dependentes da dose e do tempo contra as células de câncer endometrial humano KLE com toxicidade comparativamente mais baixa contra nas células normais THESCs. Os resultados mostraram que a apoptose e a parada do ciclo celular G2/M das células KLE foi associada à alteração de proteínas relacionadas ao ciclo celular e à apoptose. Além disso, a migração e invasão das células KLE foram inibidas em 53 e 40%, respectivamente. Finalmente, os efeitos da withaferina A também foram examinados na via de sinalização de TGF-β. Os resultados mostraram que ela bloqueia a fosforilação de Smad2 dependente de TGF-β e a expressão de outras proteínas relacionadas com TGF-β em células KLE. Resumindo, os resultados sugerem que a withaferina A inibe a proliferação do carcinoma endometrial humano via sinalização de TGF-β (Xu, 2021).

17. **Câncer cervical uterino**

a) WFA reprime oncogenes do HPV e regula para cima proteínas supressoras de tumor e provoca apoptose via p53 em células do câncer cervical humano *in vivo* e *in vitro*. WFA inibe potentemente a proliferação das células de câncer cervical, CaSki. Mecanicamente, descobriu-se que WA: 1. regula negativamente a expressão das oncoproteínas E6 e E7 do HPV; 2. induz o acúmulo de p53; 3. aumenta os níveis de p21 (cip1/waf1) e sua interação com o antígeno nuclear de proliferação celular (PCNA); 4. causa parada do ciclo celular e G2/M, associada à modulação dos níveis de ciclina B1, p34 (cdc2) e PCNA; 5. diminui os níveis de STAT3 e sua fosforilação em Tyr (705) e Ser (727); e 6. altera os níveis de expressão de marcadores apoptóticos mediados por p53-Bcl2, Bax, caspase-3 e PARP clivado. *In vivo*, WFA reduz quase 70% do volume do tumor em camundongos atímicos com efeitos semelhantes da modulação de marcadores moleculares *in vitro*. Essa é a primeira demonstração que indica que a WFA regula negativamente a expressão dos oncogenes HPV E6/E7 e restaura a via do p53, resultando na apoptose das células do câncer cervical (Munagala, 2011).

b) WFA inibe a atividade da MMP-9 ao suprimir a via de sinalização Akt (Lee, 2013).

18. **Linfoma de Hodgkin.** Nada encontrado.

19. **Linfoma não Hodgkin**

a) WFA inibe fortemente a sobrevivência de várias linhas de células de linfoma de células B humanas e murinas. Além disso, estudos *in vivo* com células de linfoma de enxerto singênico sugerem que WA inibe o crescimento do tumor, mas não afeta outros tecidos proliferativos. WFA inibe a eficiência da translocação nuclear de NF-kappaB em linfomas difusos de grandes células B e o tratamento com WFA provoca diminuição significativa nos níveis de proteínas envolvidas na sinalização do receptor de células B e na regulação do ciclo celular. WFA inibe a atividade da proteína de choque térmico (Hsp) 90 conforme refletido por um aumento acentuado nos níveis de expressão de Hsp70. Portanto, os efeitos anticâncer da WFA em linfomas são provavelmente devido à sua capacidade de inibir a função da Hsp90 e subsequente redução de quinases críticas e reguladoras do ciclo celular que são clientes da Hsp90 (McKenna, 2015).

b) WFA em combinação com radioterapia aumenta a apoptose de células U937 do linfoma humano (Yang, 2011).

20. **Câncer de bexiga urinária**. Nada encontrado.
21. **Efeitos gerais**
    a) Melhora a qualidade do sono.
    b) Melhora a qualidade de vida.

Conclusão

Quantos efeitos para aliviar e até curar vários tipos de doenças em planta que escondia dentro de si segredos de 4000 anos.

Referências

1. Ali MA, Farah MA, Al-Anazi KM, et al. In silico elucidation of the plausible inhibitory potential of withaferin A of Withania somnifera medicinal herb against breast cancer targeting estrogen receptor. Curr Pharm Biotechnol. 2020;21(9):842-51.
2. Aliebrahimi S, Kouhsari SM, Arab SS, et al. Phytochemicals, withaferin A and carnosol, overcome pancreatic cancer stem cells as c-Met inhibitors. Biomed Pharmacother. 2018;106:1527-36.
3. Alnuqaydan AM, Rah B, Almutary AG, Chauhan SS. Synergistic antitumor effect of 5-fluorouracil and withaferin-A induces endoplasmic reticulum stress-mediated autophagy and apoptosis in colorectal cancer cells. Am J Cancer Res. 2020;10(3):799-815.
4. Antony M, Lee J, Hahm ER, et al. Growth arrest by the antitumor steroidal lactone withaferin A in human breast cancer cells is associated with down-regulation and covalent binding at cysteine 303 of β-tubulin. J Biol Chem. 2014;289:1852-65.
5. Amin ARMR, Karpowicz PA, Carey TE, et al. Evasion of anti-growth signaling: A key step in tumorigenesis and potential target for treatment and prophylaxis by natural compounds. Semin Cancer Biol. 2015;35 Suppl:S55-77.
6. Cai Y, Sheng ZY, Chen Y, Bai C. Effect of withaferin A on A549 cellular proliferation and apoptosis in non-small cell lung cancer. Asian Pac J Cancer Prev. 2014;15(4):1711-4.
7. Choi BY, Kim BW. Withaferin-A inhibits colon cancer cell growth by blocking STAT3 transcriptional activity. J Cancer Prev. 2015;20(3):185-92.
8. Chung SS, Wu Y, Okobi Q, et al. Proinflammatory cytokines IL-6 and TNF-alpha increased telomerase activity through NF-kappaB/STAT1/STAT3 activation, and withaferin A inhibited the signaling in colorectal cancer cells. Mediators Inflamm. 2017;2017:5958429.
9. Dhami J, Chang E, Gambhir SS. Withaferin A and its potential role in glioblastoma (GBM). J Neurooncol. 2017;131(2):201-11.
10. Dutta R, Khalil R, Green R, et al. Withania Somnifera (Ashwagandha) and Withaferin A: potential in integrative oncology. Int J Mol Sci. 2019;20(21):5310.
11. Farooqui AA, Farooqui T, Madan A, Ong JH, Ong WY. Ayurvedic medicine for the treatment of dementia: mechanistic aspects. Evidence Based Complement. Altern Med. 2018;2018:2481076.
12. Gannon JM, Brar J, Rai A, Chengappa KNR. Effects of a standardized extract of Withania somnifera (Ashwagandha) on depression and anxiety symptoms in persons with schizophrenia participating in a randomized, placebo-controlled clinical trial. Ann Clin Psychiatry. 2019;31:123-9.
13. Ghosh K, De S, Das S, Mukherjee S, Sengupta Bandyopadhyay S. Withaferin A Induces ROS-Mediated Paraptosis in Human Breast Cancer Cell-Lines MCF-7 and MDA-MB-231. PLoS One. 2016;11:e0168488.
14. Grogan PT, Sarkaria JN, Timmermann BN, Cohen MS. Oxidative cytotoxic agent withaferin A resensitizes temozolomide-resistant glioblastomas via MGMT depletion and induces apoptosis through Akt/mTOR pathway inhibitory modulation. Invest N Drugs. 2014;32(4):604-17.
15. Grogan PT, Sleder KD, Samadi AK, et al. Cytotoxicity of withaferin A in glioblastomas involves induction of an oxidative stress-mediated heat shock response while altering Akt/mTOR and MAPK signaling pathways. Invest N Drugs. 2013;31(3):545-57.
16. Grossman EA, Ward CC, Spradlin JN, et al. Covalent ligand discovery against druggable hotspots targeted by anti-cancer natural products. Cell Chem Biol. 2017;24:1368-76.
17. Hahm ER, Lee J, Huang Y, Singh SV. Withaferin a suppresses estrogen receptor-α expression in human breast cancer cells. Mol Carcinog. 2011;50:614-24.
18. Hahm ER, Moura MB, Kelley EE, Van Houten B, Shiva S, Singh SV. Withaferin A-induced apoptosis in human breast cancer cells is mediated by reactive oxygen species. PLoS One. 2011;6:e23354.
19. Hahm ER, Singh SV. Withaferin A-induced apoptosis in human breast cancer cells is associated with suppression of inhibitor of apoptosis family protein expression. Cancer Lett. 2013;334:101-8.
20. Hahm ER, Singh SV. Autophagy fails to alter withaferin A-mediated lethality in human breast cancer cells. Curr Cancer Drug Targets. 2013;13:640-50.
21. Hahm ER, Lee J, Kim SH, Sehrawat A, Arlotti JA, Shiva SS, et al. Metabolic alterations in mammary cancer prevention by withaferin A in a clinically relevant mouse model. J Natl Cancer Inst. 2013;105:1111-22.
22. Hahm ER, Lee J, Singh SV. Role of mitogen-activated protein kinases and Mcl-1 in apoptosis induction by withaferin A in human breast cancer cells. Mol Carcinog. 2014;53:907-16.
23. Hahm ER, Kim SH, Singh KB, Singh K. A Comprehensive Review and Perspective on Anticancer Mechanisms of Withaferin A in Breast Cancer. Cancer Prev Res (Phila). 2020;13(9):721-34.
24. Hahm ER, Lee J, Abella T, Singh SV. Withaferin A inhibits expression of ataxia telangiectasia and Rad3-related kinase and enhances sensitivity of human breast cancer cells to cisplatin. Mol Carcinog. 2019;58(11):2139-48
25. Hahm ER, Singh SV. Cytoprotective autophagy induction by withaferin A in prostate cancer cells involves GABARAPL1. Mol Carcinog. 2020;59(10):1105-15.
26. Hahm ER, Kim SH, Singh KB, Singh SV. RNA-seq reveals novel cancer-selective and disease subtype-independent mechanistic targets of withaferin A in human breast cancer cells. Mol Carcinog. 2021;60(1):3-14.
27. Helson L, Majeed M. Pleiotropic Chemotherapy to Abrogate Glioblastoma Multiforme Migration/Invasion. Anticancer Res. 2019;39(7):3423-7.
28. Hsu JH, Chang PM, Cheng TS, et al. Identification of Withaferin A as a Potential Candidate for Anti-Cancer Therapy in Non-Small Cell Lung Cancer. Cancers (Basel). 2019;11(7):1003.
29. Jan YH, Lai TC, Yang CJ, et al. Adenylate kinase 4 modulates oxidative stress and stabilizes HIF-1alpha to drive lung adenocarcinoma metastasis. J Hematol Oncol. 2019;12(1):12.
30. Kakar SS, Jala VR, Fong MY. Synergistic cytotoxic action of cisplatin and withaferin A on ovarian cancer cell lines. Biochem Biophys Res Commun. 2012;423(4):819-25.
31. Kakar SS, Parte S, Carter K, et al. Withaferin A (WFA) inhibits tumor growth and metastasis by targeting ovarian cancer stem cells. Oncotarget. 2017;8(43):74494-505.

32. Kakar SS, Ratajczak MZ, Powell KS, et al. Withaferin-a alone and in combination with cisplatin suppresses growth and metastasis of ovarian cancer by targeting putative cancer stem cells. PLoS One. 2014;9(9):e107596.
33. Kataria H, Kumar S, Chaudhary H, Kaur G. Withania somnifera Suppresses Tumor Growth of Intracranial Allograft of Glioma Cells. Mol Neurobiol. 2016;53 (6):4143-58.
34. Kataria H, Wadhwa R, Kaul SC, Kaur G. Withania somnifera water extract as a potential candidate for differentiation based therapy of human neuroblastomas. PLoS One. 2013;8(1):e55316.
35. Kelm NQ, Straughn AR, Kakar SS. Withaferin A attenuates ovarian cancer-induced cardiac cachexia. PLoS One. 2020;15(7):e0236680.
36. Kim JE, Lee JY, Kang MJ, et al Withaferin A Inhibits Helicobacter pylori-induced Production of IL-1beta in Dendritic Cells by Regulating NF-kappaB and NLRP3 Inflammasome Activation. Immune Netw. 2015;15(6):269-77.
37. Kim G, Kim TH, Hwang EH, et al. Withaferin A inhibits the proliferation of gastric cancer cells by inducing G2/M cell cycle arrest and apoptosis. Oncol Lett. 2017;14(1):416-22.
38. Kim SH, Singh SV. Mammary cancer chemoprevention by withaferin A is accompanied by in vivo suppression of self-renewal of cancer stem cells. Cancer Prev Res (Phila). 2014;7:738-47.
39. Kim SH, Hahm ER, Arlotti JA, et al. Withaferin A inhibits in vivo growth of breast cancer cells accelerated by Notch2 knockdown. Breast Cancer Res Treat. 2016;157:41-54.
40. Kim SH, Singh KB, Hahm ER, et al. Withania somnifera root extract inhibits fatty acid synthesis in prostate cancer cells. J Tradit Complement Med. 2020;10(3):188-97a.
41. Kim SH, Hahm ER, Singh KB, et al. RNA-seq reveals novel mechanistic targets of withaferin A in prostate cancer cells. Carcinogenesis. 2020;41(6):778-89b.
42. Kim SH, Singh KB, Hahm ER, Singh SV. The Role of Forkhead Box Q1 Transcription Factor in Anticancer Effects of Withaferin A in Breast Cancer. Cancer Prev Res (Phila). 2021;14(4):421-32.
43. Kim G, Kim TH, Kang MJ, et al. Inhibitory effect of withaferin A on Helicobacter pylori-induced IL-8 production and NF-kappaB activation in gastric epithelial cells. Mol Med Rep. 2016;13(1): 967-72.
44. Koduru S, Kumar R, Srinivasan S, et al. Notch-1 inhibition by Withaferin-A: a therapeutic target against colon carcinogenesis. Mol Cancer Ther. 2010;9(1):202-10.
45. Kuppusamy P, Nagalingam A, Muniraj N, et al. Concomitant activation of ETS-like transcription factor-1 and Death Receptor-5 via extracellular signal-regulated kinase in withaferin A-mediated inhibition of hepatocarcinogenesis in mice. Sci Rep. 2017 Dec 20;7(1): 17943.
46. Kumar V, Dhanjal JK, Bhargava P, et al. Withanone and Withaferin-A are predicted to interact with transmembrane protease serine 2 (TMPRSS2) and block entry of SARS-CoV-2 into cells. J Biomol Struct Dyn. 2020 Jun 16:1-13.
47. Kyakulaga AH, Aqil F, Munagala R, Gupta RC. Withaferin A inhibits Epithelial to Mesenchymal Transition in Non-Small Cell Lung Cancer Cells. Sci Rep. 2018 Oct 24;8(1):15737.
48. Kyakulaga AH, Aqil F, Munagala R, Gupta RC. Synergistic combinations of paclitaxel and withaferin A against human non-small cell lung cancer cells. Oncotarget. 2020 Apr 21;11(16):1399-1416.
49. Kumar S, Jena L, Sahoo M, et al. In Silico Docking to Explicate Interface between Plant-Originated Inhibitors and E6 Oncogenic Protein of Highly Threatening Human Papillomavirus 18. Genomics Inform. Jun;13(2):60-7, 2015.
50. Lee HE, Shin JA, Jeong JH, et al. Anticancer activity of Ashwagandha against human head and neck cancer cell lines. J Oral Pathol Med. 2016 Mar;45(3):193-201.
51. Lee J, Hahm ER, Marcus AI, Singh SV. Withaferin A inhibits experimental epithelial-mesenchymal transition in MCF-10A cells and suppresses vimentin protein level in vivo in breast tumors. Mol Carcinog 2015;54:417–29.
52. Lee J, Sehrawat A, Singh SV. Withaferin A causes activation of Notch2 and Notch4 in human breast cancer cells. Breast Cancer Res Treat 2012;136:45–56.
53. Lee DH, Lim IH, Sung EG, et al. Withaferin A inhibits matrix metalloproteinase-9 activity by suppressing the Akt signaling pathway. Oncol Rep. 2013;30(2):933-8,
54. Li X, Zhu F, Jiang J, et al. Simultaneous inhibition of the ubiquitin-proteasome system and autophagy enhances apoptosis induced by ER stress aggravators in human pancreatic cancer cells. Autophagy. 2016;12(9):1521-37.
55. Li X, Zhu F, Jiang J, et al. Synergistic antitumor activity of withaferin A combined with oxaliplatin triggers reactive oxygen species-mediated inactivation of the PI3K/AKT pathway in human pancreatic cancer cells. Cancer Lett. 2015;357(1):219-30.
56. Lin CC, Yang TY, Lu HJ, et al. Attenuating role of withaferin A in the proliferation and migration of lung cancer cells via a p53-miR-27a/miR-10b pathway. Oncol Lett. 2021;21(3):232.
57. Liu X, Qi W, Cooke LS, et al. An analog of withaferin A activates the MAPK and glutathione "stress" pathways and inhibits pancreatic cancer cell proliferation. Cancer Invest. 2011;29(10):668-75.
58. Liu X, Chen L, Liang T, et al. Withaferin A induces mitochondrial-dependent apoptosis in non-small cell lung cancer cells via generation of reactive oxygen species. J BUON. 2017;22(1):244-250.
59. Liu X, Li Y, Ma Q, Wang Y, Song AL. Withaferin-A inhibits growth of drug-resistant breast carcinoma by inducing apoptosis and autophagy, endogenous reactive oxygen species (ROS) production, and inhibition of cell migration and nuclear factor kappa B (Nf-κB)/mammalian target of rapamycin (m-TOR) signalling Pathway. Med Sci Monit. 2019;25:6855-63.
60. Liu W, Barnette AR, Andreansky S, Landgraf R. ERBB2 overexpression establishes ERBB3-dependent hypersensitivity of breast cancer cells to withaferin A. Mol Cancer Ther. 2016;15:2750-7.
61. Liu X, Li Y, Ma Q, et al. Withaferin-A Inhibits Growth of Drug-Resistant Breast Carcinoma by Inducing Apoptosis and Autophagy, Endogenous Reactive Oxygen Species (ROS) Production, and Inhibition of Cell Migration and Nuclear Factor kappa B (Nf-kappaB)/Mammalian Target of Rapamycin (m-TOR) Signalling Pathway. Med Sci Monit. 2019;25:6855-63.
62. Lu L, Shi W, Deshmukh RR, Long J, Cheng X, Ji W, et al. Tumor necrosis factor-α sensitizes breast cancer cells to natural products with proteasome-inhibitory activity leading to apoptosis. PLoS One. 2014;9:e113783.
63. Ma L, Yin W, Ma H, et al. Targeting claudin-3 suppresses stem cell-like phenotype in nonsquamous non-small-cell lung carcinoma. Lung Cancer Manag. 2019;8(1):LMT04.
64. McKenna MK, Gachuki BW, Alhakeem SS, et al. Anti-cancer activity of withaferin A in B-cell lymphoma. Cancer Biol Ther., 2015; 16(7):1088-98.
65. Mallipeddi H, Thyagarajan A, Sahu RP. Implications of Withaferin-A for triple-negative breast cancer chemoprevention. Biomed Pharmacother. 2021;134:111124.
66. Marlow MM, Shah SS, Véliz EA, et al. Treatment of adult and pediatric high-grade gliomas with Withaferin A: antitumor mechanisms and future perspectives. J Nat Med. 2017;71(1):16-26.

67. Mirjalili MH, Moyano E, Bonfill M, Cusido RM, Palazon J. Steroidal lactones from Withania somnifera, an ancient plant for novel medicine. Molecules. 2009;14:2373-93.
68. Moselhy J, Suman S, Alghamdi M, et al. Withaferin A Inhibits Prostate Carcinogenesis in a PTEN-deficient Mouse Model of Prostate Cancer. Neoplasia. 2017;19(6):451-9.
69. Munagala R, Kausar H, Munjal C, Gupta RC. Withaferin A induces p53-dependent apoptosis by repression of HPV oncogenes and upregulation of tumor suppressor proteins in human cervical cancer cells. Carcinogenesis. 2011;32(11):1697-705.
70. Munagala R, Kausar H, Munjal C, Gupta RC. Withaferin A induces p53-dependent apoptosis by repression of HPV oncogenes and upregulation of tumor suppressor proteins in human cervical cancer cells. Carcinogenesis. 2011;32(11):1697-705,
71. Muniraj N, Siddharth S, Nagalingam A, et al. Withaferin A inhibits lysosomal activity to block autophagic flux and induces apoptosis via energetic impairment in breast cancer cells. Carcinogenesis. 2019; Jan 29.
72. Nagalingam A, Kuppusamy P, Singh SV, Sharma D, Saxena NK. Mechanistic elucidation of the antitumor properties of withaferin A in breast cancer. Cancer Res. 2014;74:2617-29.
73. Nishikawa Y, Okuzaki D, Fukushima K, et al. Withaferin A Induces Cell Death Selectively in Androgen-Independent Prostate Cancer Cells but Not in Normal Fibroblast Cells. PLoS One. 2015;10(7):e0134137.
74. Park JW, Min KJ, Kim DE, Kwon TK. Withaferin A induces apoptosis through the generation of thiol oxidation in human head and neck cancer cells. Int J Mol Med. 2015;35(1):247-52.
75. Pistollato F, Calderón Iglesias R, et al. The use of natural compounds for the targeting and chemoprevention of ovarian cancer. Cancer Lett. 2017;411:191-200.
76. Pratte MA, Nanavati KB, Young V, Morley CP. An alternative treatment for anxiety: A systematic review of human trial results reported for the Ayurvedic herb ashwagandha (Withania somnifera) J. Altern. Complement. Med. 2014;20:901-8.
77. Rai M, Jogee PS, Agarkar G, Dos Santos CA. Anticancer activities of Withania somnifera: Current research, formulations, and future perspectives. Pharm Biol. 2016;54:189-97.
78. Rege NN, Thatte UM, Dahanukar SA. Adaptogenic properties of six rasayana herbs used in Ayurvedic medicine. Phytother Res. 1999;13: 275-91.
79. Roy RV, Suman S, Das TP, et al. Withaferin A, a steroidal lactone from Withania somnifera, induces mitotic catastrophe and growth arrest in prostate cancer cells. J Nat Prod. 2013;76(10):1909-15.
80. Santh N, Aishwarya S. Insights from the molecular docking of withanolide derivatives to the target protein PknG from Mycobacterium tuberculosis Bioinformation. 2011;7(1):1-4.
81. Samadi AK. Withaferin A, a cytotoxic steroid from Vassobia breviflora, induces apoptosis in human head and neck squamous cell carcinoma. J Nat Prod. 2010;73(9):1476-81.
82. Samanta SK, Lee J, Hahm ER, Singh SV. Peptidyl-prolyl cis/trans isomerase Pin1 regulates withaferin A-mediated cell cycle arrest in human breast cancer cells. Mol Carcinog. 2018;57:936-46.
83. Sehrawat A, Samanta SK, Hahm ER, et al. Withaferin A-mediated apoptosis in breast cancer cells is associated with alterations in mitochondrial dynamics. Mitochondrion. 2019;47:282-93.
84. Sehrawat A, Samanta SK, Hahm ER, et al. Withaferin A-mediated apoptosis in breast cancer cells is associated with alterations in mitochondrial dynamics. Mitochondrion. 2019;47:282-93.
85. Siddharth S, Muniraj N, Saxena NK, Sharma D. Concomitant Inhibition of Cytoprotective Autophagy Augments the Efficacy of Withaferin A in Hepatocellular Carcinoma. Cancers (Basel). 2019;11(4):453.
86. Singh RH, Narsimhamurthy K, Singh G. Neuronutrient impact of Ayurvedic Rasayana therapy in brain aging. Biogerontology. 2008; 9:369-74.
87. Singh N, Yadav SS, Rao AS, et al. Review on anticancerous therapeutic potential of Withania somnifera (L.) Dunal. J Ethnopharmacol. 2021;270:113704.
88. Shah N, Kataria H, Kaul SC, et al. Effect of the alcoholic extract of Ashwagandha leaves and its components on proliferation, migration, and differentiation of glioblastoma cells: combinational approach for enhanced differentiation. Cancer Sci. 2009;100(9): 1740-7.
89. Shareef M, Ashraf MA, Sarfraz M. Natural cures for breast cancer treatment. Saudi Pharm J. 2016;24(3):233-40.
90. Shiragannavar VD, Gowda NGS, Kumar DP, et al. Withaferin A Acts as a Novel Regulator of Liver X Receptor-alpha in HCC. Front Oncol. 2021;10:628506.
91. Srinivasan S, Ranga RS, Burikhanov R, et al. Par-4-dependent apoptosis by the dietary compound withaferin A in prostate cancer cells. Cancer Res. 2007;67(1):246-53.
92. Stan SD, Hahm ER, Warin R, Singh SV. Withaferin A causes FOXO3a- and Bim-dependent apoptosis and inhibits growth of human breast cancer cells in vivo. Cancer Res 2008;68:7661-9.
93. Straughn AR, Kakar SS. Withaferin A ameliorates ovarian cancer-induced cachexia and proinflammatory signaling. J Ovarian Res. 2019;12(1):115.
94. Straughn AR, Kakar SS. Withaferin A: a potential therapeutic agent against COVID-19 infection. J Ovarian Res. 2020;13(1):79.
95. Su HT, Weng CC, Hsiao PJ, et al. Stem cell marker nestin is critical for TGF-beta1-mediated tumor progression in pancreatic cancer. Mol Cancer Res. 2013;11(7):768-79.
96. Subbaraju GV, Vanisree M, Rao CV, et al. Ashwagandhanolide, a bioactive dimeric thiowithanolide isolated from the roots of Withania somnifera. J Nat Prod. 2006;69:1790-2.
97. Suman S, Das TP, Moselhy J, Pal D, et al. Oral administration of withaferin A inhibits carcinogenesis of prostate in TRAMP model. Oncotarget. 2016;7(33):53751-61.
98. Suman S, Das TP, Sirimulla S, et al. Withaferin-A suppress AKT induced tumor growth in colorectal cancer cells. Oncotarget. 2016; 7(12):13854-64.
99. Szarc vel Szic K, Op de Beeck K, et al. Pharmacological levels of Withaferin A (Withania somnifera) trigger clinically relevant anticancer effects specific to triple negative breast cancer cells. PLoS One. 2014;9:e87850.
100. Tang Q, Ren L, Liu J, et al. Withaferin A triggers G2/M arrest and intrinsic apoptosis in glioblastoma cells via ATF4-ATF3-CHOP axis. Cell Prolif. 2020;53(1):e12706.
101. Thaiparambil JT, Bender L, Ganesh T, Kline E, Patel P, Liu Y, et al. Withaferin A inhibits breast cancer invasion and metastasis at sub-cytotoxic doses by inducing vimentin disassembly and serine 56 phosphorylation. Int J Cancer 2011;129:2744-55.
102. Vashi R, Patel BM, Goyal RK. Keeping abreast about ashwagandha in breast cancer. J Ethnopharmacol. 2021;269:113759.
103. Yang Z, Garcia A, Xu S, et al. Withania somnifera root extract inhibits mammary cancer metastasis and epithelial to mesenchymal transition. PLoS One. 2013;8:e75069.
104. Yang ES, Choi MJ, Kim JH, et al. Combination of withaferin A and X-ray irradiation enhances apoptosis in U937 cells. Toxicol In Vitro. 2011;25(8):1803-10.
105. Yoneyama T, Arai MA, Sadhu SK, et al. Hedgehog inhibitors from Withania somnifera. Bioorg Med Chem Lett. 2015;25(17):3541-4.

106. Yu Y, Hamza A, Zhang T, et al. Withaferin A targets heat shock protein 90 in pancreatic cancer cells. Biochem Pharmacol. 2010; 79(4):542-51.
107. Yu Y, Katiyar SP, Sundar D, et al. Withaferin-A kills cancer cells with and without telomerase: chemical, computational and experimental evidences. Cell Death Dis. 2017;8(4):e2755.
108. Xia S, Miao Y, Liu S. Withaferin A induces apoptosis by ROS-dependent mitochondrial dysfunction in human colorectal cancer cells. Biochem Biophys Res Commun. 2018;503(4):2363-9.
109. Xu K, Shi H, Du Y, Ou J. Withaferin A inhibits proliferation of human endometrial cancer cells via transforming growth factor-β (TGF-β) signaling. Biotech. 2021;11(7):323.
110. Zhang X, Mukerji R, Samadi AK, Cohen MS. Down-regulation of estrogen receptor-alpha and rearranged during transfection tyrosine kinase is associated with withaferin A-induced apoptosis in MCF-7 breast cancer cells. BMC Complement Altern Med. 2011; 11:84.
111. Zhang X, Timmermann B, Samadi AK, Cohen MS. Withaferin A induces proteasome-dependent degradation of breast cancer susceptibility gene 1 and heat shock factor 1 proteins in breast cancer cells. ISRN Biochem. 2012;2012:707586.
112. Zhang X, Samadi AK, Roby KF, et al. Inhibition of cell growth and induction of apoptosis in ovarian carcinoma cell lines CaOV3 and SKOV3 by natural withanolide Withaferin A. Gynecol Oncol. 2012;124(3):606-12.
113. Zhao J, Zhang L, Dong X, et al. High Expression of Vimentin is Associated With Progression and a Poor Outcome in Glioblastoma. Appl Immunohistochem Mol Morphol. 2018;26(5):337-44.
114. Zúñiga R, Concha G, Cayo A, et al. Withaferin A suppresses breast cancer cell proliferation by inhibition of the two-pore domain potassium (K2P9) channel TASK-3. Biomed Pharmacother. 2020;129:110383.

CAPÍTULO 75

Glicose-6-fosfato desidrogenase (G6PD) e câncer

A inibição da enzima: diminui NADPH poderoso agente redutor; diminui a síntese de ribose coluna dorsal do DNA e RNA; diminui drasticamente a proliferação celular neoplásica; aumenta a apoptose e suprime os efeitos de vários fatores de crescimento tumoral, IGF-I, EGF e PDG

José de Felippe Junior

A verdadeira causa das doenças e a Medicina ainda não fizeram as pazes. É porque a Medicina ainda é muito jovem. **JFJ**

Muitos trabalhos foram escritos sobre a importância da glicose-6-fosfato-desidrogenase (G6PD) na proliferação e na morte celular. Na via das pentoses, a G6PD é a enzima limitante do ramo oxidativo e sua principal função é gerar o mais importante agente redutor intracelular, o NADPH. No ramo não oxidativo a enzima limitante é a transcetolase cuja principal função é produzir ribose, coluna dorsal do DNA e RNA.

No ciclo das pentoses, a ativação da G6PD produz uma molécula de NADPH e a ativação da enzima subsequente, a fosfogluco-desidrogenase (PGD), produz outra molécula de NADPH e assim cada mol de glicose nesse ciclo produz dois moles de NADPH. O NADPH regenera o GSH, um dos principais antioxidantes citoplasmáticos, agente doador de hidrogênio e, portanto, ativador do ciclo de Embden-Meyerhof. Lembremos que esse ciclo é o motor do ciclo celular proliferativo da maioria dos cânceres, efeito Warburg.

A G6PD é regulada de acordo com a razão NADPH/NADP. Quando a razão diminui, a atividade da G6PD aumenta para prover NADPH. Na verdade, a G6PD é ativada após a exposição de oxidantes, os quais diminuem a concentração intracelular de NADPH.

São reguladores positivos da G6PD: vitamina D, insulina, PI3K/Akt, mTOR e S6 quinase. O p53 é regulador negativo da G6PD. O quadro 75.1 é mais completo

Quadro 75.1 Reguladores positivos e negativos da G6PD (segundo Stanton, 2012).

Positivos	Negativos
PDGF	AMPK
EGF	p53
VEGF	TNF-alfa
HGF	AMPc
INSULINA	AMPc dependente PKA
VITAMINA D	p38 MAP quinase
PI3 QUINASE	Ácido araquidônico
mTOR	CREM
RAS GTPASE	Aldosterona
GMPC DEPENDENTE DA PKG	
S6 quinase	
Fosfolipase C-gama	
Src	
TIGAR	
Hsp27	
ATM	
SREBP	
Nrf2	

PDGF = *platelet derived growth factor*; EGF = *epidermal growth factor*; VEGF = *vascular endothelial cell growth factor*; HGF = *hepatocyte growth factor*; PI-3K = *phosphatidylinositol-3-kinase*; PKG = *protein kinase G*; mTOR = *mammalian target of rapamycin*; TIGAR = *TP53-induced glycolysis and apoptosis regulator*; Hsp27 = *heat shock protein 27*; ATM = *ataxia telangiectasia mutated*; SREBP = *sterol response element binding protein*; PKA = *protein kinase A*; CREM = *cyclic AMP response element modulator*; Nrf2 = *nuclear-factor-E2-related factor*; TNF α = *tumor necrosis factor alpha*; AMPK = *5'-adenosine monophosphateactivated protein kinase*.

G6PD é essencial para a sobrevivência celular e está no meio do furacão metabólico da proliferação mitótica

Sabe-se há muito tempo que a atividade da G6PD está aumentada nas células normais ou neoplásicas em fase de proliferação (Kletzien, 1994; Tian, 1998; Frederiks, 2008). Em vários tipos celulares mostrou-se que a atividade da G6PD se correlaciona diretamente com o crescimento celular, que a inibição da G6PD previne o crescimento e que somente sua superexpressão é suficiente para estimular o crescimento celular (Tian, 1999; Stanton, 2012). As figuras 75.1 e 75.2 mostram as inter-relações da via oxidativa e não oxidativa do ciclo das pentoses com o ciclo de Embden-Meyerhof.

Na regulação da proliferação e da morte celular está envolvido um complexo de vias de sinalização e de processos metabólicos. Os dois padrões de morte celulares mais frequentes são a apoptose e a necrose. A apoptose ou morte celular programada está associada com a condensação da cromatina e a fragmentação nuclear e as células morrem sem alarde, sem inflamação. A morte celular com necrose está associada com muito alarde, porque provoca inflamação e dor (Orrenius, 1995).

Embora existam muitas vias de sinalização e de processos metabólicos envolvidos na regulação da morte e da proliferação celular, destaca-se pela universalidade e eficácia o potencial redox intracelular.

O potencial redox intracelular é determinado pelo balanço entre a concentração de oxidantes e de redutores no citoplasma e foi demonstrado formalmente e há muito tempo que ele desempenha papel fundamental na regulação da proliferação celular (Burdon, 1995; Sundaresan, 1995). Os eventos relacionados com a pro-

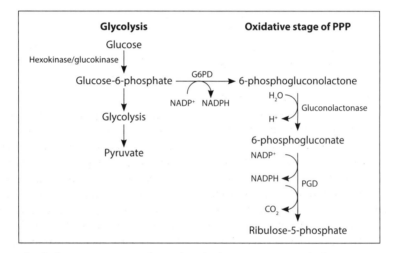

Figura 75.1 Inter-relação da glicólise com o ramo oxidativo do ciclo das pentoses. Retirado de Stanton, 2012. PGD = *6-phosphogluconate dehydrogenase*.

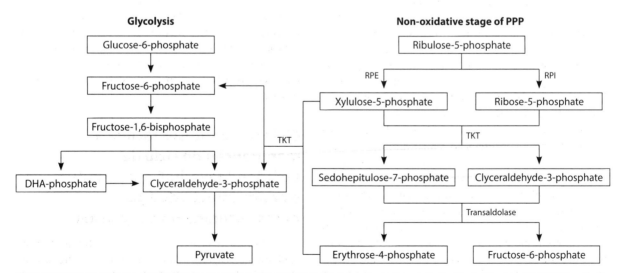

Figura 75.2 Inter-relação da glicólise com o ramo não oxidativo do ciclo das pentoses. Retirado de Stanton, 2012. RPE = *ribulose-5-phosphate 3-epimerase*; RPI = *ribulose-5-phosphate isomerase*; TKT = *transketolase*.

liferação e associados pelo menos em parte ao potencial redox são a fosforilação (Mazurek, 1997), o ancoramento celular (Assoian, 1997; Lin, 1997) e a reorganização do citoesqueleto (Zhang, 1994; Huot, 1997).

O NADPH produzido no ciclo das pentoses, principal agente redutor intracelular, é o principal fornecedor de átomos de hidrogênio (elétrons) no citoplasma e seu papel fundamental é manter a glutationa em seu estado reduzido (GSH), o que mantém a glicólise anaeróbia ativa.

Quando o meio intracelular é redutor, isto é, o equilíbrio da oxirredução tende para a redução (excesso de antioxidantes, de agentes doadores de hidrogênio ou de elétrons), à medida que a GS-SG (glutationa oxidada) vai sendo formada ela é reduzida para GSH, a qual ativa a glicólise anaeróbia, que é o motor da mitose, aumentando a proliferação celular neoplásica. Esse meio redutor facilita a fosforilação da proteína retinoblastoma, do NF-kappaB e do importante fator de proliferação celular: *mitogen-activated protein kinase* (MAP quinase), todos eles contribuindo para a proliferação celular.

Quando o meio intracelular é oxidante, isto é, o equilíbrio da oxirredução tende para a oxidação (excesso de oxidantes, de agentes aceptores de hidrogênio ou de elétrons), à medida que a GS-SG (glutationa oxidada) é formada ela inibe a glicólise anaeróbia. A inibição da glicólise anaeróbia faz parar o ciclo celular (mitose) e a consequência é a diminuição da proliferação celular neoplásica com apoptose da célula tumoral (Felippe, 2004).

Quando o potencial redox é alto, as células estão em estágio quiescente, sem proliferação. Quando o potencial redox é alto, meio intracelular oxidante, formam-se pontes S-S de dissulfeto (por exemplo: GS-SG). Essas pontes estabilizam a estrutura tridimensional das proteínas e nessas condições a proteína retinoblastoma (RBp) está defosforilada e, portanto, não ocorre a transcrição nuclear necessária para o avanço do ciclo celular e as células continuam no estado quiescente, sem proliferação. Fato importante é outro efeito do potencial redox alto. Ele inibe o fator de transcrição nuclear NF-kappaB e, assim, diminui a proliferação celular, aumenta a apoptose e dificulta a neoangiogênese tumoral (Felippe, 1990, 1994, 2003, 2004 e 2005).

Se o meio intracelular é mantido oxidante, consegue-se bloquear a proliferação celular tumoral e a célula pode entrar na fase G0 ou sofrer citotoxicidade, posteriormente caminhando para apoptose e/ou necrose.

É muito interessante saber que as células cancerosas requerem apenas leve aumento do potencial redox para cessarem a proliferação, entretanto, esse leve aumento deve ser contínuo e ininterrupto até acontecer a apoptose, porque se houver queda do potencial redox restaura-se a fosforilação da proteína retinoblastoma e as células voltam a proliferar (Felippe, 2004 e 2005).

Recentemente surgiram muitos trabalhos em animais de experimentação inoculados com células de câncer humano e estudos em cultura de células neoplásicas humanas, mostrando que o meio intracelular oxidante provoca parada do ciclo celular e apoptose pelos seguintes mecanismos:

a) Acúmulo da proteína apoptótica p53.
b) Ativação da deoxirribonuclease.
c) Defosforilação da proteína retinoblastoma, o que inativa a pRb.
d) Inibição da proteína tirosina quinase.
e) Inibição da Cdc25 fosfatase.
f) Inativação do cdK1.
g) Inibição da MAPK.
h) Diminuição da atividade da fosfofrutoquinase com diminuição do NADH.
i) Inibição da expressão da proteína pró-apoptótica Bcl-2.
j) Inibição do fator de transcrição nuclear NF-kappaB.
k) Aumenta a expressão do supressor tumoral OSGIN1 (*oxidative stress-induced growth inhibitor 1*).

Esses efeitos foram observados em mais de 20 tipos de câncer humano, incluindo mama, próstata, pulmão, astrocitomas, gliomas, carcinoma epidermoide e tumores de cabeça e pescoço, colorretais, de fígado, de pâncreas etc. (Felippe, 2004 e 2005).

Vários trabalhos têm demonstrado que a morte celular se associa com o aumento da concentração intracelular de espécies reativas tóxicas de oxigênio, os radicais livres de oxigênio (Gardener, 1997; Simonian, 1996). *In vitro*, a administração de peróxido de hidrogênio, agente oxidante, provoca em baixas doses apoptose e em altas doses necrose celular seguida de inflamação (Burdon, 1995). Nesse modelo, expondo as células a um antioxidante, como a N-acetilcisteína, previne-se o aparecimento da morte celular (Yan, 1998). Entretanto, o excesso de N-acetilcisteína gera excesso de GSH que aumenta o GS-SG, agente oxidante. De acordo com a química, o excesso de antioxidante provoca oxidação.

Ciclo das pentoses facilita a manutenção do ciclo de Embden-Meyerhof, o qual induz o aparecimento de água desestruturada no citoplasma

A G6PD gera no ciclo das pentoses, contínua e ininterruptamente, o agente redutor mais importante da célula, o NADPH, o qual regenera contínua e ininterruptamente o GSH a partir do GS-SG e mantém funcionando o ciclo de Embden-Meyerhof. Esse ciclo gera contínua e ininterruptamente o piruvato, forte desestruturador da água citoplasmática, assim como gera NADH, agente redutor e desestruturador.

O aumento da água desestruturada no citoplasma aumenta a entropia e diminui o grau de ordem-informação do sistema termodinâmico celular que, ao atingir um limite crítico, leva a célula ao "estado de quase morte". Nesse instante, desencadeiam-se mecanismos milenares de sobrevivência com a ativação de "oncogenes" (mais bem chamado de genes de sobrevivência) e vias de sinalização, e para não morrer as células começam a proliferar: neoplasia. Não são células malignas e sim células doentes em profundo sofrimento tentando sobreviver. E elas muitas vezes conseguem: neoplasia.

Principal agente redutor do intracelular é o NADPH

Antigamente pensávamos que a glutationa reduzida (GSH) era o principal agente redutor citoplasmático. Atualmente sabemos que o principal agente redutor do citoplasma da maioria das células é o NADPH. A G6PD é que determina os níveis de NADPH controlando a entrada da glicose-6-fosfato na via das pentoses (Kletzien, 1994).

O aumento da atividade da G6PD estimula a proliferação celular por aumentar a incorporação da timidina tritiada no DNA. A inibição da G6PD abole parte dessa incorporação. Entretanto, mais importante é a G6PD funcionar como reguladora do potencial redox citoplasmático (Tian, 1998).

É a falta do agente redutor NADPH mais do que a falta de ribose-5-fosfato o responsável pela supressão da proliferação celular causada pela inibição da G6PD. Pandolfi, 1995, já havia mostrado que a G6PD é dispensável na síntese das pentoses, mas essencial na defesa contra o estresse oxidativo.

Tian, em 1999, mostrou que:

1. A inibição da G6PD potencia os efeitos do peróxido de hidrogênio na morte celular.
2. O aumento da atividade da G6PD torna as células mais resistentes aos efeitos do peróxido de hidrogênio.
3. A privação de soro em modelo de morte celular provoca queda de atividade da G6PD e aumento dos radicais livres de oxigênio. Esse aumento de radicais livres provocado pela privação de soro foi quase completamente abolido pela restauração da atividade da G6PD.
4. Os inibidores da G6PD aumentam drasticamente a morte celular por apoptose.
5. Os inibidores da G6PD diminuem a fosforilação da MAPK (*mitogen-activated protein-kinase*) e suprimem a proliferação.

O autor concluiu que a G6PD desempenha papel crítico na morte e na proliferação celular por meio da regulação do potencial redox intracelular.

Ativação da G6PD aumenta a proliferação celular

Muitos modelos diferentes sugerem que o aumento da atividade da G6PD desempenha papel importante na proliferação celular. Epel, em 1964, mostrou que a fertilização de ovos de ouriço-do-mar (modelo de proliferação celular) provocou rápida produção de NADPH devido à ativação da G6PD. Farquhar, em 1968, estudou a atividade da G6PD em outro modelo de proliferação celular, nefrectomia unilateral, e mostrou que o aumento do tamanho do rim se correlacionava significantemente com o aumento da atividade da G6PD. Em culturas de células normais de fígado, a atividade da G6PD está diretamente associada com a velocidade de proliferação celular (Yoshimoto, 1983).

Sabe-se que células cancerosas *in vivo* e células transformadas em cultura apresentam aumento significante da atividade da G6PD em níveis de até 20 vezes maiores que as correspondentes células não cancerosas ou não transformadas (Weber, 1987; in Tian, 1999).

A enzima G6PD está drasticamente elevada nos tumores metastáticos de fígado em relação às outras enzimas da via das pentoses (Geertrudia, 1993). É muito interessante o fato de os indivíduos deficientes em G6PD apresentarem quantidades elevadas dessa enzima quando desenvolvem tumores cancerosos (Cocco, 1989).

Fatores de crescimento tumoral funcionam pela ativação da G6PD

Demonstrou-se que fatores de crescimento rapidamente ativam a G6PD e assim estimulam a proliferação mitótica (Stanton, 1991 e 2012; Tian, 1994). Ao contrário, inibidores da G6PD, como o DHEA, inibem os fatores de crescimento estimulantes da proliferação mitótica (Gordon, 1987; Tian, 1998).

Possivelmente o mecanismo de ação primordial dos fatores de crescimento seja ativar a G6PD, porque já foi exaustivamente verificado que a inibição da G6PD abole o efeito de fatores mitógenos proliferativos, como o IGF-I (Farquharson, 1993), a insulina, o EGF e o PDGF (Tian, 1998 e 1999).

Senão vejamos, como falavam nossos professores de álgebra.

a) IGF-I

Os fatores de crescimento são necessários para o desenvolvimento e a regulação dos tecidos normais. O mais importante deles é o IGF-I, considerado um dos principais fatores de sobrevivência celular adquirido nos bilhões de anos de evolução, porque ele aumenta a proliferação celular mitótica e regenera, cicatriza e bloqueia a apoptose e mantém as células normais vivas por mais tempo (Frysty, 2004; Ibrahim, 2004).

O IGF-I promove a progressão da mitose regulando o ciclo celular, previne a apoptose, facilita a angiogênese tumoral, induz a invasão tumoral, assiste os "oncogenes" digo "os genes de sobrevivência" na transformação de células benignas em neoplásicas, dificulta a diferenciação celular e provoca resistência ao tratamento com a quimioterapia ou radioterapia. O IGF-I atua nos mais variados tipos de câncer, incluindo os mais comuns: câncer de mama, próstata, pulmão e colorretal (Felippe, agosto de 2005c).

Pois bem, Farquharson, em 1993, mostrou que o DHEA inibe os efeitos proliferativos do IGF-I em células MG-63 do osteossarcoma, inibindo a atividade da G6PD. Esse pesquisador abriu perspectivas de tratamento das neoplasias que cursam com o aumento de IGF-I, utilizando a inibição da G6PD e dispensando as drogas caríssimas e repletas de efeitos colaterais: quimioterapia citotóxica e anticorpos monoclonais. Outros exemplos podem ser vistos no capítulo 62 "DHEA no câncer".

Lembremos que o IGF-1 não é carcinogênico e sim carcinocinético.

b) Insulina

A atividade proliferativa da insulina diminui drasticamente ao inibir a G6PD (Tian, 1998), e o DHEA e a somatostatina são seus principais inibidores.

Já foi demonstrado o papel relevante da insulina no carcinoma de mama, no câncer de ovário e em outros tipos. Inclusive no câncer colorretal, de estômago e de mama conseguiu-se detectar elevados níveis de insulina no tecido canceroso quando comparado com amostras de tecidos controle sem câncer (Felippe, 2005).

Desde 1967 não cessam de aparecer na literatura médica estudos *in vitro* em animais de experimentação e epidemiológicos demonstrando a firme relação entre insulina e câncer.

Vários autores mostraram que a administração de insulina a animais é fator promotor da carcinogênese. A insulina aumenta o crescimento do tumor de cólon e exerce efeito direto no crescimento da mucosa do intestino grosso, a qual pode se transformar em neoplasia (Felippe, 2005).

A insulina aumenta a proliferação de linhagens de câncer humano de pâncreas e de linhagem de células tumorais de intestino ativando seus próprios receptores de membrana (Felippe, 2005).

Da mesma forma que o IGF-1, a insulina é carcinocinética e não carcinogênica.

c) EGF e PDGF

A insulina e o fator de crescimento epidérmico (EGF) são potentes estimulantes da proliferação celular em cultura e constatou-se que a velocidade de proliferação provocada pela insulina e EGF se correlaciona com o aumento da atividade da enzima G6PD, a qual funciona como mecanismo intermediário dos efeitos desses dois fatores de crescimento (Tian, 1998).

Em muitos tipos diferentes de células, importantes fatores de crescimento celular como o IGF-I, o fator de crescimento epidérmico (EGF) e o fator de crescimento derivado das plaquetas (PDGF) funcionam ativando a G6PD (Tian, 1997 e 1998). A inibição dessa enzima faz cessar o efeito desses poderosos agentes promotores da proliferação celular neoplásica.

Importância do NADPH na proliferação celular

As consequências da inibição da G6PD pelo DHEA são a diminuição do agente redutor NADPH e do substrato ribose-5-fosfato. A suplementação com nucleotídeos reverte parcialmente o efeito inibitório do DHEA em células HELA, TCRC-2 e em células MG-63 do osteossarcoma (Dworkin, 1986; Farquharson, 1993). Em células MCF-7 do câncer de mama humano, os nucleotídeos não conseguem reverter a inibição da proliferação provocada pelo DHEA (Boccuzzi, 1993).

Tian, em 1997, mostrou que o DHEA aboliu a proliferação estimulada pelo fator de crescimento PDGF, apesar da presença de nucleotídeos, significando que o DHEA suprime a proliferação de células neoplásicas Balb/c 3t3 por seu efeito inibitório sobre a G6PD e a consequente queda do NADPH.

Lembrar que a ribose-5-fosfato pode ser sintetizada pelo ramo não oxidativo da via das pentoses por meio da ativação da transcetolase e da transaldolase usando como substrato o gliceroaldeído-3-fosfato e a frutose-6-fosfato do ciclo de Embden-Meyerhof.

Inibição da G6PD eleva o potencial redox e aumenta a apoptose

Existem amplas evidências que o excesso de radicais livres de oxigênio induz a morte celular (Gardner, 1997;

Simonian, 1996). O aumento dos radicais livres no citoplasma pode ser devido ao excesso de geração ou diminuição das defesas antioxidantes, enzimáticas ou não enzimáticas. Deu-se muita importância às enzimas antioxidantes dependentes de metais como a SOD-CuZn, a SOD-Mn, a catalase (dependente de ferro), a glutationa peroxidase (dependente de selênio) e às substâncias não enzimáticas como a vitamina E (principal antioxidante de membrana), a vitamina C (principal antioxidante extracelular) e ao tripeptídeo glutationa reduzida (GSH).

Entretanto, são as vias metabólicas de produção de ATP os principais reguladores do potencial redox intracelular. Durante a produção de ATP, a glicólise anaeróbia, produzindo NADH, e o ciclo das pentoses, produzindo NADPH, funcionam como potentes agentes redutores, e a fosforilação oxidativa mitocondrial, produzindo radicais superóxido, peróxido de hidrogênio e radical hidroxila, funciona como potente agente oxidante. Os processos metabólicos mencionados funcionam ininterruptamente e dessa maneira são os agentes mais eficazes de regulação do potencial redox intracelular.

O efeito dos oxidantes sobre a função celular está relacionado com sua concentração intracelular (Burdon, 1995; Gardner, 1997; Sundareson, 1995). Baixos níveis de oxidantes (1-5 micromol H_2O_2) estimulam a proliferação celular, entretanto, diminuem a atividade de fatores de crescimento, tais como os fatores de crescimento derivados de plaquetas (PDGF) (Sundareson, 1995). Níveis médios de oxidantes (50-100 micromol H_2O_2) provocam apoptose e níveis muito altos (500-1.000 micromol H_2O_2) provocam necrose. Sendo o DHEA, elemento pertencente à fisiologia é potente inibidor da G6PD e provoca apoptose e não necrose das células neoplásicas (Tian, 1999; Felippe, 2015). Apoptose não gera inflamação, enquanto necrose sim.

Durante o estresse oxidativo encontramos aumento da atividade da G6PD e de outras enzimas da via das pentoses (Slekar, 1996; Ursini, 1997) como mecanismo de defesa. Embora existam outras vias de produção de NADPH, a via das pentoses é a fonte predominante desse elemento de defesa contra o estresse oxidativo. Pandolfi, em 1995, usando células deficientes em G6PD, mostrou que outras fontes de NADPH não conseguiam suprir adequadamente o intracelular. Dessa forma, células deficientes em G6PD possuem diminuição da velocidade de proliferação e são mais sensíveis ao estresse oxidativo quando comparadas com células com atividade normal dessa enzima.

É importante lembrar que a G6PD é a principal fonte de NADPH em um grande número de células, entretanto isso não acontece com as células do fígado, tecido adiposo, células beta do pâncreas e macrófagos, que são mais dependentes da NADP+ malato desidrogenase.

O DHEA é um inibidor não competitivo da G6PD (Gordon, 1995), entretanto pode ser que existam outros mecanismos do DHEA que provocam inibição da proliferação celular, como sua atuação em receptores esteroides (Boccuzzi, 1993), porém, certamente, o mais importante é a inibição da G6PD.

O DHEA, muito estudado e bem conhecido como inibidor da G6PD (Niort, 1985; Oertel, 1972; Henderson, 1981), inibe de maneira dose-dependente a proliferação celular neoplásica chegando a inibi-la completamente em cultura de células nas doses mais altas (Tian, 1998). A inibição da G6PD pelo DHEA aumenta a morte celular desencadeada pelo peróxido de hidrogênio e outros agentes oxidantes, como a menadiona – vitamina K_3 (Tian, 1997 e 1998).

Supressão da G6PD pelo DHEA ou outra substância é estratégia promissora de novos métodos de tratamento do câncer cervical humano (Fang, 2016).

O ramo não oxidativo da via das pentoses também é importante na sobrevivência celular, porque aumenta a produção de ribose, coluna dorsal do DNA e do RNA e porque proporciona substratos para glicólise anaeróbia aumentando assim a produção de NADH, agente redutor e, portanto, proliferativo.

Inibição da G6PD diminui as proteínas sulfeto e suprime a glicólise anaeróbia

A inibição da G6PD diminui a produção de NADPH e a consequência é o aumento de oxidantes no meio intracelular, o que provoca a diminuição das proteínas sulfeto, proteínas redutoras. A alteração do quociente sulfeto/dissulfeto (por exemplo: GSH/GS-SG) provoca grandes efeitos na conformação e na polimerização das proteínas. A morte celular é precedida pela grande diminuição das proteínas sulfeto com aumento da concentração da dissulfeto (GS-SG) (Capell, 1986; Walters, 1986). O aumento da GS-SG, glutationa oxidada, inibe a glicólise anaeróbia.

A inibição da G6PD diminui a produção de NADPH, aumenta a concentração de oxidantes no intracelular, diminui a GSH, aumenta a GS-SG, inibe a fosfofrutoquinase e diminui a NADH. Todos esses fatores levam à diminuição da glicólise anaeróbia com a consequente supressão da proliferação celular e aumento da apoptose.

Inibição da G6PD diminui a fosforilação da MAPK

O fator de crescimento epidérmico (EGF) é potente agente de fosforilação da p42 e da p44 MAPK, o que provoca o crescimento e a proliferação celular. Quando as células são pré-incubadas com DHEA e depois expostas ao EGF, não ocorre aumento da fosforilação, pelo contrário, acontece grande diminuição da fosforilação e, portanto, inibição das MAPKs, assim como inibição do receptor EGFR. Dessa forma, a inibição da G6PD provocada pelo DHEA não permite a ação do complexo EGF/EGFR e da via MAPK.

A cascata da MAPK está relacionada com a proliferação celular, a morte celular e a diferenciação celular. Possivelmente a ativação da p42 e da p44 MAPK estejam relacionadas com mecanismos de defesa contra a oxidação (Stadheim, 1998; Yan, 1998; Kummer, 1997). O complexo EGF/EGFR está ativo na maioria das neoplasias e sua inibição é uma das nossas metas.

Inibição da G6PD diminui a fosforilação da tirosina

Sabe-se que a fosforilação da tirosina é importante nos mecanismos de proliferação celular e que sua inibição diminui drasticamente a proliferação celular em vários tipos de células (Cantley, 1991). O nível de tirosina fosforilada nas células é obtido pelo equilíbrio de duas enzimas, a tirosina quinase e a fosfotirosina fosfatase. As células tratadas com DHEA apresentam diminuição significante dos níveis intracelulares de tirosinas fosforiladas, tanto por diminuição da atividade da tirosina quinase como por aumento da atividade da fosfotirosina fosfatase. O mecanismo dessa diminuição da fosforilação provocada pelo DHEA não está bem elucidado, porém acredita-se que seja devido à oxidação provocada pela diminuição dos níveis de NADPH ocasionada pela inibição da G6PD.

G6PD e carboidratos e ácidos graxos poli-insaturados

No fígado, os ácidos graxos poli-insaturados inibem a expressão da G6PD agindo no pré-RNA mensageiro do núcleo. O consumo de dietas ricas em ácidos graxos poli-insaturados diminui o acúmulo do pré-RNA mensageiro da G6PD em camundongos (Tao, 2002).

A insulina e a glicose estimulam em 5-7 vezes o aumento da G6PD no hepatócito de rato. A adição de ácidos graxos poli-insaturados à cultura diminui a expressão gênica da G6PD por mecanismo nuclear pós-transcricional (Stabile, 1998).

Em camundongos ingerindo dieta rica em carboidratos os níveis de G6PD estão elevados. A adição de ácidos graxos poli-insaturados a essa dieta diminui em 70% os níveis de G6PD por diminuição da expressão pós-transcricional da enzima (Hodge, 1997). A realimentação dos camundongos em jejum com carboidratos aumenta em 13 vezes os níveis de G6PD.

Células C6 do glioma humano foram incubadas com os ácidos graxos ômega-3

EPA (20:5n-3) e DHA (22:6n-3). O EPA foi prontamente metabolizado em 22:5n-3 e o DHA simplesmente aumentou sua concentração dentro da célula. Após 72 horas de incubação, observou-se citotoxicidade com os dois ácidos graxos. Os níveis de espécies reativas tóxicas de oxigênio aumentaram mais nas células tratadas com DHA do que nas com EPA. Junto com a oxidação houve queda dos níveis da glutationa reduzida (GSH) e, como esperado, houve aumento da atividade da G6PD como mecanismo de defesa contra o estresse oxidativo (Leonard, 2005).

DHEA e somatostatina

O DHEA, juntamente com a somatostatina, a insulina e o glucagon são os principais reguladores do metabolismo dos carboidratos.

Uma dessas regulações se faz sobre duas importantes enzimas do ciclo das pentoses, a G6PD e a transcetolase. Essas enzimas, como já vimos, estão envolvidas na geração do NADPH, poderoso agente redutor que facilita a proliferação celular tumoral, e na síntese de ribose, coluna dorsal das purinas e pirimidinas usadas na formação do RNA e do DNA para a proliferação celular.

A somatostatina inibe tanto a G6PD como a transcetolase e o DHEA inibe a G6PD, enquanto a insulina ativa a maioria das enzimas da glicólise anaeróbia e do ciclo das pentoses.

Com o avançar da idade, tanto nos homens como nas mulheres, paulatina e marcantemente, acontece a diminuição da produção de DHEA. Associados à diminuição de produção do DHEA vemos acontecer o aumento da incidência do câncer.

Pois bem, com o passar dos anos ocorre a concomitante diminuição do DHEA que é acompanhado por um aumento da atividade da G6PD e consequentemente do aumento da geração de NADPH, principal agente redutor intracelular. O ambiente redutor propicia o aparecimento de câncer, de obesidade e de maior facilidade inflamatória e consequentemente de vários tipos de doenças.

O DHEA inibe o eixo Akt/GSK-3/NFAT, diminui a hiperpolarização mitocondrial e pode reverter o fenótipo de Warburg no câncer.

Com todos esses mecanismos de ação, o DHEA pode ser útil no tratamento do câncer porque apresenta efeitos semelhantes ao dicloroacetato de sódio despolarizando a membrana mitocondrial, que se encontra hiperpolarizada no câncer (fenótipo de Chen) aumentando a produção de ATP via fosforilação oxidativa (Bonnet, 2009).

No sistema cardiocirculatório, o DHEA evita re-estenose pós-lesão vascular.

Alvos moleculares no câncer e mecanismos de ação da glicose-6-fosfato desidrogenase

A) Ativação da G6PD é carcinogênica e carcinocinética

1. Ajuda a manter a glicólise anaeróbia produzindo NADPH que transforma o GSSG em GSH e assim promove a desestruturação da água citoplasmática aumentando a entropia e diminuindo o grau de ordem-informação do sistema termodinâmico celular propício à proliferação mitótica.
2. Aumenta a produção de NADPH, aumenta GSH, diminui o potencial redox e aumenta o estado redutor no intracelular, o que provoca ativação da proliferação celular tumoral e diminuição da apoptose.
3. Aumenta a produção de ribose, coluna dorsal do DNA e RNA das células neoplásicas.
4. Permite a ação dos fatores de crescimento tumoral: IGF-I, insulina, EGF, PDGF.
5. Aumenta a resistência à quimioterapia e à radioterapia.
6. Diminui o efeito dos oxidantes na apoptose e na proliferação celular.
7. Ativa a MAPK: proliferação.
8. Ativa a fosforilação da tirosina: proliferação.
9. É reguladora chave da invasão do glioblastoma (Abbadi, 2014).

Ativadores da G6PD

1. Dieta rica em carboidratos, principalmente os refinados: farinha branca, pão branco, doces etc.
2. Soro glicosado nos hospitais e administrados sem critério para os pacientes com câncer.
3. Meio intracelular oxidante aumenta a atividade da enzima como mecanismo de defesa.

B) Inibição da G6PD é anticarcinogênica e carcinostática

1. Dificulta a desestruturação da água citoplasmática.
2. Diminui a produção de NADPH, diminui o GSH, aumenta o potencial redox, isto é, aumenta o estado oxidativo intracelular, o que provoca inibição da proliferação celular tumoral e aumento da apoptose.
3. Diminui a produção de ribose, matéria-prima para a construção do DNA e RNA.
4. Diminui ou abole completamente o efeito dos fatores de crescimento tumoral: IGF-I, insulina, EGF/EGFR, PDGF.
5. Aumenta o efeito da quimioterapia e da radioterapia.
6. Aumenta o efeito dos oxidantes na apoptose e na inibição da proliferação celular.
7. Inibe a MAPK: antiproliferação.
8. Inibe a fosforilação da tirosina: antiproliferação.

Inibidores da G6PD

1. Somatostatina.
2. DHEA.
3. Genisteína.
4. Dieta rica em ácidos graxos poli-insaturados.
5. Dieta pobre em carboidratos.
6. Ácido graxo ômega-3: principalmente o DHA – ácido docosapentaenoico, mas também o EPA.
7. Dissulfiram.
8. p53.
9. AMPK.
10. AMP cíclico.
11. TNF-alfa.

Conclusão

A glicose-6-fosfato desidrogenase possui papel relevante nos mecanismos de proliferação e de morte celular, sendo um dos alvos importantes para o controle e erradicação total e definitiva dessa doença metabólica crônica chamada câncer.

Somente pequena elevação do potencial redox nas células neoplásicas provoca diminuição da proliferação celular e apoptose, entretanto essa leve oxidação deve ser contínua e ininterrupta.

Hoje aprendemos duas lições importantes, nunca conseguiremos provocar oxidação intracelular ininterrupta sem a inibição contínua da G6PD, enzima-chave na produção de NADPH, principal agente redutor do intracelular e que o DHEA é seu principal inibidor com doses supra-fisiológicas.

Referências

1. Abbadi S, Rodarte JJ, Abutaleb A, et al. Glucose-6-phosphatase is a key metabolic regulator of glioblastoma invasion. Mol Cancer Res. 12(11):1547-59;2014.
2. Assoian R, Zhu X. Cell anchorage and the cytoskeleton as patners in growth factor dependent cell cycle progression. Curr Opin Cell Biol. 9(1):93-8;1997.
3. Boccuzzi G, Monaco D, Brignardello E, et al. Dehydtoepiandrosterone antiestrogenic action through androgen receptor in MCF-7 human breast cancer cell line. Anticancer Res. 13(6A):2267-72; 1993.

4. Bonnet S, Paulin R, Sutendra G, et al. Dehydroepiandrosterone reverses systemic vascular remodeling through the inhibition of the Akt/GSK3-{beta}/NFAT axis. Circulation. 120(13):1231-40;2009.
5. Burdon RH, Alliangana D, Gill V. Hydrogen peroxide and the proliferation of BHK-21 cells. Free Radic Res. 23:471-86;1995.
6. Cantley LC, Auger K, Carpenter C, et al. Oncogenes and signal transduction. Cell. 64:281-302;1991.
7. Cappell RE, Bremer JW, Timmons TM, et al. Thiol/disulfide redox equilibrium between glutathione and glycogen debranching enzyme (amylo-1,6-glucosidase/4-alpha-glucanotransferase) from rabbit muscle. J Biol Chem. 261:15385-9;1986.
8. Cocco P, Dessi S, Avataneo G, et al. Glucose-6-phosphate drhydrogenase deficiency and cancer in a Sardinian male population: a case control study. Carcinogenesis. 10(5):813-6;1989.
9. Dworkin CC, Gorman SD, Pashko LL, et al. Inhibition of growth of Hela and WI-38 cells by dehydroepianandrosterone and its reversal by ribo-and deoxyribonucleosides. Life Sci. 38:1451-7;1986.
10. Epel D. A primary metabolic change of fertilization interconvert-seon of puridine nucleotides. Biochem Biophys Res Commun. 17:62-8;1964.
11. Fang Z, Jiang C, Feng Y, et al. Effects of G6PD activity inhibition on the viability, ROS generation and mechanical properties of cervical cancer cells. Biochim Biophys Acta. 1863(9):2245-54;2016.
12. Farquhar JK, Scoot WN, Coe FL. Hexose monophosphate shunt activity in compensatory renal hypertrophy. Proc Soc Exp Biol. 129(3): 809-12;1968.
13. Farquharson C, Milne J, Loveridge N. Mitogenic action of insulin-like growth factor-I on human osteosarcoma MG-63 cells and rat osteoblasts maintained in situ: the role of glucose-6-phosphate dehydrogenase. Bone Miner. 22:105-15;1993.
14. Felippe JJr. Radicais Livres como Mecanismo Intermediário de Moléstia. In: Felippe Jr. Pronto Socorro: Fisiopatologia – Diagnóstico – Tratamento. Rio de Janeiro: Guanabara Koogan. p. 1168-73. 1990.
15. Felippe JJr. Medicina Biomolecular. Revista Brasileira de Medicina Biomolecular e Radicais Livres. 1(1):6-7;1994.
16. Felippe JJr. Estratégia Biomolecular: uma das Bases da Medicina do Futuro. Revista Brasileira de Medicina Complementar. 7(1): 8-9; 2001.
17. Felippe JJr. Metabolismo da Célula Tumoral – Câncer como um Problema da Bioenergética Mitocondrial: Impedimento da Fosforilação Oxidativa – Fisiopatologia e Perspectivas de Tratamento. Revista Eletrônica da Associação Brasileira de Medicina Biomolecular. www.medicinabiomolecular.com.br. Agosto de 2004.
18. Felippe JJr. Metabolismo das Células Cancerosas: A Drástica Queda do GSH e o Aumento da Oxidação Intracelular Provoca Parada da Proliferação Celular Maligna, Aumento da Apoptose e Antiangiogênese Tumoral. Revista Eletrônica da Associação Brasileira de Medicina Biomolecular. www.medicinabiomolecular.com.br. Setembro de 2004.
19. Felippe JJr. A hiperinsulinemia é importante fator causal do câncer e o seu controle possui valor na prevenção e no tratamento desta doença metabólica. Revista Eletrônica da Associação Brasileira de Medicina Biomolecular. www.medicinabiomolecular.com.br. Maio de 2005.
20. Felippe JJr. A hipoglicemia induz citotoxidade no carcinoma de mama resistente à quimioterapia. Revista Eletrônica da Associação Brasileira de Medicina Biomolecular. www.medicinabiomolecular.com.br. Fevereiro de 2005.
21. Felippe JJr. A vitamina B1 – tiamina – é contraindicada no câncer porque aumenta a proliferação celular maligna via ciclo das pentoses: contra-indicação formal. Revista Eletrônica da Associação Brasileira de Medicina Biomolecular. www.medicinabiomolecular.com.br. Agosto de 2005a.
22. Felippe JJr. A vitamina B1 – tiamina – administrada em baixas doses está contra indicada no câncer porque aumenta a proliferação celular neoplásica. Em altas doses ativa a piruvato-dehidrogenase e diminui a proliferação celular. Revista Eletrônica da Associação Brasileira de Medicina Biomolecular. www.medicinabiomolecular.com.br. Setembro de 2015.
23. Felippe JJr. Somatostatina: efeitos anticâncer ligados ao seu papel no metabolismo dos carboidratos porque ela inibe as enzimas glicose-6-fosfato dehidrogenase e transcetolase. Revista Eletrônica da Associação Brasileira de Medicina Biomolecular. www.medicinabiomolecular.com.br. Agosto de 2005b.
24. Felippe JJr. O fator de crescimento semelhante a insulina (IGF-I) aumenta a proliferação celular, diminui a apoptose das células malignas, promove a angiogênese tumoral e facilita o aparecimento e a manutenção de vários tipos de câncer. Revista Eletrônica da Associação Brasileira de Medicina Biomolecular. www.medicinabiomolecular.com.br. Agosto de 2005c.
25. Frederiks WM, Vizan P, Bosch KS, et al. Elevated activity of the oxidative and non-oxidative pentose phosphate pathway in (pre)neoplastic lesions in rat liver. Int J Exp Pathol. 89:232-40;2008.
26. Frystyk J. Free insulin-like growth factors--measurements and relationships to growth hormone secretion and glucose homeostasis. Growth Horm IGF Res. 14(5):337-75;2004.
27. Gardner AM, Xu FH, Fady C, et al. Apoptotic vs. nonapoptic cytotoxicity induced by hydrogen peroxide. Free Radic Biol Med. 22:73-83;1997.
28. Geertrudia NJ, Ilse MC, Klazina SB, et al. Experimentally induced colon cancer metastases in rat liver increase the proliferation rate and capacity for purine catabolism in liver cells. Histochemistry. 100:41-51;1993.
29. Gordon GB, Shantz LM, Talalay P. Modulation of growth, differentiation, and carcinogenesis by dehydroepiandrosterone. Adv Enzyme Regul. 26:355-82;1987.
30. Gordon G, Mackow MC, Levy HR. On the mechanism of interaction of steroids with human glucose 6-phosphate dehydrogenase. Arch Biochem Biophys. 318(1):25-9;1995.
31. Henderson E, Schwartz A, Pashko L, et al. Dehydroepiandrosterone and 16 alpha-bromo-epiandrosterone: inhibitors of Epstein-Barr virus-induced transformation of human lymphocytes. Carcinogenesis. 2:683-6;1981.
32. Hodge DL, Salati LM. Nutritional regulation of the glucose-6-phosphate dehydrogenase gene is mediated by a nuclear posttranscriptional mechanism. Arch Biochem Biophys. 348(2): 303-12;1997.
33. Huot J, Houle F, Marceau F, Landry J. Oxidative stress-induced actin reorganization mediated by the p38 mitogen-activated protein kinase/heat shock protein 27 pathway in vascular endothelial cells. Circ Res. 80:383-92;1997.
34. Ibrahim YH, Yee D. Insulin-like growth factor-I and cancer risk. Growth Horm IGF Res. 14:261-9;2004.
35. Kletzien RF, Harris PKW, Foellmi LA. Glucose-6-phosphate dehydrogenase: a "Housekeeping" enzyme subject to tissue-specific regulation by hormones, nutrients, and oxidant stress. FASEB J. 8:174-81;1994.
36. Kummer JL, Rao PK, Heidenreich KA. Apoptosis induced by withdrawal of trophic factors is mediated by p38 mitogen-activated protein kinase. J Biol Chem. 272:20490-4;1997.
37. Leonard F, Attorri L, Di Benedetto R, et al. Effect of arachidonic, eicosapentaenoic and docosahexaenoic acids on the oxidative status of C6 glioma cells. Free Radic Res. 39(8):865-74;2005.

38. Lin T, Chen Q, Howe A, Juliano RL. Cell anchorage permits efficient signal transduction between ras and its downstream kinases. J Biol Chem. 272(14):8849-52;1997.
39. Mazurek S, Michael A, Eigenbrodt E. Effect of extracellular AMP on cell proliferation and metabolism of breast cancer cell lines with high and low glycolytic rates. J Biol Chem. 272:4941-52;1997.
40. Niort G, Boccuzzi G, Brignardello E, et al. Effect of dehydroepiandrosterone on human erythrocytes redox metabolism: inhibition of glucose-6-phosphate dehydrogenase activity in vivo and in vitro. J Steroid Biochem. 23:657-61;1985.
41. Oertel GW, Benes P. The effects of steroids on glucose-6-phosphate dehydrogenase. J Steroid Biochem. 3(3):493-6;1972.
42. Orrenius S. Apoptosis: molecular mechanisms and implications for human disease. J Intern Med. 237:529-36;1995.
43. Pandolfi PP, Sonati F, Rivi R, et al. Targeted disruption of the housekeeping gene encoding glucose 6-phosphate dehydrogenase (G6PD): G6PD is dispensable for pentose synthesis but essential for defense against oxidative stress. EMBO J. 14:5209-15;1995.
44. Simonian NA, Coyle JT. Oxidative stress in neurodegenerative diseases. Annu Rev Pharmacol Toxicol. 36:83-106;1996.
45. Slekar KH, Kosman DJ, Culotta VC. The yeast copper/zinc superoxide dismutase and the pentose phosphate pathway play overlapping roles in oxidative stress protection. J Biol Chem. 271:28831-6;1996.
46. Stadheim TA, Kucera GL. Extracellular signal regulated kinase (ERK) acivity is required for TPA-mediated inhibition of drug-induced apoptosis. Biochem Biophys Res Commun. 245:266-71;1998.
47. Stabile LP, Klautkyb SA, Minor SM, Salati LM. Polyunsaturated fatty acids inhibit the expression of the glucose-6-phosphate dehydrogenase gene in primary rat hepatocytes by a nuclear posttranscriptional mechanism. J Lipid Res. 39(10):1951-63;1998.
48. Stanton RC, Seifter JL, Boxer DC, et al. Rapid release of bound glucose-6-phosphate dehydrogenase by growth factors. Correlation with increased enzymatic activity. J Biol Chem. 266:12442-8;1991.
49. Stanton RC. Glucose-6-phosphate dehydrogenase, NADPH, and cell survival. IUBMB Life. 64(5):362-9;2012.
50. Sundaresan M, Yu ZX, Ferrans VJ, et al. Requirement for generation of H_2O_2 for platelet-derived growth factor signal transduction. Science. 270:296-9;1995.
51. Tsai CH, Shen YC, Chen HW, et al. Docosahexaenoic acid increases the expression of oxidative stress-induced growth inhibitor 1 through the PI3K/Akt/Nrf2 signaling pathway in breast cancer cells. Food Chem Toxicol. 108(Pt A):276-88;2017.
52. Tao H, Szeszel-Fedorowicz W, Amir-Ahmady B, et al. Inhibition of the splicing of glucose-6-phosohate dehydrogenase precursor mRNA by polyunsaturated fatty acids. J Biol Chem. 277(34):31270-8;2002.
53. Tian WN, Pignatare JN, Stanton RC. Signal transduction proteins that associate with platelet-derived growth factor (PDGF) receptor mediate the PDGF-induced release of glucose 6-phosphate dehydrogenase. J Biol Chem. 269:14798-805;1994.
54. Tian WN, Braunstein LD, Pang J, et al. Importance of glucose 6-phosphate dehydrogenase activity for cell growth. J Biol Chem. 273:10609-17;1998.
55. Tian WN, Braunstein LD, Apse K, et al. Importance of glucose-6-phosphate dehydrogenase activity in cell death. Am J Physiol. 276(5 Pt !):C1121-31;1999.
56. Ursini MV, Parella A, Rosa G, et al. Enhanced expression of glucose 6-phosphste dehydrogenase in human cells sustaining oxidative stress. Biochem J. 323:801-6;1997.
57. Walters DW, Gilbert HT. Thiol/disulfide exchange between rabbit muscle phosphofructokinase and glutathione. Kinetics and thermodynamics of enzyme oxidation. J Biol Chem. 261:15372-7;1986.
58. Weber G. Strongly conserved segment of gene expression in cancer cells. In: Reutter W, Popper H, Arias IM, et al. Modulation of liver cell expression. Lancaster: MTP, 1987, p. 303-14 (Falk Symp. Vol. 43) In Tian, 1999.
59. Yan CYI, Greene LA. Prevention of PC12 cell death by N-acetylcysteine requires activation of the Ras pathway. J Neurosci. 18:4042-9;1998.
60. Yoshimoto K, Nakamura T, Ichihara A. Reciprocal effects of epidermal growth factor on key lipogenic enzymes in primary cultures of adult rat hepatocytes. Induction of glucose-6-phosphate dehydrogenase and suppression of malic enzyme and lipogenesis. J Biol Chem. 258(20):12355-60;1983.
61. Zhang Z, Turner D, Drzewiecki G, et al. Impairment of integrin-mediated cell-matrix adhesion in oxidant-stressed PC12 cells. Brain Res. 662(1-2):189-97;1994.

CAPÍTULO 76

Glucana: imunoestimulante mais potente da natureza

Protótipo e potente indutor da imunidade treinada contra agentes biológicos; estimula células dendríticas, monócitos, linfócitos, sendo o único imunoestimulante que, enquanto polariza o sistema imune para M1/Th1, diminui Treg, MDSC e TAMs; ativa AMPK e inibe mTOR; sendo poderoso antiproliferativo, apoptótico e antimetastático no câncer. É anti-PD-1/PDL-1 e ativa linfócitos T citotóxicos

José de Felippe Junior

Nunca é tarde para aprender. **JFJ**

Glucana: "o cavaleiro do setor saúde". **Muthuramalingam**

Beta-glucana é a droga prototípica da imunidade treinada.
Kalafati, 2020

Beta-glucana particulada do Saccharomyces cerevisiae: o imunomodulador mais potente da Natureza. **JFJ**

Beta-glucana talvez o único que enquanto estimula o sistema imune não permite o aumento de Treg, MDSC e TAM. **JFJ**

A beta-glucana é considerada "o cavaleiro do setor saúde" devido à sua interferência no restabelecimento de inúmeras patologias (Muthuramalingam, 2021).

É importante frisar que encontramos a glucana na forma beta nos cogumelos, nas bactérias, nas algas marinhas e nos cereais como aveia (*Avena sativa*), cevada (*Hordeum vulgare*), cardamomo (*Elettaria cardamomum*), centeio (*Secale cereale*), espelta – trigo selvagem ou ancestral (*Triticum spelta*) e trigo (*Triticum*), entretanto, sempre com a mesma fórmula da coluna dorsal linear (beta 1-3), diferindo apenas nas cadeias laterais (beta 1-6).

Os cogumelos possuem quantidades significativas de potássio, cálcio, fósforo, magnésio, ferro, zinco, sódio, niacina, tiamina, riboflavina, biotina, ácido ascórbico, provitamina A e vitamina D (ergosterol). Metais tóxicos como arsênico, cádmio, mercúrio, chumbo e cobre podem estar presentes, principalmente quando não houver cuidado adequado nas áreas de cultivo e com a água utilizada (Fortes, 2006).

Glucana, beta-1,3-poliglicose é um polissacarídeo abundante na parede celular dos cogumelos macroscópicos e dos fungos microscópicos. É considerado o imunoestimulante natural mais potente conhecido até o momento.

Além de ser eficaz no aumento da função imune, a glucana reduz a suscetibilidade à infecção e ao câncer (Felippe, 1993; Murphy, 2015). Outras atividades biológicas incluem, redução de lipídios e da glicemia, antioxidante, probiótica e sendo usado no tratamento do diabetes, distúrbios gastrointestinais, doenças cardiovasculares, cicatrização de feridas, esteatose hepática, metabolismo energético associado ao treinamento esportivo de resistência etc. (Wu, 2021; Benlier, 2021; Muthuramalingam, 2021; Vetvicka, 2021).

Beta-glucana polariza o sistema imune de M2/Th2 para M1/Th1

A ingestão de beta-glucana provoca, nos macrófagos associados ao tumor, aumento do fenótipo M1, enquanto atenua o fenótipo M2 (Wang, 2015). Ela tem a propriedade de polarizar o sistema imune de M2/Th2 para M1/Th1(Wang, 2015).

Após a beta-glucana ativar as células do sistema imune inato (granulócitos, macrófagos, células dendríticas e células *Natural Killer*) via receptor dectina-1 ela induz ativação do sistema adaptativo (linfócitos T e B), por meio da secreção de várias citocinas, tais como as interleucinas (IL-1, IL-2, IL-4, IL-6 e TNFα (Lee, 2014).

Beta-glucana diminui Treg, MDSC e TAM

A beta-glucana possui o importante efeito de diminuir as células Treg (células T reguladoras), suprimir as MDSCs (*myeloid-derived suppressor cells*) no ambiente peritumoral e transformar os TAMs (macrófago associado a tumor) de fenótipo M2 para M1, também no ambiente peritumoral (Tian, 2003; Wang, 2015; Ning, 2016; Albeituni, 2016).

Tumores geralmente induzem a geração e o acúmulo de células imunossupressoras no ambiente peritumoral, como as MDSCs (*myeloid-derived suppressor cells*) e as células T reguladoras (Treg). Um dos mecanismos de a beta-glucana ser um potente imunoestimulante é devido a sua capacidade de suprimir a função das células supressoras derivadas da linhagem mieloide, MDSCs. Acresce que a beta-glucana diminui drasticamente os linfócitos T regulatórios (Treg), enquanto aumenta a infiltração de macrófagos, granulócitos e células dendríticas na massa tumoral. Dessa forma, acontece a diferenciação em linfócitos citotóxicos Th1 que promovem o retardo do crescimento tumoral. A beta-glucana restaura a maturação das células dendríticas e aumenta a resposta imune antitumoral de vacinas como o BCG (Tian, 2003; Ning, 2016; Albeituni, 2016).

O ipilumumab, anticorpo monoclonal anti-CTL-4, muito dispendioso, bloqueia tão somente as células Treg.

Beta-glucana é agonista prototípico da imunidade treinada

Imunidade treinada é a propriedade de memória que possuem as células do sistema imune inato. Até recentemente pensava-se que somente as células do sistema imune adaptativo possuíam tal propriedade. É importante lembrar que tanto a beta-glucana como a vacina BCG induzem imunidade treinada e provocam a transcrição de proteínas relacionadas à autofagia tumoral (Netea, 2011; Quintin, 2012; Kleinnijenhuis, 2012).

Para identificar novas vias de sinalização ativadas especificamente após o treinamento de monócitos com componentes bacterianos, comparou-se o perfil transcricional de monócitos primários humanos treinados com beta-glucana isolados de voluntários saudáveis com o perfil de monócitos estimulados com lipopolissacarídeo derivado de *Escherichia coli* (LPS), que estimula a inflamação, mas é incapaz de induzir o treinamento de longo prazo. A avaliação transcriptômica desses monócitos por *microarrays* e análise de vias revelou agrupamentos específicos de genes significativamente induzidos pelo treinamento da beta-glucana com um sinal intrigante encontrado nas proteínas relacionadas à ubiquitina e processos catabólicos associados. A ubiquitinação desempenha papel importante na autofagia tumoral, processo que anteriormente foi mostrado para melhorar a imunidade trinada da BCG (Jagannath, 2009; Min, 2010; Netea, 201; Hunsnjak, 2012).

Candida albicans ou seu principal componente da parede celular beta-glucana, bem como BCG, são estímulos proeminentes que podem induzir imunidade treinada por meio da reprogramação epigenética de monócitos (Quintin, 2012; Kleinnijenhuis, 2012).

Usando um modelo in vitro de imunidade treinada, monócitos aderentes de voluntários humanos saudáveis foram estimulados por 24h com BCG ou beta-glucana sozinho ou em combinação com os inibidores de autofagia 3-metiladenina (3MA) ou wortmanina. Após a lavagem das células e um período de repouso de 6 dias, a produção de citocinas foi medida após uma segunda estimulação com estímulos não relacionados, LPS ou *Borrelia burgdorferi* (*B. burgdorferi*). A produção de IL-6 e TNFα aumentou significativamente somente em células treinadas com BCG e beta-glucana em comparação com células não treinadas. Quando a autofagia foi bloqueada por 3MA ou wortmanina, nem beta-glucana e nem BCG induziram imunidade treinada (Quintin, 2012; Kleinnijenhuis, 2012).

A imunidade inata treinada, induzida por meio da modulação de células mieloides maduras ou seus progenitores da medula óssea, medeia o aumento sustentado da responsividade aos desafios secundários. O pré-tratamento de camundongos com β-glucana, um agonista prototípico da imunidade treinada, resulta na diminuição do crescimento do tumor. O efeito antitumoral da imunidade treinada induzida por beta-glucana se associa à reconfiguração transcriptômica e epigenética da granulopoiese e reprogramação de neutrófilos em direção a um fenótipo antitumoral; esse processo exige sinalização do interferon tipo I, independentemente da imunidade adaptativa do hospedeiro. A transferência adotiva de neutrófilos de camundongos treinados com beta-glucana para recipientes *naive* suprime o crescimento do tumor nestes últimos de uma maneira dependente de radicais livres de oxigênio. Além disso, o efeito antitumoral da granulopoiese treinada induzida por beta-glucana foi transmissível por transplante de medula óssea para ratos recipientes *naive*. Dessa forma, a imunidade antitumoral pode ser aumentada por meio da indução de imunidade treinada com beta-glucana (Kalafati, 2020).

A figura 76.1 mostra a sequência da glucana "treinando" os neutrófilos.

Beta-glucana é agonista do receptor Toll-like 4 (TLR4)

Os agonistas do receptor Toll-like 4 (TLR4) foram utilizados por longo tempo no tratamento imunoterápico do câncer, entretanto somente o BCG e o monofosforil lipídeo A (MPLA) foram aprovados pelo FDA (Shetab, 2018). A beta-glucana também é agonista do TLR4, porém, sendo droga órfã, o FDA nem sabe que ela existe.

A β-1,3-glucana é um agonista da dectina-1 e do receptor Toll-like 4 (TLR4) em várias células do sistema imunológico, incluindo as células dendríticas (DCs). Beta-glucana aumenta os níveis de expressão de moléculas de superfície (CD40, CD80, CD86 e MHC-I/II), a produção de citocinas (IL-12, IL-1β, TNF-α e IFNβ), migração em direção MIP-3β e estimula células T alogênicas de DCs. Ela aumenta a fosforilação de Syk, Raf-1, Akt, MAPKs, IKK e NF-κB p65 em DCs. Beta-glucana aumenta a atividade antitumoral das células dendríticas em modelo de tumor singênico. Dessa forma, a beta-glucana ativa as células dendríticas por meio da sinalização de dectina-1 e TLR4 e a combinação de glucana com essas células inibe de forma eficiente o crescimento do tumor em camundongos (Kim, 2016).

Beta-glucana é forte ativador das células dendríticas

A beta-glucana é forte ativador das células dendríticas e estas são a possível chave para a eficácia da imunoterapia do câncer, inclusive para solucionar os problemas das vacinas anticâncer (Figura 76.2).

Beta-glucana ativa a AMPK

A exposição de células MCF-7 do câncer de mama a beta-glucana aumenta a atividade da AMP proteino-

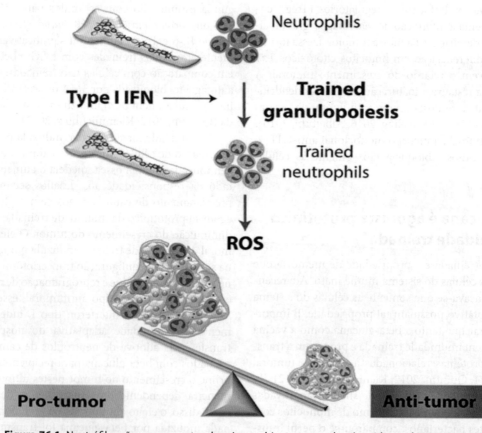

Figura 76.1 Neutrófilos são componentes do microambiente tumoral e têm sido predominantemente associados à progressão do câncer. A beta-glucana induz imunidade treinada nos neutrófilos deste microambiente. Note neutrófilos laranja inativos entremeados com as células tumorais e neutrófilos azuis treinados provocando aumento dos radicais livres de oxigênio nas células cancerosas e induzindo diminuição da proliferação e apoptose com queda do volume do tumor (Kalafati, 2020).

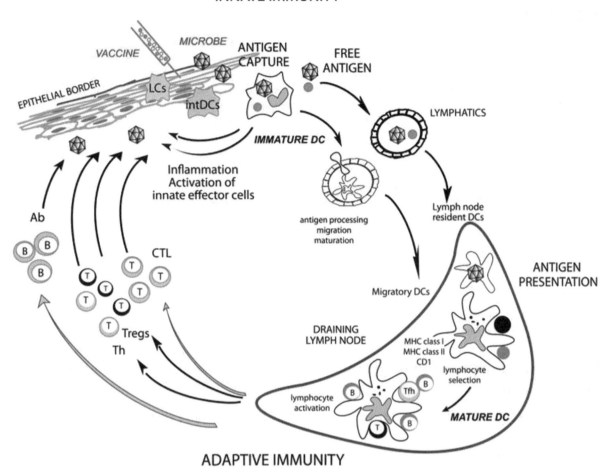

Figura 76.2 As células dendríticas (DCs) residem no tecido onde estão posicionadas para capturar antígenos, sejam eles micróbios ou vacinas. As DCs reconhecem micróbios/vacinas e secretam citocinas (por exemplo, IFN-α), diretamente por meio de receptores de reconhecimento de padrão ou indiretamente por meio de células estromais que detectam micróbios/vacinas. As citocinas secretadas pelas DCs, por sua vez, ativam células efetoras da imunidade inata, como eosinófilos, macrófagos e células NK. A ativação desencadeia a migração das DCs para os órgãos linfóides secundários e a ativação simultânea (maturação). Essas DCs migratórias exibem antígenos no contexto de moléculas de MHC clássicas de classe I e II ou CD1 não clássicas, que permitem a seleção de raros linfócitos T específicos para antígenos. As células T ativadas conduzem as DCs em direção à sua maturação terminal, o que induz maior expansão e diferenciação dos linfócitos. Os linfócitos T ativados atravessam o epitélio inflamado e atingem o tecido lesado, onde eliminam micróbios e/ou células infectadas por micróbios. As células B, ativadas por DCs e células T, diferenciam-se em células plasmáticas que produzem anticorpos contra o patógeno inicial. O antígeno também pode drenar para os linfonodos sem envolvimento das DCs do tecido periférico e ser capturado e apresentado pelas DCs residentes nos linfonodos. A captura de antígenos por DCs intersticiais (intDCs; laranja) levará preferencialmente à geração de imunidade humoral, enquanto a captura de antígenos por células de Langerhans (LCs; verde) levará preferencialmente à geração de imunidade celular (Itano, 2003; Klechevsky, 2008; Geissmann, 2010; Palucka, 2011).

quinase, apoptose, necrose, estresse oxidativo, expressão de mRNA de p53, p27 e Bax, fator de transcrição Forkhead FOXO3a, Bax e caspase-3; e diminui a atividade de p70S6K (Queiroz, 2015).

Na administração oral de beta-glucana a camundongos com diabetes tipo 2, a análise por *Western blotting* revelou que a glucana ativou AMPK e inibiu a AKT e a acetil-CoA carboxilase no fígado. Além disso, a análise de RNA-Seq indicou que a beta-glucana regulou para baixo os genes responsáveis pela gliconeogênese (G6pase e Got1), biossíntese de ácidos graxos (Acly, Acc, Fas etc.), síntese de glicerolipídeos (Gpam e Lipin1/2) e a síntese de colesterol (HMGC-redutase, Fdps etc.) (Cao, 2017).

Outros estudos também mostram que a beta-glucana ativa a AMPK (Tang, 2020; Kanagasabapathy, 2014).

Beta-glucana ativa vários alvos moleculares no câncer

Além de ativar a imunidade inata, adaptativa e treinada a glucana possui atividades anticâncer comprovadas em vários tipos de tumores. Vide abaixo os efeitos moleculares da glucana provocando efeito antiproliferativo, apoptótico e antimetastático.

Os efeitos moleculares em diversas neoplasias incluem: inibe as vias PI3K/Akt/mTOR, p38MPK, reduz significantemente a expressão do mRNA da COX-2, para o ciclo celular em G1 e G2/M por regulação para baixo da expressão das ciclina D1 e E1, inibe a aromatase, o que inibe a passagem do andrógeno para estrógeno, regula para cima o supressor tumoral p53, a fosforilação do ERK1/2, a clivagem da caspase 3 e do PARP 1 [*poly (ADP – ribose) polymerase 1*] e reduz o TERT (*telomerase reverse transcriptase*), o NF-kappaB, o Bcl-2 (*B-cell lymphoma-2*) e o ER-alfa (*estrogen receptor alpha*). Aumenta a razão BAX/BCL2, a expressão do RASSF1 (*RAS association domain family protein-1*), o IGFBP-3 e a expressão do CYP1A1 (envolvido no metabolismo de xenobióticos).

Mecanismo de ação da beta-glucana no sistema imune

A) Ativa receptor dectina-1 e outros receptores

Conhecemos pelo menos 4 receptores da beta-glucana: receptor do complemento-3 (CR3, CD11b/CD18, Mac-1, $\alpha M\beta_2$ integrin), lactosilceramida, *receptor scavenger* e dectina-1. O complemento-3 e a dectina-1 são os receptores mais estudados.

Beta-glucana liga-se a receptores específicos das células dendríticas e macrófagos e dispara suas ativações e maturações, aumenta a habilidade de apresentação dos antígenos e aumenta a produção de citocinas pró-inflamatórias que estimulam as respostas Th1 e Th17 e induzem a ativação de linfócitos T citotóxicos CD8+. Partículas maiores da beta-glucana são degradadas pelos macrófagos em partículas menores e quando liberadas ocupam o receptor CR3 dos neutrófilos e células *natural killer*, mediando a citotoxicidade celular dependente do CR3 das células tumorais opsonizadas iC3b (Albeituni, 2013).

A glucana purificada e principalmente a particulada, estimula as células dendríticas a produzir IL-12 e Interferon-gama dentro do microambiente tumoral e drasticamente promove a resposta Th1, antitumoral (Li, 2010).

B) É anti-PD-1/PD-L1

O autor verificou se uma forma micro particulada de 1-2 micrometros de diâmetro de beta-1,3-(D)-glucana (BG) da levedura *Saccharomyces cerevisiae* poderia regular a expressão de glicoproteínas da família B7 em macrófagos peritoneais residentes de camundongos BALB/c. Descobriu que BG regulou para cima a expressão do mRNA da glicoproteína B7.2 e aumentou a sua expressão na superfície da membrana. Embora o mRNA de B7.1 não tenha sido regulado positivamente acima dos níveis constitutivos, o tratamento com BG aumentou a expressão da glicoproteína B7.1 nos macrófagos, embora em menor extensão do que B7.2. Ao mesmo tempo, a expressão do gene e da superfície celular de B7-H1, um regulador para baixo putativo da atividade das células T, também foi regulado para cima por BG. A expressão de B7-DC, outra molécula da família B7 com atividade regulatória negativa, não foi afetada pela incubação com BG. Este estudo demonstrou que uma forma microparticulada de beta-glucana pode aumentar a expressão da molécula co-estimuladora B7 em macrófagos, permitindo assim que essas células apresentadoras de antígeno entreguem o segundo sinal aos linfócitos T que expressam CD28. Além disso, como a BG também induz a expressão de B7-H1, ela permite que os macrófagos forneçam um sinal de regulação para baixo concomitante para linfócitos T que expressam PD-1 (Hunter, 2004).

C) Citotoxicidade direta

A beta-glucana particulada derivada do *Saccharomyces cerevisiae* é eficaz em modelo de melanoma metastático de pulmão por mecanismo diferente dos já conhecidos. Ela induz monócitos ativados e provoca aumento da eficácia antitumoral. Monócitos ativados pela glucana particulada induzem citotoxicidade direta contra células tumorais *in vitro* e o tratamento sistêmico com a beta-glucana regula positivamente mediadores inflamatórios, incluindo TNFα, M-CSF e CCL2, nos pulmões (Alexander, 2018).

D) Imunidade treinada

Resta ainda a glucana treinando as células do sistema imune inato, como os granulócitos. É considerada a molécula prototípica da imunidade treinada contra agentes biológicos, como já escrevemos.

Glucana como terapêutica coadjuvante da tuberculose

Beta-glucana extraída do Curdlan é uma nova estratégia para ativar macrófagos contra *Mycobacterium tuberculosis*. Funciona melhorando a apresentação de antígenos, aumentando as citocinas Th1 e Th17, a captação do bacilo de Koch e a atividade microbicida dos macrófagos. Estudos *in vivo* mostraram que a terapia com glucana reduz significativamente a carga do bacilo no pulmão e no baço de ratos. A atividade antibacilar mediada pela glucana é através da ativação do STAT-1, que regula a produção de óxido nítrico (NO) através da indução da NO sintase induzível (iNOS); juntamente vem a ativação do fator nuclear kappa B (NF-κB) (Negi, 2019). Alfa-glucana induz sobre o bacilo de Koch a geração de espécies reativas tóxicas de oxigênio o que provoca maturação de células dendríticas e proliferação de linfócitos o que diminui a carga bacilar (Romero, 2019).

A fórmula da beta-glucana é $C_{18}H_{32}O_{16}$, peso molecular 504,4g/mol e nome químico: (2S,3R,4S,5S,6R)-2-[(2R,4R,5R,6S)-4,5-dihydroxy-2-(hydroxymethyl)-6-[(2R,4R,5R,6S)-4,5,6-trihydroxy-2-(hydroxymethyl)oxan-3-yl]oxyoxan-3-yl]oxy-6-(hydroxymethyl)oxane-3,4,5-triol. Outros nomes: Beta-Glucans, Epiglucan, Beta-Glucan, Beta-D-Glucan, D-Glucan e Beta-Glucosylglucan.

Beta-glucana

Felippe Jr, em 1993, mostrou pela primeira vez na literatura médica, em trabalho randomizado, duplo-cego, controlado com placebo e estratificado para gravidade, que a glucana particulada por via intravenosa (10 a 20mg/dia) em politraumatizados graves entubados e ventilados artificialmente diminui drasticamente o risco de pneumonia (55% para 9,5%), de septicemia (35% para 9,5%) e de pneumonia mais septicemia (65% para 14%), ao lado de diminuir de modo significante a mortalidade relacionada à infecção (30% para 4,8%), a permanência e o custo hospitalar.

Estudo piloto e não controlado em 11 pacientes criticamente enfermos em UTI, 7 com perfuração de víscera oca e múltiplos abscessos; 1 com abscesso peritoneal póscesárea; 1 com pancreatite traumática; 1 pós-operatório em septicemia; 1 alcoólatra crônico com pneumonia extensa; todos com insuficiência respiratória (80% sob ventilação artificial), 9 em choque séptico-hipovolêmico e 10 em insuficiência renal. A beta-glucana administrada por via intravenosa, 20 a 30mg ao dia reduziu de modo significante a mortalidade de 80% (mortalidade histórica) para 36,5%. Nesses pacientes, a glucana particulada por via intravenosa provoca, 5 dias após 20 a 30mg/dia aumento significativo do número de leucócitos (73%), linfócitos (57%) e monócitos (107%).

Nos pacientes com câncer, o autor mostrou aumento significativo dos linfócitos B (89%), linfócitos T (33%), linfócitos CD4 (47%) e aumento drástico das células *natural killer* (201%) quando em conjunto com o oscilador de múltiplas ondas de Lakhovsky (Felippe Jr, 1978, 1983, 1988a, 1988b, 1990,1993).

A glucana por via intravenosa pode provocar febre de 38-39ºC em 2-3 horas (aumento de IL-1 beta) ou após 5-6 horas (aumento de TNF-alfa).

(Felippe Jr, 1978, 1983, 1988a, 1988b, 1990,1993).

Utilizamos a glucana particulada combinada com o BCG sonicado por via subcutânea nos pacientes com neoplasia, principalmente quando submetidos à quimioterapia ou apresentarem-se imunodeprimidos.

A beta-glucana por via oral é bem tolerada em pacientes com câncer avançado recebendo quimioterapia. Não se observaram efeitos adversos ou toxicidade. Ao contrário, número significativo de pacientes referem melhoria do bem-estar enquanto tomam a glucana (Weiberg, 2008).

Alvos moleculares da beta-glucana no câncer

1. Beta-glucana particulada e purificada da levedura de cerveja é mais eficaz que a solúvel por via intravenosa. Ela é diferente do Zymosan (Qi, 2011).
2. Zymosam, composto impuro da beta-glucana, estimula as células dendríticas a secretar IL-10 e pouco IL-6 e IL-12 e assim induz imunotolerância. Entretanto, a glucana purificada, principalmente a particulada, estimula as células dendríticas a produzir IL-12 e Interferon-gama dentro do microambiente tumoral e drasticamente promove a resposta Th1, antitumoral (Li, 2010).

3. **Efeito contra agentes biológicos,** *in vivo*
   a) **Anti-*Mycobacterium tuberculosis*** (Negi, 2019; Romero, 2019).
   b) **Anti-*Mycobacterium bovis*** (Hetland, 1998, Negi-2019, Romero-2019). *M. bovis* está implicado na carcinogênese humana, principalmente pulmonar.
   c) **Antibacteriana.**
   d) **Antiviral.**
   e) **Antifúngica.**
4. **Efeitos diversos**
   a) Beta-glucana por via oral aumenta a eficácia de drogas-alvo no tratamento do câncer (Cheung, 2002).
   b) Beta-glucana aumenta a eficácia de anticorpos monoclonais no câncer (Cheung, 2002; Hong, 2004, Yan, 2005; Liu, 2009; Xiang, 2012).
   c) Ela aumenta a produção de hemácias, leucócitos e plaquetas (Felippe, 1988a).
   d) Ela possui efeito antioxidante protetor contra o excesso das espécies reativas tóxicas de oxigênio e nitrogênio (Jurczynska, 2012).
   e) Selênio (Vetvicka, 2016) ou vitamina C (Eicher, 2006) aumentam a eficácia da glucana sobre o sistema imune. Quando se adiciona resveratrol à combinação glucana – vitamina C, os efeitos sobre o sistema imune aumentam drasticamente (Vetvicka, 2012).
   f) BCG e beta-glucana possuem efeitos sinérgicos na polarização M1/Th1 (Drandarska, 2005).
   g) Beta-glucana extraída da bactéria Curdlan estimula Th1 e Th17 e exibe efeito adjuvante potente sobre células T CD8, ao lado de converter as células T reg (T regulatórias) em células Th17 em cultura de células (LeibundGut, 2007 e 2008; Osorio, 2008). Células Th17 têm demonstrado papel crítico na resposta antitumor das células T (Martin-Orosco, 2009).
   h) Beta-glucana polariza sistema imune para M1 via dectina-1 (Liu, 2015).
   i) Ela aumenta a imunidade celular aumentando o número e a função dos macrófagos, linfócitos, células dendríticas e *natural killer* (Akramiene, 2007).
   j) Ela possui grande potencial como antimetastático interferindo em CD4+ e CD8+ em várias neoplasias (Yoon, 2013).
   k) Glucana particulada por via oral modula células dendríticas e melhora a resposta das células T no câncer (Li, 2010).
   l) Glucana previne o aparecimento de mucosite e outros efeitos colaterais após quimioterapia com FOLFOX-4 (Karaka, 2014).
   m) Beta-glucana é antifúngica e anticâncer via sinalização da dectina-1 (Batbayar, 2012).
   n) Beta-glucana do *Saccharomyces cerevisiae*.
   o) Possui atividade antimetastática tumoral: aumento de IL-12, IFNγ e IL-1beta com aumento da citotoxicidade das células NK (Yoon, 2008).
5. **Várias linhagens neoplásicas**
   a) As beta-glucanas administradas por via oral aumentam os efeitos antitumorais dos anticorpos monoclonais em camundongos. Observamos esse efeito da beta-glucana, independentemente do antígeno (GD2, GD3, CD20, do receptor do fator de crescimento epidérmico, HER-2), do tipo de tumor humano (neuroblastoma, melanoma, linfoma, carcinoma epidermoide e carcinoma da mama) e da localização dos tumores (Cheung, 2002).
   b) Trinta e seis pacientes com câncer em estágios II-IV com idade variando de 22 a 57 anos receberam glucana derivada do *Grifola frondosa* (*maitake*). Observou-se regressão tumoral e significante melhora dos sintomas em 58,3% dos pacientes com câncer de fígado, 62,5% dos pacientes com câncer pulmonar e 68,8% das pacientes com câncer de mama. Quando em conjunto com a quimioterapia, houve aumento de 1,2 a 1,4 vez na atividade das células do sistema imune (Kodama, 2002).
   c) PSP (*polysaccharopeptide*) do *Coriolus versicolor*, cujo principal componente é a beta-glucana, aumenta a expressão de citocinas e quimocinas como o TNFα (*tumor necrosis factor-alpha*), interleucinas (IL-1 beta e IL-6), histamina e prostaglandina E; aumenta a infiltração de células dendríticas e células T dentro do tumor e diminui os efeitos adversos associados com a quimioterapia (Chang, 2017).
   d) A glucana pode provocar efeito citotóxico direto em algumas linhagens de células neoplásicas como as MCF-7, HL-60, U-937 e HT-29.
   Glucana aumenta a atividade tumoricida das células de Kupffer do fígado (Sherwood, 1987).
   e) Ela diminui a carcinogênese por inibir a p38MPK (Kobayashi, 2005).
   f) Ela aumenta a resposta imune antitumoral regulando a diferenciação e a função das células supressoras mieloide-derivadas (MDSCs) dos monócitos (*monocytic myeloid derived suppressor cells*) (Tian, 2003).
   g) Ela é antimetastática via aumento da ativação dos macrófagos e células *natural killer* em animais.
   h) Antimetastática em humanos em vários trabalhos clínicos.

i) Aumenta IL-12, IFNγ e IL-1 beta e a citotoxicidade das células NK.
j) Antimutagênica e antigenotóxica somente a curto prazo (Mantovani, 2008).
k) Anticlastogênico em células expostas à radiação ultravioleta.
l) O mecanismo de ação da beta-glucana, aumentando a atividade tumoricida dos anticorpos monoclonais antitumorais, foi demonstrado em modelos murinos que receberam a glucana por via oral (Hong, 2004) ou intravenosa (Hong, 2003).
m) Beta-glucana extraída do *maitake* (*Grifola frondosa*) induz regressão tumoral em sinergia com agonista do TLR9 (*Toll-like receptor 9*) via imunidade celular mediada pelas células dendríticas (Masuda, 2015). O agonista usado foi a *cytosine-phosphate-guanine oligodeoxynucleotide*.
n) Notavelmente, a expressão gênica diferencial, a análise da via, bem como as expressões de proteínas demonstraram que macrófagos M (IL-4) tratados com beta-1-3 glucana do levedo de cerveja e a beta-1-3 glucana do curdlan demonstraram produção aumentada de quimioatrativos, como CCL3, CCL4 e CXCL8, que contribuem no recrutamento de monócitos e neutrófilos. Tomados em conjunto, o curdlan, bem como as beta-glucanas da levedura de cerveja têm a capacidade única de induzir preferencialmente macrófagos TAM (macrófagos associados ao tumor – imunossupressores) em direção a um fenótipo produtor de quimioatrativos que podem auxiliar nas respostas imunes anticâncer (de Graaf, 2021).

6. **Gliomas e neuroblastomas**

A beta-glucana possui atividade antineoplásica no neuroblastoma recidivado ou refratário ao tratamento convencional na dose de 10 a 80mg/kg/dia durante 10 dias por via oral (Modak, 2013).

7. **Carcinoma de cabeça e pescoço**

Avaliou-se o nível de MDSC (células supressoras derivadas de mieloide) do sangue circulante como CD33+/CD11b+/HLA-DR– em 30 doadores saudáveis (grupo I), em 48 pacientes com carcinoma epidermóide oral (CEO) antes e após 14 dias de administração pré-operatória de beta-glucana (grupo II), e em 52 pacientes com CEO sem tomar beta-glucana (grupo III). Em 100 pacientes com CEO encontrou-se aumento significativo de MDSC em comparação com 30 doadores de sangue saudáveis ($p < 0,001$). No grupo II após a beta-glucana houve redução significativa das MDSC ($p < 0,001$). Além disso, encontrou-se sobrevida livre de recorrência significativamente maior no grupo II do que nos pacientes do grupo III ($p = 0,026$). Desta forma, a administração pré-operatória de beta-glucana aumenta a imunidade antitumoral e aumenta a taxa de sobrevida livre de recorrência por diminuir drasticamente o número de células supressoras derivadas de mieloide (MDSC) em pacientes com carcinoma epidermóide oral (Lo, 2021).

8. **Câncer de pulmão**
a) Combinação de glucana-resveratrol-vitamina C: forte efeito antitumoral no câncer de mama e de pulmão.
b) Em estudo randomizado, duplo-cego e controlado por placebo, 68 pacientes com câncer pulmonar estágios III e IV e que não haviam respondido ao tratamento convencional foram divididos em dois grupos: placebo (n = 34) e estudo (n = 34). O grupo estudo foi suplementado com três cápsulas de glucana por via oral (340mg cada), três vezes ao dia, extraída do *maitake* (*Coriolus versicolor*), durante quatro semanas. Observou-se aumento nas contagens de leucócitos e neutrófilos, enquanto no grupo placebo essas taxas foram reduzidas. Os níveis de IgG e IgM aumentaram significativamente no grupo estudo, fato não observado no placebo. Embora os pacientes do grupo glucana não tenham apresentado melhora significativa dos sintomas, observou-se que o número de pacientes que abandonaram o estudo, devido à progressão da doença, foi significativamente maior no grupo placebo (n = 8) quando comparado com o grupo tratado (n = 2) (Tsang, 2003).
c) Possui grande potencial terapêutico no câncer pulmonar (Roudi, 2017).
d) Beta-glucana de cogumelo administrada por via oral aumenta significativamente a expressão do mRNA do IFNγ e reduz significativamente a expressão do mRNA da COX-2 dentro do pulmão (Wang, 2015).
e) Glucana da aveia de alto e baixo peso molecular possui efeito antitumoral no câncer pulmonar A549, H69AR (Choromanska, 2018).
f) Lentinan aumenta a eficácia da cisplatina no câncer pulmonar, não de pequenas células (Zhao, 2021)

9. **Câncer de mama**
a) Parada do ciclo celular em G1 e apoptose em células do câncer de mama MCF-7. Quase 90% das células neoplásicas se acumulam na fase G1 após 72 horas, quando começa a diminuição da proliferação e a apoptose. A parada do ciclo em G1 se associa à regulação para baixo da expressão das ciclina D1 e E1(Zhang, 2006).

b) Induz parada do ciclo celular em G2/M por diminuir a ciclina D1 e a ciclina E com diminuição da proliferação, mas sem apoptose em outras linhagens de câncer de mama.

c) Beta-glucana 20mg/dia por via oral durante 21 dias aumentou IL-4 e IL-12 no sangue de 15 pacientes com câncer de mama, 28 a 65 anos de idade, submetidos à quimioterapia em trabalho randomizado, duplo-cego e controlado com placebo, em relação ao grupo controle (n = 15). O equilíbrio do sistema imune desviou para M1/Th1 (Ostadrahimi, 2014).

d) Inibe o ciclo celular e induz apoptose em células do carcinoma humano de mama MCF-7 ER-alfa positivo e negativo.

e) Glucana ocupa receptor alfa de estrógeno e pode ser útil no câncer de mama ER-alfa positivo.

f) Glucana inibe a aromatase, complexo P450, inibindo a passagem andrógeno para estrógeno.

g) Dose única de beta-glucana extraída do cogumelo *Schizophyllum* tem o mesmo efeito que 4 semanas de tratamento com tamoxifeno no câncer de mama induzido pelo DMBA. Tamoxifeno aumenta e glucana diminui a proliferação do câncer mamário induzido pelo DMBA (Mansour, 2012).

h) Consumo de cogumelos ricos em glucana diminui o risco de câncer de mama na pré-menopausa.

i) Fração D (*protein-bound β-1,6 and β-1,3 glucans*) do *maitake* é capaz de agir diretamente sobre as células do tumor mamário modulando diferentes processos envolvidos no desenvolvimento e progressão do câncer (Alonso, 2017).

j) Beta-glucana do *Lentinus edodes* provoca inibição de 53% na proliferação celular e apoptose da linhagem MCF-7 (ER+) no camundongo atímico. Esse efeito é semelhante ao controle tratado com cisplatina. Acontece regulação para cima do supressor tumoral, p53, fosforilação do ERK1/2, clivagem da caspase 3 e do PARP 1 [*poly (ADP - ribose) polymerase 1*] e redução do TERT (*telomerase reverse transcriptase*), do NF-kappaB, do Bcl-2 (*B-cell lymphoma-2*) e do ER-alfa (*estrogen receptor alpha*). Muito importante é a inibição da via PI3K/Akt/mTOR (Xu, 2017).

k) Em trabalho randomizado, duplo-cego e controlado por placebo envolvendo 30 mulheres com carcinoma de mama submetidas à quimioterapia concluiu-se que a glucana aumenta a qualidade de vida (Ostadrahimi, 2014a).

l) Beta-glucana pode ser útil como terapia adjuvante de pacientes com câncer de mama em trabalho randomizado, duplo-cego e controlado com placebo. Foram dois grupos de 15 mulheres com carcinoma de mama. Um grupo recebeu glucana solúvel 20mg/dia por via oral durante 21 dias nos intervalos entre as quimioterapias. Não houve interferência na contagem de leucócitos e os níveis de IL-12 foram maiores no grupo glucana (Ostadrahimi, 2014b).

m) Quinze mulheres com carcinoma mamário em estágio avançado da doença receberam quimioterapia e glucana extraída do cogumelo *Grifola frondosa*. Observou-se que 86,7% obtiveram redução do tamanho tumoral ao lado da grande diminuição dos efeitos colaterais da quimioterapia.

n) Beta-glucana polariza Th1 no câncer de mama aumentando IL-10 e diminuindo IL-4 em trabalho randomizado e controlado com placebo.

10. **Câncer de mama triplo negativo**

a) Beta-glucana inibe a proliferação do câncer de mama endócrino-resistente ou triplo negativo, linhagens LCC9 e LY2, e aumenta a transcrição do IGFBP3, CTNNB1 e ER-beta na linhagem LCC9. A linhagem MDA-MB-231 não é inibida pela glucana (Jafaar, 2014).

b) Inibe a proliferação do câncer de mama endócrino-resistente alterando a expressão gênica. Aumenta a razão BAX/BCL2, aumenta a expressão do RASSF1 (*RAS association domain family protein-1*) e do IGFBP-3: no final diminui a proliferação e aumenta a apoptose. A diminuição do RASSF1 se associa à resistência ao tamoxifeno.

11. **Câncer de próstata**

a) Aumenta a produção de IL-12 pelas células dendríticas no câncer de próstata e aumenta a atividade das células *natural killer* e dos linfócitos CD4+.

b) Beta-glucana ou melatonina sozinhas ou em conjunto inibem o crescimento do adenocarcinoma prostático e diminuem o MDA (malondialdeído) no tecido tumoral em ratos Dunning 3327 MatLyLu (Kabasaka, 2011).

12. **Câncer de esôfago**

a) A combinação de quimioterapia com lentinan melhora a sobrevida de pacientes com câncer de esôfago. A adição de lentinan (1mg/250ml de solução salina) ao regime de quimioterapia melhora as condições gerais e a qualidade de vida dos pacientes. Em particular, a função imunológica do paciente pode aumentar pelo tratamento combinado: os níveis séricos de IL-2, IL-6 e IL-12 aumentaram, enquanto os níveis de IL-4, IL-5 e IL-10 diminuíram (Wang, 2102). O significado é a polarização de M2/Th2 (proliferativo) para M1/Th1 (antiproliferatrivo).

13. **Câncer de estômago**

a) Efeito terapêutico benéfico no câncer avançado de estômago e colorretal: aumento da sobrevida

em conjunto com a quimioterapia em estudo de fase III. Foi significante o aumento da sobrevida e houve maior número de sobreviventes no grupo glucana (Taguchi, 1985).
b) Lentinan pode ser útil no câncer gástrico devido riqueza em glucana – beta-(1,3)-glucana com ramificações beta-(1,6). Quando usado junto com anticorpos monoclonais aumenta a sobrevida (Ina, 2013).
c) A administração de 3g/dia de glucana extraída do *Coriolus versicolor*, por um período de dois meses, em 82 pacientes com carcinoma gástrico tratados com quimioterapia aumentou a atividade das células *natural killer*, IL-2, CD4, CD8 quando comparado com o grupo controle que recebeu apenas a quimioterapia.
d) Cinquenta pacientes com câncer gástrico tratados do modo convencional foram randomizados, em trabalho duplo-cego, e controlados com placebo. Eles receberam, em três meses, 3g/dia de glucana ou placebo. Houve aumento da atividade das células *natural killer* e de CD4/CD8 quando comparadas com o grupo controle.
e) Duzentos e sessenta e cinco pacientes com carcinoma gástrico em tratamento quimioterápico e cirúrgico foram randomizados em grupo placebo (quimioterapia) e grupo de estudo (quimioterapia mais 3g/dia de glucana) durante 4 semanas. No grupo tratado com glucana houve aumento significativo da sobrevida de cinco anos e na sobrevida geral. Não houve efeitos colaterais.
f) Beta-glucana aumenta a sobrevida no câncer avançado de estômago em 115 pacientes em trabalho randomizado com o uso concomitante de quimioterapia (Wakui, 1986).

14. **Câncer hepático**
a) Induz diminuição da proliferação e apoptose por parada do ciclo celular em G0/G1 em células HepG2 do hepatoma humano.
b) Tamoxifeno aumenta e glucana diminui a proliferação do hepatocarcinoma induzido quimicamente.
c) Glucana por via oral aumenta a sobrevida no hepatocarcinoma em humanos.
d) A exposição de células HepG2 do hepatoma humano a apenas 50 microgramas/ml de beta-glucana extraída do *Agaricus blazei* diminui significativamente a expressão do gene ERCC5 (envolvido na reparação do DNA). Se houver exposição de xenobiótico em conjunto com a glucana, observa-se aumento da expressão do CYP1A1 (envolvido no metabolismo de xenobióticos). Não interfere no gene envolvido na apoptose, o CASP9 (da Silva, 2013).
e) Dose única de beta-glucana extraída do cogumelo *Schizophyllum* tem o mesmo efeito que 4 semanas de tratamento com tamoxifeno no hepatoma induzido pelo DMBA. Tamoxifeno aumenta e glucana diminui a proliferação do hepatocarcinoma induzido pelo DMBA (Mansour, 2012).
f) Em células HepG2 do hepatocarcinoma humano, a beta-glucana do *Agaricus bisporus* aumenta a liberação de citocromo c e diminui o conteúdo de ATP, sugerindo a morte celular por apoptose (Pires, 2013).

15. **Câncer de cólon**
a) Inibe metástases pulmonares, aumenta proliferação de linfócitos do baço e aumenta a citotoxicidade das células *natural killer* no carcinoma de cólon linhagem 26-M3.1.
b) Inibe a proliferação e induz a apoptose em células H-60 e U-937, parando o ciclo celular em G1/S e G2/M.
c) Induz apoptose ativando caspase-3 em células HT-28 do câncer de cólon humano e no melanoma.
d) Beta-glucana diminui o volume do câncer de cólon humano transplantado em camundongo via estimulação do sistema imune e direta citotoxicidade. Beta-glucana possui efeito sinérgico com a quimioterapia (Chen, 2013).
e) Beta-glucana aumenta a sobrevida no câncer avançado colorretal de 51 pacientes em trabalho randomizado com o uso concomitante de quimioterapia (Wakui, 1986).
f) Glucana do *Pleurotus pulmonarius* inibe colite associada à carcinogênese de cólon no camundongo (Lavi, 2012).
g) Um total de 19 mulheres e homens adultos com diagnóstico de câncer colorretal em estágio 3-4 e um grupo de controle de 20 indivíduos saudáveis da mesma idade foram incluídos no estudo. Amostras de sangue dos participantes foram analisadas usando o Comet Assay para os parâmetros de dano ao DNA. Danos no DNA significativamente aumentados foram observados em pacientes versus grupo de controle normal, conforme indicado por maiores valores de momento da cauda, porcentagem de DNA da cauda e comprimento da cauda. Após a incubação com beta-glucana, uma redução substancial foi encontrada nos parâmetros de dano ao DNA. O ensaio cometa revelou níveis significativos de danos ao DNA endógeno em pacientes, conforme demonstrado por aumentos notáveis no momento da cauda, na porcentagem de DNA na cauda e nos valores do comprimento da cauda, em comparação com o grupo controle. Após o

tratamento de sangue total fresco com incubação de beta-glucana, os danos ao DNA foram significativamente reduzidos. Conclusão: A β-Glucana reduziu substancialmente os danos ao DNA em pacientes com câncer colorretal e mostrou efeitos antimutagênicos. Os resultados sugerem que a ingestão dietética de β-glucana pode ser importante na gênese de tumores de câncer colorretal (Benlier, 2021).

16. **Câncer de pâncreas**
Lentinan por via oral melhora qualidade de vida no câncer de pâncreas avançado (Shimizu, 2009).

17. **Câncer de ovário**
A beta-glucana derivada de levedura aumenta a eficácia terapêutica mediada pelo anticorpo monoclonal antifator de crescimento endotelial vascular (VEGF) (bevacizumab) em modelos de xenoenxerto de carcinoma humano. As células SKOV-3 de carcinoma ovariano humano expressam VEGF ligado à membrana tanto in vitro quanto in vivo. O bevacizumabe se liga ao VEGF e à membrana e complemento ativado sendo sinérgico com a beta-glucana para provocar citotoxicidade celular in vitro. Estudo in vivo mostrou que a beta-glucana aumenta significativamente a eficácia terapêutica mediada pelo bevacizumabe (Salvador, 2008).

18. **Câncer endometrial.** Não encontrado especificamente.

19. **Câncer cervical uterino**
a) Beta-glucana melhorou totalmente 111 de 176 mulheres (63,1%) que apresentavam citologia cervical uterina com células epidermoides atípicas de significado indeterminado e lesões intraepiteliais epidermoides de baixo grau (Laccetta, 2015).
b) O objetivo do estudo foi avaliar a eficácia da beta-glucana em mulheres com citologia anormal, incluindo aquelas com triagem positiva para ASCUS-LSIL divididas em mulheres com citologia positiva (ASCUS ou LSIL) e colposcopia negativa e mulheres com citologia anormal, colposcopia positiva e histologia do vírus do papiloma humano (HPV)-CIN1 que optou pelo acompanhamento. Todas as mulheres foram tratadas com dois ciclos de aplicação tópica diária de beta-glucana por 20 dias consecutivos com suspensão de 10 dias. Após 3 meses de tratamento, de 30 mulheres com citologia positiva e colposcopia negativa, 80% com diagnóstico de ASCUS resultou negativo, 35% com diagnóstico de LSIL resultou negativo; após 6 meses, 100% com diagnóstico de ASCUS resultou negativo, 70% com diagnóstico de LSIL resultou negativo; após 12 meses, 85% com diagnóstico de LSIL resultou negativo. Das 30 mulheres com citologia positiva, a colposcopia positiva e a histologia HPV-CIN1 após 3 meses 20% resultaram negativas, após 6 meses 60% resultaram negativos e após 12 meses 80% resultaram negativos. A persistência da histologia do HPV-CIN1 foi verificada em 13% das mulheres. Para essas mulheres o tratamento definitivo foi o TFD. O estudo demonstrou a eficácia do tratamento com beta-glucana nas mulheres com lesões ASCUS-LSIL e lesões HPV-CIN1, aumentando a taxa de regressões após 12 meses do tratamento (Scardamaglia, 2010; Chaichian, 2020).

20. **Linfoma de Hodgkin**
Beta-glucana aumenta a eficácia do rituximab no linfoma de Hodgkin (Hs445 e RPMI6666) *in vitro* e *in vivo* (Modak, 2005).

21. **Linfoma não Hodgkin**
a) Beta-glucana do *Saccharomyces cerevisae* aumenta CD86 e via dectina-1 aumenta maturação do linfoma de células B (Harnack, 2011).
b) BG aumenta a eficácia do rituximab no linfoma não Hodgkin (Daudi e EBV-derived B-NHL) *in vitro* e *in vivo* (Modak, 2005).

22. **Melanoma**
a) Glucana do *S. cerevisiae* possui atividade antimetastática. De modo dose-dependente diminui o número de metástases de pulmão do câncer do carcinoma de cólon 26-M3.1 ou do melanoma B16-BL6-murino (Yoon, 2008).
b) Suplementação com glucana possui forte efeito antimelanoma via estímulo das células *natural killer* (Vetvicka, 2015).
c) A glucana extraída dos flocos da *Avena sativa* ((1,3)(1,4)-β-D-glucan) possui propriedades pró-apoptóticas sobre células HTB-140 do melanoma humano (Wojciechowska, 2015).
d) Administração sistêmica de beta-glucana de 200kDa modula o microambiente do melanoma humano e suprime metástases (Zhang, 2017).
e) A beta glucana aumenta os efeitos antitumorais do anticorpo PD-1 no modelo de tumor singenêico B16. Aumenta a fagocitose de macrófagos, melhora a secreção de citocina/quimocinas e modula a composição celular imune sistêmica e intratumoral (Su, 2019).
f) A beta-glucana particulada derivada do *Saccharomyces cerevisiae* é eficaz em modelo de melanoma metastático de pulmão por mecanismo diferente dos já conhecidos. Ela induz monócitos ativados e provoca aumento da eficácia antitumoral. Monócitos ativados pela glucana particulada induzem citotoxicidade direta contra células tumorais *in vitro* e o tratamento sistêmi-

co com a beta-glucana regula positivamente mediadores inflamatórios, incluindo TNFα, M-CSF e CCL2, nos pulmões (Alexander, 2018).

23. **Sarcomas**
    a) Glucana diminui a proliferação do sarcoma 180 murino.
    b) No reticulossarcoma murino, a glucana diminui as metástases hepáticas e aumenta a sobrevida.

24. **Leucemias**
Em pacientes com leucemia não linfocítica aguda tratados com quimioterapia, eles foram divididos em grupo I (20g de *Agaricus blazei*, três vezes ao dia; n = 10) e grupo II (placebo; n = 10). No grupo I, 8 pacientes alcançaram completa remissão tumoral e 2 pacientes não apresentaram efeito. No grupo II, 5 pacientes alcançaram completa remissão, 2 pacientes tiveram remissão parcial e 3 não apresentaram remissão do tumor.

25. **Câncer renal**
As metástases de carcinomas de células renais (CCR) são resistentes à radiação e quimioterapia, mas são relativamente imunogênicas. Beta-glucana aumenta a morte das micrometástases do carcinoma de células renais pela ativação do complemento direcionado pelo anticorpo monoclonal G250 (Sier, 2004).

Conclusão

Não conhecemos droga mais eficaz e mais estudada no tratamento do câncer e das infecções do que a beta-glucana extraída do *Saccharomyces cerevisiae* na forma particulada. Acresce que a glucana é a droga prototípica da imunidade treinada. Todos os nossos pacientes recebem glucana por via oral, subcutânea. e os mais graves, intravenosa.

A glucana é uma das maravilhas da natureza, porém, solitária e esquecida e sabem a razão: é muito eficaz no câncer, porém não patenteável.

Referências

1. Abstracts and papers in full on the site: www.medicinabiomolecular.com.br
2. Alexander MP, Fiering SN, Ostroff GR, et al. Beta-glucan-induced inflammatory monocytes mediate antitumor efficacy in the murine lung. Cancer Immunol Immunother. Nov;67(11):1731-1742, 2018.
3. Albeituni SH, Yan J. The effects of β-glucans on dendritic cells and implications for cancer therapy. Anticancer Agents Med Chem. 13(5):689-98;2013.
4. Albeituni SH, Ding C, Liu M, et al. Yeast-Derived Particulate β-Glucan Treatment Subverts the Suppression of Myeloid-Derived Suppressor Cells (MDSC) by Inducing Polymorphonuclear MDSC Apoptosis and Monocytic MDSC Differentiation to APC in Cancer. J Immunol. 196(5):2167-80;2016.
5. Akramiene D, Kondrotas A, Didziapetriene J, Kevelaitis E. Effects of beta-glucans on the immune system. Medicina (Kaunas). 43(8):597-606;2007.
6. Alonso EN, Ferronato MJ, Gandini NA, et al. Antitumoral effects of D-fraction from Grifola Frondosa (Maitake) Mushroom in Breast Cancer. Nutr Cancer. 69(1):29-43;2017.
7. Batbayar S, Lee DH, Kim HW. Immunomodulation of Fungal b-Glucan in Host Defense Signaling by Dectin-1. Biomol Ther 20(5): 433-45;2012.
8. Benlier N, Uçar N, Öğüt E, et al. Assessment of Antioxidant Effect of Beta-Glucan on the Whole Blood Oxidative DNA Damage with the Comet Assay in Colorectal Cancer. Curr Mol Pharmacol. Feb 19, 2021.
9. Cao Y, Sun Y, Zou S, Li M. Orally Administered Baker's Yeast beta-Glucan Promotes Glucose and Lipid Homeostasis in the Livers of Obesity and Diabetes Model Mice. J Agric Food Chem. Nov 8;65(44):9665-9674, 2017.
10. Chaichian S, Moazzami B, Sadoughi F, et al. Functional activities of beta-glucans in the prevention or treatment of cervical cancer. J Ovarian Res. Mar 5;13(1):24, 2020.
11. Chan GC, Chan WK, Sze DM. The effects of beta-glucan on human immune and cancer cells. J Hematol Oncol. 2:25;2009.
12. Chang Y, Zhang M, Jiang Y, et al. Preclinical and clinical studies of Coriolus versicolor polysaccharopeptide as an immunotherapeutic in China. Discov Med. 23(127):207-19;2017.
13. Chen J, Zhang XD, Jiang Z. The application of fungal β-glucans for the treatment of colon cancer. Anticancer Agents Med Chem. 13(5):725-30;2013.
14. Choromanska A, Kulbacka J, Harasym J, et al. High- and low-Molecular Weight oat Beta-Glucan Reveals Antitumor Activity in Human Epithelial Lung Cancer. Pathol Oncol Res. Jul;24(3):583-592; 2018.
15. Cheung NK, Modak S, Vickers A, Knuckles B. Orally administered beta-glucans enhance anti-tumor effects of monoclonal antibodies. Cancer Immunol Immunother. 51(10):557-64;2002.
16. da Silva AF, Sartori D, Macedo FC Jr, et al. Effects of β-glucan extracted from Agaricus blazei on the expression of ERCC5, CASP9, and CYP1A1 genes and metabolic profile in HepG2 cells. Hum Exp Toxicol. 32(6):647-54;2013.
17. de Graaff P, Berrevoets C, Rösch C, et al. Curdlan, zymosan and a yeast-derived beta-glucan reshape tumor-associated macrophages into producers of inflammatory chemo-attractants. Cancer Immunol Immunother. Feb;70(2):547-561, 2021.
18. Drandarska I, Kussovski V, Nikolaeva S, Markova N. Combined immunomodulating effects of BCG and Lentinan after intranasal application in guinea pigs. Int Immunopharmacol. 5(4):795-803;2005.
19. Eicher SD, McKee CA, Carroll JA, Pajor EA. Supplemental vitamin C and yeast cell wall beta-glucan as growth enhancers in newborn pigs and as immunomodulators after an endotoxin challenge after weaning. J Anim Sci. 84(9):2352-60;2006.
20. Felippe JJr, et al. Moléstia de base e antibioticoterapia nas septicemias. Rev Hosp Clin Fac Med S Paulo. 33(2):83;1978.
21. Felippe JJr. Choque séptico: modelo experimental e mecanismo de aumento do débito cardíaco: teste de doutoramento em Fisiologia, Universidade de São Paulo. 1978.
22. Felippe JJr, et al. Celularidade do sangue periférico após o emprego de glucana, um imuno-estimulante de SRE, em pacientes sépticos e em voluntários sem infecção. Revista de Terapia Intensiva. 2:45;1987.

23. Felippe JJr, et al. Mudanças na celularidade do sangue periférico induzida pela administração de glucana em voluntários sem infecção. Anais do IV Congresso Brasileiro de Medicina Intensiva. 1988ª.
24. Felippe JJr, et al. Prevenção da infecção hospitalar em politraumatizados com o emprego de imunomodulador: glucana. Anais do IV Congresso Brasileiro de Medicina Intensiva. 1988b.
25. Felippe JJr. Tratamento imunológico das infecções. In: Felippe Jr. Pronto socorro: Fisiopatologia – Diagnóstico – Tratamento. Rio de Janeiro: Guanabara Koogan; p. 110-5;1990.
26. Felippe JJr, Rocha e Silva M Jr, Maciel FMB, et al. Infection prevention in patients with severe multiple trauma with the immunomodulator beta 1-3 polyglucose-glucan. Surg Gynecol Obstet. 177:383-8; 1993.
27. Fortes RC, Carvalho MRGN. Effects of dietary supplementation with agaricales mushrooms and other medicinal fungus on therapy against the câncer. Revista Brasileira de Cancerologia 52(4):363-71;2006.
28. Geissmann F, Manz MG, Jung S, Sieweke MH, Merad M, Ley K. Development of monocytes, macrophages, and dendritic cells. Science. 327:656–661, 2010.
29. Harnack U, Kellermann U, Pecher G. Yeast-derived beta-(1-3),(1-6)-D-glucan induces up-regulation of CD86 on dectin-1-positive human B-lymphoma cell lines. Anticancer Res. 31(12):4195-9;2011.
30. Hetland G, Løvik M, Wiker HG. Anti micobacterium bovis Protective effect of beta-glucan against mycobacterium bovis, BCG infection in BALB/c mice. Scand J Immunol. 47(6):548-53;1998.
31. Hong F, Yan J, Baran JT, et al. Mechanism by which orrally administered beta-1,3-glucans enhance the tumoricidal activity of antitumor monoclonal antibodies in murine tumor models. J Immunol. 173:797-806;2004.
32. Hong F, Hansen RD, Yan J, et al. Beta-glucan functions as an adjuvant for monoclonal antibody immunotherapy by recruiting tumoricidal granulocytes as killer cells. Cancer Res. 63:9023-31;2003.
33. Hunter KW Jr, DuPre' S, Redelman D. Microparticulate beta-glucan upregulates the expression of B7.1, B7.2, B7-H1, but not B7-DC on cultured murine peritoneal macrophages. Immunol Lett. Apr 30;93(1):71-8, 2004.
34. Husnjak K, Dikic I. Ubiquitin-binding proteins: decoders of ubiquitin-mediated cellular functions. Annu Rev Biochem 81: 291–322, 2012.
35. Ina K, Kataoka T, Ando T. The use of lentinan for treating gastric cancer. Anticancer Agents Med Chem. 13(5):681-8;2013.
36. Itano AA, McSorley SJ, Reinhardt RL, Ehst BD, Ingulli E, Rudensky AY, Jenkins MK. Distinct dendritic cell populations sequentially present antigen to CD4 T cells and stimulate different aspects of cell-mediated immunity. Immunity. 19:47–57, 2003.
37. Jafaar ZM, Litchfield LM, Ivanova MM, et al. β-D-glucan inhibits endocrine-resistant breast cancer cell proliferation and alters gene expression. Int J Oncol. 44(4):1365-75;2014.
38. Jagannath C, Lindsey DR, Dhandayuthapani S, et al. Autophagy enhances the efficacy of BCG vaccine by increasing peptide presentation in mouse dendritic cells. Nat Med 15: 267–276, 2009.
39. Jurczynska E, Saczko J, Kulbacka J, et al. Beta-glucan as a natural anticancer agent. J Pol Merkur Lekarski. 33(196):217-20;2012.
40. Kabasakal L, Sener G, Balkan J, et al. Melatonin and beta-glucan alone or in combination inhibit the growth of dunning prostatic adenocarcinoma. Oncol Res. 19(6):259-63;2011.
41. Kalafati L, Kourtzelis I, Schulte-Schrepping J, et al. Innate Immune Training of Granulopoiesis Promotes Anti-tumor Activity. Cell. Oct 29;183(3):771-785.e12, 2020.
42. Kanagasabapathy G, Chua KH, Malek SN. AMP-activated protein kinase mediates insulin-like and lipo-mobilising effects of beta-glucan-rich polysaccharides isolated from Pleurotus sajor-caju (Fr.), Singer mushroom, in 3T3-L1 cells. Food Chem. Feb 15;145: 198-204, 2014.
43. Karaca H, Bozkurt O, Ozaslan E, et al. Positive effects of oral β-glucan on mucositis and leukopenia in colorectal cancer patients receiving adjuvant FOLFOX-4 combination chemotherapy. Asian Pac J Cancer Prev. 15(8):3641-4;2014.
44. Kim HS, Park KH, Lee HK, et al. Curdlan activates dendritic cells through dectin-1 and toll-like receptor 4 signaling. Int Immunopharmacol. Oct;39:71-78, 2016.
45. Kleinnijenhuis J, Quintin J, Preijers F, et al. Bacille Calmette-Guerin induces NOD2-dependent nonspecific protection from reinfection via epigenetic reprogramming of monocytes. Proc Natl Acad Sci U S A 109: 17537–17542, 2012.
46. Klechevsky E, Morita R, Liu M, et al. Functional specializations of human epidermal Langerhans cells and CD14+ dermal dendritic cells. Immunity. 29:497–510, 2008.
47. Kobayashi H, Yoshida R, Kanada Y, et al. Suppressing effects of daily oral supplementation of beta-glucan extracted from Agaricus blazei Murill on spontaneous and peritoneal disseminated metastasis in mouse model. Cancer Res Clin Oncol. 131(8):527-38;2005.
48. Kodama N, Komuta K, Nanba H. Can maitake MD-fraction aid cancer patients? Altern Med Rev. 7:236-39;2002.
49. Laccetta G, Carrone A, Burratti M, Mancino P. Effect of the treatment with β-glucan in women with cervical cytologic report of atypical squamous cells of undetermined significance (ASCUS) and low-grade squamous intraepithelial lesions (L-SIL). Minerva Ginecol. 67(2):113-20;2015.
50. Lavi I, Nimri L, Levinson D, et al. Glucans from the edible mushroom Pleurotus pulmonarius inhibit colitis-associated colon carcinogenesis in mice. J Gastroenterol. 47(5):504-18;2012.
51. Lee DH, Kim HW. Innate immunity induced by fungal β-glucans via dectin-1 signaling pathway. Int J Med Mushrooms. 16(1):1-16;2014.
52. LeibundGut-Landmann S, Gross O, Robinson MJ, et al. Syk- and CARD9-dependent coupling of innate immunity to the induction of T helper cells that produce interleukin 17. Nat Immunol. 8:630-8;2007.
53. Leibundgut-Landmann S, Osorio F, Brown GD, Reis e Sousa C. Stimulation of dendritic cells via the dectin-1/Syk pathway allows priming of cytotoxic T-cell responses. Blood. 112:4971-80; 2008.
54. Li B, Cai Y, Qi C, et al. Orally administered particulate beta-glucan modulates tumor-capturing dendritic cells and improves antitumor T-cell responses in cancer. Clin Cancer Res. 16(21):5153-64;2010.
55. Liu J, Gunn L, Hansen R, Yan J. Combined yeast-derived beta-glucan with anti-tumor monoclonal antibody for cancer immunotherapy. Exp Mol Pathol. 86(3):208-14;2009.
56. Liu M, Luo F, Ding C, Albeituni S, et al. Dectin-1 Activation by a Natural Product β-Glucan Converts Immunosuppressive Macrophages into an M1-like Phenotype. J Immunol. 195(10):5055-65;2015.
57. Lo YW, Lee AY, Liu YC, et al. beta-glucan therapy converts the inhibition of myeloid-derived suppressor cells in oral cancer patients. Oral Dis. Mar 3, 2021.
58. Mantovani MS, Bellini MF, Angeli JP, et al. Beta-glucans in promoting health: prevention against mutation and cancer. Mutat Res. 658(3):154-61;2008.
59. Mansour A, Daba A, Baddour N, et al. Schizophyllan inhibits the development of mammary and hepatic carcinomas induced by 7,12 dimethylbenz(α)anthracene and decreases cell proliferation: comparison with tamoxifen. J Cancer Res Clin Oncol. 138(9):1579-96;2012.

60. Martin-Orozco N, Muranski P, Chung Y, et al. T helper 17 cells promote cytotoxic T cell activation in tumor immunity. Immunity. 31:787-98;2009.
61. Masuda Y, Nawa D, Nakayama Y, et al. Soluble β-glucan from Grifola frondosa induces tumor regression in synergy with TLR9 agonist via dendritic cell-mediated immunity. J Leukoc Biol. 98(6):1015-25;2015.
62. Min Y, Xu W, Liu D, et al. Autophagy promotes BCG-induced maturation of human dendritic cells. Acta Biochim Biophys Sin (Shanghai) 42: 177–182,2010.
63. Modak S, Kushner BH, Kramer K, et al. Anti-GD2 antibody 3F8 and barley-derived (1 → 3),(1 → 4)-β-D-glucan: a phase I study in patients with chemoresistant neuroblastoma. Oncol Immunol. 2(3):e23402;2013.
64. Modak S, Koehne G, Vickers A, et al. Rituximab therapy of lymphoma is enhanced by orally administered (1-->3),(1-->4)-D-beta-glucan. Leuk Res. Jun;29(6):679-83, 2005.
65. Murphy EA, Davis JM, Carmichael MD. Immune modulating effects of β-glucan. Curr Opin Clin Nutr Metab Care. 13(6):656-61;2010.
66. Muthuramalingam K, Kim Y, Cho M. beta-glucan, "the knight of health sector": critical insights on physiochemical heterogeneities, action mechanisms and health implications. Crit Rev Food Sci Nutr. Apr 5:1-37, 2021.
67. Negi S, Pahari S, Das DK, Khan N, Agrewala JN. Curdlan Limits *Mycobacterium tuberculosis* Survival Through STAT-1 Regulated Nitric Oxide Production. Front Microbiol. 2019 May 28;10:1173.
68. Netea MG, Quintin J, van der Meer JW. Trained immunity: a memory for innate host defense. *Cell Host Microbe* 9: 355–361, 2011.
69. Ning Y, Xu D, Zhang X, et al. β-glucan restores tumor-educated dendritic cell maturation to enhance antitumor immune responses. Int J Cancer. 138(11):2713-23;2016.
70. Ostadrahimi A, Esfahani A, Asghari Jafarabadi M, et al. Effect of Beta glucan on quality of life in women with breast cancer undergoing chemotherapy: a randomized double-blind placebo-controlled clinical trial. Adv Pharm Bull. 4(Suppl 1):471-7;2014a.
71. Ostadrahimi A, Ziaei JE, Esfahani A, et al. Effect of beta glucan on white blood cell counts and serum levels of IL-4 and IL-12 in women with breast cancer undergoing chemotherapy: a randomized double-blind placebo-controlled clinical trial. Asian Pac J Cancer Prev. 15(14):5733-9;2014b.
72. Osorio F, LeibundGut-Landmann S, Lochner M, et al. DC activated via dectin-1 convert Treg into IL-17 producers. Eur J Immunol. 38:3274-81;2008.
73. Palucka K, Hideki Ueno, Joseph Fay, Jacques Banchereau. Dendritic cells and immunity against cancer. J Intern Med. Jan; 269(1): 64–73. 2011.
74. Parzonko A, Makarewicz-Wujec M, Jaszewska E, et al. Pro-apoptotic properties of (1,3)(1,4)-β-D-glucan from Avena sativa on human melanoma HTB-140 cells in vitro. Int J Biol Macromol. 72:757-63;2015.
75. Pires Ado R, Ruthes AC, Cadena SM, et al. Cytotoxic effect of Agaricus bisporus and Lactarius rufus β-D-glucans on HepG2 cells. Int J Biol Macromol. 58:95-103;2013.
76. Qi Chunjian,Yihua Cai, Lacey Gunn, et al. Differential pathways regulating innate and adaptive antitumor imune responses by particulate and soluble yeast-derived beta-glucans. Blood. 117(25):6825-36;2011.
77. Queiroz EA, Fortes ZB, da Cunha MA, et al. Antiproliferative and pro-apoptotic effects of three fungal exocellular beta-glucans in MCF-7 breast cancer cells is mediated by oxidative stress, AMP-activated protein kinase (AMPK) and the Forkhead transcription factor, FOXO3a. Int J Biochem Cell Biol. Oct;67:14-24, 2015.
78. Quintin J, Saeed S, Martens JH, et al. Candida albicans infection affords protection against reinfection via functional reprogramming of monocytes. *Cell Host Microbe* 12: 223–232, 2012 .
79. Romero MM, Duarte A, Pastorini M, Alemán MRole of α-glucan-induced oxygen species in dendritic cells and its impact in immune response against tuberculosis. Int J Med Microbiol. Sep;309(6):151328, 2019.
80. Roudi R, Mohammadi SR, Roudbary M, Mohsenzadegan M. Lung cancer and β-glucans: review of potential therapeutic applications. Invest New Drugs. 35(4):509-17;2017.
81. Salvador C, Li B, Hansen R, et al. Yeast-derived beta-glucan augments the therapeutic efficacy mediated by anti-vascular endothelial growth factor monoclonal antibody in human carcinoma xenograft models. Clin Cancer Res. Feb 15;14(4):1239-47;2008.
82. Scardamaglia P, Carraro C, Mancino P, Stentella P. Effectiveness of the treatment with beta-glucan in the HPV-CIN 1 lesions. Minerva Ginecol. 62(5):389–393, 2010.
83. Sier CF, Gelderman KA, Prins FA, Gorter A. Beta-glucan enhanced killing of renal cell carcinoma micrometastases by monoclonal antibody G250 directed complement activation.
84. Int J Cancer. May 10;109(6):900-8;2004.
85. Sherwood ER, Williams DL, McNamee BR, et al. In vitro tumoricidal activity of resting and glucan-activated Kupffer cells. J Leuk Biol. 42:69-75;1987.
86. Shetab Boushehri MA, Lamprecht A. TLR4-Based Immunotherapeutics in Cancer: A Review of the Achievements and Shortcomings. Mol Pharm. Nov 5;15(11):4777-4800, 2018.
87. Shimizu K, Watanabe S, Watanabe S, et al. Efficacy of oral administered superfine dispersed lentinan for advanced pancreatic cancer. Hepatogastroenterology. 56(89):240-4;2009.
88. Su F, Song Q, Zhang C, et al. A β-1,3/1,6-glucan from Durvillaea Antarctica inhibits tumor progression in vivo as an immune stimulator. Carbohydr Polym. Oct 15;222:114993, 2019.
89. Tang T, Song J, Li J, Wang H, Zhang Y. A synbiotic consisting of Lactobacillus plantarum S58 and hull-less barley beta-glucan ameliorates lipid accumulation in mice fed with a high-fat diet by activating AMPK signaling and modulating the gut microbiota. Carbohydr Polym. Sep 1;243:116398, 2020.
90. Taguchi T, Furue H, Kimura T, et al. Results of phase III study of lentinan. Gan To Kagaku Ryoho. 12(2):366-78;1985.
91. Tian J, Ma J, Ma K, et al. β-Glucan enhances antitumor immune responses by regulating differentiation and function of monocytic myeloid-derived suppressor cells. Eur J Immunol. 43(5):1220-30;2013.
92. Tsang KW, Lam CL, Yan C, et al. Coriolus versicolor polysaccharide peptide slows progression of advanced non-small cell lung cancer. Respir Med. 97:618-24;2003.
93. Weitberg AB. A phase I/II trial of beta-(1,3)/(1,6) D-glucan in the treatment of patients with advanced malignancies receiving chemotherapy. J Exp Clin Cancer Res. 27:40;2008.
94. Vetvicka V, Vetvickova J. Combination of glucan, resveratrol and vitamin C demonstrates strong anti-tumor potential. Anticancer Res. 32:81-7;2012.
95. Vetvicka V, Vetvickova J. Glucan supplementation has strong anti-melanoma effects: role of NK cells. Anticancer Res. 35(10):5287-92;2015.
96. Vetvicka V, Vetvickova J. Addition of selenium improves immunomodulative effects of glucan. North Am J Med Sci. 8(2): 88-92;2016.
97. Vetvicka V, Teplyakova TV, Shintyapina AB, Korolenko TA. Effects of Medicinal Fungi-Derived beta-Glucan on Tumor Progression. J Fungi (Basel). Mar 25;7(4):250, 2021.

98. Xiang D, Sharma VR, Freter CE, Yan J. Anti-tumor monoclonal antibodies in conjunction with β-glucans: a novel anti-cancer immunotherapy. Curr Med Chem. 19(25):4298-305;2012.
99. Xu H, Zou S, Xu X. The β-glucan from Lentinus edodes suppresses cell proliferation and promotes apoptosis in estrogen receptor positive breast cancers. Oncotarget. 8(49):86693-709;2017.
100. Wakui A, Kasai M, Konno K, et al. Randomized study of lentinan on patients with advanced gastric and colorectal cancer. Tohoku Lentinan Study Group. Gan To Kagaku Ryoho. 13(4 Pt 1):1050-9;1986.
101. Wang JL, Bi Z, Zou JW, Gu XM. Combination therapy with lentinan improves outcomes in patients with esophageal carcinoma. Mol Med Rep. Mar;5(3):745-8;2012.
102. Wang WJ, Wu YS, Chen S, et al. Mushroom β-glucan may immunomodulate the tumor-associated macrophages in the lewis lung carcinoma. Biomed Res Int. 2015:604385;2015.
103. Wu L, Zhao J, Zhang X, et al. Antitumor effect of soluble beta-glucan as na immune stimulant. Int J Biol Macromol. Mar 3;179:116-124, 2021.
104. Yan J, Allendorf DJ, Brandley B. Yeast whole glucan particle (WGP) beta-glucan in conjunction with antitumour monoclonal antibodies to treat cancer. Expert Opin Biol Ther. 5(5):691-702;2005.
105. Yoon TJ1, Kim TJ, Lee H, et al. Anti-tumor metastatic activity of beta-glucan purified from mutated Saccharomyces cerevisiae. Int Immunopharmacol. 8(1):36-42;2008.
106. Yoon TJ, Koppula S, Lee KH. The effects of β-glucans on cancer metastasis. Anticancer Agents Med Chem. 13(5):699-708;2013.
107. Zhang M, Chiu LC, Cheung PC, Ooi VE. Growth-inhibitory effects of a beta-glucan from the mycelium of Poria cocos on human breast carcinoma MCF-7 cells: cell-cycle arrest and apoptosis induction. Oncol Rep. 15(3):637-43;2006.
108. Zhang M, Chun L, Sandoval V, et al. Systemic administration of β-glucan of 200 kDa modulates melanoma microenvironment and suppresses metastatic cancer. Oncoimmunology. Oct 30;7(2):e1387347;2017.
109. Zhao C, Yan H, Pang W, et al. Lentinan combined with cisplatin for the treatment of non-small cell lung cancer. Medicine (Baltimore). Mar 26;100(12):e25220, 2021.

CAPÍTULO 77

Graviola, *Annona muricata*: acetogeninas anonáceas no câncer

Anti-HPV, HSV; poderoso inibidor do Complexo I mitocondrial provocando forte ativação da AMPK com inibição do mTOR; ativa p21 e p27; inibe COX-2, HIF-1alfa, ciclina D1, Bcl-2, JNK, STAT3, EGFR, GLUT1, GLUT4, DHL-A, HKII, NF-kappaB, proteínas XIAPs e múltiplas vias proliferativas de sinalização; inibe atividade da NADPH oxidase; inibe as bombas de sódio/potássio (NKA) e ATPase do retículo sarcoplasmático (SERCA); aumenta TNF-alfa e IL-1 beta de macrófagos; reverte a queda da caveolina-1 e provoca autofagia tumoral

José de Felippe Junior

O conjunto de acetogeninas anonáceas, da planta tropical graviola, é uma das promessas da botânica no tratamento do câncer por aumentar a apoptose e diminuir a proliferação, a invasão e as metástases em várias linhagens de células, especialmente no adenocarcinoma de pâncreas e de mama e no carcinoma epidermoide de cabeça e pescoço.

Mais de 212 ingredientes fitoquímicos foram encontrados em extratos de graviola preparados a partir de diferentes partes da planta. A graviola é rica em saponinas, alcaloides, terpenóides, flavonoides, cumarinas e taninos, que têm efeitos antioxidantes e anticâncer. O extrato da folha de graviola está associado a fortes propriedades anticâncer com limitada toxicidade (Yatime, 2009; Yiallouris, 2018).

A medicina tradicional cabocla emprega as folhas, os frutos e os galhos para tratar gastrite, febre, parasitas, cistite, diabetes, insônia, hipertensão e aumento do colesterol (anonacina inibe a HMG-CoA redutase). Além das propriedades anticâncer, a graviola exibe propriedades analgésica, antimicrobiana, antiparasítica, anti-inflamatória e antirreumática.

Recentemente, mostrou-se que o extrato das folhas ativa o sistema imune inato ativando macrófagos e gerando TNF-alfa, interleucina-1 beta e NO em macrófagos RAW264 do camundongo. Os componentes bioativos do extrato são possivelmente o kaempferol-3-O-rutinoside e a quercetin-3-O-rutinoside.

De 1.220 extratos de plantas brasileiras, a mais eficaz em células do câncer prostático foi a graviola. A gra-

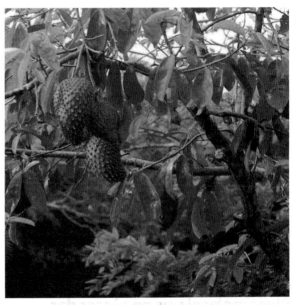
Graviola

viola é antiproliferativa em 12 tipos diferentes de câncer, incluindo mama, ovário, cólon, próstata, fígado, pulmão, pâncreas e linfoma. É mais eficaz que a cisplatina no carcinoma epidermoide de cabeça e pescoço.

Em média, a fruta da graviola contém cerca de 15mcg de anonacina, o nectar enlatado, 36mcg e uma xícara da infusão da folha, 140mcg.

Existem dúvidas quanto a casca e sementes provocarem distúrbios de locomoção e mieloneuropatia com sintomas imitando a doença de Parkinson. Entretanto, as acetogeninas anonáceas é o grupo mais poderoso em inibir o complexo I mitocondrial e assim elas podem piorar ou desencadear a moléstia de Parkinson.

Ao inibir o complexo I mitocondrial acontece forte ativação da AMPK e inibição do mTOR os promovem drástica diminuição da proliferação mitótica.

Usamos comumente o extrato aquoso fluido ou seco da folha da graviola.

As acetogeninas possuem a fórmula $C_{26}H_{46}O_7$, peso molecular 470,6g/mol e são chamadas de ACETOGENINS; CHEMBL381502; CTK8C9036; AC1L9679; NSC-695405, NSC695405; 4-[2-hydroxy-6-[5-(1,4,5-trihydroxy undecyl)oxolan-2-yl]hexyl]-2-methyl-2H-furan-5-one e 3-{2-hydroxy-6-[5-(1,4,5-trihydroxy undecyl) tetrahydrofuran-2-yl]hexyl}-5-methylfuran 2(5h) one.

A molécula doa 4 e é aceptora de 7 elétrons, sendo, portanto, oxidante.

Acetogenina

Alvos moleculares no câncer das acetogeninas anonáceas da Graviola

1. Antiviral.
   a) **HPV** (Morosseti, 2017).
   b) **HSV** (Padma, 1998).
   c) EBV, CMV: nada encontramos.
2. Antifungo.
3. Anti-helmíntica.
4. Pesticida.
5. Antiparasítica.
6. Anti-leishmania: extrato metanólico das folhas.
7. Antimicrobiana. Mecanismo nos *Streptococcus pneumoniae*: a anonacina inibe a HMG-CoA redutase (3-hidroxi-3-metilglutaril coenzima A redutase).
8. **Anti Mycobacterium tuberculosis**. A Annona sylvatica, rica em luteolina e almunequina, abundante em Minas Gerais e São Paulo, possui efeito contra *M. tuberculosis* resistente a múltiplas drogas (Araujo, 2014).
9. **Efeitos gerais no câncer**
   a) Primeiros mecanismos de ação descobertos: a anonacina promove citotoxicidade por via inibidora do complexo mitocondrial I, regulação negativa do receptor do fator de crescimento epidérmico, inibição de múltiplas vias metastáticas e de sinalização, induzindo a morte celular necrótica, modulando os fatores GLUT1, GLUT4, LDHA, HKII, NF-kappaB e HIF-1alfa. O extrato de folha da graviola tem sido referido como inibidor da atividade da NADPH oxidase induzida por hipóxia nas células do câncer de próstata, reduzindo os níveis nucleares de HIF-1α, além de ter sido associado à inibição de atividades proliferativas e clonogênicas. Verificou-se que este extrato está associado a fortes propriedades anticâncer com toxicidade limitada (Yatime, 2009; Yiallouris, 2018).
   b) Novo mecanismo de ação: Utilizando abordagem in silico, os autores previram que a annonacina, o agente ativo encontrado no extrato de folhas de Graviola (GLE), pode atuar potencialmente como novo inibidor das bombas de sódio/potássio (NKA) e ATPase do retículo sarcoplasmático (SERCA). Os autores demonstraram os efeitos antiproliferativos e anticâncer do GLE em grande variedade de linhas celulares de câncer com efeitos tóxicos limitados em células não transformadas. Além disso, os resultados revelaram que inibidores conhecidos das bombas NKA e SERCA também poderiam promover a morte celular em várias linhas celulares de câncer. Além disso, um modelo de câncer de xenoenxerto de camundongo mostrou que o GLE é capaz de reduzir o tamanho e a progressão dos tumores. Finalmente, os estudos de bio-profilmagem indicaram forte correlação entre a super-expressão do gene NKA e SERCA *versus* as taxas de sobrevivência. No geral, os resultados demonstraram que o GLE pode promover a morte seletiva de células cancerígenas através da inibição da NKA e SERCA e, portanto, pode ser considerado como um novo tratamento potencial para o câncer. A substância responsável por esses efeitos é a anonacina (Yiallouris, 2018).
   c) A anonacina exerce atividade antitumoral através da indução de apoptose e inibição do ERK (Yap, 2017).

d) Imunomoduladora. Aumenta TNF-alfa e IL-1 beta de macrófagos.
e) Por inibir a NADH ubiquinona redutase, inibe fortemente o complexo I mitocondrial, diminui ATP e ativa fortemente a AMPK, poderoso agente anticâncer inespecífico que inibe o mTOR, forte agente proliferativo.
f) Inibem mTORc diretamente.
g) A cisplatina aumenta os níveis de mTOR e as acetogeninas abolem esse efeito prejudicial do quimioterápico e ainda possuem efeito sinérgico com ela aumentando a apoptose e diminuindo a proliferação.
h) Diminuem a autofagia das células neoplásicas porque revertem a queda da caveolina-1.
i) Inibidoras potente da NADH oxidase e assim inibem fortemente o estresse oxidativo.
j) Inibe a atividade da COX-2.
k) A isodesacetil-uvaricina, uma acetogenina anonacea, inibe especificamente a expressão gênica da COX-2 (Wu, 2012).
l) Inibem o fator induzível pela hipóxia, HIF-1alfa.
m) A inibição do HIF-1alfa aumenta o efeito da quimioterapia e radioterapia.
n) Induzem apoptose por depletar os níveis de ATP.
o) Inibem as XIAPs proteínas de sobrevivência que inibem as caspases e bloqueiam a apoptose.
p) Param o ciclo celular em G1.

10. **Gliomas.** Nada encontrado.

11. **Carcinoma epidermoide de cabeça e pescoço**
    a) Em células SCC-25 do carcinoma epidermoide humano, o extrato aquoso da graviola inibe o ciclo celular na fase G2/M.
    b) Os constituintes alifáticos da acetogenina dos frutos de abacate (Persea americana) inibem a proliferação de células de câncer bucal humano, visando a via EGFR/RAS/RAF/MEK/ERK1/2. Neste estudo, os autores mostraram pela primeira vez que a eficácia antiproliferativa desse extrato de clorofórmio se deve ao bloqueio da fosforilação de EGFR (Tyr1173), c-RAF (Ser338) e ERK1/2 (Thr202/Tyr204) nas vias EGFR/RAS/RAF/MEK/ERK1/2 (D'Ambrosio, 2011).
    c) O ensaio MTT mostrou inibição significativa (P < 0,001) da linhagem celular de carcinoma espinocelular (SCC-25) por Graviola com valor de IC50 de 12,42μg/ml. A citometria de fluxo revelou que Graviola a 25 e 50g/ml segurou 53,39% e 52,09% de células na fase G2 e M do ciclo celular respectivamente, o que foi muito significativo (Magadi, 2015).
    d) Efeito citotóxico no câncer de laringe.

12. **Câncer de pulmão**
    a) Efeito citotóxico em várias linhagens, incluindo a COR-L23.
    b) Acetogeninas anonáceas têm seu valor no câncer de pulmão MDR linhagem A549/Taxol.
    c) Acetogeninas anonáceas possui efeito antiproliferativo na linhagem NCI-H23 do câncer de pulmão.

13. **Câncer de mama MCF-7 estrógeno positivo**
    a) Inibe o crescimento do tumor de mama MCF-7 estrógeno positivo por inibir a ciclina D1, as vias ERK1-2, JNK e STAT3 e ativar p21 e p27. Também promove apoptose por inibir o Bacl-2.
    b) Para o ciclo celular em Go/G1.
    c) Induz p21 e p27.
    d) Inibe a expressão da proteína ciclina D1.
    e) Induz apoptose: inibe a expressão da proteína Bcl-2 (*checkpoint* do ciclo celular em G1/S) e inibe JNK e STAT3.
    f) O extrato da fruta inibe seletivamente a proliferação do câncer de mama *in vitro* e *in vivo* envolvendo a diminuição da expressão do EGFR e a via ERK/Akt.
    g) Anonacina para o ciclo celular e provoca apoptose.
    h) Diminui a expressão das proteínas ER-alfa: receptores alfa do estrógeno que são proliferativos.
    i) Inativa ERK1/2, JNK e STAT3: onde o tamoxifeno é inativo.
    j) Útil na resistência ao tamoxifeno.
    k) Em células MCF7 provoca até 98% de inibição da proliferação.
    l) Efeito anticâncer nas linhagens MD Anderson [MDA] e SKBR3 do adenocarcinoma de mama.
    m) Annosquacin B induz apoptose mitocondrial no câncer de mama resistente a múltiplas drogas, MCF-7/ADR modulando seletivamente as vias MAPKs. Acontece alterações morfológicas típicas de apoptose, aumento das caspases-3 e 9, aumento da razão Bax/Bcl-2, aumento da expressão do p-p38 MAPK e diminuição da expressão do p-JNK. Não sabemos sobre o ERK1/2 (Yuan, 2016).

14. **Câncer de mama triplo negativo**
    a) O extrato da folha de Annona muricata desencadeou a via apoptótica intrínseca em células MDA-MB-231 do câncer de mama triplo negativo. Ocorreu diminuição significativa na linha celular MDA-MB-231 da viabilidade celular e no ER (+) MCF-7 dentro de 48 h, enquanto a diminuição da motilidade celular e da invasão foram observadas apenas na linha celular MDA-MB-231. Enquanto as células MCF-7 mostraram um mecanismo de apoptose dependente de ER, a apoptose das células MDA-MB-231 foi governada por uma via apoptótica intrínseca desencadeada pelo extrato da folha de graviola (Kim, 2018).

b) O extrato de fruta Graviola (GFE) desregulou significativamente a expressão do gene EGFR e inibiu o crescimento de células e xenoenxertos de câncer de mama (BC). O GFE inibiu seletivamente o crescimento de células BC humanas superexpressoras de EGFR (MDA-MB-468) (IC (50) = 4,8 μg/ml), mas não teve efeito nas células epiteliais da mama humana não tumorogênicas (MCF-10A). O GFE desregulou significativamente a expressão do mRNA de EGFR, interrompeu o ciclo celular na fase G0/G1 e induziu apoptose nas células MDA-MB-468. No modelo de xenoenxerto de camundongo, o tratamento dietético de 5 semanas com GFE (200 mg/kg de dieta) reduziu significativamente a expressão proteica do EGFR, p-EGFR e p-ERK em tumores MDA-MB-468 em 56%, 54% e 32,5%, respectivamente. No geral, o GFE na dieta inibiu o crescimento do tumor, medido pelo peso, em 32% (P <0,01). Esses dados mostraram que o GFE na dieta induziu inibição significativa do crescimento de células MDA-MB-468 *in vitro* e *in vivo* através de um mecanismo que envolve a via de sinalização EGFR/ERK, sugerindo que o GFE pode ter efeito protetor para mulheres com cancer de mama diminuindo a super-expressão do EGFR (Dai, 2011).

15. **Câncer de próstata**
    a) Efeito citotóxico potente em várias linhagens, incluindo PC3.
    b) Administração por via oral de 100mg/kg no camundongo injetado com tumor prostático humano provoca grande inibição do volume tumoral.
    c) Dos 1220 extratos de plantas brasileiras, o mais eficaz em células do câncer de próstata foi a graviola.
    d) Graviola inibe a atividade da NADPH oxidase induzida por hipóxia em células de câncer de próstata, reduzindo sua proliferação e clonogenicidade (Deep, 2016).
    e) Isolou-se três novas acetogeninas annonaceous da fruta Graviola (Annona muricata) com efeito antiproliferativo em célula PC3 do câncer de próstata humano (Sun, 2016).
    f) Existem interações sinérgicas entre flavonoides e acetogeninas das folhas de Graviola (Annona muricata) que conferem proteção contra o câncer de próstata (Yang, 2015).

16. **Câncer de pâncreas**
    a) Induz a necrose por inibir o metabolismo glicolítico *in vitro* e *in vivo*. Não ocorre apoptose.
    b) Inibe a carcinogênese e as metástases *in vitro* e *in vivo* por inibir o HIF-1 alfa, NF-kappaB, GLUT1, GLUT4, Hexokinase-II (HK2) e DHL-A.
    c) Inibe múltiplas vias de sinalização que regulam o metabolismo, ciclo celular, sobrevivência e metástases.
    d) Diminui ciclina D1 e para o ciclo celular em G0/G1.
    e) Diminui motilidade e migração: diminui pFAK e MMP9.
    f) O extrato da planta inteira é mais eficaz.
    g) Efeito anticâncer nas linhagens FG/COLO357 e CD18/HPAF.
    h) Graviola é novo medicamento promissor de origem natural que inibe a tumorogenicidade e as metástases das células cancerígenas do pâncreas in vitro e in vivo através da alteração do metabolismo celular. A expressão de moléculas relacionadas à hipóxia e glicólise em células PC (isto é, HIF-1alfa, NF-kappaB, GLUT1, GLUT4, HKII e LDHA) foram reguladas para baixo na presença do extrato de graviola. Os ensaios funcionais in vitro confirmaram ainda a inibição das propriedades tumorogênicas das células PC. No geral, os compostos que estão naturalmente presentes no extrato de graviola inibiram várias vias de sinalização que regulam o metabolismo, o ciclo celular, a sobrevivência e as propriedades metastáticas das células PC. Coletivamente, alterações nesses parâmetros levaram a diminuição na tumorigenicidade e metástases dos tumores pancreáticos implantados ortotopicamente, indicando características promissoras do produto natural contra essa doença letal (Torres, 2012).

17. **Câncer colorretal**
    a) Por ativar AMPK inibe mTORc, o que provoca diminuição da proliferação e da autofagia das células do câncer de cólon.
    b) O extrato da folha de Annona muricata possui propriedades anticâncer, aumentando a atividade da caspase-3, que é marcador pró-apoptótico (Abdullah, 2017).

18. **Hepatocarcinoma**
    a) As acetogeninas anonáceas (AAs) revertem a resistência aos medicamentos das linhas celulares de carcinoma hepatocelular humano BEL-7402/5-FU e HepG2/ADM (Qian, 2015).
    b) As acetogeninas anonáceas (AAs) possuem vários efeitos anti-hepatocarcinoma. A taxa inibitória das AAs em camundongos foi de 51,0% na dose de 4 mg/kg. O IC50 das AAs em linhagem Bel-7402 foi de 20,06 μg/mL (15,13-26,61 μg/mL). Os mecanismos eficazes foram interromper o ciclo celular na fase G1 e induzir a apoptose, ambos dependentes da dose e do tempo. Vias mitocondriais também provocaram apoptose (Yang, 2015).

c) Três novas acetogeninas anonáceas monotetrahidrofurano, muricina H (1), muricina I (2) e cis-anomontacina (3), junto com cinco acetogeninas conhecidas, anonacina, anonacinona, anomontacina, murisolina e xilomaticina, foram isoladas das sementes de Annona muricata. Além disso, duas novas acetogeninas anonáceas monotetrahidrofurano, cis-corossolona (4) e anocatalina (5), juntamente com quatro conhecidas, anonacina, anonacinona, solamin e corossolona, foram isoladas das folhas desta espécie. As estruturas de todos os novos isolados foram elucidadas e caracterizadas por métodos espectrais e químicos. Essas novas acetogeninas exibiram atividade significativa em ensaios citotóxicos *in vitro* contra duas linhagens de células de hepatoma humano, Hep G (2) e 2,2,15. O Composto 5 mostrou uma alta seletividade para a linha celular Hep 2,2,15 (Liaw, 2002).
d) Novos agentes anticâncer de fígado isolados das sementes da Annona muricata: muricatetrocin A, muricatetrocin B, longifolicin, corossolin e corossolone (Chang, 2001).
e) Acetogeninas, inibidoras do complexo I mitocondrial, induz morte celular na linhagem HepG2 por apoptose via mitocondrial intrínseca e extrínseca (de Pedro, 2013).
f) Acetogeninas da Annona crassiflora inibem a proliferação e migração do hepatocarcinoma humano, Hep-G2 (Justino, 2021).
g) Bulatacina, potente anticâncer das AAs, inibe a proliferação da linhagem humana do hepatocarcinoma, 2.2.15 (Chih, 2001).

19. **Câncer de ovário**
a) Acetogeninas são inibidoras seletivas do câncer de ovário humano, linhagem 1A9. Várias acetogeninas bioativas foram seletivas contra a replicação das células 1A9, mas não mostraram hiperatividade correspondente contra outras linhas celulares. O composto mais ativo (26, molvizarina) é inibidor seletivo da replicação das células 1A9 com uma potência (ED (50) = 5 pg/mL) de mais de 1 milhão de vezes mais do que para outras linhas celulares (Nakanishi, 2003).
b) AAs da Annona muricata previne as ações do EGF nas células PA-9, do câncer de ovário humano (Peryasamy, 2021).
c) Duas novas acetogeninas anonáceas monotetrahidrofurano, montacina (1) e cis-montacina (2), junto com quatro acetogeninas conhecidas, anonacina, cis-anonacina, anomontacina e cis-anomontacina, foram isoladas das sementes de Annona montana. As novas acetogeninas exibiram atividade citotóxica in vitro moderada contra a linha de células de câncer de ovário humano 1A9. Curiosamente, quando o Ca (2+) estava presente, os compostos 1 e 2 tornaram-se 3 a 10 vezes mais ativos contra as células 1A9 e a sublinha PTX10 (Liaw, 2004).
d) Plagioneurina B, uma acetogenina, provoca apoptose e parada do ciclo celular em células do câncer de ovário, CAOV-3. A plagioneurina B inibe com sucesso o crescimento de células CAOV-3 em IC50 de 0,62 µM. A existência de corpos apoptóticos, bolhas na membrana celular e condensação da cromatina indicam a marca registrada da apoptose. O aumento da anexina V-FITC ligada à fosfatidilserina confirma a indução de apoptose nas células. O evento de apoptose foi desencadeado pelas vias extrínseca e intrínseca via ativação das caspases -8 e- 9, respectivamente. Houve estimulação da caspase -3. A confirmação adicional a nível molecular mostrou regulação positiva de Bax e regulação negativa de Bcl-2, Hsp-70 e survivina. A plagioneurina B também interrompeu o ciclo celular em G2/M (Nordin, 2018).
e) Acetogeninas da Uvaria sp é antiproliferativa em células A2780 do câncer de ovário (Dai, 2012).

20. **Câncer endometrial**
A anonacina exibe efeitos antiproliferativos em linhas celulares do câncer endometrial, EC (ECC-1 e HEC-1A) e células primárias (EC6-ept e EC14-ept). As células EC foram interrompidas na fase G2/M do ciclo celular o que levou ao aumento significativo na morte celular por apoptose (65,7%) nessas células quando comparadas às células tratadas com veículo. A morte celular apoptótica mediada por anonacina foi associada ao aumento na clivagem da caspase-3 e fragmentação do DNA (Yap, 2017).

21. **Câncer cervical uterino**
a) Células HeLa tratadas com 75mcg de extrato cru da folha mostra 80% de inibição (Paul, 2013).
b) Micalina A, uma acetogenina e seus análogos são potentes antiproliferativos no câncer de colo de útero, HeLa (Capasso, 2020).
c) Acetogenonas da Annona coriácea indus parada do ciclo celular e inibe a autofagia peritumoral de células do câncer de colo uterino (Gomes, 2019).

22. **Linfoma de Hodgkin.** Nada encontrado.
23. **Linfoma não Hodgkin.** Nada encontrado.
24. **Câncer de pele não melanoma**
Graviola exerce efeito antiproliferativo, anticlonogênico e pró-apoptótico no câncer de pele não melanoma UW-BCC1e A431 via sinalização do Hedghog (Chamcheu, 2018).
25. **Melanoma**
Micalina A, uma acetogenina e seus análogos são potentes antiproliferativos no melanoma, linhagem, A375 (Capasso, 2020).

26. **Carcinoma de Ehrlich**
    Efeito citotóxico no carcinoma ascítico de Ehrlich.
27. **Câncer de bexiga**
    a) Anonacina pára o ciclo celular na fase G1 e provoca apoptose e antiproliferação via Bax e caspase-3 (Yuan, 2003).
    b) Squamocina pára o ciclo celular na fase S no câncer de bexiga T24 via Bax, Bad e caspase-3 (Yuan, 2006).
28. **Outros**
    Quelante do cálcio.

Conclusão

Viva a graviola.

Referências

1. Abstracts and papers in full at www.medicinabiomolecular.com.br
2. Abdullah M, Syam AF, Meilany S, et al. The Value of Caspase-3 after the Application of Annona muricata Leaf Extract in COLO-205 Colorectal Cancer Cell Line. Gastroenterol Res Pract. 2017: 4357165;2017.
3. Araujo RC, Neves FA, Formagio AS, Kassuya CA, Stefanello ME, Souza VV, Pavan FR, Croda J. Evaluation of the anti-mycobacterium tuberculosis activity and in vivo acute toxicity of Annona sylvatic. BMC Complement Altern Med. 2014 Jun 28;14:209.
4. Capasso D, Borbone N, Terracciano M, et al. Antiproliferative Activity of Mycalin A and Its Analogues on Human Skin Melanoma and Human Cervical Cancer Cells. Mar Drugs. Jul 29;18(8):402, 2020.
5. Chamcheu JC, Rady I, Chamcheu RN, et al. Graviola (Annona muricata) Exerts Anti-Proliferative, Anti-Clonogenic and Pro-Apoptotic Effects in Human Non-Melanoma Skin Cancer UW-BCC1 and A431 Cells In Vitro: Involvement of Hedgehog Signaling. Int J Mol Sci. Jun 16;19(6);2018.
6. Chang FR, Wu YC. Novel cytotoxic annonaceous acetogenins from Annona muricata. J Nat Prod. Jul;64(7):925-31, 2001.
7. Chih HW, Chiu HF, Tang KS, et al. Bullatacin, a potent antitumor annonaceous acetogenin, inhibits proliferation of human hepatocarcinoma cell line 2.2.15 by apoptosis induction. Life Sci. Aug 3; 69(11):1321-31, 2001.
8. Dai Y, Hogan S, Schmelz EM, et al. Selective growth inhibition of human breast cancer cells by graviola fruit extract in vitro and in vivo involving downregulation of EGFR expression. Nutr Cancer.;63(5):795-801;2011.
9. Dai Y, Harinantenaina L, Brodie PJ, Antiproliferative acetogenins from a Uvaria sp. from the Madagascar dry forest. J Nat Prod. Mar 23;75(3):479-83, 2012.
10. D'Ambrosio SM, Han C, Pan L, et al. Aliphatic acetogenin constituents of avocado fruits inhibit human oral cancer cell proliferation by targeting the EGFR/RAS/RAF/MEK/ERK1/2 pathway. Biochem Biophys Res Commun. Jun 10;409(3):465-9;2011.
11. Deep G, Kumar R, Jain AK, et al. Graviola inhibits hypoxia-induced NADPH oxidase activity in prostate cancer cells reducing their proliferation and clonogenicity. Sci Rep. Mar 16;6:23135;2016.
12. de Pedro N, Cautain B, Melguizo A, et al. Mitochondrial complex I inhibitors, acetogenins, induce HepG2 cell death through the induction of the complete apoptotic mitochondrial pathway..J Bioenerg Biomembr. Feb;45(1-2):153-64, 2013.
13. Gomes INF, Silva-Oliveira RJ, Oliveira Silva VA, et al. Annona coriacea Mart. Fractions Promote Cell Cycle Arrest and Inhibit Autophagic Flux in Human Cervical Cancer Cell Lines. Molecules. Nov 1;24(21):3963, 2019.
14. Liaw CC, Chang FR, Wu YC, et al. Montacin and cis-montacin, two new cytotoxic monotetrahydrofuran annonaceous acetogenins from Annona montana.J Nat Prod. Nov;67(11):1804-8, 2004.
15. Magadi VP, Ravi V, Arpitha A, et al. Evaluation of cytotoxicity of aqueous extract of Graviola leaves on squamous cell carcinoma cell-25 cell lines by 3-(4,5-dimethylthiazol-2-Yl) -2,5-diphenyltetrazolium bromide assay and determination of percentage of cell inhibition at G2M phase of cell cycle by flow cytometry: An in vitro study. Contemp Clin Dent. Oct-Dec;6(4):529-33;2015.
16. Morosetti G, Criscuolo AA, Santi F, et al. Ellagic acid and Annona muricata in the chemoprevention of HPV-related pre-neoplastic lesions of the cervix Oncol Lett. Mar;13(3):1880-1884, 2017.
17. Nakanishi Y, Chang FR, Liaw CC, et al. Acetogenins as selective inhibitors of the human ovarian 1A9 tumor cell line. J Med Chem. 2003 Jul 17;46(15):3185-8.
18. Nordin N, Majid NA, Othman R, et al. Plagioneurin B, a potent isolated compound induces apoptotic signalling pathways and cell cycle arrest in ovarian cancer cells. Apoptosis. Feb;23(2):152-169, 2018.
19. Justino AB, Florentino RM, França A, et al. Alkaloid and acetogenin-rich fraction from Annona crassiflora fruit peel inhibits proliferation and migration of human liver cancer HepG2 cells. PLoS One. Jul 8;16(7):e025039, 2021.
20. Kim JY, Dao TTP, Song K, et al. Annona muricata Leaf Extract Triggered Intrinsic Apoptotic Pathway to Attenuate Cancerous Features of Triple Negative Breast Cancer MDA-MB-231 Cells. Evid Based Complement Alternat Med. Jul 17;2018:7972916;2018.
21. Liaw CC, Chang FR, Lin CY,et al. New cytotoxic monotetrahydrofuran annonaceous acetogenins from Annona muricata. J Nat Prod. Apr;65(4):470-5, 2002.
22. Padma P, Pramod NP, Thyagarajan SP, Khosa RL. Effect of the extract of Annona muricata and Petunia nyctaginiflora on Herpes simplex virus.J Ethnopharmacol. 1998 May;61(1):81-3
23. Paul J, Gnanam R, Jayadeepa RM, et al. Anti cancer activity on Graviola, an exciting medicinal plant extract vs various cancer cell lines and a detailed computational study on its potent anti-cancerous leads. Curr Top Med Chem. 13(14):1666-73;2013.
24. Periyasamy L, Muruganantham B, Deivasigamani M, et al. Acetogenin Extracted from Annona muricata Prevented the Actions of EGF in PA-1 Ovarian Cancer Cells. Protein Pept Lett. 28(3):304-314,2021.
25. Qian JQ, Sun P, Pan ZY, Fang ZZ. Annonaceous acetogenins reverses drug resistance of human hepatocellular carcinoma BEL-7402/5-FU and HepG2/ADM cell lines. Int J Clin Exp Pathol. Sep 1;8(9): 11934-44, 2015.
26. Sun S, Liu J, Zhou N, et al. Isolation of three new annonaceous acetogenins from Graviola fruit (Annona muricata) and their anti-proliferation on human prostate cancer cell PC-3.Bioorg Med Chem Lett. Sep 1;26(17):4382-5;2016.
27. Rady I, Bloch MB, Chamcheu RN; et al. Anticancer Properties of Graviola (Annona muricata): A Comprehensive Mechanistic Review. Oxid Med Cell Longev. 2018 Jul 30;2018:1826170;2018.
28. Torres MP, Rachagani S, Purohit V, et al. Graviola: a novel promising natural-derived drug that inhibits tumorigenicity and metasta-

sis of pancreatic cancer cells in vitro and in vivo through altering cell metabolism. Cancer Lett. Oct 1;323(1):29-40;2012.
29. Yang C, Gundala SR, Mukkavilli R, et al. Synergistic interactions among flavonoids and acetogenins in Graviola (Annona muricata) leaves confer protection against prostate cancer. Carcinogenesis. Jun;36(6):656-65;2015.
30. Yang RM, Li WM, Hu WJ, et al. Anticancer effect of total annonaceous acetogenins on hepatocarcinoma. J Integr Med. Sep;21(9):682-8, 2015.
31. Yap CV, Subramaniam KS, Khor SW, Chung I. Annonacin Exerts Antitumor Activity through Induction of Apoptosis and Extracellular Signal-regulated Kinase Inhibition. Pharmacognosy Res. Oct-Dec;9(4):378-383;2017.
32. Yatime L, Buch-Pedersen MJ, Musgaard M, et al. P-type ATPases as drug targets: tools for medicine and science. Biochim Biophys Acta. Apr;1787(4):207-20;2009.
33. Yiallouris A, Patrikios I, Johnson EO, et al. Annonacin promotes selective cancer cell death via NKA-dependent and SERCA-dependent pathways. Cell Death Dis. Jul 9;9(7):764;2018.
34. Yuan F, Bai G, et al. Annosquacin B induces mitochondrial apoptosis in multidrug resistant human breast cancer cell line MCF-7/ADR through selectively modulating MAPKs pathways. Pharm Biol. Dec;54(12):3040-3045;2016.
35. Yuan SS, Chang HL, Chen HW, et al. Annonacin, a mono-tetrahydrofuran acetogenin, arrests cancer cells at the G1 phase and causes cytotoxicity in a Bax- and caspase-3-related pathway. Life Sci. May 9; 72(25):2853-61, 2003.
36. Yuan SS, Chang HL, Chen HW, et al. Selective cytotoxicity of squamocin on T24 bladder cancer cells at the S-phase via a Bax-, Bad-, and caspase-3-related pathways. Life Sci. Jan 18;78(8):869-74, 2006.
37. Wu TY, Yang IH, Tsai YT, et al. Isodesacetyluvaricin, an Annonaceous acetogenin, specifically inhibits gene expression of cyclooxygenase-2. J Nat Prod. Apr 27;75(4):572-6;2012.

CAPÍTULO 78

Hesperidina e bioflavonoides da casca dos cítricos como potentes antineoplásicos

Anti-EBV, HSV1, HPV, vírus da Hepatite C, SARS-Cov-2, Poliovírus tipo 1, Parainfluenza vírus tipo 3, Vírus sincicial respiratório, *H. pylori*; diminui a resistência à insulina; inibe COX-2, NF-kappaB, matriz-metaloproteinases-2-9 e vias P13K/Akt, Wnt3a/β-catenina, Wnt5a, Hedgehog; aumenta a razão Bax:Bcl-2; ativa AMPK e PPAR-gama; polariza sistema imune de M2/Th2 para M1/Th1; demetila a zona promotora CpG e diminui a função dos genes de sobrevivência celular – epigenética. É anti-PD-1/PDL-1 e ativa linfócitos T citotóxicos

José de Felippe Junior

Viva a limonada Suíça: possui efeito epigenético e ativa linfócitos T citotóxicos no câncer. **Médicos na fase gourmet**

Viva a laranjada italiana, feita com a casca e o suco da laranja. **É o toque gourmet latino**

A hesperidina é um glicosídeo flavonoide que foi isolado pela primeira vez da casca cítrica pelo químico francês Lebreton. A presença desse composto foi comprovada no gênero Rutaceae, laranjas (*Citrus sinensis*), limões (*Citrus limon*) e toranjas (*Citrus grandis*). Também encontramos hesperidina na casca do limão, da laranja, lima-da-pérsia, mexerica, mandarina, bergamota e pomelo ou *grapefruit*. Está presente na parte aérea do gênero Rubiaceae, no alho-poró, nas plantas crucíferas com raízes e nas gramíneas inteiras (Wang, 2018; Gu, 2020).

A figura 78.1 mostra as frutas *Citrus reticulata*, *Citrus sinensis* e *Citrus deliciosa* (Dias, 2019).

A hesperidina é um derivado dissacarídeo, membro de uma 3'-hidroxiflavanonas, uma di-hidroxiflavanona, uma monometoxiflavanona, um glicosídeo flavanona, um membro de 4'-metoxiflavanonas e um rutinosídeo. Ela deriva de uma hesperetina.

A hesperidina possui atividade anti-inflamatória, antioxidante, antiproliferativa, apoptótica, antimetastática e antiangiogênica. Ela diminui os níveis de colesterol e a pressão arterial e possui atividade antiobesidade. A hesperidina pode estimular a liberação de colecistoquinina (CCK), hormônio regulador do apetite, nas células STC-1 enteroendócrinas e pode ser usada para tratar a obesidade ao suprimir o apetite (Kim, 2013).

O extrato etanólico de cascas de *Citrus reticulata* e *Citrus aurantifolia* possui efeitos anti-inflamatório, antioxidante, antiproliferativo, apoptótico, antimetastático, antiangiogênico, coquimioterapêuticos e modulação do ciclo celular. São vários os exemplos de flavonoides cítricos com potencial quimioterapêutico, tangeritina, nobiletina, hesperetina, hesperidina, naringenina e naringina. Flavonoides cítricos funcionam *in vivo* como fitoestrógenos (Meiyanto, 2019).

A laranja de umbigo de Newhall (*Citrus sinensis* Osbeck cv. Newhall), semelhante à nossa laranja-da-baía, é a principal laranja cultivada na China. No Brasil e na China quase todas as cascas dessa laranja são descartadas, o que não é apenas prejudicial ao meio ambiente, mas também um desperdício de recursos. O extrato etanólico a 95% (EE) da casca da laranja Newhall é de fácil preparo. O conteúdo total de polifenóis, o conteúdo total de flavonoides e os flavonoides individuais indicaram que os principais compostos bioativos responsáveis pelos efeitos biológicos do extrato são a sinensetina, 4',5,6,7-tetrametoxiflavona, no-

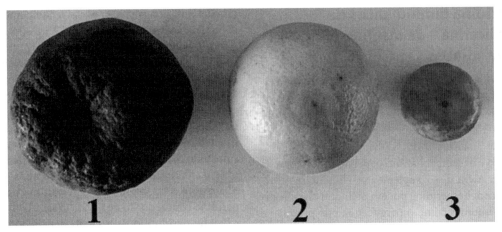

Figura 78.1 *Citrus reticulata* (1), *Citrus sinensis* (2) e *Citrus* deliciosa (3) (Dias, 2019).

biletin, 3,3',4',5,6,7-hexametoxiflavona e narirutina. O extrato possui efeitos antioxidante, antibacteriano e inibidor da tirosinase. A utilização da casca de laranja pode agregar valor nas indústrias alimentícia, cosmética e farmacêutica (Guo, 2020).

A casca dos cítricos tem potencial inexplorado como fonte de compostos medicinais, pois contém carotenos, óleos essenciais, pectina e uma variedade de compostos polifenólicos. Estudos epidemiológicos sugeriram que o alto consumo de frutas e vegetais (> 400g/dia) pode reduzir o risco de câncer em ≥ 20% (Cirmi, 2016). A dieta mediterrânea é rica em polpa e suco de frutas, e o alto consumo associado de fibras, antioxidantes e compostos de polifenóis está associado ao menor risco de câncer (Tsitsagi, 2018; Giacosa, 2013; Smeriglio, 2019).

É provável que os flavonoides sejam os principais compostos bioativos da casca dos cítricos, principalmente em termos de atividade anticâncer, bem como na prevenção de doenças infecciosas e degenerativas. Existe sinergia entre os vários componentes bioativos do extrato da casca dos cítricos, sendo esse mais um exemplo do valor do extrato da planta inteira, no lugar de privilegiar apenas um dos seus componentes (Hakim, 2000; Dandecar, 2008; Li, 2010; Chen, 2017; Kim, 2017).

Hesperidina inibe a expressão do PD1/PDL-1 – *Programmed Death Ligand-1*

O PD-L1 está superexpresso em vários tipos de câncer, em especial no câncer de mama triplo negativo provocando a erradicação da imunidade antitumoral, facilitando assim a sobrevivência do tumor. O PDL-1 constitui-se em mais um dos inúmeros mecanismos de sobrevivência da célula doente em "estado de quase-morte" que chamam de câncer.

A linha celular MDA-MB231 (alta agressividade) do adenocarcinoma de mama triplo negativo tem a expressão mais alta, tanto no mRNA quanto na proteína do PD-L1, do que outra linha celular de câncer de mama, MCF-7 (baixa agressividade).

A alta expressão de PD-L1 (mRNA e proteína) em células cancerígenas agressivas é fortemente inibida pela hesperidina por meio da inibição da sinalização de Akt e NF-kappaB. Além disso, o tratamento com hesperidina, ao inibir a ativação das matrizes metaloproteinases MMP-9 e MMP-2, suprime o fenótipo metastático e a migração das células MDA-MB231 de alta expressão de PD-L1. Concomitante, a hesperidina inibe a proliferação mitótica (Kongtawelert, 2020).

Hesperidina possui efeito epigenético: demetila zona CpG

A hesperidina exerce efeito hipometilante significativo na sequência LINE-1 (até 47% de hipometilação a 12,5mM) e nas sequências repetitivas ALU-M2 (até 32% a 6mM) nas células tumorais HL60 (Fernández-Bedmar, 2017).

A metilação de genes supressores de tumor acontece precocemente na carcinogênese. A demetilação da zona CpG reativa genes supressores de tumor silenciados no processo de proliferação das células em sofrimento tentando sobreviver. Outros agentes que promovem a demetilação são, curcumina, genisteína, resveratrol, parthenolide, ácido gálico, silibinina, di-indolmetano, ácido fólico, vitamina B_{12}, procainamida e procaína.

Hesperidina diminui picos de hiperglicemia e de insulinemia pós-prandial

A hesperidina regula o metabolismo lipídico e o metabolismo da glicose por meio da mediação das vias de sinalização AMPK e PPARγ, regula diretamente o índice antioxidante e a antiapoptose e medeia indiretamente a via de sinalização do NF-kappaB para regular a inflamação e desempenhar um papel no tratamento da obesidade. Além disso, suplementos alimentares enriquecidos com hesperidina podem melhorar significativamente sintomas como hiperglicemia pós-prandial e hiperlipidemia (Des, 2019).

Os flavonoides cítricos induzem a geração de gordura marrom, reduzem os níveis lipídicos plasmáticos, melhoram a tolerância à glicose, reduzem a obesidade e podem ser usados para prevenir a hiperglicemia pós-prandial. Esse fato, muito importante para minimizar a proliferação mitótica. Lembrar da hipótese Poderoso da carcinogênese: picos de hiperglicemia pós-prandial provocam picos de insulina pós-prandial o que aumenta o risco de vários tipos de câncer. Os extratos de flavonoides cítricos inibem o triglicerídeo intracelular e o acúmulo de gordura e reduzem a expressão do PPARγ. Os flavonoides cítricos inibem a expressão induzida por ácido oleico de miR-122 e miR-33 e seus mRNAs alvo de ácidos graxos sintase (FASN) e carnitina (Nichols, 2019; Shen, 2012; Lim, 2015).

Alta dose de hesperidina regula para cima a expressão do mRNA da AMPK em camundongos com distúrbio do metabolismo glicolipídico induzido por dieta rica em gordura, afetando a via de sinalização da insulina (receptor de insulina), substrato 1 do receptor de insulina (IRS-1), GLUT2/4) e genes relacionados ao metabolismo lipídico Além disso, a hesperidina aprimora a expressão de genes que codificam receptores de LDL, que são alguns dos mecanismos possíveis pelos quais reduz lipídios no sangue (Kamboh, 2013; Satoko, 2010; Pu, 2016; Dokumacioglu, 2019).

Em estudo controlado e randomizado de 12 semanas, 98 pacientes com síndrome metabólica receberam aleatoriamente pó de linhaça inteiro (30g/dia) ou hesperidina (1g/dia) ou a combinação de ambos ou nenhum suplemento. Em comparação ao grupo controle, a pressão arterial sistólica (−5,7 vs. −3,0mmHg, p = 0,041) e as concentrações séricas de triglicerídeos (−50,0 vs. 4,0mg/dl, p = 0,033) no grupo hesperidina apresentaram redução significativa ao longo de 12 semanas de intervenção. A comparação dos resultados do grupo linhaça com o grupo controle mostrou melhora mais drástica nas concentrações séricas de triglicerídeos (−66 vs. 4,0mg/dl, p = 0,028), insulina (−4,27 vs. −2,51mU/l, p = 0,003) e, consequentemente, os índices de resistência à insulina (−1,2 vs. −0,8, p = 0,005) e sensibilidade (0,03 vs. 0,01, p = 0,022) no grupo linhaça. A combinação de linhaça e hesperidina melhorou três dos cinco componentes da síndrome metabólica, incluindo concentrações séricas de triglicerídeos, glicose e pressão arterial sistólica em comparação ao placebo. Curiosamente, a coadministração de linhaça e hesperidina com redução de 77,3% na prevalência de síndrome metabólica mostrou-se mais eficaz no controle da síndrome metabólica, vindo após o grupo linhaça com redução de 76% e por último o grupo hesperidina com redução de 54,5% (Yari, 2020).

A hesperidina possui efeito benéfico em diversos modelos de neuroinflamação do SNC, incluindo doenças neurodegenerativas e encefalomielite autoimune experimental, por ser antioxidante e anti-inflamatória (Kim, 2019).

A hesperetina isolada da casca de frutas do *Citrus aurantium L* (Rutaceae) inibe a regulação para cima dos marcadores de fibrogênese hepática α-SMA, Col1α1, Col3α1 e TIMP-1 em células estreladas hepáticas primárias (HSCs) e suprime respostas inflamatórias em macrófagos hepáticos primários de camundongos com fibrose hepática. Mecanicamente, a via Hedgehog está envolvida na fibrose hepática e a hesperetina contribui especificamente para atenuar a expressão aberrante do glioma associado ao oncogene-1 (Gli-1) (Chen, 2019). Enquanto isso, a hesperidina melhora a esteatose hepática, as enzimas hepáticas e os parâmetros inflamatórios e metabólicos dos pacientes com esteatose hepática não alcoólica em estudo randomizado, duplo-cego e controlado com placebo, usando 1000mg de hesperidina ao dia por 12 semanas (Cheraghpour, 2019).

Hesperidina, de fórmula $C_{28}H_{34}O_{15}$ e peso molecular 610,6g/mol, também chamada 4H-1-benzopyran-4-one, 7-((6-O-(6-deoxy-alpha-L-mannopyranosyl)-beta glucopyranosyl)oxy)-2,3-dihydro-5-hydroxy-2-(3--hydroxy-4-methoxyphenyl)-, (S)-, hesperetin 7-rhamnoglucoside, hesperetin-7-rutinoside, cirantin, hesperidoside, hesper bitabs.

A molécula de hesperidina doa 8 e é aceptora de 15 elétrons e, portanto, forte oxidante.

Hesperetina, de fórmula $C_{16}H_{14}O_{6}$, peso molecular 302,28g/mol, é também conhecida como hesperitin; 520-33-2; 3',5,7-trihydroxy-4'-methoxyflavanone; YSO2; (-)-hesperetin; cyanidanon 4'-methyl ether 1626; 5,7,3'-trihydroxy-4'-Methoxyflavanone.

A molécula de hesperetina doa 3 e é aceptora de 6 elétrons e, portanto, oxidante.

Rutina de fórmula $C_{27}H_{30}O_{16}$, peso molecular 610,5g/mol, também chamada de -(3,4-dihydroxyphenyl)-5,7-dihydroxy-3-[(2S,3R,4S,5S,6R)-3,4,5-trihydroxy-6-

ONCOLOGIA MÉDICA – FISIOPATOLOGIA E TRATAMENTO

Hesperidina

Rutina

Hesperetina

Quadro 78.1 Composição do suco da fruta *Citrus limon* – limão (Klimek-Szczykutowicz, 2020).

Group of Compounds	Metabolites
Flavonoids	Flavonones: hesperidin, naringin
	Flavones: apigenin, chrysoeriol, diosmetin, luteolin
	Flavonols: isoramnethin, quercetin, rutoside
	Dihydroxyflavonols: dihydroxyisoramnethin-7-O-rutinoside
Phenolic acids	Ferulic acid, synapic acid
Vitamins	Vitamins: C (53mg/l), A, B$_1$, B$_2$, B$_3$

-[[(2R,3R,4R,5R,6S)-3,4,5-trihydroxy-6-methyloxan-2--yl]oxymethyl]oxan-2-yl]oxychromen-4-one, rutoside, phytomelin, quercetin 3-rutinoside, 3-rhamnosyl-glucosyl quercetin, quercetin, 3-rhamnosyl-glucosyl.

A molécula de rutina doa 10 e é aceptora de 16 elétrons e, portanto, forte oxidante.

Biossed, produto comercial vendido no País, é um extrato cítrico extraído das sementes, casca e polpa da tangerina, laranja-da-terra, toranja, limão e lima-da-pérsia. Em sua composição entram os bioflavonoides, hesperidina, rutina, naringina, quercetina, tangeritina, ácido cítrico, bio-flavoproteínas e outros polifenois cítricos.

Os quadros 78.1 e 78.2 mostram a composição do suco de *Citrus limon* (limão) e do extrato da sua casca/polpa/sementes (Klimek-Szczykutowicz, 2020).

Os quadros 78.3 e 78.4 mostram os efeitos in vitro e in vivo de extratos de várias frutas cítricas em diversos tipos de câncer (Koolaji, 2020).

Alvos moleculares da hesperidina e extratos cítricos no câncer

1. **Anti-*Mycobacterium tuberculosis* H37Rv** (a mais comum e mais estudada):
   a) Extrato de *Citrus sinensis* e *Citrus aurantifolia* (Camacho-Corona, 2009).
   b) Extrato de *Citrus sinensis* (Gómez-Cansino, 2017).
   c) Extrato do *Citrus aurantifolia* (Sandoval-Montemayor, 2012).
   d) Extrato da casca do limão (Brock, 1951).
   e) Quercetina é mais ativa que rutina (Sasikumar, 2018).
   f) Hesperidina. Não encontramos estudos.
2. **Anti-*Mycobacterium tuberculosis* e *Mycobacterium* não *tuberculosis*** – óleo essencial de cítricos e óleo de laranja de Valência (Grandal, 2012).

Quadro 78.2 Composição do extrato da fruta *Citrus limon* (limão): casca, polpa e semente (Klimek-Szczykutowicz, 2020).

Group of Compounds	Part of Fruit	Metabolites
Flavonoids	Whole fruit (pulp, seed and peel)	Flavonones: eriocitrin, eriodiktyol, hesperidin, naringin, neoeriocitrin, neohesperidin
		Flavones: apigenin, diosmetin, diosmin, homoorientin, luteolin, orientin, vitexin
		Flavonols: isoramnethin, quercetin, limocitrin, rutoside, spinacetin
Limonoids	Whole fruit (pulp, seed and peel)	Limonin, nomilin
Phenolic acids	Whole fruit (pulp, seed and peel)	Dihydroferulic acid, p-hydroxybenzoic acid, 3-(2-hydroxy-4-methoxyphenyl) propanoic acid, synapic acid
Carboxylic acids	Whole fruit (pulp, seed and peel)	Citric acid, galacturonic acid, glucuronic acid, glutaric acid, homocitric acid, 3-hydroxymethylglutaric acid, isocitric acid, malic acid, quinic acid
Coumarins	Whole fruit (pulp, seed and peel)	Citropten (5,7-dimethoxycoumarin), scopoletin
Furanocoumarins	Whole fruit (pulp, seed and peel)	Bergamottin
Amino acids	Whole fruit (pulp, seed and peel)	L-alanine, L-arginine, L-asparagine, L-aspartic acid, dimethylglycine, glutamic acid, L-phenylalanine, DL-proline, L-tryptophan, L-tyrosine, L-valine

Quadro 78.3 Efeitos anticncer *in vitro* de extratos de cascas de cítricos (Koolaji, 2020).

Sample	Compound identification	Cell lines (IC50, µg/ml)	Cell cycle arrest	Antiproliferation	Proapoptosis	Antimetastasis	Anti-inflammatory and antiangiogenesis
Citrus reticulata	D	WEHI 3B (< 100)	–	–	–	–	–
C. reticulata	–	SNU-668 (⊠ 100)	–	–	I	–	–
C. sinensis	D	MCF-7 (10.2–17.9)	–	–	I	–	–
C. grandis	D	U937I(60), HepG2 (31), HeLa (287), HCT-15 (87), MCF-7 (110), NCI-H460 (73), SNU-16 (90)	–	–	I*	–	–
17 citrus varieties	D	HT-29 (31-45)	–	–	–	–	–
C. sunki	D	HL-60 (25)	G2/M	–	I	–	–
C. aurantium	D	AGS (40-60)	G2/M	I	I	–	–
C. aurantium	–	U937 (40-60)	–	–	I	I	–
C. grandis	D	HeLa (100-200), AGS (200-400)	–	–	I	–	–
C. aurantium	D	A549 (230)	G2/M	I	I	–	–
C. unshiu	–	MDA-MB-231 (> 200)	–	–	–	–	–

Sample	Compound identification	Cell lines (IC50, µg/ml)	Cell cycle arrest	Antiproliferation	Proapoptosis	Antimetastasis	Anti-inflammatory and antiangiogenesis
C. junos	-	HT-29 (> 1200)	-	-	-	-	I
C. aurantifolia	-	MCF-7 (59)	G2/M	-	I	-	-
C. aurantium	D	A549	-	-	I	I	-
C. hassaku	D	MDA-MB-231	-	-	-	I	-
C. reticulata	D	HepG2 (20-40), HL-60 (25-50), MDA-MB-231 (25-50)	-	-	-	-	-
C. paradisi, C. sinensis, C. maxima	D	Caco-2, LoVo, LoVo/ADR	-	-	-	-	-
C. hassaku	D	SNU-1 (< 25)	G1	-	I	-	-
C. paradisi		Kasumi-1 (2000)	-	-	I	-	-
C. reticulata	D	SKOV3 (~ 100)	-	-	I	I	-
C. platymamma	D	A549 (364)	G2/M	I	I	-	I
C. sphaerocarpa	D	MDA-MB-231 (> 200)	-	-	-	I	I
C. iyo	D	U266 (> 400), K562 (200-400), DU145 (> 400), MDA-MB-231 (> 400), HepG2 (200-400), RWPE-1 (> 400)	-	I^	I^	I^	I^
C. platymamma	D	Hep3B (100-200), HepG2 (300-400)	G2/M	I#	I#	I#	-
C. sinensis	D	HepG2 (> 500)	G1	I	I	-	-
C. reticulata	-	HCT116	-	-	-	-	-

[1]D, determined; I, induced; *only for U937; ^only for DU145; #only for Hep3B.

3. **Anti-*Mycobacterium avium* e *Mycobacterium abscessus* resistentes a medicamentos** – óleo essencial de cítricos e óleo de laranja valência (Grandal, 2012).
4. **Antimalária**
   a) *Citrus limon* e *Citrus paradise* (Ruiz, 2011).
   b) *Citrus sinensis*. Efeito *in vitro* contra *Plasmodium falciparum* (Bhat, 2001).
   c) Atividade larvicida, pupicida, repelente e adulticida contra *Anopheles stephensi*, *Aedes aegypti* e *Culex quinquefasciatus* (Diptera: Culicidae): extrato de casca de laranja de *Citrus sinensis* (Murugan, 2012).
5. **Antifungo**
   Óleo essencial de *Citrus reticulata*, *Citrus sinensis* e *Citrus deliciosa* e limoneno inibem a atividade do fungo *Sclerotinia sclerotiorum* (Dias, 2019).
6. **Antibactérias**
   a) Seis flavonoides derivados de plantas representando dois grupos estruturais diferentes (32-128µ/ml) apresentaram fortes atividades antimicrobianas e antifúngicas contra cepas isoladas de *Pseudomonas aeruginosa*, *Acinetobacter baumanni*, *Staphylococcus aureus* e *Candida krusei* (Orhan, 2010).
   b) **Anti-*H. pylori*** (Kim, 2021).

Quadro 78.4 Efeitos anticâncer in vivo de extratos de cascas de cítricos (Koolaji, 2020).

Sample	Animal models	Dose (route)	Duration	Effects
Citrus junos	HT-29 cells implanted mice	100mg/kg/d (i.p.)	4 wk	Reduced tumor size, disease activity index and colon shortening
C. aurantium	A549 cells injected in mice tail vein	Twice weekly (i.p.)	5 wk	Reduced cancer metastasis
C. reticulata	Treated leukemic cells injected into mice	–	2/10 wk	Reduced number of tumor cells and increased mice survival time
C. sinensis	AOM-induced carcinogenesis in mice	0.2% in diet	26 wk	Reduced number and size of ACF, tumor burden, and incidence
C. sinensis	Western diet inducing cancer	0.25%/0.5% in diet	9 wk	Reduced tumor number, multiplicity, and induced apoptosis
Multiple citrus	DMBA-induced carcinogenesis in mice	100/200µl twice weekly (cream application)	20 wk	Reduced epidermal thickness, number of papillomas, tumor incidence, and tumor weight
C. unshiu	Double-TPA application to ICR mouse skin	8.1nmol/30min	24 h	Inhibit NO and O_2^- generation
Multiple citrus	PC-3 cells implanted in mice	1/2mg/kg 5 d/wk (i.p.) and 2 or 4 mg/kg 5 d/wk (o.p.)	3 wk	Suppressed tumor size
Multiple citrus	AOM-induced carcinogenesis in mice	100/200µl 5 d/wk (o.p.)	6 wk	Reduced number of ACF
C. iyo	DU145 cells implanted in mice	50/200mg/kg thrice weekly (i.p.)	4 wk	Suppressed tumor growth
C. depressa	TEWL and epidermal thickness in UVB-irradiated mouse skin	100µl of 10%/d	1 wk	Reduce photoaging in mice
C. sinensis	HepG2 cells implanted in mice	1/10mg/kg thrice weekly in diet	3 wk	Reduced tumor growth
C. sinensis	AOM-induced carcinogenesis in mice	0.01/0.05% in diet	4/18 wk	Reduced number of ACF

ACF, aberrant crypt foci; AOM, azoxymethane; DMBA, 7,12-dimethylbenz(α)anthracene; ICR, Institute of Cancer Research; i.p., intraperitoneal injection; o.p., oral injection; TEWL, transepidermal water loss; TPA, tissue plasminogen activator.
Dose de extrato de casca de cítricos: 500mg 2 vezes ao dia.

7. Efeito antiviral

a) Extrato etilacetato da casca do Citrus *unshiu* inibe a infecção do **vírus da Hepatite C** em células da leucemia linfoblastoide humana. Isolou-se o princípio ativo, nobiletina (Suzuki, 2005).

b) Extratos de cascas e sementes de frutas de 78 espécies do gênero *Citrus* e de duas espécies de Fortunella e uma de Poncirus, intimamente relacionados ao gênero *Citrus*. Provocam inibição da ativação do antígeno precoce do vírus **Epstein-Barr (EBV-EA)** induzida pelo 13-acetato de 12-O-tetradecanoilforbol 13 (Iwase, 1999).

c) Extrato da casca de plantas cítricas possuem efeito **anti-EBV** (Iwase, 2000).

d) Três cumarinas isoladas da casca do limão, 8-geranyloxypsolaren, 5-geranyloxypsolaren (bergamottin) e 5-geranyloxy-7-methoxycoumarin, são capazes de inibir de modo significativo a ativação do **vírus Epstein-Barr** induzido pelo promotor de tumor 12-O-tetradecanoil-borboleta-13-acetato (TPA) em células Raji (Miyake, 1999).

e) **Rutina** induz forte resposta imune específica contra o **HPV** relacionado a tumor de cabeça e pescoço, *in vivo* (Song, 2020).

f) **Rutina** anti-**HPV** no câncer cervical.
g) **Rutina** inbe de modo potente o **HSV-1** (Orhan, 2010).
h) **Rutina** não afeta a vibilidade do EBV-Ea (Okamoto, 1983).
i) **Hesperidina** não possui efeito contra: EBV, CMV, HPV, HSV.
j) **Quercetina** provoca redução dependente da concentração na infectividade de cada vírus **herpes simplex virus type 1** (HSV-1), **polio-virus type 1, parainfluenza virus type 3** (Pf-3) e **vírus sincicial respiratório** (RSV). Além disso, reduziu a replicação intracelular de cada vírus quando as monocamadas foram infectadas e subsequentemente cultivadas em meio contendo quercetina. A pré-incubação de monocamadas de células de cultura de tecidos com quercetina não afetou a capacidade de os vírus infectarem ou se replicarem nas monocamadas de culturas de tecidos. **Hesperetina** não teve efeito na infectividade, mas reduziu a replicação intracelular de cada um dos vírus.
Catequina inibiu a infecciosidade, mas não a replicação do **vírus sincicial respiratório** e do **HSV-1** e teve efeitos insignificantes nos outros vírus.
Naringina não teve efeito sobre a infectividade ou a replicação de qualquer um dos vírus estudados.
Assim, os flavonoides de ocorrência natural possuem um espectro variável de atividade antiviral contra certos vírus de RNA (RSV, Pf-3, poliomielite) e DNA (HSV-1) agindo para inibir a infectividade e/ou replicação (Kaul, 1985).
k) **Quercetina e quercitrina** reduzem a carga do **herpes vírus humano-1** (HSV-1) e do herpes vírus 1 Suid (alfa) (**vírus da pseudorraiva**), entretanto a hesperidina e a rutina não tiveram efeito. Além disso, a quercetina e a quercitrina aumentaram o nível intracelular de cAMP, enquanto a hesperidina e a rutina não alteraram o nível de cAMP. Tanto a atividade antiviral quanto o efeito intensificador do cAMP foram dependentes das concentrações dos flavonoides, e esses efeitos foram paralelos. Este estudo sugere que existe uma relação entre o efeito antiviral e a atividade de flavonoides que aumentam o cAMP (Mucsi, 1985).

8. **Anti-SARS-Cov-2.** Várias moléculas podem se ligar ao local ativo da protease SARS-CoV-2 (PDB: 6Y84), das quais a **rutina** tem a maior eficiência de inibidor entre as 33 moléculas estudadas, seguida pelo ritonavir (medicamento de controle), emetina (antiprotozoário), **hesperidina**, lopinavir (medicamento de controle) e indinavir (medicamento antiviral) (Das, 2020).
9. **Anti-HSV-1** – óleo essencial do limão (Minami, 2003).
10. **Vários efeitos no câncer**
    a) **Hesperidina – Efeito epigenético:** demetila a zona promotora CpG e reativa genes supressores de tumor silenciados.
    b) **Hesperidina – Efeito anti-PD-L1**: ativa linfócito T citotóxicos.
    c) Antiproliferativa.
    d) Apoptótica.
    e) Antimetastática.
    f) Antineoangiogênica.
    g) Regula para baixo a expressão da COX-2.
    h) Inibe síntese de COX-2.
    i) Inibe NF-kappaB.
    j) Regula para baixo a expressão das matrizes metaloproteinases-2 e 9.
    k) Polariza sistema imune de M2/Th2 para M1/Th1.
    l) Antioxidante.
    m) Anti-inflamatória.
    n) Antimutagênica.
    o) Modula enzimas do metabolismo de drogas.
    p) Inibe promotores tumorais.
    q) Funciona como fitoestrógeno.
    r) Ativa AMPK.
    s) Ativa PPARγ.
11. **Gliomas**
    a) O tratamento de células de glioma C6 com nanopartículas de poli (ácido láctico-coglicólico) carregadas com hesperetina (HspNPs) resultou em diminuição dose e tempo-dependentes na viabilidade celular. A porcentagem de células positivas para PCNA diminuiu para 20% e 10%, respectivamente, para as células tratadas com hesperitina (Hsp) e HspNP na concentração de 100μg/ml. O tratamento com concentrações crescentes de HspNPs (25, 50, 75 e 100μg/ml) resultou em aumento de 9,1, 7, 12,5 e 12,7 vezes no número de células apoptóticas. As doses ótimas de Hsp e HspNPs foram encontradas para aumentar o dano oxidativo em células de glioma C6. Verificou-se que os níveis de MDA, um indicador de peroxidação lipídica, estavam significativamente elevados nas concentrações de exposição de 75 e 100μg/ml de HspNPs (Ersoz, 2019).
12. **Câncer de cabeça e pescoço**
    a) O tumor oral, carcinoma espinocelular (CEC), foi provocado em hamsters pintando com DMBA a 0,5% (7,12-dimetilbenz (a) antraceno) a bolsa bucal esquerda três vezes por semana, durante 10 semanas consecutivas. A administra-

ção oral de hesperetina, 20 mg/kg de peso corporal, a hamsters pintados com DMBA reverteu significativamente os estágios do CEC oral. Os achados indicam que a hesperetina possui efeito quimiopreventivo no CEC oral induzido por DMBA (Babukumar, 2017).

b) Seis flavonoides cítricos foram testados quanto à atividade antineoplásica. Utilizou-se o modelo de pincelamento das bochechas de hamster, e as soluções dos flavonoides (2,0-2,5%) e a solução do carcinógeno, 7,12-dimetilbenz [a] antraceno (0,5%) foram aplicadas topicamente. Os dados mostram que 4 flavonoides (hesperetina, neohesperidina, tangeretina e nobiletina) foram inativos. Naringina e naringenina diminuíram significativamente o número de tumores – 5,00 (grupo controle), 2,53 (grupo naringina) e 3,25 (grupo naringenina). Naringina também reduziu significativamente a carga tumoral – 269mm^3 (grupo controle) e 77,1mm^3 (grupo naringina). Os dados sugerem que a naringina e a naringenina, 2 flavonoides encontrados em altas concentrações na toranja (grapefruit), podem ser capazes de inibir o desenvolvimento desse tipo de câncer (Miller, 2008).

13. **Câncer de esôfago**

Hesperetina induz apoptose no câncer de esôfago via mitocondrial por aumento das ERTOs (Wu, 2016).

14. **Câncer de pulmão não de pequenas células**

a) Em primeiro lugar, a hesperidina não tem efeitos negativos nas células epiteliais normais do pulmão humano BEAS-2B e a viabilidade das células A549 tratadas com várias concentrações de hesperidina é inibida de maneira tempo e dose-dependentes. A hesperidina induz a apoptose das células A549 por meio da regulação para baixo dos níveis de Bcl-2 (B-cell lymphoma-2) e da proteína extragrande Bcl e da regulação simultânea dos níveis da proteína X associada ao Bcl-2, agonista da morte no domínio interativo BH3 (Bid), tBid, caspase-9 clivada, caspase-3 clivada e PARP clivado. A hesperidina provoca parada em G0/G1 das células A549, diminuindo a expressão da ciclina D1 e aumentando a expressão de p21 e p53. Em resumo, a hesperidina induz apoptose pela via apoptótica mitocondrial e induz parada do ciclo celular em G0/G1 em células A549 humanas (Xia-Sheng, 2018).

b) Hesperidina suprime a migração e invasão do câncer pulmonar linhagem A549, H460 e H1975 ao inibir a via SDF-1/CXCR-4 (stromal cell-derived factor-1/C-X-C chemokine receptor type 4). O SDF-1α promove a migração celular de células A549, enquanto a hesperidina inibe significativamente a capacidade migratória. O ensaio de cicatrização de feridas demonstrou que o tratamento com hesperidina reduziu significativamente a taxa de fechamento da ferida em comparação com o grupo controle de maneira dose-dependente. Da mesma forma, a migração e as habilidades invasivas das células A549, H460 e H1975 tratadas com hesperidina diminuem significativamente em comparação com o grupo controle. A hesperidina atenua a secreção de SDF-1 das células A549 de maneira dose-dependente. Além disso, o tratamento com SDF-1α aumenta significativamente os níveis de CXCR-4, p-p65, p-IκB e p-Akt nas células A549. Em contraste, a hesperidina reverte o efeito induzido por SDF-1α diminuindo a expressão do CXCR-4. Outras análises subsequentes também confirmaram que a hesperidina tem efeito significativo na expressão de proteínas relacionadas ao EMT (epithelial-to-mesenchymal transition), incluindo MMP-9, CK-19 e Vimentin, nas células A549. A hesperidina é um medicamento anticâncer seguro e eficaz para o câncer de pulmão não de pequenas células (Xia, 2018).

c) Inibidores da tirosina quinase (TKIs) têm como alvo o EGFR (epidermal growth factor receptor), entretanto pode acontecer resistência a esses inibidores. Hesperidina, ácido gálico e ácido cumárico suprimem drasticamente o crescimento do câncer pulmonar de células resistentes aos inibidores de tirosina quinases (TKIR) H1993, não funcionando nas células sensíveis (TKIS) H2073 (Phan, 2016).

d) Hesperitina mais derivados da platina possuem efeitos sinérgicos no adenocarcinoma pulmonar. A hesperetina suprime a proliferação e migração de células de adenocarcinoma de pulmão. O tratamento combinado da hesperetina com a platina suprime a progressão do tumor de maneira mais significativa, especialmente em comparação com o tratamento medicamentoso único. UGT1A3 é um importante fator prognóstico para esse tipo de câncer e a hesperetina pode sinergizar com drogas derivadas da platina inibindo UGT1A3 e aumentando os níveis de espécies reativas tóxicas de oxigênio – ERTOs (Wang, 2019).

e) Hesperitina induz apoptose pela via extrínseca de modo independente do p53 em células H522 do câncer de pulmão (Elango, 2018).

f) Hesperidina, nas células A549 e NCI-H358, provoca diminuição da proliferação celular e aumento da caspase-3 e outras atividades relacionadas à apoptose, em conjunto com a diminuição do Delta-psi-mitocondrial, de maneira dose e tempo-dependentes. As vias de transdução de sinal de FGF e NF-kappaB foram mais significativamente afetadas nas células NSC-H358 e A549 (Birsu, 2015).

g) Hesperidina possui efeitos antioxidante e anticâncer na carcinogênese pulmonar induzida por benzo(a)pireno (Kamaraj, 2009).

h) Hesperidina atenua a disfunção mitocondrial provocada pelo benzo(a)pireno durante a carcinogênese pulmonar do camundongo (Kamaraj, 2011).

i) Verificou-se o efeito da hesperidina na modulação das expressões da cicloxigenase-2 (COX-2), mastócitos (MCs) e metaloproteinases da matriz (MMPs) durante a carcinogênese pulmonar induzida por benzo(a)pireno em camundongos. Os animais induzidos com 50mg/kg de peso corporal apresentaram densidade aumentada de mastócitos (MCD) e drástica expressão de COX-2, juntamente com a expressão aumentada de MMP-2 e MMP-9. A suplementação com hesperidina, 25mg/kg de peso corporal, a camundongos portadores de câncer de pulmão atenuou a MCD e regulou para baixo as expressões de COX-2, MMP-2 e MMP-9 (Kamaraj, 2010).

j) Nicotina do cigarro regula para cima a expressão das MMPs (matrizes metaloproteinases) e esgota o *status* antioxidante. A hesperidina provoca regulação para baixo da expressão das MMPs e melhora o *status* antioxidante. Hesperidina poderia ser desenvolvida como um medicamento contra doenças relacionadas ao tabaco em um futuro próximo (Balakrishnan, 2007).

k) Ratos receberam uma injeção intraperitoneal de 4-(metilnitrosamino)-1- (3-piridil)-1-butanona (NNK) para induzir neoplasias pulmonares. Eles também receberam suco de tangerina (*Citrus unshiu* Marc.) com água potável à noite por 21 semanas, começando 1 semana após a injeção de NNK. Os tratamentos com suco contendo 3,9mg de beta-criptoxantina e 100mg de hesperidina em 100g de amostra reduziram em 29% a incidência de tumores pulmonares (p < 0,05). Houve redução do antígeno nuclear celular proliferativo nos tumores pulmonares sem afetar as lesões das células alveolares hiperplásicas (Kohno, 2001).

15. Câncer de mama

a) O extrato aquoso da casca de *Citrus unshiu* MARKOVICH em células MCF-7 de câncer de mama humano provoca redução da sobrevivência celular e induz à apoptose. A morte celular apoptótica está relacionada à ativação de caspase-8 e 9, caspases iniciadoras representativas de vias de apoptose extrínseca e intrínseca, respectivamente, e aumento da proporção Bax: Bcl-2 acompanhada de clivagem de poli (ADP-ribose) polimerase (PARP). Acontecem disfunção mitocondrial e liberação citosólica do citocromo c. Além disso, a AMPK e sua molécula-alvo a jusante, acetil-CoA carboxilase, foram ativadas de maneira dependente da concentração. Houve aumento da geração de espécies reativas de oxigênio (ERTOs). Resumindo, o extrato suprime a proliferação de células MCF-7 ativando as vias de apoptose intrínseca e extrínseca por meio da ativação da via AMPK dependente de ERTOs (Kim, 2018).

b) Estudo usando modelo de camundongo portador de tumor mostrou que os extratos de casca de *Citrus unshiu* MARKOVICH inibiram o crescimento tumoral associado ao aumento da produção de citocinas, como interferon-γ e fator de necrose tumoral-α (Lee, 2011). Esse fato mostra polarização do sistema imune para M1/Th1.

c) A hesperetina exibe efeito citotóxico significativo nas células MCF-7 de carcinoma da mama humano de maneira dependente da concentração e do tempo, sem afetar as células normais (HMEC), bem como as células epiteliais mamárias normais imortalizadas (MCF-10A). O efeito citotóxico da hesperetina foi devido à indução de apoptose, como é evidente a partir da externalização da fosfatidil-serina, fragmentação do DNA, ativação da caspase-7 e clivagem do PARP. A apoptose foi associada à ativação da caspase-9, perda de potencial da membrana mitocondrial, liberação do citocromo c e aumento da razão Bax: Bcl-2. O pré-tratamento com N-acetilcisteína e glutationa elimina marcadamente a apoptose mediada por hesperetina. Acontece aumento dos ERTOs de maneira tempo-dependente. A hesperitina ativa JNK (Palit, 2015).

d) Este é um trabalho de pesquisa interessante e valioso. Os autores demonstraram que a hesperidina tem efeito citotóxico nas células MCF-7/doxorrubicina com IC50 de 11μmol/l. A hesperidina não aumentou a indução apoptótica combinada com doxorrubicina. A aplicação de co-quimioterapia de doxorrubicina e hesperidina em células MCF-7/Dox mostrou efeito sinérgico por inibição da expressão de Pgp. Hesperidina funciona como agente preventivo da resistência ao quimioterápico (Febriansah, 2014).

e) A hesperidina suprime a proliferação em células MCF-7 (Lee, 2010).

f) A hesperetina inibe significativamente a proliferação celular de maneira dose-dependente após o tratamento por 48 e 72 horas e provoca parada do ciclo celular na fase G1. Nas proteínas relacionadas à fase G1, a hesperetina regula para baixo as quinases dependentes de ciclina (CDKs) e as ciclinas e regula para cima os p21 (Cip1) e p27 (Kip1) nas células tratadas com hesperetina por 48 e 72 h. Após 72 h de tratamento, esses fenômenos foram mais pronunciados. O tratamento com hesperetina em alta concentração por 72 h resulta na diminuição de CDK2 e CDK4 juntamente com a ciclina D. Além disso, a hesperetina aumenta a ligação de CDK4 a p21 (Cip1), mas não a p27 (Kip1) ou p57 (Kip2). Tomados em conjunto, esses dados sugerem pela primeira vez que a regulação de CDK4 e p21 (Cip1) 1 pode participar da via de atividade anticâncer da hesperetina nas células MCF-7 (Choi, 2007).

g) Dois flavonoides cítricos, hesperetina e naringenina, encontrados em laranjas e toranjas, respectivamente, e quatro flavonoides não cítricos, baicaleína, galangina, genisteína e quercetina, foram testados isoladamente e em combinações individuais para seus efeitos na proliferação e crescimento de um linha celular de carcinoma da mama humana, MDA-MB-435. A concentração em que a proliferação celular foi inibida em 50% (IC50) variou de 5,9 a 140 microgramas/ml para os flavonoides únicos, sendo o mais potente a baicaleína (So,1996).

h) Foram conduzidas duas experiências em que grupos de 21 ratos foram alimentados com uma dieta semipurificada contendo 5% de óleo de milho e receberam uma dose de 5mg de DMBA intra-gastricamente por aproximadamente 50 dias de idade enquanto em diestro. Uma semana depois, grupos individuais receberam suco de toranja ou suco de laranja ou foram alimentados com naringina ou naringenina em níveis comparáveis aos fornecidos pelo suco de toranja; no segundo experimento, os ratos foram alimentados com dieta semipurificada contendo 20% de óleo de milho na época. Como esperado, ratos alimentados com dieta rica em gordura desenvolveram mais tumores do que ratos alimentados com dieta pobre em gordura, mas em ambos os experimentos o desenvolvimento do tumor foi atrasado nos grupos que receberam suco de laranja ou a dieta suplementada com naringina em comparação com os outros três grupos. Embora a incidência e a carga tumoral (gramas de tumor/rato) tenham sido variáveis nos diferentes grupos, os ratos que receberam suco de laranja apresentaram menor carga tumoral que os controles, embora tenham crescido melhor do que qualquer outro grupo. Essas experiências fornecem evidências de propriedades anticâncer do suco de laranja e indicam que os flavonoides cítricos são inibidores eficazes da proliferação de células de câncer de mama humano in vitro, especialmente quando combinados com quercetina, amplamente distribuída em outros alimentos (So, 1996).

16. **Câncer de mama triplo negativo**
a) Hesperidina como anti-PD-L1. A linha celular MDA-MB231 (alta agressividade) do adenocarcinoma de mama triplo negativo tem a expressão mais alta, tanto no mRNA quanto na proteína do PD-L1, do que outra linha celular de câncer de mama, MCF-7 (baixa agressividade). A alta expressão de PD-L1 (mRNA e proteína) em células cancerígenas agressivas é fortemente inibida pela hesperidina através da inibição da sinalização de Akt e NF-kappaB. Além disso, o tratamento com hesperidina ao inibir a ativação das matriz-metaloproteinases MMP-9 e MMP-2, suprime o fenótipo metastático e a migração das células MDA-MB231 de alta expressão de PD-L1. Concomitante a hesperidina inibe a proliferação mitótica (Kongtawelert, 2020).

b) Extrato etanólico do Citrus unshiu provoca no carcinoma triplo negativo MDA-MB-231, apoptose via ativação de caspases-8, 9 e 3 com degradação do PARP e regulação para baixo das proteínas antiapoptóticas. Houve aumento da proporção pró-apoptótica de BAX para anti-apoptótica de BCL-2, perda de potencial da membrana mitocondrial e liberação de citocromo c da mitocôndria para o citoplasma. Além disso, o extrato provocou a geração de ERTOs. N-acetilcisteína bloqueou todos eventos (Kim, 2018).

c) Hesperetina induz apoptose no câncer de mama triplo negativo MDA-MB-231 via intrínseca ativando caspase-9 e 3 e aumentando a razão Bax:Bcl-2 (Palit, 2015).

17. **Câncer de próstata**
a) A hesperidina suprime a proliferação de células do câncer de próstata humano, andrógeno-dependente (Lee, 2010).

b) O extrato aquoso da casca de cítricos (CPE/água) contêm compostos que podem potencialmente prejudicar o crescimento do tumor. A análise do ciclo celular mostrou que as células cancerígenas PC-3 e LNCaP são inativadas na presença de CPE/água e sua capacidade de entrar na fase S e G0/G1 foi prejudicada. Foram observadas baixa taxa de síntese de DNA e apoptose em células cancerígenas inativadas com CPEs. Hesperidina e narirutina, os flavonoides predominantes encontrados nas frutas cítricas, não foram responsáveis pela atividade biológica observada, implicando compostos bioativos alternativos. Notavelmente, o ácido cítrico foi identificado como um dos compostos presentes nos estratos de cítricos que atua como inibidor da reentrada no ciclo celular. O ácido cítrico exibiu efeito de toxicidade celular mais alto nas células cancerígenas da próstata PC-3 do que nas células prostáticas não cancerígenas RWPE-1, sugerindo benefícios específicos para o tratamento do câncer. Em conclusão, o extrato de casca de cítricos contendo ácido cítrico, juntamente com vários compostos bioativos, pode ser usado como agente quimiopreventivo para pacientes com câncer pós-terapia (Shammugasamy, 2019).

c) Três glicosídeos flavonoides selecionados, naringina, diosmina e hesperidina, foram investigados na linha celular do câncer de próstata DU145 quanto a cito e genotoxicidade. Todos diminuíram o número de células cancerígenas e a atividade proliferativa. Aconteceu estresse oxidativo intracelular com produção de radical superóxido. Houve quebra de fita dupla do DNA e a produção de micronúcleos. A diosmina foi o agente genotóxico mais potente nas células DU145, o que, por sua vez, resultou em sua atividade pró-apoptótica. 53BP1 protege o DNA de nucleases, o que favorece a reparação do DNA pela NHEJ (*nonhomologous end-joining*). O recrutamento mais robusto de 53BP1 foi correlacionado com menor dano ao DNA e cromossômico após o tratamento com naringina e hesperidina em comparação com o tratamento com diosmina. Também se constatou que os glicosídeos flavonoides são agentes hipometilantes de DNA com capacidade de modular o epigenoma das células cancerígenas, levando a alterações nos padrões de expressão gênica. Em conjunto, a diosmina, glicosídeo flavonoide da dieta é ativo contra células DU145 promovendo eventos genotóxicos e morte celular apoptótica concomitante (Lewinska, 2015).

18. **Câncer colorretal**
    a) Hesperidina possui forte efeito tóxico nas linhas celulares de câncer Caco-2 com IC50, 195μmol/L(El-Readi, 2010).
    b) Nano composto de hesperidina com Zn++ inibe o crescimento e provoca apoptose na linhagem HCT116 do câncer de cólon *in vitro* (Yang, 2020).
    c) Hesperidina induz apoptose em células de câncer de cólon humano através da ativação da Caspase-3 (CASP3). A hesperidina desregulou a expressão proteica do pro-CASP3 e aumentou o nível de CASP3 ativa (Park, 2008).
    d) Hesperidina induz apoptose e desencadeia marcadores autofágicos através da inibição da Aurora-A mediada por PI3-K/Akt/mTOR e GSK-3-beta na carcinogênese experimental do câncer de cólon (Saiprasad, 2014).
    e) Hesperidina inibe a formação de criptas colônicas aberrantes (Franke, 2002).
    f) Hesperidina do suco de tangerina suprime a carcinogênese de cólon induzida por azotetano em ratos (Tanaka, 2000).
    g) Hesperidina do suco de tangerina suprime a carcinogênese de cólon induzida por azotetano em ratos (Tanaka, 2000).
    h) Hesperidina do suco de laranja suprime a carcinogênese de cólon induzida por azotetano em ratos (Miyagi, 2000).

19. **Câncer de fígado**
    a) Efeito epigenético. A hesperidina é citotóxica de maneira dose dependente e o IC50 foi de 12,5mM no hepatocarcinoma. Ela exerce efeito hipometilante significativo na sequência LINE-1 (até 47% de hipometilação a 12,5mM) e nas sequências repetitivas ALU-M2 (até 32% a 6 mM) nas células tumorais HL60. A hesperidina não afeta o peso corporal e hepático do rato e é capaz de reduzir os nódulos induzidos por dietilnitrosamina em 1.000, 500 e 250ppm (Fernández-Bedmar, 2017).
    b) Extrato de sementes de cítricos são ricos em neohesperidina, hesperidina, naringenina e naringina e têm efeito citotóxico em células HepG2 do câncer hepático humano. A sensibilidade das células HepG2 humanas é a seguinte: hesperidina > naringina > neo-hesperidina > naringenina. A hesperidina induz as células HepG2 a sofrer apoptose de maneira dependente da dose, evidenciado pela externalização da fosfatidilserina sem induzir ERTOs. A hesperidina aumenta o número de células com perda do potencial transmembrana mitocondrial (Delta-psimt) de modo dependente da concentração. Acontece ativação das caspases-9, 8 e 3 nas células HepG2 tratadas com hesperidina. A proteína Bcl-xL (antiapoptótica) é regulada para baixo, enquanto os níveis de proteína Bax, Bak e tBid (apoptóticas) são regulados para cima de maneira dependente da dose. Em conclusão, a hesperidina

induz apoptose de células HepG2 humanas via mitocondrial e via receptor de morte (Banjerdpongchai, 2016).

c) Hesperidina inibe invasão de células do hepatocarcinoma suprimindo AP-1 e NF-kappaB (Kuo, 2010).

d) No câncer de fígado de rato induzido quimicamente a hesperidina inibe a importante via de proliferação neoplásica, P13K/Akt (Mo'mem, 2019).

e) A hesperidina protege contra a hepatocarcinogênese induzida quimicamente através da modulação da sinalização Nrf2/ARE/HO-1, PPARγ e TGF-β1/Smad3 e melhora do estresse oxidativo e da inflamação (Mahmoud, 2017).

f) O grupo hepatocarcinoma provocado pela tioacetamida (TAA) exibe aumento significativo nas expressões dos genes Wnt3a, β-catenina, ciclina D1 e Wnt5a, bem como em seus níveis de proteína. A hesperidina regula para baixo significativamente as vias Wnt3a/β-catenina e Wnt5a ativadas por TAA. Além disso, a ela exerce efeito hepatoprotetor, melhorando significativamente os parâmetros de desequilíbrio oxidativo, inflamação e função hepática, TGO, TGP e nível de albumina (Zaghloul, 2017).

g) Hesperidina alivia a hepatotoxicidade induzida pela cisplatina em ratos sem inibir sua atividade antitumoral (Omar, 2016).

h) Hesperidina induz paraptose em células HepG2 do hepatoblatoma via disfunção mitocondrial e sobrecarga da Ca^{++} (Yumnam, 2016). Paraptose é uma morte celular programada morfologicamente e bioquimicamente diferente da apoptose.

20. **Câncer de pâncreas**

a) Neste estudo, foi preparado extrato fermentado da casca do *Citrus unshiu* (fCUP) depois do processamento do suco. O tratamento com fCUP inibiu o crescimento de células cancerígenas do pâncreas humano através da indução da clivagem da caspase-3, tanto *in vitro* quanto *in vivo*. O tratamento com fCUP também bloqueou a migração de células cancerígenas do pâncreas humano através da ativação de vias de sinalização intracelular, como MKK3/6 e P38. Em contraste, o tratamento com fCUP não inibiu o crescimento e a migração de células endoteliais da veia umbilical humana. Além disso, descobriu-se que o fCUP possui compostos como narirutina e hesperidina, além de compostos recém-gerados, naringenina e hesperetina. A análise in sílico mostrou que a naringenina e a hesperetina foram os únicos relacionados ao efeito anticâncer. Além disso, o fCUP exibiu efeitos anticâncer em modelos de xenoenxerto *in vivo* (Lee, 2018). Possivelmente a fermentação alterou as moléculas da hesperidina.

b) Compostos bioativos do suco da lima Mexicana, Citrus aurantifolia, rutina, neo-hesperidina, hesperidina e hesperetina induzem apoptose em células Panc-28 do câncer de pâncreas envolvendo Bax, Bcl-2, caspase-3 e p53 (Patil, 2009).

c) Hesperetina mais naringina são sinérgicos em células Miapaca-2 do câncer de pâncreas regulando para baixo a via FAK e p38 (Lee, 2019).

d) Flavonoides inibem o crescimento do câncer pancreático (Ura, 1993).

21. **Câncer endometrial**

Hesperidina suprime significativamente a proliferação de células do câncer endometrial (EC) de maneira dependente da dose e do tempo. Estudos mecanísticos mostraram que ela pode contribuir para a apoptose induzindo a externalização da fosfatidilserina (PS), a atividade da caspase-3 e a perda do potencial de membrana mitocondrial (MMP). Além disso, regula positivamente a expressão de genes do subgrupo Bax pró-apoptóticos (Bax e Bik) enquanto regula negativamente a proteína antiapoptótica Bcl-2 em linhas de células EC. A hesperidina poderia promover a morte celular por meio da regulação para baixo do receptor de estrogênio I (ESRI) que está diretamente relacionado à via ERK/MAPK. Tomados em conjunto, o estudo mostrou que a hesperidina pode ser um composto antiestrogênico que pode modular a sinalização do receptor de estrogênio não genômico por meio da inibição do crescimento das células EC (Cincin, 2018).

22. **Câncer cervical uterino**

a) Hesperidina inibe a proliferação de células HeLa do câncer cervical, através apoptose mediada por estresse do retículo endoplasmático e parada do ciclo celular em G0/G1. Acontece aumento de ERTOs, mobilização de cálcio, perda do potencial de membrana mitocondrial, liberação de citocromo c e ativação de caspase-3. Está regulada para baixo a ciclinaD1, ciclina E1 e CDK2 (Wang, 2015).

b) Rutina em células cervicais C33 induzido pelo HPV reduz a viabilidade celular, induz aumento significativo na produção de ERTOs e aumenta a condensação nuclear de maneira dependente da dose. Além disso, provoca apoptose ao induzir diminuição do Delta-psimitocondrial e ativação da caspase-3. A análise do ciclo celular confirmou ainda a sua eficácia mostrando a parada do ciclo celular na fase G0/G1 (Khan, 2020).

c) Hesperitina provoca marcante inibição da proliferação de células SiHa dependente da dose e do tempo e induz parada na fase G2/M dependente da dose. Houve atenuação do potencial de membrana mitocondrial com expressão aumentada de caspase-3, caspase-8, caspase-9, p53, Bax e receptor de morte Fas e sua proteína adaptadora contendo domínio de morte associada a Fas (FADD), indicando participação de mecanismos relacionados ao receptor de morte e mitocôndria. Este estudo mostra que a hesperetina exibe uma potencial atividade anticâncer contra linhagens de células de câncer cervical humano *in vitro* por meio da redução da viabilidade celular e da indução de apoptose. Juntos, esses dados sustentam a alegação de que a hesperetina tem propriedades anticâncer e merece investigação adicional como um agente terapêutico potencial (Alshatwi, 2013).

23. **Linfoma de Hodgkin.** Nada encontrado.
24. **Linfoma não Hodgkin**
    a) Hesperidina inibe Nf-kappaB em celulas do linfoma Ramos Burkitii. A hesperidina pode recrutar o PPARγ para exercer suas ações biológicas. Sabe-se que a inativação do Fator Nuclear-kappaB é outro mecanismo de ação dos flavonoides. A incubação de células Ramos com hesperidina anula a ativação constitutiva de NF-κB induzida por doxorrubicina através da inibição da fosforilação de suas subunidades inibitórias (IκB). Além disso, a hesperidina inibe a proliferação e aumenta a apoptose de forma independente do PPARγ. A hesperidina inibe a proliferação de células Ramos e as sensibiliza à apoptose induzida pela doxorrubicina através da inibição da ativação do NF-κB constitutiva de uma maneira independente do PPARγ (Nazari, 2010).
    b) Meta-análise: O consumo de frutas cítricas foi associado a risco reduzido de linfoma não Hodgkin (NHL) (RR = 0,85, IC 95%: 0,73-1,00, p = 0,044, I2 = 0%, n = 6). A ingestão de vegetais foi marginalmente associada com risco reduzido de NHL (RR = 0,89, IC 95%: 0,79-1,00, p = 0,056, I2 = 16,2%, n = 7). No entanto, o risco de NHL foi inversamente associado ao consumo de vegetais crucíferos (RR = 0,84, IC 95%: 0,71-1,00, p = 0,047, I2 = 0%, n = 3). Notavelmente, o consumo combinado de frutas/vegetais foi associado à diminuição do risco de NHL (RR = 0,79, IC de 95%: 0,65-0,96, I2 = 11,2%, n = 3) (Sergentanis, 2018).
    c) A atividade de lise das células NK contra Raji não foi alterada pelo pré-tratamento de Raji com luteolina, caempferol, taxifolina e hesperetina. No entanto, o tratamento de Raji com naringenina mostrou maior sensibilidade à lise das células NK do que as células controle não tratadas. A atividade da naringenina foi devido ao aumento da expressão do ligante NKG2D. Estes resultados fornecem evidências de que a atividade antitumoral da narigenina pode ser devido ao direcionamento da expressão do ligante NKG2D e sugere um possível papel imunoterapêutico para o tratamento do câncer (Kim, 2015).
25. **Câncer de bexiga**
    O extrato etanólico da casca de Citrus unshiu induz apoptose através da atividade da caspase dependente de ERTOs em células de câncer de bexiga humana T2423); no entanto, as evidências para o efeito anticâncer da casca do Citrus unshiu em células cancerígenas humanas e o mecanismo subjacente ainda não são claras (Ahn, 2017).
26. **Carcinoma de Ehrlich**
    A laranja doce do Egito rica em hesperidina melhora o carcinoma de Ehrlich do camundongo, *in vivo*.

Conclusão

Surge mais uma arma da Natureza para nos ajudar o tratar de doença ainda manejada com a quimioterapia, radioterapia e cirurgia, procedimentos que têm como alvo os efeitos e não a causa do verdadeiro problema.

Referências

1. Ahn KI, Choi EO, Kwon DH, et al. Induction of apoptosis by ethanol extract of Citrus unshiu Markovich peel in human bladder cancer T24 cells through ROS-mediated inactivation of the PI3K/Akt pathway. Biosci. Trends, 11, 565–573, 2017.
2. Alshatwi AA, E Ramesh, V S Periasamy, P Subash-Babu. The apoptotic effect of hesperetin on human cervical cancer cells is mediated through cell cycle arrest, death receptor, and mitochondrial pathways. Fundam Clin Pharmacol Dec;27(6):581-92, 2013.
3. Babukumar S, Vinothkumar V, Velu P, et al. Molecular effects of hesperetin, a citrus flavanone on 7,12-dimethylbenz(a)anthracene induced buccal pouch squamous cell carcinoma in golden Syrian hamsters. Arch Physiol Biochem. Oct;123(4):265-278, 2017.
4. Balakrishnan A, Menon VP. Effect of hesperidin on matrix metalloproteinases and antioxidant status during nicotine-induced toxicity. Toxicology. Sep 5;238(2-3):90-8, 2007.
5. Banjerdpongchai R, Wudtiwai B, Khaw-On P, et al. Hesperidin from Citrus seed induces human hepatocellular carcinoma HepG2 cell apoptosis via both mitochondrial and death receptor pathways. Tumour Biol. Jan;37(1):227-37, 2016.
6. Bhat GP, Surolia N. In vitro antimalarial activity of extracts of three plants used in the traditional medicine of India. Am J Trop Med Hyg. Oct;65(4):304-8, 2001.
7. Birsu Z, Unlu M, Kiran B, et al. Anti-proliferative, apoptotic and signal transduction effects of hesperidin in non-small cell lung cancer cells. Cell Oncol (Dordr). Jun;38(3):195-204, 2015.
8. Brock BL, Ketchum HM. The antibacterial action of citrus peel oil on the tubercle bacillus in vitro. Dis Chest. Dec;20(6):671-4, 1951.

9. Camacho-Corona M.R., Favela-Hernández J.M.J., González-Santiago O., et al. Evaluation of some plant-derived secondary metabolites against sensitive and multidrug resistant *Mycobacterium tuberculosis*. J. Mex. Chem. Soc. 53:71–75, 2009.

10. Cincin ZB, B Kiran Y Baran, B Cakmakoglu. Hesperidin promotes programmed cell death by downregulation of nongenomic estrogen receptor signalling pathway in endometrial cancer cells. Biomed Pharmacother Jul;103:336-345, 2018.

11. Cirmi S, Ferlazzo N, Lombardo G, et al. Chemopreventive agents and inhibitors of cancer hallmarks: may citrus offer new perspectives? Nutrients. 8(11):698, 2016.

12. Chen X-M, Tait AR, Kitts DD. Flavonoid composition of orange peel and its association with antioxidant and anti-inflammatory activities. Food Chem. 218:15–21, 2017.

13. Chen X, Li XF, Chen Y, et al. Hesperetin derivative attenuates CCl_4-induced hepatic fibrosis and inflammation by Gli-1-dependent mechanisms. Int Immunopharmacol. Nov;76:105838, 2019.

14. Cheraghpour M, Imani H, Ommi S, et al. Hesperidin improves hepatic steatosis, hepatic enzymes, and metabolic and inflammatory parameters in patients with nonalcoholic fatty liver disease: A randomized, placebo-controlled, double-blind clinical trial. Phytother Res. Aug;33(8):2118-2125, 2019.

15. Choi EJ. Hesperetin induced G1-phase cell cycle arrest human breast cancer MCF-7 cells: involvement of CDK4 and p21. Nutr Cancer.59(1):115-9, 2007.

16. Crandall PG, Ricke SC, O'Bryan CA, Parrish NM. In vitro effects of citrus oils against Mycobacterium tuberculosis and non-tuberculous Mycobacteria of clinical importance. J Environ Sci Health B. 47(7):736-41, 2012.

17. Dandekar D V, Jayaprakasha G K, Patil B S. Simultaneous extraction of bioactive limonoid aglycones and glucoside from Citrus aurantium L. using hydrotropy. Z Naturforsch C. 63(3-4):176, 2008.

18. Das S, Sarmah S, Lyndem S, Singha Roy A. An investigation into the identification of potential inhibitors of SARS-CoV-2 main protease using molecular docking study. J Biomol Struct Dyn. May 13:1-11, 2020.

19. Donia TIK, Gerges MN, Mohamed TM. Amelioration effect of Egyptian sweet orange hesperidin on Ehrlich ascites carcinoma (EAC) bearing mice.

20. Dias A L B, Sousa W C, Batista H R F, et al. Chemical composition and in vitro inhibitory effects of essential oils from fruit peel of three Citrus species and limonene on mycelial growth of Sclerotinia sclerotiorum. Braz. J. Biol. vol.80 no.2, Apr./June 2020.

21. Donia TIK, Gerges MN, Tarek M Mohamed Amelioration effect of Egyptian sweet orange hesperidin on Ehrlich ascites carcinoma (EAC) bearing mice. Chem Biol Interact. Apr 1;285:76-84, 2018.

22. Dokumacioglu E, Iskender H, Musmul A. Effect of hesperidin treatment on α-Klotho/FGF-23 pathway in rats with experimentally-induced diabetes. Biomed Pharmacother. 109:1206–1210, 2019.

23. Elango R, Athinarayanan J, Subbarayan VP, et al. Hesperetin induces an apoptosis-triggered extrinsic pathway and a p53- independent pathway in human lung cancer H522 cells. J Asian Nat Prod Res. Jun;20(6):559-569, 2018.

24. El-Readi MZ, Hamdan D, Farrag N, et al. Inhibition of P-glycoprotein activity by limonin and other secondary metabolites from *Citrus* species in human colon and leukaemia cell lines. Eur J Pharmacol. 626(2–3):139–145, 2010.

25. Ersoz M, Erdemir A, Duranoglu D, et al. Comparative evaluation of hesperetin loaded nanoparticles for anticancer activity against C6 glioma cancer cells. Artif Cells Nanomed Biotechnol. Dec; 47(1):319-329, 2019.

26. Febriansah R, Putri DD, Sarmoko,et al. Hesperidin as a preventive resistance agent in MCF-7 breast cancer cells line resistance to doxorubicin. Asian Pac J Trop Biomed. Mar;4(3):228-33, 2014.

27. Fernández-Bedmar Z, Anter J, Alonso-Moraga A, et al. Demethylating and anti-hepatocarcinogenic potential of hesperidin, a natural polyphenol of Citrus juices. S. Mol Carcinog. Jun;56(6):1653-1662, 2017.

28. Franke AA, Custer LJ, Cooney RV, et al. Inhibition of colonic aberrant crypt formation by the dietary flavonoids (+)-catechin and hesperidin. Adv Exp Med Biol. 505:123-33, 2002.

29. Giacosa A, Barale R, Bavaresco L, et al. Cancer prevention in Europe: the Mediterranean diet as a protective choice. Eur J Cancer Prev.22(1):90–5, 2013.

30. Gómez-Cansino R, Guzmán-Gutiérrez SL, Campos-Lara MG, et al. Natural Compounds from Mexican Medicinal Plants as Potential Drug Leads for Anti-Tuberculosis Drugs. An Acad Bras Cienc. Jan-Mar;89(1):31-43, 2017.

31. Guo Can, Youxia Shan, Zhiqiang Yang. Chemical Composition, Antioxidant, Antibacterial, and Tyrosinase Inhibition Activity of Extracts From Newhall Navel Orange (Citrus Sinensis Osbeck Cv. Newhall) Peel. J Sci Food Agric. Apr;100(6):2664-2674, 2020.

32. Hakim I, Harris R, Ritenbaugh C. Citrus peel use is associated with reduced risk of squamous cell carcinoma of the skin. Nutr Cancer. 37(2):161–68, 2000.

33. Iwase Y, Takemura Y, Ju-ichi M,et al. Inhibitory effect of Epstein-Barr virus activation by Citrus fruits, a cancer chemopreventor. Cancer Lett. May 24;139(2):227-36, 1999.

34. Iwase Y, Takemura Y, Ju-ichi M, et al. Inhibitory effect of flavonoids from citrus plants on Epstein-Barr virus activation and two-stage carcinogenesis of skin tumors. Cancer Lett. Jun 1;154(1):101-5, 2000.

35. Jeong H, Phan ANH, Choi JW. Anti-cancer Effects of Polyphenolic Compounds in Epidermal Growth Factor Receptor Tyrosine Kinase Inhibitor-resistant Non-small Cell Lung Cancer. Pharmacogn Mag. Oct-Dec;13(52):595-599, 2017.

36. Khan F, Pandey P, Upadhyay TK, Anti-Cancerous Effect of Rutin Against HPV-C33A Cervical Cancer Cells via G0/G1 Cell Cycle Arrest and Apoptotic Induction. Endocr Metab Immune Disord Drug Targets. 20(3):409-418, 2020.

37. Kamaraj S, Ramakrishnan G, Anandakumar P, et al. Antioxidant and anticancer efficacy of hesperidin in benzo(a)pyrene induced lung carcinogenesis in mice. Invest New Drugs. Jun;27(3):214-22, 2009.

38. Kamaraj S, Anandakumar P, Jagan S,et al. Modulatory effect of hesperidin on benzo(a)pyrene induced experimental lung carcinogenesis with reference to COX-2, MMP-2 and MMP-9. Eur J Pharmacol. Dec 15;649(1-3):320-7, 2010.

39. Kamaraj S, Anandakumar P, Jagan S, et al. Hesperidin attenuates mitochondrial dysfunction during benzo(a)pyrene-induced lung carcinogenesis in mice. Fundam Clin Pharmacol. Feb;25(1):91-8, 2011.

40. Kamboh AA, Zhu WY. Effect of increasing levels of bioflavonoids in broiler feed on plasma anti-oxidative potential, lipid metabolites, and fatty acid composition of meat. Poult Sci. 92(2):454-61, 2013.

41. Kaul TN, Middleton E Jr, Ogra PL. Antiviral effect of flavonoids on human viruses. J Med Virol. Jan;15(1):71-9, 1985.

42. Kim HY, Park M, Kim K, et al. Hesperetin Stimulates Cholecystokinin Secretion in Enteroendocrine STC-1 Cells. Biomol Ther (Seoul).21(2):121-5, 2013.

43. Kim SS, Park KJ, An HJ, Choi YH. Phytochemical, antioxidant, and antibacterial activities of fermented Citrus unshiu byproduct. Food Sci Biotechnol. 26(2):461-6, 2017.

44. Kim MY, Bo HH, Choi EO, Induction of Apoptosis by Citrus unshiu Peel in Human Breast Cancer MCF-7 Cells: Involvement of ROS-Dependent Activation of AMPK. Biol Pharm Bull. 41(5):713-721, 2018.
45. Kim MY, Choi EO, HwangBo H, et al. Reactive oxygen species-dependent apoptosis induction by water extract of Citrus unshiu peel in MDA-MB-231 human breast carcinoma cells. Nutr Res Pract. Apr;12(2):129-134, 2018.
46. Kim J, Wie MB, Ahn M,et al. Benefits of hesperidin in central nervous system disorders: a review. Anat Cell Biol. Dec;52(4):369-377, 2019.
47. Kim JH, Lee JK. Naringenin enhances NK cell lysis activity by increasing the expression of NKG2D ligands on Burkitt's lymphoma cells. Arch Pharm Res. Nov;38(11):2042-8, 2015.
48. Kim HW, Woo HJ, Yang JY, et al. Hesperetin Inhibits Expression of Virulence Factors and Growth of Helicobacter pylori. Int J Mol Sci. Sep 17;22(18):10035, 2021.
49. Kongtawelert P, Wudtiwai B, Shwe TH,et al. Inhibitory Effect of Hesperidin on the Expression of Programmed Death Ligand (PD-L1) in Breast Cancer. Molecules. Jan 8;25(2):252, 2020.
50. Kohno H, Taima M, Sumida T, et al. Inhibitory effect of mandarin juice rich in beta-cryptoxanthin and hesperidin on 4-(methylnitrosamino)-1-(3-pyridyl)-1-butanone-induced pulmonary tumorigenesis in mice. Cancer Lett. Dec 28;174(2):141-50, 2001.
51. Koolaji N, Shammugasamy B, Schindeler A, et al Citrus Peel Flavonoids as Potential Cancer Prevention Agents. Curr Dev Nutr. Mar 13;4(5), 2020.
52. Kuo HL, Ming HY, Shung TK, Che MH, Ching JL, Yung YH, Chia CY. The inhibitory effect of hesperidin on tumor cell invasiveness occurs via suppression of activator protein 1 and nuclear factor-kappaB in human hepatocellular carcinoma cells. Toxicol Lett. 194:42–49, 2010.
53. Lee S, Ra J, Song JY, Gwak C, et al. Extracts from Citrus unshiu promote immune-mediated inhibition of tumor growth in a murine renal cell carcinoma model. J. Ethnopharmacol., 133, 973–979, 2011.
54. Lee CJ, Wilson L, Jordan MA, et al. Hesperidin suppressed proliferations of both human breast cancer and androgen-dependent prostate cancer cells. Phytother Res. Jan; 24 Suppl 1():S15-, 2010.
55. Lee J, Lee J, Kim M, Kim JH. Fermented Extraction of Citrus unshiu Peel Inhibits Viability and Migration of Human Pancreatic Cancers. J Med Food. Jan;21(1):5-12, 2018.
56. Lee J, Kim DH, Kim JH. Combined administration of naringenin and hesperetin with optimal ratio maximizes the anti-cancer effect in human pancreatic cancer via down regulation of FAK and p38 signaling pathway. Phytomedicine. May;58:152762, 2019.
57. Lewinska A, Siwak J, Rzeszutek I, Wnuk M. Diosmin induces genotoxicity and apoptosis in DU145 prostate cancer cell line. Toxicol In Vitro. Apr;29(3):417-25, 2015.
58. Li W, Kuriyama S, Li Q, et al. Citrus consumption and cancer incidence: the Ohsaki cohort study. Int J Cancer. 127(8):1913–22, 2010.
59. Li F, Ye L, Lin SM, Leung LK. Dietary flavones and flavonones display differential effects on aromatase (CYP19) transcription in the breast cancer cells MCF-7. Mol Cell Endocrinol. Sep 15;344 (1-2):51-8, 2011.
60. Lim H, Yeo E, Song E, et al. Bioconversion of Citrus unshiu peel extracts with cytolase suppresses adipogenic activity in 3T3-L1 cells. Nutr Res Pract. 9(6):599–605, 2015.
61. Mahmoud AM, Mohammed HM, Khadrawy SM, Galaly SR. Hesperidin protects against chemically induced hepatocarcinogenesis via modulation of Nrf2/ARE/HO-1, PPARγ and TGF-β1/Smad3 signaling, and amelioration of oxidative stress and inflammation. Chem Biol Interact. Nov 1;277:146-158, 2017.
62. Meiyanto E, Hermawan A, Anindyajati. Natural products for cancer-targeted therapy: citrus flavonoids as potent chemopreventive agents. Asian Pac J Cancer Prev. 13(2):427-36, 2012.
63. Miller EG, Peacock JJ, Bourland TC, et al. Inhibition of oral carcinogenesis by citrus flavonoids. Nutr Cancer. 60(1):69-74, 2008.
64. Minami M., Kita M., Nakaya T., et al. The inhibitory effect of essential oils on herpes simplex virus type-1 replication in vitro. Microbiol. Immunol. 47:681–684, 2003.
65. Miyagi Y, Om AS, Chee KM, Bennink MR. Inhibition of azoxymethane-induced colon cancer by orange juice. Nutr Cancer. 36(2): 224-9, 2000.
66. Miyake Y, Murakami A, Sugiyama Y. Identification of coumarins from lemon fruit (Citrus limon) as inhibitors of in vitro tumor promotion and superoxide and nitric oxide generation. J Agric Food Chem. Aug;47(8):3151-7, 1999.
67. Mo'men YS, Hussein RM, Kandeil MA. Involvement of PI3K/Akt pathway in the protective effect of hesperidin against a chemically induced liver cancer in rats. J Biochem Mol Toxicol. Jun;33(6): e22305, 2019.
68. Mucsi I, Prágai BMInhibition of virus multiplication and alteration of cyclic AMP level in cell cultures by flavonoids. Experientia. 1985 Jul 15;41(7):930-1.
69. Murugan K, Mahesh Kumar P, Kovendan K, et al. Larvicidal, pupicidal, repellent and adulticidal activity of Citrus sinensis orange peel extract against Anopheles stephensi, Aedes aegypti and Culex quinquefasciatus (Diptera: Culicidae). Parasitol Res. Oct; 111(4):1757-69, 2012.
70. Nazari M , Asghar Ghorbani, Azita Hekmat-Doost, et al. Inactivation of nuclear factor-κB by citrus flavanone hesperidin contributes to apoptosis and chemo-sensitizing effect in Ramos cells. Eur J Pharmacol. Jan 15;650(2-3):526-33, 2011.
71. Nichols LNA, Jackson DE, Manthey JA, Shukla SD, Holland LJ. Citrus flavonoids repress the mRNA for stearoyl-CoA desaturase, a key enzyme in lipid synthesis and obesity control, in rat primary hepatocytes. Lipids Health Dis. 10(1):1–5, 2011.
72. Omar HA, Mohamed WR, Arafa el-SA, et al. Hesperidin alleviates cisplatin-induced hepatotoxicity in rats without inhibiting its antitumor activity. Pharmacol Rep. Apr;68(2):349-56, 2016.
73. Okamoto H, Yoshida D, Mizusaki S. Inhibition of 12-O-tetradecanoylphorbol-13-acetate-induced induction in Epstein-Barr virus early antigen in Raji cells. Cancer Lett, May;19(1):47-53, 1983.
74. Orhan DD, Özçelik B, Ozgen S, Ergun F. Antibacterial, antifungal, and antiviral activities of some flavonoids. Microbiol Res. Aug 20;165(6):496-504, 2010.
75. Phan AN, Hua TN, Kim MK, et al. Gallic acid inhibition of Src-Stat3 signaling overcomes acquired resistance to EGF receptor tyrosine kinase inhibitors in advanced non-small cell lung cancer. Oncotarget. Aug 23; 7(34):54702-54713, 2016.
76. Palit S, Kar S, Sharma G, Das PKHesperetin Induces Apoptosis in Breast Carcinoma by Triggering Accumulation of ROS and Activation of ASK1/JNK Pathway. J Cell Physiol. Aug;230(8):1729-39, 2015.
77. Patil JR, Chidambara Murthy KN, Jayaprakasha GK, Chetti MB, Patil BS. Bioactive compounds from Mexican lime (Citrus aurantifolia) juice induce apoptosis in human pancreatic cells. J Agric Food Chem. 57:10933–10942, 2009.
78. Park HJ, Kim MJ, Ha E, Chung JH. Apoptotic effect of hesperidin through caspase3 activation in human colon cancer cells, SNU-C4. Phytomedicine. Jan; 15(1-2):147-51, 2008.

79. Pourhossein Z, Qotbi AA, Seidavi A, et al Effect of different levels of dietary sweet orange (Citrus sinensis) peel extract on humoral immune system responses in broiler chickens. Anim Sci J. Jan;86(1): 105-10, 2015
80. Pu P. Protection mechanisms of hesperidin on mouse with insulin resistance. Zhongguo Zhong Yao Za Zhi. 41(17):3290-3295, 2016.
81. Ruiz L, Ruiz L, Maco M, et al. Plants used by native Amazonian groups from the Nanay River (Peru) for the treatment of malaria. J Ethnopharmacol. Jan 27;133(2):917-21, 2011.
82. Saiprasad G, Chitra P, Manikandan R, Sudhandiran G. Hesperidin induces apoptosis and triggers autophagic markers through inhibition of Aurora-A mediated phosphoinositide-3-kinase/Akt/mammalian target of rapamycin and glycogen synthase kinase-3 beta signalling cascadesexperimental colon carcinogenesis. Eur J Cancer. Sep;50(14):2489-507, 2014.
83. Sandoval-Montemayor NE, García A, Elizondo-Treviño E, et al. Chemical composition of hexane extract of Citrus aurantifolia and anti-Mycobacterium tuberculosis activity of some of its constituents. Sep 19;17(9):11173-84, 2012.
84. Sanei-Dehkordi A, Sedaghat MM, Vatandoost H, Abai MR. Chemical Compositions of the Peel Essential Oil of Citrus aurantium and Its Natural Larvicidal Activity against the Malaria Vector Anopheles stephensi (Diptera: Culicidae) in Comparison with Citrus paradisi. J Arthropod Borne Dis. Oct 4;10(4):577-585, 2016.
85. Sasikumar K, Ghosh AR, Dusthackeer A. Antimycobacterial potentials of quercetin and rutin against Mycobacterium tuberculosis H37Rv.Biotech. Oct;8(10):427, 2018.
86. Satoko A, Shin-Ichi K, Kazuharu S,et al. Dietary hesperidin exerts hypoglycemic and hypolipidemic effects in streptozotocin-induced marginal type 1 diabetic rats. J Clin Biochem Nutr. 46(1):87–92, 2010.
87. Sergentanis TN, Psaltopoulou T, Ntanasis-Stathopoulos I, et al. Consumption of fruits, vegetables, and risk of hematological malignancies: a systematic review and meta-analysis of prospective studies. Leuk Lymphoma. Feb;59(2):434-447, 2018.
88. Shen W, Xu Y, Lu Y-H. Inhibitory effects of citrus flavonoids on starch digestion and antihyperglycemic effects in HepG2 cells. J Agric Food Chem.60(38):9609–9619, 2012.
89. Smeriglio A, Cornara L, Denaro M,et al. Antioxidant and cytoprotective activities of an ancient Mediterranean citrus (*Citrus lumia* Risso) albedo extract: microscopic observations and polyphenol characterization. Food Chem. 279:347–55, 2019.
90. So FV, Guthrie N, Chambers AF, et al. Inhibition of human breast cancer cell proliferation and delay of mammary tumorigenesis by flavonoids and citrus juices. Nutr Cancer.;26(2):167-81, 1996.
91. Song YC, Huang HC, Chang CY, A Potential Herbal Adjuvant Combined With a Peptide-Based Vaccine Acts Against HPV-Related Tumors Through Enhancing Effector and Memory T-Cell Immune Responses. Front Immunol. Feb 20;11:62, 2020.
92. Shammugasamy B, Valtchev P, Dong Q, Dehghani F. Effect of citrus peel extracts on the cellular quiescence of prostate cancer cells. Food Funct. Jun 19;10(6):3727-3737, 2019.
93. Suzuki M, Sasaki K, Yoshizaki F et al. Anti-hepatitis C virus effect of citrus unshiu peel and its active ingredient nobiletin. Am J Chin Med. 33(1):87-94, 2005.
94. Tanaka T, Tanaka T, Tanaka M, Kuno T. Cancer chemoprevention by citrus pulp and juices containing high amounts of β-cryptoxanthin and hesperidin. J Biomed Biotechnol. 2012:516981, 2012.
95. Tanaka T, Kohno H, Murakami M,et al. Suppression of azoxymethane-induced colon carcinogenesis in male F344 rats by mandarin juices rich in beta-cryptoxanthin and hesperidin. Int J Cancer. Oct 1;88(1):146-50, 2000.
96. Tsitsagi M, Ebralidze K, Chkhaidze M,et al. Sequential extraction of bioactive compounds from tangerine (Citrus unshiu) peel. Ann Agrarian Sci.16(2):236–41, 2018.
97. Ura H, Obara T, Okamura K, Namiki M. Growth inhibition of pancreatic cancer cells by flavonoids]. Gan To Kagaku Ryoho. Oct;20(13):2083-5, 1993.
98. Yang Z, Yang H, Dong X, et al. Hesperidin loaded Zn(2+) SA/PCT nanocomposites inhibit the proliferation and induces the apoptosis in colon cancer cells (HCT116) through the enhancement of pro-apoptotic protein expressions. J Photochem Photobiol B. Mar; 204:111767,2020.
99. Yari Z, Cheraghpour M, Hekmatdoost A. Flaxseed and/or hesperidin supplementation in metabolic syndrome: an open-labeled randomized controlled trial. Eur J Nutr. Apr 15, 2020.
100. Yumnam S, Hong GE, Raha S, et al. Mitochondrial Dysfunction and Ca(2+) Overload Contributes to Hesperidin Induced Paraptosis in Hepatoblastoma Cells, HepG2. J Cell Physiol. Jun;231(6): 1261-8, 2016.
101. Xia R, Xu G, Huang Y, et al. Hesperidin suppresses the migration and invasion of non-small cell lung cancer cells by inhibiting the SDF-1/CXCR-4 pathway. Life Sci. May 15;201:111-120, 2018.
102. Xia R, Sheng X, Xu X, et al. Hesperidin induces apoptosis and G0/G1 arrest in human non-small cell lung cancer A549 cells. Int J Mol Med. Jan;41(1):464-472, 2018.
103. Xiong H, Wang J, Ran Q, et al. Hesperidin: A Therapeutic Agent For Obesity. Drug Des Devel Ther. Nov 12;13:3855-3866, 2019.
104. Wang Y, Yu H, Zhang J, et al. Hesperidin inhibits HeLa cell proliferation through apoptosis mediated by endoplasmic reticulum stress pathways and cell cycle arrest. BMC Cancer. Oct 12;15:682, 2015.
105. Wang TY, Li Q, Bi KS Bioactive flavonoids in medicinal plants: Structure, activity and biological fate. Asian J Pharm Sci. Jan; 13(1): 12-23, 2018.
106. Wang Y, Liu S, Dong W, et al. Combination of hesperetin and platinum enhances anticancer effect on lung adenocarcinoma. Biomed Pharmacother. May; 113: 108779, 2019.
107. Wu D, Zhang J, Wang J, et al. Hesperetin induces apoptosis of esophageal cancer cells via mitochondrial pathway mediated by the increased intracellular reactive oxygen species. Tumour Biol. Mar;37(3):3451-9, 2016.
108. Zaghloul RA, Elsherbiny NM, Kenawy HI, et al. Hepatoprotective effect of hesperidin in hepatocellular carcinoma: Involvement of Wnt signaling pathways. Life Sci. Sep 15;185:114-125, 2017.

CAPÍTULO 79

Hidrogênio atômico e molecular no câncer

Hidrogênio atômico é o único capaz de neutralizar os RL-O_2 gerados na intimidade dos *clusters* Fe-S da mitocôndria; inibe o radical hidroxila (HO*–) e o radical peroxinitrito (ONOO*–); único antioxidante que não interfere na quimioterapia; inibe NF-kappaB e as vias proliferativas Ras-ERK1/2-MEK1/2 e Pi3K/Akt, p38MAPKinase e JNK; reduz as citocinas inflamatórias TNF-alfa, a IL-1 beta, IL-6, IL-12 e o IFN-gama

José de Felippe Junior

Hidrogênio atômico o mais antigo e poderoso antioxidante do Planeta. **Vários autores**

Somente há pouco tempo me dei conta do conceito acima. **JFJ**

Nunca é tarde para aprender. **Médicos com paciência**

O hidrogênio é o elemento químico mais abundante na Natureza. Lavoisier, em 1781, deu-lhe o nome, Ohsawa, em 2007, descobriu um dos efeitos terapêuticos do hidrogênio, proteger o organismo seletivamente contra o *mais reativo radical livre de oxigênio*, o radical hidroxila (HO*–), e Chuai, em 2011, descobriu a ação seletiva do hidrogênio sobre *o mais reativo radical livre de nitrogênio*, o radical peroxinitrito (ONOO*–).

De fato, o hidrogênio molecular aumenta a capacidade endógena de defesa contra o excesso de radicais livres agindo em conjunto com a superóxido dismutase, a glutationa peroxidase e a catalase, sendo o único que age na varredura do radical hidroxila e do radical peroxinitrito, o que permite ao organismo melhor administrar o estresse oxidativo. E esse é o motivo de o hidrogênio molecular interferir na evolução natural de muitas doenças, incluindo *diabetes mellitus*, síndrome metabólica, doença de Parkinson, doença de Alzheimer, doenças cardiovasculares, doenças respiratórias e renais e câncer.

Entretanto, não é somente no complexo bio-oxidativo que o hidrogênio trabalha. Sabe-se que o hidrogênio molecular (H_2) possui a capacidade de interferir direta ou indiretamente na regulação gênica e assim na expressão proteica da mieloperoxidase (MPO), de proteínas quimioatractantes dos mielócitos (MCP), das caspases-3 e 12, das interleucinas (TNF etc.), do Bcl-2 e Bax e finalmente do COX-2.

Em culturas de células normais, o hidrogênio é varredor do radical hidroxila, sendo que ele não age diretamente sobre o radical superóxido ou peróxido de hidrogênio.

O hidrogênio molecular (H_2), quando ingerido na água ou inalado ou absorvido nos intestinos ou proveniente da Terra, transforma-se dentro do organismo em hidrogênio atômico ou ativo, em contato com minerais ou através da enzima mais antiga que se conhece a **HIDROGENASE**.

Justamente foram as hidrogenases o motivo da sobrevivência das bactérias aeróbias primordiais para se protegerem dos radicais livres de oxigênio. Para se protegerem do oxigênio ativo, as bactérias aeróbias utilizaram o hidrogênio ativo – o mais simples, o mais eficaz e o mais disponível na época.

Quando a célula *ANAERÓBIA* de 3,8 bilhões de anos atrás, aquela que deu origem aos mamíferos, foi infectada por bactéria *AERÓBIA*, deu-se o maior salto da EVOLUÇÃO. Passamos a gerar muito mais ATP por mol de alimento e acelerou-se a passagem de células isoladas para seres pluricelulares munidos de mitocôndrias e surgiu o Homem.

A forma de vida mais antiga no Planeta, o "Desulfovibrio gigas", de 3,8 bilhões de anos desenvolveu a enzima "HIDROGENASE" para ativar o hidrogênio, isto é, quebrar o hidrogênio molecular (H_2) em hidrogênio atômico (H).

A questão agora é saber por que foi necessário para um organismo tão antigo desenvolver a hidrogenase? Daí vem a explicação de Shirata (1997): o varredor ideal para o oxigênio ativo (radical livre de oxigênio) é o hidrogênio ativo (hidrogênio atômico).

De crucial importância é lembrar que as mitocôndrias estão repletas de *clusters* Fe-S (ferro-enxofre) inatingíveis pelos antioxidantes comuns, entretanto o hidrogênio atômico é capaz de neutralizar os RL-O_2 gerados na intimidade dos *clusters* Fe-S. Dessa forma, podemos usar a arma utilizada pelas nossas bactérias ancestrais para tratar de modo eficaz doenças onde impera o estresse oxidativo, o que inclui inúmeras doenças.

Já frisamos o quão importante é a manutenção da função mitocondrial para conseguirmos cuidar das células doentes chamadas de câncer, porque a fosforilação oxidativa em plena função faz diminuir a proliferação mitótica e aumentar a apoptose via caspases.

Um dos principais problemas da sociedade moderna é a deficiência de elétrons ou hidrogênio, entretanto, podemos enriquecer o organismo de hidrogênio (elétrons) de 4 maneiras:

a) Dissolvido na água, o que lhe confere um potencial de oxido redução bem negativo. Por exemplo: ORP de –450 milivolts.
b) Inalado na forma de gás ou em aerossol.
c) Gerado e absorvido no intestino.
d) Proveniente do planeta Terra – aterramento do corpo.

Água saudável é aquela rica em hidrogênio molecular e que apresenta o potencial de oxido redução (ORP) menor que –450mv. Não importa o pH da água mais alcalina ou menos alcalina, o importante é o valor do ORP.

O hidrogênio molecular é o mais eficaz antioxidante mitocondrial, porque ele age nos *clusters* de ferro-enxofre (Fe-S). Nenhum antioxidante enzimático ou não enzimático ou molécula pequena é capaz de proteger as mitocôndrias do excesso de geração de radicais hidroxila, exceto o hidrogênio molecular.

Recentemente, mostrou-se que o hidrogênio molecular é capaz de inibir o importante fator de transcrição nuclear NF-kappaB, assim como o TNF-alfa. As vias de proliferação Ras-ERK1/2-MEK1/2 e Akt também são inibidas. Em muitas doenças o hidrogênio reduz as citocinas pró-inflamatórias, incluindo o TNF-alfa, a IL-1 beta, IL-6, IL-12 e o IFN-gama. O hidrogênio diminui as vias de sinalização p38MAPKinase e JNK sem afetar a produção de radicais livres de oxigênio pela NADPH oxidase.

Kang, em 2011, em trabalho randomizado e controlado com placebo administrou 1,5 a 2 litros de água rica em hidrogênio, 0,55-0,65mM/dia durante 6 semanas, a 49 pacientes recebendo radioterapia para tratamento de neoplasias malignas. O hidrogênio suprimiu a elevação dos hidroperóxidos, manteve a capacidade antioxidante do soro e melhorou a qualidade de vida. Não houve perda do apetite. O consumo de água rica em hidrogênio reduz as reações biológicas do estresse oxidativo provocado pela radioterapia sem comprometer os efeitos antitumorais.

Hidrogênio molecular diminui o risco de nefrotoxicidade da cisplatina sem alterar o efeito antitumoral.

Os efeitos da água rica em hidrogênio molecular no câncer foram documentados por autores japoneses que verificaram inibição do crescimento de algumas linhagens de tumores, ao lado de reduzir os produtos da oxidação. Células do carcinoma humano de língua HSC-4 mostraram redução de 72% no número de colônias neoplásicas, e do fibrossarcoma humano, redução de 66%.

Camundongos foram submetidos à radiação ionizante como método de provocar linfoma no timo. O emprego de soro fisiológico rico em hidrogênio molecular, diminui a porcentagem de camundongos com linfoma. A explicação biológica é que o hidrogênio protegeu as mitocôndrias e essas mantiveram a fosforilação oxidativa proporcionando proteção contra os radicais livres gerados com o emprego da radiação ionizante.

Nos seres humanos com síndrome metabólica, a ingestão de 1.000 a 1.500ml de água com ORP de –450 a –600mv e pH neutro diminuiu a glicemia e a insulinemia. Sabemos que a insulinemia elevada é proliferativa e a glicose é o combustível da glicólise anaeróbia, a qual fornece ATP para o ciclo celular proliferativo.

Referências

1. Chuai Y, Qian L, Sun X, Cai J. Molecular hydrogen and radiation protection. Free Radic Res. 46(9):1061-7;2012.
2. Chuai Y, Gao F, Li B, et al. Hydrogen-rich saline attenuates radiation-induced male germ cell loss in mice through reducing hydroxyl radicals. Biochem J. 442:49-56;2012.
3. Huang CS, Kawamura T, Toyoda Y, Nakao A. Recent advances in hydrogen research as a therapeutic medical gas. Free Rad Res. 44(9):971-82;2010.
4. Kang KM, Kang YN, Choi IB, et al. Effects of drinking hydrogen-rich water on the quality of life of patients treated with radiotherapy for liver tumors. Med Gas Res. 1(1):11;2011.
5. Kajiyama S, Hasegawa G, Asano M, et al. Supplementation of hydrogen-rich water improves lipid and glucose metabolism in patients with type 2 diabetes or impaired glucose tolerance Nutr Res. 28(3):137-43;2008.
6. Nakao A, Toyoda Y, Sharma P, et al. Effectiveness of hydrogen rich water on antioxidant status of subjects with potential metabolic syndrome – an open label pilot study. J Clin Biochem Nutr. 46(2):140-9;2010.
7. Nakashima-Kamimura N, Mori T, Ohsawa I, et al. Molecular hydrogen alleviates nephrotoxicity induced by an anti-cancer drug

cisplatin without compromising anti-tumor activity in mice. Cancer Chemother Pharmacol. 64:753-61;2009.
8. Nakayama M, Kabayama S, Nakano H, et al. Biological effects of electrolyzed water in hemodialysis. Nephron. 112(1):C9-15;2009.
9. Ohsawa I, Ishikawa M, Takahashi K, et al. Hydrogen acts as a therapeutic antioxidant by selectively reducing cytotoxic oxygen radicals. Nat Med. 13:688-94;2007.
10. Ohta S. Recent progress toward hydrogen medicine: potential of molecular hydrogen for preventive and therapeutic applications. Curr Pharmaceutical Design. 17:2241-52;2011.
11. Saitoh Y, Okayasu H, Xiao L, et al. Neutral pH hydrogen-enriched electrolyzed water achieves tumor-preferential clonal growth inhibition over normal cells and tumor invasion inhibition concurrently with intracellular oxidant repression. Oncol Res. 17:247-55;2008.
12. Site: www.medicinabiomolecular.com.br com resumos ou trabalhos na íntegra.
13. Ye J, Li Y, Hamasaki T. Inhibitory effect of electrolyzed reduced water on tumor angiogenesis. Biol Pharm Bull. 31:19-26;2008.
14. Zhao L, Zhou C, Zhang J, et al. Hydrogen protects mice from radiation induced thymic lymphoma in BALB/c mice. Int J Biol Sci. 7(3): 297-300;2011.

CAPÍTULO 80

Hipoglicemia induz citotoxicidade no carcinoma de mama resistente à quimioterapia

Hipoglicemia aguda provoca diminuição da proliferação celular neoplásica e aumento da apoptose via estresse oxidativo

José de Felippe Junior

A resistência tumoral aos agentes quimioterápicos é um sério problema na clínica oncológica e ao lado das metástases é a responsável pela maioria das falhas terapêuticas.

Vários são os mecanismos aventados para explicar tal resistência, entretanto um talentoso pesquisador chinês observou que a privação de glicose em meio de cultura é capaz de provocar drástica citotoxicidade das células do carcinoma de mama resistente a múltiplas drogas (MCF-7/ADR) (Lee, 1997).

Lee observou que a privação de glicose provoca citotoxicidade celular com aumento da morte da célula neoplásica por apoptose, via estresse oxidativo metabólico.

Quando colocadas em meio ambiente sem glicose, a sobrevida das células do carcinoma de mama resistentes a múltiplas drogas diminui exponencialmente com o tempo e em 8 horas quase todas as células neoplásicas estão mortas. A eletroforese em gel e as fotomicrografias indicam que a morte celular foi devida à apoptose, caracterizada por protrusões da membrana celular citoplasmática e fragmentação do DNA (Baxter e Lavin, 1992; Wei, 1994).

A apoptose é processo ativo dependente de energia, de autodestruição celular, que envolve desintegração do citoplasma, protuberâncias da membrana celular, condensação da cromatina nuclear e às vezes clivagem do DNA internucleossomal (Kerr, 1994).

Entretanto, qual seria o mecanismo da citotoxicidade e apoptose durante a falta de glicose?

Resposta: estresse oxidativo metabólico intrínseco da célula tumoral.

Mecanismos de aumento da citotoxicidade e apoptose durante a privação de glicose

Continuando sua pesquisa, Lee mostrou que 2 a 4 horas de privação de glicose provoca estresse oxidativo evidenciado pelo aumento de 3 vezes nos níveis de glutationa oxidada (GS-SG) e no aumento de 3 vezes na produção de hidroperóxidos, isto é, meio ambiente oxidante (Lee, 1998).

Por mais de 90 anos sabe-se que as células que sofreram transformação neoplásica (células cancerosas) apresentam metabolismo alterado quando comparadas com as células que não sofreram transformação (células normais).

A alteração metabólica mais importante e quase universal envolve o metabolismo da glicose com a perda do acoplamento entre a glicólise anaeróbia (GAN) e a fosforilação oxidativa (FO) (Warburg, 1926).

Em geral, as células cancerosas exibem aumento da GAN e do ciclo das pentoses juntamente com a diminuição da FO e particularmente nas células do carcinoma de mama resistente a múltiplas drogas, a GAN está aumentada 3 vezes em relação ao correspondente carcinoma não resistente.

Ao entrar na célula, a glicose é fosforilada na posição 6 pela ação da hexoquinase e se transforma em glicose-6-fosfato. A partir desse ponto ela pode caminhar por duas vias: glicólise anaeróbia ou ciclo das pentoses. A glicólise forma piruvato, e o ciclo das pentoses, NADPH e ribose.

O piruvato, além de substrato para a formação de acetil-CoA que entra como metabólito energético no ciclo de Krebs, é um potente varredor de peróxido de hidrogênio e outros hidroperóxidos (Nath, 1995).

O NADPH é potente redutor equivalente ao GSH (glutationa reduzida) e participa também na decomposição do peróxido de hidrogênio e dos hidroperóxidos orgânicos (Tuttle, 1992).

Assim, a glicose em seu metabolismo, além de produzir energia, gera substâncias redutoras que promovem a desintoxicação dos hidroperóxidos formados como subprodutos da FO. De fato, o aumento da concentração de glicose em culturas de células protege tais células da citotoxicidade induzida pelo peróxido de hidrogênio (Averill-Bates, 1994; Przybytkowski, 1996).

A partir da glicose, durante o processo metabólico se produz continuamente via glicólise anaeróbia e ciclo das pentoses substâncias redutoras, respectivamente, piruvato e NADPH, e via fosforilação oxidativa substâncias oxidantes, radical superóxido, peróxido de hidrogênio e radical hidroxila e assim o equilíbrio redox é mantido.

Na privação de glicose diminui a produção de redutores e se mantém a produção de oxidantes, levando o equilíbrio redox a tender para a oxidação, estresse oxidativo.

Os eventos acima já foram provados. Blackburn, em 1999, mostrou que durante a privação de glicose os níveis de pró-oxidantes aumentam imediatamente, sugerindo que os hidroperóxidos estão sendo continuamente produzidos no processo metabólico e que a decomposição desses pró-oxidantes está comprometida na ausência de glicose, porque diminuem a produção de NADPH e de piruvato. Essa produção ininterrupta de pró-oxidantes ocorre continuamente na cadeia de transporte de elétrons da mitocôndria e na ausência de glicose os ácidos graxos e os aminoácidos são substratos alternativos para o ciclo de Krebs, produzindo NADH e FADH2 como fonte de elétrons para a geração de ATP mitocondrial. O oxigênio é o aceptor final dos elétrons produzindo H_2O na redução completa. Entretanto, quando a redução é incompleta, formam-se as espécies reativas tóxicas do oxigênio: radical superóxido, peróxido de hidrogênio e radical hidroxila, poderosos oxidantes.

O aumento dos níveis de pró-oxidantes durante a privação de glicose causa estresse oxidativo e citotoxicidade, evidenciado pelo acúmulo de GS-SG (glutationa oxidada), e o aumento da morte celular clonogênica.

Vários trabalhos mostram que o aumento do GS-SG, independente da causa que o motivou, diminui a proliferação celular neoplásica e aumenta a apoptose mesmo na presença de glicose, isto é, em condições diferentes das que estamos escrevendo (Baker, 1937; Arrik, 1982; Meister, 1991 e 1995; Hall, 1999).

Essa é a razão de em clínica utilizar oxidantes por via oral e intravenosa, pois, assim procedendo, estaremos aumentando os níveis intracelulares de GS-SG, o qual promove a diminuição da proliferação celular e o aumento da apoptose. Aumentamos a eficácia do processo de morte celular com o emprego da hipertermia por radiofrequência, imediatamente após a infusão intravenosa de hidroperóxidos (Felippe, 2002, 2003 e 2004; Lord-Fontaine, 1999).

Blackburn, em 1999, mostra elegantemente que a privação de glicose nas células MCF-7/ADR provoca ativação da Lyn quinase (Lyn), c-Jun N-terminal quinase 1 (JNK1) e aumenta a expressão do bFGF (fator de crescimento básico dos fibroblastos e da c-Myc mRNA). A privação de glicose ao mesmo tempo provoca o aumento dos níveis intracelulares de glutationa oxidada (GS-SG) e de pró-oxidantes (hidroperóxidos) provocando estresse oxidativo na célula tumoral. O autor mostrou também que a adição de N-acetilcisteína inibe o estresse oxidativo e consequentemente inibe os efeitos acima descritos.

A supressão do acúmulo de GS-SG e da produção de pró-oxidantes com o uso desse potente antioxidante tiólico indica o papel crucial do estresse oxidativo no processo.

Blackburn e Spitz ficaram com o mérito (Lee como colaborador) de terem estendido o estudo para outras linhagens tumorais: células HT29 do carcinoma de cólon humano e as células IMR90 de fibroblastos humanos transformados pelo vírus SV40. Os autores, empregando a mesma técnica, constataram que esses dois tipos de células neoplásicas reagem de modo semelhante às células do carcinoma de mama humano multirresistente, abrindo as portas para fazermos a hipótese que o fenômeno apenas descrito possa ser mais abrangente (Blackburn, 1999; Spitz, 2000).

É importante frisar que na falta de glicose as células transformadas (neoplásicas) são incapazes de manter a glutationa recém-sintetizada, na forma reduzida (GSH), acontecendo o acúmulo progressivo de GS-SG, glutationa oxidada. O mesmo não acontece nas células normais que são muito mais resistentes ao estresse oxidativo. Assim, a privação de glicose induz estresse oxidativo nas células transformadas, mas não nas células normais, isto é, esse processo somente é citotóxico para as células neoplásicas.

Mecanismos moleculares dos efeitos do estresse oxidativo sobre a célula neoplásica

1. MAPK

Lee, em 1988, observou que em 3 minutos de privação de glicose já se observa aumento da atividade da MAPK (*mitogen-activated protein kinase*), a qual assim permanece durante 3 horas. Já era conhecido que esse grupo de proteínas é ativado pelo estresse oxidativo.

Lee observou que a inclusão de N-acetilcisteína, poderoso antioxidante, impede o aumento da MAPK, mostrando mais uma vez o papel do estresse oxidativo na ativação desse importante transdutor de sinal.

A MAPK, também conhecida como "proteínas quinases reguladas pelo extracelular" (ERKs), são quinases serina/treoninas. Nos mamíferos conhecemos 3 MAPKs: ERK, ERK2 e ERK3 (Boulton, 1995).

A via MAPK é ativada por vários fatores de crescimento (Sturgill, 1991; Oliver, 1995), por ácidos graxos poli-insaturados (Hii, 1995; Rao, 1995) e por alterações das reações de oxirredução intracelular (Fialkow, 1994; Chen, 1995).

A ativação da MAPK envolve sinais extracelulares, incluindo oxidantes que estimulam a formação de Ras, GTP (Boguski, 1993; Lander, 1995). O GTP ligado à proteína Ras liga-se à Raf quinase e inicia a cascata da proteína quinase que leva à ativação das MAPKs (Merrall, 1993; Vaillancourt, 1994).

A MAPK ativa se desloca para o núcleo (Zheng, 1994) e fosforila substratos nucleares, incluindo fatores de transcrição redox-regulados que se acredita estar envolvidos com a resposta celular ao estresse oxidativo, exemplo Elk-1, c-myc e Fos (Oliver, 1995; Pulverer, 1991; Crawford, 1996).

Dessa forma, a via MAPK é ativada em resposta ao estresse oxidativo e está implicada nas respostas celulares a esse estresse e possivelmente seja o que está acontecendo nas células do carcinoma de mama resistente a múltiplas drogas (Lee, 1998).

2. c-myc

Lee observou aumento de até 5 vezes nos níveis de c-myc nas células com privação de glicose, o que mostra seu papel na apoptose das células MCF-7/ADR. A inclusão da proteína c-myc no meio de cultura protege as células da morte apoptótica.

A inclusão de antioxidantes tióis tipo N-acetilcisteína impede o aumento de c-myc, mostrando que o estresse oxidativo está diretamente envolvido no aumento do c-myc (Lee, 1997).

Um sinal de transdução incompatível pode desencadear a morte por apoptose (Evans, 1992). Sabe-se que o c-myc é um gene de resposta precoce associado com a proliferação celular (Heikkila, 1987; Loke, 1988). A expressão do c-myc é induzida rapidamente pela adição de soro a células quiescentes e sua expressão é seguida por proliferação celular mitótica. Entretanto, em condições de restrição de crescimento, a expressão desregulada do c-myc facilita a apoptose em linhagens de células de mamíferos (Evan, 1992; Loke, 1988) e é justamente o que acontece quando as células são incubadas em meio com falta de glicose (meio com restrição nutricional).

Durante o processo de privação de glicose ocorre aumento dos níveis da proteína c-myc, sugerindo que a apoptose pode ser mediada por essa proteína (Evan, 1992). Sabe-se também que a morte celular por apoptose pode ser induzida não somente pelo aumento, mas também por desregulação da expressão da c-myc (Evan, 1992; Shi, 1992). Como vimos, Lee observou aumento de 5 vezes na c-myc.

3. p53

Possivelmente a indução da proteína p53 faça parte da resposta celular de ativação do c-myc durante a falta de glicose (Hermeking, 1994). Hermeking já havia observado que a ativação do c-myc aumenta a proteína p53 em outras condições. A indução do p53 funciona como uma espécie de mecanismo de segurança para prevenir a proliferação celular desenfreada assegurando a morte celular por apoptose via ativação do c-myc.

Estudos recentes mostram que a indução do p53 se associa ao aumento do bax mRNA e sua proteína correspondente: bax (Miyashita, 1995). Esse aumento da expressão do gene bax é acompanhado por diminuição simultânea dos níveis de bcl-2 mRNA e sua proteína bcl-2, o que permite que a apoptose continue existindo. Lembrar que o aumento da bcl-2 protege a célula neoplásica da morte por apoptose e mantém sua sobrevivência (Vaux, 1988).

4. bcl-2

Sabe-se que o papel funcional da proteína bcl-2, talvez o único, é bloquear a apoptose e proteger a célula neoplásica desse tipo de morte (Korsmeyer, 1992).

Bissonnetti, em 1992, já havia mostrado que a morte por apoptose induzida pela falta de glicose em células neoplásicas é inibida pelo bcl-2.

Lee mostrou em meio de cultura livre de glicose que os níveis de bcl-2 não se alteram em 2 a 5 horas, entretanto em 6 horas eles realmente sofrem uma queda de 50% em relação à concentração inicial.

É importante salientar que alguns autores já haviam percebido que a falta de glicose no meio de cultura ou a inibição da captação de glicose em alguns tipos de células aumenta marcantemente a velocidade da morte celular por apoptose (Zhong, 1993; Rabizadeh, 1993; Kan, 1994) e que uma fonte alternativa de energia como a glutamina ou o glutamato pode inibir a apoptose (Kan, 1994). Coube a Lee mostrar a importância que têm esses experimentos no carcinoma de mama multirresistente aos quimioterápicos.

5. Lyn quinase

Lyn quinase (Lyn) é membro da família src de tirosinas quinases envolvidas em vias de transdução de sinais, incluindo a oxidação e as radiações ionizantes. Lyn está envolvido em vias que ativam o fator de transcrição AP-1, figura central que regula o bFGF (fator de crescimento básico do fibroblasto) e o VEGF (fator de crescimento do endotélio vascular) e a consequente neovascularização tumoral.

Lyn também está envolvida na progressão do ciclo celular, assim como na indução de apoptose em células muito sensíveis à radiação ionizante.

A exposição do adenocarcinoma humano resistente à adriamicina induz a expressão do c-Jun, c-Fos, bFGF e ativa o fator AP1 (Lee, 1995), como mecanismo de sobrevivência das células neoplásicas (Felippe, 2004). Esses fatores são responsáveis pelas falhas no tratamento de vários tipos de câncer na clínica oncológica.

Essas mesmas células expostas à privação de glicose também exibem aumentos similares de bFGF e da expressão do gene c-myc, assim como a ativação do Lyn, JNK1 e ERK1/ERK2 (Blackburn, 1999). Todos esses fatores são de efeito tardio, razão da necessidade da hipertermia imediata e a manutenção da oxidação sistêmica por via oral na vigência da hipoglicemia (Felippe, 2002).

Sequência de eventos

PRIVAÇÃO DE GLICOSE/HIPOGLICEMIA AGUDA → provoca diminuição da glicólise anaeróbia/ciclo das pentoses e manutenção da fosforilação oxidativa → as quais provocam diminuição do NADPH e do piruvato e manutenção do NADH e FADH2 mitocondrial com o consequente aumento de hidroperóxidos e do GS-SG → todos esses fatores culminam no ESTRESSE OXIDATIVO METABÓLICO → diminuição da proliferação e aumento da apoptose.

Efeitos da hipoglicemia

I – Efeitos diretos: imediato nas manifestações – minutos

a) Diminuição da proliferação celular neoplásica.
b) Aumento da morte celular neoplásica por apoptose.
c) Aumento da necrose celular neoplásica (hipoglicemia intensa).
d) Diminuição da angiogênese tumoral.
e) Diminuição da geração de NF-kappaB.
f) Aumento da fluidez de membrana.

Os efeitos diretos da hipoglicemia aumentam a sensibilidade da célula tumoral à hipertermia por radiofrequência e à quimioterapia citotóxica. As células normais não são afetadas.

II – Efeitos indiretos: tardio nas manifestações – dias

a) Aumento da proliferação celular neoplásica.
b) Diminuição da morte celular por apoptose.
c) Diminuição da necrose celular.
d) Aumento da angiogênese.
e) Aumento do NF-kappaB.
f) Diminuição da fluidez de membrana.

Os efeitos tardios são direcionados para aumentar a angiogênese tumoral, aumentar a proliferação celular neoplásica e impedir a apoptose, como mecanismo de proteção e sobrevivência das células neoplásicas. O emprego da hipertermia por radiofrequência imediatamente após a hipoglicemia e a manutenção da oxidação sistêmica pela administração de oxidantes por via oral impedem os efeitos tardios. As células normais não são afetadas.

Conclusão

Os diversos trabalhos descritos nesta revisão suportam com dados experimentais que a privação de glicose provoca aumento dos níveis de pró-oxidantes intracelulares (GS-SG, hidroperóxidos e espécies reativas tóxicas do oxigênio), juntamente com a diminuição dos níveis de agentes redutores (NADPH e piruvato), desequilibrando a balança redox para a oxidação e provocando estresse oxidativo, o qual desencadeia a ativação de uma série de vias de transdução de sinais que culmina na diminuição da proliferação celular e no aumento da morte celular neoplásica por apoptose.

Esses eventos não se limitam ao carcinoma de mama humano resistente a múltiplas drogas, sendo considerado fenômeno quase que universal do fenótipo neoplásico. É muito importante saber que células normais, sendo mais resistentes ao estresse oxidativo, não sofrem efeitos colaterais.

Não existem questões esgotadas e sim homens esgotados nas questões.
Cajal

Referências

1. Arrick BA, Nathan CF, Griffith OW, Cohn ZA. Glutathione depletion sensitizes tumor cells to oxidative cytolysis. J Biol Chem. 257(3):1231-7;1982.
2. Averill-Bates DA, Przybytkowski E. The role of glucose in cellular defenses against cytotoxicity of hydrogen peroxide in Chinese hamster ovary cells. Arch Biochem Biophys. 312:52-8;1994.

3. Baker Z. Glutathione and the Pasteur reaction. Biochem J. 31:980-6;1937.
4. Baxter GD, Lavin MF. Specific protein dephosphorylation in apoptosis induced by ionizing radiation and heat shock in human lymphoid tumor lines. J Immunol. 148:1949-54;1992.
5. Bissonnette RP, Echeverri F, Mahboubi A, Green DR. Apoptotic cell death induced by c-myc is inhibited by bcl-2. Science. 35:552-4; 1992.
6. Blackburn RV, Spitz DR, Liu X, et al. Metabolic oxidative stress activates signal transduction and gene expression during glucose deprivation in human tumor cells. Free Rad Biol Med. 26:419-30;1999.
7. Boguski MS, McCormick F. Proteins regulating Ras and its relatives. Nature. 366(6456):643-53;1993.
8. Boulton TG, Nye SH, Robbins DJ, et al. ERKs: a family of protein-serine/threonine kinases that are activated and tyrosine phosphorylated in response to insulin and NGF. Cell. 65(4):663-75;1991.
9. Chen Q, Olashaw N, Wu J. Participation of reactive oxygen species in the lysophosphatidic acid-stimulated mitogen-activated protein kinase activation pathway. J Biol Chem. 270(48):28499-502;1995.
10. Crawford DR, Leahy KP, Wang Y, et al. Oxidative stress induces the levels of a MafG homolog in hamster HA-1 cells. Free Radic Biol Med. 21(4):521-5;1996.
11. Evan GL, Wyllie AH, Gilbert CS, et al. Induction of apoptosis in fibroblasts by c-myc protein. Cell. 69:119-28;1992.
12. Felippe JJr. Eficácia da indução oxidante intracelular e da aplicação de radio freqüência no tratamento do câncer: Estratégia Química e Física. "Biblioteca de Câncer" no site da Associação Brasileira de Medicina Biomolecular. 2002.
13. Felippe JJr. Fluidez de Membrana: possivelmente o ponto mais fraco das células malignas. "Biblioteca de Câncer" no site da Associação Brasileira de Medicina Biomolecular. 2002.
14. Felippe JJr. Metabolismo da Célula Tumoral – Câncer como um Problema da Bioenergética Mitocondrial: Impedimento da Fosforilação Oxidativa – Fisiopatologia e Perspectivas de Tratamento. "Biblioteca de Câncer" no site da Associação Brasileira de Medicina Biomolecular. 2003.
15. Felippe JJr. Tratamento do câncer com medidas e drogas que inibem o fator de transcrição nuclear NF-KappaB. "Biblioteca de Câncer" no site da Associação Brasileira de Medicina Biomolecular. 2004.
16. Felippe JJr. Metabolismo das Células Cancerosas: A Drástica Queda do GSH e o Aumento da Oxidação Intracelular Provoca Parada da Proliferação Celular Maligna, Aumento da Apoptose e Antiangiogênese Tumoral. "Biblioteca de Câncer" no site da Associação Brasileira de Medicina Complementar. 2004.
17. Felippe JJr. Nicotinamida: relevante papel na prevenção e no tratamento da carcinogênese humana, porque regula o NAD+ celular. "Biblioteca de Câncer" no site da Associação Brasileira de Medicina Biomolecular. 2004.
18. Fialkow L, Chan CK, Rotin D, et al. Activation of the mitogen-activated protein kinase signaling pathway in neutrophils. Rple of oxidants. J Biol Chem. 269(49):31234-42;1994.
19. Hall AG. The role of glutathione in the regulation of apoptosis. Eur J Clin Invest. 29:238-45;1999.
20. Heikkila R, Schwab G, Wickstrom E, et al. A c-myc antisense oligodeoxynucleotide inhibits entry into S phase but not progress from G0 to G1. Nature. 328:445-9;1987.
21. Hermeking H, Eick D. Mediation of c-myc-induced apoptosis by p53. Science. 265:2091-3;1994.
22. Hii CS, Ferrante A, Schmidt S, et al. Inhibition of gap junctional communication by polyunsaturated fatty acids in WB cells, evidence that connexin 43 is not hyperphosphorylated. Carcinogenesis. 16(7):1505-11;1995.
23. Hii CST, Ferrante A, Edwards YS, et al. Activation of mitogen-activated protein kinase by arachidonic acid in rat liver ephitelial WB cells by a protein kinase C-dependent mechanism. J Biol Chem. 270(9):4201-4;1995.
24. Kan O, Baldwin SA, Whetton AD. Apoptosis is regulated by the rate of glucose transport in an interleukin 3 dependent cell line. J Exp Med. 180:917-23;1994.
25. Kerr JFR, Winterford CM, Harmon BV. Apoptosis: its significance in cancer and cancer therapy. Cancer. 73:2013-26;1994.
26. Korsmeyer SJ. Bcl-2 initiates a new category of oncogenes: regulators of cell death. Blood. 80:879-886;1992.
27. Lander HM, Ogiste JS, Teng KK, Novogrodsky A. p21ras as a common signaling target of reactive free radicals and cellular redox stress. J Biol Chem. 270(36):21195-8;1995.
28. Lee YJ, Galoforo SS, Berns CM, et al. Glucose deprivation-induced cytotoxicity and alterations in mitogen-activated protein kinase activation are mediated by oxidative stress in multidrug-resistant human breast carcinoma cells. J Biol Chem. 273(9):5294-9;1998.
29. Lee YJ, Galoforo SS, Berns CM, et al. Glucose deprivation-induced cytotoxicity in drug resistant human breast carcinoma MCF-7/ADR cells: role of c-myc and bcl-2 in apoptotic cell death. J Cell Sci. 110:681-6;1997.
30. Loke SL, Stein C, Zhang X, et al. Delivery of c-myc antisense phosphorothioate oligodeoxynucleotides to hematopoietic cells in culture by liposome fusion: specific reduction in c-myc protein expression correlates with inhibition of cell growth and DNA synthesis. Curr Top Microbiol Immunol. 141:282-9;1988.
31. Lord-Fontaine S, Averill DA. Enhancement of cytotoxicity of hydrogen peroxide by hyperthermia in chinese hamster ovary cells: role of antioxidant defenses. Arch Biochem Biophys. 363(2):283-95;1999.
32. Meister A. Glutathione deficiency produced by inhibition of its synthesis, and its reversal; applications in research and therapy. Pharmac Ther. 51:155-94;1991.
33. Meister A. Mitochondrial changes associated with glutathione deficiency. Biochim Biophys Acta. 1271(1):35-42;1995.
34. Merrall NW, Plevin RJ, Stokoe D, et al. Mitogen-activated protein kinase (MAP kinase), Map kinase kinase and c-Mos stimulate glucose transport in Xenopus oocytes. J Biochem. 295(Pt 20):351-5; 1993.
35. Miyashita T, Reed JC. Tumor suppressor p53 is a direct transcriptional activator of the human bax gene. Cell. 80:293-9;1995.
36. Nath KA, Ngo EO, Hebbel RP, et al. Ketoacids scavenge h2o2 in vitro and in vivo and reduce menadione-induced DNA injury and cytotoxicity. Am J Physiol (Cell Physiol). 268:C227-36;1995.
37. Oliver BL, Sha'afi RI, Hajjar JJ. Transforming growth factor-alpha and epidermal growth factor activate mitogen-activated protein kinase and its substrates in intestinal epithelial cells. Proc Soc Exp Biol Med. 210(2):162-70;1995.
38. Pulverer BJ, Kyriakis JM, Avruch J, et al. Phosphorylation of c-jun mediated by MAP kinases. Nature. 353(6345):670-4;1991.
39. Przybytkowski E, Averill-Bates DA. Correlation between glutathione and stimulation of the pentose cycle in situ in Chinese hamster ovary cells exposed to hydrogen peroxide. Arch biochem Biophyis. 325(1):91-98;1996.
40. Rabizadeh S, LaCount DJ, Friesen PD, Bredesen DE. Expression of the baculovirus p53 gene inhibits mammalian neural cell death. J Neurochem. 61:2318-21;1993.

41. Rao GN, Alexander RW, Runge MS. Linoleic acid and its metabolites, hydroperoxyoctadecadienoic acids, stimulate c-Fos, c-Jun, and c-Myc mRNA expression, mitogen-activated protein kinase activation, and growth in rat aortic smooth muscle cells. J Clin Invest. 96(2):842-7;1995.
42. Shi Y, Glynn JM, Guilbert LJ, et al. Role for c-myc in activation-induced apoptotic cell death in T cell hybridomas. Science. 257:212-4,1992.
43. Spitz DR, Sim JE, Ridnour LA, et al. Glucose deprivation-induced oxidative stress in human tumor cells. A fundamental defect in metabolism? Ann N Y Acad Sci. 899:349-62;2000.
44. Sturgill TW, Wu J. Recent progress in characterization of protein kinase cascades for phosphorylation of ribosomal protein S6. Biochim Biophys Acta. 1092(3):350-7;1991.
45. Tuttle SW, Varnes ME, Mitchell JB, Biaglow JE. Sensitivity to chemical oxidants and radiation in CHO cell lines deficient in oxidative pentose cycle activity. Int J Radiat Onc Biol Phys. 22:671-5;1992.
46. Vaillancourt RR, Gardner AM, Johnson GL. B-Raf-dependent regulation of the MEK-1/mitogen-activated protein kinase pathway in PC12 cells and regulation by cyclic AMP. Mol Cell Biol. 14(10):6522-30;1994.
47. Vaux DL, Cory S, Adams JM. Bcl-2 gene promotes haemopoietic cell survival and cooperates with c-myc to immortalize pre-B cells. Nature. 335:440-2;1988.
48. Warburg O, et al. Ubre den Stoffwechsel der Carcinomzelle. Biochem Zeitschr. 152:308;1924.
49. Warburg O. On the origin of cancer cells. Science. 123:309-314;1956.
50. Wei Y-Q, Zhao X, Kariya Y, et al. Induction of apoptosis by quercetin: involvement of heat shoch protein. Cancer Res. 54:4952-7;1994.
51. Zheng C-F, Guan K-L. Cytoplasmic localization of the mitogen-activated protein kinase activator MEK. J Biol Chem. 269(31):19947-52;1994.
52. Zhong LT, Sarafian T, Kane DJ, et al. bcl-2 inhibits death of central neural cells induced by multiple agents. Proc Nat Acad Sci U S A. 90:4533-7;1993.

CAPÍTULO 81

Indol-3-Carbinol/Di-indolil-metano nas neoplasias

Anti-HPV; inibem drasticamente a CYP19 – aromatase; inibem NF-kappaB, Akt, SP1, ER-alfa, ER-beta, AR, Nrf2, EGFR, Src, GSK3-beta, mTOR, c-myc, FASN, P-glicoproteína e inibem as vias PI3K/Akt, ERK/MAPK e o eixo NF-kappa B/Wnt/Akt/mTOR; diminuem as D1, E, CDK2, CDK4 e CDK6 e aumentam as p15, p21 e p27; diminui Bcl-2, Bcl-xL, survivina, IAP, XIAP, FLIP e aumentam Bax; diminuem e normalizam o Delta-psimt; potencializam o TRAIL; aumentam TGF-alfa; induzem drasticamente a expressão do antiproliferativo mdR-34a; ativa p53, Fas/FasL

José de Felippe Junior

Indol-3-carbinol, substância da Natureza creada para manter os filhos de Deus na Terra com saúde. **Apóstolos da verdade**

Indol-3-Carbinol é um fitoquímico encontrado em grandes quantidades nas espécies *Brassica* ou vegetais crucíferos como couve, brócolis, couve-flor e couve-de-bruxelas (Loub, 1975; Wattenberg, 1978). Nesses vegetais encontramos a glucobrassicina (3-indolilmetil glucosinolate) que é hidrolisada por uma enzima endógena da planta, a mirosinase, que no final do processo fornece o indol-3-carbinol. Nas condições ácidas do estômago, o indol-3-carbinol (I3C) é convertido em uma série de oligômeros, entre eles o 3,3'-di-indolilmetano (DIM), que é o principal responsável pelos efeitos do indol-3-carbinol *in vivo* (Grose, 1992), tais como o antitumoral, provocando diminuição da proliferação, aumento da apoptose e diminuição da neoangiogênese e a desintoxicação hepática com o aumento da expressão das enzimas de fases I e II.

Indole-3-Carbinol de fórmula $C_9H_{11}NO_2$ de peso molecular: 165,2 g/mol é também chamado de Hidrato de 1H-indol-3-ilmetanol; 1H-indol-3-ilmetanol, hidrato.

Pelo fato de a maioria dos pacientes com câncer apresentarem diminuição da produção de ácido clorídrico, o I3C não se transforma em DIM, dessa forma, existem muitos trabalhos mostrando a ineficácia do I3C no câncer. Assim, os pacientes com câncer deverão utilizar o DIM e não o I3C. O HCl 3,7%, administrado titulando-se o número de gotas, iniciando com 2-3 gotas em 2 dedos de água, vai melhorar a digestão desses pacientes, entretanto, continuamos com o DIM.

O indol-3-carbinol é substância da Natureza creada para manter os filhos de Deus na Terra com saúde. O termo é "crear" porque "criar" seria, por exemplo, criar galinhas!

O indol-3-carbinol mostrou-se muito eficaz na quimioprevenção do câncer em modelos animais submetidos a vários tipos de agentes carcinogênicos (He, 2000; Jin, 1999; Oganesian, 1997). Por exemplo, em raça de camundongos fêmeas C3H/OuJ geneticamente propensas ao câncer de mama, a alimentação rica em indol-3-carbinol reduziu em 50% o aparecimento de câncer de mama espontâneo (Bradrolow, 1991).

Mais importante é o fato comprovado dos efeitos benéficos clínicos do indol-3-carbinol (I3C) nas neoplasias humanas como o câncer de mama (Reed, 2005 e 2006), neoplasia vulvar intraepitelial (Naik, 2006), displasia cervical (Bell, 2000) e outros tipos de câncer (Stein, 1991). Por exemplo, o I3C é capaz de inibir a proliferação de células do câncer de mama humano dependente (Tiwari, 1994) ou independente de estrógeno (Cover, 1998).

Evidências epidemiológicas sugerem que dietas ricas em vegetais estão associadas com baixo risco de aparecimento de neoplasias dependentes de estrógeno como o câncer de mama (Steinmetz, 1996; Freudnheim, 1996).

O I3C suprime em vários graus a proliferação de grande série de tumores, incluindo mama, próstata, endométrio, colorretal, leucemia mieloide e recentemente foi mostrada sua eficácia no linfoma de células T em adultos – ATLL (Aggarwal, 2005; Machijima, 2009).

O micro-RNA miR-34a é componente essencial das atividades antiproliferativas do I3C, artemisinina e artesunato, de modo dependente e independente do p53-wild e tais substâncias induzem drasticamente a expressão do miR-34a (Hargraves, 2016).

Como acontece com a maioria dos medicamentos que se usa na medicina convencional, o mecanismo de ação do I3C não está estabelecido. Entretanto, sabemos muito bem os efeitos benéficos que provoca nos pacientes com câncer, tanto do ponto de vista curativo como preventivo.

Aggarwal, um dos pesquisadores que mais estuda os efeitos bioquímicos e fisiológicos das substâncias naturais, assim resume os efeitos do indol-3-carbinol e seus alvos moleculares:

A) I3C – *in vitro*

O I3C suprime a proliferação de várias linhagens tumorais, incluindo câncer de mama, próstata, endometrial, colorretal e células leucêmicas; induz a parada do ciclo celular em G1 e induz apoptose e diminuição da neoangiogênese.

Parada do ciclo celular:

Diminuição da ciclina D1, ciclina E, ciclinas-dependentes das quinases: CDK2, CDK4 e CDK6 e o aumento da p15, p21 e p27.

Apoptose:

- Diminuição dos produtos de genes antiapoptóticos, Bcl-2, Bcl-xL, survivina, IAP (inibidor da proteína apoptótica), XIAP (cromossomo X ligado ao IAP) e FLIP (*Fas-associated death domain protein-Like Interleukin-1-beta-converting enzyme inhibitory protein*).
- Aumento dos produtos de genes pró-apoptóticos, Bax, liberação de citocromo c pela mitocôndria, ativação da caspase-9 e caspase-3.

Inibe fatores de transcrição:

O I3C inibe a ativação de vários fatores de transcrição incluindo o NF-kappaB, Akt, SP1, receptor estrogênico, receptor androgênico e o Nrf2 (fator nuclear E2 relacionado ao fator 2).

Potencializa:

- O I3C potencializa o TRAIL (*tumor necrosis factor-related apoptosis-inducing ligand*) por meio da indução dos receptores de morte celular.
- O I3C potencializa a quimioterapia diminuindo na membrana da célula neoplásica a P-glicoproteína (P-gp), agente que provoca a extrusão do quimioterápico do intracelular e diminui a eficácia da quimioterapia.

Diminui o potencial de membrana mitocondrial

O I3C é de relevante valor terapêutico no tratamento do câncer, porque a maioria das células neoplásicas apresenta hiperpolarização do Delta-psimt – fenótipo de Chen. A diminuição/normalização do potencial de membrana mitocondrial aumenta a eficácia da fosforilação oxidativa.

B) I3C – *in vivo*

O I3C é potente agente quimiopreventivo nas neoplasias hormônio-dependentes como o câncer cervical, de mama e de próstata. Esses efeitos são mediados pela supressão dos radicais livres, inibição da formação de carcinógenos que lesam o DNA, inibição da angiogênese, indução da apoptose e inativação do estradiol pela 2-hidroxilação. Acresce a forte atividade hepatoprotetora contra vários tipos de carcinógenos, devido à indução da enzima p-450 (Safe, 2008; Aggarwal, 2005; Sarkar, 2004; Manson, 2005; Kim, 2005; Naugler, 2008; Mori, 1999).

Sabemos que os estrógenos do meio ambiente contribuem para o aumento da incidência de câncer de mama na mulher e interferem no desempenho sexual e na reprodução do homem (Sharpe, 1993, in Colburn, 1992). Estudo antigo, porém, sério, já identificava a presença de 17-betaestradiol (E2) em amostras ambientais (Shore, 1993). Compostos fenólicos industriais (Soto, 1991; Krishnan, 1993) e pesticidas organoclorados e análogos do DDT (Bulger, 1983; Kupfer, 1976; Hammond, 1979) possuem atividade estrogênica. Mostrou-se que o aumento de bifenóis policlorinados no tecido adiposo da mulher, assim como o aumento sérico de 1,1-dicloro-2,2-bis (p-clorofenil) etileno se associa com o aumento do risco de câncer de mama (Wolff, 1993; Falck, 1992).

Mais uma vez os produtos naturais e a ingestão de vegetais ricos em indol-3-carbinol, assim como de retinoides, lignanos, flavonoides e ácidos anacárdicos (extratos de *cashew*) protegem homens e mulheres do estrógeno do meio que vivemos (Lacroix, 1980; Scambia, 1991; Kubo, 1993; Liu, 1994; Jellink, 1993; Baldwin, 1992; Bradlow, 1991).

A maioria dos fatores de risco do câncer endometrial está associada com a exposição prolongada ou a quantidades aumentadas de estrógeno. O estrógeno é potente mitógeno do útero e a exposição prolongada por menarca precoce ou menopausa tardia e seu aumento por reposição hormonal com o beta-estradiol prescrito por ginecologistas incongruentes aumentam o risco de câncer. O excesso de estrógeno somente produzirá câncer se houver no organismo metais tóxicos, agrotóxicos, excesso de flúor, de ferro ou de cobre, infecção por micoplasma, vírus etc., isto é, se houver no corpo algo que faça sofrer as células-alvo, isto é, se existir no organismo um ou mais fatores causais do câncer. Estrógeno é pura e simplesmente um agente proliferativo. Ele é carcinocinético e não carcinogênico. Estrógeno não é fator causal.

Gliomas

O prognóstico para pacientes com glioblastoma é na melhor das hipóteses, ruim, com o tempo médio de sobrevida após o diagnóstico medido em meses. Aqui, o autor relata descobertas preliminares sobre uma série de metabólitos do indol-3-carbinol e revela uma liderança potente já em doses micromolares contra uma cultura de células de glioblastoma particularmente resistente, fornecendo nova plataforma para o desenvolvimento futuro de nova terapia nesta área (Sherer, 2017).

Câncer de pulmão

Em 1990, Morse mostra que o I3C inibe a formação de tumor de pulmão de camundongos injetados com a nitrosamina do tabaco (NNK). Observou também que o carcinógeno aumenta a metilação do DNA hepático e pulmonar, o que provoca inibição de genes supressores de tumor (Morse, 1990; Felippe, 2004).

Câncer de mama

Em 1978, Wattenberg já mostrava que a administração durante 8 dias dos indóis I3C ou DIM inibia fortemente a formação do câncer de mama em ratas induzida pelo antraceno. Observou também inibição da formação do câncer de estômago induzida pelo benzopireno. A indol-3-acetonitrila, outro indol encontrado nas crucíferas, não mostrou atividade antitumoral.

Em 1994, Liu mostrou que o I3C pode formar o indol-(3,2b)-carbazol (ICZ) e possui atividade antiestrogênica em células MCF-7 do câncer de mama humano, entretanto, em determinadas situações pode apresentar leve ação estrogênica. Esse achado não foi mostrado em outros estudos.

Em 1998, Carolina Cover mostra pela primeira vez na literatura que o I3C inibe a expressão da CDK-6 (ciclina dependente da quinase-6) e induz parada do ciclo celular em G1 em células MCF-7 do câncer de mama humano de forma independente do receptor estrogênico.

Em 1999, a mesma pesquisadora mostrou que tanto o I3C como o tamoxifeno cooperam para a parada do ciclo celular em células MCF-7 do câncer de mama humano e que ambos funcionam bem melhor do que quando usados em separado. Somente quando administrados em conjunto eles conseguem inibir quase que totalmente a fosforilação da proteína retinoblastoma provocando a parada da proliferação celular neoplásica.

Em 2001, Cram mostra que o I3C inibe a expressão da CDK-6 em células MCF-7 do câncer de mama humano por diminuir sua transcrição agindo na Sp1 (*Specific promoter transcription factor1*) na zona promotora do CDK-6 do DNA.

Em 2002, Hong mostrou que o 3,3'-di-indolil-metano (DIM) induziu inibição do ciclo celular em G1 que variou de 51 a 79% das células do câncer de mama humano estrógeno dependente e estrógeno independente. Esse fato foi acompanhado pela ativação da expressão do p21 mediado pelo Sp1. Este trabalho foi corroborado por Firestone em 2003.

Em células do câncer de mama humano, MDA-MB-468 e HBL100, o I3C induz morte e parada do ciclo celular via inibição do EGFR e Src. O I3C modula a expressão de proteínas relacionadas ao ciclo celular como p21Cip1, p27Kip1, ciclina E, ciclina D1 e CDK6 com super-regulação da p21Cip1 e ciclina E, sendo dependente da Src (Moiseeva, 2007).

Câncer de útero

Em 2001, Leong mostrou que o 3,3'-di-indolil-metano (DIM) provocou efeito citostático em células Ishikawa do câncer endometrial humano aumentando em 4 vezes a expressão do TGF-alfa em 24 horas de exposição. Os níveis da proteína TGF-alfa aumentaram mais que 10 vezes. A inibição do TGF-alfa impede o efeito do DIM.

Em 2001, Chen mostrou que tanto o I3C como o DIM induzem apoptose em 3 linhagens de células do câncer cervical humano *in vitro* e no epitélio cervical pré-neoplásico murino *in vivo*, submetido ao HPV16 transgênico. Verificou também que o DIM é mais potente que o I3C.

Câncer de fígado

Em 1995, Chen mostrou que o ICZ é potente indutor da enzima CYP1A1 nas células do hepatoma murino

(Hepa-1). O ICZ, indol-(3,2-b)-carbazol, é produzido *in vivo* e *in vitro* no trato gastrintestinal a partir das crucíferas em reações ácidas específicas e também a partir do triptofano como subproduto bacteriano. O CYP1A1 é enzima da fase 1 envolvida no metabolismo de muitas drogas e carcinógenos e também responsável pela inativação do estradiol nos tumores de mama. O ICZ é semelhante em vários aspectos ao potente agente poluidor do meio ambiente, o TCDD (2,3,7,8-tetraclo-dibenzeno-p-dioxina). Ambos possuem forte atividade antiestrogênica, incluindo a inibição de células estrógeno-dependentes do tumor de mama humano. Acresce que ambos, ICZ e TCDD, induzem o aumento da atividade do CYP1A1 *in vivo* e em cultura de células, entretanto o ICZ é isento de efeitos colaterais.

Na figura 81.1 mostram-se os vários mecanismos de ação do indol-3-carbinol/di-indolil-metano no câncer (Aggarwall, 2005).

Emprego do indol-3-carbinol em clínica

Naik, em 2006, usa o I3C no tratamento da neoplasia vulvar intraepitelial diagnosticada por histologia. As pacientes receberam 200 ou 400mg/dia de I3C de forma randomizada durante 6 meses. Houve significante melhoria da sintomatologia clínica (prurido e dor) e da aparência à vulvoscopia. O tamanho e a gravidade das lesões também diminuíram, entretanto, as biópsias das piores áreas da neoplasia vulvar não revelaram melhora em 6 meses de tratamento.

Reed, em 2006, completou a fase I do uso do I3C em mulheres com alto risco de câncer de mama. Elas receberam doses de 400, 600, 800, 1.000 e 1.200mg de I3C. O indol-3-carbinol não é detectado no plasma, a única substância que aparece é o DIM. Na dose de 400mg de I3C, o DIM plasmático é de 61ng/ml e na dose de 1.000mg é de 607ng/ml. Doses maiores que 1.000mg/dia

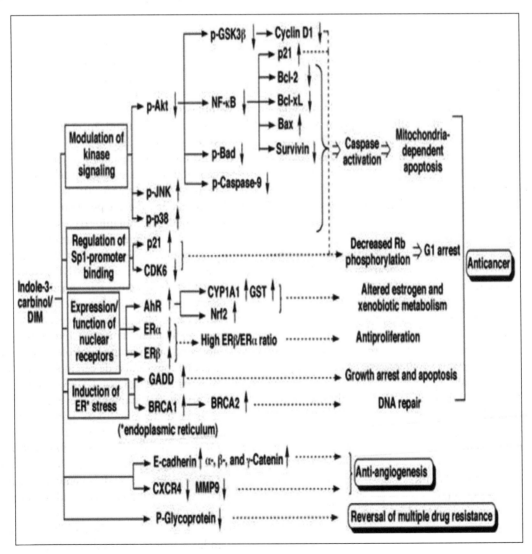

Figura 81.1 Mecanismos de ação do I3C/DIM no câncer. Aggarwall, 2005.

de I3C não aumentam a concentração de DIM no sangue. A dose de 400mg 2 vezes ao dia durante 8 semanas não provocou náuseas ou distúrbios gastrintestinais. Quando o I3C está contaminado com 3-metil-indol, o odor é desagradável e provoca náuseas e vômitos.

Digno de nota é o fato de que o indole-3-carbinol na dieta materna fornece quimioproteção para o feto contra a carcinogênese transplacentária provocado pelo hidrocarboneto aromático policíclico dibenzo [a, l] pireno (Yu, 2006).

Dose sugerida no câncer: DIM 500mg 2x ao dia ou I3C 500mg 2x ao dia junto com ácido clorídrico 3,7% 5gts em meio copo de água.

Alvos moleculares do DIM – diindolilmetano

1. **Antiviral**
   a) **Anti-HPV**: indol-3-carbinol aumenta a E-caderina por meio de mecanismo dependente do p21(Waf1/Cip1), possui baixa toxicidade e aumenta ou restaura a expressão da E-caderina e sua função adesiva no HPV16 E6 expressando as células HCT116.
   b) Indol-3-carbinol induz diminuição da modulação do c-MYC e da família IAP e promove apoptose no linfoma de Burkitt, Epstein-Barr vírus positivo, mas não no EBV negativo (Perez-Chacon, 2014).
2. **Efeitos gerais**
   a) indol-3-carbinol é regulador negativo do estrogênio, pois inibe drasticamente a aromatase (Auborn, 2003).
   b) Inibe a Cdc25A, Cdkp15(INK4b) gene, Cdk 4/6, ciclina D1, D2, E, Cdk 2, degrada o Cdc25A, ativa o gene inibidor da CDK p15 (INK4b) e aumenta expressão do $p21^{WAF1}$ e do $p27^{kip1}$.
   c) Inibe FASN (ácido graxo sintase): diminui a lipogênese.
   d) Inibe a expressão do fator de transcrição Sp1 que está envolvido na proliferação e na *de novo* lipogênese no câncer.
   e) Diminui o potencial de transmembrana mitocondrial – delta-psimt.
   f) Inibe NF-kappaB.
   g) Inibe mTOR.
   h) Inibe c-myc.
   i) Inibe via ERK/MAPK.
   j) Inibe PI3K/Akt.
   k) Inibe a expressão da telomerase.
   l) Ativa p53.
   m) Inativa estrógeno.
   n) Ativa Fas/FasL – receptor da morte.
   o) Apoptótico: ativa caspase-8.
   p) Antiangiogênico.
   q) Antiproliferativo.
   r) Inibe E-caderina e gama-catenina.
   s) Inibe P-glicoproteína.
   t) Aumenta a eficácia da genisteína.
   u) I3C aumenta a reparação do DNA por afetar várias proteínas envolvidas no processo.
   v) DIM: orquestra sinalização através do receptor Ah e vias NF-kappaB/Wnt/Akt/mTOR provocando parada do ciclo celular, modulação das enzimas-chave do citocromo P450, alterando a angiogênese, invasão, metástases e o comportamento epigenético das células neoplásicas.
   w) Indol-3-carbinol e seu metabólito diindolil-metano (DIM) atinge múltiplos aspectos da regulação do ciclo celular e sobrevivência, incluindo sinalização Akt-NF-kappaB, ativação das caspases, das ciclinas dependentes das quinases, metabolismo dos estrógenos, estresse do retículo endoplasmático e expressão do gene BRCA.
   x) Possíveis efeitos prejudiciais: indução das CYP1A, CYP1B, GSTA, NAD(P)H: quinone oxidoreductase (NQO1) e UGT. Entretanto, inibe drasticamente a CYP19 – aromatase.
3. **Glioblastoma**
   a) I3C possui efeito anticâncer no glioblastoma resistente (Sherer, 2017).
   b) DIM em nano cápsulas para aumentar a absorção induz citotoxicidade em células do GBM humano, U87 (Mattiazzi, 2019).
4. **Carcinoma de cabeça e pescoço**
   a) O indol-3-carbinol inibe o crescimento do carcinoma nasofaríngeo (NPC) através da parada do ciclo celular *in vivo* e *in vitro*. O I3C induz a parada de G1 na linha celular NPC com regulação negativa de proteínas relacionadas ao ciclo celular, como CDK4, CDK6, ciclina D1 e pRb. *In vivo*, camundongos nude recebendo I3C protetora ou terapeuticamente exibiram tumores menores do que o grupo controle após serem inoculados com células de carcinoma nasofaríngeo. A expressão de CDK4, CDK6, ciclina D1 e pRb no grupo de tratamento preventivo e no grupo de tratamento com drogas diminuiu em comparação com o grupo controle. Concluímos que I3C pode inibir o crescimento de NPC *in vitro* e *in vivo*, suprimindo a expressão das famílias CDK e ciclina. O medicamento foi seguro e não houve efeitos tóxicos nos tecidos e órgãos normais (Chen, 2013).
   b) O indol-3-carbinol inibe a proliferação celular e induz a apoptose nas células cancerígenas da laringe Hep-2 (Wang, 2013).

c) Papilomatose respiratória recorrente: Trinta e três por cento (6 de 18) dos pacientes do estudo apresentaram diminuição do crescimento do papiloma e não necessitaram de cirurgia. Seis pacientes tiveram taxa de crescimento do papiloma reduzida e 6 (33%) pacientes não mostraram resposta clínica ao indol-3-carbinol (Rosen, 1998).

d) A 16-alfa-hidroxilação foi substancial na laringe normal e aumentou ainda mais nos papilomas da laringe. O estradiol ou 16 alfa-hidroxiestrona estimulou a proliferação em ambos os tipos de células, enquanto a 2-hidroxiestrona foi antiproliferativa. O indole-3-carbinol, que induz a 2-hidroxilação, anulou os efeitos proliferativos do estradiol. Em camundongos imunocomprometidos, cistos de papiloma formados em tecido laríngeo infectado por HPV-11 implantados sob as cápsulas renais ocorreu em 100% dos camundongos controle, mas em apenas 25% dos camundongos alimentados previamente com indol-3-carbinol (Newfield, 1993).

5. **Câncer de pulmão**

a) **CUIDADO**: Não use I3C em combinação com radioterapia. 5 μmol/l de I3C reduziram significativamente a radiossensibilidade das células NIH-H1975 e NIH-H226 positivas para EGFR, mas não afetaram a radiossensibilidade das células NIH-H520 negativas para EGFR. Além disso, o I3C causou expressão aumentada da proteína total de EGFR e pEGFR (Y845) nas linhas celulares NIH-H1975 e NIH-H226, mas não na linha celular NIH-H520. Esses dados demonstram pela primeira vez que o I3C reduz a radiossensibilidade das células cancerígenas do pulmão, mediando a expressão do EGFR (Xiao, 2012).

b) A combinação indole-3-carbinol e silibinina aumentou a inibição do adenocarcinoma de pulmão em camundongos A/J (Dagne, 2011).

c) O indol-3-carbinol induz apoptose através de p53 e ativação da via da caspase-8 em células A549 de câncer de pulmão. Ocorre redução significativa da proliferação celular, aumento de formações de DNA fragmentado e corpo apoptótico e interrupção induzida do ciclo celular na fase G0/G1. O I3C aumentou não apenas os níveis de proteínas da ciclina D1, p53 fosforilada e p21, mas também a expressão do mRNA do Fas. A clivagem da caspase-9, 8, 3 e PARP também aumentou devido o I3C. I3C induz parada do ciclo celular em G0/G1 através da ativação de p-p53 na Ser 15 e induz apoptose mediada por caspase-8 através do receptor de morte Fas. Esse mecanismo molecular para o efeito apoptótico do I3C nas células do carcinoma pulmonar A549 pode ser o primeiro relato da literatura e sugere que o I3C pode ser considerado agente preventivo e terapêutico contra o câncer de pulmão (Cho, -2010).

6. **Câncer de mama**

a) Baixos níveis de diindolil-metano ativam os receptores alfa do estrógeno e induzem proliferação do câncer de mama na ausência de estradiol.

b) Diindolil-metano inibe COX-2 no câncer de mama.

c) No câncer de mama o I3C inibe a proliferação provocando estresse do retículo endoplasmático e autofagia neoplásica, inibição da atividade da AKT/PKT (protein kinase B) e superexpressão da p21/CDKN1A (cyclin-dependent kinase inhibitor-1A) independente do p53 (De Santi, 2013).

d) I3C preferencialmente tem como alvo o receptor ER alfa positivo de células do câncer de mama, MDA-MB-231(Caruso, 2014).

e) O MCF-7 e o MDA-MB-468 são linhas celulares pouco invasivas e exibem modesta capacidade de invasão e migração na presença de fibronectina como quimioatraente. I3C (50 ou 100 microM) provoca inibição significativa da adesão, migração e invasão celular *in vitro*, bem como formação de metástases pulmonares *in vivo* em ambas as linhas celulares. O I3C também suprime a migração e a invasão estimuladas pelo 17beta-estradiol em células MCF-7 responsivas ao estrogênio. Estes resultados indicam que as atividades anti-invasão e antimigração do I3C ocorrem por vias independentes e dependentes de estrogênio. Além disso, o I3C causou aumento significante e dependente da dose da caderina-E, das três principais cateninas (alfa, beta e gama-catenina) e da expressão do BRCA1. A descoberta atual demonstrou que o I3C pode ativar a função de moléculas supressoras de invasão associadas à supressão de invasão e migração em células de câncer de mama. A aplicação clínica do I3C pode contribuir para o potencial benefício da supressão da invasão e metástases do câncer de mama (Meng, 2000).

f) No câncer de mama usual, I3C inibe a adesão, disseminação e invasão celular associada a uma supra regulação do gene supressor de tumor PTEN, sugerindo que PTEN é importante na inibição de estágios finais no desenvolvimento do câncer (Qi, 2005).

7. **Câncer de mama triplo negativo**

a) Indol-3-carbinol tetramérico é sinérgico com a cisplatina e doxorrubicina em linhagens MDA-MB-231 e BT-20, do câncer de mama triplo negativo (De Santi, 2013).

b) Indol-3-carbinol tetramérico inibe a proliferação do câncer de mama ER positivo, MCF-7, e o triplo negativo, MDA-MB-231, via superexpressão do p21/CDKN1A (De Santi, 2011).

8. **Câncer de próstata**

a) O efeito do I3C foi examinado no câncer de próstata em modelo R3327 bem definido, usando ratos Copenhagen e a linha de células transplantáveis, MAT-LyLu. Essa linhagem celular derivada de um tumor em ratos de Copenhague é independente de andrógenos e é metastizante para os pulmões e linfonodos. Os tumores foram induzidos por injeção de MAT-LyLu por via subcutânea e os animais tratados com I3C por via intraperitoneal ou intravenosa, a fim de alcançar exposição sistêmica máxima. Este foi um afastamento da rota quimiopreventiva tradicional do indol-3-carbinol, onde o composto é incorporado na dieta. Os resultados indicam que I3C inibiu a incidência, crescimento e metástases das células MAT-LyLu e ambas as vias IP e IV de I3C foram igualmente eficazes. A análise estatística indica claramente benefício de sobrevida global e livre de tumor como resultado do tratamento com I3C. Esses estudos mostram pela primeira vez que o I3C de forma injetável possui atividade contra o câncer de próstata (Garikapati, 2005).

b) Pela primeira vez, foi demonstrado que o B-DIM (fórmula com maior biodisponibilidade) poderia ativar a via de sinalização AMPK, associada à supressão do mTOR, regulação negativa da expressão do receptor de andrógeno (AR) e indução de apoptose em células do câncer de próstata LNCaP sensíveis a andrógenos e C4-2B de próstata insensíveis a andrógênios. O B-DIM também ativa a AMPK e regula negativamente a AR em xenoenxertos de tumor de próstata C4-2B independentes de andrógenos em camundongos SCID (Chen, 2012).

c) O 3,3'-diindolilmetano (DIM), mas não o indole-3-carbinol (I3C), inibe a atividade da histona desacetilase em linhas celulares de câncer de próstata humano, células PC-3 insensíveis ao androgênio e células LNCaP sensíveis ao androgênio. I3C inibiu modestamente a atividade de HDAC nas células LNCaP em 25%, mas nenhuma inibição da atividade de HDAC foi detectada nas células PC-3. Em contraste, o DIM inibiu significativamente a atividade da HDAC em ambas as linhas celulares e em até 66%. A diminuição da atividade da HDAC correlacionou-se com o aumento da expressão do p21, alvo conhecido dos inibidores da HDAC. O tratamento com DIM causou diminuição significativa na expressão da proteína HDAC2 em ambas as linhas de células cancerígenas, mas nenhuma alteração significativa foi detectada nos níveis de proteína da HDAC1, HDAC3, HDAC4, HDAC4, HDAC6 ou HDAC8 (Beaver, 2012).

d) O I3C (250 μM) inibe a atividade da telomerase e a expressão do mRNA do hTERT nas células LNCaP e PC3. O I3C a 250 μM combinado com qualquer concentração de dietilestilbestrol (DES) foi citotóxico para o LNCaP. A atividade da telomerase em células PC3 com 250 μM de I3C e 25 ou 50 μM de DES foi significativamente reduzida ou inibida, respectivamente. O I3C combinado com o DES reduziu a viabilidade do PC3 e eliminou as células LNCaP. I3C inibiu significativamente a atividade da telomerase e a expressão do RNAm do hTERT nas células LNCaP e PC3. A combinação de I3C e DES aumentou o efeito inibitório sobre a atividade da telomerase, expressão gênica e viabilidade celular (Adler, 2011).

9. **Câncer colorretal : Vários.**

10. **Câncer hepático**

a) O indol-3-carbinol é um inibidor do hepatocarcinoma provocado pela aflatoxina B1 (Eisele, 1983).

b) O indole-3-carbinol dietético de longo prazo inibe a hepatocarcinogênese iniciada pela dietilnitrosamina no modelo de camundongos infantis (Oganesian, 1997).

c) Nas células SNU449 do carcinoma hepatocelular humano, o I3C induziu apoptose de maneira dependentes da dose e do tempo. Ocorreu ativação do p53 e caspase-3, 7 com clivagem do PARP. Espécies reativas de oxigênio relacionadas à expressão das proteínas peroxiredoxina-1 e tioredoxina-1 diminuiram nas células SNU449 tratadas com I3C (Lee, 2018).

d) O 3'3-diindolilmetano inibe a migração, invasão e metástase do carcinoma hepatocelular, suprimindo a sinalização FAK nas linhas celulares SMMC-7721 e MHCC-97H. Estudo *in vivo* demonstrou que o DIM diminuiu significativamente os volumes do tumor hepático ortotópico SMMC-7721 e suprimiu as metástases pulmonares em camundongos nude. A Focal Adhesion Kinase (FAK) é encontrada super ativada nas células HCC. DIM diminuiu o nível de fosfo-FAK (Tyr397) *in vitro* e *in vivo*. A inibição do fosfo-FAK (Tyr397) pelo DIM levou à regulação negativa da MMP2/9 e à diminuição do potencial de metástases. O DIM também reprimiu a migração e invasão induzida pela vitronectina através da inativação da via FAK e da regulação negativa de MMP2/9 *in vitro*. O pTEN desempenhou papel importante na regulação negativa do FAK pelo DIM. Estes resultados demonstraram que o DIM bloqueia a metástase de células HCC, suprimindo a migração e invasão das células tumorais. O efeito antimetástase do DIM pode ser explicado pela regulação para baixo de MMP2/9 parcialmente induzidas pela regulação positiva de pTEN e inibição de fosfo-FAK (Tyr397) (Li, 2015).

e) DIM suprime o crescimento do carcinoma hepatocelular ao regular a invasão, migração, e o estresse do retículo endoplasmático mediando apoptose via mitocondrial (Munakarmi, 2021).

11. **Câncer de ovário**
a) I3C de modo sinérgico sensibiliza as células do câncer de ovário ao bortezomide (Taylor, 2012).
b) Pacientes com câncer de ovário avançado apresentaram aumento da sobrevida e melhor qualidade de vida após uso de DIM e EGCG. Pacientes com câncer de ovário seroso em estágio III-IV foram designados para receber tratamento combinado mais I3C (braço 1), tratamento combinado mais I3C e EGCG (braço 2), tratamento combinado mais I3C e EGCG mais quimioterapia de longo prazo com platina-taxano (braço 3), tratamento combinado sozinho sem quimioterapia neoadjuvante de platina-taxano (braço 4) e tratamento combinado sozinho (braço 5). O tratamento combinado incluiu quimioterapia neoadjuvante com platina-taxano, cirurgia e quimioterapia adjuvante com platina-taxano. O endpoint primário foi a sobrevida global (OS). Os desfechos secundários foram a sobrevida livre de progressão (PFS) e a taxa de pacientes com câncer de ovário recorrente com ascite após o tratamento combinado.

Resultados: Após cinco anos de acompanhamento, a terapia de manutenção prolongou dramaticamente a PFS e OS em comparação com o controle. A OS média foi de 60,0 meses (IC 95%: 58,0-60,0 meses) no braço 1, 60,0 meses (IC 95%: 60,0-60,0 meses) nos braços 2 e 3, enquanto 46,0 meses (95% CI: 28,0-60,0 meses) nos braço 4 e 44,0 meses (95% CI: 33,0-58,0 meses) no braço 5. A PFS mediana foi de 39,5 meses (95% CI: 28,0-49,0 meses) no braço 1, 42,5 meses (95% CI: 38,0-49,0 meses) no braço 2, 48,5 meses (95% CI: 39,0-53,0 meses) no braço 3, 24,5 meses (95% CI: 14,0-34,0 meses) no braço 4, 22,0 meses (95% CI: 15,0-26,0 meses) em braço 5. A taxa de pacientes com câncer de ovário recorrente com ascite após o tratamento combinado foi significativamente menor nos braços de terapia de manutenção em comparação com o controle.

Conclusões: O uso em longo prazo de I3C e EGCG pode representar nova forma promissora de terapia de manutenção em pacientes com câncer de ovário avançado, pois, alcançaram melhores resultados de tratamento (Kiselev, 2018).

12. **Carcinoma endometrial**
a) DIM tem efeitos citostáticos no câncer de endométrio humano, células de Ishikawa, a partir de um aumento mediado pelo receptor de estrogênio na expressão do fator de crescimento alfa transformador. O DIM induziu o nível do TGF-alfa em aproximadamente 4 vezes dentro de 24 horas após o tratamento. O DIM também induziu um aumento de 4 vezes na atividade do marcador de resposta ao estrogênio, a fosfatase alcalina (FA). O co-tratamento de células com o antagonista ICI do receptor de estrogênio (ER) ou com o inibidor da ativação do ER, H89 mediada por PKA, eliminou a indução pelo DIM da expressão de TGF-alfa e da atividade da FA. Além disso, o DIM aumentou o efeito estimulante máximo do estrogênio na expressão do TGF-alfa. O co-tratamento com o inibidor da síntese de proteínas, ciclo-heximida, aboliu os efeitos indutivos do DIM, indicando diferenças nos requisitos mecanísticos do DIM e do estrogênio. O tratamento com DIM também estimulou os níveis da proteína TGF-alfa secretada em > 10 vezes. A adição ectópica de TGF-alfa inibiu o crescimento de células Ishikawa, enquanto a incubação com um anticorpo do TGF-alfa reverteu parcialmente os efeitos inibidores de crescimento de DIM. Tomados em conjunto, esses resultados ampliam os achados anteriores da atividade agonista do DIM de ligantes independentes de ligantes de estrogênio e descobrem um papel essencial para a estimulação na expressão de TGF-alfa e a via de transdução de sinal ativada por TGF-alfa nos potentes efeitos citostáticos do DIM em células cancerígenas do endométrio (Leong, 2001).
b) I3C é um regulador negativo do estrógeno (Auborn, 2003). Assim sendo será útil no tratamento do câncer de endométrio, ovário e mama usual (Auborn, 2003).
c) Ocorre quimioprevenção do câncer endometrial espontâneo em ratos Donryu fêmeas por indole-3-carbinol na dieta (Kojima, 1994).
d) De modo sinérgico I3C e genisteína com o TRAIL (*tumor necrosis factor-related apoptosis-inducing ligand*) provocam apoptose no câncer de endo-

métrio. Não houve efeito na inibição do crescimento celular e na progressão do ciclo celular isoladamente ou em combinação dupla. No entanto, o tratamento com I3C e Genisteína seguido por TRAIL mostrou morte celular significativa e aumento acentuado na parada sub-G1. O tratamento de três combinações revelou expressão elevada de DR4, DR5 e formas clivadas de caspase-3, caspase-8, PARP. A Flip foi regulada para baixo. Além disso, o aumento da atividade da caspase-3 e a fragmentação do DNA indicaram a indução de apoptose. Os resultados indicam que I3C e Genisteína com TRAIL induzem apoptose sinergicamente através da via dependente do receptor de morte. Esta é uma nova visão sobre o desenvolvimento de novas terapias combinadas contra o câncer de endométrio (Parajuli, 2013).

Nota: são agonistas do TRAIL: BCG, curcumina, silibinina, berberina, resveratrol.

e) Os efeitos citostáticos do 3,3'-diindolilmetano nas células cancerosas do endométrio humano resultam do receptor estrogênio mediar aumento na expressão do fator de crescimento transformador alfa. DIM induz aumento do nível de transcritos de TGF-alfa em aproximadamente 4 vezes em 24 horas de tratamento. DIM também induz aumento de 4 vezes na atividade do marcador de resposta ao estrogênio, a fosfatase alcalina (AP). Além disso, o DIM aumentou o efeito estimulador máximo do estrogênio na expressão de TGF-alfa. O tratamento com DIM também estimulou os níveis da proteína TGF-alfa secretada em > 10 vezes. A adição ectópica de TGF-alfa inibiu o crescimento das células de Ishikawa, enquanto a incubação com um anticorpo TGF-alfa reverteu parcialmente os efeitos inibidores do crescimento do DIM. Tomados em conjunto, esses resultados estendem nossos achados anteriores da atividade agonista do receptor de estrogênio independente do ligante de DIM, e revelam um papel essencial para a estimulação na expressão de TGF-alfa e a via de transdução de sinal ativada por TGF-alfa nos potentes efeitos citostáticos de DIM em células cancerosas endometriais (Leong, 2001).

13. **Câncer de colo cervical**
    a) I3C, curcumina, quercetina e resveratrol diminuem a proliferação do câncer cervical, células HeLa (Pani, 2020).
    b) A expressão de PTEN diminui durante a progressão da displasia cervical de baixo grau para alto grau em humanos e em um modelo de camundongo para câncer cervical, os camundongos transgênicos K14HPV16 promovidos com estrogênio. A implicação é que a perda da função PTEN é necessária para esta transição. Além disso, a dieta I3C aumenta a expressão de PTEN no epitélio cervical do camundongo transgênico, uma observação que sugere que a suprarregulação de PTEN por I3C é um mecanismo pelo qual I3C inibe o desenvolvimento de câncer cervical (Qi, 2005).
    c) I3C e DIM induzem apoptose em células do câncer cervical humano e murino (Chen, 2001).
    d) I3C previne a perda do gene imunossupressor PTEN no câncer cervical *in vivo* (Qi, 2005a).
    e) I3C é uym regulador negativo do estrógeno (Auborn, 2003).

14. **Linfoma de Hodgkin**. Nada encontrado.

15. **Linfoma Não Hodgkin**
    a) Indol-3-carbinol induz diminuição da modulação do c-MYC e da família IAP e promove apoptose no linfoma de Burkitt, Epstein-Barr vírus positivo, mas não no EBV negativo (Perez-Chacon, 2014).
    b) A leucemia/linfoma de células T do adulto (ATLL) é neoplasia maligna derivada de células T infectadas com o vírus da leucemia de células T humanas tipo 1 (HTLV-1). No estudo *in vitro*, o I3C inibe a viabilidade celular de linhas de células T infectadas com HTLV-1 e células ATLL de maneira dependente da dose. I3C impede a transição G1/S, reduzindo a expressão da ciclina D1, ciclina D2, Cdk4 e Cdk6 e induz apoptose, reduzindo a expressão de XIAP, survivina, Bcl-2, e regulando para cima a expressão do Bak. A apoptose é devida à ativação das caspases-3, 8 e 9 e à clivagem da poli (ADP-ribose) polimerase. O I3C também suprime NF-kappaB e AP-1. A inoculação de células T infectadas com HTLV-1 em camundongos com imunodeficiência grave resulta em crescimento de tumores, os quais são inibidos com I3C por via oral. Importante, o I3C não exerce nenhum efeito inibitório nas linhas de células T não infectadas e nas células mononucleares normais do sangue periférico (Machijima, 2009).
    c) O pré-tratamento com I3C e DIM, na linha celular Jurkat de linfócitos T humanos (clone E6-1), em concentrações altas de 50 e 10 μM, respectivamente, aumenta significativamente a interleucina-2 (IL-2), interleucina-8 induzida por PMA/ionomicina, IL-8) e a produção de fator de necrose tumoral-α (TNF-α), de maneira dependente da dose (Liu, 2017).
    d) I3C induz diminuição do c-MYC e da família IAP e promove apoptose do linfoma de Burkitt EBV positivo, mas não no EBV negativo (Perez-Chacon, 2014).

e) I3C regula para baixo cMYC e família IAP e promove apoptose no linfoma de Burkitt EBV positivo, mas, não no EBV negativo (Gema, 2014).

16. **Leucemia**
    a) I3C suprime a ativação do NF-kappaB e aumenta apoptose em células da leucemia mielógena aguda (Takada, 2005).
    b) I3C induz apoptose em células da leucemia mielógena crônica ao suprimir a sinalização STAT5 e Akt (Safa, 2017).
    c) Células B precursoras da leucemia linfoblástica aguda (BCP-ALL) é o tipo mais comum de leucemia da criança. I3C suprime a atividade do NF-kappaB e estimula a via p53 em células BCP-ALL (Safa, 2015).
    d) DIM induz parada do ciclo celular em G1 em células da leucemia linfoblástica aguda de células T (Shorey, 2012).

Conclusão

Estamos diante de mais um produto manufaturado pela mãe Natureza que protege as células dos mamíferos no planeta Terra. É certo que não teremos o apoio de nenhum tipo de indústria no tocante a trabalhos científicos com essa substância. É dos médicos a responsabilidade de bem empregar os conhecimentos aqui descritos para melhorar a qualidade e expectativa de vida dos pacientes que portam células doentes que chamam de câncer.

Referências

1. Abstracts and papers in full on site www.medicinabiomolecular.com.br
2. Adler S, Rashid G, Klein A. Indole-3-carbinol inhibits telomerase activity and gene expression in prostate cancer cell lines. Anticancer Res. Nov;31(11):3733-7;2011.
3. Aggarwal BB, Ichikawa H. Molecular targets and anticancer potential of indole-3-carbinol and its derivatives. Cell Cycle. 4:1201-15;2005.
4. Auborn KJ, Fan S, Rosen EM, et al. Indole-3-carbinol is a negative regulator of estrogen. J Nutr. 2003 Jul;133(7 Suppl):2470S-2475S
5. Baldwin WS, LeBlanc GA. The anti-carcinogenic plant compound indole-3-carbinol differentially modulates P450-mediated steroid hydroxylase activities in mice. Chem Biol Interact. 83:155-69;1992.
6. Beaver LM, Yu TW, Sokolowski EI, et al. 3,3'-Diindolylmethane, but not indole-3-carbinol, inhibits histone deacetylase activity in prostate cancer cells. Toxicol Appl Pharmacol. Sep 15;263(3):345-51;2012.
7. Bell MC, Crowley-Nowick P, Bradlow HL, et al. Placebo-controlled trial of indole-3-carbinol in the treatment of CIN. Gynecol Oncol. 78:123-29; 2000.
8. Bradlow HL, Michnovicz JJ, Telang NT, et al. Effects of dietary indole-3-carbinol on estradiol metabolism and spontaneous mammary tumours in mice. Carcinogenesis. 12:1571-4;1991.
9. Bradlow HL, Michnovicz JJ, Telang NT, Osborne MP. Effects of dietary indole-3-carbinol on estradiol metabolism and spontaneous mammary tumors in mice. Carcinogenesis. 12:1571-4;1991.
10. Bulger WH, Kupfer D. Estrogenic action of DDT analogs. Am J Ind Med. 4:163-73;1983.
11. Caruso JA, Campana R, Wei C, et al. Indole-3-carbinol and its N-alkoxy derivatives preferentially target ERα-positive breast cancer cells. Cell Cycle. 13(16):2587-99;2014.
12. Chen DZ, Qi M, Auborn KJ, Carter TH. Indole-3-carbinol and diindolylmethane induce apoptosis of human cervical cancer cells and in murine HPV16-transgenic preneoplastic cervical epithelium. J Nutr. 131:3294-302;2001.
13. Chen YH, Riby J, Srivastava P, et al. Regulation of CYP1A1 by indolo (3,2-b) carbazole in murine hepatoma cells. J Biol Chem. 270(38):22548-55;1995.
14. Chen D, Banerjee S, Cui QC, et al. Activation of AMP-activated protein kinase by 3,3'-Diindolylmethane (DIM) is associated with human prostate cancer cell death in vitro and in vivo. PLoS One. 7(10):e47186;2012.
15. Choi HS, Cho MC, Lee HG, Yoon DY. Indole-3-carbinol induces apoptosis through p53 and activation of caspase-8 pathway in lung cancer A549 cells. Food Chem Toxicol. Mar;48(3):883-90;2010.
16. Colburn T, Clement C, eds. Chemically-induced alterations in sexual and functional development: the wildlife/human connection. Princeton, NJ: Princeton Scientific Publishing, 1992.
17. Cover CM, Hsieh SJ, Cram EJ, et al. Indole-3-carbinol and tamoxifen cooperate to arrest the cell cycle of MCF-7 human breast cancer cells. Cancer Res. 59:1244-51;1999.
18. Cover CM, Hsieh SJ, Tran SH, et al. Indole-3-carbinol inhibits the expression of cyclin-dependent kinase-6 and induces a G1 cell cycle arrest of human breast cancer cells independent of estrogen receptor signaling. J Biol Chem. 273(7):3838-47;1998.
19. Cram EJ, Liu BD, Bjeldanes LF, Firestone GL. Indole-3-carbinol inhibits CDK6 expression in human MCF-7 breast cancer cells by disrupting Sp1 transcription factor interactions with a composite element in the CDK6 gene promoter. J Biol Chem. 276(25):22332-40;2001.
20. Dagne A, Melkamu T, Schutten MM, et al. Enhanced inhibition of lung adenocarcinoma by combinatorial treatment with indole-3-carbinol and silibinin in A/J mice. Carcinogenesis. Apr;32(4):561-7;2011.
21. De Santi M, Galluzzi L, Duranti A, et al. The Indole-3-carbinol cyclic tetrameric derivative CTet synergizes with cisplatin and doxorubicin in triple-negative breast cancer cell lines. Anticancer Res. 33(5):1867-72;2013.
22. De Santi M, Galluzzi L, Lucarini S, et al. The indole-3-carbinol cyclic tetrameric derivative CTet inhibits cell proliferation via overexpression of p21/CDKN1A in both estrogen receptor-positive and triple-negative breast cancer cell lines. Breast Cancer Res. 13(2): R33;2011.
23. Eisele TA, Bailey GS, Nixon JE. The effect of indole-3-carbinol, an aflatoxin B1 hepatocarcinoma inhibitor, and other indole analogs on the rainbow trout hepatic mixed function oxidase system. Toxicol Lett. Oct-Nov;19(1-2):133-8;1983.
24. Falck F Jr, Ricci A Jr, Wolff MS, et al. Pesticides and polychlorinated biphenyl residues in human breast lipids and their relation to breast cancer. Arch Environ Health. 47:143-6;1992.
25. Felippe JJr. Tratamento do Câncer com Medidas e Drogas que Acordam Genes Silenciados pela Metilação das ilhas CpG do DNA. Revista Eletrônica da Associação Brasileira de Medicina Biomolecular. www.medicinabiomolecular.com.br. Tema de abril de 2004.

26. Firestone GL, Bjeldanes LF. Indole-3-carbinol and 3-3 – diindolylmethane antiproliferative signaling pathways control cell-cycle gene transcription in human breast cancer cells by regulating promoter-Sp1 transcription factor interactions. J Nutr. 133:2448S-55S;2003.
27. Freudenheim JL, Marshall JR, Vena JE, et al. Premenopausal breast cancer risk and intake of vegetables, fruits and related nutrients. J Natl Cancer Inst. 88:340-8;1996.
28. Garikapaty VP, Ashok BT, Chen YG, et al. Anti-carcinogenic and anti-metastatic properties of indole-3-carbinol in prostate cancer. Oncol Rep. Jan;13(1):89-93;2005.
29. Chen Z, Tao ZZ, Chen SM, et al. Indole-3-carbinol inhibits nasopharyngeal carcinoma growth through cell cycle arrest in vivo and in vitro. PLoS One. 2013 Dec 16;8(12):e82288;2013.
30. Gema Perez-Chacon, Cristobal de Los Rios, Juan M Zapata. Indole-3-carbinol induces cMYC and IAP-family downmodulation and promotes apoptosis of Epstein-Barr virus (EBV)-positive but not of EBV-negative Burkitt's lymphoma cell lines. Pharmacol Res. Nov;89:46-56, 2014.
31. Grose KR, Bjeldanes LF. Oligomerization of indole-3-carbinol in aqueous acid. Chem Res Toxicol. 5:188-93;1992.
32. Hammond B, Katzenellenbogen BS, Krauthammer N, et al. Estrogenic activity of the insecticide chlordecone (Kepone) and interaction with uterine estrogen receptor. Proc Natl Acad Sci U S A. 76:6641-5;1979.
33. Hargraves KG, He L, Firestone GL. Phytochemical regulation of the tumor suppressive microRNA, miR-34a, by p53-dependent and independent responses in human breast cancer cells. Mol Carcinog. 2016 May;55(5):486-98.
34. He Y-H, Friesen MD, Ruch RJ, Schut HAJ. Indole-3-carbinol as a chemopreventive agent in 2-amino-I-methyl-6-phenylimidazo(4,5-b) pyridine (PhIP) carcinogenesis: inhibition of PhIP-DNA adduct formation, acceleration of PhIP metabolism, and induction of cytochrome P450 in female F344 rats. Food Chem Toxicol. 38:15-23;2000.
35. Hong C, Kim HA, Firestone GL, Bjeldanes LF. 3,3-Diindolylmethane (DIM) induces a G1, cell cycle arrest in human breast cancer cells that is accompanied by Sp1-mediated activation of p21WAF1/CIPI expression. Carcinogenesis. 23(8):1297-305;2002.
36. Jellinck PH, Forken PG, Riddick DS, et al. Ah receptor binding properties of indole carbinols and induction of hepatic estradiol hydroxylation. Biochem Pharmacol. 43:1129-36;1993.
37. Jin L, Qi M, Chen D-Z, et al. Indole-3-Carbinol prevents cervical cancer in human papilloma virus type 16 (HPV16) transgenic mice. Cancer Res. 59(16):3991-7;1999.
38. Kim YS, Milner JA. Targets for indole-3-carbinol in cancer prevention. J Nutr Biochem. 16:65-73;2005.
39. Kiselev VI, Ashrafyan LA, Muyzhnek EL, et al. A new promising way of maintenance therapy in advanced ovarian cancer: a comparative clinical study. BMC Cancer. Sep 20;18(1):904, 2018.
40. Krishnan AV, Stathis P, Permuth SF, et al. Bisphenol-A: an estrogenic substance is released from polycarbonate flasks during autoclaving (see comment citation in Medline). Endocrinology. 132: 2279-86; 1993.
41. Kojima T, Tanaka T, Mori H. Chemoprevention of spontaneous endometrial cancer in female Donryu rats by dietary indole-3-carbinol. Cancer Res. Mar 15;54(6):1446-9;1994.
42. Kubo I, Ochi M, Vieira PC, et al. Antitumor agent from the cashew (anacardium occidemale) apple juice. J Agri Food Chem. 41:1012-5; 1993.
43. Kupfer D, Bulger WH. Studies on the mechanism of estrogen actions of o p-DDT: interactions with the estrogen receptor. Pesticide Biochem Physiol. 6:561-70;1976.
44. Lacroix A, Lippman ME. Binding of retinoids to human breast cancer cell lines and their effects on cell growth. J Clin Invest. 65:586-91;1980.
45. Lee CM, Park SH, Nam MJ. Anticarcinogenic effect of indole-3-carbinol (I3C) on human hepatocellular carcinoma SNU449 cells. Hum Exp Toxicol. Jan 1;960327118785235;2018.
46. Leong H, Firestone GL, Bjeldanes LF. Cytostatic effects of 3,3'-diindolylmethane in human endometrial cancer cells result from an estrogen receptor-mediated increase in transforming growth factor-α expression. Carcinogenesis. 22(11):1809-17;2001.
47. Li WX, Chen LP, Sun MY, et al. 3'3-Diindolylmethane inhibits migration, invasion and metastasis of hepatocellular carcinoma by suppressing FAK signaling. Oncotarget. Sep 15;6(27):23776-92;2015.
48. Liu H, Wormke M, Safe SH, Bjeldanes LF. Indolo(3,2-b) carbazole: a dietary-derived factor that exhibits both antiestrogenic and estrogenic activity. J Natl Cancer Inst. 86:1758-65;1994.
49. Liu M, Yasmeen R, Fukagawa NK, et al. Dose-Dependent Responses of I3C and DIM on T-Cell Activation in the Human T Lymphocyte Jurkat Cell Line. Int J Mol Sci. Jul 1;18(7):1409, 2017.
50. Leong H, Firestone GL, Bjeldanes LF. Cytostatic effects of 3,3'-diindolylmethane in human endometrial cancer cells result from an estrogen receptor-mediated increase in transforming growth factor-alpha expression. Carcinogenesis. Nov;22(11):1809-17;2001.
51. Loub WD, Wattenberg LW, Davis DW. Aryl hydrocarbon hydroxylase induction in rat tissues by naturally occurring indoles of cruciferous plants. J Natl Cancer Inst. 54:985-8;1975.
52. Machijima Y, Ishikawa C, Sawada S, et al. Anti-adult T-cell leukemia/lymphoma effects of índole-3-carbinol. Retrovirology. 6:7;2009.
53. Manson MM. Inhibition of survival signaling by dietary popyphenols and indole-3-carbinol. Eur J Cancer. 41:1842-53;2005.
54. Mattiazzi J, Sari MHM, Lautenchleger R, et al. Incorporation of 3,3'-Diindolylmethane into Nanocapsules Improves Its Photostability, Radical Scavenging Capacity, and Cytotoxicity Against Glioma Cells. AAPS PharmSciTech. Jan 7;20(2):49, 2019.
55. Meng Q, Qi M, Chen DZ, et al. Suppression of breast cancer invasion and migration by indole-3-carbinol: associated with up-regulation of BRCA1 and E-cadherin/catenin complexes. J Mol Med (Berl). 2000;78(3):155-65.
56. Moiseeva EP, Heukers R, Manson MM. EGFR and Src are involved in indole-3-carbinol-induced death and cell cycle arrest of human breast cancer cells. Carcinogenesis. 28(2):435-45;2007.
57. Mori N, Fujii M, Ikeda S, et al. Constitutive activation of NF-κB in primary adult T-cell leukemia cells. Blood. 93:2360-8;1999.
58. Morse MA, LaGreca SD, Amin SG, Chung FL. Effects of indole-3-carbinol on lung tumorigenesis and DNA methylation induced by 4-(methylnitrosamino)-1-(3-pyridyl)-1-butanone (NNK) and on the metabolism and disposition of NNK in A/J Mice. Cancer Res. 50:2613-7;1990.
59. Munakarmi S, Shrestha J, Shin HB, Lee GH. Cells. 3,3'-Diindolylmethane Suppresses the Growth of Hepatocellular Carcinoma by Regulating Its Invasion, Migration, and ER Stress-Mediated Mitochondrial Apoptosis. May 12;10(5):1178, 2021.
60. Naik R, Nixon S, Lopes A, et al. A randomized phase II trial of indole-3-carbinol in the treatment of vulvar intraepithelial neoplasia. Int. J Gynecol Cancer. 16:786-90;2006.
61. Naugler WE, Karin M: NF-κB and cancer-identifying targets and mechanisms. Curr Opin Genet Dev. 18:19-26;2008.
62. Newfield L, Goldsmith A, Bradlow HL, Auborn K. Estrogen metabolism and human papillomavirus-induced tumors of the larynx: chemo-prophylaxis with indole-3-carbinol. Anticancer Res. Mar-Apr;13(2):337-41;1993.

63. Oganesian A, Hendricks JD, Williams DE. Long term dietary indole-3-carbinol inhibits diethylnitrosamine-initiated hepatocarcinogenesis in the infant mouse model. Cancer Lett. 118:87-94; 1997.
64. Pani S, et al. Phytocompounds curcumin, quercetin, indole-3-carbinol, and resveratrol modulate lactate-pyruvate level along with cytotoxic activity in HeLa cervical cancer cells. Biotechnol Appl Biochem. Oct 25. doi: 10.1002/bab.2061, 2020.
65. Parajuli B, Shin SJ, Kwon SH, et al. The synergistic apoptotic interaction of Indole-3-Carbinol and Genistein with TRAIL on endometrial cancer cells. J Korean Med Sci. Apr;28(4):527-33, 2013.
66. Perez-Chacon G, de Los Rios C, Zapata JM. Indole-3-carbinol induces cMYC and IAP-family downmodulation and promotes apoptosis of Epstein-Barr virus (EBV)-positive but not of EBV-negative Burkitt's lymphoma cell lines. Pharmacol Res. 89:46-56;2014.
67. Qi M, et al. Indole-3-carbinol prevents PTEN loss in cervical cancer in vivo. Mol Med. Jan-Dec;11(1-12):59-63, 2005.
68. Qi M, Anderson AE, Chen DZ, Sun S. Indole-3-carbinol prevents PTEN loss in cervical cancer in vivo. Mol Med. Jan-Dec;11(1-12): 59-63, 2005a.
69. Raj MH, Abd Elmageed ZY, et al. Synergistic action of dietary phyto-antioxidants on survival and proliferation of ovarian cancer cells. Gynecol Oncol. Sep;110(3):432-8, 2008.
70. Reed GA, Arneson DW, Putnam WC, et al. Single-dose and multiple-dose administration of indole-3-carbinol to women: pharmacokinetics based on 3,3'-diindolylmethane. Cancer Epidemiol Biomarkers Prev. 15:2477-81;2006.
71. Reed GA, Arneson DW, Putnam WC, et al. Single-dose and multiple-dose administration of indole-3-carbinol to women: pharmacokinetics based on 3,3'-diindolylmethane. Cancer Epidemiol Biomarkers Prev. 15(12): 2477-81;2006.
72. Reed GA, Peterson KS, Smith HJ, et al. A phase I study of indole-3-carbinol in women: tolerability and effects. Cancer Epidemiol Biomarkers Prev. 14:1953-60;2005.
73. Rosen CA, Woodson GE, Thompson JW, et al. Preliminary results of the use of indole-3-carbinol for recurrent respiratory papillomatosis. Otolaryngol Head Neck Surg. Jun;118(6):810-5;1998.
74. Safa M, Tavasoli B, Manafi R, et al. Indole-3-carbinol suppresses NF-κB activity and stimulates the p53 pathway in pre-B acute lymphoblastic leukemia cells. Tumour Biol. May;36(5):3919-30, 2015.
75. Safa M, Jafari L, Alikarami F, et al. Indole-3-carbinol induces apoptosis of chronic myelogenous leukemia cells through suppression of STAT5 and Akt signaling pathways. Tumour Biol. Jun;39(6): 1010428317705768, 2017.
76. Safe S, Papineni S, Chintharlapalli S. Cancer chemotherapy with indole-3-carbinol, bis(3'-indolyl)methane and synthetic analogs. Cancer Lett. 269(2):326-38; 2008.
77. Sarkar FH, Li Y. Indole-3-carbinol and prostate cancer. J Nutr. 134(12 Suppl):3493S-8S;2004.
78. Scambia G, Ranelletti FO, Benedetti Panici P. et al. Quercetin inhibits the growth of a multidrug-resistant estrogen-receptor-negative MCF-7 human breast-cancer cell line expressing type II estrogen-binding sites. Cancer Chemother Pharmacol. 28:255-8;1991.
79. Sharpe RM, Skakkeback NF. Are oestrogens involved in falling sperm counts and disorders of the male reproductive tract? (See comment citations in Medline). Lancet. 341:1392-5;1993.
80. Sherer C, Tolaymat I, Rowther F, et al. Preliminary SAR on indole-3-carbinol and related fragments reveals a novel anticancer lead compound against resistant glioblastoma cells. Bioorg Med Chem Lett. Apr 1;27(7):1561-1565;2017.
81. Shore LS, Gurevitz M, Shemesh M. Estrogen as an environmental pollutant. Bull Environ Contam Toxicol. 51:361-6;1993.
82. Shorey LE, Hagman AM, Williams DE, et al. 3,3'-Diindolylmethane induces G1 arrest and apoptosis in human acute T-cell lymphoblastic leukemia cells. PLoS One.7(4):e34975, 2012.
83. Soto AM, Justicia H, Wray JW, et al. p-Nonyl-phenol: an estrogenic xenobiotic released from modified polystyrene. Environ Health Perspect. 92:167-73;1991.
84. Steinmetz KA, Potter JD. Vegetables, fruit, and cancer. I. Epidemiology. Cancer Causes Control. 2:325-57;1991.
85. Steinmetz KA, Potter JD. Vegetables, fruit and cancer prevention: a review. J Am Dietetic Assoc. 96(10):1027-39;1996.
86. Takada Y, Andreeff M, Aggarwal BB. Indole-3-carbinol suppresses NF-kappaB and IkappaBalpha kinase activation, causing inhibition of expression of NF-kappaB-regulated antiapoptotic and metastatic gene products and enhancement of apoptosis in myeloid and leukemia cells. Blood. Jul 15;106(2):641-9, 2005.
87. Taylor-Harding B, Agadjanian H, Nassanian H, et al. Indole-3-carbinol synergistically sensitises ovarian cancer cells to bortezomib treatment. Br J Cancer. Jan 17;106(2):333-43, 2012.
88. Tiwari RK, Guo L, Bradlow HL, et al. Selective responsiveness of human breast cancer cells to indole-3-carbinol, a chemopreventive agent. J Natl Cancer Inst. 86:126-31;1994.
89. Xiao X, Meng Q, Xu J, et al. EGFR-dependent impact of indol-3-carbinol on radiosensitivity of lung cancer cells. Zhongguo Fei Ai Za Zhi. Jul;15(7):391-8;2012.
90. Yu Z, Mahadevan B, Löhr CV, et al. Indole-3-carbinol in the maternal diet provides chemoprotection for the fetus against transplacental carcinogenesis by the polycyclic aromatic hydrocarbon dibenzo[a,l]pyrene. Carcinogenesis. Oct;27(10):2116-23;2006.
91. Wang YQ, Chen C, Chen Z, et al. Indole-3-carbinol inhibits cell proliferation and induces apoptosis in Hep-2 laryngeal cancer cells. Oncol Rep. Jul;30(1):227-33;2013.
92. Wattenberg LW, Loub WD. Inhibition of polycyclic aromatic hydrocarbon-induced neoplasia by naturally occurring indoles. Cancer Res. 38:1410-3;1978.
93. Wolff MS, Toniolo PG, Lee EW, et al. Blood levels of organochlorine residues and risk of breast cancer. J Natl Cancer Inst. 85:648-52; 1993.

CAPÍTULO 82

Inositol hexafosfato (IP6) mais inositol nas neoplasias

Reduzem a proliferação, induzem apoptose e promovem a almejada diferenciação celular neoplásica inibindo vias de sinalização intracelular, como PI3K/Akt, MAPK, PKC, AP-1, NF-kappaB; induzem drasticamente a expressão do gene supressor tumoral, FOXO3a; polarizam o sistema imune para M1/Th1; aumentam a atividade das células *natural killer*; inibem NF-kappaB, COX-2, LOX, VEGF, telomerase, FGFs, iNOS, MMPs, β-catenina; regulam para cima ou para baixo inúmeros miRNAs promovendo efeito antineoplásico; aumentam a relação Bax/Bcl-2; aumentam p27Kip1 dependente de PKC-delta e da diminuição da pRb; regulam para cima p53, Bax, Caspase-3 e 9 e para baixo o gene Bcl-2

José de Felippe Junior

Inositol hexafosfato produzido pela mãe Natureza para ficarmos mais tempo no Planeta dele desfrutando. JFJ

O inositol hexafosfato (IP6) ou ácido fítico é um carboidrato polifosforilado, geralmente formando sais com magnésio ou potássio.

O mioinositol é formado pela defosforilação do hexafosfato de inositol (IP6, fitato) no trato gastrointestinal em humanos e animais.

IP6 é substância sintetizada pela mãe Natureza e presente em vários tipos de plantas: grãos, cereais, legumes, sementes, *nuts*, vegetais. É componente alimentar associado à fibra natural, encontrado principalmente em sementes oleaginosas, milho, soja e nos farelos em geral principalmente arroz, trigo e centeio. A tabela 82.1 mostra os alimentos ricos em IP-6 e a tabela 82.2 as concentrações de ácido fítico em alguns alimentos.

Lembremos que o ácido fítico (IP6) por um longo período de tempo foi considerado fator antinutritivo. No entanto, estudos *in vitro* e *in vivo* demonstraram seus efeitos benéficos na quimioprevenção e no tratamento de várias condições patológicas, incluindo o câncer.

Segundo alguns autores, a quimioprevenção é definida como o uso de substâncias de origem natural, agentes biológicos, compostos sintéticos ou químicos, com a finalidade de prevenir ou suprimir a progressão da doença e reverter o estado do organismo para funções fisiológicas normais.

O inositol hexafosfato (IP6) e seu composto original mioinositol possuem amplo espectro de atividades biológicas importantes na saúde e nas doenças, como redução do colesterol sérico e dos triglicerídeos, além de limitar a formação de cálculos renais, mas o seu efeito mais impressionante é como anticâncer. Vários modelos de estudo mostraram de modo consistente e reprodutível a eficácia da dupla IP6/mioinositol (Jariwalla, 1999; Grasses, 1999; Vucenik, 2003-2006; Chhetri, 2019).

O IP6 exerce efeitos antioxidantes e anti-inflamatórios em muitos sistemas biológicos ao participar de várias funções celulares vitais, como transdução de sinal, exportação de RNA, reparo de DNA, transdução de energia e regeneração de ATP (Matejuk, 2010).

IP6 reduz a proliferação, induz apoptose e promove a diferenciação celular neoplásica inibindo vias de sinalização intracelular, como PI3K/AKT, MAPK, PKC, AP-1, NF-kappaB e modulando a expressão de L genes

ONCOLOGIA MÉDICA – FISIOPATOLOGIA E TRATAMENTO

Tabela 82.1 Fontes de inositol hexafosfato (g/100g). Fonte Wikipedia.

Alimento	[% Mínimo seco]	[% Máximo seco]
Farinha de semente de gergelim	5,36	5,36
Semente de abóbora	4,3	4,3
Linhaça	2,15	2,78
Sementes de chia	0,96	1.16
Amêndoas	1,35	3,22
Castanha-do-pará	1,97	6,34
Coco	0,36	0,36
Avelã	0,65	0,65
Amendoim	0,95	1,76
Noz	0,98	0,98
Milho	0,75	2,22
Aveia	0,42	1.16
Farinha de aveia	0,89	2.40
Arroz castanho	0,84	0.99
Arroz polido	0,14	0,60
Trigo	0,39	1,35
Farinha de trigo	0,25	1,37
Germe do trigo	0,08	1,14
Pão de trigo	0,43	1,05
Feijão	2,38	2,38
Trigo sarraceno	1,00	1,00
Grão de bico	0,56	0,56
Lentilhas	0,44	0,50
Soja	1,00	2,22
Tofu	1,46	2,90
Soja – bebida	1,24	1,24
Proteína de soja concentrada	1,24	2.17
Batata	0,18	0,34
Espinafre	0,22	NR
Abacate	0,51	0,51

Tabela 82.2 Mostrando principalmente as concentrações de ácido fítico nos alimentos. A linhaça apresenta 2,15 a 2,78% e o tofu 1,46 a 2,9% de ácido fítico (não indicado).

Ingredientes	P total (%)	P fítico (%)	P fítico/ P total (%)
Milho	0,28	0,20	71,4
Trigo	0,37	0,24	64,9
Farelo de trigo	0,85	0,55	64,7
Farelo de arroz	1,50	1,28	85,3
Aveia	0,27	0,22	81,5
Farelo de soja	0,65	0,38	58,5
Farelo de algodão	0,97	0,75	77,3
Farelo de canola	1,07	0,65	60,7
Farelo de amendoim	0,63	0,50	79,4

Fonte: NRC (1994).

(Baten, 1989; Fox, 2002; Vucenik, 2003). Alta concentração sérica de IP6 ($\geq 75\mu M$) pode inibir o crescimento de células neoplásicas ditas malignas *in vitro* e *in vivo* (Brehm, 2019).

As propriedades anticâncer do IP6 na dieta foram previamente demonstradas em modelos experimentais de câncer in vitro e *in vivo*, incluindo próstata, mama, colorretal, pâncreas, estômago, gliomas, câncer de cabeça e pescoço, leucemia, sarcomas, melanoma, rabdomiossarcoma e bexiga. Os efeitos colaterais incluem a quelação de cátions polivalentes e o aumento nos papilomas de bexiga e renais. Este aumento na formação de papilomas ocorreu apenas com o sal de sódio do ácido fítico. Não ocorreu com os sais de potássio ou magnésio (Fox, 2002; Bozsik, 2007; Bizzarri, 2016).

Estudos epidemiológicos mostraram que o consumo de dieta rica em frutas e vegetais está fortemente associado a risco reduzido de vários tipos de câncer. Grande número de compostos de ocorrência natural isolados de plantas possui atividade anticâncer. O uso desses agentes é promissor, porque eles apresentam toxicidade mínima em comparação à quimioterapia convencional e podem influenciar várias vias de sinalização. Assim sendo, os fitoquímicos podem ser usados isoladamente ou como adjuvante na quimioterapia para melhorar a eficácia terapêutica, superando a resistência aos medicamentos e reduzindo a toxicidade induzida por quimioterapia. IP6 aumenta o efeito anticâncer da quimioterapia convencional, controla as metástases do câncer e melhora a qualidade de vida (Li, 2010-2015; Russo, 2010; Chum, 2013; Phuah, 2014; Vucenik, 2019).

Os microRNAs (miRNAs) desempenham papel importante em ampla gama de processos biológicos,

que codificam proteínas-chave da célula como p53, p21, p27, BCL-2 e MMPs. IP6 induz drasticamente a expressão do gene supressor tumoral, FOXO3a. Acresce polarização do sistema imune para M1/Th1, incluindo o aumento da atividade das células *natural killer* como crescimento celular, proliferação, apoptose e autofagia. Estas pequenas moléculas não codificadoras regulam a expressão pós-transcricional de genes-alvo via degradação do transcrito ou inibição da síntese de proteínas. A expressão aberrante e/ou desregulação dos miRNAs foram caracterizadas durante o desenvolvimento e a progressão de vários tipos de tumores e o IP6 é um dos agentes que conseguem regular para cima ou para baixo inúmeros miRNAs promovendo efeito anticâncer (Bartel, 2004; Filipowicz, 2005; Kapral, 2019).

Lembremos que em clínica sempre prescrevemos o inositol hexafosfato junto com o mioinositol de modo 1:1. A dupla possui mais eficácia do que cada um deles em separado.

O mioinositol de fórmula $C_6H_{12}O_6$ e peso molecular 180,2g/mol é também conhecido como myo-inositol, Scyllo-inositol, inositol, Muco-Inositol, epi-Inositol, meso-inositol, cyclohexane-1,2,3,4,5,6-hexol, Myoinosite, Quercinitol, etc.

A molécula doa e aceita 6 elétrons, sendo, portanto, neutra do ponto de vista da oxirredução.

Mio-inositol – $C_6H_{12}O_6$

O inositol hexafosfato de fórmula $C_6H_{18}O_{24}P_6$ e peso molecular 660 g/mol é também conhecido como inositol hexakisphosphate, hexakis (*dihydrogen phosphate*), etc.

A molécula doa 12 elétrons e é aceptora de 24. *In vitro* a molécula é forte oxidante.

Alvos moleculares da dupla IP6/Mioinositol no câncer

1. **Sistema imune**
   a) Polariza sistema imune pata M1/Th1.
   b) Aumenta atividade das células *Natural killer*.
2. **Vários tipos de câncer**
   a) Inibe vias de sinalização: PI3K/AKT, MAPK, PKC, AP-1, NF-kappaB.
   b) Aumenta a expressão de genes supressores de tumor: p53, p21, p27, FOXO3.

Inositol hexafosfato – $C_6H_{18}O_{24}P_6$

   c) Diminui a expressão de genes antiapoptóticos: Bcl-2.
   d) Suprime a expressão das matriz-metaloproteinases e diminui a invasão.
   e) Anti-inflamatório: anti-COX e anti-LOX.
   f) Antioxidante.
   g) Antiangiogênico: inibe VEGF.
   h) Regula para baixo a expressão da oxido nítrico sintase a nível transcricional.
   i) Antagoniza FGFs (Fibroblast growth factors) (Morrison, 1994).
3. **Gliomas**
IP6 em células T98G do glioblastoma maligno humano diminui a viabilidade celular de modo dose dependente com características morfológicas e bioquímicas de apoptose. Acontece aumento da relação Bax/Bcl-2, regulação para cima da relação Smac/Diablo, aumento do citocromo c citosólico, da calpaína, da caspase-3 e 9 com clivagem, do PARP com posterior apoptose. IP6 regula para baixo fatores de sobrevivência como o BIRC-2 (baculovirus inhibitor-of-apoptosis repeat containing-2) e a telomerase, outro mecanismo de apoptose (Karmakar, 2007).
4. **Carcinoma de cabeça e pescoço**
IP6 e paclitaxel possuem efeito sinérgico no carcinoma epidermoide de cavidade oral (Janus, 2007).
5. **Câncer de pulmão**
   a) O mioinositol é um dos relativamente poucos compostos que possui efeito inibitório na carcinogênese do pulmão em animais experimentais quando administrado durante o período pós-iniciação. Evita a formação de adenoma pulmonar em camundongos A/J quando alimentados na dieta após administrações de benzo [a] pireno ou do carcinógeno específico do tabaco 4-(metil-

nitrosamino)-1-(3-piridil)-1-butanona (NNK) para os ratos. Um segundo composto, a dexametasona, também evita a neoplasia pulmonar nas mesmas condições. Experimentos em que mioinositol e dexametasona foram administrados juntos na dieta mostraram efeito inibitório aditivo (Wattenberg, 1999).

b) Caso clínico: Adenocarcinoma de pulmão avançado tratado com quimioterapia e radioterapia com regressão parcial. Após 8 meses iniciou Inositol hexafosfato (IP6) + inositol com regressão total do tumor pulmonar e das metástases ganglionares em mediastino (Greece Conference, 2004).

6. **Câncer de mama**

a) Estudo clínico prospectivo, randomizado e piloto foi conduzido para avaliar os efeitos benéficos do hexosfato de inositol (IP6) + inositol em pacientes com câncer de mama tratadas com terapia adjuvante. As pacientes com câncer de mama ductal invasivo em que a poliquimioterapia foi indicada foram monitoradas no período de 2005 a 2007. Quatorze pacientes no mesmo estágio do câncer de mama ductal invasivo estiveram envolvidas no estudo, divididas em dois grupos randomizados. Um grupo tomou IP6 + Inositol, enquanto o outro grupo tomou placebo. O grupo controle recebeu placebo (vitamina C) da mesma aparência e consistência que o IP6 + Inositol, na mesma dosagem (3+3g). O IP6 + Inositol na forma de pó foi dividido em 2 doses diárias a partir do primeiro dia de pós-operatório, todos os dias até o final do tratamento, 6 meses. Nos dois grupos de pacientes, os mesmos parâmetros laboratoriais foram monitorados. Quando o tratamento terminou, todas as pacientes preencheram os questionários QLQ C30 e QLQ-BR23 para determinar a qualidade de vida. Resultados: As pacientes que receberam quimioterapia, juntamente com IP6 + Inositol, não apresentaram citopenia, queda na contagem de leucócitos e plaquetas. A contagem de glóbulos vermelhos e os marcadores tumorais não foram alterados nos dois grupos. No entanto, as pacientes que tomaram IP6 + Inositol apresentaram qualidade de vida significativamente melhor ($p = 0,05$) e melhor status funcional ($p = 0,0003$) sendo capazes de realizar suas atividades diárias. Conclusão: O IP6 + Inositol como terapia adjuvante é ajuda valiosa para melhorar os efeitos colaterais e preservar a qualidade de vida das pacientes sob guimioterapia (Bacic, 2010).

b) IP6 mais inositol foi administrado na água em ratas duas semanas antes de serem submetidas a tumor mamário por DMBA. Após 45 semanas de tratamento, os animais nos três regimes de tratamento, IP6, Inositol, IP6 mais Inositol mostraram redução significativa ($p < 0,05$) na incidência de tumores. Número de tumores, multiplicidade e carga tumoral foram mais reduzidos no grupo IP6 mais Inositol. Não foi detectada toxicidade significativa avaliada pelo ganho de peso corporal, níveis séricos e minerais ósseos. Demonstramos que o InsP6 +/- Ins inibe reprodutivamente o carcinoma mamário experimental, tendo, portanto, grande potencial como agente terapêutico quimiopreventivo e adjuvante para esta doença (Vucenik, 1995).

c) IP6 aumenta o efeito antiproliferativo da adriamicina e tamoxifeno no câncer de mama. Foi investigado a atividade inibidora do crescimento *in vitro* do IP6 em combinação com adriamicina ou tamoxifeno, contra três linhas celulares de câncer de mama humano: receptor de estrogênio (ER) alfa-positivo MCF-7, ER alfa-negativo MDA-MB 231 e MCF-7 resistente à adriamicina (MCF-7/Adr) (Tantivejkul-Vucenik, 2003).

d) IP6 bloqueia a proliferação de células do câncer de mama humanas através do aumento p27Kip1 dependente de PKC-delta e da diminuição da fosforilação da proteína retinoblastoma (pRb) (Vucenik, 2005).

e) IP6 promove a parada do ciclo celular em G0/G1 e na fase S em linhagem do câncer de mama humano, MCF-7, ER positivo (El-Sherbiny, 2001).

f) IP6 extraído do farelo de arroz induziu acentuada inibição do crescimento em células de câncer de ovário, mama e fígado com valores de 50% de concentração de inibição de crescimento (IC50) de 3,45, 3,78 e 1,66mM, respectivamente, mas não exibiu sensibilidade em relação a uma linha celular normal (3T3). Verificou-se também que o extrato exerce atividade antioxidante quando testado usando os métodos de branqueamento FTC, TBA, FRAP e beta-caroteno, mas a atividade antioxidante não pode ser atribuída à eliminação de espécies de radicais livres, medida pelo ensaio de eliminação de radicais DPPH (Norhaizan, 2011).

g) Embora a maioria dos estudos sobre dieta e câncer de mama se concentre no papel da gordura, muito poucos abordaram o efeito da fibra. Dados epidemiológicos emergentes e uma análise cuidadosa de estudos anteriores apontam para uma correlação negativa do câncer de mama com dietas ricas em cereais e fibras. O hexafosfato de inositol (IP6) é abundante em cereais e leguminosas, particularmente na parte do farelo de sementes maduras. Estudos experimentais usando 7,12-dimetilbenz [alfa] antraceno (DMBA) e N-metilnitrosoureia (NMU) em ratos e camundongos in vivo, bem como linhas de células humanas in vitro demonstram uma ação anticâncer reprodutível e marcante do IP6. Portanto, parece que o IP6 é um dos componentes, se não o ingrediente mais ativo, da dieta rica em fibras e cereais, responsável pela inibição do câncer. Investigou-se se a fibra alimentar contendo alto teor de IP6 mostra inibição dose-resposta da carcinogênese mamária em ratos induzida por DMBA e se o IP6 puro é mais ativo como agente preventivo do câncer, em comparação com o da dieta. Os dados mostram que a fibra dietética suplementar na forma de farelo exibiu efeito inibitório modesto, estatisticamente não significativo. Por outro lado, os animais que receberam IP6 na bebida mostraram redução significativa no número, incidência e multiplicidade do tumor. Portanto, o IP6 puro é definitivamente mais eficaz do que uma dieta rica em fibras na prevenção de tumores mamários experimentais. Assim, para a prevenção do câncer, a ingestão profilática de IP6 pode ser não só mais eficaz, mas também mais prática do que consumir grandes quantidades de fibra (Shamsuddin, 1999).

h) IP6 inibe o crescimento dependente da dose em células positivas para o receptor de estrogênio (MCF-7) e negativas para o receptor (MDA-MB-231). Foi observada inibição de crescimento estatisticamente significativa (p < 0,05) a partir de 1mM de InsP6, logo após o primeiro dia de tratamento e continuou por até 6 dias para ambas as linhas celulares. A síntese de DNA foi suprimida pelo InsP6 em ambas linhas ocorrendo tão cedo quanto 3 h após o início do tratamento e continuou até 48 h; uma inibição significativa (p < 0,05) começou com 1 mM de InsP6 após 6 h de tratamento. Comparado às células não tratadas, um aumento de 5 vezes (p < 0,05) e 22 vezes (p < 0,01) na expressão de lactalbumina, associado à diferenciação celular luminal, foi identificado por imuno-histoquímica após 48h de tratamento com InsP6 1 e 5mM. Isto mostra a inibição da síntese de DNA e crescimento celular e indução da diferenciação de linhas celulares de câncer mamário humano por InsP6 é independente do *status* do receptor de estrogênio das células. Tomado em conjunto com os resultados de estudos *in vivo*, o InsP6 pode ser um candidato importante para a prevenção e tratamento do câncer de mama humano (Shamsuddin, 1996).

7. **Câncer de mama triplo negativo**

a) IP6 inibe eventos chave diminuindo as metástases no câncer de mama triplo negativo, MDA-MB 231. *In vitro* suprime a migração e a invasão enquanto aumenta a adesão. O IP6 diminuiu o número de células migrantes e a distância da migração celular para a área desnuda em 72% (p < 0,001). A migração de células também foi reduzida de maneira dependente da dose. Enquanto a migração celular na fibronectina foi inibida em 65% (p < 0,001), a migração no colágeno e na laminina diminuiu 32% (p < 0,01) e 13% (p < 0,05), respectivamente. Da mesma forma, a invasão celular também diminuiu (72% após o tratamento com IP6, p = 0,001) de maneira dependente da dose. Além disso, o IP6 inibiu significativamente (p = 0,006) a secreção da matriz-metaloproteinase, MMP-9 (Tantivejkul, 2003).

b) IP6 promove a parada do ciclo celular em G0/G1 e nas fases S em linhagem do câncer de mama humano, MDA-MB 231 ER-negativo (El-Sherbiny, 2001).

c) IP6 inibe o crescimento dependente da dose em células do câncer de mama triplo negativo, MDA-MB-231 (Shamsuddin, 1996).

8. **Câncer de próstata**

a) IP6 por via oral inibe o crescimento de xenoenxerto de câncer de próstata humano em camundongos atímicos sem provocar toxicidade. Em estudo piloto recente observou-se efeitos preventivos semelhantes do IP6 na tumorogênese da próstata no modelo TRAMP. Estudos mecanísticos indicam que o IP6 tem como alvo a sinalização mitogênica e de sobrevivência, bem como a progressão do ciclo celular (Singh, 2005).

b) IP6 inibe o crescimento e induz a diferenciação de células PC-3 do câncer de próstata (Shamsuddin, 1995).

c) A ativação da telomerase é crucial para as células aumentarem a capacidade de proliferação e sobreviverem ao insulto do ambiente (fator causal da neoplasia). O IP6 reprime a atividade da telomerase e impede a translocação do TERT para o núcleo em células do câncer de próstata humano. A fosforilação do TERT por Akt e/ou PKC-alfa é necessária para a translocação nuclear, pois bem o IP6 inibe a fosforilação do TERT promovida pelo Akt e PKC-alfa. Estes resultados mostram pela primeira vez que o IP6 reprime a atividade da telomerase em células de câncer de próstata por modificação pós-tradução do TERT (Jagadeesh, 2006).

d) IP6 suprime o crescimento e induz apoptose em células do carcinoma prostático em cultura e em modelo xenoenxertado em camundongo atímico via inibição da via PI4K/Akt (Gu, 2009).

e) IP6 provoca parada do ciclo celular em G1 e aumenta os níveis das quinases dependente das ciclinas p21/Cip1 e p2/Kip1 em células DU145 do câncer de próstata humano sem p53 funcional *in vitro* e *in vivo*. Esses resultados fornecem evidências, pela primeira vez, do papel crítico do p21 e p27 na mediação da eficácia anticâncer do IP6 e sugerem seu papel nos efeitos antiproliferativos e pró-apoptóticos do IP6 em células do câncer prostático ambas *in vitro* e *in vivo* (Roy, 2009).

f) IP6 inibe o crescimento, induz parada do ciclo em G1 e apoptose no carcinoma prostático humano, LNCaP (Agarwal, 2004).

g) IP6 inibe o crescimento, induz parada do ciclo em G1 e apoptose no carcinoma prostático humano, DU145 modulando o complexo CDKI-CDK-cyclin and pRb-related protein-E2F (Singh, 2003).

9. Câncer de ovário

IP6 extraído do farelo de arroz induziu acentuada inibição do crescimento em células de câncer de ovário, mama e fígado com valores de 50% de concentração de inibição de crescimento (IC50) de 3,45, 3,78 e 1,66mM, respectivamente, mas não exibiu sensibilidade em relação a uma linha celular normal (3T3) (Norhaizan, 2011).

10. Câncer de esôfago

IP6 derivado do milho inibe o crescimento do adenocarcinoma de Barrett via apoptose em duas linhagens testadas, SEG-1 e BIC-1. IP6 aumentou a apoptose e necrose tardia nas células BIC, enquanto nas células SEG-1, a apoptose precoce, a apoptose tardia e a necrose aumentaram. Ip6 tem o potencial de se tornar um complemento eficaz para o adenocarcinoma de Barrett (McFadden, 2008).

11. Câncer gástrico

a) IP6 inibe o crescimento e induz apoptose em células SGC-7901 do câncer gástrico humano. O crescimento de células SGC-7901 foi inibido por IP6 de maneira dependente da dose e do tempo. As expressões da proteína bcl-2 tratadas com IP6 foram reduzidas e as expressões de proteína bax foram mais altas do que as dos grupos controle de maneiras dependentes da dose e do tempo (Wang, 2008).

b) IP6 inibe o crescimento e induz apoptose em células SGC-7901 do câncer gástrico humano (Wang, 2010).

12. Câncer colorretal

a) IP6 regula para baixo 8 miRNAs (miR-155, miR-210, miR-144, miR-194, miR-26b, miR-126, miR-302c e miR-29a) e para cima 2 miRNAs (miR-223 e miR-196b). IP6 induz drasticamente a expressão dos genes FOXO3a e HIF-1a a nível de mRNA e de proteína e diminui a quantidade de mRNA de ELK3, bem como a concentração de proteína em comparação com o controle e o efeito é a diminuição da proliferação celular das células Caco-2 do câncer de cólon (Kapral, 2019).

b) IP6 inibe a proliferação e induz apoptose em células Caco-2 do câncer de cólon ao inibir a via de sinalização Akt/mTOR (Kapral, 2017).

c) IP6 mais inositol inibem as metástases do câncer colorretal para o fígado murino. A dupla impede o desenvolvimento e a progressão metastática do câncer colorretal para o fígado em camundongos, alterando a expressão das proteínas da matriz extracelular colágeno IV, fibronectina e laminina; o receptor do fator de adesão integrina-1; a matriz metaloproteinase-9; e fatores angiogênicos, VEGF (fator de crescimento endotelial vascular), fator básico de crescimento de fibroblastos e TGF-beta (fator de crescimento transformador beta) no microambiente da metástase do tumor (Fu, 2016).

d) IP6 suprime a proliferação do cancer colorretal inibindo a cascata de sinalização intracelular Akt/GSK-3β/β-catenina em modelo em rato induzido por 1,2-dimethylhydrazine (Yu, 2017).

e) IP6 limita eventos inflamatórios no epitélio do cólon e previne carcinomas de cólon modulando a expressão de genes que codificam isoformas COX e LOX a nível de mRNA e de proteínas, além de afetar a síntese e secreção de prostaglandinas e leucotrienos (Kapral, 2017b).

f) IP6 suprime o crescimento e induz apoptose em células HT-29 do câncer colorretal inibindo a via PI3K/Akt (Liu, 2015).

g) IP6 mais inositol inibe metástases hepáticas do câncer colorretal no camundongo ao inibir a via Wnt/β-Catenin (Liu, 2020).

h) A desregulação da via de sinalização Wnt/β-catenina e a expressão da ciclooxigenase (COX)-2 foram implicadas na tumorogênese colorretal de ratos submetidos ao carcinogênico azoximetano. IP6 foi administrado na água de beber em doses crescentes. IP_6 suprimiu acentuadamente a incidência de tumores quando comparado ao controle. Curiosamente, a administração de IP4 também diminuiu acentuadamente a β-catenina e a COX-2 nos tumores do cólon. Assim, a regulação negativa da β-catenina e da COX-2 poderia desempenhar papel na inibição do desenvolvimento do câncer neste modelo (Shafie, 2013).

i) Regula para baixo a expressão da oxido nítrico sintase a nível transcricional, em células do câncer de cólon (Kapral, 2015).
j) IP6 promove a parada do ciclo celular em G0/G1 e na fases S em linhagem do câncer de cólon humano, HT-29 (El-Sherbiny, 2001).

13. **Câncer de fígado**
   a) IP6 extraído do farelo de arroz induziu acentuada inibição do crescimento em células de câncer de ovário, mama e fígado com valores de 50% de concentração de inibição de crescimento (IC50) de 3,45, 3,78 e 1,66mM, respectivamente, mas não exibiu sensibilidade em relação a uma linha celular normal (3T3) (Norhaizan, 2011).
   b) IP6 inibe o crescimento e promove diferenciação em células HepG2 do hepatocarcinoma humano. IP6 provoca inibição do crescimento de modo dose dependente em células HepG2 do hepatocarcinoma humano (HCC). Ele diminui a capacidade das células HepG2 de formar colônias e as alterações morfológicas induzidas por IP6 foram consistentes com a diferenciação das células HepG2. A exposição das células HepG2 a IP6 diminui drasticamente a taxa de produção de alfafetoproteína, marcador tumoral de HCC, indicando também que o tratamento com IP6 leva à diferenciação das células hepáticas malignas. Além disso, o tratamento com IP6 causa diminuição da expressão da proteína p53 mutante nas células HepG2, sem alteração significativa na expressão da p53 do tipo selvagem. A expressão da proteína p21WAF1 aumenta em 1,5 vez (Vucenik, 1998b).
   c) Administração da dupla IP6 mais inositol diminui o risco de hepatocarcinogênese do rato quimicamente induzida (Lee, 2005).
   d) O ácido fítico do farelo de arroz inibe o crescimento das células HepG2 do hepatocarcinoma humano de maneira dependente da concentração. Aconteceu regulação para cima de p53, Bax, Caspase-3 e 9 e regulação para baixo do gene Bcl-2. Além disso, o DNA genômico fragmentado nas células tratadas com ácido fítico forneceu evidências de apoptose (Al- Fatlawi, 2014).

14. **Câncer de pâncreas**
   a) IP6 deveria ser usado no tratamento do câncer de pâncreas. Em duas linhas celulares, MIAPACA e PANC1 o IP6 reduziu drasticamente a proliferação celular e dependente da dose as reduções foram de 37,1 a 91,5%. Além disso, aumentou a atividade apoptótica precoce e tardia (Somasundar, 2005).
   b) Catequina e IP6 são duas moléculas naturais encontradas no chá verde e em alimentos ricos em fibras, respectivamente. A combinação de catequina e IP6 em células PANC-1 e MIAPACA inibe significativamente a proliferação na linha celular PANC-1 às 24, 48 e 72h em comparação com os agentes únicos. Cada agente sozinho inibiu o crescimento da linha celular MIAPACA, mas não foram observados efeitos inibitórios aditivos. Aumento na apoptose precoce foi atribuído à terapia com catequina em ambas as linhas celulares. A combinação desses agentes também aumenta a atividade apoptótica precoce quando comparada ao controle. IP6 reduz o VEGF em ambas as linhas celulares. Em combinação, a catequina e o IP6 amplificaram a redução do VEGF em comparação com cada agente no MIAPACA e controle (McMillan, 2007).

15. **Melanoma**
   a) Caso clínico de melanoma grau IV metastático que recusou tratamento convencional, regrediu totalmente com a dupla IP6/inositol. Até agora são 3 anos de sobrevida (Kurana, 2019).
   b) IP6 possui efeito antiproliferativo em células do melanoma humano *in vitro* (Wawszczyk, 2015).
   c) IP6 inibe a proliferação em células do melanoma. Ele promove redução significativa ($P < 0,001$) na proliferação celular com uma inibição média do crescimento celular de $52,1 \pm 11,5\%$ (variação: 1,6-83,0%) às 72h de incubação. A produção de VEGF foi significativamente reduzida ($p < 0,001$) pela adição de IP6 (7,5pg/ml) em comparação com o controle. IP6 aumentou significativamente ($p = 0,029$) a apoptose tardia e não foram observadas alterações na necrose ou apoptose precoce (Rizvi, 2006).
   d) O pterostilbeno inibe o crescimento de melanoma *in vitro* em associação com o aumento da atividade efetor da caspase. O tratamento combinado com hexafosfato de inositol produz inibição sinérgica do crescimento, maior do que qualquer tratamento sozinho, *in vitro* (Schneider, 2009).

16. **Câncer de bexiga urinária**
   a) Em células T24 e TCCSUP do câncer de bexiga urinária o IP6 (não o sal sódico) promoveu redução significativa no crescimento celular em ambas as linhas celulares. A inibição percentual do VEGF (fator de crescimento endotelial vascular) também foi significante (Kandzari, 2013).

17. **Rabdomiossarcoma**
   a) Rabdomiossarcoma é tumor de origem mesenquimal sendo o sarcoma de tecidos moles mais comum em crianças. Pacientes com RMS metastático avançado frequentemente não respondem às terapias atualmente disponíveis. IP6 é uma

nova arma no tratamento do rabdomiossarcoma em trabalho de 1998. O inositol hexafosfato é substância sintetizada pela mãe Natureza e presente em vários tipos de plantas: grãos, cereais, legumes, sementes, nuts e vegetais em processo de germinação. Apresenta no rabdomiossarcoma a capacidade de parar a proliferação mitótica sem provocar necrose sendo, portanto, citostático e não citotóxico. Ainda consegue promover a diferenciação celular, transformando miócitos malignos em miócitos benignos produtores de actina. Consistente com a observação *in vitro*, o IP6 suprime o crescimento de células do rabdomiosarcoma *in vivo*, em modelo de camundongos atímicos xenoenxertados. Quando comparados aos controles, os ratos tratados com IP6 produziram tumores 25 vezes menores (p = 0,008), como observado após um tratamento de duas semanas. Numa segunda experiência, em que o período de tratamento foi prolongado para cinco semanas, foi observada uma redução de 49 vezes (p = 0,001) no tamanho do tumor em ratos tratados com IP6. Histologicamente não foi observada evidência de necrose de células tumorais. Esses dados sugerem potencial utilidade desse composto citostático e não citotóxico em novas estratégias terapêuticas para esses tipos de tumor (Vucenik, 1998). Novidade em 1998. Onde estão os trabalhos subsequentes? Não vamos encontrar porque o IP6 é da mãe Natureza e não pode ser patenteado. Entretanto, porque os médicos não usam o IP6? Não sei, mas faço uma boa ideia. JFJ.

b) O estranho é encontrar em 1997 trabalho *in vitro* com metodologia duvidosa mostrando que o ácido fítico estimula o crescimento do rabdomiossarcoma humano (Germain, 1997).

c) Na verdade, não encontramos em 2020 referências sobre o IP6 no rabdomiossarcoma. Lembremos que Vucenik foi o autor que mais estudou e escreveu sobre o IP6 no câncer.

18. **Fibrossarcoma**

    a) A injeção intraperitoneal de IP6 reduz o crescimento de fibrossarcoma transplantado no subcutâneo (FSA-1) em camundongos prolonga a sobrevivência de camundongos portadores dos tumores e reduz o número de metástases pulmonares (Vucenik, 1992).

19. **Câncer de ovário**

    a) Extrato de ácido fítico do farelo de arroz possui efeito anticâncer de ovário, mama e fígado. Ele induz marcante inibição do crescimento em células de câncer de ovário, mama e fígado com valores de concentração de inibição de crescimento de 50% (IC50) de 3,45, 3,78 e 1,66mM, respectivamente, mas não exibe sensibilidade em relação a uma linha celular normal (3T3) (Norhaizan, 2011).

20. **Câncer cervical.** Nada encontrado.

Conclusão

Quanto mais estudamos, mais encontramos na literatura médica de bom nível elementos criados pela Natureza que ajudam os seres humanos a permanecerem no Planeta com saúde.

Nota: aqui o correto é o verbo crear, pois criar refere-se por exemplo a criar bois, porcos ou galinhas.

Referências

1. Agarwal C, Dhanalakshmi S, Singh RP, Agarwal R. Inositol hexaphosphate inhibits growth and induces G1 arrest and apoptotic death of androgen-dependent human prostate carcinoma LNCaP cells. Neoplasia. Sep-Oct;6(5):646-59, 2004.
2. Fatlawi AA, Al-Fatlawi AA, Irshad M, et al. Rice bran phytic acid induced apoptosis through regulation of Bcl-2/Bax and p53 genes in HepG2 human hepatocellular carcinoma cells. Asian Pac J Cancer Prev. 2014;15(8):3731-6. Anticancer Res. May-Jun;18(3A): 1377-84,1998.
3. Bacić I, Druzijanić N, Karlo R, et al. Efficacy of IP6 + inositol in the treatment of breast cancer patients receiving chemotherapy: prospective, randomized, pilot clinical study. J Exp Clin Cancer Res. Feb 12;29(1):12,2010.
4. Bartel D.P. MicroRNAs: Genomics, biogenesis, mechanism, and function. Cell.;116:281–297, 2004.
5. Baten A, Ullah A, Tomazic VJ, et al Inositol phosphateinduced enhancement of natural killer cell activity correlates with tumor suppression. Carcinogenesis., 10, 1595-8, 1989.Biochem Pharmacol. May;163:206-214, 2019.
6. Bizzarri M, Dinicola S, Bevilacqua A, Cucina A. broad spectrum anticancer activity of myo-inositol and inositol hexakisphosphate. Int J Endocrinol. 2016:5616807,2016.
7. Bozsik A, Kökény S, Olah E. Molecular mechanisms for the antitumor activity of inositol hexakisphosphate (IP6). Cancer Genomics Proteomics. Jan-Feb;4(1):43-51,2007.
8. Brehm MA, Windhorst S. New options of cancer treatment employing InsP(6). Biochem Pharmaco. May;163:206-214, 2019.
9. Chhetri DRMyo-Inositol and Its Derivatives: Their Emerging Role in the Treatment of Human Diseases. Front Pharmacol. Oct 11;10:1172,2019.
10. Chun KS, Kim EH, Lee S, Hahm KB. Chemoprevention of gastrointestinal cancer: The reality and the dream. Gut Liver. 7:137-49,2013.
11. El-Sherbiny YM, Cox MC, Vucenik I, et al. G0/G1 arrest and S phase inhibition of human cancer cell lines by inositol hexaphosphate (IP6). Anticancer Res. Jul-Aug;21(4A):2393-403, 2001.
12. Filipowicz W, Jaskiewicz L, Kolb FA, Pillai RS. Post-transcriptional gene silencing by siRNAs and miRNAs. Curr Opin Struct. Biol.;15:331-41, 2005.
13. Fox CH, Eberl M. Phytic acid (IP6), novel broad spectrum anti-neoplastic agent: a systematic review. Complement Ther Med. Dec; 10(4):229-34, 2002.

14. Fu M, Song Y, Wen Z, et al. Inositol Hexaphosphate and Inositol Inhibit Colorectal Cancer Metastasis to the Liver in BALB/c Mice. Nutrients. May 12;8(5):286, 2016.
15. Germain GS, Houghton PJ. Phytic acid stimulates the growth of a human rhabdomyosarcoma. In Vitro Cell Dev Biol Anim. Sep;33(8): 581-3, 1997.
16. Grases F., Costa-Bauzá A. Phytate (IP6) is a powerful agent for preventing calcifications in biological fluids: Usefulness in renal lithiasis treatment. Anticancer Res. 19:3717-22, 1999.
17. Greece Conference -2004. Abstracts of the 7th International Conference of Anticancer Research, 25-30 October, Corfu, Greece. Long-term survival of a patient with advanced non-small cell lung cancer treated with inositol hexaphosphate (IP6) plus inositol report of case, 2004.
18. Gu M, Roy S, Raina K, Agarwal C, Agarwal R. Inositol hexaphosphate suppresses growth and induces apoptosis in prostate carcinoma cells in culture and nude mouse xenograft: PI3K-Akt pathway as potential target. Cancer Res. Dec 15;69(24):9465-72;2009.
19. Jagadeesh S, Banerjee PP. Inositol hexaphosphate represses telomerase activity and translocates TERT from the nucleus in mouse and human prostate cancer cells via the deactivation of Akt and PKCalpha. Biochem Biophys Res Commun. Nov 3;349(4):1361-7, 2006.
20. Janus SC, Weurtz B, Ondrey FG. Inositol Hexaphosphate and Paclitaxel: Symbiotic Treatment of Oral Cavity Squamous Cell Carcinoma. Laryngoscope Actions. Aug;117(8):1381-8, 2007.
21. Jariwalla RJ. Inositol hexaphosphate (IP6) as an anti-neoplastic and lipid-lowering agent. Anticancer Res.;19:3699-702,1999.
22. Kandzari SJ, Riggs D, Jackson B, et al. In vitro regulation of cell growth and angiogenesis by inositol hexaphosphate in bladder cancer. Curr Urol. Feb;6(4):199-204, 2013.
23. Kapral M, Wawszczyk J, Jesse K, Paul-Samojedny M, et al. Inositol Hexaphosphate Inhibits Proliferation and Induces Apoptosis of Colon Cancer Cells by Suppressing the AKT/mTOR Signaling Pathway. Molecules. Oct 3;22(10):1657,2017.
24. Kapral M, Wawszczyk J, Sośnicki S, Węglarz L. Down-regulation of inducible nitric oxide synthase expression by inositol hexaphosphate in human colon cancer cells. Acta Pol Pharm. Jul-Aug;72(4): 705-11, 2015.
25. Kapral M, Wawszczyk J, Sośnicki S, et al. Modulating effect of inositol hexaphosphate on arachidonic acid-dependent pathways in colon cancer cells. Prostaglandins Other Lipid Mediat. Jul;131:41-4b, 2017.
26. Kapral M, Wawszczyk J, Węglarz L. Regulation of MicroRNA-155 and Its Related Genes Expression by Inositol Hexaphosphate in Colon Cancer Cells. Molecules. Nov 16;24(22):4153, 2019.
27. Karmakar S, Banik NL, Ray SK. Molecular mechanism of inositol hosphate-mediated apoptosis in human malignant glioblastoma T98G cells. Neurochem Res. Dec;32(12):2094-102, 2007.
28. Khurana S, Baldeo C, Joseph RW. Inositol hexaphosphate plus inositol induced complete remission in stage IV melanoma: a case report. Melanoma Res. Jun;29(3):322-324, 2019.
29. Lee HJ, Lee SA, Choi H. Dietary administration of inositol and/or inositol-6-phosphate prevents chemically-induced rat hepatocarcinogenesis. Asian Pac J Cancer Prev. Jan-Mar;6(1):41-7, 2005.
30. Li Y, Kong D, Wang Z, Sarkar FH. Regulation of microRNAs by natural agents: An emerging field in chemoprevention and chemotherapy research. Pharm Res. 27:1027-41, 2010.
31. Li YH, Niu YB, Sun Y, Zhang F, Liu CX, Fan L, Mei QB. Role of phytochemicals in colorectal cancer prevention. World J Gastroenterol. 21:9262-72, 2015.
32. Liu G, Song Y, Cui L, et al. Inositol hexaphosphate suppresses growth and induces apoptosis in HT-29 colorectal cancer cells in culture: PI3K/Akt pathway as a potential target. Int J Clin Exp Pathol. Feb 1;8(2):1402-10, 2015.
33. Liu X, Liu C, Chen C, et al. Combination of Inositol Hexaphosphate and Inositol Inhibits Liver Metastasis of Colorectal Cancer in Mice Through the Wnt/β-Catenin Pathway. Onco Targets Ther. Apr 16;13: 3223-35, 2020.
34. Matejuk A., Shamsuddin A. IP6 in cancer therapy: Past, present and future. Curr. Cancer Ther Rev. 6:1-12, 2010.
35. McFadden DW, Riggs DR, Jackson BJ, Cunningham C. Corn-derived carbohydrate inositol hexaphosphate inhibits Barrett's adenocarcinoma growth by pro-apoptotic mechanisms. Oncol Rep. Feb;19(2):563-6, 2008.
36. McMillan B, Riggs DR, Jackson BJ, et al. Dietary influence on pancreatic cancer growth by catechin and inositol hexaphosphate. J Surg Res. Jul;141(1):115-9, 2007.
37. Morrison RS, Shi E, Kan M, Yamaguchi F, et al. Inositolhexakisphosphate (InsP6): an antagonist of fibroblast growth factor receptor binding and activity. In Vitro Cell Dev Biol Anim. Nov;30A(11): 783-9, 1994.
38. Norhaizan ME, Ng SK, Norashareena MS, Abdah MA. Antioxidant and cytotoxicity effect of rice bran phytic acid as an anticancer agent on ovarian, breast and liver cancer cell lines. Malays J Nutr. Dec; 17(3):367-75, 2011.
39. Rizvi I, Riggs DR, Jackson BJ, et al. Inositol hexaphosphate (IP6) inhibits cellular proliferation in melanoma. J Surg Res. Jun 1;133(1): 3-6, 2006.
40. Roy S, Gu M, Ramasamy K, Singh RP, et al. p21/Cip1 and p27/Kip1 Are essential molecular targets of inositol hexaphosphate for its antitumor efficacy against prostate cancer. Cancer Res. Feb 1;69(3): 1166-73,2009.
41. Russo M, Spagnuolo C, Tedesco I, Russo GL. Phytochemicals in cancer prevention and therapy: Truth or dare? Toxins.;2:517-51, 2010.
42. Schneider JG, Alosi JA, McDonald DE, McFadden DW. Effects of pterostilbene on melanoma alone and in synergy with inositol hexaphosphate. Am J Surg. Nov;198(5):679-84, 2009.
43. Shafie NH, Mohd Esa N, Ithnin H, et al. Preventive inositol hexaphosphate extracted from rice bran inhibits colorectal cancer through involvement of Wnt/β-catenin and COX-2 pathways. Biomed Res Int. 2013:681027, 2013.
44. Shamsuddin AM, Vucenik I. Mammary tumor inhibition by IP6: a review. Anticancer Res. Sep-Oct;19(5A):3671-4, 1999.
45. Shamsuddin AM, Yang GY, Vucenik I. Novel anti-cancer functions of IP6: growth inhibition and differentiation of human mammary cancer cell lines in vitro. Anticancer Res. Nov-Dec;16(6A):3287-92, 1996.
46. Shamsuddin AM, Yang GY. Inositol hexaphosphate inhibits growth and induces differentiation of PC-3 human prostate cancer cells. Carcinogenesis. Aug; 16(8):1975-9,1995.
47. Singh RP, Agarwal C, Agarwal R. Inositol hexaphosphate inhibits growth, and induces G1 arrest and apoptotic death of prostate carcinoma DU145 cells: modulation of CDKI-CDK-cyclin and pRb-related protein-E2F complexes. Carcinogenesis. Mar;24(3):555-63, 2003.
48. Singh RP, Agarwal R. Prostate cancer and inositol hexaphosphate: efficacy and mechanisms. Anticancer Res. Jul-Aug;25(4):2891-903, 2005.
49. Somasundar P, Riggs DR, Jackson BJ, Cunningham C, et al. Inositol hexaphosphate (IP6): a novel treatment for pancreatic cancer. J Surg Res. Jun 15;126(2):199-203, 2005.

50. Tantivejkul K, Vucenik I, Eiseman J, Shamsuddin AM. Inositol hexaphosphate (IP6) enhances the anti-proliferative effects of adriamycin and tamoxifen in breast cancer. Breast Cancer Res Treat. Jun;79(3):301-12,2003.
51. Tantivejkul K, Vucenik I, Shamsuddin AM. Inositol hexaphosphate (IP6) inhibits key events of cancer metastasis: I. In vitro studies of adhesion, migration and invasion of MDA-MB 231 human breast cancer cells. Anticancer Res. Sep-Oct;23(5A):3671-9, 2003.
52. Vucenik I, Kalebic T, Tantivejkul K, Shamsuddin AM. Novel anticancer function of inositol hexaphosphate: inhibition of human rhabdomyosarcoma in vitro and in vivo. Vucenik I, Ramakrishna G, Tantivejkul K et al. Inositol hexaphosphate (IP6) blocks proliferation of human breast cancer cells through a PKCdelta-dependent increase in p27Kip1 and decrease in retinoblastoma protein (pRb) phosphorylation. Breast Cancer Res Treat. May;91(1):35-45,2005.
53. Vucenik I, Tantivejkul K, Zhang ZS, et al. IP6 in treatment of liver cancer. I. IP6 inhibits growth and reverses transformed phenotype in HepG2 human liver cancer cell line. Anticancer Res. Nov-Dec;18(6A):4083-90b, 1998.
54. Vucenik I, Tomazic VJ, Fabian D, Shamsuddin AM. Antitumor activity of phytic acid (inositol hexaphosphate) in murine transplanted and metastatic fibrosarcoma, a pilot study. Cancer Lett. Jul 31; 65(1):9-13,1992.
55. Vucenik I, Yang GY, Shamsuddin AM. Inositol hexaphosphate and inositol inhibit DMBA-induced rat mammary cancer. Carcinogenesis. May;16(5):1055-8, 1995.
56. Vucenik I. Anticancer Properties of Inositol Hexaphosphate and Inositol: An Overview. J Nutr Sci Vitaminol (Tokyo). 65(Supplement):S18-S22, 2019.
57. Vucenik I, Shamsuddin AM. Cancer Inhibition by inositol hexaphosphate (IP6) and inositol: From laboratory to clinic. J. Nutr.;133:3778S-784S, 2003.
58. Vucenik I, Shamsuddin AM. Protection against cancer by dietary IP6 and inositol. Nutr Cancer. 55:109-25,2006.
59. Wang L, Cheng C, Zhao H, et al. Growth inhibition and apoptosis-inducing effects of phytic acid in human gastric carcinoma cells. Wei Sheng Yan Jiu. Jan;39(1):39-41, 2010.
60. Wang L, Yang Z, Cui H. Blocking effect of phytic acid on cell proliferation in human gastric carcinoma. Wei Sheng Yan Jiu. May;37(3): 299-3, 2008.
61. Wawszczyk J, Kapral M, Lodowska J, et al. Antiproliferative effect of inositol hexaphosphate on human skin melanoma cells in vitro. Acta Pol Pharm. Sep-Oct;72(5):895-900,2015.
62. Yu W, Liu C, Li X, Yang F, et al. Inositol hexaphosphate suppresses colorectal cancer cell proliferation via the Akt/GSK-3β/β-catenin signaling cascade in a 1,2-dimethylhydrazine-induced rat model. Eur J Pharmacol. Jun 15;805:67-74, 2017.

CAPÍTULO 83

Insulina exógena aumenta a eficácia da quimioterapia no câncer: IPT – *Insulin Potentiation Therapy*

José de Felippe Junior

> *O emprego criterioso da insulina junto com um fármaco aumenta a eficácia terapêutica deste último, mesmo quando empregado em menores doses.* **Donato Perez Garcia**

O uso da insulina para potencializar o efeito de fármacos foi desenvolvido empiricamente no início de 1930 pelo médico do exército mexicano Donato Perez Garcia. Atualmente, o método é empregado no tratamento coadjuvante do câncer utilizando-se uma dose bem reduzida do quimioterápico, o que proporciona eficácia terapêutica anticâncer com baixos índices de efeitos colaterais.

A potenciação das drogas quimioterápicas é devido ao aumento da sua passagem transmembrana com o acúmulo intracelular da droga anticâncer na célula neoplásica, acrescida do recrutamento das células tumorais na fase-S do ciclo celular por reação cruzada da insulina com os receptores dos IGFs (fatores de crescimento celular semelhante à insulina). A sinergia da insulina com a droga anticâncer aumenta drasticamente a citotoxicidade sobre as células tumorais, principalmente se o quimioterápico for fase-específico.

Dos vários fatores de crescimento que contribuem para a proliferação tumoral, como o fator de crescimento epidérmico (EGF), o fator alfa de crescimento e transformação (TGF-alfa), o fator beta de crescimento e transformação (TGF-beta) e o fator de crescimento derivado de plaquetas (PDGF), os fatores de crescimento semelhantes à insulina (IGFs) são os mais potentes mitógenos no câncer de mama (Karey, 1988) e possivelmente devam ser também em outros tipos de tumores.

Nas palavras de Zapf, essa combinação de insulina e IGFs opera de modo autônomo nas células dos tumores e essa operação independe de controles superiores. Os dois, insulina e IGF, trabalham em conjunto de maneira autócrina e parácrina.

Os IGFs são os principais hormônios anabólicos responsáveis pelas mensagens de crescimento tumoral, enquanto a insulina regula e disponibiliza o combustível para esse processo (Zapf, 1986). Lembrar que o metabolismo anaeróbio é o motor da mitose, porque fornece ATP para o núcleo no processo de proliferação celular (Felippe, 2004c e 2004d).

Receptores de insulina nas células tumorais

Encontramos receptores específicos de insulina na membrana citoplasmática de células pertencentes a órgãos-alvo clássicos, como gordura, músculo e fígado, e também em outros tipos de células, como neurônios, monócitos, eritrócitos, reticulócitos e células endoteliais da barreira hematoencefálica.

De interesse prático é o fato de encontrarmos receptores de insulina em vários tipos de tumores dos seres humanos (Benson, 1982; Cullen, 1990; Holdaway, 1977; Papa, 1990; Wong, 1985; Mountjoy, 1983; Lippman, 1986; Papa, 1997; Felippe, 2005b).

Na verdade, muitos trabalhos da literatura associam os receptores de insulina e dos IGFs com o câncer de mama, pulmão, cólon, melanoma, cérvix, carcinoma renal, fibrossarcoma, linfoma de Hodgkin, insulinoma e leucemia linfoblástica (Oleesky, 1962; Osborne, 1978; Forgue-Lafitte, 1979; Shinizu, 1981; Pavelik, 1981, 1982 e 1984; Mountjoy, 1983; Colman, 1984; Wong, 1985; Zapf, 1986; Nakanishi, 1988; Pavelik, 1992).

Diferença entre os receptores das células normais e tumorais

Vários fatores aumentam o número e a função dos receptores de insulina nos tecidos normais, como o exercício (Pederson, 1980), os corticosteroides (Beck-Nielsen, 1980) e as drogas hipoglicemiantes (Beck-Nielsen, 1979; Olefsky, 1976). Em condições fisiológicas, porém, o fator mais importante que determina a concentração de receptores de insulina nos tecidos normais é o nível da insulinemia em jejum.

A resposta fisiológica normal ao aumento da concentração de insulina no sangue é a redução da concentração de receptores de insulina na membrana citoplasmática (*down* regulação). Entretanto, tal fato não ocorre no tecido canceroso que permanece com elevado número de receptores independentemente dos níveis de insulinemia. Tal fato foi demonstrado por Benson em 1982. Em 23 espécimes de câncer de mama retirados cirurgicamente, o autor verificou o grau de ligação da insulina nas membranas do tumor e nas membranas do tecido adiposo circunjacente. Concluiu que os receptores de insulina das células tumorais perderam a capacidade de *down* regulação, isto é, tais células perderam a habilidade de diminuírem o número e a função dos receptores de membrana quando em presença de altas concentrações de insulina. Essa característica mantém o aumento da sensibilidade tumoral aos efeitos estimulantes da insulina (Benson, 1982).

Wong, estudando o câncer de cólon, chegou a conclusões semelhantes. O autor mostrou que os receptores do tecido tumoral do cólon são menos suscetíveis à *down* regulação pela insulina quando comparados com a gordura mesentérica e com as células normais da mucosa do cólon (Wong, 1985).

Esse fenômeno parece que é universal, pois existe quase que um consenso na literatura mundial indicando que os receptores específicos da insulina nas células tumorais são mais resistentes à regulação pela insulina circulante, particularmente à *down* regulação, quando comparados com as células normais, sugerindo diferenças metabólicas entre elas (Benson, 1982; Mountjoy, 1983; Wong, 1985). Essas diferenças podem ser usadas para o melhor entendimento e talvez até na terapêutica do câncer.

Seletividade da insulina em relação ao tecido tumoral

Já foi demonstrado o relevante papel da insulina no carcinoma de mama (Castro, 1980; Kaaks, 1996), no câncer de ovário (Beck, 1994) e em outros tipos de câncer. Inclusive no câncer colorretal, estômago e mama conseguiu-se detectar elevados níveis de insulina no tecido canceroso quando comparado com amostras de tecido controle sem câncer (Yam, 1996).

Estudos autorradiográficos mostraram que a insulina se liga muito mais aos receptores das células tumorais do que aos do tecido fibroso normal ou do tecido adiposo normal perto do tumor (Holdaway, 1977).

As membranas das células dos tumores de mama possuem 7 vezes mais receptores de insulina e 10 vezes mais receptores de IGF quando comparados com o tecido mamário normal e outros tecidos (Papa, 1990; Cullen, 1990).

Dessa forma, a insulina tem como principal alvo as células neoplásicas do hospedeiro e age somente secundariamente nas células dos tecidos normais.

Efeitos da insulina nas células tumorais *in vitro*

Os dois efeitos da insulina no câncer são aumentar a permeabilidade de membrana e aumentar o número delas na fase S.

a) Aumento da permeabilidade de membrana

A insulina na membrana citoplasmática ativa a enzima delta-9 desaturase. Esse aumento de atividade provoca mudanças da composição lipídica da membrana com a transformação do ácido esteárico saturado cujo ponto de fusão é 68°C, para o ácido oleico insaturado cujo ponto de fusão é de somente 5°C. Na temperatura de 37°C, que é a normal do organismo, o efeito dessa mudança é o aumento da fluidez da membrana com o consequente aumento de permeabilidade da membrana citoplasmática (Shinitzky, 1971; Jeffcoat, 1979; Felippe, 2004a).

A insulina modifica a composição dos lípides de membrana, aumenta a fluidez da membrana e provoca a maior entrada do fármaco para o interior da célula (Schilsky, 1981; Felippe, 2004a).

Em 1981, Alabaster mostrou que a insulina aumenta 10.000 vezes o efeito citotóxico do metotrexato em células MCF-7 do câncer de mama humano. O aumento da citotoxicidade está relacionado com a capacidade de a célula acumular maiores concentrações de metotrexato livre no compartimento intracelular.

Oster, em 1981, mostrou aumento da captação da elipticina em células tumorais *in vitro* com o uso da insulina.

Ayre, em 1989, demonstrou que a insulina provoca aumento de 40% na entrada de azidotimidina no cérebro de rato. Salientemos que o endotélio da barreira hematoencefálica é rico em receptores de insulina (Pardridge, 1985).

Jiao, em 2003, mostrou que a insulina aumenta a citotoxicidade da cisplatina, do 5-fluorouracil e do etopside em células humanas do câncer esofágico e do adenocarcinoma de pulmão. Na verdade, alguns pesquisadores acreditam que a insulina potencialize a maioria dos quimioterápicos anticânceres.

b) Aumento do número de células tumorais na fase S

A insulina induz mudanças metabólicas e bioquímicas, tais como aumento da síntese de DNA, de RNA e de proteínas que provocam nas células tumorais a mudança do estado não cíclico para o cíclico ou do estado de ciclo celular lento para ciclo celular rápido.

Sabe-se que tumores de rápido crescimento são mais sensíveis à quimioterapia do que os de crescimento lento (Shackney, 1978). Esse fato reflete diferenças metabólicas e bioquímicas marcantes entre células de ciclo celular rápido, de ciclo celular lento e células estacionárias (não cíclicas).

A reação cruzada da insulina com os receptores dos IGFs na membrana citoplasmática da célula cancerosa aumenta a fração de células tumorais na fase S do ciclo celular (Goustin, 1986), tornando as células mais suscetíveis aos efeitos citotóxicos das drogas anticâncer, principalmente os quimioterápicos fase-específicos.

Gross, em 1984, em cultura de células de câncer de mama conseguiu aumentar as células na fase S de 37% para 66% com a adição de insulina no meio de cultura.

Lembremos que a irradiação de um tumor com gerador de radiofrequência ajustado para 434MHz (434 milhões de oscilações por segundo) provoca aumento do número de células tumorais na fase S, aumentando a suscetibilidade da célula tumoral aos oxidantes sistêmicos, à radioterapia e à quimioterapia (Felippe, 2004b).

Efeito da insulina mais quimioterapia in vivo: IPT – *insulin potentiation therapy*

Apesar de o uso da insulina juntamente com quimioterápicos em baixa dose terem sido descritos há mais de 50 anos, encontramos poucos trabalhos clínicos na literatura indexada: Bireme/PubMed, o que não significa que o método não seja confiável ou eficaz.

No *site* que descreve o IPT, indicam-se centenas de médicos que utilizam esse procedimento: www.iptq.com ou www.iptq.org.

Ayre, em 1990, mostrou o valor do IPT como tratamento único do câncer. Segundo Ayre, nas pacientes com câncer de mama procede-se em geral a ciclos de insulina/quimioterapia 2 vezes por semana e depois semanalmente, durante 3 a 6 semanas, dependendo da resposta clínica. As pacientes em jejum recebem 0,3U/kg de insulina por via intravenosa e no início da hipoglicemia injetam-se ciclofosfamida (8mg/m^2), metotrexato (3mg/m2) e 5-fluorouracil (50mg/m^2) com glicose a 50%. Nos dias entre os pulsos de insulina as pacientes ingerem por dia 50mg de ciclofosfamida e 2,5mg de metotrexato. Uma das pacientes com 32 anos apresentava nódulo de mama palpável cuja biópsia revelou adenocarcinoma ductal infiltrativo. O autor utilizou o IPT como único procedimento na tentativa de preservar a mama. Em 8 semanas de terapia, o nódulo se tornou não palpável e em 5 meses a mamografia não evidenciou o tumor.

Em 2004, Eduardo Lasalva-Prisco, Diretor do Departamento de Medicina da Universidade do Uruguai, empregou a insulina como potenciador da quimioterapia no câncer de mama refratário a múltiplos quimioterápicos.

Elaborou trabalho prospectivo e randomizado envolvendo 30 mulheres com câncer de mama metastático, resistente ao fluorouracil, à adriamicina, à ciclofosfamida e à terapia hormonal. Três grupos de 10 pacientes receberam dois cursos de 21 dias com 7 dias de descanso entre os cursos dos seguintes tratamentos:

A) insulina + metotrexato;
B) metotrexato;
C) insulina.

O grupo A respondeu com a estabilização da doença, enquanto os grupos B e C responderam com a progressão da doença. Esses resultados confirmam *in vivo* os resultados dos estudos *in vitro* (Alabaster, 1981) e mostram evidências clínicas que a insulina potencia os efeitos do metotrexato.

Segurança e eficácia

A alta seletividade da insulina no tecido tumoral aumenta a segurança do seu emprego nos pacientes, ao lado de aumentar a eficácia contra o câncer. As doses baixas sistêmicas das drogas anticâncer funcionam melhor devido ao aumento da permeabilidade de membrana produzido pela insulina, o que permite que sejam atingidas altas concentrações do quimioterápico no compartimento intracelular. Temos assim baixa dose sistêmica do quimioterápico coexistindo com alta concentração intracelular da droga e alta eficácia terapêutica coexistindo com baixo índice de efeitos colaterais.

Dose

A experiência clínica de Garcia y Belon e Donato Garcia Jr, parentes do descobridor do método e Steven Ayre, médico americano que aprendeu a longo tempo atrás o processo, ensina a melhor dose de insulina: 0,4U/kg/peso (por exemplo, insulina Humalog). Administra-se o quimioterápico aos primeiros sintomas da hipoglicemia, os quais ocorrem em 15 a 25 minutos da aplicação da insulina por via intravenosa. Depois o paciente recebe um suco açucarado ou glicose hipertônica na veia para sair da hipoglicemia.

Geralmente se faz reduções de 50 a 90% das doses usuais dos quimioterápicos empregando-se os protocolos de combinações de agentes anticâncer de acordo com o diagnóstico e o estadiamento da neoplasia.

Hipoglicemia e estresse oxidativo

A hipoglicemia aguda por si só provoca diminuição da proliferação celular tumoral e aumento da apoptose via estresse oxidativo metabólico (Felippe, 2005a).

A partir da glicose, durante o processo metabólico se produzem continuamente, via ciclo das pentoses e glicólise anaeróbia, substâncias redutoras, o NADPH, o GSH e o piruvato, e via fosforilação oxidativa substâncias oxidantes, o radical superóxido, o peróxido de hidrogênio e o radical hidroxila, e dessa forma o equilíbrio redox é mantido. Durante a privação de glicose diminui a produção de redutores e se mantém a produção de oxidantes levando o equilíbrio redox tender para a oxidação, isto é, ao estresse oxidativo.

Os eventos acima já foram provados. Blackburn, em 1999, mostrou que durante a privação de glicose os níveis de pró-oxidantes aumentam imediatamente, sugerindo que os hidroperóxidos estão sendo continuamente produzidos no processo metabólico e que a decomposição desses pró-oxidantes está comprometida na ausência de glicose, porque está diminuída a produção de NADPH, GSH e de piruvato. Essa produção ininterrupta de pró-oxidantes ocorre continuamente na cadeia de transporte de elétrons da mitocôndria e na ausência de glicose os ácidos graxos e os aminoácidos são substratos alternativos para o ciclo de Krebs, produzindo NADH e FADH2 como fonte de elétrons para a geração de ATP mitocondrial. O oxigênio é o aceptor final dos elétrons produzindo H_2O na redução completa. Entretanto, quando a redução é incompleta, formam-se as espécies reativas tóxicas do oxigênio: radical superóxido, peróxido de hidrogênio e radical hidroxila, poderosos oxidantes.

O aumento dos níveis de pró-oxidantes durante a privação de glicose causa estresse oxidativo e citotoxicidade evidenciado pelo acúmulo de GS-SG (glutationa oxidada) e o aumento da morte celular clonogênica (Felippe, 2004c e 2004d).

Vários trabalhos mostram que o aumento do GS-SG, independente da causa que o motivou, diminui a proliferação celular neoplásica e aumenta a apoptose mesmo na presença de glicose (Baker, 1937; Arrick, 1982; Meister, 1991 e 1995; Hall, 1999; Felippe, 2004c e 2004d).

Ayre cita dois trabalhos onde a hipoglicemia por si só promoveu a remissão do câncer sem o emprego de quimioterapia. Um dos trabalhos relatou dois casos de tumores com metástases que apresentaram remissão completa após coma hipoglicêmico e o outro empregou a insulina no câncer terminal em vários pacientes, obtendo melhoria da qualidade de vida (Ayre, 2000; Koroljow, 1962; Neufeld, 1962). A explicação é que o violento estresse oxidativo provocado pela privação de glicose nas células tumorais pela insulina aboliu a proliferação celular neoplásica e promoveu o desaparecimento do tumor e da dor.

Conclusão

O IPT é mais um dos métodos que podem ser empregados quando a medicina convencional esgotou todas suas possibilidades. É um verdadeiro exemplo da evolução da medicina. É dever do médico buscar soluções.

Na arte de curar, deixar de aprender é omitir socorro e retardar tratamentos esperando maiores evidências científicas é ser cientista e não médico. O paciente precisa de médicos que não o abandone. **JFJ**

Referências

1. Alabaster O, Vonderhaar BK, Shafie SM. Metabolic modification by insulin enhances methotrexate cytotoxicity in MCF - 7 human breast cancer cells. Eur J Cancer Oncol. 17(11):1223-8;1981.
2. Arrick BA, Nathan CF, Griffith OW, Cohn ZA. Glutathione depletion sensitizes tumor cells to oxidative cytolysis. J Biol Chem. 257(3): 1231-7;1982.
3. Ayre SG, Skaletski B, Mosnaim AD. Blood-brain barrier passage of azidothymidine in rats: effect of insulin. Res Commun Chem Pathol Pharmacol. 63:45-52;1989.
4. Ayre SG, Garcia P, Bellon D, Garcia DP. Neoadjuvant low-dose chemotherapy with insulin in breast carcinomas. 26(11-12):1262-3; 1990.
5. Ayre SG, Bellon DPG, Garcia Jr DP. Insulin, chemotherapy, and the mechanisms of malignancy: the design and the demise of cancer. Med Hypotheses. 55(4):330-4;2000.
6. Baker Z. Glutathione and the Pasteur reaction. Biochem J. 31:980-6; 1937.
7. Beck EP, Russo P, Gliozzo B, et al. Identification of insulin and insulin-like growth factor I (IGF I) receptors in ovarian cancer tissue. Gynecol Oncol. 53:196-201;1994.
8. Beck-Nielsen H, Pederson O, Linskov HO. Increased insulin sensitivity and cellular binding in obese diabetics following treatment with glibenclamide. Acta Endocrinol. 90:451-62;1979.
9. Beck-Nielsen H, De Pirro R, Pederson O. Prednisone increases the number of insulin receptors on monocytes from normal subjects. J Clin Endocrinol Metab. 50:1-4;1980.
10. Benson EA, Holdaway IM. Regulation of insulin binding to human mammary carcinoma. Cancer Res. 42:1137-41;1982.

11. Castro A, Ziegels-Weissman J, Buschbaum P, et al. Immunochemical demonstration of immunoreactive insulin in human breast cancer. Res Commun Chem Pathol Pharmacol. 29:171-82;1980.
12. Colman PG, Harrison LC. Structure of insulin/insulin-like growth factor-1 receptors on the insulinoma cell, RIM- m5F. Biochem Biophys Res Commun. 124:657-62;1984.
13. Cullen JK, Yee D, Sly WS. Insulin-like growth factor receptor expression and function in human breast cancer. Cancer Res. 50:48-53;1990.
14. Felippe JJ. Fluidez de membrana: possivelmente o ponto mais fraco das células malignas. Revista Eletrônica da Associação Brasileira de Medicina Biomolecular. www.medicinabiomolecular.com.br. Tema de maio de 2004a.
15. Felippe JJ. Câncer avançado: tratamento com a radiofrequência e a oxidação sistêmica. Revista Eletrônica da Associação Brasileira de Medicina Biomolecular. www.medicinabiomolecular.com.br. Tema de junho de 2004b.
16. Felippe JJ. Metabolismo da célula tumoral – câncer como um problema da bioenergética mitocondrial: impedimento da fosforilação oxidativa – fisiopatologia e perspectivas de tratamento. Revista Eletrônica da Associação Brasileira de Medicina Biomolecular. www.medicinabiomolecular.com.br. Tema de agosto de 2004c.
17. Felippe JJ. Metabolismo das Células Cancerosas: A Drástica Queda do GSH e o Aumento da Oxidação Intracelular Provocam Parada da Proliferação Celular Maligna, Aumento da Apoptose e Antiangiogênese Tumoral. Revista Eletrônica da Associação Brasileira de Medicina Biomolecular. www.medicinabiomolecular.com.br. Tema de setembro de 2004d.
18. Felippe JJ. A hipoglicemia induz citotoxidade no carcinoma de mama resistente à quimioterapia. Revista Eletrônica da Associação Brasileira de Medicina Biomolecular. www.medicinabiomolecular.com.br. Tema do mês de fevereiro de 2005a.
19. Felippe JJ. A insulinemia elevada possui papel relevante na fisiopatologia do infarto do miocárdio, do acidente vascular cerebral e do câncer. Revista Eletrônica da Associação Brasileira de Medicina Biomolecular. www.medicina biomolecular.com.br. Tema de março de 2005b.
20. Goustin AS, Leof EB, Shipley GD, Moses HL. Growth factors and cancer. Cancer Res. 46:1015-29;1986.
21. Gross GE, Boldt DH, Osborne CK. Perturbation by insulin of human breast cancer cell kinetics. Cancer Res. 44:3570-5;1984.
22. Hall AG. The role of glutathione in the regulation of apoptosis. Eur Jo Clin Invest. 29:238-45;1999.
23. Holdaway IM, Freisen HG. Hormone binding by human mammary carcinoma. Cancer Res. 37:1946-52;1977.
24. Jeffcoat R. The biosynthesis of unsaturated fatty acids and its control in mammalian liver. Essays Biochem. 15:1-36;1979.
25. Jião SC, Huang J, Sun Y, Lu SX. The effect of insulin on chemotherapeutic drug sensitivity in human esophageal and lung cancer cells. Zhonghua Yi Xue Za Zhi. 83(3):195-7;2003.
26. Kaaks R. Nutrition, hormones, and breast cancer: is insulin the missing link? Cancer Causes Control. 7:605-25;1996.
27. Karey KP, Sirbasku DA. Differential responsiveness of human breast cancer cell lines MCF-7 and T47D to growth factors and 17B-estradiol. Cancer Res. 48:4083-92;1988.
28. Koroljow S. Two cases of malignant tumors with metastases apparently treated successfully with hypoglycemic coma. Psychiatr Q. 36(1):261-70;1962.
29. Lasalvia-Prisco E, Cucchi S, Vázquez J, et al. Insulin-induced enhancement of antitumoral response to methotrexate in breast cancer patients. Cancer Chemother Pharmacol. 53:220-4;2004.
30. Lippman ME, Dickson RB, Kasid A. Autocrine and paracrine growth regulation of human breast cancer. J Steroid Biochem. 24:147-54;1986.
31. Meister A. Glutathione deficiency produced by inhibition of its synthesis, and its reversal; applications in research and therapy. Pharmacol Ther. 51:155-94;1991.
32. Meister A . Mitochondrial changes associated with glutathione deficiency . Biochim Biophys Acta; 1271(1): 35-42, 1995.
33. Mountjoy, K. G.; Holdaway, I.M.; Finlay, G.J.. Insulin receptor regulation in cultured human tumor cells . Cancer Res 43:4537-4542, 1983.
34. Nakanishi, Y.; Mulshine, J. L.; Kasprzyk, P.G.. Insulin – like growth factor-1 can mediate autocrine proliferation of human small cell lung cancer cell lines in vitro . J Clin Invest 82:354-359, 1988.
35. Neufeld, O. . Insulin therapy in terminal cancer: a preliminary report . J Am Geriatr Soc 10 (3):274-276, 1962.
36. Oleesky, S.; Bailey, I.; Samos, S.; Bilkus, D.. A fibrosarcoma with hypoglycemia and a high serum insulin level . Lancet 2:378-380, 1962..
37. Olefsky, J.M.; Reaven, G.M.. Effects of sulfonylurea therapy on insulin binding to mononuclear leukocytes of diabetic patients . Am. J. Med., 60: 89-95, 1976.
38. Oster, J.B.; Creasey, W.A.. Enhancement of cellular uptake of ellipticine by insulin preincubation . Eur J Cancer Clin Oncol 17: 1097-1103, 1981.
39. Papa, V.; Milazzo, G.; Goldfine, I.D.; Waldman, F.M.; Vigneri, R.. Sporadic amplification of the insulin receptor gene in human breast cancer . J Endocrinol Invest 20(9):531-536, 1997.
40. Papa, V.; Pezzino, V.; Costantino, A.. Elevated insulin receptor content in human breast cancer. J Clin Invest 86:1503-1510, 1990.
41. Pardridge, W.M.; Eisenberg, J.; Yang, J. . Human blood-brain barrier insulin receptor . J Neurochem 44:1771-1778, 1985.
42. Pavelik, K.; Popovic, M.. Insulin and glucagon secretion by renal adenocarcinoma. Cancer 48:98-100, 1981.
43. Pavelik, K.; Odavic, M.; Pekic, B.. Correlation of substance (s)immunologically cross-reactive with insulin, glucose and growth hormone in Hodgkin's lymphoma patients . Cancer Lett 17:81-86, 1982.
44. Pavelik, L.; Pavelik, K.; Vuk-Pavlovic, S.. Human mammary and bronchial carcinomas: in vivo and in vitro secretion of substances immunologically cross-reactive with insulin . Cancer 53(11):2467-2471, 1984.
45. Pavelik, K.; Bolanca, M.; Vecek, N.. Carcinomas of the cervix and corpus uteri in humans: stage – dependent blood levels of substance(s) immunologically cross-reactive with insulin . J Natl Cancer Inst 68:891-894, 1992.
46. Pederson, O.; Beck-Nielsen, H.; Heding, L.. increased insulin receptors after exercise in patients with insulin-dependent diabetes mellitus . N. Engl. J. Med. 302: 886-892, 1980.
47. Schilsky, R.L.; Bailey, B.D.; Chabner, B.A.. Characteristics of membrane transport of methotrexate by cultured human breast cancer cells. Biochem Pharmacol 30:1537-1542, 1981.
48. Shackney, S.E.; McCormack, G.W.; Cocheral, G.J.. Growth rate patterns of solid tumors and their relation to responsiveness to therapy . Ann Intern Med 89: 107-121, 1978.
49. Shinitzky, M.; Henkart, P.. Fluidity of cell membranes – current concepts and trends . Int Rev Cytol 60:121-147, 1971.
50. Wong, M.; Holdaway, I.M.. Insulin binding by normal and neoplastic colon tissue . Int J Cancer 35: 335-341, 1985.
51. Yam D, Fink A, Mashiah A, et al. Hyperinsulinemia in colon, stomach and breast cancer patients. Cancer Lett 104:129-32: 1996.
52. Zapf, J.; Froesch, E.R.. Insulin – like growth factors/somatomedins: structure, secretion, 0biological actions and physiological role. Hormone Res 24:121-130, 1986 .

CAPÍTULO 84

Iodo no câncer

Provoca antiproliferação e apoptose em vários tipos de câncer; inibe a ornitina descarboxilase enzima-chave limitante da geração das poliaminas proliferativas; aumenta PPAR-gama que ativa AMPK e inibe mTOR; diminui a expressão de genes responsáveis pelo aumento do estradiol e estrona; induz regulação para baixo do CD44+/CD24+ e E-caderina+/vimentina+; aumenta a razão BAX/BCL-2; inibe MMP-2 e -9 e provoca despolarização do Delta-psimt

José de Felippe Junior

A ingestão de iodo está negativamente correlacionada com o risco de câncer de mama, endométrio e ovário, e também de estômago. Mulheres com baixos níveis de iodo frequentemente têm sintomas relacionados a hiperplasia severa e doença fibrocística de mama. Tais lesões pré-cancerosas podem ser corrigidas com iodo (Eskin, 1983 e 1970). A incidência de câncer de mama, endométrio e ovário está correlacionada com a ingestão de iodo. A baixa ingestão de iodo estimula gonadotrofina hipofisária levando a um estado hiperestrogênico, caracterizado por aumento de estradiol e estrona e diminuição de estriol (Stadel, 1976).

Iodo é crucial para sintetizar os hormônios da tiroide e manter a integridade dos seus folículos. Diferentes formas de iodo, como iodo molecular (I2), iodo atômico (I-) e iodolactona, são metabolizadas diferentemente nos diversos tecidos. A glândula tiroide internaliza preferencialmente o iodo atômico e o tecido prostático, gástrico e mamário o iodo molecular e a 6-iodolactona.

A 6-iodolactona é o mediador-chave para os efeitos antitumorais do iodo molecular. Alguns tumores, em contraste com os tecidos normais, contêm altas concentrações de ácido araquidônico. Isto faz o iodo molecular funcionar como "bala mágica" que aumenta a produção local de 6-iodolactona, a qual possui ações antineoplásicas com mínimo efeito deletério nos tecidos normais (Gartner, 1996; Nava, 2014).

Iodo (I2) normal no organismo é requisito para o desenvolvimento do tecido mamário nos vertebrados superiores. A falta de iodo na mulher acarreta atipias, displasia e mesmo neoplasia. Tecido mamário deficiente em iodo é mais suscetível à ação carcinogênica externa e interna, porque ocorrem alterações dos receptores estrogênicos e da razão RNA/DNA. O iodo é elemento compulsório para o desenvolvimento de um tecido mamário normal. Seu uso pode ser direcionado para a eliminação de cistos e nódulos mamários, assim como pode ser usado na prevenção e no tratamento do câncer de mama e várias outras neoplasias.

Muito importante. A baixa ingestão de iodo na dieta pode produzir um estado de estimulação efetiva aumentada das gonadotrofinas, que por sua vez podem produzir um estado hiperestrogênico caracterizado por produção relativamente alta de estrona e estradiol e baixa do estriol. Esse estado endócrino alterado pode aumentar o risco de câncer de mama, endométrio e ovário. O aumento da ingestão de iodo na dieta pode reduzir o risco desses cânceres (Stadel, 1976).

A necessidade de iodo molecular (I2) está na ordem de 150mcg ao dia para o adulto saudável. Para tratar a displasia mamária necessita-se de 0,1mg/kg/dia. No câncer são necessários 1,5mg/kg/dia.

As mulheres japonesas chegam a ingerir 80 a 90mg de iodo ao dia devido à elevada ingestão de algas marinhas.

Geralmente as brasileiras não conseguem tomar por muito tempo a fórmula idealizada por Monsier Lugol:

Iodo molecular (I2)......5%
KI........................10%
H_2O..............q.s.p.100ml

5 gotas 2 vezes ao dia (64mg de iodo/dia). Dose para displasia mamária em paciente com 60kg.

Dessa forma, preferimos prescrever o iodo complexado com maltedextrina, que possui maior aderência. A fórmula de Felippe Jr para uso em paciente com câncer pesando 60kg será:

Iodo molecular (I2)..........................45mg
Maltedextrina............................q.s.p. 500mg

Tomar1cp 2 vezes ao dia durante 4 meses. Cápsulas escuras. Não tirar das cápsulas. Não repetir.

Efeito apoptótico do iodo (10microM) e da 6-iodolactona (5microM) em várias linhagens de carcinomas humanos (Rosner, 2010)

SH-SY5Y: neuroblastoma – inibição total.

SNB19 e U87M6: glioblastoma – inibição parcial.

HS24: carcinoma de pulmão – inibição 36,3 e 40,3%, I2 e 6-IL, respectivamente.

A549: carcinoma de pulmão – inibição de 60-90%.

MCF-7: carcinoma de mama – inibição de 60 e 77,7%. I2 e 6-IL, respectivamente.

MDA-MB-134, MDA-MB-157, MDA-MB-436: carcinomas de mama triplo negativo.

MCF-10: células epiteliais da mama: quase não afetada.

Capan-ll e PATU8902: carcinoma de pâncreas – inibição de 50%.

IPC298: melanoma – inibição de 60-90%.

CCL221: carcinoma de cólon – sem efeito.

Alvos moleculares no câncer. Cada linha é um trabalho

1. Inibe ornitina descarboxilase e aumenta a apoptose. As poliaminas, espermina, espermidina e putrescina têm sido implicadas no crescimento e proliferação das neoplasias humanas. É conhecido o efeito do iodo e do iodeto de potássio como agentes antiproliferativos e aqui temos uma das explicações: inibição da ornitina descarboxilase, enzima-chave limitante da geração das poliaminas.
2. Iodo molecular possui efeito antiproliferativo em vários tipos de carcinoma humanos, principalmente neuroblastoma, carcinoma de pâncreas, pulmão e mama.
3. Iodolactona possui efeito antiproliferativo no câncer de tiroide, neuroblastoma, glioblastoma, pulmão, mama, próstata, melanoma (Thomasz, 2017).
4. Iodo. Prevenção e erradicação do câncer com iodo iônico, iodopovidona, por aumentar a função das enzimas digestivas (Hirata, 2002).
5. Iodopovidona ou mel na forma de enxágues bucais podem ser úteis no tratamento da mucosite provocada pela quimioterapia/radioterapia (Kanagalingam, 2017; Rao, 2017).
6. Iodopovidona tem sido empregado na pleurodese de pacientes com câncer. É seguro e eficaz (Makkar, 2017).
7. Iodoacetato em dose alta aumenta e em dose baixa diminui a sobrevida do camundongo AKR com leucemia.
8. Iodoacetato mais DMSO no tratamento do tumor de Ehrlich: diminui o volume tumoral e aumenta a sobrevida do camundongo.
9. **Neuroblastoma**
   a) Efeito antiproliferativo do iodo e da iodolactona no neuroblastoma SHSY5Y. Este neuroblastoma foi o mais suscetível dos 12 tumores testados com inibição total da proliferação e aumento da apoptose. A apoptose é via mitocondrial por despolarização do delta-psimt. Não houve alteração nas correspondentes células normais.
   b) Na linhagem SH-SY5Y do neuroblastoma tanto o iodo como a iodolactona aboliram completamente a via EGF de modo indireto.
   c) Alta dose de iodo muda a morfologia, diminui a viabilidade e aumenta a expressão de proteínas que provocam apoptose e autofagia das células SH-SY5Y do neuroblastoma humano (Zhang, 2017).
10. **Câncer de pulmão**
    Efeito antiproliferativo do iodo e da iodolactona 36,3 e 40,3%, respectivamente, no carcinoma de pulmão HS24 com aumento da apoptose. A apoptose é via mitocondrial por despolarização do delta-psimt. Não houve alteração das correspondentes células normais.
11. **Câncer de mama**
    a) Deficiência de iodo aumenta risco de câncer de mama.
    b) Iodo molecular provoca apoptose em células do câncer de mama de modo independente das caspases (Shrivastava, 2006).
    c) Iodo diminui risco de câncer de mama, de ovário e endometrial. Baixa ingestão de iodo produz aumento da estimulação das gonadotrofinas levando a estado hiperestrogênico, caracterizado por alta produção de estrona e estradiol e relativamente baixo estriol, o que aumenta o risco dessas três neoplasias (Eskin, 1970; Stadel, 1976).
    d) Iodo possui efeito antiproliferativo e apoptótico no câncer de mama *in vitro* e *in vivo*. A massa tumoral, mas não o tecido normal, possui maior concentração de ácido araquidônico, proliferativo. Tratamento com iodo provoca na massa tumoral o aparecimento de ácido araquidônico

iodado, inerte (6-iodolactona). Também se observam diminuição do VEGF, do ativador do plasminogênio tipo uroquinase e do PPAR-alfa, ao lado da ativação da caspase-3 e a indução do PPAR-gama. Sabemos que o PPAR-gama ativa AMPK que inibe mTOR e provoca efeito antiproliferativo.

e) Iodo diminui a expressão de genes responsáveis pelo aumento do estradiol, e via expressão gênica, reduz a proliferação e aumenta a diferenciação do câncer de mama.
f) Iodo e selênio na dieta diminuem o risco de câncer de mama – importância das algas marinhas.
g) Iodo é antiproliferativo na linhagem MCF-7 do câncer de mama humano, não interferindo com as células mamárias normais.
h) Efeito antiproliferativo do iodo e da iodolactona no carcinoma mamário MCF-7: inibição de 60 e 77,7%, respectivamente, de iodo e iodolactona com aumento da apoptose. A apoptose é a via mitocondrial por despolarização do delta-psimt. Não houve alteração das correspondentes células normais.
i) Na linhagem MCF-7 do câncer de mama tanto o iodo como a iodolactona aboliram completamente a via EGF de modo indireto.
j) Iodo e delta-iodolactona diminuem a proliferação e provocam apoptose em células do câncer de mama e da tiroide (Gartner, 2010).
k) A ativação do PPAR-gama é crucial para os efeitos antitumorais da iodolactona nas células MCF-7 do câncer de mama (Nava, 2015).
l) O iodo molecular provoca efeito antiproliferativo no câncer de mama ativando o PPAR-gama (Aceves, 2009).
m) O complexo entre a 6-iodolactona e o PPAR-gama é o mediador dos efeitos antineoplásicos do iodo no câncer de mama, MCF-7 (Nunez, 2009).
n) Iodo molecular impede mecanismos de quimio resistência, aumenta a retenção da doxorrubicina e induz regulação para baixo do CD44+/CD24+ e E-caderina+/vimentina+ em células MCF-7 resistentes a baixa dose de doxorrubicina (Bontempo, 2017).
o) Iodo molecular mais doxorrubicina é uma boa combinação no tratamento do câncer de mama: efeito antineoplásico adjuvante, inibição da quimiorresistência e cardioproteção (Alfaro, 2013).

12. **Câncer de mama triplo negativo**
    a) Iodo molecular e zoledronato são sinérgicos na morte celular do câncer de mama triplo negativo linhagem MDA-MBA-231, via estresse do retículo endoplasmático (RE). Acontece aumento da caspase-8, aumento da concentração de cálcio iônico e estresse do RE, o que provoca apoptose. A combinação de ambos reduz as MMP2 e 9, inibe a invasão e migração e previne o aumento do volume tumoral *in vivo* – murino (Tripathi, 2016).
    b) Em 15 de 23 (70%) mulheres com câncer de mama triplo negativo acontece aumento da expressão do *sodium iodide symporter*, o que poderia ser usado em clínica oncológica (Renier, 2009).

13. **Câncer de próstata**
    a) Efeito antitumoral do iodo e da iodolactona em linhagens LNCaP e DU-145 do câncer de próstata *in vitro* e *in vivo*. Em ambas as linhagens e nas células normais ocorre apoptose por aumento da razão BAX/BCL-2 e ativação das caspases e na linhagem DU-145 acresce a diminuição da proliferação celular.
    b) Iodo molecular (I2) e ânion iodo (I-) reduzem o crescimento do tumor xenotransplantado com células DU-145 em camundongo atímico (Olvera, 2013).
    c) Iodo previne que o aumento de testosterona induza estresse oxidativo na hiperplasia prostática murina (Quintero, 2017).
    d) Iodo molecular e iodolactona possuem efeitos antitumorais em linhagem indiferenciada do câncer de próstata, LNCaP e DU-145, sendo o efeito antiproliferativo tempo e dose-dependentes, *in vitro* e *in vivo*. Acontece aumento da razão BAX/BCL-2 e das caspases, via intrínseca da apoptose (Aranda, 2013).

14. **Câncer de estômago**
    a) Deficiência de iodo aumenta o risco de câncer gástrico. A concentração média de iodo urinário nos pacientes com câncer gástrico foi de 61,9mcg/g creatinina, comparado com 101,7mcg/g creatinina no grupo controle (p < 0,0001). Observou-se que 49% dos pacientes apresentavam severa deficiência de iodo, menos que 25mcg/g creatinina. No grupo controle apenas 19,1% apresentava deficiência do elemento (p < 0,0001).
    b) A concentração de iodo no tecido canceroso gástrico é bem menor (17,8 ± 3,4ng I/mg proteína) quando comparado com o tecido normal ao redor da neoplasia (41,7 ± 8,0ng I/mg proteína) com p < 0,001.

15. **Câncer colorretal**
    a) A linhagem do carcinoma colorretal CCL221 foi refratária ao iodo e à iodolactona.
    b) Iodo-125 induz apoptose via p53 e VEGF em células HCT-8 do câncer colorretal (Ma, 2014).

16. **Hepatoma**
    Iodo-125 aumenta IL-12 e IFN-gama em pacientes com hepatocarcinoma.

17. **Câncer de pâncreas**
    Carcinoma de pâncreas linhagem PATU 8902: inibição de 18% na proliferação celular com iodo molecular (Rosner, 2010).
18. **Câncer de tiroide**
    a) Iodo inorgânico induz apoptose no câncer de tiroide via mitocondrial e via MAPKs com diminuição do p53 mutante.
    b) Iodolactona. Mecanismo antiproliferativo na glândula tiroide por diminuição do EGF (fator de crescimento do endotélio) e do inositol-1,4,5--trifosfato.
    c) Iodo possui efeito antiproliferativo e apoptótico no câncer de mama e de tiroide.
    d) Tiroide, iodo e câncer de mama. Demonstrou-se alta prevalência de doença autoimune de tiroide nas pacientes com câncer de mama.
    e) Em células WRO do câncer folicular de tiroide e células TPC-1 do câncer papilar, a iodolactona provoca apoptose de modo concentração-dependente. Acontece aumento da produção de espécies reativas de oxigênio (39% WRO e 20% TPC-1). Nas células WRO, a iodolactona regula para cima a expressão da NADPH-oxidase tipo NOX4. A inibição dos radicais livres abole os efeitos da iodolactona (Thomasz, 2017).

Conclusão

Prescrevemos iodo molecular para a maioria das neoplasias, porque sabemos que o estradiol aumenta a proliferação mitótica, via receptor estrogênico-alfa e o iodo controla o crescimento de algumas bactérias, ao lado de ser anticâncer.

Referências

1. Alfaro Y, Delgado G, Cárabez A, et al. Iodine and doxorubicin, a good combination for mammary cancer treatment: antineoplastic adjuvancy, chemoresistance inhibition, and cardioprotection. Mol Cancer. 12:45;2013.
2. Aceves C, García-Solís P, Arroyo-Helguera O. Antineoplastic effect of iodine in mammary cancer: participation of 6-iodolactone (6-IL) and peroxisome proliferator-activated receptors (PPAR). Mol Cancer. 8:33;2009.
3. Aranda N, Sosa S, Delgado G, et al. Uptake and antitumoral effects of iodine and 6-iodolactone in differentiated and undifferentiated human prostate cancer cell lines. Prostate. 73(1):31-41;2013.
4. Bontempo A, Ugalde-Villanueva B, Delgado-González E, et al. Molecular iodine impairs chemoresistance mechanisms, enhances doxorubicin retention and induces downregulation of the CD44+/CD24+ and E-cadherin+/vimentin+ subpopulations in MCF-7 cells resistant to low doses of doxorubicin. Oncol Rep. 38(5):2867-76;2017.
5. Eskin BA. Iodine and breast câncer -update. Biol Trace Elem Res 5:399-412, 1983.
6. Eskin BA. Iodine metabolism and breast cancer. Trans N Y Acad Sci. 32(8):911-47;1970.
7. Gärtner R, Dugrillon A, Bechtner G. Evidence that iodolactones are the mediators of growth inhibition by iodine on the thyroid. Acta Med Austriaca. 23(1-2):47-51;1996.
8. Gärtner R, Rank P, Ander B. The role of iodine and delta-iodolactone in growth and apoptosis of malignant thyroid epithelial cells and breast cancer cells. Hormones (Athens). 9(1):60-6;2010.
9. Hirata Y, Hirata S. The use of ionized iodine for cancerr prevention and erradication. Medical Hypotheses. 58(4):254-6;2002.
10. Kanagalingam J, Chopra A, Hong MH, et al. Povidone-iodine for the management of oral mucositis during cancer therapy. Oncol Rev. 11(2):341;2017.
11. Ma Z, Yang Y, Yang G, et al. Iodine-125 induces apoptose via regulating p53, microvessel density, and vascular endothelial growth factor in colorectal cancer. World J Surg Oncol. 12:222;2014.
12. Makkar A, Patni S, Joad AK, Lakhera KK. An observational study on safety and efficacy of povidone-iodine for pleurodesis in cancer patients. South Asian J Cancer. 6(2):79-80;2017.
13. Nava-Villalba M, Aceves C. 6-iodolactone, key mediator of antitumoral properties of iodine. 112:27-33;2014.
14. Nava-Villalba M, Nuñez-Anita RE, Bontempo A, Aceves C. Activation of peroxisome proliferator-activated receptor gamma is crucial for antitumoral effects of 6-iodolactone. Mol Cancer. 14:168;2015.
15. Nuñez-Anita RE, Arroyo-Helguera O, Cajero-Juárez M, et al. A complex between 6-iodolactone and the peroxisome proliferator-activated receptor type gamma may mediate the antineoplastic effect of iodine in mammary cancer. Prostaglandins Other Lipid Mediat. 89(1-2):34-42;2009.
16. Olvera-Caltzontzin P, Delgado G, Aceves C, Anguiano B. Iodine uptake and prostate cancer in the TRAMP mouse model. Mol Med. 19:409-16;2013.
17. Quintero-García M, Delgado-González E, Sánchez-Tusie A, et al. Iodine prevents the increase of testosterone-induced oxidative stress in a model of rat prostatic hyperplasia. Free Radic Biol Med. 115:298-308;2017.
18. Rao S, Hegde SK, Rao P, et al. Honey Mitigates Radiation-Induced Oral Mucositis in Head and Neck Cancer Patients without Affecting the Tumor Response. Foods. 6(9): pii: E77;2017.
19. Thomasz L, Oglio R, Salvarredi L, et al. Regulation of NADPH oxidase NOX4 by delta iodolactone (IL-δ) in thyroid cancer cells. Mol Cell Endocrinol. pii: S0303-7207(17)30524-5;2017.
20. Tripathi R, Singh P, Singh A, et al. Zoledronate and Molecular Iodine Cause Synergistic Cell Death in Triple Negative Breast Cancer through Endoplasmic Reticulum Stress. Nutr Cancer. 68(4):679-88;2016.
21. Renier C, Yao C, Goris M, et al. Endogenous NIS expression in triple-negative breast cancers. Ann Surg Oncol. 16(4):962-8;2009.
22. Rösner H, Torremante P, Möller W, Gartner R. Antiproliferative/cytotoxic activity of molecular iodine and iodolactones in various human carcinoma cell lines. No interfering with EGF-signaling, but evidence for apoptosis. Exp Clin Endocrinol Diabetes. 118:410-9;2010.
23. Shrivastava A, Tiwari M, Sinha RA, et al. Molecular iodine induces caspase-independent apoptosis in human breast carcinoma cells involving the mitochondria-mediated pathway. J Biol Chem. 14; 281(28):19762-71;2006.
24. Site www.medicinabiomolecular.com.br com os resumos ou trabalhos na íntegra.
25. Stadel VV. Dietary iodine and the risk of breast, endometrial, and ovarian cancer. Lancet. i:890-1;1976.
26. Zhang B, Cui Y, Wang L, et al. Autophagy regulates high concentrations of iodide-induced apoptosis in SH-SY5Y cells. Toxicol Lett. 284:129-35;2017.

CAPÍTULO 85

Isotiocianatos no câncer: sulforafane e seus irmãos

Anti-EBV, HIV, Vírus de Marburg, Vírus da dengue, Herpes vírus associado ao sarcoma de Kaposi (KSHV) e *Helicobacter pylori*; inibem NF-kappaB, TNF-alfa, IL1-beta, survivina, VEGF via FOXO1/AKT, MMP2, BCl-2; ativam p27, STAT5; ativam NRF-2 potente antioxidante; inibem telomerase; acetilam e diminuem a função dos genes de sobrevivência celular – epigenética

José de Felippe Junior

Crucíferas prevenindo e tratando o câncer: mais uma dádiva da Natureza. **JFJ**

Os principais isotiocianatos com potente atividade anticâncer estão nas crucíferas. São eles: sulforafane (SFN), alil-isotiocianato (AITC), benzil-isotiocianato (BITC) e phenetil-isotiocianato (PEITC).

O sulforafane possui a fórmula $C_6H_{11}NOS_2$, peso peso molecular 177,3g/mol e nome químico: 1-isothiocyanato-4-methylsulfinylbutane. Outros nomes: Sulforaphane, DL- Sulforaphane, Sulforafan, 4478--93-7, 1-Isothiocyanato-4- (methylsulfinyl) butane e D,L- Sulforaphane.

Sulforafane é encontrado principalmente no brócolis e na couve-de-bruxelas. Um grama de flores do brócolis contém 507 a 684 microgramas de sulforofane. Os brotos contêm 20 a 30 vezes mais sulforafane que as flores. Trinta gramas de brócolis maduro equivalem, quanto à quantidade do princípio ativo, a 1 grama de brotos.

Em humanos, a ingestão única de 68g de brócolis inibe a atividade da histona desacetilase (HDAC) nos

Sulforafane $C_6H_{11}NOS_2$, PM: 177,3g/mol

Alil-isotiocianato C_4H_5NS, PM: 99,1g/mol

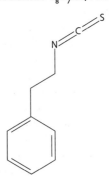

Benzil-isotiocianato C_8H_7NS, PM:149,2g/mol

Phenetil-isotiocianato C_9H_9NS, PM:163,2g/mol

monócitos circulantes 3-6 horas após o consumo com indução da acetilação das histonas H3 e H4: efeito epigenético (Dashwood, 2007).

Alil-isotiocianato encontra-se no brócolis, couve--de-bruxelas e sementes da mostarda (*Brassica nigra*).

Benzil-isotiocianato na couve-manteiga, mostarda, agrião, couve-flor e rábano (*horse-radish*).

Phenetil-isotiocianato está no agrião e em algumas plantas não crucíferas, como nabos e rabanetes.

Na composição das crucíferas estão os glicosinolatos que são convertidos em isotiocianatos pela enzima mirosinase. Os isotiocianatos também são liberados a partir da mastigação ou pela flora intestinal em humanos.

$$R-C \begin{matrix} S-C_6H_{11}O_3 \\ \\ N-O-SO_3 \end{matrix}$$

Glucosinolato

↓ Mirosinasa

$$R-N=C=S + Glucosa + SO_4^-$$

Isotiocianato

O consumo de vegetais crucíferos reduz o risco de câncer de mama, próstata, nasofaringe, pâncreas, esôfago, colorretal, gliomas, pulmão e ovário.

A suscetibilidade individual para o câncer é determinada por diversos fatores, incluindo a manutenção do equilíbrio entre as enzimas da fase I e da fase II. A fase I consiste primariamente de enzimas do citocromo P450, que metabolizam xenobióticos e carcinógenos. Nesse processo vários agentes químicos ou pró-carcinógenos são ativados ou convertidos em metabólitos eletrofílicos altamente reativos que podem alterar a estabilidade genômica ou lesar o DNA.

Os efeitos quimiopreventivos dos isotiocianatos se faz por inibição da bioativação dos carcinógenos que aconteceram na fase I. Os isotiocianatos também têm a propriedade de induzir enzimas da fase II, quinona-redutase, glutationa S-transferase (GST), NADPH quinina-oxido-redutase e UDP-glucuronosil-transferases que desintoxicam carcinógenos e xenobióticos. A glutationa (GSH) intracelular diminui após 3 horas sob a ação dos isotiocianatos devido à contínua conjugação de tóxicos eletrofílicos no citoplasma.

Resumindo, os isotiocianatos modulam as enzimas da fase I e da fase II reduzindo a bioativação de carcinógenos e aumentando a desintoxicação. Esses mecanismos protegem o DNA de lesões e mutações.

Os isotiocianatos possuem vários alvos moleculares que no final previnem o aparecimento do câncer ou suprimem o crescimento e a progressão do câncer já existente.

Alvos moleculares no câncer – protótipo sulforafane

1. **Anti-EBV**
    a) Sulforafane, acetilador de genes, inibe a reativação do EBV no carcinoma nasofaringeal, bloqueando o ciclo lítico viral.
    b) O sulforafane inibe a atividade de transativação do gene Rta imediato-precoce do EBV. Tem a capacidade de inibir o ciclo lítico do EBV e o potencial a ser tomado como composto dietético para prevenção da reativação do EBV (Wu, 2013).
2. **Anti-HIV**
    a) Sulforafane inibe a infecção pelo HIV de macrófagos através do fator 2 relacionado ao eritroide nuclear 2 do regulador da transcrição (NRf2). Bloqueia a infecção pelo HIV nos macrófagos primários, mas não nas células T primárias. Da mesma forma, bloqueia a infecção em linhas celulares promonocíticas diferenciadas por PMA, mas não em outras linhas celulares testadas (Furuya, 2016).
3. **Anti: vírus de Marburg, herpesvírus associado ao sarcoma de Kaposi** (KSHV) e **vírus da dengue** através do NRF2 (Furuya, 2016).
4. **Antibacteriano**: diminui a colonização gástrica por H. pylori (Yanaka, 2009) e inibe colônias desta bactérias no intracelular, extracelular e aquelas resistentes a antibióticos (Fahey, 2002).
5. Inibe a HDAC – histona desacetilase, o que acetila e acorda genes supressores de tumor – efeito epigenético.
6. Aumenta os níveis de GSH (glutationa reduzida) e GST (glutationa S-transferase) intracelular, em algumas situações.
7. Antinflamatório:
    a) Estimula NRF2. NRF2 é proteína que regula a expressão de antioxidantes que protegem contra o estresse oxidativo provocado por lesão traumática ou inflamação.
    b) Anti-NF-kappaB.
8. Reduz a expressão do TNF-alfa e IL-1 beta.
9. Inibe NF-kappaB tumoral.
10. Inibe a survivina: apoptose.
11. Efeito antiangiogênico:
    a) Supressão do VGEF via FOXO1/AKT.
    b) Supressão do MMP2.
12. Aumenta a apoptose via mitocondrial:
    a) Inativa os inibidores de proteínas apoptóticas.
    b) Inibe BCL-2.
    c) Aumenta os radicais livres de oxigênio e libera o citocromo c no citosol e aumenta a apoptose.
13. Provoca parada do ciclo celular:
    a) Induz p27 e para o ciclo celular em G0/G1.
    b) Via caspase para o ciclo em G2/M de forma irreversível.
    c) Ativação MAP quinases com ERK, JNK e p38.
14. Inibe a invasão e as metástases: inibe MMPs.
15. Reverte fenótipo EMT – transição epitélio-mesenquimal.
16. Inibe a transcrição do STAT5.

17. O fator 2 relacionado ao fator nuclear E2 (Nrf2) é conhecido como regulador chave da expressão gênica mediada por ARE e da indução de enzimas desintoxicantes da fase II e enzimas antioxidantes. O sulforafano induz fortemente a expressão da proteína Nrf2 e a ativação da transcrição mediada por ARE, retardando a degradação do Nrf2 por meio da inibição da Keap1 e, assim, ativa a expressão transcricional da enzima antioxidante HO-1 (Jeong, 2005).
18. O alil isotiocianato é potente indutor da expressão da proteína Nrf2, gene ARE e enzima antioxidante HO-1 (Jeong, 2005).
19. Sulforafane (SFN) talvez atue principalmente como ativador da via de sinalização Nrf2-Keap1. O SFN induz a parada do ciclo celular ou apoptose das células tumorais. Em contraste com a situação nas células tumorais, o SFN atua pró-oxidativamente nas células T humanas primárias. Aumenta os níveis intracelulares de ERTOs e diminui a GSH, resultando na inibição da ativação das células T e nas funções efetoras das células T. Em relação ao uso do SFN como "agente anticâncer", conclui-se que o SFN poderia atuar como uma faca de dois gumes. Por um lado, reduz a carcinogênese, por outro lado, bloqueia a resposta imune mediada por células T, sendo esta última importante para a vigilância imune de tumores (Liang, 2019).
20. Sulforafane tem como alvo o Nrf2 e provoca apoptose, antiangiogênese e diminuição das metástases em vários tipos de neoplasias (Russo, 2018).
21. **Gliomas**
    a) Sulforafane, isotiocianato dos vegetais Brassica, induz apoptose em células DAOY do **meduloblastoma** via ativação das caspases-3 e 9 clivando o PARP e a vimentina, uma das proteínas do citoesqueleto.
    b) Isotiocianatos inibem a invasão e migração de células do glioma C6 por bloqueio da transcrição do MMP-9 via supressão da translocação nuclear do NF-kappaB e proteína ativadora-1(AP-1) e diminuição do FAK e JNK (Lee, 2015).
    c) No glioblastoma o sulforafane aumenta a apoptose induzida pela temozolamida porque diminui miR-21, via Wnt/beta-catenina (Lan, 2015)
    d) No glioblastoma humano linhagem U87 e U373MG inibe a invasão ativando a via de sinalização ERK1/ERK2.
    e) Inibe o crescimento do glioma maligno humano GBM 8401 via mitocôndrias e MEK/ERK.
    f) No glioblastoma maligno humano T98G e U87MG, o sulforafane provoca apoptose via múltiplos mecanismos moleculares: aumenta razão Bax/Bcl-2, o que aumenta a liberação de citocromo c das mitocôndrias e ativa caspase-9 e caspase-3; aumenta calpaína (cisteína-protease dependente de Ca^{++}); ativa caspase-12, a qual ativa a caspase-9, inibe NF-kappaB.
    g) Sulforofane suprime o crescimento de células do glioblastoma e de células-tronco esferoides do glioblastoma implantado em camundongo e *in vitro*.
    h) O sulforafane ativa múltiplos mecanismos moleculares para apoptose em células T98G e U87MG de glioblastoma humano. Foi detectado aumento no Ca^{++} livre intracelular, sugerindo a ativação de vias dependentes de Ca^{++} para apoptose. Ocorre aumento da proporção Bax: Bcl-2 que indica um comprometimento das células de glioblastoma com a apoptose. A regulação positiva da calpaína, uma protease de cisteína dependente de Ca^{2++}, ativou a caspase-12 que, por sua vez, causou a ativação da caspase-9. Com o aumento da razão Bax: Bcl-2, o citocromo c foi liberado da mitocôndria para o citosol para ativação sequencial da caspase-9 e caspase-3. O aumento da atividade da calpaína e da caspase-3 gerou produto de decomposição de espectrina de 145kD e produto de decomposição de espectrina de 120kD, respectivamente. A ativação da caspase-3 também clivou a DNAase. O acúmulo de fator indutor de apoptose no citosol sugeriu também uma via de apoptose independente da caspase. Duas das proteínas inibidoras de apoptose foram reguladas negativamente devido a um aumento no segundo ativador mitocondrial das caspases/proteína de ligação direta à proteína inibidora de apoptose com baixo pI'. A diminuição do fator nuclear kappa B e o aumento do inibidor da expressão do fator nuclear kappa B alfa favoreceram o processo de apoptose (Karmakar, 2006).
    i) Sulforafano-cisteína induz apoptose pela ativação sustentada de ERK1/2 e caspase 3 em células U373MG e U87MG de glioblastoma humano (Wu, 2017).
    j) L-sulforafane inibe a transformação de monócitos normais em células supressoras derivadas de mieloides (MDSCs). O ambiente imunossupressor local e sistêmico criado pelo glioblastoma permite evitar a imunovigilância. As células supressoras derivadas de mieloides (MDSCs) são um componente crítico dessa imunossupressão. Sabe-se que os MDSCs inibiram fortemente a proliferação de células T. Uma matriz de citoci-

nas identificou vários componentes do GCM que contribuem potencialmente para a geração de MDSC, incluindo a proteína quimioatrativa de monócitos-1, a interleucina-6, a interleucina-8 e o fator inibidor de migração de macrófagos (MIF). Destes, o fator inibidor da migração de macrófagos é um alvo terapêutico particularmente atraente, pois o sulforafane, um inibidor de MIF de ocorrência natural derivado de brotos de brócolis, possui excelente biodisponibilidade oral. O sulforafane inibe a transformação de monócitos normais em MDSCs por meios condicionados a glioma *in vitro* em concentrações farmacologicamente relevantes que não são tóxicas para leucócitos normais. Isso está associado a um aumento correspondente nas células dendríticas maduras. Curiosamente, o tratamento com sulforafane teve efeitos pró-inflamatórios semelhantes em monócitos normais em meios frescos, mas especificamente aumentou as células dendríticas imaturas (Kumar, 2017).

k) O SFN induziu apoptose de células GBM de maneira dependente da dose e do tempo, via regulação positiva da caspase-3 e Bax e regulação negativa do Bcl-2. Mecanisticamente, o tratamento com SFN levou a aumentar o nível de espécies reativas intracelulares de oxigênio (ERO) nas células GBM. Enquanto isso, o SFN também suprimiu a fosforilação constitutiva e induzida por IL-6 do STAT3, e a ativação das tirosina quinases JAK2 e Src a montante, dependentes da dose e do tempo. Além disso, o bloqueio da produção de ERO, usando o inibidor de ERO N-acetil-l-cisteína, reverteu totalmente a regulação negativa da ativação de sinalização JAK2/Src-STAT3, mediada por SFN, e os efeitos subsequentes na apoptose, bloqueando a indução de genes relacionados à apoptose em Células GBM. Tomados em conjunto, nossos dados sugerem que o SFN induz apoptose em células GBM via inativação dependente de ROS da fosforilação de STAT3 (Miao, 2017).

l) O sulforafano inibe a invasão por meio da ativação da sinalização ERK1/2 nas células U87MG e U373MG de glioblastoma humano (Li, 2014).

m) Sulforafano inibe o crescimento de células GBM 8401 de glioma maligno do cérebro humano por meio da via de apoptose mediada por mitocôndrias e mediada por MEK/ERK (Huang, 2012).

n) O tratamento combinado com resveratrol e sulforafano induz apoptose em células de glioma U251 humano (Jiang, 2010).

22. **Neuroblastoma**
Ativa via MEK/ERK independente dos radicais livres de oxigênio liberando caspases que provocam apoptose no neuroblastoma.

23. **Carcinoma de cabeça e pescoço**
a) Inibe a reativação do Epstein-Barr vírus, bloqueando o ciclo lítico viral.
b) Sulforafane aumenta a sensibilidade à radioterapia no carcinoma epidermoide de cabeça e pescoço.
c) Aumenta a apoptose dependente de caspases por meio da inibição da expressão da COX-2 no carcinoma epidermoide humano oral, OSCCs.
d) Inibe o HIF-1 alfa (fator induzível pela hipóxia 1 alfa) no carcinoma epidermoide de língua ativando vias JNK e ERK, mas não a Akt. Ocorre diminuição do VEGF.
e) Sulforafane tem como alvo as células-tronco do carcinoma epidermoide oral via indução do microRNA-200c (Liu, 2017).
f) Sulforafane suprime a migração celular do câncer oral SCC-9 e SCC-14 reduzindo a expressão da catepsina S por induzir autofagia através da via de sinalização ERK (Chen, 2018).
g) Sulforafane promove apoptose e inibe a proliferação e a auto-renovação de células no carcinoma nasofaringeal via STAT através da miRNA-124-3p (Li, 2018).
h) O sulforafane inibe a atividade de trans ativação do gene Rta imediato-precoce do EBV, mas não o Zta, no carcinoma nasofaríngeo. Tem a capacidade de inibir o ciclo lítico do EBV e o potencial de ser um composto dietético para prevenção da reativação do EBV (Wu, 2013).
i) O extrato de brócolis melhora a eficácia do medicamento quimioterapêutico contra carcinomas espinocelulares de cabeça e pescoço. Elkashty, 2018).
j) Acontece melhoria do efeito citotóxico em células de câncer de cabeça e pescoço humanas por combinação de terapia fotodinâmica e sulforafano (Lee, 2015).

24. **Câncer de pulmão**
a) Em células A549 do câncer de pulmão provoca diminuição da proliferação e apoptose via aumento da expressão da ciclina D1 e p21.
b) Suprime a proliferação celular, *in vitro* e *in vivo*, via inibição da HDAC.
c) Atenua a via EGFR.
d) Sulforafane mais acetazolamida diminuem a viabilidade e o crescimento do **carcinoide brônquico.**
e) Sulforafane diminui a proliferação de células do câncer de pulmão via inibição da sinalização PI3K/AKT (Yang, 2016).

f) Sulforafane suprime EMT e metástases do câncer de pulmão linhagens H1299, 95C e 95D, por meio do microRNA-616-5p mediado pela via de sinalização GSK3 beta/beta-catenina (Wang, 2017).

g) Sulforafane induz apoptose no adenocarcinoma de pulmão linhagem XWLC-05 (Zhou, 2017).

h) Sulforafane inibe as propriedades das células-tronco à resistência à cisplatina por meio do miR-214 mediando diminuição da regulação do c-MYC no câncer de pulmão não de pequenas células (Li, 2017).

i) Sulforafane demetila a zona CpG do promotor miR-9-3 e reativa a expressão do miR-9-3 em células A549 do câncer pulmonar humano (Gao, 2018).

25. **Câncer de mama**

a) Inibe o receptor estrógeno ER-beta.

b) Inibe o crescimento de células MCF-7 do câncer de mama e aumenta a eficácia da gemcitabina. Ocorre apoptose por modulação da expressão do Bcl-2 e do COX-2 tempo e dose-dependentes.

c) Potente inibidor de células do câncer de mama por inibição da atividade da via de sobrevivência ErbB2/ER-PI3K-Akt-mTOR-S6K1.

d) Para o ciclo celular em G2/M e provoca apoptose em várias linhagens de câncer de mama.

e) Nas linhagens T47 e MCF-7 a apoptose se faz por ativação mitocondrial.

f) Diminui a sobrevivência das 3 linhagens de câncer de mama abaixo:

f1 – MDA MB 231 é estrogênio-independente com baixo nível de receptores ErbB2 e EGFR1.

f2 – MCF-7 é receptor estrogênio (ER) positivo com baixo nível de receptores ErbB2 e EGFR1.

f3 – MDA MB 468 são desprovidas de PTEN (regulador negativo da via PI3K-Akt-mTOR) e possuem alta concentração de receptores ErbB2 e EGFR1.

g) Inibe a síntese proteica tempo e dose-dependentes no câncer de mama SKBR-3.

h) Inibe a expressão da proteína ER-alfa e receptor da progesterona, em parte por inibir a transcrição do mRNA em células MCF-7.

i) Eficácia em reduzir a proliferação é mediada pela p38 MAP-quinase e ativação da caspase-7 no câncer de mama que expressa ER-positivo e COX-2.

j) Combinação de sulforafane (acetilador) e EGCG (metilador) reativa p21CIO1/WAF1 e KLOTHO e ativa ER-alfa em células do câncer de mama ER-alfa negativo revertendo a refratariedade à quimioterapia.

k) Inibe a adipogênese mamária via células adiposas mesenquimais.

l) Inibe EGFR1 e HER2.

m) Sulforafane inibe células-tronco do câncer de mama (Li, 2010).

n) Acetila proteínas de reparação do DNA e provoca sua lesão. Efeito específico sobre células cancerosas não ocorrendo lesão de células não neoplásicas.

o) *In vivo* diminui a proliferação e as metástases.

p) Inibe a ativação do NF-kappaB e COX-2 em células MCF-10A bloqueando a via ERK1/2-IKK-alfa e NAK-IKK-beta.

q) Tratamento epigenético do câncer de mama: sulforafane (*Brassicas*), genisteína da soja, curcumina e epigalocatequina-galato (chá-verde).

r) Antiproliferativo no câncer de próstata por efeito epigenético: acetilação da zona promotora CpG por inibir a enzima histona desacetilase (HDAC).

s) Boa biodisponibilidade tecidual quando ingerido por via oral. Consumo de 35,5g/kg atinge 0,355 nanograma/mg de tecido mamário tumoral.

t) Sulforafane e ácidos elágico e ursólico na prevenção e tratamento do câncer de mama. Acontece diminuição da proliferação e indução da apoptose (Jaman, 2018).

u) Sulforafane, curcumina, resveratrol, EGCG, genisteína, I3C, DIM, vitamina E, quercetina, partenolide, pterostilbene, isoliquiritigenina, celastrol e koenimbina diminuem a sinalização das células tronco do câncer de mama provocando supressão da proliferação (Dandawate, 2016).

26. **Câncer de mama triplo negativo**

a) Sulforafane aumenta a atividade dos taxanos (paclitaxel ou docetaxel) contra o câncer de mama triplo negativo por matar as células-tronco. O sulforafane tem como alvo eliminar as células-tronco por inibir a translocação da subunidade p65 para o núcleo e assim inibir o NF-kappaB, diminuir a transcrição do p52. Sulforofane também reverte a indução da aldeídodesidrogenase pelos taxanos e dramaticamente reduz o tamanho e número das mamosferas primárias e secundárias. *In vivo* em modelo xenotransplantado a dupla inibe o volume tumoral e das metástases (Burnett, 2017).

b) Sulforafane inibe o câncer de mama triplo negativo, MDA-MB-453 e MDA-MB-436 ativando o supressor tumoral Egr1. Acontece diminuição da expressão das ciclinas B1, Cdc2 e p-CDC2 com parada do ciclo celular em G2/M e inibição da proliferação, assim como aumento da apoptose. *In vivo* os efeitos persistem e ocorre redução do volume tumoral (Yang, 2016).

c) Na linhagem MDA-MB-231, a apoptose se faz por indução do ligante Fas e caspase-8, e na linhagem MDA-MB-468, por ativação mitocondrial.

27. **Câncer de próstata**
   a) Inibe a proliferação, induz apoptose, autofagia e sensibiliza as células do câncer a outras terapias.
   b) Antiproliferativo no câncer de próstata por efeito epigenético: acetilação da zona promotora CpG por inibir a enzima histona desacetilase (HDAC).
   c) Acetila e reativa genes supressores de tumor no câncer prostático.
   d) Inibe c-myc e diminui efeito de células-tronco.
   e) Modula telomerase via epigenética. Inibe a expressão e a atividade da transcriptase reversa da telomerase humana (hTERT) em duas linhagens.
   f) Inibe invasão por fosforilação do ERK1/ERK2 para regular E-caderina e CD44v6 em células DU145.
   g) Sulforafane e outros isotiocianatos diminuem a expressão do proliferativo CXCR4 nas linhagens LNCaP, 22Rv1, C4-2 e PC-3 do câncer de próstata.
   h) Sulforafane e TRAIL são sinérgicos na eliminação de células-tronco do câncer prostático avançado.
   i) Sulforafane e DIM diminuem a expressão das DNA metiltransferases em células prostáticas normais, células andrógeno-dependentes e andrógeno-independentes do câncer de próstata linhagem LNCaP e PC3.
   j) Inibe o HIF-1-alfa (fator induzível pela hipóxia 1-alfa) em células do câncer de próstata, DU145, ativando vias JNK e ERK, mas não a Akt. Ocorre diminuição do VEGF.
   k) Células LNCaP: parada do ciclo celular em G1/S com apenas 10 microgramas.
   l) Inibe a ativação da IL-6 constitutiva e induzida do STAT3 em células do câncer de próstata, DU145 LNCaP (Hahn, 2010).
   m) Sulforofane inibe a atividade da histona desacetilase (HDAC) em linhagens do câncer de próstata, com aumento da acetilação da histona global e local, principalmente nas regiões dos genes P21 e Bax, diminuindo a proliferação e aumentando a apoptose (Dashwood, 2007).
   n) O sulforafano (SFN) induziu a morte celular em células de câncer de próstata acompanhadas de biogênese mitocondrial e fragmentação. A estabilização do fator 2 relacionado ao fator nuclear E2 (Nrf2) pode estar associada a esses efeitos na linha de células tumorais. O aumento do nível do receptor ativador do proliferador de peroxissomo-γ co-ativador-1α (PGC1α) e uma diminuição no nível do fator induzível pela hipóxia-1α (HIF1α) sugerem uma possível mudança metabólica (Negrette-Guzman, 2017).

28. **Câncer gastrintestinal**
Sulforafane, curcumina, resveratrol e epigalocatequina galato são antiproliferativos no câncer gastrintestinal.

29. **Câncer de esôfago**
   a) Ingestão na dieta diminui o risco de câncer de esôfago.
   b) Ingestão diminui o risco da transformação da lesão de Barrett em adenocarcinoma.
   c) Atividade anticâncer no adenocarcinoma de Barrett: ativa caspase-8 e induz p21.
   d) Parada do ciclo celular e apoptose no adenocarcinoma de Barrett.
   e) Suprime resistência a multidrogas: reduz o efluxo da quimioterapia e aumenta a eficácia do paclitaxel.
   f) Aumenta a atividade dos inibidores de telomerase.

30. **Câncer gástrico**
   a) Sulforafane inibe colônias do *Helicobacter pylori* no extracelular, intracelular e as resistentes a antibióticos e previne a indução de tumor gástrico pelo benzopireno (Fahey, 2002)
   b) Diminui a proliferação e aumenta a apoptose e apresenta os mesmos efeitos moleculares dos outros tipos de câncer listados nesta revisão, ao lado de diminuir drasticamente a colonização gástrica pela bactéria *H. pylori*.
   c) Dieta rica em sulforafane do brócolis reduz a colonização e atenua a gastrite devido ao *H. pylori* em humanos (Yanaka, 2009).
   d) Sulforafane induz apoptose em células AGS do câncer gástrico humano via Bax/Bcl2, dependente do MAPK, e inibe a migração via redução do EGFR e p-ERK1/2 (Mondal, 2016).
   e) Sulforafane melhora a eficácia da quimioterapia tendo como alvo as propriedades das células-tronco via eixo miR-124/IL-6R/STAT3 no carcinoma gástrico (Wang, 2016).
   f) Sulforafane aumenta radicais livres de oxigênio que ativam a AMPK e induz apoptose e parada mitótica em células do câncer gástrico humano (Choi, 2018).

31. **Câncer colorretal**
   a) Diminui a viabilidade de células do hepatocarcinoma.
   b) Suprime o crescimento do câncer de cólon via depleção do GSH e despolimerização dos microtúbulos.
   c) Inibe a expressão do HIF-1 e VEGF e assim a migração de células do câncer de cólon, HCT116 e AGS.
   d) Sulforafane induz antiproliferação no adenocarcinoma de cólon humano, diminuindo a onco-

proteína SKP2, o que estabiliza o p27(KIP1).

A oncoproteína SKP2 é componente chave do complexo ligase SKP1-CULLIN1-F-box (SCF) E3 e responsável por direcionar a degradação do inibidor da ciclina-dependente quinase p27(KIP1) para promover a proliferação neoplásica.

e) No câncer de cólon com p53 deletado induz citotoxicidade e morte celular via lisossomos e mitocôndrias.
f) Exposição prolongada ao sulforafane de células não tumorais NCM460 ativa vias de sobrevivência e exposição de células HCT116 do câncer de cólon ativa vias apoptóticas.
g) Potencia a oxaliplatina na inibição do crescimento do câncer colorretal via indução de vários modos de morte celular.
h) Inibe a autofagia de células do câncer de cólon e ocorre potenciação do efeito apoptótico.
i) Ativa várias vias sinérgicas de apoptose em células do câncer de cólon, SW620.
j) Receptores da serotonina é novo alvo do sulforafane em células Caco-2: sulforafane diminui os receptores 5-HT3 da serotonina e aumento da alfa-cetorredutase.
k) Células HCT116 do câncer de cólon humano: parada do ciclo celular em G2/M.
l) Células HT-29 do câncer de cólon humano: parada do ciclo celular em G1, indução do p21, diminuição da ciclina D1 e ciclina A.
m) Sulforofane inibe a atividade da histona desacetilase (HDAC) em linhagens do câncer de cólon, com aumento da acetilação da histona global e local, principalmente nas regiões dos genes P21 e Bax, diminuindo a proliferação e aumentando a apoptose (Dashwood, 2007).
n) Sulforafane, potente agente acetilador, inibe células do câncer de cólon através modulação epigenética do MicroRNA-21 e regulação para baixo do hTERT (Human Telomerase Reverse Transcriptase) (Martin, 2018).

32. **Hepatoma**
a) Diminui a viabilidade de células do hepatocarcinoma.
b) Sulforafane induz apoptose em células do câncer de fígado humano pela inibição da 6-fosfofruto-2-quinase e frutose-2-6 bifosfatase-4, mediado pela via do HIF-1-alfa, e lentifica a glicólise.
c) Sulforofane é potente indutor da apoptose de células do carcinoma hepatocelular humano via inibição do PFKFB4. A inibição do HIF-1-alfa é mediada pela inibição da MAPK (*mitogen-activated protein kinases*).
d) Sulforafane diminui a viabilidade e a atividade da telomerase por diminuir a expressão da transcriptase reversa da telomerase (hTERT) no carcinoma hepatocelular Hep3B via estresse oxidativo por aumento das espécies reativas de oxigênio. Suprime a via proliferativa Akt.
e) Sensibiliza células do hepatoma resistentes ao TRAIL (*tumor necrosis factor – related apoptosis-inducing ligand*) por meio da apoptose induzida pelo TRAIL devido às espécies reativas de oxigênio – mediada por aumento do DR5 (*death receptor 5*).
f) Atenção: em altas doses o sulforafane induz apoptose regulando a família Bcl-2 e ativando a cascata da caspase-3. Ele induz apoptose em células Hep-G2 do hepatoma humano aumentando a expressão e a transcrição das metalotioneínas, importantes na desintoxicação de metais carcinogênicos.
g) Atividade quimiopreventiva do sulforafane e seus metabolitos em células do hepatocarcinoma humano HepG2 (Liu, 2018).

33. **Câncer de pâncreas**
a) Sulforafane dos brócolis inibe o NF-kappaB e diminui a proliferação, aumenta a apoptose e impede a angiogênese no câncer pancreático resistente à quimioterapia.
b) Modula a via Sonic Hedgehog.
c) Autofagia e morte celular provocada pelo sulforafane agem de modo independente e requerem estresse oxidativo do câncer pancreático.
d) Inibe NF-kappaB e induz apoptose.
e) Sulforafane, quercetina e catequinas do chá-verde se complementam na eliminação do câncer ductal pancreático avançado induzindo miR-let-7 e inibindo K-ras e inibem as células-tronco mantenedoras da neoplasia.
f) Diminui a agressividade do carcinoma ductal desregulando a *gap-junction* intercelular aumentando a proteína Cx43 na superfície celular. A expressão do Cx43 na superfície celular está presente nas células normais. A expressão do Cx43 está ausente nos tumores altamente malignos, E-caderina negativos e em células incompetentes para o GJIC (*gap junctional intercellular communication*).
g) Sulforafane regula a auto renovação de células-tronco por meio modulação da via Sonic Hedgehog.
h) Inibição da sinalização Sonic Hedgehog regula a renovação das células-tronco no câncer de pâncreas.
i) Inibe câncer pancreático rompendo o complexo Hsp90-p50 (Cdc37) e interagindo diretamente com os resíduos de aminoácidos Hsp90.

j) Exposição de células do câncer de pâncreas ao sulforafane não provoca resistência como acontece com a quimioterapia.
k) Em andamento em 23/02/2107: Trials. 2014 Jun 3;15:204. Pilot study evaluating broccoli sprouts in advanced pancreatic cancer (POUDER trial) – study protocol for a randomized controlled trial.
l) Sinérgico com a quercetina na inibição da autorrenovação das células-tronco.
m) Provoca inibição das vias PI3K/AKT e MAPK/ERK e causa ativação do fator de transcrição FOXO e provoca parada do ciclo celular e apoptose.
n) Sinérgico com o sorafenibe abolindo as características das células-tronco.
o) Provoca apoptose, parada do ciclo celular em G2/M e estresse oxidativo com diminuição do GSH intracelular em células PANC-1, MIA PaCa-2: ativa caspase-8, diminui o potencial de membrana mitocondrial e diminui a integridade da membrana. *In vivo* reduz o volume tumoral em 40% do tumor PANC-1 no camundongo severamente imunodeprimido.
p) Sulforafane combinado com agentes acetiladores inibem o câncer de pâncreas (Ganai, 2017).
q) Sulforafano aumenta os efeitos da irradiação em termos de progressão do ciclo celular perturbado e aumento do dano ao DNA nas células cancerígenas do pâncreas (Naumann, 2017).

34. Câncer de ovário

a) Sulforafane inibe o crescimento do câncer de ovário via diminuição do GSH. Ao inibir a queda do GSH cessa o efeito (Kim, 2017).
b) Sulforafane e EGCG combinados induzem apoptose em células do câncer de ovário resistentes ao paclitaxel (SKOV3TR-ip2), por meio da regulação para baixo do hTRT e Bcl-2 (Chen, 2013).
c) Sulforafane induz parada do ciclo celular em G2/M via bloqueio da ciclina B1/CDC2 em células do câncer de ovário, linhagem PA-1 (Chang, 2013).
d) Sulforafane possui efeito antiproliferativo em linhagens do câncer de ovário portadoras de super expressão da via Akt (Chaudhuri, 2007).
e) A proteína retinoblastoma (RB) regula a transição da fase G1-S do ciclo celular. A regulação negativa acontece quando RB se liga ao fator de transcrição E2F-1 e para o ciclo na fase S. Sulforafane induz parada do ciclo celular em células epiteliais do câncer de ovário, MDAH 2774 e SkOV-3, protegendo o complexo RB-E2F-1. Acontecem redução da migração e apoptose via aumento da razão Bak/Bcl-2 e clivagem da pró-caspase-9 e PARP. A expressão gênica da RB aumenta, enquanto a do fator de transcrição E2F-1 diminui (Bryant, 2010).
f) Sulforafane induz parada do ciclo celular em células do câncer de ovário humano, OVCAR-3 e SKOV-3. Acontece parada do ciclo celular em G1. A diminuição da proliferação é tempo e concentração-dependentes (Chuang, 2007).

35. Câncer endometrial

Sulforafano reduz a viabilidade de linhagens de células de câncer endometrial em associação com a parada do ciclo celular G2/M e fosforilação da proteína 2 do ciclo de divisão celular (Cdc2) e apoptose intrínseca. A inibição do crescimento independente da ancoragem, invasão e migração das linhas celulares foi associada a alterações induzidas pelo sulforafano nos marcadores de transição epitelial-mesenquimal (EMT), de aumento da caderina-E e expressão diminuída de N-caderina e vimentina. A análise proteômica identificou alterações nas quinases AKT, mTOR e ERK na linha celular de câncer endometrial de Ishikawa. Western blots confirmaram a inibição do sulforafano de AKT, mTOR e indução de ERK com alterações na sinalização a jusante. O sulforafano induz a inibição do crescimento associada à apoptose de tumores de xenoenxerto de Ishikawa em maior extensão do que o paclitaxel, sem evidência de toxicidade (Rai, 2020).

36. Carcinoma de colo uterino

a) Sulforafane induz apoptose no carcinoma cervical HeLa ativando caspases.
b) Induz parada do ciclo celular em G2/M ao regular para baixo a Ciclina B1, dissociar o complexo B1/CDC2 e regular para cima a proteína GADD45beta as células do câncer cervical linhagem Cx, CxWJ e HeLa (Cheng, 2016).
c) Induz apoptose e efeito anti-inflamatório em células do câncer cervical humano, HweLa (Sharma, 2011).

37. Linfoma não Hodgkin

a) Sulforafane (SFN) induz efeito citotóxico contra o linfoma de efusão primária (LEP) ao suprimir p38MAPK e a fosforilação da Akt. Os efeitos antiproliferativos do SFN nas células LEP foram mediados por apoptose por ativação das caspases. Além disso, o SFN inibiu a fosforilação da proteína quinase ativada por mitógeno p38 (p38MAPK) e Akt em células LEP. Também os inibidores de p38MAPK e Akt reduziram o crescimento de células PEL. A ativação constitutiva e/ou transitória de p38MAPK e sinalização de

Akt são necessárias para a sobrevivência e proliferação de células LEP. SFN reprime a fosforilação de p38MAPK e Akt, o que resulta em apoptose de células LEP. Além disso, sangivamicina, produto natural originalmente isolado de *Streptomyces rimosus* (Sangi) em combinação com SFN potencializa os efeitos citotóxicos de SFN em células LEP. Em comparação com o tratamento com SFN sozinho, a adição de Sangi aumenta a atividade citotóxica do SFN de uma maneira sinérgica. Em conclusão, os efeitos antiproliferativos do SFN indicam seu potencial como uma nova substância para o tratamento do LEP (Ishiura, 2019).

38. Leucemias

a) Parada em G2/M via ativação do p21 (CIPI/WAF1) e inibição do Cdc2/Ciclina B1 independente do p53: mecanismo por ativação da caspase e PARP em células leucêmicas.

b) Leucemia de células T: inibe a proliferação, para o ciclo celular em G2/M e aumenta a apoptose por aumentar a expressão do p53 e do bax, tempo e dose-dependentes.

c) Induz parada do ciclo celular e apoptose na leucemia linfoblástica aguda.

39. Melanoma maligno

a) Os isotiocianatos em baixa concentração são eficazes nas células de melanoma maligno A375 e A 431. Há ativação de várias caspases, incluindo caspases iniciadoras 8, 9, 4 (indicando o envolvimento de vias intrínsecas, extrínsecas e no retículo endoplasmático) e caspases efetoras-3, 7 e 6 (Mantso, 2016).

b) O fenetil isotiocianato desencadeia apoptose em células A375.S2 de melanoma maligno humano através de espécies reativas de oxigênio e vias dependentes de mitocôndrias (Huang, 2017).

c) O benzil isotiocianato (BITC) induz parada na fase G2/M e apoptose nas células A375.S2 do melanoma humano através de espécies reativas de oxigênio (ERTOs) e vias de sinalização múltiplas mediadas por receptores da morte e dependentes de mitocôndrias (Huang, 2012).

40. Mieloma múltiplo

a) O sulforafano aumenta sinergicamente a citotoxicidade do trióxido de arsênico em várias células do mieloma por meio de vias mediadas pelo estresse (Doudican, 2012).

b) Sulforafano e isotiocianato de feniletil têm atividade contra linhas celulares de mieloma e células de mieloma de pacientes *in vitro* e *in vivo* usando um modelo de camundongo xenoenxerto de mieloma. Os isotiocianatos induziram a morte apoptótica das células do mieloma; depleção do potencial da membrana mitocondrial; clivagem de PARP e caspases-3 e 9; bem como a regulação negativa de proteínas anti-apoptóticas, incluindo Mcl-1, X-IAP, c-IAP e survivina. Os isotiocianatos induziram a parada do ciclo celular G (2)/M acompanhada por fosforilação mitótica da histona H3. Ocorrem alterações na ativação do MAPK; fosforilação aumentada de c-jun e HSP27; bem como alterações na fosforilação de Akt e GSK3α/β e p53. Os isotiocianatos suprimiram a proliferação de células de mieloma isoladamente e quando co-cultivadas com células estromais HS-5. Sulforafano e isotiocianato de fenitil aumentaram a atividade anti-mieloma *in vitro* de várias terapias convencionais e novas usadas no mieloma múltiplo (Jakubikova, 2011).

c) Isotiocianatos inibem a atividade do proteassoma e a proliferação de múltiplas células do mieloma (Mi, 2011).

41. Epiderme

Combinação da cisplatina e sulforafane reduz a proliferação, a invasão e a formação tumoral do carcinoma epidermoide epidérmico (Kerr, 2017).

42. Sarcoma – Osteossarcoma

a) Sulforafane suprime a fosforilação de ERK e AKT, induz apoptose por parada de fase G2/M (Aggarwal, 2007).

b) Sulforafane diminui a proliferação e invasão do osteossarcoma canino (Rizzo, 2017).

c) Sulforafane induz apoptose no rabdomiossarcoma e restaura a sensibilidade do TRAIL no subtipo alveolar agressivo, levando à eliminação do tumor em camundongos (Bergantin, 2014).

d) Nas células de osteossarcoma MG-63, o sulforafano diminuiu a viabilidade celular, aumentou a porcentagem de células apoptóticas precoces e aumentou a atividade da caspase-3. Em doses mais elevadas, aumentou os níveis de ROS, que se correlacionaram com os desfechos apoptóticos e o declínio da viabilidade celular. O sulforafane inibiu as enzimas que eliminam ROS e prejudicou a reciclagem da glutationa, como evidenciado pela inibição da atividade da glutationa redutase (GR) e pela inibição combinada da expressão do gene da glutationa peroxidase (GPx) e da atividade enzimática. Induziu estresse oxidativo e apoptose por um mecanismo independente de p53 (Ferreira de Oliveira, 2014).

e) O sulforafane induz danos ao DNA e anormalidades mitóticas em células MG-63 de osteossarcoma humano. Ocorre parada do ciclo celular e apoptose. O SFN induziu a parada de fase G2/M e diminuiu o índice de divisão nuclear, associado à interrupção da organização citoesquelética. Induziu uma resposta de transcriptoma de suporte à parada de fase G2/M, ou seja, uma diminuição nos transcritos de codificação de Chk1- e Cdc25C e um aumento nos transcritos de codificação de Cdk1. Após 48h, a exposição a uma concentração alimentar (5 μM) contribuiu para a instabilidade genômica nas células MG-63, conforme confirmado pelo aumento do número de quebras de DNA, clastogenicidade e anormalidades nucleares e mitóticas (Ferreira-Oliveira, 2014a).

f) O sulforafane induz a parada e apoptose de G_2/M em células U2-OS de osteossarcoma humano. Ocorre uma diminuição na expressão protéica da ciclina A e B1 e de seus parceiros ativadores, quinases dependentes de ciclina (CDKs) 1 e 2, com regulação concomitante de p21, um inibidor da CDK (Kim, 2011).

g) Sulforafane aumenta a apoptose induzida por TRAIL através da indução da expressão de DR5 em células de osteossarcoma humano, Saos2 e MG63 (Matsui, 2006).

h) O sulforafane induz a parada do ciclo celular e apoptose em células de osteossarcoma murino *in vitro* e inibe o crescimento do tumor *in vivo*. Induziu a parada do crescimento e regulou positivamente a expressão da proteína p21 (WAF1/CIP1) de maneira independente de p53 em células MG63 de osteossarcoma humano (Matsui, 2007).

43. Carcinoma renal

a) O sulforafane é um adjuvante ao everolimus porque neutraliza a resistência ao everolimus nas linhas celulares de câncer renal, A498, Caki-1, KTCTL-26. A adição de SFN a um regime de tratamento com CCR baseado em everolimus *in vitro* atrasou o desenvolvimento de resistência observado com monoterapia crônica com everolimus. Estudos *in vivo* em andamento são necessários para verificar os dados *in vitro* (Juengel, 2017).

b) Sulforafano, um constituinte natural do brócolis, previne a morte celular e a inflamação na nefropatia (Guerrero-Beltran, 2012).

44. Carcinoma da tiroide

a) O sulforafane inibe o crescimento e a invasão das células cancerígenas da tireoide através da via dependente de espécies reativas de oxigênio, *in vitro* e *in vivo*. O SFN inibiu significativamente a proliferação celular de câncer de tireóide de maneira dependente da dose e do tempo, induziu a parada e apoptose do ciclo celular de fase G2/M e inibiu a migração e invasão de células de câncer de tireóide, suprimindo o processo de transição epitelial-mesenquimal (EMT) e a expressão de Lesma, Twist, MMP-2 e 9. Mecanicamente, o SFN inibiu o crescimento e a invasão de células de câncer de tireoide, reprimindo a fosforilação de Akt, melhorando a expressão de p21 pela ativação das cascatas de sinalização Erk e p38 e promovendo a apoptose mediada por mitocôndrias por via dependente de espécies reativas de oxigênio (ROS). O crescimento de tumores de xenoenxerto derivados da linha celular de câncer de tireoide FTC133 em camundongos nus também foi significativamente inibido pelo SFN. É importante ressaltar que não encontramos efeito significativo do SFN no peso corporal e na função hepática de camundongos. Coletivamente, pela primeira vez, foi demonstrado que o SFN é um agente antitumoral potencialmente eficaz para o câncer de tireóide (Wang, 2015).

45. Diversos

Sulforafane tem sido usado no tratamento do autismo.

Referências

1. Abstracts and papers in full in site: www.medicinabiomolecular.com.br
2. Aggarwal BB, Sundaram C, Malani N, Ichikawa H. Curcumin: the Indian solid gold. Adv Exp Med Biol. 595:1-75;2007.
3. Bergantin E, Quarta C, Nanni C, et al. Sulforaphane induces apoptosis in rhabdomyosarcoma and restores TRAIL-sensitivity in the aggressive alveolar subtype leading to tumor elimination in mice. Cancer Biol Ther. Sep;15(9):1219-25;2014.
4. Bryant CS, Kumar S, Chamala S. Sulforaphane induces cell cycle arrest by protecting RB-E2F-1 complex in epithelial ovarian cancer cells. Mol Cancer. 9:47;2010.
5. Burnett JP, Lim G, Li Y, et al. Sulforaphane enhances the anticancer activity of taxanes against triple negative breast cancer by killing cancer stem cells. Cancer Lett. 394:52-64;2017.
6. Chang CC, Hung CM, Yang YR, et al. Sulforaphane induced cell cycle arrest in the G2/M phase via the blockade of cyclin B1/CDC2 in human ovarian cancer cells. J Ovarian Res. 6(1):41;2013.
7. Chaudhuri D, Orsulic S, Ashok BT. Antiproliferative activity of sulforaphane in Akt-overexpressing ovarian cancer cells. Mol Cancer Ther. 6(1):334-45;2007.
8. Chen H, Landen CN, Li Y, et al. Epigallocatechin gallate and sulforaphane combination treatment induce apoptosis in paclitaxel-resistant ovarian cancer cells through hTERT and Bcl-2 down-regulation. Exp Cell Res. 319(5):697-706;2013.
9. Chen CT, Hsieh MJ, Hsieh YH, et al. Sulforaphane suppresses oral cancer cell migration by regulating cathepsin S expression. Oncotarget. Apr 3;9(25):17564-17575;2018.
10. Cheng YM, Tsai CC, Hsu YC. Sulforaphane, a Dietary Isothiocyanate, Induces G2/M Arrest in Cervical Cancer Cells through Cy-

clinB1 Downregulation and GADD45beta/CDC2 Association. Int J Mol Sci. Sep 12;17(9):1530, 2016.
11. Choi YH. ROS-mediated activation of AMPK plays a critical role in sulforaphane-induced apoptosis and mitotic arrest in AGS human gastric cancer cells. Gen Physiol Biophys. Mar;37(2):129-140;2018.
12. Chuang LT, Moqattash ST, Gretz HF, et al. Sulforaphane induces growth arrest and apoptosis in human ovarian cancer cells. Acta Obstet Gynecol Scand. 86(10):1263-8;2007.
13. Dandawate PR, Subramaniam D, Jensen RA, Anant S. Targeting cancer stem cells and signaling pathways by phytochemicals: Novel approach for breast cancer therapy. Semin Cancer Biol. Oct;40-41:192-208;2016.
14. Dashwood RH, Ho E. Dietary histone deacetylase inhibitors: from cells to mice to man. Semin Cancer Biol. 17(5):363-9;2007.
15. Doudican NA, Wen SY, Mazumder A, Orlow SJ. Sulforaphane synergistically enhances the cytotoxicity of arsenic trioxide in multiple myeloma cells via stress-mediated pathways. Oncol Rep. Nov; 28(5):1851-8;2012.
16. Elkashty OA, Ashry R, Elghanam GA,et al. Broccoli extract improves chemotherapeutic drug efficacy against head-neck squamous cell carcinomas. Med Oncol. Aug 4;35(9):124;2018.
17. Fahey JW, Haristoy X, Dolan PM, et al. Sulforaphane inhibits extracellular, intracellular, and antibiotic-resistant strains of Helicobacter pylori and prevents benzo[a]pyrene-induced stomach tumors. Proc Natl Acad Sci U S A. 99(11):7610-5;2002.
18. Ferreira de Oliveira JM, Costa M, Pedrosa T, et al. Sulforaphane induces oxidative stress and death by p53-independent mechanism: implication of impaired glutathione recycling. PLoS One. Mar 25;9(3):e92980;2014.
19. Ferreira de Oliveira JM, Remédios C, Oliveira H, et al. Sulforaphane induces DNA damage and mitotic abnormalities in human osteosarcoma MG-63 cells: correlation with cell cycle arrest and apoptosis. Nutr Cancer. 66(2):325-34;2014a.
20. Furuya AK, Sharifi HJ, Jellinger RM, et al. Sulforaphane Inhibits HIV Infection of Macrophages through Nrf2. PLoS Pathog. Apr 19;12(4):e1005581;2016.
21. Ganai AS, Rashid R, Abdullah C, Altaf M. Plant Derived Inhibitor Sulforaphane in Combinatorial Therapy Against Therapeutically Challenging Pancreatic Cancer. Anticancer Agents Med Chem.17(3):365-73;2017.
22. Gao L, Cheng D, Yang J, et al. Sulforaphane epigenetically demethylates the CpG sites of the miR-9-3 promoter and reactivates miR-9-3 expression in human lung cancer A549 cells. J Nutr Biochem. Jun;56:109-115;2018.
23. Guerrero-Beltrán CE, Mukhopadhyay P, Horváth B, et al. Sulforaphane, a natural constituent of broccoli, prevents cell death and inflammation in nephropathy. J Nutr Biochem. May;23(5):494-500; 2012.
24. Hahm ER, Singh SV. Sulforaphane inhibits constitutive and interleukin-6-induced activation of signal transducer and activator of transcription 3 in prostate cancer cells. Cancer Prev Res (Phila). 3(4):484-94;2010.
25. Huang SH, Hsu MH, Hsu SC, et al. Phenethyl isothiocyanate triggers apoptosis in human malignant melanoma A375.S2 cells through reactive oxygen species and the mitochondria-dependent pathways. Exp Toxicol. Mar; 33(3):270-83;2014.
26. Huang SH, Wu LW, Huang AC, et al. Benzyl isothiocyanate (BITC) induces G2/M phase arrest and apoptosis in human melanoma A375.S2 cells through reactive oxygen species (ROS) and both mitochondria-dependent and death receptor-mediated multiple signaling pathways. J Agric Food Chem. Jan 18; 60(2):665-75;2012.
27. Huang TY, Chang WC, Wang MY, et al. Effect of sulforaphane on growth inhibition in human brain malignant glioma GBM 8401 cells by means of mitochondrial- and MEK/ERK-mediated apoptosis pathway. Cell Biochem Biophys. Jul;63(3):247-59;2012.
28. Ishiura Y, Hanako Ishimaru, Tadashi Watanabe, Masahiro Fujimuro. Sulforaphane Exhibits Cytotoxic Effects against Primary Effusion Lymphoma Cells by Suppressing p38MAPK and AKT Phosphorylation. Biol Pharm Bull. 42(12):2109-2112, 2019.
29. Jakubikova J, Cervi D, Ooi M, et al. Anti-tumor activity and signaling events triggered by the isothiocyanates, sulforaphane and phenethyl isothiocyanate, in multiple myeloma. Haematologica. Aug; 96(8):1170-9;2011.
30. Jaman MS, Sayeed MA. Ellagic acid, sulforaphane, and ursolic acid in the prevention and therapy of breast cancer: current evidence and future perspectives. Breast Cancer. May 3;2018.
31. Jakubikova J, Cervi D, Ooi M, et al. Anti-tumor activity and signaling events triggered by the isothiocyanates, sulforaphane and phenethyl isothiocyanate, in multiple myeloma. Haematologica. Aug;96(8):1170-9;2011.
32. Jeong WS, Keum YS, Chen C, et al. Differential expression and stability of endogenous nuclear factor E2-related factor 2 (Nrf2) by natural chemopreventive compounds in HepG2 human hepatoma cells. J Biochem Mol Biol. 2005 Mar 31;38(2):167-76
33. Jiang H, Shang X, Wu H, et al. Combination treatment with resveratrol and sulforaphane induces apoptosis in human U251 glioma cells. Neurochem Res. Jan;35(1):152-61;2010.
34. Juengel E, Euler S, Maxeiner S, et al. Sulforaphane as an adjunctive to everolimus counteracts everolimus resistance in renal cancer cell lines. Phytomedicine. Apr 15;27:1-7;2017.
35. Karmakar S, Weinberg MS, Banik NL, et al. Activation of multiple molecular mechanisms for apoptosis in human malignant glioblastoma T98G and U87MG cells treated with sulforaphane. Neuroscience. Sep 1;141(3):1265-80;2006.
36. Kerr C, Adhikary G, Grun D, et al. Combination cisplatin and sulforaphane treatment reduces proliferation, invasion, and tumor formation in epidermal squamous cell carcinoma. Mol Carcinog. 57(1):3-11,2018.
37. Kim MR, Zhou L, Park BH, Kim JR. Induction of G_2/M arrest and apoptosis by sulforaphane in human osteosarcoma U2-OS cells. Mol Med Rep. Sep-Oct;4(5):929-34;2011.
38. Kim SC, Choi B, Kwon Y. Thiol-reducing agents prevent sulforaphane-induced growth inhibition in ovarian cancer cells. Food Nutr Res. 61(1):1368321;2017.
39. Kumar R, de Mooij T, Peterson TE, et al. Modulating glioma-mediated myeloid-derived suppressor cell development with sulforaphane. PLoS One. Jun 30;12(6):e0179012;2017.
40. Lan F, Pan Q, Yu H, Yue X. Sulforaphane enhances temozolomide-induced apoptosis because of down-regulation of miR-21 via Wnt/β-catenin signaling in glioblastoma. J Neurochem. Sep;134(5):811-8;2015.
41. Lee CS, Cho HJ, Jeong YJ, et al. Isothiocyanates inhibit the invasion and migration of C6 glioma cells by blocking FAK/JNK-mediated MMP-9 expression. Oncol Rep. Dec;34(6):2901-8;2015.
42. Lee SJ, Hwang HJ, Shin JI, et al. Enhancement of cytotoxic effect on human head and neck cancer cells by combination of photodynamic therapy and sulforaphane. Gen Physiol Biophys. Jan;34(1):13-21;2015.
43. Li C, Zhou Y, Peng X, et al. Sulforaphane inhibits invasion via activating ERK1/2 signaling in human glioblastoma U87MG and U373MG cells. PLoS One. Feb 28;9(2):e90520;2014.

44. Li QQ, Xie YK, Wu Y, et al. Sulforaphane inhibits cancer stem-like cell properties and cisplatin resistance through miR-214-mediated downregulation of c-MYC in non-small cell lung cancer. Oncotarget. 8(7):12067-80;2017.

45. Li X, Zhao Z, Li M, et al. Sulforaphane promotes apoptosis, and inhibits proliferation and self-renewal of nasopharyngeal cancer cells by targeting STAT signal through miRNA-124-3p. Biomed Pharmacother. Jul;103:473-481;2018.

46. Liang J, Hänsch GM, Hübner K, Samstag Y. Sulforaphane as anticancer agent: A double-edged sword? Tricky balance between effects on tumor cells and immune cells. Adv Biol Regul. Jan;71:79-87. 2019.

47. Liu CM, Peng CY, Liao YW, et al. Sulforaphane targets cancer stemness and tumor initiating properties in oral squamous cell carcinomas via miR-200c induction. J Formos Med Assoc. 116(1):41-8; 2017.

48. Liu P, Wang W, Zhou Z, et al. Chemopreventive Activities of Sulforaphane and Its Metabolites in Human Hepatoma HepG2 Cells. Nutrients. May 9;10(5);2018.

49. Mantso T, Sfakianos AP, Atkinson A, et al. Development of a Novel Experimental In Vitro Model of Isothiocyanate-induced Apoptosis in Human Malignant Melanoma Cells. Anticancer Res. Dec;36(12): 6303-6309;2016.

50. Martin SL, Kala R, Tollefsbol TO. Mechanisms for the Inhibition of Colon Cancer Cells by Sulforaphane through Epigenetic Modulation of MicroRNA-21 and Human Telomerase Reverse Transcriptase (hTERT) Down-regulation. Curr Cancer Drug Targets. 18(1):97-106;2018.

51. Matsui TA, Sowa Y, Yoshida T, et al. Sulforaphane enhances TRAIL-induced apoptosis through the induction of DR5 expression in human osteosarcoma cells. Carcinogenesis. Sep;27(9):1768-77;2006.

52. Matsui TA, Murata H, Sakabe T, et al. Sulforaphane induces cell cycle arrest and apoptosis in murine osteosarcoma cells in vitro and inhibits tumor growth in vivo. Oncol Rep. Nov;18(5):1263-8;2007.

53. Mi L, Gan N, Chung FL. Isothiocyanates inhibit proteasome activity and proliferation of multiple myeloma cells.

54. Carcinogenesis. 2011 Feb;32(2):216-23.

55. Miao Z, Yu F, Ren Y, Yang J. d,l-Sulforaphane Induces ROS-Dependent Apoptosis in Human Gliomablastoma Cells by Inactivating STAT3 Signaling Pathway. Int J Mol Sci. Jan 4;18(1);2017.

56. Mondal A, Biswas R, Rhee YH, et al. Sulforaphene promotes Bax/Bcl2, MAPK-dependent human gastric cancer AGS cells apoptosis and inhibits migration via EGFR, p-ERK1/2 down-regulation. Gen Physiol Biophys. 35(1):25-34;2016.

57. Naumann P, Liermann J, Fortunato F, et al. Sulforaphane enhances irradiation effects in terms of perturbed cell cycle progression and increased DNA damage in pancreatic cancer cells. PLoS One. Jul 10;12(7):e0180940;2017.

58. Negrette-Guzmán M, Huerta-Yepez S, Vega MI, et al. Sulforaphane induces differential modulation of mitochondrial biogenesis and dynamics in normal cells and tumor cells. Food Chem Toxicol. Feb;100:90-102;2017.

59. Rai R, Gong Essel K, Mangiaracina Benbrook D, et al. Preclinical Efficacy and Involvement of AKT, mTOR, and ERK Kinases in the Mechanism of Sulforaphane against Endometrial Cancer. Cancers (Basel). 2020 May 18;12(5):1273.

60. Rizzo VL, Levine CB, Wakshlag JJ. The effects of sulforaphane on canine osteosarcoma proliferation and invasion. Vet Comp Oncol. Sep;15(3):718-730;2017.

61. Russo M, Spagnuolo C, Russo GL, et al. Nrf2 targeting by sulforaphane: A potential therapy for cancer treatment. Crit Rev Food Sci Nutr. May 24;58(8):1391-1405;2018.

62. Sharma C, Sadrieh L, Priyani A, et al. Anti-carcinogenic effects of sulforaphane in association with its apoptosis-inducing and anti-inflammatory properties in human cervical cancer cells. Cancer Epidemiol. Jun;35(3):272-8, 2011.

63. Wang X, Li Y, Dai Y, et al. Sulforaphane improves chemotherapy efficacy by targeting cancer stem cell-like properties via the miR-124/IL-6R/STAT3 axis. Sci Rep. 6:36796;2016.

64. Wang DX, Zou YJ, Zhuang XB, et al. Sulforaphane suppresses EMT and metastasis in human lung cancer through miR-616-5p-mediated GSK3β/β-catenin signaling pathways. Acta Pharmacol Sin. 38(2):241-51;2017.

65. Wang L, Tian Z, Yang Q, Li H, Guan H, Shi B, Hou P, Ji M. Sulforaphane inhibits thyroid cancer cell growth and invasiveness through the reactive oxygen species-dependent pathway. Oncotarget. Sep 22;6(28):25917-31;2015.

66. Wu CC, Chuang HY, Lin CY, et al. Inhibition of Epstein-Barr virus reactivation in nasopharyngeal carcinoma cells by dietary sulforaphane. Mol Carcinog. Dec;52(12):946-58;2013.

67. Wu S, Zhou Y, Yang G, et al. Sulforaphane-cysteine induces apoptosis by sustained activation of ERK1/2 and caspase 3 in human glioblastoma U373MG and U87MG cells. Oncol Rep. May;37(5):2829-2838;2017.

68. Yanaka A, Fahey JW, Fukumoto A, et al. Dietary sulforaphane-rich broccoli sprouts reduce colonization and attenuate gastritis in Helicobacter pylori-infected mice and humans. Cancer Prev Res (Phila). 2(4):353-60;2009.

69. Yang M, Teng W, Qu Y, et al. Sulforaphene inhibits triple negative breast cancer through activating tumor suppressor Egr1. Breast Cancer Res Treat. 158(2):277-86;2016.

70. Yang M, Fahey JW, Fukumoto A, et al. The natural compound sulforaphene, as a novel anticancer reagent, targeting PI3K-AKT signaling pathway in lung cancer. Oncotarget. 7(47):76656-66;2016.

71. Zhou L, Yao Q, Li Y, et al. Sulforaphane-induced apoptosis in Xuanwei lung adenocarcinoma cell line XWLC-05. Thorac Cancer. 8(1):16-25;2017.

CAPÍTULO 86

Ivermectina, de antiparasita de largo espectro a potente antiviral de largo espectro e inusitado efeito anticâncer

Anti-EBV, CMV, HPV, HIV, Covid-19, vírus da Dengue, *Mycobacterium tuberculosis*; normaliza a polarização mitocondrial e aumenta a geração de radicais livres; anti-PAK-1 e inibe a via de sinalização PI3KAkt/mTOR; inibe diretamente o mTOR; inibe ERK1/ERK2/MAPK, NS3, YAP1, Wnt-TCF; inibe a RNA-helicase; diminui a expressão do DDX23; antitubulina; cliva PARP e induz apoptose; inibe células-tronco tumorais; inibe angiogênese e inibe a P-glicoproteína

José de Felippe Junior

Ivermectina é potente molécula anti-PAK1 e sabemos que a PAK1 está presente em 70% dos cânceres humanos. **Vários autores**

Em 1970, Satoshi Omura isolou e cultivou uma espécie desconhecida de Streptomyces com efeito antiparasitário. O componente ativo era da família das macrolídeos lactonas, sendo chamada de avermectina e a bactéria denominada *Streptomyces avermitilis* (Burg, 1979). As avermectinas naturalmente produzidas é mistura de 4 compostos, avermectinas A1, A2, B1 e B2. A ivermectina (IVM) é um derivado quimicamente modificado, semissintético, da avermectina B1 e composta de 80% de avermectina B1a e 20% de avermectina B1b (Campbell, 1983; Molyneux, 2015).

A ivermectina promove a morte programada das células cancerosas, incluindo apoptose, autofagia e piroptose. A ivermectina também inibe as células-tronco tumorais e pode reverter a resistência a múltiplas drogas e exercer o efeito ideal quando usada em combinação com outras drogas quimioterápicas (Yin, 2015; Liu, 2020; Tang, 2021).

A IVM é uma das drogas antiparasitárias mais conhecidas na medicina humana e veterinária. Possui atividade potente contra amplo espectro de parasitas nematoides após administração oral ou parenteral e foi empregada com sucesso na oncocercose (cegueira dos rios) provocada pelo nematódeo *Onchocerca volvulus* e na filariose linfática (elefantíase) provocada pelo nematódeo *Wuchereria bancrofti*. IVM possui atividade contra piolhos, ácaros e alguns carrapatos, assim como *Ascaris lumbricoides, Strongyloides stercoralis, Enterobius vermicularis, Ancylostoma duodenale* e *Trichuris trichiura*. Ela não é ativa contra tênias (Freedman, 1989; Meinking, 1995; Omura, 2014).

Ivermectina é inibidor altamente eficaz da replicação dos flavivírus, febre amarela, dengue e febre do Nilo (Mastrangelo, 2012). É impressionante a sua ampla atividade antiviral, CMV, EBV, HPV, HIV, Covid-19 (Li, 2020), ao lado da sua atividade antiglioblastoma. Ivermectina diminui os níveis de miR-21 e inibe a atividade da DDX23 (DEAD-box RNA helicase) o que bloqueia a invasão e proliferação celular do glioblastoma multiforme (Yin, 2015). Ivermectina inibe a PAK1 – p21-activated kinase.

Cascatas de transdução de sinal moduladas por PAK1 incluem vias de proliferação e sobrevivência, como MAPK, AKT, Wnt1/β-catenina, ERα, BAD e NF-κB. PAK1 também está criticamente envolvida na regulação da motilidade celular, transmitindo uma variedade de sinais que controlam a dinâmica do citoesqueleto, a forma celular e a adesão (Sells, 1997; Bokoch, 2011; Radu, 2014).

p21-activated kinases (PAKs) é família de 6 constituintes (PAK 1 a 6) e estão envolvidas na regulação da proliferação, apoptose, invasão/migração e quimiorresistência (Wang, 2018). Especificamente a PAK1(P21-activated kinase 1) é necessária para o crescimento de mais de 70% dos cânceres humanos, tais como glioblastoma, câncer de cabeça e pescoço, pulmão, mama, mama triplo negativo, próstata, ovário, cólon, estômago, melanoma, tumores NF (neurofibromatose – schwannoma) etc. A ivermectina inibe/inativa a PAK1 (Wang, 2016; Wang, 2012). Na literatura médica encontramos os pesquisadores da Indústria Farmacêutica desesperadamente a procura de inibidores desta quinase. Encontraram muitas pequenas moléculas com efeito anti-PAK1 todas chamadas por determinado número e letras para serem patenteadas, Semenova, 2017 é um de dezenas. Dispomos das ivermectina droga órfã de baixo custo.

A ivermectina de fórmula $C_{48}H_{74}O_{14}$ e peso molecular 871,1g/mol é também conhecida como, Ivermectin, Ivermectin B1a, Dehidroavermectin B1a, Eqvalan, Ivomec e Mectizan.

A molécula doa 3 e é aceptora de 14 elétrons, fortíssima oxidante.

Ivermectina

Em concentrações **nanomolares**, IVM atua por meio de canais de cloreto bloqueados por ligante, especificamente aqueles bloqueados por glutamato. Canais de cloreto bloqueados por glutamato (GluCls) não estão presentes em vertebrados e acredita-se ser este o motivo para a ampla margem de segurança da IVM em humanos. Em concentrações **micromolares**, IVM pode interagir com ampla gama de canais dependentes de ligantes encontrados em invertebrados e vertebrados, incluindo GABA, glicina, histamina e receptores nicotínicos da acetilcolina (Wolstenholme, 2005).

Toxicidade

A segurança e a farmacocinética da ivermectina administrada em doses maiores e/ou mais frequentes do que as atualmente aprovadas para uso humano, foram avaliadas em estudo duplo-cego, controlado por placebo, de escalonamento de dose. Os voluntários (n = 68) receberam 30 ou 60mg (três vezes por semana) ou 90 ou 120mg (dose única). O painel de 30 mg (intervalo: 0,35-0,6mg/kg) também recebeu dose única com alimentos após um *washout* de 1 semana. As avaliações de segurança abordaram os efeitos conhecidos da ivermectina no SNC e a toxicidade geral. O *end-point* primário de segurança foi a midríase, quantificada com precisão por pupilometria. A ivermectina foi geralmente bem tolerada, sem indicação de toxicidade do SNC com **doses até 10 vezes a dose mais alta aprovada pela FDA de 0,2mg/kg**. Todos os regimes de dosagem tiveram efeito midriático semelhante ao do placebo. As experiências adversas foram semelhantes entre ivermectina e placebo e não aumentaram com a dose. O estudo mostrou que o acúmulo de ivermectina administrada a cada quatro dias é mínimo. A ivermectina é geralmente bem tolerada com essas doses mais altas e regimes mais frequentes (Guzzo, 2002). Nada se comentou sobre toxicidade hepática.

Cerca de 3,7 bilhões de doses de ivermectina foram distribuídas em campanhas de administração em massa de medicamentos em todo o mundo nos últimos 30 anos. Em doses 10-100 vezes maiores do que as doses humanas atuais e sabe-se que a ivermectina é um teratógeno conhecido em mamíferos. Durante essas campanhas com as altas doses recomendadas, mulheres grávidas podem ter sido inadvertidamente expostas. As campanhas de tratamento devem concentrar esforços adicionais na prevenção do tratamento inadvertido de mulheres grávidas (Bardají, 2020).

Modo de ação da ivermectina como anticâncer (Yin, 2015; Liu, 2020). Vide figura 86.1

1. Anti PAK1 (P21-activated kinase 1). Inibe a via de sinalização Akt/mTOR, aumentando a degradação mediada por ubiquitinação da quinase PAK1, o que resulta em aumento do fluxo autofágico, o que suprime a proliferação e aumenta a apoptose.
2. Inibe diretamente a via mTOR.
3. Aumenta a atividade de TFE3 que é membro da família MiT/TFE, fator de transcrição de leucina-bHLH que é controlado por meio de fosforilação induzida por mTOR e, portanto, antiproliferativo.
4. Diminui ERK1/ERK2 e inibe a via MAPK.
5. Diminui a expressão do DDX23 e diminui os níveis de miR-21, o qual é proliferativo.
6. Inibe a RNA-helicase em mamíferos e diminui a proliferação e invasão.

ONCOLOGIA MÉDICA – FISIOPATOLOGIA E TRATAMENTO

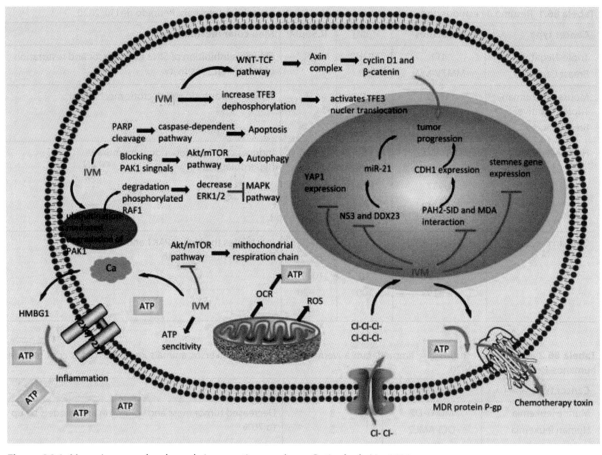

Figura 86.1 Mecanismos moleculares da ivermectina no câncer. Retirado de Liu, 2020.

7. Antitubulina em mamíferos e, portanto, antimitótico.
8. Cliva PARP e induz apoptose caspase-dependente.
9. Induz morte celular imunogênica.
10. Inibe células-tronco tumorais.
11. Inibe angiogênese.
12. Inibe a P-Glicoproteína (P-Gp).
13. Inibe NS3, antiproliferativo.
14. Inibe a proteína 1 associada ao Yea (YAP1) e, portanto, antiproliferativo.
15. Bloqueia a via Wnt-TCF e, portanto, antiproliferativo.
16. Ativa canais de cloro dos mamíferos provocando normalização da polarização mitocondrial e aumento da geração de radicais livres.

As tabelas 86.1 e 86.2 mostram estudos nos quais se empregou a ivermectina *in vitro* e *in vivo* em diversas neoplasias.

Sugestão de dose no câncer: 0,4mg/kg dividido em duas doses por 5 dias, de 7/7 dias, por 2 meses. Paciente com 70kg: 14mg 12/12h de segunda a sábado, durante 2 meses. Rever carga viral em 2 meses.

Alvos moleculares da ivermectina no câncer

1. Antivírus: **EBV, CMV, HPV, HIV, Covid-19** (Li, 2021).
2. HSV. Nada encontrado.
3. **Anti-Covid-19** (Heidary, 2020; Li, 2021; Jans, 2021; Lópes-Medina, 2021).
4. Diminui a replicação dos flavivírus, febre amarela, dengue, febre do Nilo (Mastrangelo, 2012).
5. **Anti-HIV e vírus da dengue**. A ivermectina é um inibidor específico da importação nuclear mediada por importina alfa/beta, capaz de inibir a replicação do HIV-1 e do vírus da dengue (Wagstaff, 2012).
6. **Anti-*Mycobacterium tuberculosis***.
7. **Anti-*Chlamydophila tracomatis***. IVM inibe o crescimento em células epiteliais (Pettengill, 2012).
8. **Antiartrópodes**, incluindo piolhos, ácaros e alguns carrapatos.
9. Anti-*Ascaris lumbricoides, Strongyloides stercoralis, Enterobius vermicularis, Ancylostoma duodenale* e *Trichuris trichiura*.

Tabela 86.1 Resumo de estudos onde usou-se a ivermectina *in vitro* em células tumorais. Retirado de Liu, 2020.

Cancer type	Cell Lines	[μM]	IC50μM	Molecular mechanisms
Triple-Negative Breast Cancer	4T1 MMTV-Myc	0.01 0.1		Selective Inhibition of SIN3 Corepressor and restoration of tamoxifen sensitivity.
Mouse and human Triple-Negative Breast Cancer	4T1.2 DDHer2	1 4 8	2	A mixed apoptotic and necrotic mechanism
Human leukemia	OCI-AML2 HL60 U937 K61a TEX	5 10 15 20	4.54 4.64 6.54 5.68 5.41	Induces chloride-dependent membrane hyperpolarization
Ovarian cancer	TYK-nuKOC7C SKOV3 RMUG-S HEI-193	0.1 1 10 100	5~20 10~20 10~20 5~20 5	Inactivates the kinase PAK1 and blocks the PAK1dependent growth

Tabela 86.2 Resumo de estudos que empregaram a ivermectina *in vivo* em diversos animais xenoenxertados com tumores humanos. Retirado de Liu, 2020.

Cancer type	Cell line	Dose mg/kg	Results
Murine leukemia Human leukemia	MDAY-D2 OCI-AML2 K562	3 5 6	Decreased tumor mass and volume in all 3 models by up to 70%
Triple negative breast cancer	MDA-MB-231-GFP	2.4	Tumor weight and size were reduced.
Human glioblastoma	U87 T98G	40	Decreases body weight of the mice were not observed but significantly inhibited growth of tumors.
Human gastric cancer	MKN1	i.p	Tumor weight was reduced.
Human lung cancer	H358	i.p.	Showing a ~ 50% repression of growth
Human colon cancer	DLD1 CC14 HT29	10	Inhibited DLD1 tumor growth. Repressed HT29 tumor growth. Not affect the growth of CC14 tumors.
Human glioma	U87MG	3 10	Reduces tumor size up to 50% at 3 mg/kg.

10. Anti-*Onchocerca volvulus*, oncocercose.
11. Anti-*Wuchereria bancrofti*, filariose.
12. Reverte câncer MDR (resistente a múltiplas drogas): diminui a expressão da P-glicoproteína (P-gp) inibindo a via EGFR/ERK/Akt/NF-kappaB (Jiang, 2019).
13. **Gliomas**
    a) Ivermectina induz autofagia e morte celular em células do glioma U251e C6 via inibição da sinalização AKT/mTOR a qual provoca autofagia tumoral (Liu, 2019).
    b) IVM provoca apoptose e diminuição da proliferação celular *in vitro* de maneira dependente da dose e *in vivo*. Aumenta as expressões do p53 e Bax, diminui a expressão do Bcl-2, aumenta a atividade da caspase-3 e-9 clivada e induz apoptose. Enquanto isso, regula para baixo os níveis de CDK2, CDK4, CDK6, ciclina D1 e ciclina E e bloqueia o ciclo celular na fase G0/G1 ao IVM, o que inibe a proliferação (Song, 2019).

c) IVM inibe angiogênese, crescimento e sobrevivência de células U87 e T98 do glioblastoma ao induzir disfunção mitocondrial e estresse oxidativo. IVM também provoca supressão da fosforilação de Akt, mTOR e S6 ribossomal nas células do glioblastoma e endoteliais (Liu, 2016).
d) IVM aumenta a sensibilidade do glioblastoma à radioterapia (Mudassar, 2020).
e) Nos gliomas, acontece regulação para cima dos microRNAs-21 (miR-21) o que aumenta fortemente a proliferação, invasão e radioresistência. DEAD-box RNA helicase e DDX23 promovem a biogênese do miR-21 a nível pós-transcricional. A expressão do DDX23 está aumentada nos gliomas. A ivermectina, inibidor da RNA helicase, diminui os níveis de miR-21 ao diminuir a expressão do DDX23 *in vitro* e *in vivo* em modelo de xenoenxerto. O efeito é a diminuição da proliferação e invasão das células do glioma (Yin, 2015).
f) IVM possui atividade antiproliferativa no glioblastoma (Lee, 2016).

14. **Câncer de cabeça e pescoço**
    a) Ivermectina e derivados inibem a proliferação do carcinoma nasofaringeano ao inibir PAK1 em xenoenxertos de camundongos sem timo, provocando redução drástica do crescimento tumoral (Gallardo, 2018).
    b) Várias avermectinas inibem a proliferação e induzem a morte celular no carcinoma Hep-2 de laringe humana (Mosin, 2000).

15. **Câncer de pulmão**
    a) Ativação constitutiva da sinalização WNT-TCF acontece no câncer de intestino, pulmonar e outros. IVM inibe a expressão da WNT-TCF e diminui a proliferação e aumenta apoptose no câncer de pulmão e naqueles com aumento da expressão desta via de sinalização (Melotti, 2014).
    b) IVM possui atividade antiproliferativa no câncer de pulmão (Lee, 2016).

16. **Câncer de mama**
    a) IVM induz autofagia citostática ao bloquear o eixo PAK1/Akt em células do câncer de mama, *in vitro* e *in vivo*. Mecanicamente, a autofagia está associada à diminuição da expressão da PAK1(P21-activated kinase 1). A inibição da PAK1 diminui a fosforilação de Akt, resultando no bloqueio da via de sinalização Akt/mTOR. Em xenoenxertos de câncer de mama, a autofagia citostática induzida por ivermectina leva à supressão do crescimento do tumor (Dou, 2016).
    b) IVM possui atividade antiproliferativa no câncer de mama (Lee, 2016).
    c) IVM diminui a expressão da PAK1 e provoca autofagia em células do câncer de mama, *in vitro* e *in vivo*. A ivermectina inibe a via de sinalização Akt/mTOR, promovendo a degradação mediada por ubiquitinação de PAK1 (p21 [RAC1] quinase 1 ativada) (Wang, 2016).
    d) IVM em dose muito baixa, que não induz citotoxicidade óbvia, reverte drasticamente a resistência das células tumorais aos quimioterápicos *in vitro* e *in vivo*. Mecanicamente, a ivermectina reverte a resistência principalmente pela redução da expressão da glicoproteína P (P-gp) por meio da inibição do receptor do fator de crescimento epidérmico (EGFR) e não por inibir diretamente a atividade da P-gp. Ela se liga ao domínio extracelular do EGFR, o qual inibe a ativação do EGFR e sua cascata de sinalização a jusante ERK/Akt/NF-κB. A inibição do fator de transcrição NF-κB reduz a transcrição da P-gp (Jiang, 2019).
    e) A via de sinalização PAK1-STAT3 ativa a transcrição do gene IL-6 e a formação de células-tronco no câncer de mama humano linhagens MCF-7 e MDA-MB-231. IVM inibe PAK1 e diminui a proliferação e aumenta apoptose (Kim, 2019).
    f) Aumento da expressão dos receptores P2X7 se correlaciona com o crescimento tumoral e metástases. IVM modula a sensibilidade dos canais P2X4/P2X7/Pannexin-1 ao ATP extracelular e induz morte celular de forma inflamatória, não apoptótica no câncer de mama (Draganov, 2015).
    g) IVM induz morte imunogênica de células cancerosas e infiltração robusta de células T em tumores de mama. Embora nenhum dos agentes isoladamente tenha mostrado eficácia *in vivo*, a terapia de combinação com ivermectina e anticorpo anti-PD1, inibidor de *checkpoint*, alcançou sinergia na limitação do crescimento do tumor (p = 0,03) e promoveu respostas completas (p < 0,01), também levando a imunidade contra recidiva com respostas imunes antitumorais muito bem demonstradas (Draganova, 2021).

17. **Câncer de mama triplo negativo**
    a) IVM inibe células-tronco ao regular para baixo a expressão de genes de *stemness*. A ivermectina inibe o crescimento das células MDA-MB-231 na faixa de 0,28μM. Ela inibe preferencialmente a viabilidade das populações enriquecidas com CSC (CD44+/CD24– e células que crescem em esferoides) em comparação com a população total de células. A ivermectina inibe preferencialmente a subpopulação de CSC nas células MDA-

-MB-231 e regula negativamente a expressão de genes envolvidos na manutenção da pluripotência e autorrenovação (Dominguez-Gomez, 2018).
b) A via de sinalização PAK1-STAT3 ativa a transcrição do gene IL-6 e a formação de células tronco no câncer de mama humano linhagens MCF-7 e MDA-MB-231. IVM inibe PAK1 e diminui a proliferação e aumenta apoptose (Kim, 2019).
c) Seletiva inibição do correpressor SIN3 com ivermectina e avermectinas como nova estratégia contra o câncer de mama triplo negativo. Acontece impedimento da autorregeneração clonogênica *in vitro* e inibição do crescimento tumoral e metástases *in vivo* (Kwon, 2015).
d) Os cânceres de mama MDA-MB-231, MDA-MB-468 e MCF-7 e o de ovário SKOV-3 são as linhagens de células cancerosas mais sensíveis à ivermectina. Por outro lado, a linhagem de células de câncer de próstata DU145 é a mais resistente. Nas células mais sensíveis, IVM para o ciclo celular na fase G0-G1, através da modulação de proteínas associadas com o controle do ciclo celular. IVM é sinérgica com docetaxel, ciclofosfamida e tamoxifeno. Ela reduz a viabilidade celular e a capacidade de formação de colônias na população enriquecida com células-tronco. Finalmente, nos camundongos xenoenxertados com as células tumorais, a ivermectina reduz com sucesso o tamanho e o peso do tumor (Juarez, 2020).

18. **Câncer de próstata**
a) A linhagem de células de câncer de próstata DU145 é a mais resistente à ivermectina (Juarez, 2020).
b) HSP27 está altamente expresso e suporta a adição de oncogene de muitos cânceres. IVM inibe a fosforilação e despolimerização do HSP27 mediada por MAPKAP2, bloqueando assim a sinalização de sobrevivência regulada por HSP27 e as interações cliente-oncoproteína. A ivermectina potencializa a atividade do receptor anti-andrógeno e drogas anti-EGFR na próstata e em modelos de tumor impulsionados por EGFR/HER2, respectivamente, identificando uma abordagem de redirecionamento para respostas adaptativas ao estresse superando a resistência aos inibidores da sinalização da via oncogênica (Nappi, 2020).
c) Eprinomectina, uma lactona macrocíclica semissintética é citotóxica para células metastáticas PC3 do câncer prostático via indução de apoptose (Samy, 2020).

19. **Câncer gástrico**
YAP1(Yes associated protein 1) atua como oncogene por meio de desfosforilação e translocação nuclear e o acúmulo nuclear de YAP1 está associado a mau prognóstico no câncer gástrico. IVM inibe a expressão nuclear da YAP1 e a expressão do gene CTGF em células MKN1 do câncer gástrico, mas, não das células MKN7. Na análise de sobrevivência, a baixa expressão de mRNA de YAP1 se associa a melhor prognóstico em três conjuntos de dados independentes de cânceres gástricos (Nambara, 2017).

20. **Câncer colorretal**
a) IVM exibe potente atividade anticâncer de cólon. Ela inibe a via de sinalização AKT-mTOR promovendo a degradação mediada por ubiquitinação de PAK1 (p21 [RAC1] quinase 1 ativada), levando ao aumento do fluxo autofágico (Wang, 2016).
b) IVM bloqueia WNT-TCF e diminui proliferação do câncer de cólon (Seth, 2016).
c) IVM inibe PAK1 no câncer de cólon e suprime a proliferação mitótica (Hashimoto, 2010).

21. **Câncer pancreático**
A família das P21 activated kinases (PAKs) parece modular muitas vias de sinalização que contribuem para a carcinogênese pancreática. Foi demonstrado que PAK1 é regulador crítico do crescimento de células do câncer pancreático (Wang, 2020). A ivermectina inibe a PAK1 (Sells, 1997; Bokoch, 2011; Radu, 2014).

22. **Câncer de ovário**
a) IVM inativa a kinase PAK1 e bloqueia o crescimento do câncer de ovário PAK1-dependente ao lado de inibir células da neurofibromatose/schwannoma (NF2) (Hashimoto, 2009 e 2010).
b) O câncer de ovário SKOV-3 e os cânceres de mama MDA-MB-231, MDA-MB-468 e MCF-7 são as linhagens de células cancerosas mais sensíveis à ivermectina. Nestas células o IVM pára o ciclo celular na fase G0-G1, *in vitro* e em camundongos xenoenxertados diminui o tamanho e peso do tumor (Juarez, 2020).

23. **Câncer endometrial.** Nada encontrado.

24. **Câncer cervical uterino**
a) IVM induz parada do ciclo celular na fase G1/S e apoptose em células HeLa via mitocondrial. Alterações morfológicas de apoptose típicas foram mostradas em células tratadas com IVM, incluindo fragmentação de DNA e condensação de cromatina. Ao mesmo tempo, os resultados da análise de citometria de fluxo mostraram que o número de células apoptóticas aumentou significativamente com o aumento da concentração de IVM. Além disso, observamos que o potencial de membrana mitocondrial colapsa e a proporção de Bax/Bcl-2 no citoplasma aumenta, o que induz a liberação do citocromo c da mitocôndria para o citoplasma, ativa a caspase-9/3 e

finalmente induz a apoptose. Também o IVM pode aumentar significativamente o conteúdo de ROS intracelular. Ao mesmo tempo, determinamos que IVM pode inibir significativamente a migração de células HeLa (Zhang, 2019).
b) IVM induz dano oxidativo em fita dupla de DNA em células HeLa, indicando que IVM tem potencial genotoxicidade para a saúde humana. Além disso, observou-se a formação de LC3-B em células HeLa, o acúmulo de Beclin1, a degradação de p62 e a ativação da via de transdução de sinal AMPK/mTOR. Isso sugere que o IVM confere citotoxicidade por meio da autofagia mediada pela via de sinalização AMPK/mTOR. Assim sendo, a IVM produz genotoxicidade e citotoxicidade por induzir danos ao DNA e autofagia mediada por AMPK/mTOR, representando assim um risco potencial à saúde humana (Zhang, 2020). Trabalho para mostrar o que realmente não acontece nos seres humanos. Estudo encomendado pela Big Pharma.

25. **Linfoma de Hodgkin e linfoma não Hodgkin**
Lembrar. Não é raro a infestação concomitante do *Strongyloides stercoralis* nos pacientes nos linfomas, principalmente nos não Hodgkin, chegando até a superinfestações. Todas respondem muito bem à ivermectina por via oral ou intravenosa.

26. **Neurofibromatose**
IVM inativa a quinase PAK1 e inibe células da neurofibromatose/schwannoma (NF2) (Hashimoto, 2009 e 2010).

27. **Melanoma**
a) IVM pode suprimir quase completamente o crescimento do melanoma humano e alguns outros xenoenxertos de câncer em camundongos em doses altas (3-5mg/kg) sem nenhum efeito adversos (Trabalho Russo, in Hashimoto, 2009).
b) IVM suprime ROS-TFE3 em células do melanoma e induz apoptose (Deng, 2018).

28. **Curiosidade**
Ao inibir PAK1, a IVM aumenta o crescimento do tecido capilar do couro cabeludo.

Conclusão

Na literatura médica estão descritos inúmeros trabalhos incluindo duplos-cegos, randomizados e controlado com placebo em que a ivermectina no Covid-19 diminui o tempo de internação e as intubações e principalmente diminui drasticamente a mortalidade.

Droga antiga, muito usada, sem efeitos colaterais, de baixíssimo custo e com imensa potencialidade para tratar doenças virais e neoplásicas e ainda faz crescer cabelo.

Referências

1. Burg RW. Avermectins, new family of potent anthelmintic agents: producing organism and fermentation. Antimicrob. Agents Chemother. 1979;15:361-7.
2. Campbell WC. Ivermectin: a potent new antiparasitic agent. Science. 1983;221:823-8.
3. Delorme-Walker VD, Peterson JR, Chernoff J, Waterman CM, Danuser G, Dermardirossian C, Bokoch GM. Pak1 regulates focal adhesion strength, myosin IIA distribution, and actin dynamics to optimize cell migration. J Cell Biol. 2011;193:1289-303.
4. Deng F, Xu Q, Long J, Xie H. Suppressing ROS-TFE3-dependent autophagy enhances ivermectin-induced apoptosis in human melanoma cells. J Cell Biochem. Sep 6, 2018.
5. Dominguez-Gomez G, Chavez-Blanco A, Medina-Franco JL, et al. Ivermectin as an inhibitor of cancer stem-like cells. Mol Med Rep. 2018 Feb;17(2):3397-403.
6. Dou Q, Chen HN, Wang K, et al. Ivermectin Induces Cytostatic Autophagy by Blocking the PAK1/Akt Axis in Breast Cancer. Cancer Res. 2016 Aug 1; 6(15):4457-69.
7. Draganov D, Gopalakrishna-Pillai S, Chen YR, et al. Modulation of P2X4/P2X7/Pannexin-1 sensitivity to extracellular ATP via Ivermectin induces a non-apoptotic and inflammatory form of cancer cell death. Sci Rep. 2015 Nov 10;5:16222.
8. Draganov D, Han Z, Rana A, Bennett N. Ivermectin converts cold tumors hot and synergizes with immune checkpoint blockade for treatment of breast cancer. NPJ Breast Cancer. 2021 Mar 2;7(1):22.
9. Freedman DO. The efficacy of ivermectin in the chemotherapy of gastrointestinal helminthiasis in humans. J Infect Dis. 1989;159:1151-3.
10. Gallardo F, Mariamé B, Gence R, Tilkin-Mariamé AF. Macrocyclic lactones inhibit nasopharyngeal carcinoma cells proliferation through PAK1 inhibition and reduce in vivo tumor growth. Drug Des Devel Ther. 2018 Sep 7;12:2805-14.
11. Hashimoto H, Sudo T, Maruta H, Nishimura R. The direct PAK1 inhibitor, TAT-PAK18, blocks preferentially the growth of human ovarian cancer cell lines in which PAK1 is abnormally activated by autophosphorylation at Thr 423. Drug Discov Ther. 2010 Feb;4(1):1-4.
12. Hashimoto H, Messerli SM, Sudo T, Maruta H. Ivermectin inactivates the kinase PAK1 and blocks the PAK1-dependent growth of human ovarian cancer and NF2 tumor cell lines. Drug Discov Ther. 2009 Dec;3(6):243-6.
13. Heidary F, Gharebaghi R. Ivermectin: a systematic review from antiviral effects to COVID-19 complementary regimen. J Antibiot (Tokyo). Sep;73(9):593-602, 2020.
14. Jans DA, Wagstaff KM. The broad spectrum host-directed agent ivermectin as an antiviral for SARS-CoV-2 ? Biochem Biophys Res Commun. 2021 Jan 29;538:163-72.
15. Jiang L, Wang P, Sun YJ, Wu YJ. Ivermectin reverses the drug resistance in cancer cells through EGFR/ERK/Akt/NF-kappaB pathway. J Exp Clin Cancer Res. 2019 Jun 18;38(1):265.
16. Juarez M, Schcolnik-Cabrera A, Dominguez-Gomez G, et al. Antitumor effects of ivermectin at clinically feasible concentrations support its clinical development as a repositioned cancer drug. Cancer Chemother Pharmacol. 2020 Jun;85(6):1153-63.
17. Kim JH, Choi HS, Kim SL, Lee DS. The PAK1-Stat3 Signaling Pathway Activates IL-6 Gene Transcription and Human Breast Cancer Stem Cell Formation. Cancers (Basel). 2019 Oct 10;11(10):1527.
18. Kwon YJ, Petrie K, Leibovitch BA, et al. Selective Inhibition of SIN3 Corepressor with Avermectins as a Novel Therapeutic Strategy in Triple-Negative Breast Cancer. Mol Cancer Ther. 2015 Aug;14(8):1824-36.

19. Li N, Zhao L, Zhan X. Quantitative proteomics reveals a broad-spectrum antiviral property of ivermectin, benefiting for COVID-19 treatment. J Cell Physiol. 2021 Apr;236(4):2959-75.
20. Liu Y, Fang S, Sun Q, Liu B, et al. Anthelmintic drug ivermectin inhibits angiogenesis, growth and survival of glioblastoma through inducing mitochondrial dysfunction and oxidative stress. Biochem Biophys Res Commun. 2016 Nov 18;480(3):415-21.
21. Liu J, Liang H, Chen C, Ivermectin induces autophagy-mediated cell death through the AKT/mTOR signaling pathway in glioma cells. Biosci Rep. 2019 Dec 20;39(12):BSR20192489.
22. Liu J, Kun Zhang, Lin Cheng, et al. Progress in Understanding the Molecular Mechanisms Underlying the Antitumour Effects of Ivermectin. Drug Des Devel Ther. 2020; 14:285-96.
23. Lee H, Kang S, Kim W. Drug Repositioning for Cancer Therapy Based on Large-Scale Drug-Induced Transcriptional Signatures. PLoS One. 2016 Mar 8;11(3):e0150460.
24. López-Medina E, López P, Hurtado IC, et al. Effect of Ivermectin on Time to Resolution of Symptoms Among Adults With Mild COVID-19: A Randomized Clinical Trial. JAMA. 2021 Mar 4:e213071.
25. Mastrangelo E. Ivermectin is a potent inhibitor of flavivirus replication specifically targeting NS3 helicase activity: new prospects for an old drug. J. Antimicrob. Chemother. 2012;67:1884-94.
26. Meinking TL. The treatment of scabies with ivermectin. N Engl J Med. 1995;333:26-30.
27. Melotti A, Mas C, Kuciak M, et al. The river blindness drug Ivermectin and related macrocyclic lactones inhibit WNT-TCF pathway responses in human cancer. EMBO Mol Med. 2014 Oct;6(10):1263-78.
28. Molyneux D, Taylor HR. The discovery of ivermectin. Trends Parasitol. Jan;31(1):1, 2015.
29. Mosin VA, Krugliak EB, Sterlina, et al. Cytotoxic and cytostatic effect of avermectines on tumor cells in vitro. Antibiot Khimioter. 2000;45(10):10-4.
30. Mudassar F, Shen H, O'Neill G, Hau E. Targeting tumor hypoxia and mitochondrial metabolism with anti-parasitic drugs to improve radiation response in high-grade gliomas. J Exp Clin Cancer Res. 2020 Oct 7;39(1):208.
31. Nambara S, Masuda T, Nishio M, et al. Antitumor effects of the antiparasitic agent ivermectin via inhibition of Yes-associated protein 1 expression in gastric cancer. Oncotarget. 2017 Nov 21;8(64):107666-77.
32. Nappi L, Aguda AH, Nakouzi NA, et al. Ivermectin inhibits HSP27 and potentiates efficacy of oncogene targeting in tumor models. J Clin Invest. 2020 Feb 3;130(2):699-714.
33. Omura S., Crump A. Ivermectin: panacea for resource-poor communities? Trends Parasitol. 2014;30:445-55.
34. Pettengill MA, Lam VW, Ollawa I, et al. Ivermectin inhibits growth of Chlamydia trachomatis in epithelial cells. PLoS One. 2012;7(10):e48456.
35. Radu M, Semenova G, Kosoff R, Chernoff J. PAK signalling during the development and progression of cancer. Nat Rev Cancer. 2014;14:13-25.
36. Samy ALPA, Bakthavachalam V, Vudutha M, et al. Eprinomectin, a novel semi-synthetic macrocylic lactone is cytotoxic to PC3 metastatic prostate cancer cells via inducing apoptosis. Toxicol Appl Pharmacol. 2020 Aug 15;401:115071.
37. Sells MA, Knaus UG, Bagrodia S, Ambrose DM, Bokoch GM, Chernoff J. Human p21-activated kinase (Pak1) regulates actin organization in mammalian cells. Curr Biol. 1997;7:202-10.
38. Semenova G, Chernoff J. Targeting PAK1. Biochem Soc Trans. 2017 Feb 8;45(1):79-88.
39. Seth C, Mas C, Conod A, et al. Long-Lasting WNT-TCF Response Blocking and Epigenetic Modifying Activities of Withanolide F in Human Cancer Cells. PLoS One. 2016 Dec 14;11(12):e0168170.
40. Song D, Liang H, Qu B, et al. Ivermectin inhibits the growth of glioma cells by inducing cell cycle arrest and apoptosis in vitro and in vivo. J Cell Biochem. 2019 Jan; 120(1):622-33.
41. Tang M, Hu X, Wang Y, Yao X. Ivermectin, a potential anticancer drug derived from an antiparasitic drug. Pharmacol Res. 2021 Jan;163:105207.
42. Yin J. DEAD-box RNA helicase DDX23 modulates glioma malignancy via elevating miR-21 biogenesis. Brain. 2015;138:2553-70.
43. Zhang P, Zhang Y, Liu K, et al. Ivermectin induces cell cycle arrest and apoptosis of HeLa cells via mitochondrial pathway. Cell Prolif. 2019 Mar;52(2):e12543
44. Zhang P, Ni H, Zhang Y, et al. Ivermectin confers its cytotoxic effects by inducing AMPK/mTOR-mediated autophagy and DNA damage. Chemosphere. 2020 Nov;259:127448.
45. Wang K, Gao W, Dou Q, et al. Ivermectin induces PAK1-mediated cytostatic autophagy in breast cancer. Autophagy. 2016 Dec;12(12):2498-9.
46. Wang K, Baldwin GS, Nikfarjam M, He H. p21-activated kinase signalling in pancreatic cancer: New insights into tumour biology and immune modulation. World J Gastroenterol. Sep 2018, 7;24(33):3709-23.
47. Wang J, Zhu Y, Chen J, et al. Identification of a novel PAK1 inhibitor to treat pancreatic cancer. Acta Pharm Sin B. 2020 Apr;10(4):603-14.
48. Wagstaff KM, Sivakumaran H, Heaton SM, et al. Ivermectin is a specific inhibitor of importin alpha/beta-mediated nuclear import able to inhibit replication of HIV-1 and dengue virus. Biochem J. 2012 May 1;443(3):851-6.
49. Wolstenholme AJ, Rogers AT. Glutamate-gated chloride channels and the mode of action of the avermectina/milbemycin anthelmintics. Parasitology. 2005;131(Suppl):S85-95.

CAPÍTULO 87

O Kefir possui efeito antitumoral, e o leite bovino pasteurizado, efeito estimulante no câncer de mama

José de Felippe Junior

Nunca é tarde para aprender. **Desconhecido do Século XVII**

A ignorância é um pesado fardo que fica mais leve enquanto aprendemos. **JFJ**

Deixar de aprender é omitir socorro. **JFJ**

Você não tem Retocolite ulcerativa por falta de sulfasalazina. **Roger Willians**

Você não tem reumatismo por falta de aspirina. **Roger Willians**

Células cancerosas são células em profundo sofrimento lutando desesperadamente para sobreviver. **JFJ**

Para não morrer, a única alternativa de células em profundo sofrimento é proliferar. **JFJ**

Os produtos do leite bovino fermentados como o Kefir e o iogurte reduzem o risco de câncer de mama na mulher e os produtos não fermentados aumentam esse risco (Reddy, 1983; Veer, 1989).

Já se demonstrou em animais e em culturas de células, em várias linhagens de tumores humanos incluindo o câncer colorretal e de mama, que os componentes bioativos anticâncer do leite fermentado como o kefir e o iogurte possuem atividade antimutagênica e antiproliferativa (Cassand, 1994; Bourtourault, 1991; McIntosh, 1995; Svensson, 1999).

O Kefir é diferente do iogurte e da coalhada. Kefir é uma mistura de leveduras e bactérias, vivendo em simbiose em um microambiente peculiar com matriz de polissacarídeos e que se reproduzem continuamente na dependência de uma fonte de carbonos como por exemplo o açúcar mascavo ou o leite. Os grãos de Kefir são gerados unicamente usando os grãos preexistentes; não se consegue fabricá-los. Os grãos são parecidos com couve-flor e cada um deles mede de 3 a 20mm de diâmetro.

O Kefir é proveniente das montanhas do Cáucaso da antiga Rússia e nesse país tem sido usado no tratamento de várias condições patológicas, como aterosclerose, câncer, doenças gastrintestinais e *diabetes mellitus* (Shiomi, 1982; Koroleva, 1988; Olesmall, 1999). Alguns acreditam que ele é o responsável pela longevidade com saúde (120-130 anos) dos habitantes do Cáucaso (Felippe Jr, 2009).

O iogurte é feito a partir de bactérias produtoras de ácido lático que perdem a "força" de fermentação e coagulação após alguns banhos. O Kefir é feito a partir unicamente dos grãos de kefir e não perdem o poder de fermentação se mantidos vivos com uma fonte doadora de átomos de carbono.

Chen, em maio de 2007, comparou os efeitos do Kefir, do iogurte e do leite bovino pasteurizado sobre a proliferação de células epiteliais MCF-7 do câncer de mama humano. As três substâncias foram empregadas nas concentrações de: 0,33%, 0,63%, 1,25%, 2,5%, 5% e 10% (vol/vol).

Após 6 dias de cultura, notou-se que o extrato de Kefir diminuiu drasticamente a proliferação celular de modo dose-dependente, iniciando-se o efeito com a concentração de 0,63%. Nessa concentração, a inibição da proliferação foi de 30%.

O iogurte também diminuiu a proliferação de modo dose-dependente, porém observou-se inibição de 30% apenas a partir da concentração de 2,5%.

Muito importante foi o efeito do leite bovino pasteurizado que, já a partir da dose de 0,33%, provocou nas células do câncer de mama forte efeito proliferativo: piora do câncer. Ele também aumentou a proliferação das células mamárias normais. Este último achado explica os nódulos benignos de mama na mulher.

Na dose de 2,5% o Kefir provocou diminuição de 60% na proliferação celular das células cancerígenas e na dose de 10% a inibição atingiu o valor espetacular de 88%. O iogurte atingiu 82% de inibição na dose de 10%.

Não se observou nenhum efeito do Kefir nas células epiteliais normais da mama, entretanto, nas doses de 5% e 10% o iogurte aumentou a proliferação das células mamárias normais.

O autor concluiu que o extrato de Kefir (sobrenadante líquido no frasco de cultura) contém substâncias que especificamente inibem a proliferação do câncer de mama humano e que tal efeito pode ser útil na prevenção ou no tratamento do câncer de mama. *O leite pasteurizado fomenta o crescimento do câncer de mama humano e deve ser evitado: carcinocinético.*

Sabe-se que o Kefir estimula o sistema imune tanto *in vitro* como *in vivo*. Ele aumenta a IL-10 no soro e a IL-6 e a IL-10 no tecido tumoral (Vinderola, 2005; De Moreno de LeBlanc, 2006; Furukawa, 1991).

De Moreno LeBlanc, em 2007, estudou o efeito imunológico do Kefir, parte celular e parte sobrenadante sem células, em camundongos injetados com células de tumor de mama (o autor não especificou o tipo). A parte celular e a não celular foram administradas ciclicamente: 2 dias sim e 2 dias não ou 7 dias sim e 7 dias não.

A administração a cada 2 dias de ambas as partes do Kefir provocou atraso do desenvolvimento do tumor e aumento do número de células produtoras de imunoglobulina A na glândula mamária, quando comparado com o controle que foi injetado com as células tumorais e não recebeu o Kefir.

No grupo que recebeu o sobrenadante sem células, houve grande aumento de linfócitos CD4+ (antitumorais), enquanto os linfócitos CD8+ permaneceram constantes. Observou-se aumento da apoptose que se correlacionou com a queda da proteína apoptótica Bcl-2.

O efeito da parte celular do Kefir foi menos evidente que o sobrenadante. O regime cíclico de 7 dias não produziu os efeitos observados no regime de 2 em 2 dias.

Tanto os linfócitos T como os linfócitos B podem migrar das placas de Peyer do intestino delgado para os tratos respiratório, geniturinário e gastrintestinal e também para as glândulas mamárias e prostática (Brandtzaeg, 2004). É o que acontece quando o sistema digestivo funciona em perfeito estado e o indivíduo ingere o Kefir.

A via Bcl-2 é um dos mecanismos milenares de sobrevivência das células cancerosas, o que faz com que elas não entrem em apoptose e aumentem a velocidade de proliferação. O Kefir diminui a geração de Bcl-2, o que provoca aumento do ritmo da morte celular programada e, dessa forma, diminui o volume tumoral.

Efeitos do Kefir no câncer de mama:

1. Diminui a proliferação celular.
2. Aumenta a apoptose.
3. Diminui a produção tumoral da proteína apoptótica de sobrevivência celular: Bcl-2.
4. Aumenta a IL-10 no soro.
5. Aumenta a IL-6 e a IL-10 no tecido tumoral.
6. Aumenta a produção local de IgA.
7. Aumenta o número de linfócitos CD4 no tumor.
8. Mantém constante os linfócitos CD8 no tumor.

Coalhada de Kefir Real

O Kefir Real é proveniente das montanhas do Cáucaso (Rússia), onde os habitantes vivem até os 110-120 anos com saúde, trabalhando e amando. Nessa região, a água ingerida é altamente estruturada, como acontece com as outras 6 regiões do planeta onde vivem pessoas longevas.

O Kefir não é vendido, e sim doado.

Modo de preparo:

I – Kefir de leite: em um recipiente de vidro colocar 1 copo de leite integral, ou tipo B, ou tipo C, melhor se for kosher, junto com os grãos de Kefir e deixar descansando durante 24 horas tampado com um pano de prato sem pintura.

II – Após as 24 horas coar o líquido e beber. O que sobrou no coador colocar novamente no recipiente com 1 copo de leite repetindo o processo. Você pode beber o Kefir puro, com mel ou açúcar mascavo, ou granola etc.

III – Kefir de água: coloque os grãos de Kefir em 1 a 2 colheres das de sopa de açúcar mascavo em 1/2 litro de água mineral. Deixe fermentar 24 horas à temperatura ambiente em vasilha aberta. Coar, beber o líquido e, após enxaguar os grãos, prepare nova receita. Normalmente se consome de 2 copos a 2 litros por dia. Não use metal.

Observações:

1. Não usar nada metálico.
2. Coador de plástico.
3. O Kefir se multiplica e cresce. Doar 2 colheres das de sopa para os amigos.
4. Fora do uso, colocar no congelador.
5. Se ficar muito ácido diminua a quantidade de grãos de Kefir ou aumente o leite ou o açúcar mascavo.
6. Muito kefir para pouco leite, em 12 horas já obtemos o resultado.

Benefícios para a saúde

1. Melhora a textura da pele.
2. Melhora o funcionamento intestinal.
3. Diminui o risco de câncer de mama.
4. Diminui o risco de câncer de próstata.
5. Diminui o risco de gripes e resfriados.
6. Ameniza alergias.
7. Ameniza retocolite ulcerativa.
8. Ameniza cólon irritável.
9. Melhora alguns tipos de acne, eczema e psoríase.
10. Aumenta a imunidade.
11. Ameniza asma e bronquite.
12. Proporciona envelhecimento saudável.
13. Diminui os efeitos colaterais da quimioterapia sobre o intestino, sem interferir com a eficácia do quimioterápico.

Conclusão

Ficamos conhecendo mais uma arma no combate ao câncer de mama que diminui a proliferação celular, aumenta a apoptose e aumenta a defesa imunológica local.

O Kefir cuida da doença sem agredir a célula cancerosa já em tão profundo sofrimento e não apresenta efeitos colaterais para o organismo. Ele melhora a função intestinal, trata de maneira eficaz a disbiose intestinal e mantém o apetite do paciente submetido à quimioterapia.

O kefir é um produto sem custo, sendo obtido por doação. Kefir não pode ser vendido, é um pacto que existe entre nós – seres humanos.

Nas pacientes com câncer de mama utilizamos o kefir de água.

Referências

1. Bourtourault M, Buleon R, Samperez S, Jouan P. Effect des protéines du lactosérum bovin sur la multiplication de cellules cancéreuses humaines. C R Soc Biol. 185:319-23;1991.
2. Brandtzaeg P, Pabst R. Let's go mucosal: communication on slippery ground. Trends Immunol. 25:570-7;2004.
3. Cassand P, Abdelali H, Bouley C, et al. Inhibitory effect of dairy products on the mutagenicities of chemicals and dietary mutagens. J Dairy Res. 61:545-52;1994.
4. Chen C, Chan HM, Kubow S. Kefir extracts suppress in vitro proliferation of estrogen-dependent human breast cancer cells but not normal mammary epithelial cells. J Med Food. 10(3):416-22;2007.
5. De Moreno de LeBlanc A, Matar C, Farnworth E, Perdigon G. Study of cytokines involved in the prevention of a murine experimental breast cancer by kefir. Cytokine. 34:1-8;2006.
6. De Moreno de LeBlanc A, Matar C, Farnworth E, Perdigón G. Study of immune cells involved in the antitumor effect of kefir in a murine breast cancer model. J Dairy Sci. 90:1920-8;2006.
7. Felippe J Jr. Povos longevos e saudáveis ao redor do mundo: o fator água. Revista Eletrônica da ABMB. www.medicinabiomolecular.com.br. Abril de 2009.
8. Furukawa N, Matsuoka A, Takahashi T, Yamanaka Y. Effects of fermented milk on the delayed-type hypersensitivity response and survival in mice bearing Meth-A. Anim Sci Technol. 62:579-85;1991.
9. Koroleva NS. Technology of kefir and kumy. IDF Bull. 227:96-100;1988.
10. McIntosh GH, Regester GO, Leu LE. Dairy proteins protect against dimethylhydrazine-induced intestinal cancers in rats. J Nutr. 125:809-16;1995.
11. Olesmall ME, Nicheno EV, Mitrokhin SD, et al. Effectiveness of acipole in prevention of enteric dysbacteriosis due to antibacterial therapy. Antibiotiki I Khimioterapii. 44:23-25;1999.
12. Reddy GV, Friend BA, Shahani KM, Farmer RE. Antitumor activity of yogurt components. J Food Protect. 46:8-11;1983.
13. Shiomi M, Sasaki K, Murofushi M, Aibara K. Antitumor activity in mice orally administrated polysaccharide from kefir grains. Jpn J Med Sci Biol. 35:75-80;1982.
14. Svensson M, Sabharwal H, Mossberg AK, et al. Molecular characterization of alpha-lactalbumin folding variants that induce apoptosis in tumor cells. J Biol Chem. 274:6388-96;1999.
15. Veer P, Dekker JM, Lamars JWJ, et al. Consumption of fermented milk products and breast cancer: a case control study in the Netherlands. Cancer Res. 49:4020-3;1989.
16. Vinderola CG, Duarte J, Thangavel D, et al. Immunomodulating capacity of kefir. J Dairy Res. 72:195-202;2005.

CAPÍTULO 88

Lactoferrina do colostro – um quelante do ferro com efeito anticâncer

José de Felippe Junior

A lactoferrina pertence à família da transferrina, sendo excelente quelante do ferro. O excesso de ferro, diagnosticado por níveis séricos de ferritina superior a 80ng/ml, provoca estresse oxidativo pela reação de Fenton e assim aumenta o risco de aparecimento de vários tipos de câncer.

A lactoferrina é uma glicoproteína que se liga ao ferro e, portanto, diminui a concentração da ferritina sérica. Ela possui várias funções: anti-inflamatória, antioxidante, anticâncer (apoptótica, antiproliferativa, inibidora do NF-kappaB), imunoestimulante e quimiopreventiva no câncer colorretal.

A lactoferrina possui efeito contra bactérias, vírus, fungos e parasitas intestinais. Já se demonstrou *in vitro* o papel apoptótico e antiproliferativo da lactoferrina bovina em vários tipos de câncer humanos: mama, próstata, pulmão, colorretal, gástrico, leucemia de linfócitos T, linfoma de células B, melanoma, entre outros. Seu mecanismo de ação principal, porém não único, é a quelação do íon ferro. Reduzindo a biodisponibilidade do ferro livre diminuímos a geração de radicais livres (reação de Fenton). O produto disponível no mercado é proveniente do colostro bovino. Também existe a lactoferrina humana recombinante.

No câncer, a lactoferrina bovina já foi administrada em cápsulas de dissolução entérica, 1,5g, 2 vezes ao dia. Para diminuir a gordura abdominal, o que previne vários tipos de doenças, usaram-se em trabalho randomizado e duplo-cego 300mg ao dia durante 8 semanas.

A desferroxamina, outro quelante do ferro, também possui efeitos anticarcinogênicos. Ela inibe o TRAIL, facilitador de apoptose regulando a autofagia de células do câncer de cólon.

A fórmula da lactoferrina é $C_{43}H_{63}N9O_{11}$, de peso molecular 882g/mol, também chamada de Lactoferroxin C, Methyl l-lysyl-l-tyrosyl-l-leucylglycyl-l-prolyl-l--glutaminyl-l-tyrosinate, 117667-27-3, AC1Q5JPC, AC1L4UT9 e Lactoferrin (673-679). Doa 10 e é aceptor de 13 elétrons.

Lactoferrina

Alvos moleculares no câncer da lactoferrina bovina (colostro)

1. **Antibacteriana**
   Infecção intestinal por *E. coli* ou outras bactérias resistentes: lactoferrina pode ser opção terapêutica.
2. **Antiviral**: Epstein-Barr vírus, citomegalovírus, herpes-vírus 1 e 2.

3. **Antifúngica.**
4. **Antiparasitária.**
5. Anti-inflamatória.
6. Estimula a imunidade nativa: monócitos, macrófagos, granulócitos, células dendríticas, células NK.
7. Inibe a angiogênese tumoral.
8. Inibe via Akt no carcinoma de nasofaringe.
9. Induz apoptose e inibe a proliferação em células do câncer de mama, próstata, pulmão, colorretal, gástrico, leucemia de linfócitos T, linfoma de células B, melanoma, entre outros.
10. Via inibição da Bcl-2 e provoca apoptose na leucemia de linfócitos T.
11. Induz apoptose via JNK (c-Jun N-terminal quinases) associada ao Bcl-2, via ativação de caspases e clivagem do PARP.
12. Apoptose via E2F1 preferencialmente em células deficientes em p53 da leucemia Jurkat.
13. Inibe o crescimento do câncer de pulmão por meio da supressão da inflamação e da expressão do VGEF (*vascular endothelial growth factor*). A diminuição das citocinas TNF-alfa, IL-4, IL-6 e IL-10 suprime a inflamação.
14. Promove apoptose no adenocarcinoma de pulmão via IGBP (*immunoglobulin CD79A-binding protein-1*) e acelera o processo apoptótico.
15. Diminui a proliferação das células do melanoma.
16. Diminui a proliferação e aumenta a apoptose no câncer de mama.
17. Inibe a fosforilação e, portanto, a ativação da via Akt, promovendo apoptose no câncer de estômago.
18. Lactoferrina – nova função – anticâncer e antimetastática.
19. Provoca parada da proliferação celular em células do câncer linhagem HeLa ativando a via TGF-beta/Smad-2.
20. Diminuição da expressão da lactotransferrina por metilação, silenciamento epigenético, provoca progressão do câncer de próstata.
21. Talactoferrina aumenta a sobrevida de pacientes com câncer de pulmão avançado: duplo-cego randomizado e controlado: 1,5g 2 vezes ao dia (fase II).
22. Restaura glóbulos brancos e vermelhos em pacientes submetidos à quimioterapia.
23. Lactoferrina, 200mg ao dia, em conjunto com a eritropoietina melhora a anemia no câncer avançado e provoca diminuição do grande vilão, a ferritina.
24. Lactoferrina inibe o crescimento de tumores malignos de cabeça e pescoço: carcinoma epidermoide e fibrossarcoma – diminui 50% e 54% o volume tumoral, respectivamente –, mecanismo por imunomodulação.
25. Mecanismo antitumoral da lactoferrina – lactoferricina bovina nas linhagens Meth A do fibrossarcoma, B16F10 do melanoma e C26 do carcinoma de cólon: significante efeito citotóxico.
26. Interessante:
Lactoferrina possui efeito drástico em humanos na redução da gordura abdominal em 8 semanas de uso – duplo-cego – lactoferrina de dissolução entérica, 300mg ao dia.

Referência

Site www.medicinabiomolecular.com.br com os resumos ou trabalhos na íntegra.

CAPÍTULO 89

Lítio em alta dose no tratamento do câncer

Inibe GSK-3beta; inibe a via Wnt-beta-catenina; ativa AMPK e inibe mTOR; aumenta a biogênese mitocondrial ao ativar PPAR-gama (PGC-1alfa); inibe a atividade da enzima ornitina descarboxilase; potencia TNF-alfa; aumenta os níveis de IL-2 e Interferon-gama e polariza o sistema imune para M1/Th1 e diminui IGF-1, sendo antiproliferativo e apoptótico no câncer, além de inibir PD-1/PDL-1 ativando linfócitos T citotóxicos

José de Felippe Junior

Lítio: sempre esquecido, mas de grande valor no tratamento do câncer. **JFJ**

Em primeiro lugar, é importante saber que o lítio retira sódio das células neoplásicas, polariza a membrana celular e se o potencial de membrana atingir níveis mais negativos do que –15mv, isto é, –20 a –90mv teremos diminuição ou até abolição da proliferação mitótica (Balatsky, 1964; Marino, 1989; Cone, 1970, 1974 e 1976).

O cloreto de lítio é inibidor seletivo da glicogênio-sintase-quinase-3beta (GSK-3beta), uma serina-treonina quinase que diminui a proliferação celular e aumenta a diferenciação e a apoptose no câncer.

O cátion lítio foi o primeiro inibidor natural descoberto da GSK-3 (Klein e Melton, 1996; Stambolic, 1996).

Várias substâncias inibem a GSK3-beta: cloreto de lítio, orotato de lítio, carbonato de lítio, sais bivalentes do zinco, berberina, batata-doce, flavonoides cítricos Phiel, 2001; Jope, 2003; Eldar, 2011).

Inibidores da GSK-3beta inibem fortemente as JNKs (*c-Jun N-terminal kinases*) provocando forte indução da apoptose e cooperando com o TRAIL (*tumor necrosis factor-related apoptosis-inducing ligand*) na indução da apoptose em várias neoplasias (Beurel, 2009).

A GSK-3beta é alvo promissor no tratamento de várias doenças neurológicas, diabetes tipo 2 e inflamações, além do câncer.

As controvérsias sobre os efeitos do cloreto de lítio e outros sais de lítio no tratamento do câncer se dissipam quando atentamos para o fato:

1. Baixa dose ativa GSK-3beta
2. Alta dose inibe GSK-3beta.

Desta forma, baixa dose promove proteção celular e neuronal, sendo usada nas doenças neurodegenerativas e na doença bipolar, enquanto a dose alta provoca apoptose, diminuição da proliferação e diferenciação celular, sendo assim usada no tratamento do câncer (Berk, 2017). Lítio em baixa dose e ácido valproico ativam PGC-1alfa e aumentam a biogênese mitocondrial, também aumentam a expressão da SIRT3 e CARM1 e protegem células NSC34 do estresse oxidativo – protegem neurônio motor (Wang, 2013).

O lítio em baixa dose defosforila a GSK-3beta o que provoca sua ativação, enquanto, em alta dose o lítio fosforila a GSK-3beta e a inibe.

Entenda-se por alta dose 300mg de cloreto de lítio ou 49,4mg/Li 3 vezes ao dia, o que equivale a quase 150mg do elemento químico. Baixa dose corresponde a 61mg de cloreto de lítio ou 10mg/Li ao dia.

A dose de carbonato de lítio na doença bipolar às vezes precisa ser elevada para atingir o nível terapêutico de 0,6-1,0mEq/l e varia entre 2 e 4 comprimidos de 300mg (56,8mg/Li) ou 113,6 a 227,2mg de lítio.

Os efeitos adversos do lítio são gastrintestinais e neurológicos: diarreia persistente, vômitos, náuseas severas e persistentes, visão prejudicada, fraqueza generalizada, dificuldade para andar, pulso irregular, tremores intensos, cãibras, grande desconforto, tontura acentuada, sudorese de pés e pernas.

Estudo coorte retrospectivo usando o NHIRD (*National Health Insurance Research Database*) de Taiwan mostrou que o lítio está associado com redução do risco de câncer em geral nos pacientes com doença bipolar, sendo observada relação positiva entre dose-resposta. Lítio em longo prazo em pacientes psiquiátricos reduz o risco de câncer em geral, ao lado de especificamente não aumentar o risco de câncer, incluindo o colorretal (Pottegard, 2016).

Controverso o trabalho de Castillo-Quan de 2016, onde mostra que o lítio promove longevidade e saúde via inibição da GSK-3beta enquanto ativa o poderoso antioxidante e proliferativo NRF2 (*transcription factor nuclear factor erythroid 2-related fator*), hormese-dependente. Outros autores mostram que é a ativação da GSK-3beta por baixa dose de lítio é que promove ativação do NRF2 e promove os efeitos benéficos para saúde. Cremos nestes últimos.

Cloreto de lítio alta dose ativa PPAR-gama, o qual aumenta a expressão da adiponectina e aumenta drasticamente a atividade da AMPK

Efeito esquecido do cloreto de lítio é a sua função como agonista externo do PPAR-gama. O PPAR-gama (*peroxisome proliferator activated receptor-gama*) está expresso no câncer de mama, próstata, cólon e outros, sendo sua presença de mau prognóstico. Entretanto, os agonistas externos do PPAR-gama nestes tumores diminuem a proliferação e a angiogênese, enquanto aumentam a apoptose e a diferenciação celular, incluindo o câncer de mama triplo negativo. Eles inibem o mTOR que inibe a hexoquinase-II, enzima glicolítica chave, ao lado de promoverem vários outros efeitos antiproliferativos. Os agonistas ou ativadores do PARP-gama inibem a transcrição gênica e a síntese do *antiporter* NHE1, ao lado de inibirem a importante via proliferativa Wnt/beta-catenina.

Outros ativadores do PPAR-gama o qual aumenta a expressão da adiponectina e ativam drasticamente a AMPK, a qual inibe mTOR/ERK1/ERK2/NF-kappaB são: *Ganoderma lucidum*, *Agaricus blazei* e outros cogumelos ricos em glucana; tocoferois, óleo de gergelim; ácido linoleico conjugado; efatatuzone; ácido elágico e tiazolidinedonas.

A imensa maioria dos trabalhos da literatura medica do PubMed sobre câncer não utilizam o carbonato ou orotato e sim o cloreto de lítio.

Sua fórmula é LiCl, de peso molecular 42,4g/mol e conhecido como LITHIUM CHLORIDE, 7447-41-8, Lithium chloride, Lithium chloride (LiCl), LiCl e Chlorure de lithium. A molécula é aceptora de 1 elétron: oxidante.

$$Cl^- \ldots\ldots\ldots Li^+$$

Cloreto de lítio

Cloreto de lítio em alta dose inibe GSK-3α/β e possivelmente inibe PD-1

O bloqueio do ponto de verificação imune usando anticorpos contra co-receptores negativos, como o antígeno citolítico de células T-4 (CTLA-4) e a morte celular programada-1 (PD-1), obteve muito sucesso no tratamento do câncer. No entanto, a maioria dos pacientes experimentou muitos efeitos colaterais e a droga é muito dispendiosa, o que ressalta a necessidade do desenvolvimento de inibidores de pequenas moléculas para aumentar a eficácia da imunoterapia. Talvez essa pequena molécula seja o lítio conhecido há décadas como bloqueador específico da GSK3-beta, em altas doses. Entretanto, os autores não citam o lítio, pois estão à procura de substâncias patenteáveis. São servos da indústria que garantem o seu pão.

Taylor e colaboradores em 2016 mostraram que o GSK-3α/β é um regulador central da transcrição de PD-1 em células T CD8+. Isto é, mostrou que a injeção de inibidores de GSK-3 em camundongos aumenta a função de CTL CD8 (+) OT-I *in vivo* e a depuração do gama-herpes vírus murino 68 e do clone de coriomeningite linfocítica 13 e revertem o esgotamento das células T. Esses achados identificam a GSK-3 como regulador da expressão da PD-1 e demonstra a aplicabilidade dos inibidores da GSK-3 na modulação da PD-1 na imunoterapia (Taylor, 2016).

Em outro estudo o autor mostrou que o uso de inibidores de pequenas moléculas de GSK-3α/β (GSK-3i) reduz a transcrição e expressão de pcdc1 (PD-1) de modo tão eficaz quanto os anticorpos bloqueadores de anti-PD-1 e PDL-1 no controle do melanoma B16, ou linfoma EL4, em tumores primários e configurações metastáticas. Finalmente, a transferência adotiva de células T tratadas ex-vivo com um inibidor de GSK-3 atrasou o início do crescimento do linfoma EL4 em uma extensão semelhante ao pré-tratamento com anti--PD-1. No geral, os resultados mostram como os inibidores da GSK-3 que desregulam a expressão da PD-1 podem melhorar a função das células T CD8+ na terapia do câncer em um grau semelhante aos anticorpos bloqueadores da PD-1. Essas descobertas mostram como os inibidores da GSK-3 que desregulam a expressão de PD-1 podem melhorar a função das células T CD8 + na terapia do câncer em um grau semelhante aos anticorpos bloqueadores de PD-1 (Taylor, 2017--2018-2020; Krueger, 2019; Sahin, 2019; Rudd, 2020).

Autores de outros países também mostraram que a inibição da GSK3 diminui a expressão do PD-1 (Sengupta, 2018).

Lembrar que as taxas de cura dos bloqueios contra PD-1, PD-L1 ou CTLA-4 (cytotoxic T-lymphocyte-associated protein 4) isoladamente são pequenas. A estratégia de combinação, anti-PD-1/anti-CTLA-4 aumenta significativamente as células T CD8 + ativadas e as células NK e diminui as células supressivas CD4 + FoxP3 + Treg (Reardon, 2016). É o acelerar e brecar do sistema imune.

Cuidado: a inibição da sinalização PD-1 pode aumentar o crescimento do *Mycobacterium tuberculosis* e assim a secreção de citocinas. O TNF-α é responsável pelo crescimento acelerado do bacilo e a neutralização do TNF-α reverte o crescimento aumentado causado pelo tratamento anti-PD-1. Na tuberculose humana, a imunorreatividade pulmonar ao TNF-α está aumentada e a expressão de PD-1 circulante se correlaciona negativamente com as concentrações de TNF-α no escarro. Em resumo: o PD-1 regula a resposta imune na tuberculose e a inibição do PD-1 acelera o crescimento do bacilo de Kock, através da secreção excessiva de TNF-α (Tezera, 2020).

Alvos moleculares do LiCl no câncer

1. **Antiviral**
   a) Cloreto de lítio possui efeito antiviral sobre a replicação do virus da leucose aviaria tipo J em cultura celular (Qian, 2018).
2. **Antimicobactéria**
   a) Lítio inibe o crescimento da *Mycobacterium kansasii* aumentando a apoptose de macrófagos infectados pelo bacilo (Sohn, 2014),
   b) Cloreto de lítio tem efeito tuberculicida (Vashkov, 1975)
3. **Alta dose:** inibe GSK-3 beta e inibe PD-1 (Programed Death-1) (Taylor, 2018).
4. **Alta dose**: inibe a enzima GSK-3beta provocando apoptose, diferenciação celular e antiproliferação das células neoplásicas.
5. **Alta dose**: suprime a via proliferativa Wnt/beta-catenina em várias neoplasias.
6. **Baixa dose**: ativa a GSK-3beta, diminui a apoptose e aumenta a proliferação em células neurais, sendo neurotrófico e neuroprotetor.
7. O carbonato de lítio é agente preventivo contra a leucopenia durante a terapia citostática (Lahousen, 1984).
8. **Cuidado:** o lítio pode elevar quimicamente o marcador tumoral CEA, isto é, sem relação com a atividade tumoral.
9. Inibição da GSK-3beta aumenta a biogênese mitocondrial, previne a geração de radicais livres e diminui a lesão da isquemia cerebral. A biogênese mitocondrial é bem-vinda no câncer e nas doenças neurodegenerativas em geral.
10. Cloreto de lítio inibe a atividade da enzima ornitina descarboxilase promotora de proliferação neoplásica.
11. Cloreto de lítio suprime a motilidade e invasividade de fibroblastos transformados pelo vírus v-src dependente do efeito redutor da glutationa (GSH) devido à ativação das fosfotirosina fosfatases (Néel, 2009).
12. Íons lítio em concentrações normalmente usadas para pacientes psiquiátricos inibem a síntese de glicose no fígado a partir do lactato, piruvato e alanina por diminuir a expressão hepática da fosfoenolpirúvica carboxilase. Por esse mecanismo diminui o risco de caquexia.
13. **Sistema imune**
    a) **Baixa dose**: ativa citocinas anti-inflamatórias IL-10, IL-1 RA (receptor inibidor da IL-1) e polariza o sistema imune para M2/Th2 (carcinocinético).
    b) **Alta dose**:
       – Ativa citocinas pró-inflamatórias IFN-gama, TNF-alfa, IL-8 e polariza o sistema imune para M1/Th1 (carcinostático).
       – Aumenta a resposta proliferativa dos linfócitos do baço e aumenta a toxicidade das células *natural killer*.
       – Aumenta a atividade das células LAK (*lymphokine-activated killer cell*).
       – Estimula os monócitos humanos a secretar TNF-alfa/caquetina. Um dos mecanismos do Li provocar granulocitose é o aumento transcricional da produção de TNF-alfa (Kleinerman, 1989).
       – Reduz infecção e morte por infecção em pacientes com câncer tratados com quimioterapia por aumentar glóbulos brancos ao estimular a medula óssea.
14. **Vários tumores**
    a) No câncer de pulmão, esofágico e linfomas, o LiCl aumenta os níveis de IL-2 e Interferon-gama e polariza sistema imune para M1/Th1.
    b) Cloreto de lítio potencia TNF-alfa e provoca citotoxicidade, *in vitro* e *in vivo*, em células L929 do fibrossarcoma murino e células HeLa D98/AH2 do câncer cervical.
    c) Cloreto de lítio inibe a expressão do IGFBP-1(*insulin-like growth factor-binding protein-1*) e diminui a concentração sérica do altamente proliferativo IGF-1 (*insulin-like growth fator-1*) (Lewitt, 2001).
    d) LiCl em baixa dose e IGF-1 proporcionam a sobrevivência celular, mas diferem em seus mecanismos. IGF-1 envolve as vias proliferativas PI3K/Akt ou MAPK, enquanto o LiCl é completamente independente dessas vias. IGF-1 regula para cima proteínas antiapoptóticas, enquanto o LiCl regula para baixo as proteínas apoptóticas, para manter a sobrevivência celular (Sughanti, 2012b).

15. **Glioblastoma**
   a) **Cuidado:** cloreto de lítio e imatinibe possuem efeitos antagônicos (Aras, 2016).
   b) No glioblastoma multiforme os agentes antiapoptóticos Bcl-2L12 e Bcl-2L12A estão superexpressados. O cloreto de lítio inibe tais agentes suprimindo a enzima GSK-3beta e provocando apoptose.
   c) Cloreto de lítio, via GSK-3beta, diminui a proliferação e a migração mesmo no glioma C6 contendo a isocitrato-desidrogenase mutante 2. Esse mutante diminui a atividade de duas enzimas do ciclo de Krebs, alfacetoglutarato e 2-hidroxiglutarato.
   d) Sorafenibe e cloreto de lítio mostram efeitos sinérgicos em células do GBM *in vitro*.
   e) A via PI3K/Akt ativa a enzima GSK-3beta nos gliomas. Baixas e médias doses de lítio ativam a GSK-3beta e aumenta a proliferação de células U87MG e U87MG.Δ2-7. Altas doses de lítio inibem a GSK-3beta e diminuem a proliferação. Inibidores da via PI3k/Akt inibem a GSK-3beta e diminuem a proliferação.
   f) Cloreto de lítio inibe a sinalização antiapoptótica Bcl2L12 e Bcl2L12A via GSK3-beta no glioblastoma, U87MG.
   g) Inibição da GSK-3beta pelo cloreto de lítio aumenta a diferenciação de células do glioblastoma diminuindo a expressão do gene Bmi1. O gene Bmi1 é requerido para a autorrenovação das células-tronco e está super-regulado em várias neoplasias, inclusive está altamente expresso no GBM. Diminuir o Bmi1 induz diferenciação celular e reduz os marcadores de células-tronco, Sox2 e Nestina também inibem a GSK-3beta. Cloreto de lítio induz diferenciação de células do GBM, aumenta a apoptose e reduz a clonegicidade, de modo dose-dependente e, portanto, infere-se que diminui a expressão do gene Bmi1.
   h) Lítio em baixa dose aumenta a expressão do p21 (WAF/Cip1) e survivina em células do glioblastoma humano, A1235 e também em neurônios normais, daí seu efeito neuroprotetor e neurotrófico. Em altas doses provoca parada do ciclo celular em G2/M e apoptose em células do GBM.
   i) GSK3-beta regula a diferenciação e o crescimento do GBM.
   j) Combinação de lítio, metformina e pioglitazona são sinérgicos no tratamento do glioblastoma multiforme. Potenciam a expressão da enzima óxido nítrico sintase tipo 2 na astróglia e aumentam a inflamação cerebral com uso a longo prazo (Elmaci, 2016).
   k) O lítio inibe a glicogênio sintase quinase-3beta, aumenta a diferenciação e a apoptose das células tumorais e depleta o glioma do seu reservatório de células-tronco mantenedoras do tumor. A depleção de células-tronco se faz de modo independente do estado da CD133 (Korur, 2009).
   l) No meduloblastoma e glioblastoma multiforme o grupo de genes Bmi1, requeridos para autorrenovação das células-tronco, está regulado para cima, o que acontece também em vários tipos de neoplasias. A inibição da GSK-3beta pelo cloreto de lítio induz a diferenciação e reduz os marcadores de células-tronco, como o Sox2 e nestina (Korur, 2009).
   m) Lítio em baixa dose aumenta o efeito antitumoral da temozolomida contra células TP53 do glioblastoma tipo *wild* via sinalização NFAT1/FasL (Han, 2017). NFAT1 = *nuclear factor of activated T cells*; e FasL = *Fas ligand*.

16. **Meduloblastoma/astrocitoma/neuroblastoma**
   a) Lítio em alta dose inibe GSK-3beta e induz mortalidade em células do meduloblastoma, D283MED e DAOY. Ocorre diminuição da proliferação e morte celular não apoptótica. O autor termina: "o lítio é droga promissora no meduloblastoma".
   b) No meduloblastoma, a inibição da GSK-3beta é proliferativa. O nitroprussiato de sódio ativa a GSK-3beta no meduloblastoma e provoca inibição da proliferação. Inibir IGF1-R e ativar GSK-3beta é boa estratégia antiproliferativa.
   c) No neuroblastoma linhagem SH-SY5Y, o lítio suprime o p53. Dessa forma, o lítio facilita a proliferação celular neoplásica (Lu, 1999).
   d) No meduloblastoma, o cloreto de lítio diminui Hh alvo Gli1, enquanto a proteína repressora da proliferação Gli3 aumenta. A redução da sinalização Hh reduz a proliferação, a autorrenovação, a parada do ciclo celular em G2/M e indução de estado senescente por aumento do p21.
   e) Lítio em baixa dose ativa a via Wnt e sensibiliza células mutantes do meduloblastoma, TP53, e protege células-tronco da radioterapia. O lítio representa atrativa e nova terapia para meduloblastomas de alto risco.
   f) A via de sinalização Wnt/beta-catenina inibe a via Shh e impede o crescimento tumoral do meduloblastoma Shh-dependente (Poschl, 2014).
   g) O lítio suprime a proliferação das células-tronco do astrocitoma inibindo a via STAT3 independentemente do seu efeito sobre a GSK-3beta.
   h) Lítio aumenta a mortalidade das células D283MED e DAOY do meduloblastoma. Em alta dose inibe GSK-3beta, diminui a proliferação celular e in-

duz morte não apoptótica, independente dos níveis intracelulares de beta-catenina na linhagem DAOY (Ronchi, 2011).

17. **Tumor neuroendócrino**
   a) No tratamento de células do tumor neuroendócrino, promove a inibição da enzima GSK-3beta mostrado pelo aumento dos níveis da enzima fosforilada.
   b) No tumor neuroendócrino humano, na dose de 300mg 3 vezes ao dia, mantendo nível sérico entre 0,8 e 1mmol/litro, inibe GSK-3beta e diminui a proliferação celular com aumento da apoptose.

18. **Câncer de pulmão**
   a) **CUIDADO**: não usar cloreto de lítio no adenocarcinoma de pulmão tratado com cisplatina porque o LiCl neste tumor pode diminuir a expressão do Bcl-xl, o que aumenta a resistência do tumor à cisplatina.
   b) Cloreto de lítio aumenta apoptose induzida pelo TRAIL em células do carcinoma pulmonar, A549. Ocorre aumento dos receptores da morte DR4 e DR5 e ativação da cascata das caspases; em adição, parada do ciclo celular em G2/M e forte inibição da atividade das JNKs (c-*Jun N-terminal kinases*). A inibição da GSK-3beta não está envolvida.
   c) miRNA let-7a2, pertencente à família let-7 de genes letais, está altamente expressa no tecido pulmonar normal, mas se encontra em níveis reduzidos no câncer pulmonar. Na região promotora do gene let-7a2 estão vários fatores transcricionais: p53, c-Myc, Ras, CEBP-alfa, RORA, RXR, TCF e GR. O cloreto de lítio aumenta a expressão do microRNA do gene let-7a2 em células A549 do câncer de pulmão (Guan, 2011).
   d) Em linhagens do carcinoma pulmonar não de pequenas células o LiCl aumenta a porcentagem de células na fase S e G e a expressão do c-MYC e Skp2 e diminui a expressão do p21. Entretanto, aumenta a expressão do Notch3, o que enfraquece os efeitos do LiCl. Podemos inibir a via Notch com ácido valproico, genisteína e outras isoflavonas da soja, silibinina ou niclosamida.
   e) Câncer de pulmão possui diminuição da expressão do mRNA ARHGAP10 em relação ao tecido normal. A superexpressão do ARHGAP10 diminui a migração, a invasão e a proliferação de células do câncer pulmonar e diminui as metástases por inibir a MMP2, MMP9 e VEGF, ao lado de diminuir a expressão das proteínas relacionadas à via Wnt/beta-catenina e c-Myc). O efeito do lítio sobre a Wnt/beta-catenina é suprimido pela superexpressão do ARHGAP10 (Teng, 2017). É necessário encontrar agentes para inibi-lo, talvez com inibidores da angiotensina II (Anthony, 2011).

19. **Câncer de esôfago**
   Inibição da GSK-3beta suprime a progressão do carcinoma epidermoide de esôfago (Gao, 2017).

20. **Câncer de mama**
   a) CG0009, um novo inibidor da GSK3-beta, induz morte celular por depleção da ciclina D1 em células do câncer de mama, BT549, HS578T, NCI/ADR-RES e T47D, MCF7. O que vale é o efeito da droga, isto é, o LiCl é forte inibidor da GSK-3beta.
   b) Cloreto de lítio em baixa concentração em células MCF-7 do câncer de mama hormônio-dependente diminui a apoptose e aumenta a sobrevivência das células neoplásicas (Suganthi, 2012b).
   c) Lítio aumenta a sensibilidade de células do câncer de mama à radioterapia (Rouhani, 2014).
   d) Em células MCF-7 do câncer de mama hormônio-dependente, baixa concentração induz a sobrevivência das células neoplásicas regulando a GSK3-beta, caspase-2, Bax, clivando a caspase-7 e ativando proteínas antiapoptóticas: Akt, β-catenina, Bcl-2 e ciclina D1. Em alta dose provoca o inverso dos efeitos acima (Sughanti, 2012a).
   e) Cloreto de lítio induz a produção de IL-15 pelos monócitos do câncer de mama. IL-15 é citocina promotora da hematopoese e também está envolvida na resposta antitumoral, ativando as células NK, CTL e LAK (Merendino, 2000).
   f) Cloreto de lítio induz a produção de TNF-alfa e IL-6 pelos monócitos de pessoas normais. Em pacientes com câncer de mama aumenta a produção de Il-6, porém, a produção de TNF-alfa é bem menor ou ausente (Arena, 1997).

21. **Câncer de mama triplo negativo**
   a) Sinalização do WNT10B-beta-catenina induz HMGA2 (*high mobility group protein A2*) e aumenta a proliferação do câncer de mama triplo negativo metastático (Wend, 2013). Sua inibição pode ter valor terapêutico. Inibem a via Wnt/beta-catenina: lítio, berberina, genisteína, sais bivalentes do zinco, procaína, niclosamida, pirvinium e clotrimazol.
   b) CG0009, um novo inibidor da GSK-3beta, induz morte celular por depleção da ciclina D1 em células do câncer de mama triplo negativo, MDA-MB-231 e MDA-MB-435. O que vale é o efeito da droga, isto é, o LiCl é forte inibidor da GSK-3beta.

22. **Câncer de próstata**
   a) Inibição da GSK-3beta com cloreto de lítio reduz o crescimento do câncer de próstata murino

com impedimento da síntese de DNA nuclear e acúmulo de C/EBP-alfa, um regulador negativo do ciclo celular.
b) GSK-3alfa é expressa no câncer de próstata de baixo risco/hormônio-dependente do receptor de andrógeno (AR) e a GSK-3beta é expressa no de alto risco hormônio-independente do receptor AR. GSK-3beta é regulador positivo do crescimento do câncer de próstata independente da via Wnt/beta-catenina. Diferentes tipos de inibidores da GSK-3beta, incluindo o cloreto de lítio, suprimem o crescimento do tumor em diferentes modelos de câncer prostático. O uso do lítio na doença bipolar reduz o risco de câncer prostático.
c) Cloreto de lítio mais quimioterapia (doxorrubicina, etoposide ou vimblastina) na linhagem DU145 do câncer de próstata andrógeno-independente: parada do crescimento tumoral e apoptose (Ghamartaj, 2012).
d) Cloreto de lítio suprime o crescimento e inibe a replicação do câncer prostático linhagem PC-3. Ocorre diminuição da expressão do cd6, ciclina A, ciclina E, cdc25C e aumento da expressão do inibidor de CDK, p21(CIP1) (Hou, 2012).
e) Supressão da GSK-3beta reduz o crescimento do câncer de próstata transplantado no subcutâneo do camundongo. Ocorre acúmulo do regulador negativo do ciclo celular, C/EBP-alfa. Inibindo esse regulador acontece perda do efeito antiproliferativo.
f) Cloreto de lítio suprime a proliferação celular interrompendo a interação E2F-DNA e subsequentemente reduzindo a expressão dos genes da fase S no câncer de próstata, linhagens múltiplas. Ocorre diminuição da expressão de múltiplos genes relacionados à replicação do DNA, incluindo cdc6 (*cell division cycle 6*), ciclina A, ciclina E e cdc25C, os quais são regulados pelo fator E2F durante o ciclo celular (Sun, 2007).
g) Cloreto de lítio inibe GSK-3beta, sensibiliza TRAIL e aumenta a apoptose em células do câncer de próstata humano (Liao, 2003).
h) Células-tronco são responsáveis pela má evolução do tumor de próstata. Baixa dose de LiCl provoca aumento da proliferação e diminuição da apoptose, e alta dose, diminuição da proliferação, aumento da apoptose, ao lado de inibir a autorrenovação das células-tronco de modo dose- dependente, por meio da diminuição do MK (*differentiation growth factor midkine*) (Erguven, 2016).

23. **Câncer gástrico**
    a) A expressão da ciclooxigenase-2 (COX-2) é marcador de mau prognóstico em pacientes com câncer gástrico e sua inibição suprime a tumorogênese gástrica em modelos animais experimentais. O mecanismo que leva à superexpressão de COX-2 nesse tipo de tumor é desconhecido. Mostrou-se que a inibição da PI3K (fosfatidilinositol 3-quinase) por LY294002 suprime a expressão de COX-2 basal e a induzida por acetato miristato de forbol em células de câncer gástrico TMK-1 e MKN-28. Além disso, a inibição da GSK-3beta por SB415286 induz a expressão de mRNA e proteína de COX-2, bem como a atividade enzimática nas células de câncer gástrico. O efeito de SB415286 foi confirmado pelo uso de dois inibidores GSK-3beta adicionais, cloreto de lítio e SB216763. Com a modulação da via PI3K/Akt/GSK-3beta, os inibidores das proteínas quinases ativadas por mitogênio (MEK 1/2, p38, JNK) ou o alvo mTOR não alteraram a expressão de COX-2 no câncer gástrico. Os dados mostram que a inibição de GSK-3beta estimula a expressão de COX-2 em células de câncer gástrico, o que parece ser facilitado principalmente por meio de um aumento na estabilidade do mRNA e, em menor grau, por meio de uma transcrição aprimorada (Thiel, 2006).

Por outro lado
b) A via Wnt/beta-catenina regula a auto renovação de células tronco do câncer gástrico humano (Cai, 2012). E o lítio em alta dose bloqueia esta via.
c) TRIM24 (tripartite motif-containing 24) promove agressão do câncer gástrico via Wnt/beta-catenina. O lítio em alta dose bloqueia a via Wnt-beta-catenina.
d) O pGSK-3beta foi expresso em 129 (46%) de 281 casos de câncer gástrico e foi maior nos estágios iniciais de metástase tumoral patológica (p < 0,001). A expressão de pGSK-3beta correlacionou-se inversamente com a invasão linfática (p < 0,001) e metástases em linfonodos (p < 0,001) e correlacionou-se com uma maior sobrevida do paciente (p < 0,001). Além disso, a expressão de pGSK-3beta correlacionou-se positivamente com a de p16, p21, p27, p53, APC, PTEN, MGMT, SMAD4 ou KAI1 (P <0,05), mas não com a da ciclina D1. Isso foi confirmado por análise de imunoblot usando células de câncer gástrico SNU-668 tratadas com LiCl (Cho, 2010). O lítio em alta dose em clínica fosforila e inibe a GSK3-beta.
e) Os autores demonstraram pela primeira vez que Wnt5a promove a migração de células cancerígenas gástricas através da via de sinalização PI3K/Akt/GSK3β/RhoA. Essas descobertas po-

dem fornecer justificativa para o desenvolvimento de uma nova terapia que visa a metástase do câncer gástrico (Liu, 2013).
f) Acredita-se que as células-tronco cancerosas (CSCs) contribuam para o crescimento do tumor no carcinoma gástrico (GC), uma doença maligna letal comum. Este estudo investigou o efeito da aquaporina 3 (AQP3) nas propriedades semelhantes a tronco de células GC humanas. A expressão elevada de AQP3 foi associada à expressão de CD44 em amostras GC humanas. A expressão de AQP3 e de CD44 correlacionou-se positivamente com a classificação de Lauren, metástase de linfonodo e invasão linfovascular. A alteração da expressão de AQP3 teve efeitos pronunciados no potencial tumorigênico e na capacidade de autorrenovação das linhas de células de câncer gástrico SGC7901, MGC803 e AGS, tanto *in vitro* quanto *in vivo*. A superexpressão da expressão de CD44 induzida por AQP3 e ativação da via de sinalização Wnt-β-catenina, enquanto o silenciamento da expressão de AQP3 teve o efeito oposto. Além disso, a inibição farmacológica de GSK-3β usando LiCl prejudicou o efeito do knockdown de AQP3 em CSCs, enquanto a inibição da via Wnt/β-catenina por XAV939 bloqueou o efeito da superexpressão de AQP3. Estes resultados demonstram que AQP3 promove propriedades semelhantes das células tronco do câncer gástrico ativando a via de sinalização Wnt/GSK-3β/β-catenina (Liu, 2013).
g) Inibidores da GSK-3beta aumenta apoptose pelo TRAIL no adenocarcinoma gástrico (Wu, 2018).

24. Câncer colorretal
a) O uso de lítio não está associado ao aumento geral do risco de adenocarcinoma colorretal (Pottegard, 2016).
b) Cloreto de lítio reduz potencial tumorigênico do EGF no câncer colorretal humano (Vidal, 2011).
c) Lítio inibe linfoangiogênese tumoral e metástases por meio da inibição da expressão do TGF-BIp (*transforming growth factor-β-induced protein*) em células do câncer de cólon, via inativação da GSK-3beta (Maeng, 2016).
d) Lítio induz autofagia em células do câncer colorretal combinado com 5-fluorouracil ou oxaliplatina em modelo singeneico de camundongo-CT26. Acontecem significante redução do volume tumoral e aumento dramático da sobrevida, com o desaparecimento total do tumor em metade dos animais e sem recidivas em 1 ano (O'Donovan, 2015).
e) A superexpressão do PTEN coopera com o lítio para reduzir a malignidade e aumentar a apoptose via inibição da via PI3K/Akt em células do câncer colorretal. Separadamente ambos reduzem a migração, a formação de colônias e a invasão e quando combinados esses efeitos aumentam consideravelmente (de Araujo, 2016). PTEN é gene supressor de tumor.
f) Cloreto de lítio promove a reversão do EMT (*epithelial-to-mesenchymal transition*) em células do câncer de cólon. LiCl inibe a GSK3-beta e as células começam a expressar primeiramente a E-caderina e depois diminuem fortemente a expressão dos fatores de transcrição Twist1 e Snail, sugerindo a reversão do EMT (Costabile, 2015).
g) LiCl suprime a sobrevida e a proliferação de células do câncer colorretal via sinalização ROS/GSK-3beta/NF-kappaB. LiCl aumenta a apoptose e o nível de radicais livres de oxigênio nas células neoplásicas (ROS) com redução da expressão e da transcrição do NF-kappaB (Li, 2014).
h) PTEN (*phosphatase and tensin homologue deleted on chromosome 10*) influencia a apoptose do câncer colorretal por meio do aumento da sinalização Cdc42 induzindo clivagem do PARP e apoptose. A inibição farmacológica da GSK-3beta pelo cloreto de lítio mimetiza os efeitos da Cdc42 na promoção da clivagem do PARP e apoptose (Deevi, 2011).
i) LiCl inibe a proliferação de células Caco2 do câncer colorretal parando o ciclo celular em G2/M, ao lado de impedir a migração promovida pelo EGF/EGFR (Vidal, 2011).

25. Câncer de fígado
a) Lítio regula para baixo PKB/Akt e ciclina E e inibe o crescimento do carcinoma hepatocelular humano (Erdal, 2005).
b) LiCl inibe a GSK-3beta e aumenta a apoptose induzida pelo TRAIL (*tumor necrosis factor-related apoptosis-inducing ligand*) em células do hepatoma humano. Acontece aumento da atividade da caspase-8, caspase-3 e estabilização do p53. Inibidores da GSK3-beta inibem fortemente as JNKs (*c-Jun N-terminal kinases*), coopera com o TRAIL e no final acontece forte indução da apoptose (Beurel, 2009).
c) Lítio induz parada do ciclo celular em G2/M em células SMMC-7721 do carcinoma hepatocelular induzindo a fosforilação do cdc2 (Tyr-15). O efeito é independente do p53 e não depende da inibição da GSK-3beta ou da inositol monofosfatase, dois alvos bem conhecidos do lítio. Esse efeito é devido parcialmente ao aumento Chk1 (*checkpoint kinase 1*) provocado pelo lítio. Chk1 é enzima crítica na lesão do DNA e indutora de parada do ciclo celular em G2/M (Wang, 2008).

d) LiCl inibe a expressão do IGFBP-1 em células do hepatoma de rato, H4-II-E Lewitt, 2001).

e) Em células do hepatoma, a inibição da GSK-3beta seletivamente reduz a expressão gênica da glicose-6-fosfatase e da fosfoenolpiruvato carboxiquinase, as quais reduzem a saída de glicose pelo fígado e aumentam a sínteses de glicogênio a partir da glicose. Esses fatos são importantes no câncer e no diabetes tipo 2 (Lochhead, 2001).

26. **Câncer de pâncreas**
    a) Efeito inibitório em cultura de células do câncer de pâncreas na forma de gamalinoleato de lítio.
    b) Combinação de lítio, metformina e pioglitazona são sinérgicos no tratamento do câncer de pâncreas (Elmaci, 2016).
    c) Inibição da GSK-3beta por fosforilação induz apoptose em linhagens do câncer de pâncreas, Panc-1 e MiaPaCa-2.
    d) Lítio suprime potencial carcinogênico do adenocarcinoma ductal pancreático inibindo a via de sinalização Hedgehog/Gli1. Acresce que o lítio aumenta a interação entre o Gli (*oncogenic transcription fator*) e SUFU (*suppressor of fused homolog*), suprimindo a GSK-3beta e assim desestabiliza o complexo inibitório SUFU-Gli1 (Peng, 2013; Wang, 2017).

27. **Câncer de ovário**
    a) A agressividade do câncer de ovário deve-se em parte ao EMT (*epithelial-mesenchymal transition*). Ocorre diminuição do EMT com o LiCl (Mitra, 2017).
    b) Não possui efeitos a combinação de lítio e cisplatina ou paclitaxel (Novetsky, 2013).
    c) GSK-3beta promove a proliferação de células cancerígenas do ovário *in vitro* e os inibidores da GSK-3beta atenuam o crescimento das células SKOV3 e ES-2 (Cao, 2006).

28. **Carcinoma endometrial**
    a) Inibição da GSK-3β como abordagem terapêutica no tratamento do câncer endometrial. A inibição da GSK3β pelo cloreto de lítio (LiCl) mostrou efeitos citostáticos e citotóxicos em várias linhas celulares de câncer endometrial imortalizada, com pouco efeito na linha celular endometrial normal. Ocorre parada do ciclo celular em G2/M nas linhas celulares de câncer de endométrio tipo I (AN3CA, KLE e RL952) e tipo II (ARK1). Além disso, o pré-tratamento com LiCl sensibilizou as células AN3CA ao paclitaxel. A administração de LiCl a camundongos portadores de tumor AN3CA resultou em regressão parcial ou completa de alguns tumores. Assim, a atividade da GSK3β está associada à tumorogênese do câncer endometrial e sua inibição farmacológica reduz a proliferação celular e o crescimento do tumor (Yin, 2013).
    b) A combinação de mesilato de imatinibe com cloreto de lítio e acetato de medroxiprogesterona é altamente ativa no carcinoma endometrial de Ishikawa *in vitro* (Bilir, 2011).

29. **Câncer cervical uterino**
    a) Em células CaSki do câncer cervical a ativação da via de sinalização proliferativa Wnt/beta-catenina está super-regulada. Baixa dose de lítio ativa essa via (Sun, 2017). Alta dose de lítio inibe esta via proliferativa.
    b) Ativação da via Wnt/beta-catenina contribui para patogênese do câncer cervical via regulação para cima do twist (Sun, 2017).

30. **Linfoma de Hodgkin**. Nada encontrado.
31. **Linfoma não Hodgkin**. Nada encontrado.
32. **Carcinoma renal**
    a) **CUIDADO**: O lítio aumenta o risco de tumores renais. A porcentagem de tumores renais, principalmente cânceres e oncocitomas foi significativamente maior em pacientes tratados com carbonato de lítio em comparação com 340 pacientes livres de lítio com a mesma taxa de filtração glomerular estimada por idade e sexo. Além disso, a incidência de câncer renal foi significativamente maior em pacientes tratados com lítio em comparação com a população geral: 7,51 (intervalo de confiança de 95% (IC) (1,51-21,95)) e 13,69 (IC de 95% (3,68-35,06)) em homens e mulheres, respectivamente (Zaidan, 2014).
    b) O lítio induz a diferenciação mesenquimal-epitelial durante o desenvolvimento do rim humano pela ativação do sistema de sinalização Wnt. A adição de cloreto de lítio levou à transição epitelial mesenquimal (EMT), que foi acompanhada por aumento nos marcadores epiteliais (CDH1) e tubulares (ENPEP) e regulação negativa do progenitor renal (SIX2, EYA1, CD133) e marcadores mesenquimais (HGF, CD24). Antes das alterações fenotípicas, o cloreto de lítio alterou a sinalização Wnt com elevações na AXIN2, fosforilação da GSK3β e β-catenina. Coletivamente, esses estudos fornecem a primeira evidência de que a ativação de Wnt induzida por lítio causa EMT em rins humanos. Terapias direcionadas a Wnts podem ser críticas na busca de regenerar néfrons para doenças renais humanas (Price, 2018).
    c) O lítio induz proliferação no epitélio dos ductos coletores renais. Um total de 6477 casos foram pareados por idade e sexo a 259.080 controles livres de câncer. Estimamos a associação entre o uso de lítio em longo prazo (≥ 5 anos) e o risco

de câncer do trato urinário superior por meio de regressão logística condicional com ajuste para potenciais fatores de confusão. O uso prolongado de lítio foi observado em 0,22% dos casos e 0,17% dos controles. Isso gerou um odds ratio (OR) ajustado não significativo geral de 1,3 (intervalo de confiança de 95% [IC 95%], 0,8-2,2) para câncer do trato urinário superior associado ao uso de lítio a longo prazo. As análises estratificadas por estágio e subtipo de câncer do trato urinário superior revelaram aumentos leves, mas não significativos, nas ORs para doença localizada (OR, 1,6; IC de 95%, 0,8-3,0) e para cânceres de pelve/ureter renal (OR, 1,7; IC de 95%, 0,5-5,4). Em conclusão, em nosso estudo caso-controle nacional, o uso de lítio não foi associado a um risco aumentado de câncer do trato urinário superior (Pottergard, 2016).

d) Um corpo substancial de evidências, principalmente de estudos moleculares, aponta para os efeitos anticancerígenos renais do Li. No entanto, os caminhos mecanísticos subjacentes permanecem obscuros. Disfunção mitocondrial e modulações redox são áreas potenciais para pesquisas sobre a relação entre Li e a diminuição da proliferação do câncer (Ozerdem, 2018).

e) Até o momento, não foi possível confirmar epidemiologicamente um risco aumentado de câncer renal ou tireoidiano associado ao lítio. Tal conclusão é apoiada pelos achados de baixas taxas e mortalidade de câncer de tireoide ou renal a partir dos dados clínicos atuais de lítio (Ambrosiani, 2018).

33. **Melanoma**
    a) Cloreto de lítio possui efeito antiproliferativo em células do melanoma. **CUIDADO**: esse efeito é revertido pelo myo-inositol.
    b) Pode ser usado como coadjuvante no tratamento do melanoma.
    c) No melanoma murino singeneico C57 BL o tratamento com citotóxicos e cloreto de lítio produz atraso no aparecimento do tumor, alto grau de necrose, leucocitose e maior sobrevida quando comparado somente com o citotóxico. É possível que o lítio aumente a penetração do quimioterápico nas células cancerosas.
    d) Lítio destaca a hexoquinase das mitocôndrias e inibe a proliferação de células B16 do melanoma, suprimindo os ATPs da glicólise.
    e) LiCl ativa as células LAK. O lítio sozinho associado a interleucinas-2/LAK possui efeito inibidor tumoral muito mais forte, reduzindo o volume e aumentando a sobrevida murina.
    f) LiCl aumenta a pigmentação de células do melanoma.

25. **Câncer de tiroide**
    a) Suprime a proliferação tumoral *in vitro*. Células do câncer medular de tiroide e células H727 do tumor carcinoide são inibidas pelo cloreto de lítio.
    b) O cloreto de lítio mais ácido valproico são sinérgicos contra células do câncer medular de tiroide com aumento da atividade do Notch1, inibição da GSK-3-beta, diminuição dos marcadores tumorais e aumento da apoptose por ativação da caspase-3 e do PARP.

26. **Leucemia e linfomas**
    a) **CUIDADO**: por estimular a medula óssea deve-se ter cuidado nas leucemias e no câncer hematológico em geral.
    b) Inibe diferenciação terminal em células da eritroleucemia.
    c) Induz diferenciação da leucemia HL-60 e WEHI-3D+ murina.
    d) Lítio modula a proliferação celular, apoptose e expressão gênica das citocinas na leucemia promielocítica e subclones resistentes (Matsebatlela, 2012).

27. **Sarcomas**
    a) Inibe o crescimento do sarcoma de Yoshida.
    b) Potencia o fator de necrose tumoral, o qual provoca citotoxicidade *in vitro* e *in vivo* em células do fibrossarcoma L929 e WEHI 164 clone-13.

28. **Schwannoma**
    Cloreto de lítio induz apoptose em células do Schwanoma por meio da inibição da via Akt/mTOR (Wang, 2017).

Conclusão

Vamos frisar novamente. *Lítio: sempre esquecido, mas de grande valor no tratamento do câncer e recentemente tido como anti PD-1*.

Referências

1. Abstracts and papers in full in site www.medicinabiomolecular.com.br
2. Ambrosiani L, Pisanu C, Deidda A, et al. Thyroid and renal tumors in patients treated with long-term lithium: case series from a lithium clinic, review of the literature and international pharmacovigilance reports. Int J Bipolar Disord. Aug 6;6(1):17, 2018.
3. Anthony DF, Sin YY, Vadrevu S, et al. β-Arrestin 1 inhibits the GTPase-activating protein function of ARHGAP21, promoting activation of RhoA following angiotensin II type 1A receptor stimulation. Mol Cell Biol. 31(5):1066-75;2011.
4. Aras Y, Erguven M, Aktas E, et al. Antagonist activity of the antipsychotic drug lithium chloride and the antileukemic drug imatinib mesylate during glioblastoma treatment in vitro. Neurol Res. 38(9):766-74;2016.

5. Arena A, Capozza AB, Orlando ME. In vitro effects of lithium chloride on TNF alpha and IL-6 production by monocytes from breast cancer patients. J Chemother. 9(3):219-26;1997.
6. Balatsky KP, Shuba EP. Resting potential of malignant tumor cells. Acta Un Int Cancrum. 20:1391;1964.
7. Berk M, Cowdery S, Williams L, Malhi GS. Recalibrating the risks and benefits of lithium therapy. Br J Psychiatry. 211(1):1-2;2017.
8. Beurel E, Blivet-Van Eggelpoël MJ, Kornprobst M, et al. Glycogen synthase kinase-3 inhibitors augment TRAIL-induced apoptotic death in human hepatoma cells. Biochem Pharmacol. 77(1):54-65;2009.
9. Bilir A, Erguven M, Ermis E, et al. Combination of imatinib mesylate with lithium chloride and medroxyprogesterone acetate is highly active in Ishikawa endometrial carcinoma in vitro. J Gynecol Oncol. Dec;22(4):225-32;2011.
10. Cai C, Zhu X. The Wnt/beta-catenin pathway regulates self-renewal of cancer stem-like cells in human gastric cancer. Mol Med Rep. May;5(5):1191-6, 2012.
11. Castillo-Quan JI, Li L, Kinghom KJ, et al. Lithium Promotes Longevity through GSK3/NRF2-Dependent Hormesis. Cell Rep. 15(3):638-50;2016.
12. Cao Q, Feng YJ. Glycogen synthase kinase-3beta (GSK-3beta) promotes proliferation of ovarian cancer cells in vitro. Zhonghua Zhong Liu Za Zhi. Nov;28(11):804-9;2006.
13. Cho YJ, Kim JH, Yoon J, et al. Constitutive activation of glycogen synthase kinase-3beta correlates with better prognosis and cyclin-dependent kinase inhibitors in human gastric cancer. BMC Gastroenterol. Aug 12;10:91, 2010.
14. Cone CD Jr. Variation of the transmembrane potential level as a basic mechanism of mitosis control. Oncology. 24:438-470;1970.
15. Cone CD Jr. The role of the surface electrical transmembrane potential in normal and malignant mitogenesis. Ann Ny Acad Sci. 238:420-35;1974.
16. Cone CD, Cone CM. Induction of mitosis in mature neurons in central nervous system by sustained depolarization. Science; 192(4235):155-8;1976.
17. Costabile V, Duraturo F, Delrio P, et al. Lithium chloride induces mesenchymal to epithelial reverting transition in primary colon cancer cell cultures. Int J Oncol. 46(5):1913-23;2015.
18. de Araujo WM, Robbs BK, Bastos LG, et al. PTEN Overexpression Cooperates With Lithium to Reduce the Malignancy and to Increase Cell Death by Apoptosis via PI3K/Akt Suppression in Colorectal Cancer Cells. J Cell Biochem. 117(2):458-69;2016.
19. Deevi R, Fatehullah A, Jagan I, et al. PTEN regulates colorectal epithelial apoptosis through Cdc42 signalling. Br J Cancer. 105(9):1313-21;2011.
20. Eldar-Finkelman H., Martinez A. GSK-3 inhibitors: preclinical and clinical focus on CNS. Front. Mol. Neurosci. 4:32,2011.
21. Elmaci I, Altinoz MA. Metabolic Inhibitory Cocktail for Grave Cancers: Metformin, Pioglitazone and Lithium Combination in Treatment of Pancreatic Cancer and Glioblastoma Multiforme. Biochem Genet. 54(5):573-618;2016.
22. Erdal E, Ozturk N, Cagatay T, et al. Lithium-mediated downregulation of PKB/Akt and cyclin E with growth inhibition in hepatocellular carcinoma cells. Int J Cancer. 115:903-10;2005.
23. Erguven M, Oktem G, Kara AN, Bilir A. Lithium chloride has a biphasic effect on prostate cancer stem cells and a proportional effect on midkine levels. Oncol Lett.12(4):2948-55;2016.
24. Fang Z, Deng J, Zhang L, et sl. TRIM24 promotes the aggression of gastric cancer via the Wnt/beta-catenin signaling pathway. J.Oncol Lett. Mar;13(3):1797-1806, 2017.
25. Gao S, Li S, Duan X, et al. Inhibition of glycogen synthase kinase 3 beta (GSK3β) suppresses the progression of esophageal squamous cell carcinoma by modifying STAT3 activity. Mol Carcinog. 56(10):2301-16;2017.
26. Guan H, Zhang P, Liu C, et al. Characterization and functional analysis of the human microRNA let-7a2 promoter in lung cancer A549 cell lines. Mol Biol Rep. 38(8):5327-34;2011.
27. Han S, Meng L, Jiang Y, et al. Lithium enhances the antitumour effect of temozolomide against TP53 wild-type glioblastoma cells via NFAT1/FasL signalling. Br J Cancer. 116(10):1302-11;2017.
28. Hossein G, Zavareh VA, Fard PS. Combined Treatment of Androgen-Independent Prostate Cancer Cell Line DU145 with Chemotherapeutic Agents and Lithium Chloride: Effect on Growth Arrest and/or Apoptosis. Avicenna J Med Biotech 4(2):75-87;2012.
29. Hou CL, Zhang ZH, Huang DL, Sun AJ. LiCl suppresses tumor growth and inhibits DNA replication in prostate câncer. Zhonghua Bing Li Xue Za Zhi. 41(7):475-8;2012.
30. Jope R.S. Lithium and GSK-3: one inhibitor, two inhibitory actions, multiple outcomes. Trends Pharmacol. Sci. 24:441–443,2003.
31. Kleinerman ES, Knowles RD, Blick MB, Zwelling LA. Lithium chloride stimulates human monocytes to secrete tumor necrosis factor/cachectin. J Leukoc Biol. 46(5):484-92;1989.
32. Korur S, Huber RM, Sivasankaran B, et al. GSK3beta regulates differentiation and growth arrest in glioblastoma. PLoS One. 13; 4(10):e7443;2009.
33. Klein PS, Melton DA A molecular mechanism for the effect of lithium on development.
34. Proc Natl Acad Sci U S A. Aug 6; 93(16):8455-9,1996.
35. Krueger J, Rudd CE, Taylor A. Glycogen synthase 3 (GSK-3) regulation of PD-1 expression and and its therapeutic implications. Semin Immunol. Apr;42:101295,2019.
36. Lahousen M, Pickel H, Haas J. Lithium carbonate--a preventive agent against leukopenia during cytostatic therapy. Wien Klin Wochenschr. Oct 12;96(19):739-41;1984
37. Li H, Huang K, Liu X, et al. Lithium chloride suppresses colorectal cancer cell survival and proliferation through ROS/GSK-3β/NF-κB signaling pathway. Oxid Med Cell Longev. 2014:241864;2014.
38. Liao X, Zhang L, Thrasher JB, et al. Glycogen sythase kinase-3beta suppression eliminates tumor necrosis factor-related apoptosis-inducing ligand resistance in prostate cancer. Mol Cancer Ther. 2(11):1215-22;2003.
39. Lewitt MS, Brismar K, Ohlson J, Hartman J. Lithium chloride inhibits the expression and secretion of insulin-like growth factor-binding protein-1. J Endocrinol. 171(3):R11-5;2001.
40. Liu J, Zhang Y, Xu R, et al. PI3K/Akt-dependent phosphorylation of GSK3beta and activation of RhoA regulate Wnt5a-induced gastric cancer cell migration. Cell Signal. Feb;25(2):447-56, 2013.
41. Lochhead PA, Coghlan M, Rice SQ, Sutherland C. Inhibition of GSK-3 selectively reduces glucose-6-phosphatase and phosphatase and phosphoenolypyruvate carboxykinase gene expression. Diabetes. 50(5):937-46;2001.
42. Lu R, Song L, Jope RS. Lithium attenuates p53 levels in human neuroblastoma SH-SY5Y cells. Neuroreport. 10(5):1123-5;1999.
43. Maeng YS, Lee R, Lee B, et al. Lithium inhibits tumor lymphangiogenesis and metastasis through the inhibition of TGFBIp expression in cancer cells. Sci Rep. 6:20739;2016.
44. Matsebatlela T, Gallicchio V, Becker R. Lithium modulates cancer cell growth, apoptosis, gene expression and cytokine production in HL-60 promyelocytic leukaemia cells and their drug-resistant subclones. Biol Trace Elem Res. 149(3):323-30;2012.

45. Marino AA, Morris DM, Keys T. On the relationship between surface electrical potentials and cancer. J Bioelectricity. 8:279;1989.
46. Mitra T, Roy SS. Co-Activation of TGFβ and Wnt signalling pathways abrogates EMT in ovarian cancer cells. Cell Physiol Biochem. 41(4):1336-45;2017.
47. Merendino RA, Arena A, Gangemi S, et al. In vitro effect of lithium chloride on interleukin-15 production by monocytes from IL-breast cancer patients. J Chemother. 12(3):252-7;2000.
48. Néel BD, Lopez J, Chabadel A, Gillet G. Lithium suppresses motility and invasivity of v-src-transformed cells by glutathione-dependent activation of phosphotyrosine phosphatases. Oncogene. 28(36):3246-60;2009.
49. Novetsky AP, Thompson DM, Zighelboim I, et al. Lithium chloride and inhibition of glycogen synthase kinase 3β as a potential therapy for serous ovarian cancer. Int J Gynecol Cancer. Feb;23(2):361-6; 2013.
50. O'Donovan TR, Rajendran S, O'Reilly S, et al. Lithium modulates autophagy in esophageal and colorectal cancer cells and enhances the efficacy of therapeutic agents in vitro and in vivo. PLoS One. 10(8):e0134676;2015.
51. Ozerdem A, Ceylan D, Targitay B. The Relationship Between Lithium and Cancer Proliferation: A Case-Based Review of the Literature.Curr Drug Metab.;19(8):653-662, 2018.
52. Peng Z, Ji Z, Fang Mei F, et al. Lithium inhibits tumorigenic potential of PDA cells through targeting hedgehog-GLI signaling pathway. PLoS One. 8(4):e61457;2013.
53. Phiel C.J., Klein P.S. Molecular targets of lithium action. Annu. Rev. Pharmacol. Toxicol. 41:789–813, 2001.
54. Pottegård A, Hallas J, Jensen BL, et al. Long-Term Lithium Use and Risk of Renal and Upper Urinary Tract Cancers. J Am Soc Nephrol. Jan;27(1):249-55, 2016.
55. Pottegård A, Ennis ZN, Hallas J, et al. Long-term use of lithium and risk of colorectal adenocarcinoma: a nationwide case-control study. Br J Cancer. 114(5):571-5;2016.
56. Pöschl J, Bartels M, Ohli J, et al. cWnt/β-catenin signaling inhibits the Shh pathway and impairs tumor growth in Shh-dependent medulloblastoma. Acta Neuropathol. 127(4):605-7;2014.
57. Price KL, Kolatsi-Joannou M, Mari C, et al. Lithium induces mesenchymal-epithelial differentiation during human kidney development by activation of the Wnt signalling system. Cell Death Discov. Feb 7;4:13;2018.
58. Qian K, Cheng X, Zhang D, et al. Antiviral effect of lithium chloride on replication of avian leukosis virus subgroup J in cell culture. Arch Virol.Apr;163(4):987-995;2018.
59. Reardon DA, Gokhale PC, Klein SR, et al. Glioblastoma eradication following immune checkpoint blockade in an Orthotopic, Immunocompetent Model. Cancer Immunol Res. 4:124–135, 2016.
60. Ronchi A, Salaroli R, Rivetti S, et al. Lithium induces mortality in medulloblastoma cell lines. Int J Oncol. 37:745-52;2011.
61. Rouhani M, Goliaei B, Khodagholi F, Nikoofar A. Lithium increases radiosensitivity by abrogating DNA repair in breast cancer spheroid culture. Arch Iran Med. 17(5):352-60;2014.
62. Rudd CE, Chanthong K, Taylor ASmall Molecule Inhibition of GSK-3 Specifically Inhibits the Transcription of Inhibitory Co-receptor LAG-3 for Enhanced Anti-tumor Immunity.Cell Rep.Feb 18;30(7):2075-2082.e4,2020.
63. Sahin I, Eturi A, De Souza A, et al. Glycogen synthase kinase-3 beta inhibitors as novel cancer treatments and modulators of antitumor immune responses. Cancer Biol Ther.20(8):1047-1056,2019.
64. Sengupta S, Katz SC, Sengupta S, Sampath P. Glycogen synthase kinase 3 inhibition lowers PD-1 expression, promotes long-term survival and memory generation in antigen-specific CAR-T cells. Cancer Lett. Oct 1;433:131-139,2018.
65. Stambolic V, Ruel L, Woodgett JR Lithium inhibits glycogen synthase kinase-3 activity and mimics wingless signalling in intact cells.Curr Biol. Dec 1; 6(12):1664-8,1996.
66. Sohn H, Kim K, Lee KS, Lithium inhibits growth of intracellular Mycobacterium kansasii through enhancement of macrophage apoptosis. J Microbiol. Apr;52(4):299-306, 2014.
67. Suganthi M, Sangeetha G, Gayathri G, Ravi Sankar B. Biphasic dose-dependent effect of lithium chloride on survival of human hormone-dependent breast cancer cells (MCF-7). Biol Trace Elem Res. 150(1-3):477-86;2012a.
68. Suganthi M, Sangeetha G, Benson CS, et al. In vitro mechanisms involved in the regulation of cell survival by lithium chloride and IGF-1 in human hormone-dependent breast cancer cells (MCF-7). Toxicol Lett. 214(2):182-91;2012b.
69. Sun X, Liu Y. Activation of the Wnt/β-catenin signaling pathway may contribute to cervical câncer pathogenesis via upregulation of Twist. Oncol Lett. 14(4):4841-4;2017.
70. Sun A, Shanmugam I, Song J, et al. Lithium suppresses cell proliferation by interrupting E2F-DNA interaction and subsequently reducing S-phase gene expression in prostate cancer. Prostate. 67(9):976-88;2007.
71. Taylor A, Harker JA, Chanthong K, et al. Glycogen synthase kinase 3 inactivation drives T-bet-mediated downregulation of co-receptor PD-1 to enhance CD8(þ) cytolytic T cell responses.Immunity;44:274–86, 2016.
72. Taylor A, Rudd CE. Glycogen Synthase Kinase 3 Inactivation Compensates for the Lack of CD28 in the Priming of CD8(+) Cytotoxic T-Cells: Implications for anti-PD-1 Immunotherapy.Front Immunol. Dec 11;8:1653,2017.
73. Taylor A, Rothstein D, Rudd CESmall-Molecule Inhibition of PD-1 Transcription Is an Effective Alternative to Antibody Blockade in Cancer Therapy. Cancer Res.Feb 1;78(3):706-717,2018.
74. Taylor A, Rudd CE. Glycogen synthase kinase 3 (GSK-3) controls T-cell motility and interactions with antigen presenting cells. BMC Res Notes. Mar 18;13(1):163, 2020.
75. Teng JP, Yang ZY, Zhu YM, et al. The roles of ARHGAP10 in the proliferation, migration and invasion of lung cancer cells. Oncol Lett. 14(4):4613-8;2017.
76. Tezera LB, Bielecka MK, Ogongo P, et alAnti-PD-1 immunotherapy leads to tuberculosis reactivation via dysregulation of TNF-α. Elife. Feb 24;9:e52668, 2020.
77. Taylor A, Rothstein D, Rudd CE. Small-Molecule Inhibition of PD-1 Transcription Is an Effective Alternative to Antibody Blockade in Cancer Therapy.Cancer Res.Feb 1;78(3):706-717,2018.
78. Thiel A, Heinonen M, Rintahaka J, et al. Expression of cyclooxygenase-2 is regulated by glycogen synthase kinase-3beta in gastric cancer cells. J Biol Chem. 281(8):4564-9;2006.
79. Vashkov VI, Platonov GI. Tuberculocidal activity of lithium hydrochloride, the potassium salt of dichlorisocyanuric acid and sulfochloranthine.Zh Mikrobiol Epidemiol Immunobiol. 1975 Apr;(4): 138-9. Russian.
80. Vidal F, de Araujo WM, Cruz AL, et al. Lithium reduces tumorigenic potential in response to EGF signaling in human colorectal cancer cells. Int J Oncol. 38(5):1365-73;2011.
81. Yin Y, Kizer NT, Thaker PH, et al. Glycogen synthase kinase 3β inhibition as a therapeutic approach in the treatment of endometrial cancer. Int J Mol Sci. Aug 12;14(8):16617-37;2013.
82. Zaidan M, Stucker F, Stengel B, et al. Increased risk of solid renal tumors in lithium-treated patients. Kidney Int. Jul;86(1):184-90; 2014.

83. Wang XM, Li J, Feng XC, et al. Involvement of the role of Chk1 in lithium-induced G2/M phase cell cycle arrest in hepatocellular carcinoma cells. J Cell Biochem. 104(4):1181-91;2008.
84. Wang Y, Zhang Q, Wang B, et al. LiCl treatment induces programmed cell death of schwannoma cells through AKT- and MTOR-mediated necroptosis. Neurochem Res. 42(8):2363-71;2017.
85. Wang X, Fang Z, Wang A, et al. Lithium Suppresses Hedgehog Signaling via Promoting ITCH E3 Ligase Activity and Gli1-SUFU Interaction in PDA Cells. Front Pharmacol. 8:820;2017.
86. Wang J, Feng H, Zhang J, Jiang H. Lithium and valproate acid protect NSC34 cells from H2O2-induced oxidative stress and upregulate expressions of SIRT3 and CARM1. Neuro Endocrinol Lett. 34(7):648-54, 2013.
87. Wend P, Runke S, Wend K, et al. WNT10B/β-catenin signalling induces HMGA2 and proliferation in metastatic triple-negative breast cancer. EMBO Mol Med. 5(2):264-79;2013.
88. Wu YY, Hsieh CT, Chiu YM, et al. GSK-3 inhibitors enhance TRAIL-mediated apoptosis in human gastric adenocarcinoma cells. PLoS One. Dec 17;13(12):e02080942018.

CAPÍTULO 90

Luteolina e apigenina os mais potentes flavonoides anticâncer

Anti-EBV, HPV, Covid-19, *H. pylori* e *M. tuberculosis*; inibem a glicólise anaeróbia e o ramo oxidativo do ciclo das pentoses (G6PD); inibem NF-kappaB, NRF2, GSK-3beta, Bcl-2, Bcl-xL, IGF-1, VEGF, GSK-3β, p70S6K1 e FKHR, EMT, fator de crescimento de hepatócitos/c-Met (HGF/c-Met); iNOS, MMP-2, MMP-9 e vias de sinalização PI3K/Akt/mTOR/c-Myc e Raf/PI3K; reduzem a expressão do ER-alfa; ativa p53, STAT3, Fas/FasL, DR4, DR5, TRAIL, E-caderina, aumentam a autofagia das células tumorais. São anti-PD-1/PDL-1 e ativam linfócitos T citotóxicos

José de Felippe Junior

Luteolina outro agente natural inibidor de PD-L1.
Melanie R Power Coombs, 2016

Luteolina o flavonoide maravilhoso anticâncer. **JFJ**

A luteolina é um bioflavonoide encontrado em muitos legumes e frutas: cenouras, pimentões, pimentas, aipos, salsa, brócolis, couves, folhas das cebolas, casca da maçã, menta, *Aloe vera*, camomila, óleo de oliva, flores do crisântemo. O arroz negro possui mais luteolina do que o vermelho que possui mais que o integral (Summart, 2014). O pomelo é rico em luteolina, apigenina, miricetina e ácido cafêico. A apigenina é metabólito da luteolina.

A luteolina é termoestável e se perde muito pouco na cocção. No entanto, sabe-se que o tratamento térmico (fervura, cozimento e micro-ondas) pode influenciar a estrutura dos flavonoides, o que geralmente leva a mudanças em suas atividades. Em estudo para verificar o efeito da luteolina aquecida na atividade antitumoral das células de glioblastoma U87, os autores mostraram que o tratamento térmico reduz significativamente sua atividade citotóxica e a capacidade de inibir a adesão celular a diferentes matrizes de proteínas. Verificou-se também que o calor reduziu significativamente a capacidade da luteolina de inibir a migração celular, a invasão celular e angiogênese (HMEC-1). A conclusão foi que a luteolina tratada termicamente tem um potencial antitumoral menor do que a luteolina nativa (El Gueder, 2018).

Luteolina é antioxidante, anti-inflamatória, cardioprotetora, antidiabética e antiproliferativa. É excelente agente anticâncer por inibir drasticamente o ciclo de Embden-Meyerhof, o ramo oxidativo do ciclo das pentoses, e agir em várias vias de sinalização proliferativas, entretanto seu grande obstáculo é o fato de ser hidrófoba e de baixa biodisponibilidade (Shimoi, 1998). Devemos administrar a luteolina por via sublingual.

Luteolina age como forte agente anticâncer contra muitas neoplasias: fígado, pulmão, mama, incluindo o triplo negativo, próstata, carcinoma epidermoide de esôfago, gástrico, colorretal, pancreático, ovário, melanoma e gliomas.

A luteolina, por inibir a MAO-A (monoamina-oxidase A), possui algum efeito antidepressivo (Bandaruk, 2014).

A luteolina inibe a G6PD (glicose-6-fosfato desidrogenase) por diminuir o precursor de nucleotídeos (RNA-ribose) do ciclo das pentoses, ramo oxidativo.

Luteolina e seu metabólito apigenina inibem a expressão do PDL-1 (*Programmed Death Ligand 1*)

O ligante de morte celular programada 1 (PD-L1) interage com a proteína-1 de morte celular programada (PD-1) como um ponto de verificação imune. A reativação da resposta imune pela inibição da PD-L1 usando substâncias terapêuticas fornece benefícios clínicos substanciais em muitos cânceres. De fato, a terapia imunológica mediada por bloqueio da via PD1/PD-L1 mostrou eficácia no tratamento de vários cânceres. O ligante de morte programada 1 (PD-L1) é expresso por muitos tipos de células cancerígenas, bem como por células T ativadas e células apresentadoras de antígeno. A expressão do PD-L1 constitutiva ou induzível contribui para a evasão imunológica do câncer. A apigenina é capaz de inibir a regulação para cima da PD-L1 induzida por interferon (IFN-gama) em células MDA-MB-468 do câncer de mama triplo negativo e células SK-BR-3 do câncer de mama HER2 (+), entretanto não afeta a expressão constitutiva de PD-L1 nas células MDA-MB-231. A apigenina, principal metabólito da luteolina, inibe a expressão de PD-L1 induzida por IFN-γ nas células MDA-MB-468 do câncer de mama triplo negativo. Esta inibição foi associada à diminuição da fosforilação do STAT1. Esta inibição também aumentou a proliferação e a síntese de interleucina-2 por células T Jurkat que expressam PD-1 que foram co-cultivadas com células MDA-MB-468. A apigenina tem, portanto, o potencial de aumentar a vulnerabilidade das células do câncer de mama às respostas imunes antitumorais mediadas por células T (Coombs, 2016).

Células do melanoma foram tratadas com curcumina e apigenina. A curcumina e a apigenina mostraram efeitos pró-apoptóticos e supressores do crescimento nas células do melanoma. A regulação para cima da PD-L1 induzida por IFN-γ foi significativamente inibida por ambos os flavonoides, especialmente a apigenina, e foi correlacionada com a redução da fosforilação do STAT1. As células A375 do melanoma tratadas com apigenina exibiram sensibilidade aumentada em relação à morte mediada por células T. A apigenina também inibiu fortemente o crescimento do xenoenxerto do melanoma A375 *in vivo*, com maior infiltração de células T nos tecidos tumorais. A expressão de PD-L1 em células dendríticas foi reduzida pela apigenina, que potencializou a citotoxicidade de células *natural killer* induzidas por citocinas co-cultivadas contra células de melanoma. Resumindo, a apigenina restringe o crescimento do melanoma através de múltiplos mecanismos, entre os quais a supressão da expressão de PD-L1. Desta forma, ela exerce duplo efeito: regulação do tumor propriamente dito e regulação dos linfócitos T citotóxicos (Xu, 2018).

As substâncias que diminuem a atividade do Nrf2 regulam para baixo o PD-L1 e acontece aumento da infiltração de células T CD8+ citotóxicas e CD4+ no tumor que provocam sua supressão. A luteolina e a apigenina diminuem a atividade do Nrf2. Este fato é importante tanto no melanoma (Zhu, 2018), como no câncer pulmonar (Shen, 2020).

Apigenina, inibe a regulação para cima do PD-L1 induzida por IFN-γ através da inibição drástica da fosforilação de STAT1 (Lim, 2016).

Luteolina e apigenina inibem o NRF2 (*nuclear factor erythroid2-related factor2*)

Luteolina diminui mRNA e a concentração de proteínas do NRF2 *in vitro* e *in vivo* e regula para baixo a via Nrf2/ARE aumentando a sensibilidade do câncer de pulmão à quimioterapia (Chian, 2014; Tang, 2011).

A apigenina reduz a expressão do NRF2 e seus alvos HO-1, AKR1B10 e MRP5 no mRNA e proteína. Ela reverte a resistência do carcinoma hepatocelular à doxorrubicina inibindo a via PI3K/Akt/Nrf2 (Gao, 2013).

O NRF2 é poderoso agente redutor e portanto carcinocinético.

Luteolina aumenta a expressão do gene p53

O gene supressor de tumor p53 possui valor primordial na manutenção da estabilidade do DNA mitocondrial e assim na biogênese mitocondrial e fosforilação oxidativa. Promove a parada do ciclo celular, apoptose e reparo de DNA. Ativar p53 é ativar AMPK e ativar AMPK é ativar p53: antitumoral.

O gene p53 é o **Guardião do Genoma-1** e assim aumenta o BAX (apoptose), aumenta o GADD-45 (reparo do DNA) e do p21(cessa ciclo celular). É considerado também o **Maestro da Diferenciação** porque orquestra a diferenciação das células-tronco, isto é, mantém o equilíbrio entre a diferenciação e a transformação neoplásica.

A luteolina aumenta a expressão do gene p53 supressor de tumor (Amin, 2015).

Luteolina aumenta a autofagia das células tumorais

A autofagia é um alvo potencial na terapia do câncer, uma vez que uma variedade de drogas direcionadas à autofagia tem mostrado grande potencial na redução da viabilidade e proliferação de células cancerosas. A fonte de uma variedade de drogas antitumorais de ocorrência natural são os flavonoides que possuem alta atividade antitumoral. A luteolina é uma flavona polifenólica com grandes efeitos farmacológicos incluindo aumento da autofagia das células tumorais (Ashrafizadeh, 2020).

Em inúmeras células cancerosas, a luteolina exerce efeitos anticâncer por suprarregulação do estresse oxidativo e estresse do retículo endoplasmático (ER), as quais induzem apoptose dependente do p53. A ativação da apoptose e a inibição da proliferação ocorreram apenas em células Hep3B nulas para p53 em resposta ao tratamento com luteolina. Além disso, a luteolina induziu estresse oxidativo e estresse ER em células Hep3B nulas para p53. Embora temos observado a indução de p21 em células Hep3B, os aumentos concomitantes nos níveis de mRNA de membros da família p53, incluindo TAp63 e TAp73, não foram observados. Além disso, a luteolina induziu autofagia em células do hepatocarcinoma Hep3B (Lee, 2019).

Outros mecanismos de autofagia é a capacidade de a luteolina sensibilizar células do hepatoma humano ao TRAIL via autofagia e regulação para cima do JNK/Receptor da Morte-5 (Cao, 2017; Nazin, 2019).

No câncer de cólon humano um dos mecanismos de apoptose em células HCT116 é a autofagia dependente da p53 (Yoo, 2021).

Nos gliomas a luteolina suprime a proliferação tumoral ao induzir apoptose e autofagia por ativar a via MAPOK (in- Zhang, 2021).

No carcinoma pulmonar, linhagem NCI-H460, a luteolina desencadeia apoptose relacionada à autofagia via estresse do retículo endoplasmático e via autofagia não canônica. De fato, a luteolina induz morte celular apoptótica através da modulação da via extrínseca e das vias intrínsecas em células do carcinoma de pulmão, com ativação da caspases. Além disso, a subunidade α do fator de iniciação eucariótico 2 (via da proteína homóloga de eIF2α/C/EBP, mas não a via da quinase N-terminal c-Jun), desempenhou papel crítico na indução de apoptose pela luteolina. Os dados indicaram que a luteolina também induz autofagia; a evidência para isso é o acúmulo de proteína de cadeia leve 3 (LC3) II associada a microtúbulos, o aumento de pontos LC3, bem como um fluxo de autofagia aprimorado. Além disso, a inibição da autofagia pela bafilomicina A1 reduziu a apoptose morte celular, sugerindo que a autofagia induzida por luteolina funciona como um mecanismo de morte celular. Notavelmente, as caspases ativadas que apareceram com o tratamento com luteolina clivaram Beclin-1 e a expressão de LC3II permaneceu a mesma, mesmo depois que as células foram desafiadas com siRNA de Beclin-1, demonstrando que a luteolina induz autofagia independente de Beclin-1 (Park, 2013).

A luteolina de fórmula $C_{15}H_{10}O_6$ e peso molecular de 286,2g/mol é também chamada de Luteolin; 491-70-3; Digitoflavone; 3',4',5,7-Tetrahydroxyflavone; 2-(3,4-Dihydroxyphenyl)-5,7-dihydroxy-4H-chromen-4-one e Flacitran. A molécula doa 4 e é aceptor de 6 elétrons sendo, portanto, oxidante *in vitro*.

Luteolina

A apigenina, metabólito da luteolina, de fórmula $C_{15}H_{10}O_5$ e peso molecular de 270,2g/mol, também é chamada Chamomile, Apigenin; 520-36-5; 5,7-Dihydroxy-2-(4-hydroxyphenyl)-4H-chromen-4-one; Versulin; Spigenin; Apigenol; Apigenine. Doa 3 e é aceptora de 5 elétrons e assim a molécula é oxidante *in vitro*.

Apigenina

Luteolina e apigenina – alvos moleculares no câncer

1. **Anti-EBV**
   a) A luteolina é capaz de inibir a reativação do EBV. Inibe a expressão da proteína lítica do EBV e reprime as atividades promotoras de dois principais genes imediatos e precoces, Zta e Rta (Wu, 2016).
   b) A LMP1 derivada do EBV promove lipogênese via proteína 1 de ligação a elementos reguladores (SREBP1). A luteolina inibe a lipogênese (Lo, 2018).

2. **Anti-HPV humano**
   a) A luteolina e os compostos dele derivados interrompem a interação E6/E6AP e diminuem a proliferação de linhas celulares positivas para HPV (Cherry, 2013).
   b) Os níveis de expressão dos oncogenes do vírus do papiloma humano E6 e E7 foram suprimidos, os dos fatores relacionados pRb e p53 foram recuperados e o E2F5 foi aumentado pelo tratamento com luteolina (Han, 2014).
3. **Anti-*Mycobacterium tuberculosis*.** A *Annona sylvatica*, rica em luteolina e almunequina e abundante em Minas Gerais e São Paulo, possui efeito contra *M. tuberculosis* resistente a múltiplas drogas (Araujo, 2014).
4. **Anti-Covid 19.** A luteolina, a quercetina, o kaempferol, a isorhamnetina, a baicaleína, a naringenina e a wogonina podem ser os principais ingredientes ativos dos medicamentos chineses para o tratamento do Covid-19, visando à proteína AEC2 e 3CL e inibindo mediadores inflamatórios, regulando a imunidade e eliminando os radicais livres através COX-2, CASP3, IL-6, MAPK1, MAPK14, MAPK8 e REAL nas vias de sinalização de IL-17, ácido araquidônico, HIF-1, NF-κB, Ras e TNF (Huang, 2020).
5. **Anti-*Helicobacter pylori*** (Chung, 2001; Radziejewska, 2021).
6. **Efeitos gerais**
7. Inibe a glicólise anaeróbia e o ramo oxidativo do ciclo das pentoses e pode ser útil em vários tipos de câncer.
8. Induz apoptose em carcinoma suprimindo a ativação constitutiva do STAT3.
9. Antimetastático inibindo as vias Raf e PI3K e suprimindo MMP-2 e MMP-9.
10. Possui forte efeito antiangiogênico na membrana corioalantoide do pintinho e efeito anti-invasivo no câncer de mama via diminuição AEG-1 e MMP-2.
11. Luteolina e EGCG apresentam efeito sinérgico no câncer via p53.
12. Inibe a expressão da iNOS no câncer murino induzido quimicamente.
13. Flavonoides da dieta (flavan-3-ols, flavone, flavonol, flavanone e antocianidina,) entre eles a luteolina e a apigenina aumentam a eliminação de arsênico pelas vias urinárias na forma de ácido dimetilarsinico (Quiller, 2018).
14. A apigenina reduz a expressão do NRF2 e seus alvos HO-1, AKR1B10 e MRP5 no mRNA e proteína (Gao, 2013).
15. A luteolina e a quercetina podem inibir as metástases das células cancerígenas, bloqueando a via de sinalização Akt/mTOR/c-Myc para suprimir a sinalização EMT ativada por RPS19 (Chen, 2018).
16. A luteolina medeia as vias de apoptose intrínseca e extrínseca.
    a) A luteolina desencadeia a via intrínseca da apoptose modulando o potencial da membrana mitocondrial, liberando o citocromo c e inibindo a expressão de Bcl-2 e Bcl-xL.
    b) A luteolina medeia a apoptose extrínseca ativando as atividades da caspase, melhora a expressão dos receptores da morte e seus fatores a jusante, como Fas/FasL, DR4, DR5 e TRAIL, e suprime outras vias de sobrevivência do receptor da morte.
17. A luteolina inibe o mdm2 ativado por Ras. A expressão mdm2 aciona a degradação do p53. A p53, proteína supressora de tumor, medeia a apoptose aumentando os níveis de Bax e reduzindo os níveis de proteína antiapoptótica Bcl-2.
18. A luteolina pode mediar diretamente a apoptose via danos no DNA induzidos por ERTOs. A sinalização de danos no DNA, por sua vez, melhora a produção e a atividade da p53.
19. A luteolina ativa JNK que inibe a translocação de NF-kappaB (p65) via TNF-alfa, promovendo apoptose induzida por TNF-alfa em células cancerígenas.
20. A luteolina pode mediar a autofagia como mecanismo de morte celular, desencadeando a vacuolização lisossômica ácida intracelular e o acúmulo de proteína LC3 II associada a microtúbulos, que, por sua vez, melhora o fluxo da autofagia.
21. A luteolina possui atividade antiproliferativa atribuída à sua capacidade de inibir a ativação do IGF-1, impedindo a fosforilação do substrato 1 do receptor intracelular de insulina (IRS-1) e de seus alvos a jusante.
22. A luteolina inibe a ativação de PI3K/Akt mediada pelo IGF-1, reduzindo a expressão do ER-alfa. O receptor de estradiol desencadeia a via PI3K/AKT, mediando a fosforilação do fator de transcrição da FKHR, que funcionalmente se associa ao ER-alfa e forma o complexo FKHR-ER-alfa. A inibição da atividade da AKT reduz a fosforilação de seus alvos a jusante, incluindo GSK-3β, p70S6K1 e FKHR.
23. O p-NF-kappaB livre se transloca para o núcleo para mediar a ativação transcricional dos genes. A luteolina suprime a atividade de translocação do NF-kappaB ao ativar a via de apoptose induzida por TNF-alfa. A geração de ERTOS causada pelo tratamento com luteolina desempenha papel marginal na supressão do NF-kappaB, reforçando ainda mais a ativação do JNK. Os ERTOS ativam a via de sinalização AMPK, que interage com a via NF-kappaB, inibindo assim a atividade de ligação ao DNA da NF-kappaB. A ativação do JNK ativa a via de apoptose intrínseca mitocondrial.

24. A inibição da atividade da NF-kappaB pela luteolina aumenta e prolonga a ativação da cJNK induzida pelo TNF-alfa.
25. A luteolina modula a via de sinalização Raf/PI3K em células cancerígenas mutantes em KRAS e BRAF e em células cancerígenas com superexpressão de HER2.
26. A luteolina inibe as proteínas a jusante do Ras e as vias de sinalização PI3K.
27. A luteolina liga-se de maneira não competitiva ao ATP para abolir a atividade do Raf e competitivamente se liga ao ATP para inibir a atividade do PI3K.
28. **PERIGO:** a indução de p21 pela luteolina pode conferir às células cancerígenas uma vantagem de sobrevivência ao ativar a sinalização mTOR.
29. A luteolina inibe a transição epitélio-mesenquimal induzida por hipóxia, pelo menos em parte, inibindo a expressão da integrina β1 e da FAK (adesão focal quinase).
30. A luteolina impede a migração de células cancerígenas ativando a proteína moduladora da divisão celular, Cdc42, que modula a atividade de PI3K/AKT, facilitando sua degradação pela via proteassomal.
31. A luteolina atua como inibidor do fator de crescimento de hepatócitos/c-Met (HGF/c-Met) suprimindo a fosforilação da tirosina quinase c-Met, induzida por HGF, inibindo a invasão de células cancerígenas.
32. A luteolina pode reduzir a fosforilação de AKT e mediar a inibição do *mouse double minute 2 homolog* do camundongo (mdm2), regulando positivamente a E-caderina. Digno notar, a regulação positiva da caderina-E resulta no aumento da adesão célula-célula.
33. A luteolina interfere na via PI3K-Akt-NF-kappaB-SNAIL atenuando a transição epitelial-mesenquimal induzida por TGF-β1 nas células cancerígenas.
34. A luteolina reduz a expressão do mRNA do VEGF inibindo a atividade de transcrição do NF-kappaB e a secreção do VEGF. Além disso, a luteolina suprime a fosforilação induzida por VEGF-A do receptor 2 do VEGF e suas proteínas quinases, a jusante AKT, ERK e mTOR, reduzindo assim a viabilidade celular e possivelmente levando à apoptose.
35. Apigenina inibe Musashi1 (Msi1) e, por vários mecanismos, causa diminuição da proliferação e aumento da apoptose das células neoplásicas, sem afetar as células normais.
36. Durante o câncer, a beta-catenina acumula-se no citosol e se transloca para o núcleo. No núcleo forma complexos com o *T-cell factor* e *leukocyte enhancer fator* e ativa C-Myc e ciclina D1. A luteolina inibe a translocação da beta-catenina e também a GSK-3beta (Pandurangan, 2014).

37. **Gliomas**
a) Inibe a migração em células do glioblastoma humano U-87 MG e T98G por diminuir a expressão do Cdc42 e a atividade da via PI3K/AKT.
b) No sistema nervoso central diminui a inflamação e lesão axonal, previne a migração de monócitos pela barreira hematoencefálica, é antioxidante, antiproliferativo, antiangiogênese e antimetástases.
c) *In vitro* e *in vivo* a luteolina induz apoptose no glioblastoma humano linhagens U251MG e U87MG por estresse oxidativo do retículo endotelial (RE) e das mitocôndrias. Acontece indução da expressão de proteínas associadas ao RE, incluindo fosforilação do PERK, eIF2α, ATF4, CHOP e clivagem da caspase-12 (Wang, 2017).
d) Silibinina e luteolina agem sinergicamente na inibição do glioblastoma humano U87MG (wild-type p53) e T98G (mutant p53). Acontece significante apoptose e completa inibição da invasão e migração. Inibe RAPA (*rapamycin-induced autophagy*) com supressão da PKC-alfa e promoção da apoptose por regular para baixo o iNOS, ao lado de aumentar a expressão do supressor tumoral miR-7-1-3p. A superexpressão desse supressor aumenta a eficácia da combinação silibinina e luteolina na indução da autofagia e apoptose e diminui o volume do tumor *in vivo* (Chakrabarti, 2016).
e) Ações sinérgicas da luteolina e silibinina previnem a migração e a invasão e induzem apoptose em células SNB19 do glioblastoma e nas células-tronco do glioblastoma. Acontece inibição do PKCalfa, XIAP e iNOS, o que provoca apoptose via extrínseca e intrínseca (Chakrabarti, 2015).
f) Em células do glioblastoma humano, a luteolina inibe a IL-1-beta em provocar fosforilação do p65 e diminui NF-kappaB, ERK1/2 e c-Jun *aminoterminal kinase* de modo concentração-dependente. Inibe a fosforilação do AKT e a expressão da survivina, enquanto dispara a clivagem da caspase-3 (Lamy, 2015).
g) A luteolina inibe a ligação de Musashi1 (Msi1) ao RNA e interrompe os fenótipos de câncer nas células de glioblastoma, U251 e U343. Os níveis de expressão de Msi1 costumam ser altos nos GBMs e em outros tipos de tumores e se correlacionam com um desfecho clínico ruim. Msi1 tem sido implicada em químio e radiorresistência. Msi1 modula uma gama de processos e caminhos relevantes para o câncer e regula a expressão de marcadores de células-tronco e fatores oncogênicos por meio da tradução/estabilidade do mRNA. A luteolina apresentou forte

interação com o domínio de ligação ao RNA Msi1 1 (RBD1). Como consequência provável dessa interação, observou-se que o tratamento com luteolina diminuiu o impacto positivo de Msi1 na expressão de genes-alvo pró-oncogênicos. O tratamento com luteolina nas células GBM mostrou que reduziu a proliferação, viabilidade celular, formação de colônias, migração e invasão de células GBM U251 e U343. A luteolina também diminuiu a proliferação de células iniciadoras de glioma derivadas do paciente (GICs) e organoides de tumores, mas não afetou os astrócitos normais. Os resultados mostram que a luteolina funciona como inibidor da Msi1 e demonstra seu potencial uso na terapia clínica do GBM (Yi, 2018).

h) A proteína de ligação ao RNA Musashi1 modula o crescimento de células do glioma através da regulação pós-transcricional das vias de sinalização Notch e PI3K/Akt (Muto, 2012).

i) Luteolina é muito eficaz como antiproliferativo em células do glioblastoma, sendo capaz de inibir a migração de células U-251 e a tumorogênese. Além disso, a luteolina leva as células tumorais U-251 à apoptose por despolarização da membrana mitocondrial, fosforilação de proteínas ERK, clivagem de PARP e caspase-9, induzindo ainda mais danos ao DNA pela fosforilação de H2AX, que ainda não havia sido descrita para glioblastomas (Franco, 2020).

j) Apigenina inibe células-tronco do glioblastoma humano ao suprimir a sinalização c-Met (2016).

k) Luteolina 20μM e silimarina 50μM funcionam sinergicamente para inibir o crescimento de duas linhagens celulares diferentes de glioblastoma humano U87MG (p53 de tipo selvagem) e T98G (p53 mutante) e a terapia de combinação natural foi mais eficaz do que a quimioterapia convencional (10μM BCNU ou TMZ 100μM). A combinação de LUT e SIL causou inibição do crescimento de células de glioblastoma devido à indução de quantidades significativas de apoptose e inibição completa da invasão e migração. Além disso, a combinação de LUT e SIL inibiu a autofagia induzida por rapamicina (RAPA), um mecanismo de sobrevivência, com supressão de PKCα e promoção de apoptose por meio de regulação negativa de iNOS e aumento significativo na expressão do supressor de tumor miR-7-1-3p em células de glioblastoma. Os in vivo confirmaram que a superexpressão de miR-7-1-3p aumentou as atividades antitumorais de LUT e SIL em tumores U87MG e T98G pré-tratados com RAPA. Em conclusão, os resultados demonstraram claramente que a superexpressão de miR-7-1-3p aumentou as atividades antitumorais de LUT e SIL para inibir a autofagia e induzir apoptose para controlar o crescimento de diferentes glioblastomas humanos in vivo (Chakrabarti, 2016).

38. **Meduloblastoma**

a) Luteolina é potente inibidor da transcrição da beta-secretase (BACE1) na linha celular do neuroblastoma humano, SH-SY5Y, via sinalização do NF-κappaB. A luteolina interfere na sinalização do NF-κappaB interrompendo direta e indiretamente a formação do complexo p65. Além disso, o receptor de estrogênio media o efeito da luteolina na inibição do bloqueio da sinalização do NF-κappaB e da transcrição de BACE1 (Zheng, 2015).

b) Luteolina induz parada do crescimento de células do neuroblastoma cerebral aumentando a apoptose e provocando parada do ciclo celular em G0/G1 e perda do potencial de membrana mitocondrial (Wang, 2015).

c) Luteolina induz apoptose via estresse do retículo endoplasmático e disfunção mitocondrial em células Neuro-2a do neuroblastoma de rato (Choi, 2011).

39. **Câncer de cabeça e pescoço**

a) Luteolina possui efeitos quimioterapêuticos no aumento da radiossensibilidade. Também ativa a repressão da sinalização da transcrição 3 das células-tronco orais do câncer (Tu, 2016).

b) Dentro de uma biblioteca química de 1.280 moléculas químicas, a luteolina flavonoide natural foi identificada como potente agente citotóxico contra células cancerígenas orais SCC-25, poupando células HaCaT de queratinócitos normais. Apresenta baixa toxicidade e alta eficiência em comparação com a cisplatina e o inibidor de receptor do fator de crescimento epidérmico, a tirfostina. A luteolina causa a fosforilação da proteína ataxia-telangiectasia mutada (ATM) e H2AX em uma via de reparo do DNA e pode ser combinada com eficiência com um inibidor farmacológico de quinase (CHK) (Tjioe, 2016).

c) A luteolina induz apoptose ativando a via de sinalização do Fas ao nível do receptor nas células Hep-2 da linha celular escamosa da laringe (Zhang, 2014).

d) Acredita-se que o vírus Epstein-Barr (EBV) seja uma das causas do desenvolvimento de carcinoma nasofaríngeo. A luteolina é capaz de inibir a reativação do EBV. Inibe a expressão da proteína lítica do EBV e reprime as atividades promotoras de dois principais genes imediatos e precoces, Zta e Rta (Wu, 016).

e) O LMP1 derivado do EBV promove a lipogênese via proteína reguladora de ligação a elementos 1 (SREBP1) e aumenta a proliferação do câncer nasofaríngeo. A inibição de mTOR reduz LMP1 e lipogênese. A luteolina inibe a lipogênese (Lo, 2018).
f) Luteolin-7-O-glucosídeo inibe a migração e a invasão de células cancerígenas orais por meio da regulação da expressão da matriz metaloproteinase-2 e da via ERK (Velmurugan, 2020).
g) Cloroquina aumenta a morte celular induzida pela luteolina em células metastáticas do carcinoma epidermoide de cabeça e pescoço metastático (Verschooten, 2012).

40. Câncer de pulmão

a) Induz estresse do retículo endoplasmático e provoca apoptose e autofagia não canônica em células do carcinoma pulmonar.
b) Interfere na via PI3K/Akt-NF-kappaB-Snail no câncer de pulmão e atenua os efeitos do TGF-beta-1 na EMT, transição epitélio-mesenquimal.
c) Em células não pequenas do câncer de pulmão linhagens A549, H460 e células resistente à cisplatina A549/CisR e H460/CisR, a luteolina regula para baixo o TAM, *Receptor das Tirosino Kinases* (RTKs), Tiro3, Axl e MerTK e diminui a sobrevida celular, a proliferação e aumenta a apoptose. De modo dose-dependente ocorre diminuição da habilidade clonogênica. Não há interferência com a IL-8 (Lee, 2017).
d) Luteolina inibe o Ndf2 levando à regulação negativa do Nrf2/ARE e sensibilização de células A549 do carcinoma pulmonar à quimioterapia (Tang, 2011).
e) Luteolina induz parada do ciclo celular e apoptose no câncer pulmonar de não pequenas células, A549. Acontece ativação do JNK, aumento do Bax, clivagem das caspases-9 e 3 e inibição da geração de NF-kappaB pelo TNF-alfa (Cai, 2011).
f) Luteolina inibe a carcinogênese e induz apoptose no câncer de pulmão não de pequenas células A549 e H460 cells via regulação do MicroRNA--34a-5p (Jiang, 2018).
g) Luteolina suprime significativamente a migração, invasão e formação de filopodia das células A549 de maneira dependente da concentração em 24h. Isso é semelhante à análise de *western blot*, que revelou diminuição da adesão focal fosforilada quinase (pFAK), tirosina quinase não receptora fosforilada (pSrc), substrato da toxina botulínica C3 relacionada com Ras 1 (Rac1), proteína de controle da divisão celular 42 (Cdc42) e níveis de expressão do membro da família do gene homólogo Ras (RhoA) (Masraksa, 2020).
h) A luteolina reduziu significativamente a expressão do AIM2 (*absent in melanoma* 2) no mRNA e nas proteínas, levando à supressão da ativação do inflamassoma AIM2, que induz a interrupção da fase G2/M e inibe EMT (transição epitélio-mesenquimal) no câncer pulmonar. Os efeitos inibitórios da luteolina foram abolidos pelo *knockdown* do AIM2. Além disso, a luteolina reduziu a ativação da caspase-1 induzida por poli (dA:dT) e a clivagem da IL-1β. Esses achados sugerem que o AIM2 é essencial para os efeitos antitumorais mediados pela luteolina. Os efeitos antitumorais da luteolina foram confirmados nos modelos de camundongo xenoenxerto com células A549 e H460 (Yu, 2019).
i) No câncer pulmonar a luteolina inibe o crescimento de colônias independentes da ancoragem destas células e induz apoptose e parada do ciclo celular na fase G1. A luteolina também diminui a expressão da ciclina D1 e aumenta os níveis de caspase-3 clivada pela regulação negativa de alvos relacionados à sinalização de LIMK1, incluindo p-LIMK e p-cofilina. Além disso, ela suprime o crescimento do tumor do xenoenxerto derivado do paciente com câncer de pulmão, diminuindo a expressão de Ki-67, p-LIMK e p-cofilina *in vivo*. Juntos, esses resultados fornecem informações sobre o mecanismo que está por trás dos efeitos anticâncer da luteolina no câncer de pulmão, que está envolvido na regulação negativa de LIMK1 e sua interação com a cofilina. Ele também fornece evidências valiosas para tradução para ensaios clínicos de câncer de pulmão com luteolina (Zhang, 2021).

41. Câncer de esôfago

a) Luteolina inibe a proliferação celular e induz apoptose diminuindo o potencial de membrana mitocondrial no carcinoma de esôfago, EC1 e KYSE450. Acontece apoptose e ativação da caspase-3 e indução de parada do ciclo celular em G2/M de modo dose e tempo-dependentes. As proteínas p21 e p53 aumentam e três proteínas relacionadas com apoptose também aumentam: Bim, CYT-c e cPARP. Tumores provocados no camundongo por transplante diminuem de volume (Chen, 2017).
b) Induz inibição do crescimento e apoptose no carcinoma epidermoide de esôfago.
c) Luteolina > quercetina > crisina > kaempferol > apigenina > miricetina provocam apoptose e parada do ciclo celular em G2/M no carcinoma epidermoide de esôfago.
d) Cloroquina, um inibidor da autofagia do estroma peritumoral, aumenta a morte celular provo-

cada pela luteolina no carcinoma epidermoide metastático.
e) Induz inibição do crescimento e apoptose no carcinoma epidermoide de esôfago linhagem Eca109, *in vitro* (Wang, 2012a).

42. Câncer de tiroide
Luteolina e apigenina são os flavonoides com maior efeito inibidor do crescimento de linhagens do câncer de tiroide folicular, papilar e anaplástico.

43. Câncer de mama
a) Apigenina, metabólito da luteolina, inibe a expressão do PD-L1 em células do carcinoma humano, ER2+ (Coombs, 2016).
b) A enzima aromatase ou citocromo P450 (CYP19) catalisa a reação de síntese de estrogênio. A inibição da aromatase é uma estratégia importante no tratamento de pacientes com câncer de mama. As flavonas e flavononas da dieta são os flavonoides mais potentes como inibidores da aromatase. A luteolina suprime a expressão do mRNA do CYP19 (Li, 2011).
c) Induz parada do ciclo celular e apoptose e inibe a migração no câncer resistente a múltiplas drogas (MDR).
d) Promove a produção de radicais livres de oxigênio.
e) Fragmenta o DNA.
f) Despolariza a membrana mitocondrial.
g) Induz a fosforilação das proteínas ATR, H2AX, Chk2 e cliva a poli(ADP-ribose) polimerases (PARP).
h) Ativa a caspase-7.
i) Promove a depleção de proteínas antiapoptóticas.
j) Antiangiogênico.
k) Anti-invasivo por diminuir a expressão do AEG-1 e MMP-2.
l) Inibe a biossíntese de estrógeno nas células da granulosa do ovário humano inibindo a aromatase CYP19.
m) Inibe a glicólise anaeróbia e sensibiliza o câncer de mama à doxorrubicina.
n) Inibe a proliferação induzida pela via IGF-1 dependente do ERalfa em células MCF-7 (Wang, 2012).
o) Luteolina suprime as metástases no câncer de mama por mecanismos diretos e indiretos. Inibe a produção e a atividade do VEGF, diminui os marcadores da EMT (*epithelial-mesenchymal transition*), é antiproliferativo e apoptótico por suprimir a atividade do receptor da tirosinoquinase e inibe a via proliferativa e antiapoptótica PI3K/Akt (Cook, 2018).
p) A luteolina bloqueia a fosforilação da GSK-3beta induzida por Wnt e, assim, impede a sua inibição. Foi demonstrado que a luteolina inibe as atividades de RTK e seus efetores a jusante (Cook, 2018).
q) O Musashi1 modula a expansão de células progenitoras mamárias através da ativação mediada por proliferina das vias Wnt e Notch (Wang, 2008). A luteolina inibe a ligação de Musashi1 (Msi1) ao RNA.

44. Câncer de mama triplo negativo
a) Apigenina, metabólito da luteolina inibe a expressão do PD-L1 em células do carcinoma triplo negativo humano MDA-MB-468, mas não no MDA-MB-231 (Coombs, 2016).
b) Frutos de *Cuminum cyminun* como fonte de luteolina-7-O-glucósido, potente flavonoide citotóxico contra linhas de células de câncer de mama MCF-7 e MDA-MB-231 (Gooddarzi, 2020).
c) A luteolina eleva o nível de miR-203a e diminui notavelmente a viabilidade das células MDA-MB-453 e MCF-7 e acelera a apoptose, acompanhada de regulação para cima do Bax, regulação para baixo do Bcl-2 e clivagem da caspase-3. Ela impede a EMT induzida por TGFβ1 evidenciado pela diminuição dos níveis de vimentina, Zeb1 e N-caderina, bem como pelo aumento da E-caderina. Além disso, a luteolina inibiu a sinalização Ras/Raf/MEK/ERK (Gao, 2019).
d) RSK (p90 ribossomal S6 kinase) é essencial para o crescimento do câncer de mama triplo negativo (CMTN). RSK fosforila a YB-1 (*Y-box binding protein-1*), um fator oncogênico de transcrição/translação expresso em 70% dos casos de CMTN e associado a iniciação tumoral, resistência a drogas e pobre prognóstico. YB-1 regula o marcador da iniciação tumoral, CD44 e CD49f. A luteolina inibe a atividade das quinases RSK1 e RSK2, o que suprime a sinalização Notch4 que bloqueia a ativação do YB-1 e suprime o crescimento do CMTN. Apigenina e kaempferol também inibem as RSKs (Reipas, 2013).
e) Luteolina suprime metástases do câncer de mama triplo negativo revertendo a transição epitélio-mesenquimal (EMT) por regular para baixo a expressão da betacatenina (Lin, 2017).
f) *In vitro* e *in vivo* a luteolina inibe metástases pulmonares, migração celular e viabilidade das células do CMTN linhagem MDA-MB-435 e MDA-MB-231 (4175) LM2. Acontecem apoptose e diminuição do VEGF (*vascular endothelial growth fator*) (Cook, 2016).
g) A luteolina inibe a progressão do ciclo celular na fase S e induz a apoptose das células do câncer de mama através da regulação para baixo da trans-

criptase reversa da telomerase humana de modo dose-dependente em células MDA-MB-231. Para suprimir a expressão da transcriptase reversa da telomerase humana (hTERT), que codifica a subunidade catalítica da telomerase. A luteolina inibe a fosforilação e inativa o NF-kappaB e seu gene alvo c-Myc (Huang, 2019).

45. **Câncer de próstata**
    a) Inibe o crescimento do câncer de próstata suprimindo o receptor do VEGF e bloqueando a angiogênese.
    b) Inibe o IGF-1R no câncer de próstata.
    c) Anoctamina 1 (ANO1), um canal de cloreto cálcio-ativado, está altamente expresso no câncer de próstata. Luteolina inibe não somente a atividade do canal ANO1, mas também diminui fortemente a expressão das proteínas do ANO1. Assim, ocorrem diminuição da proliferação, migração e invasão de células PC-3 do câncer de próstata. Estudaram-se 300 produtos bioativos naturais e a luteolina foi uma das mais potentes em inibir esse canal de cloreto de modo dose-dependente e em baixa dose (Seo, 2017).
    d) Luteolina inibe a invasão do câncer de próstata PC3 aumentando a E-caderina (Zhou, 2009).
    e) Luteolina atenua a sinalização Wnt via regulação para cima do FZD6 (*frizzled class receptor 6*) para suprimir as células-tronco do câncer de próstata revelado por análise proteômica comparativa (Han, 2018).
    f) A luteolina suprime a proliferação de células cancerígenas da próstata através da regulação negativa da expressão do receptor de andrógeno (AR). A fosforilação do AR citoplasmático por MAPK e AKT permite que o AR forme dímeros e aprimore o elemento de resposta androgênica (ARE). Por outro lado, a luteolina regula positivamente a expressão do fator Ets derivado da próstata (PDEF), que atua como um ativador transcricional independente de androgênio do promotor de antígeno específico da próstata (Tuorkei, 2016).
    g) O recrutamento do miR-8080 pela luteolina inibe a expressão da variante 7 da emenda do receptor de andrógeno no câncer de próstata resistente à castração. A luteolina inibe a progressão da carcinogênese da próstata de rato por indução de apoptose em rato transgênico no modelo de adenocarcinoma de próstata (TRAP). A luteolina diminui a proliferação celular de maneira dependente da dose e induz apoptose com a ativação das caspases-3 e 7 em células humanas (22Rv1) e células CRPC de rato (PCai1, estabelecida a partir de um tumor da próstata TRAP). A luteolina na dieta também suprime o crescimento do tumor por meio do aumento na apoptose e inibição da angiogênese nos xenoenxertos PCai1 e 22Rv1 implantados em camundongos *nude* castrados. A luteolina suprime dramaticamente a expressão da proteína AR-V7 em células 22Rv1 *in vitro* e ex-vivo. MiR-8080 é gene suprarregulado pela luteolina, sendo que o *knockdown* do miR-8080 abole os efeitos da luteolina, diminuindo o AR-V7 e o crescimento celular de 22Rv1 (Naiki-Ito, 2019).

46. **Câncer gástrico**
    a) Luteolina suprime a progressão do câncer gástrico revertendo a transição epitélio-mesenquimal (EMT) via supressão da via de sinalização Notch. Acontecem significante inibição da proliferação, invasão e migração de maneira dose e tempo-dependentes e promove apoptose. Luteolina reverte EMT lesando citoesqueleto e induzindo a expressão da E-caderina e diminuindo a N-caderina, vimentina e Snail (Zang, 2017).
    b) Luteolina suprime a angiogênese e formações vasculogênicas inibindo a sinalização Notch1 – VEGF no câncer gástrico (Zang e Hu, 2017).
    c) Luteolina mata seletivamente células do câncer gástrico altamente ativadas pelo STAT3 por meio do aumento da ligação do STAT3 ao SHP-1. A luteolina inibe de modo significante a fosforilação do STAT3 e reduz a expressão do STAT3 sobre os genes Mcl1, survivina e Bcl-xl. O mediador desse efeito é a proteína tirosina fosfatase SHP-1. *In vivo*, em modelo xenograft, a luteolina induz inibição do crescimento tumoral (Song, 2017).
    d) A luteolina exerce efeito anticâncer nas células cancerígenas gástricas através de múltiplas vias de sinalização e regulação de miRNAs (Pu, 2018).
    e) A luteolina mata seletivamente as células cancerígenas gástricas altamente ativadas pelo STAT3 através do aumento da ligação do STAT3 ao SHP-1 (Song, 2018).
    f) Luteolina suprime a proliferação de células do câncer gástrico e é sinérgica com a oxaliplatina (Ren, 2020).

47. **Hepatoma**
    a) Luteolina induz apoptose e parada do ciclo celular no hepatocarcinoma.
    b) Induz apoptose em carcinomas suprimindo a ativação constitutiva do STAT3.
    c) Sensibiliza os efeitos antiproliferativos dos interferon alfa e beta em células do hepatoma e do carcinoma cervical.
    d) Luteolina promove apoptose ao induzir autofagia em células do hepatocarcinoma, SMMCX-7721.

Acontecem redução da viabilidade celular de modo dose e tempo-dependentes e parada do ciclo celular em G2/M (Cao, 2017).

e) O efeito antitumoral da luteolina é acompanhado pela modulação da AMPK e do NF-kappaB em células HepG2 do hepatocarcinoma (Hwang, 2011).

f) A luteolina induz apoptose dependente das caspases via inibição da via AKT/osteopontina em células SK-Hep-1 de carcinoma hepatocelular humano (Im, 2018).

g) A combinação luteolina e sorafenibe mata células humanas de carcinoma hepatocelular através da potenciação da apoptose e ativação do JNK (Feng, 2018).

h) Luteolina induz maior citotoxicidade em células Hep3B p53-null do que em células HepG2 p53-wild. Não foi observada citotoxicidade em células hepáticas normais. A ativação da apoptose e a inibição da proliferação ocorreram apenas em células Hep3B p53-null. Além disso, a luteolina induz estresse oxidativo e estresse de ER (retículo endoplasmático) em células Hep3B p53-null. Embora tenhamos observado a indução de p21 nas células Hep3B, os aumentos concomitantes nos níveis de mRNA dos membros da família p53, incluindo TAp63 e TAp73, não foram observados. Além disso, a luteolina induziu autofagia apenas nas células Hep3B. Tomado em conjunto, este estudo sugere que o estresse do ER induzido pela luteolina pode exercer efeitos anticâncer de maneira independente do p53 (Lee, 2019).

i) Extratos de *Succisa pratensis* contendo luteolina 7-glucosido e apigenina 7-glucosido diminuem a atividade do NF-κB e a expressão do gene COX-2 em células HepG2 (Witkowska-Banaszczak, 2020).

j) A luteolina sensibiliza as células cancerígenas do hepatoma humano à apoptose induzida por TRAIL via autofagia e regulação positiva do receptor de morte mediado por JNK 5 (Nazim, 2019)

48. **Câncer de pâncreas**
a) No câncer de pâncreas, os flavonoides cítricos, luteolina, apigenina e quercetina inibem a GSK-3-beta que, por sua vez, inibe o NF-kappaB.
b) Luteolina mais gemcitabina promovem apoptose do tumor pancreático *in vivo* por meio da inibição do K-ras/GSK-3beta/NF-kappaB, o que reduz a razão Bcl-2/Bax, libera citocromo c e ativa a caspase-3 (Johnson, 2015).
c) Luteolina diminui a invasividade, desativa a sinalização STAT3 e reverte a indução da EMT e secreção de MMPs pela IL-6 em células do câncer pancreático, PANC-1 e SW1990 (Huang, 2015).
d) Luteolina ou apigenina potencia os efeitos antiproliferativos da quimioterapia em células BxPC-3 do câncer pancreático. Acontecem diminuição da expressão nuclear do GAK-3-beta e p65 do NF-kappaB e aumento do pró-apoptótico citocromo c citosólico (Johnson, 2013).
e) Luteolina inibe NF-kappaB, o qual inibe a expressão do mRNA VEGF e acontece inibição da angiogênese e apoptose em células PANC-1, CoLo357 e BxPC-3 do câncer de pâncreas (Cai, 2012).
f) Bloqueio da atividade tirosina quinase do EGFR pela luteolina e quercetina inibe o crescimento e provoca apoptose em células do câncer pancreático, MiaPaCa-2. Acontecem fragmentação do DNA e degradação do PARP (Lee, 2002).
g) A luteolina inibe o crescimento de células MIA PaCa-2 do câncer pancreático diminuindo o precursor de nucleotídeos (RNA-ribose) do ciclo das pentoses ramo oxidativo e bloqueia de modo robusto a síntese do *de novo* palmitato. A luteolina também é eficaz no controle rigoroso da entrada de glicose e da anaplerose (reparação ou substituição de partes perdidas ou defeituosas) no ciclo dos ácidos tricarboxílicos (Harris, 2012).
h) Luteolina inibe o crescimento do câncer de pâncreas SW1990 tendo como alvo a proteína Bcl-2, *in vitro* e *in vivo* (Li, 2018).
i) Luteolina regula para baixo os níveis de miR-301-3p nas células PANC-1, o que inibe o crescimento destas células e as sensibiliza para TRAIL (Moeng, 2020).

49. **Câncer colorretal**
a) Luteolina induz a parada do crescimento no câncer de cólon inibindo a via Wnt/beta-catenina/GSK-3-beta.
b) Suprime a expressão da iNOS e da COX-2 e funciona como anti-inflamatória no câncer de cólon induzido pelo azoximetano.
c) Sensibiliza duas linhagens do câncer colorretal resistentes à oxaliplatina via inibição do Nrf2 (Chian, 2014).
d) A luteolina e a baicaleína possuem atividade anticâncer em células LoVo do adenocarcinoma colorretal, incluindo a as células LoVo – Dx resistentes a múltiplas drogas (Palko-Labuz, 2017).
e) Luteolina inibe o crescimento das células do câncer colorretal, HCT-116 inibindo a transição epitélio-mesenquimal (EMT) por suprimir a expressão do CREB1 (*cyclic AMP response element binding protein 1*) (Liu, 2017).

f) Luteolina inibe o câncer colorretal modulando múltiplas vias de sinalização (Pandurangan, 2014).
g) Em células HT-29 do adenocarcinoma de cólon induz parada do ciclo celular inibindo CDK2 e ciclina D1. Induz apoptose ativando caspases-3, 7 e 9 (Lim, 2007).
h) Em células SW480 e Caco-2 do câncer de cólon, induz parada do ciclo celular em G2/M (Wang, 2012).
i) Em células HT-29 do adenocarcinoma de cólon, induz aumento da sub-G1 do ciclo celular (apoptótica) por meio da ativação das caspases-3 e 7 (Attoub, 2011).
j) Em células HCT-15 do adenocarcinoma de cólon induz parada do crescimento por inibir a via de sinalização wnt/betacatenina/GSK-3-beta. Também acontece apoptose via ativação da caspase-3 (Pandurangan, 2013).
k) Em células HT-29 diminui a produção de IGF-II e a sinalização do IGF-1 (*insulin-like growth factor-I*) (Lim, 2012).
l) Apigenina e análogos luteolina e quercetina induzem parada do ciclo celular em G2/M em células do carcinoma de cólon humano (Wang, 2004).
m) Luteolina modula o ciclo celular em G2/M e promova apoptose em células do câncer de colon humano LoVo, *in vitro* e *in vivo*. Acontece diminuição da proliferação de modo dose e tempo dependente com inativação da ciclina B1 e apoptose em parte via citocromo c e ativação do PAF1 (protease activating factor 1) (Chen, 2018).
n) A luteolina da dieta ativa epigeneticamente a via Nrf2 e bloqueia a transformação celular nas células HCT116 do câncer colorretal humano (Zuo, 2018).
o) A regulação negativa de Msi1 suprime o crescimento do câncer de cólon humano ao atingir p21cip1 (Gao, 2015). A luteolina inibe a Msi1.
p) A atividade antitumoral da luteolina nas células SW620 do câncer de cólon humano é mediada pela via de sinalização ERK/FOXO3a. A luteolina induz a reversão do processo de transição epitelial-mesenquimal (EMT) através da supressão da via da proteína Wnt/β-catenina. A atividade citotóxica coincide com a ativação da ERK1/2 e do FOXO3a (forkhead box O3a) (Potočnjak, 2020).
q) Luteolina suprime as metástases do câncer colorretal regulando para cima miR-384 e regulando para baixo PTN (Yao, 2019).
r) A luteolina promove a morte celular apoptótica via regulação positiva da expressão de Nrf2 pela desmetilase de DNA e a interação de Nrf2 com p53 em células de câncer de cólon humano (Kang, 2019).
s) O constituinte químico do extrato etanólico de flores *Limonium bicolor* rico em luteolina apresentou boa citotoxicidade contra células do câncer de cólon humano (LOVO) (Chen, 2017).
t) A luteolina exibe citotoxicidade em células HT29 de maneira dependente do tempo e da concentração. Além disso, a produção de ROS aumenta e a eliminação de ROS diminui, o que resulta em aumento significativo nos níveis de ROS nas células. O potencial da membrana mitocondrial diminui após o tratamento com luteolina. Na molécula, a luteolina aumenta significativamente a expressão do mRNA do Bax e a expressão de proteínas do citocromo c, caspase-3, p47phox e p22phox. Os resultados revelam que a luteolina diminui a expressão da proteína Bcl-2 e inibe a localização nuclear do Nrf2. Em conclusão, a luteolina inibe a proliferação das células HT29 e induz a apoptose pela via mitocondrial (Yang, 2020).

50. **Câncer de ovário**
a) Células do câncer de ovário resistentes ao paclitaxel são controladas pela luteolina via transição epitélio-mesenquimal (EMT). O mecanismo envolve redução da fosforilação do FAK e ERK reduzindo a translocação nuclear do p65 e a formação do fator de transcrição nuclear NF-kappaB (Dia, 2017).
b) Luteolina inibe a biossíntese de estrógeno na zona granulosa do ovário humano de modo dose e tempo-dependentes, suprimindo a aromatase – CYP19. A biossíntese do estrógeno também é inibida pela cebola, chilli, kaempferol, quercetina e miricetina (Lu, 2012).
c) Flavonoides inibem o crescimento e a expressão do VEGF no câncer de ovário OVCAR-3. A ordem de potência na inibição do VGEF é: genisteína > kaempferol > apigenina > quercetina > tocoferol > luteolina > cisplatina > rutina > naringina > taxifolina. Genisteína, quercetina e luteolina mostraram a mais forte inibição da proliferação celular (Luo, 2008).
d) A luteolina aumenta a sensibilidade da cisplatina no câncer de ovário, diminuindo a autofagia mediada pelo PRPA1 (Liu, 2018).
e) Células de câncer de ovário A2780, OVCAR-3 e SKOV-3 foram tratadas com os flavonoides, luteolina, apigenina e miricetina. Todos eles aumentaram os níveis de MDA devido à ruptura da membrana. As atividades da caspase indicaram que os flavonoides ativaram a via apoptótica

extrínseca quando ERTOS foi eliminado. Por outro lado, a geração intracelular de ERTOS resultou na ativação da via apoptótica intrínseca. Além disso, o ciclo celular foi interrompido em diferentes fases do ciclo celular e a invasão celular no colágeno foi interrompida pelos flavonoides. As atividades anticâncer da apigenina, luteolina e miricetina foram atribuídas às alterações da sinalização do ERTOS, bem como à indução de apoptose, interrupção do ciclo celular e parada da invasão (Tavsan, 2019).

f) O teratocarcinoma ovariano, linha celular PA-1 foi selecionada para experimentos *in vitro* e *in vivo*. Demonstramos que a luteolina inibe a proliferação e a formação de colônias de células PA-1 *in vitro*. Ela induziu apoptose de células PA-1 de maneira dependente da dose. A expressão Bcl-2 diminuiu, enquanto a expressão do Bax aumentou. Além disso, a luteolina inibiu o crescimento tumoral de células de teratocarcinoma ovariano em modelo de xenoenxerto. Todos os resultados sugeriram que a luteolina induziu apoptose celular e inibiu o crescimento tumoral de células PA-1 (Liu, 2019).

51. Câncer endometrial – Endometriose

a) A luteolina inibe o crescimento celular e induz apoptose de células endometrióticas humanas 12Z pela ativação das caspases-3, 8 e 9. Além disso, a luteolina inibe significativamente a expressão de quimiocinas chaves C-C, CCL2 (motif chemokine ligand 2) e CCL5 necessárias para o influxo de monócitos/macrófagos nos locais endometrióticos. Em macrófagos estimulados por células endometrióticas, o tratamento com luteolina suprime a expressão intracelular de marcadores M2 e fatores promotores de endometriose. Coletivamente, os dados sugerem que a luteolina exerce efeitos antiendometrióticos, estimulando a apoptose das células endometrióticas e dificultando a ativação alternativa de macrófagos (Woo, 2021).

b) Um total de 3.234 casos de câncer incidentes foram identificados durante 11,5 anos de acompanhamento entre 38.408 mulheres com idade > ou = 45 anos. A ingestão de flavonóis individuais (quercetina, caempferol e miricetina) e flavonas (apigenina e luteolina) foi avaliada a partir de questionários de frequência alimentar. Modelos de regressão de Cox foram usados para estimar o risco relativo (RR) de câncer total e local específico através do aumento da ingestão de flavonoides selecionados individuais e totais e alimentos ricos em flavonoides (chá, maçã, brócolis, cebola e tofu). Resultados: os RRs multivariados de câncer total em quintis crescentes de ingestão total de flavonoides quantificados foram 1,00, 1,00, 0,93, 0,94 e 0,97 (p para tendência = 0,72). Para cânceres específicos do local, os RRs multivariados no quintil mais alto de ingestão total de flavonoides quantificados em comparação com o quintil mais baixo foram 1,03 para câncer de mama, 1,01 para câncer colorretal, 1,03 para câncer de pulmão, 1,15 para câncer de endométrio e 1,09 para câncer de ovário (todos p > 0,05). As associações para a ingestão individual de flavonoides foram semelhantes àquelas para a ingestão total. Também não houve associação significativa entre a ingestão de alimentos ricos em flavonoides e a incidência de câncer total e local específico. Os resultados não suportam um papel importante de 5 flavonoides e flavonas comuns ou alimentos ricos em flavonoides selecionados na prevenção do câncer (Wang, 2009).

52. Câncer cervical uterino

a) A expressão e função da proteína inicial 6 (E6) do papiloma vírus humano (HPV) são necessárias para replicação viral e oncogênese em cânceres cervicais. O HPV E6 tem como alvo a proteína supressora de tumor p53 para degradação. A luteolina e os compostos derivados interrompem a interação E6/E6AP, aumentam os níveis de p53 e p21 (Cip1/Waf1) e diminuem a proliferação de linhas celulares positivas para HPV (Cherry, 2013).

b) O luteolosídeo inibe a proliferação e promove a apoptose mediada por vias intrínseca e extrínseca, envolvendo vias de sinalização MAPK e mTOR em células de câncer cervical humano (Shao, 2018).

c) A luteolina mostrou efeito citotóxico significativo dependente da dose apenas em células cancerígenas cervicais positivas para papilomavírus humano (HPV), quando comparado ao seu efeito em células C33A de câncer cervical negativas para HPV. Os níveis de expressão dos oncogenes dos vírus E6 e E7 do papiloma humano foram suprimidos, os fatores relacionados pRb e p53 foram recuperados e o E2F5 foi aumentado pelo tratamento com luteolina. Além disso, a luteolina aumentou a expressão de receptores da morte e fatores a jusante do receptor da morte, como Fas/FasL, DR5/TRAIL e FADD nas células HeLa, e ativou de modo dose dependente a cascata das caspases-3 e 8. A luteolina também induziu o colapso do potencial da membrana mitocondrial (Delta-psimt), liberou citocromo c e inibiu a expressão do Bcl-2 e Bcl-xL. Em conclusão, a luteolina exerce atividade anticarcinogênica através da inibição da expressão de E6 e E7 e da ativação cruzada da caspase-3 e 8. Tomados em conjunto, esses resultados sugerem que a luteolina induz a inativação da expressão e apoptose do oncogene HPV-18, ativando as vias intrínseca e extrínseca (Ham, 2014).

53. **Linfoma de Hodgkin**
   a) Luteolina induz morte celular em células do linfoma de Hodgkin via ativação das caspases. Ela induz diminuição dependente da dose no crescimento de células KMH2 e L428, modelos celulares de celularidade mista (MC) e esclerose nodular (NS) cHL, respectivamente. No entanto, a luteolina induziu morte celular apenas em KMH2, em uma concentração mais elevada, e isso foi associado à ativação da caspase e clivagem de PARP-1 (Gharbaran, 2020).

54. **Linfoma não Hodgkin.** Nada encontrado.

55. **Carcinoma renal**
   a) A luteolina induz a apoptose envolvendo a inativação de akt em células de carcinoma de células renais 786-O humanas (Ou, 2013).
   b) A luteolina sensibiliza as células do carcinoma de células renais 786-O humanas à apoptose induzida por TRAIL (Ou, 2014).

56. **Melanoma e carcinoma espinocelular**
   a) Apigenina, metabólito da luteolina suprime a expressão do PD-L1 no melanoma e diminui a proliferação *in vitro* e *in vivo* (Xu, 2018).
   b) Induz a parada do ciclo celular e apoptose em células do melanoma e de queratinócitos imortalizados (carcinoma espinocelular).
   c) O flavonoide luteolina diminui a via AKT/mTOR e em paralelo induz morte celular via caspases em células do carcinoma epidermoide cutâneo (SCC) primário e metastático.
   d) Luteolina reduz o potencial invasivo do melanoma maligno tendo por alvo a beta-integrina e o EMT (Ruan, 2012).
   e) Luteolina inibe o crescimento de melanoma *in vitro* e *in vivo* através da regulação de vias de ECM e oncogênicas, mas não a ERO (Schomberg, 2020).
   f) Luteolina inibe a proliferação e induz a apoptose de células de melanoma humano *in vivo* e *in vitro*, suprimindo MMP-2 e MMP-9 pela via PI3K/AKT (Yao, 2019).
   g) A transição epitelial-mesenquimal mediada por sinalização de HIF-1α/VEGF e a angiogênese estão criticamente envolvidas no efeito antimetástase da luteolina nas células de melanoma (Li, 2019).

57. **Mieloma múltiplo**
   a) A luteolina inibiu significativamente a proliferação celular do mieloma múltiplo RPMI-8226 de maneira dependente da dose. O tratamento com lutedin 40-80µmol/l por 24 horas e luteolin 20-80µmol/l por 48 horas inibiu a proliferação celular RPMI-8226 de maneira dependente da dose (24h, r = −0,983; 48h, r = −0,985). Após o tratamento com lutelina 20µmol/l por 48h, a expressão da caspase-3 clivada e LC3 II/I em células RPMI 8826 aumentou significativamente. **CUIDADO:** após o tratamento com cloroquina ao mesmo tempo, a expressão da caspase clivada 3 e LC3 II/I diminuiu significativamente (Chen, 2018).

58. **Câncer de bexiga**
   a) Inibe a proliferação do câncer de bexiga.
   b) Luteolin suprime o crescimento do câncer de bexiga linhagem T24, via inibição do mTOR. A luteolina inibe a sobrevivência celular e interrompe o ciclo celular em G2/M, regula para cima o p21 e regula para baixo a fosfo (p)-S6, a jusante da sinalização de mTOR. Ela também regula para cima o TRX1 e reduz a produção de espécies reativas tóxicas de oxigênio. Em modelo subcutâneo de xenoenxerto de camundongo usando a linha celular de câncer de bexiga de rato, BC31, os volumes tumorais foram significativamente reduzidos em camundongos administrados por via oral com luteolina em comparação com o controle. A análise imuno-histoquímica revelou que o aumento de p21 e a diminuição da expressão de p-S6 foram induzidos no grupo de tratamento com luteolina (Lida, 2020).

59. **Sarcomas**
   a) Inibe a IL-1-beta induzida por citocinas e a produção de metaloproteinases via ativação do p38 MAPK, JNK, NF-kappaB e AP-1 no sarcoma (Choi, 2010).
   b) Suprime a proliferação e é sinérgico com a cisplatina no osteossarcoma canino (Ryu, 2019).

60. **Osteossarcoma**
   a) A luteolina (0,5, 2,5, 12,5µg/ml) inibe o crescimento de células de osteossarcoma humano MG-63, inibindo a proliferação celular e induzindo a apoptose celular. Inibe as expressões de BCL-2, caspase-3 e Survivin, além de promover a expressão de BAX de forma dependente da concentração (Wang, 2015).
   b) Apigenina e luteolina induz a translocação do FOX1 e inibe a expressão de genes gliconeogênicos e lipogênicos em células U-2OS do osteossarcoma humano (Bumke, 2014).
   c) Apigenina inibe a proliferação e invasão de células do osteossarcoma suprimindo a via de sinalização Wnt/beta-catenina (Liu, 2015).
   d) Apigenina induz apoptose ao ativar caspases-3, 8, 9 e BAX ao lado de prolover a liberação de AIF

(*apoptosis inductor fator*) em células U-2OS do osteossarcoma humano Ela inibe o crescimento de enxerto de células U-2OS em camundongos, *in vivo* (Lin, 2012).

e) Isovitexina (apigenin-6-C-glucoside) suprime células tronco e induz apoptose em células do osteossarcoma ao inibir o eixo DNMT1/miR-34a/Bcl-2. Efeito epigenético (Liang, 2019).

61. **Leucemia/síndrome mielodisplásica**
    a) Forte efeito na linhagem K562 da leucemia mielógena crônica humana.
    b) Luteolina induz apoptose na síndrome mielodisplásica via p53-dependente da sinalização mitocondrial pelas espécies reativas de oxigênio (Dong, 2018).

62. **Mioma**
    a) Luteolina e apigenina diminuem o IGF-I no mioma uterino e suprimem seu crescimento.
    b) Os flavonoides da dieta melhoram a eliminação urinária do arsênico (Quiller, 2018).
    c) A luteolina é potencial candidato preventivo e terapêutico para a doença de Alzheimer (Knon, 2017).
    d) A luteolina é agente anti-inflamatório e neuroprotetor (Nabavi, 2015).

Conclusão

Luteolina mais uma das dádivas da mãe Terra. O flavonoide maravilhoso anticâncer.

Radziejewska I, Borzym-Kluczyk M, Leszczyńska K. Luteolin alters MUC1 extracellular domain, sT antigen, ADAM-17, IL-8, IL-10 and NF-kappaB expression in Helicobacter pylori-infected gastric cancer CRL-1739 cells: A preliminary study. Biomed Rep. Feb;14(2):19, 2021.

Referências

1. Abstracts and papers in full on Site www.medicinabiomolecular.com.br
2. Araujo RC, Neves FA, Formagio AS, Kassuya CA, Stefanello ME, Souza VV, Pavan FR, Croda J. Evaluation of the anti-mycobacterium tuberculosis activity and in vivo acute toxicity of Annona sylvatic. BMC Complement Altern Med. 2014 Jun 28;14:209.
3. Ashrafizadeh M, Ahmadi Z, Farkhondeh T, Samarghandian S. Autophagy regulation using luteolin: new insight into its anti-tumor activity. Cancer Cell Int. Nov 4;20(1):537, 2020.
4. Amin ARMR, Karpowicz PA, Carey TE, et al. Evasion of anti-growth signaling: A key step in tumorigenesis and potential target for treatment and prophylaxis by natural compounds. Semin Cancer Biol. Dec;35 Suppl:S55-S77, 2015.
5. Attoub S, Hassan AH, Vanhoecke B, et al. Inhibition of cell survival, invasion, tumor growth and histone deacetylase activity by the dietary flavonoid luteolin in human epithelioid cancer cells. Eur J Pharmacol. 651:18-25;2011.
6. Bandaruk Y, Mukai R, Terao J. Cellular uptake of quercetin and luteolin and their effects on monoamine oxidase-A in human neuroblastoma SH-SY5Y cells. Toxicol Rep. Sep 6;1:639-649, 2014.
7. Bumke-Vogt C, Osterhoff MA, Borchert A, Guzman-Perez V. The flavones apigenin and **luteolin** induce FOXO1 translocation but inhibit gluconeogenic and lipogenic gene expression in human cells. PLoS One. Aug 19;9(8):e104321, 2014.
8. Cai X, Lu W, Ye T, et al. The molecular mechanism of luteolin-induced apoptosis is potentially related to inhibition of angiogenesis in human pancreatic carcinoma cells. Oncol Rep. 28(4):1353-61;2012.See comment in PubMed Commons below
9. Cai X, Ye T, Liu C, et al. Luteolin induced G2 phase cell cycle arrest and apoptosis on non-small cell lung cancer cells. Toxicol In Vitro. 25(7):1385-91;2011.
10. Cao Z, Zhang H, Cai X, et al. Luteolin promotes cell apoptosis by inducing autophagy in hepatocellular carcinoma. Cell Physiol Biochem. 43(5):1803-2;2017.
11. Chakrabarti M, Ray SK. Synergistic anti-tumor actions of luteolin and silibinin prevented cell migration and invasion and induced apoptosis in glioblastoma SNB19 cells and glioblastoma stem cells. Brain Res. 1629:85-93;2015.
12. Chakrabarti M, Ray SK. Anti-tumor activities of luteolin and silibinin in glioblastoma cells: overexpression of miR-7-1-3p augmented luteolin and silibinin to inhibit autophagy and induce apoptosis in glioblastoma in vivo. Apoptosis. 21(3):312-28;2016.
13. Chen J, Teng J, Ma L, et al. Flavonoids Isolated From the Flowers of *Limonium bicolor* and their In vitro Antitumor Evaluation. Pharmacogn Mag. Apr-Jun;13(50):222-225, 2017.
14. Chen P, Zhang JY, Sha BB, et al. Luteolin inhibits cell proliferation and induces cell apoptosis via down-regulation of mitochondrial membrane potential in esophageal carcinoma cells EC1 and KYSE450. Oncotarget. 8(16):27471-80;2017.
15. Chen Z, Zhang B, Gao F, Shi R. Modulation of G_2/M cell cycle arrest and apoptosis by luteolin in human colon cancer cells and xenografts. Oncol Lett. Feb;15(2):1559-1565;2018.
16. Chen T, Li XF, Wang JF, et al. Effects of Luteolin on Proliferation and Programmed Cell Death of Human Multiple Myeloma Cell RPMI-8226. Zhongguo Shi Yan Xue Ye Xue Za Zhi. Oct;26(5):1425-1429;2018.
17. Chen KC, Hsu WH, Ho JY, et al. Flavonoids Luteolin and Quercetin Inhibit RPS19 and contributes to metastasis of cancer cells through c-Myc reduction. J Food Drug Anal. Jul;26(3):1180-1191;2018.
18. Cherry JJ, Rietz A, Malinkevich A, et al. Structure based identification of flavonoids that disrupt human papillomavirus-16 E6 function. PLoS One. Dec 23;8(12):e84506; 2013.
19. Chian S., Thapa R., Chi Z., Wang X. J., Tang X. Luteolin inhibits the Nrf2 signaling pathway and tumor growth in vivo. *Biochemical and Biophysical Research Communications*. 2014;447(4):602–608.
20. Chian S, Li YY, Wang XJ, Tang XW. Luteolin sensitizes two oxaliplatin-resistant colorectal cancer cell lines to chemotherapeutic drugs via inhibition of the nrf2 pathway. Asian Pac J Cancer Prev. 15:2911-6;2014.
21. Choi AY, Choi JH, Yoon H, et al. Luteolin induces apoptosis through endoplasmic reticulum stress and mitochondrial dysfunction in Neuro-2a mouse neuroblastoma cells. Eur J Pharmacol. Oct 1;668(1-2):115-26, 2011.
22. Choi EM, Lee YS. Luteolin suppresses IL-1beta-induced cytokines and MMPs production via p38 MAPK, JNK, NF-kappaB and AP-1 activation in human synovial sarcoma cell line, SW982. Food Chem Toxicol. Oct;48(10):2607-11, 2010.

23. Chung JG, Hsia TC, Kuo HM, et al. Inhibitory actions of luteolin on the growth and arylamine N-acetyltransferase activity in strains of Helicobacter pylori from ulcer patients. Toxicol In Vitro. 2001 Jun;15(3):191-8.
24. Coombs MR, Harrison ME, Hoskin DW. Apigenin inhibits the inducible expression of programmed death ligand 1 by human and mouse mammary carcinoma cells. Cancer Lett. Oct 1;380(2):424-33, 2016.
25. Cook MT, Liang Y, Besch-Williford C, Hyder SM. Luteolin inhibits lung metastasis, cell migration, and viability of triple-negative breast cancer cells. Breast Cancer (Dove Med Press). 9:9-19;2016.
26. Cook MT. Mechanism of metastasis suppression by luteolin in breast cancer. Breast Cancer (Dove Med Press). Jun 12;10:89-100;2018.
27. Dia VP, Pangloli P. Epithelial-to-mesenchymal transition in paclitaxel-resistant ovarian cancer cells is downregulated by luteolin. J Cell Physiol. 232(2):391-401;2017.
28. Dong W, Lin Y, Cao Y, et al. Luteolin induces myelodysplastic syndromederived cell apoptosis via the p53dependent mitochondrial signaling pathway mediated by reactive oxygen species. Int J Mol Med. Aug;42(2):1106-1115;2018.
29. El Gueder D, Maatouk M, Kalboussi Z, et al. Heat processing effect of luteolin on anti-metastasis activity of human glioblastoma cells U87. Environ Sci Pollut Res Int. Oct 29;2018.
30. Feng XQ, Rong LW, Wang RX, et al. Luteolin and sorafenib combination kills human hepatocellular carcinoma cells through apoptosis potentiation and JNK activation. Oncol Lett. Jul;16(1):648-653;2018.
31. Franco YEM, de Lima CA, Rosa MN,et al.Investigation of U-251 cell death triggered by flavonoid luteolin: towards a better understanding on its anticancer property against glioblastomas. Nat Prod Res. Feb 21:1-7, 2020.
32. Gao C, Han C, Yu Q, et al. Downregulation of Msi1 suppresses the growth of human colon cancer by targeting p21cip1. Int J Oncol. Feb;46(2):732-40;2015.
33. Gao G, Ge R, Li Y, Liu S. Luteolin exhibits anti-breast cancer property through up-regulating miR-203Artif Cells Nanomed Biotechnol. Dec;47(1):3265-3271,2019.
34. Gao A.M., Ke Z.P., Wang J.N., et al. Apigenin sensitizes doxorubicin-resistant hepatocellular carcinoma BEL-7402/ADM cells to doxorubicin via inhibiting PI3K/Akt/Nrf2 pathway. Carcinogenesis. 34:1806–1814, 2013.
35. Gharbaran R, Shang E, Onwumere O, et al. Luteolin Induces Cytotoxicity in Mix Cellularity Classical Hodgkin's Lymphoma via Caspase Activated-cell Death. Anticancer Res. Sep;40(9):4907-4912, 2020.
36. Goodarzi S, Tabatabaei MJ, Mohammad Jafari R, et al. Cuminum cyminum fruits as source of luteolin- 7-O-glucoside, potent cytotoxic flavonoid against breast cancer cell lines. Nat Prod Res. Jun;34(11):1602-1606, 2020.
37. Ham S, Kim KH, Kwon TH et al. Luteolin induces intrinsic apoptosis via inhibition of E6/E7 oncogenes and activation of extrinsic and intrinsic signaling pathways in HPV-18-associated cells. Oncol Rep. Jun;31(6):2683-91;2014.
38. Han K, Lang T, Zhang Z,et al. Luteolin attenuates Wnt signaling via upregulation of FZD6 to suppress prostate cancer stemness revealed by comparative proteomics. Sci Rep. Jun 4;8(1):8537;2018.
39. Harris DM li L, Chen M, et al. Diverse mechanisms of growth inhibition by luteolin, resveratrol, and quercetin in MIA PaCa-2 cells: a comparative glucose tracer study with the fatty acid synthase inhibitor C75. Metabolomics. 8(2):201-10;2012.
40. Huang YF, Bai C, He F, Xie Y, Zhou H. Review on the potential action mechanisms of Chinese medicines in treating Coronavirus Disease 2019 (COVID-19). Pharmacol Res. May 21;158:104939, 2020.
41. Huang X, Dai S, Dai J, et al. Luteolin decreases invasiveness, deactivates STAT3 signaling, and reverses interleukin-6 induced epithelial-mesenchymal transition and matrix metalloproteinase secretion of pancreatic cancer cells. Onco Targets Ther. 8:2989-3001;2015.
42. Huang L, Jin K, Lan H. Luteolin inhibits cell cycle progression and induces apoptosis of breast cancer cells through downregulation of human telomerase reverse transcriptase. Oncol Lett. Apr;17(4):3842-3850, 2019.
43. Hwang JT, Park OJ, Lee YK, et al. Anti-tumor effect of luteolin is accompanied by AMP-activated protein kinase and nuclear factor-κB modulation in HepG2 hepatocarcinoma cells. Int J Mol Med. 28:25-31;2011.
44. Im E, Yeo C, Lee EO. Luteolin induces caspase-dependent apoptosis via inhibiting the AKT/osteopontin pathway in human hepatocellular carcinoma SK-Hep-1 cells. Life Sci. Sep 15;209:259-266;2018.
45. Jang BS, Han W, Kim IA. Tumor mutation burden, immune checkpoint crosstalk and radiosensitivity in single-cell RNA sequencing data of breast cancer. Radiother Onco. Jan;142:202-209, 2020.
46. Jiang ZQ, Li MH, Qin YM, et al. Luteolin Inhibits Tumorigenesis and Induces Apoptosis of Non-Small Cell Lung Cancer Cells via Regulation of MicroRNA-34a-5p. Int J Mol Sci. Feb 2;19(2);2018.
47. Johnson JL, Gonzalez de Mejia E. Interactions between dietary flavonoids apigenin or luteolin and chemotherapeutic drugs to potentiate anti-proliferative effect on human pancreatic cancer cells, in vitro. Food Chem Toxicol. 60:83-91;2013.
48. Johnson JL, Dia VP, Wallig M, Gonzalez de Mejia E. Luteolin and gemcitabine protect against pancreatic cancer in an orthotopic mouse model. Pancreas. 44(1):144-51;2015.
49. Kang KA, Piao MJ, Hyun YJ, et al. Luteolin promotes apoptotic cell death via upregulation of Nrf2 expression by DNA demethylase and the interaction of Nrf2 with p53 in human colon cancer cells. Exp Mol Med. Apr 15;51(4):1-14,2019.
50. Kim B, Jung N, Lee S, et al Apigenin Inhibits Cancer Stem Cell-Like Phenotypes in Human Glioblastoma Cells via Suppression of c-Met Signaling. Phytother Res. Nov;30(11):1833-1840, 2016.
51. Lamy S, Moldovan PL, Ben Saad A, Annabi B. Biphasic effects of luteolin on interleukin-1β-induced cyclooxygenase-2 expression in glioblastoma cells. Biochim Biophys Acta. 1853(1):126-35;2015.
52. Lee LT, Huang YT, Hwang JJ, et al. Blockade of the epidermal growth factor receptor tyrosine kinase activity by quercetin and luteolin leads to growth inhibition and apoptosis of pancreatic tumor cells. Anticancer Res. 22(3):1615-27;2002.
53. Lee YJ, Lim T, Han MS, et al. Anticancer effect of luteolin is mediated by downregulation of TAM receptor tyrosine kinases, but not interleukin-8, in non-small cell lung cancer cells. Oncol Rep. 37(2):1219-26;2017.
54. Lee Y, Kwon YH. Regulation of apoptosis and autophagy by luteolin in human hepatocellular cancer Hep3B cells. Biochem Biophys Res Commun. Oct 1;517(4):617-622, 2019.
55. Liang X, Xu C, Cao X, Wang W. Isovitexin Suppresses Cancer Stemness Property And Induces Apoptosis Of Osteosarcoma Cells By Disruption Of The DNMT1/miR-34a/Bcl-2 Axis. Cancer Manag Res. Oct 15;11:8923-8936, 2019.
56. Lida K, Naiki T, Naiki-Ito A, et al. Luteolin suppresses bladder cancer growth via regulation of mechanistic target of rapamycin pathway. Cancer Sci. Apr;111(4):1165-1179, 2020.

57. Li Z, Zhang Y, Chen L, Li H. The dietary compound luteolin inhibits pancreatic cancer growth by targeting BCL-2. Food Funct. May 23;9(5):3018-3027;2018.
58. Li C, Wang Q, Shen S, et al. HIF-1α/VEGF signaling-mediated epithelial-mesenchymal transition and angiogenesis is critically involved in anti-metastasis effect of luteolin in melanoma cells. Phytother Res. Mar;33(3):798-807, 2019.
59. Li F, Ye L, Lin SM, Leung LK. Dietary flavones and flavonones display differential effects on aromatase (CYP19) transcription in the breast cancer cells MCF-7. Mol Cell Endocrinol. Sep 15;344(1-2):51-8, 2011.
60. Lin CC, Chuang YJ, Yu CC, Yang JS. Apigenin induces apoptosis through mitochondrial dysfunction in U-2 OS human osteosarcoma cells andinhibits osteosarcoma xenograft tumor growth in vivo. J Agric Food Chem. Nov 14;60(45):11395-402, 2012.
61. Lin D, Kuang G, Wan J, et al. Luteolin suppresses the metastasis of triple-negative breast epithelial-to-mesenchymal transition cancer by reversing via downregulation of β-catenin expression. Oncol Rep. 37(2):895-902;2017.
62. Lim DY, Cho HJ, Kim J, et al. Luteolin decreases IGF-II production and downregulates insulin-like growth factor-I receptor signaling in HT-29 human colon cancer cells. BMC Gastroenterol. 12:9;2012.
63. Lim DY, Jeong Y, Tyner AL, et al. Induction of cell cycle arrest and apoptosis in HT-29 human colon cancer cells by the dietary compound luteolin. Am J Physiol Gastroint Liver Physiol. 292:66-75;2007.
64. Lim S.O., Li C.W., Xia W., Cha J.H., Chan L.C., Wu Y., Chang S.S., Lin W.C., Hsu J.M., Hsu Y.H., et al. Deubiquitination and stabilization of PD-L1 by csn5. Cancer Cell. 30:925–939, 2016.
65. Liu X, Li L, Lv L, Chen D. Apigenin inhibits the proliferation and invasion of osteosarcoma cells by suppressing the Wnt/beta-catenin signaling pathway. Oncol Rep. Aug;34(2):1035-41, 2015.
66. Liu Y, Lang T, Jin B, et al. Luteolin inhibits colorectal cancer cell epithelial-to-mesenchymal transition by suppressing CREB1 expression revealed by comparative proteomics study. J Proteomics. 161:1-10;2017.
67. Liu Q, Zhu D, Hao B, et al. Luteolin promotes the sensitivity of cisplatin in ovarian cancer by decreasing PRPA1-medicated autophagy. Cell Mol Biol (Noisy-le-grand). May 15;64(6):17-22;2018.
68. Liu T, Xu J, Yan HL, et al. Luteolin Suppresses Teratoma Cell Growth and Induces Cell Apoptosis via Inhibiting Bcl-2. Oncol Res. Jul 12;27(7):773-778, 2019.
69. Lu DF, Yang LJ, Wang F, Zhang GL. Inhibitory effect of luteolin on estrogen biosynthesis in human ovarian granulosa cells by suppression of aromatase (CYP19). J Agric Food Chem. 60(34):8411-8;2012.
70. Luo H, Jiang BH, King SM, Chen YC. Inhibition of cell growth and VEGF expression in ovarian cancer cells by flavonoids. Nutr Cancer. 60(6):800-9;2008.
71. Lo AK, Lung RW, Dawson CW, et al. Activation of sterol regulatory element-binding protein 1 (SREBP1)-mediated lipogenesis by the Epstein-Barr virus-encoded latent membrane protein 1 (LMP1) promotes cell proliferation and progression of nasopharyngeal carcinoma. J Pathol. Jul 3;2018.
72. Masraksa W, Tanasawet S, Hutamekalin P,et al. Luteolin attenuates migration and invasion of lung cancer cells via suppressing focal adhesion kinase and non-receptor tyrosine kinase signaling pathway. Nutr Res Pract. Apr;14(2):127-133, 2020.
73. Moeng S, Son SW, Seo HA,et al. Luteolin-regulated MicroRNA-301-3p Targets Caspase-8 and Modulates TRAIL Sensitivity in PANC-1 Cells. Anticancer Res. Feb;40(2):723-731, 2020.
74. Muto J, Imai T, Ogawa D, et al. RNA-binding protein Musashi1 modulates glioma cell growth through the post-transcriptional regulation of Notch and PI3 kinase/Akt signaling pathways. PLoS One. 7(3):e33431;2012.
75. Naiki-Ito A, Naiki T, Kato H, eta al. Recruitment of miR-8080 by luteolin inhibits androgen receptor splice variant 7 expression in castration-resistant prostate cancer. Carcinogenesis. Dec 5:bgz193, 2019.
76. Nabavi SF, Braidy N, Gortzi O,et al. Luteolin as an anti-inflammatory and neuroprotective agent: A brief review. Brain Res Bull. 2015 Oct;119(Pt A):1-11;2015.
77. Nazim UM, Park SY. Luteolin sensitizes human liver cancer cells to TRAILinduced apoptosis via autophagy and JNKmediated death receptor 5 upregulation. Int J Oncol. Feb;54(2):665-672, 2019.
78. Ou YC, Kuan YH, Li JR, et al. Induction of apoptosis by luteolin involving akt inactivation in human 786-o renal cell carcinoma cells. Evid Based Complement Alternat Med. 2013:109105;2013.
79. Ou YC, Li JR, Kuan YH, et al. Luteolin sensitizes human 786-O renal cell carcinoma cells to TRAIL-induced apoptosis. Life Sci. Apr 1;100(2):110-7;2014.
80. Palko-Labuz A, Sroda-Pomianek K, Uryga A, et al. Anticancer activity of baicalein and luteolin studied in colorectal adenocarcinoma LoVo cells and in drug-resistant LoVo/Dx cells. Biomed Pharmacother. 88:232-41;2017.
81. Pandurangan AK, Esa NM. Luteolin, a bioflavonoid inhibits colorectal cancer through modulation of multiple signaling pathways: a review. Asian Pac J Cancer Prev. 15(14):5501-8;2014.
82. Pandurangan AK, Dharmalingam P, Ananda Sadagopan SK, et al. Luteolin induces growth arrest in colon cancer cells through involvement of Wnt/β-catenin/GSK-3β signaling. J Environ Pathol Toxicol Oncol. 32:131-9;2013.
83. Park SH, Park HS, Lee JH, et al. Induction of endoplasmic reticulum stress-mediated apoptosis and non-canonical autophagy by luteolin in NCI-H460 lung carcinoma cells. Food Chem Toxicol. Jun;56:100-9, 2013.
84. Potočnjak I, Šimić L, Gobin I, et al. Antitumor activity of luteolin in human colon cancer SW620 cells is mediated by the ERK/FOXO3a signaling pathway. Toxicol In Vitro. Aug;66:104852, 2020.
85. Pu Y, Zhang T, Wang J,et al. Luteolin exerts an anticancer effect on gastric cancer cells through multiple signaling pathways and regulating miRNAs. J Cancer. Sep 8;9(20):3669-3675;2018.
86. Quiller G, Mérida-Ortega Á, Rothenberg SJ, et al. Dietary flavonoids improve urinary arsenic elimination among Mexican women. Nutr Res. Jul;55:65-71;2018.
87. Radziejewska I, Borzym-Kluczyk M, Leszczyńska K. Luteolin alters MUC1 extracellular domain, sT antigen, ADAM-17, IL-8, IL-10 and NF-kappaB expression in Helicobacter pylori-infected gastric cancer CRL-1739 cells: A preliminary study. Biomed Rep. Feb;14(2):19, 2021.
88. Reipas KM, Law JH, Couto N, et al. Luteolin is a novel p90 ribosomal S6 kinase (RSK) inhibitor that suppresses Notch4 signaling by blocking the activation of Y-box binding protein-1 (YB-1). Oncotarget. 4(2):329-45;2013.
89. Ren LQ, Li Q, Zhang Y. Luteolin Suppresses the Proliferation of Gastric Cancer Cells and Acts in Synergy with Oxaliplatin. Biomed Res Int. Feb 21;2020:9396512, 2020.
90. Ruan JS, Liu YP, Zhang L, et al. Luteolin reduces the invasive potential of malignant melanoma cells by targeting β3 integrin and the epithelial-mesenchymal transition. Acta Pharmacol Sin. 33:1325-31;2012.

91. Ryu S, Park S, Lim W, Song G. Effects of luteolin on canine osteosarcoma: Suppression of cell proliferation and synergy with cisplatin. J Cell Physiol. Jun;234(6):9504-9514, 2019.
92. Schomberg J, Wang Z, Farhat A, et al. Luteolin inhibits melanoma growth in vitro and in vivo via regulating ECM and oncogenic pathways but not ROS. Biochem Pharmacol. May 13;177:114025, 2020.
93. Seo Y, Ryu K, Park J, et al. Inhibition of ANO1 by luteolin and its cytotoxicity in human prostate cancer PC-3 cells. PLoS One. 12(3):e0174935;2017.
94. Shao J, Wang C, Li L, et al. Luteoloside Inhibits Proliferation and Promotes Intrinsic and Extrinsic Pathway-Mediated Apoptosis Involving MAPK and mTOR Signaling Pathways in Human Cervical Cancer Cells. Int J Mol Sci. Jun 5;19(6):2018.
95. Shen X, Zhao Y, Liu G, et al. Upregulation of programmed death ligand 1 by liver kinase B1 and its implication in programmed death 1 blockade therapy in non-small cell lung cancer. Life Sci. Jun 6;256:117923, 2020.
96. Shimoi K, Okada H, Furugori M, et al. Intestinal absorption of luteolin and luteolin 7-O-beta-glucoside in rats and humans. FEBS Lett. 438:220-4;1998.
97. Song S, Su Z, Xu H et al. Luteolin selectively kills STAT3 highly activated gastric cancer cells through enhancing the binding of STAT3 to SHP-1. Cell Death Dis. 8(2):e2612;2017.
98. Summart R, Chewonarin T. Purple rice extract supplemented diet reduces DMH-induced aberrant crypt foci in the rat colon by inhibition of bacterial β-glucuronidase. Asian Pac J Cancer Prev. 15:749-55;2014.
99. Tang X, Wang H, Fan L, et al. Luteolin inhibits Nrf2 leading to negative regulation of the Nrf2/ARE pathway and sensitization of human lung carcinoma A549 cells to therapeutic drugs. Free Rad Biol Med. 50:1599-609;2011.
100. Tavsan Z, Kayali HA. Flavonoids showed anticancer effects on the ovarian cancer cells: Involvement of reactive oxygen species, apoptosis, cell cycle and invasion. Biomed Pharmacother. Aug;116: 109004, 2019.
101. Tjioe KC, Tostes Oliveira D, Gavard J. Luteolin Impacts on the DNA Damage Pathway in Oral Squamous Cell Carcinoma. Nutr Cancer. Jul;68(5):838-47;2016.
102. Tu DG, Lin WT, Yu CC, et al. Chemotherapeutic effects of luteolin on radio-sensitivity enhancement and interleukin-6/signal transducer and activator of transcription 3 signaling repression of oral cancer stem cells. J Formos Med Assoc. Dec;115(12):1032-1038;2016.
103. Tuorkey MJ. Molecular targets of luteolin in cancer. Eur J Cancer Prev. Jan;25(1):65-76;2016.
104. Velmurugan BK, Lin JT, Mahalakshmi B, et al. Luteolin-7-O-Glucoside Inhibits Oral Cancer Cell Migration and Invasion by Regulating Matrix Metalloproteinase-2 Expression and Extracellular Signal-Regulated Kinase Pathway. Biomolecules. Mar 26;10(4):502, 2020.
105. Verschooten L, Barrette K, Van Kelst S, et al. Autophagy inhibitor chloroquine enhanced the cell death inducing effect of the flavonoid luteolin in metastatic squamous cell carcinoma cells. PLoS One. 7(10):e48264, 2012.
106. Xu L, Zhang Y, Tian K, et al. Apigenin suppresses PD-L1 expression in melanoma and host dendritic cells to elicit synergistic therapeutic effects. J Exp Clin Cancer Res. Oct 29;37(1):261, 2018.
107. Yang H, Bing-Fang Liu, Fu-Jia Xie, eta al. Luteolin induces mitochondrial apoptosis in HT29 cells by inhibiting the Nrf2/ARE signaling pathway. Exp Ther Med Mar;19(3):2179-2187, 2020.
108. Yao Y, Rao C, Zheng G, Wang S. Luteolin suppresses colorectal cancer cell metastasis via regulation of the miR384/pleiotrophin axis. Oncol Rep. Jul;42(1):131-141,2019.
109. Yao X, Jiang W, Yu D, Yan Z. Luteolin inhibits proliferation and induces apoptosis of human melanoma cells in vivo and in vitro by suppressing MMP-2 and MMP-9 through the PI3K/AKT pathway. Food Funct. Feb 20;10(2):703-712, 2019.
110. Yi C, Li G, Ivanov DN, et al. Luteolin inhibits Musashi1 binding to RNA and disrupts cancer phenotypes in glioblastoma cells. RNA Biol. Oct 26,2018.
111. Yoo HS, Won SB, Kwon YH. Luteolin Induces Apoptosis and Autophagy in HCT116 Colon Cancer Cells via p53-Dependent Pathway. Nutr Cancer. 2021 Mar 24:1-10.
112. Yu Q, Zhang M, Ying Q, et al. Decrease of AIM2 mediated by luteolin contributes to non-small cell lung cancer treatment. Cell Death Dis. Mar 4;10(3):218, 2019.
113. Wang W, Van Alstyne PC, Irons KA, et al. Individual and interactive effects of apigenin analogs on G2/M cell-cycle arrest in human colon carcinoma cell lines. Nutr Cancer. 48:106-14;2004.
114. Wang XY, Yin Y, Yuan H, et al. Musashi1 modulates mammary progenitor cell expansion through proliferin-mediated activation of the Wnt and Notch pathways. Mol Cell Biol. Jun;28(11):3589-99;2008.
115. Wang TT, Wang LM, Xie KP, et al. Luteolin inhibits proliferation induced by IGF-1 pathway dependent ERα in human breast cancer MCF-7 cells. Asian Pac J Cancer Prev. 13:1431-7;2012.
116. Wang TT, Wang SK, Huang GL, Sing GJ. Luteolin induced-growth inhibition and apoptosis of human esophageal squamous carcinoma cell line Eca109 cells in vitro. Asian Pac J Cancer Prev. 13:5455-61;2012.
117. Wang W, Van Alstyne PC, Irons KA, et al. Individual and interactive effects of apigenin analogs on G2/M cell-cycle arrest in human colon carcinoma cell lines. Nutr Cancer. 48:106-14;2004.
118. Wang F, Gao F, Pan S, et al. Luteolin induces apoptosis, G0/G1 cell cycle growth arrest and mitochondrial membrane potential loss in neuroblastoma brain tumor cells. Drug Res (Stuttg). Feb;65(2): 91-5, 2015.
119. Wang Y, Kong D, Wang X, Dong X. Molecular mechanisms of luteolin induced growth inhibition and apoptosis of human osteosarcoma cells. Iran J Pharm Res. Spring; 14(2): 531-8,2015.
120. Wang Q, Wang H, Jia Y, et al. Luteolin induces apoptosis by ROS/ER stress and mitochondrial dysfunction in gliomablastoma. Cancer Chemother Pharmacol. 79(5):1031-41;2017.
121. Wang L, Lee IM, Zhang SM, et al. Dietary intake of selected flavonols, flavones, and flavonoid-rich foods and risk of cancer in middle-aged and older women. Am J Clin Nutr. Mar;89(3):905-12, 2009.
122. Witkowska-Banaszczak E, Krajka-Kuźniak V, Papierska K. The effect of luteolin 7-glucoside, apigenin 7-glucoside and Succisa pratensis extracts on NF-κB activation and α-amylase activity in HepG2 cells. Acta Biochim Pol. Mar 4;67(1):41-47, 2020.
123. Woo JH, Jang DS, Choi JH. Luteolin Promotes Apoptosis of Endometriotic Cells and Inhibits the Alternative Activation of Endometriosis-Associated Macrophages. Biomol Ther (Seoul). May 20, 2021.
124. Wu CC, Fang CY, Hsu HY, et al. EBV reactivation as a target of luteolin to repress NPC tumorigenesis. Oncotarget. Apr 5;7(14): 18999-9017;2016.
125. Zang MD, Hu L, Fan ZY, et al. Luteolin suppresses gastric cancer progression by reversing epithelial-mesenchymal transition via suppression of the Notch signaling pathway. J Transl Med. 15(1): 52;2017.

126. Zang M, Hu L, Zhang B, et al. Luteolin suppresses angiogenesis and vasculogenic mimicry formation through inhibiting Notch1-VEGF signaling in gastric cancer. Biochem Biophys Res Commun. 490(3):913-9;2017.
127. Zhang H, Li X, Zhang Y, Luan X. Luteolin induces apoptosis by activating Fas signaling pathway at the receptor level in laryngeal squamous cell line Hep-2 cells. Eur Arch Otorhinolaryngol. Jun;271(6):1653-9;2014.
128. Zhang M, Wang R, Tian J, et al. Targeting LIMK1 with luteolin inhibits the growth of lung cancer in vitro and in vivo. J Cell Mol Med. Jun;25(12):5560-5571, 2021.
129. Zheng N, Yuan P, Li C, et al. Luteolin Reduces BACE1 Expression through NF-κB and through Estrogen Receptor Mediated Pathways in HEK293 and SH-SY5Y Cells..J Alzheimers Dis. 45(2):659-71, 2015.
130. Zhou Q, Yan B, Hu X. Luteolin inhibits invasion of prostate cancer PC3 cells through E-cadherin. Mol Cancer Ther. 8:1684-91;2009.
131. Zhu B, Tan L g, Chen S, et al. Targeting the upstream transcriptional activator of PD-L1 as an alternative strategy in melanoma therapy Oncogene. Sep;37(36):4941-4954, 2018.
132. Zuo Q, Wu R, Xiao X, et al. The dietary flavone luteolin epigenetically activates the Nrf2 pathway and blocks cell transformation in human colorectal cancer HCT116 cells. J Cell Biochem. Nov; 119(11):9573-9582, 2018.

CAPÍTULO 91

Mebendazol, albendazol e flubendazol de anti-helmínticos a antineoplásicos

Potente antimicrotúbulo; inibe VEGF, HIF1-alfa, EMT, STAT3, MMP2, MMP9; ativa p53; inibe vias de sinalização Wnt/β-catenina, JAK/STAT-3, JNK, MEK/ERK e Hedgehog; induz autofagia; tem como alvo as células semelhantes às células-tronco e a sinalização de HER2; regula para baixo o GPX4, gene mais importante na indução da ferroptose

José de Felippe Junior

Mebendazol e albendazol são anti-helmínticos bem conhecidos dos clínicos, de uso seguro e que não possuem efeitos colaterais. O que poucos sabem é que tais medicamentos também podem ser utilizados no tratamento do câncer.

Importante saber que o mebendazol é pouco solúvel e efeitos sistêmicos não são esperados. O albendazol é mais apropriado para efeitos sistêmicos.

O mebendazol (metil 5-benzoil-2-benzimidazol-carbamate) e o albendazol [metil (5-propiltio)-1H-benzimidazol-2-il carbamate metilester] são anti-helmínticos de largo espectro usados de longa data em humanos e funcionam nos parasitas inibindo a polimerização das tubulinas e rompendo os microtúbulos.

O mebendazol de fórmula $C_{16}H_{13}N_3O_3$ e peso molecular de 295,3g/mol, quimicamente é a methyl N-(6-benzoyl-1H-benzimidazol-2-yl)carbamate. Também é chamado de Mebendazole; 31431-39-7; Vermox; Telmin; Mebenvet; Pantelmin.

A molécula doa 2 e é aceptora de 4 elétrons: oxidante.

O albendazol de fórmula $C_{12}H_{15}N_3O_2S$ e peso molecular de 265,3g/mol, quimicamente é a methyl N-(6-

Albendazol

-propylsulfanyl-1H-benzimidazol-2-yl)carbamate, também é chamado de Albendazole; 54965-21-8; Albenza; Eskazole; Valbazen; Zentel.

A molécula doa 2 e é aceptora de 4 elétrons e, portanto, oxidante.

Flubendazol de fórmula $C_{16}H_{12}FN_3O_3$ e peso molecular 313,3 g/mol, quimicamente é a methyl N-[6-(4-fluorobenzoyl)-1H-benzimidazol-2-yl]carbamate, também é chamado de Flubendazole, 31430-15-6, Flubendazol, Flumoxane, Fluvermal.

A molécula doa 2 e é aceptora de 4 elétrons: oxidante.

O desequilíbrio entre os monômeros e dímeros de tubulinas com os polímeros dos microtúbulos ao usar

Mebendazol

Flubendazol

drogas microtúbulo-estabilizantes (paclitaxel, docetaxel) ou microtúbulo-desestabilizantes (vimblastina, vincristina, nocodazol, colchicina) ativam a cascata AMPK (AMP – *activated protein kinase*) com diminuição da proliferação e apoptose das células cancerosas. O rompimento dos microtúbulos está associado com o bloqueio do ciclo celular na fase G2/M.

Muitas drogas possuem a habilidade de agir fortemente nos microtúbulos, porém apresentam efeitos colaterais proibitivos, diferente da classe dos carbamatos de benzimidazol como mebendazol, albendazol e flubendazol, que não apresentam efeitos colaterais dignos de nota.

O flubendazol está relacionado ao mebendazol e apresenta estrutura química parecida com a colchicina, um antimitótico que bloqueia a divisão celular por provocar ruptura dos microtúbulos e os *spindle* microtúbulos. A colchicina em concentrações ultrabaixas, 50 nanomoles (nano significa 0,000000001), consegue bloquear quase todas as células em mitose. A colchicina pode inibir vários canais iônicos e possivelmente seja essa a causa da desestabilização do citoesqueleto. A colchicina altera o potencial de membrana mitocondrial e libera caspases, citocromo c e AIF (*apoptosis-inducing factor*) provocando morte celular por apoptose.

Alvos moleculares no câncer – cada linha corresponde a 1 trabalho

1. Albendazol é potente inibidor de várias linhagens de células cancerosas, como células do câncer colorretal, pancreático, ovariano, hepático e outros.
2. Albendazol no câncer avançado. Fase I para determinar máxima dose oral tolerada: 1.200mg 2 vezes ao dia durante 14 dias em ciclos de 21 dias. Mielossupressão é dose limitante. Houve diminuição do VEGF sérico.
3. Albendazol na forma micronizada – Gelmodol – está disponível na Índia.
4. Albendazol inibidor potente do HIF-1-alfa (fator induzível pela hipóxia-1-alfa) no câncer.
5. Albendazol e mebendazol podem induzir efeitos embriotóxicos e teratogênicos.
6. Albendazol, mebendazol e tiabendazol inibem a lipoproteína lipase e impedem que ácidos graxos sejam utilizados na proliferação celular.
7. Mebendazol possui efeito antitumoral sem toxicidade para as células normais.
8. Mebendazol possui potente efeito antitumoral *in vivo* e *in vitro* – parada do ciclo celular, apoptose e antiangiogênese em várias linhagens de tumores humanos, sem lesar as células normais.
9. Mebendazol pode provocar apoptose via liberação de citocromo c mitocondrial e ativação das caspases.
10. Mebendazol inibe angiogênese no camundongo *in vitro* e *in vivo*.
11. Mebendazol e anti-helmínticos relacionados quimicamente podem ser úteis no tratamento das doenças hiperproliferativas, incluindo câncer, artrite reumatoide, doença inflamatória de intestino e reestenose de coronárias.
12. **Benzimidazóis** possuem efeitos pleiotrópicos no câncer (Nath, 2020).
    a) Potente antimicrotúbulo.
    b) Antiangiogênico.
    c) Antimetástases.
    d) Anti-HIF.
    e) Anti-EMT (epithelial-mesenchymal transition).
    f) Polarizam o sistema imune para TH1.
    g) Aumentam a eficácia terapêutica da quimioterapia convencional, cisplatina, carboplatina, adriamicina e taxol.
    h) Induzem apoptose na linhagem NSCLC.
    i) Aumentam a vida média do p53.
    j) Provocam acúmulo do p3 no núcleo da célula tumoral.
    k) Induzem apoptose seletiva em células tumorais que carregam o p53 tipo *wild* – mebendazol e fembendazol.
    l) Interferem nas vias de sinalização Wnt/β-catenin, JAK/STAT-3, JNK, MEK/ERK e hedgehog.
13. **Glioblastoma**
    a) Mebendazol aumenta a sobrevida de camundongos com glioblastoma em dois modelos experimentais pré-clínicos reduzindo a polimerização das tubulinas. Em linhagem celular do GBM, o mebendazol é citotóxico com 0,1 a 0,3 micromol. *In vivo* diminui significativamente a mortalidade, 63% dos camundongos sobrevivem.
    b) Os autores confirmaram primeiramente que o mebendazol diminui a viabilidade das células U87, U87vIII, T98G e U251 do glioblastoma *in vitro* (valores de IC50 variando de 288 nm a 2,1 μm). A abordagem in silico revelou 21 alvos moleculares putativos para o mebendazol, incluindo 12 proteínas significativamente reguladas positivamente a nível do gene do glioblastoma, em comparação com o tecido cerebral normal (mudança de dobra > 1,5; p < 0,0001). Os experimentos de validação foram realizados em três quinases principais envolvidas na biologia do câncer: ABL1, MAPK1/ERK2 e MAPK14/p38α. O mebendazol pode inibir a atividade dessas quinases *in vitro* de forma dose-dependente, com alta potência contra MAPK14 (IC50 = 104 ± 46 nm). A sua ligação direta a MAPK14 foi ainda va-

lidada *in vitro* e a inibição da atividade da quinase MAPK14 foi confirmada *in vivo*. O mebendazol foi capaz de se ligar ao sítio catalítico de MAPK14. Finalmente, o silenciamento de genes demonstrou que MAPK14 está envolvido no crescimento de esferoides do tumor de glioblastoma e na resposta ao tratamento com mebendazol. Este estudo, portanto, destacou o papel de MAPK14 no mecanismo de ação anticâncer do mebendazol e fornece uma justificativa adicional para o direcionamento farmacológico de MAPK14 em tumores cerebrais (Ariey-Bonnet, 2020).

14. **Câncer de cabeça e pescoço**
Mebendazol aumenta os efeitos da cisplatina suprimindo a proliferação e promovendo a diferenciação no carcinoma epidermoide de cabeça e pescoço (Zhang, 2017).

15. **Câncer de pulmão**
   a) Mebendazol induz parada da mitose e apoptose no câncer de pulmão despolimerizando as tubulinas do citoesqueleto e inibindo a formação normal do fuso mitótico nas células cancerosas em proliferação.
   b) Mebendazol induz parada da mitose e apoptose no câncer pulmonar de não pequenas células por despolimerizar o citoesqueleto.
   c) Mebendazol promove a parada do ciclo celular em G2/M, apoptose e antiangiogênese *in vitro* e *in vivo* no câncer de pulmão.
   d) Mebendazol em células A549 e H460 do câncer pulmonar com genótipo p53 tipo *wild* induz a expressão de proteínas p21 e p53 em 24 horas de tratamento de modo semelhante ao paclitaxel.
   e) Linhagens H460 NSCLC resistentes ao taxol e vinorelbina respondem ao mebendazol.
   f) Albendazol sensibiliza, à radioterapia, linhagens altamente metastáticas para o cérebro, MM do melanoma e SCLC do câncer pulmonar.
   g) Mebendazol e fembendazol provocam apoptose em células H460 do câncer pulmonar.
   h) O mebendazol (MZ) induz resposta apoptótica dependente da dose e do tempo em várias linhas de células de câncer de pulmão humano. MZ pára as células na fase G (2) -M antes do início da apoptose. Ele também provoca liberação mitocondrial de citocromo c, seguida por morte celular por apoptose. Além disso, é um inibidor potente do crescimento de células tumorais com pouca toxicidade para WI38 normais e células endoteliais da veia umbilical humana. Quando administrado via oral em camundongos nu/nu, o MZ inibe fortemente o crescimento de xenoenxertos de tumor humano e reduz significativamente o número e o tamanho dos tumores em um modelo experimental de metástase pulmonar. Ao avaliar a angiogênese, encontrou-se densidades de vasos significativamente reduzidas em camundongos tratados com MZ em comparação com os camundongos controle (Mukhopadhyay, 2002).
   i) Flubendazol inibe a proliferação células A549 e H4660 e promove autofagia. A concentração do p62 diminui e a razão LC3 II/I aumenta e o aumento da mRFP-GFP-LC3 significa elevação do fluxo autofágico (Dong, 2020).

16. **Câncer de mama**
   a) Mebendazol complementa a atividade antineoplásica da gemcitabina em combinação com a epirubicina no adenocarcinoma de mama, SKBr-3.
   b) Flubendazol supera a resistência ao trastuzumabe tendo como alvo as células semelhantes às células-tronco e a sinalização de HER2 no câncer de mama HER2-positivo (Kim, 2018).

17. **Câncer de mama triplo negativo**
Flubendazol, tendo como alvo a Atg4B (*autophagy-related protein 4B*), induz autofagia em células MDA-MB-231 do câncer de mama triplo negativo (Zhang, 2015).
   b) Flubendazol possui efeitos anticâncer no carcinoma triplo negativo regulando para cima a EVA1A provocando autofagia e apoptose. Ele exibe considerável atividade antiproliferativa *in vitro* e *in vivo* em xenoenxertos (Zhen, 2020).
   c) Flubendazol provoca efeitos antimetastáticos no câncer de mama triplo negativo via inibição do STAT3. Induz significativa apoptose, acompanhada por acúmulo da fase G2/M, ativação das caspases-3 e 7 e desregulação da ativação do STAT3. O último fenômeno se associa ao comprometimento das células tronco-like, concomitante com reduções de CD24low/CD44high, de CD24high/CD49fhigh, da atividade da ALDH1 e da formação de mamosferas. A administração de FLU inibe o crescimento do tumor, da angiogênese e das metástases pulmonar e hepática, coincidindo com a diminuição dos níveis de MMP-2 e MMP-9 no sangue circulante. A FLU mata não apenas as células tumorais de proliferação rápida, mas também erradica efetivamente as células semelhantes às células-tronco *in vitro* e *in vivo* (Oh, 2018).

18. **Câncer de próstata**
Flubendazol, droga aprovada pelo FDA como anti-helmíntico, possui efeito antitumoral ao aumentar a expressão do p53 e induzir ferroptose no câncer de próstata resistente à castração, PC3 e DU145. O aumento do p53 leva inibição da transcrição do

SLCA11 e depois regulação para baixo do GPX4, o qual é o gene mais importante na indução da ferroptose. Acontece inibição da proliferação provocada por parada do ciclo celular em G2/M, morte celular *in vitro* e *in vivo* em modelo xenotransplantado (Zhou, 2021).

19. **Câncer de cólon**
    a) Autores estudaram uma Livraria de 1.700 drogas na concentração de 10 micromol/litro em duas linhagens de câncer de cólon em painel NC-60. Verificaram que duas substâncias, albendazol e mebendazol, poderiam ser usadas em humanos, sendo que o mebendazol se mostrou o antiproliferativo mais eficaz. Lembrar que o estudo é *in vitro*.
    b) Albendazol inibe o crescimento peritoneal de células do câncer colorretal HT-29.
    c) Albendazol é potente antiproliferativo no câncer colorretal *in vitro*.
    d) Combinação de albendazol e 2-metoxiestradiol aumenta a sobrevida significativamente do camundongo com tumor colorretal HCT-119.
    e) Sete pacientes com **câncer colorretal e metástases hepáticas** receberam 10mg/kg/dia de albendazol por via oral em duas doses por período de 28 dias. Houve diminuição do CEA (antígeno carcinoembrionário) em 2 pacientes, nos restantes o CEA e a alfafetoproteína permaneceram estáveis durante 3 meses. Em 2 pacientes, após período de 5 a 7 dias de estabilização, houve aumento dos marcadores. Três pacientes apresentaram neutropenia severa.

20. **Câncer gástrico**
    Mebendazol inibe o crescimento, migração e invasão em modelo de câncer gástrico.

21. **Hepatoma**
    a) Albendazol é potente antiproliferativo no carcinoma hepatocelular (HCC) *in vitro*.
    b) Albendazol provoca inibição da proliferação *in vitro* na linhagem HCC do rato e camundongo e *in vivo* na linhagem SKHEP-1 do carcinoma hepatocelular humano no camundongo. *In vitro*, parada do ciclo celular em G0-G1 (250 nM) e G2-M (1.000nM).

22. **Colangiocarcinoma**
    Mebendazol reduz a proliferação da linhagem KKU-M213 do colangiocarcinoma aumentando a expressão e a atividade enzimática da caspase-3. Por via oral ocorre leve diminuição do tumor no camundongo.

23. **Carcinoma adrenocortical**
    a) Mebendazol inibe crescimento do carcinoma adrenocortical.
    b) Mebendazol como monoterapia controlou por longo prazo carcinoma adrenocortical metastático (Dobrosotskaya, 2011).

24. **Câncer de ovário**
    a) Albendazol intraperitoneal diminui a expressão do mRNA do VEGF e provoca potente inibição do VEGF diminuindo drasticamente a ascite maligna do tumor de ovário murino, OVCAR-3. O mebendazol apresenta potente atividade antiproliferativa, porém, a pobre solubilidade e o metabolismo rápido fazem do albendazol mais recomendado para tratamento loco regional, como a cavidade peritoneal. O acúmulo de ascite maligna é importante causa de morbidade e mortalidade em pacientes com carcinomatose peritoneal. Presença de mRNA do VEGF tem sido observada em tumores humanos que podem cursar com ascite maligna, câncer de ovário, cólon, gástrico e endometrial.
    b) Em outro trabalho, o albendazol não diminuiu a proliferação tumoral em células do câncer de ovário, OVCAR-3.
    c) Complexo albendazol-ciclodextrina α aumenta a toxicidade no câncer de ovário.

25. **Linfoma não Hodgkin**
    Mebendazol induz apoptose na leucemia/linfoma de células T do adulto *in vitro* (Maali, 2020).

27. **Melanoma**
    Autores estudando uma Livraria de 2.000 drogas na concentração de 1Mmol/litro em duas linhagens de melanoma resistentes à quimioterapia, M-14 e SK-Mel-19, e a linhagem melan-A de melanócitos imortalizados, mas não carcinogênico, identificaram a classe benzimidazóis como a mais eficaz, mebendazol, albendazol, fembendazol e oxibendazol. Mebendazol induz apoptose em células M-14 e SK-Mel-19 do melanoma resistente à quimioterapia inativando a via Bcl-2. Induz apoptose seletivamente por meio da via mitocondrial intrínseca e extrínseca, altera a estrutura das tubulinas, somente altera as células neoplásicas e fosforila e inativa a proteína antiapoptótica Bcl-2.

27. **Leucemia e mieloma múltiplo**
    Flubendazol despolimeriza as tubulinas do citoesqueleto celular e pode ser útil na leucemia e mieloma múltiplo.

Conclusão

Estudamos mais uma droga antiga usada para outros propósitos e agora descoberta como mais uma estratégia anticâncer.

Referências

1. Albonico M, Crompton DW, Savioli L. Control strategies for human intestinal nematode infections. Adv Parasitol. 42:277-341;1999.

2. Ariey-Bonnet J, Carrasco K, Le Grand M, et al. In silico molecular target prediction unveils Mebendazole as a potent MAPK14 inhibitor. Mol Oncol. Oct 5, 2020.
3. Braithwaite PA, Allan RJ, Dawson M, et al. Cyst and host tissue concentrations of mebendazole in patients undergoing surgery for hydatid disease. Med J Austr. 2:383-4;1983.
4. Braithwaite PA, Roberts MS, Allan RJ, Watson TR. Clinical pharmacokinetics of high dose mebendazole in patients treated for cystic hydatid disease. Eur J Clin Pharmacol. 22(2):161-9;1982.
5. Bryceson AD, Woestenborghs R, Micliels mM, van den Bossche H. Bioavailability and tolerability of mebendazole in patients with inoperable hydatid disease. Trans R Soc Trop Med Hyg. 76:563-4; 1982.
6. Burgat-Sacaze V, Delatour P, Ico A. Bound residues of veterinary drugs: bioavailability and toxicological implications. Ann Rech Vet. 12(3):277-89;1981.
7. Chiba Y, Kohri N, Iseki K, Miyazaki K. Improvement of dissolution and bioavailability for mebendazole, an agent for human echinococcosis, by preparing solid dispersion with polyethylene glycol. Chem Pharm Bull. 39(8):2158-60;1991.
8. Coyne CP, Jones T, R Bear R. Anti-Neoplastic Cytotoxicity of Gemcitabine-(C4-amide)-[anti-EGFR] in Dual-combination with Epirubicin-(C3-amide)-[anti-HER2/neu] against Chemotherapeutic-Resistant Mammary Adenocarcinoma (SKBr-3) and the Complementary Effect of Mebendazole. J Cancer Res Ther Oncol. 2(1):203;2014.
9. Davidse LC. Benzimidazole fungicides: mechanism of action and biological impact. Ann Rev Phytopathol. 24:43-65;1986.
10. Dawson M, Allan RJ, Watson TR. The pharmacokinetics and bioavailability of mebendazole in man: a pilot study using [3H]-mebendazole. Br J Clin Pharmacol. 14:453-5;1982.
11. Dawson M, Watson TR. The effect of dose form on the bioavailability of mebendazole in man. Br J Clin Pharmacol. 19:87-90;1985.
12. Delatour P, Lorgue G, Lapras M, Richard Y. [Embryotoxic and antimitotic properties of parbendazole, mebendazole and cambendazole]. C R Acad Sci Hebd Seances Acad Sci D. 282(5):517-8;1976.
13. Delatour P, Richard Y. [Embryogenic and antimitotic properties of benzimidazole]. Therapie. 31(4):505-15;1976.
14. Dobrosotskaya IY, Hammer GD, Schteingart DE, et al. Mebendazole monotherapy and long-term disease control in metastatic adrenocortical carcinoma. Endocr Pract. 17(3):e59–62, 2011.
15. Dong T, Lu Z, Li J, Liu Y. [Flubendazole Inhibits the Proliferation of A549 and H460 Cells and Promotes Autophagy]. Zhongguo Fei Ai Za Zhi. May 20;23(5):306-313,2020.
16. Edwards G, Breckenridge AM. Clinical pharmacokinetics of anthelmintic drugs. Clin Pharmacokinet. 15(2):67-93;1988.
17. Elhajouji A, Tibaldi F, Kirsch-Volders M. Indication for thresholds of chromosome non-disjunction versus chromosome lagging induced by spindle inhibitors in vitro in human lymphocytes. Mutagenesis. 12(3):133-40;1997.
18. Farghali H, Mase K. Immunopharmacologic agents in the amelioration of hepatic injuries. Int J Immunopharmacol. 20:125-39;1998.
19. Friedman PA, Platzer GE. Interaction of anthelmintic benzimidazoles and benzimidazole derivatives with bovine brain tubulin. Biochim Biophys Acta. 544:605-14;1978.
20. Friedman PA, Platzer GE. Interaction of anthelmintic benzimidazoles with ascaris suum embronic tubulin. Biochim Biophys Acta. 630:271-8;1980.
21. Galtier P, Coulet M, Sutra JF, et al. Fasciola hepatica: mebendazole and thiabendazole pharmacokinetics in sheep. Exp Parasitol. 79(2): 166-76;1994.

22. Gottschall DW, Theodorids VJ, Wang R. The metabolism of benzimidazole anthelmintics. Parasitol Today. 6:115-24;1990.
23. Kim YJ, Sung D, Oh E, et al. Flubendazole overcomes trastuzumab resistance by targeting cancer stem-like properties and HER2 signaling in HER2-positive breast cancer. Cancer Lett. Jan 1;412:118-130, 2018.
24. Kohler P, Bachmann R. Intestinal tubulin as possible target for the chemotherapeutic action of mebendazole in parasitic nematodes. Mol Biochem Parasitol. 4(4-5):325-36;1981.
25. Kromer W. Similarities and differences in the properties of substituted benzimidazoles: a comparison between pantoprazole and related compounds. Digestion. 56(6):443-54;1995.
26. Lacey E. The role of the cytoskeletal protein, tubulin, in the mode of action and mechanism of drug resistance to benzimidazoles. Int J Parasitol. 18:885-936;1988.
27. Lacey E, Prichard RK. Interactions of benzimidazoles (BZ) with tubulin from BZ-sensitive and BZ-resistant isolates of Haemonchus contortus. Mol Biochem Parasitol. 19(2):171-81;1986.
28. Lacey E, Watson TR. Structure-activity relationships of benzimidazole carbamates as inhibitors of mammalian tubulin, in vitro. Biochem. Pharmacol. 34(7):1073-7;1985.
29. Lacey E, Watson TR. Activity of benzimidazole carbamates against L1210 mouse leukaemia cells: correlation with in vitro tubulin polymerization assay. Biochem Pharmacol. 34(19):3603-5;1985.
30. Lanusse CE, Gascon L, Prichard RK. Methimazole-mediated modulation of netobimin biotransformation in sheep: a pharmacokinetic assessment. J Vet Pharmacol Ther. 15(3):267-4;1992.
31. Lanusse CE, Nare B, Prichard RK, et al. Comparative sulphoxidation of albendazole by sheep and cattle liver microsomes and the inhibitory effect of methimazole. Xenobiotica. 23(3):285-95;1993.
32. Lapras, Delatour P. Proprietetes antimitotiques de certains anthelminthiques embryotoxiques et tertogenes derives du benzimidazole. Proceedings of the European Society of Toxicology, 18:294-6;1977.
33. Lubega GW, Prichard RK. Specific interaction of benzimidazole anthelmintics with tubulin: high affinity binding and benzimidazole resistance in Haemonchus contortus. Mol Biochem Parasitol. 38:221-32;1990.
34. Lubega GW, Prichard RK. Interaction of benzimidazole anthelmintics with Haemonchus contortus tubulin: binding affinity and anthelmintic efficacy. Exp Parasitol. 73(2):203-13;1991.
35. Lubega GW, Prichard RK. Specific interaction of benzimidazole anthelmintics with tubulin from developing stages of thiabendazole-susceptible and resistant Haemonchus contortus. Biochem Pharmacol. 41:93-101;1991.
36. Maali A, Ferdosi-Shahandashti E, Sadeghi F, Aali E. The Antihelminthic Drug, Mebendazole, Induces Apoptosis in Adult T-Cell Leukemia/Lymphoma Cancer Cells: In-Vitro Trial. Int J Hematol Oncol Stem Cell Res. Oct 1;14(4):257-264, 2020.
37. Michiels M, Hendriks R, Heykants J, vam den Bossche H. The pharmacokinetics of mebendazole and flubendazole in animals and man. Arch Int Pharmacodyn. 256:180-91;1982.
38. Mukhopadhyay T, Sasaki J, Ramesh R, Roth JA. Mebendazole elicits a potent antitumor effect on human cancer cell lines both in vitro and in vivo. Clin Cancer Res. Sep;8(9):2963-9, 2002.
39. Nare B, Liu Z, Prichard RK. Benzimidazoles, potent anti-mitotic drugs: substrates for the P-glycoprotein transporter in multidrug-resistant cells. Biochem Pharmacol. 48(12):2215-22;1994.
40. Nare B, Lubega G, Prichard RK, Georges E. p-azidosalicyl-5-amino-6-phenoxybenzimidazole photolabels the N-terminal 63103 amino acids of Haemonchus contortus β-tubulin 1. J Biol Chem. 271(15):8575-81;1996.

41. Nath J, Paul R, Ghosh SK, et al. Drug repurposing and relabeling for cancer therapy: Emerging benzimidazole antihelminthics with potent anticancer effects. Life Sci. Oct 1;258:118189, 2020.
42. Oh E, Kim YJ, An H, et al. Flubendazole elicits anti-metastatic effects in triple-negative breast cancer via STAT3 inhibition. Int J Cancer. Oct 15;143(8):1978-1993, 2018.
43. Penman ID, el-Omar E, McGregor JR, et al. Omeprazole inhibits colorectal carcinogenesis induced by azoxymethane in rats. Gut. 34(11):1559-65;1993.
44. Pilch DS, Xu Z, Sun Q, et al. Characterizing the DNA binding modes of a topoisomerase 1-poisoning terbenzimidazole: evidence for both intercalative and minor groove binding properties. Drug Des Discov. 13:115-33;1996.
45. Pinto LC, Soares BM, Pinheiro Jde J et al. The anthelmintic drug mebendazole inhibits growth, migration and invasion in gastric cancer cell model. Toxicol In Vitro. 29(8):2038-44;2015.
46. Pourgholami MH, Szwajcer M, Chin M, et al. Phase I clinical trial to determine maximum tolerated dose of oral albendazole in patients with advanced cancer. Cancer Chemother Pharmacol. 65(3):597-605;2010.
47. Ram S, Wise DS, Wotring LL, et al. Synthesis and biological activity of certain alkyl 5-(alkoxycarbonyl)-1H-2carbamates and related derivatives: a new class of potential antineoplastic and antifilarial agents. J Med Chem. 35:539-47;1992.
48. Russell GL, Gill JH, Lacey E. Binding of [3H]benzimidazole carbamates to mammalian brain tubulin and the mechanism of selective toxicity of the benzimidazole anthelmintics. Biochem Pharmacol. 43(5):1095-100;1992.
49. Sawanyawisuth K, Williamson T, Wongkham S, Riggins GJ. Effect of the antiparasitic drug mebendazole on cholangiocarcinoma growth Southeast Asian. J Trop Med Public Health. 45(6):1264-70;2014.
50. Site www.medicinabiomolecular.com.br, com os resumos.
51. Stearns ME, Wang M, Fudge K. Liarozole and 13-cis-retinoic acid anti-prostatic tumor activity. Cancer Res. 53:3073-7;1993.
52. Upton RA. Pharmacokinetic interactions between theophylline and other medication (Part I). Clin Pharmacokinet. 20:66-80;1991.
53. Van Hummelen P, Elhajouji A, Kirsch-Volders M. Clastogenic and aneugenic effects of three benzimidazole derivatives in the in vitro micronucleus test using human lymphocytes. Mutagenesis. 10:23-9;1995.
54. Zhang L, Guo M, Li J, et al. Systems biology-based discovery of a potential Atg4B agonist (flubendazole) that induces autophagy in breast cancer. Mol Biosyst. 11(11):2860-6;2015.
55. Zhang F, Li Y, Zhang H, Huang E, et al. Anthelmintic mebendazole enhances cisplatin's effect on suppressing cell proliferation and promotes differentiation of head and neck squamous cell carcinoma (HNSCC). P.Oncotarget. Feb 21;8(8):12968-12982, 2017.
56. Zhen Y, Zhao R, Wang M, et al. Flubendazole elicits anti-cancer effects via targeting EVA1A-modulated autophagy and apoptosis in Triple-negative Breast Cancer. Theranostics. Jul 2;10(18):8080-8097, 2020.
57. Zhou X, Zou L, Chen W, et al. Flubendazole, FDA-approved anthelmintic, elicits valid antitumor effects by targeting P53 and promoting ferroptosis in castration-resistant prostate cancer. Pharmacol Res. Feb;164:105305, 2021.

CAPÍTULO 92

Melatonina no câncer

Anti-Covid-19, HSV1-2, Vírus sincicial respiratório, Vírus da influenza, Vírus da encefalite, Vírus indutor de neuropatogênese, Vírus Ebola, *H. pylori* e *M. tuberculosis*; único hormônio do corpo antiproliferativo; protege o DNA nuclear e mitocondrial; junto com T3 protege as mitocôndrias do estresse oxidativo, ativa os complexos I, III e IV da cadeia de elétrons mitocondrial, aumenta a geração de ATP e do consumo de O_2 e diminui o potencial de membrana mitocondrial; inibe NF-kappaB, COX-2, HIF1-alfa, VEGF, AP-2beta/hTERT e inibe atividade da telomerase, proteína Príon, aromatase, 13-HODE, endotelina-1(ET-1), GLUT1, ERK1/2, Wnt-betacatenina, MAPKs e TGF-beta e a via de sinalização do eixo PI3K/Akt/mTOR/EZH2/STAT3; bloqueia AR (*androgen receptor*); aumenta a razão p53/MDM2p e regula para baixo o Sirt1; diminui proteínas antiapoptóticas, survivina e Bcl-2 e ativa DR5; estimula ERbeta-1 que suprime a proliferação tumoral; aumenta a atividade dos linfócitos T citotóxicos e de células *natural killer*, aumenta a produção de IFN-γ, IL-2, IL-6 e IL-12, diminui Treg e polariza sistema imune de M2/Th2 para M1/Th1; inibe a síntese de DNA e aumenta a diferenciação das células-tronco; demetila a zona CpG do DNA e diminui a função de genes de sobrevivência celular: efeito epigenético

José de Felippe Junior

Vela o sono, protege do estresse oxidativo gênico, reativa genes supressores de tumor, previne e trata o câncer. **JFJ**

Por que em certa época foi proibido no Brasil? Não sabemos.
Médicos inconformados

A melatonina ou N-acetil-5-metoxitriptamina é uma indolamina gerada a partir do triptofano pela glândula pineal e talvez por todos os órgãos, uma vez que sua produção está associada às mitocôndrias. No sangue atinge os valores mais altos entre 2 e 5 horas da manhã. Ao longo da vida, os níveis de melatonina mudam: os níveis circulantes noturnos de melatonina são os mais altos em crianças pequenas e diminuem em pessoas mais velhas (Favero, 2018).

É uma molécula onipresente e amplamente distribuída na natureza, com atividade funcional ocorrendo em organismos unicelulares, plantas, fungos e animais. É hormônio filogeneticamente bem preservado na natureza e produzido pela glândula pineal, sistema gastrointestinal, pâncreas, retina, pele e medula óssea. Além de ser produzida em todos os animais, a melatonina também existe em plantas e em derivados de plantas. Sucos de tomate, azeite, vinho e cerveja são alguns dos principais produtos alimentares onde a melatonina foi identificada.

A melatonina preserva a atividade dos complexos I e III da cadeia mitocondrial, inibe a permeabilidade dos poros da membrana da mitocôndria e impede a liberação do citocromo c. Além de regular o controle do importante ciclo vital sono/despertar (ritmo circadiano), a melatonina possui vários efeitos biológicos: antioxidante, anti-inflamatório, antienvelhecimento, imunomoduladora, aumento da diferenciação das células-tronco, demetilante da zona CpG dos genes e ainda previne e trata o câncer (Cardinali, 1998; Slominski, 2005; Reiter, 2009; Jaworek, 2014).

Muitos estudos epidemiológicos mostraram que alterações do ritmo circadiano podem aumentar o risco de câncer, especialmente os hormônio-dependentes (Tamarkin, 1982; Blask, 2005; Ravindra, 2006).

Pessoas que trabalham à noite possuem tendência a apresentar maior incidência de câncer, devido à perturbação do ritmo de secreção da pineal. No câncer de pulmão, por exemplo, comparando os pacientes que nunca trabalharam à noite com os trabalhadores noturnos, observou-se OR = 1,76, 95%IC = 1,25-2,47, isto é, risco de até 2,5 vezes maior de apresentar câncer de pulmão não de pequenas células, quando comparo ao grupo controle.

A luz artificial, especificamente "luz à noite", aumentou o crescimento tumoral porque suprime a síntese de melatonina e aumenta a formação de 13-HODE (Sauer, 2001).

Amostras de sangue periférico foram coletadas em intervalos de 4 horas, em um período de 24 horas, de onze indivíduos saudáveis do sexo masculino (faixa etária de 35 a 53 anos) e nove pacientes do sexo masculino com câncer de pulmão de não pequenas células (faixa etária de 43 a 63 anos). Em indivíduos saudáveis, um ritmo circadiano significativo pode ser demonstrado com picos ao meio-dia para células que expressam CD8+, CD16+, γδTCR e cortisol e picos durante a noite para CD3+, CD4+, GH, TSH e melatonina. Um ritmo limítrofe significativo também foi observado no CD20+, com um pico no final da noite. Os valores de IGF1, TRH, FT4 e IL2 não apresentaram variação rítmica. Em pacientes com câncer, um ritmo circadiano significativo pode ser demonstrado com pico diurno para CD16+ e picos durante a noite para CD4+ e melatonina. Os valores de GH, IGF1, TRH, TSH, FT4, cortisol e IL2 não apresentaram variação rítmica. O MESOR das células que expressam CD8+, CD20+, γδTCR, IGF1 e TSH foi maior em indivíduos saudáveis, enquanto o MESOR de CD16+, CD25+, GH, TRH, FT4, cortisol e IL2 foi maior em pacientes com câncer. A amplitude da variação circadiana das células que expressam γδTCR, TSH e cortisol foi maior em indivíduos saudáveis, enquanto a amplitude da variação circadiana do CD4+ foi maior em pacientes com câncer. Em conclusão, pacientes com câncer de pulmão de não pequenas células apresentam graves alterações das características periódicas e quantitativas dos parâmetros neuroendócrinos e imunológicos, com perda de ritmicidade circadiana e dessincronização interna, levando à perturbação cronológica (Mazzoccoli, 2011).

A meta-análise de estudo de dose-resposta sobre a exposição noturna à luz, duração do sono, concentração de 6-sulfatoximelatonina urinária e risco de câncer de mama consistiu de 12 *case-control* e 4 estudos de coorte. Alta exposição a LAN (luz artificial noturna) se associa com aumento do risco de câncer de mama (RR = 1,17, 95%IC = 1,11-1,23), entretanto a exposição à luz ambiente é inócua (RR = 0,91, 95%IC = 0,78-1,07). Não há relação entre a duração do sono e câncer de mama em teste estatístico linear (Ptrend = 0,725) e não linear (Ptrend = 0,091). Aumento de 15ng/ml de creatinina de 6-sulfatoximelatonina se associou com 14% de redução no risco de câncer de mama (RR = 0,86, 95%IC = 0,78-0,95) dose-resposta linear com Ptrend = 0,003 (Yang, 2014).

Outros 3 estudos não mostraram consistência na dosagem urinária do metabólito da melatonina. O nível urinário de 6-sulfatoximelatonina não se associou com o aumento do risco de câncer de mama na pós-menopausa ou do câncer de ovário. O mesmo resultado negativo encontrou-se na dosagem do metabólito na primeira urina da manhã: não se correlaciona com o risco de câncer de mama (Sturgeon, 2014; Poole, 2015; Wang, 2014).

Em humanos foram identificados 3 tipos de receptores para a melatonina, entretanto, os mais importantes são o MT1 (Mel-1a) e o MT2 (Mel-1b). Quando expressos no tecido tumoral aumentam a eficácia anticâncer da melatonina, sendo o MT1 mais importante na atividade oncostática.

Importante saber que o ácido valproico aumenta a expressão do receptor MT1 da melatonina no câncer de mama MCF-7 e no glioma maligno C6 do rato. Possivelmente também ocorra esse efeito em outros tipos de tumores (Jawed, 2007).

A melatonina reduz o estresse oxidativo e o nitrosativo, aumenta diretamente a atividade das células *natural killer*, estimula a produção de IL-2 e IL-6 e protege as células do sistema hematopoiético dos efeitos tóxicos da quimioterapia e radioterapia (Maestroni, 2001; Reiter, 2009).

A maioria dos hormônios do nosso corpo em condições fisiológicas estimula a proliferação celular das células normais e das células neoplásicas: IGF-I, insulina, aldosterona, tiroxina, prolactina, estradiol, testosterona, desidrotestosterona, DHEA, enquanto a melatonina e o DHEA, este em dose suprafisiológica, provocam no câncer efeito antiproliferativo.

No envelhecimento surgem as doenças cardiovasculares, o *Diabetes mellitus* e o câncer. Sabe-se que com o passar do tempo acontece diminuição da produção de melatonina concomitante com queda da atividade da delta-6-desaturase, enzima que converte o ácido linoleico em ácido gamalinolênico (GLA) e este em PGE1. A restrição moderada de alimentos é a manobra mais eficiente de lentificar o envelhecimento e consegue aumentar a atividade dessa enzima em 300%. Outro fator importante que aumenta a delta-6-desaturase é a melatonina, ao lado do zinco, ácido ascórbico, piridoxina e nicotinamida. Segundo Horrobin, as células neoplásicas são deficientes em delta-6-desaturase e não conseguem transformar o ácido linoleico em GLA, isto é, as células neoplásicas são deficientes em GLA (Horrobin, 1981).

NRF2 (*Nuclear factor erythroid2-related factor2*)

A melatonina regula para cima o fator 2 relacionado ao fator nuclear eritroid-2 (Nrf2) e medeia a mitofagia para proteger contra lesão cerebral precoce após hemorragia subaracnóide (Sun, 2018). Entretanto, lembrar que nas infecções virais a melatonina ativa a HO-1 (heme-oxygenase-1) e provoca estresse oxidativo (Anmderson, 2015). Possivelmente acontece o mesmo no câncer.

A melatonina, N-acetil-5-metoxitriptamina é gerada a partir do L-triptofano. Sua fórmula química é $C_{13}H_{16}N_2O_2$, peso molecular 232,3g/mol e nome químico: N-[2-(5-methoxy-1H-indol-3-yl)ethyl]acetamide. Outros nomes: Melatonin, Melatonine,73-31-4, N-Acetyl-5- methoxytryptamine, Circadin e 5-Methoxy-N-acetyltryptamine.

A molécula da melatonina é neutra do ponto de vista da oxirredução, doa 2 e é aceptora de 2 elétrons.

Melatonina

A melatonina inibe a proliferação neoplásica, a invasão e as metástases. Promove a oncostase, com efeitos na iniciação, promoção e progressão dos tumores sólidos. Muito interessante é a constatação de que a secreção de melatonina está impedida nos pacientes sofrendo de câncer de mama, endométrio ou colorretal (Xin, 2015; Gurunatan, 2021).

Em revisão sistemática e meta-análise de 10 trabalhos randomizados e controlados, incluindo 653 pacientes com tumores sólidos, provou-se que a melatonina na dose de 20mg ao deitar melhora a evolução e a qualidade de vida. A frequência de caquexia, astenia, trombocitopenia e linfocitopenia foi significantemente menor nos pacientes tratados com melatonina em comparação com o grupo controle sem o fármaco. A porcentagem de pacientes com a doença estável e a sobrevida de 1 ano foi maior no grupo com melatonina (*relative risk* = 0,66, 95% *confidence interval* = 0,59-0,73) (Mills, 2005). Outros trabalhos, e não são poucos, discordaram desses resultados.

Por ser molécula pequena, a melatonina atinge facilmente o núcleo e as mitocôndrias e protege o DNA nuclear e o DNA mitocondrial do excesso de radicais livres de oxigênio e de nitrogênio.

A melatonina e seu principal metabólito, 6-sulfatoximelatonina, estão drasticamente diminuídos nos pacientes com câncer em comparação com os indivíduos normais. A concentração de melatonina diminui progressivamente nos pacientes submetidos à quimioterapia, especialmente no câncer de pulmão, entretanto, é importante em muitas outras neoplasias.

Recentemente, observou-se que os mecanismos anticâncer da melatonina envolvem a inibição das proteínas Prion (Lee, 2000; Lee, 2018; Yun, 2018).

Não devemos administrar triptofano a pacientes com câncer porque na via metabólica, rumo à melatonina, formam-se serotonina e outros metabólitos que aumentam a proliferação mitótica, ao lado de aumentar Treg (linfócitos T regulatórios) e polarizam o sistema imune do antiproliferativo M1/Th1, para o proliferativo M2/Th2.

De fato, o triptofano é metabolizado na via kinurenina (VK) produzindo kinurenina, neuroprotetores (ácido kinurênico e ácido picolínico), excitotoxina (ácido quinolínico) e o essencial piridino-nucleotídeo NAD+ (nicotinamida adenina dinucleotídeo).

Em abril de 2017, Russel J. Reiter, o grande pesquisador que se empenhou muito no estudo da melatonina, escreveu: "Melatonina, um agente que faz o serviço completo anticâncer: inibição da iniciação, da progressão e das metástases" e no seu livro de 1995 escreveu que no final do século XIX alguns médicos já prescreviam extratos de pineal para seus pacientes com câncer (Reiter, 1995).

Lissoni, outro grande pesquisador italiano, resume seu estudo. Em um grupo de 1.440 pacientes com tumores sólidos avançados que já haviam recebido o melhor da medicina convencional foram administrados melatonina mais tratamento de suporte. Destes 1.440 pacientes, 200 eram metastáticos e resistentes à quimioterapia e foram randomizados para quimioterapia sozinha ou combinada com 20mg de melatonina ao deitar. Observou-se que a frequência de caquexia, astenia, trombocitopenia, linfocitopenia, neurite, estomatite e cardiotoxicidade foi significativamente menor no grupo melatonina. A porcentagem de pacientes com estabilização da doença e a sobrevida de 1 ano também foram maiores e significantes na comparação com o grupo sem melatonina. As respostas objetivas de redução tumoral foram maiores no grupo quimioterapia mais o hormônio da pineal. Dessa forma, Lissoni mostrou que a melatonina em oncologia clínica tem seu valor melhorando a qualidade de vida e diminuindo a toxicidade da quimioterapia, sem interferir com sua eficácia (Lissoni, 2002).

Veja excelente revisão escrita por Gaia Favero e colaboradores em 2018. Viva as mulheres cientistas.

A melatonina pode ser empregada no tratamento coadjuvante do Covid-19 quando evolui com inflamação excessiva, oxidação e resposta imune exagerada. É a chamada tempestade de citocinas com subsequente progressão para lesão pulmonar aguda/síndrome do desconforto respiratório agudo (SDRA). A melatonina, molécula anti-inflamatória e antioxidante é protetora contra a SDRA causada por patógenos virais e outros. A melatonina é eficaz em pacientes de terapia intensiva por reduzir a permeabilidade dos vasos, a ansiedade, o uso de sedação e melhorar a qualidade do sono.

A figura 92.1 mostra alguns efeitos da melatonina no câncer (Talib, 2018).

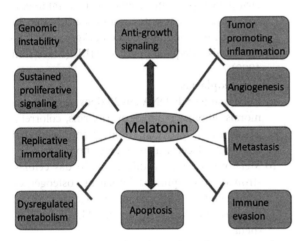

Figura 92.1 – Resumo dos efeitos da melatonina no câncer (retirado de Talib, 2018).

Alvos moleculares da melatonina no câncer. Cada linha um trabalho

1. **Efeitos gerais**
   a) Antiviral:
   – Encontramos noventa e nove estudos no PubMed sobre melatonina e COVID-19 em 12-04-2021.
   – Existem dados significativos mostrando que a melatonina limita as doenças relacionadas ao vírus e provavelmente também seria benéfica em pacientes com Covid-19 (Zhang, 2020).
   – Sars-2, COVID-19 e influenza (Anderson, 2020; Bahrampour, 2020; Wongchitrat, 2021).
   – RSV (respiratory syncycial virus), vírus da encefalite (Silvestri, 2013).
   – Virus indutor de neuropatogênese (Wongchitrat, 2021).
   – Infecção por HSV1-2 tratada com melatonina mais glucana/magnésio/ácidos graxos funciona melhor que o aciclovir (Nunes, 2008).
   – Anti Ebola vírus. Melatonina aumenta a HO-1 (heme-oxygenase-1) a qual inibe a replicação do vírus Ebola (Anderson, 2015).
   – EBV, CMV e HPV: nada encontrado.
   b) Anti-*H. pylori* (Luo, 2018; Chojnacki, 2020).
   c) Melatonina potencia o efeito da isoniazida no tratamento da *Mycobacterium tuberulosis* (Wiid, 1999).
   d) Antioxidante que protege o DNA nuclear e mitocondrial:
   d1) A proteção do DNA nuclear possui efeito anticâncer.
   d2) A proteção do DNA mitocondrial mantém a eficácia da fosforilação oxidativa, o que diminui o risco de câncer de vários tipos. A melatonina protege as mitocôndrias da lesão oxidativa e mantém a produção de ATP sem aumentar radicais livres. Efeito anticâncer e preventivo.
   e) Melatonina mais tri-iodotironina (T3) protege as mitocôndrias do estresse oxidativo. Ativa os complexos I, III e IV da cadeia de elétrons mitocondrial aumentando a geração de ATP e do consumo de O_2 e diminui o potencial de membrana mitocondrial. Também diminui a geração do radical superóxido e do peróxido de hidrogênio.
   f) Inibe a captação de ácido linoleico e sua transformação em 13-HODE. Lembrar que o 13-HODE aumenta o fator de crescimento epidérmico, EGF, responsável pela ativação da via proliferativa MAPK, MEK e ERK.
   g) Inibe a síntese de endotelina-1 (ET-1). A ET-1 está elevada no plasma de vários pacientes com tumores sólidos e é poderoso mitógeno em grande variedade de células cancerosas, especialmente as epiteliais. ET-1 protege as células de morrerem por apoptose e promovem a angiogênese por aumentar a proliferação do endotélio e músculo liso.
   h) Diminui a expressão do GLUT1, transportador de glicose, para dentro da célula neoplásica e, portanto, proliferativo (Hevia, 2015).
   i) Inibe a proliferação celular neoplásica.

j) Estimula a apoptose no câncer, mas não nas doenças neurodegenerativas. No câncer em concentração nanomolar estimula a via extrínseca e intrínseca da apoptose aumentando a razão p53/MDM2p e regulando para baixo o Sirt1 (Bizzarri, 2013).
k) Nas doenças neurodegenerativas é antiapoptótica: neuroprotetor.
l) Estimula a diferenciação via aumento do AMP cíclico (Schuster, 2005).
m) Suprime a ativação do NF-kappaB e não permite que a IL-1-beta aumente a expressão do MMP-9: efeito anti-invasivo e antimetastático (Qin, 2012).
n) Possui atividade antiangiogênica (Lissoni, 2015).
o) No câncer inibe a acetilação do p52 e suprime a COX-2 dos macrófagos e a expressão da NOSi (*inducible nitric oxide synthase*) (Deng, 2006).
p) Em humanos diminui a mielossupressão e neurotoxicidade provocadas pela quimioterapia.
q) Em animais aumenta a eficácia de drogas oncostáticas, reduz os efeitos colaterais da quimioterapia e diminui a mortalidade.
r) Melatonina suprime a expressão da COX-2 e controla a inflamação e o crescimento tumoral.
s) Inibe as DNA-metiltransferases: efeito epigenético demetilando a zona CpG do DNA e reativando genes supressores de tumor.
t) Melatonina com *Aloe vera* aumenta a sobrevida de tumores sólidos avançados e considerados intratáveis (Lissoni, 1998).
u) Melatonina inibe as proteínas Prion no câncer (Lee, 2000; Lee, 2018; Yun, 2018).
v) O fator de transcrição nuclear ET-1 ocorre em vários tipos de células de tumores sólidos, principalmente as epiteliais e promove a proliferação, a parada da apoptose e a ativação da neoangiogênese. ET-1 estimula a proliferação das células endoteliais e do músculo liso. A melatonina diminui a síntese deste fator nuclear proliferativo.
w) Antiaromatase (Alvarez-Garcia, 2012).

2. Sistema imune

a) Imunoestimulante polariza para Th1. Aumenta a razão Th1/Th2.
b) Aumenta os linfócitos T citotóxicos e diminui Treg (linfócito T regulador).
c) Aumenta a atividade das células *natural killer* e aumenta a produção de citocinas como Interferon-gama (IFN-γ), IL-2, IL-6 e IL-12 (Miller, 2006).
d) A melatonina tem potencial terapêutico nos estados de imunodeficiência e doenças virais. As células auxiliares T possuem receptores de membrana celular de melatonina acoplada à proteína G (MLT) e, talvez, receptores nucleares de MLT. A ativação dos receptores MLT aumenta a liberação de citocinas das células auxiliares T, como interferon gama e interleucina-2, bem como a ativação de novas citocinas opióides, que reagem imunologicamente com a interleucina-4 e a dinorfina B. O MLT também melhora a produção de interleucina-1, interleucina-6 e interleucina-12 em monócitos humanos. Esses mediadores podem neutralizar imunodeficiências secundárias, proteger camundongos contra doenças virais e bacterianas letais, sinergizar com IL-2 contra o câncer e influenciar a hematopoiese. A hematopoese é influenciada pelos opióides induzidos por MLT (MIO) que atuam nos receptores kappa 1-opióides presentes nos macrófagos da medula óssea. Clinicamente, o MLT pode amplificar a atividade antitumoral de baixa dose de IL-2, induzir regressão objetiva do tumor e prolongar o tempo livre de progressão e a sobrevida global. O MLT parece ser necessário para a eficácia de baixa dose de IL-2 nas neoplasias que geralmente são resistentes apenas à IL-2. MLT em combinação com baixa dose de IL-2 foi capaz de neutralizar a linfocitopenia induzida pela cirurgia em pacientes com câncer. O tratamento com IL-2 em pacientes resulta na ativação do sistema imunológico e cria o background biológico mais adequado para o MLT (Maestroni, 1999).

3. Várias neoplasias

a) Inibe a síntese de DNA em 20 tipos de células tumorais: glioma, pulmão, ovário, rins, colorretal, gástrico, pele, testicular, tiroide, glândula adrenal, endometrial, cervical, útero, melanoma etc.
b) Melatonina regula a diferenciação das células-tronco mesenquimais linhagens: osteogênica, condrogênica, adipogênica e miogênica. As vias mestras são: Wnt/betacatenina, MAPKs e TGF-beta.
c) Suprime a atividade proliferativa de células mesenquimais transformadas.
d) Efeito sinérgico com o tamoxifeno no câncer sólido metastático intratável diminuindo a proliferação e melhorando a qualidade de vida.
e) A melatonina possui atividade antiangiogênica em pacientes com câncer avançado (Lissoni, 2001).
f) A melatonina é um precioso agente antitumoral nos cânceres dependentes de hormônios. Dados de vários ensaios clínicos e de vários estudos experimentais realizados *in vivo* e *in vitro* documentaram que o hormônio pineal inibe tumores mamários dependentes do sistema endócrino,

interferindo na transcrição mediada pela sinalização de estrogênio, comportando-se como um modulador seletivo do receptor de estrogênio (SERM). Além disso, a melatonina regula a produção de estradiol através do controle das enzimas envolvidas em sua síntese, atuando como um modulador seletivo de enzimas estrogênicas (SEEM). Muitos outros mecanismos foram propostos nos últimos anos, incluindo a sinalização desencadeada após a ativação dos receptores de melatonina de membrana MT-1 e MT-2, ou ainda ações intracelulares visando moléculas como a calmodulina ou a ligação de receptores intranucleares. Resultados semelhantes foram obtidos na próstata (regulação de enzimas envolvidas na síntese e modulação de androgênios e na modulação dos níveis e na atividade dos receptores de androgênios) e no câncer de ovário. Assim, o metabolismo do tumor, a expressão gênica ou as modificações epigenéticas são moduladas, o crescimento celular é prejudicado e a angiogênese e as metástases são inibidas. A melatonina é molécula adjuvante promissora com muitas consequências benéficas potenciais quando incluída em protocolos de quimioterapia ou radioterapia projetados para tratar tumores endócrinos responsivos. A melatonina possui ações oncostáticas quando administrada em combinação com radio ou quimioterapia em câncer de mama, próstata e ovário. Melatonina não tem toxicidade (Menendez-Menendez, 2018).
g) Notavelmente, a melatonina inibe o ERK1/2 nas células cancerígenas impedindo sua proliferação e potencialmente quebrando sua resistência a terapias citotóxicas e, pelo contrário, ativa a sinalização do ERK1/2 na célula normal (Asghari, 2018).

4. Gliomas

a) A melatonina 20mg/dia aumenta a sobrevida dos pacientes com glioblastoma multiforme submetido à radioterapia, além de facilitar o TRAIL na apoptose (Lissoni, 1996).
b) Melatonina inibe a tumorigenicidade de células-tronco do glioblastoma inibindo a via de sinalização do eixo AKT-EZH2-STAT3.
c) Inibe a migração e a invasão de células do glioma U251 via ROS/beta-3 integrina.
d) Melatonina inibe HIF1-alfa induzido pela hipóxia e antagoniza a migração e a invasão de células do glioblastoma.
e) Glioblastoma multiforme grau IV recorrente respondeu completamente ao método de Di Bella: somatostatina/octreotide, retinoides, vitaminas E, D_3 e C, melatonina, agonistas D2 R.
f) Citotoxicidade está relacionada à autofagia tumoral. A melatonina sozinha reduz a proliferação de células-tronco e induz diminuição da autorreplicação e da clonogenicidade, tudo acompanhado pela redução da expressão dos marcadores de células-tronco.
g) Diminui a proliferação de células do glioblastoma *in vitro* e *in vivo* e sinergicamente aumenta a eficácia da quimioterapia nas células do GBM e de suas células-tronco.
h) Melatonina aumenta a transcrição de genes relacionados à proliferação celular (Nestin, Bmi-1 e Sox2) antes de induzir a morte das células do glioma C6 *in vitro*.
i) Melatonina induz metilação do promoter ABCG2/BCRP. Novo mecanismo para ultrapassar a resistência a múltiplas drogas das células-tronco dos tumores cerebrais.
j) Sensibiliza células do glioma maligno, A172 e U87 ao TRAIL: apoptose. O efeito relaciona-se à diminuição das proteínas antiapoptóticas, survivina e Bcl-2 e ativação do receptor da morte 5 (DR5) (Martin, 2009).
k) TFAM (*mitochondria transcription factor A*) mantém a integridade do DNA mitocondrial. A melatonina diminui a expressão do TFAM (RNA e proteína) provocando a morte de células do glioblastoma humano U87 via aumento dos radicais livres de oxigênio. Também ocorre diminuição de outros fatores de transcrição mitocondrial (TFB1M e TFB2M), o que aumenta o efeito da temozolamida (Franco, 2018).
l) Cerca de 40% dos gliomas apresentam mutação do PTEN. O receptor MT1 da melatonina diminui o crescimento tumoral nos gliomas com mutação do PTEN (*phosphatase and tensin homologue deleted on chromosome ten*). A melatonina inibe a proliferação dos gliomas, *in vitro* e *in vivo*. Essa inibição se associa com maiores níveis do PTEN nos pacientes (Ma, 2018).
m) Doses farmacológicas de melatonina inibem a atividade e expressão da aromatase em células do glioma murino. Inibindo a conversão de andrógenos em estrógenos, isto é, unibindo a biossíntese local de estrógenos, provocam:
 1. a melatonina neutraliza os efeitos estimuladores do crescimento da testosterona nas células do glioma, que dependem da síntese local de estrogênios a partir da testosterona.
 2. a melatonina reduz a atividade da aromatase das células C6 do glioma, medida pelo ensaio de liberação de água tritiada.
 3. a melatonina regula para baixo os níveis de estado estacionário do mRNA da aromatase nas células de glioma.

Desta forma, a melatonina inibe a produção local de estrogênios diminuindo a atividade e expressão da aromatase. Por analogia com as implicações da aromatase em outras formas de tumores sensíveis ao estrogênio, é concebível que a modulação da aromatase pela melatonina farmacológica possa desempenhar um papel no crescimento de glioblastomas (Gonzales, 2007).

5. Neuroblastoma

a) AMPc aumenta a diferenciação celular. Receptor MT1 da melatonina estimula a produção de AMP cíclico (AMPc) em linhagem SH-SY5Y do neuroblastoma humano via transdução de sinal cálcio-calmodulina. A melatonina também potencia a síntese da forskolin-activated cAMP (Schuster, 2005).

b) Melatonina promove diferenciação em células N2a do neuroblastoma ativando a hialuronan sintase-3 que induz mitofagia *in vitro* e *in vivo* (Lee, 2019).

c) Melatonina inibe angiogênese em células SH-Sy5Y do neuroblastoma humano regulando para baixo o VEGF (González, 2017).

d) Melatonina possui potencial citotóxico mais eficaz que o 13-cis-Retinoic Acid na linha celular SH-SY5Y do neuroblastoma. Ao mesmo tempo, quando a melatonina e 13-cis-RA foram combinados, o efeito foi potencializado. Por outro lado, verificou-se que o efeito do 13-cis-RA individualmente nas células do neuroblastoma foi muito pequeno (Tosun, 2015).

6. Carcinoma de cabeça e pescoço

a) Melatonina em baixa dose diminui a geração de radicais livres de oxigênio e aumenta a proliferação e em alta dose aumenta a geração de radicais livres de oxigênio, diminui a proliferação e aumenta a apoptose do carcinoma epidermoide humano A-431 via estresse oxidativo (Kocyigit, 2018).

b) Melatonina inibe o efeito proliferativo das espécies reativas de oxigênio, inibe a EMT (transição epitélio-mesenquimal) no câncer oral (Liu, 2018).

c) Combinação de melatonina e rapamicina para terapia do câncer de cabeça e pescoço: supressão da ativação da via Akt/mTOR e ativação da mitofagia e apoptose via regulação da função mitocondrial (Shen, 2018).

d) A melatonina induziu apoptose significativa na linha celular TSCC Cal27 e fluxo autofágico, como evidenciado pela formação de GFP-LC3 puncta, e a regulação positiva de LC3-II e a regulação negativa de SQSTM1/P62. O bloqueio farmacológico da autofagia aumentou a apoptose induzida por melatonina, indicando um papel citoprotetor da autofagia em células Cal27 tratadas com melatonina (Fan, 2018).

e) A superexpressão dos genes pró-angiogênicos, HIF-1α e VEGF e o gene pró-metastático, ROCK-1, estão associados a prognóstico desfavorável no carcinoma oral. A melatonina mostrou uma diminuição na viabilidade celular nas linhas celulares SCC9 e SCC25. Ocorre inibição da expressão dos genes pró-angiogênicos HIF-1α e VEGF sob condições hipóxicas e do gene pró-metastático ROCK-1 na linha celular SCC9, após tratamento com 1mM de melatonina. A melatonina não demonstrou inibição da expressão dos genes HIF-1α, VEGF e ROCK-1 na linha SCC25 (Gonçalves, 2014).

f) A melatonina reprime a metástase do carcinoma epidermóide oral inibindo os neutrófilos associados ao tumor (Lu, 2017).

g) A melatonina exerce efeito anticâncer oral através da supressão do LSD1 em modelos de xenoenxerto de tumor derivado do paciente (Yang, 2017).

7. Câncer de esôfago

a) A melatonina aumenta a sensibilidade ao fluorouracil no carcinoma espinocelular do esôfago através da inibição da via de Erk e Akt (Lu, 2016).

8. Câncer de pulmão

a) Melatonina é um potencial tratamento para o câncer pulmonar não de pequenas células: antiproliferação, indução de apoptose, inibição da invasão e metástases e imunomodulação.

b) Sinergia com a quimioterapia e radioterapia.

c) Os níveis séricos de melatonina estão diminuídos nos pacientes com câncer de pulmão e o cortisol está elevado. A razão melatonina/cortisol está diminuída nos estágios III e IV.

d) A melatonina diminui a expressão gênica do PCNA e reduz a viabilidade de duas linhagens do câncer pulmonar: A549 e PC9. O PCNA (*proliferating-cell nuclear antigen*) é marcador molecular da proliferação devido a seu papel na divisão celular e sua inibição é considerada boa estratégia antineoplásica.

e) Melatonina inibe AP-2beta/hTERT, NF-kappaB/COX-2 e Akt/ERK e ativa a sinalização das caspases e citocromo c e aumenta a atividade da berberina em células do câncer de pulmão, H1299 e A549.

f) Melatonina inibe a migração da linhagem A549 do adenocarcinoma de pulmão envolvendo a via JNK/MAPK.

g) Melatonina induz apoptose por meio de mudanças biomoleculares em células do adenocarcino-

ma de pulmão, SK-LU-1. Ela aumenta o conteúdo lipídico e reduz a concentração de ácidos nucleicos/DNA, confirmado, respectivamente, pela Anexina V/PI e DAPI. Induz a atividade das caspases-3/7.
h) Melatonina potencía a cisplatina na indução de apoptose e parada do ciclo celular em células do adenocarcinoma de pulmão, SK-LU-1. Ocorre aumento da despolarização da membrana mitocondrial, ativação das caspases-3/7 e parada do ciclo celular na fase S.
i) Altas doses de melatonina são diretamente tóxicas para células SK-LU-1, enquanto a função dos monócitos aumenta mesmo em baixas doses. Nas culturas acontece: aumento da apoptose, aumento do estresse oxidativo por redução da GSH e parada do ciclo celular em G0/G1.
j) Melatonina inibe a sinalização AP-2β/hTERT, NF-kappaB/COX-2 e Akt/ERK e ativa caspase/citocromo c e aumenta a atividade antitumoral da berberina em células H1299 e A549 do câncer pulmonar (Lu, 2016).
k) Pacientes com câncer de pulmão de células não pequenas apresentam alterações graves das características periódicas e quantitativas dos parâmetros neuroendócrinos e imunológicos, com perda de ritmicidade circadiana e dessincronização interna, levando à perturbação cronológica (Mazzoccoli, 2011).

9. **Câncer de mama**
a) Melatonina inibe diretamente a proliferação de células do câncer de mama responsiva ao estrógeno, MCF-7. O ciclo celular para em G1/S (Cos, 1991).
b) Melatonina drasticamente reduziu de 45% para 11% o risco de sintomas depressivos na mulher com câncer de mama nos três meses após a cirurgia em estudo randomizado, duplo-cego e controlado com placebo. A administração de 6mg de melatonina começou 1 semana antes da cirurgia e estendeu-se por 3 meses (Hansen, 2014).
c) A melatonina possui propriedade SERM (*selective estrogen receptor modulator*) e SEEM (*selective estrogen enzyme modulator*). As ações **SERM** incluem: modula o efeito do estrógeno e diminui a proliferação neoplásica e a invasão, diminui a expressão de proteínas, fatores de crescimento e proto-oncogenes, a saber, hTERT, p53, p21, TGFβ, E-caderina etc. Tais ações são observadas em doses fisiológicas e tecidos que expressam o receptor ER-alfa do estrógeno e o receptor MT1 da melatonina. As ações **SEEM** incluem: inibe a expressão e a atividade da aromatase P450, da enzima estrógeno sulfatase e da 17β-hidroxisteroide desidrogenase tipo 1, enquanto estimula a enzima estrógeno sulfotransferase. Para evitar supressão da síntese de melatonina ao trabalhar durante a noite usar óculos que filtra o espectro da luz azul (Sanches-Barcelo, 2012).
d) Melatonina suprime a via de sinalização COX-2/PGE2, p300/NF-kappaB e PI3K/Akt e simultaneamente ativa a via Apaf-1/caspases e inibe a proliferação e aumenta a apoptose de células MDA-MB-361 (ER-positiva/PgR-negativa) do câncer de mama (Wang, 2012).
e) Eficácia da melatonina, retinoides, vitamina D_3, somatostatina e baixas doses de ciclofosfamida em 20 casos de câncer de mama que optaram pelo método Di Bella como primeira linha de tratamento. Das 50 pacientes tratadas 40% apresentavam metástases ou patologia local avançada. Houve 55% de respostas completas e 20% parciais. As pacientes metastáticas apresentaram sobrevida de 71% (Di Bella, 2013).
f) Diminuição de melatonina aumenta o risco de câncer de mama.
g) Melatonina melhora o sono e a qualidade de vida dos pacientes com câncer de mama avançado.
h) Estimula o receptor estrogênico beta-1(ERbeta-1) que suprime a proliferação tumoral no câncer de mama. Meta-análise concluiu que a expressão do ER-beta-1 se correlaciona com prognóstico favorável na sobrevida de 5 anos.
i) Inibe os efeitos estrogênicos, E2 do cádmio.
j) Exposição à luz artificial durante a noite e campos elétricos ou magnéticos aumenta a incidência de câncer de mama via perturbação da melatonina.
k) Melatonina inibe a atividade da telomerase no câncer de mama e encurta a vida das células neoplásicas. Telomerase é uma ribonucleoproteína que alonga os telômeros dos cromossomos das células eucariotas. Este alongamento físico mantém a estabilidade e a integridade da estrutura cromossômica. Na sua ausência os cromossomos tornam-se instáveis e a células morrem. Em outras palavras, a melatonina diminui os níveis de mRNA da transcriptase reversa da telomerase (TR), subunidade catalítica da enzima telomerase, responsável pela sobrevivência celular.
l) Efeito antiestrogênico fraco, porém, constante. Importante no câncer de mama responsivo ao hormônio, especialmente os que possuem receptores estrogênicos (ERa) responsivos aos indóis (receptores MT1 de membrana e RZRa nuclear).
m) No câncer de mama suprime a formação de AMP cíclico e inibe a captação de ácido linoleico, o que diminui a produção de 13-HODE.

n) Inibe a proliferação celular no câncer de mama.
o) Combinação da melatonina, somatostatina e vitamina A em células MCF-7 do câncer de mama humano diminui a viabilidade e a proliferação via inibição da via Notch e do EGF/EGFR. Provoca também marcante redução do potencial de membrana mitocondrial e redução do ATP intracelular, podendo induzir morte celular necrótica.
p) Mulheres com predisposição hereditária ao câncer de mama devem evitar o uso de smartphones, tablets e laptops à noite porque perturba a produção da melatonina e o ciclo circadiano (Mortazavi, 2018).
q) Melatonina é uma molécula que reduz o risco de câncer de mama. O risco de câncer na obesa pode ser reduzido porque a melatonina diminui a massa gorda, inibe a expressão da aromatase, aumenta a secreção de adiponectina, abole os efeitos oncogênicos do excesso de leptina e diminui a glicemia e a resistência à insulina (Gonzalez-Gonzales, 2018).
r) Foram encontradas altas concentrações de MLT no tecido do câncer de mama humano. A concentração de MLT, que foi três ordens de magnitude maior que a presente no plasma, correlacionou-se positivamente com bons marcadores prognósticos, como status do receptor de estrogênio e grau nuclear (Maestroni, 1999).
s) A melatonina possui ações antiestrogênicas em células de câncer de mama humanas dependentes de estrogênio: regulação negativa do eixo neuroendócrino/reprodutivo. Inibição das enzimas necessárias para a conversão de andrógenos suprarrenais em estrógenos nos tecidos circundantes ao tumor e nas células de câncer de mama dependentes de estrogênio. Inibição da adenilato ciclase através da ligação ao receptor da membrana MT-1 em células epiteliais malignas, neutralizando o efeito estimulador do estradiol. Ligação ao complexo calmodulin-ER-alfa, provocando desestabilização do complexo estradiol-ER-alfa, impedindo sua ligação ao DNA tanto no elemento de resposta ao estrogênio (ERE-) quanto na proteína ativadora 1- (AP1-) que contém promotores (enquanto tamoxifeno liga-se diretamente ao receptor de estrogênio, interferindo na ligação dos coativadores) (Menendez-Menendez, 2018).
t) Uma redução na melatonina circulante leva a um aumento na incidência de tumores mamários induzidos pelo carcinógeno 7,12-dimetilbenz (a)-anthraceno (DMBA), enquanto o tratamento com melatonina reduz a incidência (Rybnikova, 2018).

u) A melatonina pode atuar através do receptor MT1 acoplado à proteína G, que controla proteínas quinases selecionadas, influencia os níveis de fosforilação do fator de transcrição, expressão de genes específicos, proliferação, angiogênese, diferenciação celular, migração e controla indiretamente o transporte de glicose nas células cancerígenas. Sabe-se que a glicose entra nas células por transportadores de glicose, como GLUT1, que mostra ampla distribuição tecidual e parece estar alterada no carcinoma de mama humano. A alta expressão de GLUT1 está associada ao aumento do potencial maligno, invasividade e mau prognóstico em alguns tipos de câncer, incluindo câncer de mama. A alta expressão do MT1 foi associada ao bom subtipo de prognóstico (Luminal A), enquanto a alta expressão do GLUT1 foi relacionada ao subtipo do mau prognóstico (triplo negativo). Além disso, foi encontrada alta expressão de MT1 em ER + e inversa na expressão de GLUT1. GLUT1 também é altamente expresso em tumores ≥ 2,0cm (de Castro, 2018).
v) As células w-MCF-7 e HEK293 foram submetidas ao tratamento com melatonina. O efeito da melatonina depende da concentração de melatonina e dos períodos de tratamento. O tratamento com melatonina diminuiu a taxa de proliferação celular do MCF-7 em contraste com o HEK293. Além disso, este tratamento aumentou a apoptose nas células MCF-7 e diminuiu nas células HEK293. A expressão gênica de Nanog diminuiu e o Sox2 aumentou em ambos os grupos celulares após o tratamento com melatonina. A expressão de Oct4 diminuiu nas células MCF-7 e aumentou nas células HEK293. A melatonina diminui a apoptose e a diferenciação de células-tronco nas células-tronco HEK293 normais, mas aumenta a apoptose e a diferenciação nas células-tronco do câncer MCF-7 (Koçak, 2018).
x) A melatonina inibe a invasão de células de câncer de mama através da modulação da via de sinalização DJ-1/KLF17/ID-1 (El-Sokkary, 2018).
y) Dauchy, em 2006, relata que os agentes anticâncer, melatonina, ácido eicosapentaenoico (EPA) e o ácido linoleico conjugado (CLA) inibem a proliferação de vários tumores animais ao suprimir a captação tumoral de ácido linoleico, principal ácido graxo promotor da proliferação celular neoplásica ao diminuir a produção do agente mitótico ácido 13-hidroxioctadecadienoico (13-HODE). Usando um elegante modelo de perfusão de tumor de mama humano (MCF-7) implantado em camundongo, o autor mostrou que

a captação de ácido linoleico pelo tumor era de 1,06 ± 0,28 micrograma/min/g e que a produção de 13-HODE era de 1,38 ± 0,02 nanograma/min/g de tecido tumoral. Tanto a captação de ácido linoleico como a produção de 13-HODE caiu a zero em 5 minutos de perfusão quando se utilizou em separado cada um dos agentes, melatonina, EPA ou CLA (DAuchy, 2006).

z) A síntese de estrogeno é regulada pela enzima aromatase. Melatonina é antiaromatase e oncostática no câncer de mama (Jin, 2021).

aa) A melatonina inibe a enzima aromatase em células de câncer de mama e fibroblastos. Além disso, a melatonina estimula a diferenciação adipogênica dos fibroblastos. Melatonina interfere na reação desmoplásica do câncer de mama ao diminuir a produção de TNF-α, IL-6 e diminuir a expressão de IL-11 mRNA, com apenas 1 milemol (Alvarez-Garcia, 2012).

10. Câncer de mama triplo negativo

a) Melatonina induz a expressão do gene supressor de metástases KiSS1(*kisspeptin*) e inibe a invasividade do câncer de mama triplo negativo linhagens MDA-MB-231 e HCC-70 t (Kim, 2017).

b) De um total de 167 pacientes com fenótipo ER, PR, Her-2/neu dosou-se o receptor MT1 da melatonina. As mulheres afro-americanas (AA) possuem alta incidência de tumores MT1-negativo em comparação com as caucasianas (C) (41/84 = 48,8% nas AA, 6/51 = 11,8% nas C). MT1 negativo se correlaciona com tumores maiores e mais agressivos. Independente da raça, o MT1 negativo se relaciona com a progressão mais rápida de doença, menor qualidade de vida e menor sobrevida (Oprea-Ilies, 2013).

c) No câncer de mama triplo negativo linhagem MDA-MB-231 implantado em camundongo a melatonina é eficaz em reduzir o crescimento tumoral e a proliferação celular, assim como diminuir a angiogênese (Jardim-Perassi, 2014).

d) O tratamento com melatonina aumenta a expressão gênica de miR-152-3p e diminui os níveis proteicos da expressão de genes-alvo de IGF-IR, HIF-1α e VEGF, *in vitro* e *in vivo*, no câncer de mama triplo negativo, MDA-MB-468 (Marques, 2018).

e) A melatonina inibiu as habilidades metastáticas das células triplo-negativas do câncer de mama e prolongou seu efeito inibitório através da expressão da kisspeptina (KiSS1), que é um supressor de metástases. A melatonina em concentrações variando de 1 nM a 10 μM não afetou a proliferação de células cancerígenas da mama metastáticas MDA-MB-231 e HCC-70. No entanto, a melatonina reprimiu a invasividade. A melatonina promoveu a produção de KiSS1, um supressor de metástases codificado pelo gene KiSS1. Além disso, aumentou a expressão de KiSS1 por meio da expressão e ativação transcricional da proteína de ligação a GATA 3 (Kim, 2017).

11. Câncer de próstata

a) Calvície padrão masculina aumenta o risco de câncer de próstata, morte súbita e doença neurodegenerativa em meta-análise (Heilmann, 2017).

b) Melatonina lentifica a progressão das vias de sinalização no câncer de próstata hormônio-refratário quando houver a expressão do receptor MT1, *in vitro* e no modelo xenotransplantado (Shiu, 2003).

c) Melatonina diminui o metabolismo da glicose em células do câncer prostático andrógeno-sensíveis LNCaP e insensíveis PC3 em estudo metabolômico (Hevia, 2017).

d) Melatonina inibe o receptor de andrógeno AR-V7 e induz a ativação do NF-kappaB. Melatonina inibe o NF-kappaB, o que provoca inibição do receptor de andrógeno AR-V7 (*androgen receptor splice variant-7*) e inibe a transcrição gênica do IL-6 no câncer de próstata resistente à castração (Liu, 2017).

e) Melatonina bloqueia a translocação do AR (*androgen receptor*) para o núcleo. Acontece a redução (2,5 vezes) de 26 genes. *Kalikreinas* (KLK2) e KLK3 (PSA) são dramaticamente reguladas para baixo, enquanto o IGFBP3 é regulado para cima e o IGF-1R regulado para baixo. Tais efeitos acontecem também *in vivo* no modelo murino TRAMP e aumenta em 33% a sobrevida dos camundongos (Mayo, 2017).

f) Ativa JNK e p38 e promove apoptose no câncer de próstata (Joo, 2009).

g) Estimula o receptor estrogênico beta (ER-beta) que suprime a proliferação tumoral no câncer de próstata.

12. Câncer gástrico

a) Melatonina induz apoptose e inibe a proliferação do câncer gástrico humano via bloqueio da via AKT/MDM2 (Song, 2018).

b) Melatonina inibe a proliferação de células do câncer gástrico humano regulando a via miR-16-5p-Smad3 (Zhu, 2018).

c) Expressão do receptor MT2 em pacientes com adenocarcinoma gástrico possui relação com características clínico-patológicas (Nasrabadi, 2014).

d) Efeito anticâncer gástrico da melatonina: reduções do volume e peso do tumor nos camundongos portadores de câncer gástrico e, portanto, mostraram efeito anticâncer e reduziram a expressão de Bcl-2, mas aumentaram a expressão de Bax, p53 e p21 no tecido tumoral (Xu, 2014).
e) Envolvimento do receptor nuclear RZR/RORγ na inativação de HIF-1α induzida por melatonina em células de câncer gástrico humano SGC-7901 (Wang, 2015).
f) A melatonina induz apoptose celular em células AGS por meio da ativação de JNK e P38 MAPK e a supressão do fator nuclear-Kappa B (Li, 2015).

13. Câncer colorretal
a) Oxaliplatina é usada no tratamento do câncer de cólon, mas seu uso é limitado pelo aparecimento de neuropatia periférica. A melatonina previne a disfunção mitocondrial e promove neuroproteção durante o emprego da oxaliplatina por diminuir a apoptose neural provocada pelo quimioterápico (Areti, 2017).
b) Melatonina é sinérgica com o 5-fluorouracil no câncer de cólon suprimindo as vias de sinalização PI3K/Akt e NF-kappaB/NOSi. Acontece ativação das caspases com clivagem do PARP e aumento da apoptose e parada do ciclo celular. Combinada com o 5-fluorouracil suprime marcantemente a fosforilação das proteínas PI3K, AKT, IKK-alfa, IκB-beta, p65 e promove a saída do NF-kappaB p50/p65 do núcleo para o citoplasma (cessa a função proliferativa e antiapoptótica da molécula) e por fim inibe o NOSi (*inducible nitric oxide synthase*) (Gao, 2017).
c) Melatonina inibe a migração de células RKO do câncer de cólon regulando para baixo a expressão da ROCK (*Rho associated protein kinase*) via redução da fosforilação do p38 MAPK (Liu, 2017).
d) Inibe significativamente a proliferação e a migração de células RKO do câncer de cólon humano regulando para baixo a expressão da MLCK (*myosin light chain kinase*) por meio da redução da fosforilação do p38 MAPK (Zou, 2015).
e) Provoca apoptose, autofagia e morte celular por senescência em células HCT116 do adenocarcinoma colorretal humano (Hong, 2014).
f) Reduz o crescimento tumoral de células Caco-2 do câncer colorretal provavelmente aumentando as espécies reativas de oxigênio (Batista, 2014).
g) Reduz a expressão e a secreção da endotelina-1, por meio da inativação do FoxO-1 e do NF-kappaB em células do câncer de cólon, e diminui a proliferação e a angiogênese, enquanto aumenta a apoptose. A inativação do FoxO1 está associada com o aumento da fosforilação do Src, devido ao alto conteúdo de cAMP e ao aumento da atividade do PKA (proteína quinase A). A inativação do NF-kappaB está associada com a redução da fosforilação do Akt e do ERK, devido à inibição da atividade da PKC (proteína quinase C) (León, 2014).
h) Melatonina potencia os efeitos antiproliferativos e apoptóticos do ácido ursólico em células do câncer de cólon, SW480 e LoVo. O tratamento combinado diminui drasticamente a proliferação e a migração com aumento da apoptose. Esses efeitos são mediados pela liberação do citocromo c e das caspases com clivagem do PARP, ao lado da redução da expressão do MMP-9 e COX-2 e inibição da via de sinalização p300/NF-kappaB (Wang, 2013).
i) Melatonina promove apoptose de células do câncer colorretal via radical superóxido provocando estresse oxidativo no retículo-endoplasmático por inibir a expressão da proteína prion celular. Melatonina diminui a expressão da PrPC e PINK1 e aumenta o acúmulo de radical superóxido na mitocôndria (Yun, 2018).
j) A melatonina inibe as células-tronco do câncer de cólon (CSCs) regulando o eixo PrPC-Oct4. O co-tratamento com 5-fluorouracil (5-FU) e melatonina inibiu os marcadores de células-tronco Oct4, Nanog, Sox2 e ALDH1A1, através da regulação negativa da PrPC. Dessa maneira, o crescimento, a proliferação e a angiogênese mediada por tumores foram suprimidos (Lee, 2018).
k) A melatonina promove a apoptose de células cancerígenas colorretais resistentes à oxaliplatina através da inibição da proteína celular Prion (Lee, 2000).

14. Câncer de pâncreas
a) **Alta concentração** de melatonina na linhagem PANC-1 do câncer de pâncreas aumenta apoptose via mitocondrial ativando caspases-3 e 9 e aumentando a razão Bax/Bcl. **Baixa concentração** aumenta a produção das *heat shock* proteínas antiapoptóticas, HSP27, HSP70 e HSP90 que previnem a ativação da caspase-3 (Jaworek, 2014).
b) Empregou-se a melatonina em **baixíssimas doses** 10^{-8}-10^{-12}m em células PANC-1. O efeito maior aconteceu na concentração 10^{-12}m, com aumento da razão Bax/Bcl-2 e ativação das caspases (Leja-Szpak, 2010). Não se confirmou que a baixa dose de melatonina ativa as duas principais *heat shok* proteínas antiapoptóticas: HSP27 e HSP90.

c) Melatonina promove apoptose e necrose em células SW-1990 do câncer pancreático aumentando a razão Bax/Bcl-2 (Xu, 2013).

d) Melatonina induz apoptose em células Mia PaCa-2 suprimindo o NF-kappaB e ativando os componentes c-jun e ERK1/2 (*cjun Nterminal kinase e extracellularregulated kinase 1/2*) da MAPK (*mitogenactivated protein kinase*), os quais aumentam a expressão do Bax e da caspase-3, enquanto diminui a expressão do Bcl-2 (Li, 2016).

e) Inibe a expressão do VEGF (*vascular endothelial growth factor*) em células PANC-1 do carcinoma pancreático (Lu, 2012).

f) Reduz a proliferação e a viabilidade de células AR42J do câncer de pâncreas por alterar a fisiologia mitocondrial. Induz mudanças transitórias do Ca^{++} celular e despolarização do delta-psi-mt, o que diminui a oxidação do FAD (*flavin adenine dinucleotide*) e a liberação da caspase-3, a qual sabemos clivar o PARP (Gonzales, 2011).

g) Melatonina é sinérgica com o Sorafenibe para suprimir o carcinoma ductal de pâncreas via receptor da melatonina e a via PDGFR-β/STAT3, *in vitro* e *in vivo* (Fang, 2018).

h) Estudos *in vivo* e *in vitro* demonstraram que a suplementação de melatonina é abordagem terapêutica apropriada para o câncer de pâncreas. A melatonina pode ser um indutor eficaz de apoptose em células cancerígenas através da regulação de um grande número de vias moleculares, incluindo estresse oxidativo, proteínas de choque térmico e fator de crescimento endotelial vascular (Tamtaji, 2018).

15 Hepatocarcinoma

a) Promove a parada do ciclo celular em G0-G1 e G2/M, aumenta a apoptose e a expressão do p53 e p21 em células do hepatocarcinoma.

b) No hepatoma inibe via receptor de membrana a entrada do ácido linoleico e sua conversão na molécula mitogênica 13-HODE (ácido 13-hidroxioctadeca dienoico).

c) Induz apoptose em várias linhagens de câncer de fígado.

d) Em células HepG2 do carcinoma de fígado, a melatonina induz regulação transcricional do Bim (Bcl-2-interacting mediator of cell death), através do FoxO3a (*member of the forkhead transcription factors' family*), e provoca apoptose (Carbajo-Pescador, 2013).

e) Quimioembolização mais melatonina em pacientes com metástases hepáticas é mais eficaz do que somente a embolização (Yan, 2002).

f) Melatonina promove a parada do ciclo celular em G0-G1 e G2/M, aumenta a apoptose e a expressão do p53 e p21 no hepatocarcinoma HepG2 humano (Martín-Renedo, 2008).

g) Melatonina ativa as vias extrínseca e intrínseca de apoptose no hepatocarcinoma humano. Ocorre diminuição da proliferação, da motilidade e da invasão, ao lado de aumento da apoptose ao modular vários fatores de transcrição e vias relacionadas. Induz autofagia das células neoplásicas (Mortezaee, 2018).

h) A captação tumoral de ácido linoleico (LA) e a liberação de ácido 13-hidroxi-octadecadienóico (13-HODE) foram dosadas no adenocarcinoma hepático de rato em tecido isolado ER+ 7288CTC em intervalos de 4 horas durante o período de 24 horas, onde foram maiores durante a fase clara e menores durante a fase meio-escura, quando os níveis plasmáticos de melatonina foram mais baixos e mais altos, respectivamente. A perfusão de tumores isolados de tecido *in situ* com melatonina (1 nM) inibiu rápida e reversivelmente a captação de ácidos graxos plasmáticos (FAs), incluindo LA, e seu metabolismo para 13-HODE. A perfusão de tumores *in situ* com melatonina também diminuiu a incorporação de [3H] timidina no tumor e o conteúdo de DNA. A pinealectomia estimulou o crescimento do tumor, a captação de LA e o metabolismo de LA para 13-HODE com o armazenamento de FAs no hepatoma 7288CTC, enquanto a administração de melatonina (200 µg/dia) foi inibidora de todos esses processos *in vivo*. Desta forma, foi descoberto um novo mecanismo de inibição do crescimento tumoral pela melatonina, envolvendo uma supressão dos níveis de cAMP mediada pelo receptor de melatonina, resultando em transporte de LA tumoral diminuído, possivelmente via função diminuída da proteína de transporte FAs associada à membrana (FATP) (Blask, 1999).

i) Os ácidos graxos polinsaturados e a melatonina diminuem e o ácido linolêico aumenta com "luz noturna" e provocam aumento da proliferação do câncer de fígado de camundongo, 7288CTC *in vivo* (Sauer, 2001).

j) A melatonina sensibiliza as células do carcinoma hepatocelular à quimioterapia através da prolongada non-coding RNA RAD51-AS1 que suprime o reparo do DNA (Chen, 2018).

16. Câncer de ovário

a) Melatonina possui efeito oncostático em células do câncer de ovário (Petranka, 1999).

b) Cádmio age como um metaloestrógeno, ocupa o receptor ER-alfa e induz a proliferação de células OVCAR3 e SKOV3 do câncer de ovário de modo dose-dependente. Nessas linhagens, a melatonina inibe a proliferação celular induzida pelo cádmio, ao lado de inibir a expressão dos receptores proliferativos ER-alfa (Ataei, 2018).

c) A melatonina atenua a resposta inflamatória mediada por TLR4 através das vias de sinalização dependentes de MyD88 e TRIF em modelo in vivo de câncer de ovário (Chuffa, 2015).

d) A redução no nível circulante de melatonina pode contribuir para a patogênese do câncer de ovário. Os níveis séricos de melatonina foram significativamente menores em mulheres com câncer de ovário (n = 277) em comparação com mulheres saudáveis (n = 1076) (Zhao, 2016).

e) A melatonina inibe a invasão e a migração de células-tronco do câncer de ovário humano (Akbarzadeh, 2017).

f) A melatonina é sinérgica com a cisplatina em células de câncer de ovário independentemente dos receptores de melatonina MT1 (Zemla, 2017).

g) Melatonina como agente promissor no tratamento do câncer de ovário: mecanismos moleculares. Estudos in vitro e in vivo sugerem que a melatonina regula diferencialmente várias vias de sinalização nas células do câncer de ovário (Chuffa, 2017).

17. **Câncer endometrial**
A melatonina inibe a migração, invasão e transição epitelial-mesenquimal induzida por 17-beta-estradiol nas células epiteliais endometriais normais e endometrióticas. Comparado com o endométrio normal, o endométrio eutópico endometriótico mostrou expressão aumentada de Notch1, SLUG, SNAIL e N-caderina e diminuição da expressão de E-caderina e Numb. A inibição de melatonina ou Notch por inibidor específico bloqueou a proliferação, invasão, migração e marcadores relacionados a EMT induzidos por 17β-estradiol em células epiteliais normais e endometrióticas (Qi, 2018).

18. **Câncer de colo uterino**
A melatonina é um novo agente inibidor do câncer cervical (Shafabakhsh, 2019).

19. **Linfoma de Hodgkin**
a) Melatonina (MEL) induz morte autofágica ao regular RORC no linfoma de Hodgkin (LH). O tratamento com Mel aumentou a expressão de LC3-II e diminuiu as proteínas p62 com o aumento da produção de autolisossomo, indicando que induziu a ativação da autofagia. No entanto, o tratamento com Mel em conjunto com os inibidores da autofagia 3-MA ou CQ exacerbou o efeito de dano do Mel nas células LH, o que significa que a autofagia desempenha um papel protetor neste processo. Além disso, descobrimos que o tratamento com Mel aumentou a expressão de receptores acoplados à proteína G MT2 e receptores órfãos relacionados ao ácido retinóico (RORs), por exemplo. RORA, RORB e RORC. Enquanto RORC tem o maior aumento nas células LH tratadas com Mel. Além disso, a superexpressão de RORC induziu a ativação da autofagia. Portanto, Mel mostrou papel supressor de tumor devido a um nível elevado de autofagia induzida por RORC (Yan, 2020).

b) Foram avaliados 20.021 pacientes com linfoma de Hodgkin de 2001 a 2010 em 15 regiões diferentes quanto à exposição ao Sol, nos Estados Unidos, e dividiu-se essa população em subgrupos. A incidência de linfoma de Hodgkin, todas as variedades, foi menor no quintil superior de radiação UVR. Senão vejamos: para o subtipo esclerose nodular o IRR = 0,84; 95%IC = 0,75--0,96; p < 0,01), no de celularidade mista/linfócito depletados o IRR = 0,66; 95%IC = 0,51-0,86; p < 0,11); no rico em linfócitos o IRR = 0,71; 95%IC = 0,57-0,88; p < 0,01) e no linfócito nodular predominante o IRR = 0,74; 95%CI = 0,56--0,97; p < 0,01). Conclusão: a exposição ao Sol diminui o risco do linfoma de Hodgkin em todos os seus subgrupos (Bowen, 2016).

20. **Linfoma não Hodgkin**
a) A melatonina inibe a proliferação celular e induz a ativação da caspase -3, clivagem de PARP e apoptose em linhas celulares linfoides malignas humanas: Ramos (BL negativo para o vírus Epstein-Barr), SU-DHL-4 (linfoma difuso de grandes células B), DoHH2 (folicular Linfoma não--Hodgkin B) e JURKAT (leucemia aguda de células T). Respostas de melatonina entre diferentes linhas celulares, sensibilidade; Ramos/DoHH2 > SU-DHL-4 > JURKAT. Embora todas as linhas celulares expressassem os receptores de melatonina de alta afinidade, MT1 e MT2, a ativação da caspase induzida por melatonina parecia ser independente desses receptores (Sanches--Hidalgo, 2012).

b) Ciclofosfamida mais somatostatina, bromocriptina, retinoides, melatonina e ACTH no tratamento de linfomas não-Hodgkin de baixo grau em estágio avançado: resultados de um estudo de fase II (Todisco, 2001).

c) Recidiva do linfoma não-Hodgkin de alto grau após transplante autólogo de células-tronco: um

caso tratado com sucesso com ciclofosfamida mais somatostatina, bromocriptina, melatonina, retinoide e ACTH (Todisco, 2006).
d) Linfoma não Hodgkin de baixo grau em estágio avançado: um caso tratado com sucesso com ciclofosfamida mais somatostatina, bromocriptina, retinoides e melatonina (Todisco, 2007).
e) Há crescentes evidências observacionais e experimentais de que a exposição regular à luz solar contribui para a prevenção do linfoma não Hodgkin, câncer de cólon, mama, próstata, esclerose múltipla, hipertensão e diabetes (van der Rhee, 2016).

21. **Leucemia**
a) Induz apoptose via mitocondrial nas células HL-60 da leucemia mielógena humana.
b) Exposição à luz artificial durante a noite e a campos elétricos ou magnéticos aumenta a incidência da leucemia infantil via perturbação da secreção de melatonina.
c) A melatonina induz apoptose através de um mecanismo independente de espécies reativas de oxigênio, mas dependente de caspases em células Molt-3 de leucemia humana (Perdomo, 2013).
d) A melatonina supera a resistência à clofarabina em duas linhas celulares leucêmicas linfoblásticas agudas pelo aumento da expressão da desoxicitidina cinase (Yamanishi, 2015).
e) Citotoxicidade sinérgica ou não de melatonina e drogas anticâncer de nova geração contra linfócitos de leucemia, mas não linfócitos normais. O estudo abrange quatro medicamentos anticancerígenos convencionais e 11 de nova geração. Quase todas as combinações investigadas de melatonina com drogas anticâncer de nova geração foram caracterizadas por citotoxicidade sinérgica em relação a linfócitos de leucemia, enquanto as combinações com drogas convencionais exibiram efeitos aditivos ou antagônicos na viabilidade celular. Nos linfócitos da leucemia, a citotoxicidade aditiva de **doxorrubicina** mais melatonina foi acompanhada por baixos níveis de ERTOs e produtos proteico-carbonílicos, bem como pela supressão da apoptose. As combinações de **everolimus** mais melatonina e **barasertibe** mais melatonina exibiram efeitos citotóxicos sinérgicos impressionantes nos linfócitos da leucemia. Nas células de leucemia, a citotoxicidade sinérgica foi acompanhada por forte indução de apoptose, mas uma diminuição das ERTOs para um nível abaixo do controle. Em linfócitos normais, essas combinações não afetaram o nível de ERTOs nem de produtos proteico-carbonílicos e não induziram apoptose (Zhelev, 2017).
f) A melatonina aumenta a morte celular apoptótica induzida por hipertermia em células de leucemia humana (Quintana, 2016).
g) A melatonina induz apoptose via mitocondrial em células HL-60 de leucemia promielocítica humana (Bejarano, 2009).
h) A melatonina aumenta a apoptose induzida por peróxido de hidrogênio nas células HL-60 da leucemia promielocítica humana (Bejarano, 2011).

22 **Melanoma**
a) Inibe a proliferação de células do melanoma uveal humano.
b) Potente inibição do melanoma humano, *in vitro* e *in vivo*.
c) Melatonina diminui a proliferação celular e induz melanogênese em células do melanoma SK-MEL-1.
d) Melatonina combinada com estresse do retículo endoplasmático induz morte celular inibindo a via PI3K/Akt/mTOR em células B16F10 do melanoma.
e) No melanoma, o receptor da melatonina mais importante é o MET1 (MEL-1a) que pode servir como marcador.
f) Célula SK-Mel 28 do melanoma humano exibe diminuição do crescimento e aumento da atividade da tirosinase após 72 horas de exposição.
g) Células do melanoma humano podem sintetizar e metabolizar melatonina e serotonina.

23. **Leiomiossarcoma**
a) No leiomiossarcoma suprime a produção de AMP cíclico, a captação celular de ácido linoleico, a liberação de 13-HODE, as vias ERK 1/ERK 2 e MAPK, a ativação da Akt e suprime a incorporação de timidina tritiada no DNA e o conteúdo de DNA.
b) Anteriormente, foi demonstrado que os xenoenxertos de leiomiossarcoma humano isolado em tecido (LMS) perfundidos *in situ* são altamente sensíveis aos efeitos anticâncer diretos dos níveis fisiológicos noturnos de melatonina no sangue, que inibiam a atividade proliferativa das células tumorais, a captação e o metabolismo de ácido linolêico (AL) e ácido 13-hidroxioctadecadienoico (13-HODE) (em Mao, 2016).
c) Recentemente mostrou-se os efeitos de baixas concentrações farmacológicas de melatonina no sangue após a ingestão oral de suplemento de melatonina por mulheres adultas humanas saudáveis. A melatonina suprimiu acentuadamente a glicólise aeróbica e induziu inibição completa da captação de LA pelo tumor, liberação de 13-

-HODE, bem como reduções significativas nos níveis de cAMP do tumor, conteúdo de DNA e incorporação de [(3) H] -timidina no DNA e ainda a melatonina suprimiu completamente o fosfo -ativação de ERK 1/2, AKT, GSK3β e NF-kB (p65). Estes resultados demonstram que a melatonina noturna inibe diretamente o crescimento tumoral e a invasão do leiomiosarcoma humano através da supressão do efeito Warburg, diminuição da captação de LA e outros mecanismos de sinalização relacionados (Mao, 2016).

d) Efeitos antineoplásicos da melatonina em uma malignidade rara de origem mesenquimal: inibição da transdução de sinal mediada pelo receptor de melatonina, metabolismo do ácido linoleico e crescimento em xenoenxertos de leiomiossarcoma humano isolados em tecido (Dauchy, 2009).

24. Osteossarcoma

a) Melatonina inibe as células-tronco do osteossarcoma suprimindo a via de sinalização SOX9. Ocorre supressão da migração e invasão e inibição da formação de sarcosferas de células-tronco com aumento dos marcadores da transição epitélio-mesenquimal. *In vivo* a melato

b) nina inibe a inicialização e as metástases do osteossarcoma (Qu, 2018).

c) A melatonina na linha celular de osteossarcoma humano MG-63 inibe significativamente a proliferação celular de maneira dependente da dose e dependente do tempo e essa inibição envolve a regulação negativa da ciclina D1, CDK4, ciclina B1 e cinases dependentes de ciclina (CDK 4/1) Esses são alguns dos principais componentes regulatórios que determinam a progressão do ciclo celular de um estágio mitótico para o próximo (Liu, 2013).

d) A melatonina inibe a via de sinalização proliferativa ERK1/2 que controla a expressão gênica e promove a progressão do ciclo celular e a divisão celular (Liu, 2016).

e) A inibição da SIRT1 pela melatonina exerce atividade antitumoral em células humanas de osteossarcoma, 9607. O tratamento com melatonina resultou em forte atividade antitumoral, como evidenciado não apenas pelas reduções na vitalidade das células tumorais, capacidade de adesão, capacidade de migração e níveis de glutationa (GSH), mas também pelo aumento no índice apoptótico e espécies reativas de oxigênio. Além disso, o tratamento com melatonina regula para baixo a SIRT1 e para cima a p-53-acetilada (Cheng, 2013).

f) A melatonina atenua a invasão celular de osteossarcoma pela supressão do ligante quimioquina C-C 24 através da inibição da via quinase c-Jun N-terminal (Lu, 2018).

g) A melatonina promove a diferenciação dos osteoblastos e a formação óssea (Roth, 1999).

25. Câncer de tiroide

a) Melatonina suprime o crescimento do câncer de tiroide e supera a radioresistência inibindo a fosforilação do p65 e induzindo aumento das espécies reativas tóxicas de oxigênio (Zou, 2018).

b) Melatonina inibe a sinalização AKT/hTERT e sinergiza com o dabrafenibe no câncer anaplástico de tiroide (Liao, 2020).

26. Câncer de bexiga

a) A regulação negativa do ZNF746 mediada por melatonina suprime a tumorogênese da bexiga principalmente através da inibição da via de sinalização do AKT-MMP-9 (Chen, 2018).

27. Carcinoma renal

a) A melatonina inibe a transativação da MMP-9 e as metástases do carcinoma de células renais, suprimindo a via Akt-MAPK e a ligação do NF-kappaB ao DNA (Lin, 2016).

b) A melatonina aumenta a apoptose induzida por thapsigargin (TG) através das espécies reativas de oxigênio mediando regulação para cima do CCAAT (proteína homóloga de ligação) em células cancerígenas renais humanas. O tratamento conjunto com melatonina (1mM) e TG (50nM) induziu aproximadamente 10 vezes os níveis de expressão da proteína homóloga (CHOP), das proteínas homologas CCAAT, em comparação com o TG (50nM) sozinho (Min, 2012).

c) A melatonina tem efeito protetor na apoptose induzida por oxaliplatina através da expressão sustentada de Mcl-1 e ação antioxidante em células Caki de carcinoma renal (Um, 2010).

Conclusão

A melatonina deve estar na mente dos médicos que labutam na clínica oncológica, porque, ao lado dos seus múltiplos efeitos moleculares anticâncer e epigenético melhora a qualidade de vida e diminui os efeitos tóxicos da quimioterapia, sem interferir com seu efeito, que por si já é tão desprésível.

Referências

1. Abstracts or papers in full on site: www.medicinabiomolecular.com.br
2. Akbarzadeh M, Movassaghpour AA, Ghanbari H, et al. The potential therapeutic effect of melatonin on human ovarian cancer by inhibition of invasion and migration of cancer stem cells. Sci Rep. Dec 6;7(1):17062;2017.

3. Alvarez-García V, Alicia González, Carolina Alonso-González; Melatonin interferes in the desmoplastic reaction in breast cancer by regulating cytokine production. J Pineal Res. 2012 Apr;52(3):282-90.
4. Anderson G, Maes M, Markus RP, Rodriguez M. Ebola virus: melatonin as a readily available treatment option. J Med Virol. Apr; 87(4):537-43, 2015.
5. Anderson G, Reiter RJ. Melatonin: Roles in influenza, Covid-19, and other viral infections. Rev Med Virol. May;30(3):e2109, 2020.
6. Areti A, Komirishetty P, Akuthota M, et al. Melatonin prevents mitochondrial dysfunction and promotes neuroprotection by inducing autophagy during oxaliplatin-evoked peripheral neuropathy. J Pineal Res. 62(3);2017.
7. Asghari M. H., Ghobadi E., Moloudizargari M., et al. Does the use of melatonin overcome drug resistance in cancer chemotherapy? Life Sci. 196 143–155. 10.1016/j.lfs.2018.01.024;2018.
8. Ataei N, Aghaei M, Panjehpour M. The protective role of melatonin in cadmium-induced proliferation of ovarian cancer cells. Res Pharm Sci. 13(2):159-67;2018.
9. Bahrampour J K, Pourhanifeh MH, Hosseinzadeh A, Hemati K, Mehrzadi S. Melatonin potentials against viral infections including COVID-19: Current evidence and new findings. Virus Res. Oct 2; 287:198108, 2020.
10. Batista AP, da Silva TG, Teixeira AA, et al. Ultrastructural aspects of melatonin cytotoxicity on Caco-2 cells in vitro. Micron. 59:17-23; 2014.
11. Bejarano I, Redondo PC, Espino J, et al. Melatonin induces mitochondrial-mediated apoptosis in human myeloid HL-60 cells. J Pineal Res. May;46(4):392-400;2009
12. Bejarano I, Espino J, Marchena AM, et al. Melatonin enhances hydrogen peroxide-induced apoptosis in human promyelocytic leukaemia HL-60 cells. Mol Cell BiochemJul;353(1-2):167-76;2011.
13. Bizzarri M, Proietti S, Cucina A, Reiter RJ. Molecular mechanisms of the pro-apoptotic actions of melatonin in cancer: a review. Expert Opin Ther Targets. 17(12):1483-96;2013.
14. Blask DE, Dauchy RT, Sauer LA, et al. Light during darkness, melatonin suppression and cancer progression. Neuro Endocrinol Lett. Jul;23 Suppl 2:52-6;2002.
15. Blask DE. Putting cancer to sleep at night: the neuroendocrine/circadian melatonin signal. Endocrine. 27:179-88;2005.
16. Blask DE, Sauer LA, Dauchy RT, et al. Melatonin inhibition of cancer growth in vivo involves suppression of tumor fatty acid metabolism via melatonin receptor-mediated signal transduction events. Cancer Res. Sep 15;59(18):4693-701; 1999.
17. Bowen EM, Pfeiffer RM, Linet MS, et al. Relationship between ambient ultraviolet radiation and Hodgkin lymphoma subtypes in the United States. Br J Cancer. 114(7):826-31;2016.
18. Carbajo-Pescador S, Steinmetz C, Kashyap A, et al. Melatonin induces transcriptional regulation of Bim by FoxO3a in HepG2 cells. Br J Cancer. 108(2):442-9;2013.
19. Cardinali DP. Basic aspects of melatonin action. Sleep Med Rev. 2:175-90;1998.
20. Cos S. Effects of melatonin on the cell cycle kinetics and "estrogen-rescue" of MCF-7 human breast cancer cells in culture. J Pineal Res. 10:36-42;1991.
21. Chen CC, Chen CY, Wang SH, et al. Melatonin sensitizes hepatocellular carcinoma cells to chemotherapy through long non-coding RNA RAD51-AS1-mediated suppression of DNA repair. Cancers (Basel). Sep 10;10(9). pii: E320;2018.
22. Chen YT, Yang CC, Shao PL, et al. Melatonin-mediated downregulation of ZNF746 suppresses bladder tumorigenesis mainly through inhibiting the AKT-MMP-9 signaling pathway. J Pineal Res. Oct 29:e12536;2018.
23. Cheng Y, Cai L, Jiang P, et al. SIRT1 inhibition by melatonin exerts antitumor activity in human osteosarcoma cells. Eur J Pharmacol. 2013 Sep 5;715(1-3):219-29;2013.
24. Chojnacki C, Mędrek-Socha M, Konrad P,et al. The value of melatonin supplementation in postmenopausal women with Helicobacter pylori-associated dyspepsia. BMC Womens Health. Nov 26;20(1):262, 2020.
25. Chuffa LG, Fioruci-Fontanelli BA, Mendes LO, et al. Melatonin attenuates the TLR4-mediated inflammatory response through MyD88- and TRIF-dependent signaling pathways in an in vivo model of ovarian cancer. BMC Cancer. Feb 6;15:34;2015.
26. Chuffa LGA, Reiter RJ, Lupi LA. Melatonin as a promising agent to treat ovarian cancer: molecular mechanisms. Carcinogenesis. Oct 1;38(10):945-952;2017.
27. Dauchy EM, Dauchy RT, Davidson LK, et al. Human cancer xenograft perfusion in situ in rats: a new perfusion system that minimizes delivery time and maintains normal tissue physiology and responsiveness to growth-inhibitory agents. J Am Assoc Lab Anim Sci. 45(3):38-44;2006.
28. Dauchy RT, Blask DE, Dauchy EM, et al. J Pineal Res. Aug;47(1):32-42. Antineoplastic effects of melatonin on a rare malignancy of mesenchymal origin: melatonin receptor-mediated inhibition of signal transduction, linoleic acid metabolism and growth in tissue-isolated human leiomyosarcoma xenografts, 2009.
29. de Castro TB, de Lima Mota A, Bordin-Junior NA, et al. Immunohistochemical expression of melatonin receptor MT1 and glucose transporter GLUT1 in human breast cancer. Anticancer Agents Med Chem. Oct 25; 2018.
30. Di Bella G, Mascia F, Ricchi A, Colori B. Evaluation of the safety and efficacy of the first-line treatment with somatostatin combined with melatonin, retinoids, vitamin D3, and low doses of cyclophosphamide in 20 cases of breast cancer: a preliminary report. Neuro Endocrinol Lett. 34(7):660-8;2013.
31. Deng WG. Melatonin suppresses macrophage cyclooxygenase-2 and inducible nitric oxide synthase expression by inhibiting p52 acetylation and binding. Blood. 108:518-24;2006.
32. El-Sokkary GH, Ismail IA, Saber SH. Melatonin inhibits breast cancer cell invasion through modulating DJ-1/KLF17/ID-1 signaling pathway. J Cell Biochem. Sep 27. doi: 10.1002/jcb.27678;2018.
33. Fan T, Pi H, Li M, et al. Inhibiting MT2-TFE3-dependent autophagy enhances melatonin-induced apoptosis in tongue squamous cell carcinoma. J Pineal Res. Mar;64(2);2018.
34. Fang Z, Jung KH, Yan HH, et al. Melatonin Synergizes with Sorafenib to Suppress Pancreatic Cancer via Melatonin Receptor and PDGFR-β/STAT3 Pathway. Cell Physiol Biochem. 47(5):1751-68;2018.
35. Favero G, Moretti E, Bonomini F, Reiter RJ, et al. Promising Antineoplastic Actions of Melatonin. Front Pharmacol. Oct 16;9:1086; 2018.
36. Franco DG, Moretti IF, Marie SKN. Mitochondria Transcription Factor A: A Putative Target for the Effect of Melatonin on U87MG Malignant Glioma Cell Line. Molecules. 23(5);2018.
37. Gao Y, Xiao X, Zhang C, et al. Melatonin synergizes the chemotherapeutic effect of 5-fluorouracil in colon cancer by suppressing PI3K/AKT and NF-κB/iNOS signaling pathways. J Pineal Res. 62(2);2017.
38. Gonçalves Ndo N, Rodrigues RV, Jardim-Perassi BV, et al. Molecular markers of angiogenesis and metastasis in lines of oral carcinoma after treatment with melatonin. Anticancer Agents Med Chem. 14(9):1302-11;2014.

39. González A, Martínez-Campa C, Mediavilla MD, et al. Inhibitory effects of pharmacological doses of melatonin on aromatase activity and expression in rat glioma cells. Br J Cancer. Sep 17;97(6):755-60, 2007.
40. Gonzalez A, del Castillo-Vaquero A, Miro-Moran A, et al. Melatonin reduces pancreatic tumor cell viability by altering mitochondrial physiology. J Pineal Res. 50(3):250-60, 2011.
41. González-González A, Mediavilla MD, Sánchez-Barceló EJ. Melatonin: A Molecule for Reducing Breast Cancer Risk. Molecules. 23(2); 2018
42. González A, González-González A, Alonso-González C, et al. Melatonin inhibits angiogenesis in SH-SY5Y human neuroblastoma cells by downregulation of VEGF. Oncol Rep. Apr;37(4):2433-2440, 2017.
43. Gurunathan S, Qasim M, Kang MH, Kim JH. Role and Therapeutic Potential of Melatonin in Various Type of Cancers. Onco Targets TherMar 18;14:2019-2052, 2021.
44. Hansen MV, Andersen LT, Madsen MT, et al. Effect of melatonin on depressive symptoms and anxiety in patients undergoing breast cancer surgery: a randomized, double-blind, placebo-controlled trial. Breast Cancer Res Treat. 145(3):683-95;2014.
45. Heilmann-Heimbach S, Herold C, Hochfeld LM, et al. Meta-analysis identifies novel risk loci and yields systematic insights into the biology of male-pattern baldness. Nat Commun. 8:14694;2017.
46. Hevia D, González-Menéndez P, Quiros-González I, et al. Melatonin uptake through glucose transporters: a new target for melatonin inhibition of cancer. J Pineal Res. 58(2):234-50;2015.
47. Hevia D, Gonzalez-Menendez P, Fernandez-Fernandez M, et al. Melatonin Decreases Glucose Metabolism in Prostate Cancer Cells: A Stable Isotope-Resolved Metabolomic Study. Int J Mol Sci. 18(8);2017.
48. Hong Y, Won J, Lee Y, et al. Melatonin treatment induces interplay of apoptosis, autophagy, and senescence in human colorectal cancer cells. J Pineal Res. 56(3):264-74;2014.
49. Horrobin DF. Loss of delta-6-desaturase activity as a key factor in aging. Med Hypotheses. 7(9):1211-20;1981.
50. Jardim-Perassi BV, Arbab AS, Ferreira LC, et al. Effect of melatonin on tumor growth and angiogenesis in xenograft model of breast cancer. PLoS One. 9(1):e85311;2014.
51. Jawed S, Kim B, Ottenhof T, et al. Human melatonin MT1 receptor induction by valproic acid and its effects in combination with melatonin on MCF-7 breast cancer cell proliferation. Eur J Pharmacol. 560(1):17-22;2007.
52. Jaworek J, Leja-Szpak A. Melatonin influences pancreatic cancerogenesis. Histol Histopathol. 29(4):423-31;2014.
53. Jin Y, Choi YJ, Heo K, Park SJ. Melatonin as an Oncostatic Molecule Based on Its Anti-Aromatase Role in Breast Cancer. Int J Mol Sci. Jan 4;22(1):438, 2021.
54. Joo SS, Yoo YM. Melatonin induces apoptotic death in LNCaP cells via p38 and JNK pathways: therapeutic implications for prostate cancer. J Pineal Res. 47(1):8-14;2009.
55. Kim TH, Cho SG. Melatonin-induced KiSS1 expression inhibits triple-negative breast cancer cell invasiveness. Oncol Lett. 14(2):2511-6;2017.
56. Koçak N, Dönmez H, Yildirim İH. Effects of melatonin on apoptosis and cell differentiation in MCF-7 derived cancer stem cells. Cell Mol Biol (Noisy-le-grand). Sep 30;64(12):56-61;2018.
57. Kocyigit A, Guler EM, Karatas E, et al. Dose-dependent proliferative and cytotoxic effects of melatonin on human epidermoid carcinoma and normal skin fibroblast cells. Mutat Res. 829-30:50-60;2018.
58. Lee JH, Yoon YM, Han YS, et al. Melatonin Promotes Apoptosis of Oxaliplatin-resistant Colorectal Cancer Cells Through Inhibition of Cellular Prion Protein. Anticancer Res. Apr;38(4):1993-2000;2018.
59. Lee JH, Yun CW, Han YS, et al. Melatonin and 5-fluorouracil co-suppress colon cancer stem cells by regulating cellular prion protein-Oct4 axis. J Pineal Res. Nov;65(4):e12519;2018.
60. Lee WJ, Chen LC, Lin JH, et al. Melatonin promotes neuroblastoma cell differentiation by activating hyaluronan synthase 3-induced mitophagy. Cancer Med. Aug;8(10):4821-4835, 2019.
61. Leja-Szpak A, Jaworek J, Pierzchalski P, Reiter RJ. Melatonin induces pro-apoptotic signaling pathway in human pancreatic carcinoma cells (PANC-1). J Pineal Res. 49(3):248-55;2010.
62. Li W, Fan M, Chen Y, et al. Melatonin Induces Cell Apoptosis in AGS Cells Through the Activation of JNK and P38 MAPK and the Suppression of Nuclear Factor-Kappa B: a Novel Therapeutic Implication for Gastric Cancer. Cell Physiol Biochem. 37(6):2323-38;2015.
63. Liao Y, Gao Y, Chang A, et al. Melatonin synergizes BRAF-targeting agent dabrafenib for the treatment of anaplastic thyroid cancer by inhibiting AKT/hTERT signalling. J Cell Mol Med. Oct;24(20):12119-12130, 2020.
64. Liu L, Xu Y, Reiter RJ. Melatonin inhibits the proliferation of human osteosarcoma cell line MG-63. Bone. Aug;55(2):432-8;2013.
65. Li W, Wu J, Li Z, et al. Melatonin induces cell apoptosis in Mia PaCa-2 cells via the suppression of nuclear factor-κB and activation of ERK and JNK: A novel therapeutic implication for pancreatic cancer.Oncol Rep. 36(5):2861-7;2016.
66. Liu VWS, Yau WL, Tam CW, et al. Melatonin Inhibits Androgen Receptor Splice Variant-7 (AR-V7)-Induced Nuclear Factor-Kappa B (NF-κB) Activation and NF-κB Activator-Induced AR-V7 Expression in Prostate Cancer Cells: Potential Implications for the Use of Melatonin in Castration-Resistant Prostate Cancer (CRPC) Therapy. Int J Mol Sci. 18(6);2017.
67. Liu Z, Zou D, Yang X, et al. Melatonin inhibits colon cancer RKO cell migration by downregulating Rho associated protein kinase expression via the p38/MAPK signaling pathway. Mol Med Rep. 16(6):9383-92;2017.
68. León J, Casado J, Jiménez Ruiz SM, etc. Melatonin reduces endothelin-1 expression and secretion in colon cancer cells through the inactivation of FoxO-1 and NF-κβ. J Pineal Res. 56(4):415-26;2014.
69. Lissoni P, Meregalli S, Nosetto L, et al. Increased survival time in brain glioblastomas by a radioneuroendocrine strategy with radiotherapy plus melatonin compared to radiotherapy alone. Oncology. 53(1):43-6;1996.
70. Lissoni P, Giani L, Zerbini S, et al. Biotherapy with the pineal immunomodulating hormone melatonin versus melatonin plus aloe vera in untreatable advanced solid neoplasms. Nat Immun. 16(1):27-33;1998.
71. Lissoni P. Anti-angiogenic activity of melatonin in advanced cancer patients. Neuro Endocrinol Lett. 22:45-7;2001.
72. Lissoni P. Is there a role for melatonin in supportive care? Support Care Cancer. 10(2):110-6;2002.
73. Liu L, Xu Y, Reiter RJ, et al. Inhibition of ERK1/2 Signaling Pathway is Involved in Melatonin's Antiproliferative Effect on Human MG-63 Osteosarcoma Cells. Cell Physiol Biochem. 39(6):2297-2307; 2016..
74. Lin YW, Lee LM, Lee WJ, et al. Melatonin inhibits MMP-9 transactivation and renal cell carcinoma metastasis by suppressing Akt-MAPKs pathway and NF-κB DNA-binding activity. J Pineal Res. Apr;60(3):277-90;2016.

75. Lissoni P, Rovelli F, Malugani F, et al. Anti-angiogenic activity of melatonin in advanced cancer patients.
76. Neuro Endocrinol Lett. 22(1):45-7.2001.
77. Liu R, Wang HL, Deng MJ, et al. Melatonin Inhibits Reactive Oxygen Species-Driven Proliferation, Epithelial-Mesenchymal Transition, and Vasculogenic Mimicry in Oral Cancer. Oxid Med Cell Longev. 2018:3510970;2018.
78. Lu D, Cui PL, Yao SW, et al. Melatonin inhibits the expression of vascular endothelial growth factor in pancreatic cancer cells. Chin J Cancer Res. 24(4):310-6;2012.
79. Lu JJ, Fu L, Tang Z, et al. Melatonin inhibits AP-2β/hTERT, NF-κB/COX-2 and Akt/ERK and activates caspase/Cyto C signaling to enhance the antitumor activity of berberine in lung cancer cells. Oncotarget. 7(3):2985-3001;2016.
80. Lu YX, Chen DL, Wang DS, et al. Melatonin enhances sensitivity to fluorouracil in oesophageal squamous cell carcinoma through inhibition of Erk and Akt pathway. Cell Death Dis. Oct 27;7(10):e2432;2016.
81. Lu H, Wu B, Ma G, et al. Melatonin represses oral squamous cell carcinoma metastasis by inhibiting tumor-associated neutrophils. Am J Transl Res. Dec 15;9(12):5361-5374;2017.
82. Lu KH, Su SC, Lin CW, et al. Melatonin attenuates osteosarcoma cell invasion by suppression of C-C motif chemokine ligand 24 through inhibition of the c-Jun N-terminal kinase pathway. J Pineal Res. Oct;65(3):e12507;2018.
83. Luo J, Song J, Zhang H, et al. Melatonin mediated Foxp3-downregulation decreases cytokines production via the TLR2 and TLR4 pathways in H. pylori infected mice. Int Immunopharmacol. Nov;64:116-122, 2018.
84. Ma H, Wang Z, Hu L, et al. The melatonin-MT1 receptor axis modulates tumor growth in PTEN-mutated gliomas. Biochem Biophys Res Commun. 496(4):1322-30;2018.
85. Maestroni GJ. The immunotherapeutic potential of melatonin. Expert Opin Investig Drugs. 10(3):467-76;2001.
86. Mao L, Dauchy RT, Blask DE, et al. Melatonin suppression of aerobic glycolysis (Warburg effect), survival signalling and metastasis in human leiomyosarcoma. J Pineal Res. Mar;60(2):167-77;2016.
87. Marques JHM, Mota AL, Oliveira JG, et al. Melatonin restrains angiogenic factors in triple-negative breast cancer by targeting miR-152-3p: In vivo and in vitro studies. Life Sci. Sep 1;208:131-138; 2018.
88. Martín-Renedo J, Mauriz JL, Jorquera F, et al. Melatonin induces cell cycle arrest and apoptosis in hepatocarcinoma HepG2 cell line. J Pineal Res. 45(4):532-40;2008.
89. Martín V, García-Santos G, Rodriguez-Blanco J, et al. Melatonin sensitizes human malignant glioma cells against TRAIL-induced cell death. Cancer Lett. 287(2):216-23;2010.
90. Mayo JC, Hevia D, Quiros-Gonzalez I, et al. IGFBP3 and MAPK/ERK signaling mediates melatonin-induced antitumor activity in prostate cancer. J Pineal Res. 62(1);2017.
91. Maestroni GJ.Therapeutic potential of melatonin in immunodeficiency states, viral diseases, and cancer. Adv Exp Med Biol. 467:217-26;1999.
92. Mazzoccoli G, Tarquini R, Durfort T, François JC. Chronodisruption in lung cancer and possible therapeutic approaches. Biomed Pharmacother. Oct;65(7):500-8;2011.
93. Menéndez-Menéndez J, Martínez-Campa C. Melatonin: An Anti-Tumor Agent in Hormone-Dependent Cancers.
Int J Endocrinol. Oct 2;2018:3271948;2018.
94. Min KJ, Kim HS, Park EJ, Kwon TK. Melatonin enhances thapsigargin-induced apoptosis through reactive oxygen species-mediated upregulation of CCAAT-enhancer-binding protein homologous protein in human renal cancer cells. J Pineal Res. Aug;53(1):99-106;2012.
95. Miller SC. The role of melatonin in immuno-enhancement: potential application in cancer. Int J Exp Pathol. 87:81-7;2006.
96. Mills E, Wu P, Seely D, Guyatt G. Melatonin in the treatment of cancer: a systematic review of randomized controlled trials and meta-analysis. J Pineal Res. 39(4):360-6;2005.
97. Mortazavi SAR, Mortazavi SMJ. Women with hereditary breast cancer predispositions should avoid using their smartphones, tablets, and laptops at night. Iran J Basic Med Sci. 21(2):112-5;2018.
98. Mortezaee K. Human hepatocellular carcinoma: Protection by melatonin. J Cell Physiol. Apr 19;2018.
99. Nasrabadi NN, Ataee R, Abediankenari S, et al. Expression of MT2 receptor in patients with gastric adenocarcinoma and its relationship with clinicopathological features. J Gastrointest Cancer. Mar;45(1):54-60;2014.
100. Nunes Oda S, Pereira Rde S. Regression of herpes viral infection symptoms using melatonin and SB-73: comparison with Acyclovir. J Pineal Res. May;44(4):373-8, 2008.
101. Oprea-Ilies G, Haus E, Sackett-Lundeen L, et al. Expression of melatonin receptors in triple negative breast cancer (TNBC) in African American and Caucasian women: relation to survival. Breast Cancer Res Treat. 137(3):677-87;2013.
102. Paemanee A, Hitakarun A, Roytrakul S, Smith DR. Screening of melatonin, alpha-tocopherol, folic acid, acetyl-L-carnitine and resveratrol for anti-dengue 2 virus activity. BMC Res Notes. May 16;11(1):307, 2018.
103. Perdomo J, Cabrera J, Estévez F, et al. Melatonin induces apoptosis through a caspase-dependent but reactive oxygen species-independent mechanism in human leukemia Molt-3 cells. J Pineal Res. Sep;55(2):195-206;2013.
104. Petranka J, Baldwin W, Biermann J, et al. The oncostatic action of melatonin in an ovarian carcinoma cell line. J Pineal Res. 26(3):129-36;1999.
105. Poole EM, Schernhammer E, Mills L, et al. Urinary melatonin and risk of ovarian cancer. Cancer Causes Control. 26(10):1501-6; 2015.
106. Qi S, Yan L, Liu Z, et al. Melatonin inhibits 17β-estradiol-induced migration, invasion and epithelial-mesenchymal transition in normal and endometriotic endometrial epithelial cells. Reprod Biol Endocrinol. Jun 23;16(1):62;2018.
107. Qin W. Melatonin inhibits IL1beta-induced MMP9 expression and activity in human umbilical vein endothelial cells by suppressing NF-kappaB activation. J Endocrinol. 214:145-53;2012.
108. Quintana C, Cabrera J, Perdomo J, et al. Melatonin enhances hyperthermia-induced apoptotic cell death in human leukemia cells. J Pineal Res. Oct;61(3):381-95;2016.
109. Qu H, Xue Y, Lian W, et al. Melatonin inhibits osteosarcoma stem cells by suppressing SOX9-mediated signaling. Life Sci. Apr 21; 2018.
110. Ravindra T, Lakshmi NK, Ahuja YR. Melatonin in pathogenesis and therapy of cancer. Indian J Med Sci. 60(12):523-35;2006.
111. Reiter RJ, Robinson J. Melatonin: your body's natural wonder drug. New York: Bantam Books; 1995.
112. Reiter RJ. Reducing oxidative/nitrosative stress: a newly-discovered genre for melatonin. Crit Rev Biochem Mol Biol. 44:175-200; 2009.
113. Reiter RJ, Rosales-Corral SA, Tan DX, et al. Melatonin, a Full Service Anti-Cancer Agent: Inhibition of Initiation, Progression and Metastasis. Int J Mol Sci. 18(4);2017.

114. Reiter RJ, Rosales-Corral SA, Tan DX, et al. Melatonin, a Full Service Anti-Cancer Agent: Inhibition of Initiation, Progression and Metastasis. Int J Mol Sci. Apr;18(4). pii: E843;2017.
115. Roth JA, Kim BG, Lin WL, Cho MI. Melatonin promotes osteoblast differentiation and bone formation. J Biol Chem. Jul 30; 274(31):22041-7;1999.
116. Rybnikova N, Portnov BA Population-level study links short-wavelength nighttime illumination with breast cancer incidence in a major metropolitan area. Chronobiol Int. Sep; 35(9):1198-1208;2018.
117. Shafabakhsh R, Reiter RJ, Mirzaei H, et al. Melatonin: A new inhibitor agent for cervical cancer treatment. J Cell Physiol. Dec;234(12):21670-21682, 2019.
118. Sanchez-Barcelo EJ, Mediavilla MD, Alonso-Gonzalez C, Rueda N. Breast cancer therapy based on melatonin. Recent Pat Endocr Metab Immune Drug Discov. 6(2):108-16;2012.
119. Sánchez-Hidalgo M, Lee M, de la Lastra CA, et al. Melatonin inhibits cell proliferation and induces caspase activation and apoptosis in human malignant lymphoid cell lines. J Pineal Res. Nov;53(4):366-73;2012.
120. Sauer LA, Dauchy RT, Blask DE. Polyunsaturated fatty acids, melatonin, and cancer prevention. Biochem Pharmacol. Jun 15;61 (12):1455-62;2001.
121. Schuster C. The human MT1 melatonin receptor stimulates cAMP production in the human neuroblastoma cell line SH-SY5Y cells via a calcium-calmodulin signal transduction pathway. J Neuroendocrinol. 17:170-8;2005.
122. Shen YQ, Guerra-Librero A, Fernandez-Gil BI, et al. Combination of melatonin and rapamycin for head and neck cancer therapy: Suppression of AKT/mTOR pathway activation, and activation of mitophagy and apoptosis via mitochondrial function regulation. J Pineal Res. Apr;64(3);2018.
123. Shiu SY. Melatonin slowed the early biochemical progression of hormone-refractory prostate cancer in a patient whose prostate tumor tissue expressed MT1 receptor subtype. J Pineal Res. 35: 177-82;2003.
124. Silvestri, M., Rossi, G.A., Melatonin: its possible role in the management of viral infections–a brief review. Ital. J. Pediatr. 39, 61, 2013.
125. Slominski A, Fischer TW, Zmijewski MA, et al. On the role of melatonin in skin physiology and pathology. Endocrine. 27(2):137-48;2005.
126. Song J, Ma SJ, Luo JH, et al. Melatonin induces the apoptosis and inhibits the proliferation of human gastric cancer cells via blockade of the AKT/MDM2 pathway. Oncol Rep. 39(4):1975-83;2018.
127. Sturgeon SR, Doherty A, Reeves KW, et al. Urinary levels of melatonin and risk of postmenopausal breast cancer: women's health initiative observational cohort. Cancer Epidemiol Biomarkers Prev. 23(4):629-37;2014.
128. Sun B, Song Yang, Shengli Li, Chunhua Hang. Melatonin Upregulates Nuclear Factor Erythroid-2 Related Factor 2 (Nrf2) and Mediates Mitophagy to Protect Against Early Brain Injury After Subarachnoid Hemorrhage. Med Sci Monit. Sep 13;24:6422-6430, 2018.
129. Talib WH. Melatonin and Cancer Hallmarks. Molecules. 23(3); 2018.
130. Tamarkin L. Decreased nocturnal plasma melatonin peak in patients with estrogen receptor positive breast cancer. Science. 216:1003-5;1982.
131. Tamtaji OR, Mirhosseini N, Reiter RJ, et al. Melatonin and pancreatic cancer: Current knowledge and future perspectives. J Cell Physiol. Sep 19. doi: 10.1002/jcp.27372;2018.
132. Todisco M, Casaccia P, Rossi N. Cyclophosphamide plus somatostatin, bromocriptin, retinoids, melatonin and ACTH in the treatment of low-grade non-Hodgkin's lymphomas at advanced stage: results of a phase II trial. Cancer Biother Radiopharm. Apr;16(2): 171-7;2001.
133. Todisco M. Relapse of high-grade non-Hodgkin's lymphoma after autologous stem cell transplantation: a case successfully treated with cyclophosphamide plus somatostatin, bromocriptine, melatonin, retinoids, and ACTH. Am J Ther. Nov-Dec;13(6):556-7;2006.
134. Todisco M. Low-grade non-Hodgkin lymphoma at advanced stage: a case successfully treated with cyclophosphamide plus somatostatin, bromocriptine, retinoids, and melatonin. Am J Ther. Jan-Feb;14(1):113-5;2007.
135. Tosun M, Soysal Y, Mas NG, Karabekir HS. Comparison of the Effects of 13-cis Retinoic Acid and Melatonin on the Viabilities of SHSY5Y Neuroblastoma Cell Line. J Korean Neurosurg Soc. Mar;57(3):147-51, 2015.
136. Um HJ, Kwon TK. Protective effect of melatonin on oxaliplatin-induced apoptosis through sustained Mcl-1 expression and anti-oxidant action in renal carcinoma Caki cells. J Pineal Res. Oct; 49(3):283-90;2010.
137. van der Rhee HJ, de Vries E, Coebergh JW. Med. Regular sun exposure benefits health. Hypotheses. Dec;97:34-37, 2016.
138. Xu C, Wu A, Zhu H, et al. Melatonin is involved in the apoptosis and necrosis of pancreatic cancer cell line SW-1990 via modulating of Bcl-2/Bax balance. Biomed Pharmacother. 67(2):133-9; 2013.
139. Yan G, Lei H, He M, Gong R, et al. Melatonin triggers autophagic cell death by regulating RORC in Hodgkin lymphoma. Biomed Pharmacother. 2020.
140. Yamanishi M, Narazaki H, Asano T. Melatonin overcomes resistance to clofarabine in two leukemic cell lines by increased expression of deoxycytidine kinase. Exp Hematol. Mar;43(3):207-14; 2015.
141. Yan JJ, Shen F, Wang K, Wu MC. Patients with advanced primary hepatocellular carcinoma treated by melatonin and transcatheter arterial chemoembolization: a prospective study. Hepatobiliary Pancreat Dis Int. 1(2):183-6;2002.
142. Yang WS, Deng Q, Fan WY, et al. Light exposure at night, sleep duration, melatonin, and breast cancer: a dose-response analysis of observational studies. Eur J Cancer Prev. 23(4):269-76;2014.
143. Yang CY, Lin CK, Tsao CH, et al. Melatonin exerts anti-oral cancer effect via suppressing LSD1 in patient-derived tumor xenograft models. Oncotarget. May 16;8(20):33756-33769;2017.
144. Yun CW, Kim S, Lee JH, Lee SH. Melatonin Promotes Apoptosis of Colorectal Cancer Cells via Superoxide-mediated ER Stress by Inhibiting Cellular Prion Protein Expression. Anticancer Res. Jul;38(7):3951-3960;2018.
145. Xin Z, Jiang S, Jiang P, et al. Melatonin as a treatment for gastrointestinal cancer: a review. J Pineal Res. 58(4):375-87;2015.
146. Xu L, Jin QD, Gong X, et al. Anti-gastric cancer effect of melatonin and Bcl-2, Bax, p21 and p53 expression changes. Sheng Li Xue Bao. Dec 25;66(6):723-9;2014.
147. Wang J, Xiao X, Zhang Y, et al. Simultaneous modulation of COX-2, p300, Akt, and Apaf-1 signaling by melatonin to inhibit proliferation and induce apoptosis in breast cancer cells. J Pineal Res. 53(1):77-90;2012.
148. Wang J, Guo W, Chen W, et al. Melatonin potentiates the antiproliferative and pro-apoptotic effects of ursolic acid in colon cancer cells by modulating multiple signaling pathways. J Pineal Res. 54(4):406-16;2013.

149. Wang XS, Tipper S, Appleby PN, et al. First-morning urinary melatonin and breast cancer risk in the Guernsey Study. Am J Epidemiol. 179(5):584-93;2014.
150. Wang RX, Liu H, Xu L, et al. Involvement of nuclear receptor RZR/RORγ in melatonin-induced HIF-1α inactivation in SGC-7901 human gastric cancer cells. Oncol Rep. Nov;34(5):2541-6;2015.
151. Wiid I, Hoal-van Helden E, Hon D, Lombard C, van Helden P. Potentiation of isoniazid activity against Mycobacterium tuberculosis by melatonin. Antimicrob Agents Chemother. Apr;43(4):975-7,1999.
152. Wongchitrat P, Shukla M, Sharma R, Govitrapong P, Reiter RJ. Role of Melatonin on Virus-Induced Neuropathogenesis-A Concomitant Therapeutic Strategy to Understand SARS-CoV-2 Infection. Antioxidants (Basel). Jan 2;10(1):47, 2021.
153. Zemła A, Grzegorek I, Dzięgiel P, Jabłońska K. Melatonin Synergizes the Chemotherapeutic Effect of Cisplatin in Ovarian Cancer Cells Independently of MT1 Melatonin Receptors. In Vivo. Sep-Oct;31(5):801-809;2017.
154. Zhang R, Xuebin Wang, Leng Ni, et al. COVID-19: Melatonin as a Potential Adjuvant Treatment Life Sci ACTIONS. Jun 1;250: 117583, 2020.
155. Zhao M, Wan J, Zeng K, et al. The Reduction in Circulating Melatonin Level May Contribute to the Pathogenesis of Ovarian Cancer: A Retrospective Study. J Cancer. Apr 27;7(7):831-6;2016.
156. Zhelev Z, Ivanova D, Bakalova R, et al. Synergistic Cytotoxicity of Melatonin and New-generation Anticancer Drugs Against Leukemia Lymphocytes But Not Normal Lymphocytes. Anticancer Res. Jan;37(1):149-159;2017.
157. Zhu C, Huang Q, Zhu H. Melatonin Inhibits the Proliferation of Gastric Cancer Cells Through Regulating the miR-16-5p-Smad3 Pathway. DNA Cell Biol. 37(3):244-52;2018.
158. Zou DB, Wei X, Hu RL, et al. Melatonin inhibits the Migration of Colon Cancer RKO cells by Down-regulating Myosin Light Chain Kinase Expression through Cross-talk with p38 MAPK. Asian Pac J Cancer Prev. 16(14):5835-42;2015.
159. Zou ZW, Liu T, Li Y, et al. Melatonin suppresses thyroid cancer growth and overcomes radioresistance via inhibition of p65 phosphorylation and induction of ROS. Redox Biol. Jun;16:226-236, 2018.

CAPÍTULO 93

Metformina: efeito potente antineoplásico

Ativa a via AMPK e inibe mTOR/S6K1/NF-kappaB; diminui a glicemia e a insulinemia; inibe receptores das tirosinoquinases HER1 e HER2; diminui células-tronco; mimetiza a restrição calórica; suprime a expressão de proteínas envolvidas na glicólise; inibe o NRF2 potente agente redutor e assim carcinocinético; inibe células MDSCs e ainda inibe PD-1/PDL-1 que ativa linfócitos T citotóxicos

José de Felippe Junior

Lilás francês das ruas de Paris agora como um dos elementos para manter a nossa saúde.

Na Europa, em plena Idade Média, empregava-se uma planta para tratar a poliúria e a urina doce, conhecida como lilás francês, cabra de rua ou *fitch* italiano, de nome científico *Gallego officinalis*. Esta linda planta é rica em guanidina (galegina), um composto tóxico, porém duas moléculas de guanidina fornecem a biguanida chamada metformina. Na França começou a ser usada no tratamento do *Diabetes mellitus* em 1979 e nos Estados Unidos apenas em 1994 (Witters, 2001).

Em 1970, Vladimir Dilman desenvolveu a ideia da metformina como substância promissora anticâncer e geroprotetora. Em 2000, as experiências de Asimov revelaram que o tratamento crônico de camundongos transgênicos HER2−/neu apresentavam redução significante da incidência e volume dos adenocarcinomas mamários, juntamente com maior latência de aparecimento dos tumores. Estudos epidemiológicos confirmaram que a metformina, mas não os outros antidiabéticos, reduzia fortemente a incidência e melhorava a sobrevida de mulheres com diabetes tipo 2 (Martin-Castillo, 2010).

A metformina é a substância mais promíscua que conheço, quero dizer a substância com mais efeitos pleiotrópicos e importantes no tratamento do câncer e outras doenças. Não é dispendiosa e encontra-se facilmente em qualquer lugar do planeta, já pronta para ser ingerida e raramente provoca acidose láctica, como sua prima, a fenformina, já retirada do comércio.

A metformina exibe efeitos drásticos em várias vias de sinalização, como a ativação da via AMPK o que inibe mTOR/S6K1/NF-kappaB, diminui a glicemia e a insulinemia, ambas carcinocinéticas, e ainda inibe várias proteínas quinases, incluindo os receptores das tirosina-quinases HER1 e HER2. Demonstrou-se a habilidade de a metformina atingir as células-tronco tumorais, verdadeiro repositório de novas células neoplásicas e motivo de recrudescimento do câncer a médio prazo. Recentemente descobriu-se que a metformina aumenta a atividade antitumoral dos linfócitos T citotóxicos via AMPK-miR-107-Eomesodermina-PD-1 (Zhang, 2020).

Fenformina inibe células MDSCs (*Myeloid-Derived Suppressor Cells*) e aumenta a atividade dos bloqueadores PD-1 no melanoma (Kim, 2017).

Funcionando como droga que mimetiza a restrição calórica aumenta a eficácia da quimioterapia ou das estratégias carcinostáticas descritas neste livro. Inibe o complexo I (NADPH: ubiquinona oxirredutase) da cadeia de elétrons mitocondrial e assim diminui a razão ATP/AMP, o que provoca ativação da AMPK (AMP-*activated protein kinase*) e consequentemente inibição do altamente proliferativo mTOR. Inibe a migração e invasão tumoral por diminuir a expressão da

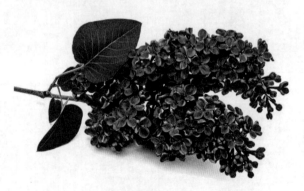

Lilás francês

MMP-9 (*matrix metalloproteinase-9*) via supressão da AP-1 (*transcription activator protein-1*). Protege o endotélio vascular (Rena, 2017; Garbati, 2017; Triggle, 2017; Jara, 2015).

A metformina altera o metabolismo da metionina e folato e provoca diminuição da síntese de nucleotídeos. Sabe-se que as purinas, como a timidina e hipoxantina restauram a proliferação tumoral o que não acontece se as células forem tratadas com metformina, *in vitro*. Assim, alguns autores preferem considerar a metformina "droga antimetabólica", mais do que "droga tóxica mitocondrial" (Jara, 2015).

A metformina inibe a atividade da hexoquinase-2 e da creatina quinase de modo não competitivo e diminui a produção de ATP pela via anaeróbia (Marini, 2013; Garbati, 2017). Em células do câncer de mama triplo negativo, do neuroblastoma e do linfoma de Hodgkin humano, a metformina provoca drástica diminuição da razão ATP/AMP e redução da viabilidade das três linhagens neoplásicas (Marini, 2013; Garbati, 2017).

No carcinoma epidermoide invasivo HTB-35 a metformina inibe o HIF-1alfa e suprime a expressão de proteínas envolvidas no ciclo de Embden-Meyerhof, tais como transportadores da glicose (GLUT1, GLUT3), e enzimas glicolíticas hexoquinase-2 (*HK2*), 6-Fosfofructo-2-quinase/Frutose-2,6-Bifosfatase 4 (*PFKFB4*), Piruvato quiinase (*PKM*) e Lactato desidrogenase-A (*LDHA*). Acresce a supressão da expressão do c-Myc, BAX e ciclina D1, agentes antiapoptóticos (Tyszka, 2018).

A TXNIP (Thioredoxin Interacting Protein) é supressora tumoral e está regulada para baixo em uma variedade de tumores humanos A superexpressão de TXNIP pode inibir significativamente a proliferação, migração, invasão e captação de glicose das células tumorais. A expressão da TXNIP se correlaciona inversamente com a expressão da GLUT1. Ela é reconhecida em vários tipos de tumores incluindo, fígado, mama e tiroide. TXNIP promove autofagia aumentando a expressão das proteínas da autofagia, Beclin 1 e LC3B. Metformina provoca regulação para cima significativa do TXNIP e dos índices relacionados à autofagia tumoral, Beclin1 e LC3B (Yang, 2020; Xie, 2020; Liu, 2020).

Metformina aumenta expressão da AMPK que inibe PD-1/PDL-1

Encontrou-se correlação positiva notável entre a expressão de LKB1 e PD-L1 no câncer pulmonar. A eliminação de LKB1 diminui PD-L1, enquanto a super-expressão de LKB1 aumenta PD-L1 nas células A549 do câncer pulmonar. Descobriu-se que a AMPK é mediadora da regulação positiva de PD-L1 por LKB1. A inibição de AMPK reduz marcadamente PD-L1 em células NSCLC intactas a LKB1. Em contraste, a ativação da AMPK reverte o aumento da expressão de PD-L1 em células NSCLC deficientes em LKB1.

A metformina do modo potente provoca super-expressão da AMPK e, portanto, inibe fortemente a PD-1, o que mantem funcionantes os linfócitos T citotóxicos.

Metformina inibe o NR-F2 um agente redutor poderoso e assim carcinocinético

A metformina diminui mRNA e conteúdo proteico do NRF2 e também diminui a expressão do NRF2 (Bai, 2018; Truong, 2014; Yu, 2017). Metformina inibe heme oxigenasse-1 (HO-1) em células do câncer inativando a sinalização Raf-ERK-NrF2, de modo independente da AMPK (Do, 2013).

Em portadores de *diabetes mellitus* a metformina:

1. Diminui o risco de câncer de mama de 11,6% no grupo controle para 7,3% no grupo metformina, com HR = 0,63 (0,53-0,75), p < 0,001, isto é, houve diminuição de 37% no risco de câncer mama, em estudo envolvendo 8.170 pessoas (Libby, 2009).
2. Diminui o risco de câncer de próstata de 4,7% para 2,8% com OR = 0,56; 95%IC = 0,32-1,00, isto é, redução de 44% do risco, em estudo envolvendo 1.943 pessoas (Wright, 2009).
   O emprego de 500mg ao dia diminui o risco de cânceres colorretal, hepático e pancreático em estudo envolvendo 800.000 pessoas (Lee, 2011).
3. Diminui em 64% o risco de câncer colorretal, HR = 0,36 (0,13-0,98).
4. Diminui em 92% o risco de câncer hepático, HR = 0,06 (0,02-0,16).
5. Diminui em 85% o risco de câncer pancreático, HR = 0,15 (0,03-0,79).
6. Diminui o risco de adenoma colorretal: OR = 0,75, 95%IC = 0,62-0,91, I^2 = 57% (Jung, 2017).
7. Diminui o risco de carcinoma nasofaringeal: OR = 0,168 95%IC = 0,068-0,415 (Tseng, 2018).

A metformina é droga útil em muitas doenças: *Diabetes mellitus*, síndrome metabólica, síndrome da lipodistrofia do HIV, obesidade, síndrome dos ovários policísticos e retarda alguns sintomas do envelhecimento, ao lado de ser útil nos tumores sólidos e nas leucemias (Mahmood, 2013).

A metformina biguanida de fórmula $C_4H_{11}N_5$ e peso molecular 129,2g/mol é também conhecida como,

1,1-Dimethylbiguanide, Glumetza, 657-24-9 e Metiguanide. A molécula é aceptora de 1 e doa 3 elétrons: antioxidante.

A molécula doa 3 e é aceptora de 1 elétron: antioxidante.

Metformina

A metformina interfere em inúmeros genes envolvidos na carcinogênese. Os genes regulados para cima pela metformina incluem o DDIT4 (*DNA damage inducible transcript 4*), a CHD2 (*chromodomain helicase DNA binding protein 2*), o ERN1 (*endoplasmic reticulum to nucleus signaling 1*) e o GDF15 (*growth differentiation factor 15*). Os genes regulados para baixo incluem o ARRDC4 (*arrestin domain containing 4*) e a TXNIP (*thioredoxin interacting protein*). A classe de proteína mais significativamente representada foi denominada ligação de ácido nucleico. A biossíntese do colesterol, outras vias metabólicas e as vias do ciclo celular foram afetadas especificamente por moléculas reguladas para baixo (TXNIP e ARRDC4). As redes geradas estavam significativamente relacionadas a, por exemplo, metabolismo de carboidratos e lipídios, câncer, ciclo celular e replicação, recombinação e reparo de DNA.

Uma segunda compilação compreendia genes que estavam pelo menos sob uma condição superior e em pelo menos outra condição desregulada. Aqui, os genes desregulados mais frequentemente incluem o transcrito 1 da montagem do paraspeckle nuclear (NEAT1) e o gene 1 induzido pela insulina (INSIG1). As classes de proteína mais significativamente representadas nesta compilação foram denominadas ligação de ácido nucleico, ubiquitina-proteína ligase e fator de processamento de mRNA. Em conclusão, este estudo fornece uma lista abrangente de genes e biofunções desregulados relacionados à aplicação *in vitro* de MTF e respostas individuais a diferentes condições. As biofunções afetadas pelo MTF incluem, por exemplo, síntese de colesterol e outras vias metabólicas, ciclo celular e replicação, recombinação e reparo de DNA. Esses achados podem ajudar a definir as condições nas quais o MTF exerce efeitos aditivos ou sinérgicos no tratamento do câncer (Schulten, 2019).

Dose: Metformina em creme pentravam....350mg

Vitamina B12..............................200mcg

120 doses

Usar 1 pump 3x/dia na pele mais fina da coxa ou braço ou pescoço.

Alvos moleculares da metformina no câncer

1. **Sistema Imune**
   a) Aumenta a atividade antitumoral dos linfócitos T citotóxicos – CD8+ T cells – via AMPK-miR-107-Eomes-PD-1 (Zhang, 2020).
   b) Fenformina inibe células MDSCs (Myeloid-Derived Suppressor Cells) e aumenta a atividade dos bloqueadores PD-1 no melanoma (Kim, 2017).

2. **Vários**
   a) Atenção: vários modelos que mostram atividade antineoplásica utilizam concentrações que excedem as usadas no tratamento do *Diabetes mellitus* (Pollak, 2012). Entretanto, as meta-análises foram elaboradas com as doses comuns usadas em clínica.
   b) Não estimula a produção de insulina pelas células beta e, portanto, não provoca hipoglicemia (Wrobel, 2017).
   c) Metformina diminui mRNA e conteúdo proteico do NRF2 e também diminui a expressão do NRF2 (Bai, 2018; Truong, 2014; Yu, 2017)
   d) Metformina inibe heme oxigenasse-1 (HO-1) em células do câncer inativando a sinalização Raf-ERK-NrF2, de modo independente da AMPK (Do, 2013).
   e) Metformina induz macroautofagia/autofagia de várias linhagens neoplásicas (Li, 2018).
   f) Metformina e simvastatina inibem o crescimento celular em células infectadas com o vírus da hepatite C via inibição do mTOR e do TCPT (*translational controlled tumor protein*), enquanto PTEN (*phosphatase and tensin homolog*) está aumentado. Tais alterações poderiam prevenir hepatocarcinoma por hepatite C (Del Campo, 2018).
   g) Metformina antagoniza a atividade do Lin28 e Lin28B e, portanto, aumenta os níveis do miRNA let-7 que antagoniza a progressão do câncer (McCarty, 2911).
   h) Impede o crescimento de linhagem do câncer de cólon HCT116 p53(-/-), deficientes em p53. Acontece supressão do tumor em camundongo xenotransplantado e *in vitro* observa-se apoptose. A AMPK encontra-se ativada, mas não ocorre autofagia ou aumento da beta-oxidação (Buzzai, 2007).
   i) Impede o crescimento de linhagem do câncer de cólon HCT116 p53(+/+), portadora de p53.

Aqui ocorrem ativação da AMPK, autofagia e aumento da beta-oxidação (Buzzai, 2007).

j) Metformina ativa AMPK e assim inibe mTOR provocando diminuição da proliferação mitótica e aumento da apoptose (Jalving, 2010).

k) Metformina inibe o complexo I da cadeia respiratória mitocondrial e pode ser prejudicial na doença de Parkinson, no câncer e nas mitocondriopatias. Somente 50microM de metformina inibe a oxidação mitocondrial do glutamato + malato em células do hepatoma em 13 e 30% após 24 e 60 horas de exposição. A oxidação do succinato não é afetada. Provoca inibição do complexo 1 de modo tempo-dependente na mitocôndria isolada. Inibe a gliconeogênese a partir do lactato no hepatócito isolado de rato, tempo e concentração-dependentes. Pode provocar acidose lática, bem menos frequente que a fenformina (Owen, 2000).

l) Metformina reduz a expressão da pseudoquinase TRIB3 e restaura o fluxo da autofagia (Li, 2018).

m) Metformina bloqueia o acúmulo de msc (*myeloid-derived suppressor cell*) via eixo AMPK-DACH1-CXCL1 (Qin, 2018).

3. **Glioblastoma multiforme (GBM)**

a) Combinação de lítio, metformina e pioglitazona no tratamento do glioblastoma multiforme. Lítio inibe a sinalização antiapoptótica Bcl2L12 e Bcl2L12A e a via PI3K/Akt e a metformina bloqueia a angiogênese e a migração. Finalmente a pioglitazona é sinérgica com ligantes RAR, RXR e as estatinas e reduz o crescimento do GBM (Elmaci, 2016).

b) Metformina e temozolomida agem sinergicamente inibindo células do glioma e células-tronco do glioma *in vitro* e *in vivo*, regulando para baixo a via de sinalização AKT-mTOR (Yu, 2015).

c) Tratamento com metformina reduz a resistência à temozolomida (TMZ). A metformina regula para baixo a expressão da SOX2 em células do glioma resistentes à TMZ, reduz a formação de neuroesferas e inibe o crescimento do GBM em modelo xenotransplantado *in vivo*. Múltiplos genes estão envolvidos (Yang, 2016).

d) Inibe a proliferação e migração de células do glioblastoma de modo independente do TGF-beta2 (Seliger, 2016).

e) Corticoidoterapia e hiperglicemia associam-se à diminuição da sobrevida em pacientes com GBM. O uso da metformina associa-se à sobrevida prolongada livre de doença em pacientes com GBM (Adeberg, 2015).

f) Metformina inibe o crescimento de células do GBM e aumenta a resposta terapêutica à temozolomida (Sesen, 2015).

g) Metformina é antiproliferativo seletivo em células-tronco do GBM, via inibição da corrente iônica do canal de cloreto intracelular (CLIC1). O canal CLIC-1 é alvo direto da metformina em células do GBM. Esse canal é especialmente ativo na fase G1/S. A metformina inibe a atividade do CLIC-1 nas células-tronco do GBM e induz parada do ciclo celular em G1 (Gritit, 2014).

h) Metformina seletivamente diminui a viabilidade do GBM humano induzindo inibição poderosa da via de sinalização Akt (Wurth, 2013).

i) Metformina inibe a invasão e a adesão celular de células do glioma U251, de modo concentração-dependente, provocando regulação para baixo da fibulina-3. A fibulina-3 regula a invasão do GBM, por suprimir a expressão da MMP-2 (*matrix metalloproteinase-2*), fator-chave de invasão (Gao, 2013).

j) Metformina diminui o edema cerebral vasogênico e citotóxico no GBM e diminui a permeabilidade da barreira hematoencefálica. Hipóxia ou VEGF aumentam a permeabilidade das células endoteliais bEnd3 e atenuam a expressão das *tight junction proteins*, incluindo ocludina, claudina-5, ZO-1 e ZO-2. Metformina protege as células endoteliais bEnd3 da hipóxia e do VEGF correlacionado com o aumento da expressão das *tight junction proteins*. Acresce a atenuação da expressão da AQP4 (aquaporinas-4) em cultura de astrócitos. Tal efeito envolve a ativação da AMPK e a inibição do NF-kappaB. De modo dose-dependente, a metformina reduz a permeabilidade vascular e o edema cerebral de ratos com glioma *in vivo* (Zhao, 2016).

k) Ativação do FOXO3 é suficiente para induzir diferenciação das células iniciadoras do glioma com propriedade de células-tronco e é capaz de inibir seu potencial iniciador do tumor. A metformina ativa AMPK e aumenta a expressão do FOXO3, o que promove diferenciação das células-tronco e das iniciantes e as transforma em células não tumorogênicas. A administração sistêmica e passageira de metformina depleta a população de células-tronco e de células iniciantes que promove a autorrenovação de células do glioma, inibe a formação tumoral e proporciona aumento de sobrevida (Sato, 2012). FoxO3a é integrador-chave das sinalizações celulares que controlam as células-tronco do glioblastoma (Sunayama, 2011).

l) Possui efeito duplo como antiglioma: parada do ciclo celular e apoptose via mitocondrial. Em culturas confluentes de células C6 do glioma de rato, a metformina bloqueia a progressão do ciclo celular em G0/G1 e causa drástica apoptose por ativar as caspases e a via JNK (c-Jun *N-terminal kinase*), despolarizar a membrana mitocondrial e provocar estresse oxidativo. N-acetilcisteína a bloqueia oxidação e a apoptose. Ciclosporina A bloqueia a despolarização mitocondrial e a apoptose. Inibidores da JNK ou da glicólise (fluoreto de sódio, iodoacetato) possuem efeito parcial (Isakovic, 2007).

m) As vias mTOR, PI3K (*phosphatidylinositol 3-kinase*) e MAPK (*mitogen-activated protein kinase*) são requeridas para a manutenção das células-tronco iniciantes dos gliomas. A inibição dessas vias induz diferenciação e suprime o potencial proliferativo das células-tronco (Sunayama, 2010a e 2010b). A metformina ativa AMPK e inibe mTOR e consequentemente a via PI3K.

n) Inibição do complexo I mitocondrial aumenta a citotoxicidade do dicloroacetato por meio do aumento do estresse oxidativo em células VM-M3 do glioblastoma (Ward, 2017).

o) Metformina mais ácido 9-cis retinoico aumenta a apoptose das células-tronco do glioma C6 (Songthaveesin, 2018).

4. Neuroblastoma

a) Em resposta a vários estímulos, as Rho GTPases (Rac1, Cdc42 e RhoA) ativam a MAPK, a qual induz apoptose. Metformina impede a ativação das Rho GTPases (Rac-1 e Cdc42) e induz apoptose em células do neuroblastoma, SH-SY5Y e SK-N-BE, *in vitro*, e inibe o crescimento do tumor xenotransplantado em camundongo, *in vivo*. Em camundongos xenotransplantados com neuroblastoma humano, a metformina inibe drasticamente o crescimento de tumores quando administrada por via oral na dose de 100 a 250mg/kg. Ela interfere na formação esferoide, o que confirma sua atividade antitumoral e também induz a fosforilação do JNK (desativa JNK) e inibe a fosforilação do ERK1/2 (desativa ERK1/2). Resumindo: metformina impede a sinalização Rho GTPases e induz apoptose via JNK (Kumar, 2016).

b) Em células SH-SY5Y do neuroblastoma, a metformina provoca drástica diminuição da razão ATP/AMP e diminuição da viabilidade celular (Marini, 2013; Garbati, 2017).

c) Metformina promove diferenciação neuronal via *crosstalk* entre Cdk5 e Sox6 em células do neuroblastoma (Binlateh, 2019).

5. Carcinoma de cabeça e pescoço

a) Metformina mais 5-FU suprimem o crescimento tumoral por inibir o efeito Warburg no carcinoma epidermoide oral, *in vitro* e *in vivo*. Nas linhagens HSC2, HSC3 e HSC4 acontece ativação da AMPK e inibição do mTOR e HIF-1-alfa com diminuição da proliferação e aumento da apoptose. A concentração de lactato diminui no sobrenadante das culturas (Harada, 2016).

b) No carcinoma epidermoide invasivo HTB-35 a metformina inibe o HIF-1alfa e suprime a expressão de proteínas envolvidas no ciclo de Embden Meyerhof, tais como transportadores da glicose (GLUT1, GLUT3), e enzimas glicolíticas Hexokinase 2 (*HK2*), 6-Phosphofructo-2-Kinase/Fructose-2,6-Biphosphatase 4 (*PFKFB4*), Piruvate Kinase (*PKM*) e Lactate Dehydrogenase A (*LDH*). Acrece a supressão da expressão do c-Myc, BAX e ciclina D1, agentes apoptóticos (Tyszka, 2018).

c) Metformina regula para baixo as enzimas da glicólise via HIF-1alfa e o ácido cafeico ativa AMPK e regula a anaplerose do ciclo de Krebs no câncer epidermoide cervical, C-4I e HTB-35/SiHa (Tyszka, 2018).

6. Câncer de pulmão

a) Metformina está associada com maior sobrevida em pacientes com câncer de pulmão inoperável e diabetes (Chuang, 2018).

b) Sensibiliza as células do câncer pulmonar ao inibidor de tirosina quinase, erlotinibe (Wang, 2017).

c) Superexpressão do E2F8 está presente em 13% de 848 genomas de câncer pulmonar do TCGA (*Cancer Genome Atlas*) e se associa à pobre sobrevida (HR = 1,58; 95%IC = 1,13-2,22; p = 0,008), independente da histologia. O aumento de E2F8 diminui mRNA do p21. A metformina suprime o E2F8 e induz parada do ciclo celular em G1 em células do câncer pulmonar (Jin, 2017).

d) A epigalocatequina-galato sensibiliza as células do câncer pulmonar suprimindo a via de sinalização *NF-E2-related factor 2* (Nrf2)/heme oxigenase-1 (HO-1), *in vitro* e *in vivo*. Metformina inibe a expressão do HO-1 e aumenta os efeitos antitumorais da EGCG. Ela também aumenta a geração de espécies reativas de oxigênio induzida pela EGCG, o que resulta em apoptose (Yu, 2017).

e) Baseando-se em 10 estudos, a metformina aumenta a sobrevida total e o tempo livre de doença em pacientes diabéticos com câncer de pulmão (Cao, 2017).

f) Aumenta os efeitos antiproliferativos da berberina *in vitro* e *in vivo* no câncer pulmonar. Berberina inibe a proliferação por inibir o fator de transcrição SP1 e a PDPK1 (*3-phosphoinositide-dependent protein kinase-1*), o que resulta na re-

dução da expressão da DNMT1 (DNA *methyltransferase 1*) (Zheng, 2018).
g) A metformina regula negativamente o oncogene YAP, interferindo na ligação do fator de transcrição IRF-1 ao promotor YAP no NSCLC (Jin, 2018).
h) A administração combinada de metformina e anticorpo anti-PD-1 inibe eficientemente o crescimento de tumores intactos por LKB1 no câncer pulmonar. Em revisão retrospectiva 50 pacientes com câncer de pulmão de células não pequenas receberam ICIs (immune checkpoint inhibitors) com metformina (coorte A) ou sem metformina (coorte B). A taxa de resposta geral e a taxa de controle da doença foram maiores na coorte A (41,1 vs 30,7%, p = 0,4 e 70,5 vs 61,6%, p = 0,5, respectivamente). A sobrevida global mediana e a sobrevida livre de progressão também foram maiores na coorte A (11,5 vs 7,6 meses, p = 0,5 e 4,0 vs 3,0 meses, p = 0,6, respectivamente). Na análise de subconjuntos (ICIs de segunda/terceira linha), a taxa de resposta geral, a taxa de controle da doença, a sobrevida global mediana e a sobrevida livre de progressão também foram maiores na coorte A (Afzal, 2019; Shen, 2020).

7. **Câncer de mama**
a) A metformina inibe o crescimento, a formação de colônias e induz parada do ciclo celular em G1, *in vitro*, em linhagens ER-positiva, ER-negativa e erbB2-normal e anormal. Não ocorre apoptose. Acontece redução da expressão das ciclinas D1 e E2F1, sem alterar p27(kip1) ou p21(waf1). Inibe a atividade da MAPK (*mitogen activated protein kinase*), da Akt e do mTOR. Em concentração elevada, reduz a expressão de linhagens que superexpressam o erbB2 e em concentrações menores inibem a erbB2 tirosina quinase (Alimova, 2009).
b) Aumenta a eficácia da doxorrubicina no câncer de mama HER-positivo. Em baixa dose inibe a transformação e seletivamente mata células-tronco em 4 diferentes linhagens de câncer de mama (Granader, 2009).
c) Provoca parada do ciclo celular em G0/G1 por ativar AMPK e regular para baixo a ciclina D1 juntamente com a liberação de p27Kip1 ou p21Cip1 e de modo independente do p53 e do receptor HER (Zhuang, 2008).
d) Inibe a proliferação e aumenta a apoptose no câncer de mama HER-positivo de modo concentração-dependente por inibir HSP90 (Chen, 2013).
e) Inibe as AGEs (*advanced glycation end products*) e RAGEs (*receptor of AGEs*) no câncer de mama MCF-7, via ativação da AMPK. AGEs induzem a expressão do VEGF (*vascular endothelial growth factor*) nas células MCF-7 e aumentam significantemente a proliferação celular. A metformina suprime completamente as AGEs de induzir a super-regulação das RAGEs e suprime o aumento do mRNA do VEGF nas células tumorais. Resumindo, a metformina inibe a proliferação celular induzida pelo eixo AGEs/RAGEs, ao lado de inibir o VGEF (Ishibashi, 2013).
f) Modula os microRNAs supressores de tumor, aumenta a expressão *in vitro* do miRNA let-7a e suprime TGF-beta indutor do miRNA-181a, que é oncogênico. Metformina aumenta 18 vezes a expressão do miRNA letal-7a (let-7a). Ela impede que o TGF-beta ative as células-tronco e forme mamosferas proliferativas, por inbir a função do miRNA-181a. Impede também que o TGF-beta regule para baixo o supressor tumoral, miRNA-96. Resumindo, a metformina super-regula as miRNAs let-7a e miRNA-96, enquanto inibe a oncogênica miRNA-181a, o que previne a permanência da transição epitélio-mesenquimal (EMT) relacionada à autorrenovação das células-tronco iniciantes do câncer (Oliveras-Ferraros, 2011).
g) Reduz risco de câncer de mama associado à obesidade em trabalho randomizado (Martinez, 2016).
h) Metformina e silibinina possuem efeito sinérgico sobre a linhagem T47D do câncer de mama via inibição do hTERT e ciclina D1 (Chatran, 2018).
i) Metformina inibe a expressão da aromatase do estroma tumoral e a progressão do câncer de mama murino pós-menopausa (Giles, 2018).

8. **Câncer de mama triplo negativo**
a) Metformina diminui a proliferação e a migração de células MDA-MB-231 do câncer de mama triplo negativo independente da via AMPK. A metformina suprime 230 genes (p-value < 2E-16): 1. genes do ciclo de Krebs, fosforilação oxidativa e disfunção mitocondrial (p-value < 1E-9); 2. 70% dos 230 genes estão implicados nas respostas da metformina; 3. genes envolvendo o CDC42 que inibem a proliferação e migração celular e independentes do mecanismo via AMPK (Athreva, 2017).
b) Inibe diretamente a função enzimática da HKI e II (hexoquinases I e II) em células MDA-MB-231 do câncer de mama triplo negativo, de modo dose e tempo-dependentes e forte o bastante para abolir o consumo de glicose, apesar da disponibilidade dos transportadores de glicose na membrana celular. Acontece ativa-

ção da fosforilação oxidativa e subsequentemente vem a morte celular. No modelo ortotópico em camundongo atímico provoca diminuição do volume tumoral. Altas doses de metformina provoca necrose celular em 48 horas (Marini, 2013).

c) Inibe drasticamente a proliferação de células MDA-MB-231 em condições normoglicêmicas, via ativação da via AMPK. Em condições hiperglicêmicas não possui efeito (Zordoky, 2014).

d) Em células MDA-MB-231 inibe a proliferação celular (parada parcial na fase S), a formação de colônias e induz apoptose via intrínseca e extrínseca. Provoca de modo dose e tempo-dependentes: aumento da fosforilação da AMPK (p-AMPK), reduz p-EGFR, EGFR, p-MAPK, p-Src, ciclina D1 e ciclina E e induz clivagem do PARP. No modelo xenotransplantado diminui o volume tumoral e a proliferação celular. Pré-tratamento antes da injeção das células MDA-MB-231 diminui a incidência e o crescimento tumoral (Liu, 2009).

e) Para alguns, somente quando o p27Kip1 ou p21Cip1 estão superexpressos na linhagem MDA-MB-231 é que a metformina provoca parada do ciclo celular (Zhunag, 2008).

f) Metformina tem como alvo o metabolismo da glicose no câncer de mama triplo negativo e provoca redução da proliferação, da oncogenicidade, e da motilidade, enquanto inibe vias de sinalização oncogênicas e induz apoptose. Acresce a inibição da ácido graxo sintase (FASN) que inibe o metabolismo lipídico e a geração de colesterol (Wahdan-Alaswad, 2018).

9. Câncer de próstata

a) A combinação de metformina e ácido valproico induz apoptose sinérgica na presença do p53 e andrógenos no câncer de próstata (Tran, 2017).

b) Ativa AMPK e inibe a via mTOR/PI3K, o que regula para cima a autofagia (Farrow, 2014).

c) Reverte a resistência do câncer prostático ao enzalutamide.

d) agindo no eixo TGF-β1/STAT3 – regulando EMT (Liu, 2017).

e) Inibe SUV39H1(*histone methyltransferase of H3 Lys9*) e impede a migração de células do câncer de próstata (Yu, 2017).

f) Provoca regulação para baixo da MMSET (*histone methyltransferase multiple myeloma SET domain*) e induz diminuição da proliferação de células 22Rv1 e células estacionárias e para o ciclo em G1/S de modo tempo e concentração-dependentes (White-Al, 2016).

g) A combinação metformina e ácido valproico provoca apoptose sinérgica na presença do p53 e sinalização androgênica (Tran, 2017).

h) Metformina se associa ao aumento da sobrevida em pacientes com câncer de próstata avançado sob tratamento de privação de andrógenos (Richards, 2018).

i) O tratamento com metformina diminuiu o crescimento celular da linha celular PCa 22Rv1 e interrompeu as células no ponto de verificação G1/S de maneira dependente do tempo e da dose, resultando em aumento das células em G1 e diminuição das células na fase S. A metformina ativou a via de sinalização AMPK/mTOR, como mostrado pelo aumento da p-AMPK e diminuição da p-p70S6K. O perfil da expressão do mRNA após o tratamento com metformina identificou alterações significativas em 136 genes modificadores da cromatina. O gene de melhor classificação, domínio SET do mieloma múltiplo da histona metiltransferase (MMSET), mostrou expressão aumentada nas linhas celulares PCa (22Rv1 e DU145) quando comparado com a linha celular derivada do epitélio benigno da próstata RWPE-1, e sua expressão diminuiu com o tratamento com metformina (Whire-Al, 2016).

10. Câncer colorretal

a) Metformina inibe o crescimento do câncer colorretal ativando AMPK e inibindo o mTOR e a via PI3K/Akt, ao lado de ativar o gene supressor de tumor p53 (Thent, 2017).

b) Possui seu valor no tratamento do câncer colorretal (Fernandez, 2017).

c) A combinação da metformina e 5FU no câncer colorretal metastático e refratário provoca efeito modesto, mas com aumento do tempo livre de tumor (Miranda, 2016).

d) Suprime a proliferação de células LoVo devido a alterações metabólicas e translacionais de modo tempo e dose-dependentes (He, 2015).

e) Metformina e componentes bioativos da soja (genisteína, lunasina, betaconglicinina e glicinina) atenuam a expansão das células-tronco e aumentam a sensibilidade à apoptose das células HCT-116 do câncer de cólon (Montales, 2015).

f) Metformina reduz o risco de adenoma colorretal em revisão sistemática e meta-análise envolvendo 8.726 pessoas. Na população geral: OR = 0,76; 95%IC = 0,63-0,92; I^2 = 60%; nos pacientes de alto risco que apresentaram câncer colorretal: OR = 0,61; 95%IC = 0,34-1,10; I^2 = 79%; e em pacientes diabéticos: OR = 0,75; 95%IC = 0,62-0,91; I^2 = 57% (Jung, 2017).

g) Metformina induz apoptose e autofagia em células HT29 do câncer de colon humano. Ocorre inibição do NRF-2, fator de transcrição nuclear (Nuclear factor E2-related factor 2) e inibição do NF-kappaB. Todos esses efeitos são tempo e dose dependentes (Sena, 2018).

11. **Câncer de fígado**
   a) Metformina suprime o crescimento do carcinoma hepatocelular. Aumenta a expressão do p21CIP e p27KIP, regula para baixo a ciclina D1 e induz parada do ciclo celular em G1/G0, *in vitro* e *in vivo* (Cai, 2013).
   b) Inibe o mTORC1 hepático de modo dose-dependente envolvendo a AMPK e o complexo TSC (*tuberous sclerosis complex – TSC – protein complex*) (Howell, 2017).
   c) Depleção da hexoquinase II inibe a glicólise e induz a fosforilação oxidativa no carcinoma hepatocelular. Metformina inibe a ativação da HKII (DeWall, 2018).
   d) Possui forte efeito antineoplásico em modelo pré-clínico de carcinogênese em três linhagens de câncer de fígado. No modelo xenotransplantado com células HepG2 ocorre diminuição de 64% do volume tumoral. A metformina de modo dose-dependente inibe a proliferação e aumenta a apoptose por meio da ativação da AMPK com inibição do mTOR, da via Akt e do ERK e diminuição da ciclina D1 (Cauchy, 2017).
   e) Um caso de hemangioma hepático regrediu drasticamente após o uso de metformina. Após 3 anos tomando 750mg/dia de metformina devido ao diabetes, o hemangioma diagnosticado há 9 anos regrediu de 30 × 35mm para 2 × 3mm (Ono, 2017).

12. **Câncer de pâncreas**
   a) Existe associação entre resistência a insulina, obesidade e câncer (Li, 2010). A metformina diminui a resistência à insulina e ajuda muito no emagrecimento.
   b) Combinação de lítio, metformina e pioglitazona no tratamento do câncer de pâncreas. Agentes antidiabéticos como a metformina, lítio e pioglitazona suprimem o crescimento do câncer de pâncreas. Lítio inibe a GSK-3beta (*glycogen synthase kinase-3 beta*) e lentifica a via de sinalização Hedgehog/Gli1. A metformina ativa AMPK e a pioglitazona liga-se ao PPAR-gama e inibe NF-kappaB, efeitos que diminuem a proliferação, aumentam a apoptose e diminuem a síntese de citocinas inflamatórias no câncer pancreático (Elmaci, 2016; Wang, 2017).
   c) Metformina induz apoptose em linhagens ASPC-1, BxPc-3, PANC-1 e SW1990. Acontece inibição da proliferação celular e da formação de colônias via apoptose, com indução de parada do ciclo celular na fase S, clivagem do PARP (*poly-ADP-ribose polymerase*) e ativação das caspases-3, 8 e 9, de modo dose e tempo-dependentes em todas as linhagens (Wang, 2008).
   d) Metformina rompe o acoplamento entre o receptor da proteína G e o receptor da insulina e inibe o crescimento do câncer pancreático, linhagens PANC-1, MIAPaCa-2 e BxPC-3. Angiotensina II, bradicinina, neurotensina e insulina são agonistas do GPCR, o que aumenta Ca^{++} no intracelular. A metformina impede o aumento do Ca^{++} no intracelular e diminui a síntese de DNA. A insulina aumenta a sinalização GPCR por meio do mTOR. Metformina ativa AMPK e inibe mTOR. No modelo xenotransplantado em camundongo atímico com células MIAPaCa-2 e PANC-1, a metformina diminui drasticamente o volume tumoral (Kisfalvi, 2009).
   e) A associação da metformina com a quimioterapia é eficaz e promissora no tratamento do adenocarcinoma pancreático e dos tumores neuroendócrinos (Burney, 2014).
   f) Metformina suprime a invasão de células do adenocarcinoma ductal de pâncreas bloqueando a sinalização TGF-beta1, *in vitro* e *in vivo* (Duan, 2018).

13. **Câncer de ovário**
   a) Baixa concentração de metformina inibe EMT (*epithelial-mesenchymal transition*) de células-tronco do câncer de ovário, CD44(+) CD117(+) (Zhang, 2015).
   b) Metformina reduz a população de células-tronco e inibe a proliferação e a angiogênese no câncer de ovário humano. A salinomicina e o *Clostridium perfringens* possuem os mesmos efeitos (Markowska, 2018).
   c) Metformina inibe o câncer de ovário diminuindo a trimetilação do H3K27 (histone H3 lysine 27) ao lado de drasticamente fosforilar e ativar a AMPK (Tang, 2018).
   d) O uso regular de metformina reduz o risco de câncer de ovário seroso de alto grau (OR 0,61, IC 95% 0,3-1,25). Quase 70% dos pacientes com câncer de ovário que usam metformina sobrevivem por 5 anos. Em comparação, apenas 47% dos pacientes com câncer de ovário grave que não usaram metformina sobreviveram por 5 anos ou mais (Nayak, 2018; Bodmer, 2011; Kumar, 2013).
   e) A atividade anticancerígena de um medicamento antidiabético contra células cancerígenas do ovário envolve a metformina na via de sinalização 61 (Cyr61)/Akt/alvo de rapamicina (mTOR), rica em cisteína (Zheng, 2018).

f) Metformina inibe o câncer de ovário através da diminuição da trimetilação do H3K27 (Tang, 2018).

g) Ocorre super expressão estromal significativa de IL6 em pacientes que recebem cisplatina. Foi provado que a IL6 derivada de fibroblastos provoca quimioresistência de células tumorais de câncer de ovário. Pela primeira vez, os autores descobriram que o estroma tumoral de pacientes exibem menor expressão de IL6 com a administração rotineira de metformina. A metformina é potente anti-inflamatório do estroma no câncer de ovário e parcialmente reverte a estimulação do IL-6 pela cisplatina no estroma de fibroblastos e atenua o crescimento tumoral facilitado por eles. Mecanisticamente, a metformina inibe a secreção de IL6 através da supressão da sinalização do NFkappaB, agente que aumenta a inflamação do estroma (Xu, 2018).

14. **Hiperplasia de endométrio**
Hiperplasia endometrial atípica pode ser provocada por hiperinsulinemia. O emprego da metformina diminuiu a resistência à insulina e provoca diminuição da hiperinsulinemia. Ao reduzir os níveis circulantes de insulina diminui o efeito mitogênico (Bobrov, 1993; Session, 2003).

15. **Carcinoma de endométrio**
a) A metformina inibe a proliferação de linhas celulares de câncer de endométrio humano tipo I e II em cultura (Lee, 2018; Wallbillich, 2017).

b) Metformina inibe a sinalização de mTOR nas células cancerígenas do endométrio (Hanna, 2012).

c) Metformina diminui a expressão da exposição de substâncias graxas (FAS) no modelo de xenoenxerto e inibe a ativação do STAT3 mediado por glicose no câncer de endométrio (Wallbillich, 2017).

d) Metformina foi associada à reversão da hiperplasia endometrial atípica para uma endometrial normal e à diminuição de biomarcadores de proliferação celular, de 51,94% (IC = 36,23% a 67,46%) a 34,47% (IC = 18,55% a 52,43%). Os pacientes com câncer de endométrio usuários de metformina tiveram sobrevida global mais alta em comparação com os não usuários de metformina e de pacientes não diabéticos (HR = 0,82; IC: 0,70-0,95; p = 0,09, I2 = 40%). Existe alta heterogeneidade entre os estudos (Meireles, 2017).

e) Vários estudos associados sugeriram que a síndrome metabólica é fator de risco para o desenvolvimento de vários tipos diferentes de câncer, incluindo câncer endometrial (Trabert, 2015).

f) Tumores derivados de endométrio mostraram aumento de genes relacionados à glicólise e lipogênese em comparação com o endométrio normal. Eles também estão relacionados com várias linhas celulares de câncer de endométrio humano, que são fortes e eficazes no transporte de glicose GLUT6, bem como a ativação de AKT em comparação com células não malignas. O perfil metabólico *in vitro* demonstra que essas alterações foram associadas à alteração positiva da glicose, diminuição da oxidação da glicose e aumento da de novo lipogênese de (Byrme, 2014).

g) Mulheres com síndrome dos ovários policísticos (SOP) apresentam risco 2,7 vezes maior de desenvolver câncer de endométrio. Um fator importante para este risco aumentado é a exposição prolongada do endométrio ao estrogênio que resulta da anovulação. Não há associação aparente de SOP com câncer de mama, embora a alta prevalência de disfunção metabólica decorrente da obesidade seja um denominador comum para ambas as condições. Dados recentes sugerem que o uso de metformina pode ser protetor para o câncer de endométrio e de mama (Dumesic, 2013).

16. **Carcinoma de colo uterino**
a) Metformina inibe a proliferação do câncer cervical ao inibir PI3K/Akt. Ela inibe a proliferação de células de câncer cervical, crescimento de xenoenxerto de câncer cervical, expressão de PCNA, p-PI3K e p-Akt. Além disso, induz apoptose das células cancerosas do colo do útero e causa interrupção do ciclo das células cancerígenas. A metformina regula para cima a expressão de DDR-1 e p53 e regula a expressão de mRNA e proteína de MICA e HSP70 na superfície de células de câncer cervical humano por meio da via PI3K/Akt, aumentando a citotoxicidade das células NK (Xia, 2020).

b) Metformina induz apoptose e inibe a migração ao ativar o eixo AMPK/p53 e suprimir a via PI3K/Akt do câncer cervical humano (Chen, 2021).

c) O uso de metformina pela mulher diabética idosa diminui a mortalidade por câsncer cervical (Han, 2016).

d) Em pacientes com diabetes tipo 2, a metformina pode reduzir significativamente o risco de câncer cervical, especialmente quando a duração cumulativa do uso de metformina é superior a 2 anos (Tseng, 2016).

e) Usando os bancos de dados de saúde de Ontário, um estudo de coorte retrospectivo de base populacional foi conduzido em mulheres com diabetes ≥ 66 anos de idade com diagnóstico de câncer cervical entre 1997 e 2010. Entre as 181 mulheres com diabetes e câncer cervical, houve 129 mortes,

incluindo 61 mortes específicas por câncer cervical. O acompanhamento médio foi de 5,8 anos (intervalo interquartil 4,2-9,6 anos). A dose cumulativa de metformina após o diagnóstico de câncer cervical foi independentemente associada a uma diminuição do risco de mortalidade específica por câncer cervical e mortalidade geral de forma dose-dependente [HR 0,79; Intervalo de confiança de 95% (CI), 0,63-0,98; e HR 0,95; IC de 95%, 0,90-0,996 por cada 365 g adicionais de uso de metformina, respectivamente]. Não houve associação significativa entre o uso cumulativo de outros medicamentos antidiabéticos e mortalidade específica por câncer cervical. Conclusão: Este estudo sugere uma associação entre o uso cumulativo de metformina após o diagnóstico de câncer cervical e menor mortalidade específica por câncer cervical e mortalidade geral entre mulheres mais velhas com diabetes (Han, 2016).
f) Metformina o crescimento do câncer de colo uterino com LJB1 (Liver kinase B1) intacta (Xiao, 2012).
g) Metformina regula para baixo o Fator 1 induzível por hipóxia (HIF-1alfa) e suprime a expressão das proteínas envolvidas na glicólise, tais como transportadores de glicose (GLUT1, GLUT3) e enzimas regulatórias da via glicolítica; Hexokinase 2 (HK2), 6-Fosfofruto-2-Quinase/Frutose-2,6-Bifosfatase 4 (PFKFB4), Piruvato Quinase (PKM) e Lactato Desidrogenase A (LDH). Ela suprime a expressão de c-Myc, BAX e ciclina-D1 (CCND1) e induz apoptose em células HTB-35. Àcido cafeico age de modo aditivo (Tyszka, 2018).

17. **Linfoma de Hodgkin**
    a) Em células KMH2 do linfoma de Hodgkin humano, a metformina provoca drástica diminuição da razão ATP/AMP e diminuição da viabilidade celular (Marini, 2013; Garbati, 2017).

18. **Linfoma não Hodgkin**
    a) Metformina está associada com menor risco de linfoma não Hodgkin em pacientes com diabetes tipo 2 (Tseng, 2019).
    b) Metformina não está associada com menor risco de linfoma não Hodgkin em pacientes com diabetes tipo 2. Estudos com maior casuística são necessários (Ye, 2018).
    c) Metformina ativa AMPK bloqueia o crescimento de células do linfoma humano (66, linfoma de células B; 10, linfoma de células T e 4 linfomas de Hodgkin) ao inibir a via mTOR e induzir autofagia (Shi, 2012).
    d) Este estudo caso-controle avaliou o efeito clínico da metformina em pacientes diabéticos com linfoma difuso de grandes células B (DLBCL). Os pacientes eram diabéticos em uso de metformina com diagnóstico recente de DLBCL. Um total de 24 *control-case* foram identificados e para cada estudo havia um grupo controle. Houve aumento significativo na taxa de resposta global, taxa de remissão completa e sobrevida livre de progressão melhorada no grupo de metformina em comparação com o grupo de controle, no entanto, nenhuma diferença significativa de sobrevida global foi observada. O uso de metformina pode estar associado a taxas de resposta melhoradas e sobrevida livre de progressão em pacientes diabéticos com DLBCL (Shi, 2012).
    e) A síntese de ácidos graxos é crucial para apoiar a sobrevivência e proliferação de várias formas de câncer. As altas demandas metabólicas da síntese de ácidos graxos são reguladas pela AMPK e pela atividade da enzima ácido graxo sintase (FASN). Neste estudo, os papéis dessas enzimas no linfoma difuso de grandes células B (DLBCL) foram investigados por knock-down genético e ativação farmacológica da AMPK pela metformina e inibição seletiva da FASN usando o novo fármaco Fasnall. Observou-se heterogeneidade distinta e plasticidade adaptativa do metabolismo lipídico em um painel de linhas celulares DLBCL e demonstrou-se o potencial terapêutico de inibir a FASN em um subconjunto de células DLBCL. A relevância translacional desses dados *in vitro* é apoiada pela forte correlação entre a expressão da proteína AMPK em amostras de DLBCL primárias e recidiva da doença. A inibição da FASN com Fasnall pode representar uma opção terapêutica para DLBCL que preferencialmente subverte para a síntese de ácido graxo de novo (Gifford, 2012). Outros agentes que inibem a sintase de ácidos graxos: whithaferin A, GLA: ácido gamalinolênico, ácido alfalinolênico, DHA, curcumina, genisteína, Luteolina, apigenina, ácido ursólico, ácido valproico, DIM, EGCG, resveratrol, orlistate, etc.

19. **Mieloma múltiplo**
    a) Metformina inibe a proliferação de células U266 de maneira dependente do tempo e da concentração. Como as células U266 foram interrompidas na fase G1/G0 após o tratamento com metformina por 48 h, em comparação com as células U266 não tratadas. A expressão de proteínas de BCL-2 e BCL-XL foi sub-regulada e a expressão de proteínas de BAX foi sub-regulada. A liberação do citocromo C da mitocôndria para citoplasma foi aumentada e o processamento de proteínas do PARP também foi aprimorado (Tong, 2018).

b) Metformina induz autofagia e parada do ciclo celular na fase G0/G1 no mieloma, seguindo as vias AMPK/mTORC1 e mTORC2 (Wang, 2018).
c) Metformina provocou taxa de inibição aumentada em várias células do mieloma RPMI8226 e U266 dependente da dose (r = 0,982, r = 0,967, P < 0,05) e dependente do tempo (r = 0,956, r = 0,962, P < 0,05); uma taxa de apoptose aumentada (r = 0,976, P < 0,05) nas células RPMI8226 e verificou-se também que o procaspase-3 estava degradada e o PARP clivado quando as células foram tratadas com metformina. A inibição da proliferação e o aumento da apoptose das células RPMI8226 foram relacionadas à inibição da fosforilação do STAT3, redução para baixo da BCL-2 e ciclina D1 e regulação para cima do P21 (Lu, 2017).

20. **Osteossarcoma**
    a) Uma superexpressão da isoenzima M2 da piruvato quinase (PKM2) foi responsável pela resistência à cisplatina nas células-tronco OS. Uma metformina aumenta a sensibilidade das células-tronco do osteosarcoma à cisplatina, inibindo a expressão de PKM2 (Shang, 2017).
    b) Metformina inibe a proliferação, migração, invasão e metástases do osteosarcoma MG63 e U2OS OS, suprimindo a fosforilação do Akt e silenciando o PTEN (Li, 2018).

21. **Colangiocarcinoma**: Metformina aumenta o efeito da cisplatina na inibição de células do colangiocarcinoma via AMPK/mTOR (Wandee, 2018).

22. **Câncer de tiroide**
    a) Metformina inibe a progressão do ciclo celular, aumenta a apoptose, diminui a hiperinsulinemia, inibe o crescimento clonal e é sinérgica com a cisplatina e a doxorrubicina no carcinoma indiferenciado de tiroide (Chen, 2012).
    b) A metformina inibe a via mTOR e impede o crescimento e a migração das linhas celulares de câncer de tiroide. A ciclina D1 e o c-Myc são importantes reguladores do crescimento de células cancerígenas e o tratamento de células cancerígenas da tiroide com metformina reduzem a expressão do c-Myc e da ciclina D1 através da supressão de mTOR e subsequente inibição da fosforilação de P70S6K1 e 4E-BP1. A metformina reduziu a transição epitelio-mesenquimal (EMT) em células de carcinoma da tireoide. Além disso, a metformina regulou a expressão dos marcadores relacionados à EMT, E-caderina, N-caderina e SNAIL. Esses resultados indicam que a metformina pode suprimir a proliferação, migração e EMT das linhas celulares de câncer de tiroide, inibindo a sinalização do mTOR (Han, 2015).
    c) A metformina diminuiu a viabilidade celular e a migração de maneira significativa, dependente do tempo e da dose, e induziu apoptose e alterações morfológicas nas células anaplásicas do câncer de tireoide. Metformina inibe os níveis de expressão de PI3K, AKT e FOXO1. No entanto, não houve alteração significativa no nível de expressão de AKT após o tratamento com metformina para a linha celular C643 (Nozhat, 2018).
    d) Foi demonstrado pela primeira vez que a glicerofosfato desidrogenase (MGPDH) esta super expressa no câncer de tireoide em comparação com a tireoide normal. MGPDH regula o crescimento de células cancerígenas da tireoide humana e a taxa de OXPHOS *in vitro*. O tratamento com metformina está associado à regulação negativa da expressão de MGPDH e à inibição da OXPHOS no câncer de tireoide. Células *in vitro* caracterizadas por alta expressão de MGPDH são mais sensíveis aos efeitos inibidores do crescimento da OXPHOS provocados pela metformina *in vivo* (Thakur, 2018).
    e) Foram investigados os efeitos da metformina nas linhas celulares de câncer de tireoide (FTC-133, K1E7, RO82-W-1, 8305C e TT) e células foliculares da tireoide normais (Nthy-ori 3-1). A metformina inibiu a proliferação celular e a formação de colônias a 0,03 mM e acima e inibiu a migração celular a 0,3 mM. Nas concentrações de 0,1 mM e acima a metformina aumentou a porcentagem de células apoptóticas e interrompeu o ciclo celular na fase G0/G1 na concentração mínima de 0,3 mM. Nenhum efeito na resposta de reparo do DNA foi demonstrado. A metformina suprimiu o crescimento de todas as linhas celulares de câncer de tireoide, em concentrações consideradas dentro da faixa terapêutica para pacientes diabéticos em uso de metformina (< 0,3mM) (Kheder, 2017).

23. **Melanoma**
    a) A combinação de fenformina e anti-PD-1 induz cooperativamente a infiltração de células T CD8 + e diminui os níveis de proteínas que são críticas para atividades imunossupressoras de células supressoras derivadas de mielóides no melanoma (Kim, 2017).
    b) Fenformina inibe células MDSCs (*Myeloid-Derived Suppressor Cells*) e aumenta a atividade bloqueadores PD-1 no melanoma (Kim, 2017).

Conclusão

Um belo e delicado lilás francês crescendo nas ruas de Paris, solitário e cheio de segredos. Quem poderia imaginar ser tão útil aos habitantes deste pequeno planeta. Qual é a imensidão do que desconhecemos?

Referências

1. Abstracts and papers in full on site: www.medicinabiomolecular.com.br
2. Adeberg S, Bernhardt D, Ben Harrabi S, et al. Metformin influences progression in diabetic glioblastoma patients. Strahlenther Onkol. 191(12):928-35;2015.
3. Afzal MZ, Dragnev K, Sarwar T, Shirai K. Clinical outcomes in non-small-cell lung cancer patients receiving concurrent metformin and immune checkpoint inhibitors. Lung Cancer Manag. May 7;8(2): LMT11, 2019.
4. Alimova IN, Liu B, Fan Z, et al. Metformin inhibits breast cancer cell growth, colony formation and induces cell cycle arrest in vitro. Cell Cycle. 8(6):909-15;2009.
5. Athreya AP, Kalari KR, Cairns J, et al. Model-based unsupervised learning informs metformin-induced cell-migration inhibition through an AMPK-independent mechanism in breast cancer. Oncotarget. 8(16):27199-215;2017.
6. Bai M., Yang L., Liao H., et al. Metformin sensitizes endometrial cancer cells to chemotherapy through IDH1-induced Nrf2 expression via an epigenetic mechanism. Oncogene. 37(42):5666–5681, 2018.
7. Binlateh T, Tanasawet S, Rattanaporn O, et al. Metformin Promotes Neuronal Differentiation via Crosstalk between Cdk5 and Sox6 in Neuroblastoma Cells. Evid Based Complement Alternat Med. Feb 19;2019:1765182, 2019.
8. Buzzai M, Jones RG, Amaravadi RK, et al. Systemic treatment with the antidiabetic drug metformin selectively impairs p53-deficient tumor cell growth. Cancer Res. 67(14):6745-52;2007.
9. Bodmer M, Becker C, Meier C, et al. Use of metformin and the risk of ovarian cancer: a case-control analysis.Gynecol Oncol. Nov; 123(2):200-4;2011.
10. Burney S, Khawaja KI, Saif MW, et al. Chemotherapy and Metformin in Pancreatic Adenocarcinoma and Neuroendocrine Tumors Highlights from the "50th ASCO Annual Meeting". Chicago, IL, USA. May 30-June 3, 2014. J Pancreas (Online) 15(4):313-6;2014.
11. Byrne FL, Poon IK, Modesitt SC, et al. Metabolic vulnerabilities in endometrial cancer. Cancer Res. Oct 15; 74(20):5832-45;2014.
12. Cai X, Hu X, Cai B, et al. Metformin suppresses hepatocellular carcinoma cell growth through induction of cell cycle G1/G0 phase arrest and p21CIP and p27KIP expression and downregulation of cyclin D1 in vitro and in vivo. Oncol Rep. 30:2449-57;2013.
13. Cao X, Wen ZS, Wang XD, et al. The Clinical Effect of Metformin on the Survival of Lung Cancer Patients with Diabetes: A Comprehensive Systematic Review and Meta-analysis of Retrospective Studies. J Cancer. 8(13):2532-541;2017.
14. Cauchy F, Mebarki M, Leporq B, et al. Strong antineoplastic effects of metformin in preclinical models of liver carcinogenesis. Clin Sci (Lond). 131(1):27-36;2017.
15. Chatran M, Pilehvar-Soltanahmadi Y, Dadashpour M, et al. Synergistic Anti-proliferative Effects of Metformin and Silibinin Combination on T47D Breast Cancer Cells via hTERT and Cyclin D1 Inhibition. Drug Res (Stuttg). Jun 19;2018.
16. Chen TW, Liang YN, Feng D, et al. Metformin inhibits proliferation and promotes apoptosis of HER2 positive breast cancer cells by downregulating HSP90. J BUON. 18(1):51-6;2013.
17. Chen G, Xu S, Renko K, Derwahl M. Metformin inhibits growth of thyroid carcinoma cells, suppresses self-renewal of derived cancer stem cells, and potentiates the effect of chemotherapeutic agents. J Clin Endocrinol Metab. 97(4):E510-20;2012.
18. Chen YH, Yang SF, Yang CK,et al. Metformin induces apoptosis and inhibits migration by activating the AMPK/p53 axis and suppressing PI3K/AKT signaling in human cervical cancer cells. Mol Med Rep. Jan;23(1):88, 2021.
19. Chuang MC, Yang YH, Tsai YH, et al. Survival benefit associated with metformin use in inoperable non-small cell lung cancerpatients with diabetes: a population-based retrospective cohort study. PLoS One. 13(1):e0191129;2018.
20. Del Campo JA, García-Valdecasas M, Gil-Gómez A, et al. Simvastatin and metformin inhibit cell growth in hepatitis C virus infected cells via mTOR increasing PTEN and autophagy. PLoS One. 13(1):e0191805;2018.
21. DeWaal D, Nogueira V, Terry AR, et al. Hexokinase-2 depletion inhibits glycolysis and induces oxidative phosphorylation in hepatocellular carcinoma and sensitizes to metformin. Nat Commun. 9(1): 446;2018.
22. Do M. T., Kim H. G., Khanal T., et al. Metformin inhibits heme oxygenase-1 expression in cancer cells through inactivation of Raf-ERK-Nrf2 signaling and AMPK-independent pathways. Toxicology and Applied Pharmacology. 271(2):229–238,2013.
23. Duan W, Qian W, Zhou C, et al. Metformin suppresses the invasive ability of pancreatic cancer cells by blocking autocrine TGF β1 signaling. Oncol Rep. Jun 22;2018.
24. Dumesic DA, Lobo RA. Cancer risk and PCOS. Steroids. Aug;78(8): 782-5, 2013.
25. Elmaci I, Altinoz MA. A metabolic inhibitory cocktail for grave cancers: metformin, pioglitazone and lithium combination in treatment of pancreatic cancer and glioblastoma multiforme. Biochem Genet. 54(5):573-618;2016.
26. Farrow JM, Yang JC, Evans CP. Autophagy as a modulator and target in prostate cancer. Nat Rev Urol. 11(9):508-16;2014.
27. Fernández-Fernández FJ. Antineoplastic potential of metformin in colorectal cancer. Eur J Intern Med. 37: e22;2017.
28. Garbati P, Ravera S, Scarfì S, et al. Effects on Energy Metabolism of Two Guanidine Molecules, (Boc)$_2$-Creatine and Metformin. J Cell Biochem. 118(9):2700-11;2017.
29. Gao LB, Tian S, Gao HH, Xu YY. Metformin inhibits glioma cell U251 invasion by downregulation of fibulin-3. Neuroreport. 24(10): 504-8;2013.
30. Gifford GK, Gifford AJ, Chen Q, et al. Fatty acid synthase and adenosine monophosphate-activated protein kinase regulate cell survival and drug sensitivity in diffuse large B-cell lymphoma. Leuk Lymphoma. Aug;61(8):1810-1822, 2020.
31. Giles ED, Jindal S, Wellberg EA, eta al. Metformin inhibits stromal aromatase expression and tumor progression in a rodent model of postmenopausal breast cancer. Breast Cancer Res. Jun 14;20(1): 50;2018.
32. Grenader T, Goldberg A, Shavit L. Metformin as an addition to conventional chemotherapy in breast cancer. J Clin Oncol. 27(35): e259;2009.
33. Gritti M, Würth R, Angelini M, et al. Metformin repositioning as antitumoral agent: selective antiproliferative effects in human glioblastoma stem cells, via inhibition of CLIC1-mediated ion current. Oncotarget. 5(22):11252-68;2014.
34. Hakimee H, Hutamekalin P, Tanasawet S, et al. Metformin Inhibit Cervical Cancer Migration by Suppressing the FAK/Akt Signaling Pathway. Asian Pac J Cancer Prev. Dec 1;20(12):3539-3545, 2019.

35. Hanna RK, Zhou C, Malloy KM, Metformin potentiates the effects of paclitaxel in endometrial cancer cells through inhibition of cell proliferation and modulation of the mTOR pathway. Gynecol Oncol. May; 125(2):458-69;2012.
36. Han B, Cui H, Kang L,et al. Metformin inhibits thyroid cancer cell growth, migration, and EMT through the mTOR pathway. Tumour Biol. Aug;36(8):6295-304;2015.
37. Han K, Pintilie M, Lipscombe LL, et al. Association between Metformin Use and Mortality after Cervical Cancer in Older Women with Diabetes. Cancer Epidemiol Biomarkers Prev. Mar;25(3):507-12, 2016.
38. Harada K, Ferdous T, Harada T, Ueyama Y. Metformin in combination with 5-fluorouracil suppresses tumor growth by inhibiting the Warburg effect in human oral squamous cell carcinoma.
Int J Oncol. 49(1):276-84;2016.
39. He J, Wang K, Zheng N, et al. Metformin suppressed the proliferation of LoVo cells and induced a time-dependent metabolic and transcriptional alteration. Sci Rep. 5:17423;2015.
40. Howell JJ, Hellberg K, Turner M, et al. Metformin inhibits hepatic mTORC1 signaling via dose-dependent mechanisms involving AMPK and the TSC complex. Cell Metab. 25(2):463-71;2017.
41. Isakovic A, Harhaji L, Stevanovic D, et al. Dual antiglioma action of metformin: cell cycle arrest and mitochondria-dependent apoptosis. Cell Mol Life Sci. 64(10):1290-302;2007.
42. Ishibashi Y, Matsui T, Takeuchi M, Yamagishi S. Metformin inhibits advanced glycation end products (AGEs)-induced growth and VEGF expression in MCF-7 breast cancer cells by suppressing AGEs receptor expression via AMPactivated protein kinase. Horm Metab Res. 45(5):387-90;2013.
43. Jalving M, Gietema JA, Lefrandt JD, et al. Metformin: Taking away the candy for cancer? Eur J Cancer. 46(13):2369-80;2010.
44. Jin D, Guo J, Wang D, et al. The antineoplastic drug metformin downregulates YAP by interfering with IRF-1 binding to the YAP promoter in NSCLC. EBioMedicine. Oct 30. pii: S2352-3964(18)30462-6;2018.
45. Jin DH, Kim Y, Lee BB, Han J, et al. Metformin induces cell cycle arrest at the G1 phase through E2F8 suppression in lungcancer cells. Oncotarget. 8(60):101509-19;2017. Jung YS, Park CH, Eun CS, et al. Metformin use and the risk of colorectal adenoma: a systematic review and meta-analysis. J Gastroenterol Hepatol. 32(5): 957-65;2017.
46. Kim SH, Li M, Trousil S, et al. Phenformin Inhibits Myeloid-Derived Suppressor Cells and Enhances the Anti-Tumor Activity of PD-1 Blockade in Melanoma. J Invest Dermatol. Aug;137(8):1740-1748, 2017.
47. Kisfalvi K, Eibl G, Sinnett-Smith J, Rozengurt E. Metformin disrupts crosstalk between G protein-coupled receptor and insulin receptor signaling systems and inhibits pancreatic cancer growth. Cancer Res. 69(16):6539-45;2009.
48. Kheder S, Sisley K, Hadad S, Balasubramanian SP. Effects of prolonged exposure to low dose metformin in thyroid cancer cell lines. J Cancer. Apr 9;8(6):1053-1061;2017.
49. Kumar S, Meuter A, Thapa P, Metformin intake is associated with better survival in ovarian cancer: a case-control study. Cancer. Feb 1; 119(3):555-62;2013.
50. Kumar A, Al-Sammarraie N, DiPette DJ, Singh US. Correction: metformin impairs Rho GTPase signaling to induce apoptosis in neuroblastoma cells and inhibits growth of tumors in the xenograft mouse model ofneuroblastoma. Oncotarget. 7(27):42843;2016.
51. Lee A. Witters. The blooming of the French lilac. J Clin Invest. 108:1105-7;2001.

52. Lee MS, Hsu CC, Wahlqvist ML, et al. Type 2 diabetes increases and metformin reduces total, colorectal, liver and pancreatic cancer incidences in Taiwanese: a representative population prospective cohort study of 800,000 individuals. Cancer. 11(1):20;2011.
53. Lee TY, Martinez-Outschoorn UE, Schilder RJ, et al. Metformin as a Therapeutic Target in Endometrial Cancers. Front Oncol. Aug 28;8:341;2018.
54. Li D, Abbruzzese JL. New strategies in pancreatic cancer: emerging epidemiological and therapeutic concepts. Clin Cancer Res. 16(17):4313-8;2010.
55. Li K, Zhang TT, Hua F, Hu ZW. Metformin Reduces TRIB3 Expression and Restores Autophagy Flux: An Alternative Antitumor Action. Autophagy. Jun 21;2018.
56. Libby G, Donnelly LA, Donnan PT, et al. New users of metformin are at low risk of incident cancer: a cohort study among people with type 2 diabetes. Diabetes Care. 32(9):1620-5;2009.
57. Liu B, Fan Z, Edgerton SM, et al. Metformin induces unique biological and molecular responses in triple negative breast cancer cells. Cell Cycle. 8(13):2031-40;2009.
58. Liu Q, Tong D, Liu G, et al. Metformin reverses prostate cancer resistance to enzalutamide by targeting TGF-β1/STAT3 axis-regulated EMT. Cell Death Dis. 8(8):e3007;2017.
59. Liu Y, Zhou G, Xu N.J. Effect of Metformin Nanoparticle Mediated Thioredoxin Interacting Protein Expression on Oxaliplatin-Induced Peripheral Neuralgia. Nanosci Nanotechnol. Oct 1;20(10):6123-6132, 2020.
60. Lu B, Gui SY, Zhou HH, Liu ZL. Effect of Metformin on Proliferation of Multiple Myeloma Cells. Zhongguo Shi Yan Xue Ye Xue Za Zhi. Aug;25(4):1097-1100;2017.
61. Markowska A, Sajdak S, Huczyński A, et al. Ovarian cancer stem cells: A target for oncological therapy. Adv Clin Exp Med. Jun 25; 2018.
62. Martin-Castillo B, Vazquez-Martin A, Oliveras-Ferraros C, Menendez JA. Metformin and cancer: doses, mechanisms and the dandelion and hormetic phenomena. Cell Cycle. 9(6):1057-64;2010.
63. Mahmood K, Naeem M, Rahimnajjad NA. Metformina uma droga para muitas doenças Metformin: the hidden chronicles of a magic drug. Eur J Intern Med. 24(1):20-6;2013.
64. Marini C, Salani B, Massollo M, et al. Direct inhibition of hexokinase activity by metformin at least partially impairs glucose metabolism and tumor growth in experimental breast cancer. Cell Cycle. 12(22):3490-9;2013.
65. Martinez JA, Chalasani P, Thomson CA, et al. Phase II study of metformin for reduction of obesity-associated breast cancer risk: a randomized controlled trial protocol. BMC Cancer. 16:500;2016.
66. McCarty MF. Metformin may antagonize Lin28 and/or Lin28B activity, thereby boosting let-7 levels and antagonizing cancer progression. Med Hypotheses. 78(2):262-9;2012.
67. Meireles CG, Pereira SA, Valadares LP, et al. Effects of metformin on endometrial cancer: Systematic review and meta-analysis. Gynecol Oncol. Oct;147(1):167-180;2017.
68. Miranda VC, Braghiroli MI, Faria LD, et al. Phase 2 trial of metformin combined with 5-fluorouracil in patients with refractory metastatic colorectal cancer. Clin Colorectal Cancer. 15(4):321-328. e1;2016.
69. Montales MT, Simmen RC, Ferreira ES, et al. Metformin and soybean-derived bioactive molecules attenuate the expansion of stem cell-like epithelial subpopulation and confer apoptotic sensitivity in human colon cancercells. Genes Nutr. 10(6):49;2015.
70. Nayak AP, Kapur A, Barroilhet L, Patankar MS. Oxidative Phosphorylation: A Target for Novel Therapeutic Strategies Against Ovarian Cancer. Cancers (Basel). Sep 18;10(9);2018.

71. Nozhat Z, Mohammadi-Yeganeh S, Azizi F, et al. Effects of metformin on the PI3K/AKT/FOXO1 pathway in anaplastic thyroid Cancer cell lines. Daru. Sep 21. doi: 10.1007/s40199-018-0208-2; 2018.
72. Oliveras-Ferraros C, Cufí S, Vazquez-Martin A, et al. Micro(mi) RNA expression profile of breast cancer epithelial cells treated with the anti-diabetic drug metformin: induction of the tumor suppressor miRNA let-7a and suppression of the TGFβ- induced oncomiR miRNA-181a. Cell Cycle. 10(7):1144-51;2011.
73. Ono M, Sawada K, Okumura T. A case of liver hemangioma with markedly reduced tumor size after metformin treatment: a case report. Clin J Gastroenterol. 10(1):63-67;2017.
74. Owen MR, Doran E, Halestrap AP. Evidence that metformin exerts its anti-diabetic effects through inhibition of complex 1 of the mitochondrial respiratory chain. Biochem J. 348 (Pt 3):607-14;2000.
75. Pollak MN. Investigating metformin for cancer prevention and treatment: the end of the beginning. Cancer Discov. 2(9):778-90; 2012.
76. Qin G, Lian J, Huang L, et al. Metformin blocks myeloid-derived suppressor cell accumulation through AMPK-DACH1-CXCL1 axis. Oncoimmunology. Mar 13;7(7):e1442167;2018.
77. Rena G, Hardie DG, Pearson ER, et al. The mechanisms of action of metformin. Diabetologia. 60(9):1577-85;2017.
78. Richards KA, Liou JI, Cryns VL, et al. Metformin Use Is Associated with Improved Survival in Patients with Advanced Prostate Cancer on Androgen Deprivation Therapy. J Urol. Jun 22. pii: S0022-5347(18)43412-X;2018.
79. Sato A, Sunayama J, Okada M, et al. Glioma-initiating cell elimination by metformin activation of FOXO3 via AMPK. Stem Cells Transl Med. 1(11):811-24;2012.
80. Shang D, Wu J, Guo L, et al. Metformin increases sensitivity of osteosarcoma stem cells to cisplatin by inhibiting expression of PKM2. Int J Oncol. May;50(5):1848-1856;2017.
81. Seliger C, Meyer AL, Renner K, et al. Metformin inhibits proliferation and migration of glioblastoma cells independently of TGF-β2. Cell Cycle. 15(13):1755-66;2016.
82. Sena P, Mancini S, Benincasa M, Mariani F, et al. Metformin Induces Apoptosis and Alters Cellular Responses to Oxidative Stress in Ht29 Colon Cancer Cells: Preliminary Findings. Int J Mol Sci. May 16;19(5):2018.
83. Sesen J, Dahan P, Scotland SJ, et al. Metformin inhibits growth of human glioblastoma cells and enhances therapeutic response. PLoS One. 10(4):e012372; 2015.
84. Session DR, Kalli KR, Dumesic DA. Treatment of atypical endometrial hyperplasia with an insulin – sensitizing agent. Gynecol Endocrinol. 17:405-7;2003.
85. Shen X, Zhao Y, Liu G, et al. Upregulation of programmed death ligand 1 by liver kinase B1 and its implication in programmed death 1 blockade therapy in non-small cell lung cancer. Life Sci. Jun 6; 256:117923, 2020.
86. Shi WY, Xiao D, Wang L, et al. Therapeutic metformin/AMPK activation blocked lymphoma cell growth via inhibition of mTOR pathway and induction of autophagy. Cell Death Dis. Mar 1;3(3):e275, 2012.
87. Schulten HJ, Bakhashab S. Meta-Analysis of Microarray Expression Studies on Metformin in Cancer Cell Lines. Int J Mol Sci. Jun 28; 20(13):3173, 2019.
88. Songthaveesin C, Sa-Nongdej W, Limboonreung T, Chongthammakun S. Combination of metformin and 9-cis retinoic acid increases apoptosis in C6 glioma stem-like cells. Heliyon. May 31; 4(5):e00638;2018.
89. Sunayama J, Matsuda K, Sato A, et al. Crosstalk between the PI3K/mTOR and MEK/ERK pathways involved in the maintenance of self-renewal and tumorigenicity of glioblastoma stem-like cells. Stem Cells. 28:1930-39;2010a.
90. Sunayama J, Sato A, Matsuda K, et al. Dual blocking of mTor and PI3K elicits a prodifferentiation effect on glioblastoma stem-like cells. Neuro Oncol. 12:1205-19;2010b.
91. Sunayama J, Sato A, Matsuda K, et al. FoxO3a functions as a key integrator of cellular signals that control glioblastoma stem-like cell differentiation and tumorigenicity. Stem Cells. 29:1327-37;2011.
92. Takiuchi T, Machida H, Hom MS, et al. Association of Metformin Use and Survival Outcome in Women With Cervical Cancer. Gynecol Cancer. Sep;27(7):1455-1463, 2017.
93. Tang G, Guo J, Zhu Y, et al. Metformin inhibits ovarian cancer via decreasing H3K27 trimethylation.Int J Oncol. Jun;52(6):1899-1911;2018.
94. Tang G, Guo J, Zhu Y, et al. Metformin inhibits ovarian cancer via decreasing H3K27 trimethylation. Int J Oncol. Jun;52(6):1899-1911;2018.
95. Thent ZC, Zaidun NH, Azmi MF, et al. Is metformin a therapeutic paradigm for colorectal cancer: insight into the molecular pathway? Curr Drug Targets. 18(6):734-50;2017.
96. Tseng CH. Oncotarget. Metformin use and cervical cancer risk in female patients with type 2 diabetes. Sep 13;7(37):59548-59555, 2016.
97. Tseng CH. Metformin is associated with a lower risk of non-Hodgkin lymphoma in patients with type 2 diabetes. Diabetes Metab. Oct;45(5):458-464, 2019.
98. Tong JY, Wang C, Liu YF, Metformin Induces Apoptosis of Human Multiple Myeloma Cell U266 through the Mitochondrial Apoptotic Pathway. Zhongguo Shi Yan Xue Ye Xue Za Zhi. Apr;26(2):489-492;2018.
99. Trabert B, Wentzensen N, Felix AS, et al. Metabolic syndrome and risk of endometrial cancer in the united states: a study in the SEER-medicare linked database. Cancer Epidemiol Biomarkers Prev. 24:261–7;2015.
100. Thakur S, Daley B, Gaskins K, et al. Metformin Targets Mitochondrial Glycerophosphate Dehydrogenase to Control Rate of Oxidative Phosphorylation and Growth of Thyroid Cancer In Vitro and In Vivo. Clin Cancer Res. Aug 15;24(16):4030-4043;2018.
101. Tran LNK, Kichenadasse G, Butler LM, et al. The Combination of Metformin and Valproic Acid Induces Synergistic Apoptosis in the Presence of p53 and Androgen Signaling in Prostate Cancer. Mol Cancer Ther. 16(12):2689-700;2017.
102. Triggle CR, Ding H. Metformin is not just an antihyperglycaemic drug but also has protective effects on the vascular endothelium. Acta Physiol (Oxf). 219(1):138-51;2017.
103. Truong Do M., Gyun Kim H., Ho Choi J., Gwang Jeong H. Metformin induces microRNA-34a to downregulate the Sirt1/Pgc-1α/Nrf2 pathway, leading to increased susceptibility of wild-type p53 cancer cells to oxidative stress and therapeutic agents. Free Radical Biology & Medicine. 74:21–34, 2014.
104. Tyszka-Czochara M, Bukowska-Strakova K, Kocemba-Pilarczyk KA, Majka M. Caffeic Acid Targets AMPK Signaling and Regulates Tricarboxylic Acid Cycle Anaplerosis while Metformin Downregulates HIF-1α-Induced Glycolytic Enzymes in Human Cervical Squamous Cell Carcinoma Lines. Nutrients. Jun 28; 10(7);2018.
105. Vishnevsky AS, Bobrov JuF, Tsyrlina EV, Dilman VM. Hyperinsulinemia as a factor modifying sensitivity of endometrial carcinoma to hormonal influences. Eur J Gynaecol Oncol 14:127-30;1993.

106. Xia C, Liu C, He Z, et al. Metformin inhibits cervical cancer cell proliferation by modulating PI3K/Akt-induced major histocompatibility complex class I-related chain A gene expression. J Exp Clin Cancer Res. Jul 6;39(1):127, 2020.
107. Xiao X, He Q, Lu C, et al. Metformin impairs the growth of liver kinase B1-intact cervical cancer cells. Gynecol Oncol. Oct;127(1):249-55, 2012.
108. Xie MH, Xie R, Xie S, et al. Thioredoxin interacting protein (TXNIP) acts as a tumor suppressor in human prostate cancer. Cell Biol Int. Jul 8. 2020
109. Xu S, Yang Z, Jin P, et al. Metformin Suppresses Tumor Progression by Inactivating Stromal Fibroblasts in Ovarian Cancer.Mol Cancer Ther. Jun;17(6):1291-1302;2018.
110. Wahdan-Alaswad RS, Edgerton SM, Salem HS, Thor AD. Metformin Targets Glucose Metabolism in Triple Negative Breast Cancer. J Oncol Transl Res. 4(1);2018.
111. Wallbillich JJ, Josyula S, Saini U, et al. High Glucose-Mediated STAT3 Activation in Endometrial Cancer Is Inhibited by Metformin: Therapeutic Implications for Endometrial Cancer. PLoS One. 12(1):e0170318;2017..
112. Wandee J, Prawan A, Senggunprai L, et al. Metformin enhances cisplatin induced inhibition of cholangiocarcinoma cells via AMPK-mTOR pathway. Life Sci. May 27;2018.
113. Wang X, Fang Z, Wang A, et al. Lithium Suppresses Hedgehog Signaling via Promoting ITCH E3 Ligase Activity and Gli1-SUFU Interaction in PDA Cells. Front Pharmacol. 8:820;2017.
114. Wang LW, Li ZS, Zou DW, et al. Metformin induces apoptosis of pancreatic cancer cells. World J Gastroenterol. 14(47):7192-8; 2008.
115. Wang X, Chen K, Yu Y, et al. Metformin sensitizes lung cancer cells to treatment by the tyrosine kinase inhibitor erlotinib. Oncotarget. 8(65):109068-78;2017.
116. Wang Y, Xu W, Yan Z, et al. Metformin induces autophagy and G0/G1 phase cell cycle arrest in myeloma by targeting the AMPK/mTORC1 and mTORC2 pathways. J Exp Clin Cancer Res. Mar 20;37(1):63;2018.
117. Ward NP, Poff AM, Koutnik AP, D'Agostino DP. Complex I inhibition augments dichloroacetate cytotoxicity through enhancing oxidative stress in VM-M3 glioblastoma cells. PLoS One. 12(6): e0180061;2017.
118. White-Al Habeeb NM, Garcia J, Fleshner N, Bapat B. Metformin Elicits Antitumor Effects and Downregulates the Histone Methyltransferase Multiple Myeloma SET Domain (MMSET) in Prostate Cancer Cells. Prostate. 76(16):1507-18;2016.
119. Wright JL, Stanford JL. Metformin use and prostate cancer in Caucasian men: results from a population-based case-control study. Cancer Causes Control. 20(9):1617-22;2009.
120. Wróbel MP, Marek B, Kajdaniuk D, Rokicka D, et al. Metformin – a new old drug. Endokrynol Pol. 68(4):482-96;2017.
121. Würth R, Pattarozzi A, Gatti M, et al. Metformin selectively affects human glioblastoma tumor-initiating cell viability: A role for metformin-induced inhibition of Akt. Cell Cycle. 12(1):145-56;2013.
122. Yang SH, Li S, Lu G, et al. Metformin treatment reduces temozolomide resistance of glioblastoma cells. Oncotarget. 7(48):78787-803;2016.
123. Yang Y, Neo SY, Chen Z, et al. Thioredoxin activity confers resistance against oxidative stress in tumor-infiltrating NK cells. Clin Invest. Jul 16:137585, 2020.
124. Ye X, Zhang G, Righolt C, et al. Metformin Is Not Associated with Incidence Risk of Non-Hodgkin Lymphomas among Diabetic Patients. Cancer Epidemiol Biomarkers Prev. May;27(5):610-612, 2018.
125. Yu C, Jiao Y, Xue J, et al. Metformin Sensitizes Non-small Cell Lung Cancer Cells to an Epigallocatechin-3-Gallate (EGCG) Treatment by Suppressing the Nrf2/HO-1 Signaling Pathway. Int J Biol Sci. 13(12):1560-9;2017.
126. Yu T, Wang C, Yang J, et al. Metformin inhibits SUV39H1-mediated migration of prostate cancer cells. Oncogenesis. 6(5):e324;2017.
127. Yu Z, Zhao G, Xie G, et al. Metformin and temozolomide act synergistically to inhibit growth of glioma cells and glioma stem cells in vitro and in vivo. Oncotarget. 6(32):32930-43;2015.
128. Yu C., Jiao Y., Xue J., et al. Metformin sensitizes non-small cell lung cancer cells to an epigallocatechin-3-gallate (EGCG) treatment by suppressing the Nrf2/HO-1 signaling pathway. International Journal of Biological Sciences. 13(12):1560–1569, 2017.
129. Zhang R, Zhang P, Wang H Inhibitory effects of metformin at low concentration on epithelial-mesenchymal transition of CD44(+) CD117(+) ovarian cancer stem cells. Stem Cell Res Ther. 6:262; 2015.
130. Zhang F, Chen H, Du J, et al. Anticancer Activity of Metformin, an Antidiabetic Drug, Against Ovarian Cancer Cells Involves Inhibition of Cysteine-Rich 61 (Cyr61)/Akt/Mammalian Target of Rapamycin (mTOR) Signaling Pathway. Med Sci Monit. Sep 1;24:6093-6101;2018.
131. Zhang Z, Li F, Tian Y, Cao L, Metformin Enhances the Antitumor Activity of CD8(+) T Lymphocytes via the AMPK-miR-107-Eomes-PD-1 Pathway. J Immunol. May 1;204(9):2575-2588, 2020.
132. Zhao B, Wang X, Zheng J, Wang H, Liu J. Effects of metformin treatment on glioma-induced brain edema. Am J Transl Res. 8(8):3351-63;2016.
133. Zheng F, Wu J, Tang Q, et al. The enhancement of combination of berberine and metformin in inhibition of DNMT1 gene expression through interplay of SP1 and PDPK1. J Cell Mol Med. 22(1):600-12;2018.
134. Zhuang Y, Miskimins WK. Cell cycle arrest in Metformin treated breast cancer cells involves activation of AMPK, downregulation of cyclin D1, and requires p27Kip1 or p21Cip1. J Mol Signal. 3:18;2008.
135. Zordoky BN, Bark D, Soltys CL, et al. The anti-proliferative effect of metformin in triple-negative MDA-MB-231 breast cancer cells is highly dependent on glucose concentration: implications for cancer therapy and prevention. Biochim Biophys Acta. 1840(6):1943-57;2014.

CAPÍTULO 94

Molibdênio provoca diminuição do cobre tumoral e consequente antiangiogênese

José de Felippe Junior

Sempre existem pesquisadores em busca de tratamentos mais eficazes e menos tóxicos, alguns conseguem outros não. **JFJ**

Papel do cobre e do molibdênio

O cobre desempenha funções essenciais na promoção da angiogênese e os tumores que adquirem a habilidade de formar novos vasos entram em fase de rápido crescimento e exibem maior potencial metastático (Linder, 1979; Hu, 1998; Pan, 2002; Harris, 2004).

Folkman, em 1971, foi o primeiro a descobrir que tumores com dimensões de aproximadamente 2mm requerem angiogênese para crescerem e se desenvolverem (Folkman, 1971, 1972, 1986, 1987, 1992, 1994 e 1995).

Para o tumor crescer e se desenvolver é necessária a formação de novos vasos sanguíneos e para acontecer essa verdadeira neoangiogênese é preciso que uma quantidade suficiente de cobre esteja disponível no extracelular.

De fato, a disponibilidade do cobre desempenhou papel fundamental na evolução da nossa espécie pelos seus efeitos na regulação do crescimento e proliferação celular e possivelmente seja essa a razão de existirem tantos agentes promotores da angiogênese dependentes da concentração sérica de cobre. O cobre sérico é avaliado pela concentração sérica de ceruloplasmina, cujo normal é de 25 a 45mg/dl (Raju, 1982; Pena, 1999).

O VGEF (fator de crescimento do endotélio vascular) é fator dominante na promoção da angiogênese tumoral interagindo com numerosos fatores promotores da angiogênese, pois bem, para o VGEF tornar-se ativo ele necessita de cobre.

O uso de drogas anticobre na prática clínica requer a procura de "janela terapêutica", na qual o nível de cobre possa ser reduzido o suficiente para inibir a angiogênese do tumor, sem interferir com suas funções vitais: anemia e granulocitopenia. Talvez essa janela possa ser obtida mantendo-se a concentração sérica de ceruloplasmina entre 5 e 7mg/dl.

O tetratiomolibdato (TM), composto que contém molibdênio, é um agente anticobre muito potente, de ação rápida e não tóxico. O TM produz no sangue um complexo tripartite com a albumina e o cobre, que provoca a inativação do cobre no organismo. O TM diminui a velocidade de crescimento de tumores em vários modelos animais e em seres humanos.

In vitro, o TM diminui a produção de cinco mediadores pró-angiogênicos: fator de crescimento endotelial vascular (VGEF), fator 2 de crescimento do fibroblasto, IL-1 alfa, IL-6 e IL-8.

Outro efeito do TM é inibir a atividade do NF-kappaB e de outros fatores de transcrição nuclear. Possivelmente a supressão do NF-kappaB, contribuindo para a inibição global dos fatores de transcrição nucleares pró-angiogênicos, seja o principal mecanismo do efeito antiangiogênico da deficiência de cobre. A inibição do fator NF-kappaB, além de inibir a angiogênese, inibe a produção de metástases (Pan, 2003).

Os sais de molibdênio diminuem a atividade da superóxido dismutase cobre-zinco (SOD-CuZn) diminuindo as reservas de cobre no intracelular, o que possibilita o aumento do potencial redox no citoplasma. Sabe-se que o aumento da oxidação intracelular provoca apoptose e diminuição da proliferação celular neoplásica (Felippe, 2004 e 2005).

O TM é usado a longo tempo no tratamento da doença de Wilson. O zinco bloqueia parcialmente a absorção do cobre e, ao lado do molibdênio, tem sido usado para diminuir os níveis de cobre na doença de Wilson.

Emprego do molibdênio como agente antiangiogênico anticâncer: estudos em animais

Brem, em 1990, implantou tumor cerebral em ratos e coelhos com prévia deficiência de cobre (dieta pobre em cobre e uso de penicilamina, um quelante de cobre). Notou que nos animais deficientes em cobre os tumores cerebrais eram marcantemente menores quando comparados com o grupo controle. No local do implante nos animais controle havia uma pletora de vasos neoformados, enquanto no grupo deficiente em cobre quase não havia neovascularização. Entretanto, a sobrevida nos dois grupos foi semelhante (Brem, 1990 e 1999) e assim esse trabalho não possui valor para nós clínicos.

Brewer, utilizando o tetratiomolibdato de amônio (TM) como agente anticobre, em camundongos portadores de sarcoma MCS205, conseguiu reduzir significantemente o crescimento tumoral e, o mais importante, obteve aumento da sobrevida desses animais.

Em tipo de modelo de câncer de mama espontâneo em ratos suscetíveis geneticamente, a maioria deles desenvolve o tumor no primeiro ano de vida. Durante o período de 270 dias, 18 dos 22 animais controle desenvolveram tumores de mama, enquanto nenhum dos 15 animais que receberam o TM por gavagem apresentaram tumor visível, havia apenas pequenas formações tumorais microscópicas. A interrupção do TM fez surgir tumoração visível. O tratamento com TM no grupo com tumor estabilizou o crescimento neoplásico por longo tempo de observação. Vemos aqui o papel do TM tanto na profilaxia como na parada do crescimento de tumores já estabelecidos.

Em 2001, Cox mostrou os efeitos do TM como supressor do cobre e como agente indutor de antiangiogênese no carcinoma de células epidermoides de cabeça e pescoço. O TM reduziu em 28% as reservas de cobre do camundongo e juntamente provocou a diminuição do volume tumoral de 3.000mm^3 para 630mm^3 (redução de 4,7 vezes). A densidade dos microvasos foi reduzida em 50% no grupo TM. Não foi estudada a sobrevida.

Khan mostrou que no carcinoma pulmonar de Lewis de camundongo o efeito da radioterapia é sinérgico com os efeitos do TM, tornando mais eficaz o tratamento do tumor com essa associação, sem aumentar a toxicidade (Khan, 2000, 2002 e 2006).

No camundongo com câncer de próstata, o TM diminui o número de metástases e melhora a sobrevida quando usado em conjunto com outros agentes (van Golen, 2002).

Em 2005, Ogata mostra que outro sal de molibdênio, polioxomolibdato, provoca apoptose de células do câncer pancreático humano em experimentos *in vitro*.

A diminuição de glicose no microambiente tumoral, de células do neuroblastoma SH-SY5Y e SK-N-BE, aumenta os efeitos citotóxicos do TM. As células tratadas com TM diminuem a captação de glicose e a produção de lactato, enquanto inibem a via Akt e AMPK. Nas células crescendo em condições de baixa glicose, esses eventos diminuem drasticamente a geração de ATP intracelular e promovem apoptose (Navrátilová, 2012).

O TM sensibiliza as células do câncer de ovário a drogas anticâncer – doxorrubicina, fenretinide, 5-FU e mitomicina C (Kim, 2012).

O TM diminui a produção de citocinas inflamatórias e de citocinas pró-angiogênicas no câncer de cabeça e pescoço experimental. Essa diminuição global de citocinas diminui a agressividade do tumor e faz com que esse tipo de tumor seja mais sensível à radioterapia e à quimioterapia (Teknos, 2005).

O TM protege o hospedeiro da lesão cardíaca pela doxorrubicina e da fibrose pulmonar induzida pela bleomicina no camundongo (Hou, 2005; Brewer, 2004).

O TM inibe as metástases no carcinoma epidermoide de cabeça e pescoço diminuindo a motilidade, invasividade e promovendo a morte celular por *anoikis* (Kumar, 2010; Hassouneh, 2007).

Emprego do molibdênio como agente antiangiogênico anticâncer: estudos em humanos

O primeiro trabalho da literatura médica sobre o uso do molibdênio no câncer em seres humanos foi escrito por George J. Brewer em janeiro de 2000.

Foram estudados 18 pacientes com câncer metastático, 10 homens e 8 mulheres, que apresentavam pelo menos 60% de *performance* do índice de Karnofsky e expectativa de vida de 3 ou mais meses. Todos os pacientes mostravam progressão da doença neoplásica nos últimos 3 meses apesar de todos os tratamentos padrões utilizados: cirurgia, quimioterapia, radioterapia e/ou imunoterapia ou apresentavam progressão da doença após declinar dos tratamentos convencionais. O diagnóstico dos tumores obedeceu aos padrões internacionais e revelou diversos tipos de neoplasias: mama (4), cólon (1), pulmão (1), melanoma (1), pâncreas (1), próstata (2), angiossarcoma (2), condrossarcoma (1), tumor de nasofaringe (1), hemangioendotelioma (1) e tumor renal (3).

Esquema terapêutico

Foram avaliados 3 regimes terapêuticos, empregando-se o tetratiomolibdato de amônio (TM): 90, 105 e 120mg/dia, divididos em 3 a 6 doses, durante as refeições e nos intervalos. Seis pacientes receberam 90mg/dia; 5 pacientes, 105mg/dia; e 7 pacientes, 120mg/dia.

Meta terapêutica:

1. Atingir concentração sérica de ceruloplasmina entre 5 e 7mg/dl quer dizer 20% dos valores normais de ceruloplasmina (normal: 25-35mg/dl). Após atingir essa meta, a dose era modificada individualmente para manter os níveis séricos nos valores estabelecidos dosando-se a ceruloplasmina no início semanalmente e depois mensalmente.
A concentração sérica de ceruloplasmina é controlada pela disponibilidade de cobre no fígado e assim, à medida que o cobre total do organismo vai diminuindo, a concentração de ceruloplasmina também vai proporcionalmente diminuindo.
2. Tomou-se o cuidado de não atingir a dose limite de toxicidade, isto é, não diminuir o hematócrito a nível inferior a 20% em relação à medida basal.
3. Não se usou o cobre sérico como parâmetro de controle, porque durante o tratamento com TM o cobre sérico não avalia o cobre total do organismo, por causa de o complexo TM-cobre-albumina não ser rapidamente metabolizado. Na verdade, o cobre sérico que inclui o complexado com TM-albumina realmente aumenta durante o tratamento.

Toxicidade

Não se observaram toxicidade cardíaca, pulmonar, gastrintestinal, renal, hepática, hematológica, infecciosa, de pele, de mucosa ou neurológica. Quando o hematócrito caiu mais de 20% do nível basal se observou anemia de caráter reversível. A parada do sal de molibdênio corrige a anemia em 5-7 dias sem a necessidade de transfusão.

Resultados

A biologia ensina que somente os pacientes que atingiram a meta terapêutica de deficiência de cobre durante 90 dias são os que experimentam diminuição da atividade angiogênica tumoral. Dessa forma, selecionou-se o período de 90 dias para a primeira avaliação anticâncer, porque em primeiro lugar a diminuição da massa tumoral pelo mecanismo antiangiogênico é lenta e segundo, como o tumor sequestra cobre, demora muito tempo para diminuir as reservas de cobre do meio intracelular.

Quatro pacientes antes de atingir a meta terapêutica, isto é, antes de o medicamento estar fazendo efeito, abandonaram o tratamento devido à progressão da doença. Dos 14 pacientes restantes apenas 6 permaneceram 90 dias com ceruloplasmina entre 5 e 7mg/dl. Desses 6 pacientes, que, como vimos, foram considerados terminais e com apenas 3 meses de sobrevida, 5 deles alcançaram estabilidade da doença, isto é, não houve progressão do quadro clínico e a qualidade de vida de todos eles melhorou. Dois desses pacientes que permaneceram estáveis apresentaram completo desaparecimento de algumas lesões pulmonares e diminuição do tamanho de outras lesões pulmonares durante 120 dias de manutenção. Um paciente com condrossarcoma metastático e uma paciente com câncer de mama com metástases permaneceram estáveis pelo menos por 2,5 anos, época que foi escrito o trabalho, e com boa qualidade de vida. Os 5 pacientes com mais de 90 dias de manutenção e níveis de 5-7mg/dl de ceruloplasmina estavam com deficiência de cobre por um período de 120 a 413 dias, na época que foi escrito este trabalho, e nenhum deles apresentou efeitos colaterais ou tóxicos.

Em 2003, Redman e Brewer empregaram o tetratiomolibdato de amônio (TM) em pacientes com câncer renal em fase bem avançada da doença em trabalho de fase II. Quinze pacientes receberam 40mg de TM 3 vezes ao dia, junto com as refeições, e 60mg ao deitar, até atingir ceruloplasmina sérica de 5-10mg/dl. Quando se atingiu esse valor, os pacientes foram avaliados com exames de imagem, que foram repetidos a cada 3 meses. Os pacientes que não apresentaram progressão da doença em 3 meses continuaram a receber o medicamento. Esse novo regime de administração do TM provocou rápida diminuição das reservas corporais de cobre. Treze pacientes permaneceram no estudo e nenhum deles obteve resposta completa. Quatro pacientes (31%) permaneceram com a doença estável. O TM foi bem tolerado, necessitando de reduções de dose por granulocitopenia leve não associada com febre. A atividade clínica do TM nesse tipo de tumor se limitou à estabilização da doença em apenas 31% dos pacientes com câncer renal avançado. Os níveis séricos dos fatores pró-angiogênicos IL-6, IL-8, VEGF correlacionaram-se com a depleção do cobre, mas não com a atividade da doença.

O autor concluiu que o TM tem seu lugar no tratamento do câncer renal quando combinado com outras medidas anticâncer.

No ano seguinte, Brewer optou por manter os níveis de ceruloplasmina em apenas 5mg/dl, pois não observou anemia nessas condições. A dose de TM que utilizou foi de 40mg/dia 3 vezes ao dia nas refeições e 60mg ao deitar ou 14,88mg de molibdênio 3 vezes ao dia e 22,32mg ao deitar.

De acordo com o livro de nutrição de Shils, são necessárias grandes doses de molibdênio por via oral para provocar algum sintoma de toxicidade. Assim, o molibdênio é elemento relativamente não tóxico e os animais não ruminantes toleram facilmente uma ingestão de 100 a 5.000mg por quilo de alimento. As necessidades de molibdênio no adulto variam de 50 a 350mcg/dia.

Segundo Brewer, pioneiro no assunto, atualmente estão em andamento 8 estudos clínicos de fase II. A inibição de múltiplas citocinas, ao lado da inibição do NF-kappaB, faz dos sais de molibdênio uma substância do mais alto potencial como inibidor da angiogênese tumoral. Outras vantagens são o baixo custo e a falta de toxicidade (Brewer, 2001, 2002 e 2005).

Garber acredita que o TM tem seu lugar na terapia anticâncer de mama (Gasrber, 2015). O TM depleta o cobre e diminui as células progenitoras circulantes do endotélio na mulher com câncer de mama de alto risco de recidiva.

O estudo envolveu 40 pacientes, 28 estágios 2 e 3, 12 estágio 4 NED. O TM promoveu o adormecimento do tumor e preveniu a recidiva (Jain, 2013).

Radioterapia pré-operatória seguida de TM no pós-operatório de câncer de esôfago aumenta a sobrevida (Schneider, 2013).

Patologias que se beneficiam com o molibdênio

Outras patologias que cursam com neovascularização e se beneficiam com os sais de molibdênio são a retinopatia diabética e a psoríase. O zinco bloqueia parcialmente a absorção do cobre e, ao lado do molibdênio, tem sido usado para diminuir os níveis de cobre na doença de Wilson. Também se beneficiam as doenças fibróticas, inflamatórias, artrite reumatoide, neuropatia diabética e doenças autoimunes (Brewer, 2003, 2005, 2006 e 2014; Omoto, 2005).

Alvos moleculares dos sais de molibdênio no câncer

1. Antiangiogênese
   Inibe o fator de crescimento endotelial vascular (VGEF).
   Inibe o fator 2 de crescimento do fibroblasto.
   Diminui a produção de IL-1-alfa.
   Diminui a produção de IL-6.
   Diminui a produção de IL-8.
2. Inibe a atividade do NF-kappaB: diminui a proliferação celular, diminui a angiogênese e aumenta a apoptose.
3. Diminui a atividade da SOD-CuZn: aumenta o potencial oxidativo intracelular.

Conclusão

Devido ao fato de a resposta terapêutica do sal de molibdênio ocorrer somente após 90 dias de tratamento, sempre devemos acrescentar outro tipo de estratégia anticâncer como o benzaldeído (Laetrile sem cianeto), o naltrexone, a glucana, a hipertermia localizada com radiofrequência, a oxidação intratumoral sistêmica etc. (Felippe, 2004, 2005 e 2006).

Outro problema é que o TM pode provocar anemia, muitas vezes já existente nos pacientes. Importante frisar que os sais de molibdênio têm efeito sinérgico com a radioterapia e a quimioterapia, sendo um bom exemplo dos benefícios da integração oncologia – medicina biomolecular.

Referências

1. Beckner ME. Factors promoting tumor angiogenesis. Cancer Invest. 17:594-623;1999.
2. Brem S, Tsanaclis AM, Zagzag D. Anticopper treatment inhibits pseudopdial protrusion and invasive spread of 9L gliosarcoma cells in the rat brain. Neurosurgery. 26:391-6;1990.
3. Brem SS, Zagzag D, Tsanaclis AMC, et al. Inhibition of angiogenesis and tumor growth in the brain: Suppression of endothelial cell turnover by penicillamine and the depletion of copper, an angiogenic cofactor. Am J Pathol. 137:1121-47;1990.
4. Brem S. Angiogenesis and cancer control: from concept to therapeutic trial. Cancer Control. 6:436-58;1999.
5. Brewer GJ. Copper control as an antiangiogenic anticancer therapy: lessons from treating Wilson's disease. Exp Biol Med (Maywood). 226(7):665-73;2001.
6. Brewer GJ. Tetrathiomolybdate anticopper therapy for Wilson's disease inhibits angiogenesis, fibrosis and inflammation. J Cell Mol Med. 7(1):11-20;2003.
7. Brewer GJ. Anticopper therapy against cancer and diseases of inflammation and fibrosis. Drug Discov Today. 10(16):1103-9;2005.
8. Brewer GJ. Copper lowering therapy with tetrathiomolybdate as an antiangiogenic strategy in cancer. Curr Cancer Drug Targets. 5(3):195-202;2005.
9. Brewer GJ. The promise of copper lowering therapy with tetrathiomolybdate in the cure of cancer and in thetreatment of inflammatory disease. J Trace Elem Med Biol. 28(4):372-8;2014.
10. Brewer GJ, Dick RD, Grover DK, et al. Treatment of metastatic cancer with tetra thiomolybdate, an anticopper, antiangiogenic agent: Phase I study. Clin Cancer Res. 6:1-10;2000.
11. Brewer GJ, Dick R, Ullenbruch MR, Phan SH. Inhibition of key cytokines by tetrathiomolybdate in the bleomycin model of pulmonary fibrosis. J Inorg Biochem. 98(12):2160-7; 2004.
12. Brewer GJ, Dick R, Zeng C, Hou G. The use of tetrathiomolybdate in treating fibrotic, inflammatory, and autoimmune diseases, including the non-obese diabetic mouse model. J Inorg Biochem. 100 (5-6):927-30;2006.
13. Brewer GJ, Merajver SD. Cancer therapy with tetrathiomolybdate: antiangiogenesis by lowering body copper-a review. Integr Cancer Ther. 1(4):327-37;2002.
14. Cox C, Teknos TN, Brewer GJ, Merajver SD. The role of copper suppression as an antiangiogenic strategy in head and neck squamous cell carcinoma. Laryngoscope. 111(4Pt 1):696-701;2001.
15. Felippe JJr. Eficácia da indução oxidante intracelular e da aplicação de radiofreqüência no tratamento do câncer: Estratégia Química e Física. Associação Brasileira de Medicina Biomolecular. www.medicinabiomolecular.com.br. 2003.

16. Felippe JJr. Metabolismo da Célula Tumoral – Câncer como um Problema da Bioenergética Mitocondrial: Impedimento da Fosforilação Oxidativa – Fisiopatologia e Perspectivas de Tratamento. Revista Eletrônica da Associação Brasileira de Medicina Biomolecular. 2004.
17. Felippe JJr. Metabolismo das Células Cancerosas: A Drástica Queda do GSH e o Aumento da Oxidação Intracelular Provoca Parada da Proliferação Celular Maligna, Aumento da Apoptose e Antiangiogênese Tumoral. Revista Eletrônica da Associação Brasileira de Medicina Biomolecular. www.medicinabiomolecular.com.br. 2004.
18. Felippe JJr. Câncer avançado: Tratamento com a radiofreqüência e a oxidação sistêmica. Revista Eletrônica da Associação Brasileira de Medicina Biomolecular. 2004.
19. Felippe JJr. A hipoglicemia induz citotoxidade no carcinoma de mama resistente à quimioterapia. Revista Eletrônica da Associação Brasileira de Medicina Biomolecular. 2005.
20. Felippe JJr. Benzaldeído e câncer. Revista Eletrônica da Associação Brasileira de Medicina Biomolecular. www.medicinabiomolecular.com.br. 2006.
21. Felippe JJr. Disulfiram e câncer. Revista Eletrônica da Associação Brasileira de Medicina Biomolecular. www.medicinabiomolecular.com.br. 2006.
22. Felippe JJr. Naltrexone e câncer. Revista Eletrônica da Associação Brasileira de Medicina Biomolecular. www.medicinabiomolecular.com.br. 2006.
23. Folkman J. Tumor angiogenesis: therapeutic implications. N Engl J Med. 285:1182-6;1971.
24. Folkman J. Antiangiogenesis: new concept for therapy of solid tumors. Ann Surg. 175:409-16;1972.
25. Folkman J. How is blood vessel growth regulated in normal and neoplastic tissue? Cancer Res. 46:467-73;1986.
26. Folkman J. Angiogenesis and breast cancer. J Clin Oncol. 12:441-3; 1994.
27. Folkman J. Angiogenesis in cancer, vascular, rheumatoid, and other diseases. Nat Med. 1:27-31;1995.
28. Folkman J, Klagsburn M. Angiogenic factors. Science. 235:442-7; 1987.
29. Folkman J, Shing Y. Angiogenesis. J Biol Chem. 267:10931-4;1992.
30. Garber K. BIOMEDICINE. Targeting copper to treat breast cancer. Science. 2015 Jul 10;349(6244):128-9.
31. Harris ED. A requirement for copper in angiogenesis. Nutr Ver. 62(2): 60-4;2004.
32. Hassouneh B, Islam M, Nagel T, et al. Tetrathiomolybdate promotes tumor necrosis and prevents distant metastases by suppressing angiogenesis in head and neck cancer. Mol Cancer Ther. 6(3):1039-452007.
33. Hou G, Dick R, Abrams GD, Brewer GJ. Tetrathiomolybdate protects against cardiac damage by doxorubicin in mice. J Lab Clin Med. 146(5): 299-303;2005.
34. Hu GF. Copper stimulated proliferation of human endothelial cells. J Cell Biol Chem. 69:326;1998.
35. Jain S, Cohen J, Ward MM, et al. Tetrathiomolybdate-associated copper depletion decreases circulating endothelial progenitor cells in women with breast cancer at high risk of relapse. Ann Oncol. 24(6):1491-8;2013.
36. Kim KK, Lange TS, Singh RK, et al. Tetrathiomolybdate sensitizes ovarian cancer cells to anticancer drugs doxorubicin, fenretinide, 5-fluorouracil and mitomycin C. BMC Cancer. 12:147;2012.
37. Khan MK, Miller MW, Dick RD, et al. The combination of radiotherapy and the angiogenesis inhibitor tetrathiomolybdate (TM) improves the treatment of primary tumors in mice. Proceedings of the American Association for Cancer Research Special Conference on Angiogenesis and Cancer: From Basic Mechanisms to Therapeutic Applications, A43, 2000.
38. Khan MK, Miller MW, Taylor J, Gill NK, Dick RD, Van Golden K, Brewer GJ, Merajver SD. Radiotherapy and antiangiogenic TM in lung cancer. Neoplasia; 4(2): 164-70, 2002.
39. Khan MK, Mamou F, Schipper MJ, et al. Combination tetrathiomolybdate and radiation therapy in a mouse model of head and neck squamous cell carcinoma. Arch Otolaryngol Head Neck Surg. 132(3): 333-8;2006.
40. Kumar P, Yadav A, Patel SN, et al. Tetrathiomolybdate inhibits head and neck cancer metastasis by decreasing tumor cell motility, invasiveness and by promoting tumor cell anoikis. Mol Cancer. 9:206; 2010.
41. Linder MC, Houle PA, Isaacs E, et al. Copper regulation of ceruloplasmin in copper-deficient rats. Enzyme. 24:23-35;1979.
42. Luchese EB, Kiehl JDC. Availability of copper to rice plants, from peat applied to soils to the state of Parana, Brazil. Arquivos de Biologia e Tecnologia (Curitiba). 39:481-9;1996.
43. Navrátilová J, Hankeová T, Beneš P, Smarda J. Low-glucose conditions of tumor microenvironment enhance cytotoxicity of tetrathiomolybdate to neuroblastoma cells. Nutr Cancer. 2013;65(5):702-10.
44. Ogata A, Mitsui S, Yanagie H, et al. A novel anti-tumor agent, polyoxomolybdate induces cell death in AsPC-1 human pancreatic cancer cells. Biomed Pharmacother. 59(5):204-4;2005.
45. Omoto A, Kawahito Y, Prudovsky I, et al. Copper chelation with tetrathiomolybdate suppresses adjuvant-induced arthritis and inflammation-associated cachexia in rats. Arthritis Res Ther. 7(6): R1174-82;2005.
46. Pan Q, Kleer CG, van Golen KL, et al. Cooper deficiency induced by tetrathiomolybdate suppresses tumor growth and angiogenesis. Cancer Res. 62(17):4854-9;2002.
47. Pan Q, Bao LW, Merajver SD. Tetrathiomolybdate inhibits angiogenesis and metastasis through suppression of the NFKappaB signaling cascade. Mol Cancer Res. 1(10):701-6;2003.
48. Peña MMO, Lee J. Thiele DJ. A delicate balance: homeostatic control of copper uptake and distribution. J Nutr. 129: 1251-60;1999.
49. Raju KS, Alesandrii G, Zinche M, Gullino PM. Ceruloplasmin, copper ions, and angiogenesis. J Natl Cancer Inst. 69:1183-8;1982.
50. Redman BG, Esper P, Pan Q, et al. Phase II trial of tetrathiomolybdate in patients with advanced kidney cancer. Clin Cancer Res. 9(5): 1666-72;2003.
51. Schneider BJ, Lee JS, Hayman JA, et al. Pre-operative chemoradiation followed by post-operative adjuvant therapy with tetrathiomolybdate, a novel copper chelator, for patients with resectable esophageal cancer. Invest New Drugs. 31(2):435-42;2013.
52. Shils ME, Olson JÁ, Shike M. Modern nutrition in health and disease. 8th ed.USA: Willians & Wilkins; 1994.
53. Teknos TN, Islam M, Arenberg DA, et al. The effect of tetrathiomolybdate on cytokine expression, angiogenesis, and tumor growth in squamous cell carcinoma of the head and neck. Arch Otolaryngol Head Neck Surg. 131(3):204-11;2005.
54. Van Golen KL, Bao L, Brewer GJ, et al. Suppression of tumor recurrence and metastasis by a combination of the PHSCN sequence and the antiangiogenic compound tetrathiomolybdate in prostate carcinoma. Neoplasia. 4(5):373-9;2002.

CAPÍTULO 95

Momordica charantia de antidiabético a antineoplásico

Anti-HIV, EBV, CMV, HSV, Hepatite B, *Helicobacter pylori* e *Mycobacterium tuberculosis*; diminui a glicemia; ativa AMPK e inibe mTOR; inibe PAK-1, GSK3beta, NF-kappaB; modula as vias de sinalização PI3K/Akt/mTOR/p70S6K e p38MAPK-MAPK-APK-2/HSP-27; inibe topoisomerases do DNA; inativa ribossomo; ativa PPAR-gama e inibe ERK1/2; aumenta a expressão do PPAR-gama, p21, Bax, p53, caspase-3 e pPTEN; diminui a expressão da ciclina B1 e D1; aumenta a atividade das células NK e inibe FoxP3+ que diminui a infiltração tumoral de células Treg, o que contribui na polarização do sistema imune de M2/Th2 para M1/Th1; reverte fenótipo MDR. Cuidado: provoca autofagia peritumoral, provoca aborto

José de Felippe Junior

Momordica charantia uma verdadeira panaceia para inflamação e o câncer. **Vários autores**

A *Momordica charantia* é cultivada na Ásia, África e América do Sul e usada como antidiabética principalmente na Índia, China e América Central. Estudos em animais e humanos mostraram diminuição da glicemia e dos lípides hepáticos.

A *Momordica charantia*, também conhecida como melão-de-são-caetano, melão amargo, pera de bálsamo ou karela, possui propriedades anti-inflamatória e antitumoral. Ela possui ácido linoleico conjugado (CLA) que diminui o risco de câncer de cólon e a incidência de pólipos no intestino grosso. Sua atividade antitumoral foi primeiro observada no linfoma murino e no câncer de mama.

A planta é rica em triterpenoides, triterpenos, ácidos fenólicos, flavonoides, óleos essenciais, saponinas, ácidos graxos e proteínas. Alguns de seus compostos são Kuguacin J, Karaviloside XI, Kuguaglycoside C, Momordicoside Q-U, Charantin, ácido α-eleostearic e proteínas α-Momorcharin, RNase MC2 e MAP30. Três proteínas extraídas das sementes da *Momordica cha-* *rantia* inativam os ribossomos e aumentam a morte de células tumorais, *in vitro* e *in vivo*: alfa-MMC (alfa-momorcharina), beta-MMC (beta-momorcharina) e a MAP30 (*Momordica anti-human immuno deficiency virus protein 30*). Pesquisadores japoneses mostraram que o ácido alfa-eleosteárico, que constitui 60% das sementes da *M. charantia*, e seus derivados di-hidroxi são os principais indutores de apoptose da *Momordica charantia* (Kobori, 2008).

Desde tempos remotos, a *M. charantia* é empregada como antidiabético, galactagogo, abortivo, contraceptivo, emenagogo, na dismenorreia, leucorreia, eczema, como antimalárico e anti-helmíntico, na gota, nas icterícias, dor abdominal e pedra nos rins, como laxante, na lepra, pneumonia, psoríase, reumatismo, febre e sarna.

M. charantia possui atividades antioxidantes, anti-inflamatórias, antibacterianas, antivirais, antiobesidade, imunomoduladoras e anticâncer. O extrato da planta inibe a proliferação mitótica, induz apoptose, promove a parada do ciclo celular, ao lado de inibir as células-tronco (Jun, 2008; Balázs, 2010; Dandawate, 2016). Entretanto, aumenta a autofagia peritumoral e deve sempre ser associada com um potente inibidor da autofagia como a cloroquina.

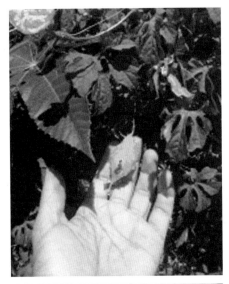

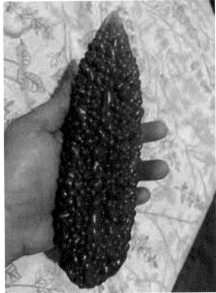

Melão de São Caetano - *Momordica charantia*

O ácido alfa-eleosteárico, de fórmula $C_{18}H_{30}O_2$ e de peso molecular 278,4g/mol, é também chamado Alpha--Eleostearic acid; Elaeostearic acid; UNII-934U1Q8QHG; 506-23-0; 934U1Q8QHG; 9Z,11E,13E-octadecatrienoic.

A molécula doa 1 e é aceptora de 2 elétrons e, portanto, funciona *in vitro* como oxidante.

Ácido alfa-eleosteárico

Dandawate, em 2016, mostra as estruturas químicas da imensa quantidade de substâncias presentes na *Momordica charantia*: 17 glicosídeos triterpenos tipo cucurbitane, 17 ácidos fenólicos e flavonoides, 20 óleos essenciais e 7 saponinas e ácidos graxos.

Estes dados nos revelam que o importante é empregar o extrato da planta inteira e não algum componente isolado. Este sim serve para pesquisa, mas não para tratamento clínico.

Alvos moleculares da *Momordica charantia* no câncer

1. **Cuidado**: provoca autofagia peritumoral que provê nutrientes para as células cancerosas aumentar a proliferação. Sempre usar associado com um potente inibidor da autofagia como a cloroquina (400-600mg/dia), por exemplo.
2. **CUIDADO**: substâncias como charantina e vicina presentes na *M. charantia* podem provocar aborto.
3. **Antibacteriano**
    a) Anti-*Mycobacterium tuberculosis*: Frame, 1998 (extrato cru): Lee, 2019 (por inibir a Isocitrato liase).
    b) Anti-*Helicobacter pylori*.
4. **Antiparasitário**
    Inibe a proliferação do *Trypanosoma brucei* no sangue, *in vitro*.
5. **Antiviral**
    Alfa-momorcharin (α-MMC) é uma proteína de inativação de ribossomo tipo I com um peso molecular de 29 kDa que é encontrada na *Momordica charantia* e tem se mostrado eficaz contra uma ampla gama de vírus humanos, bem como tendo atividades tumorais (Yang, 2016).

Tradicionalmente também tem sido usada no tratamento da úlcera péptica e o interessante é que passaram-se anos e foi descoberto que é ativa contra o *Helicobacter pylori*. E, o mais importante para nós, é anticarcinogênica e anticlastogênica e os estudos mostram eficácia em várias neoplasias: leucemia linfoide, linfoma de Hodgkin, linfoma não Hodgkin, câncer de mama e de próstata, carcinoma epidermoide de língua e laringe, carcinoma de bexiga, melanoma, tumores de pele e coriocarcinoma (Kupradinun, 2011).

Devido ao que foi acima escrito diversos autores consideram a *Momordica charantia* como uma "verdadeira panaceia para a inflamação e o câncer".

Ela possui enzimas desintoxicantes de fase II e a habilidade de reduzir carcinógenos da fase I, em fígado de rato.

Estruturas químicas de 14 glicosídeos triterpenos tipo cucurbitane isolados da *Momordica charantia* (retirado de Dandawate, 2016)

A) **Anti-EBV**. Quatro compostos, 1, (23E)-3β,7β-dihydroxy-25-methoxycucurbita-5,23-dien-19-al (2), karavilagenin D (11), and 12, mostraram popente efeito contra o EBV-EA (Zhang, 2012).

B) **Anti-EBV** (Akihisa, 2007).

C) **Anti-CMV** (Yang, 2016).

D) **Anti-HSV** (Puri, 2009).

E) **Antivírus da Hepatite B**: inibe replicação.

F) **Anti-HIV**:

F1) RIPs (Proteínas Inativadoras de Ribossomos) são membros da família de proteínas inativadoras de ribossomos de cadeia única (SCRIP), que agem irreversivelmente no ribossomo, removendo o resíduo de adenina do RNA ribossômico eucariótico. As várias atividades das RIPs incluem efeitos antitumoral e antiviral, ao lado de efeitos enzimáticos, ribonuclease e desoxirribonuclease. Os RIPs da *Momordica charantia*, como o

MAP30 (Momordica Anti-HIV Protein) e os alfa e beta-momorcharinas inibem a replicação do HIV em células infectadas aguda e cronicamente e, portanto, são considerados potenciais agentes terapêuticos na infecção pelo HIV e na AIDS. Além disso, o MAP30 melhora a eficácia da terapia anti-HIV quando usado em combinação com outros medicamentos antivirais. O MAP30 possui uma promessa terapêutica em relação a outros RIPs, porque não apenas é ativo contra a infecção e a replicação do HSV e do HIV, como também não é tóxico para as células normais (Puri, 2009).

F2) MAP30, proteína da *Momordica charantia*, é agente anti-HIV por modular a expressão de genes virais e celulares provocando apoptose e antiproliferação em linfoma relacionado com a AIDS infectados com vírus associado ao sarcoma de Kaposi. MAP30 diminui a expressão da ciclina D viral (vCD), da interleucina-6 viral (vIL-6) e do FLIP viral (vFLIP), genes envolvidos na regulação do ciclo celular, patogênese viral e apoptose. MAP30 diminui a expressão do egr-1, ATF-2, hsp27, hsp90, IkappaB, mdm2, e Skp1, enquanto aumenta a expressão de genes relacionados com a apoptose, Bax, CRADD e caspase-3. Dessa forma, o MAP30 modula a expressão de genes virais e celulares envolvidos na patogênese do sarcoma de Kaposi (Sun, 2001).

F3) Inibidores de proteases usados no tratamento da AIDS provocam hiperlipidemia e aumento dos triglicerídeos no fígado, aumentam apoB e apoC-III, enquanto diminuem apoA-1. A *M. charantia* significantemente reduz apoB e apoC-III, normaliza a apoA-1 em células HepG2 e reduzem fortemente os triglicerídeos do fígado. A qualidade de vida dos pacientes com AIDS melhora muito (Pratibha, 2006).

F4) Inibe a replicação do HIV em células agudas ou cronicamente infectadas e, portanto, pode ser considerado como agente terapêutico potencial na infecção por HIV e AIDS.

F5) MAP30, proteína da *Momordica charantia* é agente anti-HIV modulando a expressão de genes virais e celulares causando apoptose e antiproliferação no linfoma relacionado à AIDS infectado pelo vírus do sarcoma de Kaposi. O MAP30 diminui a expressão da ciclina D (vCD), Interleucina-6 viral (vIL-6) e FLIP viral (vFLIP), genes envolvidos na regulação do ciclo celular, patogênese viral e apoptose. O MAP30 diminui a expressão de egr-1, ATF-2, hsp27, hsp90, IkappaB, mdm2 e Skp1, enquanto aumenta genes relacionados à apoptose, Bax, CRADD e caspase-3. Assim, o MAP30 modula a expressão de genes virais e celulares envolvidos na patogênese do sarcoma de Kaposi.

F6) MAP 30 e GAP 31 são proteínas vegetais isoladas de *Momordica charantia* e Gelonium multiflorum, respectivamente. Recentemente, eles demonstraram inibir a infecção e a replicação do HIV-1. Essas proteínas também possuem uma nova atividade do tipo veneno da topoisomerase de DNA, bem como a inativação do ribossomo (Rybak, 1994).

6. Vários tipos de neoplasias

a) Extrato metanólico da *Momordica charantia* induz apoptose em células do câncer humano – mama – estomago – pulmão – nasofaringe – por meio das caspases e via mitocondrial (Li, 2012).

b) Possivelmente algum componente do extrato ative a AMPK (AMP activated protein kinase), agente poderoso no controle da proliferação celular (McCarty, 2004).

c) *Momordica charantia* é rica fonte de componentes bioativos para combater o câncer naturalmente, tanto *in vitro* como *in vivo* em modelos xenotransplantados. Ela modula a via de sinalização AKT/mTOR/p70S6K, a via p38MAPK-MAPKAPK-2/HSP-27 e provoca diminuição do ciclo celular proliferativo e apoptose. Acresce o efeito hipoglicemiante (Farooqi, 2018).

d) As proteínas MAP 30 e GAP 3 possuem nova atividade do tipo veneno da topoisomerase de DNA, bem como a inativação do ribossomo. As linhas celulares mais sensíveis responderam ao MAP 30 e GAP 31 da *M. charantia* com IC (50) que variou de 0,01 a 10μg/ml. E interessante, não houve relação com o tipo de tumor: rim, pulmão e câncer de mama (Rybak, 1994).

e) Reverte fenótipo MDR. Os extratos de folhas de melão amargo foram capazes de reverter o fenótipo MDR, o que é consistente com um aumento no acúmulo intracelular da droga por mecanismo desconhecido (Limtrakul, 2004).

7. Sistema imune

a) O tratamento com extrato de melão amargo diminui a infiltração tumoral de células T reguladoras (Treg) por inibir as populações FoxP3+ nos tumores e baço (Bhattacharya, 2016). Desta forma, a *M. charantia* contribui na polarização do sistema imune de M2/Th2 para M1/Th1.

b) Aumenta atividade de células *natural killer*.

8. **Gliomas**
   a) Provoca apoptose em 5 linhagens de gliomas 1321N1, Gos-3, U87-MG, Sk Mel, Corl-23 e Weri Rb-1. Ativa as caspases-3 e -9, libera citocromo c, aumenta Ca^{++} intracelular e provoca apoptose.
   b) Triterpenos da *M. charantia* são citotóxicos para linhagem U87 do glioblastoma.
   c) A proteína α, β momorcharina aumenta a morte celular de modo dose-dependente de linhagens neoplásicas 1321N1 (astrocitoma), Gos-3 (glioblastoma), U87-MG (glioblastoma), Weri Rb-1 (retinoblastoma), Sk Mel (melanoma), Corl-23 (carcinoma pulmonar), quando comparadas com células normais. Também provocam ativação das caspases -3 e -9 e liberação do citocromo c. A α, β momorcharina de modo tempo-dependente aumenta o Ca^{++} citoplasmático em 5 linhagens de gliomas. Todos esses efeitos mostram insulto mitocondrial com sobrecarga de Ca^{++} intracelular, apoptose, liberação de citocromo c e subsequente morte celular (Manoharan, 2014).
   d) O MAP30 purificado da *Momordica charantia* induz marcante apoptose e parada do ciclo celular em S nas linhas celulares do glioblastoma, U87 e U251, ao suprimir LGR5 (*leucine-rich-repeat-containing G-protein-coupled receptor 5*) e a via de sinalização Wnt/β-catenina e aumentando a expressão do Smac (*second mitochondrial-derived activator of caspases*) de maneira dependente da dose e do tempo (Jiang, 2018).

9. **Neuroblastoma**
   a) Induz morte das células do neuroblastoma de modo independente das caspases-3 e -9. Devido ao Kugua glicosídeo C, um glicosídeo triterpeno, diminui a expressão da survivina e cliva a poli(ADP-ribose) polimerase (PARP) e o DNA. Ocorre grande aumento da expressão do fator indutor da apoptose (AIF) (Tabata, 2012).

10. **Carcinoma de cabeça e pescoço**
    a) Efeito antiproliferativo e apoptótico via proteínas inativadoras dos ribossomos.
    b) Em células Hone-1 do carcinoma nasofaringeal, o extrato metanólico da *M. charantia* ativa a caspase-3 e aumenta a clivagem do PARP e DFF45, subsequentemente levando a fragmentação do DNA e condensação nuclear. O Bax aumenta, enquanto o Bcl-2 diminui: apoptose.
    c) *M. charantia* possui apresenta efeitos imunomoduladores no tratamento e prevenção do carcinoma epidermoide oral (Rao, 2018).
    d) O tratamento da linhagem de células NK humanas (*natural killer*) com BME (extrato de melão amargo) aumenta a capacidade de matar células do carcinoma de cabeça e pescoço (HNSCC). O BME aumenta o acúmulo de granzima B e a translocação/acúmulo de CD107a/LAMP1 em células NK3.3 expostas ao BME. Além disso, foi observado aumento da expressão na superfície celular de CD16 e NKp30 nas células NK tratadas com BME quando co-cultivadas com células HNSCC. Os resultados demonstraram pela primeira vez que o BME aumenta a atividade de matar HNSCC mediada por células NK, implicando papel imunoestimulante do BME (Bhattacharya, 2017).
    e) A proteína alfa-momorcharina (α-MMC) exibiu preferencialmente efeito inibitório nas células do carcinoma nasofaríngeo normóxico e hipóxico, em parte bloqueando a sinalização de sobrevivência (por exemplo, HIF1α, VEGF e UPR) e desencadeando vias apoptóticas mediadas por mitocôndrias ou receptor de morte. Esta substância teve como alvo o retículo endoplasmático e a resposta proteica desdobrada regulada (UPR). Essas observações indicam a utilidade potencial do α-MMC para profilaxia e terapia do carcinoma nasofaríngeo (Pan, 2014).
    f) A lectina *Momordica charantia*, uma proteína inativadora do ribossomo tipo II, exibe atividade antitumoral em células de carcinoma nasofaríngeo humano *in vitro* e *in vivo* (Fang, 2012).
    g) Bitter Melon impede o desenvolvimento de carcinoma epidermoide oral induzido por 4-NQO em um modelo de camundongo imunocompetente por modular a sinalização imunológica (Sur, 2018).

11. **Câncer de pulmão**
    a) Efeito antimigratório do extrato metanólico da *Momordica charantia* no adenocarcinoma de pulmão humano.
    b) Parada do ciclo celular via inibição de duas proteínas do ribossomo no carcinoma de pulmão.
    c) Alfa-MMC e MAP30, do extrato da *Momordica charantia*, induz apoptose e parada do ciclo celular no carcinoma de pulmão humano, A549. O ciclo celular para na fase S e a velocidade de apoptose aumenta drasticamente com fragmentação do DNA (Fan, 2015).
    d) Em células CL1-0 do adenocarcinoma pulmonar, o extrato metanólico da *M. charantia* ativa a caspase-3 e aumenta a clivagem do PARP e DFF45, subsequentemente levando a fragmentação do DNA e condensação nuclear. O Bax aumenta, enquanto o Bcl-2 diminui: apoptose.
    e) Triterpenos da *M. charantia* são citotóxicos para linhagem A549 do câncer pulmonar.

ONCOLOGIA MÉDICA – FISIOPATOGENIA E TRATAMENTO

f) Cucurbitacina I do melão amargo (Goya), ao inibir PAK1 suprime de modo potente o crescimento de células cancerosas de pulmão humano A549 com IC50 em torno de 140 nM e promove o crescimento de células ciliadas com a dose efetiva em torno de 10nM (Nguyen, 2016).

12. Câncer de mama

a) Ácido alfa-eleostérico suprime a proliferação de células MCF-7 do câncer de mama via ativação do PPARgama e inibição do ERK1/2 (Moon, 2010).

b) Ácido alfa-eleostérico da *Momordica charantia* possui efeitos apoptóticos e antiproliferativos no câncer de mama. Acontece diminuição da fase S e aumento da G2/M do ciclo celular, ao lado de, aumento da expressão do PPARγ, p21, Bax, p53 e caspase-3 mRNA (Zhang, 2012).

c) Ácido alfa-eleostérico inibe o crescimento e induz apoptose em células SKBR3 e T47D do câncer de mama via sinalização HER2/HER3. Acontece parada do ciclo celular em G0/G1 e G2/M, aumento do pPTEN (phosphorylated phosphatase and tensin homolog protein) o que reduz a fosforilação e inibe o Akt. Akt inibido reduz a fosforilação e inibe a GSK-3beta (glycogen synthase kinase-3β) e a Bcl-2 (B-cell lymphoma 2) associada ao receptor da morte BAD. Observa-se algo estranho para uma substância anticâncer, a ativação do NF-kappaB. Resumindo ocorre redução dos níveis do heterodímero HER2/HER3, ativação da via apoptótica Akt/BAD/Bcl-2 e inibição da via proliferativa Akt/GSK-3β. É agente importante no tratamento do câncer de mama que superexpressa o HER2 e HER3 (Zhuo, 2014).

d) Extrato da *M. charantia* inibe a proliferação do câncer de mama modulando os genes do ciclo celular e provocando apoptose (Ratna, 2010).

e) O TCD (3β, 7β, 25-tri-hidroxicucurbita-5,23 (E) -dien-19-al), triterpenóide do melão amargo selvagem suprime a proliferação de células do câncer de mama MCF-7, de maneira independente do PPAR-gama. Ocorre apoptose por regulação negativa da sinalização de Akt-NF-kappaB, regulação positiva do p38 MAPK e do p53, aumento da geração de espécies reativas de oxigênio, inibição da expressão da proteína histona desacetilases e autofagia citoprotetora (Bai, 2016).

f) Triterpenóides cucurbitanos da *Momordica charantia* induzem apoptose e autofagia em células de câncer de mama, em parte, através da ativação do receptor do PPARgama (Peroxisome Proliferator-Activated Receptor γ) (Weng, 2013).

13. Câncer de mama triplo negativo

a) Ácido alfa-eleostérico inibe a proliferação do câncer de mama linhagem (ER)-negativa MDA-MB-231 (MDA-wt) e ER-positiva MDA-ERalpha7 por mecanismo dependente de oxidação (Grossmann, 2009).

b) Ácido eleosteárico (alpha-ESA) é um ácido linoleico conjugado que compõe 60% do óleo das sementes da *M. charantia*. Ele inibe a proliferação de células do câncer de mama por mecanismo dependente de oxidação nas linhagens (ER)-negativa MDA-MB-231 (MDA-wt) e ER-positiva MDA-ERalpha7 do câncer de mama humano. Ocorrem perda do potencial de membrana mitocondrial e translocação do fator indutor de apoptose (AIF), assim como da endonuclease G das mitocôndrias para o núcleo. O ciclo celular pára em G2/M. Vitamina E abole todos esses efeitos. Bloqueando a AMPK bloqueamos parcialmente os efeitos. Bloqueando as caspases continuam os efeitos.

c) Extrato de *Momordica charantia* inibe a proliferação de células do câncer de mama, MCF-7 e MDA-MB-231 modulando genes reguladores do ciclo celular e promovendo apoptose. Acontece aumento da clivagem da poli(ADP-ribose) polimerase, ativação das caspases, inibição da expressão da survivina e claspina, aumento do p53, p21 e pChk1/2, enquanto diminui a expressão da ciclina B1 e ciclina D1, com parada do ciclo celular em G2/M.

d) A alfa-momorcharina inibe o crescimento e provoca apoptose em linhagens MDA-MB-231, MCF-7 e MDA-MB-453 do câncer de mama, *in vitro* e *in vivo*. Ocorre ativação da caspase-3 e parada do ciclo celular em G0/G1 ou G2/M. Entretanto, a janela terapêutica é muito estreita. Aqui está razão importante de se empregar o extrato da planta inteira: mistura das 3 proteínas inativadoras dos ribossomos e todos os outros componentes.

e) Um triterpenoide do melão amargo selvagem, 3β, 7β, 25-tri-hidroxicucurbita-5,23 (E) -dien-19-al (TCD), suprime a proliferação de células cancerígenas da mama MDA-MB-23, de maneira independente do PPAR-gama. Ocorre apoptose por regulação para baixo da sinalização do Akt-NF-kappaB, regulação para cima do p38 MAPK e do p53, aumento da geração de espécies reativas de oxigênio, inibição da expressão da proteína histona desacetilases e autofagia citoprotetora (Bai, 2016).

f) O triterpenóide (DMC) da *M. charantia* induz apoptose em células do câncer de mama MDA-

-MB-231 e autofagia peritumoral, em parte, ativando o receptor PPAR-gama. O DMC (3beta, 7beta-di-hidroxi-25-metoxicurburbita -5,23-dieno-19-al) suprime a expressão de vários alvos do PPAR-gama, incluindo ciclina D1, CDK6, Bcl-2, XIAP, cicloxigenase, NF-kappaB, e receptor alfa de estrogênio e induz estresse do retículo endoplasmático, manifestado pela indução da expressão de GADD153 e GRP78. O DMC suprime a sinalização mTOR-p70S6K inibindo Akt e ativando AMPK (Weng, 2013). **CUIDADO**: O DMC causa autofagia peritumoral, citoprotetora neoplásica. Este efeito pode ser abolido com inibidores da autofagia, como a cloroquina.

14. Câncer de próstata

a) *Kuguacina J*, triterpenoide das folhas da *Momordica charantia*, induz parada do ciclo celular em G1 e apoptose no câncer de próstata humano, andrógeno-dependente, LNCaP. O tratamento inibe o crescimento com parada em G1 e indução de apoptose. Marcante diminuição dos níveis das ciclinas (D1 e E), das ciclinas-dependentes de quinases (Cdk2 e Cdk4) e do antígeno nuclear de proliferação celular, com aumento dos níveis de p21 e p27. Apoptose é acompanhada por aumento da clivagem da caspase-3 e PARP, atribuídas ao aumento da Bax/Bcl-2 eBad/Bcl-xL e redução dos níveis da survivina. Ocorre redução da expressão dos receptores de andrógeno (AR) e do antígeno prostático específico (PSA), enquanto induz aumento da proteína p53 (Pitchakarn, 2011).

b) *Kuguacina J*, triterpenoide das folhas da *Momordica charantia*, modula a progressão do câncer de próstata humano andrógeno-independente, PC3, *in vivo*. A inibição do crescimento é principalmente por parada do ciclo celular em G1, devido à marcante diminuição dos níveis das ciclinas D1 e E, das ciclinas- quinases dependentes (Cdk2 e Cdk4) e do antígeno nuclear de proliferação celular. A survivina sofre redução dramática. Acontecem inibição da migração e invasão por diminuir a secreção de MMP-2, MMP-9 e uPA. Em adição, a *Kuguacina J* diminui fortemente a expressão da membrana tipo 1-MMP (MT1-MMP). *In vivo*, 1% e 5% da substância na dieta resulta em diminuição de 63% e 57% do tumor provocado pelo implante das células PC3 no camundongo. Não houve efeitos adversos no peso corporal (Pitchakarn, 2012).

c) Proteínas que inativam ribossomos isoladas da *Momordica charantia* induzem apoptose e inibem a histona desacetilase-1 seletivamente em células pré-malignas e células malignas do câncer de próstata, PIN e PCa, *in vitro* e *in vivo*.

d) Extrato das folhas da *Momordica charantia* suprime a progressão do câncer de próstata do rato, *in vitro*, e do camundongo, *in vivo*. Inibição da secreção da MMP-2, MMP-9 e uPA (*uroquinase plasminogen activator*), diminuição significante da expressão do mRNA da MMP-2 e MMP-9. A colagenase tipo IV está parcialmente inibida. Os camundongos com câncer de próstata apresentaram sobrevida de 100%, enquanto os controles apresentaram 80%. Primeiro artigo a mostrar efeito antimetastático da *M. charantia* (2010).

e) *M. charantia* impede a progressão do ciclo celular na fase S, provoca apoptose e retarda o aparecimento da neoplasia intraepitelial prostática, linhagem PC3 e LNCaP, no modelo TRAMP (*transgenic adenocarcinoma of mouse prostate*), *in vitro*. Diminuem a ciclina D1, a ciclina E e a expressão do p21, aumenta a expressão do Bax e induz clivagem do PARP. A expressão do antígeno nuclear de proliferação celular reduz 51% (Ru, 2011).

f) Identificado na *Momordica charantia* triterpenoide, 5β,19-epoxy-19-methoxycucurbita-6,23-dien--3β,25-diol, com função ativadora do PPAR-gama. Em células MCF-7 do câncer de mama ele provoca parada do ciclo celular em G1 por aumentar a fosforilação e ativar o p53 e as ciclinas D1 e CDK6. Ocorre diminuição da expressão da histona desacetilase 1, o que promove acetilação da zona CpG e reativação de genes supressores de tumor (Weng, 2017).

15. Câncer de estômago

a) Induz apoptose em células do câncer gástrico, colorretal, pulmão e nasofaringeal via caspases e mitocôndria.

b) Em células AGS do adenocarcinoma gástrico, o extrato metanólico da *M. charantia* ativa a caspase-3 e aumenta a clivagem do PARP e DFF45, subsequentemente levando à fragmentação do DNA e à condensação nuclear. O Bax aumenta enquanto o Bcl-2 diminui: apoptose.

c) *Cochinchin*, extraída das sementes da *Momordica cochinchinensis*, induz apoptose e parada do ciclo celular em células do câncer gástrico humano, linhagens SGC7901 e MKN-28, via PARP e p53. O ciclo celular é bloqueado na fase S, aumenta a expressão do PARP e diminui a proteína antiapoptótica Bcl-2, enquanto aumentam a proteína apoptótica Bax, o p53 e os receptores da morte associados ao Fas. Aumento dramático das caspases-3 e 9 e aumento leve da caspase-8.

16. **Câncer de cólon**
    a) Óleo das sementes inibe a proliferação e aumenta a apoptose em células do câncer de cólon humano, DLD-1 e HT-29. Aumenta a expressão do PPAR-gama, o qual ativa AMPK que inibe a via de sinalização mTOR.
    b) Extrato de *Momordica charantia* inibe a atividade da P-glicoproteína em células Caco-2 (Tomoko, 2004).
    c) PPAR-gama está altamente expresso em células normais e células do câncer de cólon. Ativação desse elemento pela *M. charantia* provoca diminuição da proliferação, aumento da apoptose, estabilização de genes, ao lado de promover diferenciação celular.
    d) Em células HCT-116 do carcinoma colorretal, o extrato metanólico da *M. charantia* ativa a caspase-3 e aumenta a clivagem do PARP e DFF45, subsequentemente levando à fragmentação do DNA e à condensação nuclear. O Bax aumenta enquanto o Bcl-2 diminui: apoptose.
    e) O BG-4, novo peptídeo anticâncer da *Momordica charantia* provoca apoptose em células de câncer de cólon humano (Dia, 2016).

17. **Hepatoma**
    a) Antiproliferativo no hepatocarcinoma.
    b) Induz parada do ciclo celular em G2/M, inibição da autofagia, fragmentação do DNA, lesão mitocondrial e subsequente apoptose em células do hepatocarcinoma.
    c) A proteína MAP30 das sementes da *Momordica charantia* promove apoptose em células do carcinoma hepatocelular Hep G2, *in vitro* e *in vivo*. A apoptose é regulada pela via extrínseca caspase-8 e a intrínseca caspase-9 (Fang, 2012).
    d) Efeito anticarcinogênico, *in vitro* e *in vivo*, da RNase MC2, uma ribonuclease isolada da *M. charantia* em células do câncer de fígado, Hep G2. O ciclo celular para na fase S, associado à ativação das caspases-8 e 9, a expressão do Bcl2 diminui e a do Bak aumenta. A fosforilação do ERK e JNK está envolvida no processo de apoptose. *In vivo* ocorre grande diminuição do tumor implantado em camundongo devido à ativação da caspase-3 e do PARP.
    e) Lectinas da *M. charantia* (MCL) exibem atividade antitumoral no carcinoma hepatocelular. Parada do ciclo celular na fase G2/M, autofagia, fragmentação do DNA, lesão mitocondrial e subsequente apoptose. Ativação da caspase-3 e da via MAPK mais a despolarização do potencial de membrana mitocondrial estão envolvidas na apoptose. Estudos *in vitro* e *in vivo* mostraram regulação positiva de Bid truncada (tBid) no tratamento com MCL. Além disso, a combinação de MCL e sorafenib exerce atividade letal mais forte *in vitro* e *in vivo* no carcinoma hepatocelular (Zhang, 2015).
    f) Triterpenos da *M. charantia* são citotóxicos para linhagem Hep3B do carcinoma hepatocelular.
    g) *M. charantia* possui efeitos preventivos e terapêuticos sobre os principais eventos da hepatocarcinogênese: antiproliferativa, antiangiogênica e antimetastática, *in vivo*. Acontece significante diminuição da Cox-2, VEGF, HDAC e MMP-2,9, enquanto aumentam as Caspases-3, 8 (Ali, 2018).
    h) Lectina da *Momordica charantia* exibe atividade antitumoral no carcinoma hepatocelular (Zhang, 2015).
    i) Os triterpenóides do fruto da *Momordica charantia* L. têm atividades anti- fibrose e anti-hepatoma nas linhas celulares Hep3B e HepG2 (Yue, 2018).

18. **Câncer de pâncreas**
    a) Extrato aquoso das folhas da *M. charantia* e do *Ocimum basilicum* diminui o volume do tumor pancreático induzido por nitrosoamina em ratos (Minari, 2017).
    b) A ingestão de suco de melão amargo com gencitabina contorna a resistência à gencitabina em tumores xenoenxertados de pacientes com câncer pancreático (Dhar, 2020).
    c) Extratos de folhas de *M. charantia* e *O. basilicum* servem como uma medida contra o câncer pancreático induzido em ratos (Minari, 2017).
    d) Suco de melão amargo (BMJ) de São Caetano é eficaz contra células do câncer de pâncreas (PanC) e suas células tronco (CSCs). Mostrou-se a eficácia do BMJ contra PanC-CSCs (células-tronco do câncer pancreático. O BMJ aumenta a sensibilidade de PanC-CSCs resistentes à gencitabina. A adição exógena de BMJ ao PanC-CSC reduz significativamente o número e o tamanho dos esferoides. Mecanicamente, os efeitos do BMJ foram associados a uma diminuição na expressão de genes e proteínas envolvidas na renovação e proliferação de PanC-CSC. Especificamente, a coloração por imunofluorescência mostrou que o BMJ diminui a expressão da proteína/localização nuclear de fatores de transcrição associados a CSC SOX2, OCT4 e NANOG, e o marcador CSC CD44. A análise imuno-histoquímica de xenoenxertos MiaPaCa2 de animais tratados com BMJ também mostra diminuição significativa nos níveis de fatores de transcrição associados a CSC. Juntos, esses resultados mostram o potencial do BMJ na segmentação do pool de PanC-CSC e vias regulató-

rias associadas, sugerindo a necessidade de uma investigação mais aprofundada de sua eficácia contra o crescimento e progressão de PanC, incluindo PanC resistente à gencitabina (Dhar, 2018).

19. **Câncer de ovário**
   a) MAP30 proteína da *M. charantia* possui atividade sinérgica com a cisplatina no câncer de ovário humano *in vivo* ao alterar metabolismo e indizir ferroptose. MAP30 ativa a sinalização da AMPK (AMP-proteína quinase) via CaMKKβ e a interrompe o ciclo celular na fase S. MAP30 modula o metabolismo celular de células de câncer de ovário por meio da supressão da captação de glicose mediada por GLUT-1/-3, adipogênese e formação de gotículas de lipídios no desenvolvimento e progressão do tumor. MAP30 também induz aumento na concentração de íons Ca^{++} intracelular, o que desencadeia a morte de células cancerosas mediada por ROS por apoptose e ferroptose. Coletivamente, essas descobertas sugerem que o MAP30 natural é suplemento não tóxico que pode melhorar os resultados quimioterápicos e beneficiar pacientes com câncer de ovário com metástases peritoneais (Chan, 2020).
   b) Extrato de mamão amargo inibe a tumorogenicidade e torna sensíveis células do câncer de ovário antes resistentes à cisplatina ao ativar a cascata AMPK (Yung, 2016).
   c) *Kuguacin J* isolado das folhas do melão amargo modula a sensibilidade ao paclitaxel das células do câncer de ovário resistentes a ele (Pitchakarn, 2017).

20. **Câncer endometrial.** Nada encontramos.

21. **Câncer de colo uterino**
   a) Melão amargo aumenta o número e função das células *natural killer* no câncer de colo uterino nas pacientes sob radioterapia (Pongnikorn, 2003).
   b) Novo triterpeno do tipo cucurbitano da *M. charantia*, exibe significante atividade contra linhagem HeLa, câncer cervical humano por papilloma vírus 18, com IC$_{50}$ de apenas 11,18μM (Yue, 2020).

22. **Linfomas.** Nada encontrado.

23. **Leucemia**
   a) Inibe a leucemia de células T. A leucemia do adulto tipo T-cel (ATL) é causada pelo HTLV-I (*human T-cell leukaemia* vírus *type I*) e é resistente à quimioterapia convencional.
   b) Leucemia de células T do adulto é causada por infecção pelo HTLV-1 (*human T-cell leukaemia* vírus *type I*) e é resistente à quimioterapia convencional. Foram testadas 7 linhagens: ATL-*related human leukaemia cells* usando três linhagens ATL (ED, Su9T01 e S1T), duas linhagens de células T humanas transformadas pela infecção por HTLV-I (HUT-102 e MT-2) e duas linhagens de leucemia linfoblástica aguda de células T humana negativa para o HTLV-I (Jurkat e MOLT-4). Selecionaram-se extratos etanólico com efeito superior ao da genisteína. O maior efeito inibidor foi com o extrato das folhas do *Vaccinium virgatum* Aiton (mirtilo) sobre 4 linhagens, ED, Su9T01, HUT-102 e Jurkat. Em segundo lugar ficou o extrato das sementes da *Momordica charantia* em 3 linhagens, Su9T01, HUT-102 e Jurkat (Kai, 2011).
   c) Ácido alfa-eleosteárico diminui a proliferação e aumenta a apoptose em células HL60 da leucemia humana.

24. **Câncer de bexiga**
   Apoptose e diminuição da proliferação em células do câncer de bexiga urinária humano (Hao, 2014).

Conclusão

Viva a Momordica. Porque é tão difícil consegui-la para prescrever. Porque foi proibida uma planta tão preciosa no tratamento de tantas doenças.

Referências

1. Abstracts and papers in full on the site www.medicinabiomolecualr.com.br
2. Akihisa T, Higo N, Tokuda H, et al. Cucurbitane-type triterpenoids from the fruits of Momordica charantia and their cancer chemopreventive effects. J Nat Prod. Aug;70(8):1233-9, 2007.
3. Ali MM, H Borai I, Ghanem HM, H,et al. The prophylactic and therapeutic effects of Momordica charantia methanol extract through controlling different hallmarks of the hepatocarcinogenesis. Biomed Pharmacother. Feb;98:491-498;2018.
4. Bai LY, Chiu CF, Chu PC, et al. A triterpenoid from wild bitter gourd inhibits breast cancer cells. Sci Rep. Mar 1;6:22419;2016.
5. Bhattacharya S, Muhammad N, Steele R, et al. Immunomodulatory role of bitter melon extract in inhibition of head and neck squamous cell carcinoma growth. Oncotarget. May 31;7(22):33202-9; 2016.
6. Bhattacharya S, Muhammad N, Steele R, et al. Bitter Melon Enhances Natural Killer-Mediated Toxicity against Head and Neck Cancer Cells. Cancer Prev Res (Phila). Jun;10(6):337-344;2017.
7. Balázs A. Orv Hetil. Role of phytotherapy in the prevention and treatment of obesity. [Article in Hungarian] May 9;151(19):763-73, 2010.
8. Chan DW, Yung MM, Chan YS, et al. MAP30 protein from Momordica charantia is therapeutic and has synergic activity with cisplatin against ovarian cancer in vivo by altering metabolism and inducing ferroptosis. Pharmacol Res. Nov;161:105157, 2020.

9. Dandawate PR, Subramaniam D, Padhye SB, Anant S. Bitter melon: a panacea for inflammation and cancer. Chin J Nat Med. 14(2):81-100;2016.
10. Dhar D, Deep G, Kumar S, et al. Bitter melon juice exerts its efficacy against pancreatic cancer via targeting both bulk and cancer stem cells. Mol Carcinog. Sep;57(9):1166-1180, 2018.
11. Dhar D, Raina K, Kumar D, et al. Mol Carcinog. Bitter melon juice intake with gemcitabine intervention circumvents resistance to gemcitabine in pancreatic patient-derived xenograft tumors. Oct;59(10):1227-1240, 2020.
12. Dia VP, Krishnan HB. BG-4, a novel anticancer peptide from bitter gourd (Momordica charantia), promotes apoptosis in human colon cancer cells. Sci Rep. Sep 15;6:33532;2016.
13. Fan X1, He L1, Meng Y, et al. A-MMC and MAP30, two ribosome-inactivating proteins extracted from Momordica charantia, induce cell cycle arrest and apoptosis in A549 human lung carcinoma cells. Mol Med Rep. May;11(5):3553-8, 2015.
14. Fang EF, Zhang CZ, Ng TB, et al. Momordica Charantia lectin, a type II ribosome inactivating protein, exhibits antitumor activity toward human nasopharyngeal carcinoma cells in vitro and in vivo. Cancer Prev Res (Phila). Jan;5(1):109-21;2012.
15. Fang EF, Zhang CZ, Wong JH, et al. The MAP30 protein from bitter gourd (Momordica charantia) seeds promotes apoptosis in liver cancer cells in vitro and in vivo. Cancer Letters, 08 May 324(1):66-74, 2012.
16. Farooqi AA, Khalid S, Tahir F, et al. Bitter gourd (Momordica charantia) as a rich source of bioactive components to combat cancer naturally: Are we on the right track to fully unlock its potential as inhibitor of deregulated signaling pathways. Food Chem Toxicol. May 10;2018.
17. Frame AD, Ríos-Olivares E, De Jesús L, et al. Plants from Puerto Rico with anti-Mycobacterium tuberculosis properties P R Health Sci J. Sep;17(3):243-52,1998.
18. Grossmann ME, Mizuno NK, Dammen ML, et al. Eleostearic Acid inhibits breast cancer proliferation by means of an oxidation-dependent mechanism. Cancer Prev Res (Phila). Oct;2(10):879-86; 2009.
19. Hao L 1, Zhang ZG, Han CH, et al. Expression of Momordica charantia MAP30 and its anti-tumor effect on bladder cancer cells. Minerva Urol Nefrol. Dec 17, 2014.
20. Jiang Y, Miao J, Wang D, et al. MAP30 promotes apoptosis of U251 and U87 cells by suppressing the LGR5 and Wnt/β-catenin signaling pathway, and enhancing Smac expression. Oncol Lett. Apr;15(4):5833-5840, 2018.
21. Jun Yin, Hanjie Zhang, and Jianping Ye. Traditional Chinese Medicine in Treatment of Metabolic Syndrome. Endocr Metab Immune Disord Drug Targets. June; 8(2): 99–111, 2008.
22. Kai H, Akamatsu E, Torii E, et al. Inhibition of proliferation by agricultural plant extracts in seven human adult T-cell leukaemia (ATL)-related cell lines. J Nat Med. Jul;65(3-4):651-5, 2011.
23. Kobori M1, Ohnishi-Kameyama M, Akimoto Y, et al. Alpha-eleostearic acid and its dihydroxy derivative are major apoptosis-inducing components of bitter gourd. J Agric Food Chem. Nov 26;56(22):10515-20, 2008.
24. Kupradinun P, Tepsuwan A, Tantasi N, et al. Anticlastogenic and anticarcinogenic potential of Thai bitter gourd fruits. Asian Pac J Cancer Prev. 12(5):1299-305, 2011.
25. Lee YV, Choi SB, Wahab HA, et al. Applications of Ensemble Docking in Potential Inhibitor Screening for Mycobacterium tuberculosis Isocitrate Lyase Using a Local Plant Database. J Chem Inf Model. May 28;59(5):2487-2495,2019.
26. Li Chia-Jung, Tsang Shih-Fang, Tsai Chun-Hao, et al. Momordica charantia Extract Induces Apoptosis in Human Cancer Cells through Caspase- and Mitochondria-Dependent Pathways. Evidence-Based Complementary and Alternative Medicine,, Article ID 261971, vol. 2012, pg11, 2012.
27. Limtrakul P, Khantamat O, Pintha K. Inhibition of P-glycoprotein activity and reversal of cancer multidrug resistance by Momordica charantia extract. Cancer Chemother Pharmacol. Dec;54(6):525-30, 2004.
28. McCarty MF. Does bitter melon contain an activator of AMP-activated kinase?. Med Hypotheses. 63(2):340-3, 2004.
29. Manoharan G, Jaiswal SR, Singh J. Effect of α, β momorcharin on viability, caspase activity, cytochrome c release and on cytosolic calcium levels in different cancer cell lines. Mol Cell Biochem. Mar;388(1-2):233-40, 2014.
30. Minari JB, Okelola CA, Ugochukwu NC. Analysis of Kras gene from induced pancreatic cancer rats administered with Momordica charantia and Ocimumbasilicum leaf extracts. J Tradit Complement Med. May 3;8(2):282-288;2017.
31. Moon HS, Guo DD, Lee HG, et al. Alpha-eleostearic acid suppresses proliferation of MCF-7 breast cancer cells via activation of PPAR-gamma and inhibition of ERK 1/2. Cancer Sci. Feb;101(2):396-402;2010.
32. Nguyen BC, Taira N, Maruta H, Tawata S. Artepillin C and Other Herbal PAK1-blockers: Effects on Hair Cell Proliferation and Related PAK1-dependent Biological Function in Cell Culture. Phytother Res. Jan;30(1):120-7, 2016.
33. Pan WL, Wong JH, Fang EF, et al. Preferential cytotoxicity of the type I ribosome inactivating protein alpha-momorcharin on human nasopharyngeal carcinoma cells under normoxia and hypoxia. Biochem Pharmacol. Jun 1;89(3):329-39;2014.
34. Pitchakarn P1, Suzuki S, Ogawa K, et al. Induction of G1 arrest and apoptosis in androgen-dependent human prostate cancer by Kuguacin J, a triterpenoid from Momordica charantia leaf. Cancer Lett. Jul 28;306(2):142-50, 2011.
35. Pitchakarn P1, Suzuki S, Ogawa K, et al. Kuguacin J, a triterpeniod from Momordica charantia leaf, modulates the progression of androgen-independent human prostate cancer cell line, PC3. Food Chem Toxicol. Mar;50(3-4):840-7, 2012.
36. Pitchakarn P, Umsumarng S, Mapoung S, et al. Kuguacin J isolated from bitter melon leaves modulates paclitaxel sensitivity in drug-resistant human ovarian cancer cells. J Nat Med. Oct;71(4):693-702, 2017.
37. Pongnikorn S, Fongmoon D, Kasinrerk W, Limtrakul PN. Effect of bitter melon (Momordica charantia Linn) on level and function of natural killer cells in cervical cancer patients with radiotherapy. J Med Assoc Thai. Jan;86(1):61-8, 2003.
38. Pratibha V. Nerurkar, Yun Kyung Lee. Lipid lowering effects of Momordica charantia (Bitter Melon) in HIV-1-protease inhibitor-treated human hepatoma cells, HepG2. British Journal of Pharmacology. 148, 1156–1164, 2006.
39. Puri M, Kaur I, Kanwar RK, et al. Ribosome inactivating proteins (RIPs) from Momordica charantia for anti viral therapy. Curr Mol Med. Dec;9(9):1080-94, 2009.
40. Rao CV. Immunomodulatory Effects of Momordica charantia Extract in the Prevention of Oral Cancer. Cancer Prev Res (Phila). Apr;11(4):185-186;2018.
41. Ratna B. Ray, Amit Raychoudhuri1, Robert Steele1 and Pratibha Nerurkar. Bitter Melon (Momordica charantia) Extract Inhibits Breast Cancer Cell Proliferation by Modulating Cell Cycle Regulatory Genes and Promotes Apoptosis. Cancer Res; 70(5) March 1, 2010.

42. Ru P, Steele R, Nerurkar PV, et al. Bitter melon extract impairs prostate cancer cell cycle progression and delays prostatic intraepithelial neoplasia in TRAMP model. Cancer Prev Res (Phila). December; 4(12): 2122–2130, 2011.
43. Rybak S, Lin J, Newton D, Kung H, Monks A, et al. In-vitro antitumor-activity of the plant ribosome-inactivating proteins map-30 and gap-31. Int J Oncol. Nov;5(5):1171-6;1994.
44. Sun Y1, Huang PL, Li JJ, et al. Anti-HIV agent MAP30 modulates the expression profile of viral and cellular genes for proliferation and apoptosis in AIDSrelated lymphoma cells infected with Kaposi's sarcomaassociated virus. Biochem Biophys Res Commun. Oct 5;287(4):983-94, 2001.
45. Sur S, Steele R, Aurora R, et al. Bitter Melon Prevents the Development of 4-NQO-Induced Oral Squamous Cell Carcinoma in an Immunocompetent Mouse Model by Modulating Immune Signaling. Cancer Prev Res (Phila). Apr;11(4):191-202;2018.
46. Tabata K, Hamano A, Akihisa T, Suzuki T. Kuguaglycoside C, a constituent of Momordica charantia, induces caspase-independent cell death of neuroblastoma cells. Cancer Sci. Dec;103(12):2153-8, 2012.
47. Tomoko Konishi, Hideo Satsu, Yasuo Hatsugai, et al. Inhibitory effect of a bitter melon extract on the P-glycoprotein activity in intestinal Caco-2 cells. British Journal of Pharmacology 143, 379–387, 2004.
48. Yue J, Sun Y, Xu J, et al. Cucurbitane triterpenoids from the fruit of Momordica charantia L. and their anti-hepatic fibrosis and anti-hepatoma activities. Phytochemistry. Oct 20;157:21-27;2018.
49. Yue J, Sun Y, Xu J, et al. Four new cucurbitane-type triterpenes from Momordica charantia L. with their cytotoxic activities and protective effects on H(2)O(2)-damaged pancreatic cells. J Nat Med. Jan;74(1):34-40, 2020.
50. Yung MM, Ross FA, Hardie DG, Bitter Melon (Momordica charantia) Extract Inhibits Tumorigenicity and Overcomes Cisplatin-Resistance in Ovarian Cancer Cells Through Targeting AMPK Signaling Cascade. Integr Cancer Ther. Sep;15(3):376-89, 2016.
51. Weng JR, Bai LY, Lin WY. Identification of a Triterpenoid as a Novel PPARγ Activator Derived from Formosan Plants. Phytother Res. 31(11):1722-30;2017.
52. Weng JR, Bai LY, Chiu CF, et al. Cucurbitane Triterpenoid from Momordica charantia Induces Apoptosis and Autophagy in Breast Cancer Cells, in Part, through Peroxisome Proliferator-Activated Receptor γ Activation. Evid Based Complement Alternat Med. 2013:935675;2013.
53. Zhang T, Gao Y, Mao Y, et al. Growth inhibition and apoptotic effect of alpha-eleostearic acid on human breast cancer cells. J Nat Med. Jan;66(1):77-84;2012.
54. Zhang J, Huang Y, Kikuchi T, et al. Cucurbitane triterpenoids from the leaves of Momordica charantia, and their cancer chemopreventive effects and cytotoxicities. Chem Biodivers. Feb;9(2):428-40, 2012.
55. Zhang CZ, Fang EF, Zhang HT, et al. Momordica charantia lectin exhibits antitumor activity towards hepatocellular carcinoma. Invest New Drugs. Feb;33(1):1-11;2015.
56. Zhuo RJ, Wang F, Zhang XH, et al. A-eleostearic acid inhibits growth and induces apoptosis in breast cancer cells via HER2/HER3 signaling. Mol Med Rep. Mar;9(3):993-8;2014.

CAPÍTULO 96

Moringa oleífera, a "árvore maravilhosa" anticâncer

Anti-EBV, HSV, Hepatite B, *M. tuberculosis*; inibe COX-2, iNOS; inibe a via de sinalização PI3K/Akt/mTOR, MAPK, JAK-STAT; ativa p53, p21, Bax, enquanto inibe Bcl-2; diminui Hsp70, Skp2, c-myc mRNA; reduz a expressão do JNK e p38

José de Felippe Junior

Moringa oleifera: tantos efeitos e tão pouco utilizada no controle do câncer. **JFJ**

Moringa oleifera: planta milagrosa, arvore da vida. **Caboclos do sertão**

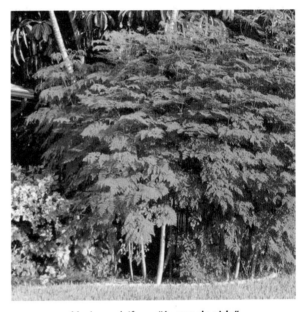

Moringa oleifera **a "árvore da vida"**

Moringa oleifera, Lam. pertence à família das plantas, Moringaceae (ordem Brassicales). Esta família inclui 13 espécies de árvores e arbustos distribuídos nas regiões sub-Himalaias da Arábia, Índia, Madagascar, Nordeste da África e Sudeste da África Ocidental e Sri Lanka. Popularmente é chamada de "**árvore maravilhosa**" e "**árvore da vida**" sendo usada tradicionalmente para curar muitas doenças, incluindo câncer.

A *Moringa oleifera* é chamada de "**planta milagrosa**" por ser eficaz no tratamento de numerosas doenças e ser fonte considerável de gorduras, proteínas, betacaroteno, vitamina C, ferro, potássio e outros nutrientes. Ela cresce rapidamente e se espalha nos trópicos e subtrópicos, atingindo altura de 5-10 metros.

A planta é uma rica combinação de zeatina, quercetina, beta-sitosterol, ácido cafeoilquínico, kaempferol, moringina, moringinina, isotiocianatos e glucosinolatos. Seu óleo contém ácidos oleico, esteárico, palmítico, helênico, araquidônico e tocoferol. Seus compostos flavonoides e fenólicos compreendem: ácido gálico, ácido clorogênico, ácido ferúlico, kempeferol, ácido elágico, quercetina e vanilina presentes no extrato da folha, que é a parte da planta mais rica em compostos fenólicos (Shih, 2011).

As raízes possuem dois alcaloides, a moringina e a moringinina, que funcionam como tônico cardíaco provocando aumento da pressão arterial e possuem uma ação estrogênica inicial no útero seguida de inibição. A raiz é estrogênica e progestacional em baixa dose e antiestrogênica e antiprogestacional em doses mais elevadas.

As sementes possuem componentes ativos, como O-ethyl-4(alpha -L-rhamnosyloxy) benzyl carbamate junto com sete compostos conhecidos, 4(alpha-L--rhamnosyloxy)-benzyl isothiocyanate, niazimicin, niazirin, Beta-sitosterol, glycerol-1- (9-octadecanoate), 3-O-6-O-oleoyl-Beta-D-glucopyranosyl-b-sitosterol e Beta-sitosterol-3-X-O-Beta-D-glucopyranoside, que possuem compostos ativos capazes de inibir o EBV-EA (Epstein-Barr vírus-Early Antigen), este capaz de provocar vários tipos de câncer, carcinogênico.

Sementes com casca e núcleo da semente apresentam níveis significativamente mais altos de glucosinolatos totais (GSs) e isotiocianatos (ITCs) do que os de outros tecidos da Moringa. Foi determinada a capacidade de liberação de sulfeto de hidrogênio (H2S) dos ITCs totais extraídos de diferentes tecidos de Moringa. As sementes de moringa apresentaram a maior capacidade de liberação de H_2S, seguida de raízes, folhas e caules. Os resultados sugerem que os alimentos à base de Moringa podem apresentar benefícios à saúde devido aos seus GSs e ITCs, que são os precursores do H_2S, além dos mecanismos de ação reconhecidos pelos ITCs (Wang, 2018).

Várias partes da planta, como folhas, raízes, frutos, sementes e flores, possuem efeitos antitumoral, antipirético, anti-inflamatório, antiepiléptico, antiespasmódico, antiulceroso, anti-hipertireoidismo, diurético, anti-hipertensivo (planta inteira), hipertensivo (raízes), antidiabético, hipoglicêmico, diminui o colesterol, hepatoprotetor, pode ser purgativo, cardioprotetor, antioxidante, antibacteriano, antituberculose, antifúngico e antiviral. A maioria dos trabalhos utiliza o extrato aquoso das folhas (Guevara, 1999; Anwar, 2007; Posmontier, 2011; Hussain, 2014).

Estruturas de alguns componentes da Moringa oleifera.

A) **4-(4'-O-acetyl-α-L-rhamnopyranosyloxy) benzyl isothiocyanate.**
B) **4-(-L-rhamnopyranosyloxy) benzyl isothiocyanate.**
C) **Niazimicin.**

Alvos moleculares da *Moringa oleifera* no câncer

1. **Antiviral**
   a) Niazimicin (sementes) inibe EBV-EA Epstein-Barr virus-early antigen).
   b) Niaziminin (folhas) inibe a promoção tumoral de células Raji induzidas pela ativação do EBV.
   c) Antiviral contra herpes-vírus e Epstein-Barr vírus.
   d) Inibe replicação viral na hepatite B.
   e) Frutos da *M. oleifera* têm atividade anti-HBV.
   f) Tem efeitos protetores nos genótipos do HBV C transfectados transitoriamente da célula Huh7u (Feustel, 2017).
   g) O extrato etanólico já demonstrou ser significativamente eficaz no alívio de lesões cutâneas herpéticas em camundongos.
   h) Ativa a imunidade celular de camundongos infectados com o vírus do herpes simplex tipo 1 em administração oral do extrato aquoso de folhas de *Moringa oleifera* (Kurokawa, 2016).
2. **Antibacteriana** contra *S. aureus*, *Vibrio cholera*, *E. coli* e antituberculoso.
3. **Antifúngico**
4. Niazimicin é potente agente anticâncer *in vivo* (murino).
5. Inibe a expressão da COX-2 e iNOS na proteína e mRNA – efeitos anticâncer e anti-inflamatório.
6. Efeito antiproliferativo está associado com a indução de apoptose e fragmentação do DNA. Em várias concentrações, o extrato das folhas induz estresse oxidativo por aumento das espécies reativas tóxicas de oxigênio em várias linhagens de tumores humanos.
7. Extrato aquoso das folhas é relativamente seguro quando administrado por via oral.
8. Moringina isolada das sementes da *Moringa oleifera* inibe a via de sinalização JAK-STAT.
9. **Várias neoplasias**
   a) Forte efeito antiproliferativo e potente indutor de apoptose nos cânceres de pulmão, mama, pele, esôfago e pâncreas.
   b) Óleo essencial de sementes da *M. oleifera* é citotóxico para várias linhagens humanas de células neoplásicas *in vitro*: HeLa (cervical), HepG2 (fígado), MCF-7 (mama), CACO-2 (cólon) e L929 (fibroblasto).
   c) O extrato das folhas a frio com água destilada (4°C e concentração de 300mcg/ml) aumenta drasticamente a apoptose, inibe o crescimento tumoral e diminui o estresse oxidativo em células humanas do câncer de pulmão e várias outras linhagens neoplásicas humanas, sem interferir com as células normais. Mais de 90% dos genes testados estavam infrarregulados mais de 2 ve-

zes, enquanto menos de 1% dos genes estavam super-regulados mais de 2 vezes.
d) Nanocompostos da *M. oleifera* provoca apoptose no hepatocarcinoma HepG2, câncer de mama MCF7 e câncer colorretal HCT 116 e Caco-2 *in vitro* (Abd-Rabou, 2017).
e) Extrato de *M. oleifera* possui efeito antiproliferativo em células PC3 do câncer de próstata.
f) Extrato de *M. oleifera* possui efeito antiproliferativo no câncer de pulmão (A549), próstata (PC-3), mama (T47D e MCF-7), cólon (HCT-16 e Colo-205) e leucemia (THP-1, HL-60 e K562) (Diab, 2015).
g) O incremento de células apoptóticas veio confirmar os efeitos citotóxicos dos extratos das folhas de *Moringa oleifera* nas células HCT 116 (raiz: 212%) e células HepG2 (folhas:567,5%) em comparação ao controle (100%) (Abd-Rabou, 2017).

10. **Gliomas**
a) Glucomoringina induz apoptose no **astrocitoma** humano grau IV linhagem CCF-STTG1. Ativa p53 e Bax, enquanto inibe Bcl-2. Provoca estresse oxidativo relacionado com a transcrição do fator Nrf2 e seu regulador CK2 alfa. Grande redução do 5S rRNA, menor componente RNA do ribossomo.
b) Isotiocianato da *Moringa* (moringina) complexado com alfadextrina é nova perspectiva no tratamento do **neuroblastoma** humano linhagem SH-SY5Y. Diminui a proliferação de modo dose-dependente, possui potente ação na inibição da via PI3K/Akt/mTOR, diminui via MAPK por reduzir a expressão do JNK e p38 e finalmente desencadeia apoptose baseado nas expressões da caspase-3, equilíbrio Bax/Bcl-2, p53 e p21 (Giacoppo, 2017).

11. **Câncer de pulmão**
a) *Moringa oleifera* – nanopartículas de ouro modulam oncogene, genes supressores de tumor e ativa caspase-9 em células do câncer de pulmão linhagem A549. Grande aumento da atividade da caspase-9, 3 a 7 e diminuição dos níveis de ATP. Grande aumento do p53 mRNA, proteína SR-p30a, Bax, Smac/DIABLO e clivagem do PARP-1 com aumento de fragmentos 24kDA. Diminuição do Bcl-2, Hsp70, Skp2, Fbw7α, c-myc mRNA. **Igual ao extrato do item b, não patenteável.**
b) Efeito antiproliferativo do extrato aquoso de folhas em células epiteliais do câncer alveolar humano linhagem A549. Ocorre significante aumento das espécies reativas de oxigênio com concomitante diminuição do GSH, redução da expressão da proteína e do mRNA do Nrf2, fragmentação importante do DNA, aumento da expressão da proteína e do mRNA do p53, ativação das caspases-9, 3 a 7, aumento da expressão do Smac/DIABLO, clivagem do PARP-1 em fragmentos 24KDa e 89KDa.
c) Extrato da folha reduz 44-52% a proliferação da linhagem A549.
d) O extrato de folhas com água destilada gelada (4°C e concentração de 300mcg/ml) aumenta drasticamente a apoptose, inibe o crescimento do tumor e diminui o estresse oxidativo nas células cancerígenas do pulmão humano e em várias outras linhas neoplásicas humanas, sem interferir nas células normais. Mais de 90% dos genes testados foram sub-regulados em mais de duas vezes, enquanto menos de 1% dos genes foram super-regulados em mais de duas vezes.

12. **Câncer de esôfago**
a) Efeito antiproliferativo do extrato aquoso das folhas da *Moringa oleifera* sobre as células do câncer de esôfago linhagem SNO. Grande aumento da peroxidação lipídica e fragmentação do DNA. Aumento da externalização da fosfatidilserina, ativação das caspases-9, 3/7 e diminuição dos níveis de ATP. Grande aumento da expressão da proteína Smac/DIABLO e clivagem do PARP-1, resultando em aumento do fragmento 24kDA. Todos provocando apoptose e diminuição da proliferação (Tiloke, 2016).
b) Em células SNO o extrato de folhas provoca apoptose.

13. **Câncer de mama**
a) A raiz da *Moringa oleifera* induz apoptose no câncer de mama de maneira mais eficaz do que os nanocompósitos e seus equivalentes livres (Abd-Rabou, 2017).
b) Fitoquímicos de sementes de *Moringa oleifera*, extrato etanólico fracionado e a citotoxicidade dos extratos e frações foram verificados na câncer de mama MCF7 e células normais MCF10A. A fração hexane possui efeito antiproliferativo nas células cancerígenas MCF7 e citotoxicidade insignificante nas células normais MCF10A (Adebayo, 2017).

14. **Câncer de mama triplo negativo**
a) *Moringa oleifera* tem efeito anticâncer contra a linha celular de câncer de mama triplo negativo MDA-MB-231. Ocorreu redução de 70 a 90% na formação de colônias, bem como na motilidade celular no tratamento com folha e casca. Esses extratos param fortemente a progressão celular na fase G2/M. A apoptose mostrou um aumento notável no número de células apoptóticas: aumento de 7 vezes. Não foram detectadas células

apoptóticas no tratamento com o extrato de sementes (Al-Asmari, 2015).

15. **Câncer de próstata**
    a) Extrato de *M. oleifera* possui efeito antiproliferativo em células PC3 do câncer de próstata (Diab, 2015).
    b) Glucomoringin- isotiocianato induz apoptose e inibe a proliferação do adenocarcinoma humano PC-3 (Jaafaru, 2018).

16. **Câncer de cólon**
    a) Suprime carcinogênese murina de cólon induzida por azoximetano e sulfato sódico de dextran, *in vivo*.
    b) Significante citotoxicidade em células Caco-2 do câncer de cólon humano.
    c) Grande aumento da apoptose em células HCT-8 humanas do câncer colorretal.
    d) *Moringa oleifera* é anticâncer no câncer colorretal, HCT-8. A inibição do crescimento chega a 70-90%, o ciclo celular pára em G2/M e a apoptose aumenta várias vezes. Não foram detectadas células apoptóticas significativas no tratamento com o extrato de sementes (Al-Asmari, 2015).

17. **Hepatoma**
    a) Antiproliferativo no hepatocarcinoma.
    b) Extrato da folha da *Moringa oleifera* induz apoptose em células do carcinoma hepatocelular linhagem HepG2.
    c) Extrato da folha reduz 44 a 52% na proliferação de células HepG2.
    d) Extrato hidroalcoólico diminui drasticamente os níveis de DNA em células HepG2.
    e) Extrato da folha da *M. oleifera* induz apoptose em células do carcinoma hepatocelular humano (Jung, 2015).

18. **Colangiocarcinoma**
    M. oleifera inibe o crescimento e provoca apoptose em células do colangiocarcinoma linhagem RMC-CA1 (Leelawat, 2017).

19. **Câncer de pâncreas**
    a) Extrato aquoso das folhas inibe o NF-KappaB e aumenta a apoptose em células do carcinoma de pâncreas.
    b) Extrato aquoso de folhas diminui NF-kappaB e aumenta o efeito citotóxico da quimioterapia no câncer de pâncreas linhagem, Panc-1, p34 e COLO 357.
    c) Extrato aquoso das folhas inibe o crescimento de células Panc-1, p34 e COLO 357 do câncer de pâncreas. A linhagem Panc-1 induz parada do ciclo celular na fase sub-G1 e reduz a expressão das proteínas p65, p-IkBalfa e IkBalfa nos extratos crus.
    d) O extrato de folha de *Moringa oleifera* inibe significativamente o crescimento de células de carcinoma pancreático humano em cultura, bem como a progressão do ciclo celular, de maneira dependente da concentração. Notavelmente, a redução da viabilidade das células Panc-1 atingiu 100% após a exposição a 2 mg/ml de extrato de Moringa. Até onde sabemos, é a primeira vez que se mostra que a *Moringa oleifera* afeta as células do carcinoma pancreático. A exposição das células Panc-1 ao extrato de folhas de *Moringa oleifera* também reduziu a expressão geral das principais proteínas da família NF-kappaB nas células, bem como os níveis da subunidade da proteína p65 nos núcleos celulares. O extrato aquoso de folhas diminui o NF-kappaB e aumenta o efeito citotóxico da quimioterapia na linhagem de câncer de pâncreas, Panc-1, p34 e COLO 357. O extrato de folhas de *Moringa oleifera* e o regime de cisplatina resultaram em fortes efeitos sinérgicos (Berkovich, 2013).

20. **Câncer de ovário**
    a) Apoptose no câncer de ovário.
    b) A raiz possui alguns efeitos no câncer de ovário. Interfere com os receptores hormonais, vias de citocinas e tremendo efeito nas proteínas G dos sistemas de transdução de sinais provocando diminuição da proliferação em células do câncer de ovário humano.

21. **Melanoma**
    a) Extrato de *Moringa oleifera* Lam. provoca no melanoma grande redução da proliferação, parada do ciclo celular, aumento dos níveis proteicos do p53, p21WAF1/Cip1 e p27Kip1 e diferenciação celular em células B16F10, murino.
    b) Lectina da *M. oleifera* é citotóxica para células B16-F10 do melanoma murino (de Andrade Luz, 2017).
    c) Os frutos da *Moringa oleifera* induzem apoptose via espécies reativas de oxigênio dependente da ativação da AMPK em células A2058 de melanoma humano (Guon, 2017).
    d) Os frutos da *Moringa oleifera* provocam grande redução na taxa de crescimento, proliferação e parada do ciclo celular, ao lado de aumento dos níveis de proteína p53, p21WAF1/Cip1 e p27Kip1 e indução de diferenciação nas células de melanoma B16F10 (Gismondi, 2013).

22. **Leucemia e linfomas**
    a) Extrato etanólico das folhas possui efeito antileucêmico semelhante à droga padrão.
    b) Extrato das folhas possui forte atividade antiproliferativa e apoptótica no câncer de células humanas KB. Induz estresse oxidativo e fragmentação do DNA.

c) Extrato das folhas possui significante efeito citotóxico em células do mieloma múltiplo.

23. **Câncer cervical**

Nanopartículas de prata da *Moringa oleifera* possuem atividade anticâncer em células de carcinoma cervical humano por indução de apoptose (Vasanth, 2014). Suspeita de conflito de interesses.

24. **Mieloma múltiplo**
    a) O isotiocianato produzido a partir de glucomoringin inibe NF-kappaB e reduz o crescimento de mieloma em camundongos *nude in vivo* (Brunelli, 2010).
    b) Diferentes extratos foliares de *Moringa oleifera* geram efeitos citotóxicos significativos nas linhas celulares do mieloma múltiplo humano (Parvathy, 2007).

25. **Diversos**
    a) Pode provocar aborto.
    b) Extrato etanólico das sementes inibe anafilaxia local e sistêmica: reduz a liberação de histamina pelos mastócitos.

Referências

1. Abstracts and papers in full on site www.medicinabiomolecular.com.br.
2. Abd-Rabou AA, Abdalla AM, Ali NA, Zoheir KM. Moringa oleifera Root Induces Cancer Apoptosis more Effectively than Leave Nanocomposites and Its Free Counterpart. Asian Pac J Cancer Prev. 18(8):2141-9;2017.
3. Adebayo IA, Arsad H, Samian MR. Antiproliferative effect on breast cancer (MCF7) of Moringa oleifera seed extracts. Afr J Tradit Complement Altern Med. 14(2):282-7;2017.
4. Al-Asmari AK, Albalawi SM, Athar MT, et al. Moringa oleifera as an Anti-Cancer Agent against Breast and Colorectal Cancer Cell Lines. PLoS One. 10(8):e0135814;2015.
5. Abd-Rabou AA, Abdalla AM, Ali NA, Zoheir KM. Moringa oleifera Root Induces Cancer Apoptosis more Effectively than Leave Nanocomposites and Its Free Counterpart. Asian Pac J Cancer Prev. Aug 27;18(8):2141-2149;2017.
6. Anwar F, Latif S, Ashraf M, Gilani AH. Moringa oleifera: a food plant with multiple medicinal uses. Phytother Res. Jan;21(1):17-25. 2007.
7. Berkovich L, Earon G, Ron I, et al. Moringa Oleifera aqueous leaf extract down-regulates nuclear factor-kappaB and increases cytotoxic effect of chemotherapy in pancreatic cancer cells. BMC Complement Altern Med. Aug 19;13:212;2013.
8. Brunelli D, Tavecchio M, Falcioni C, et al. The isothiocyanate produced from glucomoringin inhibits NF-kB and reduces myeloma growth in nude mice in vivo. Biochem Pharmacol. Apr 15;79(8):1141-8;2010.
9. de Andrade Luz L, Rossato FA, Costa RAPE, et al. Cytotoxicity of the coagulant Moringa oleifera lectin (cMoL) to B16-F10 melanoma cells. Toxicol In Vitro. 44:94-9,2017.
10. Diab KA, Guru SK, Bhushan S, Saxena AK. In Vitro Anticancer Activities of Anogeissus latifolia, Terminalia bellerica, Acacia catechu and Moringa oleifera Indian Plants. Asian Pac J Cancer Prev. 16(15):6423-8;2015.
11. Feustel S, Ayón-Pérez F, Sandoval-Rodriguez A, et al. Protective Effects of Moringa oleifera on HBV Genotypes C and H Transiently Transfected Huh7 Cells. J Immunol Res. 2017:6063850;2017.
12. Giacoppo S, Iori R, Rollin P, et al. Moringa isothiocyanate complexed with α-cyclodextrin: a new perspective in neuroblastoma treatment. BMC Complement Altern Med. 17(1):362;2017.
13. Gismondi A, Canuti L, Impei S, et al. Antioxidant extracts of African medicinal plants induce cell cycle arrest and differentiation in B16F10 melanoma cells. Int J Oncol. 2013 Sep;43(3):956-64;2013.
14. Guon TE, Chung HS. Moringa oleifera fruit induce apoptosis via reactive oxygen species-dependent activation of mitogen-activated protein kinases in human melanoma A2058 cells. Oncol Lett. Aug;14(2):1703-1710;2017.
15. Guevara AP, Vargas C, Sakurai H, et al. An antitumor promoter from Moringa oleifera Lam. Mutat Res. Apr 6;440(2):181-8;1999.
16. Jaafaru MS, Abd Karim NA, Mohamed Eliaser E, et al. Nontoxic Glucomoringin-Isothiocyanate (GMG-ITC) Rich Soluble Extract Induces Apoptosis and Inhibits Proliferation of Human Prostate Adenocarcinoma Cells (PC-3). Nutrients. Aug 27;10(9);2018.
17. Jung IL, Lee JH, Kang SC. A potential oral anticancer drug candidate, Moringa oleifera leaf extract, induces the apoptosis of human hepatocellular carcinoma cells. Oncol Lett. 10(3):1597-604;2015.
18. Hussain S, Malik F, Mahmood S., et al. Review: an exposition of medicinal preponderance of Moringa oleifera (Lank.). Pak J Pharm Sci. 2014 Mar;27(2):397-403;2014.
19. Kurokawa M, Wadhwani A, Kai H, et al. Activation of Cellular Immunity in Herpes Simplex Virus Type 1-Infected Mice by the Oral Administration of Aqueous Extract of Moringa oleifera Lam. Leaves. Phytother Res. May;30(5):797-804;2016.
20. Leelawat S, Leelawat K. Molecular mechanisms of cholangiocarcinoma cell inhibition by medicinal plants. Oncol Lett. 13(2):961-6;2017.
21. Parvathy MVS, Umamaheshwari A. Cytotoxic effect of Moringa Oleifera leaf extracts on human multiple myeloma cultured cell lines. Trends in Medical Research 2. 2(1):44–50;2007.
22. Posmontier B The medicinal qualities of Moringa oleifera. Holist Nurs Pract. Mar-Apr;25(2):80-7;2011.
23. Rajan TS, De Nicola GR, Iori R, et al. Anticancer activity of glucomoringin isothiocyanate in human malignant astrocytoma cells. Fitoterapia. Apr;110:1-7;2016.
24. Shih MC, Chang CM, Kang SM, Tsai ML Effect of different parts (leaf, stem and stalk) and seasons (summer and winter) on the chemical compositions and antioxidant activity of Moringa oleifera. Int J Mol Sci. 12(9):6077-88;2011.
25. Tiloke C, Phulukdaree A, Chuturgoon AA. The Antiproliferative Effect of Moringa oleifera Crude Aqueous Leaf Extract on Human Esophageal Cancer Cells. J Med Food. 2016 Apr;19(4):398-403;2016.
26. Vasanth K, Ilango K, MohanKumar R, et al. Anticancer activity of Moringa oleifera mediated silver nanoparticles on human cervical carcinoma cells by apoptosis induction. Colloids Surf B Biointerfaces. May 1;117:354-9;2014.
27. Wang X, Liu Y, Liu X, et al. Hydrogen Sulfide (H_2S) Releasing Capacity of Isothiocyanates from Moringa oleifera Lam. Molecules. Oct 29;23(11). pii: E2809;2018.

CAPÍTULO 97

Naltrexone em baixa dose é excelente antineoplásico

Aumenta a produção de metaencefalina, uma endorfina que ativa os receptores delta-opioides, os quais produzem o fator de anticrescimento tumoral e provocam diminuição da síntese de DNA e diminuição da mitose via inibição do ciclo celular; o aumento de metaencefalinas mata as células cancerosas durante sua reprodução; estimula a produção de OGF e OGFr para subsequente interação e bloqueio do receptor e diminui a proliferação mitótica; aumenta a expressão de genes pró-apoptóticos BAK1 e BAX; polariza sistema imune de M2/Th2 proliferativo para M1/Th1 antiproliferativo; aumenta o número e a atividade das células *natural killer* e dos linfócitos, particularmente o CD8 citotóxico, aumenta a maturação de células dendríticas da medula óssea

José de Felippe Junior

O naltrexone foi aprovado em 1984 pelo FDA americano para tratar adictos de álcool e opiáceos. Ele possui efeito antagonista específico nos receptores opioides mu e delta do sistema nervoso central e periférico na dose de 50-100mg/dia. Entretanto, em baixa dose, 3-5mg, ao deitar possui efeito agonista nos receptores mu e delta, que provocam efeitos analgésico, anti-inflamatório, e no câncer, efeito antiproliferativo.

Naltrexone é quase completamente absorvido (96%), mas sua biodisponibilidade oral varia entre 5% e 40% devido ao metabolismo de primeira passagem. A meia-vida do naltrexone é de 4 horas sendo uma droga altamente metabolizada (> 98%) – o principal metabólito é o 6-β-naltrexol, com uma meia-vida de 13 horas e ação antagonista nos receptores opioides. A filtração glomerular renal é o modo de eliminação de uma pequena fração de naltrexone não metabolizada, enquanto o 6-β-naltrexol é adicionalmente secretado pelos rins.

A fórmula do naltrexone é $C_{20}H_{23}NO_4$, peso molecular 341,4, de nome químico: (4R,4aS,7aR,12bS)-3-(cyclopropylmethy-4a,9-dihydroxy-2,4,5,6, 7a,13-hexahydro-1H-4,12-methanobenzofuro[3,2-e]isoquinoline-7-one. Outros nomes: Vivitrex, Vivitrol, Celupan, 16590-41-3 e Depade.

O naltrexone doa 2 e é aceptor de 5 elétrons, e assim a molécula é oxidante *in vitro*.

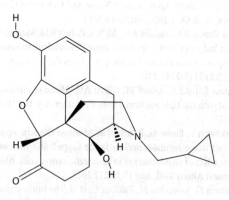

Naltrexone

Em 1981, Ian Zagon e Patrícia McLaughlin mostram pela primeira vez na literatura médica que o naltrexone em alta dose aumenta e em baixa dose diminui o crescimento do neuroblastoma. Acresce que a baixa dose prolonga a vida do camundongo com neuroblastoma. Posteriormente relatam lentificação do crescimento de células do neuroblastoma humano e abrem nova perspectiva no tratamento do câncer com arma totalmente diferente daquelas que dispomos na atualidade.

O Dr. Zagon sugere que o naltrexone em dose baixa (LDN ou *low dose naltrexone*) exerce efeito pequeno e transitório de bloqueio do receptor opioide, que estimula o organismo a compensar este bloqueio aumentando a síntese e a sensibilidade dos receptores, ao lado de aumentar a produção de opioides endógenos: endorfinas, metaencefalinas.

Em 1996, Zagon e McLaughlin mostram a eficácia de baixas doses de naltrexone no câncer de cólon: diminui a incidência e retarda o crescimento tumoral.

Em 2002, Lissoni e colaboradores obtiveram marcante efeito em um tipo de tumor de difícil tratamento, o astrocitoma maligno. Observaram que o uso concomitante da radioterapia com o naltrexone proporcionou maior redução tumoral e maior sobrevida em 1 ano de evolução: 5 sobrevidas em 10 pacientes com radioterapia e naltrexone *vs.* 1 sobrevida em 11 pacientes somente com a radioterapia.

Em outro artigo mostraram que o uso do naltrexone juntamente com a melatonina e a interleucina-2 estimulavam os linfócitos Th1 e suprimiam os linfócitos Th2, enquanto aumentava a linfocitose. A linfocitose é importante fator prognóstico em grande variedade de neoplasias humanas.

Bihari, em 1995, foi o primeiro pesquisador a usar o naltrexone na AIDS com resultados promissores e logo a seguir começou a empregá-lo no tratamento do câncer. Ele utilizou o naltrexone em baixa dose, de modo não cego e não controlado com placebo, em 450 pacientes com os mais diversos tipos de neoplasia que não haviam respondido ao tratamento convencional (cirurgia e/ou quimioterapia e/ou radioterapia). No seguimento clínico, 96 pacientes foram descartados do estudo porque não seguiram o protocolo estabelecido ou se perderam por outros motivos. Dos 354 pacientes restantes, 84 morreram nas primeiras 8 a 12 semanas do início do naltrexone devido à grande gravidade da doença deste grupo de pacientes, que já haviam se submetido ao tratamento convencional sem apresentarem resposta. Dos 270 pacientes restantes, 220 receberam o naltrexone durante seis meses ou mais. Destes 220 pacientes com naltrexone por maior período tempo e que tomaram regularmente o medicamento, 86/220 ou quase 40% apresentaram redução do volume tumoral igual ou superior a 75%. Dos 134 pacientes restantes, 125/220 ou 56,8% apresentaram estabilização ou estavam caminhando para remissão, porém não atingiram o critério de redução tumoral de 75% e 9/220 ou 4% mostraram progressão do tumor.

Os pacientes que responderam ao tratamento com naltrexone eram justamente aqueles que apresentavam receptores opioides em sua membrana celular: bexiga, mama, tumor carcinoide, colorretal, melanoma maligno, mieloma múltiplo, neuroblastoma, ovário, glioblastoma multiforme, fígado, pulmão (não *oat cell*), leucemia linfocítica crônica, linfoma de Hodgkin, linfoma não Hodgkin, próstata, pâncreas, útero, carcinoma renal e câncer de cabeça e pescoço. É importante frisar que os pacientes que nunca haviam recebido quimioterapia responderam melhor ao tratamento com o naltrexone. Sabe-se que a quimioterapia provoca profundas alterações no sistema imunológico com imunossupressão das defesas antiagentes infecciosos e anticélulas neoplásicas.

Em 2006, Berkson teve a oportunidade de tratar paciente com adenocarcinoma de pâncreas com metástases hepáticas, considerado em estado terminal por equipe de oncologistas de um hospital universitário de elevada reputação. Com o emprego do naltrexone em baixas doses, do ácido alfa lipoico e de apoio nutricional, conseguiu o desaparecimento dos sintomas e estabilização do tumor por tempo bem prolongado, mais que 3 anos. O paciente começou a se sentir muito bem, sem nenhum sintoma e parou por conta própria os medicamentos. Quatro meses após parar o naltrexone apresentou progressão da doença.

Felippe Jr conseguiu os mesmos resultados em alguns pacientes com câncer de pâncreas. Um deles, com adenocarcinoma de pâncreas com metástases hepáticas e carcinomatose peritoneal, considerado em estado terminal e com 3 meses de sobrevida pelo oncologista. Com naltrexone, fitoterápicos, ácido lipoico por via intravenosa, ao lado do afastamento dos fatores causais e terapia oncológica o paciente livrou-se de todos os tumores em 4 meses e teve sobrevida de quase 6 anos.

Mecanismo de ação

O naltrexone, administrado em baixa dose ao deitar, bloqueia os receptores opiáceos endógenos por curto período de tempo. Durante o bloqueio dos receptores, o organismo produz grandes quantidades de endorfinas e metaencefalinas como resposta tipo *feedback* positiva, as quais saturam esses receptores quando o naltrexone deixa de ocupá-los. As endorfinas e as metaencefalinas formadas neste processo vão induzir uma resposta imune aguda provocando intensa linfocitose com proliferação de linfócitos Th1 e supressão dos linfócitos Th2.

O naltrexone ingerido ao deitar provoca na hipófise aumento agudo da produção de beta-endorfina e nas suprarrenais provoca aumento agudo da produção de metaencefalina. Cerca de 90% dessas substâncias são sintetizadas entre 2 e 4 horas da manhã e permanecem elevadas durante o dia inteiro.

O naltrexone aumenta de 2 a 3 vezes a produção de metaencefalina, uma endorfina que ativa os receptores delta-opioides, os quais produzem o fator de anticrescimento tumoral relacionado à endorfina. As metaencefalinas provocam diminuição do crescimento tumoral, diminuição da síntese de DNA e diminuição da mitose via inibição do ciclo celular. O tumor exposto à metaencefalina apresenta aumento de células na fase G0/G1 e diminuição das células na fase S e G2/M, o que provoca drástica diminuição da proliferação celular neoplásica. Não provoca citotoxicidade.

O naltrexone induz aumento do número, densidade e sensibilidade dos receptores opiáceos na membrana celular do tumor, fazendo com que tais células sejam mais responsivas aos efeitos inibidores do crescimento tumoral das endorfinas ali presentes, provocando apoptose das células neoplásicas. A presença de endorfinas no momento que as células estão se dividindo provoca sua morte.

O nível aumentado de endorfinas aumenta o número e a atividade das células *natural killer*, principais células do sistema imune envolvidas no combate das células cancerosas. Ao lado do aumento das células NK, as endorfinas interferem em outra via de controle do câncer aumentando o número e a função dos linfócitos, particularmente o CD8 citotóxico.

Altas doses de naltrexone bloqueiam completamente os receptores das endorfinas e encefalinas, enquanto baixas doses provocam o aumento da produção desses elementos, que permanecem elevadas durante o dia todo. Como a vida útil do naltrexone em baixa dose é apenas de 3 a 4 horas, eles desocupam rapidamente os receptores opiáceos e são ocupados pelas endorfinas provocando sensação de bem-estar geral e de energia com desaparecimento do cansaço e diminuição da dor, ao lado dos efeitos no sistema imune e no câncer.

O que acabamos de expor constitui-se em um novo método de controle desta doença metabólica crônica. Os diferentes mecanismos de ação contemplando tanto os efeitos na própria célula tumoral como os efeitos no sistema imunológico, ao lado das observações da grande eficácia em pacientes não responsivos ao tratamento convencional, fazem dessa estratégia uma das potentes armas que dispomos no momento.

Recentemente, entenderam-se melhor os efeitos do naltrexone. Zagon, em 2013, discorreu sobre o fator de crescimento opioide, OGF. O OGF é um peptídeo opioide nativo (Met5-encefalina) que interage com o receptor OGFr. OGF serve como um tônico negativo para o crescimento das neoplasias, e o eixo OGF-OGFr contribui para a manutenção do equilíbrio da proliferação celular, tendo como alvo a inibição das ciclina-dependente-quinase (CDKs), diminuindo, dessa forma, a proliferação mitótica.

O naltrexone em baixa dose aumenta o OGF e OGFr e provoca diminuição da proliferação mitótica em vários tipos de neoplasias. Ele aumenta também a expressão de genes pró-apoptóticos BAK1 (bcl2-*antagonist/killer 1*) e BAX (bcl2-*associated X protein*).

O efeito citotóxico da quimioterapia é drasticamente aumentado com o tratamento prévio com baixa dose de naltrexone (Zagon e Jaglowski, 2005; Wai, 2016).

O naltrexone em doses baixas é capaz de reduzir o crescimento do tumor, interferindo na sinalização celular, bem como modificando o sistema imunológico. Atua como antagonista do receptor do fator de crescimento opioide (OGFr) e o eixo OGF-OGFr é uma via biológica inibitória presente em células e tecidos cancerígenos humanos, sendo alvo de tratamento com naltrexone em dose baixa (LDN). LDN mostra resultados promissores para pessoas com câncer primário de bexiga, mama, fígado, pulmão, linfonodos, cólon e reto (Couto, 2021).

Em outras palavras:

Em "doses baixas" que variam de 1 a 5 mg, o naltrexone atua como modulador da glia. Liga-se especificamente ao receptor Toll-like 4, onde atua como antagonista. O naltrexone em baixa dose reduz a síntese de TNF-alfa e interferon-beta. Consequentemente, as células microgliais ativadas que expressam o receptor Toll-like 4 exercem um perfil pró-inflamatório atenuado. O alcance e a importância da sinalização neuronal do receptor 4 do tipo Toll ainda está em debate com investigações *in vivo* e *in vitro*, enfatizando seu papel na neuroinflamação, um papel tradicionalmente reservado para a glia no sistema nervoso central (SNC) (Toljoi, 2018).

Naltrexone em doses ultrabaixas

O naltrexone em doses ultrabaixas (ULDN) refere-se a uma faixa de dosagem quando são usadas quantidades inferiores a 1 micrograma de medicamento. Seu mecanismo de ação está relacionado a uma resposta celular bimodal aos opioides. Além de sua resposta inibitória acoplada a Gi, os opioides induzem resposta estimulatória concomitante e menos evidente acoplada a Gs. Nós não usamos ULDN.

Naloxona

A naloxona ou a 17-alil-3,14-di-hidroxi-4,5α-epoximorfinan-6-ona é um potente antagonista do receptor opioide puro. Geralmente é administrado por injeção parenteral, embora a formulação intranasal também esteja disponível. A meia-vida sérica varia de 30 a 80 min. É metabolizado pelo fígado em naloxona-3-glucuronido como metabólito principal. A excreção de metabólitos ocorre principalmente pela urina e até 40% são eliminados nas primeiras seis horas após a administração. Nós não usamos naloxona.

Metilnaltrexona

Nós não usamos metilnaltrexona.

Dose sugerida no câncer:

Naltrexone 5mg

    Espironolactona 3mg

Tomar 1cp ao deitar à noite para dormir. Pausa aos sábados e domingos.

A espironolactona aumenta a eficácia do naltrexone em 30%.

Naltrexone: alvos moleculares no câncer

1. Aumenta beta-endorfinas e metaencefalinas.
2. Naltrexone em baixa dose é útil no tratamento da dor crônica (Younger, 2014).
3. Naltrexone em baixa dose estimula a produção de OGF e OGFr para subsequente interação e bloqueio do receptor (Zagon, 2013).
4. Aumenta o número de linfócitos.
5. Ativa Th1(imunoestimulante) e inibe Th2 (imunossupressor).
6. Ativa as células *natural killer* e CD8 citotóxico.
7. Diminui a síntese de DNA.
8. Para o ciclo celular em G0/G1 com diminuição da proliferação celular e aumento da apoptose.
9. Aumenta a expressão de genes pró-apoptóticos BAK1 (*bcl2-antagonist killer 1*) e BAX (*bcl2-associated X protein*).
10. LDN aumenta a maturação de células dendríticas da medula óssea. Acontece nestas células 1-regulação para cima da expressão do MHC II, CD40, CD83, CD80 e CD86; 2-aumento da secreção de IL-12 e TNF-alfa (Meng, 2018).
11. Naltrexone em doses baixas regula a expressão de genes relacionados à imunomodulação aos pró-apoptóticos BAD e BIK1. O uso prolongado aumenta a citotoxicidade da quimioterapia (Liu, 2018).
12. **Vários tipos de câncer**
    a) Zagon e Donahue, em 2009, avaliaram o eixo OGF/OGFr por meio de imuno-histoquímica em 31 linhagens de câncer, representando 90% de todas as neoplasias humanas, quais sejam: gliomas, pulmão, mama, cavidade oral, faringe, esôfago, estômago, fígado, pâncreas, cólon, reto, bexiga, pele, mieloma, leucemias e glândulas endócrinas. Verificaram nestas linhagens: presença de OGF e de OGFr, presença de efeito proliferativo na ausência de OGF e redução da proliferação na presença do OGF. Naltrexone em dose baixa aumenta a expressão do OGF/OGFR.
    b) Naltrexone em baixa dose tem como alvo o binômio OGF/OGFr (fator de crescimento opioide/receptor do fator de crescimento. opioide) para inibir a proliferação do câncer: pancreático, epidermoide e colorretal (Donahue, 2011).
    c) Três linhas celulares de câncer humano: adenocarcinoma pancreático MIA PaCa-2, adenocarcinoma do cólon HT-29 e carcinoma espinocelular da cabeça e pescoço CAL-27 e OGF e o antagonista opioide do naltrexone (NTX) foram selecionados em uma dosagem $10^{(-6)}$M porque são conhecidos respectivamente por reprimir ou aumentar a replicação celular. A ação inibitória (OGF) ou estimuladora (NTX) no crescimento celular na cultura de tecidos não se deve a alterações nas vias apoptóticas ou necróticas (Zagon, 2003). Ressaltamos: na cultura de células, que é completamente diferente do efeito *in vivo*.
    d) Três cânceres humanos diferentes (carcinoma pancreático, do cólon e de células escamosas da cabeça e pescoço), representados por sete linhas celulares de câncer diferentes (PANC-1, MIA PaCa-2, BxPC-3, CAL-27, SCC-1, HCT-116 e HT-29) foram avaliados. O fator de crescimento opioide (OGF) e o antagonista do naltrexone (NTX) nas concentrações de $10^{(-4)}$ a $10^{(-6)}$ M, não alteraram a migração celular, quimiotaxia ou invasão de qualquer linha de células cancerígenas. OGF e NTX na concentração de $10^{(-6)}$ M e incubação por 24 ou 72h, não alteraram a adesão dessas células cancerígenas ao colágeno I, colágeno IV, fibronectina, laminon ou vitronectina. Estes resultados indicam que as ações inibitórias ou estimulantes de OGF e NTX, respectivamente, na replicação e crescimento celular são independentes da migração celular, quimiotaxia, invasão e propriedades adesivas (Zagon, 2007).
13. **Gliomas**
    a) Naltrexone em baixa dose (LDN) diária de 1 a 5 mg reduziu a resposta inflamatória glial modulando a sinalização do receptor Toll-like 4, além de regular para cima a sinalização opioide endógena por bloqueio transitório do receptor opioide (Toljan, 2018).
    b) Os autores descobriram uma sobrevida mais longa em pacientes com tumor cerebral tratados com radioterapia mais LDN do que naqueles que receberam apenas radioterapia, sugerindo o envolvimento *in vivo* de peptídeos opioides endógenos na regulação do crescimento de astrocitomas malignos (Lissoni, 1993).
    c) Uso concomitante da radioterapia com o naltrexone proporcionou maior redução tumoral e maior sobrevida (Lissoni, 2002).

14. **Neuroblastoma**
    Naltrexone lentifica o crescimento do neuroblastoma humano (Zagon, 1981).
15. **Carcinoma de língua**
    a) Remissão de longo prazo de carcinoma adenoide cístico de língua com baixa dose de naltrexone e vitamina D3 – caso clínico (Khan, 2014).
    b) OGF e naltrexone em dose baixa aumentam a latência de tumores murinos visíveis em até 1,6 vez. OGF, naltrexone em dose baixa e tratamento com imiquimod reduzem acentuadamente o volume e o peso do tumor e diminuem a síntese de DNA nos tumores (McLaughlin, 2012).
17. **Câncer de pulmão**
    a) Adenocarcinoma pouco diferenciado de pulmão que respondeu completamente ao naltrexone em baixa dose (Miskoff, 2018).
    b) O naltrexone em doses baixas é capaz de reduzir o crescimento do tumor, interferindo na sinalização celular no câncer pulmonar (Couto, 2021).
18. **Câncer de mama triplo negativo**
    Eixo OGF-OGFr inibe a proliferação do câncer de mama triplo negativo (Zagon e Porterfield, 2013) e naltrexone aumenta os níveis do OGF-OGFr.
19. **Câncer de cólon**
    a) O fator de crescimento opioide (OGF) inibe tonicamente a proliferação de células de câncer de cólon humano em cultura de tecidos (Zagon, 1996).
    b) Camundongos *nude* inoculados com câncer de cólon humano (HT-29) e recebendo 0,1 mg/kg de naltrexone (LDN) iniciando imediatamente após a injeção de células tumorais exibiram retardo acentuado na tumorigenicidade. Essa dosagem de LDN, que bloqueou os receptores opioides por 6-8h/dia, resultou em um atraso de 2,4 vezes no aparecimento do tumor em comparação aos indivíduos controle. Aos 10 dias período de tempo que todos os camundongos controle apresentavam tumores, 80% dos camundongos no grupo LDN 0,1 mg/kg não apresentavam sinais de neoplasia. A capacidade de ligação, mas não a afinidade, de [3H] [Met5]-encefalina foi reduzida em 85% dos níveis de controle no tecido tumoral de camundongos do grupo 0,1 LDN. Os níveis plasmáticos, mas não tumorais, de [Met5] encefalina foram elevados (2,5 vezes) em contraste com os valores de controle. Esses resultados sugerem que o bloqueio intermitente diário dos receptores opioides com LDN provoca a interação de opioides e receptores no intervalo após a disponibilidade do medicamento, com opioides servindo para inibir a tumorigenicidade do câncer de cólon humano (Hytrek-Zagon, 1996).
    c) Ao contrário dos controles, as células do câncer de cólon humano HT-29 expostas ao OGF tinham 57% menos colônias, e essas colônias foram reduzidas em 75% na área. As alterações induzidas por OGF foram abolidas pelo tratamento concomitante com naloxona, indicando um mecanismo mediado por receptor para a atividade peptídica. O bloqueio contínuo das interações receptor-opioide com o antagonista opioide potente e de ação prolongada, naltrexone (LDN), revelou aumento de 81 e 49% no número e área, respectivamente, de colônias em comparação aos níveis de controle. Esses dados sugerem que o OGF é tonicamente ativo em células neoplásicas que crescem em meio ágar. Efeitos semelhantes no crescimento independente da ancoragem por OGF e LDN observados para células HT-29 foram registrados em células de adenocarcinoma pancreático (Mia PaCa-2, Panc-1) e carcinoma espinocelular de cabeça e pescoço (CAL-27). Esses resultados usando condições independentes de ancoragem são consistentes com dados anteriores, mostrando que o OGF pode influenciar acentuadamente o crescimento do tumor em xenoenxertos (Zagon, 2004).
17. **Câncer de fígado**
    a) Hepatoblastoma de criança responde ao OGF e o naltrexone em baixa dose aumenta a concentração do OGF.
    b) Hepatoblastoma tratado com ressecção cirúrgica mais OGF/naltrexone em baixa dose com desaparecimento total dos tumores e longa sobrevida – 2 casos (Rogosnitsky, 2013).
18. **Câncer de pâncreas**
    a) Remissão de adenocarcinoma de pâncreas com metástases hepáticas com naltrexone e ácido lipoico (Berkson, 2006).
    b) OGF inibe a proliferação de células do câncer pancreático, BxPC-3 (Cheng, 2008).
    c) Células do câncer pancreático são inibidas pelo OGF (Zagon, 1999).
19. **Câncer de ovário**
    a) Naltrexone em baixa dose suprime o câncer de ovário e a inibição aumenta quando combinado com a cisplatina (Donahue, 2011).
    b) OGF (opioid growth fator) e naltrexone em baixa dose suprime a progressão do câncer de ovário humano SKOV-3 implantado no camundongo. OGF ou naltrexone em baixa dose reduzem drasticamente o número e volume dos nódulos neoplásicos por inibir a proliferação e a angiogênese (Donahue, 2011)
    c) Naltrexone tem como alvo o fator de crescimento opioide/receptor do fator de crescimento

opioide (OGF/OGFr) no tratamento do câncer de ovário (Zagon, 2013).
   d) A proliferação do câncer de ovário linhagens OVCAR-3, SKOV-3, SW626, CAOV-3 e HEY é regulada pelo eixo OGF-OGFR (Donahue, 2009).
   e) Baixa dose de naltrexone aproveita a própria química do corpo para tratar o câncer de ovário humano (Exp Biol Med, 2011).
23. **Linfoma de Hodgkin.** Nada encontrado.
24. **Linfoma não Hodgkin**
    Em 1 paciente com linfoma de células B houve reversão dos sinais e sintomas usando naltrexone em baixa dose (Berkson, 2007).
25. **Ovário policístico**
    a) O tratamento prolongado com LDN reduz a secreção exagerada de insulina em pacientes com doença dos ovários policísticos (Fulghesu, 1993).
    b) LDN reduz a hiperinsulinemia e resistência à insulina pelo bloqueio do receptor de opiáceos na síndrome dos ovários policísticos com acanthosis nigricans (Givens, 1987.
26. **Câncer de tiroide**
    O eixo OGF-OGFr inibe a proliferação do câncer folicular de tiroide, câncer anaplástico de tiroide (KAT-18) (McLaughlin, 2009).
27. **Outros efeitos**
    O naltrexone reduz o prurido devido a colestase, uremia, na peridural com morfina e, possivelmente, dermatite atópica e urticária. Ele tem a conveniência de administração oral e uma meia-vida mais longa.

Conclusão

LDN mais uma descoberta ao acaso que proporcionou muitos benefícios para os seres humanos. Acaso!

Referências

1. Abstracts and papers in full at site: www.medicinabiomolecualr.com.br
2. Afsharimani B, Cabot P, Parat MO. Morphine and tumor growth and metastasis. Cancer Metastasis Rev. 30:225-2.38;2011.
3. Berkson BM, Rubin DM, Berkson AJ. The long-term survival of a patient with pancreatic cancer with metastases to the liver after treatment with the intravenous alpha-lipoic acid/low-dose naltrexone protocol. Integr Cancer Ther. 5(1):83-9;2006.
4. Berkson BM, Rubin DM, Berkson AJ. Reversal of signs and symptoms of a B-cell lymphoma in a patient using only low-dose naltrexone. Integr Cancer Ther. 6(3):293-6;2007.
5. Bihari B. First Annual low dose naltrexone conference at the New York Academy of Sciences; June 11; 2005.
6. Caballero-Hernández D, Weber RJ, Hicks ME, et al. Potentiation of rat lymphocyte proliferation by novel non-peptidic synthetic opioids. Int Immunopharmacol. 5(7-8):1271-8;2005.
7. Chen YL, Law PY, Loh HH. Inhibition of akt/protein kinase B signaling by naltrindole in small cell lung cancer cells. Cancer Res. 64(23):8723-30;2004.
8. Cheng F, McLaughlin PJ, Verderame MF, Zagon IS. The OGF-OGFr axis utilizes the p21 pathway to restrict progression of human pancreatic cancer. Mol Cancer. 7:5;2008.
9. Couto RD, Fernandes BJD. Low Doses Naltrexone: The Potential Benefit Effects for its Use in Patients with Cancer. Curr Drug Res Rev. Jan 26, 2021.
10. Donahue RN, McLaughlin PJ, Zagon IS. Cell proliferation of human ovarian cancer is regulated by the opioid growth factor-opioid growth factor receptor axis. Am J Physiol Regul Integr Comp Physiol. 296(6):R1716-25;2009.
11. Donahue RN, McLaughlin PJ, Zagon IS. Low-dose naltrexone suppresses ovarian cancer and exhibits enhanced inhibition in combination with cisplatin. Exp Biol Med (Maywood). 236(7):883-95; 2011.
12. Donahue RN, McLaughlin PJ, Zagon IS. Low-dose naltrexone targets the opioid growth factor-opioid growth factor receptor pathway to inhibit cell proliferation: mechanistic evidence from a tissue culture model. Exp Biol Med (Maywood). 236(9):1036-50;2011.
13. Donahue RN, McLaughlin PJ, Zagon IS. The opioid growth factor (OGF) and low dose naltrexone (LDN) suppress human ovarian cancer progression in mice. Gynecol Oncol. Aug;122(2):382-8;2011.
14. Exp Biol Med-2011 Jul;236(7):viii. Low-dose naltrexone: harnessing the body's own chemistry to treat human ovarian cancer. PMID:21887861(Maywood); 2011.
15. Fulghesu AM, Lanzone A, Cucinelli F, et al. Long-term naltrexone treatment reduces the exaggerated insulin secretion in patients with polycystic ovary disease. Obstet Gynecol. Aug;82(2):191-7;1993.
16. Gach K, Szemraj J, Stasikowska-Kanicka O, et al. Opioid-receptor gene expression and localization in cancer cells. Cent Eur J Biol. 6:10-15;2011.
17. Gach K, Wyrębska A, Fichna J, Janecka A. The role of morphine in regulation of cancer cell growth. Naunyn Schmiedebergs Arch Pharmacol. 384:221-30;2011.
18. Givens JR, Kurtz BR, Kitabchi AE, et al. Reduction of hyperinsulinemia and insulin resistance by opiate receptor blockade in the polycystic ovary syndrome with acanthosis nigricans. J Clin Endocrinol Metab. Feb;64(2):377-82;1987.
19. Hytrek SD, McLaughlin PJ, Lang CM, Zagon IS. Inhibition of human colon cancer by intermittent opioid receptor blockade with naltrexone. Cancer Lett. 101(2):159-64;1996.
20. Khan A. Long-term remission of adenoid cystic tongue carcinoma with low dose naltrexone and vitamin D3--a case report. Oral Health Dent Manag. 13(3):721-4;2014.
21. Lissoni P, Meregalli S, Fossati V, et al. Radioendocrine therapy of brain tumors with the long acting opioid antagonist naltrexone in association with radiotherapy.Tumori. Jun 30;79(3):198-201, 1993.
22. Lissoni P, Malugani F, Bordin V, et al. A new neuroimmunotherapeutic strategy of subcutaneous low-dose interleukin-2 plus the long-acting opioid antagonist naltrexone in metastatic cancer patients progressing on interleukin-2 alone. Neuro Endocrinol Lett. 23(3):255-8;2002.
23. Lissoni P, Malugani F, Malysheva O, et al. Neuroimmunotherapy of untreatable metastatic solid tumors with subcutaneous low-dose interleukin-2, melatonin and naltrexone: modulation of interleukin-2-induced antitumor immunity by blocking the opioid system. Neuro Endocrinol Lett. 23(4):341-4;2002.
24. Liu WM, Scott KA, Dennis JL, et al. Naltrexone at low doses upregulates a unique gene expression not seen with normal doses: Impli-

cations for its use in cancer therapy. International Journal of Oncology. 49(2):793-802;2016.
25. Matthew PM, Froelich CJ, Sibbitt WL Jr, Bankhurst AD. Enhancement of natural cytotoxicity by beta-endorphin, J Immunol. 130: 1658-62;1983.
26. McLaughlin PJ, Zagon IS. Duration of opioid receptor blockade determines biotherapeutic response. Biochem Pharmacol. 97:236-46; 2015.
27. McLaughlin PJ, Zagon IS, Park SS, et al. Growth inhibition of thyroid follicular cell-derived cancers by the opioid growth factor (OGF) – opioid growth factor receptor (OGFr) axis. BMC Cancer. 9:369;2009.
28. McLaughlin P J, Jaimon K Stucki, Ian S Zagon. Modulation of the opioid growth factor ([Met(5)]-enkephalin)-opioid growth factor receptor axis: novel therapies for squamous cell carcinoma of the head and neck . Head Neck Apr;34(4):513-9, 2012.
29. Meng J, Meng Y, Plotnikoff NP, et al. Low dose naltrexone (LDN) enhances maturation of bone marrow dendritic cells (BMDCs). Int Immunopharmacol. 17(4):1084-9;2013.
30. Rogosnitzky M, Finegold MJ, McLaughlin PJ, Zagon IS.Opioid growth factor (OGF) for hepatoblastoma: a novel non-toxic treatment. Invest New Drugs. 31(4):1066-70;2013.
31. Sullivan JR, Watson A. Naltrexone: a case report of pruritus from an antipruritic.
32. Australas J Dermatol. Nov;38(4):196-8,1997.
33. Tegeder I, Geisslinger G. Opioids as modulators of cell death and survival - unraveling mechanisms and revealing new indications. Pharmacol Rev. 56:351-69;2004.
34. Younger J, Parkitny L, McLain D. The use of low-dose naltrexone (LDN) as a novel anti-inflammatory treatment for chronic pain. Clin Rheumatol. 33(4):451-9;2014.
35. Zagon IS, McLaughlin PJ. Naltrexone prolongs the survival time of mice treated with neuroblastoma. Life Sci. 28:1095-102;1981.
36. Zagon IS, McLaughlin PJ. Naltrexone modulates tumor response in mice with neuroblastoma. Science. 221:671-3;1983.
37. Zagon IS, Hytrek SD, Lang CM, et al. Opioid growth factor ([Met5]enkephalin) prevents the incidence and retards the growth of human colon cancer. Am J Physiol. 271(3 Pt 2):R780-6;1996.
38. Zagon IS, Hytrek SD, McLaughlin PJ. Opioid growth factor tonically inhibits human colon cancer cell proliferation in tissue culture. Am J Physiol. Sep;271(3 Pt 2):R511-8;1996.
39. Zagon IS, Smith JP, McLaughlin PJ. Human pancreatic cancer cell proliferation in tissue culture is tonically inhibited by opioid growth factor. Int J Oncol. 14:577-84;1999.
40. Zagon IS, Verderame MF, Allen SS, McLaughlin PJ. Cloning, sequencing, expression and function of a cDNA encoding a receptor for the opioid growth factor [Met(5)]enkephalin. Brain Res. 849(1-2):147-54;1999.
41. Zagon IS, Roesener CD, Verderame MF, et al. Opioid growth factor regulates the cell cycle of human neoplasias. Int J Oncol. 17(5):1053-61;2000.
42. Zagon IS, McLaughlin PJ. Opioids and the apoptotic pathway in human cancer cells. Neuropeptides. 37(2): 79-88;2003.
43. Zagon IS, McLaughlin PJ. Opioid growth factor (OGF) inhibits anchorage-independent growth in human cancer cells. Int J Oncol. 24(6):1443-8;2004.
44. Zagon IS, McLaughlin PJ. Opioids and differentiation in human cancer cells. Neuropeptides. 39(5):495-505;2005.
45. Zagon IS, Jaglowski JR, Verderame MF, et al. Combination chemotherapy with gemcitabine and biotherapy with opioid growth factor (OGF) enhances the growt inhibition of pancreatic adenocarcinoma. Cancer Chemother Pharmacol. 56(5):510-20;2005.
46. Zagon IS, Rahn KA, McLaughlin PJ. Opioids and migration, chemotaxis, invasion, and adhesion of human cancer cells. Neuropeptides. Dec;41(6):441-52;2007.
47. Zagon IS, Donahue RN, MacLaughin PJ. Opioid growth factor-opioid growth factor receptor axis is a physiological determinantof cell proliferation in diverse human cancers. Am J Physiol Regul Integr Comp Phisiol. 297(4):R1154-61;2009.
48. Zagon IS, Donahue R, McLaughlin PJ. Targeting the opioid growth factor: opioid growth factor receptor axis for treatment of human ovarian cancer. Exp Biol Med (Maywood). 238(5):579-87;2013.
49. Zagon IS, Porterfield NK, McLaughlin PJ. Opioid growth factor-opioid growth factor receptor axis inhibits proliferation of triple negative breast cancer. Exp Biol Med (Maywood). 238(6):589-99; 2013.

Apêndice

Fotos coloridas

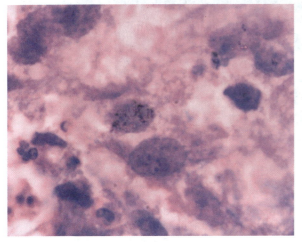

Figura 5.6 *Mycobacterium tuberculosis* L-forma dentro de célula neoplásica (Tian, 2015). (Ver página 40).

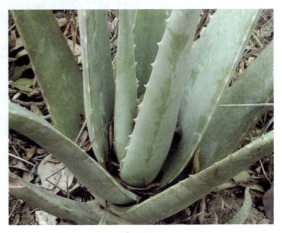

Aloe vera
(Ver página 404).

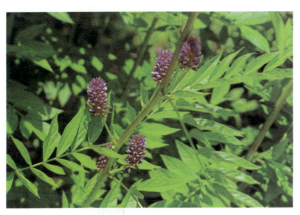

Planta do alcaçuz – *Glycyrrhiza glabra*
(Ver página 385).

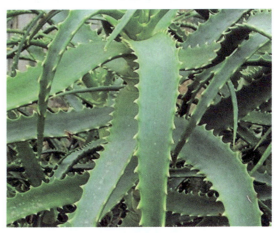

Aloe arborescens
(Ver página 404).

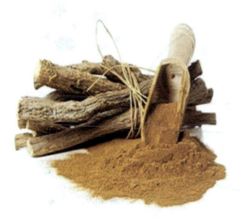

Raiz do alcaçuz
(Ver página 385).

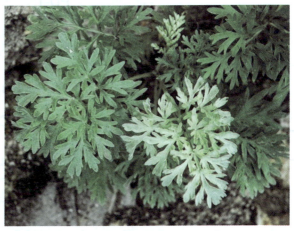

Artemisia absinthium – Losna ou Absinto
(Ver página 423).

ONCOLOGIA MÉDICA – FISIOPATOLOGIA E TRATAMENTO

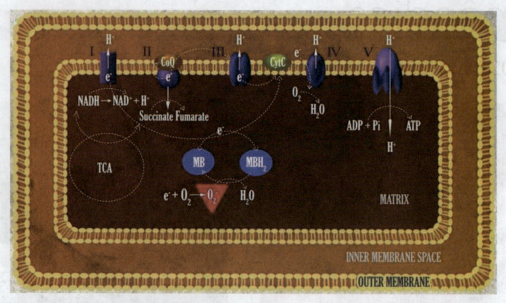

Figura 49.1 Função do azul de metileno (AM) como transportador alternativo de transferência de elétrons mitocondriais e antioxidante regenerável. AM aceita elétron do NADH na presença do complexo I. Após o ciclo redox (AM-AMH2-AM), os elétrons são entregues ao citocromo c em uma rota alternativa, apesar da inibição do complexo I e III. A propriedade redox distinta permite que o AM seja um antioxidante regenerável nas mitocôndrias, distinto dos eliminadores tradicionais de radicais livres. Transcrição livre de Yang, 2017). **(Ver página 442).**

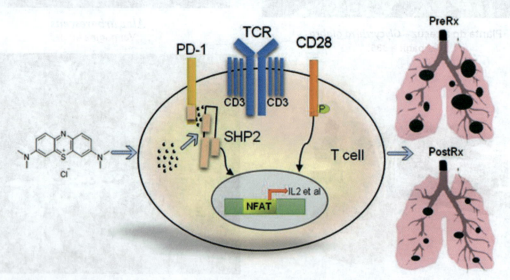

Figura 49.2 Mecanismo de ação do azul de metileno inibindo PD-1 e ativando linfócitos T citotóxicos. Efeito figurativo no câncer de pulmão (Fan, 2020). **(Ver página 445).**

ONCOLOGIA MÉDICA – FISIOPATOLOGIA E TRATAMENTO

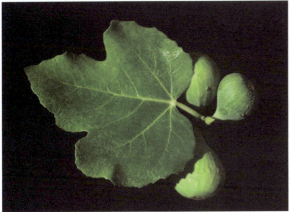

Folha do figo
(Ver página 464).

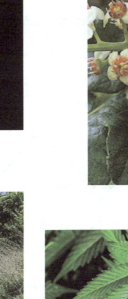

Boswellia serrata
(Ver página 487).

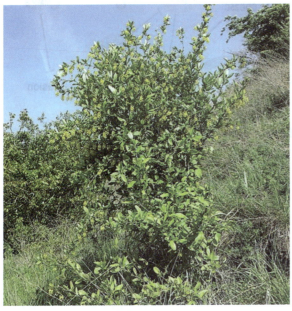

Árvore da *Berberis vulgaris*
(Ver página 473).

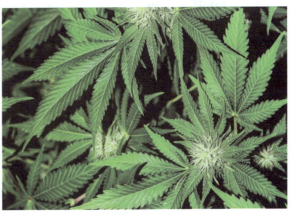

Cannabis sativa
(Ver página 490).

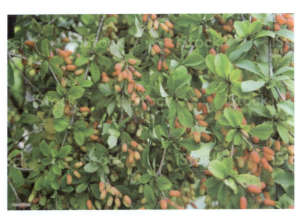

Berberis vulgaris
(Ver página 473).

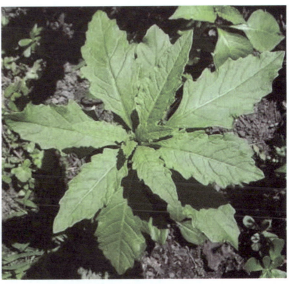

Mastruz – Erva de Santa Maria
(Ver página 505).

ONCOLOGIA MÉDICA – FISIOPATOLOGIA E TRATAMENTO

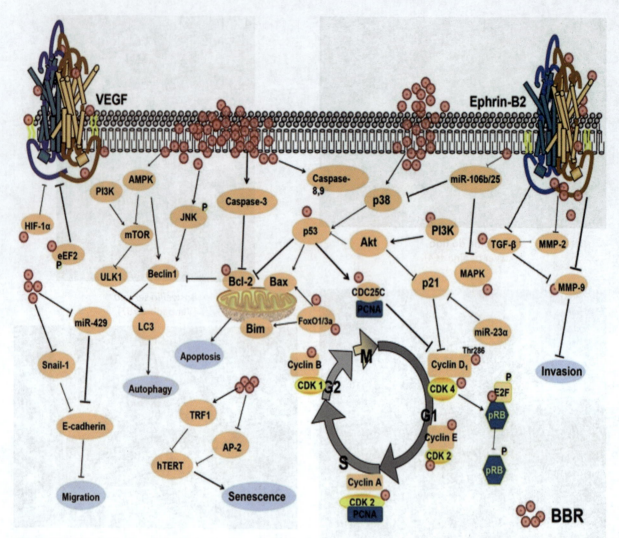

Figura 49.1 Principais alvos da berberina no câncer. BBR = berberina. (Wang, 2020). **(Ver página 474).**

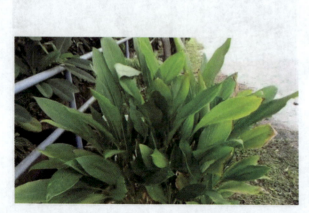

Curcuma longa – açafrão da terra
(Ver página 542).

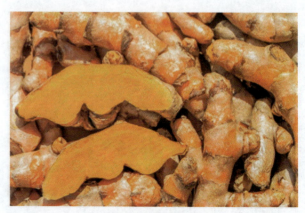

Raízes da curcuma longa
(Ver página 542).

ONCOLOGIA MÉDICA – FISIOPATOLOGIA E TRATAMENTO

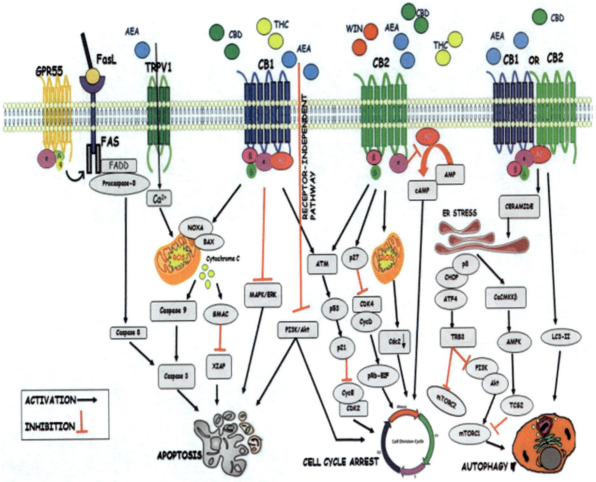

Figura 54.1 Principais vias moleculares anticancerígenas mediadas por canabinoides. Os canabinoides inibem a progressão do ciclo celular (↓complexos ciclina-CDK, ↓cAMP, ↑ROS, ↓PI3K/Akt), podem induzir apoptose (↑ROS, ↑caspase-8 e 9, ↓MAPK/ERK, ↓ PI3K/Akt) e ↑ autofagia (↑ceramida, ↑ER STRESS, ↓mTORC1/2, ↑LC3-II) pela ativação dos receptores canabinoides CB1 ou CB2, mas também podem ser induzidos por mecanismos independentes dos receptores CB1 e CB2, como TRPV1 e receptor da morte (FAS) e GPR55. Retirado de Pagano, 2021. **(Ver página 491).**

ONCOLOGIA MÉDICA – FISIOPATOLOGIA E TRATAMENTO

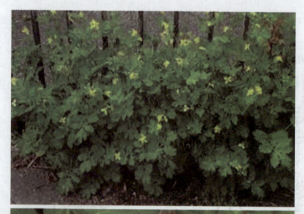

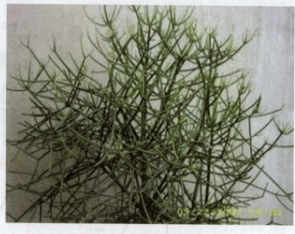
Avelós
(Ver página 584).

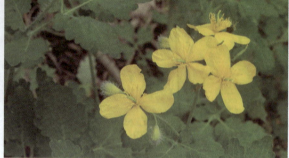
Chelidonium majus
(Ver página 501).

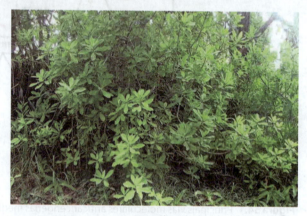
Janaúba
(Ver página 586).

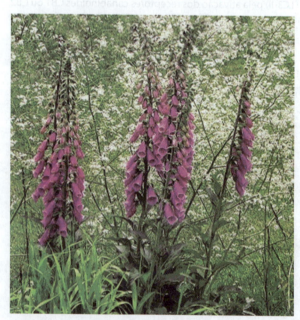
Dedaleira – *Digitalis lanata*
(Ver página 561).

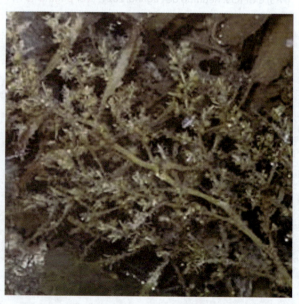
Figura 71.1 *Sargassum* sp. (Ver página 620).

ONCOLOGIA MÉDICA – FISIOPATOLOGIA E TRATAMENTO

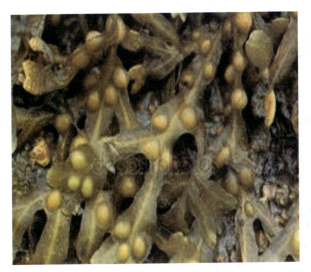

Figura 71.2 *Fucus vesiculosus.* (Ver página 621).

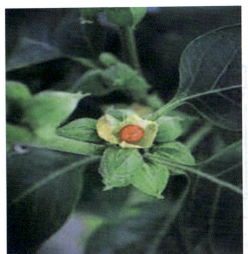
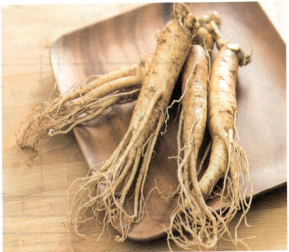

Withania somnifera
(Ver página 660).

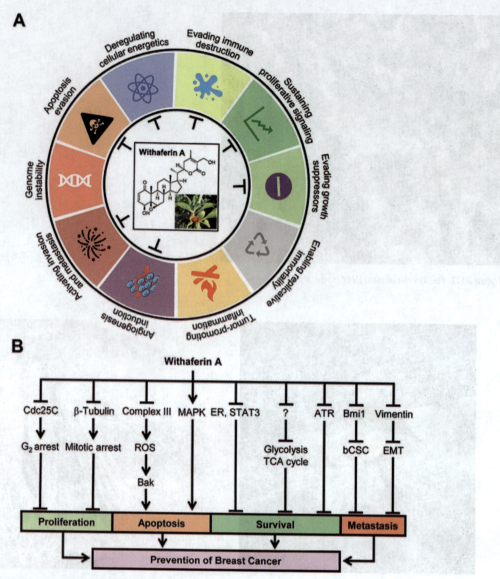

Figura 74.1 Efeitos biológicos e moleculares da Withaferin A no câncer de mama *in vitro* e *in vivo* (Hahm, 2020). **(Ver página 661).**

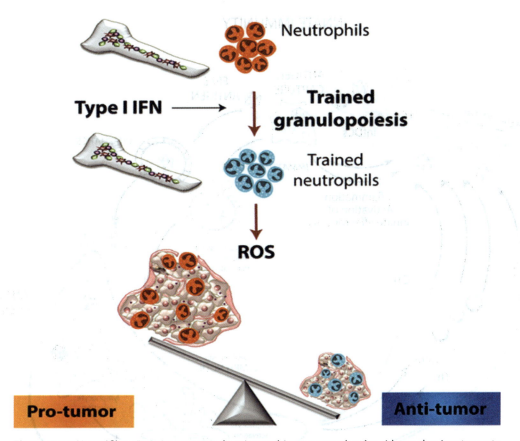

Figura 76.1 Neutrófilos são componentes do microambiente tumoral e têm sido predominantemente associados à progressão do câncer. A beta-glucana induz imunidade treinada nos neutrófilos deste microambiente. Note neutrófilos laranja inativos entremeados com as células tumorais e neutrófilos azuis treinados provocando aumento dos radicais livres de oxigênio nas células cancerosas e induzindo diminuição da proliferação e apoptose com queda do volume do tumor (Kalafati, 2020). **(Ver página 686).**

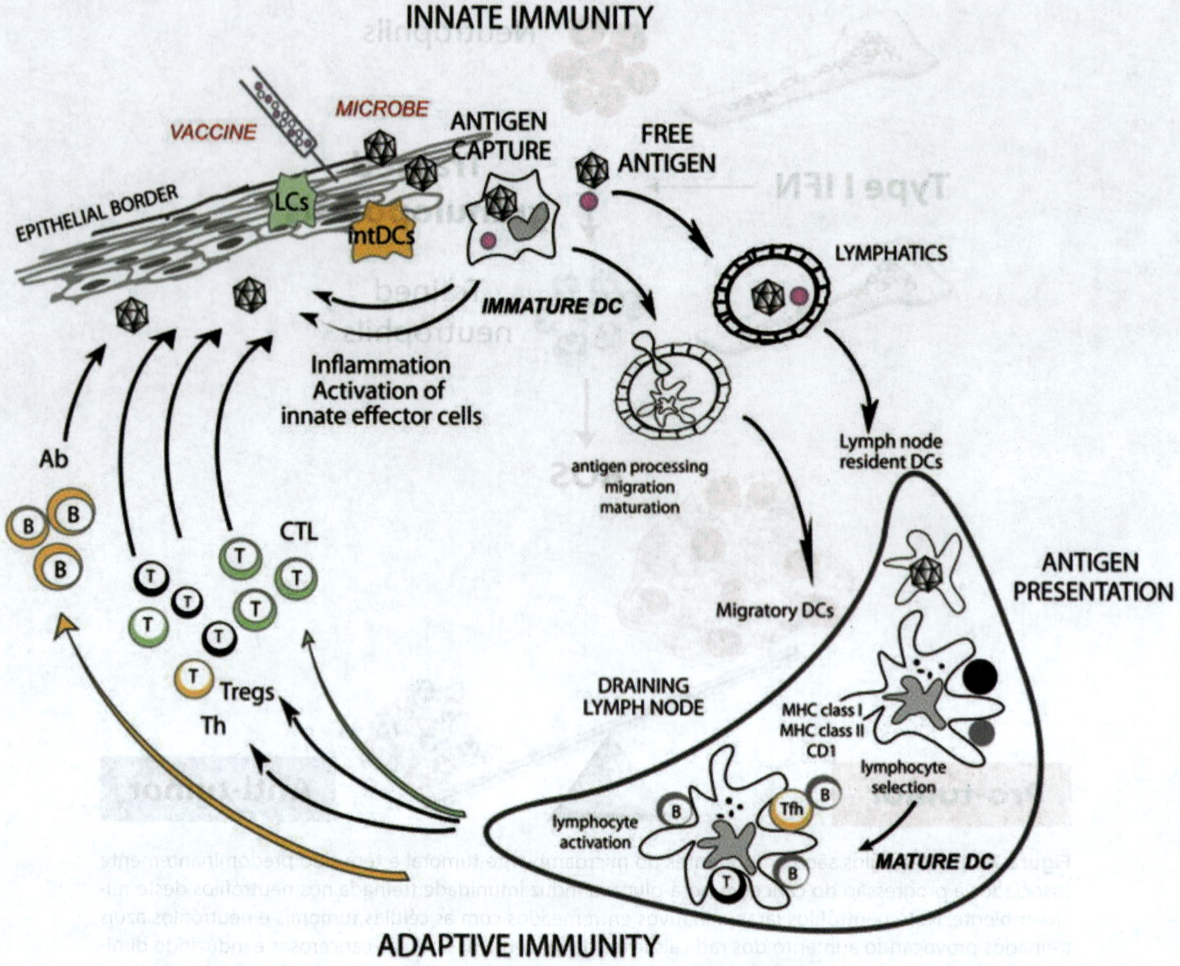

Figura 76.2 As células dendríticas (DCs) residem no tecido onde estão posicionadas para capturar antígenos, sejam eles micróbios ou vacinas. As DCs reconhecem micróbios/vacinas e secretam citocinas (por exemplo, IFN-α), diretamente por meio de receptores de reconhecimento de padrão ou indiretamente por meio de células estromais que detectam micróbios/vacinas. As citocinas secretadas pelas DCs, por sua vez, ativam células efetoras da imunidade inata, como eosinófilos, macrófagos e células NK. A ativação desencadeia a migração das DCs para os órgãos linfóides secundários e a ativação simultânea (maturação). Essas DCs migratórias exibem antígenos no contexto de moléculas de MHC clássicas de classe I e II ou CD1 não clássicas, que permitem a seleção de raros linfócitos T específicos para antígenos. As células T ativadas conduzem as DCs em direção à sua maturação terminal, o que induz maior expansão e diferenciação dos linfócitos. Os linfócitos T ativados atravessam o epitélio inflamado e atingem o tecido lesado, onde eliminam micróbios e/ou células infectadas por micróbios. As células B, ativadas por DCs e células T, diferenciam-se em células plasmáticas que produzem anticorpos contra o patógeno inicial. O antígeno também pode drenar para os linfonodos sem envolvimento das DCs do tecido periférico e ser capturado e apresentado pelas DCs residentes nos linfonodos. A captura de antígenos por DCs intersticiais (intDCs; laranja) levará preferencialmente à geração de imunidade humoral, enquanto a captura de antígenos por células de Langerhans (LCs; verde) levará preferencialmente à geração de imunidade celular (Itano, 2003; Klechevsky, 2008; Geissmann, 2010; Palucka, 2011). **(Ver página 687).**

ONCOLOGIA MÉDICA – FISIOPATOLOGIA E TRATAMENTO

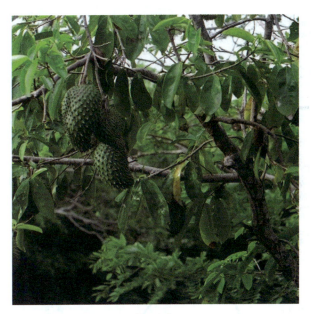

Graviola
(Ver página 699).

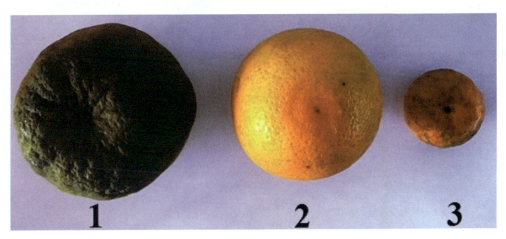

Figura 78.1 *Citrus reticulata* (1), *Citrus sinensis* (2) e *Citrus* deliciosa (3) (Dias, 2019). **(Ver página 707).**

ONCOLOGIA MÉDICA – FISIOPATOLOGIA E TRATAMENTO

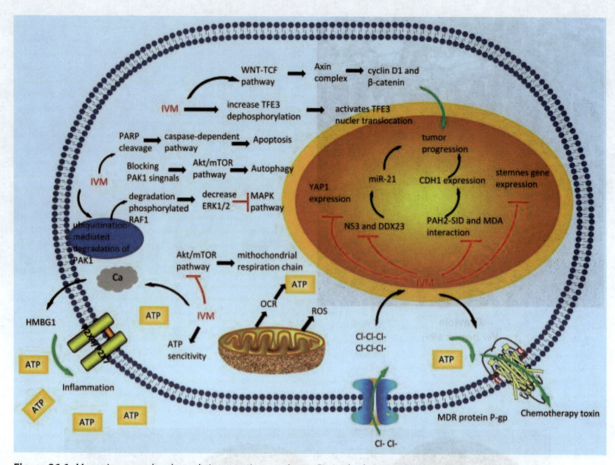

Figura 86.1 Mecanismos moleculares da ivermectina no câncer. Retirado de Liu, 2020. (Ver página 777).

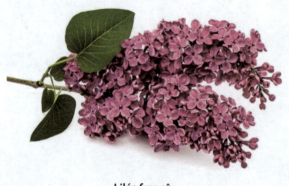

Lilás francês
(Ver página 844).

ONCOLOGIA MÉDICA – FISIOPATOLOGIA E TRATAMENTO

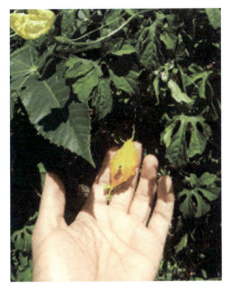

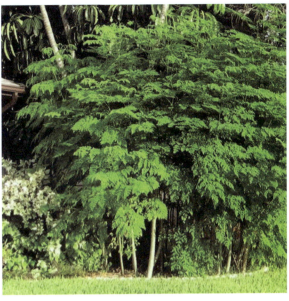

Moringa oleifera **a "árvore da vida"**
(Ver página 875).

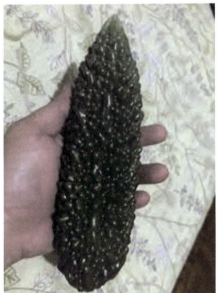

Melão de São Caetano - *Momordica charantia*
(Ver página 865).

Moringa oleifera a "árvore da vida". (Ver página 875).

Melão de São Caetano - Momordica charantia. (Ver página 656).